Kohlhammer

Bernd Röhrle
Franz Caspar
Peter F. Schlottke (Hrsg.)

Lehrbuch der klinisch-psychologischen Diagnostik

Verlag W. Kohlhammer

Es konnten nicht sämtliche Rechtsinhaber von Abbildungen ermittelt werden. Sollte dem Verlag gegenüber der Nachweis der Rechtsinhaberschaft geführt werden, wird das branchenübliche Honorar nachträglich gezahlt.

1. Auflage 2008

Gesamtherstellung:
W. Kohlhammer Druckerei GmbH + Co. KG, Stuttgart
Printed in Germany

ISBN 978-3-17-015017-1

Inhalt

Vorwort 9

I Allgemeiner Teil 11

1 Aufgaben und Hintergründe 13
Bernd Röhrle

2 Prozess der klinisch-psychologischen Diagnostik 30
Franz Caspar

3 Allgemeine Modelle der klinisch-psychologischen Diagnostik 74
Franz Caspar und Thomas Berger

II Diagnostik im Kontext verschiedener therapeutischer Orientierungen 87

4 Verhaltenstheoretisch orientierte Modelle 89
Bernd Röhrle

5 Kognitiv orientierte klinisch-psychologische Diagnostik 113
Anja Hilbert, Bernd Röhrle und Thomas Ehring

6 Plananalyse 149
Franz Caspar

7 Gesprächspsychotherapeutische Diagnostik 167
Rainer Sachse

8 Psychoanalytisch orientierte Diagnostik 184
Bernhard Strauß

9 Diagnostik dynamischer Systeme 201
Günter Schiepek, Heiko Eckert, Igor Tominschek und Christoph Bauhofer

10 Familiendiagnostik 224
Christoph Käppler

11 Klinische Ressourcendiagnostik 251
Ulrike Willutzki

III Klassifikation, Prozessdiagnostik und Erhebungsmethoden 273

12 Klassifikation 275
Thomas Heidenreich, Alexander Noyon und Nina Erfert

13 Prozessdiagnostik und kontrollierte Praxis 300
Günter Krampen und Petra Hank

14 Klinisch-psychologische Erhebungsmethoden 330
Rolf-Dieter Stieglitz

IV Spezieller Teil: Störungsbereiche und besondere Anwendungsgebiete 363

15 Neuropsychologische Störungen 365
Deborah Behle, Jennifer Uekermann und Irene Daum

16 Störungen im Zusammenhang mit psychotropen Substanzen 381
Roselind Lieb

17 Schizophrene Störungen 399
Natascha Bischoff, Tania M. Lincoln, Claudia Schneider und Eckart R. Straube

18 Hypomanie und Manie 433
Thomas D. Meyer

19 Depressive Störungen 475
Martin Hautzinger

20 Suizidalität 495
Sylvia Schaller und Armin Schmidtke

21 Ängste und Phobien 513
Andrea Ertle, Silvia Schneider und Jürgen Margraf

22 Zwangsstörungen 541
Hansruedi Ambühl und Bernd Röhrle

23 Akute Belastungsreaktion und Posttraumatische Belastungsstörungen 560
Catrin Schöne, Christa Schulze und Bernd Röhrle

24 Dissoziative Störungen 587
Christa Schulze und Catrin Schöne

25 Somatoforme Störungen 616
Gaby Bleichhardt und Wolfgang Hiller

26 Schmerzmessung und klinisch-psychologische Schmerzdiagnostik 634
Christiane Hermann und Herta Flor

27 Chronische Erkrankungen 653
Anja Mehnert und Uwe Koch

28 Essstörungen 671
Brunna Tuschen-Caffier

29 Schlafstörungen 695
Klaus Bader, Ernst K. Hermann und Ulrich-Michael Hemmeter

30 Sexuelle Funktionsstörungen 715
Hertha Richter-Appelt

31 Partnerschaftsprobleme 740
Dirk Zimmer und Bernd Röhrle

32 Persönlichkeitsstörungen 755
Thomas Fydrich

33 Störungen des Kindesalters 770
Silvia Schneider und Veneta Türke-Teubner

34 Lernstörungen 791
Gerhard W. Lauth, Heinz Bederski und Margarete Labas

35 Aufmerksamkeits- und Hyperaktivitätsstörung (ADHS) bei Kindern und Erwachsenen 809
Ute Strehl, Peter F. Schlottke und Ulrike Leins

36 Dystonie, Tic und Tremor 843
Bernd Leplow

37 Forensisch-psychologische Diagnostik 867
Renate Volbert und Klaus-Peter Dahle

Verzeichnis der Autorinnen und Autoren 887

Personenverzeichnis 893

Stichwortverzeichnis 913

Vorwort

Es mangelt nicht an Publikationen in Buch- und Artikelform zum Thema klinische Diagnostik. Warum ein neues Lehrbuch der klinisch-psychologischen Diagnostik?

Während im englischsprachigen Bereich in den letzten Jahren eine stattliche Zahl von Übersichten und Lehrbüchern zur klinisch-psychologischen Diagnostik erschienen ist, sind Publikationen im deutschsprachigen Raum zu diesem Thema recht rar geblieben.

In den englischsprachigen Publikationen sehen wir, dass kontinuierlich über neue diagnostische Modelle, Klassifikationssysteme und Instrumente berichtet wird. Dabei werden auch immer wieder störungsspezifische Kenntnisse vermittelt, die den Leser befähigen, sich den Problemlagen von Patienten modelltheoretisch zu nähern und entsprechende diagnostische Instrumente auszuwählen.

Im deutschsprachigen Bereich dominieren entweder modellspezifische Publikationen zu Problemanalyse und Fallkonzeptionen oder es wird Spezialwissen für die Diagnostik bestimmter Gruppen bzw. Vorgehensweisen angeboten oder man orientiert sich vornehmlich an der Diagnostik bestimmter therapeutischer Schulen. Wir legen nun ein Buch vor, das helfen kann, eine bestehende Lücke zu füllen.

Was haben Leser vom vorliegenden Band konkret zu erwarten? Der allgemeine Teil übermittelt Grundkenntnisse zu den Zielen, Aufgabenstellungen, Vorgehensweisen bzw. Prozessen und Arten der klinisch-psychologischen Diagnostik. Dazu werden Modelle der Klassifikation und Modelle behandlungsorientierter Diagnostik präsentiert und erläutert. In die modifikationsorientierte klinisch-psychologische Diagnostik wurde dabei sowohl therapieschulenübergreifend als auch schulenspezifisch eingeführt (wobei kognitiv-behaviorale Modelle eine besondere Rolle spielen).

Bei den schulenspezifischen Zugängen wurde bewusst eine Auswahl getroffen, und zwar in Hinsicht auf Modelle der kognitiv-behavioralen, der psychoanalytischen sowie der gesprächspsychotherapeutisch und systemisch orientierten klinisch-psychologischen Diagnostik. Damit sind die in der Praxis weit verbreiteten Verfahren vertreten.

Im Abschnitt über Erhebungsmethoden findet sich ein allgemeiner Überblick zu Methoden der klinisch-psychologischen Diagnostik, wie Interview, Fragebogen, Verhaltensbeobachtung, Erhebung kognitiver Strukturen und Prozesse, psychophysiologische und objektive Untersuchungsverfahren. Prozess- und Verlaufsdiagnostik werden als wichtige Formen einer modifikationsorientierten Diagnostik, auch im Kontext einer kontrollierten Praxis, in einem gesonderten Kapitel vorgestellt.

Dass Ressourcen des Patienten bei einer problemorientierten Diagnostik und Therapie systematisch einbezogen werden, ist in den letzten Jahren immer selbstverständlicher geworden. Daher ist die Ressourcendiagnostik hier auch mit einem gesonderten Kapitel aufgenommen.

Im störungsspezifischen Teil des Lehrbuchs finden sich klassifikatorisch wie auch modifikationsorientiert angelegte Zugänge. Dieser Teil informiert auch über die wichtig-

sten Messinstrumente bei den ausgewählten Störungen, speziell aus dem deutschsprachigen Bereich.
Das Lehrbuch der klinisch-psychologischen Diagnostik wendet sich an Studierende wie an Praktiker. Es thematisiert die wichtigsten Grundsätze sowie Neuerungen klinisch psychologischer Diagnostik; so eignet es sich auch als Nachschlagewerk.
Das vorliegende Buchkonzept hat es uns ermöglicht, mit ausgewiesenen Wissenschaftlerinnen und Wissenschaftlern eine vielfältige Expertise zu gewinnen.
Wir haben keinen Aufwand gescheut und auch den Autoren einiges zugemutet, um mit einem größtmöglichen Maß an Homogenität der Darstellung die Lektüre zu erleichtern.
Manche Dinge dauern etwas länger. Mit dem vorliegenden Buch hoffen wir, dass sich die Geduld sowohl der Autorinnen und Autoren als auch der Leserinnen und Leser gelohnt hat.

Allen Autorinnen und Autoren sei für ihre Bereitschaft gedankt, bis zur Fertigstellung dieses Lehrbuchs dabeizubleiben. Dieser Dank gilt auch dem Kohlhammer-Verlag, und hier insbesondere Herrn Dr. Ruprecht Poensgen, der sich für die Drucklegung des Buchs in dieser Form engagiert und erfolgreich eingesetzt hat.
Ein besonderer Dank gilt Gerlind Schlottke, die sich mit großem persönlichem Einsatz um die Korrekturen und die Register gekümmert hat.

Im April 2008

Bernd Röhrle
Marburg

Franz Caspar
Bern

Peter F. Schlottke
Tübingen

I Allgemeiner Teil

1 Aufgaben und Hintergründe

Bernd Röhrle

1 Einleitung
2 Einflüsse
3 Definition, Aufgaben und Ziele
4 Funktionen
5 Arten der Diagnostik
6 Schlussbemerkungen
Literatur

1 Einleitung

So zahlreich die unterschiedlichen Ziele und Aufgaben der klinisch-psychologischen Diagnostik sind, so vielfältig sind ihre theoretischen Grundlagen, methodischen Vorgehensweisen und auch die sie gestaltenden äußeren Einflüsse. Klinisch-psychologische Diagnostik ist dabei nicht ohne einen kontinuierlichen Diskurs möglich, der sich im Kontext dieser Vielfalt hält. Nicht zuletzt deshalb werden immer wieder Versuche unternommen, diesen Diskurs öffentlich zu vermitteln. Im englischsprachigen Bereich sind im Gefolge davon zahlreiche Bücher und Übersichtsarbeiten, teilweise in immer neuer Auflage, erschienen (Antony, 2002; Beck, 2000; Dougher, 2000, 2003; Dougher & Hayes, 2000; Goldstein & Hersen, 2000; Groth-Marnat, 2003; Haynes & Heiby, 2004; Haynes & O'Brien, 2000; Hersen, 2005a,b; Hersen & Bellack, 2002; Hersen & Porzelius, 2002; O'Brien, McGrath & Haynes, 2003; Ramsay, Reynolds & Kamphaus, 2002; Smith, Smith & Handler, 2006; Wood, Garb, Lilienfeld & Nezworski, 2002). Aber auch im deutschsprachigen Raum finden sich regelmäßig entsprechende Publikationen (vgl. zuletzt Brähler & Schumacher, 2005; Döpfner, Lehmkuhl, Heubrock & Petermann, 2000; Gaebel & Müller-Spahn, 2002; Hautzinger, 2001; Heubrock & Petermann, 2005; Laireiter, 2000a; Petermann, 2002; Reinecker & Baumann, 2005; Schulte, 1996; Schumacher & Brähler, 2004, 2006a,b; Stieglitz, Baumann & Freyberger, 2001). Das vorliegende Buch versteht sich auch als Teil dieser Unternehmungen, wobei aber viele neue Aspekte und vertiefende Betrachtungsweisen der bisherigen Diskussion deutlich werden sollen (z. B. die Diagnostik in ausgewählten Störungsbereichen).

Im Folgenden werden zunächst die äußeren Einflüsse vorgestellt, welche die heutige klinisch-psychologische Diagnostik beeinflusst haben und sie bis heute noch prägen. Darauf aufbauend werden die zentralen definitorischen Bestimmungsstücke, Aufgaben bzw. Ziele und auch Arten der Diagnostik erörtert.

2 Einflüsse

Befasst man sich zunächst mit den *historischen Hintergründen* der klinisch-psychologischen Diagnostik, so werden aktuelle gedankliche Linien zur Art und Weise erkennbar, wie Schlussfolgerungen gezogen werden, wie man sich den Gegenstandsbereich vorstellt und welche gesellschaftlichen Aufgabenstellungen prägend waren und sind (Bastine, 1998; Benjamin, 2005; Dougher & Hayes, 2000; Gaebel & Müller-Spahn, 2002; Lutzker & Whitaker, 2005; Mash & Hunsley, 2004; Morris, et al., 1990; Ollendick, Alvarez & Greene, 2004; Taylor, 1999).

Die *grundlegenden Ideen* des Diagnostizierens sind eng mit dem Aufkommen der Klinischen Psychologie verknüpft. Sie fällt im engeren Sinne zusammen mit der Gründung der ersten Psychologischen Klinik im Jahre 1896 durch Witmer (1867–1956) und rund zehn Jahre später durch Goddard (1908). Beide zeigten schon ein reges Interesse an diagnostischen Fragen im klinisch-psychologischen Bereich. Witmer versuchte Fallgeschichten zu aggregieren, um so allgemeine Gesetzmäßigkeiten psychischer Störungen zu erkennen, aber auch um allgemeingültige testdiagnostische Möglichkeiten zu entwickeln (O'Donnell, 1979). In diesem Zusammenhang eröffnete Witmer auch ein Testbüro für Schulauslese.

Bei diesen frühen Entwicklungen der klinisch-psychologischen Diagnostik muss man sich vor Augen halten, dass ihr eine lange kulturelle Tradition vorausging, welche sie überhaupt erst möglich machte. Wahrscheinlich war das älteste diagnostische Interesse in der Kulturgeschichte der Menschheit auf Prognosen von natürlichen und politischen Ereignissen ausgerichtet (etwa im frühen Mesopotamien). Erst später war man an der Vorhersage individueller Ereignisse interessiert (ca. 500 nach Chr.). Die prognostisch wichtigsten Methoden waren damals die Analyse der Leber (Hepatoskopie von geweihten Schafen) und die Astrologie. Selbst im hellenistischen Zeitalter spielte die Astrologie noch eine Rolle (z. B. bei Ptolomäus, Pythagoras).

Schon sehr früh lassen sich die Wurzeln des Interesses erkennen, Menschen in Typen zu unterteilen, insbesondere auch, um sie für verschiedene Aufgabenstellungen besser einsetzen zu können. So einfach dieses Interesse anmutet, so tief ist die Bedeutung der damit einhergehenden Grundannahmen: Menschen als Individuen zu bestimmen und sie, wie auch andere Dinge der Welt, klar voneinander unterscheiden zu können, ist eine der leitenden Prämissen. Zugleich entwickelten sich Vorstellungen vom Verhältnis der Phänomene zueinander (z. B. Leib und Seele), Ursache und Wirkung und zur wahrscheinlichen Zukunft interessierender Ereignisse.

Mit der Unterscheidung Platons zwischen einem sozialen und nicht-sozialen Individuum wurde in der Antike die Idee der Individualität betont. Später wurde sie genährt vom christlichen Gedanken der Unsterblichkeit der Seele. In der nachfeudalen Zeit entwickelte sich daraus die Vorstellung vom prinzipiell freien, aber auch zu kontrollierenden Individuum (Hobbes). Heute ist eine auf den Einzelnen ausgerichtete Psychodiagnostik eine abendländische Selbstverständlichkeit, dennoch ist diese gerade im Vergleich mit allozentrischen Kulturen, die ja auch im Zusammenhang mit der Entstehung multikultureller Gesellschaften zu betrachten ist, in ihrer Einseitigkeit zu hinterfragen.

Das auch heute noch vorherrschende taxonomische diagnostische Interesse, nicht nur in der Klinischen Psychologie, äußerte sich in der Antike zunächst bei den Stoikern (500 v. Chr.) darin, zwischen affektiven Zuständen, wie Freude, Trauer, Angst und Hoffnung, unterscheiden zu wollen. Solche Unterscheidungen können durchaus als Vorläufer einer auch klinisch-psychologisch interessierenden Differenzierung be-

schreibbarer Gefühlszustände gelten. Eng damit verbunden war die Vorstellung von Theophrast (372–287 v. Chr.), der individuelle Erscheinungen von Menschen in Typen einteilte. Auf ähnliche Weise ging auch Aristoteles (384–322 v. Chr.) davon aus, dass es die Möglichkeit einer physiognomischen Diagnostik geben müsse. Sie sollte es möglich machen, den Charakter des Menschen auf der Grundlage seines physischen Äußeren zu beurteilen. Die voraussetzende Annahme hierbei war, dass sich Seele und Körper gemeinsam mit allen natürlichen Affekten verändern. Diese Diagnostik sollte ihm helfen, Schüler auszuwählen[1]. Bei diesem Vorgang wurde also nicht nur zwischen Individuen differenziert, sondern zudem von Beobachtbarem auf innere Eigenschaften (Traits) geschlossen. Die Annahme einer Kovariation von Leib und Seele wurde u. a. auch durch Thomasius (1691) vertreten, der mit seinem Werk „Das Verborgene des Herzens anderer Menschen auch wider Willen aus der täglichen Conversation zu erkennen" bekannt wurde. In diesem Werk findet man gar schon den Vorschlag, für diese Aufgaben Schätzskalen zu nutzen. Die Tradition der physiognomischen Diagnostik bleibt über Lavater, Kretschmer und Sheldon bis zur heutigen Zeit bestehen, zumindest wenn es darum geht, Gefühlszustände anhand von äußeren Erscheinungsbildern, z. B. im Rahmen der psychotherapeutischen Prozessforschung, zu erkennen (z. B. mit Hilfe der bekannten, von Ekman & Friesen entwickelten Methode zur Analyse von Mimik und Gestik). Letztendlich bleibt bis heute dabei die Frage: „Wie viel darf man von den zugrundeliegenden Einheiten, seien es Eigenschaften, Kognitionen oder auch unbewusste Prozesse im Sinne von Freud, noch annehmen, ohne wissenschaftstheoretische Vorgaben der Sparsamkeit und Messbarkeit zu stark zu verletzen?" Oder von der Gegenseite her betrachtet: „Wie viel muss man voraussetzen?"
Auch die Neigung, interindviduelle Unterschiede nach (vermeintlich) stabilen Merkmalen zu typisieren, also Klassen zuzuordnen, kannte man schon in der Antike. Die Gruppierung von Personen in Temperamente ist etwa von Hippokrates (460–377 v. Chr.) vorgenommen worden, der Menschen in Sanguiniker, Choleriker, Phlegmatiker und Melancholiker einteilte. Darauf bauen seine Annahmen auf, die nicht nur Unterschiede zwischen Personen machen, sondern Schlussfolgerungen zwischen körperlichen und seelischen Phänomenen ziehen. Er führte Merkmale von Persontypen auf den Einfluss von Körpersäften wie Galle, Schleim und Blut zurück. Dabei lehnte er die damals noch üblichen Annahmen zur Wirkung transzendentaler Kräfte ab. In gleicher Weise verfuhr der römische Arzt Galen (163–201 n. Chr.). Man kann beide Sichtweisen als Vorläufer einer psychosomatischen und psychophysiologischen Diagnostik betrachten. Dabei ist die bis heute anhaltende Neigung der Diagnostik zu erkennen, äußere Gegebenheiten auf zugrundeliegende Ursachen, in diesem Fall körperlicher Art, zurückzuführen. Diese Idee entwickelte Sydenham im 17. Jahrhundert bei der Erkundung hysterischer Zustände zur Lehre einer Pathologie mit dem Verhältnis von Ursachen und Symptomen weiter. Darüber hinaus hatte Hippokrates im Zuge seiner Gesundheitslehre (Diätik) auch die Vorstellung, dass es möglich sei, Frühsymptome einer Erkrankung zu erkennen; was heute als Frühdiagnostik, Vulnerabilitäts- oder Risikoanalyse bezeichnet werden würde.
Der Blick auf rationale diagnostische Zusammenhänge, wie er sich schon bei Hippokrates andeutete, sollte aber erst im Gefolge der Aufklärung seine Blütezeit haben.

1 Im alten China (etwa 2000 v. Chr.) gab es schon die Tradition der Auswahl geeigneter Führungspersönlichkeiten mit Hilfe von Literaturprüfungen.

So wurden im 19. Jahrhundert psychische Eigenschaften als quasi-stabile Einheiten zunehmend vermessen. Dabei wurden auch die Grundlagen des experimentellen Denkens gelegt. Hier ist auch der Beginn der Messtheorie in der Psychologie zu sehen. Methoden der Psychophysik (z. B. messbare Reizdarbietungen) wurden zur Grundlage einer objektiven und analytisch orientierten Diagnostik. Zu erinnern ist in diesem Zusammenhang an Cattell, einen Schüler Wundts, der 1890 den ersten „Mental Test" entwickelte (Mental Tests and Measurement). Er war es auch, der die erste psychologische Klinik eröffnete, um Schulauslese betreiben zu können. Galton schrieb 1883 sein Werk „The Measurement of Character" und stellte darin Ratingskalen, Papier-Bleistift-Tests und sensumotorische Tests (z. B. für Reaktionszeitmessungen) vor. Der Testbegriff soll im Übrigen auf ihn zurückgehen. Das naturwissenschaftlich begründete Interesse setzt sich in der Entwicklung zahlreicher Fähigkeitstests fort. Dazu gehörte zum Beispiel das von Binet um 1905 konstruierte Instrument zur Schwachsinnsdiagnostik oder der für militärische Zwecke von Yerkes (1921) um 1915 konstruierte *Army Alpha und Beta Test.* Aber auch schon im engeren Sinne klinisch-psychologische Verfahren zur Identifikation psychisch gestörter Personen (Soldaten) wurden auf messtheoretisch begründetem Niveau entwickelt; z. B. das *Personal Data Sheet* von Woodworth (1919), so von Hollingsworth (1920) benannt und auch weiter verarbeitet. Die Suche nach einer möglichst exakten diagnostischen Messung setzt sich bis heute fort und verbindet sich zuletzt auch mit Hoffnungen auf eine noch fehlerfreiere, durch Computer gesteuerte Diagnostik (Berger, 2006; Butcher, Perry & Hahn, 2004).

Das Interesse an der Klassifikation unterschiedlicher psychischer Störungen ist im Wesentlichen durch Kraepelin, ebenfalls ein Schüler Wundts, begründet worden. Die Klassifikation psychischer Störungen heutiger Prägung, aber auch die Entdeckung von Syndromen (Merkmalsmuster von Symptomen), wäre ohne diese ersten Einteilungen und ihre Methoden (induktives klinisches Schließen) nicht denkbar (vgl. Stieglitz, 2000). Ebenso wenig vorstellbar wäre die auf das Jahr 1939 zurückgehende Entwicklung eines bis heute genutzten klinisch-psychologischen Testverfahrens, dem *Multiphasic Minnesota Personality Inventory (MMPI).*

Seit den 1960er Jahren ist eine deutliche Wende in der klinisch-psychologischen Diagnostik zu erkennen: Sie führt weg von einer dominant eigenschaftsorientierten Diagnostik hin zu einer Milieuorientierung und zu einer situationistisch geprägten Diagnostik. Diese Wende wurde bedingt durch:

- die Kritik an der psychiatrischen Diagnostik und am damit verbundenen medizinischen Krankheitsmodell, sowohl aus testtheoretischer als auch aus sozialwissenschaftlicher Sicht. Die fehlende Zuverlässigkeit der diagnostischen Verfahren, die Stigmatisierungsfolgen der Diagnostik und zu weit reichende Schlussfolgerungen sind einige dieser Kritikpunkte.
- den Einfluss von Lerntheorien und ökologischen Theorien, wie denen von Skinner, Thorndike und Barker: Der wesentliche Erkenntnisfortschritt dieser Zugänge für die Diagnostik bestand darin, dass die empirische Bedeutung von Personmerkmalen erheblich zugunsten von Situationsmerkmalen relativiert wurde (Haynes & O' Brien, 2000). Etwas später nahm die Vorstellung einer Wechselwirkung zwischen Person und Situation eine vermittelnde Position ein (Interaktionismus). Insbesondere durch die Perspektive der Ökologischen Psychologie wurde eine noch weitergehende Wende vollzogen. Sie reduzierte die Bedeutung

des Individuums und wies im Sinne eines Analogieschlusses wichtigen Rahmenbedingungen (z. B. sozialen Klimata von Behandlungseinrichtungen) anfänglich sogar Persönlichkeitsprofile zu.

Eng mit diesen Entwicklungen verknüpft sind auch die Erkenntnisse, dass durch Modifikation von Situationsmerkmalen (Verhaltensauslöser, Hinweisreize, Konsequenzen) individuelles Verhalten modifiziert werden kann. Solche Einsichten kennzeichnen die Geburtsstunde von empirisch begründeten Therapiemethoden, insbesondere der Verhaltenstherapie. Andere Therapiemethoden verfolgten diesen Gedankengang mit wenigen Ausnahmen anfangs nur sehr zögerlich (vgl. Laireiter, 2000a). Mit der Erkenntnis, dass durch genaue situative Analysen auch etwas zur Modifikation unerwünschten Verhaltens gewonnen werden kann, stärkte sich das Interesse an modifikationsorientierten Zielen der Diagnostik. Dieses Interesse führte zu Fragen nach der Auswahl und Gestaltung von verhaltensrelevanten Bedingungen, um mögliche Modifikationsziele zu erreichen, aber auch zu Fragen, ob und wie man sich dem gesetzten Ziel annähern könne. So erweiterten sich Fragen der modifikationsorientierten Diagnostik zu speziellen Anliegen einer Prozess- und Erfolgsdiagnostik bis hin zu dem, was man heute als Qualitätsmanagement oder evidenzbasierte Diagnostik bezeichnet. Im Gefolge dieser Entwicklungen wurden auch wieder gedankliche Verbindungen zur Eigenschaftsdiagnostik gesucht und zwar im Zusammenhang mit Fragen, die helfen sollten zu entscheiden, welche Person mit welcher psychischen Störung, in welchem Kontext am meisten von ausgewählten Behandlungsbemühungen profitieren kann (differentielle Indikation). Diese Verfeinerung der Fragen ist nicht nur Ausdruck eines immer genauer werdenden Zugangs klinisch-psychologischer Diagnostik, sie ist auch die Wiederaufnahme einer schon in der Antike mit der Entdeckung des Individuums einhergehenden wissenschaftstheoretisch begründeten Sichtweise: Danach sind diagnostische Erkenntnisse immer nur individuell und situationsspezifisch möglich. Sie betonen also eine ideographische Sicht. Diese Art des Zugangs, etwas diagnostisch zu objektivieren, steht im Widerspruch zur Suche nach allgemeinen Gesetzlichkeiten und Ordnungen im Rahmen einer sogenannten nomothetischen Orientierung (vgl. Cone, 1986; Nelson-Gray, 1996; Pervin, 1984).
Neben diesen ideengeschichtlichen Einflüssen auf die (klinisch-)psychologische Diagnostik waren auch jeweils *gesellschaftliche Lagen und Interessenzusammenhänge* prägend. Zugespitzt formuliert, könnte man die Entwicklung der Diagnostik primär mit menschlichem Elend, Krieg und ökonomischen Verwendungsinteressen in Zusammenhang bringen. Auch der erhebliche Professionalisierungsschub gestaltet diese Entwicklung mit.
Als in der Antike mit dem Aufkommen der Stadtstaaten Epidemien ausbrachen, stärkte sich das Interesse an der Heilkunst und gesunden Lebensformen. Dies war zweifellos, neben den ideengeschichtlichen Einflüssen, ein weiterer Anlass für die Entwicklung der frühen diagnostischen Fragestellungen. Besonders deutlich werden die Verwendungsinteressen mit dem Beginn der industriellen Revolution, welche nach einer extensivierenden Phase (wahllose Nutzung von Arbeitskräften) die Intensivierung der Arbeit erforderlich machte (gezielte Auswahl von qualifizierten Arbeitskräften). Gleichzeitig kam es zu einem weiteren Aufblühen von Handel und Wissenschaft, zur Stärkung des Bürgers und zu einer größeren gesellschaftlichen Differenzierung. Dies wiederum verstärkte das Interesse an der Auswahl geeigneter Personen für unterschiedliche Bildungswege und für andere Anwendungszusammenhänge, wie z. B. die Auswahl von Personen für Kriegsdienste.

Auch die Zuweisung einer Krankheitskategorie ist eine Entscheidung, die für Krankenkassen oder andere Sicherungssysteme wichtig ist, um Arbeitskraft zu erhalten oder wieder herzustellen. Allerdings weichen diese modernen Entscheidungen von den vorausgehenden Aufgaben insofern ab, als damit auch ein therapeutisches, rehabilitatives, also letztlich modifikationsorientiertes diagnostisches Interesse einhergeht. Zuvor war dieses Interesse an einer möglichst optimalen Zuordnung von Personen auf die für sie geeigneten oder verfügbaren gesellschaftlichen Plätze verbunden. Erst mit dem Aufkommen therapeutischer Möglichkeiten und Notwendigkeiten findet fast zeitgleich auch die schon erwähnte modifikationsorientierte Diagnostik ihre Position. In den fünfziger Jahren des 20. Jahrhunderts ergaben volkswirtschaftliche Berechnungen, dass für psychisch Kranke die Behandlungskosten geringer seien als reine Verwahrkosten (Fein, 1958). Die aktuellen Bemühungen um kostengünstige, optimalisierte Behandlungsformen und eine damit einhergehende Diagnostik in der Gestalt von „Managed Care", „Integrierter Versorgung" und „Qualitätsmanagement" sind insoweit also nichts Neues (Fydrich, 2005; Groth-Marnath, 2000; Härter, Linster & Stieglitz, 2003; Laireiter & Vogel, 1998; Stricker, Troy & Shueman, 1999).

In diesem Zusammenhang darf nicht vergessen werden, dass sich auch der kulturelle und institutionelle Umgang mit psychischen Störungen im Laufe der Geschichte prägend auf die diagnostischen Aufgaben ausgewirkt hat. In frühen Zeiten wurden psychische Störungen als mystische Erscheinungen angesehen und waren als solche lange einem durch die Vernunft geprägten Zugang versperrt. Ausnahme davon waren die schon erwähnten antiken und auch noch im Mittelalter vertretenen Annahmen zu möglichen körperlichen Ursachen psychischer Beeinträchtigungen. Mit der Befreiung der „Irren" während der französischen Revolution wuchs zum ersten Mal das Interesse an einer richtigen Zuweisung der Personen. Im Rahmen dieser Befreiung ging es darum, Armut, Kriminalität und Erkrankung zu trennen. Es galt, psychisch kranke Menschen mehr oder weniger verwahrenden, pädagogisch orientierten bis hin zu unmenschlichen, vermeintlich vernünftig geprägten Behandlungsvorstellungen des „Moral Treatment" zuzuweisen. Etwas später, mit Ende des 19. Jahrhunderts, kam die Psycho- und Soziohygienebewegung in den Vereinigten Staaten auf. Auch sie bemühte sich um eine bessere Versorgung psychisch Kranker. Dieses Interesse ist bis heute wach geblieben, wenn es z. B. um die Frage geht, ob ein stationärer Aufenthalt notwendig, eine ambulante Behandlung sinnvoller oder die Unterbringung in einer Wohngruppe die geeignetere Maßnahme ist. Dabei ist zu bedenken, dass sich die Behandlungsangebote und damit auch die diagnostischen Anforderungen nicht notwendigerweise und vorrangig an den Erfordernissen der Patienten orientieren. Vielfach sind sie durch Interessen zahlreicher Lobbyisten geprägt.

3 Definition, Aufgaben und Ziele

Aus der geschilderten gedankengeschichtlichen und von gesellschaftlichen Interessen geformten Entwicklung der (klinisch-)psychologischen Diagnostik haben sich sehr unterschiedliche Ziele, Aufgaben und Arten der Diagnostik entwickelt. Gleichwohl gibt es hinreichend viele Gemeinsamkeiten, die eine übergreifende Definition möglich machen:

Klinisch-psychologische Diagnostik ist die wissenschaftlich begründete Erhebung klinisch-psychologisch bedeutsamer Phänomene mit Hilfe valider und reliabler Methoden, die unterschiedliche Ebenen und Aspekte des zu Diagnostizierenden (Systeme, Situationen, Kognitionen, Verhalten, biopsychologische Indikatoren), Datenquellen und Zeitpunkte nutzen. Die gewonnenen Daten dienen als Hilfe für Schlussfolgerungen und Entscheidungen, die für Auftraggeber und Ausführende so sparsam wie notwendig und so nützlich und ethisch einwandfrei wie möglich sein sollten (vgl. hierzu Heiby & Haynes, 2003, S. 7).

Über *Methoden der Datengewinnung* wird an anderer Stelle in diesem Band und auch in weiteren Publikationen unterrichtet (Kap. 14 in diesem Band; Stieglitz et al., 2001; Schumacher & Brähler, 2006 a,b; verschiedene Autoren im störungsspezifischen Teil dieses Bandes und in Petermann & Reinecker, 2005).

Die Wahl einer Erhebungsmethode ist zunächst mit der Frage verbunden, welches Instrument mit welcher *Güte* (Genauigkeit, Zuverlässigkeit, Objektivität) das zu erhebende Phänomen abbildet, und zwar im Sinne von Vollständigkeit, Nützlichkeit und auch ethischer Vertretbarkeit. Die Güte einer Erhebungsmethode wird durch vielerlei Kriterien bestimmt. Die Vielzahl dieser Kriterien, und auch ihr Verhältnis zueinander, können an dieser Stelle allenfalls angedeutet werden. Sie sind so zahlreich wie die Methoden, sie zu bestimmen; und dies in Abhängigkeit der Art der diagnostischen Zielsetzungen und Vorgehensweisen (s. u.). Des Weiteren kommt ihnen eine unterschiedliche Bedeutung in verschiedenen Modellen der Datenerfassung zu: im Modell der klassischen und dem der probabilistischen Testtheorie (vgl. hierzu z. B. Fisseni, 2004; Kubinger, 1999; Rost, 2004; Schuchmann, 2002; Suen & Rzasa, 2004).

Die *Reliabilität* oder Zuverlässigkeit einer Erhebung hängt von Merkmalen des diagnostischen Objekts (z. B. der Stabilität eines emotional gefärbten mimischen Zustandes) und der Messgenauigkeit des Instrumentes ab (z. B. Feinkörnigkeit eines Kategoriensystems für pathologische emotionale Zustände), mit dem das Objekt erfasst werden soll (wobei Objekte entweder Beobachtbares oder Erschlossenes darstellen können: z. B. aggressives Verhalten und angenommene Feindseligkeit)[2]. Sie hängt auch davon ab, inwieweit die festgestellte Reliabilität über Personen und Situationen zu verallgemeinern ist. Hier entsteht insbesondere im Zusammenhang mit der Aufgabe, Veränderungen nachzuweisen, ein Dilemma: Einerseits sollten die Messinstrumente stabil, andererseits sollen sie veränderungssensitiv sein.

Die *Objektivität* eines Verfahrens bestimmt sich aus der Stabilität gegenüber fehlerproduzierenden Einflüssen, die sich aus der Art der Erhebung und Auswertung ergeben.

Das Ausmaß an Genauigkeit kann vielfach nicht unmittelbar bestimmt werden. Tatsächlich sind hier Verfahren unterschiedlicher Art gefragt, um sich der Genauigkeit immer gewisser werden zu können. Die Genauigkeit (*Validität*) eines Verfahrens gibt das Ausmaß wieder, mit dem das zu Erhebende auch tatsächlich erfasst wird. Der Prozess des Zuwachses an Validität durch die Wahl von Erhebungsverfahren und -strategien wird als Zuwachsvalidität (*Incremental Validity*) bezeichnet (vgl. Garb, 2003; Hunsley & Meyer, 2003). Je mehr ein Verfahren das Alltägliche, Naturalistische des zu Diagnostizierenden erhebt,

2 Der Begriff des Objektes wird bewusst gewählt, weil nicht nur Personen, sondern auch Umweltbestände gemeint sein können.

umso *ökologisch valider* ist es (Angststörungen sehen im Alltag eines Patienten anders aus, als es das Kreuz in einem Angstfragebogen wiedergeben kann; dies gilt selbst für diagnostische Beobachtungssituationen, da auch dort mit dem Einfluss des Diagnostikers gerechnet werden muss). Wenn eine Beobachtung offensichtlich zutrifft, wird dies als *Augenscheinvalidität* bezeichnet (z. B. wenn jemand ängstlich im Beisein einer kleinen Maus reagiert). *Inhaltsvalidität* liegt vor, wenn das zu Messende von Experten als eindeutig erkannt wird (z. B. gehörte Stimmen, die physikalisch nicht nachzuweisen sind). Die Genauigkeit von Vorhersagen ist im Begriff der *prädiktiven Validität* gefasst. Lassen sich mit einem entsprechenden Messinstrument besonders gut Veränderungen abbilden, so ist es *änderungssensitiv*. Kann ein Instrument im Beobachtungsstrom ein singuläres Ereignis entdecken (z. B. körperdysmorphe Störungen), so gilt es als *klassifikatorisch sensitiv*. Wird das diagnostische Objekt mit unterschiedlichen Instrumenten, aber mit gleicher Zielsetzung erfasst, so wird die *konvergente* oder auch *konkurrente Validität* überprüft. Wird das diagnostische Objekt durch vielerlei Testungen oder experimentelle Arrangements im Sinne eines hypothetischen Konstrukts erschlossen, so spricht man von *Konstruktvalidität* (z. B. wird Feindseligkeit mit Hilfe von Aggressionsmaßen, gezielten Frustrationen etc. gemessen). Sucht man nach kovariierenden Mustern solcher Messungen, so handelt es sich in der Regel um eine *faktorielle Validität* (Faktorenanalysen dienen dabei als statistische Grundlage, auch sind hier andere Verfahren wie Cluster- und latente Strukturanalysen zu nennen). In Abhängigkeit von der Frage, wie genau ein Erhebungsinstrument das diagnostische Objekt von einem anderen unterscheiden kann (z. B. Angststörung von Depression), spricht man von *differentieller* oder *diskriminativer Validität*.

Neben diesen grundlegenden Gütekriterien eines diagnostischen Verfahrens sind weitere zu nennen, wie seine Nützlichkeit oder Ökonomie, Zumutbarkeit und auch ethische Vertretbarkeit (vgl. Baumann & Stieglitz, 2001; Laireiter, 2000b). Die *ethischen Richtlinien* der American Psychological Association (APA) geben vor, dass klinisch-psychologische Diagnostik folgendermaßen beschaffen sein soll: umfassend, fehlerfrei, dauerhaft integer, angemessen normbezogen, auf der Grundlage testtheoretischen Wissens basierend, für Rückmeldungen geeignet, Eigenschaften der betroffenen Personen berücksichtigend und zwar in Hinsicht auf Geschlecht, Alter, Rasse, Ethnizität, Nationalität, Religion, sexuelle Orientierung, Behinderung, Sprache und sozioökonomischen Status (APA, 1992, S. 1603; vgl. Knapp & Vandecreek, 2006).
Durch die Vielgestaltigkeit der zu diagnostizierenden klinisch-psychologischen Phänomene und Aufgabenstellungen ist es meist notwendig, mehrere Erhebungsverfahren zu nutzen. Hierzu informiert u. a. Stieglitz ausführlich in diesem Band (s. Kap. 14). Oft wird ein Kompromiss zwischen verschiedenen Ansprüchen in Hinsicht auf die Güte eines Verfahrens nötig. So sind in der diagnostischen Praxis immer wieder Kompromisse zwischen Genauigkeit, Zuverlässigkeit und Vertretbarkeit zu machen (z. B. folgen Patienten oft mit wenig Begeisterung der Bitte, Fragebogen mit guten Testkennwerten auszufüllen; dagegen sind sie eher bereit, diagnostische Daten im freien, aber eher unzuverlässigen Gespräch zu liefern).

4 Funktionen

Die *Funktionen* oder Aufgabenstellungen der so definierten (klinisch-psychologischen) Diagnostik sind ausgerichtet auf das Feststellen, Beschreiben, Klassifizieren bzw. Selektieren von Personen, Person- oder Umweltmerkmalen. Diese Art von Diagnostik will analysieren bzw. erklären, Interventionsziele und -maßnahmen festlegen, psychische Störungen und psychische Begleiterscheinungen von körperlichen Erkrankungen, Behinderungen und Beschwerden prognostizieren (vgl. Bastine, 1998; Baumann & Stieglitz, 2001; Laireiter, 2000b; Perrez, 1985; Reinecker-Hecht & Baumann, 2005; Schumacher & Brähler, 2006a).

Unter *Beschreibung* versteht man die Festlegung des Problem- und/oder Zielverhaltens (Symptomatologie) und seiner Topographie (Eigenschaften, Intensität, Verlauf, etc.), der Umstände (Ursachen) und der Problemträger. Es geht also um die für verschiedene Urteilende nachvollziehbare Festlegung des jeweiligen diagnostischen Objekts, wie zum Beispiel einer Angststörung in ihren unterschiedlichen Auftretensaspekten (z. B. Fluchtverhalten, berichtete Emotionen, gemessene Emotionsindikatoren) zu Hause oder an öffentlichen Plätzen. Eine entscheidende Vorannahme dieser grundsätzlichen Tätigkeit ist, dass solche Beschreibungen völlig objektiv und auch theoriefrei sein sollten. Diese Vorannahme ist schwer zu erfüllen, da die Urteilenden vielerlei a priori Hypothesen, mehr oder weniger implizite Repertoire- und Auffälligkeitshypothesen in den diagnostischen Prozess einbringen. Diese Hypothesen sind lebensgeschichtlich, aber auch durch die berufliche Sozialisation und letztlich auch durch kulturelle Einflüsse geprägt. Theoriefreie Beschreibungen sind darüber hinaus deshalb nicht möglich, weil sie ohne einen Interpretationsrahmen zu sinnlosen Aussagen führen würden (hier versteckt sich der in Vergessenheit geratene Positivismusstreit der Wissenschaftstheorie). Im Kontext einer solchen Perspektive bleiben zu diagnostizierende psychische Störungen immer ein bewertetes menschliches Merkmal, dessen Wertungsgrundlagen sich von Urteilendem zu Urteilendem und von Kultur zu Kultur erheblich unterscheiden können. Es mag übergreifende, aber letztlich nur weiche gemeinsame Kriterien geben, wie erlebte oder zugeschriebene Beeinträchtigung von Patienten und ihrer Bezugspersonen oder Abweichung von einer sozialen oder statistischen Norm (vgl. Vollmoeller, 2005).

Unter *Klassifikation und Selektion* verstehen wir diagnostische Tätigkeiten, die nach bestimmten Regeln Personen- oder Situationsmerkmale aussuchen, um sie bestimmten Merkmalsgruppen zuzuordnen. In der Regel handelt es sich hierbei um eine Zuweisung in eine durch Experten festgelegte Klasse von Personmerkmalen mit Hilfe international anerkannter Systeme. Einige davon erheben Anspruch darauf, theorie- und wertungsfrei zu sein; eine Annahme, die aufgrund des eben Gesagten als irreführend bezeichnet werden muss. Die Klassifikation und Selektion von Personen, selten auch von Bedingungen, will letztlich eine Reduktion von Komplexität (Individualität) erreichen. Dies geschieht durch die Zusammenfassung diagnostischer Objekte nach ihrer Ähnlichkeit, um zu einfachen Entscheidungen in der Auswahl von Personen oder Bedingungen, Detailanalysen, Prognosen und Bewertungen kommen zu können. Auch soll der jeweilige Gegenstandsbereich dadurch kommunizierbar gemacht werden (vgl. Baumann, 2005; Kap. 12 in diesem Band; Saß & Saß-Houben, 2005; Schmidt & Klein, 2005; Stieglitz, 2000; Wittchen, 2006). Die dieser diagnostischen Funktion zugrundeliegenden Annahmen gehen in der Regel von der Konstanz und geringen Beeinflussbarkeit der diagnostischen Objekte aus. Unter dieser Vorgabe sollen vor allem Personen so ausgewählt werden, dass sie nicht fälschlicherweise einer anderen Gruppe von Personen zugeordnet werden als der, die man als diagnostische Einheit im Auge hat (*Differentialdiagnostik).* So gilt es, z. B. Zwangsgedanken einer Zwangsstörung von solchen zu unterscheiden, wie sie in ähnlicher Weise bei schizophrener Störung auftauchen können. Auch geht es bei dieser Auswahl insbesondere darum, Personen entweder detaillierten diagnostischen Analysen oder bestimmten Lebens- oder Behandlungsbedingungen zuzuweisen (Identifikation von Untergruppen von Angststörungen; Verweis auf Wohngruppen für psychisch Gestörte). Es kann aber auch um die Auswahl von situativen Merkmalen oder Lebensbedingungen gehen, um sie bestimmten Personen bereitzustellen. Dies ist etwa dann der Fall, wenn, wie in der Praxis üblich, Suchtpatienten von einer Spezialstation für Traumageschädigte ausgeschlossen und zunächst einer Suchtstation zugewiesen werden, um sie auf eine Traumabehandlung vorzubereiten. Die Genauigkeit, mit der Personen oder Situationsmerkmale einer Klasse zugeordnet oder von ihr ausgeschlossen werden, kennzeichnet die *Sensitivität* bzw. *Spezifität* dieser Entscheidung. Unter *Sensitivität* versteht man in der Regel den Anteil der richtig als psychisch gestört Diagnostizierten und zwar in der Gruppe der richtig zu Diagnostizierenden (richtig Positive). Unter *Spezifität* versteht man den Anteil der richtig als gesund Diagnostizierten in der Gruppe der tatsächlich gesunden Personen (richtig Negative). Der Anteil der jeweils falsch Diagnostizierten wird als Alpha- bzw. Beta-Fehler gekennzeichnet (falsch Positive bzw. falsch Negative; vgl. Cronbach & Gleser, 1957; Fisseni, 2004). Mit Hilfe der Taylor-Russel-Tafeln lässt sich in Abhängigkeit der Validität der genutzten Diagnostika zudem der Anteil der richtig Diagnostizierten gegenüber einer zufällig richtigen Auswahl erkennen (vgl. Fisseni, 2004). Die Genauigkeit des Zuordnens zu Merkmals- oder Personenklassen hängt auch von der Grundrate des Vorkommens eines Ereignisses oder Phänomens und von festgelegten Cut-Off-Werten ab. Dieser Abhängigkeit will man seit einiger Zeit entfliehen, indem man die Genauigkeit im Kontext der Signal-Entdeckungstheorie probabilistisch als Verhältnis von Signal und Rauschen bestimmt (McFall & Treat, 1999).

Bei *Erklärungen* ist das Bemühen entscheidend, mit Hilfe von Theorien von vermeintlich theoriefreien Deskriptionen zu Wenn-Dann-Aussagen zu kommen. Gefragt wird also z. B.: Unter welchen Bedingungen tritt das problematische Verhalten auf, welche Faktoren halten es aufrecht? Damit sind diagnostische Erklärungen stark theorie-, ja sogar paradigmenabhängig. Zum Beispiel sucht man in der verhaltenstheoretisch orientierten Diagnostik mehr nach aktuellen Ursachen, während in der psychoanalytischen mehr die lebensgeschichtlichen Aspekte eine Rolle spielen oder in der an Eigenschaften (Traits) orientierten Diagnostik das Beobachtbare auf zugrundeliegende Eigenschaften zurückgeführt wird (vgl. Kap. 3 und 4 in diesem Band).

Will man Verhalten, psychische Prozesse und Umweltbedingungen verändern, so versucht Diagnostik die bestmöglichen Person-Bedingungskombinationen zu arrangieren. Das schließt die Auswahl von Techniken, einer bestimmten Abfolge von Maßnahmen, Neuanpassungen etc. mit ein. Dabei werden vorrangig folgende Fragen gestellt:

1. Ist eine Intervention überhaupt indiziert? Wenn ja, welche? (z. B. Psychotherapie; Art der Psychotherapie oder der Veränderungsprinzipien bzw. Techniken)
2. Welcher individuelle Zuschnitt ist notwendig?
3. Welche Rahmenbedingungen (Umwelt, Therapeut [Werte und Erfahrung]) und Klientenvariablen (Motivation, Ressourcen, Komplexität) sind zu berücksichtigen?

Je nach Schwerpunkt und Möglichkeit kann man bei diesen Fragestellungen zwischen einer *Person-* und *Bedingungsmodifikation* unterscheiden (vgl. Pawlik, 1976).

Bei der *Prognose* wird versucht, den wahrscheinlichen Verlauf des Problems ohne Behandlung und die Erfolgswahrscheinlichkeit der Behandlung vorherzusagen.
Die *Evaluation* umfasst die Beurteilung des Erfolges der Intervention (Ist-Soll-Vergleich am Ende) oder fortlaufende Beurteilung der Veränderung (Nicht-Veränderung), um gegebenenfalls therapeutische Maßnahmen anzupassen (formative Evaluation). Dabei werden u. a. auch folgende Fragen gestellt: Sind die Effekte auf die Therapie oder auf andere externe Faktoren zurückzuführen? Welche Rahmenbedingungen wirken sich wie auf den Prozess und das Ergebnis aus? Lassen sich Verbesserungsmöglichkeiten im diagnostisch-therapeutischen Weg erkennen und mit welchen Methoden sind sie am besten erreichbar? Diese Fragen sind zugleich die zentralen Fragen der in vielen klinisch-psychologischen Praxisbereichen unverzichtbaren Qualitätssicherung (vgl. z. B. Freyberger & Stieglitz, 2006; Fydrich, 2005; Härter, Linster & Stieglitz, 2003; Laireiter & Vogel, 1998).

5 Arten der Diagnostik

In Abhängigkeit von der Art des diagnostischen Objektes, der verfolgten Ziele, des Vorgehens und der Art der diagnostischen Schlussfolgerungen lassen sich unterschiedliche Formen der klinisch-psychologischen Diagnostik unterscheiden (erstmals Pawlik, 1976):

- Status- vs. Prozessdiagnostik
- normorientierte vs. kriteriumsorientierte Diagnostik
- testen vs. inventarisieren
- Diagnostik als Messen vs. Informationsverarbeitung für Behandlungsziele

Je nach Art des Auftrags und der Problemstellung will man entweder mehr den augenblicklichen Zustand (*Status*) eines diagnostischen Objektes erfassen oder man ist an seinen *prozessualen Veränderungen* interessiert. Bei der Auswahl von Personen für eine Behandlungseinrichtung mag die aktuelle Diagnose, für den Fortgang der Behandlung die Veränderung der Symptomatik und für die Beendigung der Maßnahmen der erreichte Gesundheitszustand von Bedeutung sein. Das diagnostische Objekt kann aber auch das soziale Klima einer Behandlungseinrichtung sein. Die wahrgenommene Veränderung der Transparenz der Behandlungsprogramme kann dagegen den Prozess abbilden.
Statusdiagnostik verknüpft sich meist mit Eigenschaftstheorien, die überdauernde und über verschiedene Situationen wirksame Merkmale von Personen oder Umwelten im Auge haben. Dabei handelt es sich in der Regel um hypothetische Konstrukte, auf die der Diagnostiker aufgrund beobachtbarer Testergebnisse schließt. Dabei möchte der Psychodiagnostiker die interindividuelle Varianz und die Position des untersuchten Objektes innerhalb einer Gruppe kennen, welche ihm als normative Vorgabe dient. Statusdiagnostik ist meist mit der Feststellung von normkonformem oder -abweichendem Verhalten und Erleben verknüpft. Sie nutzt dabei in der Regel auch auf klassischer Testtheorie beruhende, normierte Testverfahren, also Verfahren, die einen Schluss auf eine Population und die Verteilungskennwerte des interessierenden Untersuchungsmerkmals zulassen. Dieser Art der Diagnostik liegen also wenigstens zwei Schlussfolgerungen zugrunde: die von einem beobachtbaren Ereignis auf ein (stabiles) Konstrukt und die von einer Zuordnung des diagnostischen Objekts in einer Verteilung vergleichbarer Objekte. Aus zwei Gründen wird die Statusdiagnostik immer wieder in Frage gestellt: Zum einen gilt sie im wissenschaftstheoretischen Sinne als wenig sparsam und zum anderen für modifikatorische Zwecke als wenig nütz-

lich (vgl. Clarkin & Levy, 2003; Kanfer & Saslow, 1969; Kap. 4 in diesem Band).
Prozessdiagnostik will dagegen zeit- und bedingungsabhängige Veränderungen am diagnostischen Objekt entweder direkt oder indirekt erfassen (vgl. Kap. 13 in diesem Band). Veränderungen zwischen einem Status 1 (z. B. psychischer Zustand vor Beginn einer Behandlung) und Status 2 (Zustand nach Abschluss einer Behandlung) ist die einfachste Form einer Prozessdiagnostik. Die Erhebung von Verläufen ist meist eine komplizierte und vor allem aufwendige Angelegenheit. Sie verletzt oft die Regeln der Ökonomie, ist aber oftmals für die Feinsteuerung von Interventionen notwendig (z. B. Veränderung der Therapeut-Klient-Beziehung, um dem Erfolgsmerkmal der Komplementarität besser zu entsprechen). Typische Fragen im Kontext einer prozessorientierten klinisch-psychologischen Diagnostik sind zum Beispiel:

- Gibt es beobachtbare tageszeitliche Stimmungsschwankungen? Sprechen diese für die Veränderung depressogener, zugrundeliegender Kognitionen?
- Wie verändert sich der Ausgangswert im Beck Depressionsinventar gegen Ende einer kognitiven Therapie?
- Verändert sich die Häufigkeit aggressiven Verhaltens unter Bedingungen des Löschens gegenüber einer Phase der Zuwendung und einer Baseline?

Ist eine prozessorientierte Diagnostik Teil einer modifikationsorientierten Diagnostik, so kommen zahlreiche Fragen hinzu. Dabei handelt es sich insbesondere um Fragen, wie sie in den Vorgaben der Problem- und Verhaltensanalyse festgelegt sind (vgl. Kap. 3 und 4 in diesem Band).
Bei der Bewertung von diagnostischen Informationen, auch auf prozessuales Geschehen hin, spielen unterschiedliche Arten von *Normen* eine Rolle. Will man die individuelle Position in Bezug zu einer Normgruppe feststellen (z. B. als Abweichung oder „Normalität“ einer Person in Relation zu anderen Personen in einem klinischen Testverfahren), spricht man von einer *normorientierten* diagnostischen Strategie. Will man feststellen, ob ein individuelles Behandlungsziel erreicht wurde, ist die individuelle Position in Relation zu einem Kriterium festzulegen. Dann ist das psychodiagnostische Vorgehen *kriteriumsorientiert* (z. B. kann im Rahmen eines sog. *Goal Attainment Scaling* festgelegt werden, wie oft am Ende einer Behandlung ein Tic noch stündlich auftreten darf).
Beim *Testen* will man eine Stichprobe des Verhaltens und Erlebens erfassen, die einen Rückschluss auf einen Eigenschaftswert möglich macht (etwa mit Hilfe von Persönlichkeitstests). „Testen“ kommt dem Begriff der Messung i. S. von Zuweisungen von Zahlen zu Merkmalen nahe, da eine latente Variable erschlossen werden soll (z. B. eine Persönlichkeitseigenschaft). Auch ipsative Untersuchungen mit Tests, also Merkmalsvergleiche innerhalb einer Person, gehören dazu (z. B.: Ist bei ein und der gleichen Person die Abweichung in der Skala Psychopathie höher als in der Skala Hysterie?).
Schlussfolgerungen dieser Art sind zum zentralen Gegenstand einer Auseinandersetzung in der Diagnostik geworden. Dabei wird die Frage diskutiert, ob Erhebungen und Schlussfolgerungen nicht so sparsam sein sollten, dass es zu keinem Konstruktüberhang kommt. Die Gegenposition formuliert sich so, dass eine Reduktion auf das gerade noch Beobachtbare sinnentleerend und letztlich auch nicht gegen implizite theoretische Annahmen gefeit ist (z. B. wenn etwa nicht von Feindseligkeit, aber doch von aggressivem Verhalten die Rede ist).
Ähnlich intensiv wurde die Diskussion zwischen einer nomothetisch und einer ideographisch orientierten Diagnostik geführt (Cone, 1986). Eng verknüpft mit der antiken Erkenntnis vom Individuellen (s. o.)

betont eine Position, dass es immer nur für einzelne Individuen und Problemkonstellationen zulässig ist, Diagnosen zu stellen. Diese Position geht so weit, dass für jeden Einzelfall spezifische Vorgehensweisen, ja sogar theoretische Annahmen notwendig sein können. Sie macht letztlich das notwendig, was auch als Einzelfalldiagnostik bzw. kontrollierte Praxis oder im Fall einer individuellen Behandlungsplanung und -gestaltung als Fallkonzeption bezeichnet wird (Haynes & Williams, 2005; Petermann, 1996, 2005; Schiepek, 2005; Schulte, 2005; Westmeyer, 2005).

Die nomothetische Position vertritt die Auffassung, dass es individuenübergreifende Kategorien und auch Gesetzmäßigkeiten gibt, die man im konkreten Fall mit Bezug auf übergreifende Aspekte (z. B. Normen) nutzen kann. Obgleich betont wird, dass diese Positionen letztlich einen historischen Diskurs beschreiben, sind die damit einhergehenden wissenschaftstheoretischen Probleme noch ungelöst (vgl. Schumacher & Brähler, 2006a).

Erhebt man ein Verhaltensrepertoire, ohne Rückschlüsse auf zugrundeliegende Variablen zu ziehen (z. B. mit Hilfe von Problemanalysen, Interviews, Verhaltensbeobachtungen), dann will man problemrelevante Informationen *inventarisieren*. Diese Informationen sind dann meist die Grundlage für die Behandlungsplanung und -evaluation. Inventarisierungen dieser Art können auch Bestandteil einer kriterienorientierten Diagnostik sein. Ein historisch bedeutsames Beispiel war z. B. die Inventarisierung sozialer Kompetenzen durch Goldfried und D'Zurilla (1969). Diese Autoren sammelten und kategorisierten mit Hilfe von Beobachtungen und Befragungen relevante Situationen, mit denen ein kompetentes Individuum erfolgreich umgehen können muss. Dann listeten sie mögliche Verhaltensweisen für die Situationen auf, die sich als relevant und für viele Betroffene als problematisch erwiesen hatten. Daraufhin wurde die Effektivität der entsprechenden Verhaltensweisen, u. a. mit Hilfe des Urteils relevanter Bezugspersonen, eingeschätzt. Auf dieser Grundlage entwickelten sie schließlich einen Fragebogen, der nach den üblichen testtheoretischen Kriterien überprüft wurde.

Messungen wollen das Verhältnis vom beobachteten zum gesuchten diagnostischen Objekt klären (z. B. Messungen von Aggressivität, um Feindseligkeit zu erheben). Informationen über die Behandlung betonen dagegen den Nützlichkeitsaspekt (vgl. Nelson-Gray, 2003; Yates & Taub, 2003). Ziel der *modifikationsorientierten Diagnostik* ist die Zuweisung von Behandlungsarten und Vorgehensweisen. Dazu nutzt sie entweder diagnostizierte Erklärungszusammenhänge im Sinne einer Problem- und Verhaltensanalyse und/oder sie wählt Methoden aus, die sich bei bestimmten Symptomatiken oder Personengruppen als effektiv erwiesen haben (vgl. Schulte, 2005; Westmeyer, 1972). Man spricht in diesem Zusammenhang auch von einer *indikationsorientierten Diagnostik* und meint damit nicht nur die Zuweisung von Personen zu einer Therapie und umgekehrt, sondern auch die Zuweisung der jeweiligen Person oder Behandlungsform in je passende Konfigurationen (differentielle und selektive Indikation). Geht es um eine Anpassung der Behandlungsstrategien an Therapieverläufe, so spricht man von einer *adaptiven Indikationsdiagnostik*.

6 Schlussbemerkungen

Zusammenfassend betrachtet meint klinisch-psychologische Diagnostik nicht einfach nur das Feststellen psychischer Störungen, sondern beinhaltet auch ein hoch komplexes Geschehen, das sich, je nach theoretischer und methodologischer Orientierung, nach Zielsetzung, Art des Auftrags und Eigenschaften des diagnostischen Objektes, sehr unterschiedlich gestaltet. Klinisch-psychologische Diagnostik will psychische Störungen beschreiben und definieren. Sie will Indikations- und Behandlungsentscheidungen treffen, zur Zielbestimmung und Behandlungsplanung beitragen und Informationen für die Prozess- und Ergebnisevaluation der Behandlung liefern. Außerdem ist sie im Bereich der ätiologischen, prognostischen und therapeutischen Entscheidungsbildung unentbehrlich (vgl. Perrez, 1985). Dies gilt auch für den Bereich der Bewertung getroffener Entscheidungen und den daraus folgenden Konsequenzen.

Grundlegende Fragen und Positionen (z. B. nomothetisch vs. ideographisch) bleiben als dynamisches Moment für den weiteren Diskurs erhalten. So permanent diese Auseinandersetzung sein wird, so dauerhaft wird auch das Bemühen sein, mit Hilfe unterschiedlicher diagnostischer Strategien gute, d. h. valide, zuverlässige, objektive, nützliche und ethisch vertretbare Entscheidungen zu treffen. In Zukunft mag sich dieses Bemühen noch in Richtung einer evidenzbasierten Form der klinisch-psychologischen Diagnostik verstärken (vgl. Barlow, 2005).

Literatur

American Psychological Association (1992). Ethical principles of psychologists and code of conduct. *American Psychologist, 47*, 1597–1611.

Antony, M. M. (2002). *Handbook of assessment and treatment planning for psychological disorders.* New York: Guilford.

Barlow, D. H. (2005). What's new about evidence-based assessment? *Psychological Assessment, 17*, 308–311.

Bastine, R. (1998). *Klinische Psychologie. Band 1* (3. Aufl.). Stuttgart: Kohlhammer.

Baumann, U. (2005). Klassifikation. In M. Perrez & U. Baumann (Hrsg.), *Lehrbuch Klinische Psychologie, Psychotherapie* (S. 50–56). Bern: Huber.

Baumann, U. & Stieglitz, R. D. (2001). Psychodiagnostik psychischer Störungen: Allgemeine Grundlagen. In R. D. Stieglitz, U. Baumann & H. J. Freyberger (Hrsg.), *Psychodiagnostik psychischer Störungen* (2. Aufl., S. 3–20). Stuttgart: Thieme.

Beck, S. J. (2000). Behavioral assessment. In M. Hersen & R. T. Ammerman (Eds.), *Advanced abnormal child psychology* (2nd ed., pp. 177–195). Mahwah, NJ: Lawrence Erlbaum Associates Publishers.

Benjamin, L. T. (2005). A history of clinical psychology as a profession in America (and a glimpse at its future). *Annual Review of Clinical Psychology, 1*, 1–30.

Berger, M. (2006). Computer assisted clinical assessment. *Child and Adolescent Mental Health, 11*(2), 64–75.

Brähler, E. & Schumacher, J. (2005). Psychometrische Diagnostik. In F. Petermann & H. Reinecker (Hrsg.), *Handbuch der Klinischen Psychologie und Psychotherapie* (S. 191–199). Göttingen: Hogrefe.

Butcher, J. N., Perry, J. & Hahn, J. (2004). Computers in clinical assessment: Historical developments, present status, and future challenges. *Journal of Clinical Psychology, 60*, 331–345.

Clarkin, J. F. & Levy, K. N. (2003). The influences of client variable on psychotherapy. In M. Lambert (Ed.), *Bergin and Garfield's handbook of psychotherapy and behavior change* (5th ed., pp. 104–226). New York: Wiley.

Cone, J. D. (1986). Ideographic, nomothetic, and related perspectives in behavioral assessment. In R. O. Nelson & S. C. Hayes (Eds.), *Conceptual foundations of behavioral assessment* (pp. 111–128). New York: Guilford Press.

Cronbach, L. J. & Gleser, G. (1957). *Psychological tests and personal decisions.* Urbana: University of Illinois Press.

Döpfner, M., Lehmkuhl, G., Heubrock, D. & Petermann, F. (2000). *Diagnostik psychischer Störungen im Kindes- und Jugendalter.* Göttingen: Hogrefe.

Dougher, M. J. (Ed.). (2000). *Clinical behavior analysis.* Reno, NV: Context Press.

Dougher, M. J. (2003). Clinical behavior analysis. In R. Fernandez-Ballestereos (Ed.), *Enzyclopaedia of psychological assessment* (pp. 99–125). Thousand Oaks: Sage.

Dougher, M. J. & Hayes, S. C. (2000). Clinical behavior analysis. In M. J. Dougher (Ed.),

Clinical behavior analysis (pp. 11–25). Reno, NV: Context Press.

Fein, R. (1958). *The economics of mental illness.* New York: Basic Books.

Fisseni, H.-J. (2004). *Lehrbuch der psychologischen Diagnostik. Mit Hinweisen zur Intervention* (3., überarb. und erw. Aufl.). Göttingen: Hogrefe.

Freyberger, H. J. & Stieglitz, R.-D. (2006). Leitlinien zur Diagnostik in der Psychiatrie und Psychotherapie. *Zeitschrift für Psychiatrie, Psychologie und Psychotherapie, 54* (1), 23–34.

Fydrich, T. (2005). Qualitätsmanagement und Qualitätssicherung in der Psychotherapie. In F. Petermann & H. Reinecker (Hrsg.), *Handbuch der Klinischen Psychologie und Psychotherapie* (S. 122–133). Göttingen: Hogrefe.

Gaebel, W. & Müller-Spahn, F. (2002). *Diagnostik und Therapie psychischer Störungen.* Stuttgart: Kohlhammer.

Garb, H. N. (2003). Incremental validity and the assessment of psychopathology in adults. *Psychological Assessment, 15*, 508–520.

Goddard, H. H. (1908). The Binet and Simon Tests of Intellectual Capacity. *Training School Bulletin, 5*, 3–9.

Goldfried, M. R. & D'Zurilla, T. J. (1969). A behavioral-analytic model for assessing competence. In C. D. Spielberger (Ed.), *Current topics in clinical and community psychology* (pp. 151–196). New York: Academic Press.

Goldstein, G. & Hersen, M. (2000). *Handbook of psychological assessment (3rd ed.).* New York: Pergamon.

Groth-Marnat, G. (2000). Visions of clinical assessment: Then, now, and a brief history of the future. *Journal of Clinical Psychology, 56*, 349–365.

Groth-Marnat, G. (2003). *Handbook of psychological assessment* (4th ed.). New York, NY: John Wiley and Sons.

Härter, M., Linster, H. W. & Stieglitz, R. D. (2003). *Qualitätsmanagement in der Psychotherapie.* Göttingen: Hogrefe.

Hautzinger, M. (2001). Diagnostik in der Psychotherapie. In R. D. Stieglitz, U. Baumann & H. J. Freyberger (Hrsg.), *Psychodiagnostik in klinischer Psychologie, Psychiatrie und Psychotherapie* (S. 351–364). Stuttgart: Thieme.

Haynes, S. N. & Heiby, E. (Eds). (2004). *Comprehensive handbook of psychological assessment. Volume 3: Behavioral assessment.* New York: Wiley.

Haynes, S. N. & O'Brien, W. H. (2000). *Principles and practice of behavioral assessment.* Dordrecht, NL: Kluwer Academic Publishers.

Haynes, S. N. & Williams, A. (2005). Case formulation and design of behavioral treatment programs. Matching treatment mechanisms to causal variables for behavior problems. *European Journal of Psychological Assessment, 19*, 164–174.

Heiby, E. M. & Haynes, S. N. (2004). Introduction to behavioral assessment. In S. N. Haynes & E. M. Heiby (Eds.), *Comprehensive handbook of psychological assessment. Volume 3: Behavioral assessment* (pp. 3–18). New York: Wiley.

Hersen, M. (Ed.). (2005a). *Clinician's handbook of adult behavioral assessment.* New York: Academic Press.

Hersen, M. (Ed.). (2005b). *Clinician's handbook of child behavioral assessment.* New York: Academic Press.

Hersen, M. & Bellack, A. S. (2002). *Dictionary of behavioral assessment techniques.* Clinton Corners, NY: Percheron Press.

Hersen, M. & Porzelius, L. K. (2002). *Diagnosis, conceptualization, and treatment planning for adults: A step-by-step guide.* Mahwah, NJ: Erlbaum.

Heubrock, D. & Petermann, F. (2005). Diagnostik in der Klinischen Kinderpsychologie. In F. Petermann & H. Reinecker (Hrsg.), *Handbuch der Klinischen Psychologie und Psychotherapie* (S. 178–190). Göttingen: Hogrefe.

Hollingsworth, H. L. (1920). *The psychology of functional neuroses.* New York: Appleton.

Hunsley, J. & Meyer, G. (2003). The incremental validity of psychological testing and assessment: Conceptual, methodological, and statistical issues. *Psychological Assessment, 15*, 446–455.

Kanfer, F. H. & Saslow, G. (1969). Behavioral diagnosis. In C. M. Franks (Ed.), *Behavior therapy: Appraisal and status* (pp. 417–444). New York: McGraw-Hill.

Knapp, S. J. & Vandecreek, L. D. (2006). Assessment. In S. J. Knapp & L. D. Vandecreek (Eds.), *Practical ethics for psychologists: A positive approach* (pp. 175–190). Washington, DC: American Psychological Association.

Kubinger, K. D. (1999). *Moderne Testtheorie. Ein Abriß samt neuesten Beiträgen.* Weinheim: Beltz, PVU.

Laireiter, A. R. (Hrsg.). (2000a). *Diagnostik in der Psychotherapie.* Wien, New York: Springer.

Laireiter, A. R. (Hrsg.). (2000b). Diagnostik in der Psychotherapie. In A. R. Laireiter (Hrsg.), *Diagnostik in der Psychotherapie* (S. 3–26). Wien, New York: Springer.

Laireiter, A.R. & Vogel, H. (Hrsg.). (1998). *Qualitätssicherung in der Psychotherapie und psychosozialen Versorgung.* Tübingen: Deutsche Gesellschaft für Verhaltenstherapie.

Lutzker, J.R. & Whitaker, D.J. (2005). The expanding role of behaviour analysis and support. Current status and future directions. *Behavior Modification, 29*, 575–594.

Mash, E.J. & Hunsley, J. (2004). Behavioral assessment: Sometimes you get what you want. In S.N. Haynes & E.M. Heiby (Eds.), *Comprehensive handbook of psychological assessment. Volume 3: Behavioral assessment* (pp. 489–501). New York: Wiley.

McFall, R.M. & Treat, T.A. (1999). Quantifying the information value of clinical assessments with signal detection theory. *Annual Review of Psychology, 50, 215-241.*

Morris, E.K., Todd, J.T., Midgley, B.D., Schneider, S.M. et al. (1990). The history of behavior analysis: Some historiography and a bibliography. *Behavior Analyst, 13*, 131–158.

Nelson-Gray, R.O. (2003). Treatment utility of psychological assessment. *Psychological Assessment, 15*, 521–531.

O'Brien, W.H., McGrath, J.J. & Haynes, S.N. (2003). Assessment of psychopathology with behavioral approaches. In J.R. Graham & J.A. Naglieri (Eds.), *Handbook of psychology: Assessment psychology, Vol. 10* (pp. 509–529). New York, NY: John Wiley & Sons.

O'Donnell, J.M. (1979). The clinical psychology of Lightner Witmer: A case study of institutional innovation and intellectual change. *Journal of Historical Behavioral Science, 15*, 3–17.

Ollendick, T.H., Alvarez, H.K. & Greene, R.W. (2004). Behavioral assessment: History of underlaying concepts and methods. In S.N. Haynes & E.M. Heiby (Eds.), *Comprehensive handbook of psychological assessment. Volume 3: Behavioral assessment* (pp. 19–36). New York: Wiley.

Pawlik, K. (1976). Modell- und Praxisdimensionen psychologischer Diagnostik. In K. Pawlik (Hrsg.), *Diagnose der Diagnostik. Beiträge zur Diskussion der psychologischen Diagnostik in der Verhaltensmodifikation* (S. 13–43). Stuttgart: Klett.

Perrez, M. (1985). Diagnostik in der Psychotherapie – Ein anachronistisches Ritual? *Psychologische Rundschau, 36*, 106–109.

Pervin, L.A. (1984). Ideographic approaches to personality. In N.S. Endler & J.M. Hunt (Eds.), *Personality and behavior disorders* (pp. 261–282). New York: Wiley.

Petermann, F. (1996). *Einzelfalldiagnostik in der klinischen Praxis.* Weinheim: Beltz.

Petermann, F. (Hrsg.). (2002). *Lehrbuch der Klinischen Kinderpsychologie und Psychotherapie.* Göttingen: Hogrefe.

Petermann, F. (2005). Kontrollierte Praxis. In F. Petermann & H. Reinecker (Hrsg.), *Handbuch der Klinischen Psychologie und Psychotherapie* (S. 168–177). Göttingen: Hogrefe.

Petermann, F. & Reinecker, H. (Hrsg.). (2005). *Handbuch der Klinischen Psychologie und Psychotherapie.* Göttingen: Hogrefe.

Ramsay, M.C., Reynolds, C.R. & Kamphaus, R.W. (2002). *Essentials of behavioral assessment.* New York, NY: John Wiley and Sons.

Reinecker, C. & Baumann, U. (2005). Klinisch-psychologische Diagnostik: Allgemeine Gesichtspunkte. In M. Perrez & U. Baumann (Hrsg.), *Lehrbuch Klinische Psychologie, Psychotherapie* (S. 57–70). Bern: Huber.

Rost, J. (2004). *Lehrbuch Testtheorie – Testkonstruktion.* Bern: Huber.

Saß, H. & Saß-Houben, I. (2005). Klassifikation. In F. Petermann & H. Reinecker (Hrsg.), *Handbuch der Klinischen Psychologie und Psychotherapie* (S. 137–146). Göttingen: Hogrefe.

Schiepek, G. (2005). A dynamic systems approach to clinical case formulations. *European Journal of Psychological Assessment, 19*, 175–184.

Schmidt, M.H. & Klein, M. (2005). Klassifikation und diagnostisches Vorgehen. In P.F. Schlottke, R.K. Silbereisen, S. Schneider & G.W. Lauth (Hrsg.), *Störungen im Kindes- und Jugendalter. Grundlagen und Störungen im Entwicklungsverlauf. Enzyklopädie der Psychologie. Klinische Psychologie. Band 5* (S. 283–308). Göttingen: Hogrefe.

Schuchmann, M. (2002). *Probabilistische Testtheorie.* Oldenbourg: Oldenbourg Verlag.

Schulte, D. (1996). *Therapieplanung.* Göttingen: Hogrefe.

Schulte, D. (2005). Verhaltensanalyse und Indikationsstellung. In F. Petermann & H. Reinecker (Hrsg.), *Handbuch der Klinischen Psychologie und Psychotherapie* (S. 147–158). Göttingen: Hogrefe.

Schumacher, J. & Brähler, E. (2004). Testdiagnostik in der Psychotherapie. In W. Senf & M. Broda (Hrsg.), *Praxis der Psychotherapie – Ein integratives Lehrbuch* (3. Aufl., S. 116–128). Stuttgart: Thieme.

Schumacher, J. & Brähler, E. (2006a). Klinische Psychodiagnostik. In B. Strauß, F. Caspar & F. Hohagen (Hrsg.), *Lehrbuch der Psychotherapie* (S. 116–128). Göttingen: Hogrefe.

Schumacher, J. & Brähler, E. (2006b). Psychodiagnostische Testverfahren. In P. L. Janssen, P. Joraschky & W. Tress (Hrsg.), *Leitfaden der Psychosomatischen Medizin* (S. 86–92). Köln: Deutscher Ärzte Verlag.

Schumacher, J. & Brähler, E. (2006c). Test- und Fragebogendiagnostik. In P. L. Janssen, P. Joraschky & W. Tress (Hrsg.), *Leitfaden der Psychosomatischen Medizin* (S. 126–134). Köln: Deutscher Ärzte Verlag.

Smith, S., Smith, S. R. & Handler, L. (Eds.). (2006). *The clinical assessment of children and adolescents: A practitioners handbook.* Mahwah, NJ: Erlbaum.

Stieglitz, R. D. (2000). *Diagnostik und Klassifikation psychischer Störungen.* Göttingen: Hogrefe.

Stieglitz, R. D., Baumann, U. & Freyberger, H. J. (Hrsg.). (2001). *Psychodiagnostik in klinischer Psychologie, Psychiatrie und Psychotherapie.* Stuttgart: Thieme.

Stricker, G., Troy, W. G. & Shueman, S. A. (1999). *Handbook of quality management in behavioral health.* New York: Kluwer.

Suen, H. K. & Rzasa, S. E. (2004). Psychometric foundations of behavioral assessment. In S. N. Haynes & E. M. Heiby (Eds.), *Comprehensive handbook of psychological assessment. Volume 3: Behavioral assessment* (pp. 37–56). New York: Wiley.

Taylor, S. (1999). Behavioral assessment: Review and prospect. *Behaviour Research and Therapy, 37*, 475–482.

Vollmoeller, W. (2005). Normalität und Krankheit. In F. Petermann & H. Reinecker (Hrsg.), *Handbuch der Klinischen Psychologie und Psychotherapie* (S. 227–235). Göttingen: Hogrefe.

Westmeyer, H. (1972). *Logik der Diagnostik.* Stuttgart: Kohlhammer.

Westmeyer, H. (2005a). On the structure of case formulations. *European Journal of Psychological Assessment, 19*, 210–216.

Westmeyer, H. (2005b). Verhaltensbeobachtung. In F. Petermann & H. Reinecker (Hrsg.), *Handbuch der Klinischen Psychologie und Psychotherapie* (S. 200–209). Göttingen: Hogrefe.

Wittchen, H. U. (2001). Diagnostische Klassifikation psychischer Störungen. In H.-U. Wittchen & J. Hoyer (Hrsg.), *Klinische Psychologie und Psychotherapie* (S. 26–52). Heidelberg: Springer.

Wood, J. M., Garb, H. N., Lilienfeld, S. O. & Nezworski, M. T. (2002). Clinical assessment. *Annual Review of Psychology, 53*, 519–543.

Woodworth, R. S. (1919). *Personal Data Sheet.* Chicago: Stoelting.

Yates, B. T. & Taub, J. (2003). Assessing the costs, benefits, cost-effectiveness, and cost-benefit of psychological assessment: We should, we can, and here's how. *Psychological Assessment, 15*, 478–495.

Yerkes, R. M. (1921). *Psychological examining in the United States Army (Memoirs of the National Academy of Sciences, Vol. 15).* Washington, DC: US GPO.

2 Prozess der klinisch-psychologischen Diagnostik

Franz Caspar

1 Einleitung
2 Allgemeine Merkmale diagnostischer Prozessmodelle
3 Deskriptive und explanative (explikative) Modelle
3.1 Allgemeines
3.2 Untersuchungen zum klinischen Urteilen
3.3 Merkmale von Diagnostikern
3.4 Kritik an der Forschung
3.5 Stand der Dinge
4 Qualitätssicherung und Prozesssteuerung
5 Kosten/Nutzen
6 Präskriptive Prozessmodelle und Verbessserung diagnostischer Leistungen
6.1 Allgemeine präskriptive Modelle
6.2 Allgemeine Vorschläge zum Verbessern der diagnostischen Leistung
6.3 Merkmalsdiagnostik
6.4 Fallkonzeptionen
7 Ausbildung
8 Schluss
Literatur

In an ideal world, a patient could approach a physician with a list of symptoms and problems. The physician would identify the problem and administer a remedy. The service would be inexpensive, effective, and painless. However, a substantial literature suggests that medical decisions rarely meet these ideals. (Kaplan & Frosch, 2005)

In diesem Kapitel wird der Frage nachgegangen, wie weit dies auch für psychotherapiebezogene Diagnostik zutrifft und wie diese, wo nötig, verbessert werden kann.

1 Einleitung

Ein Teil der psychotherapiebezogenen Diagnostik beschäftigt sich mit dem *Status* (v.a. des Patienten) in Bezug auf verschiedene Merkmale, ein Teil direkt mit dem *Prozess* der Therapie. In diesem Kapitel geht es jedoch nicht primär um Diagnostik von Prozessen (s. Kap. 1 in diesem Band; Laireiter, 2000), sondern um den Prozess der Diagnostik. Das ist auseinanderzuhalten, auch wenn bei der Prozessdiagnostik zwingend die Wozu sich mit Modellen des *Prozesses* klinisch-psychologischer Diagnostik beschäftigen? Zwei Zwecke stehen im Vordergrund: Erstens, den Ablauf diagnostischer Aktivitäten in allen relevanten Aspekten zu *beschreiben und zu verstehen* (deskriptive und explanative Modelle). Zweitens, um *präskriptiv* Vorschläge zu machen, wie der diagnostische Prozess in seiner Feinsteuerung ablaufen *sollte*. Der Erste (Deskription und Explanation) ist oft vom Wunsch motiviert, Quellen von Fehlern und Beeinträchtigungen der Qualität diagnostischer Urteile zu identifizieren und aus einem vertieften, empirisch informierten Verständnis zu einer Verbesserung beizutragen. Insofern sind der erste und der zweite Zweck oft, aber nicht zwingend miteinander verbunden.

Warum sind klinisch-psychologische Diagnostik und Entscheidung nicht als punktuelles Ereignis, sondern als Prozess aufzufassen? Ganz einfach, weil in den meisten Fällen in der klinisch-psychotherapeutischen Praxis „der Diagnostiker sich u. U. erst nach mehreren Durchgängen dem Ziel, der Beantwortung der Fragestellung, nähert" (Amelang & Zielinski, 1997, S. 345). Erhebung und Verarbeitung diagnostischer Daten ebenso wie die vorausgehenden und nachfolgenden Entscheidungen erstrecken sich meist aus guten Gründen prozesshaft über längere Zeit:

- Weitere Erhebungen können von der Auswertung zuvor erhobener Daten abhängen,
- durch gestuftes Vorgehen können Aufwand und dadurch Patientenbelastung und Kosten reduziert werden,
- Patienten sind u. U. in Zuständen, in denen sie überhaupt keine oder bestimmte diagnostische Informationen nicht liefern können,
- Korrekturen durch neue oder vertiefte Informationen sind möglich,
- mehrfache Kontakte helfen, Beziehungen aufzubauen und Vertrauen zu schaffen (eine Patientin gestand mir erst nach einer erfolgreichen Ehe- und Depressionstherapie, dass sie auch unter Trichotillomanie litt),
- und erst der Verlauf kann zeigen, wie stabil gewisse Merkmale sind.

Weiter ist eine *Steuerung des Therapieprozesses* ohne Aufnahme und diagnostische Verarbeitung der im Prozess *fortlaufend anfallenden* Information undenkbar: Ein rekursives Prozessmodell ist viel realistischer als ein lineares, das von einem glatten, einmaligen Durchlaufen von Auftrag bis Abschluss ausgehen würde. Weil Abläufe damit alles andere als trivial sind, äußert sich Laireiter (2000) erstaunt, dass Prozessaspekte in der Literatur vergleichsweise wenig Berücksichtigung finden.

Der Prozess beginnt mit erster Kontaktaufnahme, etwa am Telefon mit dem Patienten, oder mit Informationen, die ein überweisender Kollege weitergibt. In allgemeinen Prozess-Modellen der Diagnostik wird die Klärung des Auftrags hervorgehoben, wie etwa bei Amelang und Zielinski (1997) dargestellt. Die psychotherapeutische Diagnostik baut zwar auf dem psychotherapeutischen Auftrag seitens des Patienten auf und setzt diesen voraus, ist aber auf seiner Basis in der Regel viel gezielter, als das explizit ausgehandelt worden wäre. Der Patient hat nicht in erster Linie einen umschriebenen *diagnostischen* Auftrag, sondern einen *therapeutischen* Auftrag erteilt. Der Therapeut weiß, was er abklären muss, um auf dieser Basis selektive oder adaptive Indikationsentscheidungen (s. unten) treffen zu können. Dass Motivation und Auftrag für einzelne Abklärungen (z. B. neuropsychologische Zusatzabklärungen) ambivalent sein können (will der Patient da wirklich Bescheid wissen oder vielleicht doch lieber nicht so genau?), bestätigt als Ausnahme nur die Regel.

Tack (1976) unterscheidet in diesem Zusammenhang terminale und investigatorische Entscheidungen: Erstere sind der letzte Schritt zu einer diagnostischen Festlegung, letztere dienen der Festlegung des weiteren

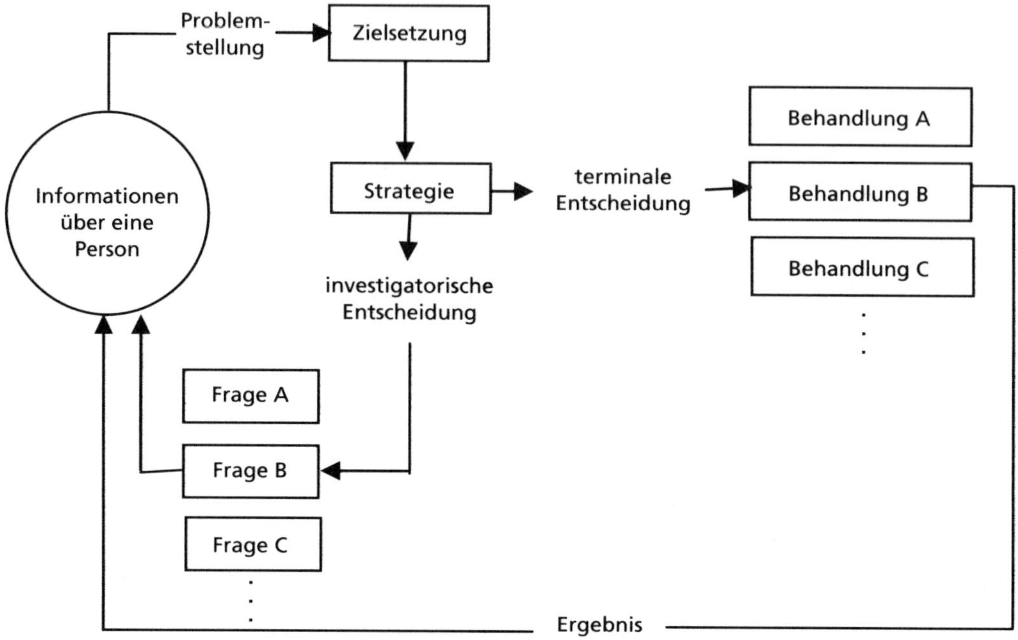

Abb. 1: Schematische Darstellung des Entscheidungsprozesses (nach Tack, 1976, S. 105)

diagnostischen Vorgehens auf dem Wege dahin.

Abbildung 1 illustriert das aufeinander Aufbauen verschiedener Arten von Entscheidungen. Es handelt sich dabei um ein allgemein diagnostisches Modell, das aber zur klinisch-psychotherapeutischen Diagnostik sehr gut passt.

Spezifischer für den Bereich der Psychotherapie haben verschiedene Autoren den diagnostischen Prozess als rekursiven Problemlöseprozess konzipiert (Kanfer & Busemeyer, 1982; Schulte, 1996; Reinecker-Hecht & Baumann, 2005). Typisch ist in der klinisch-psychotherapeutischen Diagnostik auch, dass *Effekte von Interventionen* in die Diagnostik einbezogen werden. Dabei kann es sich im Kleinen um die Beobachtung der Effekte einzelner probatorischer Interventionen (z. B. Reaktionen auf Übertragungsdeutungen bereits im Erstgespräch) oder um die Gewinnung von Informationen auch über den Patienten aus einer „Kontrollierten Praxis“ (Kanfer, Reinecker & Schmelzer, 1991; Kap. 13 in diesem Band) handeln.

2 Allgemeine Merkmale diagnostischer Prozessmodelle

Diagnostische Prozessmodelle lassen sich auf verschiedenen Dimensionen charakterisieren. Diese Dimensionen *beschreiben* nicht nur den Prozess, sie haben auf jeden Fall auch *Konsequenzen* für diesen bzw. wie er konzipiert und gesehen wird. Die hier vorgeschlagenen Dimensionen sind:

1. Deskriptiv/explanativ vs. präskriptiv
2. Statistisch („actuarial“) vs. klinisch
3. Statistisch vs. process tracing

4. „Große“ Entscheidungen vs. sukzessives Schaffen von Prämissen
5. Isoliert vs. Beteiligung mehrerer Personen
6. Standardisierung vs. Individualisierung
7. Optimale vs. „good enough“-Prozesse
8. Computergestützte vs. nicht computergestützte Prozesse
9. Eng angelegte vs. breit angelegte Modelle
10. Status- vs. prognostische Diagnostik

Zu den einzelnen Dimensionen:

1. Deskriptiv/explanativ vs. präskriptiv
Diese zentrale Unterscheidung differenziert zwischen Prozessmodellen mit grundsätzlich unterschiedlichen Ansprüchen und Zielen und findet sich in eigenen Abschnitten (3 und 4) wieder, so dass sie hier nicht weiter ausgeführt wird.

2. Statistisch („actuarial“) vs. klinisch
Diese Unterscheidung geht auf Meehl (1954) zurück: Sie unterscheidet im weiteren Sinne eine Datenintegration mit Hilfe von Gleichungen vs. dem intuitiven, erfahrungsbezogenen Kombinieren von diagnostisch bedeutsamen Merkmalen durch den Diagnostiker. „Klinisch“ hat in diesem Kontext nicht die Bedeutung von „verbunden mit Diagnose und Behandlung von *Störungen*“ sondern ist weitgehend gleichbedeutend mit „intuitiv“. Die „klinische Urteilsbildung“ im Sinne dieser klassischen Unterscheidung hat aufgrund von Untersuchungsbefunden einer ganzen Forschungstradition gar die Konnotation von „schlecht“ und „ungenau“ bekommen, weil in den untersuchten Situationen Aspekte und Regeln missachtet werden, die eindeutig vorteilhaft wären. Im engeren Sinn bedeutet „statistisch“ tatsächlich, dass v. a. mit Zahlenwerten aus empirischen Untersuchungen operiert wird, was noch weitergehende Konsequenzen sowohl auf die Art der verwendeten Daten wie auch der ablaufenden Prozesse (also wirklich: Zahlen einsetzen und rechnen!) hat. „Actuarial“ heißt im engeren Sinne, dass aufgrund von Wahrscheinlichkeitstabellen entschieden wird – wie in der Versicherungsstatistik (Garb, 2005).
Die immer wieder gezeigte (unten aber noch genauer diskutierte) Überlegenheit statistischer Vorgehensweisen legt nahe, zu postulieren, dass auch *präskriptiv* statistische Entscheidungsmodelle flächendeckend verwendet werden sollten. Warum finden sich solche Modelle nicht mehr in der klinischen Realität? Ist das auf eine Abneigung von Klinikern gegenüber systematischem, diszipliniertem Denken zurückzuführen? Sind es die Kosten, die das Bereitstellen der für statistische Entscheidungen nötigen Informationen verursachen würden und die auch in eine Rechnung einzugehen hätten? Als Nicht-Kliniker und damit unverdächtig, eine verbreitete Praxis rechtfertigen zu wollen, argumentieren Amelang und Zielinski (1997, S. 347), dass große vergleichbare Gruppen nötig sind, um wirklich statistisch arbeiten zu können, und dass dies damit für individuellere Fragen kein gangbarer Weg sei. Etwas weniger weit gehend wird deshalb auch gefordert, nach expliziten Entscheidungsregeln vorzugehen, wodurch der Prozess „zwar noch nicht valider, aber prinzipiell überprüf- und korrigierbar“ wird.
So willkommen diese Schützenhilfe für Kliniker und Psychotherapeuten sein mag, ist doch festzustellen, dass es realisierbare statistische Modelle gibt, die zu durchaus differenzierten (selektiven) Indikationsentscheidungen im Einzelfall führen. So wird in der „präskriptiven Psychotherapie“ (Beutler & Wong, 2006) auf Zahlenwerte, etwa aus dem *MMPI* (die durchaus durch im deutschen Sprachraum verbreitetere Variablen ersetzbar wären) rekurriert, und auf dieser Basis werden weit über die Störungsdiagnose hinausgehend auch interpersonale Kriterien sowie Kriterien der Art der

Problemrepräsentation in die Indikationsentscheidungen einbezogen.
Eine Diskussion des Untersuchungsstandes im Spannungsfeld zwischen den Polen „statistisch“ und „klinisch“ findet sich unten im dritten Abschnitt.

3. Statistisch („black box“) vs. process tracing

Diese Unterscheidung stammt aus einer deskriptiv/explanativen Perspektive. Sie ist offenkundig mit der Dimension „statistisch vs. klinisch“ verwandt, hebt aber einen anderen Aspekt hervor: Beim process tracing approach geht es, wie der Name schon sagt, darum, die ablaufenden Prozesse zu verfolgen, also in die „Black Box“ hineinzuschauen (Dowie & Elstein, 1988). Es wird auf irgendeine Art versucht, die ablaufenden Prozesse zu registrieren und nachzuvollziehen: „It is not enough to simply collect data about clinicians' preferences for one act or another. We need to understand the psychological processes by which actions are judged and choices are made“ (Dowie & Elstein, 1988, S. 43). Ähnlich hat Kozielecki (1981) gefordert, Entscheidungsträger mit ihrer Informationsverarbeitung genauer anzuschauen.
Die Unterscheidung „Black Box“ vs. „process tracing“ hängt mit der Unterscheidung statistisch vs. klinisch insofern zusammen, als es der Glaube an die Angemessenheit statistischer Modelle ausreichend erscheinen lässt, Formeln und präskriptive Regeln für die „Black Box“ zu untersuchen und zu vermitteln, ohne die „tatsächlich“ ablaufenden Prozesse genauer zu betrachten. Das wohl wichtigste weitere Gegensatzpaar ist experimentell vs. naturalistisch. Diese Dimension hängt mit den vorher genannten zusammen, weil Vertreter des *statistischen* Ansatzes traditionellerweise *klinische* Validität etwas *geringer* gewichten als Vertreter des klinischen Ansatzes und deshalb oft Experimente durchführen, bei denen typischerweise eine höhere *interne* Validität leichter herzustellen ist als externe Validität. Es gibt aber auch prominente Vertreter des process tracing-Ansatzes, die „High Fidelity“-*Experimente* anstreben (Elstein, Shulman & Sprafka, 1978; z. B. durch Einsatz von Schauspielern statt schriftlichem Material als „standardisierte“ Reize, s. auch Caspar, 1995), und tatsächlich bieten solche Experimente auch Vorteile, wenn es darum geht, die ablaufenden Prozesse genau und valide nachzuvollziehen.
Dass die in der „Black Box“ ablaufenden Prozesse nicht genauer betrachtet werden, wird gerade im klinischen Kontext oftmals negativ bewertet. Der große Vorteil ist aber, dass ein Verzicht darauf, genau zu hinterfragen, was in der Box passiert, einem nüchternen Vergleich von In- und Output ohne Wenn und Aber förderlich sein kann, und diese Nüchternheit kann der Professionalität von Psychotherapie und therapiebezogener Diagnostik zugute kommen.
Process-tracing-Untersuchungen sind tendenziell aufwändiger. Sie erheben typischerweise den Anspruch auf besondere externe/klinische Validität und haben sich diesem Anspruch auch zu stellen. Sie passen schlechter in eine v. a. interne Validität honorierende Forschungslandschaft, haben aber zumindest potentiell den Vorteil eines größeren praktischen Nutzens, weil sie von Klinikern direkter nachvollzogen werden können. Ein Beispiel ist die sehr aufwändige naturalistische Untersuchung zur Rekonstruktion von Hypothesenbildungsprozessen in psychotherapeutischen Erstgesprächen durch Caspar (1995, 1997) aus der an späterer Stelle Ergebnisse berichtet werden.

4. Große Entscheidungen vs. sukzessives Schaffen von Prämissen

Viele Entscheidungstheorien, namentlich die gängigen Wert x Erwartungstheorien (z. B. Tolman, 1932, 1959) gehen davon aus, dass zu einem *bestimmten Zeitpunkt* zwischen mehreren *klar differenzierbaren Alternativen* entschieden wird. Wenn dabei überhaupt von *Prozess* die Rede ist, geht es um das sukzessive Erarbeiten der Grundlagen (Informationsbeschaffung) für den Moment (bzw. die zeitlich eingeschränkte Spanne) der Entscheidung im engeren Sinn bzw. allenfalls die Nacharbeit der Überprüfung und Bestätigung einer Entscheidung. Alles wird von der „großen Entscheidung" her betrachtet. Der Gegenpol auf dieser Dimension ist das *allmähliche* Suchen oder gar ohne viel systematisches Bemühen stattfindende, evtl. sogar selbstorganisierte (Caspar, Rothenfluh & Segal, 1992) Herausbilden von Prämissen, welche den Interventionsprozess bestimmen, *ohne* dass jemals eine klare Entscheidung zwischen mehreren „großen" Alternativen getroffen wird (z. B. Kirsch, 1970). Dass für das Verständnis dieses allmählichen Zustandekommens von Entscheidungen Prozessmodelle noch relevanter sind als für „große Entscheidungen", ist evident. Ebenso offensichtlich ist, dass *Prozessdiagnostik*, also das genaue Verfolgen therapeutischer Prozesse, bzw. Verlaufsevaluation (Grawe & Braun, 1994; Laireiter, 2001; Lutz & Grawe, 2006) eher eine sukzessive Auffassung nahelegt, weil in der Regel ja die Prozessdaten sukzessive im Verlauf von Therapien entstehen und genutzt werden.

„Große Entscheidungen" sind (unabhängig von der Frage, ob nicht auch sie eigentlich auf einem allmählichen Aggregieren von Prämissen beruhen) ohnehin eher gefragt, wenn zwischen klaren Alternativen zu entscheiden ist. Das ist im Zusammenhang mit Psychotherapie (abgesehen von Gutachten mit klaren Entweder-Oder-Aussagen, die im Zusammenhang mit Psychotherapie untypisch sind) v. a. bei selektiven Indikationsentscheidungen (also z. B. ambulante vs. stationäre Therapie, mit oder ohne Medikamente) der Fall. Dabei ist Voraussetzung, dass klar unterscheidbare Alternativen vorliegen, dass also ein Therapeut je nach Ergebnis der Diagnostik selber sehr unterschiedliche Wege geht oder aber einen Patienten nicht zur weiteren Behandlung akzeptiert bzw. überweist. Dass eine Entscheidung „Therapie grundsätzlich ja oder nein" gefällt wird, ist eher selten und kommt etwa dann vor, wenn im Strafvollzug nur eine bestimmte Behandlung sinnvoll erscheint oder verfügbar ist und es um die grundsätzliche Frage der Therapierbarkeit von Straffälligen geht. Wenn unterscheidbare Alternativen vorausgesetzt werden, dann spielt auch die therapeutische Orientierung eine Rolle: Innerhalb des Angebotes eines Therapieansatzes stehen in der Verhaltenstherapie mehr klar abgegrenzte und typischerweise sogar in Manualen genau beschriebene therapeutische Vorgehensweisen zur Verfügung, die dann (zumindest nach Lehrbuch; vgl. Caspar, 1999) standardisiert durchgeführt werden. Es geht dann um die selektive Entscheidung, eine Methode anzuwenden oder nicht. *Relativ gesehen* sind die adaptive Indikation und damit kontinuierliche Prozesse für humanistische und psychodynamische Verfahren noch wichtiger (Laireiter, 2001) als für eine mit standardisierten Verfahren arbeitende Verhaltenstherapie.

5. Isoliert vs. Beteiligung mehrerer Personen

Psychotherapeuten diagnostizieren oft ohne maßgebliche Beteiligung anderer Personen, wenn man einmal vom Patienten als Informationslieferanten absieht. Dafür sind nicht zuletzt Kostengründe (s. unten) verantwortlich. Wenn der Prozess durch die Beteiligung weiterer Personen gekennzeichnet ist, kann diese unterschiedlich aussehen:

- *Patient als „Informationslieferant"* (dieser Begriff ist ausdrücklich nicht wertend gemeint: Vermittlung verbal-inhaltlicher Informationen, Beobachtung nonverbaler und pragmatischer Verhaltensaspekte): Diese Situation ist ubiquitär, lediglich die Art der gewonnenen Informationen und die Intensität der Nutzung dieser Informationsquelle variieren. Wenn der Patient Informationen liefern soll, die er nicht bewusst abrufen kann und die deshalb in der Therapie erarbeitet werden müssen, kann die Informationsgewinnung (einhergehend mit der Beschäftigung mit bestimmten Themen aus therapeutischen Gründen i. e. S.) zumindest zeitweise einen großen Teil des Geschehens in der Therapie bestimmen. Auch wenn der Patient die Aufgabe übertragen bekommt, zwischen den Sitzungen Informationen festzuhalten, die der Beobachtung zugänglich sind, können Vorbereitung und Auswertung dieser Aufgabe den therapeutischen Prozess stark bestimmen. Bei Paar- bzw. Familientherapie ist all dies sinngemäß auf die Mehrpersonen-Situation zu übertragen, und die besonderen Möglichkeiten zur direkten Beobachtung der Interaktion zwischen den Mitgliedern des Systems sind zu beachten.

- *Patient als Partner im diagnostischen Prozess:* damit ist ohne scharfe Abgrenzung zu oben Genanntem gemeint, dass ein besonderes Gewicht auf die Beteiligung des Patienten gelegt wird. Dazu gehört insbesondere,
  a) dass der Validierung von Informationen bzw. der Therapeutenhypothesen durch den Patienten besonderes Gewicht gegeben wird.
  b) dass dem Patienten v. a. zur Förderung des commitment eine besonders aktive Rolle im diagnostischen Prozess gegeben wird.
  c) dass dem Patienten diagnostische Informationen zu psychoedukativen bzw. therapeutischen Zwecken vermittelt werden (z. B. psychophysiologische Biofeedback-Daten, um die Haltung zu vermitteln, dass auch autonome Parameter beeinflussbar sind).

Beim Goal Attainment Scaling (s. Kap. 14 in diesem Band) ist der Patient als Partner im diagnostischen Prozess unersetzlich. Ein wichtiger Faktor ist dabei, dass sich der Patient als ganzer Mensch und insbesondere in seinen Zielen und Werten verstanden fühlen soll (im Gegensatz zu einer beschränkten kategorialen Störungsdiagnostik), was mit einigem diagnostischen Aufwand verbunden ist. Wenn die Entscheidung über die zu wählende Therapie als Teil des diagnostischen Prozesses gesehen wird, ist der Patient ohnehin intensiv beteiligt, da allein aus motivationalen, rechtlichen und ethischen Gründen eine Entscheidung über den Patienten hinweg kaum vorstellbar ist (u. a. Kanfer, Reinecker & Schmelzer, 1991). Interessant ist in diesem Zusammenhang auch die Diskussion in der Medizin zur Beteiligung von Patienten an Entscheidungen:

> Some have argued that shared decision making is best suited to decisions in which no single best alternative can be identified and physicians are in a state of equipoise (Elwyn, Edwards, Kinnersley & Grol, 2000; Woolf, 1997). Such decisions have also been termed ‚preference sensitive‘ (Whitney, 2003). (Kaplan & Frosch, S. 538)

Dabei sind Präferenzen der Patienten gemeint. In der Psychotherapie liegen meistens solche Situationen mit mehreren Alternativen vor, auch wenn Therapeuten das aufgrund von Voreingenommenheiten, die mit Schulzugehörigkeit verbunden sein können, nicht immer anerkennen. Wenn Patienten aber an den Entscheidungen beteiligt sein sollen, gehört es zum diagnostischen Prozess, sie mit den diagnostischen Voraussetzungen für eine Beteiligung an den Entscheidungen vertraut zu machen. Das geschieht in der Regel sukzessive in einer frühen Phase beim gemeinsamen Herausarbeiten qualitativer Informationen im Gespräch, beim Besprechen von Teilen der

Fallkonzeption einschließlich der Diagnose im engeren Sinn mit dem Patienten, sowie beim Präsentieren der Auswertungen von einzelnen Tests oder ganzer Batterien von Fragebögen. Präferenzen von Patienten selber („Die Therapie soll möglichst kurz dauern", „Ich möchte genau verstehen, wie die Probleme entstanden sind", „Ich möchte jetzt konkret wissen, was ich tun soll" etc.) gehören zur *Diagnose* im weiteren Sinne (z. B. Ausmaß von „Psychological Mindedness", Stufe der Motivationsentwicklung nach Prochaska, Norcross & Di Clemente, 1994), sie können aber auch den *Gang des diagnostischen Prozesses* bestimmen (also z. B. wie schnell man sich mit den Durchführungsbedingungen von Expositionsübungen vs. Details aus der Kindheit des Patienten beschäftigt).

- *Integration von Bezugspersonen:* Den Bezugspersonen wird je nach therapeutischem Ansatz auch aus diagnostischer Perspektive ein beträchtliches Gewicht gegeben: in der Verhaltenstherapie, in der interpersonalen Therapie, insbesondere natürlich in der systemischen Therapie. Die systemische Perspektive, die ja auch bei Ein-Person-Therapien eingenommen werden kann, legt nahe, zumindest zu einzelnen Sitzungen auch nahestehende Personen einzuladen, beispielsweise zu einem zweiten Gespräch nach dem Erstgespräch. Das lohnt sich nach unserer Erfahrung meistens. Oft stellen sich Sachverhalte aus der Perspektive einer beteiligten Person anders dar, Interaktionen zwischen dem Patienten und dieser Person kann direkt beobachtet werden, und wenn keine neue Information hinzukommt, kann immerhin die Darstellung des Patienten validiert werden (s. Kap. 9 in diesem Band).
- *Einbezug von weiteren Experten*: Der wohl häufigste Fall ist, dass überweisende Kollegen diagnostische Informationen mit- oder vorausliefern. Weiter kann v. a. in multiprofessionellen Teams oder wenn Patienten ein vielfältiges Therapieangebot wahrnehmen (was vor allem für stationäre Behandlung typisch ist) sowie im Austausch mit Pflegepersonal kontinuierlich oder schubweise zusätzliche Information geliefert bzw. abgefragt werden.
  Die Art der durch unterschiedliche professionelle Quellen gewonnenen Informationen unterscheidet sich dabei in typischer Weise. So liefern Kollegen mit medizinischem Hintergrund somatisch-medizinisches Wissen, Pflegepersonal kann aus dem Erleben des Patienten über ganze Tage und Wochen oft besonders gut Auskunft über Ressourcen desselben geben usf. Weiter können speziellere diagnostische Abklärungen gezielt eingefordert und verwendet werden, wie neuropsychologische Tests oder eine Untersuchung im Schlaflabor.
  Super- oder Intervision stellt eine weitere Form des Einbezuges zusätzlicher Experten, auch zu diagnostischen Zwecken (Vervollständigung und Überprüfung von Fallkonzeptionen) dar. Eine besondere und immer selbstverständlicher werdende Form des Einbezugs weiterer Experten könnte dadurch zustande kommen, dass zunehmend technische Mittel der Kommunikation eingesetzt werden, um so z. B. ein gemeinsames Fallverständnis im Rahmen von Internet-Konferenzschaltungen oder mit Hilfe von z. B. Video-Conferencing zu erarbeiten (Rummel, Spada, Caspar, Groß Ophoff & Schornstein, 2003).
- *Externe Qualitätssicherung:* Eine in Deutschland bereits seit langem eingeführte Form der Beteiligung weiterer Personen aus Qualitätssicherungsgründen ist der Einsatz von Gutachtern für die Anträge auf Bezahlung von Psychotherapien durch Krankenkassen. Art und Umfang des Einbezugs weiterer Personen

können den diagnostischen Prozess ganz erheblich bestimmen.

6. Standardisierung vs. Individualisierung
Einer der wichtigsten Faktoren im diagnostischen Prozess ist das Ausmaß, in dem therapeutisch und in der Folge auch diagnostisch standardisiert vs. individualisiert vorgegangen wird (Caspar & Grawe, 1994; Caspar, 1996a,b; Reinecker & Fiedler, 1997). Art und Umfang bzw. genaues Einhalten eines standardisierten Programms vs. Anpassen an den Patienten können erheblich variieren. Das Typischste und eigentlich auch zwingend Vorgesehene bei standardisiertem Vorgehen ist, aufgrund einer beschränkten Zahl von (meist störungsbezogenen) diagnostischen Informationen eine selektive Indikation vorzunehmen und dann in der Durchführung die Anpassungen auf ein Minimum zu beschränken. Jede noch so gut gemeinte Anpassung kann ja im Sinne der Logik der „Empirisch unterstützten Behandlungen" (ESTs; Chambless & Hollon, 1998) die Erfolgswahrscheinlichkeit auch verschlechtern. Varianz, die sich aus individueller Anpassung im weiteren Verlauf ergibt, beinhaltet nach dieser Logik immer die Gefahr einer Verschlechterung des Therapieerfolges.
Die Auswirkung auf den diagnostischen Prozess ist, dass auf dem Beginn bis zur selektiven Indikationsentscheidung ein ganz besonderes Gewicht liegt. Spätere Informationen sind vor allem dann von Bedeutung, wenn sie zu grundsätzlichen *Korrekturen* (z. B. Entscheidung für ein anderes oder zusätzliches standardisiertes Vorgehen) Anlass geben. Im Gegensatz dazu werden bei *individualisiertem* Vorgehen typischerweise zu Beginn zwar einige grundsätzliche Entscheidungen gefällt und die dafür nötigen diagnostischen Grundlagen geschaffen, die *adaptive* Diagnostik und damit der weitere und anhaltende diagnostische Prozess haben aber ein weit höheres Gewicht.

7. Optimale vs. „good enough"-Prozesse, mastery vs. coping
Diese Dimension bezieht sich auf die *Standards für die Bewertung* diagnostischer Prozesse. Sowohl bei deskriptiv/explanativer wie auch bei präskriptiver Beschäftigung mit diagnostischen Prozessen können diese Standards sehr unterschiedlich sein. Dies hängt oft, wenn auch nicht zwingend mit der Dimension statistisch vs. process tracing zusammen: Die Befürworter formaler Modelle halten tendenziell die gegenwärtige Praxis eher für schlecht und für grundlegend verbesserungsbedürftig. Anhänger eines process tracing approaches sind i. a. akzeptierender im Sinne eines „the best experts are *by definition* performing at the highest possible level (given the resources and other contexts of their practice), so it is only a question of bringing those who are not currently exhibiting ‚best practice' judgment and decision making up to this level" (Dowie & Elstein, 1988, S. 3 f.; ähnlich Bromme & Hömberg, 1976).
Welche Elemente im diagnostischen Prozess gutgeheißen und gefördert, toleriert oder eher bekämpft werden, hängt stark mit der Haltung in Bezug auf die Dimension optimal vs. good enough ab. Ein gutes Beispiel ist der Umgang mit intuitiven Prozessen auf Seiten der Diagnostiker: Für Vertreter des statistischen Ansatzes stellen diese eher eine „Bedrohung" dar. Intuition mit Rationalität zu ersetzen, ist erklärtes Ziel. Wer dagegen eher eine Haltung einnimmt, die sich an der *tatsächlichen* Praxis mit allen ihren Anforderungen und Einschränkungen orientiert, wird eher akzeptieren, dass ein Praktiker keinen Tag ohne sehr weitgehenden Einsatz auch intuitiver Prozesse überlebt.
Im Hinblick auf die *präskriptive* Perspektive stellt sich tatsächlich die Frage, ob nicht ein „Coping"-Ansatz einem „Mastery"-Ansatz letztlich überlegen ist, d. h. zu besseren Leistungen führt. Diese Frage ist derzeit empirisch nicht beantwortbar. Von einem

Coping-Ansatz auszugehen bedeutet beispielsweise, anzuerkennen, dass unausweichlich Fehler gemacht werden und dadurch den Weg frei zu machen, sich vermehrt und gezielt damit zu beschäftigen, wie Fehler erkannt und korrigiert oder ausgeglichen werden können. Eine akzeptierende Haltung gegenüber einem „good enough" einzunehmen, bedeutet u. a. auch, anzuerkennen, dass in der Praxis Rahmenbedingungen eine wichtige Rolle spielen. Sie können auch bei bestem Bemühen verhindern, dass die Prozesse für jeden einzelnen Patienten optimal laufen. Eine zentrale Rahmenbedingung ist dabei die Beschränktheit zeitlicher Ressourcen (s. auch unten zu Kosten). Dass die Anforderungen dann, wenn Entscheidungen nicht leicht korrigierbar sind (z. B. bei der Verweigerung eines Therapieplatzes, zu dem keine realistischen Alternativen bestehen) höher sind als in einem adaptiven Indikationsprozess mit vielen Revisionsmöglichkeiten, versteht sich von selbst.

8. Computergestützte vs. nicht computergestützte Prozesse

Diagnostische Prozesse können in unterschiedlichem Ausmaß und in verschiedener Weise auch in der Psychotherapie computergestützt sein. Die Extreme sind eine völlige Abwesenheit von Computern vs. eine voll vom Computer angeleitete Therapie, in die auch diagnostische Maßnahmen eingeschlossen sind und die es für verschiedene Störungen gibt (Caspar, 2004; Cavanagh & Shapiro, 2004). Ferner besteht die Möglichkeit, dass die Therapie traditionell, die Diagnostik dagegen computerisiert durchgeführt wird. Der Vorteil davon ist, dass die folgenden Fragen aufgrund der Beantwortung der vorangehenden Fragen laufend an das Individuum adaptiert werden können, wodurch bei gleichem Aufwand (durch gezieltes Weglassen von individuell nicht informativen Fragen) viel mehr Informationen erhoben werden können (Butcher, Perry & Hahn, 2005).

Computer können auch dafür eingesetzt werden, dass diagnostische Entscheidungen ohne Beteiligung von menschlichen Experten immer nach denselben algorithmischen Regeln ablaufen (Garb, 2005). Das weitaus Verbreitetste dürfte sein, dass bei traditioneller Therapie die Daten von Patienten (und evtl. Therapeuten) (auch via Internet) direkt in den Rechner eingegeben und von diesem ausgewertet werden oder dass traditionell ausgefüllte Fragebögen in besonderer Weise ausgewertet werden (Hänsgen, 2005). So ist im System von Lambert, Whipple und Hawkins (2003) vorgesehen, dass Patienten ihren psychopathologischen Status vor der Sitzung eingeben und der Therapeut die Auswertung dann in der Sitzung bereits vor sich hat und nutzen kann. Das Figurationsanalyseprogramm nach Grawe (Grawe & Baltensperger, 1998; s. **Abb. 2**) sieht zwar aus rechtlichen Gründen (Copyright der verwendbaren Fragebögen) keine direkte Eingabe am Computer vor, die spezielle Auswertung, bei der die Werte eines Individuums vor dem Hintergrund einer konkreten Bezugsgruppe dargestellt werden, gibt Therapeuten aber eine sehr anschauliche Aufbereitung der Ergebnisse. Dies macht für das Ausmaß, in dem diagnostische Ergebnisse im Indikationsprozess und bei der Kontrolle des Verlaufs tatsächlich genutzt werden, einen riesigen Unterschied.

In Prozessmodellen ist der Einsatz von Rechnern zur therapiebezogenen Diagnostik noch wenig reflektiert, obwohl er auf den diagnostischen wie auch auf den therapeutischen Prozess einen starken Einfluss haben kann (z. B. laufende Betrachtung aktueller diagnostischer Ergebnisse zusammen mit dem Patienten). Gegen die flächendeckende Verbreitung von computergestützter Diagnostik sprechen die noch hohen, tendenziell aber immer geringer werdenden Kosten für Anschaffung und

Symptombelastung
BSI: z-Werte
Patient(en):

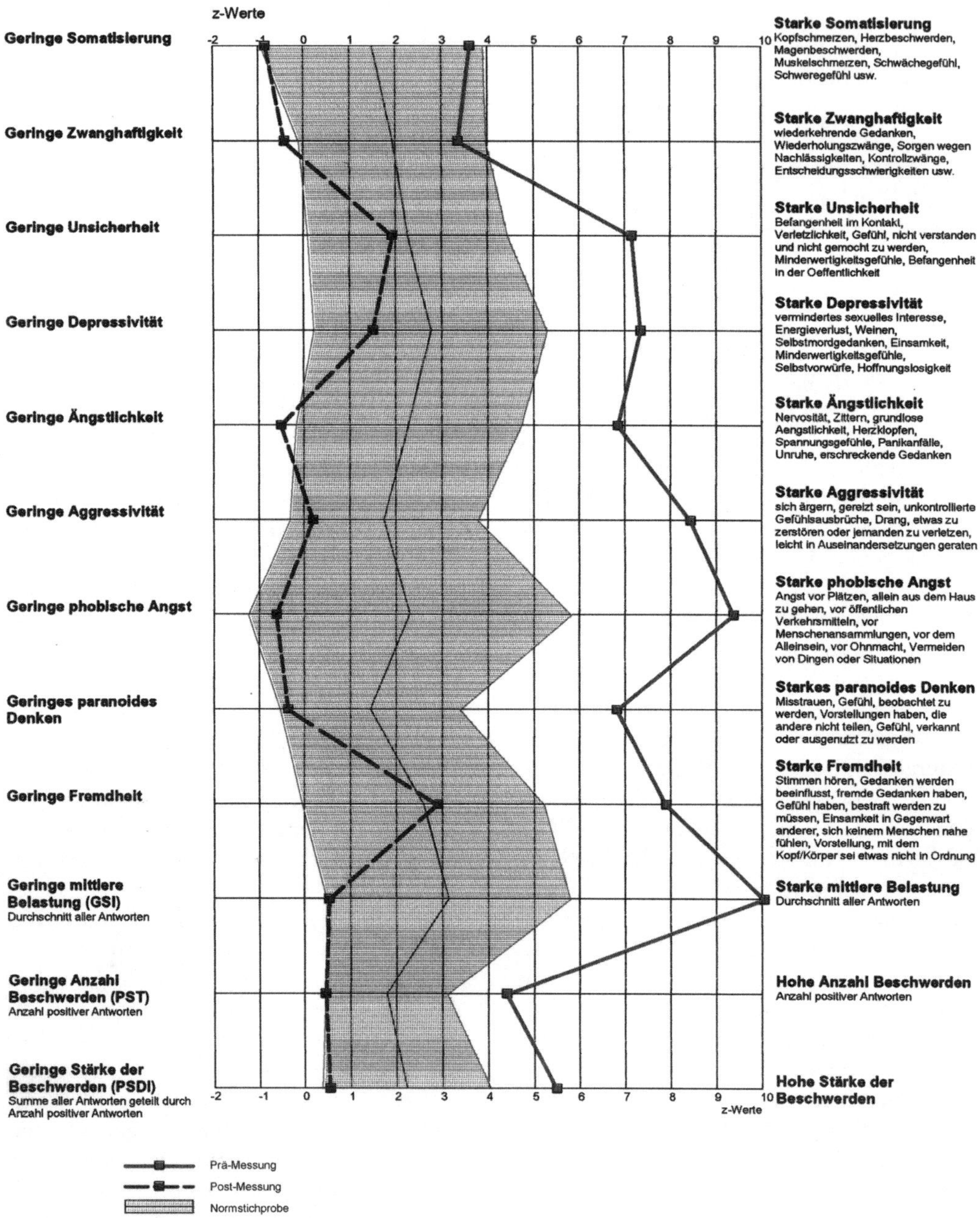

Abb. 2: Figurationsanalyse (Erläuterungen im Text)

Wartung, aber auch die Dependenz vom Funktionieren der Technik.

9. Eng angelegte vs. breit angelegte Modelle

Das Prinzip der Multimodalität diagnostischer Erhebungen nach Seidenstücker und Baumann (1987) ist im Prinzip weithin anerkannt: Es sollten jeweils verschiedene Modalitäten (Kognitionen, Emotionen, Verhalten, Biologie) und Perspektiven (Patient, Therapeut, Bezugspersonen, Außenstehende) erfasst werden. Dazu gibt es auch verschiedene Standardlisten von einzusetzenden Diagnostika. In der Praxis bleibt dies jedoch v. a. wegen der Kosten, aber auch wegen Vorbehalten von Therapeuten, z. B. Patienten Fragebögen zur Beziehungsqualität ausfüllen zu lassen, ein kaum erfülltes Ideal. Wie nahe diesem realistischerweise gekommen werden kann, hängt u. a. von der Effizienz und damit der Kostengünstigkeit des Vorgehens, aber auch von der Akzeptanz gegenüber Messmitteln ab. So führte der Autor den Begriff der „funktionellen Äquivalente" ein, wonach Therapeuten unterschiedlicher Orientierung jeweils für eine bestimmte Funktion (z. B. Symptomatik, Sicht des Patienten; Verhalten, Sicht des Therapeuten) die aus Sicht ihres Ansatzes jeweils passendsten und qualitativ besten Instrumente einsetzen sollten. Laireiter (2001) weist zu Recht auf die großen Unterschiede hin, die zwischen einem Forschungs- und einem Praxis-Kontext bestehen. Dass auch in der Praxis relativ breite Diagnostik möglich ist, zeigen Beiträge von engagierten Praktikern (Seipel & Klofat, 2004; Palm, 2003).

Die Breite der verwendeten Messungen hängt klar auch von den zugrundegelegten Therapiemodellen ab. Ist die Therapie störungsorientiert und wird damit die Diagnose im Sinne von ICD/DSM betont? Ist sie an breiteren Modellen orientiert, bei denen z. B. die Entwicklung der Persönlichkeit im weiteren Sinne interessiert? Ist vorgesehen, dass umschriebene Symptome eine starke Rolle spielen können, aber nicht müssen? Steht standardisierte Diagnostik im Vordergrund oder ist im Prinzip jede, auch qualitative, Information potentiell relevant für eine breit angelegte Fallkonzeption? Legt das Konzept nahe, sich neben dem Status auch für Details des psychotherapeutischen Prozesses zu interessieren, und zwar stetig im Laufe einer Therapie? Solche Fragen machen klar, dass nicht nur Inhalt, sondern auch Prozess der therapiebezogenen Diagnostik stark von der Breite des diagnostischen Interesses abhängen kann.

10. Status- vs. prognostische Diagnostik

Weiter können sich die Ziele der Diagnostik unterscheiden (s. Kap. 1 in diesem Band): Geht es nur um eine Feststellung des Status, etwa um Veränderungen im Laufe der Therapie bestimmen zu können? Geht es um eine möglichst genaue Prognose des Behandlungsverlaufes und -erfolges (Laireiter, 2001)? Wenn letzteres der Fall ist, müssten systematisch alle Variablen erfasst werden, die in einem erhärteten Zusammenhang zum Therapieerfolg stehen, und sie müssten immer wieder erfasst werden, da mit fortschreitender Therapie Prognosen sehr viel genauer werden können. So bestimmen interpersonale Merkmale, Persönlichkeitsstörungsdiagnosen und Merkmale der vom Patienten wahrgenommenen Beziehungsqualität (Beutler, Alimohamed, Harwood, Talebi, Noble & Wong, 2004; Orlinsky, Rønnestad & Willutzki, 2004) in viel stärkerem Maße das Therapieergebnis als das heute meist Berücksichtigung findet. Das ist insofern relevant, als ja auch im Zusammenhang mit der Begutachtung von Therapieplänen die Beurteilung des unter verschiedenen Voraussetzungen zu erwartenden Therapieerfolges eine bedeutende Rolle spielt. Der diagnostische Prozess in der Praxis sollte zudem noch stärker dadurch bestimmt werden, dass die eintretenden oder auch ausbleibenden Auswirkungen der Therapie, die Einschätzung des Verlaufes insbesondere durch die Patienten usw. eine zunehmend genauere Prognose erlauben. Dass der laufende Einbezug von Verlaufsdaten insbesondere bei schwierigen Therapien einen Einfluss auf die Therapieergebnisse haben kann, der genau wie der Einsatz von therapeutischen Techniken in Effektstärken ausgedrückt werden kann, zeigen Studien u. a. von Berking, Orth und Lutz (2006), Hawkins et al. (2004) sowie Lambert, Whipple und Hawkins (2003).

Hiermit sind einige Grundfragen und -merkmale von Diagnostik in der Psychotherapie skizziert, die den diagnostischen Prozess stark bestimmen. Dabei wurde immer wieder auf die vertiefte Beschäftigung mit Themen Bezug genommen, die sich wegen ihrer Bedeutung und dem vorhandenen Wissen nicht auf wenigen Zeilen abhandeln lassen. Auf einige von diesen Themen wird im Folgenden eingegangen. Darauf, dass viele weitere Polaritäten möglich sind, sei hingewiesen (z. B. Kap. 1 in diesem Band; Laireiter, 2000).

3 Deskriptive und explanative (explikative) Modelle

3.1 Allgemeines

Diese Modelle haben einen Anspruch auf Rekonstruktion des *tatsächlichen* Diagnostizierens. Die Übergänge zwischen Beschreibung und Erklärung sind dabei oft fließend. Deskriptive und explanative Modelle werden deshalb hier gemeinsam behandelt. Alle Untersuchungen zu Ablauf und Fehlern klinischer Diagnostik sind hier grundsätzlich von Relevanz, wobei diese mit zunehmender Entfernung von der psychotherapeutischen Diagnostik abnimmt. Da die empirische Erkenntnislage mit *engem* Bezug auf psychotherapiebezogene Diagnostik bei weitem *nicht vollständig* ist, wird auf etwas *weiter entfernte* Literatur ebenfalls Bezug genommen, sofern die Relevanz für den Bereich Psychotherapie plausibel ist.

Naturgemäß geht es hier sehr stark um die Voraussetzungen des menschlichen Informationsverarbeitungsapparates für die erforderlichen diagnostischen Leistungen bzw. Fehler, die darauf zurückzuführen sind, dass diese Voraussetzungen, aber auch Voraussetzungen der Aufgaben und der weiteren Situation eben nicht ideal sind. Eine Beschäftigung mit Fehlern ist ja seit jeher in der Psychologie beliebt, weil diese damit ihre Existenzberechtigung im Vergleich zu einem „naiven" Herangehen relativ leicht unter Beweis stellen kann. Weil im Bereich professionellen klinischen Urteilens die Relevanz von Fehlern unmittelbar klar ist, andererseits Kliniker mit den Voraussetzungen, die sie haben und die sie nur beschränkt verbessern können, eben täglich arbeiten müssen, ist nur allzu verständlich, dass um klinisches Urteilen immer wieder heftige Kontroversen entbrannt sind. Darauf wird nach einer Darstellung des Ergebnisstandes noch einmal eingegangen.

3.2 Untersuchungen zum klinischen Urteilen

Die Untersuchung klinischen Urteilens ist Gegenstand eines umfangreichen, klassischen Forschungszweiges. Viel Inspiration ging von Meehls (1954) berühmter Übersicht zu klinischer vs. statistischer Vorhersage aus. Sawyer fand im Jahr 1966 40 Studien zu diesem Thema. Viele weitere Reviews ebenso wie Kritiken folgten (Dawes, Faust & Meehl, 1989; Garb, 1998; Holt, 1970; Marchese, 1992; Wiggins, 1981). In den meisten Studien wird die Qualität klinischen Urteilens skeptisch beurteilt. Sturm

(1986, S. 196): „Bekanntlich haben Untersuchungen zur klinischen Urteilsbildung der letzten 30 Jahre Probleme der mangelnden Reliabilität und Validität intuitiv gewonnener klinischer Urteile aufgezeigt." Tatsächlich besteht bei klinischem Material und Fragestellungen ein erhebliches Irrtumspotential (Garb, 1998; Kahnemann, Slovic & Tversky, 1982). Als typisch wurde das Ignorieren von Basisraten (also z. B. dass ein Merkmal, das bei sozialer Phobie und Schizophrenie auftreten kann, eher auf soziale Phobie hinweist, ganz einfach weil diese epidemiologisch viel häufiger ist als Schizophrenie), ungeeignete Gewichtung von Hinweisen, Nichtbeachten der Regression zur Mitte und ungeeignetes Erfassen von Kovariation gefunden. Ungeeignete Heuristiken, wie Repräsentativität (zulassten von Randhäufigkeiten; es wird einseitig darauf geschaut, ob ein Merkmal zum Bild einer Störung gehört, ohne zu beachten, ob das Vorliegen dieser Störung von ihrer Häufigkeit her wirklich wahrscheinlich ist) oder Verfügbarkeit (availability) mit einer typischen Übergewichtung lebendiger Daten, wurden gefunden. Letzteres ist ein aktuelles Thema, wenn es darum geht, dass Kliniker der anschaulichen eigenen Erfahrung mit allen inhärenten Irrtumsmöglichkeiten typischerweise mehr Beachtung schenken als abstrakteren Ergebnissen von soliden empirischen Studien. Natürlich, auch diesen gegenüber ist Skepsis berechtigt (Caspar, 2006b), aber auch heute, nachdem Availability-Effekte gut bekannt sind, werden diese von Klinikern kaum beachtet, wenn es darum ginge, eigenen Urteilen mit angemessener Skepsis zu begegnen. Fehler werden in der natürlichen Praxis aufgrund mangelnden Feedbacks kaum korrigiert (Einhorn & Hogarth, 1978; s. auch unten).

Jede Auswahl aus der Fülle von Studien zum klinischen Urteilen ist willkürlich, was aber kein Grund ist, diesen Forschungszweig nicht zumindest zu illustrieren. Klinische Urteilsprozesse, die Diagnostik mit einschließen, sind aus vielen Gründen in der *Medizin* am besten untersucht. Es gibt eine Zeitschrift, eine wissenschaftliche Gesellschaft und Kongresse zum „Medical Decision Making". Je näher man der Psychotherapie im engeren Sinn und den damit verbundenen diagnostischen Prozessen kommt, desto dünner wird die Literatur. Je nach Fragestellung und Inhalt kann bei der empirischen Fundierung von Überlegungen auf Ergebnisse mit unterschiedlichem Grad an Übertragbarkeit zurückgegriffen werden.

Elstein et al. (1978) fanden, dass Mediziner Hypothesen sehr früh bilden und dass durch gute Organisation mehr Hypothesen geprüft werden können, als simultan im Arbeitsspeicher Platz haben. Oft gibt es eine Entwicklung vom Allgemeinen zum Speziellen, es kommt aber auch gelegentlich zu sehr frühen speziellen Hypothesen. Die weitere Suche ist oft hypothesengeleitet, und frühe Hypothesen werden revidiert. Die intradindividuelle Konsistenz über verschiedene Aufgaben ist sehr gering. Angeblich gute Kliniker sind nur in einzelnen Variablen von anderen zu unterscheiden: Sie erheben gründlicher Informationen bis zur Bildung der ersten Hypothese und interpretieren sie zutreffender. Überinterpretation kam insgesamt am häufigsten vor. Hypothesen entstehen oft durch einfache Assoziationen, ohne komplexeres Schließen.

Elstein und Kollegen fanden auch, dass Hypothesenbestätigendes besser erinnert, stärker gewichtet und auch aktiver gesucht wird, als Hinweise, die Hypothesen in Frage stellen. Hahn (1992) fand ebenfalls in verschiedenen Studien, dass entscheidende Weichen früh im Prozess gestellt werden.

Nach Joseph und Patel (1990) gehen Mediziner mit viel bereichsspezifischem Wissen eher hypothesenbestätigend und -verfeinernd in die Tiefe, während diejenigen ohne solches Wissen im Experiment unnütz in die Breite suchten; unnütz, weil die zur

Verfügung stehenden Daten gar keine Entscheidung zwischen konkurrierenden Hypothesen erlaubte. Interessant ist auch der Befund von Patel, Groen und Arocha (1990), dass Experten in ihrem Spezialgebiet im Allgemeinen zu richtigen Diagnosen kamen. Induktives „forward reasoning“, also ein Arbeiten ausgehend *von den Daten* hin zu Zielen und Lösungen, herrschte vor bzw. führte zu richtigeren Lösungen. War die Diagnose einmal gefunden, wurde z. T. auf „backward reasoning“ (also Denken von bestehenden Konzepten aus) umgeschaltet, um „loose ends“, also vor allem nicht-diagnostische Informationen zu handhaben.

Sturm (1990) versuchte in Anlehnung an Brehmer und Slovic (1980) sowie Anderson (1981) erfolgreich, verschiedene Formen der Informationsintegration in Abhängigkeit vom dargebotenen Material und individuellen Vorlieben wiederzufinden. Brehmer und andere hatten einfache, fiktive medizinische Informationen zu zwei Symptomen abgegeben, die Schwere der Störung erfragt und *additive* Verknüpfungen für die zwei Symptome gefunden. Anderson (1972; 1981) hatte klinisch bedeutsamere psychopathologische Informationen vorgelegt, nach der Schwere der Störung gefragt und *nichtlineare, „konfigurale“* Zusammenhänge („averaging model with differential weight“) gefunden. Sturm (1990) fand in mehreren Experimenten mit verschiedenen Aufgaben Versuchspersonen, die Informationen in ihrem diagnostischen Urteil eher additiv integrierten, und solche, die Informationen eher nicht-additiv verbanden.

Entscheidend für die Relevanz all dieser Ergebnisse ist natürlich die Frage, wie unterschiedlich die Voraussetzungen bei (somatisch-)medizinischer vs. psychotherapeutischer Urteilsbildung sind. Die Einschätzung, dass Medizin mit härteren Facts zu tun hat, wirkt auf den ersten Blick plausibel. Obwohl das *im Durchschnitt* so sein mag, widerlegen Eddy und Clanton (1988) mit überzeugenden Beispielen, dass es so sein *muss*: Auch in der somatischen Medizin wird weit mehr mit weichen und lückenhaften Informationen gearbeitet, als man als Laie denkt, und mehr, als vereinfachende Experimente berücksichtigen.

Mit Untersuchungen zur mangelnden Qualität psychiatrischer Urteile (u. a. Rosenhan, 1973; Experiment mit der in Wirklichkeit ungestörten Versuchsperson, der eine falsche Diagnose gegeben und die dann in die Psychiatrie aufgenommen und dort behalten wurde, ohne dass die Diagnose revidiert worden wäre) werden Studierende der Psychologie meist schon in den ersten Semestern konfrontiert. Solche Untersuchungen haben allerdings auch zu erheblichen Anstrengungen beigetragen, diagnostische Urteile zu verbessern. Allgemein wurde in der Literatur gefunden, dass die Qualität psychiatrischer Einschätzungen von Merkmalen und Diagnosen stark schwankt, je nach Art des Merkmals und der Störung. Urteile werden schnell gebildet, und sie bestimmen die darauf folgende Verarbeitung. Es gibt Hinweise auf zu starkes Beharren *und* auf zu geringe Stabilität von Urteilen. Die Stabilität hängt u. a. von der Eindeutigkeit der Merkmale ab. Die Art der Aufgabe hat ebenfalls einen strukturierenden Effekt.

Snyder und Swann (1978) fanden allerdings in nicht-klinischen Interviews, dass Interviewer, die Voraus-Informationen erhalten hatten, tendenziell ihre Interviews so gestalteten, dass Vorannahmen betätigt wurden. Wilson Dallas und Baron (1985) konnten ähnlich nachweisen, dass Therapeuten, die in Interviews mit ungestörten Versuchspersonen deren Introversion oder Extraversion bestimmen sollten, jeweils häufiger die Art von Fragen stellten, welche sich auf die positiven Merkmale der jeweiligen Fragestellung (introvertiert bzw. extravertiert) bezogen. Dies war vor allem zu beobachten, wenn sie ihre Fragen aus einer vorgegebenen Liste wählten, nicht aber, wenn sie die Fragen selbst formulierten – was ja die klinisch validere Bedingung ist. Entsprechend der Tendenz der Fragen produzierten auch die *Befragten* mehr Antworten in die Richtung, in die sie befragt wurden. *Unabhängige Rater* beurteilten die Interviewten aufgrund ihrer Antworten mehr als extravertiert bzw. introvertiert, wenn sie mehr in die entsprechende Richtung befragt wurden. Interessant ist, dass die Einschätzung der Interviewten durch die *Interviewer* selber *nicht* von der vorgegebenen Frage (extravertiert oder introvertiert) abhing. Insgesamt also klar belegte Verzerrungseffekte, aber wovon sie abhängen und wann sie auftreten, ist nicht ganz einfach!

3.3 Merkmale von Diagnostikern

Ein Teil der Untersuchungen zur Güte des diagnostischen Urteils bezieht sich auch auf Merkmale von Diagnostikern, wobei invariante vs. variante Merkmale (Edwards & Tversky, 1967) oder traits und states (Beutler et al., 2004) unterschieden wurden. Beutler et al. (2004) unterscheiden ferner beobachtbare und erschlossene Merkmale. Im psychotherapeutischen Kontext standen die Therapeuten bzw. Diagnostiker in den letzten Jahren weniger im Blickfeld. Dies hängt damit zusammen, dass in randomisierten klinischen Versuchen (Randomized Clinical Trials, RCTs), deren Ziel das Evaluieren von manualisierten Behandlungsverfahren (Empirically Supported Treatments, ESTs) ist (Chambless & Hollon, 1998; Caspar & Jacobi, 2004), Therapeuten eher als Fehlerquellen gesehen werden. Mit ihnen beschäftigt man sich als Varianzquelle eher etwas unwillig, wenn überhaupt (Beutler et al., 2004).

Therapeutenvariablen sind im Zusammenhang mit der Güte des diagnostischen Urteils bisher weit weniger systematisch untersucht als Methoden- und Patientenvariablen. Dabei ist auch die Definition so zentraler Merkmale wie Erfahrung oder Ausbildung alles andere als einheitlich. Hinzu kommen Kohorteneffekte, von denen man annehmen muss, dass sie recht stark sind. So zeigt sich generell bedenklich wenig Überlegenheit erfahrener Therapeuten. Dieses Ergebnis bezieht sich auch auf diagnostische Fähigkeiten: Erfahrene Kliniker zeigen in der Qualität ihrer Urteile oft wenig Überlegenheit gegenüber fortgeschrittenen Studenten (Garb, 1989, 1998; Grove et al., 2000). In zweierlei Hinsicht ist die Ergebnislage allerdings zu differenzieren. So ist die Ergebnislage erstens nicht völlig eindeutig. Während z. B. Goldberg (1968) keine Erfahrungsvorteile für den Bender-Gestalt-Test (zur Abklärung hirnorganischer Veränderungen) fand und provozierend formulierte, dass ein Sekretär diesen Teil diagnostischer Abklärungen ebenso gut erledigen könne wie gut ausgebildete, erfahrene Kliniker, fanden andere (Oskamp, 1962) durchaus Vorteile, etwa im *Minnesota Multiphasic Personality Inventory (MMPI)*. Zweitens wäre es falsch, eine fehlende Überlegenheit Erfahrener nur in dem Sinne zu interpretieren, dass Erfahrung keine Effekte auf diagnostische und therapeutische Fähigkeiten hat. Es ist vielmehr zu bedenken, dass die heute erfahrenen Therapeuten ja eine ganz andere, i. a. deutlich schlechtere oder zumindest unsystematische Ausbildung hatten, so dass sie sich von unerfahreneren Therapeuten eben nicht nur in der Variable Erfahrung unterscheiden. Das ist grundsätzlich zu beachten, auch wenn die Effekte, die für Ausbildung gefunden wurden, ebenfalls äußerst bescheiden sind (Beutler et al., 2004). Außerdem ist zu beachten, dass oft recht große Unterschiede zwischen der Untersuchungssituation und der normalen Arbeitssituation der Erfahrenen bestanden, so dass Erfahrungen nur beschränkt genutzt werden konnten (Brammer, 2002; Binder, 2002; Caspar, 1997, 2000b; Goodyear, 1997; s. auch unten zur Methodenkritik).

Eine größere Zahl von Untersuchungen bezieht sich auf die Frage nach Unterschieden zwischen Therapeuten unterschiedlicher Richtungen. Die unterschiedliche Gewichtung verschiedener Aspekte je nach therapeutischer Orientierung bedarf wohl keiner Erläuterung. Auch die Tendenz von Kollegen mit medizinischer Grundausbildung zu kategorialeren, von Kollegen mit psychologischer Grundausbildung zu dimensionaleren Sichtweisen ist im Alltag immer wieder evident.

Einzelne Untersuchungen enthalten Unerwartetes: Kerr, Goldfried, Hayes, Castonguay und Goldsamt (1992) fanden etwa deutlich weniger Unterschiede darin, worauf Therapeuten inhaltlich achten, als erwartet. Andere Studien fanden erwartungskonforme Unterschiede.

Caspar (1995) untersuchte in einem naturalistischen Design Hypothesenbildungsprozesse in psychotherapeutischen Erstgesprächen und fand für die untersuchten Gruppen (erfahren vs. unerfahren/kognitiv-verhaltenstherapeutisch vs. psychodynamisch orientiert) folgende Ergebnisse:

Die Zugehörigkeit zur *analytischen Gruppe* macht Therapeuten:

- selektiver, stärker ihre Patienten und sich selber beurteilend und konzeptgeleiteter. Es werden mehr Erwartungen entwickelt, die oft bestätigt werden, an denen aber oft auch bei scheinbarer Unverträglichkeit mit den Daten festgehalten wird. Bezüge auf theoretische Konzepte mit diagnostischem Inhalt sind häufiger, und Analytiker beziehen sich häufiger als Verhaltenstherapeuten auf Konzepte innerhalb ihrer Orientierung.
- interpretierender, wobei sich Interpretationen häufiger auf die Eltern, aber nicht häufiger auf die Kindheit/Jugend beziehen als bei Verhaltenstherapeuten. Kausale Verknüpfungen bei den Interpretationen werden oft nur implizit gedacht, nicht ausgesprochen.
- aufmerksamer gegenüber nonverbalem und analogem Verhalten, nicht zuletzt eigenem.
- ganzheitlicher, komplexer denkend.
- konzentrierter auf ihr auf die eigene Person bezogenes emotionales Erleben.
- in ihren inhaltlichen Bezügen auf die Patienten etwas handlungsorientierter.

Die Zugehörigkeit zur *kognitiv-verhaltenstherapeutischen Gruppe* macht Therapeuten:

- induktiver vorgehend.
- etwas konkreter in ihren theoretischen Bezügen.
- in ihren inhaltlichen Bezügen auf die Patienten etwas lageorientierter.

Erfahrung macht Therapeuten:

- selektiver, interpretierender und präziser in ihren Interpretationen; insgesamt zupackender und weniger besorgt, was die Durchführbarkeit der eigenen Pläne betrifft.
- konkreter in ihren Bezügen auf theoretische Konzepte.
- aufmerksamer für nonverbales und analoges Verhalten.
- planender.
- komplexer, mit mehr Metakognitionen, regelgeleiteter, mit mehr Begründungen, etwas bewusster und automatisierter denkend.

Die besonders *unerfahrenen Verhaltenstherapeuten* zeichneten sich dadurch aus, dass sie sich mehr mit dem eigenen Zustand beschäftigten und in mehreren, wenn auch nicht allen auf Überforderung bezogenen Variablen erhöhte Werte zeigten.

Die *erfahrenen Verhaltenstherapeuten* zeichneten sich durch besonders wenig Selbstkritik aus – ob zu Recht, das entzog sich der Beurteilung.

Insgesamt dominierte trotz der systematischen Gruppenunterschiede der Eindruck einer sehr großen individuellen Variation. Dazu wurde überlegt, dass es wenig plausibel sei, die interindividuellen Unterschiede überwiegend auf optimale Anpassungen an die individuellen Voraussetzungen zu interpretieren: Sie weisen vielmehr auf ein erhebliches Optimierungspotential bei den ablaufenden diagnostischen Prozessen hin.

Erwähnenswert sind ferner einige Studien, die sich auf die Erinnerungsfähigkeit von Therapeuten beziehen. Die erste bekannte Untersuchung zu diesem Thema stammt von Covner (1944), der bei einem Vergleich von unmittelbar nach der Sitzung gemachten Notizen der Therapeuten mit Audioaufzeichnungen fand, dass weniger als 30 % des im Transkript enthaltenen Materials in den Notizen auftauchte, dass diese aber *im Trend* richtig waren. Hyman (1954; n. Watts 1980) fand große Ungenauigkeiten in den Berichten von Klinikern darüber, was ihre Patienten gesagt hatten. Fakten und Interpretationen werden leicht verwechselt.

Neben Untersuchungen, die sich direkt auf diagnostische Fähigkeiten beziehen, sind auch generell Befunde der Expertiseforschung relevant, und zwar aus zwei ganz unterschiedlichen Gründen: Erstens ist die empirische Befundlage mit direkterem Bezug zur Diagnostik in der Psychotherapie so lückenhaft, dass allein dadurch Expertiseforschung generell relevant wird. Zweitens sind viele Merkmale, die Experten allgemein auszeichnet, auf die Diagnose und Analyse von Problemen bezogen, nicht auf Merkmale der Handlungsausführung. Erweitert man eine Zusammenfassung von Glaser und Chi (1988) zu Charakteristika von Experten, die relativ robust in Studien gefunden wurden, um einige weitere Ergebnisse, ergibt sich folgende Liste:

1. *Experten sind hauptsächlich in ihren eigenen Gebieten (Domains) überlegen.* Als offensichtlichen Grund für die Überlegenheit führen Glaser und Chi (1988) an, dass Experten über viel bereichsspezifisches Wissen verfügen.
2. *Experten nehmen in ihren Gebieten umfassende bedeutsame Muster wahr.*
3. *Experten sind schneller als Novizen beim Einsatz ihrer bereichsspezifischen Fähigkeiten und lösen Probleme schnell mit wenigen Fehlern.* Glaser und Chi (1988) sehen hier mindestens zwei Erklärungswege:
   a) Bei einfachen Aufgaben führt viel Übung zu Automatisierung, dadurch wird Gedächtniskapazität für die Verarbeitung anderer Aspekte der Aufgabe frei.
   b) Experten erkennen Muster und finden dadurch häufig Lösungen, ohne ausführlich in die Breite suchen zu müssen.
4. *Experten haben ein besseres Kurz- und Langzeitgedächtnis.* Durch die Automatisierung einer Vielzahl von Fertigkeiten wird Speicherkapazität frei.
5. *Experten sehen und repräsentieren Probleme in ihrem Gebiet auf einer tieferen (prinzipielleren) Ebene als Novizen; Novizen neigen dazu, Probleme auf einer oberflächlichen Ebene zu repräsentieren.*
6. *Experten investieren viel Zeit in die qualitative Analyse eines Problems.*
7. *Experten haben gute Selbstüberwachungs-(Self-Monitoring-)Fähigkeiten.* Wenn sie Fehler begehen, scheinen sie besser als Novizen zu wissen, warum sie etwas nicht verstehen und wann es nötig ist, Lösungen zu überprüfen.

Immer wieder werden auch Eigenarten einzelner Diagnostiker und große interindividuelle Unterschiede gefunden. Stellen sie optimale Anpassungen der Individuen an ihre eigenen Voraussetzungen bzw. situative Unterschiede dar? Diese Frage ist v. a. auch im Hinblick auf präskriptive Modelle und Ausbildung relevant. Empirisch begründet kann die Frage heute nicht beantwortet werden. Es finden sich eindrückliche Beispiele für eine solche Anpassungshypothese. So hat der Autor in Kursen zur Plananalyse, einer Methode, die intensives Beobachten nonverbaler Informationen voraussetzt (s. Kap. 6 in diesem Band), mehrfach blinde Teilnehmer gehabt, die zu ziemlich ähnlichen Schlüssen wie ihre sehenden Kollegen kamen, indem sie die ausfallende visuelle Information durch besonders gutes Hinhören auf subtile verbale und paraverbale Merkmale kompensierten. In ähnlicher Weise kann man sich vorstellen, dass Diagnostiker z. B. beim Einsatz intuitiver vs. rational-analytischer Strategien unwissentlich unterschiedliche biologische Voraussetzungen, aber auch ihren „Trainingsstand" berücksichtigen: Dieser kann aufgrund ihres bisherigen Lebens und unterschiedlicher Anforderungen an den Informationsverarbeitungsapparat sehr unterschiedlich sein. Wenn man allerdings sieht, dass Unterschiede sehr stark sind und in der konkreten Praxis zur Vernachlässigung wichtiger Aspekte führen (Caspar, 1995), ist nicht sehr plausibel, dass gefundene Unterschiede ganz oder überwiegend als Anpassung zu interpretieren sind; der Anteil von Idiosynkrasien, die die Güte des Urteilens allenfalls auch verschlechtern, dürfte doch relativ hoch sein.

3.4 Kritik an der Forschung

An vielen der dargestellten Untersuchungen wurde ausgiebig Kritik geübt. Teilweise hat diese den Charakter der Verteidigung bzw. des Gegenangriffs Kritisierter und vermag die kritischen Ergebnisse wenig zu erschüttern. Zu einem guten Teil ist die Kritik aber auch fundiert und erschüttert insbesondere die klinische Validität von Untersuchungen, die intern durchaus valide sind. Ebenso wie die Ergebnisse selber kann die kritische Auseinandersetzung damit hier nur summarisch dargestellt werden.

Einzelne Kritiker wie Holt (u. a. 1988) haben über Jahre hinweg ganze Serien von methodenkritischen Beiträgen geliefert. Vor allem wurde die praktische Validität der Ergebnisse in Frage gestellt, ohne dass allerdings klare Gegen-Evidenz, also Belege für *gute* Leistungen von Klinikern, vorgelegt worden wäre. Rock et al. (1987) nennen folgende Kritikpunkte gegenüber einer Mehrzahl der üblicherweise zitierten Studien:

1. Therapeuten können nicht die gewohnten Prozeduren oder Materialien benutzen (z. B. Auswahl der zu erhebenden Informationen, wenn nötig aus mehreren Interviews, Wahl des bevorzugten nosologischen Systems);
2. Therapeuten sollen Phänomene beurteilen, für die sie wenig Ausbildung und Erfahrung haben (Schulnoten, Ausbildungserfolg, künftige Gewalttätigkeit etc.).

Ähnlich kritisch äußert sich Watts (1980, S. 95) zu den vernichtenden Urteilen über klinisches Urteilen:

> [...] there are deficiencies in the experimental literature which necessitate caution in reaching such a conclusion. The experiments in which the judgmental ability of clinicians have been assessed have frequently employed tasks that are poor analogues of the kind of judgments clinicians actually have to make, differing in the kinds of situations in which clinical judgment has been assessed and the criteria that have been used [...] the predictive information used in studies of clinical judgment has often been, for methodological convenience, of a simplistic kind.

Er bezweifelt nicht, dass auch Erfahrene Fehler machen, aber wahrscheinlich überwiegend andere Fehler als Anfänger, die mit angemessener Methodik untersucht werden müssen. Andere, wie Gauron und

Dickinson (1966) sehen Probleme v. a. in der mangelnden Involviertheit der Versuchspersonen, weil ihre Leistungen so oder so keine wirklichen Konsequenzen haben, in der mangelnden Vertrautheit mit den experimentellen Aufgaben und in der typischen Übervereinfachung von Experimenten. Man kann sich im Rückblick tatsächlich wundern, dass die Experimentatoren immer wieder willige Opfer fanden, die in die aufgestellten Fallen plumpsten.

Grundsätzliche Forderungen nach ökologischer Validität finden sich etwa bei Bransford (Bransford, Brown & Cocking, 1999) und Neisser (1976), und diese Forderungen wurden umgesetzt in einem „Tetrahedron Model", das Rock et al. (1987, S. 654) zur klinischen Anwendung in Anlehnung an Jenkins (1979) formulierten. Danach sollten in jeder Studie vier Aspekte berücksichtigt werden (Übers. d. Verf.):

1. *Merkmale des Therapeuten*: Diese schließen Fertigkeiten, Wissen und Einstellungen ein. Beispiele sind: Erfahrungen mit einer bestimmten Art von Patienten-Problemen, sehr gute Beherrschung von Erfassungs- und Therapiemethoden, Prozeduren zum Erarbeiten der Diagnose, Vertrautheit mit spezifischen Gebieten der klinischen Literatur, Beschränkungen der persönlichen klinischen Fähigkeiten. Präferenzen für bestimmte Klienten und Interesse am Einholen von Rat der Kollegen, wenn nötig. Solche spezifischen Merkmale erscheinen relevanter als allein die Jahre der Erfahrung in allgemeinen Fertigkeiten des Urteilens.
2. *Aufgaben, nach denen die Leistung beurteilt wird*: Diese schließen Prognose, Diagnose, Fallkonzeption, Therapieplanung, Klassifikation, Deskription etc. ein
3. *Klinisches Material*: Dies schließt das Material, aufgrund dessen geurteilt wird, ein, wie Interviews mit Beteiligung der Untersuchten, Audio- oder Videoaufzeichnung eines Interviews, Fallnotizen, Fallkonferenzen, Fallgeschichten, Testbatterien, Informationen von anderen Beteiligten, nicht-intrusive Beobachtung und Selbstberichte der Patienten.
4. *Informationsverarbeitungsaktivitäten*: Diese schließen Untersuchungen mit einfachen oder multiplen Urteilen, Gelegenheit zu Feedback von Patienten oder Kollegen und die Fähigkeit, Probleme beim Problemlösen zu bewältigen, ein.

Die vier Komponenten sind in jeder Studie nicht nur als *einzelne* Aspekte relevant, es ist vielmehr auch die *Wechselwirkung* zwischen den Komponenten wichtig: Keine kann im konkreten Fall unabhängig von den anderen beurteilt werden. Die Aufgabenschwierigkeit beispielsweise lässt sich nicht beurteilen, ohne Merkmale der Therapeuten und des zu verarbeitenden Materials in die Betrachtung einzubeziehen.

Ein wesentlicher Punkt in der methodischen Kritik ist, dass in den Untersuchungen abschließende Urteile aufgrund beschränkter Information verlangt waren. Typisch für einen realen diagnostischen Prozess im therapeutischen Kontext ist, dass er eben prozesshafter, adaptiver ist. Wenn dem aber so ist, wäre es viel wichtiger, die allmähliche *Veränderung* diagnostischer Einschätzungen im Prozess zu untersuchen, was noch recht wenig geschehen ist.

3.5 Stand der Dinge

Zusammenfassend lassen sich zahlreiche Therapeuten- bzw. Diagnostiker-Fehler benennen, die großenteils in mehreren Studien gefunden wurden. Es sei bereits vorweggenommen, dass dabei mehrfach deutlich wird, dass Fehler in zwei komplementäre Richtungen gehen können. Es treten sozusagen „gegensätzliche" Fehler auf, und die

Wahrscheinlichkeit der einen Fehlerart kann nicht ohne weiteres reduziert werden, ohne die der anderen zu erhöhen:

1. Sich-Überfluten-Lassen durch zu viel unverarbeitete Information im Bestreben, induktiv zu bleiben und sich nicht zu früh festzulegen;
2. exzessive Datenerhebung und -verarbeitung statt sorgfältiger Planung (z. B. zu später Beginn mit einer klaren Fallkonzeption, aus der sich wiederum diagnostische Fragen ableiten[1]);
3. unvollständiges Erheben von Informationen (z. B. Weglassen von Fragen, die peinlich erscheinen könnten);
4. zu starke Berücksichtigung von Unwahrscheinlichem und Individuellem, einhergehend mit zu geringem Beachten von Basisraten und anderen überindividuellen Informationen (z. B. gegenüber der Selbstdarstellung eines Substanzabhängigen als „viel besser motiviert und therapiefähig als der typische Junkie“);
5. zu geringe Berücksichtigung des Besonderen, weil zu stark in Gängiges eingeordnet wird oder weil die Details zu wenig bekannt sind (z. B. Informationen zu spezieller Subgruppe von Depression, Komorbiditäten);
6. Fehlinterpretation von Daten: Einerseits werden Daten zu wenig ausgeschöpft, andererseits zu viele Daten erhoben, was die subjektive Sicherheit mehr erhöht als die tatsächliche Genauigkeit;
7. unhinterfragte Anpassung der eigenen Informationsverarbeitung an lokale Gewohnheiten (z. B. Übernehmen von diagnostischen Konzepten und eines Jargons, der ein datengeleitetes Hinterfragen erschwert);
8. Versuch, Experten zu imitieren, ohne die notwendigen Voraussetzungen selber aufzubauen (z. B. Experten beeindrucken durch Beispiele für richtige intuitive Entscheidungen: „Ich muss das rationale Denken ausschalten, um selber schnell ein Experte zu werden“);
9. unberechtigter Zuwachs von subjektiver Sicherheit mit zunehmender Datenmenge, z. T. aufgrund von Punkt 6 („Obwohl ich sie auch nach drei Sitzungen schon hätte erschliessen können, fühle ich mich nach sechs Sitzungen kompetenter im Erarbeiten einer expliziten Fallkonzeption und halte auch an falschen Hypothesen überzeugter fest“);
10. Über-Gewichtung des Bestätigenden, Unterschlagen des In-Frage-Stellenden („confirmation bias“);
11. Festlegung durch den Patienten oder eine andere Person auf eine Sicht des Problems, die eine Lösung erschwert (Sachse: „Plausibilitätsfallen“);
12. Sich-Zufriedengeben mit der ersten hinreichend plausiblen Erklärung, statt nach weiteren Alternativen zu suchen;
13. dem Handelnden (Therapeut und Patient) im Vergleich zu externen Faktoren zu viel Einfluss und Kontrolle zuschreiben.

Wie ist die klassische Divergenz zwischen statistischem und klinischem Urteilen aus heutiger Sicht zu beurteilen? Garb (2005) stellt ein Beispiel für ein geniales klinisches Urteil dar und führt aus, dass es zwei Reaktionen auf solche Berichte gibt, die „romantische“ und die „empirizistische“. Die romantische Reaktion ist bewundernd, und tatsächlich ist immer wieder zu beobachten, dass Erfahrenere v. a. im Nachhinein, wenn sich zeigt, dass sie recht gehabt haben, viel Bewunderung dafür bekommen, dass sie „etwas im Urin gehabt“ haben oder wie immer sie sich dann ausdrücken. Die Salienz konkreter Berichte ist sowohl für die Berichtenden als auch für die Adres-

1 Die Beispiele dienen der Illustration und stammen überwiegend nicht aus den der Liste zugrundeliegenden Untersuchungen.

saten sehr groß. Eine nüchtern empirische Haltung wäre dagegen, dass man natürlich auch mit einer schlechten Strategie einmal Glück haben kann, dass aber der Ergebnisstand auch mit verbesserten meta-analytischen Techniken nach wie vor erdrückend gegen klinisches und für statistisches Urteilen spreche (Garb, 2005). Die Kritik an den gängigen Untersuchungen ist allerdings wenig aufgenommen und gekontert worden; nach wie vor gilt, dass Therapeuten und Diagnostiker kaum bei ihrer Arbeit an richtigen Patienten untersucht werden (Binder, 1993). So wird z. B. von Garb bemerkt, klinisches Urteil sei „nur" besser, wenn die untersuchten Diagnostiker Zugang zu klinischen Interviews hätten. Solche Bemerkungen sind verräterisch, denn solche extern validen Studien, in denen Zugang zu klinischem Material besteht, wären ja gerade besonders aussagekräftig! Wir haben wohl bei allen methodischen Vorbehalten anzuerkennen, dass nicht nur in Untersuchungen, denen man eine gewisse Künstlichkeit vorwerfen mag, sondern in der täglichen psychotherapeutisch-klinischen Arbeit Fehler vorkommen. Sie sind wahrscheinlich manchmal auch gravierend und werden nicht korrigiert. Wie groß das Gewicht der Fehler insgesamt im Alltag ist, ist aber noch wenig untersucht, auch wenn es v. a. aus der Medizin einige Hinweise gibt, dass sie alles andere als harmlos sind (Kaplan & Frosch, 2005). Hier kommt der Kontext ins Spiel: Therapeuten arbeiten unter Handlungsdruck, typischerweise mit weichen und unsicheren Informationen. Es ist nicht anzunehmen, dass sie unter diesen Umständen jemals fehlerfrei arbeiten könnten.

Autoren wie Nisbett und Ross (1980) haben in ihrem bekannten und von Kritikern klinischen Urteilens immer wieder als Beleg zitierten Buch immerhin warnend auf dessen Einseitigkeit in eine kritische Richtung hingewiesen: Die Einseitigkeit war erklärtermaßen motiviert durch die Hoffnung, wie in anderen Bereichen der Psychologie aus den Fehlern Einsicht in den insgesamt gut funktionierenden menschlichen Informationsverarbeitungsapparat zu gewinnen. Wenn nun mit der *Plausibilität* experimenteller und klinischer Beispiele argumentiert wird, dass die beobachteten Fehler praxisrelevant sind, dann werde, so Holt (1988), genau der von Tversky und Kahnemann (1973) angeprangerte Availability Bias ausgenutzt. Er spricht mir sehr aus der Seele, wenn er kritisiert, dass zu viel auf Fehlern herumgehackt wurde, ohne abzuwägen, was die Vorteile der zugrundeliegenden Strategien sind: „Granted, diagnosticians can develop slovenly habits of working, is that any great discovery?" Er geht sogar noch weiter und fragt, ob der Vorteil des Anprangerns solcher Fehler den Schaden aufwiegt, der in der Öffentlichkeit angerichtet wird, etwa bei Angehörigen, die Patienten Leuten überlassen sollen, die so inkompetent erscheinen. Während ich es langfristig problematisch finde, aus solchen äußeren Rücksichtnahmen Erkenntnisse zu verschweigen, scheint mir das Bemühen um ausgewogene Wertungen in der Forschung und in der Diskussion der Forschung eine selbstverständliche Notwendigkeit zu sein. Holt (1988): „For every type of error found, consider the possibility that it results from a human capacity with important adaptive advantages" (S. 244).

Die Ausbildungen haben sich nach unserem Kenntnisstand nicht systematisch in eine günstige Richtung entwickelt; darauf wird unten noch eingegangen. Durch die hohe Gewichtung störungsspezifischer, manualisierter Vorgehensweisen, aber auch die Verbesserung diagnostischer Systeme wie DSM und ICD dürften sich die Fähigkeiten zur *Störungsdiagnostik* verbessert haben, wie man nur hoffen kann, nicht *zu Lasten* der Fähigkeiten im Bereich der *individuellen Fallkonzeptionen*. Ein spezieller Aspekt ist, dass durch eine Verstärkung des Interesses für biologische Aspekte (deren Bedeutung auch für psychotherapeutische Fallkonzeptionen damit nicht grundsätzlich in Frage gestellt werden soll; Caspar, 2003) in den letzten Jahren andere Fähigkeiten leiden: So stellte Misch (2000) eine Verarmung der Fähigkeit zu Analyse/Einbezug psychosozialer Aspekte bei Ärzten in der Psychiatrie fest und führte sie auf eine zunehmende Dominanz neurobiologischer Modelle zurück.

4 Qualitätssicherung und Prozesssteuerung

Qualitätssicherung wird mit und ohne gesetzliche Abstützung auch im deutschen Sprachraum immer mehr zur ernstgenommenen Verpflichtung, wenn nicht gar zur Norm. In Deutschland stellt die Sicherstellung einer ausreichenden Qualitätssicherung eine der wichtigen Aufgaben der Psychotherapeutenkammern dar. Qualitätsmonitoring (als Teil der Qualitätssicherung) hat die Aufgabe, die Qualität laufender und abgeschlossener Therapien zu überwachen. Der wichtigste Input für die Qualitätssicherung sind diagnostische Informationen zum Status des Patienten und zum therapeutischen Prozess.

Soweit es um laufende Therapien geht, werden Informationen direkt in die Therapieplanung einbezogen und haben selbstredend bei richtiger Verwendung einen starken Einfluss auf Art und Inhalt des diagnostisch-therapeutischen Prozesses. Lediglich punktuellen Einfluss hat das traditionelle Gutachterverfahren. Es gibt zweifellos Therapeuten, die Fallkonzeptionen erarbeiten, welche weit über das von Gutachtern Erwartete hinausgehen und die ihren Antrag leicht auf das ohnehin als Basis der Therapieplanung Erarbeitete stützen können. Andere räumen ein, dass am Gutachterverfahren gerade gut sei, dass es sie zu Abklärungen und Überlegungen bringt, die sie sonst nicht anstellen würden[2]. Wieder andere lassen dem Vernehmen nach Anträge von anderen schreiben, welche die Patienten gar nicht selber kennen. Bei Alternativen zum Gutachterverfahren, von denen sich derzeit eine auf Initiative einer Krankenkasse gerade in Erprobung befindet, sind relativ breite Messungen des Zustandes der Patienten vor, in und nach der Therapie vorgesehen (Fydrich, Nagel, Lutz & Richter, 2003). Hier wird den Therapeuten mehr Vertrauen eingeräumt als beim Gutachterverfahren. In diesem wird im Voraus ein Antrag des Therapeuten (in den nicht zwingend auch diagnostische Daten unter Berücksichtigung der Multimodalität einfließen) daraufhin überprüft, ob es dem Therapeuten gelingt, seine Pläne überzeugend *darzustellen.* Die Alternative sieht vor, Therapeuten machen zu lassen, was sie für richtig halten, wenn sie bereit sind, im Laufe und nach der Therapie relativ breite diagnostische Daten zur Verfügung zu stellen bzw. von ihren Patienten zu vermitteln, die dann auf tatsächliche Effekte überprüft und einer Rückmeldung zugrundegelegt werden.

Dies ist auch ein Beispiel für eine „formative Evaluation", also eine Evaluation diagnostischer Daten mit dem erklärten Ziel, Einfluss auf den Therapieverlauf zu nehmen (vgl. auch Kordy, Hannöver & Richard, 2001). Noch detaillierter geschieht dies seit langem an Einrichtungen, wie Universitäts- und Ausbildungsambulanzen, an denen etwa auch Stundenbogenrückmeldungen und Ergebnisse von Status-Zwischenmessungen (z. B. alle zehn Sitzungen bei ambulanten oder alle sechs Wochen bei stationären Therapien) fortlaufend in der

2 Ich beziehe mich hier auf Berichte, mit denen ich mich als Mitglied des Qualitätssicherungsausschusses der Psychotherapeutenkammer Baden-Württemberg beschäftigt habe.

weiteren Therapieplanung berücksichtigt werden (Grawe & Braun, 1994). Oft sind dabei die Grenzen zwischen Qualitätssicherung und Forschung fließend bzw. Daten werden mit doppelter Motivation erhoben. Laireiter (2001) betont mehrfach die unterschiedlichen Voraussetzungen und dass Praktiker schlechtere Voraussetzungen für umfangreiche Diagnostik haben. Es gibt jedoch auch Praktiker und nicht-universitäre Kliniken, die sich bei der fortlaufenden Erhebung diagnostischer Daten mit Qualitätssicherungszielen sehr weitgehend engagieren (Seipel & Klofat, 2004; Palm, 2003; Popp, Greil & Caspar, 2001). Der Prozesscharakter der therapiebezogenen Diagnostik und ihrer Nutzung wird dabei besonders deutlich.

Ob diagnostische Informationen tatsächlich einbezogen werden und den Prozess bestimmen, hängt stark von ihrer Aufbereitung und Darstellung ab. Dabei stehen zwei Aspekte im Vordergrund:

1. Erfolgt eine graphische Aufbereitung so, dass die menschliche Fähigkeit zur Mustererkennung, d. h. des schnellen Erkennens von Auffälligkeiten, optimal unterstützt wird?
2. Werden die Auswertungsergebnisse so zum praktischen Erfahrungshintergrund in Beziehung gesetzt, dass die Therapeuten die Ergebnisse leicht im Hinblick auf ihre Bedeutung einordnen können?

Beides wird bei der sog. „Figurationsanalyse“ nach Grawe (Grawe & Braun, 1994; s. **Abb. 2**) angestrebt. Die Daten eines Patienten werden graphisch ausgedruckt, und zwar vor dem Hintergrund der Mittelwerte und Standardabweichungen einer beliebigen Patientengruppe, also z. B. der Patienten der eigenen Institution in den letzten drei Jahren oder (bei genügend großer Patientenzahl) auch nur der jeweils passendsten Patientengruppe, also z. B. aller substanzabhängigen Patienten einer Institution in den letzten drei Jahren. Während sich sonst die Bedeutung eines individuellen Zahlenwertes vor dem Hintergrund abstrakter Normen einer unbekannten Vergleichsgruppe nur schlecht erschließt, ist die Bedeutung z. B. eines „über dem normalen Streuungsbereich aller Psychotherapiepatienten der Klinik in den letzten drei Jahren“, die man zwar nicht alle einzeln kennt, für die man aber im Laufe der Jahre doch eine ganz gute Vorstellung entwickelt, viel unmittelbarer evident.

Interessant sind aus Prozessperspektive neue Arbeiten zum Qualitäts- und Wirksamkeitsgewinn durch Nutzen der Rückmeldungen aus Verlaufsdaten. Typisch ist dabei, dass jeweils ein beobachteter Verlauf mit dem erwarteten Verlauf maximal ähnlicher Patienten verglichen wird (Kordy, Hannöver & Richard, 2001; Percevic, Lambert & Kordy, 2004; Lambert, Hansen & Finch, 2001). Die Systeme variieren etwas, aber typisch sind die zeitnahe Erfassung und Rückmeldung des Patientenzustandes via Internet oder direkte Eingabe in den Computer mit sofortiger Auswertung und Rückmeldung, inwieweit der festgestellte Verlauf dem zu erwartenden entspricht.

Der Gewinn an Wirksamkeit durch eine solche Rückmeldung kann ebenso in Effektstärken ausgedrückt werden wie die Anwendung einer bestimmten therapeutischen Technik. Lambert und Kollegen fanden für verschiedene Arten der Rückmeldung bei problematischen Patienten mittlere bis hohe Effektstärken (Lambert, Hansen & Finch, 2001; Lambert, Whipple & Hawkins, 2003; Hawkins, Lambert, Vermeersch, Slade & Tuttle, 2004). Berking, Orth und Lutz (2006) fanden über alle Patienten hinweg, also nicht nur für die Subgruppe der problematischen berechnet, und auch in stationärem Setting positive Effekte. Solche Rückmeldungen kommen auch im oben erwähnten Projekt zum Entwickeln von Alternativen zum Gutachterverfahren zur Anwendung. Vernünftig gehandhabt sind sie im Interesse von Patienten, Therapeuten und Kostenträgern, und es ist damit zu rechnen, dass sie sich weiter verbreiten und damit auch den diagnostischen Prozess nachhaltig verändern werden.

5 Kosten/Nutzen

Wenn Diagnostik nicht mit Kosten verbunden wäre, würde sie wohl noch viel verbreiteter verwendet werden. Realistischerweise fallen aber für Therapeuten, Patienten, Kostenträger und weitere Beteiligte verschiedene Arten von Kosten an und *erklären* einerseits den teils zurückhaltenden Einsatz von Diagnostik, andererseits müssen sie bei *präskriptiven* Modellen und Forderungen natürlich berücksichtigt werden.
Die Beschäftigung mit Kosten hat in der Diagnostik Tradition. Bekannt sind Nutzenfunktion und Strategiematrix von Cronbach und Gleser (1965; s. Amelang & Zielinski, 1997). Vor jeder Entscheidung für weitere diagnostische Schritte sollte überlegt werden, ob das dabei erwartete Kosten-Nutzen-Verhältnis den Schritt rechtfertigt. Gestufte Vorgehensweisen, bei denen sukzessive entschieden wird, haben hier offensichtliche Vorteile. Screeningverfahren (z. B. Freyberger & Stieglitz, 2006) sind speziell nach Kosten-Nutzen-Kriterien entwickelt. Darauf wird hier nicht weiter eingegangen.
Typische Kosten im klinisch-therapeutischen Kontext sind:

- Zeit des Patienten für das Ausfüllen von Fragebögen, Vermitteln von Informationen im Gespräch mit dem Therapeuten, diagnostische Interviews, Beobachtungsaufgaben
- Zeit von Bezugspersonen für Gespräche und allenfalls Ausfüllen von Fragebögen
- emotionale Kosten für Patient und Bezugspersonen
- Zeit der Therapeuten für Gespräche, Fragebögen, Bereitstellen und Auswerten von Diagnostika, Durchführen von Fallkonzeptionen
- Kosten von Super- und Intervision sowie Teambesprechungen, Lernaufwand
- Zeit von Hilfspersonen für die Auswertungen
- Fragebögen: Manuale, Lizenzen, Materialkosten (Eine Monopolbildung könnte dabei zu Sorgen Anlass geben.)
- computergestützte Diagnostik: Rechner bzw. Verteuerung eines Rechners mit größerer Leistungsfähigkeit, Programme, Lizenzen, Einführungs-, Lern- und Wartungsaufwand

Bei dieser Aufstellung wurde Vollständigkeit angestrebt: Es versteht sich aber von selbst, dass die genannten Aktivitäten nicht allein diagnostischen Funktionen dienen und die Kosten damit nicht allein der Diagnostik angelastet werden können. Nicht zu vergessen, aber auch nicht mit dem späteren Durchführungsaufwand zu verwechseln, ist der Lernaufwand, der je nach Verfahren (z. B. Vorlegen und Auswerten einer einfachen Skala wie des BDI vs. routiniertes Beherrschen eines Fallkonzeptionsverfahrens) erheblich sein kann. Der „gespürte Aufwand" ist sicher kleiner, wenn er z. B. als Teil einer Psychotherapieausbildung ohnehin en bloc eingeplant ist, größer, wenn er später eigens für die Einführung eines Verfahrens erbracht werden muss.
Eine systematische Auseinandersetzung mit den beträchtlichen Kosten, aber auch Einsparungsmöglichkeiten bei computergestützter Diagnostik liegt nicht vor. Hier fallen Kosten für Rechner, Programme, Tests und Einarbeitung an, andererseits sind die einzelnen Tests teilweise bereits von den Lizenzgebühren her günstiger (vgl. z. B. http://www.testzentrale.ch) und die Rationalisierung verspricht selbstverständlich

ein erhebliche Einsparpotential, das umso größer ist, je mehr Erhebungen an einer Institution durchgeführt werden.
Während die Kosten noch vergleichsweise einfach zu berechnen sind, sieht es auf der Nutzen-Seite schwieriger aus. Dass eine Therapie kürzer, wirksamer und nachhaltiger sein kann und auch Dropouts verhindert werden können, wenn von kategorialer Fragebogendiagnostik über Abklärungen im Schlaflabor bis hin zu kompetenten Fallkonzeptionen diagnostisch alles richtig gemacht wird, wird kaum jemand bezweifeln. Wie will man den Gewinn an Lebensqualität oder die Reduktion von Tagen der Arbeitsunfähigkeit aber genau berechnen und in Beziehung setzen zu einzelnen Teilen des diagnostischen Prozesses und deren Kosten? Solche Berechnungen könnten und sollten Gegenstand größerer Studien sein, die jedoch derzeit nicht vorliegen. Wichtig ist an dieser Stelle, nicht nur die Kosten, sondern auch den Nutzen zu sehen, selbst wenn dieser sich schwer quantifizieren lässt. Eine diagnostische Maßnahme kann aus zwei Gründen kosteneffektiv sein:

- sie zeigt einen mindestens gleich großen Beitrag zur Verbesserung der Behandlungswirksamkeit, kostet aber weniger als andere Maßnahmen,
- sie verspricht als einzige Maßnahme eine Steigerung der Wirksamkeit, ohne dass Mehrkosten unverhältnismäßig erscheinen.

Wenn Nutzen und Kosten in Geld umgerechnet werden können und die Rechnung günstig ausgeht, wird auch von „cost beneficial" (Yates & Taub, 2003) gesprochen, etwas frei, aber vielleicht am passendsten mit „gewinnbringend" übersetzt. Diese Autoren geben auch konkrete Hinweise zur Bestimmung zusätzlichen Nutzens, die hier nicht im Einzelnen dargestellt werden können.
In diesem Zusammenhang sind auch verständliche Sorgen von Therapeuten zu erwähnen, dass ihnen im Rahmen von Qualitätssicherung immer mehr Aufwand und Kosten ohne Kompensation zugemutet werden. Die Diskussion hierzu ist noch nicht ausgestanden. Man stelle sich im Vergleich einmal vor, Krankenkassen würden von Orthopäden oder Chirurgen verlangen, dass sie Röntgenbilder ohne Verrechnung selber bezahlen, weil sie ja nur dem Abklären dienen, wo geschnitten bzw. zusammengefügt werden soll bzw. ob ein Behandlungserfolg objektivierbar ist und deshalb keine verrechenbare Leistung darstelle.
Schließlich: Dass viele Therapeuten eher zu diagnostischen Routinen greifen als das diagnostische Vorgehen dem Einzelfall anzupassen (z. B. Fragebogenbatterie statt Zuschneiden der Fragebogenauswahl auf den einzelnen Patienten; Analyse aller Patienten/Probleme mit dem Fallkonzeptionsansatz, mit dem sie am routiniertesten arbeiten statt pluralistische Verwendung verschiedener Konzepte je nach Aspekt, den es zu verstehen gilt), reflektiert natürlich auch eine implizite Berücksichtigung von Kosten.

6 Präskriptive Prozessmodelle und Verbesserung diagnostischer Leistungen

Unter „präskriptiv" wird hier ganz im ursprünglichen Sinne des Wortes alles verstanden, was nicht einfach einen Ist-Zustand beschreibt oder erklärt, sondern *Regeln* vorgibt, wie etwas gemacht werden *soll*. Dabei geht es nicht nur um algorithmische Modelle im Sinne des statistischen/aktuarischen Ansatzes, auch heuristische Regeln („Bevor du dich auf eine diagnostische Interpretation festlegst, prüf immer, ob es nicht auch anders sein könnte") sind präskriptiv.

6.1 Allgemeine präskriptive Modelle

Die Weiterentwicklung der diagnostischen Verfahren und Modelle hat zu einer Vergrößerung der Ansprüche an die Nachvollziehbarkeit diagnostischer Schlüsse geführt. Qualitätssicherung wirkt in dieselbe Richtung. Die therapeutischen Möglichkeiten und in der Folge auch die Fragen an die Diagnostik sind vielfältiger geworden. Differenzierte präskriptive Modelle werden dadurch noch wichtiger. DSM und ICD stellen z. B. präskriptive Modelle dar und strukturierte Interviews (s. Kap. 12 in diesem Band) sind präzise präskriptive Ansätze. Freyberger und Stieglitz (2006) diskutieren die Frage, wie weit auch für die Diagnostik (also nicht nur wie üblich für störungsspezifische Therapien) Leitlinien aufgestellt werden können, und weisen darauf hin, dass Manuale (DSM und ICD) als Leitlinien vermittelnd aufgefasst werden können.

Das für den diagnostischen Prozess zur Verfügung stehende *deklarative* Wissen (Faktenwissen, Erklärungs- und Veränderungswissen) hat sich in den letzten Jahren und Jahrzehnten massiv erweitert. Veränderungswissen, also explizites Wissen, wie in welchem Fall genau vorzugehen ist, bleibt in jedem Fall lückenhaft. Erklärungswissen, also Wissen um die Ätiologie psychischer Störungen generell und spezieller Probleme (auch, aber nicht nur einzelner psychischer Störungen mit bestimmten Diagnosen) wird oft als Hintergrundwissen benötigt, um im Einzelfall Veränderungsstrategien zu entwickeln, ganz abgesehen davon, dass es für die Information des Patienten („Psychoedukation“) als Basis für sein aktives Mitentscheiden und -arbeiten verfügbar sein muss.

Allein die empirischen Grundlagen zur *Wirksamkeit* verschiedener therapeutischer Vorgehensweisen haben sich so massiv erweitert, dass selbst Experten kaum noch einen Überblick haben und Praktiker schon gar nicht. Institutionen, wie die „Cochrane“-Stiftung (s. Berger, Antes & Hecht, 2004) oder das britische NICE (National Institute of Clinical Excellence) sollen helfen, Wirksamkeitsstudien auf hohem Niveau zu verwenden (Caspar, 2006a). Der empirisch orientierte Praktiker sieht aber vielfach keine andere Möglichkeit, als sich an Leitlinien (z. B. Dengler & Selbmann, 2000) zu orientieren, die typischerweise stark vereinfachen und nur beschränkt auf den einzelnen Patienten anzuwenden sind.

Deklaratives Wissen ist immer noch vergleichsweise einfach zu vermitteln; daneben wird aber prozedurales Wissen benötigt, also Wissen *wie* etwas gemacht wird. Dieses Wissen kann nicht einfach angelernt werden, es muss gut integriert sein, um handlungswirksam zu werden, und das ist anspruchsvoller.

Zum allgemein verfügbaren Wissen kommt für jeden Praktiker idiosynkratisches Erfahrungswissen, das mit dem „offiziellen“, wissenschaftlich gewonnenen empirischen Wissen mehr oder weniger vereinbar sein kann. Wegen der größeren Salienz idiosynkratischen Wissens hat dies oftmals einen größeren Einfluss als das „offizielle“ Wissen, das im Gegensatz dazu i. a. den Nachteil hat, in Entstehung, Validität und Relevanz in der Anwendung für den Einzelnen weniger nachvollziehbar zu sein.

Ein relativ einfaches Modell des Stellenwertes der Diagnostik im therapeutischen Prozess, wie es zumindest implizit einem störungsspezifischen, der Wirkungskontrolle verpflichteten Ansatz zugrundeliegt, würde etwa so aussehen wie in **Abbildung 3** dargestellt.

Auch innerhalb einzelner diagnostischer Einheiten kann die Beachtung des Prozesscharakters wichtig sein. So ist kaum mit validen Informationen zu rechnen, wenn ein Patient und vielleicht sogar eine Bezugsperson ohne einen gewissen Beziehungsaufbau und ohne Herstellung einer kooperativen Atmosphäre („joining“) befragt wird. Wie

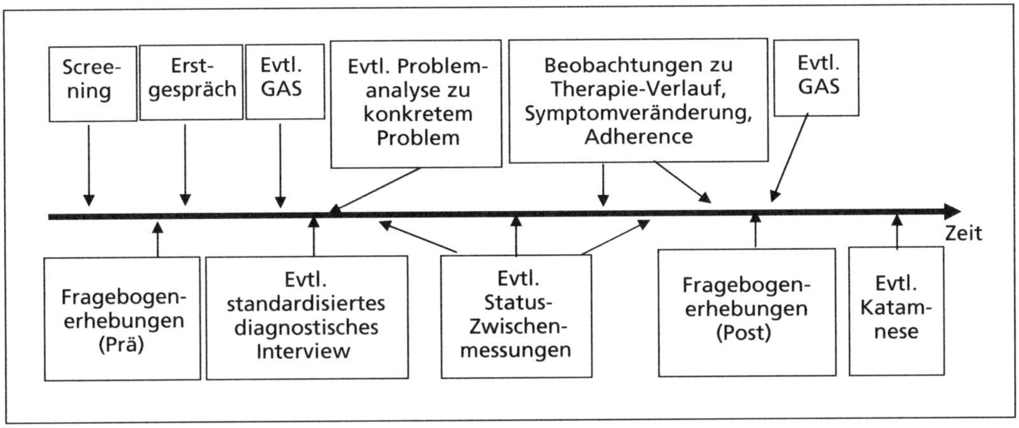

Abb. 3: Prozess des Erfassens von diagnostischen Informationen, wie er für eine störungsorientierte Verhaltenstherapie typisch ist

soziale Kontakte generell folgen auch Kontakte mit diagnostischen Zwecken gewissen regelhaften Abläufen.

Der Ablauf des diagnostisch-therapeutischen Prozesses folgt in der Verhaltenstherapie laut Fliegel (2004, S. 158) einem Problemlösungsansatz, in dem diagnostische und therapeutische Teile untrennbar miteinander verwoben sind, wobei Diagnostik v. a. in den Phasen 1–3 und 6 stattfinde:

1. Problembeschreibung: Wie heißt das Problem?
2. Problemanalyse: Welches sind die aufrechterhaltenden Gründe für die heutige Existenz des Problems?
3. Analyse des zu erreichenden Therapieziels: Was soll durch die Therapie bewirkt/erreicht werden?
4. Planung der für die Erreichung des Therapieziels sinnvoll einzusetzenden Verfahren sind in welcher Reihenfolge therapeutisch einzusetzen, um die Therapieziele zu erreichen?
5. Durchführung der therapeutischen Interventionen.
6. Erprobung und Bewertung der vollzogenen Schritte.

Ein typisches Merkmal der Verhaltenstherapie (das Vertreter anderer Ansätze für diese allerdings wohl auch in Anspruch nehmen würden), ist die ständige Kontrolle der Auswirkungen therapeutischen Handelns sowie des aktuellen Zustandes des Patienten: „Im diagnostisch-therapeutischen Prozess bedeutet Erfolgs- bzw. Therapiekontrolle ... in erster Linie ein fortdauerndes Abschätzen/Messen der individuellen Verhaltens- und Problemveränderungen des Patienten als eine Reaktion auf therapeutische Interventionen“ (Fliegel, 2004, S. 167).

Der gesamte therapeutische Prozess in der Verhaltenstherapie wird „als fortlaufender Überprüfungs- und Rückmeldeprozess angesehen“ (Fliegel, 2004, S. 158 f.), wobei auch dem Patienten weitgehend die Möglichkeit gegeben wird, den eigenen Änderungsprozess mitzuverfolgen. Damit läuft Diagnostik permanent mit, wobei es durchaus Unterschiede in der Intensität der Zuwendung zu bestimmten Aspekten gibt. Im Dualen Modell sieht Schulte (Schulte & Eyferth, 2002) durchaus eine starke Beachtung der Beziehung vor, man wendet sich ihr jedoch v. a. zu, wenn sich Probleme zeigen. In der Allgemeinen Psychotherapie

(Grawe, 1998) ist dagegen eine starke Beachtung von Beziehungsaspekten von Anfang an und in anhaltender Intensität vorgesehen.
Unterschiede zwischen Therapierichtungen dürften weniger darin bestehen, dass in anderen als der VT nicht ein ständiger Überprüfungsprozess stattfinden würde. Unterschiedlich dürften aber die Art der gesuchten Rückmeldung, die Variablen und auch die Art der Beachtung sein. In der (klassischen) Gesprächspsychotherapie etwa wird weniger der Erfolg konkreter und gezielter therapeutischer Maßnahmen beobachtet, sondern mehr die Realisierung gewisser permanent wichtiger therapeutischer Maximen. Diese werden eher linear beachtet, im Gegensatz etwa zur strategischeren Ausrichtung von Verhaltenstherapeuten (Thommen, Amman & von Cranach, 1988). Die Inhalte und in der Folge auch Ablauf und Zeitpunkt diagnostischer Bemühungen sind stark von den Konzepten der Therapeuten abhängig. Ein „experiential" Therapeut wird seine Aufmerksamkeit stark und ständig auf das aktuelle Geschehen und feine Fluktuationen im Prozess richten (Elliott & Greenberg, 2002), ein systemisch orientierter Therapeut auf Änderungen in den Interaktionen in einem System, z. B. der Familie.
Auch bei tiefenpsychologischen Therapien finden sich typische Abläufe. So beschreibt etwa Luborsky (1984), dass unterschiedliche Patienten verschiedene Formen von Unterstützung brauchen. Er lässt ausdrücklich offen, ob der Therapeut aufgrund seiner diagnostischen Erkenntnisse von Anfang an eine spezifische Form der Unterstützung wählt, ob er gezielt in diagnostischer Absicht interveniert, um die Voraussetzungen für direkte Interpretationen zu prüfen, oder ob er einfach standardmäßig beginnt, so weniger gezielt weitere diagnostische Erkenntnisse sammelt und sich anpasst, wenn nötig. Auch in neueren Beiträgen finden sich immer wieder Hinweise zu Prozessmerkmalen der Diagnostik. So weist z. B. Mertens (2005), darauf hin, dass das ständige Achten auf Zeichen von Widerstand ein besonderes Merkmal psychodynamischer Therapie sei. Ansonsten ist für den psychoanalytischen diagnostischen Prozess v. a. die Zurückhaltung typisch:

> Nach der Einleitungsfrage (z. B. „Was führt Sie zu mir?") wird dem Patienten die aktive Gesprächsrolle überlassen. Keine standardisierten Fragen, kein Explorationsschema und kein Interviewer-Leitfaden prägen das Gespräch, sondern der Patient bestimmt einzig und allein die Inszenierung. Allenfalls gelegentliches Nachfragen, um die subjektive Bedeutung objektiver Informationen noch deutlicher erkennen zu können, kann lange Zeit die einzige Art (spärlicher) Interventionen sein, die der Analytiker macht. (Mertens, 2005, S. 34)

Ein allgemeines Modell therapeutischer Handlungsorganisation, in dem die im Prinzip ständige Berücksichtigung einer Vielzahl von Aspekten ohne Abgrenzung von Phasen betont wird und in dem die adaptive Indikation ein hohes Gewicht hat, ohne dass dies im Gegensatz zur selektiven Indikation gesehen wird, ist das „Neukonstruktions-Modell" nach Caspar und Grawe (1996; Caspar, 2000a). Danach ist eine Vielzahl von Faktoren oder Aspekten im Prinzip ständig, wenn auch mit variablem Gewicht, zu berücksichtigen. Bei einem Teil dieser Aspekte wird auf (relativ) stabiles Wissen rekurriert, während bei anderen eine ständige diagnostische Suchhaltung vorausgesetzt wird. Die Dichte diagnostischer Informationsverarbeitung variiert im Lauf einer Therapie; zu Beginn und in Phasen der Neuorientierung (Auftauchen neuer Ziele, Auftreten von „Widerstand" etc.) wird normalerweise ein größerer Teil der gesamten Informationsverarbeitung durch Diagnostik beansprucht. Mindestens die Aufnahme von potentiell diagnostisch relevanten Rohinformationen ebenso wie die Überprüfung des Passens zur bisherigen

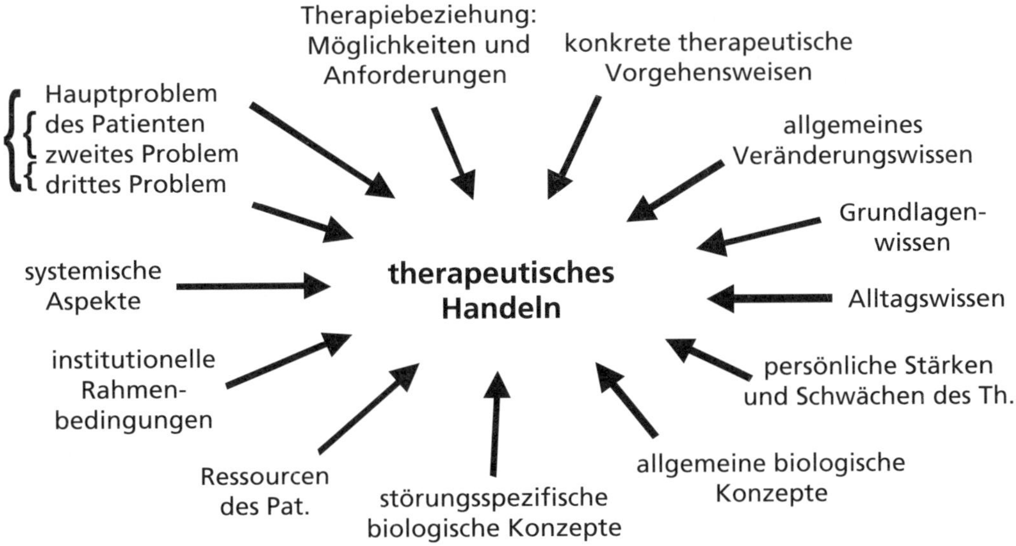

Abb. 4: Neukonstruktionsmodell therapeutischen Handelns

Sicht laufen aber ständig mit. Dadurch hat dieses Handlungsmodell auch starke Implikationen für den diagnostischen Prozess, der dadurch noch kontinuierlicher wird (s. **Abb. 4**).

Caspar und Grawe (1994) gehen davon aus, dass ein solches Handlungskonstruktionsmodell letztlich plausibler und nützlicher ist als andere, stärker vereinfachende und standardisierende Modelle, weil es eher dem entspricht, wie erfahrene Therapeuten ohnehin vorgehen. Dazu ist allerdings zu sagen, dass alle präskriptiven Modelle daran kranken, dass wir von ausreichenden empirischen Erkenntnissen, wie Praktiker in realen Situationen tatsächlich denken/empfinden bzw. diagnostizieren, noch weit entfernt sind. Die Lücken werden erst sehr langsam gefüllt (Caspar, 1995, 1997). Präskriptive Modelle setzen also an etwas an, das gar nicht genau genug bekannt ist, und man kann so kaum erwarten, optimale Ergebnisse zu erzielen.

Ein gutes Beispiel dafür ist die intuitive Informationsverarbeitung. Die klassische Haltung hierzu ist, dass Intuition schlecht sei und im Dienste der Professionalität durch Rationalität ersetzt werden müsste. Diese Haltung basiert aber eher auf einer gewissen konzeptuellen Hilflosigkeit der wissenschaftlichen Psychologie gegenüber dem Phänomen und weniger auf Untersuchungen zur Leistungsfähigkeit der unterschiedlichen Modalitäten unter realistischen Arbeitsbedingungen (Pascual-Leone, 1990; Caspar, 1997): Dass viele klinische Leistungen (wie z. B. Mustererkennung, Entscheiden unter Unsicherheit und Zeitdruck etc.) ohne erhebliche intuitive Anteile kaum zu erbringen sind, ist aber nicht zu verkennen. Präskriptive Modelle sollten sich deshalb eher auf die Frage konzentrieren, wie denn verschiedenen Arten der Informationsverarbeitung sinnvoll miteinander kombiniert werden können. Individuelle Besonderheiten in der Informationsverarbeitung mit ihren Vor- und Nachteilen wurden in der bisherigen Forschung viel zu wenig beachtet (Holt, 1988). Hier gilt es in Zukunft aufzuholen (Caspar, 1997; 2006a,b).

6.2 Allgemeine Vorschläge zum Verbessern der diagnostischen Leistung

Drei Ideen zum Verbessern der – wie in Abschnitt 3.2 dargestellt – oft nicht zufriedenstellenden diagnostischen Leistungen liegen nahe:

1. Geeignete präskriptive Modelle vorgeben
2. Spezifische Maßnahmen zur Vorbeugung gegenüber bestimmten Fehlern
3. Gezielte Ausbildung für diagnostische Fähigkeiten

Auf allgemeine präskriptive Modelle wurde schon eingegangen, auf Ausbildung bezieht sich ein Abschnitt weiter unten im Text. An dieser Stelle geht es um die Frage, wieweit durch spezifische Maßnahmen diagnostische Leistungen verbessert werden können. Ein ernsthaftes Hindernis ist die Beschränktheit der Introspektion von Therapeuten: Sie können nur sehr beschränkt darüber Auskunft geben, was sich in ihnen abspielt (Caspar, 1995, 1997; Nisbett & Wilson, 1977).

Vertreter des statistischen Ansatzes ging es nicht immer nur um eine *deskriptive* Annäherung, bei der die Abbildung von Urteilen in quantitative Werte für die Forscher einen großen Vorteil beim Vergleich mehrerer Beobachtungen darstellt; es ging ihnen durchaus auch um die *präskriptive* Perspektive. Immerhin riet mit Benjamin Franklin ein ernstzunehmender Mann seinen Freunden, Entscheidungen auf der Basis einer „Prudential Algebra" zu treffen. Das steht ganz im Einklang mit moderneren Überlegungen: „If the equation outperforms the judge ... the judge can ‚bootstrap' himself – achieve a better performance – by replacing himself with this equation" (Dowie & Elstein, 1988, S. 8.; vgl. auch Abschnitt 3.2). Das wäre für den menschlichen Diagnostiker durchaus auch unangenehm. Es gibt aber eine ebenfalls schon recht alte *Skepsis* gegenüber solchen Modellen: Bereits William James argumentierte unter dem Schlagwort „Quantification Error" gegen die Annahme, komplexe Gegenstände ließen sich in einfache Zahlen zerlegen (Hastie, 1993). Diese Skepsis ist auch heute noch verbreitet.

Der Statistical Approach macht weitgehende Voraussetzungen, was die Anwendbarkeit von Kategorien auf alle Patienten und die Datenqualität betrifft. Der statistische Ansatz lässt sich also gar nicht in allen Situationen anwenden, und nicht zuletzt damit hängt zusammen, dass in der Praxis statistische Modelle kaum in reiner Form eingesetzt werden. Damit kann aber nicht hinreichend erklärt werden, warum Menschen sich nicht nur *spontan* (nach Maßgabe formaler Modelle) „falsch" verhalten, sondern auch, wenn sie darauf hingewiesen werden, beim „falschen" Verhalten *bleiben* wollen. Solche Beobachtungen „have occasioned much lively debate about the status of the theory and of our understanding of what it means to be rational" (Dowie & Elstein, 1988, S. 19).

Vertreter des statistischen Ansatzes sind hartnäckig: Auch bei gleichen Ergebnissen sei der statistische Ansatz überlegen, weil billiger. Er komme ohne Teamsitzungen mit hochbezahlten Klinikern aus; eine Hilfsperson oder ein Computerprogramm kann die Entscheidungen fällen (Grove et al., 2000).

Die Erwartung, dass Fehler deutlich reduziert werden können, wenn man diese erst einmal kennt und darauf achtet, sie nicht zu begehen, liegt nahe. Die *vorschnelle* Umsetzung von empirischen Erkenntnissen in die Praxis hat dem Ansehen der Wissenschaft im Bereich Clinical Judgment allerdings eher geschadet (Shapiro, 1979), weil Kliniker begreiflicherweise eher allergisch reagieren, wenn ihre komplexe Handlungssituation – zumindest nach ihrem Empfinden – zu stark auf einzelne Aspekte reduziert wird und stattdessen Vorschläge gemacht werden, deren Konsequenzen auf das gesamte Handeln zu wenig reflektiert, geschweige denn auf extern valide Art untersucht sind. Eine Unterscheidung von Fehlern stammt von Faust (1986), der „bad habits of doing the wrong thing" (S. 422) – wie schlechtes Nutzen von Basisraten, fehlerhaftes Erfassen von Kovariation und Confirmatory Bias – von einer „inability to do the right thing" unterscheidet. Beide Fehlerarten bedürften systematischer Beachtung gezielter Strategien, um ihre Wahrscheinlichkeit zu reduzieren. Systematische Verbesserungsansätze, die sich mit beiden Arten von Fehlern auseinandersetzen, sind mir nicht bekannt.

Kaplan und Frosch (2005) weisen auf Studien hin, nach denen Hinweise auf Fehler nicht verhindern, dass dieselben weiter gemacht werden. Arkes (1981) bezeichnet das Benennen von Biases, verbunden mit der Aufforderung, Fehler nicht zu machen, als „absolutely worthless" (S. 326). Als wirksam haben sich Aufforderungen zum Produzieren von Alternativen erwiesen; die einfache Frage „Könnte es auch anders sein?" gehört anscheinend zu den wirksamsten Maßnahmen zum Vermeiden von Fehlern.

Das Studieren von allgemeinen Fehlerquellen bzw. Verzerrungsursachen hat durchaus greifbare Konsequenzen gehabt: So waren in früheren kategorialen diagnostischen Systemen massive Störungen der Übereinstimmung zwischen Urteilern an der Tagesordnung. Bei den Revisionen wurde die negative Wirkung einer Orientierung an nosologischen Modellen, oder allgemeiner: der theoretischen Orientierung von Therapeuten deutlich. Der bekannte Verzicht auf Nosologie hat zur Erhöhung der Übereinstimmung erheblich beigetragen, führte aber andererseits für diejenigen Therapeuten, deren Nosologie für eine Störung oder einen Patienten gut gepasst hätte, zu einer Abnahme des praktischen Nutzens. Da eine gute Nosologie in der Praxis wichtig ist und nicht leicht aufgegeben wird, führt dies dann eher dazu, dass die DSM-/ICD-Diagnose in der Praxis keine grosse Rolle spielt oder auch aktiv in ihrer Bedeutung in Frage gestellt wird, als dass die Nosologie aufgegeben würde.

Das Glas ist bekanntlich immerhin halb voll, wenn es halb leer ist: Was die *systematische*, der Komplexität praktischen diagnostischen Handelns gerecht werdende, auf empirische Erkenntnisse gestützte Entwicklung präskriptiver Modelle betrifft, sind wir noch nicht allzu weit. In Bezug auf einzelne Verfahren liegen dagegen Handlungsanweisungen vor, die durchaus geeignet sind, zumindest gute diagnostische Leistungen hervorzubringen. Dazu gehören z. B. die Anweisungen zur Anwendung von DSM-/ICD-Kategorisierungen, Anweisungen zu Einsatz, Auswertungen und Interpretation einzelner Fragebögen oder die präskriptiven Modelle zum Erschließen von Fallkonzeptionen unter Akzentuierung der Einbettung in den Kontext ebenso wie der detaillierten Zusammenhänge einzelner Probleme (Makro- und Mikroanalyse, funktionale Verhaltensanalyse: Kap. 4 in diesem Band; Plananalyse: Kap. 6 in diesem Band). Dieser ganze Band ist voll von präskriptiven Hinweisen, die geeignet sind, zu Verbesserungen des diagnostischen Prozesses beizutragen.

6.3 Merkmalsdiagnostik

Die Merkmalsdiagnostik ist vergleichsweise schnell abzuhandeln: Merkmale können überwiegend einfach und direkt mit standardisierten Diagnostika erfasst werden. Standardbatterien helfen dabei (Fydrich, Laireiter, Saile & Engberding, 1996). Soweit es um Störungsdiagnostik geht, sind standardisierte Interviews hilfreich. Selbst wenn Praktiker diese nicht genau wie vorgesehen einsetzen können, helfen ihnen doch gute Kenntnisse dieser Interviews, in ihrer Befragung und Interpretation der Befunde keine allzu gravierenden Fehler zu machen.

Wichtig ist im diagnostischen Prozess vor allem, Diagnostika so einzusetzen, dass ein Maximum an Validität zu erreichen ist. So sollte u. a. eine wertschätzende, Vertraulichkeit garantierende Umgebung selbstverständlich sein. Bei paranoiden Patienten muss z. B. manchmal, auch wenn dann keine echte Prä-Messung vorliegt, bis zum Abklingen manifester Paranoia gewartet werden. Wo Umstände (z. B. unfreiwilliger Klinikaufenthalt) oder Störungen (z. B. Einsetzen von Fragebögen zum Idealisieren vs. Strafen des Therapeuten durch manche Borderline-Patienten) die Validität einschränken, muss das in der Interpretation berücksichtigt werden.

6.4 Fallkonzeptionen

Fallkonzeptionen sieht Eells (2001; vgl. auch Caspar, 1996) als zentrale klinische Aufgabe an. Eine gute Fallkonzeption hilft, komplexe und manchmal widersprüchliche Information zu organisieren und aus einem Verständnis für den Patienten heraus Empathie zu entwickeln. Sie ist die Grundlage der Therapieplanung und hilft beim Feststellen von Veränderungen. Sie ist in ständiger Wandlung begriffen, während die Therapie fortschreitet und der Patient auf Interventionen reagiert, die aus früheren Versionen der Fallkonzeption abgeleitet waren.

Eells (2007) beschreibt auch den Aufbau einer Fallkonzeption: Diese enthält deskriptive Informationen, auf denen die Hypothesen der Konzeption aufbauen, sowie präskriptive Empfehlungen, die aus den Hypothesen resultieren. Die deskriptive Komponente beinhaltet die zentralen „Fakten" des Lebens und der zentralen Probleme einer Person. Obwohl die Auswahl der „Fakten" niemals unbeeinflusst von Vorannahmen erfolgen kann, umfasst dieser Bereich üblicherweise keine Interpretationsversuche. Die präskriptive Komponente sollte sich direkt aus den Beschreibungen und Hypothesen ergeben und einen Plan für die Behandlung des Individuums vorschlagen. Die spezifischen Kategorien einer Fallkonzeption sind abhängig von dem jeweiligen Ansatz, nach dem der Therapeut sich richtet. Mögliche Kategorien sind: Symptome und Probleme, auslösende Ereignisse, Selbst- und Fremdkonzepte, maladaptive interpersonale Verhaltensmuster, Methoden der Gedanken- und Emotionskontrolle, Stärken und Ressourcen, Wünsche und Befürchtungen, körperliche Ursachen, Einflüsse der Umwelt. Die Entwicklung einer Fallkonzeption wird dadurch erleichtert, dass der Therapeut a priori Kategorien im Hinterkopf hat, die mit Informationen vom Patienten oder von anderen (z. B. Angehörigen) ausgefüllt werden (Eells, 2001).

Mit dieser Beschreibung wird deutlich, dass bei Fallkonzeptionen deutlich mehr Vorwissen und Interpretationen von Therapeuten eingehen als in der Diagnostik einfacher Merkmale und dass dadurch potentiell auch verstärkt Verzerrungen die Türen geöffnet werden. Gleichzeitig ist aber auch klar, dass Behandlungsfehler eher vorkommen, wenn zu wenig in Fallkonzeptionen investiert wird. Bei drei Misserfolgen, die an einem Kongress-Symposium zu „schlechten Therapien" vorgestellt wurden, meinten die Therapeuten selbstkritisch (unabhängig und ohne dass ihnen diese Sicht von außen nahegelegt worden wäre), bei einer größeren Investition in Fallkonzeptionen wären ihre Fälle keine Misserfolge geworden. Schließlich ist auch zu bemerken, dass Fallkonzeptionen nicht statisch sind, sondern sich im Verlauf einer Therapie durch Ergänzungen und Korrekturen deutlich ändern können: Wenn sie Fehler enthalten, besteht durch die Einbettung in den therapeutischen Pro-

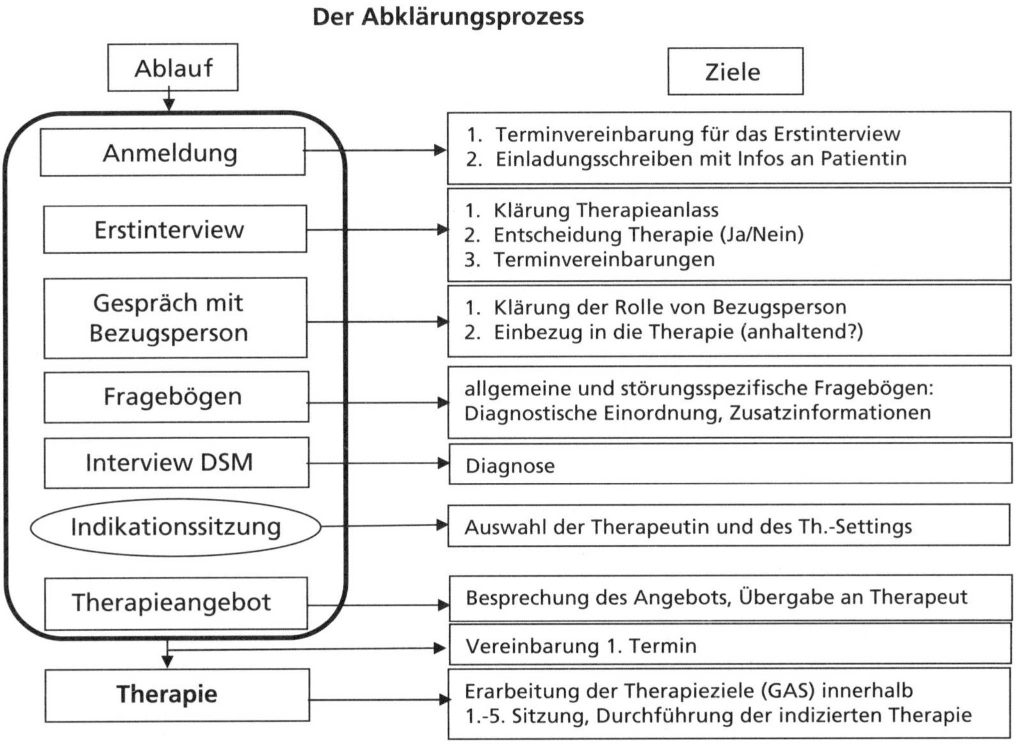

Abb. 5: Abklärungsprozess an einigen psychotherapeutischen Ambulanzen (nach Grawe, 1998, S. 632)

zess eine gute Chance, dass sie durch neue Informationen, Ausbleiben von Effekten von Interventionen, die aus ihnen abgeleitet wurden, etc. verändert werden.

Die Fähigkeit von Therapeuten, gute Fallkonzeptionen zu erarbeiten, ist bisher noch wenig untersucht. Eells, Kendjelic und Lucas (1998) halten eine gute Balance zwischen Beobachtungen und Interpretationen für zentral. Dass die Investition in Fallkonzeptionen lohnend erscheint, mag an an die von Glaser und Chi (1988) formulierten Charakteristika von Experten erinnern: Der Befund, dass Experten komplexere Fallkonzeptionen entwickeln und in den verschiedenen Fallkonzeptionen stärker konsistent und systematisch vorgehen als Novizen (Cummings, Hallberg, Martin, Slemon & Hiebert, 1990; Eells et al., 2005; Hillerbrand & Clairborn, 1990; Martin, Slemon, Hiebert, Hallberg & Cummings, 1989; Mayfield, Kardash & Kivlighan, 1999), lässt an den Befund aus der Expertiseforschung denken, dass Experten ein Problem in ihrer Domäne auf einer prinzipielleren oder „tieferen" Ebene repräsentieren und umfassende bedeutsame Muster wahrnehmen. Auch die schnellere Aufgabenbearbeitung durch Experten (Mayfield et al., 1999) entspricht der Charakterisierung von Glaser und Chi.

Ein Grundproblem beim Verbessern der Qualität von Fallkonzeptionen ist, dass bei diesen in der Regel weniger klar als etwa bei der Symptomdiagnostik objektiviert werden kann, was die *richtige* Sicht ist. Nach unserer Erfahrung sind häufige Vergleiche, etwa innerhalb von Kleingruppen,

beim Erlernen von Fallkonzeptionen hilfreich. Ferner sollte immer wieder „zurückgelehnt“ werden, um sich zu fragen, ob das Erschlossene insgesamt dem Patienten entspricht oder ob Wichtiges fehlt. Man konzentriert sich z. B. zunächst verständlicherweise oft auf die *problematischen* Seiten im Funktionieren eines Patienten, was aber zumindest später durch die Ressourcenperspektive ergänzt werden sollte.
Ein guter Weg zur Erhöhung der Qualität von Diagnostik und Indikation ist die Beteiligung mehrerer Personen an einer Prozedur, die etwas aufwändiger ist als das in den meisten in psychotherapeutischen Praxen Übliche (s. **Abb. 5**). Eine solche Prozedur ist zumindest für Ausbildungspraxen empfehlenswert, selbst wenn Kandidaten später in ihrer Praxis kein solches Vorgehen realisieren können: Für einige Zeit an Ausbildungsambulanzen an solchen Prozessen teilzunehmen, kann dazu beitragen, das Urteilsvermögen von Auszubildenden zu schulen, und das ist ein Gewinn, wenn nicht gar Voraussetzung für eine vereinfachte, aber dennoch qualitativ gute spätere Praxis.

7 Ausbildung

In typischen Therapieausbildungen wird bezüglich der Diagnostik Wissen zu verschiedenen Störungen vermittelt, ebenso wie zu diagnostischen Verfahren oder verschiedenen Ansätzen der Fallkonzeption. Diese sind von der klassischen lerntheoretischen Analyse oder aber von psychodynamischen Konzepten ausgehend ständig erweitert worden. In der Verhaltenstherapie wurde z. B. die „Organismusvariable“ verstärkt beachtet, die „Kognitive Wende“ hinterließ ihre Spuren ebenso wie die Handlungstheorien und später viele weitere Entwicklungen. Aus der S-R-C-Analyse wurde S-O-R-K-C, es kamen ABC- Plan- und Schema-Analyse hinzu (Caspar, 1997; s. a. Kap. 4 und 6 in diesem Band). Auch die psychodynamischen Ansätze haben mit dem OPD-System (Kap. 8 in diesem Band) therapiebezogene Diagnostik systematisiert. Neuerdings wird gefordert, auch der Neurobiologie vermehrt Beachtung zu schenken (u. a. Grawe, 2004; Caspar, Koch & Schneider, 2004). Zweifellos waren die Entwicklungen wichtig, es wurden gravierende Mängel behoben. Dennoch lassen sich Ansätze nicht beliebig erweitern. Ausbildungskandidaten, die v. a. die Schema-Analyse erlernen, lernen zwar auch lerntheoretische funktionale Analysen, üben diese aber zumindest nicht so ausführlich wie Kandidaten, in deren Ausbildung diese Analysen einen zentraleren Stellenwert haben. Misch (2000) beklagt, dass, ganz im Einklang mit eigenen Befürchtungen des Autors (Caspar, 2003), Kliniker mit dominant neurobiologischer Ausbildung die Analyse psychosozialer Zusammenhänge schlechter beherrschen. Man kann also nicht ohne „Schaden“ für Bestehendes immer weitere Aspekte hinzunehmen. Das ist immerhin zu bedenken, auch wenn die Entwicklung nicht nur nicht aufzuhalten, sondern insgesamt auch positiv zu bewerten ist, u. a. weil das Hinzunehmen weiterer Aspekte auch Zugang zu einer breiteren Palette von Interventionsmöglichkeiten schafft und dadurch potentiell zu einem patientengerechteren Vorgehen führt.
Ein größeres Problem liegt woanders: Psychotherapieausbildungen einschließlich ihrer diagnostischen Teile bestehen heute noch zum großen Teil aus der Vermittlung deklarativen Wissens, *Prozeduren* werden zwar auch, aber vergleichsweise wenig vermittelt. Die Ergebnisse der Expertiseforschung legen demgegenüber nahe, dass die außergewöhnlichen Leistungen von Experten nur geringfügig auf Unterschiede im *inhaltlichen Wissen*, sondern hauptsächlich

auf anders ablaufende *Prozesse* zurückzuführen sind. Prozesse aber sind schwerer zu erlernen und zu verändern als Inhalte (s. oben zu deklarativ vs. prozedural; Rønnestad & Skovholt, 1993; Caspar, 2005). Auch wenn u. a. Übungen zur Entwicklung von Fallkonzeptionen, aber auch in der Supervision Prozesse relativ direkt diskutiert und geübt werden, werden Therapeuten in Ausbildung bei der Entwicklung von Prozessen weitgehend alleingelassen. Man vermittelt, was am leichtesten zu vermitteln ist (einschließlich *deklaratives* präskriptives Wissen zu Prozessen: „So musst du vorgehen!") und hofft (soweit man sich der Bedeutung der Prozesse überhaupt bewusst ist, dass diese sich von selbst entwickeln). Mir ist keine einzige Studie bekannt, die zeigen würde, dass z. B. der *Hinweis* (deklaratives Wissen), welche Fehler nicht zu machen seien, zu weniger Fehlern und verbesserten Leistungen geführt hätten. Dass die Vermittlung deklarativen Wissens nicht die einzige Möglichkeit ist, macht u. a. das Konzept der *deliberate practice* (Ericsson, Krampe & Tesch-Römer, 1993) deutlich.

In vielen verschiedenen Bereichen (wie Schach, Musik, Mathematik, Sport, medizinische Diagnostik) gibt es Hinweise darauf, dass Individuen zehn oder mehr Jahre zur Vorbereitung benötigen, um zu Experten zu werden (Ericsson et al., 1993). Bloße Wiederholung von Tätigkeiten über einen langen Zeitraum genügt aber nicht, um eine exzellente Leistungsfähigkeit zu entwickeln: Der Arbeitsgruppe um Ericsson zufolge ist dazu *deliberate practice* notwendig, also ein systematisches, gezieltes Üben der Prozesse. Interessant sind hier die unterschiedlichen Konnotationen von *practice* im Englischen und *Praxis* im Deutschen: Während *Praxis* von „künstlichem" Üben eher abgegrenzt wird, kann *practice* sowohl Praktizieren als auch Übung bedeuten (Caspar, 2005). Tatsächlich halte ich es für einen falschen Mythos, dass *alle* Aspekte oder Teile klinischer Informationsverarbeitung am besten in der realen Praxis gelernt werden (Caspar, 2003, 2005).

Zur Charakterisierung von *deliberate practice* nennen Ericsson und Mitarbeiter (1993) vier Bedingungen, die für optimales Lernen und bestmögliche Leistungsverbesserung gegeben sein müssen:

1. Die Motivation der Lernenden, sich mit der Aufgabe zu befassen und sich für das Ziel der Leistungsverbesserung anzustrengen, ist von entscheidender Bedeutung.
2. Die Gestaltung der Aufgabe sollte das bestehende Wissen der Lernenden beachten, so dass die Aufgabe nach einer kurzen Instruktion korrekt verstanden werden kann.
3. Die Lernenden sollten unmittelbares, informatives Feedback erhalten.
4. Die Lernenden sollten die gleichen oder ähnliche Aufgaben wiederholt durchführen und Fehler korrigieren können.

Die übliche klinische Praxis bietet viel zu wenig angemessenes Feedback, um Fähigkeiten zu verbessern und auf schädliche Gewohnheiten aufmerksam zu werden (Einhorn & Hogarth, 1978; Grove et al., 2000). Dass Praxis selbst Gelegenheit zu *deliberate practice* gäbe, ist nur sehr eingeschränkt zu erwarten.

Wie weit tragen Ausbildungsprogramme zur Entwicklung von diagnostischen Fähigkeiten bei? Die Befundlage hierzu ist dürftig (Beutler, 1997; Beutler et al., 2004; Binder, 1993, 2002; Stein & Lambert, 1995; Lambert & Ogles, 2004; Becker, 2005): „Training models are based on tradition, not research" (Piper, 2004, S. 222). Ultimatives Kriterium für einen guten Ausbildungserfolg wäre die Wirksamkeit von Therapien, die von Therapeuten in bzw. nach einer Ausbildung durchgeführt werden, wobei ein Rückschluss auf die Qualität der zugrundeliegenden diagnostischen Prozesse wegen der vielen intervenierenden Variablen natürlich nur eingeschränkt möglich ist. Außerdem werden Effekte von Ausbildungstherapien noch längst nicht flächendeckend erfasst, geschweige denn zwischen verschiedenen Ausbildungsvarianten vergleichend ausgewertet.

Näher an den diagnostischen Prozessen wäre eine Beurteilung von Fallkonzeptionen (Eells et al., 2005). Systematisch evaluiert wird im Übrigen v. a. dort, wo die Einführung *neuer* Ausbildungselemente eine spezielle Legitimation erfordert, speziell wenn sie innovativ sind. So berichten Lambert und Meier (1992) Ergebnisse von einem Training, in dem anhand dreier computerisierter Fallsimulationen sowohl diagnostische als auch Behandlungsprozesse simuliert werden. Neben einer guten Akzeptanz der Computersimulation zeigten sich Effekte bei Undergraduate- und Graduate-Studierenden, wobei Undergraduates die Interviews weniger breit anlegten.

Westera, Hommes, Houtmans und Kurvers (2003) beschreiben DIAGNOST, ein Multimedia-Trainingsprogramm, das Studierende mit einer simulierten Umgebung auf die praktische Arbeit mit realen Patienten vorbereitet. In der Rolle von psychologischen Diagnostikern sehen sich Benutzer drei verschiedenen Klienten gegenüber, die um psychologischen Rat fragen. Sie werden angeleitet, einem speziellen diagnostischen Zyklus zu folgen und einen Abschlussbericht mit Schlussfolgerungen und Empfehlungen zu verfassen. Dass die Fragen ebenso wie die resultierende Sicht in Multiple-Choice-Alternativen ausgedrückt werden, bedeutet eine beträchtliche Einschränkung der Übertragbarkeit in die Praxis. Auch die befragten Studierenden nahmen zum Teil die Beschränkung auf die Auswahl von Antwortalternativen als störend wahr: Einige gaben an, dass sie lieber eigene Hypothesen formuliert hätten, als lediglich Sätze aus Listen auszuwählen. Die Beschränkung auf wenige Alternativen macht das Programm auf der anderen Seite leistungsfähig: Für jede getroffene Entscheidung kann das Programm Feedback generieren. Die Benutzer können dabei wählen, wie spezifisch sie sich Feedback wünschen.

Jacobs, Heymann und Kuhn-Sürig (2002) untersuchten im Rahmen des Psychologiestudiums ein Multimedia-Trainingsprogramm für schwierige Therapiesituationen. Lernende werden angewiesen, auf den Patienten, den sie am Bildschirm sehen, direkt und spontan zu reagieren. Sie werden dabei aufgenommen, so dass sie anschließend mit ihrer Reaktion konfrontiert werden und Feedback vom Dozenten erhalten können. In einer Kleingruppe erprobt der Studierende im Anschluss alternative Reaktionen, wobei der Trainer zwischenzeitlich immer wieder Feedback gibt. Durch das Training wurden signifikante Verbesserungen in den Dimensionen Empathie, Akzeptanz, Kongruenz und Selbsteinbringung des Therapeuten sowie Ansprechen der therapeutischen Beziehung erreicht (Effektstärken zwischen 0.8 und 1.8). Die computergestützte Version ist der Video-Version hierbei tendenziell überlegen. Die Autoren führen dies auf motivationale Einflüsse zurück: Mit Web-Kamera und PC zu arbeiten scheint motivierender zu sein als mit Videokamera und -rekorder. Auch Suler (1987) berichtet von einer guten Akzeptanz gegenüber dem Einsatz eines Computertools in einem Undergraduate-Kurs in Klinischer Psychologie. Caspar, Benninghoven und Berger (2004) setzten ein feedbackintensives Computerprogramm ein, um die Fähigkeit zu steigern, eine kohärente Sicht von auf Video präsentierten Fällen zu entwickeln. Akzeptanz und Trainingseffekte waren in einer kontrollierten Studie positiv. Caspar, Berger und Hautle (2004) nutzten einen leistungsfähigen Ansatz aus der Cognitive Science, die „Latent Semantic Analysis“ (Landauer, Folz & Laham, 1998), um ein Handicap anderer Ansätze zu überwinden: Die Notwendigkeit, explizite Alternativen vorzuformulieren und einfache „richtig/falsch“-Bewertungen vorzugeben,

um auf dieser Basis schnelles Feedback geben zu können. Das von Caspar und Kollegen verwendete Programm kann frei formulierten Text „verstehen“, indem seine Elemente in einem „semantischen Raum“ einer klinisch-diagnostischen Wissensbasis sowie Expertenmeinungen zu demselben klinischen Material (Videoaufzeichnungen von Erstgesprächen) zugeordnet werden. Mit dem Programm können dann verschiedene Formen von Feedback abgerufen werden, die Lösung kann ergänzt und verbessert werden, gefolgt von neuem Feedback. Schließlich unterstützt das Programm ein systematisches Explorieren der Expertenantworten. Dadurch wird auch – dem komplexen klinischen Gegenstand angemessen! – deutlich, dass es oft kein eindeutiges Richtig vs. Falsch gibt und dass auch Expertenurteile, u. a. in Abhängigkeit von therapeutischer Orientierung und Erfahrungshintergrund, variieren können. Die Akzeptanz für das Modul ist gut und Effekte, ebenfalls in einem kontrollierten Vergleich, sind beträchtlich.
Sehr unterschiedliche Trainingsmodule scheinen, zusammenfassend, positiv aufgenommen zu werden (Berger, 2004). Der Einsatz von Computern scheint besonders befürwortet zu werden, ebenso die Einbindung von Fallmaterial und die Möglichkeit, freie Texte zu formulieren. Feedback wird gerne genutzt, besonders dann, wenn es ausführlich ist.
Um Missverständnisse zu vermeiden: Die zugrundeliegende Erwartung ist nicht etwa, traditionelle Ausbildungselemente, wie z. B. Supervision oder Selbsterfahrung (in der idealerweise typische Quellen der Verzerrung entdeckt und kompensiert werden) überflüssig zu machen. Es geht vielmehr darum, zentrale skills intensiver zu trainieren, als das traditionellerweise geschieht. Das sollte auch Ausbildungselementen wie Supervision oder direkter Erfahrung als Therapeut zugutekommen: Das, worauf es „eigentlich“ ankommt, die Beherrschung komplexer Situationen mit einer Flut von weichen Informationen und oftmals großem Handlungsdruck, kann – das ist zumindest plausibel – besser gelernt werden, wenn die Basics ohne große Anstrengung beherrscht werden. Es wäre deshalb falsch, einen Gegensatz zwischen einfachen skills und „diagnostischer Kunst“ (oder wie immer man das „Eigentliche“ nennen mag) aufzumachen.
Nach meiner Einschätzung steht dem systematischen Einsatz spezifischer, auf Wirksamkeit untersuchter Ausbildungsmodule eine starke Entwicklung bevor (Caspar, 2003). Sie werden sich mit oder ohne Computerunterstützung stark an die Idee der *deliberate practice* anlehnen, vor allem im Bereich klinischer Hypothesenbildung. Dies wird Auszubildenden und recht direkt dann auch ihren Patienten zugutekommen.

8 Schluss

Diagnostik – nicht nur, aber auch im Kontext von Psychotherapie – ist ein prozesshaftes Geschehen. Vieles spricht dafür, dass optimale Diagnostik nur möglich ist, wenn dem Rechnung getragen wird. Deshalb sind eine nüchterne Analyse der gegenwärtig ablaufenden Prozesse mit all ihren Stärken und Schwächen, präskriptive Modelle und Ansätze zum gezielten Verbessern von Fähigkeiten ebenso wichtig wie das inhaltliche Weiterentwickeln von Diagnostika. Ob das Glas dabei als halb voll (es liegen immerhin viele Kenntnisse zum Prozess und präskriptive Modelle vor) oder als halb leer (Kenntnisse sind immer noch lückenhaft, praxisgerechte Konzepte sollten weiterentwickelt werden, Möglichkeiten zum gezielten Entwickeln klinisch-diagnostischer Skills sind längst nicht ausgereizt) angesehen wird, kann so oder so gesehen werden und ist sicher auch vom Argumentationskontext abhängig.

Literatur

Amelang, M. & Zielinski, W. (Hrsg.). (1997). *Lehrbuch der Psychologischen Diagnostik*. Berlin: Springer.

Anderson, N.H. (1972). Looking for configurality in clinical judgment. *Psychological Bulletin, 78*, 93–102.

Anderson, N.H. (1981). *Foundations of information integration theory*. New York: Academic Press.

Arkes, H.R. (1981). Impediments to accurate clinical judgment and possible ways to minimize their impact. *Journal of Consulting and Clinical Psychology, 49*, 323–330.

Becker, K. (2005). *Hypothesenbildung bei Psychologiestudierenden auf der Basis von psychotherapeutischen Erstgesprächen. Effekte computergestützten Trainings auf die Vollständigkeit der Sicht von Patienten*. Unveröffentlichte Diplomarbeit, Universität Freiburg.

Berger, M., Antes, G. & Hecht, H. (2004). Die Lehrbuchrelevanz von evidenzbasierter Medizin und der Cochrane Collaboration. In M. Berger (Hrsg.), *Psychische Erkrankungen. Klinik und Therapie* (S. 3–16). München: Urban & Fischer.

Berger, T. (2004). Computer-based technical applications in psychotherapy training. *Journal of Clinical Psychology, 60*, 301–315.

Berking, M., Orth, U. & Lutz, W. (2006). Wie effektiv sind systematische Rückmeldungen des Therapieverlaufs an den Therapeuten? Eine empirische Studie in einem stationär-verhaltenstherapeutischen Setting. *Zeitschrift für Klinische Psychologie und Psychotherapie, 35* (1), 21–29.

Beutler, L.E. (1997). The psychotherapist as a neglected variable in psychotherapy: An illustration by reference to the role of therapist experience and training. *Clinical Psychology: Science and Practice, 4*, 44–52.

Beutler, L.E., Alimohamed, S., Harwood, T.M., Talebi, H., Noble, S. & Wong, E. (2004). Therapist variables. In M. Lambert (Ed.), *Bergin & Garfield's Handbook of psychotherapy and behavior change* (5th ed., pp. 227–307). New York: Wiley.

Beutler, L.E. & Wong, E. (2006) Individualisierte Behandlungsplanung. In B. Strauss, F. Hohagen & F. Caspar (Hrsg.), *Lehrbuch der Psychotherapie* (S. 1119-1142). Göttingen: Hogrefe

Binder, J.F. (2002, August). *What we know about psychotherapy training*. Paper presented at the Eighteenth World Congress of Psychotherapy, Trondheim, Norway.

Binder, J.L. (1993). Is it time to improve psychotherapy training? *Clinical Psychology Review, 13*, 301–318.

Brammer, R. (2002). Effects of experience and training on diagnostic accuracy. *Psychological Assessment, 14*, 110–113.

Bransford, J.D., Brown, A.L. & Cocking, R.R. (Eds.). (1999). *How people learn: Brain, mind, experience, and school*. Washington, DC: National Academy Press.

Brehmer, B. & Slovic, P. (1980). Information integration in multiple-cue judgments. *Journal of Experimental Psychology: Human Perception and Performance, 6*, 302–308.

Bromme, R. & Hömberg, E. (1976). Methodische Probleme und Möglichkeiten der Untersuchung sprachlich gefasster handlungsregulierender Kognitionen. In W. Volpert (Hrsg.), *Beiträge zur psychologischen Handlungstheorie* (S. 105–120). Bern: Huber.

Butcher, J.N., Perry, J. & Hahn, J. (2004). Computers in clinical assessment: Historical developments, present status, and future challenges. *Journal of Clinical Psychology, 80*, 331–345.

Caspar, F. (1995). *Hypothesenbildungsprozesse in psychotherapeutischen Erstgesprächen. Probleme und Möglichkeiten des empirischen Zuganges*. Unveröffentlichte Habilitationsschrift, Universität Bern.

Caspar, F. (1996a). *Beziehungen und Probleme verstehen. Eine Einführung in die psychotherapeutische Plananalyse* (2. überarb. Aufl.). Bern: Huber.

Caspar, F. (1996b). Die Anwendung standardisierter Methoden und das individuelle Neukonstruieren therapeutischen Handelns. In H. Reinecker & D. Schmelzer (Hrsg.), *Verhaltenstherapie, Selbstregulation, Selbstmanagement* (S. 23–47). Göttingen: Hogrefe.

Caspar, F. (1997). What goes on in a psychotherapist's mind? *Psychotherapy Research, 7*(2), 105–125.

Caspar, F. (1999). „So, wie es im Lehrbuch steht, funktioniert es nicht!" Wie funktioniert es dann? *Psychotherapeut, 44*, 183–185.

Caspar, F. (2000a).Therapeutisches Handeln als individueller Konstruktionsprozess. In J. Margraf (Hrsg.), *Lehrbuch der Verhaltenstherapie, Bd. 1* (S. 155–166). Berlin: Springer.

Caspar, F. (2000b). Die Essenz qualifizierter Psychotherapie: Perspektiven psychotherapeutischer Urteilsbildung und Entscheidung. In M. Hermer (Hrsg.), *Psychotherapeutische Perspektiven* (S. 121–137). Tübingen: DGVT.

Caspar, F. (2003). Psychotherapy research and neurobiology: Challenge, chance, or enrichment? (SPR Presidential Adress Santa Barbara) *Psychotherapy Research, 13*, 1–23.

Caspar, F. (2004). Technological developments and applications in clinical psychology and psychotherapy: Introduction. *Journal of Clinical Psychology, 60*, 221–238.

Caspar, F. (2006a). Theorie und Praxis der Diagnostik, Prognose, Indikationsstellung, Fallkonzeptualisierung und Behandlungsplanung in der Verhaltenstherapie. In B. Strauss, F. Caspar & F. Hohagen (Hrsg.), *Lehrbuch der Psychotherapie* (S. 1143–1178). Göttingen: Hogrefe.

Caspar, F. (2006b). Forschungsdesigns in der Psychotherapieforschung: Die Diskussion um Randomisierte Klinische Studien. In A. Brüggemann & R. Bromme (Hrsg.), *Entwicklung und Bewertung von anwendungsorientierter Grundlagenforschung in der Psychologie* (S. 38–46). Berlin: Akademie-Verlag.

Caspar, F., Benninghoven, D. & Berger, T. (2004). Kohärenz in Fallkonzeptionen: Grundlagen und Evaluation eines computergestützten Trainingsprogramms. *Psychiatrie, Psychotherapie und medizinische Psychologie, 54*, 320–329.

Caspar, F., Berger, T. & Hautle, I. (2004). The right view of your patient: A computer assisted, individualized module for psychotherapy training. *Psychotherapy: Theory, Research, Practice, Training, 41*(2), 125–135.

Caspar, F. & Grawe, K. (1994). Was spricht für, was gegen individuelle Fallkonzeptionen? Überlegungen zu einem alten Problem aus einer neuen Perspektive. *Verhaltenstherapie, 4*, 186–196.

Caspar, F. & Jacobi, F. (2004). Psychotherapieforschung. In W. Hiller, E. Leibing, F. Leichsenring & S. K. D. Sulz (Hrsg.), *Lehrbuch der Psychotherapie Band 1: Grundlagen* (S. 395–410). München: CIP Medien.

Caspar, F., Koch, K. & Schneider, F. (2004). Psychotherapie und ihre neurobiologischen Voraussetzungen. In W. Senf & M. Broda (Hrsg.), *Praxis der Psychotherapie* (S. 34–53). Stuttgart: Thieme.

Caspar, F., Rothenfluh, Th. & Segal, Z. V. (1992). The appeal of connectionism for clinical psychology. *Clinical Psychology Review, 12*, 719–762.

Cavanagh, K. & Shapiro, D. A. (2004). Computer treatment for common mental health problems. *Journal of Clinical Psychology, 60*, 239–251.

Chambless, D. & Hollon, S. D. (1998). Defining empirically supported therapies. *Journal of Consulting and Clinical Psychology, 66*, 7–18.

Covner, J. B. (1944). Studies in phonographic records of verbal material: III. The completeness and accuracy of counseling interview reports. *Journal of General Psychology, 30*, 181–203.

Cummings, A. L., Hallberg, E. T., Martin, J., Slemon, A. & Hiebert, B. (1990). Implications of counselor conceptualizations for counselor education. *Counselor Education and Supervision, 30*, 120–134.

Dawes, R. M., Faust, D. & Meehl, P. E. (1989). Clinical versus actuarial judgment. *Science, 243*, 1668–1674.

Dengler, W. & Selbmann, H.-K. (Hrsg.). (2000). *Praxisleitlinien in Psychiatrie und Psychotherapie. Leitlinien zur Diagnostik und Therapie von Angsterkrankungen.* Darmstadt: Steinkopff.

Dowie, J. & Elstein, A. (1988). Introduction. In J. Dowie & A. Elstein (Eds.), *Professional judgment* (pp. 1–44). Cambridge, MA: Harvard University Press.

Eddy, D. M. & Clanton, C. H. (1988). The art of diagnosis: Solving the clinicopathological exercise. In J. Dowie & A. Elstein (Eds.), *Professional judgment.* (pp. 200–211). Cambridge: Cambridge University Press.

Edwards, W. & Tversky, A. (1967). *Decision making.* Baltimore: Penguin.

Eells, T. D. (2001). Update on psychotherapy case formulation research. *Journal of Psychotherapy Practice and Research, 10*, 277–281.

Eells, T. D. (Ed.). (2007). *Handbook of psychotherapy case formulation.* New York, NY: Guilford.

Eells, T. D., Kendjelic, E. M. & Lucas, C. P. (1998). What's in a case formulation? Development and use of a content coding manual. *Journal of Psychotherapy Practice and Research, 7*, 144–153.

Eells, T. D., Lombart, K. G., Kendjelic, E. M., Turner, L. C. & Lucas, C. P. (2005). The quality of psychotherapy case formulations: A comparison of expert, experienced, and novice cognitive-behavioral and psychodynamic therapists. *Journal of Consulting and Clinical Psychology, 73*(4), 579–589.

Einhorn, H. J. & Hogarth, R. M. (1978). Confidence in judgment. *Psychological Review, 85*, 395–416.

Elliott, R. & Greenberg, L.S. (2002). Process-experiential psychotherapy. In D. Cain & J. Seeman (Eds.), *Humanistic psychotherapies: Handbook of research and practice* (pp. 279–306). Washington, DC: APA.

Elstein, A.S., Shulman, L.S. & Sprafka, S.A. (1978). *Medical problem solving: An analysis of clinical reasoning*. Cambridge, MA: Harvard University Press.

Elwyn, G., Edwards, A., Kinnersley, P. & Grol, R. (2000). Shared decision making and the concept of equipoise: the competences of involving patients in healthcare choices. *British Journal of General Practice, 50*, 892–899.

Ericsson, K.A., Krampe, R.T. & Tesch-Römer, C. (1993). The role of deliberate practice in the acquisition of expert performance. *Psychological Review, 100*, 363–406.

Faust, D. (1986). Research on human judgment and its application to clinical practice. *Professional Psychology: Research and Practice, 17*, 420–430.

Fliegel, S. (2004). Verhaltenstherapeutische Diagnostik. In W. Senf & M. Broda (Hrsg.), *Praxis der Psychotherapie* (S. 157–168). Stuttgart: Thieme.

Freyberger, H.J. & Stieglitz, R.D. (2005). Krankheitsbilder, Klassifikation, Dokumentation. In W. Senf & M. Broda (Hrsg.), *Praxis der Psychotherapie* (S. 134–156). Stuttgart: Thieme.

Freyberger, H.J. & Stieglitz, R.D. (2006). Leitlinien zur Diagnostik in der Psychiatrie und Psychotherapie. *Zeitschrift für Psychiatrie, Psychologie und Psychotherapie, 54*, 23–34.

Fydrich, F., Laireiter, A.R., Saile, H. & Engberding, M. (1996). Diagnostik und Evaluation in der Psychotherapie: Empfehlungen zur Standardisierung. *Zeitschrift für Klinische Psychologie, 25* (2), 161–168.

Fydrich, T., Nagel, A., Lutz, W. & Richter, R. (2003). Qualitätsmonitoring in der ambulanten Psychotherapie: Modellprojekt der Techniker Krankenkasse. *Verhaltenstherapie, 13*, 291–295.

Garb, H.N. (1989). Clinical judgment, clinical training, and professional experience. *Psychological Bulletin, 105*, 387–396.

Garb, H.N. (1998). Clinical judgment. In H.N. Garb (Hrsg.), *Studying the Clinician: Judgment Research and Psychological Assessment* (pp. 173–206). Washington, DC: American Psychological Association.

Garb, H.N. (2005). Clinical judgment and decision making. *Annual Review of Clinical Psychology, 1*, 67–90.

Gauron, E.F. & Dickinson, J.K. (1966). Diagnostic decision making in psychiatry. *Archives of General Psychiatry, 225*, 225–232.

Glaser, R. & Chi, M.T.H. (1988). Overview. In M.T.H. Chi, R. Glaser & M.J. Farr (Eds.), *The nature of expertise* (pp. xv-xxviii). Hillsdale, NJ: Erlbaum.

Godoy, A. & Gavino, A. (2003). Information-gathering strategies in behavioral assessment. *European Journal of Psychological Assessment, 19* (3), 204–209.

Goldberg, L.G. (1968). Simple models or simple processes? Some research on clinical judgments. *American Psychologist, 23*, 483–496.

Goodyear, R.K. (1997). Psychological expertise and the role of individual differences: An exploration of issues. *Educational Psychology Review, 9*, 251–265.

Grawe, K. (1998). *Psychologische Therapie*. Göttingen: Hogrefe.

Grawe, K. (2004). *Neuropsychotherapie*. Göttingen: Hogrefe.

Grawe, K. & Baltensperger, C. (1998). Figurationsanalyse – Ein Konzept und Computerprogramm für die Prozess- und Ergebnisevaluation in der Therapiepraxis. In A.R. Laireiter & H. Vogel (Hrsg), *Qualitätssicherung in der Psychotherapie und psycho-sozialen Versorgung – Ein Werkstattbuch* (S.179–207). Tübingen: DGVT.

Grawe, K. & Braun, U. (1994). Qualitätskontrolle in der Psychotherapiepraxis. *Zeitschrift für Klinische Psychologie, 23*, 242–267.

Grove, W.M., Zald, D.H., Lebow, B.S., Snitz, B.E. & Nelson, Ch. (2000). Clinical versus mechanical prediction: A meta-analysis. *Psychological Assessment, 12*(1), S.19–30.

Hahn, M.E. (1992). *Modelle für die Urteilsbildung: Kritische Betrachtung formaler Urteilsmodelle am Beispiel klinischer Aufgaben.* Frankfurt/M.: Peter Lang.

Hänsgen, K.-D. (2005) *Hogrefe Testsystem. Handbuch Version 3.8.5*. Göttingen: Hogrefe.

Hastie, R. (1993). Introduction. In R. Hastie (Ed.), *Inside the juror* (pp. 3–41). Cambridge: Cambridge University Press.

Hawkins, E.J., Lambert, M.J., Vermeersch, D.A., Slade, K.L. & Tuttle, K.C. (2004). The therapeutic effects of providing patient progress information to therapists and patients. *Psychotherapy Research, 14*, 308–327.

Hillerbrand, E.T. & Clairborn, C.D. (1990). Examining reasoning skill differences between expert and novice counselors. *Journal of Counseling and Development, 68*, 684–691.

Holt, R.R. (1970). Yet another look at clinical and statistical prediction: Or is clinical psychology worthwhile? *American Psychologist, 25*, 337–349.

Holt, R. R. (1988). Judgment, inference, and reasoning in clinical perspective. In D. Turk & P. Salovey (Eds.), *Reasoning, inference, and judgment in clinical psychology* (pp. 233–250). New York: The Free Press.

Hyman, H. H. (1954). *Interviewing in social research*. Chicago: University of Chicago Press.

Jacobs, S., Heymann, A. & Kuhn-Sührig, T. (2002). Effekte eines Multimedia-Trainingsprogramms schwieriger Therapiesituationen. *Gesprächspsychotherapie und Personzentrierte Beratung, 33*, 301–306.

Jenkins, J. J. (1979). Four points to remember. A tetrahedron model of memory experiments. In S. Cermak & I. M. Craik (Eds.), *Levels of processing in human memory* (pp. 303–332). New York: Erlbaum.

Joseph, G.-M. & Patel, V. L. (1990). Domain knowledge and hypothesis generation in diagnostic reasoning. *Medical Decision Making, 10*, 31–46.

Kahnemann, D., Slovic, P. & Tversky, A. (Eds.). (1982). *Judgment under uncertainty: Heuristics and biases*. Cambridge: Cambridge University Press.

Kanfer, F. H. & Busemeyer, J. R. (1982). The use of problem-solving and decision making in behavior therapy. *Clinical Psychology Review, 2*, 239–266.

Kanfer, F., Reinecker, H. & Schmelzer, D. (1991). *Selbstmanagement-Therapie*. Berlin: Springer.

Kaplan, M. R. & Frosch, D. L. (2005). Decision making in medicine and health care. *Annual Review of Clinical Psychology, 1, 525–556.*

Kerr, S., Goldfried, M. R., Hayes, A. M., Castonguay, L. G. & Goldsamt, L. A. (1992). Interpersonal and intrapersonal focus in cognitive-behavioral and psychodynamic-interpersonal therapies: A preliminary analysis of the Sheffield project. *Psychotherapy Research, 2*, 266–276.

Kirsch, W. (1970). *Entscheidungsprozesse*. Wiesbaden: Betriebswirtschaftlicher Verlag.

Kordy, H., Hannöver, W. & Richard, M. (2001). Computer-assisted feedback-driven quality management for psychotherapy: The Stuttgart-Heidelberg Model. *Journal of Consulting and Clinical Psychology, 69*, No. 2, 173–183.

Kozielecki, J. (1981). *Psychological decision theory. Theory and Decision*. New York: Plenum Press.

Laireiter, A. (2000). Diagnostik des Therapieprozesses und -verlaufes. In A. Laireiter (Hrsg.), *Diagnostik in der Psychotherapie* (S. 321–339). Wien: Springer.

Laireiter, A. L. (2001). Diagnostik in der Psychotherapie. *Psychotherapeut, 46*, 90–101.

Lambert, M. J. (2001). Psychotherapy outcome and quality improvement: Introduction to the special section on patient-focused research. *Journal of Consulting and Clinical Psychology, 69*, 147–149.

Lambert, M. J., Hansen, N. B. & Finch, A. E. (2001). Patient-focused research: Using patient outcome data to enhance treatment effects. *Journal of Consulting and Clinical Psychology, 69*, 159–172.

Lambert, M. E. & Meier, S. T. (1992). Utility of computerized case simulations in therapist training and evaluation. *Journal of Behavioral Education, 2*, 73–84.

Lambert, M. J. & Ogles, B. M. (2004). The efficacy and effectiveness of psychotherapy. In M. J. Lambert (Ed.), *Bergin & Garfield's Handbook of psychotherapy and behavior change* (5th ed., pp. 139–193). New York, NY: Wiley.

Lambert, M. J., Whipple, J. L. & Hawkins, E. J. (2003). Is it time for clinicians to routinely track patient outcome? A meta-analysis. *Clin Psychol Sci Pract, 10*, 288–301.

Landauer, T. K., Foltz, P. & Laham, D. (1998). An introduction to Latent Semantic Analysis. *Discourse Processes, 25*, 259–284.

Luborsky, L. (1984). *Principles of psychoanalytic psychotherapy: A manual for supportive-expressive treatment*. New York: Basic Books.

Lutz, W. & Grawe, K.(2006). Psychotherapieforschung: Grundlagen, Konzepte und neue Trends. In B. Strauss, F. Hohagen & F. Caspar (Hrsg.), *Lehrbuch der Psychotherapie*. Göttingen: Hogrefe Verlag.

Lutz, W., Tholen, S., Kosfelder, J., Grawe, K. & Schulte, D. (2005). Zur Entwicklung von Entscheidungsregeln in der Psychotherapie, *Zeitschrift für Klinische Psychologie und Psychotherapie, 34* (3), 165–175.

Lutz, W., Tholen, S., Kosfelder, J., Tschitsaza, A., Schürch, E. & Stulza, N. (2005). Evaluation und störungsspezifische Rückmeldung des therapeutischen Fortschritts in der Psychotherapie. *Verhaltenstherapie, 15*, 168–175.

Marchese, M. C. (1992). Clinical versus actuarial prediction: A review of the literature. *Perceptual and Motor Skills, 75*, 583–594.

Martin, J., Slemon, A. G., Hiebert, B., Hallberg, E. T. & Cummings, A. L. (1989). Conceptualizations of novice and experiences counselors. *Journal of Counseling Psychology, 36*, 395–400.

Mayfield, W. A., Kardash, C. M. & Kivlighan, D. M. (1999). Differences in experienced and novice counselors' knowledge structures about clients: Implications for case conceptualization. *Journal of Counseling Psychology, 46*, 504–514.

Meehl, P. E. (1954). *Clinical versus statistical prediction: A theoretical analysis and review of evidence.* Minneapolis: University of Minnesota Press.

Mertens, W. (2005). *Psychoanalyse. Grundlagen, Behandlungstechnik und Anwendungen.* Stuttgart: Kohlhammer.

Misch, D. A. (2000). Psychosocial formulation training using commercial films. *Academic Psychiatry, 24*, 99–104.

Neisser, U. (1976). *Cognition and reality.* San Francisco: Freeman.

Nisbett, R. E. & Ross, L. (1980). *Human inference: Strategies and shortcomings of social judgement.* Englewood Cliffs, NJ: Prentice Hall.

Orlinsky, D. E., Rønnestad, M. H. & Willutzki, U. (2004). Fifty years of process-outcome research: Continuity and change. In M. J. Lambert (Ed.), *Bergin and Garfield's Handbook of psychotherapy and behavior change* (5th ed., pp. 307–390). New York:Wiley.

Oskamp, S. (1962). The relationship of clinical experience and training methods to several criteria of clinical prediction. *Psychological Monographs: General and Applied, 76* (547), 1–28.

Palm, W. (2003). Ist die externe Qualitätssicherung in der ambulanten Psychotherapie mehr als ein Papiertiger? *Verhaltenstherapie und Psychosoziale Praxis, 35*, 292–307.

Pascual-Leone, J. (1990). An essay on wisdom: Toward organismic processes that make it possible. In R. Sternberg (Ed.), *Wisdom: Its nature, origins, and development* (pp. 244–278). New York: Cambridge University Press.

Patel, V., Groen, G. & Arocha, J. (1992). *Hypothesis generation in diagnostic reasoning as a function of expertise.* Paper presented at the Annual Meeting of the American Educational Research, San Francisco, California.

Percevic, R., Lambert, M. J. & Kordy, H. (2004). Computer-supported monitoring of patient treatment response. *Journal of Clinical Psychology, 60*(3), 285–299.

Piper, W. E. (2004). Implications of psychotherapy research for psychotherapy training. *Canadian Journal of Psychiatry, 49*, 221–229.

Popp, M., Greil, W. & Caspar, F. (2001). *The contribution of psychotherapy to change in a psychiatric hospital.* Leiden, NL: Congress of the Society for Psychotherapy Research.

Prochaska, J., Norcross, J. & DiClemente, C. (1994). *Changing for good.* New York: W. Morrow & Co.

Reinecker, H. & Fiedler, P. (Hrsg.). (1997). *Therapieplanung in der modernen Verhaltenstherapie. Eine Kontroverse.* Lengerich: Pabst.

Reinecker-Hecht, Ch. & Baumann, U. (2005). Klinisch-psychologische Diagnostik: Allgemeine Gesichtspunkte. In M. Perrez & U. Baumann (Hrsg.), *Lehrbuch Klinische Psychologie* (S. 128–146). Bern: Hans Huber.

Rock, D. L. (1990). *The tetrahedron model of clinical judgment: An empirical test.* Paper presented at the SPR conference, Wintergreen, VA.

Rock, D. L., Bransford, J. D., Maisto, S. A. & Morey, L. (1987). The study of clinical judgment: An ecological approach. *Clinical Psychology Review, 7*, 645–661.

Rønnestad, M. H. & Skovholt, T. M. (1993). Supervision of beginning and advanced graduate students of counseling and psychotherapy. *Journal of Counseling and Development, 71*, 396–405.

Rosenhan, D. L. (1973). On being sane in insane places. *Science, 179*, 250–258.

Rummel, N., Spada, H., Caspar, F., Groß Ophoff, J. & Schornstein, K. (2003). Instructional support for computer-mediated collaboration: Results from process analysis. In B. Wasson, S. Ludvigsen & U. Hoppe (Eds.), *Designing for change in networked learning environments. Proceedings of the international conference on computer support for collaborative learning (CSCL) 2003* (pp. 199–208). Dordrecht, NL: Kluwer Academic Publishers.

Schulte, D. (1996). *Therapieplanung.* Göttingen: Hogrefe.

Schulte, D. & Eifert, G. H. (2002). What to do when manuals fail? The Dual Model of Psychotherapy. *Clinical Psychology: Science and Practice, 9*, 312–328.

Seidenstücker, G. & Baumann, U. (1987) Multimodale Diagnostik als Standard in der Klinischen Psychologie. *Diagnostica, 33*, 243–258.

Seipel, K. H. & Klofat, B. (2004). Qualitätssicherung in einer ambulanten psychotherapeutischen Praxis: Erfahrungen und Ergebnisse aus einer praxisinternen Qualitätssicherungsstudie. *Psychotherapeutische Praxis, 4*, 121–129.

Shapiro, M. B. (1979). Assessment interviewing in clinical psychology. *British Journal of Social and Clinical Psychology, 18*, 211–218.

Snyder, M. & Swann, W. B. (1978). Hypothesis testing process in social interaction. *Journal of Personality and Social Psychology"* 36, 1202–1212.

Stein, D. M. & Lambert, M. J. (1995). Graduate training in psychotherapy: Are therapy outcomes enhanced? *Journal of Consulting and Clinical Psychology, 63*, 182–196.

Sturm, Y. (1986). Interindividuelle Unterschiede in der klinischen Urteilsbildung. *Zeitschrift für Klinische Psychologie, Psychopathologie und Psychotherapie, 34*, 196–204.

Sturm, Y. (1990). *Klinische Urteilsbildung – Interindividuelle Unterschiede bei der diagnostischen Informationsintegration.* Heidelberg: Roland Asanger Verlag.

Suler, J. R. (1987). Computer-simulated psychotherapy as an aid in teaching clinical psychology. *Teaching of Psychology*, 14, 37–39.

Tack, W. H. (1976). Diagnostik als Entscheidungshilfe. In K. Pawlik (Hrsg.), *Diagnose der Diagnostik* (S. 103–130). Stuttgart: Klett.

Thommen, B., Ammann, R. & Cranach, M. (1988). *Handlungsorganisation durch soziale Repräsentation.* Bern: Huber.

Tolman, E. C. (1932). *Purposive behavior in animals and man.* New York: Appleton-Century-Crofts.

Tolman, E. C. (1959). Principles of purposive behavior. In S. Koch (Hrsg.), *Psychology: A study of a science* (Vol. 2, pp. 92–157). New York: McGraw-Hill.

Tversky, A. & Kahnemann, D. (1973). Availability: A heuristic for judging frequency and probability. *Cognitive Psychology, 5*, 207–232.

Watts, F. N. (1980). Clinical judgment and clinical training. *British Journal of Medical Psychology, 53*, 95–108.

Westera, W., Hommes, M. A., Houtmans, M. & Kurvers, H. J. (2003). Computer-supported training of psycho-diagnostic skills. *Interactive Learning Environments, 11*, 215–231.

Whitney, S. N. (2003). A new model of medical decisions: exploring the limits of shared decision making. *Medical Decision Making, 23*, 275–280.

Wiggins, J. S. (1981). Clinical and statistical prediction: Where are we and where do we go from here? *Clinical Psychology Review, 1*, 3–18.

Wilson Dallas, M. E. & Baron, R. S. (1985). Do psychotherapists use a confirmatory strategy during interviewing? *Journal of Social and Clinical Psychology, 3*, 106–122.

Woolf, S. H. (1997). Shared decision-making: The case for letting patients decide which choice is best. *Journal of Family Practice, 45*, 205–208.

Yates, B. T. & Taub, J. (2003). Assessing the costs, benefits, cost-effectiveness, and cost-benefit of psychological assessment: We should, we can, and here's how. *Psychological Assessment , 15(4)*, 478–495.

3 Allgemeine Modelle der klinisch-psychologischen Diagnostik

Franz Caspar und Thomas Berger

1 Einleitung
2 Allgemeine Paradigmen und Dichotomien
2.1 Aristotelische vs. galileische Denkweise
2.2 Medizinisches Krankheitsmodell vs. sozialwissenschaftliches oder psychosoziales Modell
2.3 Weitere Dichotomien
3 Methodologische Orientierungen
4 Theoretische Orientierungen
4.1 Psychoanalytisch orientierte Diagnostik
4.2 Humanistische Ansätze
4.3 Systemische Ansätze und Familientherapie
4.4 Interpersonale Ansätze
4.5 Verhaltenstheoretische Ansätze
Literatur

1 Einleitung

Unter der Überschrift „klinisch-psychologische Diagnostik" lassen sich zahllose Tests, Untersuchungen, Artikel, Bücher und vielerlei professionelle Aktivitäten einordnen. Es handelt sich dabei natürlich nicht um Zufallsprodukte, sie sind vielmehr aus ganz bestimmten Anliegen (s. Kap. 1 in diesem Band) und gestützt auf bestimmte Modelle entstanden. Wenn man diese kennt, lässt sich leichter ein Überblick gewinnen, eigenes diagnostisches Vorgehen lässt sich vor ihrem Hintergrund reflektieren und Einstellungen und Verhalten anderer mit Bezug auf Diagnostik lassen sich leichter verstehen. Nach dem aktuellen Therapeutengesetz ist Behandlungsbedürftigkeit ebenso zu belegen wie der Therapieerfolg, und zwar teilweise mit *orientierungsübergreifenden Mitteln* (Laireiter, 2001), wodurch die Frage der Modelle bisweilen recht heftig ins Spiel kommt: Hinter unversöhnlich scheinenden Diskussionen stehen ganz klar unterschiedliche Menschenbilder, Therapiemodelle und eben auch Diagnostikmodelle.

Dieses Kapitel ist, auch wenn es um allgemeine Modelle geht, dem Ziel verpflichtet, weniger eine akademische Übersicht als eine praktische Orientierungshilfe zu sein. Allgemeine Kenntnisse in Testtheorie und Diagnostik werden vorausgesetzt bzw. es wird auf grundlegende Bücher, wie z. B. Amelang und Zielinski (1997), hingewiesen.

Bevor im Folgenden und in einzelnen weiteren Artikeln in diesem Band die Unterschiedlichkeit von verschiedenen Modellen herausgearbeitet wird, soll doch auch betont werden, dass es mittlerweile bezüglich vieler Aspekte einen breiten Konsens über angemessenes diagnostisches Vorgehen namentlich im Zusammenhang mit Psychotherapien gibt (Laireiter, 2001; Fydrich,

Laireiter, Salle & Engberding, 1996): Es soll ein breites Spektrum an Phänomenen erfasst werden, Symptom-, Syndrom- und Störungsebene sind einschließlich Schwere und Komorbiditäten zu beachten, weitere Aspekte menschlichen Funktionierens, wie interpersonale, Persönlichkeits- und möglicherweise systemische Aspekte sind einzubeziehen (Groen & Petermann, 2000; Strupp, Horowitz & Lambert, 1997; Schulte, 1993), Multimodalität, insbesondere auch der Einbezug verschiedener Datenquellen, ist zu beachten (Seidenstücker & Baumann, 1987).

2 Allgemeine Paradigmen und Dichotomien

Im diagnostischen Prozess wird Komplexität reduziert. Wir versuchen, Wesentliches von Unwesentlichem zu trennen, um auf dieser Basis angemessene therapeutische Überlegungen anzustellen und zu handeln. Dabei stellt das Bestreben, den Prozess der Komplexitätsreduktion zu *systematisieren*, ein wesentliches Merkmal der klinisch-psychologischen Diagnostik dar. Verschiedene Modelle klinisch-psychologischer Diagnostik unterscheiden sich in der Systematik, mit der sie das lösen (zur Geschichte s. a. Kap. 1 in diesem Band).

2.1 Aristotelische vs. galileische Denkweise

Bereits 1931 hat Kurt Lewin zwei grundsätzliche Möglichkeiten thematisiert, wie Komplexität reduziert werden kann. Lewin (1931) unterschied zwischen einer aristotelischen Denkweise oder klassifikatorischen Methodik und einer galileischen Denkweise oder konstruktiven Methodik. Während beim klassifikatorischen Vorgehen Phänomene nach Ähnlichkeiten gruppiert werden, führt die konstruktive Methode Erscheinungen auf allgemeine Konstruktionselemente und ihre Interaktion zurück.

Die klassifikatorische oder kategoriale Systematisierung lässt sich bis zu Theophrast (372–287 v. Chr.) zurückverfolgen, der die individuellen Erscheinungen von Menschen in Typen einteilte oder sogar noch weiter zu den Babyloniern und Assyrern (vgl. auch Kap. 1 in diesem Band). Kategoriale Systeme scheinen einem menschlichen Grundbedürfnis zum Ordnen der Welt zu entsprechen, das viele Typologien hervorgebracht hat. Diesen Typologien wird andererseits aber auch schon lange mit erheblicher Skepsis begegnet: Welchen Erkenntniswert hat diese Art des Denkens (Heiss, 1964)? Im Bereich der klinisch-psychologischen Diagnostik führte eine klassifikatorische Methodik u. a. zur Entwicklung diagnostischer Systeme wie des DSM oder des ICD. Die moderne kategoriale Diagnostik beschäftigt sich mit der operationalen Definition klarer Kriterien für die Einordnung von Patienten und ihren Problemen in Kategorien, zu deren Unterstützung zudem standardisierte Interviewverfahren entwickelt wurden (Hiller, 2000; Freyberger & Stieglitz, 2000; Kap. 14 in diesem Band).

Lewins grundsätzliche Kritik an der klassifikatorischen Methodik bezog sich in erster Linie auf klassifikatorische Systematisierungen in Anwendungswissenschaften: Nach einer Zuordnung eines Individuums zu einer Kategorie existiert kein logischer Weg vom Allgemeinen bzw. von der Kategorie zurück zum Besonderen bzw. zum individuellen Fall. Im Gegensatz dazu kann mit einer konstruktiven Komplexitätsreduktion, bei der Konstrukte und ihre Interaktion definiert werden, jeder Einzelfall rekonstruiert werden. Diese Kritik an der klassifikatorischen Methode wurde später in vergleichbarer Form wohl am vehementesten von Vertretern der Verhaltensdiagnostik (Kanfer & Saslow, 1969) vorgetragen: Die kategoriale Diagnostik trage in keiner Weise zur Gestaltung konkreter (Verhaltens-)Therapien bei. Dafür würden ganz andere, konkrete, individuelle Informationen und deren Verknüpfung in funktionalen Modellen benötigt. „Theoriegeleitete" (Bastine, 1992) oder „theoretisch orientierte" Diagnostik (Baumann & Stieglitz, 1994), wie z. B. Verhaltensanalysen, bieten die Möglichkeit, individuelle Informationen systematisch einzuordnen. Entsprechend einer konstruktiven Methodik können Informationen, die im Einzelfall gewonnen werden, Konstrukten zugeordnet werden, deren Stellenwert definiert ist (z. B. den Variablen in einem SORKC-Modell; Kanfer et al., 1991; vgl. Kap. 4 in diesem Band).

2.2 Medizinisches Krankheitsmodell vs. sozialwissenschaftliches oder psychosoziales Modell

Die klassifizierende, kategoriale Diagnostik wird mit dem *medizinischen Krankheitsmodell* in Verbindung gebracht. Das medizinische Modell ist in aller Kürze so beschreibbar:

> Man geht dabei von umschriebenen Krankheitseinheiten mit charakteristischer Ätiologie und charakteristischem Verlauf aus, wobei der Umwelt so gut wie keine Bedeutung zugemessen wird. Die letzten, eigentlichen Ursachen sind organisch, höchstens die auslösenden Bedingungen nicht. Das Individuum ist für seine Krankheit weitgehend schuldlos, was auch für die Intervention sehr wichtig ist. (Schmidt, 2001, S. 101)

Das medizinische Krankheitsmodell für psychische Störungen, ursprünglich auf Hippokrates mit seinem eindeutig falschen Körpersäfte-Modell zurückgehend, erhielt dadurch erheblich Auftrieb, dass ein einstmals auch bezüglich der „behandelten Prävalenz" äußerst bedeutsames Störungsbild wie die progressive Paralyse plötzlich als Infektionskrankheit (Folge von Syphilis) erkannt wurde. Gegenüber alten Modellen der Besessenheit oder moralischen Verwerflichkeit stellt das medizinische Modell einen Fortschritt dar, namentlich in Bezug auf die nüchtern-wissenschaftliche Betrachtung psychischer Probleme. Die enge Beziehung zur kategorialen Diagnostik kann durch die im Rahmen des medizinischen Modells getroffene Annahme eines einfachen Ursache-Wirkungs-Prinzips begründet werden. Stehen für eine abgrenzbare Krankheit, die auf eindeutige Ursachen oder Defizite zurückzuführen ist, wirksame klinisch-therapeutische Maßnahmen zur Verfügung, garantiert eine reliable und valide Zuordnung zu einer Diagnosekategorie den optimalen Therapieerfolg (s. a. Kap. 2 und 4 in diesem Band). Problematisch an dieser Sicht ist für die meisten Fachvertreter u. a. die zu einfache oder einseitige Übertragung des Ursache-Wirkungs-Prinzips auf die Erklärung von psychischen Störungen. Selbst Vertreter einer strengen naturwissenschaftlichen Medizin, wie Virchow, haben bereits früh darauf hingewiesen, dass selbst bei Infektionskrankheiten mehrere krankmachende Faktoren – u. a. auch psychosoziale Hintergründe – zusammen- und wechselwirken, was aber weitgehend verlorenging (Schmidt, 2001). Syphilis und Tuberkulose, bei denen Lebensumstände und Verhalten zentral sind, sind gute Beispiele.

Multikausalität und Wechselwirkungen zwischen verschiedenen Faktoren werden im *sozialwissenschaftlichen oder psychosozialen Modell* berücksichtigt. Dieses Modell ist im Detail zwar deutlich heterogener als das medizinische. Folgende Grundannahmen können aber als typisch bezeichnet werden (Bastine, 1984):

Multikausalität: Psychische Störungen werden nie nur durch einen Faktor hervorgebracht. Selbst bei scheinbaren Ausnahmen, wie dem Down-Syndrom (Mongolismus),

hängt der tatsächliche psychische Zustand von einer Vielzahl von Faktoren ab.
Kontextbedingtheit: Alle psychischen Prozesse finden in einem Kontext statt, Wechselwirkungen mit diesem sind zu beachten.
Kontinuitätsannahme: Es werden fließende Übergänge, keine qualitativen Unterschiede zwischen normal und psychisch gestört angenommen.
Äquivalenzannahme: Normale und gestörte Verhaltensweisen unterliegen den gleichen Veränderungsprinzipien.

Andere Autoren betonen weiter die Ressourcenorientierung, die Zweckbestimmtheit und die Geschichtlichkeit des sozialwissenschaftlichen Ansatzes (Schmidt, 2001). Während im medizinischen Modell und der damit verbundenen klassifikatorischen Methodik Komorbiditäten im Sinne der An-/Abwesenheit anderer Krankheiten bzw. der Zuordnung zu anderen Störungskategorien, ein Verlauf als ein phasenweises Vorhandensein vs. Nicht-Vorhandensein einer Störung und die Wirkung psychotherapeutischer Maßnahmen nach einem Dosis-Wirkungsmodell betrachtet werden, besteht eine natürliche Nähe zwischen dem sozialwissenschaftlichen oder psychosozialen Modell und der konstruktiven Methodik nach Lewin (1931). Verschiedene Symptome werden hier nicht als abgrenzbare Morbi (Krankheiten), die nebeneinander bestehen können, betrachtet, sondern im Sinn funktionaler Bezüge und Wechselwirkungen analysiert. Der Verlauf wird eher als prozesshafte Entwicklung in Abhängigkeit von z. B. Belastungen und deren Wechselwirkung mit z. B. Bewältigungsstrategien, Kognitionen oder Ressourcen gesehen, die u. a. aus der familiären Geschichte erschlossen werden. Ob einzelne Konstrukte für das Verständnis der prozesshaften Entwicklung als Wesentlich betrachtet werden und wie die Elemente zusammenhängen, wird wiederum durch die zugrundegelegten Annahmen bzw. Theorien bestimmt.

2.3 Weitere Dichotomien

Weitere Unterscheidungen in der Diagnostik sind direkt mit unterschiedlichen Aufgabenstellungen verbunden. Die Unterscheidung Eigenschafts-, Status- und Selektionsdiagnostik vs. Verhaltens-, Prozess- und Modifikationsdiagnostik wird deshalb im Einleitungskapitel dieses Bandes behandelt. Lediglich auf eine Dichotomie sei hier kurz eingegangen, weil sie eng mit der Unterschiedlichkeit zugrundegelegter Modelle zusammenhängt: die Diskussion zu störungsspezifischem vs. individualisiertem Vorgehen. Das erste legt nahe, Patienten im Sinne eines kategorialen Systems zu diagnostizieren und einem für die entsprechende Diagnose empirisch validierten Behandlungsmanual zuzuordnen. Das zweite Vorgehen empfiehlt, individuelle Fallanalysen durchzuführen, mit denen im Rahmen einer konstruktiven Methodik aus verschiedenen Bausteinen ein Verständnis jedes individuellen Patienten erarbeitet wird, um auf dieser Basis eine Therapie zu planen und durchzuführen. Die Frage, welches Modell angemessener ist, hat teilweise heftige Kontroversen ausgelöst (Fiedler, 1997; Schulte, 1996; Caspar & Grawe, 1994). Inzwischen wird vermehrt die schon früher postulierte „Koexistenz individualisierten und standardisierten Vorgehens“ (Caspar, 1996a; Caspar & Grawe, 1994) bzw. das „Ergänzungsverhältnis“ (Schulte, 1993) betont, d. h. die gleichzeitige Ausarbeitung von individualisierten und störungsspezifischen Konzepten, eine Sicht, die auf dem Höhepunkt der Störungs- und Manual-Orientierung durchaus in Frage gestellt wurde („Lohnt sich die individuelle Verhaltensanalyse“, Schulte, 1996). Wie ist dieses Nebeneinander oder Auf und Ab zu verstehen? Zwei Faktoren spielen dabei wohl die Hauptrolle:

1. Die Verfügbarkeit von Behandlungsalternativen: Solange nicht genügend spezifische

Interventionsmethoden zur Verfügung standen, machte es auch wenig Sinn, Diagnostik zu betreiben, die als Basis für selektive Indikationsentscheidungen nötig gewesen wäre. Mit dem enormen Anwachsen der Zahl spezifischer Methoden hat sich v. a. im Laufe der 1990er Jahre und v. a. in der Verhaltenstherapie die Situation dramatisch geändert, auch wenn skeptische Stimmen darauf hinweisen, dass nach wie vor erst für einen kleinen Teil der Störungskategorien tatsächlich hinreichend evaluierte therapeutische Methoden vorliegen (Beutler et al., 2003). Es ist danach völlig ausgeschlossen, alle relevanten Patientenkategorien und erst recht deren Kombination bei Komorbidität mit angemessen evaluierten manualisierten Vorgehensweisen abzudecken. Dazu kommt die Unmöglichkeit, in Therapieausbildungen die Beherrschung einer größeren Zahl manualisierter Vorgehensweisen wirklich gründlich zu vermitteln.

2. Es hängt sehr stark vom Klientel ab, welches Gewicht modifikationsorientierte Diagnostik und insbesondere individuelle Fallkonzeptionen haben. Auch bei relativ „einfachen“, monosymptomatischen, für eine Störungsgruppe typischen Patienten lassen sich zwar komplizierende Aspekte finden und auch beim kompliziertesten Fall finden sich zumindest einzelne Aspekte, die sich mit einer klassifizierenden Diagnostik und darauf aufbauenden Standardverfahren adäquat behandeln lassen. Klinisch gesehen liegen dennoch Welten zwischen relativ einfachen Patienten, die es Gott sei Dank auch gibt, und komplexen, oft komorbiden, persönlichkeitsgestörten oder -akzentuierten Patienten, die sich gegen jede Kategorisierung zu sperren scheinen, bei denen ein Behandlungserfolg von Besonderheiten des Patienten abzuhängen scheint und die nur in sehr individuellen Fallkonzeptionen zu erfassen sind. Die Unterschiedlichkeit der generellen Vorlieben für verschiedene Arten von Diagnostik dürfte sehr stark vom individuellen Erfahrungshintergrund der betreffenden Kliniker bestimmt sein (welche Art von Patienten kennt er v. a. und welche Modelle passen am besten dazu?), und die eine oder andere Haltung lässt sich durch bewusst oder unbewusst selektive Auswahl von Illustrations- und Untersuchungsfällen plausibel begründen.

3 Methodologische Orientierungen

Aus den unterschiedlichen Positionen, die hier dargestellt wurden, leiten sich auch unterschiedliche methodologische Schwerpunkte ab. Die klassische Testtheorie und die damit verbundenen Gütekriterien sind primär mit der klassischen, klassifizierenden Diagnostik verbunden. Die Frage, ob das stark mit der Zuordnung zu Kategorien verknüpfte *Messen* und *Testen* auch konstruktiv zu *erklären* vermag, also auch angemessene Aussagen über das Warum, die Ursachen und Bedingungen macht, hängt davon ab, ob in verschiedenen Kategorien bzw. Konstrukten verschiedene Ätiologien genügend auseinandergehalten werden können oder ob im Gegensatz dazu so viel zusammengeworfen wird, dass keine sinnvollen ätiologischen Konzepte mehr möglich sind (vgl. Kap. 4 in diesem Band).

Aus der Perspektive der idiographischen Ansätze sind die Gütekriterien der klassischen Testtheorie unterschiedlich zu bewerten. Bei Menschen mit interpersonalen Problemen oder Problemen im System, in dem sie leben, gibt es u. U. gar keinen „wahren“ Wert für bestimmte Merkmale: Die u. U. divergenten Sichtweisen verschiedener Beteiligter („Stakeholder“) haben vielmehr alle ihre Berechtigung, und die entsprechenden Werte können trotz fehlender Übereinstimmung zwischen Personen jeweils als valide angesehen werden. Was bedeuten die unpathologisch niedrigen Werte eines zwangseingewiesenen Psychiatriepatienten im SCL-90? Können wir hier überhaupt valide Werte erwarten? Wie sieht es mit den schwankenden Angaben von Borderline-Patienten in Therapie-Stundenbogen aus, wenn sie diesen auch benutzen, um ihren Therapeuten Noten zu erteilen oder gar um sie zu steuern? Was bei psychologischen Untersuchungen ohne genaue Kenntnisse der Untersuchten als Messfehler erscheint, ist bei Kenntnis eines konkreten Patienten durchaus inhaltlich bedeutsame Varianz.

Wie ist denn die Validität von psychotherapeutischen Fallkonzeptionen zu beurteilen? Führt „mehr Mut“ bei (unausweichlichen) Interpretationen zu geringerer Reliabilität? Lerntheoretische Verhaltensanalysen sind vergleichsweise weniger, bei genauerer Betrachtung aber auch recht interpretativ. Zu diesen wurde, soweit den Autoren bekannt, bis dahin noch keine überzeugende Überprüfung der Validität vorgelegt, im Gegensatz etwa zur interpretativeren Plananalyse (s. Kap. 6 in diesem Band), bei der die Übereinstimmung zwischen verschiedenen Analysierenden immer wieder überprüft wurde.

Wichtig erscheint bei der Beurteilung der Güte von diagnostischen Instrumenten für klinische Anwendungen auch das Nutzen-Kriterium: Wenn nur die Fragen diagnostisch angegangen werden, bei denen die diagnostische Erfassung von Informationen am einfachsten und zuverlässigsten ist, dann kann es passieren, dass Wichtiges außen vor bleibt. Wenn allerdings Übereinstimmung und Validität *zu* schlecht sind, kann der Aspekt, den man zu erfassen versucht, klinisch noch so relevant sein, es bleibt nichts Fassbares im Kasten. Es gibt mehrere Beispiele bei denen aus pragmatischen Gründen mit einer alles andere als optimalen Testgüte gnädig umgegangen wurde, wie z. B. beim SCL-90 wegen der weiten Verbreitung und der Neutralität in Bezug auf Therapierichtungen, oder beim Giessen-Test wegen des Vorliegens einer parallelen Selbst- und Fremdversion. Der Einsatz von Mitteln der Klinischen Diagnostik ist immer ein Balanceakt zwischen verschiedenen Kriterien. Welchem dabei ein wie großes Gewicht gegeben wird, hängt stark von den Konzepten ab, die ein Anwender vertritt.

4 Theoretische Orientierungen

Was steckt hinter den Unterschieden bei der Beurteilung von Diagnostik überhaupt, eines sinnvollen diagnostischen Vorgehens und konkreter Diagnostika? Am stärksten wohl die Unterschiedlichkeit der bei der Beurteilung zugrundegelegten theoretischen Ansätze. Während hier nur ein kurzer Überblick gegeben wird, ist eine ausführlichere Beschäftigung mit den wichtigsten Ansätzen (psychoanalytische, verhaltenstheoretische, kognitiv orientierte, gesprächspsychotherapeutisch orientierte Diagnostik; den klassischen Richtungen weniger zuordenbar sind ökologische Perspektive und Plananalyse) den einschlägigen Artikeln in diesem Band vorbehalten.

Unabhängig von der theoretischen Orientierung ist heute schon ein Kern orientierungsunabhängiger Messmittel weit verbreitet, z. B. das SCL-90 (Derogatis, 1983; Franke, 1995). Die weite Verbreitung und die damit einhergehende Vergleichbarkeit ist ein Argument für die Verwendung des SCL und seiner Kurzversion BSI. Beanstandet werden nachvollziehbarerweise auch die Lizenzgebühren für dieses Massen-Instrument, da es sich ja gar nicht um eine besonders originelle Entwicklung, sondern eigentlich nur um die Sammlung von Fragen handle, die ein Psychiater oder Psychotherapeut seinen Patienten stellt. Aus der Kritik wurden Alternativen wie der *OQ45* (Lambert et al., 1996) und das Core-System (Mellor-Clark, Barkham, Connell & Evans, 1999) entwickelt, die nach festgelegten Regeln (Abgabe von Daten) kostenfrei eingesetzt werden dürfen. Sie haben sich bisher im deutschen Sprachraum trotz dieses Vorteils aber noch weniger durchgesetzt.

Die Integration schulspezifischer und allgemeiner Diagnostik ist in der Praxis eine der großen Herausforderungen (Laireiter, 2001): Die Notwendigkeit, Patienten quantitativ nicht zu überfordern ebenso wie die Beschränktheit der für Diagnostik verfügbaren Ressourcen verbietet ein exzessives Verwenden aller diagnostischen Mittel, die sowohl aus einer allgemein klinischen als auch aus orientierungsspezifischen Sicht vielleicht wünschbar wären. Wenn sich die Randbedingungen oder die zur Verfügung stehenden Messmittel ändern, ist von jedem Anwender immer wieder zu prüfen, wieweit die verwendeten oder zur Verwendung vorgesehenen Diagnostika die Anforderungen und Möglichkeiten ausgewogen berücksichtigen. Während bei direkten Wirksamkeitsvergleichen das Verwenden genau identischer Messmittel in allen verglichenen Bedingungen unerlässlich ist, kann die Leitidee der „Funktionellen Äquivalente“ helfen, wenn es um die Einigung auf lediglich *einigermaßen* vergleichbare Verfahren geht. Der Begriff meint, dass für jede Funktion (Überblick über Beschwerden, Messung einer bestimmten Störung, Fremd- und Selbstperspektive usw.) ein Diagnostikum verwendet werden muss, das aber – akzeptable Testgüte vorausgesetzt – schulspezifisch sein darf, wenn man sich nicht auf ein einheitliches Messmittel einigen kann. Es muss also z. B. eine Fremdbeurteilung des zwischenmenschlichen Verhaltens vorliegen, eine störungsspezifische Selbsteinschätzung der Probleme usw., das genaue Messmittel bleibt aber offen.

4.1 Psychoanalytisch orientierte Diagnostik

Eine prägende Basis für die psychoanalytisch orientierte Diagnostik (Mertens, 2000; Mans, 2000; Schauenburg & Grande, 2000; Rudolf, 2001; Kap. 8 in diesem Band) war und ist Freuds Skepsis gegenüber Diagnostik. Sie hing v. a. mit befürchteten und festgestellten Nebenwirkungen traditionell psychiatrischer Prozeduren auf die therapeutische Beziehung zusammen. Symptome wurden zudem nur als Ausdruck tieferliegender Probleme betrachtet und erfuhren als solche vergleichsweise weniger Beachtung. Tradition hat die Probeanalyse, die als eine aufwändige, aber auch direkte Form der Diagnostik betrachtet werden kann: Hier wird nicht aus fernen Merkmalen eine Prognose für künftiges Verhalten abgeleitet, es wird vielmehr relativ direkt aus beobachtetem konkreten Verhalten künftiges konkretes Verhalten vorhergesagt. Dies ist deshalb besonders bemerkenswert, weil ansonsten Diagnostik mit psychoanalytischem Hintergrund, wie z. B. projektive Tests, aber auch Teile des modernen OPD (Schauenburg & Grande, 2000) sich gerade dadurch auszeichnen, dass Beobachtungen nicht zum „face value“ genommen, sondern recht stark interpretiert werden. Insofern ist auch ein recht populärer Ansatz, Luborskys (1977) ZBKT-Konzept (vgl. Albani, Pokorny, Blaser, König, Thomä & Kächele, 2003) bemerkenswert: Es verzichtet zugunsten hoher Reliabilitätswerte sogar stärker auf Interpretationen als die der Verhaltenstherapie nahestehende Plananalyse (Kap. 6 in diesem Band), die sich ebenfalls mit typischen Beziehungsmustern beschäftigt.

Dass psychoanalytische Diagnostik Wert auf die Erfassung der aus Sicht ihrer theoretischen Grundlagen wichtigen, weniger offensichtlichen Aspekte legt, ist folgerichtig; der Erfassung von Oberflächenmerkmalen wird erst in jüngerer Zeit, namentlich in der

OPD, mehr Beachtung geschenkt. Folgerichtig sind auch die starke Beachtung der *Auswirkungen* der Diagnostik auf die Therapiebeziehung und *Vorbehalte,* wieweit Patienten wichtige Aspekte *valide* einschätzen können. Mit solchen Vorbehalten haben tiefenpsychologische Ansätze sich auch den Vorwurf des Nicht-Ernstnehmens der Patienten eingehandelt, und dass die Vorbehalte folgerichtig sind, heißt auch nicht zwingend, dass sie richtig sind. Dass der Erfassung des schwer messbaren Unbewussten große Bedeutung beigemessen wird, ist ein natürliches inhärentes Problem, das psychodynamische Diagnostik erschwert.

4.2 Humanistische Ansätze

Die humanistischen Ansätze kennzeichnet eine eher skeptische Grundhaltung gegenüber Diagnostik. Es wurden andererseits aber eine ganze Reihe spezifischer Diagnostika aus dem humanistischen Ansatz entwickelt (Sachse, 2000; s. a. Kap. 7 in diesem Band; Amendt-Lyon & Hutterer-Krisch, 2000; Eckert, 1994). Die skeptische Haltung lässt sich bis Rogers (1951) zurückverfolgen: Dieser nahm ähnlich wie Freud an, dass eine diagnostische Haltung die Beziehung zwischen Therapeut und Patient beeinträchtigt (Laireiter, 2001). Durch die empirische Orientierung, die den Wunsch nach Wirksamkeitsnachweis einschließt, ist allerdings von Anfang an ein Konflikt angelegt: Forschung kommt nicht ohne Diagnostik aus. Typisch bleibt die Haltung, dass der Klient am besten über sich selbst Bescheid weiß. Wenn schon Diagnostik, dann steht die Perspektive des Klienten im Vordergrund, z. B. beim Q-Sort (Fydrich, 1997) oder bei der Nachbefragung zu einzelnen Therapiesitzungen bzw. zur ganzen Therapie. Prozessaspekte und die Therapiebeziehung sind besonders wichtig. Weitere Messmittel beziehen sich im Einklang mit den Konzepten auf emotionale Vertiefung (Klein et al., 1986; Sachse, 2000) und andere Merkmale des therapeutischen Prozesses.

4.3 Systemische Ansätze und Familientherapie

Systemische Ansätze tun sich verständlicherweise schwer mit der üblichen, vom Individuum ausgehenden Diagnostik (Fiegl & Reznicek, 2000; Kap. 9 und 10 in diesem Band; Stierlin, 2001): Beziehungen in Familien und anderen Systemen, Lebenszyklen, Erziehungsstile und ähnliche Familien- bzw. systembezogene Aspekte stehen im Vordergrund, und es wird nicht nur der „Indexpatient" betrachtet. Zudem wird auch die Rolle des Diagnostikers im System grundsätzlicher hinterfragt als bei anderen Ansätzen. Die Vorstellung, dass Familien „sich ständig neu konstituieren" (Cierpka, 2003), macht die Diagnostik nicht einfacher. Im Vordergrund steht auf jeden Fall eine qualitative Analyse der Familien- oder sonstigen Systeme, entsprechend der Fallkonzeption bei Einzeltherapien. Eine spezielle Art der Darstellung der familiären Situation unter Einschluss der Mehrgenerationen-Perspektive ist das Genogramm (McGoldrick & Gerson, 1985).
Spätestens bei der Vorlage von Wirksamkeitsnachweisen, bei denen auch oder vor allem Auswirkungen auf individuelle Systemmitglieder nachgewiesen werden müssen, kommt der Ansatz um eine Verwendung der üblichen, vom Individuum ausgehenden Messmittel nicht herum.

4.4 Interpersonale Ansätze

Der Interpersonale Ansatz, auf Sullivans (1953) Interpersonale Psychiatrie zurückgehend, hat in besonderem Masse Diagnostika hervorgebracht, die auch im Rahmen anderer Therapien verwendet werden.

Die meisten Messmittel gehen auf das Kreismodell des als LSD-Advokat bekannt gewordenen Leary (1957) zurück. Die *Structural Analysis of Social Behavior* (*SASB*; Benjamin, 1974) war um 1990 trotz ihrer Komplexität und Aufwändigkeit in der Ratingversion ein eigentliches Modeinstrument. Das *Inventar Interpersonaler Probleme* (*IIP*; Horowitz et al., 1988; Horowitz, Strauss & Kordy, 1993) und das *Impact Message Inventory* (*IMI*; Kiesler et al., 1985; Caspar, 2002) sind Fragebögen zur Erfassung Interpersonaler Probleme (IIP) und Eigenschaften (IMI) aus der Selbst- (IIP) und der Fremdperspektive (IMI). In neuerer Zeit wurde die Forderung laut, ganz im Sinne der Plananalyse interpersonale Positionen nicht allein aufgrund von Oberflächenmerkmalen zu beurteilen, sondern nach den darüberstehenden Zielen zu fragen (Horowitz et al., 2006).

4.5 Verhaltenstheoretische Ansätze

Die verhaltenstheoretischen Ansätze (Willutzki, 2000; Bartling et al., 1997; Schulte, 1996; Kanfer & Saslow, 1969; vgl. Kap. 4 in diesem Band) zeichnen sich durch eine Abkehr von allem nicht direkt Beobachtbaren aus, aber auch der Wert klassischer Diagnostik wird in Frage gestellt (s. oben). Im Vordergrund stehen die Erfassung von Merkmalen, die für lerntheoretisch begründete Fallkonzeptionen von Bedeutung sind, bzw. diese Fallkonzeptionen selbst als Teil der Diagnostik.

Mit der Erfassung von Oberflächenmerkmalen, etwa zur Symptomatik, hat der verhaltenstheoretische Ansatz weniger Mühe als der psychoanalytische Ansatz (Kanfer & Saslow, 1969). Bei einer Präferenz für direkte Verhaltensbeobachtung wird doch grundsätzlich davon ausgegangen, dass Patienten valide Auskünfte über verschiedene Aspekte des eigenen Funktionierens geben können, Informationen zur Umwelt haben aber auch ein großes Gewicht: In der Umwelt werden ja die Verstärkungsbedingungen für Lernen und für die Aufrechterhaltung auch von Problemverhalten gesehen.

Die verhaltenstheoretische Diagnostik steht auf der Basis einer starken Orientierung an (u. a.) psychologischen Grundlagen und an empirischer Forschung. Weil diese sich stark entwickelt haben, wurde konsequenterweise auch die ursprünglich rein lerntheoretische Diagnostik stark angereichert (Caspar, 1996b). Handlungstheoretische, kognitive, systemische und weitere Aspekte kamen hinzu, namentlich die therapeutische Beziehung wurde differenzierter beachtet. Es stellt sich immer mehr die Frage, wo die Abgrenzung zwischen verhaltenstheoretischen Konzepten und weiteren Entwicklungen zu ziehen ist, wobei diese Frage vielleicht mehr von definitorischer als wirklich von praktischer Bedeutung ist.

Bei der Verwendung von Diagnostika ergeben sich über mittelgroße Zeiträume auch grundsätzliche Verschiebungen. So standen psychodynamisch orientierte Therapeuten einer operationalisierten Diagnostik grundsätzlich ablehnender gegenüber, bevor das OPD-System (s. oben; s. a. Kap. 8 in diesem Band) zur Verfügung stand. Darin wurde spezifischen Vorstellungen besser Rechnung getragen, als viele sich wohl hätten vorstellen können. Verhaltenstherapeuten setzten lange Zeit v. a. auf Verhaltensdiagnostik und waren einer allgemeineren Diagnostik gegenüber skeptisch, bevor sich ein störungsorientierter Trend durchsetzte und damit auch eine entsprechende kategoriale Diagnostik bedeutsamer und akzeptabler wurde (Laireiter, 2001). Die Entwicklungen innerhalb der verhaltenstherapeutischen Diagnostik wurden von Caspar (1996b) als Strom in der Zeit unter vielfältigen Einflüssen, mit Einmündungen, Verästelungen, aber auch Versickerungen dargestellt – ein Bild, das auch für die Entwicklung der Diagnostik überhaupt verwendet werden kann. Dabei sind auch Einflüsse zu beachten, die nicht unmittelbar mit Inhalten zu tun haben. So werden Konferenzen zum Weiterentwickeln der kategorialen Systeme von Beteiligten mit orientalischen Basaren verglichen und im Wettstreit um Einfluss hat das DSM-System gegenüber dem ICD-System nur schon deshalb bessere Karten, weil die Vermarktung des DSM durch die APA besser ist und aus den daraus gewonnenen Mitteln Weiterentwicklung und Verbreitung in ganz anderem Stil unterstützt werden können als durch die vergleichsweise arme WHO.

Moderne kategoriale Systeme (DSM, ICD) proklamieren theoretische Abstinenz als Beitrag zum Eliminieren von Varianz, die auf die Verschiedenheit bei unterschiedlichen Diagnostikern zugrundegelegter theoretischer Modelle zurückgeht. Ob Diagnostik ohne nosologische Theorie auskommen kann, wird aber auch in Frage gestellt. Das macht Modelle interessant, die zumindest vom Anspruch her neutraler sind und teils auch eigene Messmittel hervorgebracht haben, wie der Ansatz von Kuhl (2001; PSSI; Kuhl & Kazén, 1997) oder den konsistenztheoretischen Ansatz von Grawe (1998, 2004; FAMOS; Grosse Holtforth & Grawe, 2000; INK; Grosse Holtforth & Grawe, 2003). Mit der weiteren Verbreitung neurobiologischer Konzepte, die zumindest im Hinblick auf die traditionellen divergenten diagnostischen Modelle neutral sind, wird sich eine starke Entwicklung entsprechender Diagnostika auch für den klinischen Alltag ergeben.

Literatur

Albani, C., Pokorny, D., Blaser, G., König, S., Thomä, H. & Kächele, H. (2003). Study of a psychoanalytic process using the Core Conflictual Relationship Theme (CCRT). *European Psychotherapy, 4*, 11–32.

Amelang, M. & Zielinski, W. (1997). *Psychologische Diagnostik und Intervention.* Berlin: Springer.

Amendt-Lyon, N. & Hutterer-Krisch, R. (2000). Diagnostik in der Gestalttherapie. In A.-R. Laireiter (Hrsg.), *Diagnostik in der Psychotherapie* (S. 179–191). Wien, New York: Springer.

Bartling, G., Eichelmeyer, I., Engberding, M. & Krause, R. (1987). *Problemanalyse im therapeutischen Prozess* (2. Aufl.). Stuttgart: Kohlhammer.

Bastine, R. (1984). *Klinische Psychologie.* Stuttgart: Kohlhammer.

Bastine, R. (1992). Klinische Psychodiagnostik. In R. Bastine (Hrsg.), *Klinische Psychologie. Band 2* (S. 1–55). Stuttgart: Kohlhammer.

Baumann, U. & Stieglitz, R.-D. (1994). Psychodiagnostik psychischer Störungen: Allgemeine Grundlagen. In R.-D. Stieglitz & U. Baumann (Hrsg.), *Psychodiagnostik psychischer Störungen.* Stuttgart: Enke.

Benjamin, L. S. (1974). Structural analysis of social behavior. *Psychological Review, 81*, 392–425.

Beutler, L. E., Malik, M., Alimohamed, S., Harwood, T. M., Talebi, H., Noble, S. & Wong, E. (2003). Therapist variables. In M. J. Lambert (Ed.), *Bergin & Garfield's handbook of psychotherapy and behavior change (5th ed.)* (pp. 227–306). New York: Wiley.

Caspar, F. (1996a). Die Anwendung standardisierter Methoden und das individuelle Neukonstruieren therapeutischen Handelns. In H. Reinecker & D. Schmelzer (Hrsg.), *Verhaltenstherapie, Selbstregulation, Selbstmanagement* (S. 23–47). Göttingen: Hogrefe.

Caspar, F. (1996b). Was ist aus der guten alten Verhaltensanalyse geworden? In F. Caspar (Hrsg.), *Psychotherapeutische Problemanalyse* (S. 7–44). Tübingen: DGVT.

Caspar, F. (2002). IMI-R. In E. Brähler, J. Schumacher & B. Strauß (Hrsg.), *Diagnostische Verfahren in der Psychotherapie.* Göttingen: Hogrefe.

Caspar, F. & Grawe, K. (1994). Was spricht für, was gegen individuelle Fallkonzeptionen. *Verhaltenstherapie, 4*, 186–196.

Cierpka, M. (2003). *Handbuch der Familiendiagnostik* (2. Aufl.). Heidelberg, Berlin: Springer.

Clarkin, J. F. & Levy, K. N. (2003). The influences of client variable on psychotherapy. In M. J. Lambert (Ed.), *Bergin & Garfield's handbook of psychotherapy and behavior*

change (5th ed., pp. 104–226). New York: Wiley.
Derogatis, L. R. (1983). *Symptom Checklist 90 – Revised/SCL-90-R: Administration, scoring, and procedures manual.* Baltimore, MD: Clinical Psychometric Research.
Eckert, J. (1994). Diagnostik und Indikation in der Gesprächspsychotherapie. In P. Janssen & W. Schneider (Hrsg.), *Diagnostik in Psychotherapie und Psychosomatik* (S. 147–164). Stuttgart: Fischer.
Fiedler, P. (1997). Therapieplanung in der modernen Verhaltenstherapie: Von der allgemeinen zur phänomen- und störungsspezifischen Behandlung. In H. Reinecker & P. Fiedler (Hrsg.), *Therapieplanung in der modernen Verhaltenstherapie: Eine Kontroverse* (S. 1–27). Lengerich: Pabst.
Fiegl, H. & Reznicek, E. (2000). Diagnostik in der Systemischen Therapie. In A.-R. Laireiter (Hrsg.), *Diagnostik in der Psychotherapie.* Wien, New York: Springer.
Franke, G. (1995). *Die Symptomcheckliste von Derogatis. Deutsche Version.* Weinheim: Beltz.
Freyberger, H. J. & Stieglitz, R. D. (2000). Diagnostik in der Psychiatrie. In A. R. Laireiter (Hrsg.), *Diagnostik in der Psychotherapie* (S. 343–352). Wien, New York: Springer.
Fydrich, T. (1997). Diagnostik und Intervention in der Klinischen Psychologie. In M. Amelang & W. Zielinski (Hrsg.), *Lehrbuch der Psychologischen Diagnostik* (S. 443–485). Berlin: Springer.
Fydrich, T., Laireiter, A. R., Saile, H. & Engberding, M. (1996). Diagnostik und Evaluation in der Psychotherapie. *Zeitschrift für Klinische Psychologie, 25*, 161–168.
Groen, G. & Petermann, F. (2000). Kontrolle des Therapieverlaufs und -erfolgs bei depressiven Störungen. *Zeitschrift für Klinische Psychologie und Psychotherapie, 48*, 185–204.
Grosse Holtforth, M. & Grawe, K. (2000). Fragebogen zur Analyse motivationaler Schemata (FAMOS). *Zeitschrift für Klinische Psychologie und Psychotherapie, 29*(3), 170–179.
Grosse Holtforth, M. & Grawe, K. (2003). Der Inkongruenzfragebogen (INK). *Zeitschrift für Klinische Psychologie und Psychotherapie, 32*(4), 315–323.
Heiss, R. (1964). Psychologische Diagnostik: Einführung und Überblick. In R. Heiss (Hrsg.), *Handbuch der Psychologie, Band 6, Psychologische Diagnostik* (S. 3–18). Göttingen: Hogrefe.
Hiller, W. (2000). Klassifikation und kategoriale Diagnostik in der Psychotherapie: Klassifikation nach ICD und SDM. In A. R. Laireiter (Hrsg.), *Diagnostik in der Psychotherapie* (S. 353–366). Wien, New York: Springer.
Horowitz, L., Rosenberg, S., Baer, A., Ureno, G. & Villasenor, V. (1988). Inventory of interpersonal problems. *Psychometric Properties and Clinical Applications, 57*, 599–606.
Horowitz, L. M., Strauß, B. & Kordy, H. (1993). *Inventar zur Erfassung interpersonaler Probleme. Deutsche Version (IIP-D).* Weinheim: Beltz.
Horowitz, L. M., Wilson, K. R., Turan, B., Zolotsev, P., Constantino, M. J. & Henderson, L. (2006). How interpersonal motives clarify the meaning of interpersonal behavior: A revised circumplex model. *Personality and Social Psychology Review, 10*, 67–86.
Kanfer, F. H., Reinecker, H. & Schmelzer, D. (1991). *Selbstmanagement-Therapie. Ein Lehrbuch für die klinische Praxis.* Berlin: Springer.
Kanfer, F. H. & Saslow, G. (1969). Behavioral diagnosis. In C. M. Franks (Hrsg.), *Behavior therapy: Appraisal and status* (S. 417–444). New York: McGraw-Hill.
Kiesler, D. J., Anchin, J. C., Perkins, M. J., Chirico, B. M., Kyle, E. M. & Federman, E. (1985). *The Impact Message Inventory: Form II.* Palo Alto, CA: Consulting Psychologists Press.
Klein, M. H., Mathieu, P. L., Coughlan, P. & Kiesler, D. J. (1986). The experiencing scales. In L. S. Greenberg & W. M. Pinsoff (Eds.), *The psychotherapeutic process. A research handbook* (pp. 21–71). New York: Guilford.
Kuhl, J. (2001). *Motivation und Persönlichkeit: Interaktionen psychischer Systeme.* Göttingen: Hogrefe.
Kuhl, J. & Kazén, M. (1997). *Persönlichkeits-Stil- und Störungs-Inventar (PSSI).* Bern: Huber.
Laireiter, A. (Hrsg.). (2000). *Diagnostik in der Psychotherapie.* Wien: Springer.
Laireiter, A. (2001). Diagnostik in der Psychotherapie. *Psychotherapeut, 46*, 90–101.
Lambert, M. J., Burlingame, G. M., Umphress, V., Hansen, N. B., Vermeersch, D. A., Clouse, G. C. & Yanchar, S. C. (1996). The reliability and validity of the Outcome Questionnaire. *Clinical Psychology and Psychotherapy, 3*, 249–258.
Lantermann, E. D. (Hrsg.). (1980). *Person, Situation und Handlung.* München: Urban & Schwarzenberg.
Leary, T. (1957). *Interpersonal diagnosis of personality.* New York: Ronald Press.
Lewin, K. (1931). Der Übergang von der aristotelischen zur galileischen Denkweise in Biolo-

gie und Psychologie. In C.-F. Graumann (Hrsg.), *Wissenschaftstheorie I* (S. 233–278). Bern/Stuttgart: Huber/Klett-Cotta.

Luborsky, L. (1977). Measuring a pervasive psychic structure in psychotherapy: The core conflictual relationship theme. In N. Freedman & S. Grand (Eds.), *Communicative structures and psychic structures* (pp. 367–395). New York: Plenum Press.

Mans, E. (2000). Differentielle Diagnostik. In A. R. Laireiter (Hrsg.), *Diagnostik in der Psychotherapie* (S. 305–320). Wien, New York: Springer.

McGoldrick, M. & Gerson, R. (1985). *Genograms in family assessment.* New York: W. W. Norton and Company.

Mellor-Clark, J., Barkham, M., Connell, J. & Evans, C. (1999). Practice-based evidence and standardised evaluation: Informing the design of the CORE System. *European Journal of Psychotherapy, Counselling and Health, 2,* 357–374.

Mertens, W. (2000). Diagnostik in der Psychoanalyse. In A. R. Laireiter (Hrsg.), *Diagnostik in der Psychotherapie* (S. 27–40). Wien: Springer.

Pawlik, K. (Hrsg.). (1976). *Diagnose der Diagnostik.* Stuttgart: Klett.

Rogers, C. R. (1951). *Client centered therapy.* Boston: Mifflin.

Rudolf, G. (2001). Wie analytische Psychotherapien Diagnosen handhaben. Eine Bestandsaufnahme und ein Plädoyer. *Psychotherapeut, 46,* 102–109.

Sachse, R. (2000). Diagnostik in der Gesprächspsychotherapie. In A.-R. Laireiter (Hrsg.), *Diagnostik in der Psychotherapie.* Wien, New York: Springer.

Schauenburg, H. & Grande, T. (2000). Operationalisierte psychodynamische Diagnostik. In A. R. Laireiter (Hrsg.), *Diagnostik in der Psychotherapie* (S. 55–75). Wien: Springer.

Schmidt, L. (2001). *Klinische Psychologie: Entwicklungen, Reformen, Perspektiven.* Tübingen: DGVT.

Schulte, D. (1993). Wie soll Therapieerfolg gemessen werden? *Zeitschrift für Klinische Psychologie, 22,* 374–393.

Schulte, D. (1996). Lohnt sich eine individuelle Verhaltensanalyse? In F. Caspar (Hrsg.), *Psychotherapeutische Problemanalyse* (S. 45–64). Tübingen: DGVT.

Seidenstücker, G. & Baumann, U. (1987). Multimodale Diagnostik als Standard in der Klinischen Psychologie. *Diagnostica, 34,* 243–258.

Stierlin, H. (2001). Welche Rolle spielt die Diagnostik in der systemischen Psychotherapie. *Psychotherapeut, 46,* 134–139.

Strupp, H. H., Horowitz, L. M. & Lambert, M. J. (Eds.). (1997). *Measuring patient changes in mood, anxiety, and personality disorders: Toward a core battery.* Washington: American Psychological Association.

Sullivan, H. S. (1953). *The interpersonal theory of psychiatry.* New York: Norton Press.

Willutzki, U. (2000). Modelle und Strategien der Diagnostik in der Verhaltenstherapie. In A.-R. Laireiter (Hrsg.), *Diagnostik in der Psychotherapie* (S. 107–127). Wien, New York: Springer.

II Diagnostik im Kontext verschiedener therapeutischer Orientierungen

4 Verhaltenstheoretisch orientierte Modelle

Bernd Röhrle

1 Hintergründe
2 Allgemeine Merkmale, Definition und Vorgehen
3 Verhaltentheoretisch orientierte Diagnosesysteme
3.1 Das SORKC-Modell
3.2 Problem- und Verhaltensanalyse von Bartling et al. (1998)
4 Bewertung und Perspektiven
Literatur

1 Hintergründe

Das Aufkommen der verhaltenstheoretisch orientierten Diagnostik ist vielerlei Einflüssen zu verdanken. Allgemeiner Hintergrund ist die Entwicklung einer Assessment-Tradition, die vornehmlich auf lerntheoretischen Prinzipien gründet und breite Anwendung gefunden hat. Ausgestattet mit entsprechenden Methoden hat sie ihren besonderen Platz zunächst als kritischen Kontrapunkt gegenüber traditionellen Formen der Diagnostik eingenommen.

Weit ausholend führen Ollendick, Alvarez und Greene (2004) die Geschichte der verhaltenstheoretisch orientierten Diagnostik bis zu den Anfängen der Diagnostik überhaupt zurück (Personalauslese im frühen China 2200 v. Chr.; Vorstellungen von psychischen Störungen über die Jahrhunderte).

In einem etwas engeren Sinne sind die Bemühungen um eine empirisch fundierte Psychologie als Grundlage dieser Art des Diagnostizierens zu sehen (vgl. Kap. 1 in diesem Band). Zweifelsohne ist die Entwicklung lerntheoretischer Ansätze die entscheidende Basis für verschiedene Modelle der verhaltenstheoretisch orientierten Diagnostik (O'Donohue & Ferguson, 2004).

Im Mittelpunkt steht dabei zunächst das Lernprinzip des klassischen Konditionierens (erlernt wird die Kopplung von Reizen und reflexartigen Reaktionen) und des operanten Konditionierens (erlernt werden funktionale Zusammenhänge zwischen Hinweisreizen, Reaktionen und ihren Konsequenzen). Später wurden diese Prinzipien durch solche zur kognitiven Steuerung des Verhaltens erweitert. Mit der Relativierung der ersten behavioristischen Modelle und der Weiterentwicklung der lerntheoretischen Ansätze hin zu vermittlungstheoretisch fundierten und zuletzt kognitiv-behavioralen Vorstellungen wandelte sich auch die verhaltenstheoretisch orientierte Diagnostik (vgl. Bandura, 1977; Kanfer & Philipps, 1970; Meichenbaum, 1977). Im Zentrum aber blieb immer die Analyse situativer Umstände und funktionaler Beziehungen zwischen Verhalten und steuernde externale oder internale Bedingungen (Heiby & Haynes, 2004).

Die experimentellen Arrangements zur empirischen Überprüfung dieser Modelle wurden in mehrfacher Hinsicht Grundlage der verhaltenstheoretisch orientierten Diagnostik. Zunächst prägen diese Arrangements die verhaltenstheoretisch orientierte Diagnostik als ein von Hypothesen geleitetes Vorgehen, das zugleich auch den Erwerb neuen Verhaltens im Auge hat. Nicht selten wurden diese Ziele anhand von Einzelfallexperimenten verfolgt (berühmt wurde der Fall des Erwerbs und der Modifikation von ängstlichem Verhalten eines drei Jahre alten Jungen durch Mary Cover Jones und John B. Watson). Auf diese Weise wurde verhaltenstheoretisch orientierte Diagnostik zu einem ideographischen, d. h. auf den Einzelfall zugeschnittenen und zugleich modifikationsorientierten Verfahren (Cone, 1986). Die hierfür notwendigen Hypothesen werden auch als ideographische Hypothesen bezeichnet. Diese sollten theoretisch fundiert, mit empirischem Hintergrund oder z. B. mit Hilfe von Erfahrungswissen begründet sein (vgl. Westmeyer, 2003).

Die Entwicklung verhaltenstherapeutischer Interventionsmethoden, die auf vergleichbaren theoretischen Konzepten beruhte, beschleunigte diesen Prozess ganz besonders (vgl. Cone & Hawkins, 1977; Ullman & Krasner, 1965). Die Anwendung verhaltenstheoretisch orientierter Messmethoden wurde durch eine breit angelegte Implementation entsprechender Verfahren in unterschiedlichen Handlungsfeldern gefördert. Dazu gehörte u. a. die Gestaltung von Reiz-Reaktionsverhältnissen in Schulen, Arbeitsstätten, Nachbarschaften und reichte bis hin zur entsprechenden Ausgestaltung von gemeindeorientierten und umweltschützenden Programmen (vgl. z. B. Chance, 1998; Haynes & Heiby, 2004; Michael, 2004; Miller, 1997; Nietzel, Winett, MacDonald & Davidson, 1977; Umbreit, 2006; Wahler, 1976). Strukturell gestützt wurde dies Entwicklung durch die Herausgabe von Fachzeitschriften (z. B. Behavioral Assessment; The Behavioral Analyst; vgl. Hanley, Iwata & McCord, 2003) und u. a. auch durch die Gründung der Association of Behavioral Analysis (http://www.abainternational.org).

Damit einher ging die Entwicklung von Erhebungsmethoden, die motorisches, verbal-kognitives und physiologisch-emotionales Verhalten möglichst unmittelbar und zugleich in einem funktionalen Sinne zu erfassen suchten. Damit erlangten gerade Methoden wie die Verhaltensbeobachtung, aber auch psychophysiologische Messungen ein besonderes Gewicht (Nelson & Hayes, 1976; Hartman, Barrios & Wood, 2004; s. a. Kap. 14 in diesem Band).

Ganz wesentlich für die Entwicklung der verhaltenstheoretisch orientierten Diagnostik war die bereits erwähnte Auseinandersetzung mit der traditionellen Diagnostik (Cone, 1988; O'Brien, McGrath & Haynes, 2003; Reitman, 2006; vgl. **Tab. 1**). Der traditionellen Diagnostik wurde vorgeworfen, durch die Annahme hypothetischer Konstrukte im wissenschaftstheoretischen Sinne nicht „sparsam" genug zu sein (Goldfried & Kent, 1972). Im Kontext der „Situationismusdebatte" wurde der Schlussfolgerung von Testantworten auf zugrundeliegende psychologische Größen (z. B. Persönlichkeitseigenschaften) die Vorstellung entgegengesetzt, dass das beobachtete Verhalten schon die wahre psychologische Größe darstelle und man in je spezifischen Situationen oder Person-Umwelt-Interaktionen nur auf die Gesamtheit aller entsprechenden Erscheinungen zu schließen habe (vgl. Bowers, 1973; Goldfried & Kent, 1972; Mischel, 1968, 1973). Allerdings löste sich diese strenge Auffassung mit der Übernahme kognitiv-behavioraler Positionen zu Gunsten einer Sicht auf, die sowohl Umweltabhängigkeiten als auch dispositionelle Einflussnahmen in Form von Kompetenzen, Handlungsplanungen etc. auf das Verhalten annahm. Entscheidend aber bleibt bei diesem Zugang, dass es sich dabei um verinnerlichte Formen des Verhaltens handelt, die in Interaktion mit situati-

Tab. 1: Übersicht zu den Zielen und Annahmen traditioneller und verhaltenstheoretisch orientierter Diagnostik (nach Barrios, 1988)

	Verhaltenstheoretischer Zugang	Traditionelle Diagnostik
Ziele	• Identifikation des Problemverhaltens und der aufrechterhaltenden Bedingungen • Hilfe bei der Behandlungsauswahl • Hilfe bei Behandlungsverbesserungen • Hilfe bei der Evaluation	• Klassifikation von Störungen • Identifikation ätiologisch und lebensgeschichtlich bedeutsamer Bedingungen • Prognostische Hilfen
Annahmen	• Verhalten ist Funktion von Situation oder Person-Situations-Interaktionen	• Verhalten ist Funktion intrapsychischer Variablen
Ursachen	• Verhaltensstörungen sind Folge von Lerngeschichten und daraus resultierenden, sie aufrechterhaltenden Bedingungen • Abweichungen von einer sozialen Norm	• Verhaltensstörungen sind Folge einer pathologischen Struktur oder eines Prozesses • Abweichungen von einer natürlichen Norm
Bedeutung	• Verhalten ist eine situationsspezifische Stichprobe aus dem Repertoire einer Person	• Verhalten ist ein Zeichen für einen zugrundeliegenden Zustand oder eine Eigenschaft
Anwendung Messinstrumente		
Gewinnung	• Inventarisieren	• Testen, rationale Itemselektion
Aufbau	• Berücksichtigung kontextueller Merkmale • Repräsentativität des Verhaltens für ein Repertoire	• Geringe Berücksichtigung kontextueller Merkmale • Relevanz des indikativen Wertes eines Zeichens für eine Eigenschaft
Reichweite	• Breiter Fokus: Verhalten, Bedingungen, Behandlungsbedingungen, Therapieprozess	• Enger Fokus: Zeichen, Zuordnung zu einer populationsspezifischen Eigenschaft
Timing der Messung	• Kontinuierliche oder zeitlich ausgewählte Punkte im Therapieprozess	• Vorher-Nachher-Vergleiche
Vorliebe	• Direkte Methoden (z. B. Verhaltensbeobachtung)	• Indirekte Methoden
Wissenschaftstheoretische/methodologische Position	• Ideographisch	• Nomothetisch • Gesetze zu interindividuellen Unterschieden
Gütekriterien	• Zielabhängige (relative) Bedeutungen	• Feste Bedeutungsmuster

ven Bedingungen zu erklären sind (vgl. Mischel, 1973).

Gegensätze zwischen der verhaltenstheoretisch orientierten Diagnostik und der klassischen Diagnostik wurden noch in weiteren Aspekten thematisiert. So wurde vielfach die angesprochene Position eines ideographischen Ansatzes betont, der sich von der nomothetischen, also an allgemeinen, personübergreifenden Gesetzmäßigkeiten interessierten Position der klassischen Diagnostik absetzt (vgl. Kap. 1 in diesem Band). Eng verknüpft mit dieser Gegenüberstellung findet sich ursprünglich

Tab. 2: Verhaltenstheoretisch orientiertes Klassifikationssystem

Probleme bei der Stimuluskontrolle des Verhaltens	
A. Unzureichende Stimuluskontrolle	a) Das Verhalten wird nicht von angemessenen diskriminativen Stimuli geleitet, d. h. die Stimuluseigenschaften sind für Unterscheidungen ungeeignet. b) Stimuluseigenschaften sind für Unterscheidungen geeignet, jedoch liegt mangelndes Diskriminationslernen vor. c) Die verminderte Diskriminationsfähigkeit tritt unter starker Erregung, Drogeneinfluss etc. auf. d) Diskriminative Reize werden zu selten angeboten oder sind ökologisch beschränkt.
B. Unangemessene Stimuluskontrolle	a) Stimulusbedingungen sind objektiv unterscheidbar, b) steuern unauffälliges Verhalten, c) produzieren starke negative emotionale Reaktionen, hohe physiologische Erregung und Flucht-Vermeidungs-Verhalten.
Defizientes Verhaltensrepertoire	
Defizit 1. Art	Fehlende Kompetenzen (Kognitionen, offenes Verhalten, Emotionen), die notwendig sind, um konkrete Anforderungen effektiv zu bewältigen (sozial, Schule, beruflich, Umgang mit eigener Person).
Defizit 2. Art	Kompetenzen sind vorhanden, aber Verhalten wird unterdrückt.
Aversives Verhaltensrepertoire (Verhaltensexzessiva)	Verhaltensweisen, die für andere Menschen aversiv sind.
Probleme mit Verhaltenskonsequenzen	• Unzureichende Anreize im Individuum • Unangemessene Anreize im Individuum • Problematische Verstärkerpläne • Fehlende Anreize in der Umwelt (die Umwelt reagiert nicht mit positiven, negativen oder keinen Konsequenzen) • Widersprüchliche Anreize in Umwelt (durch Unterschiedliche Verstärkerquellen oder inkonsistente Verstärkerpläne wird unerwünschtes Verhalten manchmal bestraft, manchmal verstärkt) • Fehlen intermittierender Verstärkerpläne zur Stabilisierung erwünschten Verhaltens • Problematische Selbstbewertung
Verhaltensaktiva	Zur Bestimmung therapeutisch bedeutsamer Ressourcen (z. B. Diskriminationsmöglichkeiten, Kompetenzen etc.)

auch eine ablehnende Haltung gegenüber Klassifikationssystemen psychischer Störungen. Man ging sogar so weit, eigene, aber durchwegs an der Einteilung von Verhalten orientierte Klassifikationssysteme zu entwickeln (vgl. z. B. Goldfried & Sprafkin, 1976). Dabei ging es darum, verschiedene Probleme, wie mangelnde Stimuluskontrolle, unterschiedliche Arten von Verhaltensdefiziten oder -exzessiva, ungünstige Verstärkerbedingungen, aber auch therapeutisch bedeutsame Ressourcen (Verhaltensaktiva) zu bestimmen (vgl. **Tab. 2**).

Der Versuch, eigene verhaltenstheoretisch geprägte Klassifikationssysteme zu schaffen, wurde begleitet durch eine zutiefst kritische Haltung gegenüber dem medizinischen Krankheitsmodell. Diesem Modell stehen die o. g. Klassifikationssysteme, aber auch die klassische, traitorientierte Diagnostik nahe (vgl. auch Kap. 3 in diesem Band). Entsprechend herb fiel die Kritik an den Unzulänglichkeiten der psychiatrischen Diagnostik aus (vgl. Kanfer & Saslow, 1969, 1974). Bemängelt wurde die damals geringe Interraterreliabilität, geringe Disjunktivität und Operationalisierung der diagnostischen Kategorien. Vielleicht auch aufgrund der Tatsache, dass diese Systeme zunehmend durch genauere Operationalisierungen argumentativ haltbarer wurden, finden sich seit einiger Zeit auch versöhnlichere Haltungen (vgl. Nelson-Gray & Paulson, 2004). Sie gehen von einer komplementären Sicht psychischer Störungen aus: Die kommunikative Basis der Klassifikationssysteme ermöglicht erst eine sich anschließende funktionale Analyse.

Darüber hinaus ergaben sich neben einigen Gemeinsamkeiten auch grundlegende Verschiebungen der Bedeutung und Wichtigkeit von testtheoretischen Gütekriterien (Bagner, Harwood & Eyberg, 2006; Cone, 1998; Haynes, Nelson & Blaine, 1999; Haynes, 2006; vgl. **Tab. 3**). Von verschiedenen Reliabilitätsindizes hat die Übereinstimmungszuverlässigkeit bei der verhaltenstheoretisch orientierten Diagnostik eine vergleichbare Bedeutung, wohingegen etwa die Instabilität von Messobjekten eher als wahre, situativ bedingte Varianz aufgefasst wird. Von den verschiedenen Kriterien der Validität spielt die inhaltliche Validität eine entscheidende Rolle. Dabei hat Cone (1981) die Frage nach der inhaltlichen Genauigkeit des zu erhebenden Verhaltens gestellt. Im Rahmen seines Genauigkeitsmodells nimmt er einen Inkontrovertibilitätsindex an. Dieses Maß der Genauigkeit ergibt sich aus der Passung des Erhebungsinstrumentes für das ausgewählte Verhalten (z. B. ist ein Kategoriensystem für feinmotorische Tics wahrscheinlich ungenau). Es wird präzisiert, indem das interessierende Verhalten über die Zeit und Situationen erfasst wird und somit genauere Informationen ermöglicht werden (inkrementelle Validität).

Ein Teilaspekt dieser Genauigkeit ist im Generalisationsmodell gefasst (vgl. Cronbach, Gleser, Nanda & Rajaratnam, 1972). Dieses Modell stellt bei inhaltlich validen Messungen die Frage nach der Übertragbarkeit zuverlässiger Ergebnisse über Situationen und manchmal auch über Personen hinweg; hierfür wurden spezifische, entweder norm- oder kriterienorientierte G-Koeffizienten entwickelt (vgl. Shavelson & Webb, 2006; Suen & Rzasa, 2004). Die Grundidee des G-Koeffizienten (die Abweichung der Einzelwerte von einem Mittelwert der Erhebungen über Situationen) besteht darin, Beobachter als Maß der Generalisation zu bestimmen (z. B. Abweichung von einem Mittelwert verschiedener Diagnostiker über mehrere Personen).

Ein weiteres Modell stellt die Frage nach der Nützlichkeit verhaltenstheoretischer Diagnostik. Dieses Modell gibt folgenden Maßstab vor: Eine Messung ist dann gut, wenn sie die Behandlung verbessert. Dabei geht man davon aus, dass sich die Nützlichkeit aus dem Verhältnis des Aufwandes ergibt, der notwendig ist, um richtige Zuweisungen von Behandlungsschritten auf individuelle Problemlagen zu ermöglichen. Auch in der verhaltenstheoretisch orientierten Diagnostik gilt es zu prüfen, ob eine aufwendige Diagnostik besser ist als die Zuweisung eines Standardprogramms nach einem Screening (vgl. Fiedler, 2000; Hayes, Nelson & Jarrett, 1987, 1989; Laireiter, 2003; Schulte, 1999a; Westmeyer, 1999; s. u.).

Wie die Auseinandersetzung mit den klassifikatorischen Systemen hat sich auch der Streit mit der klassischen Diagnostik insgesamt abgeschwächt. Wesentliche Gründe hierfür sind:

Tab. 3: Vergleich von Testkennwerten traditioneller und verhaltenstheoretisch orientierter Diagnostik (nach Cone, 1988)

	Traditionelle Diagnostik	Verhaltenstheoretisch orientierte Diagnostik
Reliabilität		
Diagnostiker	• Übereinstimmungsreliabilität wichtig	• Übereinstimmungsreliabilität wichtig
Zeitlich	• Wichtig für Stabilitätsannahme	• Nicht notwendig, aber möglich
Innere Konsistenz	• Wichtig für Nachweis der Einheitlichkeit von Traits	• Zielabhängige Bedeutung
Validität		
Inhaltliche	• Wenig bedeutsam für die Konstruktrelevanz	• Wichtig als Hinweis auf die Repräsentativität des Gemessenen
Konstrukt	• Zentrale Bedeutung für den induktiven Schluss auf Traits	• Ohne Bedeutung, evtl. als experimentelle Validierung
Konvergente	• Wichtig für Nachweis, dass ein Konstrukt mehr umfasst als eine Methode erhebt	• Wichtig im Sinne konvergenter Genauigkeit (Ausmaß der kontrollierbaren Erfassung des Verhaltens)
Kriterienbezogene	• Nützlich für Vorhersagen, nicht notwendig	• Nützlich für Vorhersagen, weniger bedeutsam als Inhaltsvalidität
Diskriminante	• Wichtig für Konstruktunterscheidungen	• Unbedeutend; das Definierte wird gemessen
Änderungssensitivität	• Bei Evaluation wichtig	• Bei Evaluation wichtig
Ökologische	• Wichtig wegen transsituativer Stabilitätsannahme von Traits	• Nur wichtig, wenn Stimuluskonstanz nachzuweisen ist
Normen	• Wichtig für Vergleichbarkeit von Individuen mit Population	• Unbedeutend, intraindividuelle Varianz wichtig; nützlich für soziale Validierung
Genauigkeit		
Vorkommen	• Unbedeutend, da nicht weiteres Verhalten erhoben werden soll	• Wichtig im Sinne von diagnostischem Ansatzpunkt
Zeitlich	• Unbedeutend, da nicht Verhalten zu anderen Zeitpunkten erhoben werden soll	• Wichtig innerhalb von Zeitintervallen und zu verschiedenen Zeiten
Setting	• Unbedeutend, da nicht Verhalten in anderen Situationen erhoben werden soll	• Wichtig im Sinne von Sensitivität für Verhalten unter verschiedenen Reizbedingungen
Konvergente	• Unwichtig, da nicht Verhalten mit anderen Methoden erfasst werden soll	• Wichtig, um die Beziehung zwischen verschiedenen Verhaltensweisen zu erfassen (Kontrolle des Messfehlers)

- Die Fortentwicklung der traitorientierten Ansätze zu interaktionistischen und auch ideographisch orientierten Zugängen sowie ihre Verbindung durch kognitiv-behavioristische Konzeptionen in der klinisch-psychologischen Diagnostik.
- Das Fehlen von geeigneten Instrumenten und testtheoretischen Absicherungen der verhaltenstheoretisch orientierten Messverfahren und die gleichzeitige Übernahme von nomothetisch orientierten bzw. konstruierten Verfahren (beispielsweise

sind Inventarisierungen mit Nützlichkeits-, Genauigkeits- und Generalisationsnachweisen selten geblieben).

Von daher hat sich die Auseinandersetzung eher zu einem fruchtbaren Wettstreit entwickelt oder auch zu einem mehr oder weniger gleichrangigen Inventarium, auf das man je nach Problemstellung in der klinisch-psychologischen Diagnostik zurückgreift. Cone (1986) hat dieses Zueinander schon sehr früh systematisiert, indem er ein 32 Felder umfassendes System der klinisch-psychologischen Diagnostik entwickelte. Dieses System umfasst die Möglichkeiten eines deduktiven oder induktiven, eines ideographischen oder nomothetischen Vorgehens. Es vermag sich sowohl auf die intraindividuelle als auch interindividuelle Varianz hin auszurichten und das Verhältnis zwischen Verhalten und Umwelt kann dabei als interaktiv oder auch nicht interaktiv bestimmt werden (vgl. insgesamt auch Cone, 1996; Fox & Gable, 2004; Haynes & O'Brien, 2000; Hersen, 2006a,b; Iwata, Kahng, Wallace & Lindberg, 2000; Repp & Horner, 2000; Sturmey, 1996).

2 Allgemeine Merkmale, Definition und Vorgehen

Auf dem Hintergrund der Auseinandersetzungen verschiedener Diagnostikarten hat sich zwischenzeitlich ein Grundverständnis der verhaltenstheoretisch orientierten Diagnostik entwickelt. Dieses Grundverständnis lässt sich mit O'Brien, McGrath und Haynes (2003) auf folgende Merkmale reduzieren: Verhaltenstheoretische Diagnostik ist ein empirischer Ansatz, der einen psychischen Determinismus zu Gunsten eines durch die Umwelt gesteuerten oder transaktionalen Determinismus ablehnt (vgl. Goldfried & Kent, 1972). Sowohl Lern- und Kognitionstheorien prägen dieses Grundverständnis als auch das Interesse an der funktionalen Analyse der Beziehungen zwischen Umwelt und Verhalten. Verhalten ist nicht nur in funktionalen Zusammenhängen zu erheben, sondern auch veränderbar sowie zeitlich variabel (besitzt Plastizität). Es ist auf unterschiedlichen Ebenen mit Hilfe unterschiedlicher Erhebungsverfahren möglichst zeitnah zu erfassen. Heiby und Haynes (2004) fassen diese Grundmerkmale so zusammen:

> Verhaltensorientierte Diagnostik ist ein wissenschaftlicher Zugang zur psychologischen Messung, der folgendes betont: sparsame Arten des Schlussfolgerns, Auswahl kontextangemessener, valider Messverfahren; Analyse funktionaler Zusammenhänge; Urteile, die auf Messungen in verschiedenen Situationen mit Hilfe verschiedener Methoden und unter Nutzung verschiedener Datenquellen und über verschiedene Zeitpunkte beruhen. (S. 7; Übers. d. Verf.)

Alle definitorischen Zugänge zur verhaltenstheoretischen Diagnostik eint die Vorstellung von der Modifizierbarkeit von Verhalten. Hierzu wurden im Kontext der klinisch-psychologischen Diagnostik Systeme entwickelt, die sich trotz unterschiedlicher theoretischer Provenienz im Vorgehen sehr ähnlich sind. Diese allgemeinen Merkmale des Vorgehens sind:

a) Die Orientierung an einem experimentellen Modell lässt verhaltenstheoretisch orientierte Diagnostik zu einem hypothesengeleiteten, operationalisierten Vorgehen werden, das Möglichkeiten der Falsifikation und der Korrektur (Exhaustion) vorsieht.
b) Eng damit verbunden ist die Vorstellung, dass das diagnostische Geschehen in einem rekursiven Prozess abläuft. Dieser umfasst Phasen der Problemfestlegung, der Erhebung relevanter Bestimmungsstücke (genaue Beschreibung des

Verhaltens und der Umstände in Abhängigkeit der jeweils genutzten Theorien), der Entwicklung von Erklärungsmodellen mit kurz- und langfristigen Zieldefinitionen, der Auswahl von Modifikationsprinzipien bzw. -mitteln, der Entscheidung für ein bestimmtes Vorgehen und die kontinuierliche und abschließende Evaluation dieser Intervention. Ziel dieses Prozesses ist es, eine individuelle, problem- und personspezifische, therapeutisch relevante Fallkonzeption zu erstellen. Diese wird meist als Diagramm mit zentralen Merkmalen und deren ursächlichen oder gar systemischen Zusammenhängen dargestellt (vgl. Kap. 2 in diesem Band; Haynes, 2006; Haynes & Williams, 2003; Nezu, Nezu, Peacock & Girdwood, 2004; Persons & Tompkins, 1997; Schiepek, 2003; Schulte, 1998, 1999b, 2005).

c) Damit einher geht die Erhebung taktisch bedeutsamer Merkmale wie die Analyse von Ressourcen, Therapiemotivation und äußeren Hemmnissen (z. B. soziale Lage, Reaktionen der Angehörigen, nutzbare Verstärker, Qualität der Therapeut-Patient-Beziehung etc.).
d) Alles ist in einen institutionellen Kontext mit bestimmten Vorgaben (z. B. zulässiger Aufwand und Entlohnung für die diagnostischen Tätigkeiten) und auch in ein sozial-interaktives Geschehen, insbesondere zwischen Diagnostiker und Patient, gefasst.
e) Um eine Fallkonzeption erstellen zu können, werden Wissensbestände unterschiedlicher Art bei den Beteiligten aktiviert (theoretisch-empirisches Wissen, Erfahrungswissen, Alltagswissen oder auch Wissen genährt aus naiven Theorien; vgl. Kaminski, 1970).

Bestimmt durch die theoretisch-empirischen Wissensbestände gestalten sich die Inhalte der verhaltenstheoretisch orientierten Diagnostik höchst unterschiedlich. Die unterschiedlichen verhaltenstheoretischen Diagnostikkonzepte sind im deutschsprachigen Bereich insbesondere in zwei Systemen bekannt geworden, welche im Folgenden beschrieben werden.

3 Verhaltenstheoretisch orientierte Diagnosesysteme

Diese beiden verhaltensanalytischen Diagnosesysteme sind: das SORKC-Modell von Kanfer und Saslow (1974) und die Problem- und Verhaltensanalyse von Bartling, Echelmeyer und Engberding (1998). Trotz des unterschiedlichen Entstehungszeitpunkts spielen beide Modelle zumindest in der Praxis noch bis heute eine bedeutende Rolle (vgl. insgesamt Knafla & Ehlert, 2001; Rief, Exner & Martin, 2006; Schulte, 1998, 1999b, 2005; Tuschen, 2000).

3.1 Das SORKC-Modell

Das erste und bis heute noch bedeutsame Diagnosesystem ist im Kern im sog. SORKC-Modell gefasst (Kanfer & Saslow, 1965, 1974). Dieses Konzept liefert den Rahmen für die funktionale Analyse problematischen Verhaltens (vgl. **Tab. 4**). Es stellt eine Beziehung her zwischen den dem Problemverhalten (R) vorausgehenden situativen Bedingungen (S) und den darauffolgenden Konsequenzen (C) bzw. mit in Kontingenzen (K) gefassten Verstärkerplänen (z. B. kontinuierliche, intermittierende, zeitvariable, verzögerte Verstärkung). Stimuli können externer oder auch interner Art (Gedanken und Selbstinstruktionen) sein. Sie können auch hinsichtlich ihrer Komplexität variieren (von Signalen bis sozialen Lagen). Dieser Analyse geht die Auswahl der problematischen Situation und die Typisierung

Tab. 4: Das verhaltensanalytische System von Kanfer und Saslow (1965, 1974)

1. **Anfängliche Analyse der problematischen Situation, der Verhaltensdefizite und Aktiva**
   - Festlegung von Defiziten oder Exzessiva
   - Festlegung verschiedener Problemanteile
2. **Abklärung der problematischen Situation**
   - Analyse der normativen Bedingungen der Störung
   - Krankheitsgeschichte
   - Bisherige therapeutische Versuche
   - Funktionale Analyse des Problems anhand des SORKC-Modells (vgl. Text)
     - Beschreibung des Problemverhaltens (Topographie, Häufigkeit, Latenz) auf unterschiedlichen Ebenen: motorisch-verbal, kognitiv, emotional, physiologisch)
     - Erhebung der Konsequenzen: positive, negative Verstärker bzw. Verstärkungen
     - Analyse der Kontingenzverhältnisse: Häufigkeit und zeitliche Aufeinanderfolge der Konsequenzen; intermittierende, kontinuierliche Verstärkung, Quotenpläne, Intervallpläne
3. **Motivationale Analyse**
   - Analyse vorliegender Verstärkerbereiche
4. **Entwicklungsanalyse**
   - Vergangene Erfahrungen und die Genese der Störung als Lerngeschichte (auch biologische Einschränkungen und sozio-kulturelle Charakteristika)
   - Für die Therapie bedeutsame Verhaltensänderungen
5. **Analyse der Selbstkontrolle**
   - Individuelle Möglichkeiten zur Problemkontrolle (Selbstbeobachtung, selbst gewählte Variation von Situationen, Reaktionsabfolgen, Alternativverhalten und Konsequenzen)
6. **Analyse der sozialen Beziehungen**
   - Festlegung von Verstärkerquellen, von Anspruchsniveau und Verstärkerwerten im sozialen Kontext
7. **Analyse der sozialen, kulturellen und physikalischen Umwelt**
   - Analyse der aktuellen Normen des sozialen Milieus
   - Einschränkungen in der Umwelt (intellektuell, räumlich, Einstellung zu Psychotherapie)

des Problemverhaltens als defizitär oder exzessiv voraus (s. o.). Bei der Abklärung der problematischen Situation geht es um die Analyse der normativen Bedingungen der Störung, aber auch um die Krankheitsgeschichte, welche auch Aufschluss über mögliche therapeutische Versuche, die bei Patienten und Angehörigen genutzten Erklärungsmodelle etc. geben soll. Im Mittelpunkt steht dabei die Frage: Wen stört das Problem? Welches Krankheitsverhalten liegt vor (z. B. Eigeninitiative), wer hat überwiesen, wie schwerwiegend ist das Problem, wie lange dauert es schon an, wie situationsspezifisch stellt es sich dar. Organismusvariabeln (O) erfassen sowohl passagere als auch dauerhafte Zustände (z. B. physiologische Erschöpfung, Hirnschaden). Schon sehr früh wurde diese Variable dafür genutzt, auch relativ stabile psychische Merkmale diesem Merkmal zuzuordnen (vgl. Goldfried & Davison, 1976). Obgleich diese Zuordnung von Anfang an strittig war, lebt diese Tradition bis heute weiter, wenn es gilt, kognitive Strukturen entsprechenden problematischen Verhaltensweisen zuzuordnen.

Das Verhalten (R) selbst muss beobachtbar oder glaubwürdig berichtet worden sein. Es kann minutiöse Einheiten (z. B. motorische Tics) oder auch komplexe Muster (z. B. variantenreiche Formen der Vermeidung) umfassen. Es wird in seiner Art (Topographie, Häufigkeit, Latenz) wie auch in Hinsicht auf verschiedene Ebenen oder in seinem Erscheinungsbild (verbal, moto-

risch, verdeckt, offen; emotional, kognitiv, physiologisch) erfasst.[1]
Entscheidend für die Analyse der funktionalen Zusammenhänge ist die Beschreibung der Art der Konsequenzen (C) und mit welchen Gesetzmäßigkeiten (K; Verstärkerpläne) diese Konsequenzen dem Verhalten folgen. Da diese Zusammenhänge selten genau berichtet werden können, wurden Verhaltensbeobachtungssysteme für diesen Analyseschritt als unabdingbar angesehen.
In einem dritten Schritt wird im Rahmen einer motivationalen Analyse untersucht, welche Verstärkerbereiche überhaupt vorliegen, um sie gegebenenfalls therapeutisch einsetzen zu können. Gefragt ist, welche positiven Konsequenzen bevorzugt, welche negativen Konsequenzen besonders gefürchtet werden.
Im Rahmen der Entwicklungsanalyse werden vergangene Erfahrungen und die Genese einer Lerngeschichte rekonstruiert. Dabei interessieren solche Verhaltensänderungen, die für die Therapie relevant sind (etwa ganz neues Verhalten, unterschiedliche Intensität oder Häufigkeiten oder gar das vorübergehende Verschwinden des Problemverhaltens). Gefragt wird auch nach situativen Bedingungen in der Geschichte, um bestimmte Arten des Lernens und Generalisationsphänomene bestimmen zu können (z. B. Identifikation von diskriminativen Stimuli, klassische Konditionierungen, Wirkung von Modellen). Damit ist nicht die einfache lebensgeschichtliche Rekonstruktion der Datenbasis gemeint, sondern die Suche nach Erklärungsmodellen, die zur funktionalen Analyse stimmig sind. Mit eingeschlossen ist die Erhebung biologischer Einschränkungen (z. B. Seh- und Hörschäden bei Kindern als Ursache auffälligen Sozialverhaltens) und soziokultureller Charakteristika in der Lebensgeschichte des Patienten (ökologische Bedingungen, Milieu, Rollengefüge, Nutzbarkeit der soziologischen Einflüsse usw.).
In einem fünften Schritt, der Analyse der Selbstkontrolle, geht es um die Frage, welche Möglichkeiten der Patient besitzt – unabhängig von anderen Personen und anderen Einflüssen –, sein Problem zu kontrollieren und alternatives Verhalten aufzubauen. Gefragt wird also: Kann der Patient sein Symptom/Problem kontrollieren, welche Voraussetzungen einer Selbstkontrolle sind gegeben (Selbstbeobachtung; Veränderung situativer Bedingungen, von Reaktionsabfolgen, verfügbarem Alternativverhalten, Konsequenzen)? Welche Verantwortung kann der Patient in der Therapie übernehmen? Die Analyse der sozialen Beziehungen dient dazu, Verstärkerquellen, Anspruchsniveau und Verstärkerwerte im sozialen Kontext erkennen und festlegen zu können. Dabei wird vor allem nach dem Verstärkerwert der Störung für bedeutsame Partner gefragt, um so auch mögliche soziale Widerstände gegenüber einem therapeutischen Einfluss frühzeitig auszumachen. Bei der damit einhergehenden Analyse der sozialen, kulturellen und physikalischen Umwelt geht es darum, überhaupt aktuelle normative, aber auch materielle Einflüsse des sozialen und ökologischen Milieus zu erkennen. Ursprünglich war damit auch die Idee verbunden, dem Problemverhalten mit mehr Toleranz zu begegnen und durch Umweltveränderungen den Problemdruck zu mindern (z. B. auch durch bessere materielle Ausstattung).
Obgleich dieses Modell sehr alt ist und eine Reihe von Problemen in sich birgt, hat es seine praktische Bedeutung nicht verloren. Zu den wichtigsten Kritikpunkten gehören:

1 Der Vollständigkeit halber sei die Unterscheidung phänomenaler Problemaspekte nach Lazarus (1973) erwähnt. Er fasst diese in dem Akronym BASICID (Behavior, Affect, Sensation, Imagery, Cognition, Interpersonal Relationships, Drugs) zusammen.

Fallbeispiel zum SORKC-Modell

Eine Patientin kann nur in Begleitung (diskriminativer Stimulus für Annäherungsverhalten = S_D) die Wohnung verlassen, da sie befürchtet, starke Ängste zu bekommen (interner Stimulus). Wenn sie z. B. wegen Verpflichtungen (Situationen interner und externer Art) aus der Wohnung gehen sollte, vermeidet sie dies durchweg, indem sie sich vermehrt mit Hausarbeiten beschäftigt (komplexe motorische Reaktion). Sie empfindet in solchen Situationen keinerlei Ängste (negative Verstärkung unmittelbarer und kontinuierlicher Art) und wird wegen ihrer Ordentlichkeit von Zeit zu Zeit immer wieder von Angehörigen gelobt (intermittierende, verzögerte positive Verstärkung). Es bleibt aber auch die Tatsache, dass sie viele Dinge nicht mehr machen kann, die sie früher, vor dem Tod ihrer Mutter, mit Freude unternahm, wie z. B. Bummeln gehen (Verlust von positiven Verstärkungen = Löschung operanter Art). Manchmal kommt ihr die Situation auch sehr unangenehm vor, wenn sie sieht, wie unselbständig sie ist, oder wenn der Partner ihr mitunter entsprechende Vorhaltungen macht (Bestrafung, intermittierend, selbst- und fremdgesetzt).

Selbst in Begleitung können, insbesondere bei beengten räumlichen Verhältnissen (S extern), Panikattacken auftreten (Verhaltensexzessiva, komplexes Reaktionsmuster). Sie verlaufen etwa wie folgt: Zuerst sind leichte Schwindelgefühle da, dann kommt die Angst, ohnmächtig zu werden, und dann rast das Herz für mehrere Minuten (physiologische Reaktion mit Topographie, Verlauf und Latenzangabe), sie hat das Gefühl, sterben zu müssen (emotionale Reaktion) und fühlt sich in der Situation völlig hilflos (kognitive Reaktion). Organische Ursachen (O), wie ein Mitralklappenprolaps, wurden als Ursachen ausgeschlossen. Zugleich fällt die Patientin durch ein wenig selbstständiges Verhalten auf (Verhaltensdefizit). Dies wird aufgrund ihrer Entwicklungsgeschichte auf ein unsicheres Bindungsschema zurückgeführt (O psychologischer Art). Ihre Lebenssituation hat sich sozial erheblich eingeengt (globaler Stimulus), so dass sie jede kleine Veränderung in ihrem Leben (wenn z. B. ihr Partner später nach Hause kommt = konkreter Stimulus) als bedrohlich erlebt.

Bei der Abklärung der problematischen Situationen wird deutlich, dass das Verhalten der Patientin vor allem ihren Partner stört, da sie sich selbst mit diesen Schwierigkeiten bereits weitgehend arrangiert hat (geringe intrinsische Therapiemotivation), er aber durch viele Zusatzjobs überlastet ist, die er wegen ihr übernommen hat. Erst nach langem Drängen und Androhen, die Partnerschaft in Frage zu stellen, ist die Patientin bereit, eine Therapie aufzunehmen (extrinsische Therapiemotivation). Sie kommt mit ihrem Mann zusammen in die Therapiestunde. Das Problem besteht seit mindestens zehn Jahren und ist durch einen weitgehend chronischen Verlauf gekennzeichnet. Es wird insbesondere vom Partner als sehr schwer bezeichnet. Als therapeutisch hilfreich werden ihre früheren Vorlieben erkannt.

In der Geschichte der Patientin wird deutlich, dass sie schon im Elternhaus für selbstständiges Verhalten eher bestraft wurde (Vermeidungslernen). Auch ihre Mutter zeigte in öffentlichen Situationen ein eher ängstliches Verhalten und mied diese, so oft sie konnte (Modelllernen). Nach dem tragischen Tod ihrer Mutter (sie wurde von einem Bus überfahren) entwickelte sich die Symptomatik der Patientin, ausgehend von verkehrsreichen Situationen, aus denen man schlecht entkommen konnte, in fast alle Situationen, die von ihr als mit geringen Fluchtmöglichkeiten charakterisiert wurden (Reizgeneralisation).

Nachdem ihr Vater recht bald danach verstarb, war sie fast ausschließlich von ihrem Mann abhängig, zumal sie unmittelbar nach den Verlusterlebnissen stark depressiv wurde (Verstärkerverlust, Einschränkung des Verhaltens in Richtung Passivität).
Nach besonders schweren Vorwürfen durch den Partner hatte die Patientin schon versucht, die Wohnung zu verlassen. Sie entfernte sich zunehmend von ihrer Wohnung (alternatives Verhalten), bemerkte aber, wie ihr Puls immer heftiger wurde (Selbstbeobachtung). Sie verharrte in der Situation, bis sie schließlich wieder nach Hause ging. Sie wertete diesen Versuch als einen teilweisen Erfolg (Selbstverstärkung). Als sie ihrem Partner von diesem Versuch berichtet, macht er ihr Vorwürfe, dass sie sich und damit ihn durch dieses leichtsinnige Verhalten in Gefahr gebracht habe (nicht auszuschließen ist, dass trotz der Vorwurfshaltung des Partners auch ein Interesse am Bestehen der Symptomatik vorhanden sein könnte). Ungünstig ist auch, dass die Infrastruktur der Wohngegend der Patientin für kurzzeitiges Annäherungsverhalten nicht förderlich ist.

- Theoretische Probleme: Nicht alle gängigen Lerntheorien sind in diesem Modell widerspruchsfrei vertreten. Viele Aspekte der seither entwickelten kognitiv-behavioralen Diagnostik können nur schwer integriert werden. Zu nennen sind insbesondere kognitive Strukturen und Prozesse, die mit ihren vielfältigen Teilaspekten (z. B. semantisches Gedächtnis, subjektive Theorien; gesteuerte Aufmerksamkeit, Attributionen etc.) nicht angemessen rekonstruiert werden können, wenn man sie auf eine Ebene des Verhaltens reduziert.
- Es fehlt an Vorgaben (Algorythmen), die bei der Auswahl des Problemverhaltens und der Molarität dieses Bestimmungsstücks, aber auch von situativen Gegebenheiten helfen könnten.
- Damit gehen wissenschaftstheoretische Probleme einher: Auch die Zuweisung der Bedeutung von Ereignissen – etwa als Reaktion oder als Konsequenz (sog. Premackverstärker: Verhalten als Verstärkung) – ist oft schwierig. Post-hoc-Zuordnungen aber setzen sich dem Vorwurf tautologischer Erklärungen aus. Ähnliches gilt auch für die Zuordnung von internen Stimuli, die vielfach als kognitiv fassbare Reaktion oder als Konsequenz im Sinne von Selbstbewertungen beschrieben werden können.

Trotz dieser Probleme erfreut sich dieses Analysesystem bleibender Beliebtheit. Dies hat mit dem Faktum zu tun, dass insbesondere im Bereich des Antrags- und Berichtswesens bei der Abrechnung von Verhaltenstherapie sowie im Bereich von Fallberichten im Rahmen der Psychotherapieausbildung gefordert wird, dieses System zu nutzen. Dies geschieht teilweise auch noch unvollständig, da bei diesen Vorgaben die lerngeschichtliche Rekonstruktion der Problematik zugunsten einer allgemeinen Anamnese weitgehend aufgegeben wird (vgl. Sulz, 2001).
Insbesondere in Hinsicht auf die theoretischen Probleme dieses Ansatzes wurde im deutschsprachigen Bereich das Problem- und Verhaltensanalysesystem von Bartling et al. (1998) entwickelt. Es ist das Resultat vielfältiger Änderungen und Anpassungen an die theoriengeschichtliche Entwicklung der verhaltentheoretisch orientierten Diagnostik.

3.2 Problem- und Verhaltensanalyse von Bartling et al. (1998)[2]

Dieses System war ursprünglich noch sehr an das Modell von Kanfer und Saslow (1974) angelehnt. Auf einer horizontalen Ebene wurde im Wesentlichen eine funktionale Analyse in deren Sinne vorgeschlagen. Ergänzt wurde diese Analyse durch eine vertikale Analyse von Plänen und (System-)Regeln. Diese Ergänzung ist im Zusammenhang mit dem Einfluss der Handlungstheorie im deutschen Sprachraum Anfang der achtziger Jahre zu sehen. In Abkehr von der Vorstellung eines situationsgetriebenen Organismus bei gleichzeitiger Suche nach dem reflexiven und intentional handelnden Subjekt war eine solche Erweiterung sehr willkommen. Die Analyse von Problemen auf der Ebene von Plänen versprach hier für die klinisch-psychologische Diagnostik einen Fortschritt, den auch die Vertreter der sog. vertikalen Verhaltensanalyse im Sinne hatten (vgl. Kap. 2 in diesem Band). Der Kompromiss zwischen der herkömmlich lerntheoretisch geprägten und handlungsorientierten Diagnostik bildete sich bei Bartling et al. (1998) zunächst als eine horizontale und vertikale Analyse von Problemen ab. Zugleich wurde im eklektischen Sinne dem neuen Paradigma dadurch Raum geboten, dass man das gesamte diagnostische Geschehen als einen interaktiven Problemlöseprozess darstellte. Mit den Fortschritten der kognitiv-behavioralen Diagnostik, die sich immer eindeutiger zum Paradigma der Informationsverarbeitung bekannte, veränderte sich auch die horizontale Analyse zu einer Analyse des Problemverhaltens in Situationen. Diese Analyse beschreibt die Stadien eines möglichen, dem Problem zugrundeliegenden veränderungswürdigen Prozesses der Informationsverarbeitung, Handlungsplanung, -ausführung und Bewertung der Handlungseffekte. Gleichwohl bleiben auch noch in diesem Modell Relikte der alten behavioristischen Begrifflichkeiten deutlich. Gegenüber früheren Positionen wird bei den taktisch relevanten Merkmalen die Bedeutung der Therapeut-Patient-Beziehung für das therapeutische bzw. diagnostische Vorgehen hervorgehoben.

Der sozial-interaktive Problemlöseprozess wird bei Bartling et al. (1998) in fünf Phasen eingeteilt. In der ersten Phase werden die Problembereiche (vorläufig) zusammen mit dem Patienten festgelegt, ihre Zusammenhänge und Folgeprobleme analysiert und ein Ausgangspunkt für die Problembewältigung gewählt. Dafür werden alle bisherigen Informationen gesammelt, Handlungsprioritäten benannt, das bisherige Krankheitsverhalten und die aktuelle Lebenslage analysiert.

In der darauffolgenden Problemanalyse werden die ausgesuchten Problembereiche auf einer Ebene des „Verhaltens-in-Situationen“, auf einer Ebene der Regeln und Pläne sowie auf einer Ebene von Systemregeln analysiert. In dieser Phase wird von Patient und Diagnostiker die Entstehung, Ausformung und Aufrechterhaltung des jeweiligen Problems bzw. der Störung im Sinne eines hypothetischen Bedingungsmodells rekonstruiert.

Die Analyse des „Verhaltens-in-Situationen“ untersucht bedeutsame situative Bedingungen interner oder externer Art, die dem Problemverhalten vorausgehen (vgl. **Tab. 5**). Diese Bedingungen umfassen im Prinzip alles, was an innerem Geschehen und Erleben und äußeren mehr oder weniger molaren physikalischen, sozialen oder soziokulturell bedeutsamen Reizbedingungen vorstellbar ist. Genannt werden: Problematische, kritische Situationen bzw. Anforderungen, räumliche, zeitliche, ma-

---

2 Eine Neuauflage ist für 2007 vorgesehen.

Tab. 5: Modell zur Bedingungsanalyse von Verhalten in aktuellen Situationen nach Bartling et al. (1998)

S Situation

überdauernde bzw. akute interne bzw. externe Vorbedingungen und Ereignisse
- problemrelevante kritische Situationen bzw. Anforderungen
- räumliche, zeitliche, materielle Bedingungen (setting)
- Verhalten anderer Personen
- eigenes Verhalten
- Stimmung, Bedürfnislage des Handelnden
- körperliches Befinden
- Vorstellungen
- Gedanken und Vorhaben

WP Wahrnehmungsprozess

- Orientieren
- Aufnehmen
- Kodieren von Informationen

iV innere Verarbeitung

- Interpretation der Situation
  - Kausalattribuierung, Bedeutungszuschreibung, Erwartungen, Schlussfolgerungen
- Bewertung der Situation
  - Ist-Soll-Vergleich bezüglich Bedürfnissen, Zielen, Ansprüchen; persönlicher Bedeutungsgehalt der aktuellen Situation
- Handlungsvorbereitung
  - Wünsche, (eigene und fremde) Standards, Ziele bzw. Konflikte zwischen den genannten Komponenten
  - Strategien, Handlungspläne, Handlungstendenzen
  - Selbstwirksamkeitseinschätzungen, d. h. Einschätzung der eigenen Kompetenz und möglicher Konsequenzen (Effizienz)
  - Entscheidung und Selbstmotivierung (z. B. durch Selbstinstruktionen)

V Verhalten i. S. von Handeln/Erleben

V_m motorische Modalität, beobachtbare Verhaltensäußerungen
V_e emotionale Modalität, subjektives Erleben und Fühlen
V_k kognitive Modalität, Gedanken und bildhafte Vorstellungen
V_{ph} physiologische Modalität, körperliche Reaktionen und -empfindungen

K Konsequenzen

- Zeitpunkt: kurz- und langfristig
- Entstehungsort: extern/intern
- Qualität: Entstehen bzw. Wegfall positiver oder negativer Konsequenzen

terielle Bedingungen (vgl. sog. „Settings“), Verhalten anderer Personen, Stimmung, Bedürfnislage des Handelnden, überdauernde und/oder aktuelle Bedingungen des körperlichen Befindens, Vorstellungen, Gedanken und Vorhaben des Handelnden. Der theoretische Gehalt des Situationsbegriffs bleibt dabei weitgehend im Ungefähren. Allein der Hinweis auf den Settingbegriff deutet eine ökologische Orientierung der Autorinnen an. Die Prägung des Situationsbegriffs durch zielorientierte Kognitionen (z. B. Vorhaben) lassen den Blick auch auf eine handlungstheoretisch-ökologische Rekonstruktion des Situationsbegriffs erahnen. Konsequenterweise würde man dann von Situationen im Sinne von Ausgangsbedingungen des Handelns sprechen, von Handlungsmöglichkeiten, Handlungsräumen oder Problemräumen, die es im Zuge eines Informationsverarbeitungs- und Handlungsprozesses zu erkunden gälte.

Der Wahrnehmungsprozess ist sehr viel deutlicher als ein zielorientiertes Geschehen konzeptualisiert. Er dient der Selektion von Informationen für Orientierungsaufgaben sowie für die Aufnahme und die Kodierung von Informationen. Die Qualität dieses Prozesses wird als unbewusst und reaktiv erlebbar beschrieben; offensichtlich aber ist damit gemeint, dass diese Prozesse in jedem Fall intentional und manchmal automatisiert sind. Die Orientierung des Prozesses ist entweder nach innen oder außen gerichtet, die Zielorientierung des Prozesses ist mehr auf Zustandserhaltung oder -veränderung angelegt. Die Breite der Wahrnehmung sowie ihre Selektivität können variieren, ebenso die Differenziertheit des Wahrnehmungsproduktes.

Die innere Verarbeitung des Kodierten führt zu Interpretationen und Bewertungen der Situation und entsprechenden Handlungsvorbereitungen. Dabei kommen Kausalattributionen zum Tragen, welche die Entstehung oder Aufrechterhaltung der Situation erklärbar machen. Bewertungen, Erwartungen und Schlussfolgerungen prägen die Situation als mehr oder weniger handlungsrelevant, bedrohlich usw. Die Handlungsrelevanz ergibt sich vor allem aus Ist-Soll-Vergleichen hinsichtlich eigener Ziele, Bedürfnisse und Ansprüche.

Die Handlungsvorbereitung ist geprägt von antizipatorischen Prozessen, die sich mit dem Erreichen oder Nicht-Erreichen der Ziele, mit Standards und Wünschen eigener oder fremder Art beschäftigen. Diese Teilprozesse werden ergänzt durch solche, die dem Aufbau von Handlungsplänen (Ziel-Strategieverbindungen) dienen, und dies vor dem Hintergrund von Prozessen, welche die eigene Kompetenz und Selbstwirksamkeit sowie mögliche Konsequenzen des Handelns einzuschätzen helfen. Als theoretische Grundlagen für diese Prozesse der inneren Verarbeitung wird eine Vielzahl von kognitiven Theorien bemüht: Attributionstheorie, Beck und Ellis' Ansatz der irrationalen Kognitionen im Kontext der kognitiven Therapie, handlungstheoretische Ansätze sowie Selbstwirksamkeitstheorien. Interessanterweise sind keine vermittlungstheoretischen Positionen, wie diejenige von Meichenbaum, erwähnt. Insgesamt bleibt die Zuordnung all dieser Theorien zu den Teilprozessen einigermaßen vage; eine gewisse Präferenz für eine handlungstheoretische Position ist aber deutlich.

Der Verhaltensbegriff ist weit gefasst; er enthält Vorstellungen von beobachtbarem Verhalten aber auch von inneren Prozessen, wie z. B. Erleben, aber auch von Handlungen (womit wahrscheinlich intentionales Verhalten gemeint ist). Dabei werden die bekannten Ebenen der Verhaltensanalyse wieder aufgegriffen, wenn zwischen motorischen, emotionalen, kognitiven und physiologischen Modalitäten unterschieden wird. Hier deutet sich wieder die eklektische Position der Autorinnen an.

Die Konsequenzen werden nach Zeitpunkten (lang- oder kurzfristig), nach Ursprung (internal, external) und nach Qualität (Eintreten oder Wegfall positiver oder negativer Konsequenzen) unterschieden. Durch die begriffliche Nähe zu früheren behavioristisch geprägten Bestimmungen von Konsequenzen und auch wegen möglicher Anreicherungen kommt man wenig in Versuchung, diesen Teil der Analyse als eindeutig kognitiv oder gar handlungstheoretisch zu begreifen. In dieser gedanklichen Welt wäre von Handlungseffekten, auch Nebeneffekten und Bewertungs- und Attributionsprozessen die Rede. So bleibt hier auch der Eindruck, dass sich die Autorinnen tatsächlich eher noch am herkömmlichen funktionalen Modell orientiert haben, obgleich sie auf beide theoretischen Orientierungen in diesem Bereich rekurrieren.

Die Analyse von Handlungsplänen auf einer vertikalen Ebene entspricht der Plananalyse von Caspar (vgl. Kap. 6 in diesem Band). Mit dem Hinweis auf die Notwendigkeit der Analyse von transsituativen und überdauernden Zielstrukturen erahnt man, dass es um die Rekonstruktion von Handlungswissen geht, das den Prozess des „Verhaltens in Situationen" steuert. Umgekehrt beeinflussen die Ergebnisse des aktualgenetischen Handlungsprozesses die sie steuernden Strukturen (im Sinne von Veränderungen oder Bestätigungen). Im Kern geht es um die Rekonstruktion von Ziel-Mittel-Verknüpfungen, die sich in einem instrumentellen Sinne hierarchisch ordnen und die auch in einem konfliktträchtigen Verhältnis zueinander stehen können. Sowohl Typen bzw. Qualitätsmerkmale solcher Strukturen als auch Wege, sie zu erschließen, sind bei Caspar (vgl. Kap. 6 in diesem Band) näher dargestellt. Auffällig ist, dass neben Planstrukturen keine weiteren, auch störungsrelevanten Strukturen wie Schemata, Konstrukte, Naive Theorien, Netzwerke usw. zur Sprache kommen (vgl. Kap. 5 in diesem Band).

Auf der Ebene von Systemregeln werden normative Einflüsse auf das Problemverhalten untersucht, wie man sie in sozialen Systemen erkennen kann, in denen die Struktur, Stabilität und Dynamik im Kontext einer systemischen, z. B. familientherapeutischen Sichtweise, das Problem als Bestandteil begreifbar ist (vgl. Kap. 9 und 10 in diesem Band). Hier deutet sich die Öffnung einer paradigmatischen Sicht an, die an transindividuelle und allenfalls kollektiv bedeutsame individuelle kognitive Strukturen anknüpft. Wünschenswert wäre – in einem Zwischenschritt – Planstrukturen auch in Hinsicht auf ihre normativen bzw. sozial-regulativen Inhalte und Funktionen zu analysieren, um dann in einem weiteren Schritt deutlich zu machen, dass diese Ebene der Erhebung für kollektive therapeutische Ziele unzureichend ist.

Abgerundet wird diese Phase der Problemanalyse durch einen Blick zurück in die Geschichte des Patienten. Dieser Blick soll das gewonnene Erklärungsmodell im Sinne der Rekonstruktion einer Lerngeschichte bestätigen oder auch revidieren helfen. Zugleich aber werden dabei auch taktisch relevante Informationen gewonnen, die für die Ausgestaltung des Therapieplanes von Bedeutung sein und auch dem Patienten helfen können, sein Problem besser zu verstehen. Die Reflexion der Patient-Therapeut-Beziehung dient ebenfalls diesem Ziel. Der Abschluss dieser Phase bildet eine zusammenfassende, verschiedene Problembereiche übergreifende, theoretisch rekonstruierbare Zusammenhangsanalyse. Erst dann kommt es zu einer den Therapieprozess und die Therapieziele prägenden (weiterhin vorläufigen) Festlegung eines oder mehrerer Erklärungsmodelle.

Der Phase dieser besonders gewichtigen Problemanalyse schließt sich direkt die Phase der Zielanalyse an. In dieser Phase werden die Änderungsvoraussetzungen analysiert und Zielbereiche in ihrer Bedeutung und Sequenz festgelegt. Dazu gehört die Analyse des Leidensdrucks aus der Sicht des Patienten, der Bezugspartner und des Therapeuten, aber auch die der Therapiemotivation und der Erwartungen, nicht zuletzt auch der förderlichen oder hemmenden Möglichkeiten, wie sie in der konkreten Umwelt des Patienten vorzufinden sind. Bei der Festlegung der globalen Ziele sowie der Teilziele wird die Sichtweise des Patienten, der Bezugspartner und des Therapeuten berücksichtigt und die Folgen einer Zielerreichung antizipiert. Hier spielt wieder die Analyse der Möglichkeiten, welche die Therapeut-Patient-Beziehung bietet, eine zentrale Rolle.

Die Phase der Mittelanalyse dient der gemeinsamen Auswahl von Handlungsmitteln bzw. therapeutischen Strategien und der Festlegung und Ausgestaltung eines Behandlungsplanes der beteiligten Personen. Dabei bezieht sich die Ausgestaltung des Behandlungsplanes explizit auf die therapeutischen Ansatzpunkte, wie sie die Problemanalyse vorgibt. Dies schließt auch die

Fallbeispiel für eine Analyse nach Bartling et al. (1998)

Eine Patientin, geschieden und alleinlebend, verlässt ihre Wohnung fast nur in Begleitung ihres Kindes (vier Jahre alt) und immer nur dann, wenn unbedingt notwendig und nicht mehr verschiebbar. Sie klagt über enge sozialräumliche Verhältnisse und das Gefühl, in öffentlichen Situationen beobachtet zu werden. Die Patientin will sich sorgenfrei bewegen können und ist auf Partnersuche. Sie lebt von Sozialhilfe. Sie wurde von einem Familienangehörigen vergewaltigt. Dieser lebt nicht mehr. Die Klientin hat massive Selbstwertprobleme (glaubt, dass sie unangenehm auffällt) und klagt über Albträume, Erziehungs- und Schlafprobleme.

In einem ersten Schritt ließen sich folgende Problembereiche abgrenzen:

1. agoraphobisches Vermeidungs- und Fluchtverhalten,
2. Selbstwertprobleme/soziale Angst,
3. Erziehungsprobleme,
4. unbewältigte Traumata,
5. ökonomische Probleme.

Das zunächst auch von der Patientin ausgewählte Problem ist das (soziale) Vermeidungsverhalten.

Die *Analyse des Verhaltens in Situationen* ergibt für diesen Bereich folgendes Bild: Wenn „lebensnotwendige" Anlässe bestehen, die Wohnung zu verlassen, werden in der Regel Erwartungsängste und Verzögerungstaktiken beschrieben: Sie bleibt zu Hause bis sie z. B. ihr Kind in den Kindergarten bringen muss und will. Vor Verlassen der Wohnung prüft sie mindestens eine halbe Stunde lang ihr Aussehen, um nicht unangenehm aufzufallen. Sie fürchtet, in öffentlichen Situationen stark zu erröten. Sie nimmt sich vor, eine gute Mutter zu sein und verlässt dann die Wohnung mit Widerwillen. Schon auf der Straße achtet sie darauf, ob sie von anderen in besonderer Weise beobachtet wird. Ist dies der Fall, dann wertet sie solche Reaktionen als abschätziges Anschauen ihrer Person, als habe sie etwas Hurenhaftes und sehr Ärmliches an sich. Sie kommt sich dann als sehr hässlich und ablehnenswert vor. Die Vorstellung, einen Partner zu finden, rückt in weite Ferne. Sie nimmt sich vor, noch mehr für ihr Aussehen zu tun. Für den Moment versucht sie, die Situation so schnell wie möglich zu einem Ende zu bringen: Ihr Schritt wird schneller, ihr Atem wird kurz, ihr Puls rast, sie hofft, dass ihr niemand ansieht, wie es ihr geht, sie gibt ihr Kind in kürzester Zeit mit minimaler sozialer Interaktion im Kindergarten ab und eilt dann schnell nach Hause zurück. Zu Hause ist sie froh, ihren mütterlichen Pflichten nachgekommen zu sein, dann widmet sie sich vornehmlich weiter ihrem Aussehen. Allmählich beruhigt sie sich wieder. Aber ihre Hoffnungen, dass sich etwas in ihrem Leben ändert, sind spätestens dann zu Ende, wenn sie ihr Kind wieder abholen muss.

Bei der *Analyse von Plänen, Regeln und Systemregeln* ergibt sich folgendes Bild: Sowohl ihr konkretes Verhalten der Schönheitspflege, aber auch des mütterlichen Erziehungsstils sowie die Befragung nach ihren wichtigsten Bedürfnissen zeigt, dass die Patientin nach einer sicheren Bindung sucht (Oberplan), in der sie keine Angst haben muss, abgelehnt zu werden oder dass man ihr gar etwas antut (Plan). Sie versucht in allen Lebenssituationen die Regel zu beachten, nicht unangenehm aufzufallen (Regel). Da sie schlechte Erfahrungen in der Familie und ihrer ersten Ehe gemacht hat, lässt sie sich auf niemanden ein, weil sie selbst dann, wenn ihr ein Mann attraktiv erscheint (es gibt jemand entsprechenden in der Nachbarschaft), die Regel befolgt „Wenn Dir jemand besonders wichtig ist, dann sei besonders vorsichtig"; eine Regel, die ihr ihre Mutter schon sehr früh mitgegeben hatte (Systemregel).

Reflexion der geeigneten Veränderungsprinzipien mit ein, wie sie sich als theoretischer Bestand der Behandlungstechniken anbieten (z. B. irrationale Kognitionen als Ansatzpunkt, kognitive Umstrukturierung als Veränderungsprinzip, kognitive Therapie nach Beck als Technik). In einem letzten Schritt wird das ausgesuchte Vorgehen erprobt, bewertet und gegebenenfalls korrigiert.

Insgesamt handelt es sich bei der Problemanalyse von Bartling et al. (1998) um ein ausdifferenziertes System, dessen Möglichkeiten in Hinsicht auf Stringenz und weitere theoretische Anreicherungen noch nicht ausgelotet ist. Zweifellos handelt es sich um ein sehr aufwendiges Verfahren, das eine wichtige Frage offen lässt: Wie zuverlässig und valide ist dieses Vorgehen, auch im Vergleich zu anderen diagnostischen Systemen?

4 Bewertung und Perspektiven

Die Fragen nach Zuverlässigkeit und Validität stellen sich nicht ausschließlich bei dem hier skizzierten System von Bartling et al. (1998). Diese zentralen Fragen wurden, wenngleich nicht häufig genug, schon vor geraumer Zeit an die verhaltenstheoretisch orientierte Diagnostik gestellt. Die Antworten fielen unterschiedlich aus.

Problem- und verhaltensanalytische Systeme wie das von Bartling et al. (1998) auf ihre Gütekriterien zu überprüfen, ist aber notwendiger denn je, hat doch die Psychoanalyse ein in dieser Hinsicht schon passables Modell entwickelt: die Operationalisierte Psychodynamische Diagnostik – OPD-2 (2006; vgl. Kap. 8 in diesem Band). Die Frage nach der Zuverlässigkeit eines diagnostischen Systems richtet ihren Blick in erster Linie auf den Grad der Übereinstimmung zwischen den Nutzern solcher Instrumentarien. In zweiter Linie kann nach der Stabilität der diagnostischen Ergebnisse gefragt werden, obgleich sich hier die verhaltenstheoretische Diagnostik gerne auf die Position zurückzieht, wonach Instabilitäten die wahre Varianz des Erfassten wiedergeben.

Die Frage der Validität fächert sich in viele Teilaspekte auf. Vor allem ist die verhaltenstheoretisch orientierte Diagnostik daran interessiert, inhaltlich bzw. ökologisch valide und unmittelbar die Kriterien erfassende Erhebungen durchzuführen. Dabei spielt es auch eine Rolle, ob das Diagnostizierte eine annehmbare Stichprobe des interessierenden Gegenstandes darstellt bzw. welches Ausmaß an Generalisierung über Zeit, Situation und Personen möglich ist. Das entscheidende Validitätskriterium ist dabei mit der Frage verknüpft, wie nützlich sich entsprechende diagnostische Systeme für Therapieplanung und -erfolg darstellen. Natürlich sind auch andere Arten der Validität von Interesse, wie z. B. die inkrementelle (Zugewinn an Gültigkeit gegenüber anderen Systemen) oder auch die prädiktive Validität (vgl. dazu insgesamt Haynes, 2006).

Sowohl die Reliabilität als auch die Validität in ihren verschiedenen Teilaspekten wurde bei einer Vielzahl von verhaltenstheoretischen Messinstrumenten nachgewiesen. Hier ist allerdings nicht der Ort, darüber zu berichten (vgl. verschiedene Beiträge in diesem Band; Haynes & Heiby, 2004; Hersen, 2006a,b). Mit dem Nachweis der testtheoretischen Gütekriterien solcher einzelner Instrumente ist jedoch noch nichts über die tatsächliche Güte verhaltenstheoretisch orientierter Diagnosesysteme wie dem von Bartling et al. (1998) ausgesagt. Hierzu bleibt festzustellen, dass bislang keine einzige Evaluation eines solchen Systems vorliegt, welche die als entscheidend deklarierten Bausteine überprüft hat. Stattdessen wurden die Systeme entweder insgesamt, oder im Vergleich zwischen verkürzten oder ausführlichen Formen überprüft, und dies meist nur im Hinblick auf ihre Nützlichkeit. Auch Teilaspekte, wie der Grad der Zielübereinstimmung zwischen den verhaltenstheoretisch orientierten Diagnostikern, wurden untersucht. Die Ergebnisse sind sehr unterschiedlich ausgefallen und in ihrem empirischen Wert diskussionswürdig geblieben.

Zur Frage, ob eine individuelle Problemanalyse und Therapieplanung für optimale Therapieergebnisse überhaupt notwendig sei, haben Schulte, Künzel, Pepping und Schulte-Bahrenberg (1991) eine standardisierte verhaltenstherapeutische Angstbehandlung (Reizkonfrontation und Selbstverbalisation) ohne funktionale Analyse mit einer Intervention verglichen, die auf einer individuellen Problem- und Verhaltensanalyse und Therapieplanung beruhte. Die standardisierte Form war dem individualisierten Vorgehen hinsichtlich der Therapieergebnisse überlegen. Dieses Resultat veranlasste einen der Autoren, die Frage zu stellen, ob sich eine Verhaltensanalyse überhaupt lohne (Schulte, 1996). Auch andere Studien haben diese Frage provoziert, allerdings mit unterschiedlichen methodischen Vorgehensweisen, Hintergründen und Ergebnissen (vgl. dazu insgesamt Nelson-Gray, 2003).

Nelson-Gray, Herbert, Herbert, Sigmon und Brannon (1989) verglichen eine auf die Problematik depressiver Patienten passend gemachte Intervention mit einem standardisierten Vorgehen in einem multiplen Baseline-Design. Sie konnten keine Unterschiede in der Effektivität des Vorgehens feststellen. Dem Vergleich ging allerdings keine funktionale Analyse voraus, sondern die Autoren beschränkten sich auf eine symptomorientierte Diagnose.

In einer vorausgehenden Studie von McKnight, Nelson, Hayes und Jarrett (1984) wurde ein ähnlicher Vergleich durchgeführt. Hier zeigte sich, dass depressive Patienten, die eine zu ihrem jeweiligen Problem passende Behandlung (soziales Fertigkeitentraining oder kognitive Therapie) erhielten, einen besseren Therapieerfolg erzielten, als solche, die kein an das Problem angepasstes Vorgehen angeboten bekamen. Schill, Kratochwill und Elliott (1998) wiesen dagegen bei 19 Kindern mit Verhaltensproblemen nach, dass es keine Unterschiede im Behandlungserfolg gab, wenn eine funktionale Analyse, eine herkömmliche, nicht funktionale Diagnostik oder ein Standardprogramm genutzt wurde.

Den Vergleich zwischen einer verkürzten und ausführlichen funktionalen Analyse anhand von drei Fallbeispielen unternahmen Tincani, Castrogiavanni und Axelrod (1999). Sie stellten fest, dass die um 80 % verkürzte Form der Verhaltensanalyse zu den gleichen Behandlungsschritten führte wie die ausführliche. Dagegen stellten Newcomer und Lewis (2004) bei der Behandlung von drei Kindern mit Problemverhalten eine therapeutische Überlegenheit der auf funktionalen Analysen beruhenden Intervention gegenüber einer auf die Topographie des Problemverhaltens reduzierten diagnostischen Vorgehensweise fest. Andere Studien wiederum zeigten, dass verkürzte bzw. ausführliche Formen der funktionalen Analyse zu unterschiedlichen Beobachtungen des Problemverhaltens führen können. Bei verkürzten Formen ergab sich die Tendenz, mehr falsche Positive (z. B. selbstverletzendes Verhalten und aufrechterhaltende Bedingungen) zu identifizieren, bei ungekürzten Analysen bestand die Neigung, mehr falsche Negative zu erkennen (Kahng & Iwata, 1999).

Insgesamt ist mit diesen Hinweisen keine überzeugende Antwort auf die Frage zu erhalten, ob eine Verhaltens- und Problemanalyse möglicherweise überflüssig ist. Bei allen Studien ist zu bemängeln, dass der Einfluss zentraler Variabeln nicht kontrolliert wurde. Zu diesen gehören insbesondere die Komplexität der Störung und der Einfluss der beruflichen Kompetenzen (Caspar & Grawe, 1996; vgl. Knafla & Ehlert, 2001). Es ist nachzuvollziehen, dass beim Vergleich unterschiedlicher funktionaler Analysen oder beim Vergleich solcher Analysen mit deskriptiven und standardisierten Vorgehensweisen die entsprechenden Bedingungen gleich sein müssen. Dies ist aber bei den genannten Studien nicht der Fall. Andererseits geben auch die umfangreichsten Einzelanalysen keine hinreichende Basis für eine abschließende Antwort auf diese Frage. Studien zeigen, dass ein Training funktionaler Analysen sowie der Gebrauch strukturierter Vorgaben die Übereinstimmung der diagnostischen Urteile erhöht (vgl. z. B. Hagopian et al., 1997; Iwata et al., 2000). Aus diesem Grunde sollten Untersuchungen zur Güte der Problem- und Verhaltensanalyse den Kenntnisstand und die Berufserfahrung der Anwender kontrollieren.

Hinsichtlich der Bedeutung einzelner Komponenten der Verhaltens- und Problemanalyse zeigt sich, dass die entsprechenden diagnostischen Systeme zumindest in ihren Teilschritten standardisiert werden sollten. So wurde offenkundig, dass im Rahmen von Verhaltensanalysen die Übereinstimmung bezüglich der Zielfestlegung zwischen Diagnostikern nicht besonders hoch ist. Wilson und Evans (1983) legten 108 Verhaltenstherapeuten drei identische Fallbeschreibungen vor. Nur 50 % der Befragten gaben direkte Ziele an. Das wichtigste Ziel wurde immerhin mit 73 % Übereinstimmung erkannt. Die Übereinstimmung betrug aber im Schnitt nur 39 %.

Haynes (1986) wies für 41 Einzelfallstudien nach, dass in nur 35 % aller Fälle vor der Behandlung die kausalen Faktoren einhellig erkannt und benannt worden waren.

Derby et al. (1992) untersuchten die Übereinstimmung der Urteile in Hinsicht auf zentrale Bestimmungsstücke einer verkürzten funktionalen Analyse (selbstverletzendes oder aggressives Verhalten; aufrechterhaltende Bedingungen) bei 79 ambulanten Patienten (Kinder und Jugendliche) und stellten fest, dass die Übereinstimmung zwischen 54 und 95 % lag (vgl. insgesamt auch Kahng, Iwata & Lewin, 2002). Weitere Ergebnisse zu diesem Themenkomplex werden von Nelson-Gray (2003) in einer Übersicht dargestellt.

Insgesamt lässt sich feststellen, dass die Reliabilität und Validität von Problem- und Verhaltensanalysen sowohl umfassend als auch im Hinblick auf verschiedene Teilkomponenten (Problemauswahl, Rekonstruktion der Lerngeschichte, Nutzung taktisch relevanter Merkmale [z. B. auch Therapeut-Patient-Beziehung], Behandlungsplanung) noch nicht hinreichend untersucht sind.

Vor der Durchführung weiterer notwendiger Studien kann jetzt schon festgehalten werden, dass es sich empfiehlt, so etwas wie eine „Operationale Verhaltenstherapeutische Diagnostik“ zu entwickeln. Sie sollte anhand folgender Kriterien überprüft werden (vgl. Haynes & Williams, 2003):

1. Objektive Vorgaben zum Vorgehen, zur Auswahl von Messinstrumenten, Hypothesen, Zielen, Indikation und von Maßnahmen der Evaluation; auch zur Wahl eines eher ideographischen oder nomothetisch orientierten Vorgehens

(dies schließt mit ein, dass in manchen Fällen ein standardisiertes, in anderen Fällen ein ideographisch gestaltetes Procedere von Vorteil ist).
2. Zuverlässige (möglichst fehlervarianzfreie) Erhebung der relevanten Bestimmungsstücke einer Problem- und Verhaltensanalyse; dies sowohl in Hinsicht auf Erhebungen in zentralen Stadien des diagnostisch-therapeutischen Prozesses als auch in Bezug auf den Einfluss von situativen Bedingungen (Kriterium der Generalisierbarkeit). Letztere schließen verschiedene Lebensfelder des Patienten, aber auch den Einfluss von Neigungen und Kompetenzen des Diagnostikers sowie Behandlungskontexte mit ein.
3. Inhaltsvalidität und Genauigkeit in Hinsicht auf die Verhaltensprobleme, wichtige kausale Faktoren und Zusammenhänge.
4. Nützlichkeit für das Behandlungsergebnis, aber auch für voraussetzende Bedingungen wie Therapiemotivation und Qualität der Therapeut-Patient-Beziehung.
5. Kosten-Nutzenverhältnisse und klinischer Nutzen, insbesondere hinsichtlich Komplexität und Unterschiedlichkeit von Störungen und Behandlungskontexten.

Literatur

Bagner, W. G., Harwood, M. D. & Eyberg, S. M. (2006). Psychometric considerations. In M. Hersen (Ed.), *Clinician's handbook of child behavioral assessment* (pp. 63–81). New York: Elsevier.

Baily, J. S. & Burch, M. R. (2002). *Research methods in applied behavior analysis*. Thousand Oaks, CA: Sage.

Bandura, A. (1977). Self-efficacy: Toward a unifying theory of behavioral change. *Psychological Review, 84,* 191–215.

Barrios, B. A. (1988). On the changing nature of behavioral assessment. In A. S. Bellack & M. Hersen (Eds.), *Behavioral assessment. A practical handbook* (pp. 3–41). New York: Pergamon.

Bartling, G., Echelmeyer, L. & Engberding, M. (1998). *Problemanalyse im therapeutischen Prozess. Leitfaden für die Praxis* (4. Aufl.). Stuttgart: Kohlhammer.

Bieling, P. J. & Kuyken, W. (2003). Is cognitive case formulation science or science fiction? *Clinical Psychology: Science and Practice, 10,* 52–69.

Bowers, K. S. (1973). Situationism in psychology: An analysis and a critique. *Psychological Review, 80,* 307–336.

Caspar, F. & Grawe, K. (1996). Was spricht für, was gegen individuelle Fallkonzeption? In F. Caspar (Hrsg.), *Psychotherapeutische Problemanalyse* (S. 65–85). Tübingen: DGVT.

Chance, P. (1998). *First course in applied behavior analysis*. Pacific Grove: Brooks/Cole Publishing.

Cone, J. D. (1986). Ideographic, nomothetic, and related perspectives in behavioural assessment. In R. O. Nelson & S. C. Hayes (Eds.), *Conceptual foundations of behavioural assessment* (pp. 111–128). New York: Guilford Press.

Cone, J. D. (1988). Psychometric considerations and multiple models of behavioral assessment. In A. S. Bellack & M. Hersen (Eds.), *Behavioral assessment. A practical handbook* (pp. 42–66). New York: Pergamon.

Cone, J. D. (1997). Issues in functional analysis in behavioral assessment. *Behaviour Research and Therapy, 35*(3), 259–275.

Cone, J. D. (1998). Psychometric consideration, Concepts, contents, and methods. In A. S. Bellack & M. Hersen (Eds.), *Behavioral assessment – A practical handbook* (4th ed., pp. 22–66). Boston: Allyn & Bacon.

Cone, J. D. & Hawkins, R. P. (1977). Current status and future directions of behavioural assessment. In J. D. Cone & R. P. Hawkins (Eds.), *Behavioral assessment: New directions in clinical psychology* (pp. 381–392). New York: Brunner/Mazel.

Cronbach, L. J., Gleser, G. C., Nanda, A. N. & Rajaratnam, N. (1972). *The dependability of behavioral measurement: Theory of generalizability for scores and profiles*. New York: Wiley.

Derby, K. M., Wacker, D. P., Sasso, G., Steege, M., Northup, J., Cigrand, K. & Asmus, J. (1992). Brief functional assessment techniques to evaluate aberrant behavior in an outpatient setting: A summary of 79 cases. *Journal of Applied Behavior Analysis, 25,* 713–721.

Fiedler, P. (2000). Phänomen- und störungsspezifische Diagnostik in der Verhaltenstherapie: Differentielle Indikation und Therapieplanung. In A.-R. Laireiter (Hrsg.), *Diagnostik in der Psychotherapie* (S. 129–142). Wien: Springer.

Fox, J. J. & Gable, R. A. (2004). Functional behavioral assessment. In R. B. Rutherford, M. M. Quinn & S. R. Mathur (Eds.), *Handbook of research in emotional and behavioral disorders* (pp. 143–162). New York, NY: Guilford Press.

Goldfried, M. R. & Davison, G. C. (1976). *Clinical behavior therapy.* New York: Holt, Rinehart and Winston.

Goldfried, M. R. & Kent, R. N. (1972). Traditional versus behavioral personality assessment: A comparison of methodological and theoretical assumptions. *Psychological Bulletin, 77,* 409–420.

Goldfried, M. R. & Sprafkin, J. N. (1976). Behavioral personality assessment. In J. T. Spence, R. C. Carson & J. W. Thibaut (Eds.), *Behavioral approaches to therapy* (pp. 295–321). Morristown, NJ: General Learning Press.

Hagopian, L. P., Fisher, W. W., Thompson, R. H., Owen-DeSchreyver, J., Iwata, B. A. & Wacker, D. P. (1997). Toward the development of structured criteria for interpretation of functional analysis data. *Journal of Applied Behavior Analysis, 30*(2), 313–326.

Hanley, G. P., Iwata, B. A. & McCord, B. E. (2003). Functional analysis of problem behavior: A review. *Journal of Applied Behavior Analysis, 36,* (2), 147–185.

Hartman, D. P., Barrios, B. A. & Wood, D. D. (2004). Principles of behavioral assessment. In S. N. Haynes & E. M. Heiby (Eds.), *Comprehensive handbook of psychological assessment. Volume 3: Behavioral assessment* (pp. 108–127). New York: Wiley.

Hayes, S. C., Nelson, R. O. & Jarrett, R. B. (1987). The treatment utility of assessment: A functional approach to evaluating assessment quality. *American Psychologist, 42* (11), 963–974.

Hayes, S. C., Nelson, R. O. & Jarrett, R. B. (1989). The applicability of treatment utility. *American Psychologist, 44*(9), 1242–1243.

Haynes, S. N. (1986). The design of intervention programs. In R. O. Nelson & S. C. Hayes (Eds.), *Conceptual foundations of behavioral assessment* (pp. 386–429). New York: Guilford Press.

Haynes, S. N. (2006). Psychometric considerations. In M. Hersen (Ed.), *Clinician's handbook of adult behavioral assessment* (pp. 17–41). New York: Elsevier.

Haynes, S. N. & Heiby, E. M (Eds.). (2004). *Comprehensive handbook of psychological assessment. Volume 3: Behavioral assessment.* New York: Wiley.

Haynes, S. N., Nelson, K. & Blaine, D. D. (1999). Psychometric issues in assessment research. In P. C. Kendall & J. N. Butcher (Eds.), *Handbook of research methods in clinical psychology* (2nd ed., pp. 125–154). New York: Wiley.

Haynes, S. N. & O'Brien, W. H. (2000). *Principles and practice of behavioral assessment.* New York: Kluwer.

Haynes, S. N. & Williams, A. E. (2003). Case formulation and design of behavioral treatment programs. Matching treatment mechanisms to causal variables for behavior problems. *European Journal of Psychological Assessment, 19*(3), 164–174.

Heiby, E. M. & Haynes, S. N. (2004). Introduction to behavioral assessment. In S. N. Haynes & E. M. Heiby (Eds.), *Comprehensive handbook of psychological assessment. Volume 3: Behavioral assessment* (pp. 3–18). New York: Wiley.

Hersen, M. (Ed.). (2006a). *Clinician's handbook of adult behavioral assessment.* New York: Elsevier.

Hersen, M. (Ed.). (2006b). *Clinician's handbook of child behavioral assessment.* New York: Elsevier.

Iwata, B. A., Kahng, S. W., Wallace, M. D. & Lindberg, J. S. (2000). The functional analysis model of behavioral assessment. In J. Austin, J. E. Carr & E. James (Eds.), *Handbook of applied behavior analysis* (pp. 61–89). Reno, NV: Context Press.

Iwata, B. A., Wallace, M. D., Kahng, S. W., Lindberg, J. S., Roscoe, E. M., Vonners, J., Hanley, G. P., Thompson, R. H. & Worsdell, A. S. (2000). Skill acquisition in the implementation of functional analysis methodology. *Journal of Applied Behavior Analysis, 33*(2), 181–194.

Kahng, S. W. & Iwata, B. A. (1999). Correspondence between outcomes of brief and extended functional analyses. *Journal of Applied Behavior Analysis, 32*(2), 149–159.

Kahng, S. W., Iwata, B. A. & Lewin, A. B. (2002). The impact of functional assessment on the treatment of self-injurious behavior. In S. R. Schroeder, M. L. Oster-Granite & T. Thompson (Eds.), *Self-injurious behavior:*

Gene-brain-behavior relationships (pp. 119–131). Washington, DC: American Psychological Association.

Kaminski, G. (1970). *Verhaltenstheorie und Verhaltensmodifikation.* Stuttgart: Klett.

Kanfer, F.H. (1965). Behavioral analysis. *Archives of General Psychiatry, 12*(6), 529–538.

Kanfer, F.H. & Saslow, G. (1965). Behavioral analysis: An alternative to diagnostic classification. *Archives of General Psychiatry, 12,* 529–538.

Kanfer, F.H. & Saslow, G. (1969). Behavioral diagnosis. In C.M. Franks (Ed.), *Behavior therapy: Appraisal and status* (pp. 417–444). New York: McGraw-Hill.

Kanfer, F.H. & Saslow, G. (1974). Verhaltenstheoretische Diagnostik. In D. Schulte (Hrsg.), *Diagnostik in der Verhaltenstherapie* (S. 24–59). München: Urban & Schwarzenberg.

Kanfer, F.H. & Saslow, G. (1976). Verhaltenstheoretische Diagnostik. In D. Schulte (Hrsg.), *Diagnostik in der Verhaltenstherapie* (2., durchges. Aufl., S. 24–59). München: Urban & Schwarzenberg.

Knafla, I. & Ehlert, U. (2001). Verhaltensanalyse. *Psychotherapeut, 46,* 145–153.

Laireiter, A.-R. (2003). Diagnostik in der Psychotherapie. Aus der Praxis für die Praxis. *Report Psychologie, 29,* 27–42.

Lazarus, A.A. (1973). Multimodal behavior therapy: Treating the BASIC ID. *Journal of Nervous and Mental Disease, 156,* 404–411.

McKnight, D.L., Nelson, R.O., Hayes, S.C. & Jarrett, R.B. (1984). Importance of treating individually assessed response classes in the amelioration of depression. *Behavior Therapy, 15,* 315–335.

Meichenbaum, D.H. (1977). *Cognitive behavior modification.* New York: Plenum Press.

Michael, J.L. (2004). *Concepts and principles of behavior analysis* (rev. ed.). Kalamazoo, MI: Society for the Advancement of Behavior Analysis.

Miller, L.K. (1997). *Principles of everyday behavior analysis.* Pacific Grove: Brooks/Cole Publishing.

Mischel, W. (1968). *Personality and assessment.* New York: Plenum Press.

Mischel, W. (1973). Toward a cognotive-social learning reconceptualization of personality. *Psychological Review, 80,* 252–283.

Nelson, R.O. & Hayes, S.C. (1976). Nature of behavioral assessment. In M. Hersen & A.S. Bellack (Eds.), *Behavioral assessment: A practical handbook* (2nd ed., pp. 3–37). New York: Plenum Press.

Nelson-Gray, R.O. (2003). Treatment utility of psychological assessment. *Psychological Assessment, 15*(4), 521–531.

Nelson-Gray, R.O., Herbert, J.D., Herbert, D.L., Sigmon, S.T. & Brannon, S.E. (1989). Effectiveness of matched, mismatched and package treatment of depression. *Journal of Behaviour Therapy and Experimental Psychiatry, 20,* 281–294.

Nelson-Gray, R.O. & Paulson, J.F. (2004). Behavioral assessment and the DSM system. In S.N. Haynes & E.M. Heiby (Eds.), *Comprehensive handbook of psychological assessment. Volume 3: Behavioral assessment* (pp. 470–486). New York: Wiley.

Newcomer, L.L. & Lewis, T.J. (2004). Functional behavioral assessment: An investigation of assessment reliability and effectiveness of function-based interventions. *Journal of Emotional and Behavioral Disorders, 12*(3), 168–181.

Nezu, A.M., Nezu, C.M., Peacock, M.A. & Girdwood, C.P. (2004). Case formulation in cognitive-behavior therapy. In S.N. Haynes & E.M. Heiby (Eds.), *Comprehensive handbook of psychological assessment. Volume 3: Behavioral assessment* (pp. 402–426). New York: Wiley.

Nietzel, M.T., Winett, R.A., MacDonald, M.L. & Davidson, W.S. (1977). *Behavioral approaches to community psychology.* New York: Pergamon.

O'Brien, W.H., McGrath, J.J. & Haynes, S.N. (2003). Assessment of psychopathology: Behavioral approaches. In J. Graham & J. Naglieri (Eds.), *Handbook of psychology: Assessment psychology* (Vol 10., pp. 509–529). New York: Wiley.

O'Donohue, W., Beitz, K.K. & Byrd, M. (2006). Overview of behavioral assessment with adults. In M. Hersen (Ed.), *Clinician's handbook of adult behavioral assessment* (pp. 3–16). New York: Elsevier.

O'Donohue, W.T. & Ferguson, K.E. (2004). Learning and applied behavior analysis: foundations of behavioral assessment. In S.N. Haynes & E.M. Heiby (Eds.), *Comprehensive handbook of psychological assessment. Volume 3: Behavioral assessment* (pp. 57–68). New York: Wiley.

Ollendick, T.H., Alvarez, H.K. & Greene, R.W. (2004). Behavioral assessment: History of underlaying concepts and methods. In S.N. Haynes & E.M. Heiby (Eds.), *Comprehensive handbook of psychological assessment. Volume 3: Behavioral assessment* (pp. 19–36). New York: Wiley.

Operationalisierte Psychodynamische Diagnostik OPD-2. (2006). *Das Manual für Diagnostik und Therapieplanung*. Bern: Huber.

Persons, J. B. & Tompkins, M. A. (1997). Cognitive-behavioral case formulation. In T. D. Eells (Ed.), *Handbook of psychotherapy case formulation* (pp. 314–339). New York: Guilford.

Reitman, D. (2006). Overview of behavioural assessment with children. In M. Hersen (Ed.), *Clinician's handbook of child behavioral assessment* (pp. 3–24). New York: Elsevier.

Repp, A. C. & Horner, R. H. (2000). *Functional analysis of problem behavior: From effective assessment to effective support*. Belmont, CA: Wadsworth.

Rief, W., Exner, C. & Martin, A. (2006). *Psychotherapie. Ein Lehrbuch*. Stuttgart: Kohlhammer.

Schiepek, G. (2003). A dynamic systems approach to clinical case formulation. *European Journal of Psychological Assessment, 19,* 175–184.

Schill, M. Y., Kratochwill, T. R. & Elliott, S. N. (1998). Functional assessment in behavioral consultation: A treatment utility study. *School Psychology Quarterly, 13,* 116–140.

Schulte, D. (1996). Lohnt sich eine Verhaltensanalyse? In F. Caspar (Hrsg.), *Psychotherapeutische Problemanalyse* (S. 45–63). Tübingen: DGVT.

Schulte, D. (1998). *Therapieplanung* (2. Aufl.). Göttingen: Hogrefe

Schulte, D. (1999a). Was ist eine Allgemeine Psychotherapie? *Psychotherapeut, 44*(6), 374–386.

Schulte, D. (1999b). Verhaltenstherapeutische Diagnostik. In H. Reinecker (Hrsg.), *Lehrbuch der Verhaltenstherapie* (S. 45–85). Tübingen: DGVT.

Schulte, D. (2005). Verhaltensanalyse und Indikationsstellung. In F. Petermann & H. Reinekker (Hrsg.), *Handbuch der Klinischen Psychologie und Psychotherapie* (S. 147–157). Göttingen: Hogrefe.

Schulte, D., Künzel, R., Pepping, G. & Schulte-Bahrenberg, T. (1991). Maßgeschneiderte Psychotherapie versus Standardtherapie bei der Behandlung von Phobikern. In. D. Schulte (Hrsg.), *Therapeutische Entscheidungen* (S. 15–42). Göttingen: Hogrefe.

Shavelson, R. J. & Webb, N. M. (2006). Generalizability theory. In J. L. Green, G. Cavilli & P. B. Elmore (Eds.), *Handbook of complementary methods in education research* (pp. 309–322). Mahwah, NJ: Lawrence Erlbaum Associates Publishers.

Sturmey, P. (1996). *Functional analysis in clinical psychology*. Oxford, England: John Wiley & Sons.

Suen, H. K. & Rzasa, S. E. (2004). Psychometric foundations of behavioural assessment. In S. N. Haynes & E. M. Heiby (Eds.), *Comprehensive handbook of psychological assessment. Volume 3: Behavioral assessment* (pp. 37–56). New York: Wiley.

Sulz, S. G. (2001). *Verhaltensdiagnostik und Fallkonzeption. Bericht an den Gutachter und Antragstellung*. München: CIP Medien.

Tincani, M. J., Castrogiavanni, A. & Axelrod, S. (1999). A comparison of the effectiveness of brief versus traditional functional analyses. *Research in Developmental Disabilities, 20*(5), 327–338.

Tuschen, B. (2000). Problemanalyse. In J. Margraf (Hrsg.), *Lehrbuch der Verhaltenstherapie* (Band 1, S. 291–299). Berlin: Springer.

Ullman, L. P. & Krasner, L. (Eds.). (1965). *Case studies in behavioral modification*. New York, NY: Holt, Rinehart & Winston.

Umbreit, J. (2006). *Functional behavioral assessment and function-based intervention: An effective, practical approach*. Englewood Cliffs, NJ: Prentice Hall.

Wahler, R. G. (1976). Deviant child behaviour in the family: Developmental speculations and behaviour change strategies. In H. Leitenberg (Ed.), *Handbook of behavior modification and behavior therapy* (pp. 516–543). Englewood Cliffs, NJ: Prentice Hall.

Westmeyer, H. (1999). Wie einheitlich oder allgemein soll Psychotherapie sein? *Psychotherapeut, 44* (6), 379–380.

Westmeyer, H. (2003). On the structure of case formulations. *European Journal of Psychological Assessment, 19*(3), 210–216.

Wilson, F. E. & Evans, I. M. (1983). The reliability of target-behavior selection in behavioral assessment. *Behavioral Assessment, 5*(1), 15–32.

5 Kognitiv orientierte klinisch-psychologische Diagnostik

Anja Hilbert, Bernd Röhrle und Thomas Ehring

1 Einleitung
2 Diagnostik kognitiver Produkte
2.1 Methodische Zugänge zur Erfassung kognitiver Produkte
2.2 Bestätigungsmethoden
2.3 Produktionsmethoden
2.4 Bewertung von Methoden zur Erfassung kognitiver Produkte
2.5 Erhebung kognitiver Produkte in der klinisch-psychologischen Praxis
3 Diagnostik kognitiver Prozesse
3.1 Hintergrund
3.2 Methoden zur Rekonstruktion kognitiver Prozesse
3.3 Zusammenfassende Bewertung
3.4 Erhebung kognitiver Prozesse in der klinisch-psychologischen Praxis
4 Diagnostik kognitiver Strukturen
4.1 Hintergrund
4.2 Methoden zur Rekonstruktion kognitiver Strukturen
4.3 Bewertung von Methoden zur Rekonstruktion kognitiver Strukturen
4.4 Rekonstruktion kognitiver Strukturen in der klinisch-psychologischen Praxis
5 Abschließende Diskussion und Ausblick
Literatur

1 Einleitung

Im Zentrum kognitiver Ansätze der Klinischen Psychologie und Psychotherapie stehen Aspekte dysfunktionaler Informationsverarbeitung. Den psychopathologisch veränderten Merkmalen der Wahrnehmung und Aufmerksamkeit, des Denkens, Erinnerns und Schlussfolgerns sowie den ihnen zugrundeliegenden Strukturen werden aus Sicht kognitiver Ansätze eine wesentliche Rolle bei der Entstehung und Aufrechterhaltung psychischer Störungen zugesprochen. Für eine Vielzahl von psychischen Problemen sind, in Abkehr von reinen behavioristischen Konzepten, nach der sogenannten kognitiven Wende entsprechende kognitive Störungsmodelle entwickelt worden. Die aus ihnen abgeleiteten kognitiven Interventionen sind ein zentraler Bestandteil klinisch-psychologischer Therapieformen bei einer Reihe von psychischen Störungen (für eine Übersicht s. Clark & Fairburn, 1997). Die zentrale Bedeutung von Kognitionen in der aktuellen klinisch-psychologischen Forschung und Praxis macht Methoden zur Erfassung bzw. Rekonstruktion kognitiver Variablen unverzichtbar.

Ziel dieses Kapitels ist es, einen Überblick über Verfahren der kognitiven Diagnostik in der Klinischen Psychologie und Psychotherapie zu geben und Möglichkeiten ihrer Anwendung kritisch zu reflektieren.

Eine Klassifikation kognitiver Phänomene und entsprechender theoretischer Zugänge, die von verschiedenen Autoren vorgelegt wurden (z. B. Hollon & Kriss, 1984; Ingram, Miranda & Segal, 1998; Kendall & Ingram, 1989; Röhrle, 1989; Segal & Shaw, 1988), unterscheidet *kognitive Produkte, Prozesse* und *Strukturen.* Als *kognitive Produkte* werden Kognitionen in Form von Gedanken, Bildern, Vorstellungen, Erwartungen, Selbstverbalisationen etc. bezeichnet, die als Ergebnis der Informationsverarbeitung in bestimmten Situationen auftreten. Kognitive Produkte sind im Unterschied zu Prozessen und Strukturen deren direkt messbare Merkmale.

Wie wir im Folgenden zeigen werden, lassen sich dysfunktionale kognitive Produkte und andere Indikatoren (z. B. Reaktionszeiten auf bestimmtes Reizmaterial) zur Erschließung dysfunktionaler Prozesse sowie psychopathologisch veränderter Strukturen nutzen. Dabei wird unter *kognitiven Prozessen* die Art und Weise verstanden, in der Informationen verarbeitet werden. Diese Prozesse beinhalten zum Beispiel Merkmale der Aufmerksamkeit, des Erinnerns, Schlussfolgerns oder Problemlösens. Schließlich werden grundlegende und stärker von konkreten Situationen abstrahierte kognitive Entitäten als *kognitive Strukturen* zusammengefasst. Beispiele hierfür sind kognitive Schemata, semantische Netzwerke sowie die Repräsentation von Informationen in verschiedenen Gedächtnisspeichern.

Bei der Auswahl von Methoden der kognitiven Diagnostik ist zu berücksichtigen, ob Schlüsse vom Allgemeinen (z. B. kognitiven Strukturen) auf spezifische Kognitionen gezogen werden (*Top-Down*) oder ob sie den umgekehrten Weg nehmen sollen (*Bottom-Up*) (s. Kap. 6 in diesem Band). Ein weiterer wichtiger Aspekt bei der Auswahl diagnostischer Methoden ergibt sich aus der Frage, ob der Diagnostiker mehr an den Inhalten und Bedeutungen (d. h. an *propositionalen Gehalten*) klinisch-psychologisch bedeutsamer Kognitionen interessiert ist oder an formalen Merkmalen, wie die Differenziertheit kognitiver Strukturen oder Geschwindigkeit bestimmter Prozesse. Im Folgenden werden zunächst Methoden zur Erfassung kognitiver Produkte beschrieben, die mit Abstand häufigste Form der kognitiven Diagnostik in der klinischen Praxis, und anschließend Methoden zur Rekonstruktion kognitiver Prozesse und Strukturen. Es werden Anwendungen dieser Methoden in der klinisch-psychologischen Praxis erläutert und anhand eines Fallbeispiels illustriert.

2 Diagnostik kognitiver Produkte

2.1 Methodische Zugänge zur Erfassung kognitiver Produkte

In der Praxis kognitiver Diagnostik stellen *kognitive Produkte* wohl vor allem deshalb die wichtigste Datenquelle dar, da sie die einzige Kategorie kognitiver Variablen sind, die den betreffenden Menschen bewusst sein können und daher relativ leicht zugänglich sind. Zudem stellen sie eine wichtige Datenquelle dar, um Schlüsse über zugrundeliegende Prozesse und Strukturen ziehen zu können. Die Erhebung kognitiver Produkte erfolgt durch Befragung der betreffenden Person. Die verschiedenen Methoden lassen sich im Wesentlichen in Bestätigungsmethoden (*endorsement methods*), d. h. strukturierte Fragebogenverfahren, oder Produktionsmethoden (*production methods*) einteilen, die darauf abzielen, dass der Patient seine Gedanken mündlich oder schriftlich wiedergibt.

Wichtige Unterscheidungsmerkmale für diese verschiedenen Methoden zur Erfassung kognitiver Produkte sind:

- der Grad der Strukturierung (vorgegebene Struktur vs. unstrukturiert)
- der Zeitbezug (retrospektiv, aktuell vs. zukünftig)
- das Antwortformat (schriftlich vs. mündlich)
- die Art des vorgegebenen Stimulus (situationsunspezifisch, vorgestellte Situation, aufgezeichnete Situation, Rollenspiel oder in vivo Situation)
- die Quelle der Beurteilung von Gedanken (d. h. Beurteilung durch die befragte Person vs. unabhängige Beurteiler; vgl. Blankenstein & Flett, 1990; Glass, 1993).

Im Gegensatz zu Fragebogenmethoden, die die Zustimmung vs. Ablehnung zu vorgegebenen Aussagen erfassen, werden bei den Produktionsmethoden Kognitionen vom Probanden protokolliert (Gedankenauflisten, Tagebücher) oder mündlich wiedergegeben, aufgezeichnet und anschließend in Protokolle übertragen (lautes Denken).
Während Fragebogenverfahren die Kognitionen zumeist situationsunspezifisch erheben, erfassen Produktionsmethoden Gedanken vor, während oder unmittelbar nach einer bestimmten Situation. Allerdings empfiehlt sich auch bei Fragebogenverfahren, die Kognitionen vor der Erfassung durch „Priming" zu aktivieren (z. B. imaginative Induktion einer Stimmung, die mit den zu erhebenden Kognitionen kongruent ist; vgl. Clark, 1997), da negative Gedanken häufig an bestimmte Situationen gebunden sind. Während Kognitionsfragebögen in der Regel nicht durch den Patienten selbst ausgewertet werden, kann der Patient die Beurteilung von Gedanken in Gedankenprotokollen entweder selbst vornehmen oder sie erfolgt durch einen unabhängigen Beurteiler (z. B. trainierter Rater, Therapeut).
Die Auswertung von Fragebogenverfahren ist üblicherweise manualbasiert beschrieben. Vergleichsweise sei an dieser Stelle auf einige spezifische Aspekte bei der Auswertung von Gedankenprotokollen hingewiesen: Gedankenprotokolle werden in der Regel inhaltsanalytisch ausgewertet, wobei typischerweise Frequenzen bestimmter Inhalte und Valenzen beurteilt werden (z. B. Frequenzen körperbezogener und essensbezogener Kognitionen, negativer und positiver Kognitionen oder Coping-Gedanken; vgl. Lamnek, 1995). Weitere kognitive Variablen inhaltsanalytischer Auswertungen umfassen u. a. kognitive Verzerrungen, Attributionsstil, selektive Aufmerksamkeit und Selbst- vs. Fremdaufmerksamkeit (vgl. Lee & Peterson, 1997). In Forschungsanwendungen bedürfen Inhaltsanalysen der Definition expliziter Regeln, z. B. der Festlegung von Auswertungseinheiten (z. B. Sinneinheiten), der Variablen, nach denen ausgewertet wird, und der Kodierungsregeln (z. B. Auszählen von Häufigkeiten, Rating von Intensitäten). Die zu bestimmende Reliabilität (v. a. Interrater-Reliabilität) und Validität (z. B. konvergente, diskriminante, kriterienbezogene oder prädiktive Validität) der Inhaltsanalyse hängt entscheidend von der Explikation und Umsetzung der Regeln ab. Die Rater müssen üblicherweise für eine regelgerechte Kodierung trainiert werden.
Im Folgenden werden Bestätigungs- und Produktionsmethoden an ausgewählten Störungsbildern exemplarisch vorgestellt (für einen ausführlichen Überblick s. Blankenstein & Segal, 2001; McMullin, 2000; Merluzzi & Glass, 2000).

2.2 Bestätigungsmethoden

Selbstverbalisationen, innere Selbstgespräche oder „automatische" Gedanken sind Produkte des bewussten Gedankenflusses. Bestätigungsmethoden (Fragebogenverfahren) enthalten eine Zusammenstellung solcher Kognitionen, wobei der Patient typischerweise aufgefordert wird, einzuschät-

zen, ob, wie häufig oder wie intensiv er den jeweiligen Gedanken erlebt hat (vgl. Glass & Arnkoff, 1997; Kendall & Hollon, 1981). Die Erfassung ist im Allgemeinen retrospektiv und bezieht sich auf einen festgelegten Zeitraum oder eine vergangene oder auch antizipierte Stimulussituation.
Ein typisches Beispiel für einen Fragebogen zur Erfassung kognitiver Produkte ist der *Automatic Thoughts Questionnaire* (*ATQ*; Hollon & Kendall, 1980; Kendall, Howard & Hays, 1989; dt. *Fragebogen positiver und negativer automatischer Gedanken (FAG)*; Pössel, Seemann & Hautzinger, 2005). Der *ATQ* erfasst negative automatische Gedanken im Sinne von Becks kognitiver Theorie der Depression (1976). Er beinhaltet negative Aussagen (z. B. „Niemand versteht mich", „Ich glaube, es geht nicht weiter") sowie in der revidierten Fassung auch positive Aussagen (z. B. „Ich bin stolz auf mich selbst!"), die auf fünfstufigen Häufigkeitsskalen beurteilt werden.
Tabelle 1 gibt einen Überblick über wichtige Fragebogenverfahren, die zur Erfassung kognitiver Produkte im Rahmen psychischer Störungen entwickelt wurden. Eine ausführliche – wenn auch schon etwas ältere – Übersicht über englischsprachige Verfahren findet sich bei Glass und Arnkoff (1997). Für eine genauere Darstellung weiterer störungsspezifischer Kognitionsfragebögen sei außerdem auf die jeweiligen störungsbezogenen Kapitel in diesem Buch verwiesen.

2.3 Produktionsmethoden

Im Gegensatz zu Fragebogenmethoden, bei denen der Patient nach seiner Einschätzung zu vorgegebenen Aussagen gefragt wird, erfordern Produktionsmethoden, dass der Patient seine eigenen Gedanken äußert und/oder aufzeichnet. Im Folgenden werden häufig eingesetzte Produktionsmethoden, wie die Methode des lauten Denkens, die Methode des Gedankenauflistens sowie der Einsatz von Tagebüchern zur Erfassung von im Alltag auftretenden Kognitionen, in Anwendungen der klinisch-psychologischen Forschung und Praxis beschrieben.

2.3.1 Die Methode des Lauten Denkens

Bei der Methode des lauten Denkens (*think aloud*) wird der Patient aufgefordert, während der Durchführung einer Aufgabe alle Gedanken laut auszusprechen, die ihm durch den Kopf gehen (zum Überblick vgl. Davison, Vogel & Coffman, 1997). Die Methode des lauten Denkens hat den Vorteil, dass Kognitionen ohne Zeitverzögerung während einer Situation erfasst werden können und damit Erinnerungsfehler vermindert werden. Ein Nachteil besteht allerdings darin, dass das laute Denken nicht mit sozialen Interaktionen kompatibel ist. Wenn zum Beispiel ein sozial ängstlicher Patient im Rollenspiel eine problematische soziale Situation nachspielt, wird es schwierig sein, ihn gleichzeitig zum Aussprechen aller Gedanken aufzufordern, die ihm dabei durch den Kopf gehen. Aufgrund dieser Probleme wurden verschiedene Varianten des Verfahrens entwickelt:

- Eine mögliche Variante besteht darin, die Methode unmittelbar vor oder nach einer kritischen Situation einzusetzen (z. B. nachträglich lautes Denken; vgl. Stopa & Clark, 1993). Die Erinnerung an die Situation kann durch Videoaufnahmen unterstützt werden, die nachträglich kommentiert werden („videotape-aided recall"; Ickes, Robertson, Tooke & Teng, 1986).
- Im Rahmen des *Articulated Thoughts Through Simulated Situations*-Paradigmas (ATSS; Davison et al., 1997) werden Patienten instruiert, sich in Tonbandaufnahmen zu spezifischen Stresso-

Tab. 1: Beispiele für Fragebögen zur Erfassung kognitiver Produkte

Deutsche Version	Originalversion	Was wird erfasst?	Skalen/Items	Antwortformat	Gütekriterien und Eignung
Cognition Checklist (CCL; Tönnies, 2003)	Cognition Checklist (Beck et al., 1987)	Depressions- und angsttypische Kognitionen	1. Depressionsskala (14 Items, z. B. „Ich werde meine Probleme nie überwinden") 2. Angstskala (12 Items, z. B. „Andere Menschen werden mich auslachen")	5-stufige Häufigkeitsskala	Die psychometrische Güte der CCL wurde mit Belegen zur internen Konsistenz (.80–.91) und Retest-Reliabilität (.58–.79) sowie zur konvergenten, diskriminanten und faktoriellen Validität dokumentiert. Insbesondere konnte eine Differenzierung zwischen angsttypischen und depressionstypischen Kognitionen nachgewiesen werden.
Fragebogen zu angstbezogenen Kognitionen (Ehlers, Margraf & Chambless, 2001)	Agoraphobic Cognitions Questionnaire (ACQ; Chambless et al., 1984)	Agoraphobie-spezifische Kognitionen	14 Items (z. B. „Ich werde verrückt werden")	5-stufige Häufigkeitsskala	Der Fragebogen weist gute Kennwerte zur Reliabilität (interne Konsistenz, Stabilität: .74–.87) sowie diskriminanten und konvergenten Validität auf und hat sich als änderungssensitiv erwiesen.
Fragebogen zu Gedanken nach traumatischen Erlebnissen (Ehlers, 1999)	Posttraumatic Cognitions Inventory (Foa et al., 1999)	Traumabezogene dysfunktionale Bewertungen im Sinne von Ehlers & Clarks (2000) kognitivem Modell	1. Negative Gedanken zum Selbst (21 Items, z. B. „Mit mir stimmt etwas nicht") 2. Negative Gedanken über die Welt (7 Items, z. B. „Ich muss immer auf der Hut sein") 3. Selbstvorwürfe (5 Items, z. B. „Jemand anders hätte verhindert, dass das Trauma passierte") 4. Negative Interpretation der Symptome (11 Items, z. B. „Meine Reaktionen seit dem Ereignis zeigen, dass ich den Verstand verliere")	7-stufige Ratingskala zur Zustimmung vs. Ablehnung der Aussagen	Die englische Originalversion zeigt gute testtheoretische Kennwerte (interne Konsistenz: .86–.97; Retest-Reliabilität: .80–.86; Validität: v.a. gute Diskrimination zwischen klinischen und nicht-klinischen Gruppen). Die deutsche Übersetzung befindet sich z. Zt. noch in der Erprobungsphase.

Deutsche Version	Originalversion	Was wird erfasst?	Skalen/Items	Antwortformat	Gütekriterien und Eignung
Fragebogen irrationaler Einstellungen (Klages, 1990)		Irrationale Einstellungen im Sinne der Rational-Emotiven Therapie	1. Negative Selbstbewertung (8 Items, z. B. „Ich habe oft Mitleid mit mir") 2. Abhängigkeit (8 Items, z. B. „Mir ist es unangenehm, wenn ich unpassend gekleidet bin") 3. Internalisierung von Misserfolgen (7 Items, z. B. „Ich tue gewöhnlich keine Dinge, die anderen dumm erscheinen könnten") 4. Irritierbarkeit (7 Items, z. B. „Kleine Schwierigkeiten machen mich oft ärgerlich")	7-stufige Ratingskala zur Zustimmung vs. Ablehnung der Aussagen	Belege für gute interne Konsistenzen (.68-.85) und Retest-Reliabilitäten (.74–.84) liegen vor. Signifikante Korrelationen mit Symptomskalen (um .50) sowie erhöhte Scores in klinischen Populationen können als Hinweise für die Validität gelten. Darüber hinaus liegen Normwerte vor.
Fragebogen positiver und negativer automatischer Gedanken (FAG; Pössel et al., 2005)	Automatic Thoughts Questionnaire (Hollon & Kendall, 1980; Kendall et al., 1989)	Positive und negative automatische Gedanken sensu Beck et al. (1981)	1. Negative Selbstaussagen (12 Items, z. B. „Niemand versteht mich") 2. Wohlbefinden (5 Items, z. B. „Ich fühle mich gut") 3. Selbstvertrauen (4 Items, z. B. „Ich bin stolz auf mich")	5-stufige Häufigkeitsskala	Für die englischsprachige Originalversion des Fragebogens wurden gute psychometrische Kennwerte nachgewiesen. Eine erste Validierung der deutschen Version zeigte ebenfalls gute Ergebnisse (interne Konsistenz: .84–.94; Validität: Korrelationen mit anderen Kognitionsfragebögen sowie Symptommaßen um .55–.70).
Fragebogen zu sozialphobischen Kognitionen (Stangier, 2003)	Social Cognitions Questionnaire (Wells, Stopa & Clark, 1993)	Negative Kognitionen, die in angstauslösenden sozialen Situationen auftreten	1. Negatives Selbst (8 Items, z. B. „Ich bin unzulänglich") 2. Angst vor Versagen (7 Items, z. B. „Ich werde Dinge fallen lassen oder verschütten") 3. Angst vor dem Auftreten sichtbarer Körpersymptome (4 Items, z. B. „Ich werde schwitzen")	5-stufige Ratingskala zur Zustimmung vs. Ablehnung der Aussagen	Eine psychometrische Evaluation der deutschen Version des Fragebogens steht noch aus. Für die Originalversion gibt es Hinweise auf eine hohe interne Konsistenz (.89), konkurrente und diskriminante Validität sowie eine hohe Übereinstimmung der Skala „negatives Selbst" mit den in einem Verhaltenstest auftretenden Kognitionen.

Deutsche Version	Originalversion	Was wird erfasst?	Skalen/Items	Antwortformat	Gütekriterien und Eignung
Hamburger Kognitionsinventar (Toennies, 1997)		Positive und negative selbstbezogene Kognitionen	6 Standardskalen (Selbstzufriedenheit, Selbstermutigung, positive psychische Befindlichkeit, Selbstunzufriedenheit, Selbstentmutigung, negative psychische Befindlichkeit; insgesamt 38 Items) 6 Zusatzskalen (Wertschätzung anderer, positive psychosomatische Befindlichkeit, Geringschätzung anderer, negative psychosomatische Befindlichkeit, Selbstkritik, Selbstkontrolle; insges. 62 Items)	4-stufige Häufigkeitsskala	Es liegen gute psychometrische Kennwerte hinsichtlich der Reliabilität (Split-Half: .70–.88; Retest-Reliabilität: .72–.82) und Validität vor (signifikante Korrelationen mit anderen Kognitionsmaßen; signifikant erhöhte Werte in klinischen Populationen).
Hoffnungslosigkeits-Skala (Krampen, 1994)	Hopelessness Scale (Beck et al., 1974)	Hoffnungslosigkeit	20 Items (z. B. „Häufig möchte ich alles hinschmeißen, weil ich es doch nicht besser machen kann")	6-stufige Skala mit den Polen „sehr falsch" bis „sehr richtig"	Belege für eine hohe interne Konsistenz und Stabilität liegen vor (.86–.88). Darüber hinaus wurden signifikante Korrelationen mit der Schwere depressiver Symptome sowie Suizidalität gefunden (.53–.80).
Pain Related Self Statement Scale (Flor, Behle & Birbaumer, 1993)		Hinderliche und förderliche schmerzbezogene Kognitionen	1. Katastrophisierung (9 Items, z. B. „Diese Schmerzen machen mich noch verrückt") 2. Coping (9 Items, z. B. „Ablenkung hilft am besten")	6-stufige Häufigkeitsskala	Belege für hohe interne Konsistenzen (>.90), Retest-Reliabilitäten (>.84), faktorielle, konvergente und diskriminante Validität sowie Änderungssensitivität liegen vor.
Thoughts Checklist (Hilbert, Tuschen-Caffier & Vögele, 2002)	Thoughts Checklist (Cooper & Fairburn, 1992)	Negative körper- und gewichtsbezogene Gedanken	17 Items (z. B. „Ich bin so fett")	6-stufige Häufigkeitsskala und prozentuale Angabe des Überzeugungsgrades	Belege für die interne Konsistenz (>.87), diskriminative und konvergente Validität sowie Änderungssensitivität liegen vor.

ren hineinzuversetzen. Die dabei auftretenden Kognitionen werden durch lautes Denken erfasst. Üblicherweise werden für das ATSS-Paradigma hohe Interrater-Reliabilitäten berichtet (κ > .75), Belege für die konvergente Validität und die Konstruktvalidität liegen vor; ebenso ist die änderungssensitive Erfassung psychotherapeutisch veränderter Kognitionen mit dieser Methode dokumentiert.

2.3.2 Die Methode des Gedankenauflistens

Bei der Methode des Gedankenauflistens (*thought-listing technique*) wird der Patient aufgefordert, seine Gedanken in Bezug auf eine definierte Situation aufzuschreiben (vgl. Cacioppo, von Hippel & Ernst, 1997). Obwohl häufig retrospektiv genutzt, kann die Methode des Gedankenauflistens auch vor oder während einer Situation eingesetzt werden, z. B. bei einer Exposition mit angstauslösenden Situationen, einem Rollenspiel zur Induktion negativer Bewertungen oder der Imagination eines Essanfalls. Hinweise auf konvergente und kriterienbezogene Validität, Reliabilität sowie Änderungssensitivität der Methode des Gedankenauflistens liegen vor (ebenda). Das Gedankenauflisten kann jedoch anfällig für Verzerrungen bei der Rekonstruktion von Gedanken sein und ist nicht geeignet für Personen, die nicht in der Lage sind, ein Gedankenprotokoll anzufertigen (z. B. kleine Kinder). Die Methode des Gedankenauflistens wurde zur Untersuchung von Kognitionen bei einer Vielzahl psychischer Störungen eingesetzt, z. B. Angst- oder Essstörungen (vgl. Cacioppo et al., 1997).

2.3.3 Tagebücher zur Erfassung von Kognitionen

Kognitionstagebücher sind ein Standardverfahren der kognitiven Diagnostik und Therapie. Bei dieser Methode wird der Patient angeleitet, Kognitionen zu beobachten und zu protokollieren, die im Zusammenhang mit seinem Problemverhalten auftreten (z. B. ängstliche oder depressive Kognitionen). Für die kognitive Therapie der Depression entwickelten Beck und Mitarbeiter beispielsweise ein Tagesprotokoll zur Erhebung negativer Gedanken, bei dem der Patient zunächst angeben soll, welches Ereignis oder welche Gedankengänge, Tagträume bzw. Erinnerungen zu negativen Gefühlen führten (Beck, Rush, Shaw & Emery, 1979, 1981; Hautzinger, 2003). Der Patient soll das Gefühl dann inhaltlich benennen (z. B. traurig, wütend) und die Intensität des Gefühls auf einer Rating-Skala einschätzen. Anschließend soll er „automatische" Gedanken protokollieren, die den Gefühlen vorausgingen, und einschätzen, wie sehr er von diesen Gedanken überzeugt ist. Der Patient wird außerdem dazu angeleitet, „rationalere" Alternativgedanken für einen „automatischen" Gedanken zu finden und wiederum den Überzeugungsgrad und möglicherweise veränderte Gefühle anzugeben.

Für verschiedene Störungsbilder und psychische Probleme wurden Tagebücher zur Identifikation und Umstrukturierung störungsrelevanter dysfunktionaler Kognitionen entwickelt, z. B. das *Beschwerdetagebuch für Somatoforme Störungen* (Rief, 1992), das *Körperbildtagebuch für Essstörungen* (Hilbert & Tuschen-Caffier, 2004), das *Priener Tinnitustagebuch* (Goebel, Hiller, Rief & Fichter, 1992), das *Tagebuch der Erfassung alltäglicher Belastungen und deren Bewältigung* (Laireiter, 1997) und das *Bonner Schmerztagebuch* (Scholz, 1993). Obwohl Kognitionstagebücher von großer praktischer Relevanz sind, wurde die Güte der erhobenen Information häufig nicht überprüft. Im Allgemeinen ist davon auszugehen, dass die Reliabilität von Kognitionstagebüchern optimiert werden kann, indem das Führen von Protokollen trainiert wird und die Protokolle zeitlich möglichst unmittelbar ausgefüllt werden (vgl. Stone et al., 1998).

2.3.4 Die Erhebung von Gedankenstichproben in der klinisch-psychologischen Forschung

Ziel der Erhebung von Gedankenstichproben (*thought sampling*) ist es, Gedanken ökologisch valide, d. h. im Lebensalltag, und unmittelbar, d. h. mit möglichst geringer Zeitverzögerung, zu untersuchen (Hurlburt, 1997). Das *Ecological Momentary Assessment* (*EMA*; Stone & Shiffman, 1994, 2002) bietet einen allgemeinen Rahmen für die Untersuchung von Gedanken, Gefühlen, Verhalten und physiologischen Reaktionen im natürlichen Kontext. Um Zufalls- oder Zeitstichproben der Zielvariablen zu ziehen, werden tragbare Signalgeber eingesetzt (z. B. programmierbare Armbanduhren, Palmtop-Computer oder Funkrufempfänger), die mehrmals am Tag über einen bis mehrere Tage hinweg Signaltöne generieren. Im Rahmen einer Erfassung von Gedankenstichproben wird der Proband dazu angeleitet, auf das Ertönen eines Signaltons hin sein inneres Erleben wahrzunehmen und es mit Hilfe von Fragebögen oder Gedankenauflisten zu beschreiben. Die konvergente Validität mit physiologischen und Verhaltensmaßen wurde dokumentiert, jedoch wurden geringe Übereinstimmungen mit retrospektiven Selbstbeurteilungsmaßen gefunden (z. B. Stone et al., 1998). Hinweise auf diskriminante Validität, hohe Compliance und auf eine geringe Reaktivität des *EMA* liegen vor (z. B. Cruise, Broderick, Porter, Kaell & Stone, 1996). Das *EMA* wurde zur Untersuchung von Gedanken und Gefühlen eingesetzt, u. a. bei Alkoholproblemen (Hufford, Shields, Shiffman, Paty & Balabanis, 2002), Essstörungen und Übergewicht (Greeno, Wing & Shiffman, 2000) sowie bei Nikotinabhängigkeit (Shiffman et al., 2002). Vereinfachte Anwendungen dieser Methode sind auch für die klinisch-psychologische Praxis denkbar, z. B. unter Verwendung von Armbanduhren mit Weckprozeduren oder Mobiltelefonen.

2.3.5 Das *States of Mind*-Modell: Interpretation positiver und negativer Kognitionen

Bestätigungs- und Produktionsmethoden werden zumeist hinsichtlich der Häufigkeiten negativer vs. positiver Kognitionen ausgewertet. Das *States of Mind*-Modell (SOM-Modell) von Schwartz und Garamoni (1986, 1989) stellt einen Rahmen zur simultanen Interpretation positiver und negativer Kognitionen zur Verfügung. Die SOM werden als innere Dialoge konzeptualisiert, in denen positive und negative Gedanken und Gefühle interagieren. Der dem SOM-Modell zugrundeliegende Gesundheitsbegriff definiert Gesundheit durch ein optimales Gleichgewicht der SOM, Krankheit hingegen durch ein anhaltendes Ungleichgewicht. Psychotherapie zielt darauf ab, eine optimale und stabile Balance der SOM herzustellen. Die relative Balance der SOM kann durch einen Quotienten von positiven zu positiven plus negativen Kognitionen beschrieben werden ($P/(P+N)$). Den Werten des SOM-Quotienten, die zwischen 0 und 1 variieren, wurden auf der Grundlage eines mathematischen Modells Boole'scher Algebra unterschiedliche Grade von Wohlbefinden und Adaptation an Anforderungen der Umwelt zugeordnet (Lefebvre, Lefebvre & Adams-Webber, 1986; Schwartz, 1997). Einem „positiven Dialog" bei einem SOM-Quotienten von 0.67–0.90 sind Ausgeglichenheit, hohes Wohlbefinden, Optimismus und ein optimales, flexibles Coping zugeordnet. Demgegenüber wird bei extremer Positivität oder Negativität des SOM-Quotienten angenommen, dass die Qualität eines inneren Dialogs verloren geht, der Umgang mit Anforderungen der Realität erschwert und ausgeprägte Psychopathologie vorhanden ist (> 0.90 extrem positiver Monolog; < 0.10 extrem negativer Monolog). Es liegen Hinweise für die konvergente und diskriminante Validität der SOM-Skala vor (z. B. Ronan & Kendall, 1997). Fortschritte während der Therapie sind mit Verbesserungen des SOM-Quotienten verbunden (Schwartz et al., 2002). Schwartz (1997) und Merluzzi und Glass (2000) beschreiben anhand von Fallbeispielen eine Nutzung des SOM-Quotienten bei der Therapieverlaufsevaluation.

2.3.6 Erfassung von Bildern

Die bisher dargestellten Methoden zur Erfassung kognitiver Produkte konzentrieren sich fast ausschließlich auf verbal gefasste Gedanken. Es gibt jedoch deutliche Hinweise darauf, dass bildhafte Kognitionen, z. B. in Form intrusiver oder selbst generierter Bilder, ebenfalls eine wichtige Rolle bei der Aufrechterhaltung psychischer Störungen spielen können. So fanden z. B. Hackmann, Clark und McManus (2000), dass Sozialphobiker in angstauslösenden Situationen häufig negative Bilder erleben, in denen sie sich selbst aus einer Beobachterperspektive sehen. Zur Erfassung intrusiver Bilder im Rahmen psychischer Störungen wurden verschiedene halbstrukturierte Interviews entwickelt, die jedoch bisher vor allem im Kontext klinisch-psychologischer Forschungsstudien eingesetzt werden (u. a. bei Angststörungen, Depression und Körperdysmorpher Störung; für eine Übersicht s. Hackmann & Holmes, 2004). Eine Überprüfung der psychometrischen Qualität dieser Interviews steht zur Zeit noch aus.

2.4 Bewertung von Methoden zur Erfassung kognitiver Produkte

Es liegt eine große Auswahl von Erhebungsinstrumenten mit guten psychometrischen Qualitäten vor, um verbal gefasste kognitive Produkte erheben zu können. In der klinischen Forschung und Praxis werden zur Zeit vor allem Bestätigungsmethoden eingesetzt. Diese Verfahren verfügen im Vergleich zu Produktionsmethoden über eine Reihe von Vorteilen: Sie sind ökonomischer, ihre Standardisierung gewährleistet Objektivität und ermöglicht einen vergleichbaren Einsatz in verschiedenen Studien, was die Bestimmung psychometrischer und normativer Daten erleichtert (vgl. Glass & Arnkoff, 1997; Schwartz, 1997). Belege für die Reliabilität und Validität sind häufig dokumentiert. Fragebogenverfahren sind für definierte Problembereiche in gut untersuchten Populationen verfügbar und hier vorzugsweise einzusetzen. Ein Nachteil von Bestätigungsmethoden besteht darin, dass die retrospektive Erfassung von Kognitionen sie für Erinnerungsfehler und für Fehler bei der Rekonstruktion von Kognitionen anfällig macht (vgl. Nisbett & Wilson, 1977). Weitere für die Einzelfall-Diagnostik relevante Nachteile von Bestätigungsmethoden bestehen darin, dass die prototypisch aufgeführten Gedanken nicht zwangsläufig die aktuellen Gedanken eines individuellen Patienten widerspiegeln und dass der tatsächliche Gedankenfluss auf wenige Summenscores reduziert wird.

Ein Vorteil von Produktionsmethoden wird hingegen darin gesehen, dass sie den Gedankenfluss eines Patienten unverändert aufzeichnen (Davison et al., 1997). Allerdings wird auch hier die Gedankenvielfalt bei inhaltsanalytischen Auswertungen zusammengefasst, z. B. hinsichtlich der positiven vs. negativen Valenz der Gedanken. Ein weiterer Vorteil im Vergleich zu Bestätigungsmethoden liegt darin, dass durch den engen zeitlichen Bezug zwischen einem Gedanken und seiner Erfassung die Wahrscheinlichkeit von Erinnerungs- und Rekonstruktionsfehlern verringert werden kann. Weitere Vorteile von Produktionsmethoden liegen in vielseitigen Anwendungsmöglichkeiten in der klinisch-psychologischen Forschung und Praxis. In der Praxis können Produktionsmethoden leicht auf die individuellen Probleme eines Patienten zugeschnitten und insbesondere im mündlichen Antwortmodus flexibel in verschiedenen Situationen eingesetzt werden (s. u.). Allerdings ist zu beachten, dass – obwohl Patienten häufig Lerneffekte durch eine Erfassung von Kognitionen im Tagesverlauf berichten (z. B. durch das Ausfüllen von Tagebüchern) – für diese Art der Kognitionserhebung eine hohe Motivation Voraussetzung ist. Im Lebensalltag eingesetzte Methoden bedürfen daher einer ausführlichen psychologischen Vorbereitung, einer genauen Anleitung und ggf. eines Trainings. Es ist zudem darauf zu achten, den Einsatz elektronischer Signalgeber und/oder das Mitführen von Protokollbögen so wenig invasiv wie möglich zu gestalten (z. B. durch Unauffälligkeit der Signalgeber, Protokollbogen im Taschenformat). Nachteile von Produktionsmethoden bestehen insbesondere bei Forschungsanwendungen in der Aufwändigkeit inhaltsanalytischer Auswertungen. Mit Ausnahme replizierbarer Designs, wie z. B. des ATSS, lassen sich Gütekriterien aus anderen Studien zudem nicht als Beleg für die Güte der Ergebnisse einer spezifischen Studie heranziehen.

Die Konstruktvalidität von Methoden der kognitiven Diagnostik wurde durch eine geringe Übereinstimmung zwischen Bestätigungs- und Produktionsmethoden in Frage gestellt (vgl. Chamberlain & Haaga, 1999). Auch einzelne Produktionsmethoden, z. B. lautes Denken und Gedankenauflisten, führen nicht zu deckungsgleichen Ergebnissen (vgl. Blackwell, Galassi, Galassi & Watson, 1985; Lodge, Tripp & Harte, 2000). Diese Unterschiede sind vermutlich darauf zurückzuführen, dass sich Methoden der kognitiven Diagnostik in einer Reihe von Aspekten unterscheiden können, z. B. was gemessen wird oder ob und welche Stimuli eingesetzt werden, um Kognitionen zu evozieren (vgl. Abschnitt 2.1). Im Allgemeinen ist deshalb ein Einsatz mehrerer Methoden für die Erhebung bestimmter Kognitionen zu empfehlen (vgl. Linscott & DiGiuseppe, 1998). Zukünftige Forschung sollte spezifizieren, welche Methode unter welchen Erhebungsbedingungen eine maximale Validität und Reliabilität der Erfassung bestimmter Kognitionen gewährleistet.

2.5 Erhebung kognitiver Produkte in der klinisch-psychologischen Praxis

Die Diagnostik störungsrelevanter Kognitionen ist eine wesentliche Voraussetzung für die Problemanalyse und Behandlungsplanung im Rahmen kognitiver Therapieansätze. Störungsrelevante Kognitionen sind des Weiteren als abhängige Variable bei der Überprüfung therapeutischer Effekte in der Veränderungs- und Verlaufsmessung zu erheben. Welche Kognitionen für die Erfassung ausgewählt werden, sollte sich nach dem Forschungsstand und der Konzeptualisierung der Störung richten (vgl. Blankenstein & Segal, 2001). Allgemeine Empfehlungen für eine valide Erfassung selbstberichteten Datenmaterials sind in **Tabelle 2** dargestellt.

Grundsätzlich sind alle beschriebenen Methoden zur Erfassung kognitiver Produkte, z. B. Fragebögen, Tagebücher, die Methode des lauten Denkens etc., im Rahmen klinisch-psychologischer Interventionen nutzbringend einsetzbar. Der Einsatz störungsspezifischer Kognitionsfragebögen vor und

Tab. 2: Allgemeine Empfehlungen zur Erhöhung der Validität selbstberichteten kognitiven Datenmaterials (nach Meichenbaum & Cameron, 1981)

1. Die Erhebung sollte möglichst unmittelbar nach dem interessierenden Ereignis stattfinden, um Erinnerungsfehler zu minimieren.
2. Für die Selbstbeobachtung sollten umschriebene Ereignisse bzw. kleine Einheiten definiert werden, da ansonsten Inferenzschlüsse oder generelle Erwartungshaltungen miterfasst werden.
3. Die Selbstberichte sollten unter dem Aspekt der Konsistenz analysiert werden (z. B. hinsichtlich ähnlicher Muster in vergleichbaren Situationen).
4. Die Personen sollten gebeten werden, die entsprechenden Ereignisse zu beschreiben (Wie-Fragen). Sie sollten nicht aufgefordert werden, mögliche Ursachen (Warum-Fragen) für ihr Verhalten bzw. für die interessierenden Ereignisse anzugeben, da damit häufig eher allgemeine Theorien und nicht die tatsächlich relevanten Bedingungen erfasst werden.
5. Für die Sammlung der Gedanken sollten Erinnerungshilfen eingesetzt werden.
6. Die Personen sollten explizit darauf hingewiesen werden, dass sie nicht nur die auslösende Situation und deren Merkmale, sondern auch die in der interessierenden Situation ablaufenden Gedanken (und ggf. Gefühle) beobachten und protokollieren.
7. Die psychologische Vorbereitung auf die Aufgabe sollte darauf abzielen, die Motivation der betreffenden Personen für eine möglichst valide Selbstbeobachtung zu erhöhen (z. B. durch einen Hinweis auf die Art der Nutzung der Informationen in der Therapie).
8. Das diagnostische Setting sollte so gestaltet werden, dass die Selbstbeobachtung und Selbstenthüllung von Gedanken erleichtert wird (z. B. durch diagnostische Rollenspiele und entpathologisierende Gesprächsführung).
9. Die Nutzung von Erinnerungsreizen kann die Validität selbstberichteter Daten erhöhen (z. B. „videotape-aided recall").

während der Therapie erleichtert die Identifikation dysfunktionaler Kognitionen, die in der Therapie bearbeitet werden sollten. Darüber hinaus können Kognitionsfragebögen für eine Überprüfung des Erfolges kognitiver Interventionen hilfreich sein. Obwohl Bestätigungsmethoden wichtige Hinweise auf negative Kognitionen des Patienten geben, können sie in der Regel jedoch nicht alle individuell störungsrelevanten Kognitionen erfassen. Daher ist es wichtig (über die Verwendung von Bestätigungsmethoden hinaus), andere diagnostische Verfahren einzusetzen, um die individuellen Kognitionen des Patienten zu ermitteln. Dies geschieht zum Beispiel im Rahmen der Verhaltensanalyse, in der in bestimmten Situationen auftretende Kognitionen rekonstruiert werden (s. Kap. 6 in diesem Band). Bewährt hat sich darüber hinaus der Einsatz von Tagebüchern, um im Alltag auftretende Kognitionen zu erheben. Diese können dann in der folgenden Therapiesitzung entweder gemeinsam mit dem Therapeuten oder aber vom Patienten selbst im Verlauf seiner Tagebuchaufzeichnungen weiter bearbeitet werden.

In vielen Fällen ist es zudem hilfreich, die interessierenden Kognitionen nicht nur retrospektiv, sondern in problematischen Situationen ebenfalls „online" zu erheben, z. B. mit der Methode des lauten Denkens. So kann beispielsweise ein Patient, der unter sozialen Ängsten leidet, mit einer Situation konfrontiert werden, vor der er Angst hat (z. B. negative Bewertung durch den Therapeuten im Rollenspiel; Vorstellung, sich in einer größeren Menschenmenge aufzuhalten; Aufsuchen eines Restaurants). Während oder unmittelbar nach der Situation exploriert der Therapeut:

a) worauf der Patient seine Aufmerksamkeit gerichtet hatte (z. B. Selbstwahrnehmung vs. Fremdwahrnehmung vs. Wahrnehmung der Situation; selektive Wahrnehmungsprozesse; s. a. Abschnitt 3),
b) welche Kognitionen ihm während der vorgestellten, simulierten oder realen Situation durch den Kopf gegangen sind (z. B. Selbst- und Fremdbewertungen, Gedankenblitze, Vorstellungsbilder) und
c) welche Gefühle und Handlungstendenzen damit verbunden waren.

Diese Kognitionen können aufgezeichnet oder protokolliert werden. Der Patient kann anschließend gebeten werden, die genannten Gedanken zu bewerten, um Aufschluss über ihre Funktionalität in Bezug auf das Problemverhalten zu gewinnen: Typischerweise werden positive von negativen Gedanken unterschieden, wobei negative Gedanken für das Problemverhalten häufig förderlich sind. Des Weiteren können „Coping"-Gedanken, die den Umgang mit einer problematischen Situation thematisieren und häufig im Anschluss an negative Gedanken geäußert werden, identifiziert werden (z. B. „Wie peinlich, jetzt rot zu werden. Aber ich halte das jetzt durch"; vgl. Merluzzi & Glass, 2000). Mit weiteren Fragen kann zudem die Bedeutung von Kognitionen eruiert werden, z. B. wie häufig und in welchen Situationen diese Gedanken auftreten, wie charakteristisch sie für den Patienten sind, wie stark sie mit negativen Gefühlen verknüpft sind oder ihm Anlass zur Sorge geben (vgl. Linscott & DiGiuseppe, 1998).

Fallbeispiel 1

Frau M. litt seit der Trennung von ihrem Partner unter depressiver Verstimmung, Antriebslosigkeit und Schlafstörungen, derentwegen sie eine Therapie aufsuchte. Erste Hinweise auf relevante Kognitionen ergaben sich im Rahmen der Verhaltensanalyse. Hier zeigte sich, dass die Patientin in vielen Situationen, v. a. im Umgang mit anderen Menschen, negative automatische Gedanken erlebte, die bei ihr Niedergeschlagenheit auslösten. So schossen ihr zum Beispiel Gedanken wie „Meine Freundin mag mich nicht mehr", „Es ist ihr völlig egal, wie es mir geht" und „Ich werde für immer einsam sein" durch den Kopf, als sie mit einer Freundin verabredet war und diese nach fünf Minuten noch nicht erschienen war. Diese Gedanken führten bei Frau M. zu starken Gefühlen der Niedergeschlagenheit und Hoffnungslosigkeit. Zur Identifikation weiterer negativer Gedanken bat die Therapeutin Frau M., den *Fragebogen positiver und negativer automatischer Gedanken* auszufüllen (Pössel, Seemann & Hautzinger, 2005). Dieser erbrachte Hinweise auf häufige negative Gedanken und Überzeugungen, die das Denken von Frau M. charakterisierten (z. B. „Ich fühle mich so hilflos"; „Ich halte es nicht mehr aus").

Auf der Grundlage dieser Informationen erarbeitete die Therapeutin gemeinsam mit der Patientin ein Störungsmodell, in dem negative Gedanken eine zentrale Rolle bei der Aufrechterhaltung der depressiven Stimmung einnahmen. Als weiterer Schritt wurde daher vereinbart, im Alltag auftretende negative automatische Gedanken und ihre stimmungsverändernde Wirkung genauer zu beobachten. Zu diesem Zweck füllte die Patientin einige Wochen lang das *Tagesprotokoll zur Erhebung negativer Gedanken* aus (vgl. Hautzinger, 2003). Es wurde deutlich, dass besonders in Situationen, in denen die Patientin wenig zu tun hatte, negative automatische Gedanken Niedergeschlagenheit und Hoffnungslosigkeit induzierten oder verstärkten und wiederum dazu führten, dass die Patientin wichtige Alltagstätigkeiten nicht ausführte. Darüber hinaus nutzte die Therapeutin ebenfalls in der Sitzung auftretende Stimmungsveränderungen für die Exploration negativer Kognitionen. So bat die Therapeutin Frau M., alle Gedanken möglichst konkret zu benennen, die ihr kurz vor der Verschlechterung ihrer Stimmung durch den Kopf gegangen waren (*Methode des lauten Denkens*), als sie während einer Sitzung plötzlich anfing zu weinen. Die Patientin benannte verschiedene negative automatische Gedanken, die während des Gespräches mit der Therapeutin aufgetreten waren, nämlich „Auch das wird mir nicht helfen", „Ich bin ein hoffnungsloser Fall" und „Ich bin mit meinen Problemen mutterseelenallein". Der Zusammenhang zwischen diesen Gedanken und den darauffolgenden Gefühlen der Hoffnungslosigkeit und Niedergeschlagenheit konnte so direkt exploriert und der Patienten verdeutlicht werden. Ein erneutes Ausfüllen des *Fragebogens positiver und negativer automatischer Gedanken* zur Mitte sowie gegen Ende der Therapie zeigte deutliche Reduktionen in der Häufigkeit negativer Gedanken und einen Anstieg positiver Gedanken; diese Ergebnisse gaben Therapeutin wie Patientin Rückmeldung über die Effekte der kognitiven Interventionen.

3 Diagnostik kognitiver Prozesse

3.1 Hintergrund

Menschen mit psychischen Störungen zeigen charakteristische Veränderungen in *kognitiven Prozessen,* z. B. der Wahrnehmung und Aufmerksamkeit, der Gedächtnisnutzung, des schlussfolgernden Denkens oder der Urteilsbildung (für einen Überblick s. Harvey, Watkins, Mansell & Shafran, 2004; Williams et al., 1997). Während kognitive Produkte gleichermaßen Gegenstand von Forschung und Praxis sind, wurden kognitive Prozesse bis auf wenige Ausnahmen vorwiegend in der Forschung zur Informationsverarbeitung bei psychischen Störungen untersucht.

Die Analyse und Modifikation kognitiver Prozesse spielt jedoch auch in der praxisorientierten Diagnostik und kognitiven Therapie eine zentrale Rolle, so z. B. bei der Analyse und Veränderung von Aufmerksamkeitsprozessen beim Störungsbild der Sozialen Phobie (Clark, 2001) oder bei der Erhebung und Modifikation von Sorgenprozessen („worrying") bei der Generalisierten Angststörung (Heimberg, Turk & Mennin, 2004). Einige Autoren vertreten sogar die Ansicht, dass der zentrale Wirkfaktor kognitiver Therapien in der Modifikation dysfunktionaler kognitiver Prozesse liegt und nicht in der Modifikation kognitiver Produkte (Teasdale, 1999; Wells, 2000). Diese Überlegungen machen die Relevanz der Erfassung kognitiver Prozesse für die therapeutische Praxis deutlich.

Ein zentrales Unterscheidungsmerkmal kognitiver Prozesse liegt darin, ob sie automatisch (d. h. nicht bewusst; nicht willentlich gesteuert) oder kontrolliert (d. h. bewusst; willentlich gesteuert) ablaufen (Schneider & Shiffrin, 1977). Die Unterscheidung hinsichtlich des Bewusstheitsgrades kognitiver Prozesse bzw. Phänomene hat wichtige Implikationen für die klinisch-psychologische Diagnostik: Bei potentiell verbalisierbaren Kognitionen ist die diagnostische Situation so zu gestalten, dass die kognitiven Phänomene der Introspektion zugänglich gemacht, d. h. „aktiviert" werden können (z. B. durch diagnostische Rollenspiele, imaginative Übungen). Bei nicht bewusst ablaufenden kognitiven Prozessen liefern verbale Berichte (z. B. Interview, Fragebogen) keine hinreichend validen Daten (s. a. Nisbett & Wilson, 1977). Hier sind stattdessen experimentelle Methoden der kognitiven Diagnostik vorzuziehen (s. u.).

3.2 Methoden zur Rekonstruktion kognitiver Prozesse

3.2.1 Fragebogenverfahren

Kognitive Prozesse, die kontrolliert ablaufen und daher dem Bewusstsein zugänglich sind, können z. T. durch Fragebogenverfahren erfasst werden. Im Vergleich zu den weiter unten beschriebenen experimentellen Methoden sind diese Instrumente in der klinischen Forschung wie in der Praxis leicht und ökonomisch einsetzbar.

Ein häufig per Fragebogen erhobener kognitiver Prozess betrifft die Art und Weise, in der Patienten mit intrusiven oder unerwünschten Kognitionen umgehen (im Gegensatz zu dem *Inhalt* von Kognitionen, der bei der Erfassung kognitiver Produkte im Vordergrund steht). So haben Studien gezeigt, dass Patienten mit verschiedenen psychischen Störungen dazu neigen, ihre Gedanken zu unterdrücken, d. h. aktiv versuchen, unterwünschte Gedanken aus dem Bewusstsein zu verdrängen (s. Harvey et al., 2004). Befunde experimenteller Studien deuten jedoch darauf hin, dass dies paradoxerweise zu einer Erhöhung der Häufigkeit dieser Gedanken führen kann (Purdon, 1999). Um die Tendenz zu erfassen, unerwünschte Gedanken zu unterdrücken, wurden z. B. das *White Bear Suppression Inventory* (Wegner & Zanakos, 1994; dt. Fehm, Höping & Hoyer, 2000) sowie der *Thought Control Questionnaire* (Wells & Davies, 1994; dt. Fehm & Hoyer, 2003) entwickelt.

Ein gegenläufiger Umgang mit intrusiven Gedanken besteht darin, wiederholt und für einen langen Zeitraum über diese nachzudenken. Perseveratives negatives Denken, z. B. in Form von Sorgen oder Grübeln werden als zentraler Prozess bei der Aufrechterhaltung verschiedener psychischer Störungen betrachtet, so z. B. bei Depressionen (Teasdale, 1999), der Generalisierten Angststörung (z. B. Wells, 2000) oder der Posttraumatischen Belastungsstörung (Ehlers & Clark, 2000). Zur Erfassung verschiedener Formen perseverativen Denkens sind eine Reihe von Fragebögen entwickelt worden, so z. B. der *Penn State Worry Questionnaire* zur Erfassung von Sorgen (Meyer, Miller, Metzger & Borkovec, 1990; dt. Stöber, 1995) oder der *Response Style Questionnaire* zur Erfassung depressiven Grübelns (Nolen-Hoeksema & Morrow, 1991; dt. Kühner & Weber, 1999).

3.2.2 Experimentelle Methoden zur Rekonstruktion kognitiver Prozesse

Zur Rekonstruktion automatisch ablaufender kognitiver Prozesse wurde eine Reihe von experimentellen Methoden entwickelt. Im Folgenden werden experimentelle Paradigmen zur Rekonstruktion von Aufmerksamkeitsprozessen, Gedächtnisprozessen sowie Interpretations-, Urteils- und Denkprozessen am Beispiel verschiedener Störungsbilder erläutert.

Methoden zur Rekonstruktion selektiver Aufmerksamkeitsprozesse

Aufmerksamkeitsprozesse wurden in der experimentellen klinischen Forschung v. a. als selektive Aufmerksamkeitszuwendung in Bezug auf die Verarbeitung störungsspezifischer auditiv oder visuell dargebotener Reize untersucht. Liegt eine selektive Aufmerksamkeitsabwendung vor, kann auf kognitive Vermeidungsprozesse geschlossen werden (vgl. Mogg, Mathews & Weinman, 1987). Verschiedene Paradigmen sind für die Erfassung selektiver Aufmerksamkeitsprozesse entwickelt worden:

- Für die Untersuchung visueller Aufmerksamkeitsprozesse ist der *Emotionale Stroop-Test* ein verbreitetes Verfahren (Williams, Mathews & MacLeod, 1996). Bei diesem Test werden den Probanden Wörter in verschiedenen Farben präsentiert. Die Aufgabe besteht darin, so schnell wie möglich die jeweilige Druckfarbe der Wörter zu benennen. Längere Reaktionszeiten für störungsrelevante Zielwörter (z. B. TOD; OHNMACHT; PANIK) im Vergleich zu Kontrollwörtern (z. B. neutralen oder positiven Wörtern) geben Hinweise auf Interferenzeffekte, die im Sinne einer selektiven Aufmerksamkeitszuwendung auf störungsrelevante Reize gedeutet werden. Für den Stroop-Effekt wurden unterschiedliche theoretische Erklärungen entwickelt, deren Gültigkeit jedoch weitgehend ungeklärt ist (für eine ausführliche Diskussion s. Williams et al., 1997). Einschränkungen des Stroop-Tests sind neben der ungeklärten Konstruktvalidität in einer weitgehend unbelegten Stabilität und Veränderungssensitivität zu sehen.
- Während beim Stroop-Test nicht ausgeschlossen werden kann, dass andere als aufmerksamkeitsbezogene Prozesse zu verlängerten Latenzzeiten führen, wurde der *Visual Dot Probe-Test* als Verfahren zur direkten Untersuchung visueller Aufmerksamkeitsprozesse entwickelt (Mac Leod, 1991). Bei diesem Test werden in wiederholten Durchgängen jeweils zwei verschiedene Stimuli (in der Regel Wörter) gleichzeitig auf einem Bildschirm präsentiert. Der Proband erhält die Aufgabe, so schnell wie möglich mit einem Tastendruck auf das Einblenden eines Punktes (*visual dot probe*) zu reagieren, der jeweils einen der beiden Reize ersetzt (d. h. an dessen Stelle auftaucht). Ein Vergleich der Reaktionszeiten auf Punkte, die störungsrelevante Reize ersetzen, mit den Reaktionszeiten auf Punkte, die an der Stelle von Kontrollstimuli auftauchen, erlaubt Rückschlüsse auf selektive Aufmerksamkeitsprozesse. Hierbei deuten kürzere Reaktionszeiten bei störungsrelevanten Reizen auf eine selektive Aufmerksamkeitshinwendung zu diesen Reizen hin.
- Bei der *lexikalischen Entscheidungsaufgabe* (s. Williams et al., 1997) wird dem Probanden üblicherweise ein sinnvolles Wort (z. B. HAUS) oder ein „Nichtwort", d. h. eine sinnlose Buchstabenkette präsentiert (z. B. JWASE). Der Proband hat die Aufgabe, so schnell wie möglich zu entscheiden, ob es sich um ein sinnvolles Wort handelt oder nicht, und einen entsprechenden Tastendruck auszuführen. Verkürzte Reaktionszeiten bei störungsrelevanten Wörtern (z. B. TRAUER bei depressiven Störungen, PANIK bei Angststörungen) im Vergleich zu Kontrollwörtern deuten wiederum auf eine selektive Aufmerksamkeitszuwendung zu diesen Reizen hin.
- Sollen Aufmerksamkeitsprozesse in späteren Phasen der Informationsverarbeitung untersucht werden, die eine tiefergehende Analyse von Begriffen beinhalten, als dies von der lexikalischen Entscheidungsaufgabe induziert wird, kann eine *semantische Kategorisierungsaufgabe* eingesetzt werden. Bei dieser Methode werden dem Probanden störungsrelevante Wörter und Kontrollwörter vorgegeben, die er hinsichtlich einer bestimmten Dimension beurteilen soll (z. B. „Ist dieses Wort ein Emotionswort?").
- Zur Untersuchung von Aufmerksamkeitsprozessen in der kognitiven Verarbeitung auditiver Informationen fand die Methode des *dichotischen Hörens* häufige Anwendung. Bei dieser Methode werden dem Probanden – in der Regel über Kopfhörer – verschiedene Informationen gleichzeitig eingespielt. Die Aufgabe besteht darin, relevante Informationen zu identifizieren und zugleich vor-

gegebene irrelevante Informationen unberücksichtigt zu lassen. Wird der Proband aufgefordert, immer dann eine Taste zu drücken, wenn er ein bestimmtes Wort hört, so gelingt ihm das in der Regel problemlos in Bezug auf den Informationskanal, auf den er seine Aufmerksamkeit aktiv richtet („attended channel"). Im Gegensatz dazu werden Informationen aus dem zweiten Informationskanal („unattended channel") nur dann bewusst verarbeitet, wenn es sich um emotional bedeutsame (z. B. MISSERFOLG; ALLEIN EINKAUFEN GEHEN) oder persönlich relevante Informationen handelt (z. B. der eigene Name). Erfasst werden üblicherweise Reaktionszeiten, wobei verkürzte Reaktionszeiten eine selektive Aufmerksamkeitszuwendung indizieren, sowie die Leistungsgüte (d. h. Anzahl richtiger oder falscher Antworten).

Unter Verwendung der beschriebenen experimentellen Anordnungen konnte eine selektive Aufmerksamkeitszuwendung zu störungsspezifischen Reizen für eine Reihe von Störungen nachgewiesen werden, so z. B. für Angststörungen, Essstörungen und bei chronischen Schmerzen (für einen Überblick s. Harvey et al., 2004; Williams et al., 1997).

Methoden zur Rekonstruktion von Gedächtnisprozessen

Bei der Untersuchung von Gedächtniseffekten geht die experimentelle klinische Forschung von einer Unterscheidung zwischen explizitem und implizitem Gedächtnis aus (vgl. Williams et al., 1997). Explizite Gedächtnisprozesse beinhalten bewusste, intentional herbeigeführte Formen des Abrufs, während implizite Gedächtnisprozesse ein nicht bewusstes und nicht intentional herbeigeführtes Erinnern einschließen. Beim Einsatz expliziter oder impliziter Tests zur Untersuchung von Gedächtnisprozessen bei psychischen Störungen steht in der Regel die Frage im Vordergrund, ob Personen mit psychischen Störungen selektive Gedächtniseffekte für störungsbezogene Reize zeigen. So legen eine Reihe von Studien nahe, dass bei verschiedenen Angststörungen eine erhöhte Speicherung störungsrelevanter Reize im impliziten Gedächtnis vorliegt, während die Befundlage für explizite Gedächtnistests uneinheitlich ist. Bei depressiven Patienten wurden demgegenüber häufig Gedächtnisverzerrungen im expliziten Gedächtnis, seltener jedoch im impliziten Gedächtnis nachgewiesen (für eine Übersicht s. Becker & Rinck, 2000; Williams et al., 1997). Die folgenden Ausführungen beziehen sich exemplarisch auf Verfahren der störungsspezifischen Diagnostik selektiver Gedächtnisprozesse. Neuropsychologische Testverfahren zur Diagnostik von Gedächtnisdefiziten sind an anderer Stelle beschrieben (vgl. Kap. 15 in diesem Band).

- Häufig eingesetzte Verfahren zur Rekonstruktion expliziter Gedächtnisprozesse sind *Reproduktions-* und *Wiedererkennungsaufgaben* (s. Williams et al., 1997). Bei Reproduktionsaufgaben („free recall") wird der Proband aufgefordert, die Informationen aktiv wiederzugeben, die ihm zuvor vermittelt wurden. Beim Wiedererkennen besteht die Aufgabe darin, zu entscheiden, ob das Stimulusmaterial bereits vorgegeben wurde oder nicht.
- Für die Diagnostik impliziter Gedächtnisprozesse eignen sich indirekte Tests, bei denen keine Aufforderung zur bewussten Erinnerung gegeben wird, wie z. B. *Wortstamm-* oder *Satz-Ergänzungsaufgaben*. Wortstamm-Ergänzungsaufgaben bestehen typischerweise aus zwei Phasen. In der ersten Phase werden dem Probanden Wörter präsentiert; es wird ihm jedoch nicht mitgeteilt, dass diese Wörter zu einem späteren Zeitpunkt erinnert werden sollen. In einer zweiten Phase werden dem Probanden dann un-

vollständige Wörter mit der Aufforderung dargeboten, jeweils das erste ihm einfallende Wort mit einem entsprechenden Anfang aufzuschreiben oder zu nennen (z. B. HOS – Hospital). Dabei werden sowohl „alte" Wortstämme präsentiert (d. h. die entsprechenden Wörter sind in Phase 1 enkodiert worden) als auch „neue" Wortstämme, bei denen keine Entsprechung zu den vorher enkodierten Wörtern besteht. Es wird überprüft, inwiefern Probanden mit psychischen Störungen im Vergleich zu Kontrollprobanden in der zweiten Phase selektiv mehr „alte" Wörter aus störungsrelevanten Kategorien verwenden, was als impliziter Gedächtniseffekt für störungsrelevante Information interpretiert werden kann.

- Der *Implicit Association Test* (*IAT*; Greenwald, McGhee & Schwartz, 1998) ist eine Klassifikationsaufgabe, die Schlussfolgerungen auf die relative Assoziationsstärke zweier Begriffe erlaubt (s. u.). Der *IAT* wurde zur Untersuchung verschiedener Psychopathologien eingesetzt, z. B. von sozialen Ängsten (de Jong, 2002), Tierphobien (Teachman, Gregg & Woody, 2001) und Depressionen (Gemar, Segal, Sagrati & Kennedy, 2001). Obwohl der *IAT* als vielversprechendes Verfahren zur Erfassung impliziter Gedächtnisprozesse gilt, sind seine psychometrischen Eigenschaften weitgehend ungeklärt (z. B. Bosson, Swann & Pennebaker, 2000).

Wie vulnerabel sind remittierte depressive Patienten in negativer Stimmung?
Gemar et al. nutzten den *IAT*, um die Hypothese zu überprüfen, dass negative Stimmung bei remittierten depressiven Patienten negative Einstellungen gegenüber sich selbst reaktivieren kann. Die Probanden hatten in einem ersten Durchgang die Aufgabe, auf die Darbietung von selbstbezogenen (z. B. Vorname des Probanden) und positiven Wörtern (z. B. HAPPY) mit dem Betätigen einer bestimmten Taste zu reagieren und bei nicht-selbstbezogenen (z. B. Vorname einer fremden Person) und negativen Wörtern (z. B. TRAURIG) eine andere Taste zu drücken. In einem zweiten Durchgang waren selbstbezogene und negative Wörter der einen Taste zugeordnet und nicht-selbstbezogene Wörter und positive Wörter waren der anderen Taste zugeordnet. Der Hypothese entsprechend zeigten die Ergebnisse, dass nach einer Induktion negativer Stimmung, jedoch nicht davor, ehemals depressive Patienten sich selbst gegenüber weniger positive Einstellungen hatten als Kontrollprobanden ohne die Vorgeschichte einer depressiven Störung. Dabei wird im *IAT* ein Vergleich zwischen den Reaktionszeiten beider Durchgänge als Maß für die relative Stärke der Assoziation zwischen zwei Begriffen angenommen: Bearbeitet ein Proband den ersten Durchgang schneller als den zweiten, wird angenommen, dass das Selbst stärker mit positiver als mit negativer Valenz assoziiert ist. Ein umgekehrtes Reaktionsmuster würde hingegen auf eine stärkere Assoziation des Selbst mit negativer als mit positiver Valenz hinweisen und somit auf ein negatives Selbstkonzept schließen lassen.

- Weitere Forschungsansätze zur Rekonstruktion selektiver Gedächtnisprozesse untersuchten affektive Einflüsse auf Gedächtnisleistungen. Das *stimmungskongruente Gedächtnis* oder die Tendenz, Informationen zu erinnern, die mit der jeweiligen Stimmung konsistent sind, wurde insbesondere bei affektiven Störungen und Angststörungen untersucht. Dabei zeigte sich wiederholt ein stimmungskongruenter Gedächtnisbias bei depressiven Patienten, die in negativer

Stimmung eine Tendenz zur vermehrten Erinnerung negativer Reize zeigten (s. Williams et al., 1997).

- Ebenso wurden Auffälligkeiten des *autobiographischen Gedächtnisses*, d. h. der Erinnerung an persönliche Erlebnisse untersucht. Im sogenannten *Autobiographischen Gedächtnistest* werden Erinnerungsreize (in der Regel Wörter) präsentiert und die Probanden sollen für jeden Reiz innerhalb von 60 Sekunden eine spezifische Erinnerung beschreiben, die durch das Wort ausgelöst wurde. Verschiedene Studien wiesen darauf hin, dass depressive Patienten sowie jene mit einer Posttraumatischen Belastungsstörung eine größere Anzahl kategorialer Erinnerungen (d. h. zusammengefasster Erinnerungen oder Kategorien von Erinnerungen, z. B. „Immer wenn ich in der Schule war...“) und eine geringere Anzahl spezifischer Erinnerungen (z. B. „Am Tag meiner Einschulung passierte...“) als gesunde Kontrollprobanden zeigen (s. Harvey et al., 2004; Williams et al., 1997).

Methoden zur Rekonstruktion von Interpretations-, Urteils- und Denkprozessen

Ein zentraler Bestandteil früher kognitiver Ansätze war die Annahme, dass psychische Störungen durch systematische Verzerrungen in der Interpretation und Bewertung von Situationen sowie im schlussfolgernden Denken gekennzeichnet sind (Beck, 1976; Ellis, 1962). In der kognitiven Diagnostik werden zur Rekonstruktion von Interpretations- und Urteilsprozessen vor allem Aufgaben verwendet, in denen den Patienten mehrdeutige Wörter (Homophone) oder Sätze vorgegeben werden, die zugleich störungsrelevante (z. B. bedrohliche) und nicht-störungsrelevante (z. B. nicht-bedrohliche) Information enthalten. Homophone sind Wörter mit derselben Aussprache, jedoch unterschiedlicher Schreibweise und Bedeutung, die auditiv vorgegeben werden (z. B. DIE; DYE). Es wird überprüft, welche der Bedeutungen Probanden wählen: Werden verstärkt störungsrelevante Bedeutungen der Wörter gewählt, ist dies als Hinweis auf einen störungsspezifischen Interpretationsbias zu werten.

Mehrdeutige Wörter oder Sätze wurden zur Untersuchung dysfunktionaler Interpretations- und Urteilsprozesse bei verschiedenen psychischen Störungen eingesetzt, darunter Depressionen (Lawson, MacLeod & Hammond, 2002) und Essstörungen (Shafran, Fairburn, Nelson & Robinson, 2003). Bei der Sozialen Phobie zeigte sich beispielsweise theoriekonform, dass Betroffene mehrdeutige soziale Situationen häufig als gefährlich fehlinterpretieren und negative Ausgänge mit erhöhter Wahrscheinlichkeit annehmen (vgl. Heinrichs & Hofmann, 2001).

Methoden zur Rekonstruktion von Problemlöseprozessen

Eng mit der klinischen Praxis verbunden ist die Erhebung der Problemlösefertigkeiten (D’Zurilla, Nezu & Maydeu-Olivares, 2004; Nezu, 2004). Bei der Erhebung von Problemlösefertigkeiten ist die Diagnostik der Kompetenz, alternative Lösungen bei Alltagsproblemen zu generieren, von der selbsteingeschätzten Problemlösekompetenz zu unterscheiden. Beide Merkmale stehen in engem Zusammenhang mit verschiedenen psychischen Störungen (u. a. mit Schizophrenie, Sucht, Agoraphobie und aggressivem Verhalten von Kindern). Gerade im Bereich der Behandlung von Depressionen haben sich entsprechende Instrumente sowohl für die Planung als auch für die Evaluation von Problemlösetherapien als wertvoll erwiesen:

- Die Fähigkeit, alternative Handlungsmöglichkeiten zu generieren, kann mit Hilfe der *Means-Ends-Problem Solving Procedure (MEPS)* erfasst werden (Spivack, Shure & Platt, 1975; dt. Falkenstein, Kolb & Stubenvoll, Kämmerer, 1987; Kemmler & Borgart, 1982). Hierbei werden durch die Vorgabe von Szenen mit je einem Anfangszustand (z. B. eine Person ist einsam) und einem Zielzustand (z. B. eine Person vergnügt sich mit anderen) interpersonelle Probleme vorgegeben. Der Patient hat dabei die Aufgabe, so viele Lösungen wie möglich zu produzieren. Diagnostisch bedeutsam sind hier u. a. die Anzahl relevanter, irrelevanter oder fehlender Mittel, sowie Konkretheit, Abfolge und Gewichtung der Mittel.

- Neben dieser Vorgehensweise gibt es auch Verfahren, welche die Selbstwirksamkeit des Patienten als Problemlöser einzuschätzen helfen (D'Zurilla & Nezu, 1990). Die selbst eingeschätzte Kompetenz zum Problemlösen kann entweder mit Hilfe des *Social Problem-Solving Inventory – Revised* (*SPSI-R*; D'Zurilla, Nezu, & Maydeu-Olivares, 2002) oder des *Problem-Solving Inventory* erhoben werden (*PSI*; Heppner & Petersen, 1982). Neben diesen bekannteren Verfahren wurden noch weitere, spezielle Verfahren entwickelt, z. B. für Schizophrenie (vgl. zur Übersicht D'Zurilla et al., 2004). Alle diese beschriebenen Verfahren können als hinreichend reliabel und valide gelten.

3.3 Zusammenfassende Bewertung

Insgesamt liefern die beschriebenen experimentellen Methoden der kognitiven Psychologie wichtige Hinweise auf kognitive Prozesse, die für die Aufrechterhaltung psychischer Störungen von Bedeutung sein können. Ein Vorteil der beschriebenen Methoden besteht darin, dass kognitive Phänomene untersucht werden können, die der Introspektion nicht ohne weiteres zugänglich sind und daher durch Selbstbericht nicht zu erfassen sind. Kognitive Ansätze mit einem starken Fokus auf der Erfassung kognitiver Produkte wurden verschiedentlich aufgrund ihrer mangelhaften Anbindung an die Grundlagenforschung der experimentellen und kognitiven Psychologie kritisiert (vgl. Teasdale, 1999; Wells, 2000). Demgegenüber zeichnen sich die in diesem Abschnitt beschriebenen Forschungslinien zu Informationsverarbeitungsprozessen bei psychischen Störungen durch eine starke Nähe zur kognitiven Psychologie in Terminologie, Modellbildung und Methodik aus. Es ist jedoch kritisch anzumerken, dass bei vielen der experimentellen Paradigmen unklar ist, welche kognitiven Prozesse genau untersucht werden. Hierzu ist weitere Forschung notwendig. Zudem sind die Methoden zur Rekonstruktion kognitiver Prozesse im Allgemeinen aufwändig und in der Einzelfalldiagnostik bisher kaum anwendbar. Dennoch bieten insbesondere Fragebogenverfahren die Möglichkeit, bestimmte kognitive Prozesse (z. B. das Grübeln) auch im klinischen Alltag zu erfassen. Es sei außerdem darauf hingewiesen, dass die beschriebenen Verfahren zur Erfassung kognitiver Prozesse auch bei der Therapieevaluation von Nutzen sein können. So konnten in einer Reihe von Studien Veränderungen störungsspezifischer kognitiver Prozesse durch psychologische Interventionen nachgewiesen werden (s. Harvey et al., 2004).

3.4 Erhebung kognitiver Prozesse in der klinisch-psychologischen Praxis

Neben der Beschäftigung mit kognitiven Produkten (z. B. negativen automatischen Gedanken) ist die Identifikation und Modifikation dysfunktionaler kognitiver Prozesse ein zentraler Bestandteil kognitiver Therapieverfahren. Daher sollten kognitive Prozesse in allen Phasen der Diagnostik und Therapieplanung berücksichtigt werden. Klinische Psychologen können sich bei der Auswahl geeigneter Methoden von aktuellen Störungsmodellen und den in ihnen genauer beschriebenen dysfunktionalen Prozessen leiten lassen. Für einige relevante Prozesse (z. B. Gedankenunterdrückung, Grübeln) liegen validierte Fragebogen vor, die für die Diagnostik sowie für die Therapieverlaufs- und -erfolgsmessung eingesetzt werden können. Bei der Exploration von Prozessen, die der Introspektion nicht zugänglich sind, liegen derzeit noch keine geeigneten Instrumente für die klinisch-psychologische Praxis vor. Die im Forschungskontext vielfältig angewandten experimentellen Paradigmen verfügen bisher noch nicht über ausreichende psychometrische Qualität, um sie in der Einzelfalldiagnostik hinreichend gesichert einsetzen zu können.

Allerdings liefern die Ergebnisse der experimentellen Psychopathologieforschung wichtige Hinweise darauf, welche Veränderungen in kognitiven Prozessen bei psychischen Störungen auftreten; insoweit können sie bei der Diagnostik und Therapieplanung hilfreich sein.

So kann eine Implikation dieser Forschung beispielsweise darin bestehen, bei der Verhaltens- und Situationsanalyse mit Angstpatienten genauer zu explorieren, worauf sie ihre Aufmerksamkeit in als bedrohlich empfundenen Situationen lenken. Bei depressiven Patienten wäre ein Augenmerk auf den wechselseitigen Einfluss zwischen negativer Stimmung und Erinnerungen an negative Ereignisse zu richten.

Zur Untersuchung der Rolle kognitiver Prozesse für das Erleben des Patienten bietet sich beispielsweise auch die Durchführung von Verhaltensexperimenten an. So wird im Rahmen der kognitiven Therapie der Sozialphobie (Clark, 2001) ein Rollenspiel zu einer gefürchteten Situation durchgeführt (z. B. eine Rede halten, Gespräch mit einer fremden Person), und zwar unter zwei verschiedenen Bedingungen: Zunächst wird der Patient gebeten, während des Rollenspiels die Aufmerksamkeit auf sich selbst oder Vorgänge im eigenen Körper (z. B. Zittern, Herzklopfen) zu richten, während er in einem zweiten Durchgang des Rollenspiels angewiesen wird, seine Aufmerksamkeit bewusst auf den Interaktionspartner oder das Gespräch selbst zu lenken. Ein solches Verhaltensexperiment ist zur Exploration der Rolle von Aufmerksamkeitsprozessen bei der Aufrechterhaltung der sozialen Angst des Patienten geeignet und kann darüber hinaus einen ersten therapeutischen Schritt zur Veränderung dieser Prozesse darstellen.

Fallbeispiel 2

Frau M.s Therapeutin war aus der Literatur mit Veränderungen kognitiver Prozesse bei Depressionen vertraut, so z. B. mit der Rolle von Grübeln und stimmungsabhängigen Gedächtniseffekten. Sie legte daher in der diagnostischen Phase der Therapie neben der Identifikation negativer automatischer Gedanken auch ein besonderes Augenmerk auf die Funktion dieser Prozesse für das Erleben und Verhalten der Patientin. Es zeigte sich, dass die Patientin bei Verschlechterung ihrer Stimmung anfing zu grübeln, d. h. stundenlang über ihre Antriebslosigkeit und Niedergeschlagenheit sowie deren Gründe und Konsequenzen nachdachte. Dies führte zu einer weiteren Verschlechterung ihrer Stimmung. Eine starke Tendenz für einen grüblerischen Reaktionsstil zeigte sich auch in hohen Werten im *Response Style Questionnaire* (Kühner & Weber, 1999), den die Patientin zu Beginn der Therapie ausfüllte (z. B. „Wenn ich mich traurig und niedergeschlagen fühle, denke ich daran, wie passiv und unmotiviert ich bin").

Zur weiteren Exploration der Rolle des Grübelns für die depressive Symptomatik der Patientin schlug die Therapeutin ein Verhaltensexperiment vor. An zwei Tagen sollte die Patientin entweder in der gewohnten Art und Weise auf negative Gedanken mit Grübeln reagieren, wohingegen sie an zwei anderen, vorher festgelegten Tagen versuchen sollte, sich von ihrer Niedergeschlagenheit durch positive Aktivitäten gezielt abzulenken (vgl. Wells & Papageorgiou, 2004). Die Nachbesprechung des Verhaltensexperiments zeigte, dass das Grübeln zu einer Verschlechterung von Frau M.s Stimmung geführt hatte, wohingegen Ablenkung eine leichte Verbesserung ihrer Stimmung zur Folge hatte.
Die Aufrechterhaltung der depressiven Symptome durch diese Prozesse war ein wichtiger Teil des individuellen Störungsmodells, das die Therapeutin mit Frau M. entwickelte und aus dem sich die weiteren Behandlungsschritte ableiteten: Ein zentraler Bestandteil des Modells bestand in der Beobachtung, dass niedergeschlagene Stimmung bei Frau M. zu vermehrtem Grübeln über die Gründe für ihre Stimmung und ihre allgemeine Situation führte. Grübeln wiederum führte zu einer weiteren Verschlechterung der Stimmung, zu sozialem Rückzug, zur Reduktion aktiver Problemlösung und damit zu einem Teufelskreis aus negativen Gedanken und niedergeschlagener Stimmung.
Darüber hinaus vermutete die Therapeutin einen bei Depressionen häufig auftretenden stimmungskongruenten Gedächtniseffekt und legte daher bei der Exploration niedergeschlagener Stimmungen ein besonderes Augenmerk auf berichtete Erinnerungen. In der Verhaltensanalyse zeigte sich, dass sich Frau M. in niedergeschlagener Stimmung vermehrt an negative Ereignisse aus der Vergangenheit erinnerte (v. a. an die Trennung von ihrem Partner). Diese Erinnerungen führten zu einer weiteren Verschlechterung ihrer Stimmung und zu vermehrtem Grübeln. Aufgrund dieser Beobachtung wurde ein stimmungskongruentes Erinnern ebenfalls als aufrechterhaltender Mechanismus in das individuelle Störungsmodell aufgenommen.

4 Diagnostik kognitiver Strukturen

4.1 Hintergrund

Während kognitive Produkte den „Output" oder das Ergebnis der Informationsverarbeitung darstellen und kognitive Prozesse die Art und Weise beschreiben, in der Information verarbeitet wird, werden *kognitive Strukturen* als überdauernde Entitäten angesehen, die die Informationsverarbeitung steuern und beeinflussen. Solche Tiefenstrukturen der Informationsverarbeitung spielen in kognitiven Störungsmodellen eine wichtige Rolle. So betont z. B. Beck in seiner klassischen Theorie der Depression die Bedeutung depressiogener kognitiver Schemata (Beck, 1976).

Semantische Netzwerke der Angst stellen eine weitere prominente Theorie kognitiver Strukturen dar (Foa & Kozak, 1986). Versucht man solche und weitere, weniger bekannte Begrifflichkeiten theoretisch übergreifend zu definieren, so sind kognitive Strukturen gespeicherte Größen, die Wissen über die Welt und die eigene Person in unterschiedlichen Abstraktionsgraden repräsentieren (Bastine & Tuschen, 1996; Williams et al., 1997).
Diese Beispiele machen deutlich, dass es sich bei kognitiven Strukturen um hypothetische Konstrukte handelt, die jeweils vor einem bestimmten theoretischen Hintergrund zu verstehen sind. Versucht man die verschiedenen Konzepte in Abhängigkeit unterschiedlicher theoretischer Orientierungen zu systematisieren, so lassen sich einige grundlegende Baumuster erkennen. In An-

lehnung an Ingram und Kendall (1986), können wir zwischen Propositionen (Inhalten) kognitiver Strukturen auf der einen Seite und der Art ihrer Verbindung bzw. Organisation (d. h. der kognitiven Architektur) auf der anderen Seite unterscheiden (s. o.). Beispiele für angenommene Propositionen sind z. B. verschiedene gespeicherte Wissensinhalte (episodisch oder semantisch) oder bestimmte Grundannahmen. Beispiele für Beschreibungen der Organisation kognitiver Strukturen sind verschiedene Gedächtnismodelle, z. B. Kurzzeit- und Langzeitgedächtnis, neuronale Netzwerke, hierarchische Planstrukturen oder die Vorstellung über kognitive Schemata. Aufgrund der Vielfalt von theoretischen Annahmen zu kognitiven Strukturen sei für eine detaillierte Behandlung der verschiedenen Modelle und empirischen Befunde auf Ingram et al. (1998) und Power und Dalgleish (1997) verwiesen. Im Folgenden werden exemplarisch ausgewählte Vorstellungen zur Architektur sowie zum Inhalt kognitiver Strukturen dargestellt und Methoden zu ihrer Rekonstruktion skizziert.

4.2 Methoden zur Rekonstruktion kognitiver Strukturen

4.2.1 Kognitive Schemata

Beck (1976) bezeichnet die Tiefenstrukturen der Informationsverarbeitung als *kognitive Schemata*. Diese werden als relativ stabile kognitive Muster definiert, die die Informationsverarbeitung von Individuen steuern und daher zu den beschriebenen Prozessen und Produkten führen. Es wird angenommen, dass diese Schemata durch Erfahrungen in der Lebensgeschichte entstehen, jedoch nur dann die Informationsverarbeitung beeinflussen, wenn sie z. B. durch belastende Situationen aktiviert werden. Ein verwandter Begriff ist jener der dysfunktionalen Grundannahmen (*core beliefs*), die als überdauernde Überzeugungen oder Annahmen eines Individuums verstanden werden und die sich u. a. in automatischen Gedanken äußern können. Eine theoretische wie praktische Elaboration des Schemakonzeptes findet sich im Rahmen der von Young und Kollegen entwickelten Schematherapie (Young, Klosko & Weishaar, 2003). Trotz seiner wichtigen Rolle in der kognitiven Theorie und Praxis ist der Schemabegriff verschiedentlich kritisiert worden, v. a. wegen seiner mangelhaften Anbindung an Theorien der kognitiven Psychologie, seiner eher vagen Definition und der damit einhergehenden mangelhaften empirischen Überprüfbarkeit (z. B. Teasdale & Barnard, 1993; Wells, 2000).

Zur Erfassung dysfunktionaler kognitiver Schemata wurde eine Reihe von Fragebogenverfahren vorgelegt. Dazu zählt z. B. die *Dysfunctional Attitude Scale* (Beck, Brown, Steer & Weissman, 1991; dt. Hautzinger, Luka & Trautmann, 1985) oder der *Young Schema Questionnaire* (Young, Klosko & Weishaar, 2005). Die Erfassung kognitiver Schemata mit Hilfe von Fragebögen ist jedoch problematisch, da nicht davon auszugehen ist, dass alle Aspekte dieser Struktur dem Bewusstsein zugänglich und von dem Individuum verbalisierbar sind. Aus diesem Grund wird im Rahmen der kognitiven Therapie versucht, kognitive Schemata oder Grundüberzeugungen aus verschiedenen Beobachtungen, z. B. einer Vielzahl erfasster automatischer Gedanken oder Verhaltensweisen, induktiv abzuleiten. Dabei kann z. B. die *vertikale Analyse* hilfreich sein, bei der der Therapeut versucht, ausgehend von automatischen Gedanken durch gründliches Nachfragen (z. B. „Falls dieser Gedanke zutrifft, was wäre daran so schlimm für Sie?" „Was für Gedanken würden Ihnen weiter dazu kommen?" „Was könnte als nächstes passieren?") die zugrundeliegenden Grundüberzeugungen abzuleiten (s. Beck et al., 1981; Leahy, 2003). Im Rahmen der Schematherapie werden darüber hinaus nonverbale Verfahren wie z. B. Imaginationsübungen, Rollenspiele, Verhaltensbeobachtung oder die Analyse der therapeutischen Beziehung zur Diagnostik kognitiver Schemata herangezogen (Young et al., 2003). Ein ähnliches Ziel wird ebenfalls im Rahmen der Plananalyse verfolgt (vgl. Kap. 6 in diesem Band). Wir können darüber hinaus nach Greenberg (2004) Kognitionen danach unterscheiden, ob sie mehr oder weniger durch Emotionen besetzt sind, von ihnen begleitet werden oder als deren Folgen auftreten (*hot* vs. *cold cognitions*). Verschiedene Autoren haben darauf hingewiesen, dass v. a. mit starken Emotionen verbundene Kognitionen Hinweise auf bedeutsame kognitive Strukturen, wie z. B. schematische Modelle, liefern (Power & Dalgleish, 1997; Teasdale & Barnard, 1993). Für die diagnostische Praxis ergibt sich daraus der Hinweis, bei der Rekonstruktion kognitiver Schemata v. a. stark emotional besetzte kognitive Produkte (*hot cognitions*) genauer zu explorieren, da diese als Hinweis auf zentrale Schemata verstanden werden können.

Schließlich ist auch bildhaftes Material, wie z. B. phantasierte oder erinnerte bildhafte Gedächtnisinhalte, für den Diagnostiker aufschlussreich. Um von imaginativem Material zu tieferen Strukturen zu gelangen, werden z. B. Inhaltsanalysen von Verbalberichten zu dem jeweils Visualisierten, Fragebogenverfahren zur Imaginationsfähigkeit, assoziative und imaginative sowie hypnotische Methoden genutzt.

Die meisten der beschriebenen Methoden wurden bisher im therapeutischen Kontext lediglich auf ideographischer Basis angewandt, und es liegen mit Ausnahme der beschriebenen Fragebögen z. Zt. keine Methoden zur Rekonstruktion kognitiver Schemata mit nachgewiesenen psychometrischen Kennwerten vor.

4.2.2 Assoziative Netzwerke

Eine besondere Art kognitiver Strukturen stellen sogenannte semantische Netzwerke dar. Hier werden z. B. gespeicherte Angsterfahrungen als Knoten (Propositionen) in einem Netzwerk angenommen. Deren Verbindungen ergeben sich durch das Prinzip der Kontingenz, so wie es aus der klassischen Konditionierung bekannt ist (vgl. z. B. Bower, 1981; Lang & Cuthbert, 1984). Diese Knoten können drei verschiedene Typen von Informationen enthalten:

a) Merkmale der wahrnehmbaren *Stimuli* in der jeweiligen Situation (z. B. eine Schlange),
b) Informationen über *Reaktionsprogramme*, die im beobachtbaren Verhalten und in der Psychophysiologie in der jeweiligen Situation deutlich werden (z. B. Flucht, sympathische Aktivierung) sowie
c) die wahrgenommene *Bedeutung* der Situation (z. B. „Die Schlange ist gefährlich").

Im Mittelpunkt solcher Netzwerke findet sich ein (angeborener) emotionaler Knoten, der durch Lernerfahrungen kontingent angereichert wird. Wird eine Verbindung in einem solchen Netzwerk durch Darbietung von Stimuli aktiviert, so werden benachbarte Knoten mitaktiviert. Je näher die aktivierte Verbindung dem zentralen emotionalen Knoten ist, umso stärker sind bzw. umso weiter reichen Aktivations- und Ausbreitungsprozesse im semantischen Netzwerk. Solche Modelle wurden zunächst genutzt, um komplexe Furchtstrukturen zu rekonstruieren und Behandlungsprinzipien, wie das der massierten Reizkonfrontation, zu begründen (Foa & Kozak, 1986).

Netzwerkmodelle spielen bisher v. a. in der Grundlagenforschung zu Informationsverarbeitungsprozessen bei psychischen Störungen eine Rolle. Aus Netzwerkmodellen abgeleitete Hypothesen wurden dabei mit den im Abschnitt zu kognitiven Prozessen beschriebenen experimentellen Methoden überprüft. Die Rekonstruktion assoziativer Netzwerke wird demgegenüber im klinischen Kontext eher selten angewandt. Prinzipiell aber lässt sich auch eine Methode denken, bei der Konzepte beispielsweise zu einem phobischen Gegenstand frei assoziiert werden (etwa mit der Methode des Gedankenauflistens). Die assoziative Nähe zum zentralen emotionalen Knoten kann dann aus der Reihenfolge der frei produzierten Konzepte geschlossen werden (z. B. indem man annimmt, dass der zuerst produzierte Gedanke die stärkste assoziative Nähe zum zentralsten Gedanken aufweist) oder aber durch den Patienten selbst eingeschätzt werden.

4.2.3 Die Erfassung persönlicher Konstrukte und subjektiver Theorien

Zwei zentrale Zugänge zu komplexen kognitiven Strukturen sind in den Konzepten der *persönlichen Konstrukte* und der *subjektiven Theorien* gefasst. Gemeinsam ist beiden Konzepten, dass sie die Person als naiven Wissenschaftler begreifen, der Vorhersagen treffen, sein Handeln danach organisieren und es verstehen will. Auf der Grundlage der Persönlichkeitstheorie von Kelly (1955) werden die Kognitionen eines Patienten mit Hilfe von Ähnlichkeitsurteilen erfasst (Stimuli sind z. B. Personen). Darauf aufbauend können diese Urteile als Muster rekonstruiert werden, welche die zugrundeliegenden Strukturen als mehr oder weniger geordnet, zentral oder beeinflussbar erscheinen lassen. Hierfür wurde eigens ein diagnostisches Verfahren entwickelt, der *Role Repertory Grid*, der sich in vielerlei Abwandlungen für die Klassifikation, die Therapieplanung und Verlaufsmessung bei Depressionen, Angststörungen, Schizophrenie etc. als bedeutsam erwiesen hat (Blowers & O'Connor, 1996).

Wesentlich breiter angelegt sind *subjektive Theorien* oder Theorien von Laien z. B. zur Entstehung und Aufrechterhaltung psychischer Störungen. Therapeutisch relevant sind subjektive Theorien v. a. dann, wenn es darum geht, Theorien des Patienten mit denen des Therapeuten abzugleichen (z. B. Addis, Truax & Jacobson, 1995; Filipp & Aymanns, 1997; Kuyken, Brewin, Power & Furnham, 1992; Yoder, Shute & Tryban, 1990). Methoden zur Rekonstruktion subjektiver Theorien reichen von einfachen Fragebogenverfahren bis hin zu komplizierten Strukturanalysen. Einfache Verfahren fragen nach den Gründen von Krankheiten (z. B. Zenz, Bischoff & Hrabal, 1996), komplexere Methoden wie die Struktur-Lege-Technik erheben u. a. kausale, finale und attributive Relationen (Groeben, Wahl, Schlee & Scheele, 1988; Scheele & Groeben, 1984): Beispielsweise ließen sich mit Hilfe dieser Technik u. a. Vorstellungen zu depressiven Zuständen, „Gesundheit" oder „Wohlbefinden" rekonstruieren (vgl. z. B. Dann, 1990), wobei Depression als Muster von verschiedenen Symptomen erschien (attributive Beziehung), das durch den Verlust einer Person verursacht wurde (kausale Beziehung) und durch das die Hilfe anderer Menschen erreicht werden kann (finale Beziehung).

4.2.4 Metakognitionen

Wissensinhalte über Wissen, Fertigkeiten oder Lernmöglichkeiten werden als Metakognitionen bezeichnet (vgl. Flavell, 1979). Auf den klinischen Bereich angewandt wurde dieses Konzept insbesondere von Wells (2000) und Liotti und Intreccialagli (1998), die zwischen metakognitivem Wissen und metakognitiver Regulation als auch zwischen impliziten und expliziten Aspekten unterschieden. Metakognitionen sind nach Ansicht dieser Theoretiker für die Steuerung kognitiver Prozesse verantwortlich. Nach Wells (2000) verfügen z. B. Patienten mit einer Generalisierten Angststörung sowohl über positive als auch über negative metakognitive Überzeugungen bezüglich ihrer Sorgen. Dabei sind sowohl positive (z. B. „Sorgen helfen mir, schlimmen Ereignissen vorzubeugen“) als auch negative metakognitive Überzeugungen (z. B. „Wenn ich einmal anfange, mir Sorgen zu machen, dann kann ich nicht mehr aufhören“) an der Entstehung und Aufrechterhaltung exzessiver Sorgen beteiligt. Auch bei der Behandlung von Aufmerksamkeits-/Hyperaktivitätsstörungen (ADHS) spielt dieses Konzept für den Aufbau einer effektiven, auch psychophysiologischen Handlungsregulation eine zentrale Rolle (Lauth & Schlottke, 2002). Im Rahmen des psychophysiologisch-behavioralen Modells der ADHS wird dabei v. a. auch die Rolle der Exekutivfunktionen als metakognitive Komponente bei der Handlungsregulation betont.

Das metakognitive Modell wurde nicht nur für eine metakognitive Gestaltung von Therapie genutzt (Wells, 2000), sondern es wurden auch diagnostische Instrumente zur Erfassung von Metakognitionen entwickelt. Ein Beispiel dafür ist der *Metakognitions-Fragebogen*, der positive und negative Überzeugungen in Bezug auf Sorgenkontrolle, Verantwortlichkeit und Selbstbewusstsein erhebt (Hoyer & Möbius, 2003).

4.2.5 Handlungswissen und motivationale Komponenten kognitiver Strukturen

Die Repräsentation des orientierenden und bewertenden Handelns als vorausgehender Entwurf stellt eine kognitive Struktur dar, die in der klinisch-psychologischen Diagnostik im Kontext der vertikalen Verhaltensanalyse oder Plananalyse einen besonderen Stellenwert erlangt hat. Sie wurde deshalb in diesem Buch separat von Caspar (s. Kap. 6 in diesem Band) und von Röhrle (s. Kap. 4 in diesem Band) beschrieben.

Langfristige Orientierungen wie *Lebensziele* oder *Sinn-* und *Wertorientierungen* können erfasst werden, indem bedeutsame Lebensbereiche wie Verantwortung, Selbstdistanz (d. h. die Fähigkeit sich reflexiv zu betrachten), persönliche, politische oder berufliche Ziele abgefragt werden und deren Erreichbarkeit eingeschätzt wird (Längle, Orgler & Kundi, 2000; Kraak & Nord-Rüdiger, 1989; Poehlmann & Brunstein, 1997). Diese Verfahren wurden jedoch im Allgemeinen nicht an klinischen Populationen erprobt. Dagegen wurde die Analyse von bedeutsamen Zielsetzungen im Sinne von *motivationalen Schemata* im klinischen Bereich getestet, wie sie Grosse Holforth und Grawe (2002) erhoben haben. Hier werden wichtige Lebensbereiche wie Intimität oder Bindung erfasst, um zwischen Patienten und gesunden Personen zu unterscheiden und um in der Therapie die therapeutische Beziehung und Ressourcennutzung optimal gestalten zu können. Fehlende oder unzureichende Zielerreichungen können mit Hilfe eines *Inkongruenzfragebogens* gesondert erhoben werden (Grosse Holforth, Grawe & Tamcan, 2002).

Das von Little (1983) entwickelte Konzept der *Personalen Projekte* beschreibt Vorhaben von Personen über mittelfristige Zeiträume (z. B. vier Wochen). Personale Projekte (z. B. Job behalten) sind nach Little (1998) durch bestimmte Ziele sowie Handlungsformen geprägt (z. B. Bedeutung, Belastungsgrad, Erfolgsaussicht etc.). Sie umfassen vorbereitende, ausführende und abschließende Phasen. Um Projekte zu erfassen, werden dem Patienten zunächst Beispiele unterschiedlicher Art vorgestellt (z. B. Aufsatz beenden, zehn Pfund abnehmen). Danach wird eine Liste der aktuellen personalen Projekte des Patienten erstellt. Die Projekte werden anschließend hinsichtlich einiger Kriterien, wie Bedeutsamkeit, Freude, Schwierigkeit usw., eingestuft oder zueinander in Beziehung gesetzt, um mögliche Dependenzen und Konflikte zu prüfen. Mit dieser Methode konnten depressive von gesunden Personen unterschieden und depressive Zustände im Zusammenhang mit bedeutsamen Lebensübergängen vorhergesagt werden (z. B. Nurmi & Salamela, 2002; Röhrle, Hedke & Leibold, 1994; Salmela & Nurmi, 1996; Salmela, Nurmi, Saisto & Halmesmaeki, 2001). Der therapeutische Wert dieser Methode dürfte vor allem darin liegen, einen genauen Ansatz für Aktivitätsplanungen zu finden, wie sie vor allem bei Depressionen eine zentrale Rolle spielen. Im Allgemeinen dürfte dieser Ansatz vor allem dort fruchtbar sein, wo es gilt, Lebensgewohnheiten zu verändern oder langfristige Ziele auf die Ebene von umsetzbaren Projekten in den mittelfristigen Nahbereich zu transformieren.

Im Vergleich zu der Methode der personalen Projekte bezieht sich die Methode der Erhebung von *Current Concerns* von Klinger, Barta und Maxeiner (1981) mehr auf den unmittelbaren Nahbereich des Handelns (vgl. Klinger, 1992). Das Konzept der Current Concerns ist zudem als emotional-kognitives Konzept stärker auf die motivationalen Grundlagen des Handelns und der Kognition ausgerichtet. Zur Erhebung von Current Concerns wurden verschiedene Verfahren entwickelt, z. B. ein Fragebogen, in dem zunächst die Dinge aufgelistet werden, an welche die befragte Person am gleichen Tag oder am Tag zuvor gedacht hat. Diese Concerns können in Rangreihen der Häufigkeit gebracht werden oder hinsichtlich von Merkmalen wie Erfolgserwartung oder Valenz eingeschätzt werden. Das Verfahren ist testtheoretisch in annehmbarer Weise abgesichert. Außerdem erhebt ein Interviewverfahren die momentanen Anliegen in wichtigen Lebensbereichen, z. B. Familie, Liebe, Freundschaft, Arbeit; diese Anliegen können wiederum anhand der genannten Kriterien beurteilt werden. Dieses Verfahren hat sich bei der Erhebung von Handlungsorientierungen bei Depressiven und bei Personen mit Tendenz zum Drogenmissbrauch als nützlich erwiesen (z. B. de Jong-Meyer, Eickelmann, Lindenmeyer & Gerlach, 2002; Man, Stuchlikova & Klinger, 1998). Im Unterschied zum Konzept der personalen Projekte hat sich das Konzept der Current Concerns als Grundlage für Interventionen empirisch bewährt, z. B. im Rahmen des sog. *Systematic Motivational Counseling* (Cox & Klinger, 2002; Cox et al., 2003).

4.3 Bewertung von Methoden zur Rekonstruktion kognitiver Strukturen

Die exemplarische Darstellung von Methoden zur Rekonstruktion kognitiver Strukturen macht deutlich, dass diese stark an die zugrundeliegenden theoretischen Modelle gebunden sind. Für eine Auswahl von Methoden für Forschungs- oder andere Anwendungszwecke ist daher stets der jeweilige theoretische Hintergrund zu explizieren. Da es sich bei kognitiven Strukturen zum einen um hypothetische Konstrukte handelt, zum anderen um übergeordnete Prinzipien bzw. Muster der Informationsverarbeitung, sind diese im Unterschied zu kognitiven Produkten nicht durch einfache Indikatoren zu erfassen, sondern müssen häufig aus einer Vielzahl von Beobachtungen erschlossen werden. Aus diesem Grund ist eine Reihe der beschriebenen Methoden idiographisch orientiert und bisher nur wenig standardisiert, so z. B. die im klinischen Bereich verwendeten Strategien zur Rekonstruktion kognitiver Schemata. Dem stehen auf der anderen Seite Fragebogenverfahren gegenüber, die psychometrisch besser abgesichert sind, deren Einsatz jedoch durch den Fokus auf selbstberichtete und bewusste Phänomene darauf beschränkt ist, kognitive Strukturen zu erfassen. Eine Weiterentwicklung, stärkere Standardisierung und Überprüfung der dargestellten Methoden zur Rekonstruktion kognitiver Strukturen erscheint daher notwendig.

4.4 Rekonstruktion kognitiver Strukturen in der klinisch-psychologischen Praxis

Die meisten der in diesem Abschnitt dargestellten Methoden zur Rekonstruktion kognitiver Strukturen können im Rahmen der klinisch-psychologischen Diagnostik nutzbringend eingesetzt werden.

Wie bereits dargelegt, hängt die Auswahl der spezifischen Methoden von dem der Therapie zugrundeliegenden Störungs- und Veränderungsmodell ab. In der kognitiven Depressionstherapie nach Beck und Kollegen (Beck, Rush, Shaw & Emery, 1979) sowie der Schematherapie (Young et al., 2003) ist die Identifikation und Modifikation kognitiver Schemata ein zentrales Ziel. Sie können aus einer Vielzahl von Beobachtungen, z. B. bezüglich auftretender negativer automatischer Gedanken oder des Interaktionsverhaltens, erschlossen werden. Hinweise auf metakognitive Überzeugungen oder Strategien kann etwa die Beobachtung von Mustern dysfunktionaler kognitiver oder behavioraler Strategien in Kombination mit dem *Metakognitions-Fragebogen* (Hoyer & Möbius, 2003) geben. Hingegen kann bei der Behandlung von Phobien das Netzwerkmodell der Furcht handlungsleitend sein (Foa & Kozak, 1986). Dementsprechend wäre ein diagnostisches Ziel, möglichst viele Merkmale der in der Furchtstruktur repräsentierten Reize (d. h. als bedrohlich erlebte Situationsmerkmale), Reaktionen (z. B. Furcht, Handlungstendenzen) und Bewertungen (z. B. zentrale Befürchtungen) über konkrete Situationen hinweg zu analysieren. Ebenso lassen sich aus diesem Modell Indikatoren für eine erfolgreiche emotionale Verarbeitung ableiten (z. B. hohe emotionale Erregung als Zeichen für Aktivierung der Furchtstruktur, physiologische Habituation), die im Verlaufe der Therapie erfasst werden könnten. Zusätzlich zu den aus dem jeweiligen Störungsmodell abgeleiteten Verfahren können weitere Methoden in Erwägung gezogen werden, die bisher eher selten in klinisch-psychologischen Anwendungen eingesetzt wurden, aus denen jedoch wertvolle Hinweise für eine Erhöhung der Therapiemotivation bzw. für die Therapieplanung zu erwarten sind, wie z. B. die Erfassung subjektiver Theorien.

Fallbeispiel 3

In der Auswahl geeigneter Methoden zur kognitiven Diagnostik orientierte sich Frau M.s Therapeutin zunächst an dem kognitiven Modell nach Beck und Kollegen (1979). Um Hypothesen über die der Depression zugrundeliegenden kognitiven Schemata zu generieren, bat sie die Patientin, die *Dysfunctional Attitude Scale* auszufüllen (Hautzinger et al., 1985). Darüber hinaus nutzte sie das Prinzip der vertikalen Analyse, um im Gespräch mit der Patientin von auftretenden negativen automatischen Gedanken auf zugrundeliegende Grundüberzeugungen zu schließen. Es stellte sich heraus, dass viele der von Frau M. erlebten negativen Gedanken um das Thema des Verlassenwerdens kreisten sowie um Zweifel, liebenswert zu sein. Diese Grundüberzeugung, nicht liebenswert zu sein, wurde zu einem zentralen Thema in der Therapie.

Zur Exploration der metakognitiven Grundlagen des exzessiven Grübelns bat die Therapeutin Frau M., den *Metakognitions-Fragebogen* auszufüllen (Hoyer & Möbius, 2003). Dieser zeigte, dass Frau M. eine Reihe von positiven Überzeugungen bezüglich des Grübelns hatte, so z. B. die Annahme, dass das Grübeln ihr dabei helfe, negative Erlebnisse wie die Trennung von ihrem Partner besser zu bewältigen. Auf der anderen Seite zeigte Frau M. ebenfalls starke negative Überzeugungen bezüglich des Grübelns, z. B. dass sie das Grübeln nicht kontrollieren könne. Im Sinne der metakognitiven Therapie führte die Therapeutin mit Frau M. Verhaltensexperimente zur Überprüfung dieser Überzeugungen durch.

In Frau M.s *subjektiver Theorie* zur Entstehung der Störung stand zu Beginn der Therapie die Überzeugung im Vordergrund, dass depressive Zustände und damit auch das Grübeln stark organisch bedingt und somit nicht psychologisch beeinflussbar seien. Frau M.s subjektive Theorie wurde von der Therapeutin u. a. dadurch berücksichtigt, dass sie eine biologische Prädisposition zur Entwicklung einer Depression als wichtigen Faktor in das individuelle Störungsmodell integrierte. Dies bot gleichzeitig eine Begründung für eine medikamentöse Therapie zusätzlich zur psychotherapeutischen Behandlung. Mit Hilfe des sokratischen Dialogs sowie bereits beschriebener Verhaltensexperimente erarbeitete die Therapeutin gemeinsam mit Frau M. darüber hinaus die Bedeutung psychosozialer (z. B. Trennung, mangelnde soziale Unterstützung) und psychologischer Faktoren (z. B. Grübeln, negative automatische Gedanken, Mangel an positiven Aktivitäten) bei der Aufrechterhaltung der depressiven Symptome. Daraus ließen sich konkrete Maßnahmen zur psychotherapeutischen Behandlung ableiten, z. B. Aktivitätenaufbau oder kognitive Umstrukturierung. Durch die Integration von Frau M.s subjektiver Theorie in das therapieleitende individuelle Störungsmodell erhöhte sich die Akzeptanz der Patientin für solche psychotherapeutischen Maßnahmen, denen sie zu Beginn der Behandlung sehr ablehnend gegenüberstand.

Frau M.s Aktivitätsradius und Interessen waren zudem stark eingeschränkt. Ihr vornehmlichstes Interesse bestand darin, sich zu vergewissern, dass sich jemand um sie kümmere; andere Interessen, die sie früher hatte, vernachlässigte sie stark. Auf die Frage, welche *Projekte* sie z. Zt. verfolge, gab sie an, häufiger ihre Mutter zu besuchen, obgleich sie diese Kontakte als anstrengend und wenig erfolgreich einschätzte. Therapeutisch wurde das Konzept der personalen Projekte so genutzt, dass die bestehenden Vorhaben in ihrer Qualität verändert wurden, und zwar dadurch, dass positive Aspekte betont (z. B. der Weg zur Mutter als erholsam, Teilaspekte des Besuchs als entlastend) und so die Bewertung modifiziert wurde. Indem zugleich an alte, geliebte Tätigkeiten angeknüpft wurde, konnten Aktivitäten generiert und neue Projekte geplant werden.

5 Abschließende Diskussion und Ausblick

Die mehr als zwanzigjährige Forschung zur kognitiven Diagnostik hat mit der Entwicklung, Überprüfung und Verfeinerung diagnostischer Methoden zu wesentlichen Fortschritten in der kognitiven Theorie, Forschung und Therapie beigetragen (vgl. Clark, 1997). Inzwischen steht eine Vielfalt an methodischen Zugängen und Verfahren zur Diagnostik kognitiver Phänomene zur Verfügung. Die verschiedenen Ansätze konzentrieren sich auf introspektiv zugängliche Gedanken des Bewusstseinsstroms, auf Tiefenstrukturen, die dem Bewusstsein nicht zugänglich sind, und/oder auf Prozessaspekte der Informationsverarbeitung.

Für die kognitive Diagnostik ist charakteristisch, dass sie Methoden bereitstellt, die es ermöglichen, Kognitionen sowohl unter kontrollierten Bedingungen als auch im natürlichen Setting zu untersuchen. Die Flexibilität ihrer Methoden macht sie dabei für Anwendungen in der klinisch-psychologischen Praxis attraktiv. Während die psychometrische Güte von Fragebogenverfahren häufig belegt wurde, bedarf sie bei Produktionsmethoden, experimentellen Anordnungen und idiographischen Verfahren zur Rekonstruktion kognitiver Strukturen weiterer Klärung. Die Konzentration der Methoden der kognitiven Diagnostik auf den Selbstbericht des Patienten ist sicherlich unbefriedigend. Daher ist eine Orientierung der kognitiven Diagnostik an aktueller kognitionspsychologischer Forschung und eine verstärkte diagnostische Nutzung kognitionspsychologischer Paradigmen wünschenswert (vgl. Neufeld, 2002). Im Sinne eines multimethodalen Vorgehens sind außerdem kognitive, interpersonale und neurobiologische Ansätze der Diagnostik zu integrieren. Von Bedeutung sind des Weiteren Forschungsansätze, die Tiefenstrukturen des Bewusstseins untersuchen (Wegner & Smart, 1997), Beziehungen zwischen kognitiven Strukturen, Prozessen und Produkten herstellen (Glass & Arnkoff, 1997), die idiosynkratische Bedeutung von Kognitionen erfassen (z. B. Hurlburt, 1997; Schwartz, 1997) und präattentive oder präkognitive Prozesse berücksichtigen (vgl. Greenberg, 2002, 2004).

Literatur

Addis, M.E., Truax, P. & Jacobson, N.S. (1995). Why do people think they are depressed? The reasons for depressions questionnaire. *Psychotherapy, 32,* 476–483.

Bastine, R. & Tuschen, B. (1996). Klinisch-psychologische Diagnostik. In A. Ehlers & K. Hahlweg (Hrsg.), *Grundlagen der klinischen Psychologie. Enzyklopädie der Psychologie* (S. 195–268). Göttingen: Hogrefe.

Beck, A.T. (1976). *Cognitive Therapy and the Emotional Disorders.* Oxford, England: International University Press.

Beck, A.T., Brown, G., Steer, R.A., Eidelson, J.I. & Riskind, J.H. (1987). Development of the Cognition Checklist. *Journal of Abnormal Psychology, 96,* 179–183.

Beck, A.T., Brown, G., Steer, R.A. & Weissman, A.N. (1991). Factor analysis of the Dysfunctional Attitude Scale in a clinical population. *Psychological Assessment, 3,* 478–483.

Beck, A.T., Rush, A.J., Shaw, B.F. & Emery, G. (1979). *Cognitive therapy of depression.* New York: Guilford Press.

Beck, A.T., Rush, A.J., Shaw, B.F. & Emery, G. (1981). *Kognitive Verhaltenstherapie der Depression.* München: Urban & Schwarzenberg.

Beck, A.T., Weissman, A., Lester, D. & Trexler, L. (1974). The measurement of pessimism. The hopelessness scale. *Journal of Consulting and Clinical Psychology, 42,* 861–865.

Becker, E.S. & Rinck, M. (2000). Aufmerksamkeit und Gedächtnis bei Angst und Depression. *Psychologische Rundschau, 51,* 67–74.

Blackwell, R.T., Galassi, J.P., Galassi, M.D. & Watson, T.E. (1985). Are cognitive assessment methods equal? A comparison of think aloud and thought listing. *Cognitive Therapy and Research, 9,* 399–413.

Blankenstein, K.R. & Flett, G.L. (1990). Cognitive components of test anxiety: A comparison of assessment and scoring methods. *Journal of Social Behavior and Personality, 5,* 187–202.

Blankenstein, K.R. & Segal, Z.V. (2001). Cognitive assessment: Issues and methods. In K.S. Dobson (Ed.), *Handbook of cognitive-behavioral therapy* (2nd ed., pp. 40–85). New York: Guilford.

Blowers, G.H. & O'Connor, K.P. (1996). *Personal construct psychology in the clinical context.* Ottawa: University of Ottawa Press.

Bosson, J.K., Swann, W.B. & Pennebaker, J.W. (2000). Stalking the perfect measure of implicit self-esteem: The blind men and the elephant revisited? *Journal of Personality and Social Psychology, 79,* 631–643.

Bower, G.H. (1981). Mood and memory. *American Psychologist, 36,* 129–148.

Brewin, C.R., Hunter, E., Carroll, F. & Tata, P. (1996). Intrusive memories in depression: An index of schema activation? *Psychological Medicine, 26,* 1271–1276.

Cacioppo, J.T., von Hippel, W. & Ernst, J.M. (1997). Mapping cognitive structures and processes through verbal content: The thought-listing technique. *Journal of Consulting and Clinical Psychology, 65,* 928–940.

Chamberlain, J. & Haaga, D.A. (1999). Convergent validity of cognitive assessment methods. *Behaviour Modification, 23,* 294–315.

Chambless, D.L., Caputo, G.C., Bright, P. & Gallagher, R. (1984). Assessment of fear in agoraphobics: The Body Sensations Questionnaire and the Agoraphobic Cognitions Questionnaire. *Journal of Consulting and Clinical Psychology, 52*, 1090–1097.

Clark, D. A. (1997). Twenty years of cognitive assessment: Current status and future directions. *Journal of Consulting and Clinical Psychology, 65*, 996–1000.

Clark, D. M. (2001). A cognitive perspective on social phobia. In W. R. Crozier & L. E. Alden (Eds.), *International handbook of social anxiety: Concepts, research and interventions relating to the self and shyness*. Chichester: Wiley.

Clark, D. M. & Fairburn, C. G. (1997). *Science and practice of cognitive behaviour therapy*. Oxford: Oxford University Press.

Cooper, M. J. & Fairburn, C. G. (1992). Thoughts about eating, weight and shape in anorexia nervosa and bulimia nervosa. *Behaviour Research and Therapy, 30*, 501–511.

Cox, W. M., Heineman, A. W., Miranti, S. V., Schmidt, M., Klinger, E. & Blount, J. (2003). Outcomes of systematic motivational counseling for substance use following traumatic brain injury. *Journal of Addictive Diseases, 22*, 93–110.

Cox, W. M. & Klinger, E. (2002). Motivational structure. Relationships with substance use and process of change. *Addictive Behaviors, 27*, 925–940.

Cruise, C. E., Broderick, J., Porter, L., Kaell, A. & Stone, A. A. (1996). Reactive effects of diary self-assessment in chronic pain patients. *Pain, 67*, 253–258.

Dann, H. D. (1990). Subjektive Theorien zum Wohlbefinden. In A. Abele-Brehm & P. Becker (Hrsg.), *Wohlbefinden: Theorie – Empirie – Diagnostik* (S. 97–118). Weinheim: Juventa.

Davison, G. C., Vogel, R. S. & Coffman, S. G. (1997). Think-aloud approaches to cognitive assessment and the articulated thoughts in simulated situations paradigm. *Journal of Consulting and Clinical Psychology, 65*, 950–958.

de Jong, P. J. (2002). Implicit self-esteem and social anxiety: Differential self-favouring effects in high and low anxious individuals. *Behaviour Research and Therapy, 40*, 501–508.

de Jong-Meyer, R., Eickelmann, S., Lindenmeyer, J. & Gerlach, A. L. (2002). Selektive Aufmerksamkeit Alkoholabhängiger bei alkoholbezogenen und motivational bedeutsamen Stimuluswörten: Keine Expositionseffekte im Stroop-Paradigma. *Sucht: Zeitschrift für Wissenschaft und Praxis, 48*, 422–430.

D'Zurilla, T. J. & Nezu, A. M. (1990). Development and preliminary evaluation of the Social Problem-Solving Inventory. *Psychological Assessment, 2*, 156–163.

D'Zurilla, T. J., Nezu, A. M. & Maydeu-Olivares, A. (2002). *Social Problem-Solving Inventory-Revised (SPSI-R): Technical manual*. North Tonawanda, NY: Multi-Health Systems.

D'Zurilla, T. J., Nezu, A. M. & Maydeu-Olivares, A. (2004). Social problem solving: Theory and assessment. In E. C. Chang, T. J. D'Zurilla & L. J. Sanna (Eds.), *Social problem solving: Theory, research, and training* (pp. 11–27). Washington, DC: American Psychological Association.

Ehlers, A. (1999). *Posttraumatische Belastungsstörung*. Göttingen: Hogrefe.

Ehlers, A. & Clark, D. M. (2000). A cognitive model of posttraumatic stress disorder. *Behaviour Research and Therapy, 4*, 319–345.

Ehlers, A., Margraf, J. & Chambless, D. (2001). *Fragebogen zu körperbezogenen Ängsten, Kognitionen und Vermeidung (AKV)*. Göttingen: Beltz.

Ellis, A. (1962). *Reason and emotion in psychotherapy*. New York: Lyle Stuart.

Falkenstein, C., Kolb, M. & Stubenvoll, A. (1983). Entwicklung eines diagnostischen Inventars zur Erfassung der Problemlösefähigkeit bei depressiven Studenten (DIPF). *Zeitschrift für Klinische Psychologie, 12*, 12–30.

Fehm, L., Höping, W. & Hoyer, J. (2000). *Gedanken-Unterdrückungs-Inventar (GUI)*. Unveröffentliches Manuskript, Technische Universität Dresden und Universität Münster.

Fehm, L. & Hoyer, J. (2003). Thought Control Questionnaire (TCQ). In J. Hoyer & J. Margraf (Hrsg.), *Angstdiagnostik – Grundlagen und Testverfahren* (S. 521–523). Berlin: Springer.

Filipp, S. H. & Aymanns, P. (1997). Subjektive Krankheitstheorien. In R. Schwarzer (Hrsg.), *Gesundheitspsychologie. Ein Lehrbuch* (2. Aufl., S. 3–21). Göttingen: Hogrefe.

Flavell, J. H. (1979). Metacognition and cognitive monitoring: A new area of cognitive-developmental inquiry. *American Psychologist, 34*, 906–911.

Flor, H., Behle, D. J. & Birbaumer, N. (1993). Assessment of pain-related cognitions in chronic pain patients. *Behaviour Research and Therapy, 31*, 63–73.

Foa, E. B., Ehlers, A., Clark, D. M., Tolin, D. F. & Orsillo, S. M. (1999). The post-traumatic cognitions inventory (PTCI): Development and validation. *Psychological Assessment, 11*, 303–314.

Foa, E. B. & Kozak, M. J. (1986). Emotional processing of fear: Exposure to corrective information. *Psychological Bulletin, 99*, 20–35.

Fromm, M. (2004). *Introduction to the Repertory Grid Interview.* Münster: Waxmann.
Gemar, M. C., Segal, Z. V., Sagrati, S. & Kennedy, S. J. (2001). Mood-induced changes on the Implicit Association Test in recovered depressed patients. *Journal of Abnormal Psychology, 110,* 282–289.
Glass, C. R. (1993). A little more about cognitive assessment. *Journal of Counseling and Development, 71,* 546–548.
Glass, C. R. & Arnkoff, D. B. (1997). Questionnaire methods of cognitive self-statement assessment. *Journal of Consulting and Clinical Psychology, 65,* 911–927.
Goebel, G., Hiller, W., Rief, W. & Fichter, M. (1992). Integratives verhaltensmedizinisches Behandlungskonzept beim komplexen chronischen Tinnitus. Therapieevaluation und Langzeiteffekt. In G. Goebel (Hrsg.), *Ohrgeräusche. Psychosomatische Aspekte des komplexen chronischen Tinnitus* (S. 117–152). München: Quintessenz-Verlag.
Greenberg, L. S. (2002). *Emotion-focused therapy: Coaching clients to work with their feelings.* Washington, DC: APA.
Greenberg, L. S. (2004). Emotion-focused Therapy. *Clinical Psychology and Psychotherapy, 11,* 3–16.
Greeno, C. G., Wing, R. R. & Shiffman, S. (2000). Binge antecedents in obese women with and without binge eating disorder. *Journal of Consulting and Clinical Psychology, 68,* 95–102.
Greenwald, A. G., McGhee, D. E. & Schwartz, J. L. (1998). Measuring individual differences in implicit cognition: The implicit association test. *Journal of Personality and Social Psychology, 74,* 1464–1480.
Groeben, N., Wahl, D., Schlee, J. & Scheele, B. (1988). *Forschungsprogramm subjektive Theorien.* Tübingen: Francke
Grosse Holforth, M. & Grawe, K. (2002). *FAMOS. Fragebogen zur Analyse motivationaler Schemata.* Göttingen: Hogrefe.
Grosse Holforth, M., Grawe, K. & Tamcan, Ö. (2002). *Inkongruenzfragebogen (INK).* Göttingen: Hogrefe.
Hackmann, A., Clark, D. M. & McManus, F. (2000). Recurrent images and early memories in social phobia. *Behaviour Research and Therapy, 38,* 601–610.
Hackmann, A. & Holmes, E. A. (2004). Reflecting on imagery: A clinical perspective and overview of the special issue of memory on mental imagery and memory in psychopathology. *Memory, 12,* 389–402.
Harvey, A., Watkins, E., Mansell, W. & Shafran, R. (2004). *Cognitive behavioural processes across psychological disorders: A transdiagnostic approach to research and treatment.* Oxford: Oxford University Press.
Hautzinger, M. (2003). *Kognitive Verhaltenstherapie bei Depressionen.* Weihnheim: Beltz.
Hautzinger, M., Luka, U. & Trautmann, R. D. (1985). Skala dysfunkationaler Einstellungen. Die deutsche Version der Dysfunctional Attitudes Scale (DAS). *Diagnostica, 31,* 312–330.
Heimberg, R. G., Turk, C. L. & Mennin, D. S. (2004). *Generalized anxiety disorder: Advances in research and practice.* New York: Guilford.
Heinrichs, N. & Hofmann, S. G. (2001). Information processing in social phobia: A critical review. *Clinical Psychology Review, 21,* 751–770.
Heppner, P. & Petersen, C. H. (1982). The development and implications of a personal problem-solving inventory. *Journal of Counseling Psychology, 19,* 66–75.
Hilbert, A. & Tuschen-Caffier, B. (2004). Body image interventions in cognitive-behavioural therapy of binge eating disorder: A component analysis. *Behaviour Research and Therapy, 42,* 1325–1339.
Hilbert, A., Tuschen-Caffier, B. & Vögele, C. (2002). Effects of prolonged and repeated body image exposure in binge eating disorder. *Journal of Psychosomatic Research, 52,* 137–144.
Hollon, S. D. & Kendall, P. C. (1980). Cognitive self-statements in depression: Development of an automatic thoughts questionnaire. *Cognitive Therapy and Research, 4,* 383–395.
Hollon, S. D. & Kriss, M. R. (1984). Cognitive factors in clinical research and practice. *Clinical Psychology Review, 4,* 35–76.
Hoyer, J. & Möbius, J. (2003). Metakognitions-Fragebogen. In J. Hoyer & J. Margraf (Hrsg.), *Angstdiagnostik: Grundlagen und Testverfahren* (S. 485–489). Berlin: Springer.
Hufford, M. R., Shields, A. L., Shiffman, S., Paty, J. & Balabanis, M. (2002). Reactivity to ecological momentary assessment: An example using undergraduate problem drinkers. *Psychology of Addictive Behaviors, 16,* 205–211.
Hurlburt, R. T. (1997). Randomly sampling thinking in the natural environment. *Journal of Consulting and Clinical Psychology, 65,* 941–949.
Ickes, W., Robertson, E., Tooke, W. & Teng, G. (1986). Naturalistic social cognition: Method-

ology, assessment, and validation. *Journal of Personality and Social Psychology, 51*, 66–82.
Ingram, R. E. & Kendall, P. C. (1986). Cognitive clinical psychology: Implications of an information processing perspective. In R. E. Ingram (Ed.), *Information processing approaches to clinical psychology.* Orlando: Academic Press.
Ingram, R. E., Miranda, J. & Segal, Z. V. (1998). *Cognitive vulnerability to depression.* New York: Guilford.
Kämmerer, A. (1983). *Die therapeutische Strategie „Problemlösen". Theoretische und empirische Perspektiven, ihre Anwendung in der kognitiven Psychotherapie.* Münster: Aschendorf.
Kämmerer, A. (1987). Die therapeutische Strategie „Problemlösen" in der therapeutischen Beratung. In H. Neber (Hrsg.), *Angewandte Problemlösepsychologie* (S. 287–318). Münster: Aschendorff.
Kelly, G. A. (1955). *The psychology of personal constructs* (Vol. I, II.). New York: Norton.
Kemmler, L. & Borgart, J. (1982). Interpersonelles Problemlösen. Zu einer deutschen Fassung des Mittel-Ziel-Problemlösungs-Verfahrens von Spivack, Platt & Shure. *Diagnostica, 28*, 307–325.
Kendall, P. C. & Hollon, S. D. (1981). Assessing self-referent speech: Methods in the measurement of self-statements. In P. C. Kendall & S. D. Hollon (Eds.), *Assessment strategies for cognitive behavioral interventions* (pp. 85–118). New York: Academic Press.
Kendall, P. C., Howard, B. L. & Hays, R. C. (1989). Self-referent speech and psychopathology: the balance of positive and negative thinking. *Cognitive Therapy and Research, 13*, 583–598.
Kendall, P. C. & Ingram, R. (1989). Cognitive-behavioral perspectives: Theory and research on depression and anxiety. In P. C. Kendall & D. Watson (Eds.), *Anxiety and depression: Distinctive and overlapping features* (pp. 27–53). San Diego, CA: Academic Press.
Klages, U. (1990). Fragebogen irrationaler Einstellungen (FIE). *Verhaltensmodifikation und Verhaltensmedizin, 11*, 69–72.
Klinger, E. (1987). Current concerns and disengagement from incentives. In F. Halisch & J. Kuhl (Eds.), *Motivation, intention, and volition* (pp. 337–347). New York/Berlin: Springer.
Klinger, E. (1992). Motivation und Imagination. *Psychologische Beiträge, 34*, 127–142.
Klinger, E., Barta, S. G. & Maxeiner, M. E. (1981). Current concerns: Assessing therapeutically relevant motivation. In P. C. Kendall & S. D. Hollon (Eds.), *Assessment strategies for cognitive-behavioral interventions* (pp. 161–196). New York: Academic Press.
Kraak, B. & Nord-Rüdiger, D. (1989). *Fragebogen zu Lebenszielen und Lebenszufriedenheit (FLL).* Göttingen: Hogrefe.
Krampen, G. (1994). *Skalen zur Erfassung von Hoffnungslosigkeit.* Göttingen: Hogrefe.
Kühner, C. & Weber, I. (1999). Responses to depression in unipolar depressed patients: An investigation of Nolen-Hoeksema's response styles theory. *Psychological Medicine, 6*, 1232–1333.
Kuyken, W., Brewin, C. R., Power, M. J. & Furnham, A. (1992). Causal beliefs about depression in depressed patients, clinical psychologists and lay persons. *British Journal of Medical Psychology, 65*, 257–268.
Laireiter, A. R. (1997). *Tagebuch zur Erfassung alltäglicher Belastungen und deren Bewältigung (TBB).* Unveröffentlichtes Manuskript, Salzburg.
Lamnek, S. (1995). *Qualitative Sozialforschung* (Band 1–3). München: Psychologie Verlags Union.
Lang, P. J. & Cuthbert, B. N. (1984). Affective information processing and the assessment of anxiety. *Journal of Behavioral Assessment, 6*, 369–395.
Längle, A., Orgler, C. & Kundi, M. (2000). *Existenzskala (ESK).* Göttingen: Hogrefe Testzentrale.
Lauth, G. W. & Schlottke, P. F. (2002). *Training mit aufmerksamkeitsgestörten Kindern* (5. Aufl.). Weinheim: Beltz.
Lawson, C., MacLeod, C. & Hammond, G. (2002). Interpretation revealed in the blink of an eye: Depressive bias in the resolution of ambiguity. *Journal of Abnormal Psychology, 111*, 321–328.
Leahy, R. L. (2003). *Cognitive therapy techniques: A practitioner's guide.* New York: Guilford.
Lee, F. & Peterson, C. (1997). Content analysis of archival data. *Journal of Consulting and Clinical Psychology, 65*, 959–969.
Lefebvre, V. A., Lefebvre, V. D. & Adams-Webber, J. (1986). Modeling an experiment on construing self and others. *Journal of Mathematical Psychology, 30*, 317–330.
Linscott, J. & DiGiuseppe, R. (1998). Cognitive Assessment. In A. S. Bellack & M. Hersen (Eds.), *Behavioral assessment: A practical handbook* (4th ed., pp.104–125). Needham Heights, MA: Allyn & Bacon.
Liotti, G. & Intreccialagli, B. (1998). Metacognition and motivational systems in psychother-

apy: A cognitive-evolutionary approach to the treatment of difficult patients. In C. Perris & P. D. McGorry (Eds.), *Cognitive psychotherapy of psychotic and personality disorders: Handbook of theory and practice* (pp. 333–349). New York: Wiley.

Little, B. R. (1983). Personal projects: A rationale and method for investigation. *Environment and Behavior, 15,* 273–309.

Little, B. R. (1998). Personal project pursuit: Dimensions and dynamics of personal meaning. In P. T. P. Wong & P. S. Fry (Eds.), *The human quest for meaning: A handbook of psychological research and clinical applications* (pp. 193–212). Mahwah: Lawrence Erlbaum Associates.

Lodge, J., Tripp, G. & Harte, D. K. (2000). Think-aloud, thought-listing, and video-mediated recall procedures in the assessment of children's self-talk. *Cognitive Therapy and Research, 24,* 399–418.

MacLeod, C. M. (1991). Half a century of research on the Stroop Effect: An integrative review. *Psychological Bulletin, 109,* 163–203.

Man, F., Stuchlikova, I. & Klinger, E. (1998). Motivational structure of alcoholic and nonalcoholic Czech men. *Psychological Reports, 82,* 1091–1106.

McMullin, R. E. (2000). *The new handbook of cognitive therapy techniques.* New York: Norton.

Merluzzi, T. V. & Glass, C. R. (2000). Kognitive Diagnosemethoden. In J. Margraf (Hrsg.), *Lehrbuch der Verhaltenstherapie. Band 1: Grundlagen, Diagnostik, Verfahren, Rahmenbedingungen* (2. Aufl., S. 313–327). Berlin: Springer.

Meyer, T. J., Miller, M. L., Metzger, R. L. & Borkovec, T. D. (1990). Development and validation of the Penn State Worry Questionnaire. *Behaviour Research and Therapy, 28,* 487–495.

Mogg, K., Mathews, A. & Weinman, J. (1987). Memory bias in clinical anxiety. *Journal of Abnormal Psychology, 96,* 94–98.

Neufeld, R. W. (2002). Trajectory of cognitive science and psychological assessment: Current status and expectations. *Psychological Assessment, 14,* 299–303.

Nezu, A. M. (2004). Problem solving therapy revisited. *Behavior Therapy, 35,* 1–33.

Nisbett, R. E. & Wilson, T. D. (1977). Telling more than we can know: Verbal reports on mental processes. *Psychological Review, 84,* 231–259.

Nolen-Hoeksema, S. & Morrow, J. (1991). A prospective study of depression and posttraumatic stress symptoms after a natural disaster: The 1989 Loma Prieta earthquake. *Journal of Personality and Social Psychology, 61,* 115–121.

Nurmi, J. E. & Salmela, A. K. (2002). Goal construction, reconstruction and depressive symptoms in a life-span context: The transition from school to work. *Journal of Personality, 70,* 385–420.

Poehlmann, K. & Brunstein, J. C. (1997). GOALS: Ein Fragebogen zur Messung von Lebenszielen. *Diagnostica, 43,* 63–79.

Pössel, P., Seemann, S. & Hautzinger, M. (2005). Evaluation eines deutschsprachigen Instrumentes zur Erfassung positiver und negativer automatischer Gedanken. *Zeitschrift für Klinische Psychologie und Psychotherapie, 34,* 27–34.

Power, M. & Dalgleish, T. (1997). *Cognition and emotion: From order to disorder.* Hove: Psychology Press.

Purdon, C. (1999). Thought suppression and psychopathology. *Behaviour Research and Therapy, 37,* 1029–1054.

Rief, W. (1992). *Somatoforme Störungen: Körperliche Symptome ohne organische Ursachen.* Bern: Huber.

Röhrle, B. (1989). Fortschritte einer kognitiv orientierten Diagnostik in der Verhaltenstherapie. *Verhaltensmodifikation und Verhaltensmedizin, 10,* 151–176.

Röhrle, B., Hedke, J. & Leibold, S. (1994). Personale Projekte zur Herstellung und Pflege sozialer Beziehungen bei depressiven und nicht depressiven Personen. *Zeitschrift für Klinische Psychologie, 23,* 43–51.

Ronan, K. R. & Kendall, P. C. (1997). Self-talk in distressed youth: States-of-mind and content specificity. *Journal of Clinical Child Psychology, 26,* 330–337.

Salmela, A. K. & Nurmi, J. E. (1996). Depressive symptoms and personal project appraisals: A cross-lagged longitudinal study. *Personality and Individual Differences, 21,* 373–381.

Salmela, A. K., Nurmi, J. E., Saisto, T. & Halmesmaeki, E. (2001). Goal reconstruction and depressive symptoms during the transition to motherhood: Evidence from two cross-lagged longitudinal studies. *Journal of Personality and Social Psychology, 81,* 1144–1159.

Scheele, B. & Groeben, N. (1984). *Die Heidelberger Struktur-Lege-Technik (SLT). Eine Dialog-Konsens-Methode zur Erhebung subjektiver Theorien mittlerer Reichweite.* Weinheim: Beltz.

Schneider, W. & Shiffrin, R. M. (1977). Controlled and automatic human information processing: II. Perceptual learning, automatic attending and a general theory. *Psychological Review, 84,* 127–190.

Scholz, O. B. (1993). *Bonner Schmerztagebuch.* Unveröffentlichtes Manuskript, Bonn.

Schwartz, R. M. (1997). Consider the simple screw: Cognitive science, quality improvement, and psychotherapy. *Journal of Consulting and Clinical Psychology, 65,* 970–983.

Schwartz, R. M. & Garamoni, G. L. (1986). Cognitive assessment: A multibehavior-multimethod-multiperspective approach. *Journal of Psychopathology and Behavioral Assessment, 8,* 185–197.

Schwartz, R. M. & Garamoni, G. L. (1989). Cognitive balance and psychopathology: Evaluation of an information processing model of positive and negative states of mind. *Clinical Psychology Review, 9,* 271–294.

Schwartz, R. M., Reynolds, C. F., Thase, M. E., Frank, E., Fasiczka, A. L. & Haaga, D. A. (2002). Optimal and normal affect balance in psychotherapy of major depression: Evaluation of the balanced states of mind model. *Behavioural and Cognitive Psychotherapy, 30,* 439–450.

Segal, Z. V. & Shaw, B. F. (1988). Cognitive assessment: Issues and methods. In K. S. Dobson (Ed.), *Handbook of cognitive-behavioral therapies* (pp. 39–81). New York: Guilford.

Shafran, R., Fairburn, C. G., Nelson, L. & Robinson, P. H. (2003). The interpretation of symptoms of severe dietary restraint. *Behaviour Research and Therapy, 41,* 887–894.

Shiffman, S., Gwaltney, C. J., Balabanis, M. H., Liu, K. S., Paty, J. A., Kassel, J. D., Hickcox, M. & Gnys, M. (2002). Immediate antecedents of cigarette smoking: An analysis from ecological momentary assessment. *Journal of Abnormal Psychology, 111,* 531–545.

Spivack, G., Shure, M. B. & Platt, J. J. (1975). *Means-Ends Problem Solving (MEPS). Stimuli and scoring procedures supplement.* Unpublished document, Hahnemann University, Preventive Intervention Research Center, Philadelphia, PA.

Stangier, U. (2003). Fragebogen zu sozialphobischen Kognitionen (SPK). In J. Hoyer & J. Margraf (Hrsg.), *Angstdiagnostik. Grundlagen und Testverfahren* (S. 248–252). Berlin: Springer.

Stöber, J. (1995). Besorgnis: Ein Vergleich dreier Inventare zur Erfassung allgemeiner Sorgen. *Zeitschrift für Differentielle und Diagnostische Psychologie, 15,* 50–63.

Stone, A. A., Schwartz, J. E., Neale, J. M., Shiffman, S., Marco, C. A., Hickcox, M., Paty, J., Porter, L. S. & Cruise, L. J. (1998). A comparison of coping assessed by ecological momentary assessment and retrospective recall. *Journal of Personality and Social Psychology, 74,* 1670–1680.

Stone, A. A. & Shiffman, S. (1994). Ecological momentary assessment (EMA) in behavioral medicine. *Annals of Behavioral Medicine, 16,* 199–202.

Stone, A. A. & Shiffman, S. (2002). Capturing momentary, self-report data: A proposal for reporting guidelines. *Annals of Behavioral Medicine, 24,* 236–243.

Stopa, L. & Clark, D. M. (1993). Cognitive processes in social phobia. *Behaviour Research and Therapy, 31,* 255–267.

Teachman, B. A., Gregg, A. P. & Woody, S. R. (2001). Implicit associations for fear-relevant stimuli among individuals with snake and spider fears. *Journal of Abnormal Psychology, 110,* 226–235.

Teasdale, J. D. (1999). Emotional processing, three modes of mind and the prevention of relapse in depression. *Behaviour Research and Therapy, 37,* S53–S77.

Teasdale, J. D. & Barnard, P. J. (1993). *Affect, cognition, and change: Re-modelling depressive thought.* Hove: Erlbaum.

Toennies, S. (1997). *HAKI. Hamburger Kognitionsinventar.* Göttingen: Beltz.

Toennies, S. (2003). Cognition Checklist (CCL). In J. Hoyer & J. Margraf (Hrsg.), *Angstdiagnostik. Grundlagen und Testverfahren* (S. 124–128). Berlin: Springer.

Wegner, D. M. & Smart, L. (1997). Deep cognitive activation: A new approach to the unconscious. *Journal of Consulting and Clinical Psychology, 65,* 984–995.

Wegner, D. M. & Zanakos, S. (1994). Chronic thought suppression. *Journal of Personality, 62,* 615–640.

Wells, A. (2000). *Emotional disorders and metacognition: Innovative cognitive therapy.* Chichester: Wiley.

Wells, A. & Davies, M. I. (1994). The Thought Control Questionnaire: A measure of individual differences in the control of unwanted thoughts. *Behaviour Research and Therapy, 32,* 871–878.

Wells, A. & Papageorgiou, C. (2004). Metacognitive therapy for depressive rumination. In C. Papageorgiou & A. Wells (Eds.), *Depressive rumination: Nature, theory and treatment.* Chichester: Wiley.

Wells, A., Stopa, L. A. & Clark, D. M. (1993). *Social Cognitions Questionnaire.* Oxford, UK: Oxford University, Department of Psychiatry.

Williams, J. M. G., Mathews, A. & MacLeod, C. (1996). The emotional Stroop task and psychopathology. *Psychological Bulletin, 120,* 3–24.

Williams, J. M., Watts, F. N., MacLeod, C. & Mathews, A. (1988). *Cognitive psychology and emotional disorders.* Chichester, England: John Wiley & Sons.

Williams, J. M., Watts, F. N., MacLeod, C. & Mathews, A. (1997). *Cognitive psychology and emotional disoders (2nd ed.).* Chichester, England: John Wiley & Sons.

Yoder, C. Y., Shute, G. E. & Tryban, G. M. (1990). Community recognition of objective and subjective characteristics of depression. *American Journal of Community Psychology, 18,* 547–566.

Young, J. E., Klosko, J. S. & Weishaar, M. E. (2003). *Schema therapy: A practicioner's guide.* New York: Guilford.

Young, J. E., Klosko, J. S. & Weishaar, M. E. (2005). *Schematherapie.* Paderborn: Jungfermann.

Zenz, H., Bischoff, C. & Hrabal, V. (1996). *Patiententheoriefragebogen (PATEF) – Testmappe mit Handanweisung.* Göttingen: Hogrefe.

6 Plananalyse

Franz Caspar

1 Allgemeine Grundlagen und Orientierungen
2 Definitionen und zentrale Konzepte
2.1 Pläne und die Steuerung des Verhaltens und Erlebens
3 Das Erschließen von Plänen
4 Emotionen
5 Beziehungsgestaltung
6 Psychische Probleme
7 Therapeutisches Handeln
8 Die Praxis der Plananalyse
9 Beispiel einer Plananalyse und Fallkonzeption im Rahmen der Plananalyse
10 Wissenschaftstheoretische und methodische Aspekte
Literatur

1 Allgemeine Grundlagen und Orientierungen

Die Plananalyse entstand ursprünglich als Versuch, Beschränktheiten des lerntheoretisch-verhaltenstherapeutischen Ansatzes zu überwinden. Der von Grawe (Grawe & Dziewas, 1978) anfangs verwendete Begriff „Vertikale Verhaltensanalyse" bezieht sich auf den Versuch, neben der Verknüpfung von Reiz-Reaktion-Konsequenz etc. in der Zeit („horizontale Verhaltensanalyse") auch den motivationalen „Überbau" differenzierter zu erfassen. Anstoß dazu gab das Bedürfnis, auch mit Patienten zurechtzukommen, die auf der Beziehungsebene „schwierig" waren. Heutzutage würde ein großer Teil von ihnen eine Persönlichkeitsstörungsdiagnose bekommen. Ein differenziertes Verständnis dafür, was sie zu ihrem Problemverhalten in der Therapiebeziehung und namentlich auch in der therapeutischen Gruppe bewog, war dazu unerlässlich.

Für Grawe schien es naheliegend, seinen klinischen Überlegungen das Konzept von Miller, Galanter und Pribram (1960: „Plans and the Structure of Behavior") zugrundezulegen, die in der Grundlagenpsychologie ebenfalls das Anliegen verfolgten, den Behaviorismus zu überwinden und dazu das „TOTE" (Test-Operate-Test-Exit)-Konzept entwickelt hatten. Danach verhält sich der Mensch bewusst oder (großenteils) nicht bewusst so, dass er Mittel (Operations) einsetzt, um seine Ziele zu erreichen und dabei immer wieder testet, wieweit Ziele schon erreicht bzw. wieweit Voraussetzungen für entsprechende Handlungen gegeben sind. Der *sequentielle* Aspekt (Abläufe über die Zeit) steht bei der klinischen Plananalyse zunächst nicht im Vordergrund, sondern der *hierarchische* Aspekt. Bereits im ursprünglichen Konzept von Miller, Galanter und Pribram war vorgesehen, dass Pläne hierarchisch verschachtelt sind: Untergeordnete Pläne haben keinen Selbstzweck, sie dienen in einer instrumentellen Hierarchie weiter übergeordneten Plänen, diese verfügen umgekehrt über untergeordnete Pläne als operative Komponenten. Die Gesamtheit der so hierarchisch verschachtelten Pläne wird als Planstruktur bezeichnet und umfasst letztlich alle wichtigen Ziele (die auf höchster Ebene den menschlichen Grundbedürfnissen entsprechen) ebenso wie alle bewussten und unbewussten Mittel, die ein Mensch zu seiner Realisierung einsetzen kann.

Wichtig ist, dass Pläne per definitionem aus Ziel- und Handlungskomponente bestehen. Die starke Beachtung der operativen Komponente – also letztlich des Verhaltens – in der klinischen Plananalyse entspricht guter verhaltenstherapeutischer Tradition. Ein einseitiges Hervorheben des kognitiven Aspekts wäre deshalb falsch. Anderseits sind aber auch Motive ebenso wie motivationale Konflikte – traditionell eine Domäne der psychodynamischen Ansätze – gut erfasst. Mit dem stärkeren Hervorheben der Motive – ein wichtiges Thema zu der Zeit, in der die Handlungstheorie den Blick in vielen Gebieten der Psychologie erweiterte – fand auch eine stärkere Zuwendung zum handelnden (statt dem reagierenden) Subjekt statt. Konzepte zum Einbezug ursprünglich schlecht berücksichtigter, offensichtlich aber wichtiger Phänomene (namentlich Emotionen, Entstehung psychischer Störungen) wurden nach und nach erarbeitet und beigefügt.

Mit der inzwischen weit über Miller, Galanter und Pribram hinausgehenden grundlagenwissenschaftlichen Abstützung und der Korrespondenz zu Merkmalen unterschiedlicher Ansätze kann die Plananalyse inzwischen, wie Goldfried in seiner Einleitung zu Caspar (1996) festhält, als therapieschulübergreifender Ansatz zum Erarbeiten individueller, therapeutisches Handeln anleitender Fallkonzeptionen betrachtet werden. Er vereinigt viele Stärken in sich und ist auch mit theoretischen Konzepten, die erst nach seinen Anfängen entwickelt oder populär wurden, gut vereinbar. Mit ihrer starken Beachtung des („Überlebens-")Vorteils von Handeln passt die Plananalyse gut zum Ansatz der evolutionären Psychologie (Buss, 2004). Die weitgehend unbewusste, vom Prinzip der Spannungsreaktion gesteuerte Handlungssteuerung unter Einschluss des Intrapsychischen passt gut zur parallelen, subsymbolischen Informationsverarbeitung der konnektionistischen Ansätze (Caspar, Rothenfluh & Segal, 1992). Die Beteiligung sowohl traditioneller Steuerungsprozesse im Sinne des TOTE-Modells von Miller, Galanter und Pribram (1960) als auch von selbstorganisierten Anteilen passt gut zum Ansatz der Steuerung menschlichen Handelns von Carver und Scheier (2002), und die Liste ließe sich fortführen. Gleichzeitig ist der Ansatz aber „schlank" geblieben im Bemühen, auf unnötige Annahmen und Zusätze zu verzichten. Das hat den Nachteil, dass die Plananalyse kein umfassendes psychotherapeutisches Konzept ist – es bedarf insbesondere zusätzlichen psychotherapeutischen Handlungswissens – aber den Vorteil, dass es mit verschiedenen diagnostischen und therapeutischen Ansätzen *kompatibel* ist.

2 Definitionen und zentrale Konzepte

2.1 Pläne und die Steuerung des Verhaltens und Erlebens

Plananalyse: Definition und zentrale Begriffe

Komponenten (getreu der Definition von Miller, Galanter & Pribram, 1960): Zielkomponente (Zweck) und Operationskomponente (Mittel).

Bewusstheit: Keine Voraussetzung, ein großer Teil der Steuerung des Verhaltens und Erlebens erfolgt ohne Bewusstheit. Die bewusste Repräsentation von Teilen des eigenen Funktionierens ist dabei eine besondere Leistung; Grawe (1986) unterscheidet zwischen „Selbstkonzept" (der bewussten Repräsentation) und dem „regulierenden Selbst" (welches, teils in Abweichung vom Selbstkonzept, das Funktionieren „wirklich" bestimmt). Pläne können bewusst gebildet werden, was am ehesten der umgangssprachlichen Konnotation von rational/absichtsvoll entspricht, sie können aber auch unbewusst entstehen, wenn sie objektiv oder subjektiv zu einem besseren Funktionieren beitragen.

Nutzen: Kann objektiv und/oder subjektiv vorhanden sein. Ein Beispiel für einen *nur subjektiven* Vorteil ist plumpes Angeben, das in der Hoffnung, irgendwann doch einmal einen Bewunderer zu finden, manchmal erstaunlich hartnäckig praktiziert wird, auch wenn die Verstärkung ausbleibt. Ein Beispiel für einen *objektiven* (zumindest kurzfristigen) Vorteil ohne subjektive Repräsentation ist das selektive Nichtbeachten von eigenen Verhaltensweisen oder Eigenschaften, die nicht zum Selbstkonzept passen (schwindeln, selbstsüchtig handeln, ...).

Interpersonal vs. intrapsychisch: Motive wie Mittel können interpersonal und/oder intrapsychisch sein und oft ist das eng miteinander verwoben. Das Angeben (oben) ist gleichzeitig ein Beispiel für instrumentelles *interpersonales* Verhalten, das selektive Nichtbeachten ein Beispiel für instrumentelles *intrapsychisches* Verhalten: Im Gegensatz zur klassischen Lerntheorie bezieht die Plananalyse beides mit ein. Zentrale Pläne enthalten typischerweise beides, nicht einfach nebeneinander, sondern eng verflochten. Eine Zweierbeziehung z. B. enthält natürlich in erster Linie interpersonales Verhalten bzw. Unterpläne, eine bestimmte Zweierbeziehung in bestimmter Weise zu etablieren und aufrechtzuerhalten. Sie hat aber zweifellos auch Funktionen für die intrapsychische Regulation, z. B. sich selber durch eine Beziehung (eine bewundernde Partnerin, ...) in einer bestimmten Weise sehen zu können, bestimmte Emotionen herbeizuführen (Zufriedenheit, Optimismus, Sicherheit, ...) und andere zu vermeiden (Inkompetenz, Unsicherheit, Einsamkeit, ...). Ebenso sind auch intrapsychische Unterpläne/Verhaltensweisen, z. B. bewusstes Wahrnehmen einiger (Stärken des Partners), Ausblenden anderer Aspekte (Schwächen des Partners, auf sich genommene Einschränkungen) Voraussetzung für das Gelingen einer Zweierbeziehung.

Hierarchie: Unten stehen die Mittel, oben die Zwecke oder Motive. Dabei findet eine hierarchische Verschachtelung statt. In **Abbildung 1** ist „erwirb Anerkennung" von oben betrachtet ein Mittel, um Zuwendung zu erwerben, von unten betrachtet ein Motiv für das Zeigen guter beruflicher Leistungen. Kriterium für die Hierarchie ist strikt die Instrumentalität. Nach oben werden Pläne in gewisser Weise auch abstrakter, das ist aber nicht das entscheidende Kriterium. Weiter oben stehende Pläne sind auch nicht relevanter: Insofern, als sie bei allen Menschen umso ähnlicher werden, je näher man den Bedürfnissen kommt, sind sie sogar weniger informationshaltig und klinisch relevant als Pläne auf mittlerer und unterer Ebene.

Planstruktur: Gesamtheit der instrumentellen Strategien von den höchsten Motiven (= Bedürfnissen) bis zu den konkreten eingesetzten Mitteln. Auch Bezeichnung für die zweidimensionale Darstellung der hypothetisch erschlossenen Pläne, bei der oft zugunsten der Übersichtlichkeit eine Reduktion auf das Wichtigste stattfindet. Typisch sind Verzweigungen nach oben und nach unten (s. Text).

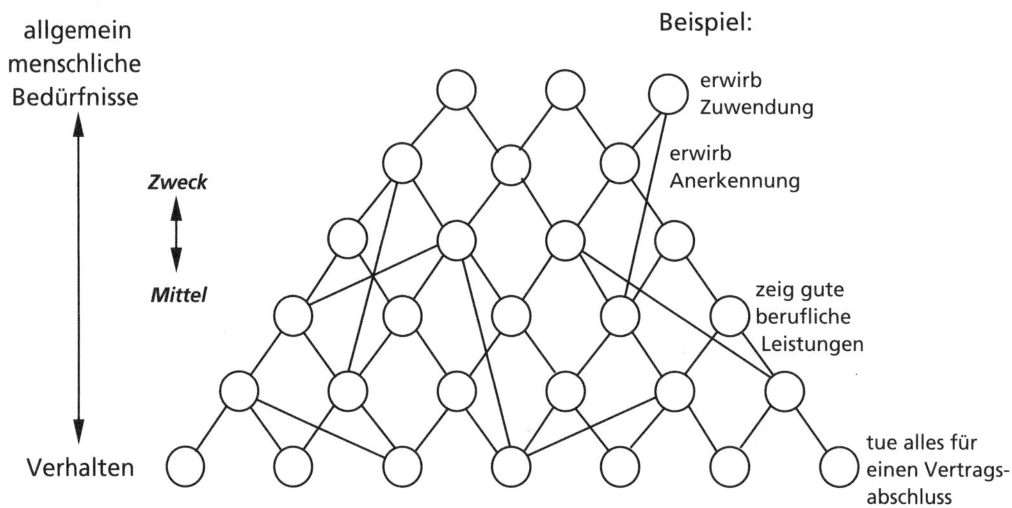

Abb. 1: Schematische Darstellung einer Planstruktur. Elemente sind mit einfachen Linien verbunden, die eine klare instrumentelle Bedeutung haben: Oben steht der Zweck (= Zielkomponente des Planes), unten stehen die Mittel. Der Plan erhält zwar als „Etikette" die Bezeichnung seiner Zielkomponente, die Mittel sind aber genauso obligatorischer Bestandteil jeden Planes. Durch die Einfachheit der Zuordnungen gewinnen Planstrukturen (etwa im Vergleich zu einem semantischen Netz mit variabler Bedeutung der Verbindungslinien) an Übersichtlichkeit.

Typisch sind in einer Planstruktur Verzweigungen nach oben, welche eine sog. „Mehrfachbestimmtheit" ausdrücken: Menschen konstruieren ihre Handlungen zweckmäßigerweise so, dass eine Handlung nicht jeweils nur einem Zweck dient, sondern möglichst viele Pläne gleichzeitig berücksichtigt. Oft dient ein Verhalten als Mittel einem dominanten Zweck, während die Art und Weise des Verhaltens durch andere Pläne bestimmt wird, z. B. kann ein Auto v. a. dem Zweck dienen, sich fortzubewegen, während die Wahl des Typs und die Fahrweise andere Ziele berücksichtigen, wie anzugeben, Fahrspaß zu ermöglichen, viel Material oder viele Personen zu transportieren oder die Umwelt zu schonen. Pathogen können beide Extreme sein, sich zu sehr von einem einzigen Ziel leiten zu lassen (z. B. ungeschützter Geschlechtsverkehr, nur um es einem neuen Partner recht zu machen, unter Vernachlässigung des Zieles, gesund zu überleben) ebenso, wie ständig allen Zielen und Ansprüchen zu genügen (z. B. eine neurotische Unfähigkeit, überhaupt zu handeln, wenn kein idealer, auf allen Seiten spannungsfreier Kompromiss möglich ist).

Typisch sind ebenso Verzweigungen nach unten: Sie beschreiben, dass insbesondere für wichtige Pläne mehrere Unterpläne und Verhaltensweisen als Mittel zur Verfügung stehen und dies auch müssen: Oft kann ein Ziel nur erreicht werden, wenn mehrere instrumentelle Handlungen ineinandergreifen und sich ergänzen (einen Blumenstrauß zu überreichen reicht kaum, um das Herz einer Angebeteten zu erobern, man muss sich auch noch geistreich unterhalten, gewinnend lächeln etc.) und zudem sollten zur Befriedigung wichtiger Motive möglichst Alternativen zur Verfügung stehen. „Steht ein wichtiges Motiv nur auf einem Bein“, ist es sofort bedroht, wenn dieses eine Mittel ausfällt. Männer, bei denen neben der materiellen Versorgung auch Sinngebung und soziale Beziehungen einseitig von der Arbeit abhängen, werden oft zu Psychotherapiepatienten, wenn sie die Arbeit verlieren; eine zentrale Aufgabe der Therapie ist dann der Aufbau von Alternativen. Ähnlich die aufopfernde Mutter, deren soziale Beziehungen, Sinngebung etc. von eben dieser Rolle abhängen, wenn die Kinder groß werden und ausziehen („empty nest syndrom“), und sich vielleicht sogar noch undankbar zeigen oder sonst nicht dem Ideal entsprechen, für das sich das jahrelange Opfer vielleicht gelohnt hätte.

Zentral ist für die Plananalyse das nonverbale Verhalten (einschließlich des paraverbalen Verhaltens). Es wird oft ungefilterter und unkontrollierter als das verbale Verhalten eingesetzt, um bestimmte Wirkungen zu erzielen. Oft ist es auch wirksamer als verbales Verhalten, weil z. B. die schonungsvolle Reaktion auf Weinen oder auf eine gebeugte, leidvolle Haltung unwillkürlicher, weniger reflektiert und zuverlässiger erfolgt, als wenn jemand verbal/explizit darum bittet, geschont zu werden. Weil es weniger eindeutig (analog, nicht „digital“ wie explizit inhaltliches Kommunizieren) ist, kann es auch eingesetzt werden, um die Reaktionsbereitschaft des anderen zu erkunden, ohne dass man dazu stehen muss.

Zu Beginn der Therapie bemühen sich Patienten typischerweise besonders stark, den Therapeuten mit allen zur Verfügung stehenden Mitteln zum Einnehmen einer erwünschten interaktionellen Haltung zu bringen (Schonung, Anerkennung, voller Einsatz, vorsichtiges Vorgehen, viel oder wenig Nähe etc.). Je wichtiger ein Plan des Patienten, desto unwahrscheinlicher, dass er nicht im Verhalten Spuren hinterlässt. Wenn man genau beobachtet und sinnvoll interpretiert, kann man die „Konstruktionsregeln“, die in die Synthese des Patientenverhaltens eingehen, wieder herausdestillieren und als hypothetische Pläne in die erschlossene Planstruktur einfügen.

Auch Elemente, die bei anderen Ansätzen nicht primär aus der instrumentellen Perspektive gesehen werden, werden bei der Plananalyse danach eingeordnet und genutzt. „Irrationale Ideen“ sind z. B. Prämissen (kognitive Voraussetzungen) zur Entwicklung bestimmter Pläne. Die irrationale Idee, perfekt sein zu müssen, ist z. B. die Voraussetzung für die Entwicklung instrumentellen Planes „sei perfekt“. Die instrumentelle Perspektive legt nahe, nicht einfach die Idee als irrational zu deklarieren und sich dann ins Zeug zu legen, sie „wegzumachen“. Vielmehr wird danach gefragt, wozu denn das Perfektsein dient und welche Mittel dafür eingesetzt werden. Das kann von Patient zu Patient durchaus variieren und Konsequenzen für die Therapieplanung haben. Wenn ein Patient überzeugt ist, perfekt sein zu müssen, um von anderen akzeptiert zu werden, wird er dazu dienende bewusste oder unbewusste Strategien nicht aufgeben, bevor er über Alternativen für das Perfektsein verfügt oder aber sich, z. B. aufgrund therapeutisch angeleiteter Versuche, überzeugt hat, dass die Annahme falsch ist. Ob und wie wichtig ein therapeutisches Angehen des Perfektionismus ist, hängt von Kosten und Nebenwirkungen der dafür eingesetzten Strategien ab. Setzt ein bereits herzgeschädigter Patient perfektionistische Strategien weiter ein und riskiert damit sein Leben? Oder geht es um zwar von außen gesehen etwas übertriebene Bemühungen, die aber nicht eigentlich schädigend sind und den Patienten vielleicht zu in vieler Hinsicht positiver besonderer Zuverlässigkeit bringt? Hat Perfektionismus als Festhalten an rigiden Normen vielleicht die Funktion, davon abzulenken, dass ein Patient sich schon längst nicht mehr im Einklang mit seinen „wahren Bedürfnissen" verhält, usw.

Auch Attributionen (wer ist woran schuld bzw. wofür verantwortlich) sind einerseits Prämissen für die Konstruktion von Plänen, andererseits können sie aber auch selbst eine instrumentelle Funktion haben (Externalisieren, um sich selbst von Veränderungsdruck zu befreien und um sich besser zu fühlen; Schuld übertrieben auf sich nehmen, um andere zum Richtigstellen und Beruhigen zu bewegen usw. Wenn man gewohnt ist, im Sinne der Plananalyse eine instrumentelle Perspektive einzunehmen, kann man sich gar nicht mehr vorstellen, wie man mit auffälligen kognitiven Phänomenen angemessen diagnostisch und therapeutisch umgehen kann, ohne sie instrumentell einzuordnen.

3 Das Erschließen von Plänen

Eine ausführliche Darstellung des Erschließens von Plänen – etwa gar als Handlungsanweisung ausreichend – ist auf dem hier zur Verfügung stehenden Raum nicht möglich und es wird deshalb auf Caspar (2007a) verwiesen. Die wichtigsten Prinzipien können aber hier auch auf engem Raum dargestellt werden.

Die Plananalyse ist nichts anderes als eine systematische Art, sich aus der instrumentellen Perspektive zu fragen, *zu welchem Zweck* eine Person etwas tut, *welchen Motiven* konkretes Handeln *dient*, oder umgekehrt („von oben") gefragt, welche *Mittel* sie für wichtige Ziele *einsetzt*. Ausgangspunkt ist typischerweise die Beobachtung des Verhaltens des Patienten in der Therapiesituation. Was ist auffällig? Was am auffälligen Verhalten kann als bewusst oder unbewusst einem Zwecke dienend, als instrumentell verstanden werden? Zu welchem Verhalten will der Patient mich als Therapeut, wozu will er andere bringen? Welches Bild von sich will er gegenüber sich selbst und anderen schaffen und aufrechterhalten? Welche Gefühle löst er in mir aus? Was will er auf jeden Fall verhindern? Diese Leitfragen können helfen, Pläne hypothetisch zu erkennen.

Ein Therapeut kann online im Gespräch beobachten und ggf. Notizen machen. Gerade – aber nicht nur – für Anfänger, deren Aufmerksamkeit im Gespräch stark durch die noch wenig automatisierte Konstruktion eigenen Verhaltens absorbiert ist, können Videoaufzeichnungen sehr nützlich sein. Grundsätzlich können für die Plananalyse alle zur Verfügung stehenden bzw. verfügbar zu machenden Informationen genutzt werden: Beobachtbares verbales und nonverbales Verhalten, Berichte des Patienten und anderer zu inneren Vorgängen und zu Geschehnissen außerhalb der Therapiesituation, schriftliche Aufzeichnungen des Patienten, innere und Verhaltensreaktionen des Therapeuten und anderer Personen (z. B. auf der Station in der Psychiatrie, in der therapeutischen Gruppe, in der „realen" Umwelt).

Zunächst wird grundsätzlich nach „Auffälligem" gesucht, wobei sich die Auffälligkeit aus unterschiedlichen Aspekten ergeben kann: Abweichung von einem imaginären „Durchschnitt", aber auch von dem, was zu diesem einzelnen Patienten zu passen scheint oder zwischen verschiedenen Themen oder Lebensbereichen, Informationen, die im Zusammenhang mit der Erklärung für die Probleme eines Patienten stehen könnten, usw. Diese Offenheit, mit der umzugehen ja zu den anspruchsvollen Aufgaben des Klinikers gehört, ist keine Besonderheit des Plananalyse-Ansatzes; der Anspruch, Auffälliges explizit ein- und zuzuordnen macht nur deutlich, dass der Kliniker selbst mit seinem ganzen „Informationsverarbeitungsapparat" (einschließlich seiner emotionalen Reaktionen als „Resonanzboden" für den Patienten) gefordert ist. Beliebigkeit wird durch verschiedene Regeln reduziert, vor allem sich in einer Lernphase immer wieder mit anderen zu vergleichen und Schlüsse über Pläne mehrfach in Verhalten abzustützen. Im Forschungskontext wurden Übereinstimmungen immer wieder untersucht und für befriedigend bis gut befunden (s. unten).

Auffälliges wird dann im Hinblick auf seine Instrumentalität reflektiert. Hat ein auffälliger Verhaltensaspekt direkt eine instrumentelle Funktion (z. B. das bagatellisierende Lächeln des Patienten während er smalltalkhaft über seinen aktuellen Suizidversuch berichtet)? Gibt er uns plausibel direkt Auskunft über einen Zusammenhang (wenn ein Patient berichtet, er habe in der letzten Therapie vieles nicht gesagt, um sich nicht ganz einlassen zu müssen und damit mögliche Verletzungen zu vermeiden)? Dient eine Emotion (s. unten) zwar nicht selbst einem Zweck, kann aber als wichtige Spur zu instrumentellen Plänen gesehen werden? Präsentiert ein Patient eine wichtige kognitive Prämisse für die Konstruktion eines Planes („Ich habe den Frauen nie über den Weg getraut, dazu bin ich zu oft enttäuscht worden!"), ist eine Aussage („Ich bin ein grundehrlicher Mensch") selbst als instrumentell in der Therapiesituation zu verstehen (schaff ein positives Bild von dir; lulle den Therapeuten ein) oder handelt es sich um eine valide Aussage über sich selbst (oder beides)? Der im Vordergrund stehende Weg des Erschließens von unten nach oben in der Hierarchie (vom Verhalten auf dieses steuernde Pläne) kann durch ein Erschließen von oben nach unten („Wie befriedigt der Patient eigentlich sein unterstelltes Bedürfnis nach XY?") ergänzt werden und macht auf versteckte Pläne, aber auch auf Defizitbereiche aufmerksam.

Nur, was als Mittel oder Zweck unmittelbar instrumentell ist, wird explizit in die erschlossene Planstruktur eingefügt. Die Regel, Pläne in einem an sich selbst gerichteten Imperativ zu formulieren („Bring den Therapeuten dazu, dir zu helfen") unterstützt das Bemühen, nicht-instrumentelle Elemente als Hintergrundinformation zu nutzen, aber aus der Struktur selber herauszuhalten. So sollte nicht einfach „Angst" in einer Struktur stehen, sondern Spezifischeres, in seiner instrumentellen Einbettung Verstehbareres, wie „Vermeide Angst", „Weise auf deine agoraphobische Angst hin" als Mittel für den Plan „Binde deinen Mann an dich", usf. Nicht-instrumentelle Elemente können mit sogenannten „Frames", einer Art „Fußnoten" zu einer Planstruktur, explizit festgehalten werden, was aber v. a. im Forschungskontext erfolgt (Caspar, 2007a).

Für die Praxis muss eine Planstruktur nicht besonders komplex sein, sie soll einfach einen Überblick über die Pläne geben, die zum Verständnis der Probleme und der therapeutischen Beziehung relevant sind. Der Nützlichkeitsaspekt ist dabei wichtiger als der Wahrheitsaspekt (wobei diese natürlich nicht unabhängig voneinander sind). Das ist insofern wichtig, als die Nützlichkeit mit zunehmender Komplexität (und Richtigkeit im Detail) wieder abnehmen kann. Wie viel Komplexität für eine angemessene Abbildung eines Falles nötig und wie viel

dem einzelnen Therapeuten zuträglich ist, kann sehr stark variieren.
Die (zweidimensional gezeichnete) hypothetische Planstruktur ist als Zwischenprodukt zu verstehen. Die explizite Fallkonzeption erläutert, bewertet und nutzt die darin enthaltene Information, geht aber darüber hinaus: Es wird auch relevante nicht-instrumentelle Information einbezogen, es werden größere Zusammenhänge her- und Überlegungen zur Therapieplanung angestellt usf. (Caspar, 2007a; s. auch Beispiel in Abschnitt 9). Weitere Hinweise zum Erschließen von Plänen werden an verschiedenen spezifischen Stellen dieses Textes gegeben.

4 Emotionen

Emotionen sind ein zentraler Bestandteil von psychischen Störungen ebenso wie von Psychotherapie (Belz-Merk & Caspar, 2002). Es ist deshalb unerlässlich, dass ein Fallkonzeptionsansatz auch geeignete Sichtweisen und Instrumente zum systematischen Einbeziehen von Emotionen zur Verfügung stellt. Da nicht alle Emotionen eine individuell bedeutsame instrumentelle Funktion haben, sind Heuristiken gefragt, mit denen auch andere Aspekte systematisch zu Plänen in Beziehung gesetzt werden können. Zu einem guten Verständnis eines Gefühls oder einer Emotion gehört auch, zu verstehen, warum es bewusst wahrgenommen und gespürt wird oder nicht. Dies ist ja ein verbreitetes Kriterium zum Unterscheiden zwischen Emotionen und Gefühlen. Weil das Ausmaß an Bewusstheit erst aus der Analyse *erklärt* werden soll, wird *nicht a priori* zwischen Gefühlen und Emotionen unterschieden, sondern mit „Emotionen“ oder „Gefühlen“ ist beides gemeint und die Begriffe werden hier bewusst austauschbar verwendet.
Beim Analysieren von Emotionen in diesem Sinne wird nach der Eingrenzung, was genau analysiert werden soll („traurig“, „ängstlich-verspannt“, ...), die Situation definiert. Die objektive Situation und ihre subjektive Wahrnehmung müssen dabei nicht übereinstimmen (wird ein Patient wirklich abgelehnt oder nimmt er es nur so wahr?). Meist ist letzteres für das Verständnis der Emotion wichtiger. Wenn die emotionale Reaktion aber überwiegend aus wenig bewusst erlebter Spannung besteht, also eher reduziert erscheint, kann es relevant sein, über die subjektive hinaus auch die objektive Situation (z. B. neuer Kollege, uneingestandene Rivalität) genauer unter die Lupe zu nehmen. Auch bei übertrieben erscheinenden Reaktionen kann ein Vergleich objektive/subjektive Situation bereits Hinweise auf therapeutische Ansatzpunkte liefern.
Die Situation kann zudem kürzer, konkreter (Bedrohung durch einen Bewaffneten innerhalb von Sekunden) oder langanhaltend sein (schwelende Unzufriedenheit einer Frau, dass sie einseitig berufliche Selbstverwirklichung zugunsten der Familie aufgegeben hat).
Nun wird der Bezug zur Planstruktur mithilfe von vier heuristischen Leitfragen hergestellt, die vier Aspekte mit von Gefühl zu Gefühl variabler Bedeutung abdecken:

1. Die *Blockierung* oder *Bedrohung* welcher Pläne führt zu *negativen* bzw. die *Begünstigung* welcher Pläne zu *positiven* Emotionen? Je wichtiger die Pläne allein oder in der Summe sind, desto stärker sind in der Regel die resultierenden Gefühle. Blockierungen/Begünstigungen können von außen (widrige/günstige äußere Umstände, Verhalten anderer Personen) ebenso wie von innen (z. B. Konflikte zwischen Plänen) ausgehen. Blockierungen sind v. a. dann relevant, wenn keine alternativen Pläne zur Verfügung stehen (z. B. nach Stellenverlust andere Quellen für Einkommen und Lebenssinn) oder leicht entwickelt werden können.

2. Welche Pläne bestimmen neben der Art der Bedrohung/Begünstigung und der dadurch betroffenen Pläne zusätzlich die *Art der berichteten/erlebten Gefühle?* Hier geht es darum, dass (oft geschlechts-, familien- oder kulturspezifische) Pläne dafür sorgen, dass negativ konnotierte Gefühle nicht zu häufig/stark auftreten. Zugang zu entsprechenden Überlegungen schafft die Frage, ob – ohne Haare zu spalten – das erlebte/berichtete Gefühl angesichts der Situation und der betroffenen Pläne das plausibelste ist. Bei drohender Entlassung in schlechter Wirtschaftslage würde man erwarten, dass ein Familienvater zumindest *auch* ängstliche Gefühle erlebt. Berichtet er nur Wut, ist plausibel, dass die Angst nicht zulassende Pläne am Wirken sind.
3. Welche Pläne dienen der *Bewältigung/dem Vermeiden* unangenehmer Gefühle? Hier kann je nach Situation und Gefühl eine ganze Palette adaptiver oder wenig adaptiver, bewusster oder weniger bewusster, interpersonaler oder intrapsychischer Coping-Strategien zum Einsatz kommen (Lösung des zugrundeliegenden Problems, Beeinflussung des Gefühlszustandes mit Substanzen, Verleugnen, Vermeiden etc.). Es kann sein, dass maladaptives Coping das eigentliche Problem ausmacht, z. B. beim agoraphobischen Vermeidungsverhalten oder dem Entwickeln von Abhängigkeit aus dem Einsatz von Substanzen zum Vermeiden starker ängstlicher oder depressiver Gefühle. Auch das Aufsuchen eines Therapeuten gehört zu den Bewältigungsstrategien.
4. Hat die Emotion eine *instrumentelle Funktion?* Emotionen sind ein wichtiges Glied in der Regulation von Verhalten und Erleben und haben insofern grundsätzlich eine instrumentelle Funktion (z. B. Leventhal, 1980). Hier ist aber gemeint, ob sie darüber hinaus eine individuelle, prägnante Funktion haben. Depressive Gefühle können z. B. (intrapsychisch und interpersonal) einen Entscheidungskonflikt entschärfen oder Schonung bewirken. Agoraphobische Ängste können bewusst oder nicht bewusst eingesetzt werden, um einen Partner an sich zu binden, usw. Dieser Aspekt wurde bewusst an die vierte und letzte Stelle gesetzt, um das Anliegen zu unterstützen, alle genannten Aspekte sorgfältig zu überlegen und nicht allzu einfach und kurzschlüssig Instrumentalität zu unterstellen.

Die Definition der Situation und blockierter bzw. begünstigter Pläne sind obligatorisch. Ob die Aspekte 2 bis 4 relevant sind, sollte von Fall zu Fall überlegt werden; sie sind es nicht in jedem Fall.

5 Beziehungsgestaltung

Eine Basis für die therapeutische Beziehungsgestaltung zu gewinnen, stand bei der Plananalyse zunächst ganz im Vordergrund, und um dieses Ziel geht es auch bei jeder einzelnen Therapie vorrangig: Obwohl es immer wieder auch Patienten gibt, die trotz schlechter Therapiebeziehung erstaunlich viel aus einer Therapie ziehen, gilt doch generell, dass die Qualität der Beziehung im Durchschnitt ebensoviel zum Therapieerfolg beiträgt wie die richtige Technik und dass das Zustandekommen und der Erfolg von Therapien in vielen Einzelfällen ganz entscheidend davon abhängen (Caspar, 2003). Allein deshalb ist das präskriptive Konzept der „komplementären Beziehungsgestaltung", das mit der Plananalyse verbunden ist, von hohem Wert. Genauer findet sich dieses Konzept bei Caspar (1996, 2003) oder Caspar, Grossmann, Unmüssig und Schramm (2005) dargestellt. Die wich-

tigsten Aspekte können aber auch kürzer skizziert werden. Um Verwechslungen mit der verwandten, im Detail aber doch anderen Komplementarität der interpersonalen Modelle zu vermeiden, wird neuerdings der Begriff „motivorientierte Beziehungsgestaltung" verwendet (Caspar, 2007).
Das Konzept stützt sich auf zwei Grundannahmen:

1. Hinter jedem Problemverhalten in der Therapie stecken letztlich akzeptable und nicht an sich (sondern erst durch für sie eingesetzte Unterpläne und Verhalten) den Therapeuten einschränkende Motive. Das ergibt sich daraus, dass Pläne letztlich auf höchster Ebene Grundbedürfnissen dienen, die per definitionem nicht gut oder schlecht, sondern nur mehr oder weniger erfolg- oder nebenwirkungsreich umgesetzt sein können.
2. Patienten können sich besser oder überhaupt erst mit ihren Problemen beschäftigen, wenn ihre wichtigsten zwischenmenschlichen Bedürfnisse in der Therapiebeziehung „gesättigt" werden soweit die therapeutische Rolle dies zulässt.

„Komplementär" bedeutet nun ganz und gar nicht, dass der Therapeut das tut, was der Patient auf der Verhaltensebene nahezulegen scheint (z. B. jammern: Mitleid zeigen). Dabei wäre ja zu befürchten, dass das Problemverhalten verstärkt wird. Es geht vielmehr darum – und deshalb ist eine sorgfältige Diagnostik hier entscheidend! – die hypothetischen über dem Problemverhalten stehenden unproblematischen Motiven des Patienten zu erkennen (deshalb neuer: „motivorientiert") und dann aktiv zu „sättigen". Jammern kann z. B. ganz unterschiedliche Zwecke haben, z. B. die Therapiesituation zu kontrollieren, damit der Therapeut nichts „Gefährliches" tun kann, den Therapeuten zu vollem Einsatz zu bewegen usw. Erst wenn man bei der Analyse auf einer Ebene angelangt ist, auf der die hypothetischen Motive den Therapeuten nicht mehr übermäßig einschränken, entwirft dieser sehr aktive Pläne, die darauf aus sind, Problemverhalten *zuvorzukommen* und es *überflüssig zu machen* und nicht erst darauf zu *reagieren.*
Zur Ebene: Ein Patientenplan, in starkem Masse Schonung zu bewirken, schränkt Therapeuten jeder Ausrichtung deutlich ein. Ein hypothetisch darüberstehender Plan, Überforderung zu vermeiden, ist dagegen an sich für den Therapeuten nicht einschränkend. Zum aktiven Handeln: Bei einem Therapeuten-Plan „Vermeide, den Patienten zu überfordern" kann der Patient nicht wissen, ob dem Therapeuten nur gerade im Moment nichts eingefallen ist, womit er ihn überfordern kann. Erst ein Plan „Zeige dem Patienten, dass du ihn nicht überfordern wirst" mit dazugehörigem Therapeuten-Verhalten, z. B. der Erläuterung des Prinzips der kleinen Schritte und der Aufforderung an den Patienten, sofort zu melden, wenn er eine Überforderung befürchtet, enthält die Aufforderung an den Therapeuten, aktiv und unabhängig vom aktuellen Patientenverhalten nach entsprechenden Möglichkeiten zu suchen.
Zu Plänen des Patienten, für die unproblematische Mittel eingesetzt werden, sollte ein Therapeut sich ohnehin komplementär, d. h. im Sinne einer ressourcenorientierten Haltung interessiert zuwendend und bestätigend verhalten. Das steht Patienten allein schon als Ausgleich dafür zu, dass sie sich in der Therapie mit ihren Problemen entblößen, auf die sie aber keinesfalls reduziert werden wollen und sollten.
Da es wichtig ist, die richtige Ebene zu treffen und motivorientiertes Beziehungsverhalten zudem nicht unspezifisch nach dem Gießkannenprinzip, sondern so spezifisch wie möglich einzusetzen („in der Währung, die für den individuellen Patienten am wertvollsten ist"), liegt das Hauptgewicht hier auf der Diagnostik, auch wenn v. a. bei sehr einschränkender Planstruktur des

Patienten auch viel Kreativität beim Entwerfen und spontan in der Situation die Improvisation motivorientierten Verhaltens gefordert sein kann.

6 Psychische Probleme

Klassifikatorische Diagnosen im Sinne von DSM oder ICD schaffen auch aus Sicht der Plananalyse eine Verbindung zu störungsspezifischen ätiologischen Konzepten und störungsspezifischen therapeutischen Strategien: Ist einmal die Diagnose festgelegt, lässt sich relativ einfach im Gedächtnis aktivieren oder nachlesen, wie denn die betreffende Störung gängigerweise erklärt und behandelt wird. Nach anderen diagnostischen/therapeutischen Rahmenvorstellungen wird das therapeutische Vorgehen sehr direkt und mit dem Ideal eines Minimums an individueller Variation aus den Diagnosen abgeleitet (z. B. Fiedler, 1997; s. a. Kap. 3 in diesem Band). Dagegen ist mit der Plananalyse das Ideal der möglichst guten Berücksichtigung vielfältiger Aspekte verbunden, zu denen *auch* störungsspezifische Ätiologien und Interventionen gehören, aber eben nicht nur (s. unten, auch im Beispiel). Ein qualitatives Verständnis der Probleme steht auf jeden Fall im Zentrum der diagnostischen Bemühungen.

Psychische Probleme können als instrumentell einem Plan dienend oder als negative Nebenwirkung von Plänen verstanden werden. Eine Agoraphobie kann instrumentell den Ehemann daran hindern, sich zu trennen, oder – harmloser – am Abend in die Kneipe zu gehen; eine Depression kann Schonung oder die vorübergehende Entlastung von einem Entscheidungskonflikt bewirken. Eine Substanzabhängigkeit kann die unerwünschte Nebenwirkung des instrumentellen Einsatzes der Drogen zur Beseitigung unangenehmer Gefühle sein, eine Depression (etwa nach der Verstärkerverlusthypothese) unerwünschte Nebenwirkung von Vermeidungsverhalten, das dem Vermeiden agoraphobischer Ängste dient. Wenn psychische Probleme mit negativen Emotionen (wie Ängsten und depressiven Verstimmungen) verbunden sind, können die oben dargestellten Heuristiken der Analyse von Emotionen eingesetzt werden. Oft entsteht zunächst ein negatives Gefühl aus der Blockierung von Plänen, und im Zuge der Verfestigung einer Störung wird dann ein Copingverhalten entwickelt, das (z. B. bei phobischem Vermeidungsverhalten, angstreduzierenden Zwangshandlungen oder Substanzabusus) das aktuelle Hauptproblem darstellen kann, oder die Störung bzw. das dabei im Vordergrund stehende Gefühl kann eine zentrale Bedeutung im Funktionieren des Menschen gewinnen (s. Beispiele oben).

Bei einem Teil psychischer Störungen steht die ätiologische Erklärung als zwischenmenschliche Beziehungsstörung ganz im Vordergrund, wie bei Persönlichkeitsstörungen, Ängsten oder Depressionen. Bei Störungen, die – soweit wir heute wissen – stärker biologisch bedingt sind, wie Schizophrenie oder bipolare Störung, vermag die Plananalyse z. B. Bedingungen für rückfallfördernden Stress ebenso wie Copingmöglichkeiten zu klären, aber auch Voraussetzungen für eine konstruktive Beziehungsgestaltung. Diese ist ja nicht nur für psychotherapeutische Behandlungen, sondern auch für die Compliance bei medikamentöser Therapie bedeutsam. Neurobiologische Auffälligkeiten bei psychischen Störungen bedeuten zudem noch nicht ätiologische Ursachen, und im komplexen Zusammenwirken bio-psycho-sozialer Faktoren stehen sie zunächst einmal für vorübergehende Unter- oder Überaktivität einzelner Systembestandteile, die in engem Zusammenhang mit dem interpersonalen und intrapsychischen Funktionieren stehen (Caspar, 2003; Caspar, Koch &

Schneider, 2004). Das bio-psycho-soziale-System versucht, sich so zu regeln, dass das Überleben und Befriedigen der wichtigsten Grundbedürfnisse möglichst gut gelingt, wobei es aber Sackgassen und Entgleisungen geben kann. Insofern, als die Instrumentalität im Prozess der gelungenen oder misslungenen Adaptation grundsätzlich eine zentrale Rolle spielt, hat auch die Plananalyse ein hohes Potential beim Aufklären zentraler Zusammenhänge unter Einschluss neurobiologischer Faktoren. Bei dieser Aufgabe stehen wir aber noch in den Kinderschuhen.

Gängige ätiologische Modelle werden in eine instrumentelle Gesamtsicht eingeordnet und haben auf jeden Fall einen heuristischen Wert, der von Patient zu Patient auch bei identischer Diagnose variieren kann. Depressionen können z. B. manchmal gut im Sinne der Verstärkerverlusthypothese von Lewinsohn (1974) als Folge agoraphobischen Rückzugverhaltens verstanden werden, das zum Zweck des Vermeidens von Angst eingesetzt wird. Bei anderen depressiven Patienten mag das Schwarz-Weiß-Malen sensu Beck als instrumentelle Strategie verstanden werden, um sich und dem Therapeuten zu beweisen, dass jedes neue Versuchen zwecklos ist, und um damit eine vielleicht instrumentelle Depression aufrechtzuerhalten usw. Für mehrere Störungen liegen inzwischen „prototypische Strukturen“ vor: Sie stellen sozusagen das Konzentrat aus den individuellen Analysen von jeweils mehreren Patienten mit einer bestimmten Störung dar. Bei neuen Patienten mit derselben Störung wird man vielleicht auf ganz anderes stoßen, aber die „prototypischen Strukturen“ können einen heuristischen Nutzen dabei haben, schneller als bei rein induktivem Vorgehen auf wichtige, bei jedem neuen Patienten im Einzelfall plausibel nachzuvollziehende Zusammenhänge zu kommen.

7 Therapeutisches Handeln

In den letzten Jahren ist die Auffassung, therapeutisches Handeln habe sich möglichst eng an Manuale zu halten, einerseits progagiert, andererseits kritisiert worden. Ohne die diesbezügliche Diskussion hier aufnehmen zu wollen oder zu können (s. Caspar, 1997) sei in aller Kürze das Modell therapeutischen Handelns skizziert, das der Praxis der Plananalyse zugrundegelegt wird und aus dem sich auch der Stellenwert der Diagnostik ergibt. Grundsätzlich wird davon ausgegangen, dass therapeutisches Handeln in jeder Situation unter Berücksichtigung einer Vielzahl von Faktoren neu konstruiert wird. Erfahrene Therapeuten, aber auch Anfänger, die gerade diesen Prozess der „multiple constraint satisfaction“ besonders gut gelernt haben, können dabei mehr relevante Aspekte benutzen. Andere werden sich damit zumindest zunächst schwerer tun. Berücksichtigte Aspekte sind die Probleme der Patienten, die oft ja miteinander interagieren, Beschränkungen und Möglichkeiten der therapeutischen Beziehung, allgemeine und störungsspezifische therapeutische Techniken, Alltags- und Grundlagenwissen sowie persönliche Stärken und Schwächen des Therapeuten, Ressourcen des Patienten, institutionelle Rahmenbedingungen usw.

Bei abstrahierter Betrachtung mag es zwar so erscheinen, als würden Therapeuten Techniken einfach anwenden; zumindest bei flexiblen Therapeuten handelt es sich aber in Wirklichkeit um einen komplexen Handlungskonstruktionsprozess, den man besser bewusst betreibt, als unter dem Druck normativer Modelle so zu tun, als würde man sich mit geringen Abweichungen in Wirklichkeit an eine Standardprozedur halten.

Störungsspezifische Konzepte und Techniken, auch manualisierte oder gar standardisierte, können in einem solchen Prozess einbezogen werden. Es wäre heutzutage unprofessionell, das enorm angewachsene Wissen zu störungsspezifischen Vorgehensweisen nicht zu nutzen. Diese Konzepte und Sammlungen von Techniken werden aber flexibel als „Steinbruch" benutzt, aus dem der Therapeut mit dem ganzen Menschen im Auge Material beziehen kann, ohne es einfach direkt anzuwenden.
Konsequenzen aus einer solchen Auffassung therapeutischen Handelns sind:

1. Der Therapeut muss jederzeit eine differenzierte, andererseits aber noch genügend übersichtliche Fallkonzeption präsent haben, auf deren Basis er fortlaufend neue Informationen scannt und einarbeitet, wünschenswerte Veränderungen definiert, aktuelle Chancen und Hindernisse dafür erkennt und Konsequenzen seines Handelns abschätzt. Diagnosen im klassischen Sinn geben dabei Zugang zu den jeweiligen störungsspezifischen Konzepten und Techniken, die dann im umrissenen heuristischen Sinn genutzt werden.
2. Die Flexibilisierung des Vorgehens verbietet das ohnehin falsche Sich-Berufen auf die standardisierte Anwendung wirksamkeitsüberprüfter Vorgehensweisen. Weil die Freiräume größer werden, wird unausweichlich deutlich, dass die Sicherstellung einer hohen Qualität der Psychotherapie durch laufende Status- und Prozessdiagnostik sicherzustellen ist.

Beispiele finden sich bei Caspar (u. a. 2000a,b, 2007a) und unten.
Während bei einem standardisierten Vorgehen die Meinung vertreten werden könnte, die Diagnostik könnte sich auf das Erstellen der richtigen ICD-Diagnose beschränken, aus der sich dann schon der Zugang zum richtigen therapeutischen Vorgehen ergebe, ist die Rolle der Diagnostik beim von uns favorisierten Vorgehen vielfältiger.

8 Die Praxis der Plananalyse

Ein typischer Verlauf des Nutzens des Ansatzes verläuft etwa so: Eine Patientin mit einer Anorexie wird zur Therapie angemeldet. Der Therapeut macht sich schon vor dem ersten Treffen Gedanken zu typischen Plänen dieser Patientengruppe: Autonomie-Pläne, Leistungs-Pläne, (Selbst-)Kontrollpläne. Er legt die Patientin nicht darauf fest, achtet aber besonders darauf und verhält sich in der Beziehung entsprechend, immer bereit, sich umzustellen, wenn individuell differenzierende Informationen vorliegen. Beim ersten Treffen achtet er von Anfang an besonders auf nonverbales Verhalten; so wird schnell deutlich, dass die Patientin alles vermeidet, was zur Rolle einer schwachen Patientin passen würde. Der Therapeut geht davon aus, dass dies nicht ein Zweck in sich ist, „zum Glück", weil er ja unweigerlich mit der Patientin auch über ihre Probleme sprechen muss. Er versucht also, aktiv und gezielt die hypothetisch darüber stehenden Bedürfnisse (Autonomie, Selbstwert) zu sättigen, um dem ihnen dienende Problemverhalten („Vermeide, über Probleme zu reden") die motivationale Basis zu entziehen.
Während ganz zu Beginn der Aufbau einer tragfähigen Beziehung im Vordergrund steht und auch die diagnostische Aufmerksamkeit v. a. darauf ausgerichtet ist, kann im weiteren Verlauf vermehrt dem Verständnis der Problematik (immer auch unter angemessener Beachtung der Ressourcenperspektive!) Beachtung geschenkt werden. Die Sichtweise wird fortlaufend ergänzt und differenziert, wobei die gezeichnete Planstruktur allenfalls von Zeit

zu Zeit ergänzt wird. Dies ist leichter, wenn sie mit einem der gängigen Computerprogramme erstellt wurde. Nach aller Erfahrung kann man aber fast eine ganze Therapie lang im Wesentlichen von einer nach den ersten drei Sitzungen erstellten Analyse zehren.

Wird mit dem Patienten explizit über „seine" Plananalyse gesprochen? Grundsätzlich ist dies im Sinne klärungsorientierten Vorgehens sinnvoll und oft muss ja auch aus Einsicht Motivation für schwierige therapeutische Schritte geschaffen werden. Die Plananalyse dient aber in erster Linie dazu, dem Therapeuten selbst Klarheit zu verschaffen, und er nimmt sich auch heraus, Hypothesen zu bilden, mit denen er den Patienten zumindest zu Beginn der Therapie noch nicht konfrontieren kann. Wenn z. B. ein Patient zum Schutze „wunder Punkte" (Grawe, 1986) umfangreiches Vermeidungsverhalten aufgebaut hat, kann auch keine Offenheit für entsprechende Deutungen des Therapeuten erwartet werden. Den ganzen Planansatz zu erklären, wäre unverhältnismäßig, und gerade besonders interessierte und intellektuell fitte Patienten würden ein weiteres Mittel zum Rationalisieren oft dankbar, aber wenig hilfreich aufnehmen. So wird in der Regel die Plananalyse gezielt und selektiv als Mittel eingesetzt, wenn die Fallkonzeption nahelegt, dass der Patient bestimmte Aspekte seines Erlebens und Verhaltens besser verstehen lernen sollte. An diesen Stellen kann man dann auch eine instrumentelle Perspektive in das Gespräch einführen, ohne dass man den in der Umgangssprache missverständlichen „Plan"-Begriff überhaupt gebraucht und ohne mehr als fünf oder sechs Elemente auf zwei bis drei Ebenen zu benutzen.

Die routinierte Anwendung der Plananalyse ist mit einigem Lernaufwand verbunden, und die Frage des Nutzens in der Praxis ist stark davon abhängig, ob Therapeuten diesen Lernaufwand einmal erbringen, um dann im Weiteren davon profitieren zu können. Ganz pragmatisch hängt der Nutzen ja auch davon ab, ob plananalytische Überlegungen etwa (in D) auch in Kassenanträge eingebracht werden können, was dem Vernehmen nach der Fall ist. Dabei reicht es allerdings nicht, mit dem Plan-Begriff zu jonglieren; die Plananalyse muss die Basis für ein überzeugendes inhaltliches Argumentieren am Einzelfall sein.

9 Beispiel einer Plananalyse und Fallkonzeption im Rahmen der Plananalyse

Ob ein bestimmter Ansatz der Fallkonzeption mehr bringt, als sich einfach so mal ein paar Gedanken zu machen und ob man zu anderen Schlüssen kommt als mit anderen Ansätzen, erschließt sich am deutlichsten an Beispielen von einiger Differenziertheit. Insofern läuft eine so kurze Darstellung, wie sie hier möglich ist, Gefahr, weniger zu überzeugen, als das erwünscht und eigentlich möglich ist. Ungeachtet dessen ruft die Darstellung des Ansatzes nach Illustration, und weitere Fallbeispiele stehen für Interessierte zur Vervollständigung des Bildes zur Verfügung (Caspar, 2000a,b, 2007a).

Es handelt sich um eine schwer depressive 35-jährige Frau, verheiratet seit sieben Jahren, ein sechsjähriges Kind. Sie befindet sich in stationärer Therapie mit medikamentöser Behandlung, ohne die sie nicht psychotherapiefähig ist. Sie stammt aus einem anderen Land, ist aufgewachsen mit einem schlagenden Vater, ihr erster Freund und ihr erster Ehemann schlugen sie auch; ihr jetziger, zweiter, netter Ehemann, war für sie die Erlösung aus der ersten problematischen Ehe. In der Schweiz lebte sie auch wegen sprachlicher/kultureller Probleme relativ eingeschränkt v. a. für ihren

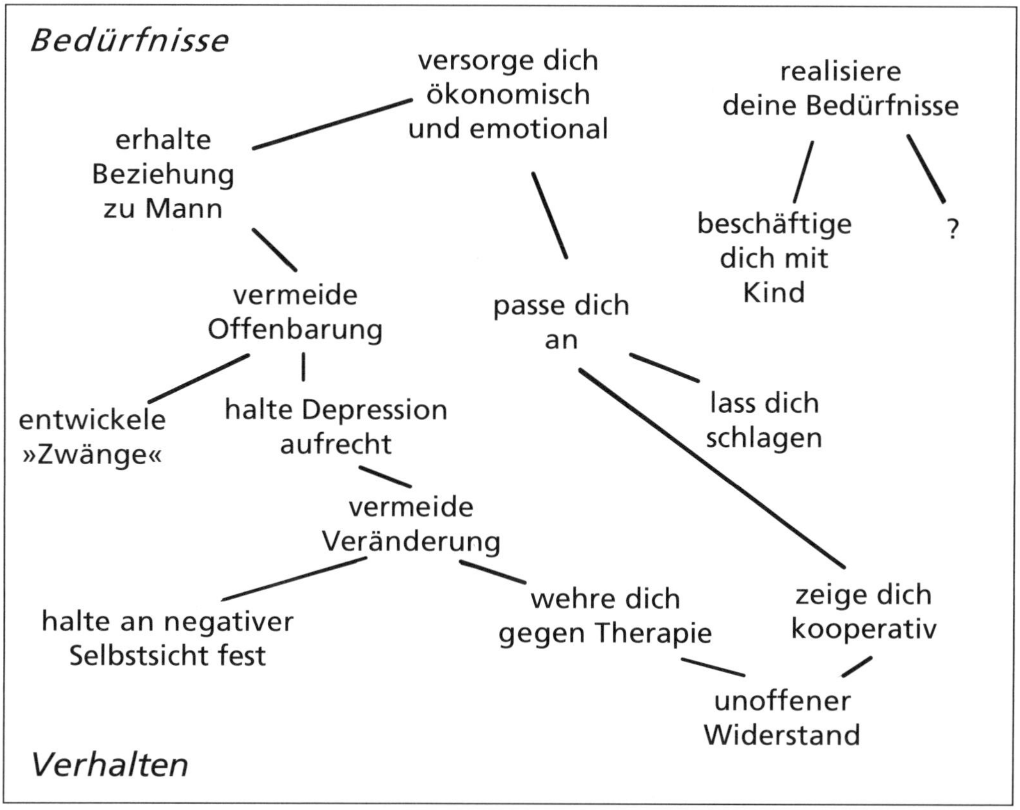

Abb. 2: Vereinfachte Struktur für die Beispielspatientin. Typisch ist, dass die Analyse der Probleme und der therapeutischen Beziehung in derselben Struktur erfolgen.

Sohn, der jetzt aber (kurz vor Ausbruch der Depression) in den Kindergarten kam.

Zuhause entwickelt sie zusätzlich zur Depression so etwas wie Zwänge: Sie putzt, wäscht und bügelt auch abends, gerade wenn es gemütlich werden könnte. Sie hat ein schlechtes Gewissen und Angst, verlassen zu werden, weil sie ihren Mann nicht liebe, jedenfalls nicht so, wie sie es nötig fände.

In der Psychotherapie, von welcher sie gezielte Hilfe für ihre Depression erwartet, ist sie grundsätzlich kooperativ, scheint aber doch schwer fassbar an ihren depressiven Gedanken festzuhalten und wehrt sich v. a. gegen ein Einbeziehen ihrer Beziehungssituation in die Therapie (Beispiel adaptiert aus Caspar, 2002).

Die Depression wird v. a. erklärt aus der Bedrohung der Beziehung (emotionale und ökonomische Versorgung; Blockierungskonzept der Plananalyse zur Entstehung negativer Emotionen), nachdem der Sohn mit Eintritt in den Kindergarten die Mutter weniger beschäftigt (emotionale Bedürfnisse versorgt/von Situation ablenkt). Nach Einschränkung ihrer Mutterrolle wird die Frage ihre Rolle als Partnerin aktueller. Aufgrund einer abhängigen Persönlichkeitsstruktur, die bereits aus ihrer früheren Anpassung an problematische Menschen (schlagender Vater und frühere Partner) deutlich wurde, ist sie derzeit in verschiedenen Bedürfnissen einseitig vom Ehemann abhängig. Andere Möglichkeiten der Realisation verschiedener Bedürfnisse sind eingeschränkt und müssten erst ausgebaut werden. Der Depression wird hypothetisch die instrumentelle Funktion unterstellt, vorübergehend den Konflikt („Soll ich dazu stehen, dass ich meinen Mann nicht liebe, trennt er sich?") zu entschärfen.

In der Therapiebeziehung stehen im Vordergrund die Anpassung an Erfordernisse der Therapie einerseits, ganz im Sinne ihres sonstigen dependenten Beziehungsverhaltens, das Sich-Wehren-Müssen gegen depressionsreduzierende Veränderungen („Depression als Ast, auf dem sie sitzt"): Solcher Widerstand hat seine Quelle nicht in der Beziehung, wirkt sich aber darauf aus. Die Kooperativität kann sicherlich genutzt werden, andererseits sollte der Therapeut sich nicht zu naiv darüber freuen, sondern sie auch als Teil zu bearbeitender Probleme sehen.

Die Therapie müsste umfassen: behutsame Klärung der Beziehungs-Situation unter Einbezug des Ehemannes, grundsätzlichere Arbeit an den Abhängigkeits-Tendenzen, zunächst aber v. a. kognitive Verhaltenstherapie der Depression (Aktivitätsplan, Arbeit an dysfunktionalen Denkstilen und Schemata u. a.). Die unterstellte instrumentelle Funktion der Depression würde es jedoch naiv erscheinen lassen, hier einen Erfolg zu erwarten, der so weit ginge, dass die Patientin die Depression „verlöre". Parallel zur konkreten Arbeit an der Depression (zu welcher die Patientin motiviert ist) müsste die Klärung der Beziehung laufen (was die Patientin zunächst als bedrohlich empfindet und wogegen sie sich wehrt). Hier ist auf eine Balance zu achten, bei der die Therapiebeziehung eine eminente Rolle spielt. Dem Wunsch nach Sicherheit und Unterstützung ist in der Beziehung komplementär entgegenzukommen, möglichst ohne dabei kontingent dependentes Verhalten zu verstärken. Der Patientin ist also Struktur und Unterstützung bei gleichzeitiger Betonung der Selbstbestimmung aktiv zu versichern, ohne dass appellatives/dependentes Verhalten verstärkt wird.

Bei dieser Therapie ist das „stages of change"-Modell von besonderem Nutzen (Prochaska, Norcross & DiClemente, 1994; Heidenreich & Hoyer, 1998), was nur ein Beispiel für das mögliche heuristische Nutzen zusätzlicher Konzepte im Rahmen von plananalytisch fundierteren Fallkonzeptionen darstellt. Ein besonderes Problem ist ja, dass die Patientin bewusst motiviert ist, störungsorientiert an ihrer Depression zu arbeiten („action stage") und (solange kein durchschlagender Erfolg die instrumentelle Funktion der Depression „bedroht") kooperativ den notwendigen Interventionen (Tagesstrukturierung, kognitive Arbeit) folgt, während sie für die hypothetischen Wurzeln der Depression in der Beziehungssituation noch kein klares Konzept hat („precontemplation stage") bzw. ein solches sogar als bedrohlich empfände. So wehrt sie sich gegen Vorschläge der Therapeutin, ihren Mann zu Therapiegesprächen beizuziehen. Das stage model legt empirisch gestützt nahe, in frühen Phasen der Motivationsentwicklung besonders autonomiegewährend und mit einsichtsorientierten Interventionen vorzugehen, in späteren Phasen strukturierter und eher mit konkreten, zur Action-Orientierung passenden (typischen verhaltenstherapeutischen) Interventionen. Das Vertrackte bei dieser Patientin war, dass die Lösung des Beziehungsproblems eigentlich Voraussetzung für eine nachhaltige Lösung des Depressionsproblems gewesen wäre, dass sie bei ersterem aber weniger weit mit Einsichts- und Motivationsentwicklung war. Daraus ergab sich ein differenziertes paralleles Vorgehen, bei dem oft in derselben Sitzung strukturiert und mit einem stärker leitenden Beziehungsangebot an der Depression und in einem anderen Teil der Sitzung „softer" auf der Basis einer gleichzeitig Sicherheit gebenden und Autonomie gewährenden Beziehung, aber durchaus klare (ein gemeinsames Gespräch mit ihrem Mann einschließende) Angebote zu klärungsorientierter Bearbeitung des Themas „Beziehung zu ihrem Mann" gemacht werden. Tatsächlich gelang es, mit diesem „integrierten" Vorgehen schrittweise voranzukommen, wobei die durch Teilerfolge bei der Depressionsbehandlung gestützte gute Therapiebeziehung ein wesentlicher Faktor beim Mut Schöpfen zum Angehen des Beziehungsthemas war. Die Patientin hatte Glück: Im Gespräch mit dem Mann zeigte sich, dass dieser sich der Beschränktheit der Liebe seiner Frau durchaus bewusst war, sie seinerseits aber trotzdem liebte und nicht verlassen wollte. Die daraus resultierende Entspannung erlaubte der Patientin nicht nur, die Depression nun wirklich gründlich und nachhaltig symptomorientiert anzugehen, sondern auch ihre Beziehung zum Mann lockerer anzugehen und in der Folge emotional zu intensivieren.

10 Wissenschaftstheoretische und methodische Aspekte

Die Plananalyse bekennt sich dazu, ein interpretierendes Verfahren zu sein. Im Gegensatz zur klassischen lerntheoretischen Verhaltensanalyse wurde allerdings die Übereinstimmung zwischen zwei oder mehr Analysierenden immer wieder überprüft und für befriedigend befunden. Dazu tragen Regeln bei, wie die, weitreichende Schlüsse möglichst mehrfach in konkreten Beobachtungen abzusichern, und die, die eigenen Hypothesen in einer Lernphase immer wieder mit denen anderer zu vergleichen. Die Plananalyse verbindet die in der Psychologie oft kontrastierte strukturelle und funktionale Sichtweise ebenso wie ein vorsichtig konzeptgeleitetes und ein induktives Vorgehen. Die Methode ist heuristisch und flexibel, so können Benutzer ihre eigenen Stärken (z. B. genaues Analysieren nonverbalen Verhaltens vs. Beachten von Subtilitäten in der Sprache) voll nutzen und auch beachtete Aspekte und Auflösungsgrad in Abhängigkeit vom erwarteten Nutzen variieren. Die Plananalyse ist kein Ansatz, der ganz oder gar nicht angewendet wird: Er ist vielmehr als Set von heuristischen Konzepten und Regeln zu verstehen, die mehr oder weniger umfassend zur Anwendung kommen können. Während ein gründliches Auseinandersetzen mit dem Ansatz und ein umfassendes Anwenden der Methodik selbstverständlich nahegelegt wird, ist doch unverkennbar, dass viele Nutzer, gerade wenn sie bereits ihre „eigenen" Konzepte haben und weiter nutzen wollen, auch aus der Verwendung lediglich von Teilen des Plananalyse-Ansatzes Nutzen ziehen können.

In der Forschungsanwendung, die hier nur am Rande erwähnt werden kann, hat sich die Methodik in vielen Arbeiten in der eigenen und anderen Arbeitsgruppen bewährt (vgl. u. a. Caspar, 1996; Caspar, Grossmann, Unmüssig & Schramm, 2005; Belz, 2008; Berger, 2005; Drapeau, Körner, Granger, Brunet & Caspar, 2005).

Literatur

Belz, M. (2008, in Druck). *Außergewöhnliche Erfahrungen.* Reihe Forschritte der Psychotherapie. Göttingen: Hogrefe.

Belz-Merk, M. & Caspar, F. (2002). Emotionen in der Verhaltenstherapie. *Psychotherapie im Dialog, 3*(2), 134–141.

Berger, Th. (2005). *Die Dynamik psychischer Störungen. Strukturen und Prozesse aus der Perspektive konnektionistischer Modelle.* Unveröffentlichte Dissertation, Universität Freiburg i. Brsg.

Buss, D. M. (2004). *Evolutionäre Psychologie.* München: Pearson.

Carver, C. S. & Scheier, M. F. (2002). Control processes and self-organization as complementary principles underlying behavior. *Personality and Social Psychology Review*, 6, 304–315.

Caspar, F. (Hrsg.). (1995). *Psychotherapeutische Problemanalyse: Bestandsaufnahme und Perspektiven.* Tübingen: DGVT.

Caspar, F. (1997). Ist die „alte" Problemanalyse wirklich so hinterwäldlerisch ? *Verhaltenstherapie und Verhaltensmedizin, 18*(2), 161–170.

Caspar, F. (1998). A connectionist view of psychotherapy. In D.J. Stein & J. Ludik (Eds.), *Neural networks and psychopathology* (pp. 88–131). Cambridge, UK: Cambridge University Press.

Caspar, F. (2000a). Das Bindeglied zwischen allgemeinem Wissen und dem hilfesuchenden Menschen: Diagnostik in der Verhaltenstherapie aus der Sicht von Plananalyse und allgemeiner Psychotherapie. In A. Laireiter (Hrsg.), *Diagnostik in der Psychotherapie* (S. 143–163). Wien: Springer.

Caspar, F. (2000b). Therapeutisches Handeln als individueller Konstruktionsprozess. In J. Margraf (Hrsg.), *Lehrbuch der Verhaltenstherapie*, Bd. 1 (2. Aufl., S. 155–166). Göttingen: Hogrefe.

Caspar, F. (2002). Kognitiv-verhaltenstherapeutisches Vorgehen auf der Basis plananalytischer Fallkonzeptionen. In H. Böker & D. Hell (Hrsg.), *Therapie der affektiven Störungen. Psychosoziale und neurobiologische Perspektiven* (S. 265–273). Stuttgart/New York: Schattauer.

Caspar, F. (2003). Psychotherapiemotivation des Patienten, Therapeut-Patient-Beziehung im Psychotherapieprozess und Entscheidungsprozesse des Therapeuten. In E.E. Leibing, W. Hiller & S. Sulz (Hrsg.), *Lehrbuch der Psychotherapie, Ausbildungsinhalte nach dem Psychotherapeutengesetz (PsychThG); Band 2: Verhaltenstherapie (Vertiefungsband)* (S. 67–84). München: CIP Medien.

Caspar, F. (2007a). *Beziehungen und Probleme verstehen. Eine Einführung in die psychotherapeutische Plananalyse* (3. überarb. Aufl.). Bern: Huber.

Caspar, F. (2007b, in Vorbereitung). Motivorientierte Beziehungsgestaltung. In M. Hermer & B. Röhrle (Hrsg.), *Handbuch der therapeutischen Beziehung*. Tübingen: DGVT.

Caspar, F., Grossmann, C., Unmüssig, C. & Schramm, E. (2005). Complementary therapeutic relationship: Therapist behavior, interpersonal patterns, and therapeutic effects. *Psychotherapy Research, 15*, 1–10.

Caspar, F., Koch, K. & Schneider, F. (2004). Psychotherapie und ihre neurobiologischen Voraussetzungen. In W. Senf & M. Broda (Hrsg.), *Praxis der Psychotherapie* (S. 34–53). Stuttgart: Thieme.

Caspar, F., Rothenfluh, Th. & Segal, Z.V. (1992). The appeal of connectionism for clinical psychology. *Clinical Psychology Review, 12*, 719–762.

Drapeau, M., Körner, A., Granger, L., Brunet, L. & Caspar, F. (2005). A plan analysis of pedophile sexual abusers' motivations for treatment. *International Journal of Offender Therapy and Comparative Criminology, 49*(3), 308–324.

Fiedler, P. (1997). Therapieplanung in der modernen Verhaltenstherapie: Von der allgemeinen zur phänomen- und störungsspezifischen Behandlung. In H. Reinecker & P. Fiedler (Hrsg.), *Therapieplanung in der modernen Verhaltenstherapie: Eine Kontroverse* (S. 1–27). Lengerich: Pabst.

Grawe, K. (1986). Schema-Theorie und Heuristische Psychotherapie (Forschungsbericht 2/1986). Bern: Universität, Psychologisches Institut.

Grawe, K. & Dziewas, H. (1978). Interaktionelle Verhaltenstherapie. *Mitteilungen der DGVT*, Sonderheft 1.

Heidenreich, T. & Hoyer, J. (1998). Stadien der Veränderung in der Psychotherapie: Modelle, Perspektiven, Kritik. *Verhaltenstherapie und Psychosoziale Praxis, 30*(4), 381–402.

Leventhal, H. (1980). Toward a comprehensive theory of emotion. In L. Berkowitz (Ed.), *Advances in experimental social psychology* (S. 140–207). New York: Academic Press.

Lewinsohn, P.M. (1974). A behavioral approach to depression. In R.M. Friedman & M.M. Katz (Eds.), *The psychology of depression: Contemporary theory and research* (S. 157–185). New York: Plenum Press.

Miller, G.A., Galanter, E. & Pribram, K.H. (1960). *Plans and the structure of behavior.* New York: Holt.

Prochaska, J., Norcross, J. & DiClemente, C. (1994). *Changing for good.* New York: W. Morrow & Co.

7 Gesprächspsychotherapeutische Diagnostik

Rainer Sachse

1 Gesprächspsychotherapie und Diagnostik
2 Diagnostische Funktionen
3 Verfahren zur Prozessdiagnostik
3.1 Fragebögen zur Nachbefragung
3.2 Ratingskalen
4 Verfahren zur Erfolgsdiagnostik: Evaluation des Therapieerfolges
4.1 Veränderungsfragebogen des Erlebens und Verhaltens (VEV)
4.2 Kieler Änderungssensitive Symptomliste (KASSL)
4.3 Feelings, Reactions and Beliefs Survey (FRBS)
4.4 Fragebogen zur Selbstakzeptierung (SESA)
4.5 Self-Consciousness-Scale (SCS)
4.6 Fragebogen zu Kontrollüberzeugungen (IPC)
5 Zusammenfassung
Literatur

1 Gesprächspsychotherapie und Diagnostik

Gesprächspsychotherapie (GPT) ist heute kein einheitliches Psychotherapieverfahren mehr: Es reicht von „klassisch-rogerianischen“ Ansätzen (vgl. Biermann-Ratjen, Eckert & Schwartz, 1995; Schmid, 2002) über sog. „process-experientielle“ Psychotherapie (Greenberg, Rice & Elliott, 1993; Elliott, Watson, Goldman & Greenberg, 2003) bis zur zielorientierten Gesprächspsychotherapie (Sachse 1992, 1999) und klärungsorientierten Psychotherapie (Sachse, 2003a, 2003b). In der „klassischen“ Form der GPT spielt Diagnostik eine untergeordnete Rolle, da Rogers (1951) annahm, dass eine diagnostische Haltung des Therapeuten gegenüber dem Klienten die Empathie des Therapeuten beeinträchtigen könnte. Diagnostische Verfahren werden daher in diesem Ansatz kaum verwendet.

In anderen Ansätzen der GPT hat mit der stärkeren Differenzierung gesprächspsychotherapeutischer Interventionen und ihrem Bezug zu Eingangs- und Prozessmerkmalen von Klienten (Tscheulin, 1998), vor allem aber mit der Entwicklung störungsspezifischer Ansätze (Swildens, 1991) und der Notwendigkeit von Qualitätskontrollen die Bedeutung der Diagnostik seit einigen Jahren sehr stark zugenommen – und dies nicht nur im Rahmen der Forschung, sondern auch in der Praxis (vgl. Sachse, 2000a).

2 Diagnostische Funktionen

Merkmale und Funktionen der Diagnostik in der GPT sind schulenübergreifend. Zunächst geht es auch in der GPT darum, mit Hilfe geeigneter diagnostischer Instrumente und Strategien den Erfolg bzw. die Qualität der psychotherapeutischen Maßnahmen zu sichern. Darüber hinaus lassen sich in der GPT diagnostische Vorgehensweisen erkennen, die status- und/oder prozessorientiert sind (vgl. Kap. 1 in diesem Band).

Wenn Prognosen getroffen werden sollen, dann wird in der Regel mit Hilfe eines Fragebogens der *Ist- oder Ausgangszustand* des Klienten erhoben (vgl. **Tab. 1**).

Der Eingangsdiagnostik folgen Zwischenmessungen im weiteren Verlauf der Therapie sowie Erhebungen zum Ende der Therapie bzw. zum Zeitpunkt einer Katamnese (Eckert & Biermann-Ratjen, 1990; Grawe, Caspar & Ambühl, 1990; Lambert & Bergin, 1994; Meyer, 1981; Schulte, 1993). Dabei sind besonders Messinstrumente von Bedeutung, die theoretisch eng mit der GPT verknüpft sind. Ein Beispiel hierfür ist die Nutzung der Skalen von Truax (s. u.), die entwickelt wurden, um festzustellen, inwiefern die von Rogers (1951) aufgestellten „facilitative conditions“ (Empathie, Akzeptierung und Kongruenz) durch den Therapeuten realisiert werden bzw. inwiefern sie Klientenprozesse in der gewünschten Weise beeinflussen (Tscheulin, 1998). Aber auch aus anderen Bereichen der psychotherapeutischen Diagnostik werden Verfahren genutzt, um Vorhersagen zu machen und um den therapeutischen Fortschritt zu begleiten und die Effizienz zu überprüfen. Diese Art der Diagnostik ist zugleich ein Beitrag zur Qualitätssicherung in der Psychotherapie (Ergebnisqualität).

Wenn diagnostische Messungen zur Indikationsstellung in Anspruch genommen werden, dann in Hinsicht auf selektive, differentielle und adaptive Indikation, für die in der GPT auch einige spezifische Verfahren vorliegen (vgl. Kap. 13 in diesem Band; Sachse, 1995a, 1997a, 2001, 2002, 2004; Schulze, 1981). Insbesondere sind es die adaptiven Formen der Diagnostik, die zur Überprüfung der Prozessqualität der Psychotherapie beitragen.

In neueren Ansätzen der GPT wird davon ausgegangen, dass der Therapeut ein Experte für den Therapieprozess ist und den Klärungsprozess des Klienten durch spezifische Bearbeitungsangebote gezielt fördert und unterstützt (Greenberg et al., 1993; Sachse, 1996, 2003a). Um dies zu leisten, muss der Therapeut im Therapieprozess ein Modell über den Klienten, über dessen Probleme, Ziele, die Art der Problembearbeitung und Beziehungsgestaltung aufbauen und fortlaufend elaborieren. Dieser Zugang ist die Grundlage für die Entwicklung therapeutischer Strategien und Interventionen (Becker & Sachse, 1997; Sachse, 2003a). Für die Modellbildung des Therapeuten sowie für die fortwährende Adaptation des Modells sind diagnostische Informationen aus der Prozessdiagnostik von entscheidender Bedeutung. Hierzu hat die GPT spezifische diagnostische Vorgehensweisen entwickelt, die ihre besondere Expertise auf diesem Gebiet ausmachen.

Vor Beginn der Therapie wird mittels eines der Standard-Diagnosesysteme, wie der ICD-10 (Dilling, Mombour & Schmidt, 2004) oder des DSM-IV-TR (Saß, Wittich & Zaudig, 2003) eine klassifikatorische Diagnostik angestrebt. Sie ist eine wichtige Voraussetzung, um eine von Therapieschulen unabhängige störungsspezifische Indikation zu stellen und Zielbereiche für notwendige Veränderungen beim Klienten anhand spezifischer Problembereiche zu identifizieren. Damit werden auch Prognosen über eine mögliche differentielle Wirkung von Psychotherapie angestrebt und nachvollziehbar kommuniziert (vgl. Kap. 4

Tab. 1: Übersicht über die dargestellten diagnostischen Verfahren

Autor	Diagnostische Ziele	Methode
Eckert (1974)	Stunden-Nacherhebung • Therapeut-Klient-Beziehung • Therapeutische Fortschritte	Fragebogen
Barrett-Lennard (1962)	Stunden-Nachbefragung • Realisierung der „Therapeutic conditions" durch den Therapeuten	Fragebogen
Franke (1977)	Stundennachbefragungsbogen für Gruppen	Fragebogen
Höger & Eckert (1997)	Stunden-Nachbefragung • Therapeutisches Angebot • Therapeutische Veränderungen • Erleben in der Therapiestunde	Fragebogen
Truax (1961a, 1961b, 1962a)	Einschätzungen darüber, in welchem Ausmaß der Therapeut die „therapeutic conditions" realisiert	Ratingskalen
Tausch (1973)	Einschätzung der Realisation von • „Verbalisierung emotionaler Erlebnisinhalte" • Echtheit • Akzeptierung durch den Therapeuten	Ratingskalen
Schwartz (1975a, 1975b, 1980)	Einschätzung von Verhaltensmerkmalen des Therapeuten	Ratingskalen
Dahlhoff & Bommert (1976, 1978)	Einschätzung des „Experiencing-Niveaus" des Klienten	Ratingskalen
Pfeiffer (1975, 1976)	Einschätzung • der Erlebensintensität des Klienten • der Förderung der Klienten-Prozesse durch den Therapeuten	Ratingskalen
Stiles (1992)	Einschätzung des Ausmaßes, in dem ein Klient negative Schemata bearbeitet und „assimiliert" hat	Ratingskalen
Sachse & Maus (1991)	Einschätzung • der Tiefe der vom Klienten erreichten Explizierung (Klärung) relevanter Schemata: Bearbeitungsweise • der Tiefe der vom Therapeuten gegebenen Bearbeitungsangebote	Ratingskalen
Sachse (1997)	Einschätzung • der Explizierungstiefe • der Vermeidung • der Beziehungsgestaltung durch den Klienten	Ratingskalen
Zielke & Kopf-Mehnert (1978)	Messung der von der Therapie initiierten Veränderungen	Fragebogen VEV
Zielke (1979)	Messung von Veränderungen auf Symptomebene	Fragebogen KASSL
Cartwright, deBruin & Berg (1991) Höger (1995)	Messung von Veränderungen bei Klienten in Bereichen, die nach der Persönlichkeitstheorie von Rogers relevant sind	Fragebogen FRBS
Fenigstein, Scheier & Buss (1979)	Erfassung der „subjektiven Selbstaufmerksamkeit"	Fragebogen SCS

Autor	Diagnostische Ziele	Methode
Sorembe & Westhoff (1985)	Erfassung der Selbstakzeptierung, die eine Person sich selbst entgegenbringt	Fragebogen SESA
Krampen (1981)	Erfassung, in welchem Ausmaß eigene Handlungen als selbst-initiiert oder als fremd-initiiert erlebt werden (Kontrollüberzeugungen)	Fragebogen IPC

in diesem Band). Sowohl die Forschungsstudien in der GPT (Sachse, 1995a, 1995b) als auch Fallberichte (z. B. Eckert, Höger & Linster, 1997) berücksichtigen heute DSM- und ICD-Klassifikationen. Dies verdeutlicht, dass klassifikatorische Diagnostik inzwischen auch in der GPT breite Akzeptanz erlangt hat.

Mit Hilfe der *Prozessdiagnostik* erhält der Therapeut wichtige Hinweise für die bereits angesprochenen Klienten-Modelle, die er nutzt, um Fortschritte zu erkennen, sein Verhalten auf den Klienten hin bzw. auf seinen jeweiligen Status im therapeutischen Geschehen zu orientieren. Der Therapeut erfährt auf diese Weise z. B. etwas darüber, ob der Klient an der Klärung relevanter Schemata konstruktiv arbeitet oder ob er eine Konfrontation mit bestimmten Aspekten eines Problems meidet bzw. mit ihnen konstruktiv umgeht (Becker & Sachse, 1997). Es können auch neue Erkenntnisse gewonnen werden, die Möglichkeiten der Veränderung deutlich machen, die sowohl für die Forschung als auch für eine ideographisch orientierte diagnostisch-therapeutische Vorgehensweise nützlich sein können (vgl. Sachse & Takens, 2003). Damit ist die Prozessdiagnostik in der GPT zentral für die Analyse von Verläufen und für adaptive Indikationen (Greenberg et al., 1993).

Sie ist in der GPT äußerst elaboriert und am differenziertesten empirisch erforscht. Zur Erhebung dieser Verlaufsinformationen dienen in der GPT insbesondere Stunden-Nacherhebungs-Fragebögen und Ratings.

3 Verfahren zur Prozessdiagnostik

3.1 Fragebögen zur Nachbefragung

Stunden-Nachbefragungsbögen dienen dazu, den Therapieprozess aus der Klienten- bzw. aus der Therapeutenperspektive zu erfassen. Dabei können sich Therapeuten wie Klienten selbst sowie ihre Beziehung einschätzen. Dadurch werden prinzipiell unterschiedliche und vielfältige Einschätzungen möglich, wie sie üblicherweise mit einem Fragebogen so nicht zu erfassen sind (Orlinsky & Howard, 1986; Orlinsky, Grawe & Parks, 1994).

Für Forscher und auch für den Therapeuten kann es sehr interessant sein, zu analysieren, inwieweit die Einschätzungen von Therapeut/Klient voneinander abweichen. So kann ein Therapeut z. B. feststellen, dass er die Beziehung selbst als problematischer erlebt, der Klient sie jedoch als unproblematisch und vertrauensvoll auffasst: Dies kann und soll den Therapeuten dann veranlassen, zu klären, was die Quelle dieser Diskrepanz ist. Das Aufklären derartiger Diskrepanzen kann die Dynamik im Therapieprozess verdeutlichen.

Die nachfolgend referierten Fragebögen sind in der Tradition der „klassischen" Gesprächspsychotherapie entstanden.

3.1.1 Eckert-Fragebogen

Der *Klientenerfahrungsbogen zur Beschreibung der psychotherapeutischen Interaktion und Situation* von Eckert (1974) erhebt verschiedene Prozessvariablen aus Sicht des Klienten. Es handelt sich dabei um die inhaltlich elaborierte Version eines von Barrett-Lennard (1962) entwickelten Nachbefragungsinstrumentes (einen entsprechenden Fragebogen für Gruppentherapie entwickelte Franke, 1977). Einige Items lauten beispielsweise:

- „Im heutigen Gespräch erschienen mir einige meiner Probleme in neuem Licht."
- „Durch die Zurückhaltung des Therapeuten fühlte ich mich verunsichert."
- „Ich habe durch dieses Gespräch mehr Vertrauen zu mir selbst gewonnen."

Empirisch zeigte sich, dass bestimmte, zu Therapiebeginn durch den Eckert-Fragebogen erfasste Klientenerfahrungen (z. B. „Heute sind wir irgendwie weitergekommen") mit einem erfolgreichen Therapieabschluss in Zusammenhang stehen. Schon nach der zweiten Therapiestunde einer „klassischen" Gesprächstherapie ermöglichen die Ergebnisse dieses Erhebungsinstruments eine Prognose des Behandlungserfolgs (Eckert, 1974, 1976, 1980; Eckert, Bolz & Pfuhlmann, 1979).

Eckert (1974) entwickelte auch einen Stunden-Nachbefragungsbogen für den Therapeuten, der Items enthält wie:

- „Das Gespräch heute drehte sich oft um dieselben Inhalte."
- „Ich fühle mich dem Klienten irgendwie unterlegen."
- „Ich hatte den Eindruck, dass der Klient heute wenig vorangekommen ist."

3.1.2 Bielefelder Klientenerfahrungsbogen

Auf der Basis des *Klientenerfahrungsbogens* von Eckert (1974) konstruierten Höger und Eckert (1997) den *Bielefelder Klientenerfahrungsbogen (BIKEB)*. Er besteht aus sechs Skalen zu je vier Items:

1. Zurechtkommen mit dem Therapeuten, z. B.: „Heute fühlte ich mich bei meinem Therapeuten gut aufgehoben."
2. Zurechtkommen mit sich selbst in der Stunde, z. B.: „Heute hatte ich in der Stunde das Gefühl, innerlich blockiert zu sein."
3. Veränderungserleben, z. B.: „Durch das heutige Gespräch bin ich zu einer anderen Sicht meiner Probleme gekommen."
4. Erleben persönlicher Sicherheit und Zuversicht, z. B.: „Ich habe durch dieses Gespräch mehr Zutrauen zu mir selbst gewonnen."
5. Erlebte Beruhigung, z. B.: „Durch das heutige Gespräch bin ich innerlich irgendwie ruhiger geworden."
6. Erlebte körperliche Entspannung vs. Erschöpfung, z. B.: „Dieses Gespräch hat mich körperlich frischer und gelöster gemacht."

3.2 Ratingskalen

Ratingskalen sind die zentralen Instrumente der Prozessanalyse: Sie erlauben eine *online-Erfassung* von Therapie-Variablen im Therapieprozess und ermöglichen damit eine kontinuierliche Elaboration des Klientenmodells. Sie stellen damit in der GPT die zentralen Diagnose-Instrumente dar, denn sie machen so eine kontinuierliche Anpassung therapeutischer Strategien an den jeweiligen Bearbeitungsprozess des Klienten möglich.

Ratingskalen lassen sich einteilen in Global-Skalen und Mikro-Analyse-Skalen. Global-Skalen erfassen einen größeren Ausschnitt aus der Therapiestunde bezüglich eines Merkmals. Für dieses Merkmal wird dann ein „Durchschnittswert" bestimmt. Mikro-Analyse-Skalen erfassen Merkmale einzelner Therapeuten- oder Klientenaussagen; sie sind die Grundlage für eine differenzierte Interaktionsanalyse (vgl. Langer & Schulz von Thun, 1974).

3.2.1 Globale Ratingskalen

Globale Ratingskalen sind solche, die einen Ausschnitt aus einer Therapiestunde global, summarisch, überblicksmäßig einschätzen. Diese Skalen sind die ersten, die in der Gesprächspsychotherapie entwickelt wurden.

Truax-Skalen

Die ersten Ratingsysteme, die im Rahmen der klärungsorientierten Ausrichtung der Gesprächspsychotherapie entstanden, sind die sog. *Truax-Skalen*. Diese Skalen haben zum Ziel, die von Rogers postulierten *therapeutic conditions* (Empathie, Akzeptanz und Kongruenz) zu erfassen und die zentrale Klientenvariable *intra-personal exploration* („Selbstexploration") abzubilden.

Truax entwickelte hierfür eine Reihe von Skalen, deren Reliabilität und Validität empirisch ausreichend gesichert werden konnten (Tausch, Sander, Bastine, Freise & Nagel, 1970; Truax, 1963, 1966a, 1966b, 1966c; Truax & Mitchell, 1971). Übersetzungen dieser Skalen ins Deutsche liegen von Tausch und seiner Arbeitsgruppe vor (Tausch, 1973; Tausch, Zehelein, Fittkau & Minsel, 1967, 1969; Tausch, Eppel, Fittkau & Minsel, 1969a):

- *Genuineness:* Damit wird das Ausmaß erhoben, in dem der Therapeut „kongruent" ist, also frei von Widersprüchen, Manipulationen u. ä. (Truax, 1962a).
  Die Skala *genuineness* wurde im Deutschen zu „Echtheit und Selbstkongruenz". Hier liegt der Therapeut hoch in der Skala, wenn er „in freier und tiefer Weise im Beziehungsverhältnis er selbst ist, offen ist für Erfahrungen und keine Anzeichen von Verteidigung zeigt" (Tausch, 1973, S. 130).
- *Nonpossessive Warmth:* Diese erhebt die Tendenz des Therapeuten, eigene Wertungen zurückzunehmen, den Klienten als Person anzunehmen und wertzuschätzen (Truax, 1962b).
  Die Skala *nonpossessive warmth* wurde im Deutschen als „positive Wertschätzung und emotionale Wärme" bezeichnet. Hier erhält der Therapeut einen hohen Wert, wenn er „ohne Einschränkung eine nicht an Bedingungen gebundene Wertschätzung erkennen lässt, eine tiefe Achtung vor dem Klienten zeigt, eine echte und tiefe Fürsorge realisiert, die *nicht* mit den jeweils thematisierten Inhalten variiert" (Tausch, 1973, S. 117).
- *Accurate empathy:* Hiermit lässt sich feststellen, inwieweit der Therapeut den Klienten versteht, die Perspektive des Klienten übernehmen und sich auf den Klienten einstellen kann (Truax, 1961a).
  Aus der Skala *accurate empathy* wurde im Deutschen die Skala „Verbalisierung emotionaler Erlebnisinhalte" (Tausch, 1973). Auf dieser Skala erhält der Therapeut den höchsten Wert, wenn er tut, was auf Stufe 12 angegeben ist: „Verbalisierung in genauer Form aller wesentlichen vom Klienten geäußerten persönlich-emotionalen Inhalte des Erlebens durch den Psychotherapeuten" (Tausch, 1973, S. 82).
- *Intra-personal exploration:* Dieses prognostisch besonders bedeutsame Merkmal gibt Antwort auf die Frage, inwieweit der Klient über sich selbst spricht und eigene Problemaspekte bearbeitet und klärt (Truax, 1961b).
  Die Skala *intra-personal exploration* wurde im Deutschen als Skala „Selbstexploration" bezeichnet. Ein Klient erhält

hier hohe Werte, wenn er „ausführlich seine spezifisch-persönlichen inneren Erlebnisse schildert und neue Aspekte und Zusammenhänge in seinem Erleben findet" (Tausch, 1973, S. 244).

Carkhuff-Schwartz-Skalen

Carkhuff (1969a, 1969b) versuchte die Verhaltensmerkmale des Therapeuten und die des Klienten stärker auszudifferenzieren, um die Prozessaspekte genauer und elaborierter erfassen zu können. Diese differenzierten Skalen wurden von Schwartz (1975a, 1975b, 1980; Schwartz & Eckert, 1976; Schwartz, Eckert, Babel & Langer, 1978) übersetzt und empirisch überprüft. Auf der Therapeutenseite enthalten die Carkhuff-Schwartz-Skalen die Aspekte

- Weitergehen des Psychotherapeuten
- Flexibilität im Sprachverhalten
- Häufigkeit des Ansprechens von Gefühlen des Klienten durch den Therapeuten
- Richtigkeit der Therapeutenäußerung
- Innere Beteiligung des Therapeuten
- Unbestimmtheit der Therapeutenaussage
- Konkretheit der Therapeutenformulierung
- Deutlichkeit der Therapeutenäußerung

Auf der Klientenseite werden Aspekte erfasst wie:

- Undifferenziertheit der Klientenäußerung
- Intensität der Auseinandersetzung des Klienten mit sich selbst
- Fehlen von gefühlsbezogenen Selbstreferenzen
- gefühlsmäßige Nähe des Klienten zu seinen Äußerungen
- Unspontaneität des Sprechens
- Akzeptierung eigener Gefühle

Experiencing-Skala

Gendlin (1964, 1969, 1978, 1990) sieht den Prozess des *Experiencing* als Voraussetzung für eine konstruktive therapeutische Veränderung. Dieser Prozess besteht darin, dass sich eine Person intensiv mit dem eigenen Erleben auseinandersetzt und im Zuge dessen unklare Bedeutungen klärt, welche in diffusen Körpersensationen (*felt senses*) zum Ausdruck kommen. Im Unterschied zum Konzept der Selbstexploration, zu dem einige Parallelen bestehen, legt das Konzept des Experiencing eher einen Schwerpunkt auf die affektive Verarbeitung, betont also das Fokussieren und Klären eigener Affekte. Die Experiencing-Skala, deren deutsche Version von Dahlhoff und Bommert (1976, 1978) vorgelegt wurde, dient der Beschreibung und Erfassung dieses Experiencing-Prozesses. Ein Klient erhält hohe Werte auf dieser Skala, wenn er „über ein klares Bild von seinem unmittelbar ablaufenden Erleben verfügt und in der Lage ist, die Bedeutung des Erlebens für sich selbst zu verstehen, und dieses Erleben zur Basis seines Handelns machen kann" (Dahlhoff & Bommert, 1978, S. 4; vgl. auch Greenberg, Elliott & Lietaer, 1994).

3.2.2 Mikro-Analyse-Skalen

Im Unterschied zu globalen Erhebungsinstrumenten sind Mikro-Analyse-Skalen darauf ausgerichtet, eine differenzierte Analyse des Therapieprozesses sowie der Therapeut-Klient-Interaktion zu ermöglichen. Hier ist der Fokus also auf einzelne Interventionen oder Klientenaussagen gerichtet (Greenberg & Pinsof, 1986). Mikro-Analyse-Skalen erlauben es dem Therapeuten, direkte Wirkungen einzelner Interventionen einzuschätzen und auf diese Weise z. B. zu beurteilen,

- ob der Klient bestimmte Bearbeitungsangebote umsetzt

- ob der Klient weitere, spezifische Hilfestellungen des Therapeuten für seinen Klärungsprozess benötigt
- ob der Klient ein spezielles Bearbeitungsproblem (z. B. eine systematische Vermeidungstendenz) aufweist
- ob Klienten spezifische Formen von Interaktionsproblemen realisieren, auf die der Therapeut reagieren sollte

3.2.3 Erlebens-Intensitäts-Skalen

Die *Erlebens-Intensitäts-Skalen* von Pfeiffer (1975, 1976) stellen auf der Klientenseite eine Kombination von Selbstexplorations- und Experiencing-Skala dar und erfassen auf der Therapeutenseite, in welchem Ausmaß ein Therapeut auf die vom Klienten geäußerten Inhaltsaspekte eingeht (Bense, 1977). Ein Klient erhält hier hohe Skalenwerte, wenn er eine „eigenständig fortschreitende Exploration des eigenen Erlebens" zeigt; der Therapeut erhält hohe Werte, wenn er den Klienten so begleitet, dass diesem „die fortschreitende Exploration des eigenen Erlebens möglich wird".
Die Vorteile dieser Skalen liegen darin,

- dass sie vom Aufbau der Skalenstufen eine Mikro-Prozessanalyse zulassen
- dass Klienten- und Therapeutenskala inhaltlich aufeinander bezogen sind, so dass eine Interaktionsanalyse möglich ist.

Ein Nachteil der Skalen liegt darin, dass die Therapeuten-Skalenstufen so definiert sind, dass sie nur erfassen können, was der Therapeut als Reaktion auf den Klienten tut; sie erfassen aber nicht, was der Therapeut beim Klienten anregt: Die Skalenstufen sind retrospektiv und nicht prospektiv definiert.

3.2.4 Assimilation-Skala

Stiles (1992; Stiles, Morrison, Haw, Harper, Shapiro & Firth-Cozens, 1988; Stiles, Meshot, Anderson & Sloan, 1989; Stiles, Elliott, Llewelyn, Firth-Cozens, Margison, Shapiro & Hardy, 1990) hat eine sog. *Assimilation-Skala* entwickelt. Sie erfasst das Ausmaß, in dem sich ein Klient bisher verleugneten, schmerzhaften, negativen Inhalten (Schemata) stellt, diese in den Fokus der Aufmerksamkeit stellt, sie klärt und die Inhalte verarbeitet (assimiliert).
Die Skala hat acht Stufen, welche in **Tabelle 2** dargestellt sind.
Diese Information ist für die Modellbildung des Therapeuten hoch relevant, da der Therapeut anhand dieses Wissens entscheiden kann, wie und womit er den Klientenprozess nunmehr unterstützen muss oder kann: Muss er eine Vermeidung bearbeiten, kann er Klärung fördern oder sollte er nun eher lösungsorientiert arbeiten? Die Skala erfasst, wo sich der Klient zu einem bestimmten Zeitpunkt des Therapieprozesses gerade befindet: Vermeidet er eine Auseinandersetzung noch, klärt er bereits oder arbeitet er schon an Lösungen?

3.2.5 Bearbeitungsskalen

Als theoretische Basis für die *Bearbeitungsskalen* dienen nicht die von Rogers postulierten therapie- und störungstheoretischen Konzepte. Ihnen liegt vielmehr ein allgemeinpsychologisches Therapieverständnis zugrunde, welches besonders Elemente aus sprachpsychologischen (Hörmann, 1976) sowie emotions- und motivationspsychologischen Theorien (Kuhl & Eisenbeißer, 1986; Kuhl, 2001) betont. Nach der Theorie der Explizierung (Sachse & Maus, 1991; Sachse, 1992) besteht ein wesentliches Ziel der GPT darin, dem Klienten zu ermöglichen, im Laufe des Therapieprozesses bestimmte problemrelevante Ziele, Motive und Schemata zu klären, zu repräsentieren und zu verändern. Dieser Prozess der Explizierung setzt sich aus verschiedenen Verarbeitungsstufen zusammen (Toukmanian, 1990), im Zuge derer der Klient bestimmte

Tab. 2: Stufen der Assimilation-Skala

Stufe 0	**Abwehr:** Der Klient leugnet ein Problem oder die Existenz bestimmter Schemata (die für einen Beobachter jedoch klar zu erkennen sind). Der Affekt ist aufgrund der massiven Vermeidung minimal.
Stufe 1	**Unerwünschte Gedanken:** Der Klient hat intrusive Gedanken, die von einem Schema stammen, die der Klient jedoch nicht will und denen er sich auch nicht stellen will. Der Affekt wird stärker, der Klient sieht diesen aber nicht als relevante Informationsquelle.
Stufe 2	**Vages Bewusstsein:** Klienten nehmen die Existenz problematischer Erfahrungen wahr, können das Problem aber noch nicht definieren. Mit dem Bewusstsein sind starke Affekte verbunden.
Stufe 3	**Problem-Klärung:** Der Klient stellt sich dem Problem und bearbeitet es. Gefühle werden als Informationen zur Klärung benutzt; der Klient setzt sich aktiv damit auseinander.
Stufe 4	**Verstehen:** Der Klient beginnt, seine Erfahrungen zu verstehen und einzuordnen und mit anderen Schemata zu verbinden. Der Affekt wird zunehmend positiv.
Stufe 5	**Anwendung:** Der Klient vertieft sein Verstehen. Der Klient denkt über alternative Handlungen und Lösungen nach. Der Klient ist motiviert, neugierig, konstruktiv.
Stufe 6	**Problemlösung:** Der Klient erreicht spezifische Problemlösungen; das erzeugt positive Affekte, Zufriedenheit. Er erarbeitet Generalisierungen von Problemlösungen. Der Affekt wird zunehmend neutral.
Stufe 7	**Bewältigung:** Der Klient wendet Problemlösungen auf neue Situationen an. Er ist nicht mehr belastet. Es geht nun darum, neue Verhaltensweisen zu habituieren.

Aufgaben (tasks) bewältigt und verschiedene Stufen der Repräsentation von Schemata und damit der Assimilation schmerzlicher Erfahrungen (Stiles, 1992) durchläuft.
Die *Bearbeitungsweise-Skala für Klienten* (*BW-Skala;* Sachse & Maus 1991) dient dazu, den Prozess der Explizierung zu beschreiben. Sie erlaubt es, festzustellen, auf welcher von acht möglichen Stufen der Explizierung sich ein Klient zum gegebenen Zeitpunkt befindet (s. **Tab. 3**).

Tab. 3: Stufen der Bearbeitungsweise-Skala für Klienten

Stufe 1	Keine Bearbeitung relevanter Inhalte durch den Klienten.
Stufe 2	Intellektualisieren: Der Klient entwickelt „Theorien" über seine Motive, Annahmen usw., ohne diese tatsächlich zu klären.
Stufe 3	Bericht über Ereignisse: Der Klient beschreibt, was sich ereignet hat.
Stufe 4	Bewertung: Der Klient bewertet Ereignisse, ohne dass er sich als Quelle der Bewertung wahrnimmt.
Stufe 5	Persönliche Bewertung: Der Klient betrachtet sich als Quelle von Bewertung.
Stufe 6	Persönliche Bedeutung: Der Klient konzentriert sich auf die Bedeutung eigener Gefühle, Affekte und Handlungsimpulse.
Stufe 7	Explizierung und Rekonstruktion relevanter Schemata: Der Klient erarbeitet eine Repräsentation relevanter Motive, emotionaler Schemata usw.
Stufe 8	Integration: Der Klient verbindet die repräsentierten Schemata mit anderen Schemata.

Sachse und Maus (1991) nahmen an, dass der oben beschriebene Klärungsprozess für den Klienten nicht nur eine hohe Anforderung bedeutet, sonder unter Umständen auch sehr ambivalent sein kann. Hinzu kommen Erkenntnisse aus der Sprachpsychologie (vgl. Hörmann, 1976), durch die nahegelegt wird, dass therapeutische Interventionen einen erheblichen steuernden Einfluss auf die Bearbeitungsprozesse der Klienten nehmen können. Kombiniert man diese Postulate, so lässt sich ableiten, dass eine erfolgreiche Therapie, die es Klienten ermöglicht, Probleme konstruktiv zu bearbeiten, nur dann zustandekommen kann, wenn der Therapeut diese Bearbeitung konstruktiv fördert und anregt (vgl. Sachse, 1992a, 1992b, 1992c, 2003a, 2003b; Sachse & Takens, 2003). Solche Interventionen, welche die Bearbeitungsweise des Klienten anregen, werden als „Bearbeitungsangebote" bezeichnet. Die *Bearbeitungsangebot-Skala (BA-Skala)* erfasst auf acht Stufen, parallel zur Bearbeitungsweise-Skala, ob der Therapeut die entsprechende Stufe beim Klienten *anregt* (z. B. Stufe 7: Explizierung relevanter Schemata anregen).

Die Bearbeitungsskalen dienen zwar der Erfassung einzelner Therapeuteninterventionen und der Analyse von Klientenaussagen, sie sind jedoch nicht auf die Mikroanalyse beschränkt. Mit ihnen kann ebenso im Sinne einer Makro-Analyse eine globale Einschätzung längerer Therapiesequenzen vorgenommen werden. Darüber hinaus bietet sich für den Untersucher der Vorteil, eine *Interaktionsanalyse* vornehmen zu können. Dies ist dadurch möglich, dass die Dimensionen der Bearbeitungs- und Bearbeitungsangebot-Skalen einander entsprechen. So können das Klienten- und Therapeutenhandeln einander gegenübergestellt und die gegenseitige Beeinflussung auf einer Mikro-Prozessebene untersucht werden.

3.2.6 Bochumer Bearbeitungs- und Beziehungs-Skalen

Obgleich die *BA/BW-Skalen* einen sehr zentralen Bestandteil des gesprächstherapeutischen Prozesses, die therapeutische Klärungsarbeit, erfassen, bleiben in ihnen viele andere einflussreiche Variablen unberücksichtigt. Hier wären beispielsweise die therapeutische Allianz (wie z. B. Vertrauen, Übernahme der Klientenrolle), dysfunktionale Beziehungsgestaltungen durch den Klienten und Bearbeitungsschwierigkeiten (z. B. die systematische Vermeidung unangenehmer Themen seitens der Klienten) zu nennen. Dies kann als nachteilig angesehen werden, da sowohl Theorie (Sachse, 1997a; Swildens, 1991) als auch empirische Forschung (Sachse, 1994, 1995a, 2000b) den Schluss nahelegen, dass Klienten, die unterschiedliche Störungsbilder aufweisen, sich nicht nur hinsichtlich ihrer Symptomatik unterscheiden, sondern auch unterschiedliche Formen der Beziehungsgestaltung und Problembearbeitung zeigen. Der Aufbau einer therapeutischen Allianz gestaltet sich beispielsweise bei Patienten, die unter sogenannten Persönlichkeitsstörungen leiden, problematischer; ferner weisen diese öfter dysfunktionale Interaktionsmuster auf (Sachse, 1997a). Zu Schwierigkeiten in der Problembearbeitung kommt es dagegen mit Patienten, die von psychosomatischen Beschwerden, wie Morbus Crohn oder Colitis ulcerosa betroffen sind (Sachse, 1997a).

Um seine Interventionen im Sinne einer differentiellen oder adaptiven Indikation auf solche Prozessaspekte einstellen zu können, sollte der Therapeut in die Lage versetzt werden, diese möglichst früh zu diagnostizieren. Das ermöglichen die von Sachse (1997a, 2001) entwickelten *Bochumer Bearbeitungs- und Beziehungs-Skalen* (*BBBS*). Dieses mehrdimensionale Ratingsystem ist auf Mikro- und Makroebene einsetzbar und erfasst folgende Aspekte:

- Zentrale Bearbeitungsindikatoren bei Klienten (z. B. ob ein Klient im Therapieprozess überhaupt einen Arbeitsauftrag definiert)
- Aspekte der Inhaltsbearbeitung (z. B. ob die Aussagen des Klienten konkret, nachvollziehbar, relevant sind)

- Ungünstige Bearbeitungsstrategien (wie z. B. die Tendenz von Klienten, viele Problemaspekte simultan zu klären)
- Vermeidungsstrategien von Klienten (wie z. B. Relativieren, Generalisieren, thematisches Sperren)
- Ungünstige Problemkonstruktionen (wie z. B. Unlösbarkeitskonstruktionen)
- Qualität bzw. Probleme in der therapeutischen Beziehung (wie z. B. den Versuch des Klienten, die Regeln der Therapie zu bestimmen)
- Images und Appelle (z. B. der Versuch des Klienten, sich als besonders hilflos darzustellen und den Therapeuten zur Übernahme von Verantwortung zu veranlassen)

Dass es die *BBBS* ermöglicht, Bearbeitungs- und Beziehungsschwierigkeiten des Klienten bereits früh im Therapieprozess festzustellen, kann auch empirisch bestätigt werden. Bezüglich der Validität ließ sich zeigen, dass sich Klienten mit Achse-I-Störungen des DSM (psychische Störungen/ Syndrome) sich signifikant von solchen mit Achse-II-Diagnosen (Persönlichkeitsstörungen) unterscheiden. Darüber hinaus verfügt die *BBBS* über eine hohe Inter-Rater-Reliabilität (vgl. Sachse, 2000). So zeigt sich in den Gütekriterien wie auch in der Praxis, dass die *BBBS* den Therapeuten bereits ab der dritten Sitzung dabei unterstützen kann, differentielle und adaptive Indikationen festzustellen und ihm so ermöglicht, flexibel darauf einzugehen.

4 Verfahren zur Erfolgsdiagnostik: Evaluation des Therapieerfolges

Hier soll die Effektivität der GPT im Allgemeinen wie auch im Einzelfall diagnostisch erfasst werden. Der Therapieerfolg sollte sowohl therapieübergreifend, als auch therapiespezifisch und störungsspezifisch bestimmt werden (Lambert, 1983; Schulte, 1993). Es wurde eine ganze Reihe von Verfahren entwickelt, die für die GPT spezifisch sind und helfen, den Erfolg zu messen.

4.1 Veränderungsfragebogen des Erlebens und Verhaltens (VEV)

Zielke und Kopf-Mehnert (1978) haben, basierend auf gesprächstherapeutischen Konzepten, den *Veränderungsfragebogen des Erlebens und Verhaltens (VEV)* entwickelt. Hier ist der Klient dazu aufgefordert, spezifische, erlebte *Veränderungen* im Zeitraum zwischen Beginn und Abschluss der Therapie anzugeben, aus denen das Gesamtausmaß positiver bzw. negativer Veränderungen ermittelt wird (Zielke & Kopf-Mehnert, 1978).

4.2 Kieler Änderungssensitive Symptomliste (KASSL)

Ebenfalls an die Zielkonstrukte der GPT angelehnt ist die *Kieler Änderungssensitive Symptomliste (KASSL)* von Zielke (1979), deren 50 Items die 7 Skalen „soziale Kontaktstörungen“, „Verstimmungsstörungen“, „Berufsschwierigkeiten“, „Konzentrations- und Leistungsstörungen“, „Symptombelastungen“, „Sensitivität“ und „Insensitivität“ bilden. Auch dieser Fragebogen ist darauf ausgerichtet, auftretende therapeutische Effekte zwischen zwei Messzeitpunkten abzubilden. Um eine interindividuelle Vergleichbarkeit der Fragebogenergebnisse und eine Signifikanzprüfung zu ermöglichen, wird bei der Schätzung der „wahren“ Veränderungswerte die Höhe des Eingangswertes des Klienten mitberücksichtigt (Lord-McNemar-Verfahren).

4.3 Feelings, Reactions and Beliefs Survey (FRBS)

Die Persönlichkeitstheorie von Rogers bildet das Fundament für das *Feelings, Reactions and Beliefs Survey (FRBS)* von Cartwright et al. (1991). Seit 1995 liegt eine von Höger entwickelte und teststatistisch geprüfte deutsche Version vor. Die Skalen des *FRBS* sollen relvante Dimensionen einer „fully functioning person" abbilden und umfassen u. a. folgende Aspekte:

1. *Focussing conscious attention:* Die Fähigkeit, sich auch unter Belastung auf einen Gegenstandsbereich konzentrieren zu können.
2. *Openess to feelings in relationships:* Ausdrücken von Gefühlen in Beziehungen; Einfühlsamkeit und Verständnis gegenüber anderen.
3. *Trust in self:* Vertrauen in die eigene Person; Vertrauen in eigene Urteile und Bewertungen von Erfahrungen.
4. *Fully functioning person:* Geringe Abwehr von Gefühlen; hohes Maß an Wertschätzung der eigenen und anderer Personen.
5. *Feeling uncomfortable with people:* Gefühle der Verunsicherung in Gegenwart anderer.
6. *Struggling with feelings of inferiority:* Selbstzweifel und Angst vor Abwertung.

4.4 Fragebogen zur Selbstakzeptierung (SESA)

Der *Fragebogen zur Selbstakzeptierung (SESA)* von Sorembe und Westhoff (1985) wurde aus der Self-acceptance Scale von Berger (1952), die auf der Persönlichkeitstheorie von Rogers basiert, entwickelt. Hier soll zum einen Selbstakzeptanz erhoben werden, zum anderen das Ausmaß, in dem sich eine Person von anderen akzeptiert fühlt. Auch die Selbstakzeptanz gehört zu den wesentlichen Zielmerkmalen der GPT, und Aspekte des Selbstwertes sowie die Aktivierung persönlicher Ressourcen oder die „Aktualisierung der Person" stehen im Zentrum der therapeutischen Arbeit. Erwartungsgemäß lässt sich empirisch ein Anstieg der Selbstakzeptierung als positiver Therapieeffekt nachweisen (Sachse, 1997b).

Die Verfahren, welche speziell im konzeptionellen Rahmen der GPT entwickelt wurden, aber für diese Therapieform als unspezifische Verfahren gelten, werden im Folgenden vorgestellt.

4.5 Self-Consciousness-Scale (SCS)

Obgleich sie außerhalb der gesprächspsychotherapeutischen Forschung entwickelt wurde, ermöglicht die *Self-Consciousness-Scale (SCS)* von Fenigstein et al. (1975) die Erhebung GPT-spezifischer Therapieeffekte. Eine deutsche Version liegt von Heinemann (1979) vor. Die Skala *Private Selbstaufmerksamkeit* erfasst, in welchem Umfang eine Person ihre Aufmerksamkeit habituell auf internale Selbstaspekte wie eigene Motive, Ziele und Körperprozesse lenkt. Dabei wird davon ausgegangen, dass ein niedriges Ausmaß an Selbstbeschäftigung zu negativen Konsequenzen im Sinne einer Selbstregulationsstörung führen kann. Auf der anderen Seite kann eine extrem ausgeprägte „Selbstbezogenheit" die konstruktive Interaktion mit der Umwelt behindern. Somit wird ein mittleres Ausmaß an Auseinandersetzung mit sich selbst als günstigster Weg angesehen (Sachse, 1995a). Diese Therapieeffekte ließen sich tatsächlich nachweisen (Sachse, 1997b).

Die zweite Skala des SCS erhebt *Öffentliche Selbstaufmerksamkeit*, also das Ausmaß der Außenorientierung. Personen mit hohen Werten auf dieser Skala sind stark damit beschäftigt, den Erwartungen von außen zu entsprechen und darauf zu achten, wie sie auf andere wirken. Durch die GPT, zu deren Zielsetzungen eine Stützung des Selbstwertes, der Autonomie und der Selbstregulation gehört, sollte das Ausmaß der Außenorientierung entsprechend gesenkt werden. Dies zeigt sich auch empirisch (Sachse, 1995b, 1997b).

4.6 Fragebogen zu Kontrollüberzeugungen (IPC)

Aus einem Fragebogen von Levenson (1972) entwickelte Krampen (1981) den Fragebogen zu Kontrollüberzeugungen. Auch dieser entstammt nicht dem GPT-Kontext sondern ist an die theoretische Konzeption von Rotter angelehnt und soll die Kontrollüberzeugung einer Person erheben. Diese kann darin bestehen, dass eine Person sich selbst als Agenten ihres Lebens und ihrer Lebensereignisse wahrnimmt (*internal*) oder anderen Personen (*person*) oder dem Zufall (*chance*) die Kontrolle zuschreibt. Dieses Instrument ist zur Erhebung GPT-spezifischer Therapieeffekte verwendbar, da sie die Steigerung der Selbstregulation einer Person zum Ziel hat, also die internale Perspektive sowie die eigenen Ressourcen und Entscheidungen fördern will. Somit sollte eine gesprächstherapeutische Behandlung die Wahrnehmung eigener Kontrollmöglichkeiten steigern und die Einschätzung senken, durch äußere Einflüsse kontrolliert zu werden. Diese Steigerung der internalen Kontrollüberzeugung kommt in der Berner Studie deutlich zutage (Grawe et al., 1990).

5 Zusammenfassung

Während die Diagnostik in der „klassischen“ GPT nur eine untergeordnete Rolle spielte, hat ihre Bedeutung für Forschung und Praxis im Zuge der Ausdifferenzierung gesprächstherapeutischer Verfahren stark zugenommen. In den „nicht-klassischen“ Ansätzen der Gesprächstherapie kann die Diagnostik sechs Funktionen einnehmen: Eingangsdiagnostik, Erfolgsmessung, Forschungsfunktion, Indikationsfunktion, Modellbildung und Qualitätssicherungsfunktion. Obgleich auch die *Statusdiagnostik* in Form von Eingangs- und Erfolgsmessungen vielfältige Verwendung findet, bildet die *Prozessdiagnostik*, die sich mit Merkmalen des Therapieprozesses beschäftigt, die konzeptuelle Domäne der Gesprächspsychotherapie. Sie wird mit Nachbefragungsbögen (z. B. Eckert-Fragebogen, Bielefelder Klienten-Erfahrungsbogen) und Ratingskalen vorgenommen. Zum einen existieren globale Ratingskalen (z. B. Truax-Skala, Experiencing-Skala), die Ausschnitte einer Therapiestunde überblicksartig zusammenfassen, zum anderen werden sogenannte Mikroanalyse-Ratingskalen (z. B. Erlebens-Intensitäts-Skalen, Assimilations-Skala, Bearbeitungsskalen) verwendet, die sich auf die Ebene einzelner Aussagen und Interventionen beziehen. In der Erfolgsdiagnostik kann der Effekt der GPT im Allgemeinen wie im Einzelfall gemessen werden. Hierzu eignen sich im Bereich der GPT entwickelte Verfahren (z. B. Kieler änderungssensitive Checkliste, Feelings Reactions Beliefs Survey), die spezifische Zielvariablen dieser Therapie erfassen, aber auch in anderen Zusammenhängen entwickelte Fragebögen (z. B. Self-Consciousness-Scale, Fragebogen zu Kontrollüberzeugungen), die Konstrukte messen, welche in der GPT relevant sind.

Literatur

Barrett-Lennard, G. T. (1962). Dimensions of therapist response as causal factors in therapeutic personality change. *Psychological Monographs, 76.*

Becker, K. & Sachse, R. (1997). *Effektive Strategien therapeutischer Informationsverarbeitung.* Göttingen: Hogrefe.

Bense, A. (1977). *Erleben in der Gesprächspsychotherapie. Die Experiencing-Theorie Gendlins in der klientenzentrierten Gesprächspsychotherapie.* Weinheim: Beltz.

Berger, E. M. (1952). The relation between expressed acceptance of self and expressed acceptance of others. *Journal of Abnormal and Social Psychology, 47,* 778–782.

Biermann-Ratjen, E. M., Eckert, J. & Schwartz, H.-J. (1995). *Gesprächspsychotherapie* (7. Aufl.). Stuttgart: Kohlhammer.

Carkhuff (1969a). *Helping and human relations.* New York: Holt, Rinehart & Winston.

Carkhuff (1969b). *Practice and Research* (Helping and human relations, Vol. 2). New York: Holt, Rinehart & Winston.

Cartwright, D., deBruin, J. & Berg, S. (1991). Some scales for assessing personality based on Carl Rogers' theory. Further evidence and validity. *Personality and Individual Differences, 12,* 151–156.

Dahlhoff, H.-D. & Bommert, H. (1976). Eine deutsche Fassung der Experiencing-Skala. *GwG-Info, 25,* 29–30.

Dahlhoff, H.-D. & Bommert, H. (1978). Forschungs- und Trainingsmanual zur deutschen Fassung der Experiencing-Skala. In H. Bommert & H.-D. Dahlhoff (Hrsg.), *Das Selbsterleben (Experiencing) in der Psychotherapie* (S. 63–128). München: Urban & Schwarzenberg.

Dilling, H., Mombour, W. & Schmidt, M. H. (2004). *Internationale Klassifikation psychischer Störungen. ICD-10, Kapitel V (F). Klinisch-diagnostische Leitlinien.* Bern: Verlag Hans Huber.

Eckert, J. (1974). *Prozesse in der Gesprächspsychotherapie. Die Bedeutung subjektiver Erfahrung von Klient und Therapeut im Hinblick auf den Therapieverlauf und Therapieerfolg.* Unveröffentlichte Dissertation, Universität Hamburg.

Eckert, J. (1976). Zur Prognose von psychotherapeutischen Effekten bei unterschiedlichen Behandlungsmethoden. *Zeitschrift für Klinische Psychologie, 5* (3), 153–163.

Eckert, J. (1980). Empirische Befunde zum Verlauf des gesprächspsychotherapeutischen Geschehens. In GwG (Hrsg.), *Die klientenzentrierte Gesprächspsychotherapie* (S. 147–154). München: Kindler.

Eckert, J. & Biermann-Ratjen, E. M. (1990). Client-centered therapy versus psychoanalytic psychotherapy. Reflections following a comparative study. In G. Lietaer, J. Rombauts & R. van Balen (Eds.), *Client-centered and experiential psychotherapy in the nineties* (pp. 457–468). Leuven: Leuven-University Press.

Eckert, J., Bolz, W. & Pfuhlmann, K. (1979). Überprüfung der Vorhersagbarkeit von psychotherapeutischen Effekten auf Grund der Ansprechbarkeit des Klienten bei Gesprächspsychotherapie und psychodynamischer Kurztherapie. *Zeitschrift für Klinische Psychologie, 8,* 169–180.

Eckert, J., Höger, D. & Linster, H. W. (1997). *Praxis der Gesprächspsychotherapie.* Stuttgart: Kohlhammer.

Elliott, R., Watson, J. C., Goldman, R. N. & Greenberg, L. S. (2003). *Learning Emotion Focused Therapy: The Process-Experiential Approach to Change.* Washington, DC: American Psychological Association Press.

Fenigstein, A., Scheier, M. F. & Buss, A. H. (1975). Public and private self-consciousness: Assessment and theory. *Journal of Counseling and Clinical Psychology, 43,* 522–527.

Franke, A. (1977). Überprüfung der Effekte klientenzentrierter Gruppenpsychotherapie. *Zeitschrift für Klinische Psychologie, 28*(4), 244–258.

Gendlin, E. T. (1964). A theory of personality change. In P. Worchel & D. Byrne (Eds.), *Personality change* (pp. 102–148). New York: Wiley.

Gendlin, E. T. (1969). Focusing. *Psychotherapy: Theory, Research and Practice, 6,* 4–15.

Gendlin, E. T. (1978). Eine Theorie der Persönlichkeitsveränderung. In H. Bommert & H.-D. Dahlhoff (Hrsg.), *Das Selbsterleben (Experiencing) in der Psychotherapie* (S. 1–62). München: Urban & Schwarzenberg.

Gendlin, E. T. (1990). The small steps of the therapy process: How they come and how to help them come. In G. Lietaer, J. Rombauts & R. van Balen (Eds.), *Client-centered and experiential psychotherapy in the nineties* (pp. 205–224). Leuven: University Press.

Grawe, K., Caspar, F. M. & Ambühl, H. (1990). Die Berner Therapievergleichsstudie. *Zeitschrift für Klinische Psychologie, 19,* 294–361.

Greenberg, L. S., Elliott, R. & Lietaer, G. (1994). Research on experimental psychotherapies. In A. E. Bergin & S. L. Garfield (Eds.), *Handbook of psychotherapy and behaviour change* (4th ed.) (pp. 509–539). New York: Wiley.

Greenberg, L. S. & Pinsof, W. M. (1986). Process research: Current trends and future perspectives. In L. S. Greenberg & W. M. Pinsof (Eds.), *The psychotherapeutic process: A research handbook* (pp. 3–20). New York: Guilford Press.

Greenberg, L. S., Rice, L. N. & Elliott, R. (1993). *Facilitating emotional change: The moment-by-moment process.* New York: Guilford.

Heinemann, W. (1979). The assessment of private and public self-consciousness. A German replication. *European Journal of Social Psychology, 9,* 331–337.

Höger, D. (1995). Deutsche Adaption und erste Validierung des „Feeling, Reactions, and Beliefs Survey" (FRBS) von Desmond S. Cartwright. In J. Eckert (Hrsg.), *Forschung zur Klientenzentrierten Psychotherapie. Aktuelle Ansätze und Ergebnisse* (S. 167–183). Köln: GwG.

Höger, D. & Eckert, J. (1997). Der Bielefelder Klienten-Erfahrungs-Bogen (BKEB). *Zeitschrift für Klinische Psychologie, 2,* 63–78.

Hörmann, H. (1976). *Meinen und Verstehen: Grundzüge einer psychologischen Semantik.* Frankfurt: Suhrkamp.

Hoyer, J. (1996). *Dysfunktionale Selbstaufmerksamkeit. Konstrukt und erste Ergebnisse zu seiner Erfassung.* Arbeiten aus dem Institut für Psychologie, Johann Wolfgang Goethe Universität, Frankfurt.

Klein, M. H., Mathieu, P. L., Gendlin, E. T. & Kiesler, D. L. (1969). *The experiencing scale. A research and training manual. Vol. I and II.* Madison: University of Wisconsin.

Krampen, G. (1981). *IPC-Fragebogen zu Kontrollüberzeugungen („Locus of control"): Handanweisung.* Göttingen: Hogrefe.

Kuhl, J. (2001). *Motivation und Persönlichkeit.* Göttingen: Hogrefe.

Kuhl, J. & Eisenbeißer, T. (1986). Mediating versus mediating cognitions in human motivation: Action control, inertial motivation, and the alienation effect. In J. Kuhl & J. W. Atkinson (Eds.), *Motivation, thought, and action* (pp. 288–306). New York: Praeger.

Lambert, M. J. (1983). Introduction to assessment of psychotherapy outcome. Historical perspective and current issues. In M. J. Lambert, E. R. Christensen & S. S. DeJulio (Eds.), *The assessment of psychotherapy outcome* (pp. 3–32). New York: Wiley.

Lambert, M. J. & Bergin, A. E. (1994). The effectiveness of psychotherapy. In A. E. Bergin & S. L. Garfield (Eds.), *Handbook of psychotherapy and behavior change: An empirical analysis* (4th ed., pp. 143–189). New York: Wiley.

Langer, I. & Schulz von Thun, F. (1974). *Messung komplexer Merkmale in Psychologie und Pädagogik – Ratingverfahren.* München: Reinhardt.

Levenson, H. (1972). Distinctions within the concept of internal-external control. Development of a new scale. *Proceedings of the 80th Annual Convention of the American Psychological Association, 7,* 261–262.

Meyer, A. E. (1981). The Hamburg short psychotherapy comparison experiment. *Psychotherapie, Psychosomatik, Medizinische Psychologie, 35,* 77–270.

Orlinsky, D. E., Grawe, K. & Parks, B. K. (1994). Process and outcome in psychotherapy. In A. E. Bergin & S. L. Garfield (Eds.), *Handbook of psychotherapy and behaviour change (4th ed.,* pp. 270–276). New York: Wiley.

Orlinsky, D. E. & Howard, K. I. (1986). Process and outcome in psychotherapy. In A. E. Bergin & S. L. Garfield (Eds.), *Handbook of psychotherapy and behavior change* (pp. 311–384). New York: Wiley.

Pfeiffer, W. (1975). Zur Erfassung des therapeutischen Prozesses mit Hilfe komplexer Skalen. In GwG (Hrsg.), *Die klientenzentrierte Gesprächspsychotherapie* (S. 155–161). Frankfurt: Fischer.

Pfeiffer, W. (1976). Erlebnisaktivierendes Vorgehen in der Gesprächspsychotherapie und seine Erfassung durch die Erlebnis-Intensitäts-Skala. In P. Jankowski, D. Tscheulin, H.-J. Fietkau & F. Mann (Hrsg.), *Klientenzentrierte Psychotherapie heute* (S. 127–134). Göttingen: Hogrefe.

Rogers, C. R. (1951). *Client centered psychotherapy.* Boston: Houghton Mifflin.

Sachse, R. (1992a). *Zielorientierte Gesprächspsychotherapie – Eine grundlegende Neukonzeption.* Göttingen: Hogrefe.

Sachse, R. (1992b). Zielorientiertes Handeln in der Gesprächspsychotherapie: Zum tatsächlichen und notwendigen Einfluß von Therapeuten auf die Explizierungsprozesse bei Klienten. *Zeitschrift für Klinische Psychologie, 21,* 286–301.

Sachse, R. (1992c). Differential effects of processing proposals and content references on the explication process of clients with different

starting conditions. *Psychotherapy Research, 4*, 235–251.
Sachse, R. (1994). Veränderungsprozesse im Verlauf Klientenzentrierter Behandlung psychosomatischer Patienten. In K. Pawlik (Hrsg.), *39. Kongress der Deutschen Gesellschaft für Psychologie* (S. 601–602). Hamburg: Psychologisches Institut I der Universität Hamburg.
Sachse, R. (1995a). *Der psychosomatische Klient in der Praxis: Grundlagen einer effektiven Therapie mit „schwierigen" Klienten*. Stuttgart: Kohlhammer.
Sachse, R. (1995b). Zielorientierte Gesprächspsychotherapie: Effektive psychotherapeutische Strategien bei Klienten und Klientinnen mit psychosomatischen Magen-Darm-Erkrankungen. In J. Eckert (Hrsg.), *Forschung zur Klientenzentrierten Psychotherapie: Aktuelle Ansätze und Ergebnisse* (S. 27–49). Köln: GwG.
Sachse, R. (1996). *Praxis der Zielorientierten Gesprächspsychotherapie*. Göttingen: Hogrefe.
Sachse, R. (1997a). *Persönlichkeitsstörungen: Psychotherapie dysfunktionaler Interaktionsstile*. Göttingen: Hogrefe.
Sachse, R. (1997b). Treatment of psychosomatic problems. In L. Greenberg, G. Lietaer & J. Watson (Eds.), *Experiential psychotherapy. Differential intervention*. New York: Guilford.
Sachse, R. (1999). *Lehrbuch der Gesprächspsychotherapie*. Göttingen: Hogrefe.
Sachse, R. (2000a). Diagnostik in der Gesprächspsychotherapie. In A.-R. Laireiter (Hrsg.), *Diagnostik in der Psychotherapie* (S. 165–178). Wien: Springer.
Sachse, R. (2000b). Der Einfluss von Persönlichkeitsstörungen auf den Therapieprozess. In E. Parfy, H. Rethenbacher, R. Sigmund, R. Schoberger & C. Butschek (Hrsg.), *Bindung und Interaktion. Dimensionen der professionellen Beziehungsgestaltung* (S. 85–111). Wien: Facultas.
Sachse, R. (2001). *Psychologische Psychotherapie der Persönlichkeitsstörungen*. Göttingen: Hogrefe.
Sachse, R. (2002). *Histrionische und narzisstische Persönlichkeitsstörungen*. Göttingen: Hogrefe.
Sachse, R. (2003a). *Klärungsorientierte Psychotherapie*. Göttingen: Hogrefe.
Sachse, R. (2003b). *Von der Gesprächspsychotherapie zur klärungsorientierten Psychotherapie*. Bochum: Institut für Psychologische Psychotherapie.
Sachse, R. (2004). *Persönlichkeitsstörungen. Leitfaden für eine Psychologische Psychotherapie*. Göttingen: Hogrefe.
Sachse, R. & Maus, C. (1991). *Zielorientiertes Handeln in der Gesprächspsychotherapie*. Stuttgart: Kohlhammer.
Sachse, R. & Takens, R. J. (2003). *Klärungsprozesse in der Psychotherapie*. Göttingen: Hogrefe.
Saß, H., Wittchen, H.-U. & Zaudig, M. (2003). *Diagnostische Kriterien (DSM-IV-TR)*. Göttingen: Hogrefe.
Schmid, P. F. (2002). Anspruch und Antwort: Personenzentrierte Psychotherapie als Begegnung von Person zu Person. In W. Keil & G. Stamm (Hrsg.), *Die vielen Gesichter der Personenzentrierten Psychotherapie* (S. 75–106). Heidelberg: Springer.
Schulte, D. (1993). Wie soll Therapieerfolg gemessen werden? *Zeitschrift für Klinische Psychologie, 22*, 374–393.
Schulz, W. (1981). Klassifikation und Indikation in der Gesprächspsychotherapie. In W. R. Minsel & R. Scheller (Hrsg.), *Brennpunkte der Klinischen Psychologie, Band 1, Psychotherapie* (S. 184–207). München: Kösel.
Schwartz, H.-J. (1975a). Empirisch überprüfte Prozeßmerkmale in der Gesprächspsychotherapie. In GwG (Hrsg.), *Die klientenzentrierte Gesprächspsychotherapie* (S. 114–123). München: Kindler.
Schwartz, H.-J. (1975b). *Prozeßforschung in klientenzentrierter Gesprächspsychotherapie: Bedingungen des Behandlungseffektes im Anfangsgespräch*. Unveröffentlichte Dissertation, Universität Hamburg.
Schwartz, H.-J. (1980). Empirisch überprüfte Prozeßmerkmale in der Gesprächspsychotherapie. In GwG (Hrsg.), *Die klientenzentrierte Psychotherapie*. München: Kindler.
Schwartz, H.-J. & Eckert, J. (1976). Zwei Arbeiten zur Prozeßforschung: Ergebnisse und Implikationen. In P. Jankowski, D. Tscheulin, H.-J. Fietkau & F. Mann (Hrsg.), *Klientenzentrierte Psychotherapie heute. Bericht Internationaler Kongreß für Gesprächspsychotherapie in Würzburg 1974* (S. 110–116). Göttingen: Hogrefe.
Schwartz, H.-J., Eckert, J., Babel, M. & Langer, I. (1978). Prozeßmerkmale in psychotherapeutischen Anfangsgesprächen: Eine Analyse neuer Merkmalskonzepte in der Gesprächspsychotherapie. *Zeitschrift für Klinische Psychologie, 7*, 65–71.
Sorembe, V. & Westhoff, K. (1985). *Skala zur Erfassung der Selbstakzeptierung (SESA)*. Weinheim: Beltz-Test.
Stiles, W. (1992). Assimilation in der Klientenzentrierten Psychotherapie. In R. Sachse, G. Lietaer & W. Stiles (Hrsg.), *Neue Handlungs-*

konzepte der Klientenzentrierten Psychotherapie (S. 39–48). Heidelberg: Asanger.

Stiles, W. B., Elliott, R., Llewelyn, S. P., Firth-Cozens, J. A., Margison, F. R., Shapiro, D. A. & Hardy, G. (1990). Assimilation of problematic experiences by clients in psychotherapy. *Psychotherapy, 27*, 411–420.

Stiles, W. B., Meshot, C. M., Anderson, T. M. & Sloan, W. W. Jr. (1989). *Assimilation of problematic experiences: The case of John Jones.* Unpublished manuscript, Department of Psychology, Miami University.

Stiles, W. B., Morrison, L. A., Haw, S. K., Harper, H., Shapiro, D. A. & Firth-Cozens, J. A. (1988). *A longitudinal study of clients assimilation of problematic experiences during exploratory psychotherapy.* Unpublished manuscript, Department of Psychology, Miami University.

Swildens, H. (1991). *Prozeßorientierte Gesprächspsychotherapie.* Köln: GwG.

Tausch, R. (1973). *Gesprächspsychotherapie.* Göttingen: Hogrefe.

Tausch, R., Eppel, H., Fittkau, B. & Minsel, W.-R. (1969). *Variablen und Zusammenhänge in psychotherapeutischen Gesprächen. Bericht vom 25. Kongreß der Deutschen Gesellschaft für Psychologie.* Göttingen: Hogrefe.

Tausch, R., Sander, K., Bastine, R., Freise, H. & Nagel, K. (1970). Variablen und Ergebnisse bei client-centered Psychotherapie mit alternierenden Psychotherapeuten. *Psychologische Rundschau, 21*, 29–38.

Tausch, R., Zehelein, H., Fittkau, B. & Minsel, W.-R. (1967). *Variablen und Zusammenhänge in psychotherapeutischen Gesprächen. Bericht vom 25. Kongreß der Deutschen Gesellschaft für Psychologie.* Göttingen: Hogrefe.

Tausch, R., Zehelein, H., Fittkau, B. & Minsel, W.-R. (1969). Variablen und Zusammenhänge in psychotherapeutischen Gesprächen. *Zeitschrift für Psychologie, 176*, 93–102.

Toukmanian, S. G. (1990). A schema-based information processing perspective on client change in experiential psychotherapy. In G. Lietaer, J. Rombauts & R. van Balen (Eds.), *Client-centered and experiential psychotherapy in the nineties* (pp. 309–326). Leuven: Leuven-University Press.

Truax, C. B. (1961a). *A scale for the measurement of accurate empathy.* University of Wisconsin: Psychiatric Institute.

Truax, C. B. (1961b). *A tentative scale for the measurement of depth of intrapersonal exploration.* University of Wisconsin: Psychiatric Institute.

Truax, C. B. (1962a). *A tentative scale for the measurement of depth of therapist genuineness or self-congruence.* University of Wisconsin: Psychiatric Institute.

Truax, C. B. (1962b). *A tentative scale for the measurement of unconditional positive regard.* University of Wisconsin: Psychiatric Institute.

Truax, C. B. (1963). Effective ingredients in psychotherapy: An approach to unrevealing the patient-therapist-interaction. *Journal of Counseling Psychology, 10*, 256–263.

Truax, C. B. (1966a). *Depth of intrapersonal exploration in psychotherapy: Comparisons between schizophrenic cases and counselling cases and between relatively unsuccessful psychotherapeutic outcomes.* Mimeo-Manuscript.

Truax, C. B. (1966b). Reinforcement and non-reinforcement in Rogerian psychotherapy. *Journal of Abnormal Psychology, 71*, 1–9.

Truax, C. B. (1966c). Therapist empathy, warmth and genuineness and patient personality change in group psychotherapy: A comparison between interaction unit measures, time sample measures, and patient perception measures. *Journal of Clinical Psychology, 22* (2), 225–229.

Truax, C. B. & Mitchell, K. M. (1971). Research on certain therapist interpersonal skills in relation to process and outcome. In A. E. Bergin & S. L. Garfield (Eds.), *Psychotherapy and behavior change* (pp. 299–344). New York: Wiley.

Tscheulin, D. (1998). *Würzburger Leitfaden zur Verlaufs- und Erfolgskontrolle psychotherapeutischer Interventionen.* Göttingen: Testzentrale.

Zielke, M. (1979). *Kieler Änderungssensitive Symptomliste (KASSL). Manual.* Weinheim: Beltz.

Zielke, M. & Kopf-Mehnert, C. (1978). *Der Veränderungsfragebogen des Erlebens und Verhaltens (VEV). Manual.* Weinheim: Beltz.

8 Psychoanalytisch orientierte Diagnostik

Bernhard Strauß

1 Grundlagen psychoanalytisch orientierter Diagnostik
2 Vorläufer aktueller Ansätze psychodynamischer Diagnostik
3 Interviews und Therapiesitzungen als primäre Basis für diagnostische Entscheidungen
4 Ziele und Methoden psychoanalytisch orientierter Diagnostik
4.1 Praxisbezogene Diagnosesysteme
4.2 Forschungsorientierte Methoden psychoanalytisch orientierter Diagnostik
4.3 Therapiezielorientierte psychoanalytische Diagnostik
5 Zusammenfassung und Ausblick
Literatur

1 Grundlagen psychoanalytisch orientierter Diagnostik

Systematische Diagnostik war in der Anfangszeit der Psychoanalyse kein wesentliches Thema. Freud (1909) war der Auffassung, dass in der Psychoanalyse Diagnosen häufig erst nachträglich erfolgen müssten, da Patienten und Kandidaten erst zu beurteilen seien, wenn sie durch einige Wochen und Monate „analytisch studiert" worden seien. „Wir kaufen die Katze tatsächlich im Sack" (S. 167). Von Freud wird berichtet, dass er allenfalls die Prognose und den Leidensdruck seiner Analysanden einschätzte und versuchte, Psychosen auszuschließen, dass ihm ansonsten aber eher subjektive Kriterien wichtig waren, wie die Zuverlässigkeit, der Anstand und die Sympathie (vgl. Schüßler, 2000).

Diagnostik erfolgt in der Psychoanalyse primär vor dem Hintergrund komplexer metapsychologischer Konstrukte und einer Krankheitslehre, in der – je nach theoretischer Ausrichtung – unterschiedliche Modelle für die Entstehung von Psychopathologie präferiert werden (z. B. Triebkonfliktmodelle, Entwicklungsdefizitmodelle oder Beziehungskonfliktmodelle; vgl. Mertens, 2000, 2005).

Damit geht psychoanalytische oder psychodynamische Diagnostik weit über eine nosologisch-phänomenologische Diagnostik hinaus, wie sie etwa im DSM-IV oder in der ICD-10 praktiziert wird (vgl. Jacobson & Cooper, 1994). Obwohl die Begrenzungen dieser Art von Diagnostik oft und heftig kritisiert wurden, konnten psychodynamisch orientierte Autoren lange Zeit nur wenig fundierte, auf eine Operationalisierung abzielende diagnostische Konzepte entgegensetzen. Dies wurde und wird erschwert durch

- die oben genannte Tradition,
- den in der Psychoanalyse vorherrschenden Fokus auf eine idiographische Beschreibung,
- ihre Zwischenstellung zwischen Hermeneutik und empirischer Wissenschaft bzw.

die traditionell bedingte Skepsis gegenüber empirischen Forschungsansätzen,
- eine in vielerlei Hinsicht bestehende Unschärfe und Mehrdeutigkeit psychoanalytischer Termini sowie
- die damit verbundene geringe Übereinstimmung klinischer Fallkonzeptionen, die sich auch durch die Notwendigkeit erklären lässt, überwiegend unbewusstes Material in die Konzepte einzubeziehen (z. B. Meyer, 1992; Strauß & Burgmeier-Lohse, 1995; Williams, 1999a, b).

Nicht zuletzt bedingt durch den Rechtfertigungsdruck im Hinblick auf ihre Effektivität hat sich in der psychodynamischen Welt bezüglich diagnostischer Konzepte in den letzten Jahrzehnten auf der Basis früherer, noch weniger ausgereifter Konzepte der Diagnostik viel entwickelt. Insbesondere die psychoanalytische Therapieforschung hat zu dieser Entwicklung beigetragen und so verwundert es nicht, dass Vorstöße zur Einführung systematischer Diagnosekonzepte überwiegend im Kontext von Forschergruppen entstanden (vgl. Laireiter, 2000).

2 Vorläufer aktueller Ansätze psychodynamischer Diagnostik

Als einer der ersten Versuche, psychodynamische Befunde zu systematisieren, gilt der von Anna Freud (1962) konzipierte „Hampstead-Index“, der primär dazu dient, den Reifungsgrad der Persönlichkeit auf der Basis der Symptomatik, der Triebentwicklung, der Ich-Funktionen, der Struktur des Über-Ichs, Fixierungen und Regressionstendenzen zu bestimmen. In dieser Tradition steht das von Blanck und Blanck (1974) entwickelte Modell der deskriptiven Entwicklungsdiagnose, in dem primär auf der Basis von Ich-Funktionen (z. B. Abwehr, Realitätswahrnehmung) Entwicklungskategorien des Ichs klassifiziert werden. Eine Reihe von Autoren haben versucht, diagnostische Informationen aus psychoanalytischen Interviews zu ordnen und zu klassifizieren (z. B. Balint & Balint, 1961) oder aber Beobachtungsvariablen zu katalogisieren. Hierzu ist beispielsweise das Glossar von Abwehrmechanismen zu zählen, welches von Bibring, Dwyer, Huntington und Valenstein (1961) im Rahmen einer Studie zur frühen Mutter-Kind-Beziehung entwickelt wurde. Im Rahmen der Menninger-Studie (vgl. Wallerstein, 1986) wurde eine umfassendere Methodik zur Bewertung „psychologischer Fähigkeiten“ entwickelt, die erst seit relativ kurzer Zeit auch im deutschen Sprachraum Anwendung findet (s. u.). Die Mehrzahl der Methoden systematischer psychoanalytischer Diagnostik, die in der Tradition Anna Freuds entwickelt wurden, versuchen zwar eine Systematisierung von Befunden, sind aber noch entfernt von Operationalisierungen. Der Schritt hierzu wurde in umfassenderen Ansätzen versucht, wie beispielsweise mit dem *Karolinska Psychodynamic Profile* (*KAPP*; Weinryb & Rössel, 1991) oder der Operationalisierten Psychodynamischen Diagnostik (OPD; Arbeitsgruppe OPD, 1996, 2006), die weiter unten ebenso beschrieben werden wie diagnostische Ansätze, die sich aus der psychoanalytischen Psychotherapieforschung herleiten (s. z. B. Miller, Luborsky, Barber und Docherty, 1994; Fonagy, 1999).

Tab. 1: Verschiedene Formen diagnostischer psychoanalytischer Interviews (in Anlehnung an Schüßler, 2000)

Methode	Diagnostischer Fokus	Technik
Psychiatrisches Interview nach Sullivan	Interpersonales Verhalten, Erwartungen des Patienten, reziproke Emotionen	Strukturiertes Erfragen des Erlebens aktueller Lebensumstände und der Lebensgeschichte
Dynamisches Interview nach Gill	Beziehung zwischen Therapeut und Patient als Indikator für Übertragungsphänomene	Unstrukturiertes, vom Patienten geleitetes Gespräch
Diagnostisches Interview nach Balint & Balint	Beziehung zwischen Untersucher und Patient	Weitgehend unstrukturiertes Interview unter Schaffung einer „hilfreichen Beziehung"
Psychosomatische Anamnese (z. B. Adler & Hemmeler)	Bio-psycho-soziale Krankheitsursachen	Fokussierung auf das körperliche und seelische Leiden, Biographie und soziale Situation
Psychoanalytisches Erstinterview nach Argelander	Innerpsychische Konflikte	Genaue Beobachtung szenischer Informationen im Rahmen des Interviews
Biographische Anamnese unter tiefenpsychologischen Gesichtspunkten nach Dührssen	Entwicklungsdefizite und -konflikte im Lebenslauf	Halbstrukturierte Exploration der Lebensgeschichte mit Verknüpfung aktueller (Hier und Jetzt) mit lebensgeschichtlichen (Dort und Damals) Informationen
SPC (=Scales of Psychological Capacities) Interview nach Wallerstein	Psychologische Fähigkeiten mit Bezug zum Konstrukt der psychischen Struktur	Halbstrukturiertes Interview mit gezielten Fragen zu 17 versch. Bereichen, wie z. B. Optimismus, Verantwortlichkeit, Bindung in Beziehungen etc.
Strukturelles Interview nach Kernberg	Persönlichkeitsorganisation (psychotisch, Borderline, neurotisch)	Halbstrukturiertes Interview mit Fokus auf Konflikten, Symptomen und interaktionellen Problemen
Relationship Anecdote Paradigm (RAP) Luborsky	Zentraler Beziehungskonflikt	Gezielte Exploration von möglichst vielen Beziehungsepisoden
Erwachsenenbindungsinterview (AAI; Main & Goldwyn)	Bindungsrepräsentationen	Strukturiertes Interview zu frühen Beziehungserfahrungen
Diagnostisches Interview im Rahmen der OPD	Diagnostische Achsen der OPD (i. e. Krankheitserleben, Konflikt, Struktur, Beziehung)	Halbstrukturiertes diagnostisches Interview
Strukturiertes Interview zur Persönlichkeitsorganisation (STIPO; Stern et al., 2005)	Persönlichkeitsorganisation nach dem Modell von Kernberg (1981)	Strukturiertes Interview zu Aspekten der Identität, Qualität der Objektbeziehungen, Abwehr, Realitätsprüfung, Aggression und moralischen Werten

3 Interviews und Therapiesitzungen als primäre Basis für diagnostische Entscheidungen

Basis der beschriebenen Versuche einer systematischen Dokumentation und Bewertung diagnostischer Informationen sind in der psychodynamischen Therapie ein oder mehrere diagnostische Interviews bzw. Therapiesitzungen. Die zentrale Bedeutung des Übertragungskonstruktes und der Übertragungsanalyse, also eines „Interaktionsprodukts" (Mertens, 2000), bringt dies mit sich. Fragebögen oder vergleichbare standardisierte Methoden, die sich auf psychoanalytische Konstrukte beziehen, liegen zwar inzwischen zahlreich vor, haben sich aber in der klinischen Routine noch kaum durchgesetzt. *Fragebogenverfahren* richten sich primär auf (psychodynamische) Persönlichkeitskonzepte, wie beispielsweise der *Gießentest* (Richter, Brähler & Richter, 1991), das *Narzissmusinventar* (Deneke & Hilgenstock, 1989), der *Psychoanalytische Charakterfragebogen* (*PSACH;* Meyer, unveröffentl.), das *Inventar zur Persönlichkeitsorganisation* (*IPO;* Dammann, 2002), oder auf die Erfassung von Abwehrmechanismen und Strategien der Konfliktbewältigung (z. B. *Defense Style Questionnaire;* Bond, 1986; *Defense Mechanism Rating Scales;* Perry & Cooper, 1989).

In **Tabelle 1** sind verschiedene Ansätze diagnostischer (Erst-)Interviews zusammengefasst, die in der psychoanalytischen Literatur beschrieben werden und die unterschiedliche Ziele und Schwerpunkte setzen. Die Tabelle führt auch primär zu Forschungszwecken entwickelte Interviewmethoden auf (z. B. *RAP, AAI*), die – wie die Erwachsenen-Bindungsinterviews (siehe dazu Buchheim & Strauß, 2002) – nicht unbedingt primär als psychoanalytische Diagnostika entwickelt wurden, die aber letztlich psychodynamische Konstrukte tangieren.

4 Ziele und Methoden psychoanalytisch orientierter Diagnostik

Im Optimalfall – so Henry, Strupp, Schacht und Gaston (1994) – sollte eine psychodynamische Diagnose oder „Formulierung" drei komplementäre Ebenen berücksichtigen und integrieren:

- Konkrete bewusste Probleme
- Wiederkehrende problematische Muster
- Unbewusste Ordnungsprinzipien oder -prozesse.

Im Folgenden werden einige Methoden beschrieben, die versuchen – zumindest auf ausgewählten Ebenen – diesem Anspruch gerecht zu werden. Dabei wird unterschieden zwischen diagnostischen Ansätzen, die primär für die Behandlungspraxis entwickelt wurden und Ansätzen, die primär aus dem Forschungskontext stammen.

4.1 Praxisbezogene Diagnosesysteme

Eines der umfassendsten Systeme operationalisierter psychodynamischer Diagnostik stellt das von Weinryb und Rössel (1991) entwickelte *Karolinska Psychodynamic Profile (KAPP)* dar. Das *KAPP* (vgl. Weinryb, Rössel & Schauenburg, 1999) ist ein systematisches Ratingverfahren, das interviewbasierte Bewertungen auf insgesamt 18 Subskalen vornimmt, die sich auf folgende Aspekte beziehen: die Qualität interpersonaler Beziehungen (Intimität und Bezogenheit, Abhängigkeit und Trennung, Kontrollierende Persönlichkeitszüge), spezifische Aspekte des psychischen Funktionierens (Frustrationstoleranz, Impulskontrolle, Regression im Dienste des Ich, Umgehen mit aggressiven Affekten), die Affektdifferenzierung in Bezug auf Erleben und Ausdruck (Alexithyme Züge, Normopathische Züge), die Bedeutung des Körpers als Aspekt des Selbstwertgefühls (Körperselbstwahrnehmungen und ihre Bedeutung für den Selbstwert, Wahrnehmung der körperlichen Funktion und ihrer Bedeutung für den Selbstwert, gegenwärtiges Körperbild), die Sexualität (sexuelle Funktionen, sexuelle Zufriedenheit), die individuelle Sicht der eigenen Bedeutung (Gefühl von Zugehörigkeit und Gebrauchtwerden, Zugang zu Rat und Hilfe) sowie eine Einschätzung der Charakter- oder Persönlichkeitsorganisation. Für jede der 18 *KAPP*-Skalen sind die zu erfassenden Merkmale operational definiert, außerdem sind für drei Stufen der jeweils 5-stufigen Skalen Ausprägungen beschrieben, wobei jeweils ein Pol der Skala die „normale" und die „am wenigsten normale" Ausprägung repräsentiert. Die Einschätzung erfolgt auf der Basis eines Interviews, das dem strukturellen Interview nach Kernberg (vgl. **Tab. 1**) ähnelt. Das KAPP liegt mittlerweile in zahlreichen Übersetzungen (auch deutsch) vor und erwies sich in einer Reihe von Studien als ausreichend reliabel und valide im Hinblick auf die Differenzierung unterschiedlicher Patientengruppen und die Vorhersage von Behandlungsergebnissen (vgl. Weinryb et al., 1999).

In der Tradition des *KAPP* steht die in der BRD von einer überregionalen Arbeitsgruppe (Arbeitsgruppe OPD, 1996, 2001, 2006) entwickelte Operationalisierte Psychodynamische Diagnostik, die in der psychoanalytischen Praxis zunehmend an Bedeutung gewonnen hat. Die OPD stellt den Versuch dar „einen Zugewinn an Klarheit und Eindeutigkeit zu gestatten, ohne das Konzept gleichzeitig zu weit aus seinem dynamischen Gehalt zu lösen" (S. 21/22). Die OPD orientiert sich an der Diagnostik nach der ICD-10, versucht diese zu ergänzen um die forschungskriterienorientierte Differentialdiagnostik psychischer bzw. psychosomatischer Störungen (einschl. Komorbiditäten), die in der ICD-10 unzureichend beschrieben sind (Achse V) und durch die operationale Beschreibung zentraler psychodynamischer Konstrukte wie dem Krankheitserleben (Achse I), einer Beziehungsdiagnostik (Achse II), der Diagnostik von Konflikten (Achse III) und der Struktur (Achse IV). In die Operationalisierung flossen – in stark vereinfachter und praktisch anwendbarer Form – methodische Konzepte ein, die sich in den letzten Jahren in der psychoanalytischen Psychotherapieforschung bewährt haben. **Tabelle 2** fasst die entsprechenden Teilbereiche der OPD zusammen. Zur OPD liegt inzwischen eine Reihe von Anwendungserfahrungen vor, welche die Reliabilität und die klinische Validität des Systems unterstreichen (s. z. B. Schauenburg, Buchheim, Cierpka & Freyberger, 1999). Die Beurteilung der OPD-Kategorien erfolgt wie im Falle des *KAPP* auf der Grundlage eines ausführlichen psychodynamischen Interviews, in dem spezifische Fragen zu den einzelnen Aspekten der Diagnostik eingestreut sind. Die Anwendung der OPD erfordert i. d. R. eine Schulung, die von der Arbeitsgruppe vielerorts angeboten wird (Schauenburg & Grande, 2000).

Erst jüngst wurde eine auf dem OPD-Konzept basierende Variante, die Operationalisierte Psychodynamische Diagnostik im Kindes- und Jugendalter (Arbeitskreis OPD-KJ, 2003) vorgelegt, in der eine komplexe Erfassung psychodynamischer Prozesse im Kontext von Störungen bei Kindern und Jugendlichen vorgenommen wurde. Auch die OPD-KJ ist ein multiaxiales Diagnosesystem, in dem die Achsen „Beziehung", „Konflikt", „Psychische Struktur" und „Behandlungsvoraussetzungen" differenziert werden. Das Verfahren stellt eine Ergänzung zu dem in der Kinder- und Jugendpsychiatrie bzw. -psychotherapie gängi-

Tab. 2: Achsen und Dimensionen der operationalisierten psychodynamischen Diagnostik

Achse	Dimensionen
I Krankheitserleben und Behandlungsvoraussetzungen	Schweregrad des somatischen bzw. psychischen Befundes Leidensdruck bzw. Beschwerdeerleben (Beeinträchtigung des Selbsterlebens, sekundärer Krankheitsgewinn, Angemessenheit der subjektiven Beeinträchtigung) Behandlungserwartungen und Inanspruchnahmebereitschaft (Einsichtsfähigkeit in psychodynamische, psychosomatische oder somatopsychische Zusammenhänge, Einschätzung der geeigneten Behandlungsform, Psychotherapiemotivation, Motivation zur körperlichen Behandlung, Compliance) Ressourcen (psychosoziale Integration, Belastbarkeit, soziale Ressourcen und Unterstützung)
II Beziehung	Habituelles Beziehungsverhalten Typische Reaktionen anderer auf das Beziehungsverhalten
III Konflikt	Abhängigkeit vs. Autonomie Unterwerfung vs. Kontrolle Versorgung vs. Autarkie Selbstwertkonflikte Schuldkonflikte Ödipal-sexuelle Konflikte Identitätskonflikte Eingeschränkte Konflikt- und Gefühlswahrnehmung
IV Struktur	Fähigkeit zur Selbstwahrnehmung Fähigkeit zur Selbststeuerung Fähigkeit zur Abwehr Fähigkeit zur Objektwahrnehmung Fähigkeit zur Kommunikation Fähigkeit zur Bindung Gesamteinschätzung
V Psychische und psychosomatische Störungen	Diagnosen für psychische Störungen Diagnosen für Persönlichkeitsstörungen Körperliche Erkrankungen

gen Standard des multiaxialen Klassifikationsschemas (MAS; Remschmidt, Schmidt & Poustka, 2001) dar.

Im Grenzbereich zwischen der Anwendung in der klinischen Praxis und klinischer Forschung liegen zwei weitere diagnostische Methoden mit psychoanalytischem Hintergrund, die in jüngster Zeit in deutscher Fassung vorgelegt wurden bzw. vorbereitet werden. Es handelt sich um das *Strukturierte Interview zur Persönlichkeitsorganisation (STIPO)* und die *Skalen Psychischer Kompetenzen (SPK)*, der deutschen Fassung der *Scales of Psychological Capacities (SPC)*, die ursprünglich von De Witt, Milbrath und Wallerstein (1999) als Maß für strukturelle Veränderungen im Rahmen des Psychotherapieprojektes der Menninger-Stiftung (vgl. Wallerstein, 1986) entwickelt wurde. Basierend auf einem halbstrukturierten Interview wird mittels der SPC die Ausprägung von insgesamt 17 strukturrelevanten psychologischen „Fertigkeiten" eingeschätzt (Hoffnung, Lebensfreude, Zuweisung von Verantwortlichkeit, Flexibilität, Beharrlichkeit, Bindung an Normen und Werte, Bindung in Beziehungen, Gegenseitigkeit, Vertrauen, Empathie, Affektregulation, Impulsregulation, Umgang mit sexueller Erfahrung, Selbstbehauptung, sich auf sich und andere verlassen können, Selbstachtung und Selbstkohärenz). Für die deutsche Version liegt ein Manual vor (Huber, Klug & Wallerstein, 2006); die deutsche Fassung ist mittlerweile überprüft und wird beispielsweise in einem umfangreichen Forschungsprojekt zur psychodynamischen Psychotherapie bei depressiven Störungen angewandt (Huber, 2002; Huber & Klug, 2005).

Das *STIPO* (Clarkin, Caligor, Stern & Kernberg, 2002; Stern, Caligor, Kernberg & Clarkin, 2004; Stern, Caligor & Clarkin, 2005) orientiert sich an dem von Kernberg (1996) entwickelten Modell der Persönlichkeitsorganisation und stellt eine Weiterentwicklung des strukturellen Interviews (Kernberg, 1981) dar. Es erlaubt eine strukturelle/kategoriale und eine dimensionale Beurteilung der Persönlichkeit. Strukturell wird die Persönlichkeitsorganisation dem Kernberg'schen Modell entsprechend den Bereichen normal, neurotisch und borderline zugeordnet; dimensionale Beurteilungen sind für die Bereiche vorzunehmen, die nach dem Modell die wesentlichen Dimensionen der Persönlichkeitsorganisation darstellen, nämlich die Integration der Identität, die Qualität der Objektbeziehungen und der Abwehrmechanismen, die Wahrnehmung der Realität und die Integration des Über-Ichs, die über die Qualität von Aggression sowie moralische Werte im Interview operationalisiert wird.

4.2 Forschungsorientierte Methoden psychoanalytisch orientierter Diagnostik

Orientiert man sich an der oben genannten Dreiteilung von Ebenen psychoanalytischer Diagnostik (Henry et al., 1994), dann kann im Zusammenhang mit den „konkreten bewussten Problemen" auf die klinischen Verfahren verwiesen werden, die auch in anderen psychotherapeutischen Ansätzen zum Einsatz kommen und in diesem Band in anderen Kapiteln ausführlich dargestellt sind. **Tabelle 3** fasst einige Methoden aus der psychoanalytischen Psychotherapieforschung zusammen, die sich primär auf die beiden anderen Ebenen, wiederkehrende problematische Muster des Verhaltens (vornehmlich des Beziehungsverhaltens) und unbewusste Ordnungsprinzipien oder -prozesse beziehen. Einige der in der Tabelle genannten Methoden sollen nachfolgend kurz skizziert werden.

4.2.1 Methoden zur Erfassung wiederkehrender Verhaltensmuster

Das Zentrale Beziehungskonfliktthema (ZBKT)

Dieses wohl etablierteste Vorgehen zur Erfassung der zentralen Beziehungsmuster von Patienten anhand klinischen Materials wurde erstmalig von Luborsky (1977) beschrieben. Anhand von Texten aus Erstinterviews und/oder Therapiesitzungen werden zunächst sog. Beziehungsepisoden eingegrenzt, also Narrative, deren Inhalt konkrete Beziehungserfahrungen sind (solche Narrative können auch – gewissermaßen forciert – über das in **Tabelle 1** genannte Relationship Episode Paradigm, RAP, generiert werden). Die Beziehungsepisoden werden in einem nächsten Schritt daraufhin untersucht, welche Wünsche (W) darin enthalten sind, welche Reaktionen anderer (RO) und welche Reaktionen der berichtenden Person (RS). Die Reaktionen werden jeweils nach positiven und negativen differenziert. Die drei Komponenten werden anhand von Standardkategorien bzw. Clustern kategorisiert und zusammengefasst. Die jeweils häufigsten Komponenten repräsentieren das zentrale Beziehungskonfliktthema (Ich wünsche etwas von Person X, deren Reaktion ist Y, meine Reaktion ist Z). Die Methode, die seit ihrer Erstveröffentlichung vielfältig eingesetzt und verfeinert wurde, operationalisiert das Konstrukt

Tab. 3: Eine Auswahl forschungsorientierter Methoden der psychoanalytischen Diagnostik

Autoren (Jahr)	Methode	Zielsetzung
Methoden zur Erfassung wiederkehrender problematischer Muster		
Benjamin (1974) (deutsch: Tress, 1993)	Structural Analysis of Social Behavior (SASB)	Erfassung der Struktur interpersonalen Verhaltens
Luborsky (1977)	Zentrales Beziehungskonfliktthema (ZBKT)	Erfassung charakteristischer interpersonaler Muster
Teller & Dahl (1981)	FRAMES-Methode (Fundamental Repetitive and Maladaptive Emotion Structure)	Auf der Emotionstheorie basierendes Vorgehen zur Erfassung maladaptiver emotionaler Muster in Beziehungen
Gill & Hoffmann (1982)	Erfahrungen mit der therapeutischen Beziehung	Inventar zur Erfassung von Übertragungsbereitschaften
Kiesler (1987)	Impact Message Inventory und Fremdbeurteilungen von psychotherapierelevanten Transaktionen	Beschreibung interpersonaler Muster
Schacht & Henry (1991)	Zyklisch-maladaptives Beziehungsmuster	Wiederkehrende interpersonale Muster, die auf der Basis des SASB-Modells beschrieben werden
Crits-Christoph & Baranackie (1992)	Quantitative Erfassung interpersonaler Themen (QUAINT)	Systematische Erfassung interpersonaler Muster in Anlehnung an die ZBKT-Methode (s. o.)
Azim, Piper, Segal, Nixon & Duncan (1991)	Skala zur Erfassung der Qualität von Objektbeziehungen	Methode zur Erfassung der Qualität und Struktur wichtiger Beziehungen zu anderen Menschen
Methoden zur Erfassung unbewusster Ordnungsprinzipien und Prozesse		
Weiss, Sampson, Caston & Silberschatz (1977)	Plan-Diagnose	Erfassung unbewusster Pläne in der Biographie mit Bezug zur „Control-Mastery-Theorie"
M. Horowitz (1979)	Konfigurationale Analyse	Erfassung wiederkehrender „states of mind", interpersonaler Rollenmodelle sowie Informationsverarbeitungsprozesse
Perry, Augusto & Cooper (1989)	Idiographische Konfliktbeschreibung	Systematische Erfassung von Wünschen, Ängsten, Resultaten aus diesen, Stressvulnerabilität und Adaptationsniveau
L. Horowitz, Rosenberg, Ureno, Kalehzan & O'Halloran (1989)	Konsens-Reaktions-Formulierung	Im Konsens erarbeitete psychodynamische Diagnose

„Übertragung" in einer klinisch sinnvollen Art und Weise. Zusammenfassungen der ZBKT-Forschung finden sich bei Luborsky und Crits-Christoph (1998) und aktuell bei Albani, Geyer, Kächele und Pokorny (2003) oder Albani und Blaser (2005). Die in **Tabelle 3** genannte QUAINT-Methode basiert auf dem ZBKT-Konzept und versucht, die im ZBKT enthaltenen Kategorien zu quantifizieren. Eine Skala, mit der die „Meisterung" (Mastery) konflikthafter Beziehungen im Therapieverlauf erfasst werden kann und die sich auf die ZBKT-Konzeption stützt, wurde von Grenyer und Luborsky (1996) entwickelt (siehe auch Dahlbender, Erena, Reichenauer & Kächele, 2001; Dahlbender, 2005a).

FRAMES-Methode

Die von Dahl und Teller (1984) entwickelte Methode zur Erfassung fundamentaler repetitiver und maladaptiver Emotions-Strukturen (FRAMES) dient zur Einschätzung von Psychopathologie, zur Bewertung therapeutischer Prozesse und des Therapieergebnisses. Sie basiert auf einem System der Emotionsklassifikation, das idiographisch auf klinisches Material angewandt wird, um emotionale Reaktionen mit bestimmten Objekten zu verbinden. Unterschieden werden dabei sog. „It-Emotionen" (objektbezogen, repräsentieren appetitive Wünsche gegenüber Objekten) und „Me-Emotionen" (die das Ausmaß der Wunscherfüllung oder Nichterfüllung ausdrücken). Beide Klassen von Emotionen bilden ein Informationsfeedback-System, über welches Informationen über fundamentale Bedürfnisse und deren Befriedigung abgeleitet werden können. Hölzer und Dahl (1996) haben ein reliables System zur Identifikation von FRAMES beschrieben.

Am interpersonalen Modell orientierte diagnostische Methoden

Mehrere Methoden werden in der psychoanalytischen Therapie verwendet, die enge Bezüge zur interpersonalen Theorie der Persönlichkeit aufweisen (z. B. Kiesler, 1983). Die strukturale Analyse sozialen Verhaltens (SASB), eine von L. S. Benjamin (1974) entwickelte Methode zur Kategorisierung von Interaktionen (einschließlich solcher mit der eigenen Person oder dem „Introjekt") nach dem interpersonalen Kreismodell (das durch die Dimensionen Zuneigung und Kontrolle konstituiert ist), wurde von der Arbeitsgruppe um Henry eingesetzt, um im diagnostischen Prozess zyklisch-maladptive Muster (ZMP) zu identifizieren (vgl. dazu z. B. Tress, 1993; Tress, Hartkamp & Junkert-Tress, 2005). Ebenfalls dem interpersonalen Modell verpflichtet sind Fragebogenmethoden, wie das Impact Message Inventory (Kiesler, 1987), das Inventar zur Erfassung interpersonaler Probleme (Horowitz, Strauß & Kordy, 2000) oder das *Inventar zur Erfassung interpersonaler Motive* (*IIM*; Thomas, Horowitz & Strauß, in Vorb.). All diesen Methoden ist die Annahme gemein, dass sich an einer Einschätzung interpersonalen Verhaltens, interpersonaler Probleme oder Motive die vorherrschenden, oft ungünstigen zwischenmenschlichen Muster abbilden, die für eine Person oder eine bestimmte Pathologie charakteristisch sind (vgl. Schauenburg & Cierpka, 1994).

4.2.2 Methoden zur Erfassung unbewusster Ordnungsprinzipien und -prozesse

Plan-Diagnose (Plan-Formulierung)

Basierend auf der Control-Mastery-Theorie (Weiss & Sampson, 1986; Albani, Blaser, Geyer & Kächele, 1999), in der postuliert wird, dass pathogene Überzeugungen als Resultat traumatischer Erfahrungen mit wichtigen Bezugspersonen die Realisierung von wünschenswerten Zielen verhindern und Patienten unbewusst versuchen, diese Überzeugungen in der therapeutischen Beziehung zu widerlegen, wurde die Plan-Diagnose oder Plan-Formulierungs-Methode (Sammet, 2005) entwickelt. Diese Methode zielt darauf ab, unbewusste Pläne, die aus den genannten Überzeugungen resultieren, transparent zu machen. Die – einzelfallorientierte – Methode umfasst fünf Schritte:

a) Mehrere klinisch erfahrene Personen sichten Therapietranskripte aus frühen Sitzungen und bewerten fallorientiert Ziele (real vs. alternativ), Hindernisse, Tests der Überzeugungen und Einsichten,
b) die Urteile werden in Listen integriert und
c) in der Folge auf ihre Relevanz hin beurteilt.
d) Für jede Plan-Komponente wird die Reliabilität bestimmt, ehe
e) eine abschließende Formulierung des Plans erstellt wird.

Diese Methode, die Ähnlichkeiten zu Plan-Analysen aus kognitiven Psychotherapien (z. B. Grawe & Caspar, 1984; Caspar, 1996) aufweist, hat sich in vielen Studien als reliable und valide Herangehensweise zur Formulierung von Fallbeschreibungen erwiesen (vgl. Weiss, 1995; Sammet, 2005).

Konfigurationale Analyse nach M. Horowitz

Das vielleicht elaborierteste, wenngleich empirisch noch weiter zu überprüfende System, über welches diagnostische Einschätzungen über unbewusste Ordnungsprinzipien möglich sein sollen, ist die Konfigurationale Analyse (KA), die von Horowitz (1995) im Rahmen eines Forschungsprogramms zu unbewussten und bewussten mentalen Prozessen entwickelt wurde. Klinisches Material wird bei diesem Vorgehen genutzt, um

a) wiederkehrende Muster von Erfahrungen und Verhaltensweisen (sog. States of Mind),
b) interpersonale Rollen-Beziehungs-Modelle und
c) Muster der Informationsverarbeitung zu identifizieren.

Die KA kann wohl am ehesten als schematheoretische Methode betrachtet werden, über die eine psychodynamische Formulierung des individuellen Repertoires, der Stabilität und Veränderung der States of Mind und ihnen zugrundeliegender interpersonaler, kognitiver und affektiver Schemata möglich ist.

4.3 Therapiezielorientierte psychoanalytische Diagnostik

Die dargestellten Forschungsmethoden sind naturgemäß sehr aufwendig und in der klinischen Routine kaum anwendbar. Diagnostische Entscheidungen in der psychoanalytischen Therapie können sich aber auch anderer, zum Teil ökonomischerer Methoden bedienen, die nicht unmittelbar aus dem analytischen Kontext stammen.
Gerade in den letzten Jahren ist – nicht zuletzt ausgelöst durch die Metaanalyse von Grawe, Bernauer und Donati (1994) – die Debatte um die Wirksamkeit psychoanalytischer Therapie in aller Heftigkeit entfacht. Abgesehen von der lange Zeit geringen Motivation der Anwendung „echter“ Evaluationsforschung in diesem Bereich, könnte ein Nachteil der psychoanalytischen Psychotherapieverfahren darin bestehen, dass die Operationalisierung der psychoanalytischen Konstrukte, Indikationskriterien und damit auch der Therapieziele für relativ schwierig, wenn nicht gar unlösbar erachtet wurde. Wenn man sich aber intensiv mit den Ergebnissen und Methoden der Psychotherapieforschung auseinandersetzt, wird man Wege finden, psychoanalytische Therapie dem Gegenstand angemessen zu evaluieren.
Von McGlashan und Miller (1982) wurden die Ziele psychoanalytischer Therapie

Tab. 4: Zielorientierte psychoanalytische Diagnostik (nach McGlashan & Miller, 1982; Strauß, 1999)

Globalziel	Spezifisches Ziel	Konstrukt/Methode (Beispiele)
Entwicklungshemmungen aufheben	Urvertrauen/Sicherheit	Beschreibung von Introjekten; Bindungsqualität, SPC
	Trennung und Individuation	Bindungsqualität; Wunsch nach Nähe vs. Angst vor Verlassenwerden
	Gewissen	Zwangs- und Depressionssymptome, STIPO
	konstruktive Aggression	Persönlichkeitsmaße; Methoden zur Erfassung von Handlungs- vs. Lageorientierung, STIPO
	Sexualität	Methoden zur Erfassung von Aspekten der Geschlechtsidentität; des sexuellen Erlebens und des Körperbildes, SPC
Aspekte des Selbst	Selbstverantwortung	Persönlichkeitsfragebögen; Methoden zur Erfassung kognizierter Kontrolle, SPC
	Selbst-Identität	Verlaufsbeobachtungen von Befindlichkeiten; Narzissmusinventar
	Selbstwertgefühl	Narzissmusinventar; Hoffnungsskalen; Hardiness; Körper- und Selbstbesetzungsskalen, SPC
	Selbsterleben und Kontinuität mit der früheren Störung	biographische Methoden; Bewertungen der Symptomatik, Narrative; linguistische Methoden
Bezogenheit auf Mitmenschen	Außen- vs. Innenorientierung	Kommunikationsverhalten; Bindungsqualität, SPC, STIPO
	Beziehung zu den Eltern	Fragebögen zum „Parental Bonding"
	Beziehung zu Gleichaltrigen	SASB, ZBKT, IIP, Methoden zur Erfassung des sozialen Netzwerks
	Empathie	Empathie-Skalen; SPC, Psychological Mindedness
	Intimität	Bindungsqualität (spez. partnerbezogen), IIP, IMI, Partnerschaftsdiagnostik
	Generativität	Empathie-Skalen; Impact Message Inventory
Akzeptieren der Realität	Verringerte Omnipotenz	Narzissmusinventar
	Fähigkeit zum Trauern	Bewertung „existentieller Faktoren" sensu Yalom
	Triebkontrolle und Frustrationstoleranz	projektive Verfahren, SPC
	Loslassen können	SASB, Bindungsqualität, Narzissmusinventar
	Realitätsprüfung	Methoden aus der Sozialpsychologie und der cognitive science

Globalziel	Spezifisches Ziel	Konstrukt/Methode (Beispiele)
Erlebnisfülle und Lebendigkeit	Gefühle	Emotionsvokabular; Mimik
	Energie	Methoden der Gesundheitspsychologie
	Entspannung	Psychophysiologische Indikatoren; Erfassung der Selbstakzeptanz
	Fähigkeit zur Freude	Hedonieskalen
Coping-Mechanismen	Abwehrmechanismen	Methoden zur Erfassung von Abwehr und Bewältigung, STIPO
	soziokulturelle Anpassung und Veränderung	Analyse der sozialen und beruflichen Situation; Einstellung zum Beruf
Integrative Kapazität	Ambivalenztoleranz	Methoden zur Erfassung von Abwehr; SASB
	kognitive Ökonomie	Methoden zur Analyse des Problemlöseverhaltens
	Übergangskapazität	Methoden zur Erfassung von Charaktermerkmalen, Einsicht
Selbstanalytische Fähigkeiten	Selbstbeobachtung und Selbstanalyse	Psychological Mindedness, Selbstreflexivität
	Übertragung	„Patients representation of their therapist", ZBKT, FRAME, Konfigurationsanalyse; ZMB (vgl. Tab. 3)
Symptomatologie	Emotionale Symptome	Symptomfragebögen und Fremdbeurteilungen
	Körperliche Gesundheit	Medizinische Befunde, Inanspruchnahme medizinischer Hilfe, Beschwerdebögen
	Sustanzenabusus	Fragebogen zum Suchtverhalten

systematisch zusammengefasst. In **Tabelle 4** ist der Versuch unternommen, den einzelnen Zielkriterien, die von McGlashan und Miller genannt werden, eine Auswahl diagnostischer Methoden bzw. Konstrukte gegenüberzustellen. Die in der Tabelle enthaltenen Methoden lassen sich gliedern in

a) Methoden, die innerhalb der psychoanalytischen Psychotherapieforschung zur Erfassung „genuin" psychoanalytischer Konstrukte entwickelt wurden,
b) Methoden aus der Psychotherapieforschung, die eher allgemeineren Modellen (der Entwicklung, der Persönlichkeit etc.) zuzuordnen sind, die sich aber für die Evaluation psychoanalytischer Therapieziele eignen, sowie
c) Methoden aus der Allgemeinen Psychologie und anderen Feldern der Psychologie.

Übergeordnete Methoden, die insbesondere dazu dienen können, strukturelle Veränderungen zu erfassen, wurden zum Teil bereits weiter oben erwähnt. Hierzu gehören das *Strukturierte Interview zur Persönlichkeitsorganisation* (*STIPO*; Stern et al., 2004), die *Skalen zur Erfassung psychischer Kompetenzen* (*SPC*; Wallerstein et al., 2001; Huber et al., 2006) oder – auf einer interpersonalen Ebene – die *Mastery-Skala* (Grenyer & Luborsky, 1996). Auch die OPD kann sich zur therapiezielorientierten, strukturellen Veränderungsdiagnostik eignen. Im Kontext der OPD wurden zwei spezifische Methoden entwickelt, die der Erfassung von strukturbezogenen Veränderungen dienen, die als ein wesentliches Ziel psychodynamischer Therapien postuliert werden. Seidler (1999) entwickelte das *Klinische Reflexivitätsrating (KRR)* und eine Skala zur *Veränderung des Beziehungserlebens (BZW)*. Beide Instrumente erfassen die Fähigkeit der Selbstreflexion und ähneln partiell der von der Arbeitsgruppe um Fonagy entwickelten *Reflective Self Functioning Scale* (*RF*; vgl. Daudert, 2002), welche in der Tradition klinischer Bindungsforschung entwickelt wurde.

Bereits mehrfach angewandt wurde die *Heidelberger Umstrukturierungsskala* (Rudolf, Grande & Oberbracht, 2002), die dazu dient, Veränderungen von verschiedenen therapeutischen Foki (d. h. ausgewählte Problembereiche, die sich auf in der OPD definierten Konflikte, Strukturmerkmale oder Beziehungsprobleme richten) zu messen. Die Heidelberger Skala stellt eine Adaptation der *Assimilation of Problematic Experience Scale* dar, die von Stiles, Meshiot, Anderson und Sloane (1992) im Kontext humanistischer (prozess-erlebnisorientierter) Therapie zur Veränderungsmessung konstruiert wurde.

Schließlich seien erst seit kurzem in deutscher Sprache verfügbare Skalen erwähnt, die zur Veränderungsdiagnostik in der psychodynamischen Therapie entwickelt wurden, die *Psychodynamischen Funktionsskalen* (vgl. Dahlbender, 2005b). Die ursprünglich von Höglend, Bögwald, Amlo et al. (2000) beschriebenen Skalen dienen der multidimensionalen Erfassung von Veränderungsprozessen auf den Ebenen der Beziehungsqualität (familiär, freundschaftlich, intim), der Affekttoleranz, der Einsicht und der Problembewältigung sowie der adaptiven Kapazität. Die Veränderungssensibilität der Skalen und ihre Reliabilität wurden mehrfach bestätigt (Dahlbender, 2005).

5 Zusammenfassung und Ausblick

Nachdem diagnostische Fragen in der Anfangszeit der Psychoanalyse eine untergeordnete Rolle spielten, hat sich in der Ära nach Freud eine Reihe von Versuchen ergeben, psychodynamische Konstrukte zu diagnostischen Zwecken zu operationalisieren. Ein vorläufiger Endpunkt dieser Entwicklung ist die Operationalisierte Psychodynamische Diagnostik (OPD; vgl. Arbeitsgruppe OPD 1996, 2001, 2006), mit der auf diesem Gebiet ein gewaltiger Fortschritt erzielt wurde: Die OPD versucht eine Verknüpfung klassifikatorischer mit einer modifikationsorientierten Diagnostik und fokussiert auf Bereiche, die sowohl für den therapeutischen Prozess als auch die Indikation und Prognose psychodynamischer Therapieverfahren von grundlegender Bedeutung sind, nämlich das Krankheitserleben, Beziehungsmuster, Konflikte und strukturelle Merkmale. Die OPD wird kontinuierlich weiterentwickelt und im Hinblick auf ihre Reliabilität und Validität geprüft und verbessert, ihre Einsatzmöglichkeiten sind mittlerweile an einer Vielzahl von Beispielen gut veranschaulicht (z. B. Schauenburg et al., 1999). Die OPD ist ein primär für die klinische Anwendung entwickeltes Instrument, dessen Urheber aber überwiegend psychodynamisch orientierte Psychotherapieforscher sind. Mit einer zunehmenden Aktivität auf den Gebieten der psychodynamischen Prozess- und Wirkungsforschung sind in den vergangenen Jahren eine ganze Reihe von Methoden entstanden, die genuin psychoanalytische Konzepte, wie maladaptive Beziehungsmuster und unbewusste Ordnungsprinzipien operationalisieren und die neben anderen Verfahren geeignet sind, Therapieziele psychoanalytischer Behandlungsmaßnahmen zu evaluieren.

Einige der in der psychoanalytischen Therapie definierten Ziele lassen sich wahrscheinlich am besten durch allgemein-psychologische Konstrukte erfassen. Von Moser (1991) wurde vor längerer Zeit der Begriff des „Konzepttransfers" als Stichwort für jene Versuche genannt, psychoanalytische Konzepte durch die Verwendung von Konzepten anderer psychologischer Theorien präziser zu erfassen oder sie sogar zu ersetzen. Moser und seine Arbeitsgruppe haben dies insbesondere für die Konzepte der Cognitive Science intensiv demonstriert (siehe z. B. Leuzinger-Bohleber, Schneider & Pfeifer, 1992). Erst in jüngster Zeit wurde der Vorschlag, diesen Konzepttransfer zu versuchen, im breiteren Rahmen aufgegriffen. Deutlich sichtbar ist dies bspw. an der von Grawe (1998) beschriebenen „Psychologischen Therapie" und im Kontext der Psychoanalyse im Zusammenhang mit der von Krause (1997, 1998) vorgelegten allgemeinen psychoanalytischen Krankheitslehre. In letzterer spielen Theorien und Befunde der Affektpsychologie eine zentrale Rolle. Diese werden mit zentralen psychoanalytischen Konstrukten, wie Trieb und Struktur in Verbindung gebracht. Krause (1997) zeigt beispielsweise, dass die Analyse des mimischen Ausdrucksverhaltens Indikatoren für diese Konstrukte, aber auch für das Beziehungsgeschehen in der therapeutischen Situation liefern kann. Hier und im Kontext anderer Entwicklungen in der Allgemeinen Psychologie ergeben sich im Hinblick auf die Diagnostik in der Psychoanalyse sicher noch ungeahnte Möglichkeiten.

Literatur

Albani, C. & Blaser, G. (2005). Die ZBKT-Methode. In B. Strauß & J. Schumacher (Hrsg.), *Klinische Interviews und Ratingverfahren* (S. 483–488). Göttingen: Hogrefe.

Albani C., Blaser, G., Geyer, M., & Kächele, H. (1999). Die Control-Mastery-Theorie. *Forum der Psychoanalyse, 15,* 224–236.

Albani, C., Geyer, M., Kächele, H. & Pokorny, D. (2003). Beziehungsmuster und Beziehungskonflikte. *Psychotherapeut, 48,* 388–402.

Arbeitsgruppe OPD (Hrsg.). (1996). *Operationalisierte psychodynamische Diagnostik.* Bern: Huber.

Arbeitsgruppe OPD (Hrsg.). (2006). *Operationalisierte psychodynamische Diagnostik – OPD 2.* Bern: Huber.

Arbeitskreis OPD-KJ (Hrsg.). (2003). *Operationalisierte psychodynamische Diagnostik im Kindes- und Jugendalter.* Bern: Huber.

Azim, H., Piper, W. E., Segal, P. M., Nixon, G. W. H. & Duncan, S. C. (1991). The quality of obeject relations scale. *Bulletin of the Menninger Clinic, 55,* 323–342.

Balint, M. & Balint, E. (1961). *Psychotherapeutic techniques in medicine.* London, Tavistock.

Benjamin, L. S. (1974). Structural analysis of social behavior. *Psychological Review, 81,* 392-425.

Bibring, G. L., Dwyer, T. F., Huntington, D. S. & Valenstein, A. F. (1961). A study of psychological processes in pregnancy. *Psychoanalytic study of the child, 16,* 9–72.

Blanck, G. & Blanck, R. (1974). *Angewandte Ich-Psychologie.* Stuttgart: Klett.

Bond, M. (1986). Defensive Style Questionnaire. In G. E. Vaillant (Ed.), *Empirical studies of the ego mechanisms of defense* (pp.146–152). Washington: American Psychiatric Press.

Buchheim, A. & Strauß, B. (2002). Interviewmethoden der klinischen Bindungsforschung. In B. Strauß, H. Kächele & A. Buchheim (Hrsg.), *Klinische Bindungsforschung* (S. 27–53). Stuttgart: Schattauer.

Caspar, F. (1996). *Beziehungen und Probleme verstehen.* Bern: Huber.

Clarkin, J., Caligor, E., Stern, B. & Kernberg, O. F. (2002). *Structural Interview of Personality Organisation.* Unpublished Manual, Weill Medical College of Cornell University.

Crits-Christoph, P. & Baranackie, K. (1992). *The quantitative Assessment of Relationship Themes Method (QUAINT).* Unpublished paper.

Dahl, H. & Teller, V. (1994). The characteristics, identification and application of FRAMES. *Psychotherapy Research, 4*, 252–274.

Dahlbender, R. W. (2005a). Quantitative Assessment of Relationship Themes Method (QUAINT). In B. Strauß & J. Schumacher (Hrsg.), *Klinische Interviews und Ratingverfahren* (S. 364–369). Göttingen: Hogrefe.

Dahlbender, R. W. (2005b). Psychodynamische Funktionsskalen (PFS). In B. Strauß & J. Schumacher (Hrsg.), *Klinische Interviews und Ratingverfahren* (S. 315–320). Göttingen: Hogrefe.

Dahlbender, R. W., Erena, C., Reichenauer, G. & Kächele, H. (2001). Meisterung konflikthafter Beziehungsmuster im Verlauf einer psychodynamischen Fokaltherapie. *Psychotherapie, Psychosomatik, Med. Psychologie, 51*, 176–185.

Dammann, G. (2002). Inventar der Persönlichkeitsorganisation (IPO). In E. Brähler, J. Schumacher & B. Strauß (Hrsg.), *Diagnostische Verfahren in der Psychotherapie* (S. 217–221). Göttingen: Hogrefe.

Daudert, E. (2002). Die Reflective Self Functioning Scale. In B. Strauß, H. Kächele & A. Buchheim (Hrsg.), *Klinische Bindungsforschung* (S. 54–67). Stuttgart: Schattauer.

Deneke, F. W. & Hilgenstock, B. (1989). *Narzißmus-Inventar.* Bern: Huber.

DeWitt, K. N., Milbrath, C. & Wallerstein, R. S. (1999). Scales of Psychological Capacities. *Psychoanalysis and Contemporary Thought, 22*, 453–480.

Fonagy, P. (Eds.). (1999). *An Open Door Review of Outcome Studies in Psychoanalysis.* London: University College.

Freud, A. (1962). Maßstäbe zur Bewertung der pathologischen Kindesentwicklung. In A. Freud (Hrsg.), *Die Schriften, Band 6* (S. 1649–1673). München: Kindler.

Freud, S. (1909). *Analyse der Phobie eines fünfjährigen Knaben.* GW Bd. 7, S. 241–377.

Gill, M. & Hoffman, I. Z. (1982). A method for studying the analysis of aspects of the patient's experience of the relationship in psychoanalysis. *Journal of the American Psychoanalytic Association, 12*, 397–411.

Grawe, K. (1999). *Psychologische Therapie.* Göttingen: Hogrefe.

Grawe, K. & Caspar, F. (1984). Die Plananalyse als Konzept und Instrument für die Psychotherapieforschung. In U. Baumann (Hrsg.), *Psychotherapie: Makro- und Mikroperspektiven* (S. 177–197). Göttingen: Hogrefe.

Grawe, K., Donati, R. & Bernauer, F. (1994). *Psychotherapie im Wandel. Von der Konfession zur Profession.* Göttingen: Hogrefe.

Grenyer, B. F. S. & Luborsky, L. S. (1996). Dynamic change in psychotherapy: Mastery of interpersonal conflicts. *Journal of Consulting and Clinical Psychology, 64*, 411–416.

Henry, W. P., Strupp, H. H., Schacht, T. E. & Gaston, L. (1994). Psychodynamic approaches. In A. E. Bergin & S. L. Garfield (Eds.), *Handbook of psychotherapy and behavior change* (pp. 467–508). New York: Wiley.

Höglend, P., Bögwald, K., Amlo, S., Heyerdahl, O. et al. (2000). Assessment of change in dynamic psychotherapy. *Journal of Psychotherapy Practice and Research, 9*, 190–199.

Hölzer, M. & Dahl, H. (1996). How to find FRAMES. *Psychotherapy Research, 6*, 177–197.

Horowitz, M. J. (1995). Defensive control states and person schemas. In T. Shapiro & R. N. Emde (Eds.), *Research in psychoanalysis* (pp. 67–89). Madison: Int. University Press.

Horowitz, L. M., Rosenberg, S., Ureno, G., Kalehzan, B. & O'Halloran, P. (1989). Psychodynamic formulation, consensual response method and interpersonal problems. *Journal of Consulting and Clinical Psychology, 57*, 599–606.

Horowitz, L. M., Strauß, B. & Kordy, H. (2000). *Inventar zur Erfassung interpersonaler Probleme (IIP-D)* (2. Aufl.). Weinheim: Beltz.

Huber, D. (2002). *Erfassung therapeutischer Veränderung in der psychischen Struktur.* Unveröffentlichte Habilitationsschrift, TU München.

Huber, D. & Klug, G. (2005). Skalen psychischer Kompetenzen. In B. Strauß & J. Schumacher (Hrsg.), *Klinische Interviews und Ratingverfahren* (S. 430–435). Göttingen: Hogrefe.

Huber, D., Klug, H. & Wallerstein, R. S. (2006). *Skalen psychischer Kompetenzen.* Stuttgart: Kohlhammer.

Jacobson, W. & Cooper, A. M. (1994). Psychodynamic diagnosis in the era of the current DSMs. In N. Miller, L. Luborsky, J. Barber & J. P. Docherty (Eds.), *Psychodynamic treatment research* (pp.109–126). New York: Basic Books.

Kernberg, O. F. (1981). Structural interviewing. *Psychiatric Clinics of North America, 4*, 169–195.

Kernberg, O. F. (1996). A psychoanalytic theory of personality disorders. In J. F. Clarkin & M. Lenzenweger (Eds.), *Major theories of person-*

ality disorder (pp. 96–136). New York: Guilford Press.
Kiesler, D. J. (1983). The 1982 interpersonal circle. *Psychological Review, 90,* 185–214.
Kiesler, D. J. (1987). *Research Manual for the IMI.* Palo Alto: Consulting Psychologists Press.
Krause, R. (1997). *Allgemeine psychoanalytische Krankheitslehre I.* Stuttgart: Kohlhammer.
Krause, R. (1998). *Allgemeine psychoanalytische Krankheitslehre II.* Stuttgart: Kohlhammer.
Laireiter, R. A. (Hrsg.). (2000). *Diagnostik in der Psychotherapie.* Wien: Springer.
Leuzinger-Bohleber, M., Schneider, H. & Pfeifer, R. (1992). *Two butterflies on my head ...* Heidelberg: Springer.
Luborsky, L. (1977). Measuring a pervasive psychic structure in psychotherapy: The CCRT. In N. Freedman & S. Grand (Eds.), *Communication structures and psychic structures* (pp. 385–412). New York: Plenum.
Luborsky, L. & Crits-Christoph, P. (1998). *Understanding Transference* (2nd ed.). Washington: APA.
McGlashan, T. H. & Miller, G. H. (1982). The goals of psychoanalysis and psychoanalytic psychotherapy. *Archives of General Psychiatry, 39,* 377–388.
Mertens, W. (2000). Diagnostik in der Psychoanalyse. In R. A. Laireiter (Hrsg.), *Diagnostik in der Psychotherapie* (S. 27–40). Wien: Springer.
Mertens, W. (2005). Grundlagen psychoanalytischer Psychotherapie. In W. Senf & M. Broda (Hrsg.), *Praxis der Psychotherapie* (3. Aufl., S. 130–168). Stuttgart: Thieme.
Meyer, A. E. (unveröffentl.). *Psychoanalytischer Charakterfragebogen.*
Meyer, A. E. (1992). Psychoanalyse als Wissenschaft – Eine Dauerkrise? In W. Tress (Hrsg.), *Psychosomatische Medizin und Psychotherapie in Deutschland* (S. 95–110). Göttingen: Vandenhoeck & Ruprecht.
Miller, N., Luborsky, L., Barber, J. C. & Docherty, J. P. (Eds.). (1994). *Psychodynamic treatment research.* New York: Basic Books.
Moser, U. (1991). Vom Umgang mit Labyrinthen. *Psyche, 45,* 315–334.
Perry, J. C., Augusto, F. & Cooper, H. S. (1989). Assessing psychodynamic conflicts. *Psychiatry, 52,* 289–301.
Perry, J. C. & Cooper, S. H. (1989). An empirical study of defense mechanisms. *Archives of General Psychiatry, 46,* 444–452.
Remschmidt, H., Schmidt, M. H. & Poustka, F. (Hrsg.). (2001). *Multiaxiales Klassifikationsschema für psychische Störungen des Kindes- und Jugendalters nach ICD-10 der WHO* (4. Aufl.). Bern: Huber.
Richter, H. E., Beckmann, D. & Brähler, E. (1991). *Der Gießen-Test.* Bern: Huber.
Rudolf, G., Grande, T. & Oberbracht, C. (2000). Die Heidelberger Umstrukturierungsskala. *Psychotherapeut, 45,* 237–246.
Sammet, I. (2005). Die Plan-Formulierungsmethode (PFM). In B. Strauß & J. Schumacher (Hrsg.), *Klinische Interviews und Ratingverfahren* (S. 309–314). Göttingen: Hogrefe.
Schauenburg, H. & Cierpka, M. (1994). Methoden der Fremdbeurteilung interpersonaler Beziehungsmuster. *Psychotherapeut, 39,* 135–145.
Schauenburg, H., Freyberger, H. J., Cierpka, M. & Buchheim, P. (Hrsg.). (1999). *OPD in der Praxis.* Bern: Huber.
Schauenburg, H. & Grande, T. (2000). Operationalisierte Psychodynamische Diagnostik (OPD). In R. A. Laireiter (Hrsg.), *Diagnostik in der Psychotherapie* (S. 55–74). Wien: Springer.
Schüßler, G. (2000). Psychoanalytische Diagnostik. In W. Senf & M. Broda (Hrsg.), *Praxis der Psychotherapie* (2. Aufl., S. 92–104). Stuttgart: Thieme.
Seidler, G. H. (1999). *Stationäre Psychotherapie auf dem Prüfstand.* Bern: Huber.
Stern, B., Caligor, E., Kernberg, O. F. & Clarkin, J. (2005). Das Strukturierte Interview zur Persönlichkeitsorganisation. In B. Strauß & J. Schumacher (Hrsg.), *Klinische Interviews und Ratingverfahren* (S. 451–458). Göttingen: Hogrefe.
Stiles, W. B., Meshiot, C. M., Anderson, T. M. & Sloane, W. W. (1992). Assimilation of problematic experiences. *Psychotherapy Research, 2,* 81–101.
Strauß, B. (1999). Ziele psychoanalytischer Psychotherapie. In H. Ambühl & B. Strauß (Hrsg.), *Therapieziele* (S. 37–55). Göttingen: Hogrefe.
Strauß, B. & Burgmeier-Lohse, M. (1995). Forschungsmethoden und -strategien in der psychoanalytischen Psychosomatik: Probleme und Möglichkeiten. In B. Strauß & A. E. Meyer (Hrsg.), *Psychoanalytische Psychosomatik* (S. 87–113). Stuttgart: Schattauer.
Thomas, A., Horowitz, L. M. & Strauß, B. (in Vorb.). Die deutsche Version der Circumplex Scales of Interpersonal Values – Das Inventar zur Erfassung interpersonaler Motive (IIM).

Tress, W. (1993). Strukturale Analyse sozialen Verhaltens (SASB). Heidelberg: Asanger.

Tress, W., Hartkamp, N. & Jundert-Tress, B. (2005). Strukturale Analyse sozialen Verhaltens (SASB). In B. Strauß & J. Schumacher (Hrsg.), *Klinische Interviews und Ratingverfahren* (S. 386–392). Göttingen: Hogrefe.

Wallerstein, R. S. (1986). *Forty-two lives in treatment*. New York: Guilford.

Wallerstein, R. S., Huber, D., Klug, G. & Leuzinger-Bohleber, M. (2001). *Skalen psychologischer Fähigkeiten*. Unveröffentlichtes Manual, TU München.

Weinryb, R. & Rössel, R. J. (1991). Karolinska Psychodynamic Profile. *Acta Psychiatrica Scandinavica, 83 (Suppl. 363)*, 1–23.

Weinryb, R., Rössel, R. J. & Schauenburg, H. (1999). Eine deutsche Version des Karolinska Psychodynamic Profile. *Psychotherapeut, 44*, 227–233.

Weiss, J. (1993). *How psychotherapy works*. New York: Guilford.

Weiss, J. & Sampson, H. (1986). *The psychoanalytic process*. New York: Guilford.

Williams, N. (1999a). *Psychoanalytic case formulation*. New York: Guilford.

Williams, N. (1999b). *Psychoanalytic diagnosis: Understanding personality structure in the clinical process*. New York: Guilford.

9 Diagnostik dynamischer Systeme

Günter Schiepek, Heiko Eckert, Igor Tominschek und Christoph Bauhofer

1 Diagnostik von Systemen
1.1 Modellierung von Systemen
1.2 Erfassung von Prozessen
1.3 Klassifikation und Messung dynamischer Systemeigenschaften
2 Synergetisches Prozessmanagement
3 Das Synergetic Navigation System
4 Real-Time Monitoring von Ordnungsübergängen
4.1 Dynamische Komplexität
4.2 Fallbeispiel
4.3 Komplexitäts-Resonanz-Diagramme
4.4 Recurrence Plots
4.5 Dynamische Synchronisationsmuster
5 Fazit
Literatur

1 Diagnostik von Systemen

Unter Diagnostik versteht man üblicherweise die Zuordnung von Individuen (bzw. von Merkmalen der Individuen) zu bestimmten Kategorien. Da der Begriff im medizinischen Kontext seine geläufigste Verwendung findet, denkt man hierbei vor allem an Krankheitskategorien oder nosologische Einheiten. Im Idealfall wünscht man sich, durch die Zuordnung zu diagnostischen Kategorien auch gleich eine Erklärung der diagnostizierten Phänomene mitgeliefert zu bekommen. Dies ist aber nur dann der Fall, wenn mit der jeweiligen Kategorie ein valides ätiologisches Modell verbunden ist, die Zuordnung selbst reliabel und valide gelingt und das zur Erklärung anstehende Phänomen (z. B. die Denk-, Fühl- und Verhaltensweisen eines Patienten) durch das ätiologische Modell einigermaßen erschöpfend erfasst wird (also nicht nur Teil eines umfassenderen multifaktoriellen Wirkzusammenhangs ist). Auch eine indikative Funktion erhofft man sich von Diagnosen, d. h. einen Hinweis auf die geeignete Form des Umgangs mit dem diagnostizierten Phänomen (z. B. eine klare Behandlungsstrategie). Beides, ätiologische wie indikative Funktionen, sind aber mit Diagnosen keineswegs selbstverständlich verbunden, und wenn, dann nur unter Akzeptanz ganz bestimmter Prämissen. Insbesondere liefert die bloße Zuordnung von Phänomenen zu Kategorien keine Erklärung.
Ein in der Psychologie weit verbreitetes Verständnis von Diagnostik ergänzt die kategoriale Zuordnung durch die Zuweisung von Individuen oder Phänomenen zu Scores, also Zahlenwerten. Dies ist uns seit unserer frühen schulischen Sozialisation ge-

läufig. Die Leistung von Peter erhält 12 Punkte (= 2+), der Intelligenzquotient von Hannah beträgt 103, der Neurotizismuswert von Franz 87, der Unsicherheitswert 37 und die Symptomausprägung der Depression nach BDI 18. Wenn wir derartige Werte interpretieren können, dann wissen wir aufgrund von Normierungen, wo wir im Vergleich zu unseren Mitstreitern stehen und ob das Ergebnis mit Bezug auf eine statistische Norm mehr oder weniger auffällig ist. In der klinisch-psychologischen Praxis gibt es eine Reihe von Aufgabenstellungen, bei denen derartige Werte gebraucht werden, etwa wenn es um Klassifikation, Selektion oder globale Indikationsstellungen geht, aber auch, wenn z. B. Therapie- oder Interventionseffekte gemessen werden sollen.

Darüber hinaus haben Praktiker manchmal den Wunsch, Verhaltensweisen oder psychologische Phänomene besser zu verstehen. Dies kann in unterschiedlicher Weise und nach unterschiedlichen Kriterien erfolgen. Eine Möglichkeit besteht in der Rekonstruktion von Biographien (oder bestimmter Aspekte derselben), eine andere in dem Versuch, prägende Einflüsse in der Lerngeschichte oder aktuelle Bedingungen in der Lebenssituation zu identifizieren. Da bei derartigen Bemühungen der Horizont möglicher Bedingungen und „Erklärungen“ im Prinzip unendlich ist, bedarf es bestimmter Brillen, d. h. konzeptioneller Selektionsraster, welche diesen Horizont drastisch einengen. Meist wird dabei trotzdem die Notwendigkeit deutlich, mehrere Einflussgrößen gleichzeitig zu berücksichtigen bzw. in ihrem wechselseitigen Zusammenwirken zu verstehen. Ein Gebilde aus wechselseitigen Einflüssen zwischen irgendwelchen Faktoren oder Objekten nennt man „System“ – womit wir bei der Frage sind, ob man auch Systeme diagnostizieren kann.

1.1 Modellierung von Systemen

Der erste Schritt bei einem derartigen Unterfangen wird darin bestehen, einzugrenzen, um welches System es sich überhaupt handeln soll. Dabei wird es einerseits um die Außengrenzen des gesamten Geschehens gehen (z. B. Individuum, Paar oder Familie, Freundeskreis, Individuum in gesellschaftlichen Strukturen, oder ähnliches), zugleich aber um die Auflösungsebene der Betrachtung (z. B. biologische Strukturen im Individuum, psychische Prozesse, soziale Interaktionen, oder ein Gemisch aus alldem, wie es sich im Wunsch nach bio-psycho-sozialen Zugängen ausdrückt) sowie um die zeitliche Auflösung (Sekunden, Stunden, Tage, Jahre). Die Vielfalt der Möglichkeiten macht unmittelbar deutlich, dass Systembeschreibungen nur sehr selektiv sein können, auf Abstraktionen beruhend (also entgegen der beliebten Rhetorik keineswegs „ganzheitlich“) und von der Perspektive des Betrachters abhängig. Der Beobachter wird dabei sehr transparent, denn das Vorgehen hängt von seinem Standpunkt und von seiner Art der Komplexitätsreduktion ab. Die Diagnose ist immer die Diagnose des Diagnostikers.

Erkenntnis ist hier eine Erkenntnis in Modellen. Diese können rein sprachlich (z. B. in Form von Beschreibungen), aber auch in Form von graphischen Darstellungen angefertigt werden. Netzwerkstrukturen (Pfeildiagramme) oder Matrizen sind z. B. geläufige Möglichkeiten, Wirkzusammenhänge zwischen Systemelementen zu veranschaulichen. Solche Elemente können z. B. materieller Natur sein, wie etwa Neuronen oder Neuronenverbände im Gehirn, Transmitter oder Hormone, Menschen oder Gruppen von Menschen. Es können aber auch Qualitäten oder Quantitäten von Verhaltens- oder Erlebensweisen sein oder theoretische Konstrukte. Die graphische Darstellung von Wirkzusam-

menhängen zwischen Konstrukten und Variablen zum Zwecke der Rekonstruktion von (System-)Einzelfällen wird als *idiographische Systemmodellierung* bezeichnet (Schiepek, 1991; Schiepek, Wegener, Wittig & Harnischmacher, 1998).
In Abhängigkeit von der Art der Systeme und ihrer Betrachtung lassen sich Strukturmodelle auch formalisieren. Verwendet man z. B. idealisierte Neuronen als Elemente und mathematische Funktionen als Wirkzusammenhänge, so befindet man sich in der Welt der neuronalen Netze. Mit der Bearbeitung von Matrizen befasst sich ein ganzer Zweig der Mathematik. In Systemen, bei denen eine räumliche Anordnung der Elemente Sinn macht, lässt sich die Wirkung zwischen benachbarten Elementen in Form von zellulären Automaten darstellen. Klassisch, d. h. seit Newton und Leibniz üblich, wird der wechselseitige Einfluss von Größen in Form von gekoppelten Gleichungen dargestellt (Differentialgleichungen im Fall kontinuierlicher Prozesse, Differenzengleichungen im Fall diskreter Prozesse). Dies aber liegt üblicherweise außerhalb klinisch-psychologischer Anwendungen.

1.2 Erfassung von Prozessen

Innerhalb klinisch-psychologischer Anwendungen liegt dagegen die Tatsache, dass die Praxis es häufig mit Prozessen zu tun hat, also mit Phänomenen in der Zeit. Man möchte z. B. wissen, wie bestimmte ätiologische Entwicklungen aussehen oder welchen Verlauf psychopathologische Muster nehmen, und insbesondere natürlich, wie therapeutische oder rehabilitative Prozesse verlaufen, um sie rechtzeitig korrigieren oder optimieren zu können. Überall dort, wo man gestaltend und fördernd Einfluss nehmen will, brauchen wir Informationen über Entwicklungen – und zwar dann, wenn die Entwicklungen stattfinden, und nicht hinterher, wenn sie vorbei sind. Für ein Verständnis von Systemen reicht eine Querschnittsbetrachtung nicht aus.
Ein Denken in vernetzten Systemen liefert die Perspektive der Zeit untrennbar mit, man könnte sagen, dass hierin die Quintessenz des Ganzen liegt. Sobald Modelle Rekursionsschleifen enthalten, also Feedback-Prozesse berücksichtigen, kommt die Zeit automatisch ins Spiel, denn solche Schleifen können nur in der Zeit durchlaufen werden. Die Folge sind Iterationen, welche Vernetzungsstrukturen in Dynamik übersetzen. Aus Struktur wird Funktion und umgekehrt: Funktion, d. h. Dynamik, verändert Strukturen.
An dieser Stelle geht die Diagnostik von Systemen entscheidend über eine Beschreibung von Konstellationen hinaus: Eine Betrachtung mehrerer Personen – etwa in Form eines Soziogramms, eines Genogramms, einer Familien- oder Teamaufstellung oder eines Organigramms – enthält zwar mehr als ein Individuum, damit ist aber noch keine Modellierung der Systemdynamik verbunden. Die Relationen sind dort statischer Natur. Gleiches gilt für die Betrachtung mehrerer Faktoren in einem sog. multifaktoriellen Modell. Systemdiagnostik dagegen muss zusätzlich die Erfassung und Darstellung von Prozessen beinhalten, darüber hinaus auch deren Analyse, und im Idealfall sogar deren Modellierung im Sinne einer auf einem formalen Modell basierenden Simulation. Der Clou besteht darin, diese Diagnostik bereits während eines real ablaufenden Prozesses durchzuführen, um die Information – nach dem Vorbild des Biofeedbacks – in den laufenden Prozess zurückzufüttern.

1.3 Klassifikation und Messung dynamischer Systemeigenschaften

Nun haben Systemprozesse eine Reihe bemerkenswerter Eigenschaften, die dazu führen, dass sich die beobachteten Entwicklungen nicht in einer Veränderung von Trends, Mittelwerten oder Varianzen erschöpfen. Komplexe Systeme erzeugen aus sich heraus Ordnung, die sich in den prozessualen Mustern der Messreihen widerspiegelt. Menschliches Wahrnehmen, Verhalten, Denken und Fühlen weist immer bestimmte Gestaltqualitäten auf, die von komplexen Systemen erzeugt werden (z. B. von neuronalen Netzen oder sozialen Interaktionsprozessen). Der Grad der Ordnung, ihre Komplexität und Stabilität lässt sich beschreiben, quantifizieren und in seiner Veränderung darstellen. Systemprozesse sind unterschiedlich langfristig vorhersehbar (bzw. umgekehrt: unterschiedlich chaotisch), und sie brauchen unterschiedlich viele Wirkgrößen, die mindestens dazu beitragen müssen, dass eine Dynamik wie die jeweils beobachtete überhaupt entstehen kann (dies nennt man die „Dimensionalität" eines Systems). Die Synchronisation zwischen den Teilprozessen (man denke an polygraphenartige EEG-Ableitungen) kann sich auf unterschiedliche Teilsysteme (z. B. Hirnareale) beziehen und ihrerseits einem Wandel unterliegen (z. B. in Form sich verändernder Synchronisations- und Kopplungsmuster). Dynamische Übergänge, wie sie in Lernprozessen stattfinden, kündigen sich meist in Form kritischer Fluktuationen an.

All diese Erscheinungen lassen sich messen, was bedeutet, dass komplexe Systeme nach derartigen Kriterien „intra-" und „interindividuell" unterschieden werden können. Damit kommen wir wieder zurück zu unserem Ausgangspunkt: Diagnostik soll messen, vergleichbar machen und klassifizieren, nun aber nicht nur Individuen, sondern – gewissermaßen eine theoretische Schleife höher – Systeme und ihre dynamischen Eigenschaften (vgl. für zahlreiche Beispiele Haken & Schiepek, 2006; Strunk & Schiepek, 2006).

2 Synergetisches Prozessmanagement

Psychotherapie und andere Formen menschlicher Entwicklungsförderung sind individuelle Prozesse, für die man wohl Standards und Leitlinien formulieren kann, die aber im Detail sehr spezifisch und nur begrenzt vorhersehbar verlaufen. Seinen Grund hat dies z. B. in der Bedeutung der therapeutischen Beziehung und spezifischer Interaktionsmuster für den Verlauf und das Ergebnis der Behandlung, in der Bedeutung individueller Faktoren wie der Motivation des Klienten oder der Glaubwürdigkeit und Identifiziertheit des Therapeuten mit seinem Vorgehen („allegiance"), in der zeitlichen Passung therapeutischer Angebote zur Aufnahmebereitschaft und zur emotionalen Prozessinvolviertheit des Klienten oder in Bedingungen des sozialen Umfeldes bzw. relevanter Bezugspersonen (Grawe, 1998; Nischk, Grothe & Schiepek 2000; Orlinsky, Grawe & Parks,1994; Schiepek, 1999; Wampold, 2001).

Die klinisch-psychologische Praxis verhält sich hier ähnlich wie komplexe Systeme ganz generell: man kann verschiedene Gesetzmäßigkeiten über ihr Funktionieren formulieren und auch empirisch prüfen, aber im Konkreten bleibt ein Rest von Nichtvorhersehbarkeit, ja sogar von Kreativität. Dies beruht nicht nur auf Unwissen, weder im Allgemeinen noch im Speziellen (d. h. im Einzelfall), sondern ist ein universelles Merkmal nichtlinearer Systeme. Sie durchlaufen Phasen von spontaner Ordnungsbildung, von Synchronisation und De-Synchronisation, von Stabilität und Instabilität. Gerade die Nichtlinearität von Lernen und Entwicklung schafft Chancen, die es zu nutzen gilt, wobei z. B. Phasen kritischer Instabilität besondere Sensitivität ermöglichen, aber auch besonders stabile Rahmenbedingungen brauchen. Die hierfür relevante Information soll durch die Prozessdiagnostik bereitgestellt werden, d. h. durch ein Monitoring auf der Höhe der zeitlichen Entwicklung.

Eine Metapher hierzu: Ähnlich wie ein chirurgischer Operateur permanent über die Körperfunktionen seines Patienten informiert wird, kann der klinische Praktiker über Verhalten und Erleben des Klienten und dessen nichtlineare dynamische Merkmale informiert werden. Wie aber alle Metaphern hinken, so hinkt auch die Chirurgenmetapher, nämlich am Punkt der Passivität des Patienten. In der Nutzung eines computerbasierten Real-Time Monitoring erhält der Klient eine sehr aktive Rolle, da allein schon die regelmäßig durchgeführten Ratings zur Reflexion des eigenen Erlebens und Verhaltens Anlass geben, und somit strukturierend und katalysierend wirken können. Zudem bekommt der Klient die Funktion eines gleichberechtigten Partners des Therapeuten sowie eines Prozessmanagers in eigener Sache. Selbstmanagement-Therapie (Kanfer, Reinecker & Schmelzer, 1996) erhält damit eine neue Dimension.

Besonders relevant ist Prozessdiagnostik dann, wenn die gewonnenen Informationen vor dem Hintergrund eines theoretischen und praxeologischen Modells interpretierbar sind. Dieses Modell wird im Folgenden unter der Bezeichnung *Synergetisches Prozessmanagement* skizziert (**Abb. 1**). Als Prämisse setzt es voraus, dass klinisch-psychologisches Handeln nicht mit dem Ziel antritt, menschliches Verhalten von außen zu manipulieren, sondern selbstorganisierende Prozesse eines bio-psycho-sozialen Systems zu unterstützen. Speziell für Psychotherapie gilt, dass sie die prozessualen Bedingungen für die Möglichkeit von Ordnungsübergängen zwischen Kognitions-Emotions-Verhaltens-Mustern erzeugen soll.

Den metatheoretischen Rahmen für das Verständnis solcher Prozesse liefert die Synergetik, d. h. die naturwissenschaftliche Theorie der Selbstorganisation. Ausgangspunkt ist deren Theoriekern sowie der mathematische Formalismus der Theorie komplexer dynamischer Systeme, über den die Synergetik verfügt (Haken, 1990, 1996; Haken & Schiepek, 2006). Um konkrete Spezifizierungen des Theoriekerns für bestimmte Anwendungen zu erzeugen, muss eine Anreicherung dieses Kerns durch Zusatzannahmen, Begriffsexplikationen und phänomenspezifische Bezüge erfolgen. Erst eine solche Kernerweiterung führt zu prüfbaren Theorien für intendierte Anwendungen, z. B. für psychotherapeutische Veränderungsprozesse, Gruppendynamik, Neurodynamik oder Managementlehre (zur strukturalistischen Theorienauffassung s. Stegmüller, 1987; Westmeyer, 1992). Hierzu ist ein Zugriff auf phänomenspezifisches Wissen notwendig (empirische Befunde, Hypothesen, Theorien geringerer Reichweite), wie es in den jeweiligen Fachdisziplinen vorliegt.

In der Praxis des Synergetischen Prozessmanagements kommt eine Reihe von diagnostischen Verfahren zum Einsatz. In **Abbildung 1** werden diese Methoden dem Orientierungswissen und der Orientierungskompetenz des Praktikers zugeordnet, wobei speziell die Orientierung in Bezug auf die Funktionsweise, die Netzwerkstruktur und die Veränderungsprozesse komplexer bio-psycho-sozialer Systeme gemeint ist. Beispiele für derartige Methoden wären die idiographische Systemmodellierung (iSM), dic unterschiedliche Teilbefunde und Funktionsaspekte zu einem Netzwerkmodell zusammenfügt (Schiepek, 1991), die Methoden der Plan- und Schemaanalyse (PA) (Caspar, 1996), das Verfahren der Konfigurationsanalyse (Identifikation von „States of Mind" eines Patienten, SM) (Horowitz, 1987) oder die Erfassung von Ressourcen und Ressourcenzuständen (Ressourceninterview, RI) (Schiepek & Cremers, 2003). Auch kontinuierliche (z. B. tägliche) Selbsteinschätzungen der Patienten, etwa mit Hilfe eines Therapie-

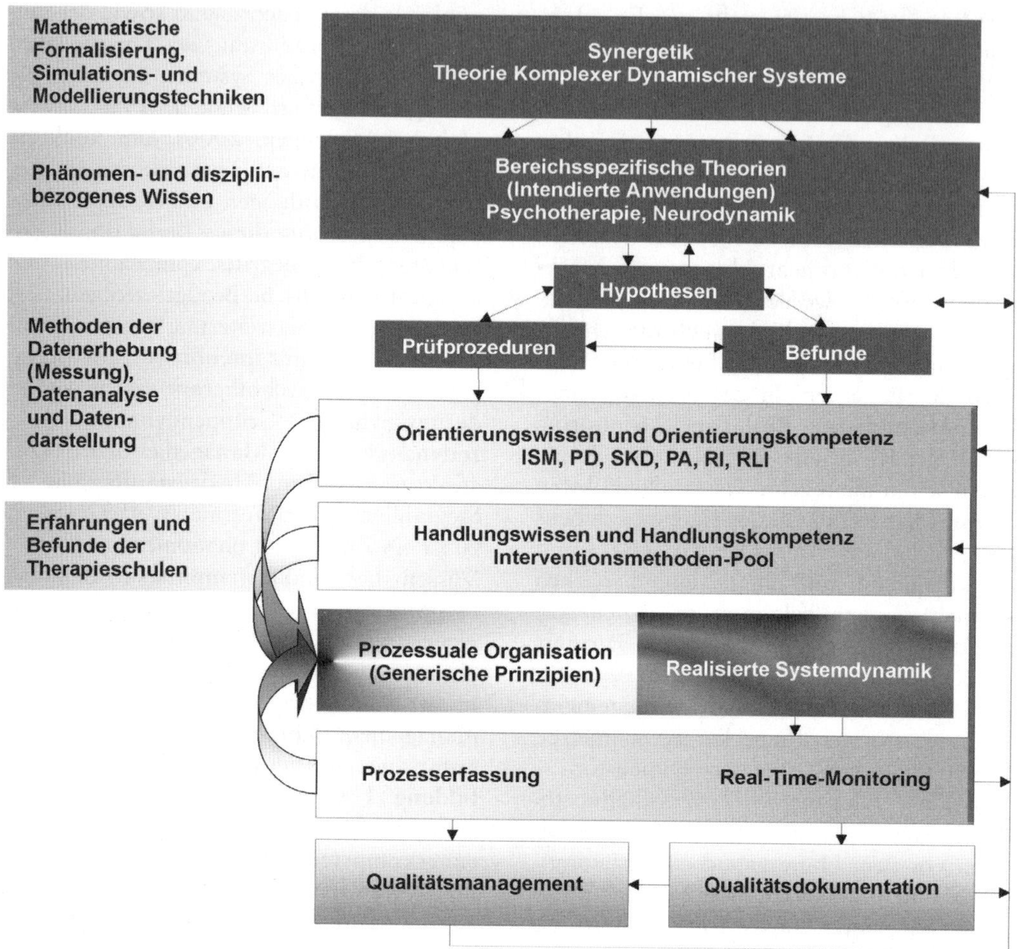

Abb. 1: Struktur und Komponenten des Synergetischen Prozessmanagements mit Bezug auf das Tätigkeitsfeld Psychotherapie

prozess-Bogens (TPB) (Schiepek et al., 2003) kommen hier zum Tragen. Die Erfassung und visuelle Darstellung von Kommunikationsmustern in sozialen Netzwerken beruht auf Matrizen, in deren Zeilen gesendete und in deren Spalten empfangene „Aktionen“ eingetragen werden. Die Messfühler im Veränderungsprozess müssen sich nicht auf subjektive Einschätzungen beschränken. Beliebige andere Informationen (z. B. physiologische Daten, etwa von Vitaport-Geräten, oder Immunparameter) sind prinzipiell ebenso erfassbar (Fahrenberg, Leonhart & Foerster, 2002; Schubert & Schiepek, 2003).

Diese und andere Verfahren dienen der Identifikation und Beschreibung von Kognitions-Emotions-Verhaltens-Mustern von Patienten in ihrem Lebensumfeld. Entscheidend ist, sich über die Grenzen des beobachteten und zu verändernden Systems, über die räumliche und zeitliche Auflösung der Modellbildung und über die betrachtete(n) Systemebene(n) (biologische, psychische, sozial-interaktionelle Ebene) im Klaren zu sein. Auf allen Ebenen und innerhalb unterschiedlicher Systemgrenzen können Prozesse selbstorganisierter Musterbildung beobachtet werden (z. B. in der neuronalen Dynamik eines Patienten oder in der Dynamik seiner Familienbeziehungen), aber mit erheblichen Unterschieden und Konsequenzen für die Fallkonzeption, das Problemverständnis und die Art der therapeutischen Intervention.

Natürlich müssen Therapeuten ein Repertoire an Interventionsmethoden und spezifischen therapeutischen Techniken zur Verfügung haben, wobei jede Therapieschule über ihren eigenen Pool von Interventionsmethoden verfügt. Insofern Therapeuten auf die Erfahrungen und Befundlage unterschiedlicher Schulen zurückgreifen, dabei aber auch immer ihre eigenen Präferenzen, ihr Kompetenzprofil und ihren persönlichen Stil berücksichtigen werden, kann man das Synergetische Prozessmanagement auf der Ebene der Interventionsmethoden – und nur auf dieser! – als eklektisch bezeichnen. Theoretische Stringenz und empiriebasiertes Qualitätsmanagement verbinden sich mit einer offenen, multimethodalen Praxis.

Die Wahlfreiheit gegenüber Techniken positioniert das Synergetische Prozessmanagement in eine von den Therapieschulen unabhängige Position, ohne auf wertvolle Erfahrungen und Befunde über die Wirkung von Behandlungsmethoden, wie sie innerhalb bestimmter Schulen vorliegen, verzichten zu müssen. Die Unabhängigkeit von klassischen Therapieschulen beruht weiterhin auf der Tatsache, dass die Synergetik als generelle Theorie von Veränderungs- und Innovationsprozessen auf einer erheblich allgemeineren und auch abstraktformaleren Ebene ansetzt als übliche Psychotherapietheorien.

Verfügbare Behandlungsmethoden ebenso wie verfügbares Wissen über die Funktionsweise eines Systems sollen nicht allein deswegen angewandt und umgesetzt werden, weil sie eben vorliegen. Nicht das Repertoire und die Kompetenzen oder Präferenzen des Therapeuten bestimmen, was geschieht, sondern der Klient, genauer gesagt, der aktuelle Zustand, in dem sich die Selbstorganisation des Klienten gerade befindet. Zur Orientierung und als Entscheidungsgrundlage für die Auswahl von Techniken dienen folgende Kriterien, die als Bedingungen für Selbstorganisation (Ordnungsübergänge zwischen Kognitions-Emotions-Verhaltens-Mustern) gelten können:

1. *Schaffen von Stabilitätsbedingungen* (Maßnahmen zur Erzeugung struktureller und emotionaler Sicherheit, Vertrauen, Selbstwertunterstützung)
2. *Identifikation von Mustern des relevanten Systems* (Identifikation des relevanten Systems, auf das bezogen Veränderungen beabsichtigt sind; Beschreibung und Analyse von Mustern/Systemprozessen)
3. *Sinnbezug* (Klären und Fördern der sinnhaften Einordnung und Bewertung des Veränderungsprozesses durch den Klienten; Bezug zu seinem Lebensstil und persönlichen Entwicklungsaufgaben)
4. *Kontrollparameter identifizieren/Energetisierungen ermöglichen* (Herstellung motivationsfördernder Bedingungen; Ressourcenaktivierung; Bezug zu Zielen und Anliegen des Klienten)
5. *Destabilisierung/Fluktuationsverstärkungen realisieren* (Experimente; Musterunterbrechungen; Unterscheidungen und Differenzierungen einführen; Ausnahmen; ungewöhnliches, neues Verhalten, etc.)
6. *„Kairos“ beachten/Resonanz und Synchronisation ermöglichen* (zeitliche Passung und Koordination therapeutischer Vorgehensweisen und Kommunikationsstile mit psychischen und sozialen Prozessen/Rhythmen des/der Klienten)

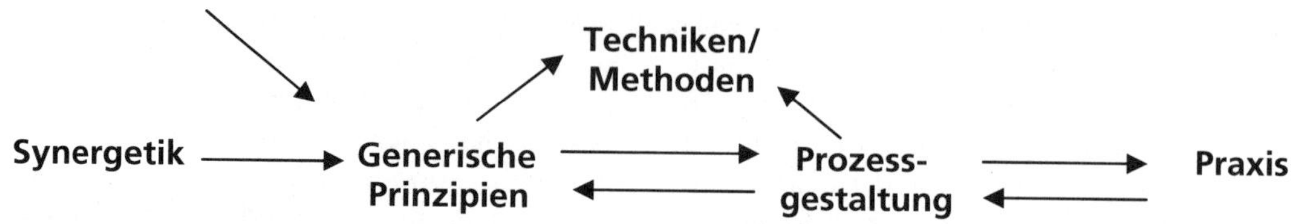

Abb. 2: Das Wissen um die generischen Prinzipien selbstorganisierender Prozesse kann therapeutisches Handeln organisieren, vereinfachen und begründen. Es leitet die Auswahl konkreter therapeutischer Methoden.

7. *Gezielte Symmetriebrechung vorbereiten* (Zielorientierung, Antizipation und geplante Realisation von Strukturelementen des neuen Ordnungszustandes)
8. *Restabilisierung* (Maßnahmen zur Stabilisierung und Integration neuer Kognitions-Emotions-Verhaltens-Muster).

Bei diesen sog. *generischen Prinzipien* handelt es sich um Bedingungen für das Auftreten selbstorganisierter Ordnungsübergänge. Sie organisieren und begründen die Auswahl spezieller Methoden und Techniken; diese lassen sich umgekehrt danach beurteilen, ob sie zur Realisation eines oder mehrerer dieser generischen Prinzipien funktionell tauglich sind. Mehrere Methoden können hierzu funktionell äquivalent sein, so dass Therapeuten ihre persönlichen Präferenzen, ihren Erfahrungsschatz und ihren persönlichen Stil gewinnbringend nutzen können. Es besteht ein mehr-mehrdeutiges Verhältnis zwischen Methoden/Techniken und generischen Prinzipien: eine Methode dient evtl. der Umsetzung mehrerer generischer Prinzipien, und ein generisches Prinzip realisiert sich in mehreren konkreten Methoden.

Methoden und Techniken sind in der Gesamtimprovisation des Prozesses melodischen und rhythmischen Versatzstücken vergleichbar: dynamische Komponenten einer umfassenden Prozessgestalt. In der Prozessgestaltung liegt unseres Erachtens der zentrale Punkt der therapeutischen Kunst und des Expertentums. Generische Prinzipien sollen für diese Prozessgestaltung zugleich Verständnis, Sicherheit und Freiheit ermöglichen, ersetzen aber nicht Erfahrung und Intuition. **Abbildung 2** zeigt die Begründungs- und Verweisungszusammenhänge zwischen den beschriebenen Aspekten des Theorie-Praxis-Brückenschlages.

Die verfügbaren Möglichkeiten und Informationen werden vor dem Hintergrund der generischen Prinzipien reflektiert und geprüft, um zu einem optimal patientengerechten, d. h. seinem momentanen Entwicklungsstand entsprechenden therapeutischen Angebot zu kommen. Die generischen Prinzipien dienen somit als Filter und Kriterien für adaptive Indikationsentscheidungen. In **Abbildung 1** ist deren Filter- und Screeningfunktion durch die Pfeile symbolisiert, die von der Prozessdokumentation (Real-Time Monitoring), der klinisch-diagnostischen Modellierung des Systems und dem verfügbaren Pool an Interventionsmethoden auf die generischen Prinzipien zulaufen.

Der Klient wird in das Prozessfeedback und in die Auswertung der Verlaufsanalysen aktiv einbezogen. Damit entsteht eine partnerschaftliche Kooperation, die den Klienten in die Lage versetzt, zum Gestalter seiner eigenen Veränderungsprozesse zu werden. Dies sollte sich in ebenso positiver Weise auf sein Selbstwirksamkeitserleben und sein Selbstwertgefühl wie auf die Therapiebeziehung auswirken.

Das internetbasierte System, mit dessen Hilfe die Prozesserfassung und die kontinuierliche Prozessanalyse erfolgen, schließt eine Möglichkeit der Therapieevaluation ein. Zu im Prinzip beliebigen Zeitpunkten können Fragebögen vorgelegt sowie soziodemographische und therapiebezogene Daten erfasst werden (z. B. zu Therapiebeginn und -ende sowie zu Katamnesezeitpunkten). Möglich ist eine Aufzeichnung des Behandlungsverlaufs und des Behandlungsergebnisses, wobei die Einzelfalldaten auch aggregiert und nach frei wählbaren Kriterien zusammengefasst werden können. Prozess-Outcome-Forschung wird damit in umfassender und in ökologisch valider Weise, nämlich im konkreten Praxissetting möglich. Die Kluft zwischen Praxis und Wissenschaft mag sich auf diesem Weg schließen – nicht nur durch den Transfer von Wissen (Forschungsergebnissen) in die Praxis, sondern durch Einführung einer Technologie, die zur Selbstoptimierung der praktischen Tätigkeit beiträgt.

3 Das Synergetic Navigation System

Computerbasierte Erhebungsmethoden im Feld sind in der psychologischen Forschung (Stress und Coping: z. B. Reicherts, 1988; Perrez & Reicherts, 1989; Familienforschung: z. B. Perrez, Wilhelm, Schoebi & Horner, 2001), in der Psychotherapie (z. B. Kordy, Hannöver & Richard, 2001), in der Psychiatrie (z. B. Freudenmann & Spitzer, 2001) und in verschiedenen Gebieten der Psychophysiologie und Medizin (z. B. Fahrenberg et al., 2002; Spreckelsen, Lethen, Heeskens & Spitzer, 2001) seit längerem üblich. Das von den Autoren entwickelte Informationssystem zur computerunterstützten Erfassung, Aufbereitung und Auswertung von Prozess-Outcome-Daten (Synergetic Navigation System) stellt die technische Basis für ein Real-Time Monitoring im Sinne des synergetischen Prozessmanagements dar und eignet sich speziell für den Einsatz in der klinischen Praxis, in Multi-Center-Studien und im Bereich der Organisationsentwicklung.

Grundlegend ist die *hohe Konfigurierbarkeit* des Systems, d. h. seine Anpassungsfähigkeit an unterschiedliche Anwendungskontexte, wie sie in stationären und ambulanten psychiatrisch/psychotherapeutischen Einrichtungen vorzufinden sind. Softwaretechnisch bedeutet dies die Implementierung *generischer Funktionalität,* d. h. das System stellt keine speziellen Funktionen, sondern die *Bedingungen für Funktionalität* bereit. Beispielsweise ist es nicht auf eine bestimmte Auswahl von Fragebögen festgelegt, sondern offen für den Import beliebiger Instrumente. Die Umsetzung des Prinzips der generischen Funktionalität wird durch folgende Leistungsmerkmale realisiert:

1. *Unterstützung verschiedener Hardware-Plattformen zur Dateneingabe.* Für die Befragungen wie auch für andere Formen der Dateneingabe (Verhaltensbeobachtung, physiologische Registrierung) können verschiedene Hardwareplattformen verwendet werden, z. B. internetfähige stationäre PCs, Personal Digital Assistants (PDA) oder Handys.
2. *Ortsunabhängigkeit der Systembenutzung.* Da das Informationssystem für ein Real-Time Monitoring geeignet sein soll, besteht die Notwendigkeit einer möglichst schnellen Datensynchronisation zwischen den Eingabegeräten (Klienten) und der zentralen Applikationslogik und Datenhaltung (Applikations-Server bzw. Datenbank-Server). Die Synchronisation erfolgt über Intranet (haus- oder klinikinternes Netzwerk) oder Internet. Übertragene Daten werden selbstverständlich verschlüsselt und gesichert.

3. *Mehrbenutzerfähigkeit bei zentraler Datenhaltung.* Die Verarbeitung der eingegangenen Daten in Echtzeit bedingt, dass diese bereits zur Eingabezeit in hochstrukturierter Form zentral abgelegt werden, um sie dem Untersucher/Therapeuten unmittelbar zugänglich zu machen. Der Aufbau des Informationssystems wird als Drei-Schicht-Architektur bezeichnet. Dabei werden die Endgeräte (z. B. PC, PDA), die zur Dateneingabe dienen, sowie die PCs der Therapeuten, die zur Auswertung benutzt werden, der Klientenschicht zugeordnet. Diese kommunizieren über ein Netzwerk mit dem zentralen Applikations-Server (mittlere Schicht). Eingegebene wie generierte Daten werden in einem relationalen Datenbank-Management-System gespeichert.
4. *Erweiterbarkeit um vorliegende oder selbst erstellte Erhebungsinstrumente.* Nach Bedarf kann ein Anwender neue Fragebögen in das System eingeben. Zu den Strukturmerkmalen eines Fragebogens gehören dabei die Antwortskalen, die Fragebogenform (d. h. die entsprechend gruppierten Items), die Prozeduren (d. h. Rechenanweisungen zur Bestimmung von einfachen oder abgeleiteten Skalenwerten) sowie Normierungen. Für die Antwortskalen besteht die Möglichkeit der Definition von diskreten Antwortskalen (z. B. Likert-Skalen), von Antwortlisten mit Mehrfachauswahl, visuellen Analogskalen und Freitextfeldern.
5. *Auswertungsfunktionalität mit modularem Aufbau.* Die Auswertungsapplikation zur Verarbeitung, Analyse und Visualisierung der Daten ist modular aufgebaut. Die Auswertungsfunktionalitäten der Prozessdaten umfassen verschiedene Möglichkeiten aus dem Bereich der nichtlinearen Zeitreihenanalyse, z. B.
   - Graphische Darstellung der Messrohwerte,
   - Graphische Darstellung der Faktorenverläufe (Aggregation von Itemwerten),
   - Phasenraumdarstellungen von Messwerten, Faktorenverläufen oder anderer abgeleiteter Werte, wobei zur Konstruktion der Koordinaten zeitverzögerte Werte (x_t, $x_{t-\tau}$, $x_{t-2\tau}$, ...) oder Messwerte ohne Time-Delay verwendet werden können,
   - Auto- und Kreuzkorrelationsfunktionen,
   - Dynamische Komplexität (mit statischem oder dynamischem Konfidenzintervall) (s. Abschnitt 4.1),
   - Komplexitäts-Resonanz-Diagramme (s. Abschnitt 4.3),
   - Reccurrence Plots (s. Abschnitt 4.4),
   - Dynamische Synchronisationsmuster (s. Abschnitt 4.5),
   - Time Frequency Distributions,
   - Lokale Lyapunov-Exponenten,
   - Permutationsentropie,
   - Visualisierung und Analyse von Interaktionsmatrizen.

Erweiterungen und Ergänzungen werden kontinuierlich vorgenommen. Zu diesen zeitreihenanalytischen Modulen kommen statistische und graphische Module zur Auswertung von Outcome-Daten. Für gruppenstatistische Auswertungen ist vorgesehen, eine Unterteilung der Stichprobe bzw. des Patientenkollektivs nach beliebigen Kriterien oder Kriterienkombinationen (z. B. Alter, Geschlecht, Diagnosen, Behandlungszeitraum) vorzunehmen.
Eine besondere Option soll in Zukunft darin bestehen, Computersimulationen von Systemdynamiken durchführen zu können. Derartige Simulationen lassen sich z. B. auf der Grundlage von idiographischen Systemmodellen mittels Differenzen- oder Differentialgleichungssystemen realisieren (Schiepek, Schoppek & Tretter, 1992). Damit ist es möglich, den Simulationslauf kontinuierlich mit dem empirischen Ver-

lauf abzugleichen. Modellbasierte Vorhersagen oder Hypothesen über Interventionseffekte können unmittelbar geprüft werden, nicht zuletzt, um Korrekturen in der Modellierung des Systems vornehmen zu können, an dessen Veränderungsprozess man gerade arbeitet.

4 Real-Time Monitoring von Ordnungsübergängen

Im Verlauf von Lern- und Entwicklungsprozessen treten häufig sprunghafte, diskontinuierliche Übergänge zwischen dynamischen Ordnungszuständen auf. Das zeitliche Umfeld dieser Übergänge ist von einer Zunahme an kritischen Fluktuationen geprägt. Bestehende Muster destabilisieren sich und der Grad der Synchronisation zwischen den Subsystemen und/oder Teilprozesse eines Gesamtsystems verändert sich. Um zeitnah am Geschehen Hinweise auf derartige Veränderungen oder sogar entsprechende „Frühwarnsignale" zu erhalten, braucht man hochfrequent erfasste Daten. In der klinisch-psychologischen Praxis wären dies z. B. Einschätzungen oder Messungen, die einmal täglich vorgenommen werden. Zur Analyse derartiger Prozessdaten wird man über die Inspektion der Rohdaten hinausgehend weiterführende Methoden einsetzen. Im Folgenden wird exemplarisch auf drei solcher Methoden eingegangen, die in der Lage sind, auch bei kurzen Zeitreihen (d. h. ab 30–40 Messpunkten) interessante Veränderungen zu identifizieren.

4.1 Dynamische Komplexität

Ordnungsübergänge und kritische Fluktuationen scheinen untrennbar miteinander verbunden zu sein, so dass diese Fluktuationen als Hinweis auf kritische Übergänge in der Systemdynamik nutzbar sind (Kelso, 1995). Zur Messung der lokalen Fluktuationsintensität der Itemverläufe kann ein Gleitfenster beliebiger Breite definiert werden, innerhalb dessen der Fluktuationsgrad der Zeitreihe berechnet wird. Das Gleitfenster läuft über jede einzelne Zeitreihe und erzeugt abgeleitete Messreihen von zwischen 0 und 1 normierten Werten. Der Algorithmus ist dabei sowohl für die Amplitude als auch für die Frequenz der Fluktuationen sensibel (Schiepek et al., 2003).
Das Maß der Fluktuationsintensität wird ergänzt durch ein Maß der Werteverteilung über den Messbereich. Da die Fluktuation am größten ist, wenn die Werte ausschließlich zwischen Minimum und Maximum hin- und herspringen, berücksichtigt dieser Kennwert offenbar die Komplexität der Verläufe nicht ausreichend. Bei kritisch instabilen Zuständen oszilliert die Dynamik nicht unbedingt periodisch und regelmäßig zwischen zwei Werten, sondern weist hohe Entropie bzw. Chaotizität auf. Es werden dabei sehr unterschiedliche Systemzustände eingenommen, d. h. verschiedenste Skalenwerte „besucht". Die Verteilung ist dann hoch, wenn sich die Werte im Extremfall über alle zur Verfügung stehenden Systemzustände, also über die gesamte Skalenbreite verteilen.
Das Produkt aus Fluktuation und Verteilung gibt ein Maß für die zeitvariate *dynamische Komplexität* eines Zeitsignals. In einer Studie am Universitätsklinikum Aachen konnte an 94 Therapieverläufen gezeigt werden, dass diese dynamische Komplexität im zeitlichen Umfeld von Ordnungsübergängen ausgeprägte lokale Maxima aufweist, deren Ausprägung mit dem Ergebnis der Therapien in klarem Zusammenhang steht (Schiepek et al., 2001; Haken & Schiepek, 2006).
Für klinische wie für wissenschaftliche Fragestellungen ist interessant zu wissen,

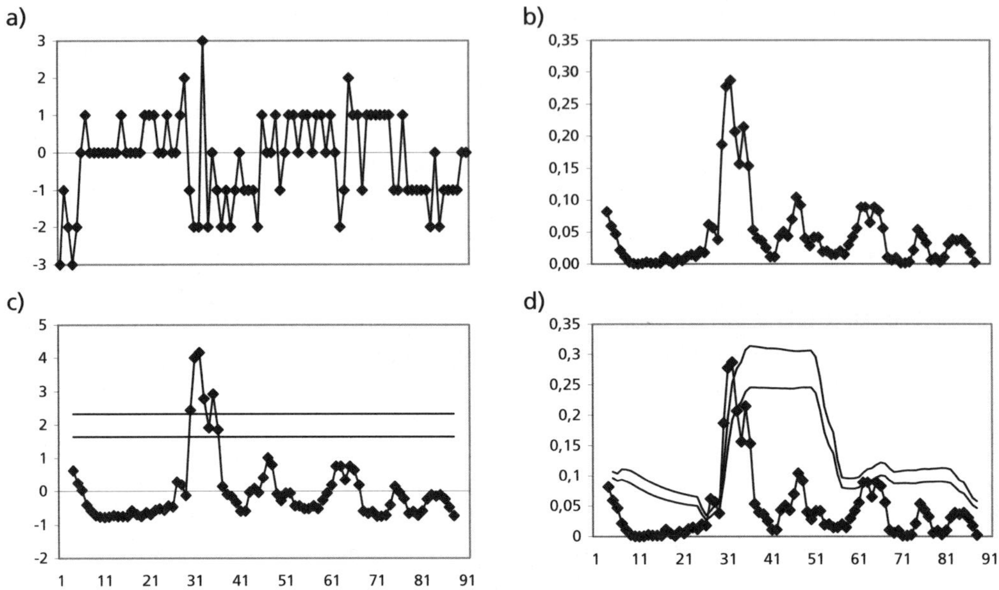

Abb. 3: **a)** Die Zeitreihe des Items 11 des Therapieprozess-Bogens von Schiepek et al. (2003) („Heute konnte ich mich gut auf meine Gefühle einlassen"), daneben **b)** der Verlauf der lokalen Komplexität dieser Zeitreihe (Breite des Gleitfensters: sieben Messpunkte). **c)** z-Transformation des Komplexitätsverlaufs. Eingezeichnet sind die Schwellen bei z = 1,64 (untere Linie, entspricht einem einseitigen 95 %-Konfidenzintervall) und bei z = 2,33 (obere Linie, entspricht einem einseitigen 99 %-Konfidenzintervall). **d)** Entwicklung adaptiver Konfidenzintervalle mit einem „Gedächtnis" von 21 Tagen (obere Kurve: 99 %, untere Kurve: 95 %).

wann der Verlauf von Fluktuationsintensitäten oder der Komplexität kritische, überzufällige Werte annimmt. Um Hinweise auf das Überschreiten einer kritischen Schwelle zu erhalten, können wir Konfidenzintervalle für die Komplexitätszeitreihen berechnen, was voraussetzt, die Zeitreihe zunächst einer z-Transformation zu unterziehen. Damit erfolgt eine Normierung des Verlaufs auf einen Mittelwert von 0 und eine Standardabweichung von 1. **Abbildung 3** zeigt für eine Beispielzeitreihe (**Abb. 3a:** Item 11 des Therapieprozess-Bogens eines Patienten unserer Studie, s. unten) neben dem Verlauf der lokalen Komplexität (**Abb. 3b**) die z-Transformation dieses Verlaufs (**Abb. 3c**).

Wenn kritische Fluktuationsintensitäten auf der zeitlichen Höhe des Prozesses beurteilt werden sollen, dann müssen auch die Konfidenzschwellen dynamisiert werden. Dies bedeutet, dass man zur Berechnung der Konfidenzintervalle ein mitlaufendes Fenster definiert, innerhalb dessen die Berechnung erfolgt. Man versieht die Konfidenzbestimmung also mit einem Gedächtnishorizont, so dass einem Anstieg des Intervalls nach ausgeprägten Fluktuationen wieder eine Reduktion und Einengung folgt und spätere Manifestationen eine Chance bekommen, sich statistisch gesehen bemerkbar zu machen (**Abb. 3d**).

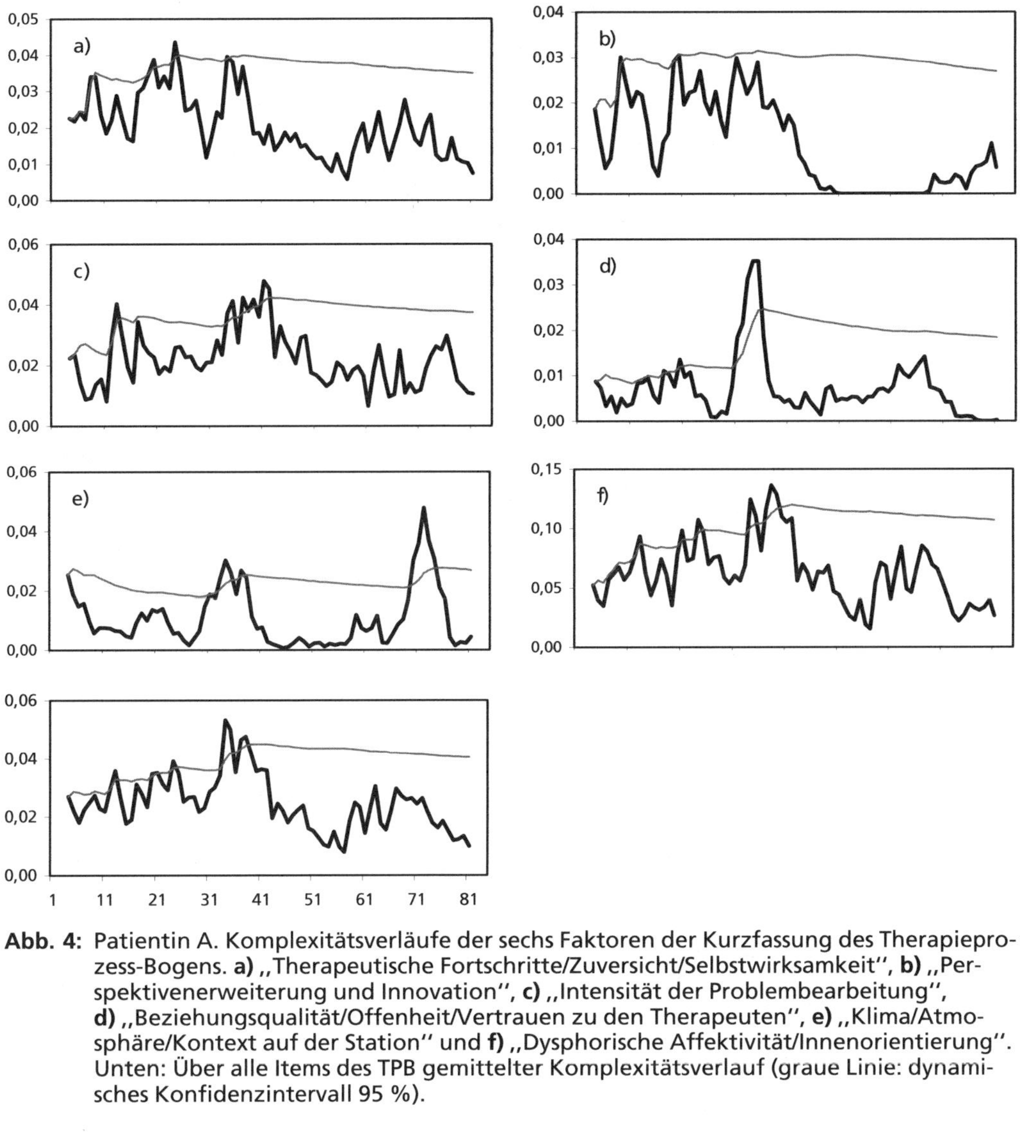

Abb. 4: Patientin A. Komplexitätsverläufe der sechs Faktoren der Kurzfassung des Therapieprozess-Bogens. **a)** „Therapeutische Fortschritte/Zuversicht/Selbstwirksamkeit", **b)** „Perspektivenerweiterung und Innovation", **c)** „Intensität der Problembearbeitung", **d)** „Beziehungsqualität/Offenheit/Vertrauen zu den Therapeuten", **e)** „Klima/Atmosphäre/Kontext auf der Station" und **f)** „Dysphorische Affektivität/Innenorientierung". Unten: Über alle Items des TPB gemittelter Komplexitätsverlauf (graue Linie: dynamisches Konfidenzintervall 95 %).

4.2 Fallbeispiel

Patientin A (44 Jahre, Diagnose: selbstunsichere Persönlichkeitsstörung mit Suizidgefährdung) hatte noch nie am Computer gearbeitet und bezweifelte, ob sie die Eingabe überhaupt bewerkstelligen könne. Nach gründlicher Anweisung und zusätzlicher Unterstützung durch ihre Zimmernachbarin, die mit dem Real-Time Monitoring bereits Erfahrung hatte, verlief die Bearbeitung des Therapieprozess-Bogens bei ihr völlig unproblematisch.

Einen Ordnungsübergang mit kritischer Instabilität durchlief sie etwa in der Mitte der Therapie (**Abb. 4**). Diese Zeit war sowohl von Konflikten mit ihrem Bezugstherapeuten als auch von Konflikten unter den Pati-

Tab. 1: Faktorenstruktur des Therapieprozess-Bogens (TPB) mit 53 Items. Zuordnung von Faktoren erster zu Faktoren zweiter Ordnung. Die Zahlen hinter den Faktoren erster Ordnung (rechts) geben die Ladungen auf den Faktoren zweiter Ordnung (links) an.

1 Veränderung und therapeutische Arbeit	I Therapeutische Fortschritte/Zuversicht/Selbstwirksamkeit	.571
		.596
	VI Intensität der Problembearbeitung	.649
	V Perspektivenerweiterung/Innovation	
2 Beziehung/Klima	III Beziehungsqualität zum Therapeuten/Offenheit/Vertrauen	.705
		.692
	II Klima/Atmosphäre/Kontext der Station	
3 Emotionalität	IV Dysphorische Affektivität/Innenorientierung	.732
	VII Körperliches Befinden	.502

enten auf der Station geprägt. Vor allem zwei Patientinnen waren einbezogen; mit der einen habe sie sich zuvor sehr gut verstanden. Sie habe sich daraufhin zurückgezogen, da sie mit Konflikten nicht umgehen könne („Einfrieren" der Dynamik). Sie fühlte sich weder in der Lage, ihre Meinung zu sagen, noch Partei zu ergreifen, obwohl sie es sich gewünscht hätte. In und nach dieser Krisenzeit sei ihr durch die das Monitoring begleitenden Gespräche bewusst geworden, dass sie sich mit ihrer Meinung nicht mehr so hinter dem Berg halten wolle. In der Tat konnte sie dieser Einsicht – oder vielmehr: diesem konstruktiven Selbstärger, der sich durch die feedbackunterstützte Selbstaufmerksamkeit noch verstärkt hatte – Konsequenzen folgen lassen und ihr Verhalten ändern. In einem ähnlichen Konflikt gegen Ende ihres stationären Aufenthalts (s. den Faktor „Klima/Atmosphäre auf der Station", **Abb. 4e**) hat sie dann ihre persönliche Meinung engagiert vertreten, was für sie ein deutlicher Fortschritt gewesen sei. Von verschiedenen Patienten habe sie in den letzten Wochen der Therapie mehrmals die Rückmeldung bekommen, dass sie sich sehr verändert habe, offener und auch weicher geworden sei.

4.3 Komplexitäts-Resonanz-Diagramme

In einem nächsten Schritt verzichten wir auf einen Teil der Information und betrachten nur die signifikanten Manifestationen der Komplexitätsverläufe. Dies geschieht, indem wir eine z-Transformation der Komplexitätszeitreihen durchführen und uns nur auf die Phasen konzentrieren, in denen die Konfidenzschwelle durchstoßen wird. Damit reduzieren sich die quantitativen Verläufe auf ein binäres Bild: überschritten oder nicht. Markiert man die Werteausprägungen, die über der Schwelle liegen mit einem grauen ($p < 5\%$) oder einem schwarzen ($p < 2{,}5\%$) Kästchen, und ordnet alle Items des TPB übereinander an, so resultiert ein Gesamteindruck darüber, wann welches Item kritische Fluktuations- oder Komplexitätswerte erreicht (**Abb. 5**). Auf der Ordinate (y-Achse) dieser Diagramme sind die Items nach Faktorenzugehörigkeit sortiert (die Nummerierung der Faktoren entspricht **Tab. 1**).

Auf der Abszisse (x-Achse) der Komplexitäts-Resonanz-Diagramme (**Abb. 5**) ist die Zeit abgetragen, wobei jedes Kästchen einem Tag entspricht, man aber zu berücksichtigen hat, dass in einem Kästchen das Zeitfenster von 7 Tagen repräsentiert ist, innerhalb dessen die Komplexitätskennwerte berechnet wurden. Das Diagramm in

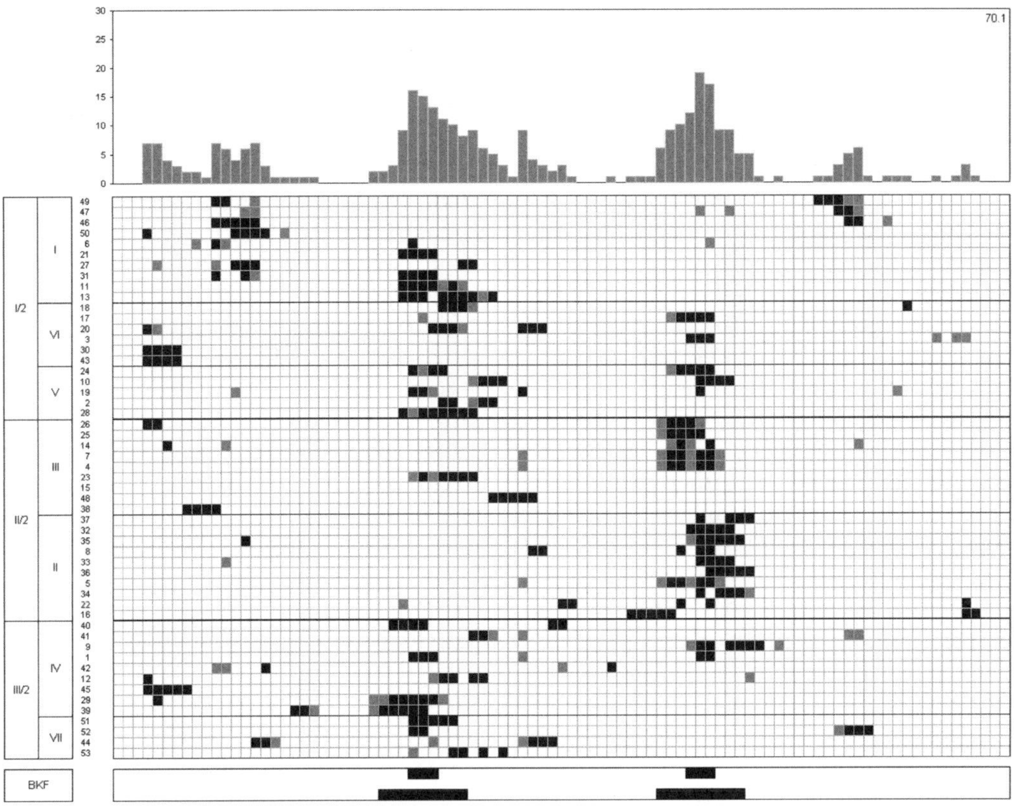

Abb. 5: Komplexitäts-Resonanz-Diagramm eines therapeutischen Prozesses. Die Items sind nach Faktoren sortiert (vgl. **Tab. 1**). Die grauen bzw. schwarzen Kästchen stehen für Komplexitätsausprägungen, die eine bestimmte Signifikanzgrenze (5 % bzw. 2,5 %, einseitig) überschreiten. Man erkennt an der säulenartigen Struktur, wie sich die Fluktuationen über verschiedene Items bzw. Faktoren hinweg ausbreiten, d. h. in Resonanz treten. Das Histogramm am oberen Rand des Diagramms beruht auf einer Summierung der grauen und schwarzen Kästchen. Diese Histogramme wurden wiederum z-transformiert. Die Balken am unteren Ende der Diagramme zeigen, wo diese z-transformierten Histogramme die 5 %-Schwelle überschreiten. Bedenkt man, dass ein Kästchen auf der Komplexitätsbestimmung in einem 7-Tage-Messfenster beruht, so erstreckt sich dieser Bereich kritischer Fluktuationen (BKF) links und rechts auf jeweils drei weitere Messzeitpunkte (unterer Balken).

Abbildung 5 zeigt den Verlauf eines Patienten in stationärer Psychotherapie.

Bei der Durchsicht einer größeren Zahl dieser Diagramme (n = 94 Therapieverläufe, die im Rahmen unserer Studie untersucht wurden, s. Haken & Schiepek, 2006, Kap. 5) stellten wir in der überwiegenden Zahl der Fälle eine säulenartige Struktur fest. Dies bedeutet, dass sich kritische Fluktuationen und ausgeprägte dynamische Komplexität zeitlich bündeln und in Resonanz treten. Wir bezeichnen die Darstellungen daher als *Komplexitäts-Resonanz-Diagramme* (bzw. *Fluktuations-Resonanz-Diagramme*). Korrelationen mit dem Therapieergebnis zeigen, dass insbesondere erfolgreiche

Therapieverläufe ausgeprägtere lokale Fluktuationsspitzen aufweisen (Schiepek et al., 2001). Es liegt mithin nahe, die phasenweise auftretenden, zeitlich gebündelten Fluktuations- bzw. Komplexitätsspitzen als kritische Instabilitäten bzw. Transienten des Systems „Therapie" zu interpretieren. In halbstrukturierten Interviews berichten die Patienten häufig von einschneidenden Erlebnissen, wichtigen Erfahrungen oder auch von Krisen, die zu solchen Zeitpunkten stattgefunden haben. Gerade im Umfeld von Ordnungsübergängen treten also offenbar ausgeprägte Resonanz- und Synchronisationsphänomene auf, die unterschiedliche Aspekte des therapeutischen Prozesses einschließen. Manche Übergänge oder „Krisen" sind umfassend, andere auf die Beziehung zu den Therapeuten oder den Mitpatienten bzw. das Stationsklima bezogen, andere betreffen den Fortschritt und das Engagement in der Therapie, wieder andere die Emotionalität. Aufgrund des Datenmaterials ist eine Klassifikation therapeutischer Ordnungsübergänge bzw. kritischer Instabilitäten möglich (vgl. z. B. die Unterschiede zwischen den beiden Instabilitätsphasen in **Abb. 5**).

4.4 Recurrence Plots

Ein weiteres Verfahren ermöglicht ebenfalls die Identifikation von Transienten, also von Übergängen in dynamischen Prozessen, nähert sich dem Problem aber von der entgegengesetzten Seite. Komplementär zur Methode der Komplexitäts-Resonanz-Diagramme sucht es nach ähnlichen, im Verlauf wiederkehrenden („rekurrenten") Abschnitten des Prozesses. Das graphische Verfahren führt zur Erstellung sog. *Recurrence Plots* (Eckmann, Oliffson Kamphorst & Ruelle, 1987; Hegger, Kantz & Schreiber, 1998; Vandenhouten, 1998) und wurde zunächst in der Physik, aber auch in der Physiologie zur Identifikation sich wiederholender, versteckter Rhythmen und Nicht-Stationaritäten (Veränderungen dynamischer Eigenschaften eines Prozesses) in experimentellen Datensätzen verwendet (Lambertz, Vandenhouten & Langhorst, 2003; Perlitz, Cotuk, Haberstock & Petzold, 2003). Wenn Abschnitte besonderer dynamischer Ähnlichkeit erkennbar sind, dann sollten es umgekehrt auch Ordnungs*übergänge* sein, denn diese Epochen erhöhter Fluktuationen zeichnen sich dadurch aus, dass die Verteilung der Werte von der übrigen Dynamik abweicht, ihr also unähnlich ist (Webber & Zbilut, 1994). Vorteilhaft ist, dass die mit einem Recurrence Plot untersuchte Zeitreihe keinen besonderen Voraussetzungen genügen muss, weshalb sich die Methode auch für kurze Zeitreihen eignet (Eckmann et al., 1987).

Zuerst wird ein *m*-dimensionaler Raum nach dem Prinzip der Phasenraumrekonstruktion durch Zeitverzögerungskoordinaten gebildet. Bei einer solchen Einbettung einer Messreihe in einen rekonstruierten Phasenraum werden die Messwerte in ein Koordinatensystem überführt, in dem die Achsen unterschiedliche Messzeitpunkte repräsentieren [x_t, x_{t-1}, x_{t-2}, ...]. Zwei Parameter müssen dafür festgelegt werden: Die Anzahl der Dimensionen m und die Zeitverzögerung τ. Zur Bildung eines Recurrence Plots werden nun die Differenzen aller Raumpunkte errechnet, d. h. jeder Vektor wird von jedem anderen Vektor subtrahiert. Wenn eine Differenz kleiner als ein vorher festgelegtes Kriterium ist, wird in einer zweidimensionalen Abbildung – dem „Recurrence Plot" – ein Punkt gesetzt. Geometrisch gesprochen wird um jeden Punkt im Phasenraum eine Kugel vorher festgelegter Größe gebildet. Liegen innerhalb einer Kugel (bzw. Hyper-Kugel für $m > 3$) noch andere Punkte, wird diese Nachbarschaft als dynamische Ähnlichkeit interpretiert und im Recurrence Plot abgetragen.

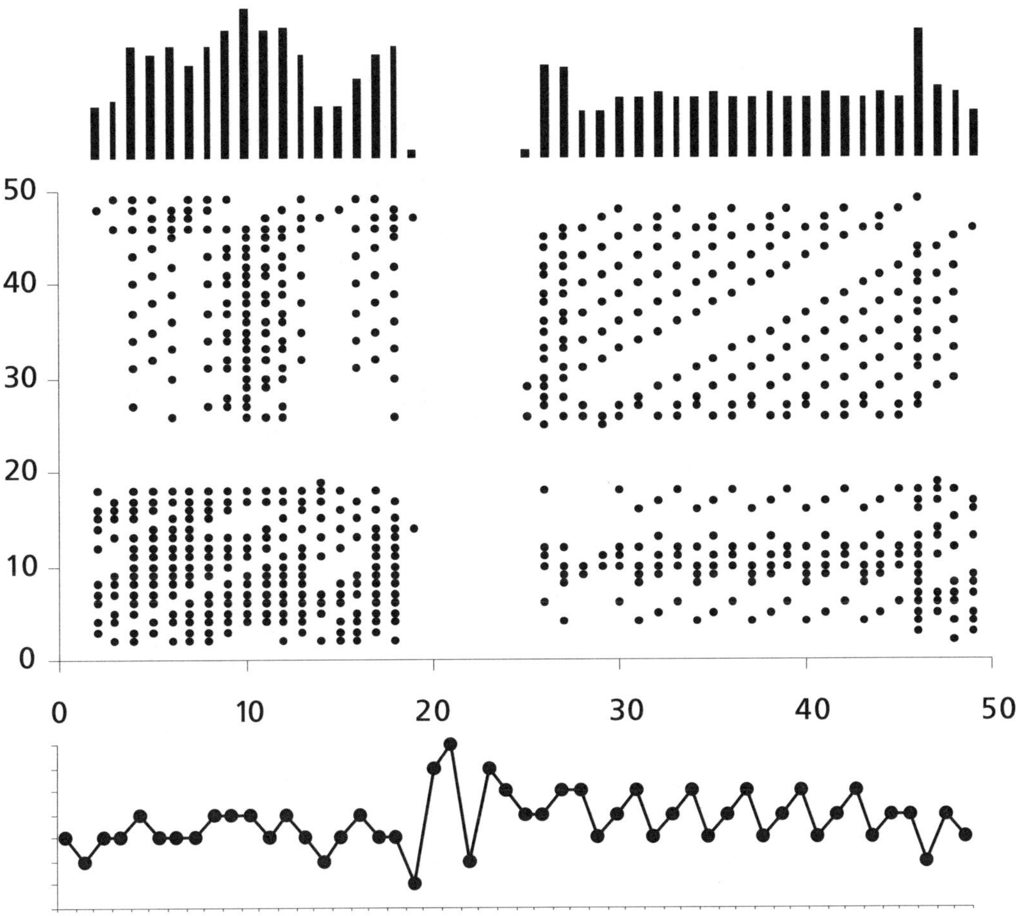

Abb. 6: Recurrence Plot einer Beispielzeitreihe (unten). Erkennbar sind die leeren Transienten im Plot bei ausgeprägter Fluktuationsintensität (Zeitpunkte 19 bis 27), ebenso die dichter besetzten Blöcke in den Abschnitten davor und danach. Die Rhythmik ab Messpunkt 28 spiegelt sich in den Diagonalparallelen des Recurrence Plots wider. Oben das durch Summation über alle Punkte pro Messzeitpunkt gewonnene Histogramm.

Die beiden Dimensionen eines Recurrence Plots sind die identischen Zeitachsen der untersuchten Zeitreihe. Deutlich zu erkennen ist die Diagonalsymmetrie der Darstellung (wenn Messzeitpunkt *x* Messzeitpunkt *y* ähnlich ist, ist auch Messzeitpunkt *y* Messzeitpunkt *x* ähnlich) (**Abb. 6**). Gibt es weder innerhalb eines bestimmten Abschnitts der Zeitreihe noch zwischen den Phasen (also über die gesamte Zeitreihe hinweg) dynamische Ähnlichkeiten, fällt dies im Recurrence Plot durch einen leeren Streifen auf: Liegen keine Punkte innerhalb einer durch den Radius der Hyperkugel definierten Nachbarschaft, werden entsprechend keine Punkte eingezeichnet. Diese leeren Streifen können als Transienten interpretiert werden (Webber & Zbilut, 1994) – Übergänge im Niemandsland zwischen den Phasen dynamischer Ordnung (Attraktoren). Transienten trennen meist rechteckige Punktanordnungen, welche als

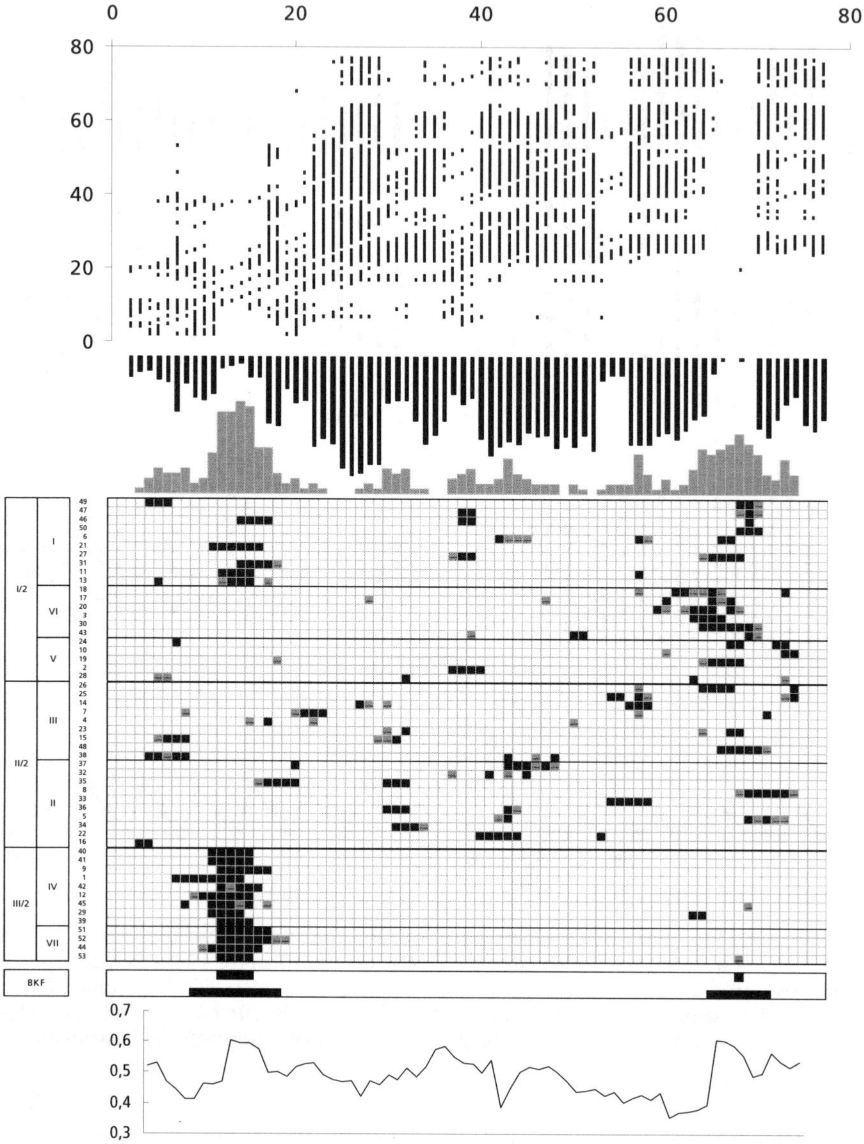

Abb. 7: Synopse von drei zur Analyse eines Therapieverlaufs eingesetzter Methoden. Von oben nach unten: Recurrence Plot mit einem nach unten geklappten Dichtehistogramm der Punkteverteilung. Danach das korrespondierende Dichtehistogramm über dem darunter liegenden Komplexitäts-Resonanz-Diagramm (r = -.60). Das Komplexitäts-Resonanz-Diagramm weist auf einen primär die Faktoren IV „Dysphorische Affektivität/Innenorientierung" und VII „Körperliches Befinden" einbeziehenden Zustand kritischer Instabilität am Ende des ersten Therapiedrittels hin. Ein weniger deutlich ausgeprägter Übergang gegen Ende des Behandlungszeitraums konzentriert sich auf die Faktoren I „Therapeutische Fortschritte/Zuversicht/Selbstwirksamkeit", VI „Intensität der Problembearbeitung" und V „Perspektivenerweiterung/Innovation". Die mittlere Korrelation aller möglichen Itempaare über die Zeit (dynamische Kohärenz bzw. Synchronisationsgrad des gesamten Systems) ist unter dem Komplexitäts-Resonanz-Diagramm abgetragen.

Abschnitte homogenerer Ordnung (Quasi-Attraktoren) interpretiert werden können. Weitere Charakteristika von Recurrence Plots sind die in manchen Abschnitten auftretenden Parallelen zur Diagonalen, die als Indikatoren regelmäßiger und rhythmischer Verlaufsmuster gelten (vgl. die in **Abb. 6** gezeigte Modellzeitreihe, rechte Hälfte). Als solche geben sie Hinweise auf deterministische Anteile im Prozess.

Insofern Transienten durch Lücken bzw. selten auftretende Ähnlichkeits-Nachbarschaften und demgegenüber dynamisch homogenere Phasen durch dichte Punktanordnungen auffallen, kann das Punkte-Histogramm am oberen Rand des Recurrence Plots (**Abb. 6**), welches die Gesamtähnlichkeit des jeweiligen Messzeitpunktes mit allen anderen Messzeitpunkten ausdrückt, als Marker der sich verändernden Homogenität bzw. Inhomogenität des Prozesses verstanden werden. Somit sollte es sich gerade invers zu den Randhistogrammen der Fluktuations- bzw. Komplexitäts-Resonanz-Diagramme (**Abb. 5**) verhalten, welche ja gerade dann besonders ausgeprägt sind, wenn ein Prozess aufgrund selbstorganisierter Kritizität inhomogen und entropisch wird. Dies ist in der Tat so: die Korrelation der Histogramme beträgt über alle 94 der in unserer Therapiestudie untersuchten Verläufe im Durchschnitt -.34 (SD: .21). Lässt man eine minimale Verschiebung der Histogramme gegeneinander zu (max. lag 2), so steigert sich diese „Schlüssel-Schloss-Passung" auf -.45 (SD: .19). **Abbildung** 7 zeigt exemplarisch den Reccurrence Plot eines individuellen Therapieverlaufs.

4.5 Dynamische Synchronisationsmuster

Selbstorganisation zeichnet sich dadurch aus, dass sich vormals unabhängige Prozesse antriebsabhängig synchronisieren und in Resonanz geraten. Dabei ist nicht zu erwarten, dass ein Ordner die komplette Dynamik und alle beteiligten Subsysteme „versklavt", sondern dass unterschiedliche Ordner zu unterschiedlichen Zeitpunkten dominant werden, sich abwechseln, kooperieren oder in Konkurrenz treten. Wir rechnen also mit wechselnden Synchronisationsmustern zwischen den unterschiedlichen Teilprozessen eines Systems, welches wir hier – bezogen auf das System „Psychotherapie" – durch die verschiedenen Items und Faktoren des Therapieprozess-Bogens repräsentiert und operationalisiert haben. Dass solche veränderlichen Synchronisationsgrade in der dynamischen Komplexität auftreten, wurde in den **Abbildungen 5 und** 7 bereits deutlich. Natürlich finden derartige Prozesse der Synchronisation nicht nur auf der Ebene der Itemkomplexität statt, sondern auch zwischen den Verläufen der Items und Faktoren selbst.

Eine einfache Möglichkeit, solche Kopplungsprozesse zu erfassen, besteht in der Berechnung der Korrelation zwischen den interessierenden Verläufen. Eine Korrelation zwischen zwei Zeitreihen ist dann hoch positiv, wenn die Verläufe ähnlich sind (auch wenn sich diese Ähnlichkeit auf unterschiedlichem Niveau abspielt). Umgekehrt ist die Korrelation negativ, wenn die Verläufe spiegelbildlich zueinander aussehen, etwa ein Anstieg in der einen Zeitreihe von einem Abfall in der anderen begleitet wird, oder ein Peak nach oben mit einem Peak nach unten einhergeht. Null oder gering ist die Korrelation, wenn beide Zeitreihen unabhängig voneinander verlaufen, also offenbar nichts miteinander zu tun haben. Um Veränderungen im Synchronisationsgrad des Systems zu identifizieren, bedienen wir uns auch hier eines Gleitfensters, welches z. B. mit einer Fensterbreite von sieben Messpunkten (bei täglicher Messung also einer Woche) über den Prozess läuft. Im Synergetic Navigation System können die Items oder Faktoren, zwischen

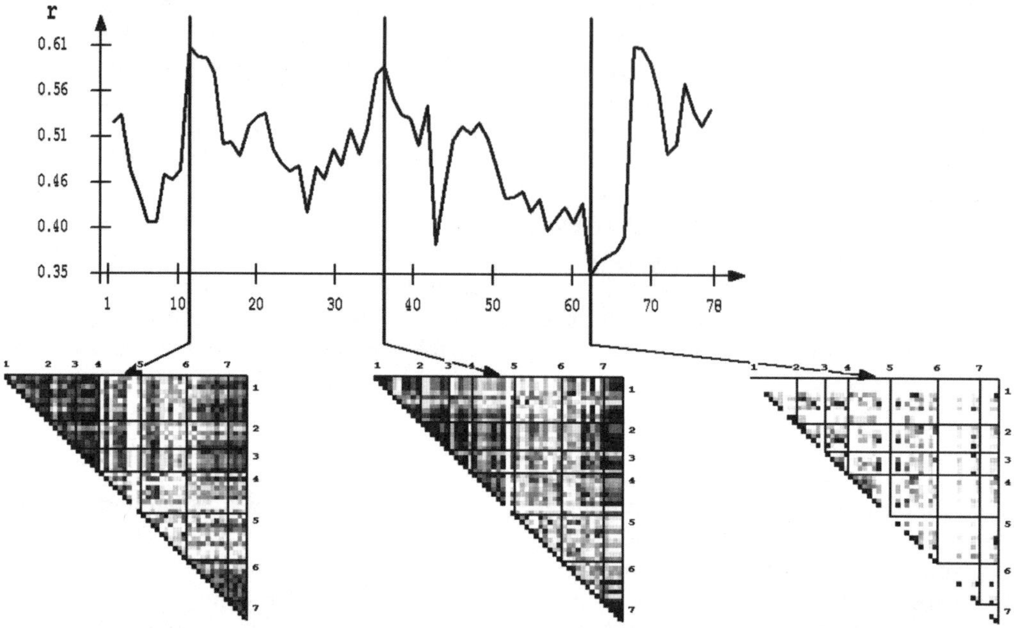

Abb. 8: Verlauf der durchschnittlichen Korrelation zwischen allen Items des TPB. Die zugeordneten Matrizen lassen den Korrelationsgrad zwischen den einzelnen Items erkennen (sortiert nach den 7 Faktoren des TPB, vgl. **Tab. 1**). Mit dem Zeiger kann man über den Verlauf fahren und sich die Veränderung der Matrizen wie in einem Film anschauen (vgl. Haken & Schiepek, 2006). Die sich wandelnden Synchronisationsmuster werden dabei optisch deutlich. Die schwarzen Kästchen an der Diagonalen der Matrizen zeigen an, ob die jeweilige Itemvarianz und entsprechend auch die Kovarianzen eines Verlaufabschnitts ausreichen, um eine Korrelation zu berechnen. Ein weißes Diagonalkästchen lässt erkennen, dass der Verlauf des Items im jeweiligen Fenster keine ausreichende Varianz aufweist, so dass eine Berechnung von Korrelationskoeffizienten nicht möglich ist.

denen eine fortlaufende Korrelation berechnet werden soll, frei gewählt werden, ebenso die Breite des Gleitfensters.

Bezieht man alle 53 Items des Therapie-Prozess-Bogens ein, so erhält man (mit N = Anzahl der Items) N(N-1)/2 = 1378 Korrelationen pro Zeitfenster. Da dies zu einer unüberschaubaren Anzahl von Korrelationskoeffizieten führen würde, stellt das Verfahren die Koeffizienten optisch (in Form von Graustufen) dar. Hierzu eliminieren wir zunächst das Vorzeichen der Korrelationskoeffizienten, indem wir sie absolut setzen. Wir hatten bereits darauf hingewiesen, dass auch eine ausgeprägt negative Korrelation auf einen deutlichen Zusammenhang zwischen zwei Variablen hinweist, denn ihr Verlauf ist dann spiegelbildlich, d. h. invers synchron, schwankt also zwischen 0 und 1, wobei ein Wert von 0 mit Weiß, ein Wert von 1 mit Schwarz identifiziert wird. Alle Werte dazwischen erhalten entsprechende Graustufen. In der aktuellen Version des *Synergetic Navigation System* ist auch die Darstellung negativer (in Rot-Abstufungen) und positiver (in Grün-Abstufungen) Korrelationen möglich, wodurch die Synchronisationsausprägung

zwischen Variablen als Farbintensitäten und die Synchronisationsrichtung durch die Farbgebung (Rot-Grün) repräsentiert wird.
Aus den resultierenden Dreiecksmatrizen, innerhalb derer die Items nach Faktoren (1–7) geordnet sind, erkennt man, welche Items und Itemgruppen aktuell stark oder schwach synchronisiert sind, d. h. also eventuell von einem gemeinsamen Ordner „versklavt" werden (**Abb. 8**). Der Verlauf der durchschnittlichen, jeweils im Zeitfenster auftretenden Korrelation zwischen allen Items ist ein Maß für den Gesamtsynchronisationsgrad des Systems. Bei vielen der in unserer Studie untersuchten Verläufe traten ausgeprägte Schwankungen zwischen Phasen höherer und niedrigerer Koordination (durchschnittlicher Korrelation) der Items auf.
Über den Verlauf kann ein Zeiger geschoben werden, der mit der entsprechenden Dreiecksmatrix verbunden ist (**Abb. 8**). Man kann sich einen Verlauf wie in einem Film betrachten, wobei sich die verändernden Koordinationsstrukturen an den Grau- oder Farbmustern der Dreiecksmatrizen unmittelbar ablesen lassen. Im Real-Time Monitoring können damit Phasen unterschiedlicher Gesamtkohärenz, unterschiedlicher Kohärenz innerhalb und zwischen Teilsystemen oder auch des Strukturwandels auf der zeitlichen Höhe ihres Auftretens identifiziert werden (weitere Informationen unter www.ccsys.de sowie www.thehuman-change-project.de).

5 Fazit

Fassen wir zusammen:

1. Die Diagnostik dynamischer Systeme liefert ein Instrumentarium für die Navigation in den Turbulenzen der Selbstorganisation.
2. Sie unterstützt die Steuerung des Vorgehens in komplexen Prozessen (z. B. in Psychotherapien). Die Auswahl und Anpassung des Vorgehens muss der jeweiligen Phase des Prozesses entsprechen (adaptive Indikation).
3. Computerbasierte Prozess- und Outcome-Diagnostik ermöglicht die Integration von Forschung und Praxis, indem jeder Veränderungsprozess zur eigenen Prozess-Outcome-Studie wird. Psychotherapie kann und sollte dort erforscht werden, wo ihre Wirkung tatsächlich zur Entfaltung kommt, nämlich in der konkreten Praxis, d. h. in der Interaktion zwischen diesem konkreten Therapeuten und diesem konkreten Klienten. Die Diagnostik von Systemen positioniert den Ansatz der *evidence-based practice* in die Routine der Klinischen Psychologie.
4. Für die weitere Forschung ist von Bedeutung, dass der Prozess-Outcome-Anteil, der sich auf das subjektive Erleben und Verhalten bezieht, von einem Computersystem erledigt wird. Man kann sich daher auf andere Aspekte konzentrieren, etwa die Erfassung biologischer Korrelate und die Durchführung neurophysiologischer Messungen im Verlauf von Psychotherapien (Schiepek & Schönfelder, 2007).

Literatur

Caspar, F. (1996). *Beziehungen und Probleme verstehen. Eine Einführung in die psychotherapeutische Plananalyse.* Bern: Huber.

Eckmann, J. P., Oliffson Kamphorst, S. & Ruelle, D. (1987). Recurrence plots of dynamical systems. *Europhysics Letters, 4,* 973–977.

Fahrenberg, J., Leonhart, R. & Foerster, F. (2002). *Alltagsnahe Psychologie. Datenerhebung im Feld mit hand-held PC und physiologischem Mess-System.* Bern: Huber.

Freudenmann, R. W. & Spitzer, M. (2001). Computergestützte Patientenbefragungen als Grundlage für eine moderne Qualitätssicherung in der Psychiatrie. *Nervenarzt, 72,* 40–51.

Grawe, K. (1998). *Psychologische Therapie.* Göttingen: Hogrefe.

Haken, H. (1990). *Synergetik. Eine Einführung.* Berlin: Springer.

Haken, H. (1996). *Principles of brain functioning. A synergetic approach to brain activity, behavior, and cognition.* Berlin: Springer.

Haken, H. & Schiepek, G. (2006). *Synergetik in der Psychologie. Selbstorganisation verstehen und gestalten.* Göttingen: Hogrefe.

Hegger, R., Kantz, H. & Schreiber, T. (1998). *Practical implementation of nonlinear time series methods. The TISEAN Package.* Bergische Universität – Gesamthochschule Wuppertal.

Horowitz, M. J. (1987). *States of Mind.* New York: Plenum Press.

Kanfer, F. H., Reinecker, H. & Schmelzer, D. (1996) *Selbstmanagement-Therapie. Ein Lehrbuch für die klinische Praxis.* Berlin: Springer.

Kelso, J. A. S. (1995). *Dynamic patterns. Self-organization of brain and behavior.* London: MIT-Press.

Kordy, H., Hannöver, W. & Richard, M. (2001). Computer assisted feedback driven active quality management for psychotherapy provision: The Stuttgart-Heidelberg model. *Journal of Consulting and Clinical Psychology, 69,* 173–183.

Lambertz, M., Vandenhouten, R. & Langhorst, P. (2003). Transiente Kopplungen von Hirnstammneuronen mit Atmung, Herz-Kreislauf-System und EEG: Ihre Bedeutung für Ordnungsübergänge in der Psychotherapie. In G. Schiepek (Hrsg.), *Neurobiologie der Psychotherapie.* Stuttgart: Schattauer.

Nischk, D., Grothe, A. & Schiepek, G. (2000). Beratungsprozesse aus Sicht der Klienten. Das mehrdimensionale Konstrukt der Prozessinvolviertheit als Grundlage für die Entwicklung eines Klientenstundenbogens. *Zeitschrift für Klinische Psychologie, Psychiatrie und Psychotherapie, 48(2),* 118–134.

Orlinsky, D. E., Grawe, K. & Parks, B. (1994). Process and outcome in psychotherapy. In A. E. Bergin & S. L. Garfield (Eds.), *Handbook of Psychotherapy and Behavior Change* (4th ed., pp. 270–376). New York: Wiley.

Perlitz, V., Cotuk, B., Haberstock, S. & Petzold, E. R. (2003). Selbstorganisation kutaner Perfusionsrhythmik bei therapeutisch induzierter psychovegetativer Entspannung. In G. Schiepek (Hrsg.), *Neurobiologie der Psychotherapie.* Stuttgart: Schattauer.

Perrez, M. & Reicherts, M. (1989). Belastungsverarbeitung: Computergestützte Selbstbeobachtung im Feld. *Zeitschrift für Differentielle und Diagnostische Psychologie, 10,* 129–139.

Perrez, M., Wilhelm, P., Schoebi, D. & Horner, M. (2001). Simultaneous computer-assisted assessments of causal attribution and social coping in families. In J. Fahrenberg & M. Myrtek (Eds.), *Progress in Ambulatory Assessment* (pp. 25–43). Seattle, WA: Hogrefe & Huber Publishers.

Reicherts, M. (1988). *Diagnostik der Belastungsverarbeitung. Neue Zugänge zu Stress-Bewältigungs-Prozessen.* Bern: Huber.

Schiepek, G. (1991). *Systemtheorie der Klinischen Psychologie.* Braunschweig: Vieweg.

Schiepek, G. (1999). *Die Grundlagen der Systemischen Therapie. Theorie – Praxis – Forschung.* Göttingen: Vandenhoeck & Ruprecht.

Schiepek, G. & Cremers, S. (2003). Ressourcenorientierung und Ressourcendiagnostik in der Psychotherapie. In H. Schemmel & J. Schaller (Hrsg.), *Ressourcen. Ein Hand- und Lesebuch zur therapeutischen Arbeit* (S. 147–193). Tübingen: dgvt.

Schiepek, G., Eckert, H., Honermann, H. & Weihrauch, S. (2001). Ordnungswandel in komplexen dynamischen Systemen: Das systemische Paradigma jenseits der Therapieschulen. *Hypnose & Kognition, 18,* 89–117.

Schiepek, G. & Schönfelder, V. (2007). Musterhafter Wandel. *Gehirn & Geist, 10,* 52–58.

Schiepek, G., Schoppek, W. & Tretter, F. (1992). Synergetics in psychiatry: Simulation of evolutionary patterns of schizophrenia on the basis of nonlinear difference equations. In W. Tschacher, G. Schiepek & E. J. Brunner (Eds.), *Self-Organization and Clinical Psychology* (pp. 163–194). Berlin: Springer.

Schiepek, G., Wegener, C., Wittig, D. & Harnischmacher, G. (1998). *Synergie und Qualität in Organisationen. Ein Fensterbilderbuch.* Tübingen: dgvt.

Schiepek, G., Weihrauch, S., Eckert, H., Trump, T., Droste, S., Picht, A. & Spreckelsen, C. (2003). Datenbasiertes Real-Time Monitoring als Grundlage einer gezielten Erfassung von Gehirnzuständen im psychotherapeutischen Prozess. In G. Schiepek (Hrsg.), *Neurobiologie der Psychotherapie* (S. 235–272). Stuttgart: Schattauer.

Schiepek, G., Weihrauch, S., Honermann, H., Jagdfeld, F., Ludwig-Becker, F., Petzold, E. R. & Kröger, F. (2001). Macht die Natur Sprünge? Diskontinuität und kritische Fluktuationen auf dem Weg zum therapeutischen Erfolg. *Verhaltenstherapie & Verhaltensmedizin, 22*, 7–25.

Schubert, C. & Schiepek, G. (2003). Psychoneuroimmunologie und Psychotherapie: Psychosozial induzierte Veränderungen der dynamischen Komplexität von Immunprozessen. In G. Schiepek (Hrsg.), *Neurobiologie der Psychotherapie* (S. 485–508). Stuttgart: Schattauer.

Spreckelsen, C., Lethen, C., Heeskens, I. & Spitzer, K. (2001). Mobile Entscheidungsunterstützung für die pädiatrische Medikation. In A. Koop & H. B. Bludau (Hrsg.), *Mobiles Computing in der Medizin. Proceedings zum 1. Workshop der GMDS-Projektgruppe Mobiles Computing in der Medizin* (S. 72–82). Aachen: Shaker Verlag.

Stegmüller, W. (1987). *Hauptströmungen der Gegenwartsphilosophie. Band III*. Stuttgart: Kröner.

Strunk, G. & Schiepek, G. (2006). *Systemische Psychologie*. Heidelberg: Spektrum Akademischer Verlag.

Vandenhouten, R. (1998). *Analyse instationärer Zeitreihen komplexer Systeme und Anwendungen in der Physiologie*. Aachen: Shaker Verlag.

Wampold, B. E. (2001). *The great psychotherapy debate. Models, methods, and findings*. Mahwah, NJ: Lawrence Erlbaum Associates.

Webber, C. L. & Zbilut, J. P. (1994). Dynamical assessment of physiological systems and states using recurrence plot strategies. *Journal of Applied Physiology, 76*, 965–973.

Westmeyer, H. (Ed.). (1992). *The structuralist program in psychology: Foundations and applications*. Toronto: Hogrefe & Huber Publishers.

10 Familiendiagnostik

Christoph Käppler

1 Einführung in das Aufgabenspektrum und den aktuellen Stand der Familiendiagnostik
2 Überblick über Verfahren in der Familiendiagnostik
3 Darstellung von Verfahrensbeispielen aus der Familiendiagnostik
3.1 Beobachtungsverfahren
3.2 Familiendiagnostische Selbstberichtsmethoden
4 Überlegungen zu Indikation und Anwendungsperspektiven der Familiendiagnostik
5 Zusammenfassung und Ausblick
Literatur

1 Einführung in das Aufgabenspektrum und den aktuellen Stand der Familiendiagnostik

Personen leben und entwickeln sich in Beziehungskontexten. Von dieser Grundannahme ausgehend, sind Individuen – auch und gerade wenn sich Schwierigkeiten zeigen – ohne eine hinreichende Berücksichtigung ihrer sozialen Lebenswelt(en) weder hinreichend zu verstehen oder diagnostisch beurteilbar, noch kann ihnen ohne Einbezug ihres Lebensumfeldes erfolgversprechend weitergeholfen werden. Eine prominente Rolle spielt dabei fraglos der familiäre Beziehungskontext[1].

Folglich ergibt sich als primäre Aufgabenstellung für die Familiendiagnostik im klinischen Kontext, familiäre und psychosoziale Umstände auf empirischer Grundlage zu erfassen, welche für die Entstehung, Aufrechterhaltung oder Bewältigung von familiären Beziehungskonflikten und psychischen Störungen in der Familie von Bedeutung sind (Mattejat, 1985). Die Familiendiagnostik beschäftigt sich also mit innerfamiliären Beziehungsfaktoren und deren Wirkspektrum im Hinblick auf das Wohlbefinden der Familienmitglieder.

Die klinische Familiendiagnostik geht somit von einem kontextbezogenen oder relationalen Grundansatz aus (Kaslow, 1996; Wynne, Shields & Sirkin, 1992), indem psychische Störungen nicht allein in einer Person, sondern auch in den Interaktionen von sich entwickelnden Individuen (Jensen & Hoagwood, 1997) konzeptuell verankert werden. In einem solchen Verständnis können somit auch Kontexte bzw. Systeme, wie zum Beispiel Familien, als dysfunktional angesehen werden (Olson, 1986; Reiss & Klein, 1987). Systemische oder (sozio-)

1 Auf die weitgefächerte Problematik der Definition eines Familienbegriffs bzw. familiärer Lebensformen, die heute im steten Wandel begriffen sind, kann hier nicht näher eingegangen werden (s. hierzu Schneewind, 1999; Perrez, Lambert, Ermert & Plancherel, 1995; Petzold, 2002; Hofer, Wild & Noack, 2002; Nave-Herz, 2000).

ökologische Kontextfaktoren sind insofern nicht als Randbedingungen oder gar störende Fehlervarianzanteile zu verstehen (Mattejat, 1993b), sondern können gerade der Zielfokus des diagnostischen Prozesses und gegebenenfalls darauf basierender Behandlungsmaßnahmen sein. Hierzu gehört auch eine eingehende Analyse von Ressourcenaspekten und Netzwerkcharakteristika (etwa im Hinblick auf soziale Unterstützung), die oft von wesentlicher klinischer Bedeutung sind.

Der systematische Einbezug von Familienangehörigen bzw. relevanten Bezugspersonen sollte in klinisch-psychologischen Tätigkeitsfeldern insofern zum festen Bestand von (Qualitäts-)Standards gezählt werden.

Dieses Postulat wird zum einen durch empirische Forschungsbefunde gestützt, welche die Zusammenhänge von Familienbeziehungen und individueller Gesundheit aufzeigen, auch wenn diese durch keine einfachen (oder gar störungsspezifischen) Wirkmuster, sondern komplexe Wechselwirkungen gekennzeichnet sind (Denton, 1990; Gehring & Marti, 1993; Hahlweg, 1996; Kaslow, 1993; Kreppner & Ullrich, 2002; Mattejat, 1985; Mattejat & Remschmidt, 1995).

Zum anderen dürften diese Aussagen ebenso dem klinischen Erfahrungshorizont von Fachpersonen entsprechen und insofern breite Zustimmung finden, wenngleich hinsichtlich der praktischen Umsetzung oft unklar bleibt, in welcher Weise relevante Bezugspersonen bereits im diagnostischen Prozess systematisch einbezogen werden (können). Während in fast allen Bereichen mittlerweile bewährte Instrumente zur Verfügung stehen, mangelt es noch an geeigneten beziehungs- und familiendiagnostischen Untersuchungsverfahren. Das bedeutet, es ist ein Missverhältnis zwischen dem Umfang und Differenzierungsgrad vorhandener individualdiagnostischer Instrumente (vgl. Achsen I–IV im ICD-10; Remschmidt & Schmidt, 1994) im Vergleich zu auf den Beziehungskontext bezogenen Verfahren bzw. Beurteilungsprozessen, die meist eher einer impressionistischen Eindrucksbildung entsprechen, zu konstatieren[2].

So mag es auch nicht verwundern, dass selbst in den bekannten Nachschlagewerken (Brickenkamp, 2002) und einschlägigen Testkatalogen keine eigene Rubrik zu familienbezogenen Verfahren zu finden ist.

Ein zweites Missverhältnis wird zwischen dem Entwicklungsstand familien*therapeutischer* Interventionen im Vergleich zu den ihnen vorausgehenden, sie begleitenden und evaluierenden familien*diagnostischen* Vorgehensweisen sichtbar. Geht man jedoch davon aus, dass die Qualität und Erfolgsaussichten von Interventionen in einer bestimmten Relation zum Entwicklungsstand der Diagnostik im betreffenden Bereich stehen, kann diese Situation fachlich keineswegs befriedigen.

Ein drittes Manko betrifft das Nutzungsverhalten der klinisch-praktisch Tätigen, welche von den zugegebenermaßen nicht üppigen, aber doch in gewissem Umfang vorhandenen familiendiagnostischen Verfahren, die zumindest basalen Qualitätsstandards genügen, zu wenig Gebrauch machen (s. auch Abschnitt 3).

Dabei werden Psychotherapeuten in den modernen diagnostischen Klassifikationssystemen explizit dazu angehalten, im Rahmen der multidimensionalen Diagnostik auch Kodierungen, die den Beziehungskontext eines Individuums betreffen (vgl. Achse V im ICD-10; Remschmidt & Schmidt, 1994) vorzunehmen. Wie dies, etwa im Hinblick auf die dort zu beurteilenden Kontextfaktoren „Disharmonie in der Familie zwischen Erwachsenen“ oder „Feindliche Ablehnung oder Sündenbockzuwei-

2 Dies hat Mattejat (1993b) veranlasst, gar von einer Aporie in diesem Bereich zu sprechen.

sung gegenüber dem Kind" diagnostisch verifiziert werden kann und soll, bleibt jedoch weitgehend dem einzelnen Kliniker überlassen. Solche Einschätzungsprozesse sind jedoch nicht allein für eine umfassende und angemessene diagnostische Beurteilung von Belang, sondern ebenso relevant für eine adäquate Behandlungsplanung und deren Schwerpunktsetzungen (etwa auf Ebene der Familienbeziehungen).

Dieser Zielstellung entsprechend sind in der (jüngeren) Vergangenheit auch für den deutschen Sprachraum einige Verfahren entwickelt oder adaptiert worden, die im klinischen Alltag (ökonomisch) einsetzbar sind sowie vielversprechende Befunde für die Familienforschung ermöglichen (s. Cierpka, 2003; Döpfner, Lehmkuhl, Heubrock & Petermann, 2000; Schneewind, 1999; Schneewind & Schmidt, 1999; Gehring, 2000; Remschmidt & Mattejat, 1996). Sie sollen zunächst in einem Verfahrensüberblick und dann anhand einzelner Beispiele konkret vorgestellt werden. Hierbei wird aus Gründen der besonderen Bedeutung des familiären Beziehungskontextes ein gewisser Schwerpunkt auf dem Bereich der therapeutischen Arbeit mit Kindern, Jugendlichen und ihren Familien liegen, wobei ein spezifischer Aspekt der Eltern-Kind-*Be*ziehung, die *Er*ziehung, ausgeklammert bleiben muss (s. hierzu Ratzke, Gebhardt & Zander, 2003). Hinsichtlich der dezidiert auf die Analyse von Paarbeziehungen ausgerichteten diagnostischen Vorgehensweisen sei auf das Kapitel von Zimmer (Kap. 31 in diesem Band) verwiesen.

2 Überblick über Verfahren in der Familiendiagnostik

Die international zum Assessment von Familienbeziehungen beschriebenen Verfahren (Cierpka, Volker & Sprenkle, 2005; Touliatos, Perlmutter & Straus, 2001; Grotevant & Carlson, 1989; L'Abate, 1994) umfassen ein weites Spektrum von qualitativ verschiedenen Zugangsweisen und quantitativ unterschiedlichem Umfang – von 1-Item-Verfahren (Steinhausen & Wolgensinger, 2004) bis hin zu Inventaren mit hunderten von Items (Schneewind, 1988b). Insofern stellt sich zunächst die Frage, wie diese Verfahren im Hinblick auf ihre Charakteristika und Eignungsbereiche geordnet werden können.

Im Sinne einer Übersicht über verschiedene Formen familiendiagnostischen Vorgehens lassen sich zumindest drei wesentliche Dimensionen unterscheiden, die in **Abbildung 1** zusammengefasst sind.

Es handelt sich hierbei um folgende Dimensionen:

Dimension 1: Die Art der Datenerhebungsmethodik

Hinsichtlich der Art und Weise der Datengewinnung lassen sich familiendiagnostische Methoden im Wesentlichen in drei Verfahrensgruppen einteilen (zu Unterscheidung und Vergleich sei in dieser Hinsicht auch auf Kap. 14 in diesem Band verwiesen).

Zum einen können *Beobachtungsmethoden* herangezogen werden, mit deren Hilfe familiäre Interaktionen direkt untersucht werden können. Hierbei kann weiter unterschieden werden, ob die betreffenden Beobachtungen in einem natürlichen Setting (etwa im häuslichen Umfeld) oder in eigens hierfür gestalteten standardisierten Situationen (etwa in einer therapeutischen Institution) stattfinden.

Zum zweiten lässt sich eine Gruppe von *Selbstberichtsmethoden* beschreiben, die zumeist in Form von Interview- und Fragebogenverfahren Anwendung finden.

Als dritter Bereich sind *gestalterische bzw. bildhaft-metaphorische Verfahren* zu nennen, die vereinfacht in die Gruppe der

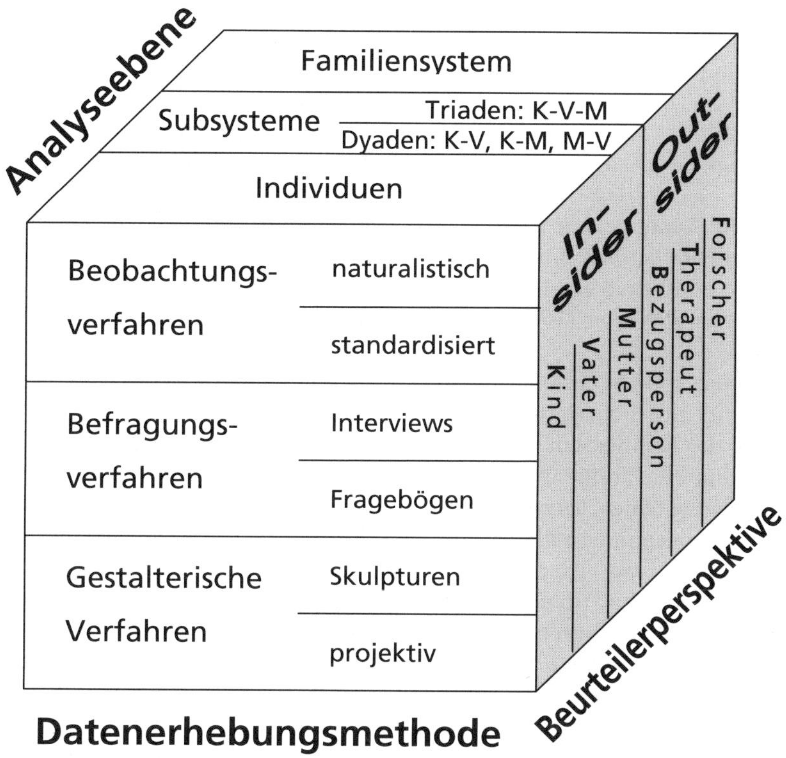

Abb. 1: Übersicht über familiendiagnostische Verfahren

Skulptur- und projektiven Verfahren gegliedert werden können.
Konkrete familiendiagnostische Instrumente, die diesen Verfahrensgruppen zugeordnet sind, werden exemplarisch in Abschnitt 3 vorgestellt.

Dimension 2: Die Beurteilerperspektive
Als zweiter wichtiger Gesichtspunkt ist zu unterscheiden, aus wessen Perspektive die Familienbeziehungen beurteilt werden (sollen). Es geht hier also um die Frage nach unterschiedlichen Datenquellen (Olson, 1977; Hampson, Beavers & Hulgus, 1989).
Handelt es sich hierbei um ein dem zu beurteilenden Familiensystem zugehöriges Mitglied, so spricht man von der Insider-Perspektive, die sich im Fall einer Familie auf die Sichtweise von Eltern und Kindern bezieht.
Im Sinne des Partizipationsgedankens sollte insbesondere der Einbezug von Kindern, wann immer möglich, in Betracht gezogen werden, weil sich der Begriff Familiendiagnostik nicht lediglich exklusiv auf die Eltern (oft allein die Mutter) und ihre Beurteilerperspektive beschränkt. Hinsichtlich der Outsider- oder Außenperspektive der Beurteilung kommen u. a. weitere Bezugspersonen aus dem sozialen Umfeld wie Nachbarn, Freunde, Lehrer, Berufskollegen etc. sowie aus dem professionellen Kontaktumfeld Therapeuten und wissenschaftlich Forschende in Frage.
Es versteht sich von selbst und ist anhand empirischer Studien belegt worden (s. Abschnitt 4), dass sich die verschiedenen

(Selbst- und Fremd-)Beurteilerperspektiven durchaus unterscheiden (können), und daher nicht aufeinander reduzierbar bzw. gegenseitig ersetzbar sind, sondern in einem Ergänzungsverhältnis stehen (vgl. hierzu auch Kap. 14 in diesem Band).

Dimension 3: Die Analyseebene
Die Analyse von Familienbeziehungen kann auf mindestens drei Ebenen erfolgen, wie es von Cromwell und Peterson (1983) vorgeschlagen wurde:
Die Analyseeinheit können ein oder mehrere Individuen und ihre Sichtweise oder Position innerhalb der Familie sein.
Des Weiteren kann die Familie in Form von Subgruppen oder -systemen betrachtet werden, wobei Beziehungen innerhalb derselben Generation (Eltern- bzw. Paarsubsystem, Geschwistersubsystem) und intergenerationale Dyaden (Eltern-Kind-Beziehungen) sowie gemäß bestimmter Charakteristika (gleich- oder gegengeschlechtlich) unterschieden werden können. Bei entsprechender Familiengröße können weitere Substrukturen wie triadische, tetradische etc. Konstellationen eigens in den Fokus genommen werden.
Schließlich kann die Familie als Ganzes, als Familiensystem, das sich aus dem Beziehungsgefüge aller Beteiligten ergibt, Fokus der Analyse sein.
In Erweiterung der drei beschriebenen Dimensionen können entsprechend der Komplexität des Gegenstandsbereichs einer (möglichst adäquaten) Beschreibung von Familienbeziehungen in Anlehnung an Schneewind (1999; Schneewind & Schmidt, 1999) zusätzliche Aspekte (von den betreffenden Autoren als „Multiplismen" bezeichnet) zur Kennzeichnung familiendiagnostischer Vorgehensweisen in Betracht gezogen werden:

Dimension 4: Schwerpunkt der Analyse
Die Analyse kann sich eher auf strukturelle Merkmale der Beziehungen (z. B. Geschwisterfolge) oder prozessorientierte (dynamische) Aspekte (z. B. Interaktionssequenzen) beziehen.

Dimension 5: Zeitperspektive
Der Zeitfokus kann eher auf die Vergangenheit (etwa auf die Phase der Familiengründung), die aktuelle Gegenwart (etwa die derzeitigen Probleme, die zu einer Konsultation geführt haben) oder Zukunftsperspektiven (etwa die Erwartungen und Wünsche der Familienmitglieder) gerichtet werden.

Dimension 6: Problem- vs. Lösungsfokus
Die diagnostische Schwerpunktsetzung kann im Hinblick auf die vorgebrachten Probleme (pathogenetische Perspektive) und/oder vorhandene Ressourcenaspekte und Lösungsstrategien (salutogenetischer Aspekt) erfolgen.
Die beiden letztgenannten Aspekte weisen zugleich auf eine den Familienbeziehungen inhärente Entwicklungsdynamik hin (s. Carter & McGoldrick, 1988; Seiffge-Krenke, 1997).

Dimension 7: Begriffliche Orientierung
Familiendiagnostische Strategien lassen sich nach der Art und dem Grad ihrer theoretischen Ausrichtung unterscheiden. Dabei sind in einem noch in der Entwicklung befindlichen Fachgebiet (Schneewind, 1997) durchaus auch induktiv/funktionalistische (Marx & Goodson, 1976) und theorieübergreifende Vorgehensweisen anzutreffen und unabdingbar.

Dimension 8: Erkenntnistheoretische Annahmen
In engem Zusammenhang mit dem vorgenannten Punkt steht die Frage nach der epistemologischen Orientierung (inwieweit etwa ex- oder implizit von linearen Kausalzusammenhängen oder zirkuläre Wechselwirkungsprozessen im Familiengeschehen ausgegangen wird).

Dimension 9: Datenart
Dieser Aspekt weist eine Verbindung zu den Dimensionen I und II auf und betrifft den Gesichtspunkt der „Subjektivität" bzw. „Objektivität" der Daten, der sich im Feld der Familiendiagnostik nicht im Sinne einer einfachen Dichotomisierung auflösen lässt (vgl. Mattejat, 1993b). Denn auch die Außenperspektive einer (teilnehmenden) Beobachtung unterliegt subjektiven Beurteilungsprozessen (was allenfalls durch den Vergleich mehrerer Einschätzungen kompensiert werden kann), und umgekehrt sind die subjektiven Selbstaussagen der Familienmitglieder zum Verständnis ihrer Handlungsintentionen und darauf beruhender Interaktionsprozesse unabdingbar.

Dimension 10: Erhebungs- und Auswertungsmodus
Dieser Gesichtspunkt, der eine Verbindung mit den Dimensionen I und III aufweist, thematisiert die Unterscheidung eher qualitativer vs. quantitativer Datenerhebungs- und Auswertungsstrategien.

Dimension 11: Anwendungsschwerpunkt
Zuletzt können familienbezogene Assessmentstrategien noch nach dem Einsatzschwerpunkt in Forschung oder klinischer Praxis unterschieden werden.
Während im Forschungskontext besonders auf messmethodische Maßstäbe im Sinne der klassischen Gütekriterien geachtet wird, sind es im klinisch-therapeutischen Kontext Gesichtspunkte der Ökonomie und Praktikabilität, die den Ausschlag für einen Einsatz geben (vgl. dazu Heekerens 1997, 1990).
Idealerweise sind natürlich auch hier keine falschen Dichotomien zu propagieren, sondern Verfahren zu bevorzugen, die sowohl den Anforderungen der Forschung als auch der klinischen Praxis gerecht werden können.
Im nächsten Kapitelabschnitt sollen nun Verfahren ausführlicher vorgestellt werden, die geeignet sind, bestehende diagnostische Möglichkeiten in der klinischen und wissenschaftlichen Tätigkeit sinnvoll zu ergänzen.

3 Darstellung von Verfahrensbeispielen aus der Familiendiagnostik

Die im Folgenden dargestellten familiendiagnostischen Verfahren sind – soweit möglich – gemäß den in **Abbildung 1** beschriebenen Datenerhebungsmethoden angeordnet. Aus jeder der drei Hauptgruppen werden einige ausgewählte Verfahren vorgestellt, die zur Orientierung in **Tabelle 1** zusammengefasst sind. Im Hinblick auf eine umfassendere und detailliertere Darstellung dieser und weiterer familiendiagnostischer Verfahren sei auf den betreffenden Sammelband von Cierpka (2003) verwiesen.

3.1 Beobachtungsverfahren

Als wichtigste Möglichkeit zur genaueren Erfassung der Komplexität von Interaktionen einer Familie bieten sich Beobachtungsmethoden an (Cromwell, Olson & Fournier, 1976/1984).
Systematische Beobachtungen lassen sich dabei im Wesentlichen in drei Schritte gliedern (Kötter & Nordmann, 2003):

- die Wahl einer bestimmten Beobachtungssituation,
- die Entscheidung für das weitere Prozedere hinsichtlich der Datenaufbereitung (z. B. Kodiersystem) sowie
- die Frage nach der weiterführenden Datenauswertung (z. B. statistische Analysemethode).

Tab. 1: Verfahrensübersicht Familiendiagnostik

Verfahrenskategorie	Verfahren	Autoren
Beobachtungs-verfahren	Family-Self-Monitoring-System (FASEM)	Perrez, M., Berger, R. & Wilhelm, P. (1998)
	Videogestützte Analysen (auch im natürlichen Umfeld: Videokonsultation)	Hawellek, C. (1995)
Befragungsverfahren		
Strukturierte Interviews	Strukturiertes Familien-Interview (SFI)	Watzlawick (1966) Brown & Rutter (1966),
	Camberwell Family Interview (CFI, FMSS)	Magana, Goldstein, Karno, Miklowitz, Jenkins & Falloon (1986)
Fragebogen-verfahren	Family Adaption and Cohesion Evaluation Scales (FACES)	Olson (1986)
	Family Environment Scale (FES), dt.: Die Familienklimaskalen (FKS)	Moos, R. H. & Moos, B. S. (1981), Schneewind (1988)
	Subjektives Familienbild (SFB)	Mattejat & Scholz (1994)
	Familienbögen (FB)	Cierpka, M. & Frevert, G. (1995)
	Familien-Identifikations-Test (FIT)	Remschmidt, H. & Mattejat, F. (1999)
Gestalterische Verfahren		
Skulpturverfahren	Familiensystemtest (FAST)	Gehring, T. M. (1998, 2. Aufl.)
Projektive Verfahren	Scenotest	Staabs, G. von (1992, 8. Aufl.); Ermert, C. (1997)
	Familie in Tieren	Brem-Gräser, L. (2001, 8. Aufl.)

Auf die beiden erstgenannten Aspekte soll nun näher eingegangen werden.

3.1.1 Beobachtungen im natürlichen Kontext

Es besteht prinzipiell die Möglichkeit, Beobachtungen direkt im alltäglichen Lebensumfeld der Familie, also unter naturalistischen Bedingungen der Familie durchzuführen.

Hierbei kann, wie in **Abbildung 1** dargestellt, zwischen der Insider- und Outsider-Perspektive unterschieden werden.

Die Outsider-Perspektive oder *Fremdbeobachtung* durch Therapeuten oder andere Experten im natürlichen Umfeld lässt sich etwa im Rahmen von Hausbesuchen realisieren. Bei dieser relativ selten genutzten Form diagnostischen oder im nächsten Schritt auch interventiven Vorgehens lassen sich oft Informationen, die sonst mit anderen Methoden nicht eruierbar sind (etwa der Eindruck der räumlichen Rahmenbedingungen des Familienlebens) gewinnen. Dem unschätzbaren Vorteil der unmittelbaren ökologischen Validität und Alltagsrelevanz stehen jedoch der relativ hohe Aufwand, der Eingriff in die Privatsphäre, welcher ein Einverständnis der Familienmitglieder voraussetzt, sowie mögliche Auswirkungen der teilnehmenden Be-

obachtung, wie reaktive Effekte auf die Ergebnisse, gegenüber.
Diese Nachteile können – zumindest teilweise – umgangen werden durch *Selbstbeobachtungsmethoden* im Alltagskontext, die gegenüber klassischen Tagebuchverfahren unter Zuhilfenahme moderner Technik besonders vorteilhaft genutzt werden können. Zwei Bespiele sollen dies illustrieren.
Von der Fribourger Arbeitsgruppe wurde das *Family-Self-Monitoring-System* (*FASEM*; s. Perrez, Berger & Wilhelm, 1998) entwickelt, das zeitsynchrone Datenerhebungen bei allen Familienmitgliedern mittels Palmtops (Taschencomputer) ermöglicht. Auf ein akustisches Signal hin werden mehrmals über den Tag verteilt („time sampling") und über längere Erhebungszeiträume (bspw. eine Woche) von jedem Familienmitglied zeitsynchron Fragen zu individuellen (u. a. eigenes Befinden) und familiären Aspekten (u. a. wahrgenommenes Befinden der anderen Familienmitglieder, konflikthafte Interaktionen, Lösungsversuche usw.) beantwortet. Auf diese Weise werden geschehensnahe und noch nicht weiterverarbeitete Informationen – sogenannte „hot emotions and events", die nicht bereits von relevanten Retrospektionseffekten tangiert sind (Käppler, Brügner & Fahrenberg, 2001; Käppler & Rieder, 2001) – erhoben, wodurch eine Abbildung dynamischer Prozesse (z. B. sich in komplexer Wechselwirkung verändernde Stimmungslagen) sowie vielfältige Perspektivenvergleiche (z. B. zur Untersuchung des gegenseitigen Einfühlungsvermögens in Familien; vgl. Wilhelm, 2004) ermöglicht werden.
Eine weitere Variante der familiären Selbstbeobachtung besteht in der Nutzung von Videoaufnahmen im Familienalltag, wie sie im Rahmen der sog. Videokonsultation ausgearbeitet und beschrieben wurden (vgl. Hawellek, 1995). Hierbei kann als Beobachtungssetting beispielsweise die Situation am heimischen Esstisch vereinbart werden, bei der eine der Familie zur Verfügung gestellte Kleinkamera jeweils mitläuft. Diese Aufnahmen (das sog. „Mikroskop des Therapeuten", ebd.) können zunächst von professioneller Seite und dann gemeinsam mit der Familie analysiert werden, um unmittelbar geeignete Interventionsmaßnahmen in die Wege zu leiten, die dann unter Fortführung der Methodik begleitend evaluiert werden können.

3.1.2 Standardisierte Beobachtungssituationen

Die zweite Kategorie von Beobachtungsverfahren bezieht sich auf eigens zum Zwecke der Beobachtung geschaffene Situationen. Diese werden anhand bestimmter Merkmale standardisiert und die konkrete Durchführung mit der Familie durch entsprechende Instruktionen strukturiert.
Zur Stimulierung solcher Beobachtungssituationen gibt es verschiedene Möglichkeiten (Cromwell, Olson & Fournier, 1976/1984): Problemlöseaufgaben, Entscheidungsaufgaben, Konfliktlösungsaufgaben und multiple Aufgabenstellungen. Dabei handelt es sich also um ein Spektrum von eher unspezifischen Instruktionen (z. B. eine freie Spielsituation mit dem Kind) bis hin zu problemspezifischen Aufgabenstellungen (z. B. eine Hausaufgabensituation), d. h. die Situationen variieren anhand des Konfliktinduzierungspotentials. Für die weitere Analyse werden die Beobachtungssequenzen jeweils auf Video aufgezeichnet.
Eine weitere Möglichkeit ist die Hinzuziehung von (diagnostischen) Rollenspielen, wie sie zur erweiterten Verhaltensanalyse, im Fall von Familien etwa zum Erkennen der interindividuellen Verschränkung von Verhaltensketten, genutzt werden können (im S-O-R-C-K Modell ist das Verhalten R einer Person zugleich der situative Reiz S für andere Personen und ihre jeweiligen Verhaltensreaktionen). Als vom Autor be-

sonders hilfreich angesehene Variante kann auch ein Rollentausch instruiert werden (z. B. wechseln Mutter und Tochter die Rolle in der Situation des zu spät nach Hause Kommens). Hierbei kann auf besondere Weise – auch für die Betroffenen selbst – sichtbar werden, wie sich die einzelnen Familienmitglieder wechselseitig erleben. Zudem wird die Fähigkeit zum Perspektivenwechsel geprüft und gefördert, und es entsteht nicht selten eine humorvolle Auflockerung verfahrener Problemsituationen.

Im Folgenden soll nun zusammenfassend auf mögliche Strategien der Kodierung und Auswertung der in Beobachtungssituationen generierten Daten, wie sie sowohl für naturalistische als auch standardisierte/instruierte Beobachtungen genutzt werden können, eingegangen werden.

Es kann dabei je nach angestrebtem Differenzierungsgrad zwischen makroanalytischen (molaren) und mikroanalytischen (molekularen) Vorgehensweisen unterschieden werden (Kötter & Nordmann, 2003). Es sind mit aufsteigenden Feindifferenzierungsmöglichkeiten hierunter Ratingverfahren, Zeichen- und Kategoriensysteme sowie inhaltsanalytische Auswertungsstrategien zu zählen.

Ratingskalen

Bei Ratingskalen wird auf eine Protokollierung des Verhaltens verzichtet. Das Geschehen wird stattdessen auf einige Zielparameter fokussiert, deren Ausprägungsgrad jeweils eingeschätzt werden soll (Mees, 1977). Üblicherweise betrachtet ein Beobachter die gesamte Beobachtungssequenz und schätzt anschließend – auf Basis der gewonnenen Eindrücke – die Ausprägungen einzelner Dimensionen ein. Solche Ratingverfahren sind sehr ökonomisch, erlauben allerdings keine differenzierten Analysen des Gesprächs- oder Interaktionsverlaufs. Um eine gewisse Reliabilität und Validität zu erhalten, sind auf der Grundlage eines ausreichenden Trainings und dem Einsatz mehrerer unabhängiger Beobachter die Beurteilerübereinstimmungen zu prüfen (Wirtz & Caspar, 2002).

Im Folgenden sei ein konkretes Beispiel aus dem familiendiagnostischen Bereich genannt.

Die Marburger Familiendiagnostischen Skalen (MFS)

Die *Marburger Familiendiagnostischen Skalen* (Remschmidt & Mattejat, 1993) erheben Einschätzungen über die Gesprächsbeteiligung in Familiensitzungen, über verschiedene Themen- und Problembereiche, die Kommunikationsqualität, über gerichtete Interaktionen und die Beziehungsdynamik sowie einen Gesamteindruck. Die Beziehungsdynamik lässt sich dabei auch graphisch veranschaulichen, indem Bindungs- und Abgrenzungstendenzen mit Pfeilen bzw. Puffern unterschiedlicher Strichstärke dargestellt werden (Remschmidt & Mattejat, 1998).

Zeichensysteme

Mit Zeichensystemen wird das Auftreten bestimmter, vorher festgelegter Ereignisse protokolliert. Aus dem gesamten Verhaltensstrom werden nur ausgewählte Aspekte herausgenommen und die Häufigkeit deren Auftretens registriert (Mees, 1977).

Als Beispiel sei hier das von Doane, West, Goldstein, Rodnick & Jones (1981) entwickelte AS-Kodierungssystem („Affective Style") erwähnt, das verschiedene verbale Kategorien („persönliche Kritik", „Schuldzuweisung", „kritisches Gedankenlesen", „milde Kritik", „neutrales Gedankenlesen" und „Unterstützung") umfasst.

Kategoriensysteme

Mit Hilfe eines Kategoriensystems versucht der Untersucher hingegen, ein möglichst lückenloses Verhaltensprotokoll herzustellen, wobei der zeitliche Ablauf des protokollierten Verhaltens erhalten bleibt (Fieguth,

1977). Die gewonnenen Daten ermöglichen dann später neben einer reinen Häufigkeitsauswertung auch eine funktionale Interaktionsanalyse des beobachteten Verhaltens.
Ein Beispiel hierzu wäre das *Kategoriensystem zur Beobachtung partnerschaftlicher Interaktion* (*KPI*; Hahlweg, Reimer, Kohli, Vollmer, Schindler & Revenstorf, 1984), das mit 12 Hauptkategorien und 27 Subkategorien eine vollständige Protokollierung verbalen und non-verbalen Verhaltens sowohl auf Seiten des Sprechers als auch Zuhörers ermöglicht.
Abschließend sei noch darauf hingewiesen, dass für Zeichen- und Kategoriensysteme mittlerweile auch computergestützte Auswertungsprogramme zur Verfügung stehen, die zur Reduktion des enormen Aufwands beitragen (z. B. Noldus, 1991; Steininger, 2002).

Inhaltsanalytische Auswertungsverfahren
Nicht unerwähnt bleiben sollten die Möglichkeiten, Feinanalysen auch auf der Ebene kommunikativer Inhalte vorzunehmen, was hier jedoch nicht weiter ausgeführt werden kann (vgl. hierzu Mayring, 2003).

3.2 Familiendiagnostische Selbstberichtsmethoden

Selbstberichtsmethoden sind dadurch charakterisiert, dass nicht beobachtbares Verhalten, sondern individuelle Perspektiven und Erklärungsmuster von Verhaltens- und Erlebensweisen im Vordergrund stehen.
Während sich die in Abschnitt 3.2.2 beschriebenen Fragebogeninventare ausschließlich auf Selbstaussagen beziehen, sind in den in Abschnitt 3.2.1. vorgestellten Interviewverfahren beide Aspekte verknüpft, indem zugleich auch Beobachtungen und somit die Betrachtung von interaktionellen Aspekten möglich sind. Insofern sind für Interviews prinzipiell auch die bereits beschriebenen Auswertungsverfahren einsetzbar.

3.2.1 Interviewverfahren

Familienbezogene Interviewverfahren können anhand des Strukturierungsgrades grob in den Typ eines herkömmlichen klinischen Familieninterviews sowie in standardisierte Formen des Familieninterviews gegliedert werden.

Klinische Familieninterviews
Auch wenn es durch andere Methoden ergänzt werden kann und sollte, bildet die Basis jeglicher Familiendiagnostik das gemeinsame familiendiagnostische Interview, der unmittelbare Kontakt, das Gespräch mit der Familie.
Das klinische Familieninterview sollte nach Mattejat & Remschmidt (1991) an folgenden vier Prinzipien orientiert sein: Transparenz, Perspektivität, diagnostisch-empathische Einstellung und Entwicklungsorientierung.
Transparenz meint in diesem Zusammenhang, dass unter der Voraussetzung der Einwilligung aller Beteiligten die Untersuchungssituation für die Familie überschaubar ist, Vorinformationen mitgeteilt werden und das Gesprächsziel sowie die zum Einsatz kommenden fachlichen Maßnahmen bzw. Instrumente offengelegt werden.
Im Sinne der (Multi-)Perspektivität soll jeder seine Sichtweise einbringen können, und es wird seitens des Interviewers versucht, diesen jeweils Verständnis entgegenzubringen.
Weiterhin ist eine diagnostisch-empathische Einstellung vonnöten. Diese Haltung beinhaltet zum einen, all das aufzunehmen, was die Familie anzubieten hat, ohne auf der anderen Seite Bewertungen vorzunehmen.
Schließlich sollte der Blick im Sinne der Entwicklungsorientierung nicht nur auf Probleme, sondern auf positive Verände-

rungsmöglichkeiten, Zielvorstellungen und Selbsthilfemöglichkeiten d. h. Ressourcen der Familie gerichtet werden. Entsprechend darf das klinische Familieninterview nicht mit der Familienanamnese, die sich auf die Erhebung psychischer Belastungen in der Familiengeschichte bezieht, gleichgesetzt oder verwechselt werden.
Als Beispiel für einen inhaltlichen Leitfaden für das Familienerstgespräch sei auf Riehl-Emde (2003) verwiesen, das neben den thematischen Aspekten in verschiedene Phasen unterteilt ist.
Darüber hinaus können in der Durchführung von Familieninterviews spezielle Techniken zum Einsatz kommen, wie etwa das Zirkuläre Fragen, das in den Frageprozess zugleich mehrere Personen einbezieht und dadurch dem Vernetzungscharakter von Problemen entspricht (s. Nordmann & Kötter, 2003a).
Zudem ist die Erstellung eines Genogramms (McGoldrick & Gerson, 2000) ein wichtiges methodisches Instrument und zugleich Ziel im Rahmen des beginnenden diagnostisch-therapeutischen Prozesses, um die (beziehungs-)strukturelle Einbettung der Familie und ihrer Mitglieder in einem mehrgenerationalen Horizont nachvollziehen zu können. Dabei kann die Generierung eines solchen Genogramms auch unter direktem Einbezug der Familienmitglieder erfolgen (ggf. mit entsprechenden Gestaltungselementen wie Fotos).

Standardisierte Formen von Familieninterviews

Standardisierte und strukturierte Formen des Familieninterviews versuchen durch ein einheitliches methodisches Vorgehen eine höhere Reproduzierbarkeit und Vergleichbarkeit der Ergebnisse zu garantieren. Das bedeutet, standardisierte Interviewverfahren für Familiengespräche orientieren sich an den methodischen Kriterien der empirischen Forschung und werden deshalb vor allem in diesem Bereich eingesetzt. Hauptanwendungsbereiche der strukturierten Interviewmethoden in der Familienforschung sind vor allem Fragen der Diagnostik und Klassifikation von Familiensystemen, (Therapie-)Verlaufs- und Längsschnittuntersuchungen sowie prognostische Fragestellungen (Nordmann & Kötter, 2003b).
Für die klinische Praxis sind diese Verfahren mit dem Nachteil eines meist (zu) hohen Aufwands verbunden. Dennoch haben sie mit ihrer strukturierten Vorgehensweise und den auf dieser Basis gewonnenen Erkenntnissen Einfluss auf die klinisch-therapeutische Praxis genommen, was im Folgenden anhand der Vorstellung von Verfahrensbeispielen deutlich werden soll.

Das strukturierte Familien-Interview (SFI)

Dieses Verfahren ist historisch eines der ersten speziell für Familien konzipierten Interviews. Es wurde von Watzlawick (1966) entwickelt und versucht, die Familieninteraktion im Hinblick auf familienstrukturelle und -dynamische Aspekte zu erfassen. Beim *SFI* handelt es sich um eine Zusammenstellung von fünf „Familienaufgaben" (vgl. Abschnitt 3.1.2), die auf die gesamte Familie bzw. auf deren Subsysteme zugeschnitten sind. Diese Familienaufgaben oder zu bearbeitenden Fragen sind (Durchführungsdetails finden sich bei Schneider-Düker & Düker, 1980):

1. „Was sind ihrer Meinung nach die Hauptprobleme in Ihrer Familie?" (Die Familie soll sich dann auf ein gemeinsames Ergebnis einigen.)
2. „Planen Sie etwas, was sie als Familie gemeinsam tun könn(t)en!"
3. „Wie kommt es, dass unter den Millionen von Menschen gerade Sie beide sich trafen?" (Dieser Interviewteil wird ohne Beisein der Kinder mit dem Elternpaar durchgeführt.)
4. Die Eltern diskutieren das Sprichwort „Ein rollender Stein setzt kein Moos

an" und sollen dies anschließend den Kindern erklären.
5. Jedes Familienmitglied schreibt die Hauptfehler der Person auf, die links neben ihm sitzt. Diese werden vermischt und die gesamte Familie soll die Zuordnung zu den einzelnen Personen herausfinden.

Watzlawick (1966) hält eine detaillierte Auswertung des *SFI* für nicht erforderlich, da die Ergebnisse als selbstevident und durch direkte Beobachtung des Interviews leicht zu erschließen gelten. Die Anwendung des *SFI* für Forschungszwecke hingegen macht den Einsatz objektiver Auswertungsmethoden (s. Abschnitt 3.1.2) erforderlich, die jedoch wiederum für die klinisch-praktische Arbeit meist zu aufwendig sind. Somit kann das *SFI*, obwohl es eine Vielzahl an interaktionellen Daten bietet, nicht als Alternative zum klinischen Interview oder zu klinischen Explorationstechniken angesehen werden (Cierpka, 2003).

Das Camberwell Family Interview (CFI)
Bei dem von der Arbeitsgruppe um Brown & Rutter (1966) am Maudsley Hospital in London entwickelten *CFI* handelt es sich um ein sehr komplexes Interviewverfahren, das eine stärkere Verhaltensorientierung aufweist und vor dessen Anwendung eine intensive Schulung notwendig ist. Daher ist das Verfahren für den klinischen Alltag ebenfalls nur bedingt verwendbar, sein Einsatzgebiet liegt vielmehr in der Forschung, insbesondere in Untersuchungen von psychisch Erkrankten und deren Angehörigen.
Das *CFI* kann in verschiedenen Versionen angewendet werden: Als halb strukturiertes Verfahren mit den einzelnen Angehörigen des Patienten, oder als weniger strukturiertes Verfahren mit Angehörigen und Patienten gemeinsam.
Das Interview zielt vor allem auf drei Gesichtspunkte ab:

- Es konzentriert sich auf eine definierte, kurz zurückliegende Zeitperiode des Familienlebens, genauer auf die letzten drei Monate.
- Es erfragt tatsächliche Häufigkeiten von Ereignissen im Familienleben, wie z. B. „wie oft in der Woche ist die Familie abends ausgegangen?". Die Informationen, die vom Interviewer zu erfassen sind, sind detailliert festgelegt, nicht jedoch die Fragen, wie der Interviewer diese Angaben eruiert.
- Es wird neben den inhaltlichen Aspekten insbesondere auf den Emotionsgehalt (expressed emotions) sowie die in den Äußerungen zum Ausdruck kommenden Haltungen und Einstellungen gegenüber anderen Familienmitgliedern fokussiert.

Ein ökonomischere Variante des standardisierten Interviewverfahrens *CFI* ist die *Fünf-Minuten-Sprech-Stichprobe (FMSS)* von Magana, Goldstein, Karno, Miklowitz, Jenkins und Falloon (1986, deutsche Fassung 1989 von Leeb). Der Interviewpartner wird gebeten, fünf Minuten lang seine Gedanken und Gefühle im Hinblick auf einen Familienangehörigen bzw. den Indexpatienten zu schildern. Die Auswertung erfolgt dann anhand der genannten Kriterien des *CFI*.

3.2.2 Familiendiagnostische Fragebogenverfahren

Wichtige Ergänzungen der klinischen oder standardisierten Formen von Interviews und familiendiagnostischen Beobachtungsmethoden sind Selbstberichtsmethoden auf Fragebogenbasis.
In der Vergangenheit sind Fragebogeninventare als methodischer Zugang in der klinischen Arbeit mit Familien eher vernachlässigt worden, was unter anderem auf methodische Schwierigkeiten zurückzuführen war, die mittlerweile durch theo-

Tab. 2: Dimensionen und Subskalen der FACES

Kohäsion	Adaptabilität
• Emotionale Bindung • Familiengrenzen • Koalition • Zeitgestaltung • Raumaufteilung • Freunde • Entscheidungsprozesse • Interessen und Erholung	• Offenheit im Interaktionsstil • Kontrolle • Familienführung • Disziplin • Problembehandlung • Rollenpflichtaufteilung • Regeln

retische und methodische Fortschritte reduziert wurden.

Im Folgenden sollen einige dieser auch für den klinischen Kontext geeigneten Verfahren skizziert und für eine ausführlichere Darstellung auf (Benninghoven, Cierpka & Thomas, 2003) verwiesen werden.

Family Adaption and Cohesion Evaluation Scales (FACES)

Die *Family Adaption and Cohesion Evaluation Scales* sind ein von Olson (1986) entwickeltes und inzwischen wiederholt neu aufgelegtes Fragebogeninstrument *(FACES III und IV)*. Die Familie wird hier anhand von zwei unabhängigen Dimensionen Kohäsion (familiärer Zusammenhalt) und Adaptabilität (Anpassungsfähigkeit der Familie entsprechend situativer und entwicklungsbedingter Belastungsanforderungen) beschrieben. Diese Dimensionen stellen nach Meinung der Autoren jene zwei dynamischen Wirkfaktoren dar, die sich in der Familientherapieforschung als bedeutsam erwiesen haben. Ihre Subskalen sind in **Tabelle 2** dargestellt und jeweils mit zwei bis drei Items repräsentiert. Untersuchungseinheit ist die Familie als Ganzes, allerdings liegen auch unterschiedliche Versionen für Subsysteme (wie das Paarsystem) vor.

Bei der Auswertung werden sowohl die Kohäsionsdimension in vier Bereiche (losgelöst, getrennt, verbunden, verstrickt) als auch die Dimension Adaptabilität in vier Ausprägungen (chaotisch, flexibel, strukturiert, rigid) gegliedert. Im sog. „Circumplex Modell", das von Olson und Kollegen (Olson, Sprenkle & Russel, 1979; Olson, Russel & Sprenkle, 1989) als konzeptuelle Grundlage des *FACES* vorgelegt wurde, kombiniert man nun die oben dargestellten Dimensionen in einem zweidimensionalen Diagramm und erhält so 16 verschiedene Kombinationen, wobei die im Zentrum stehenden Kombinationen nach Olson (1991) das höchste Funktionsniveau aufweisen.

Die *FACES* entsprechen wissenschaftlichen Standards, werden allerdings auch kontrovers diskutiert (z. B. Green, Harris, Forte & Robinson, 1991) – etwa was die (Kurvi-) Linearität der Skalen angeht –, weswegen weitere Modifikationen (*FACES IV*, Olson, 1994) vorgenommen wurden. Sie sind einfach und ökonomisch anzuwenden, bieten jedoch für den klinischen Bereich einen eher begrenzten Informationsgehalt (Benninghoven, Cierpka & Thomas, 2003).

Family Environment Scale (FES) – Die Familienklimaskalen (FKS)

Die *Family Environment Scale* (Moos, 1990; Moos & Moos, 1981) bzw. *Familienklimaskalen* (Schneewind, 1988a) dienen der Erfassung der perzipierten Familienumwelt. Untersuchungseinheit ist bei den *FKS* die Familie als Ganzes, die aus Sicht jedes Familienmitglieds beschrieben wird. Es liegen drei Varianten vor: Bei der Realein-

schätzung wird die Wahrnehmung der gegenwärtigen Familienumwelt erfasst, die Idealversion versucht die Wunschkonzeption der Familienumwelt abzubilden und die Erwartungsversion adressiert das auf die Familie bezogene Erwartungsspektrum jedes einzelnen.
Die *FKS* umfassen insgesamt 10 Subskalen, die 3 Hauptdimensionen repräsentieren:

1. *Beziehungsdimension:* Kohäsion, Offenheit, Konfliktneigung.
2. *Persönlichkeitsreifungsdimension:* Selbständigkeit, Leistungsorientierung, intellektuelle, kulturelle Orientierung, aktive Freizeitgestaltung und moralisch religiöse Normen und Werte.
3. *Systemerhaltungsdimension*: Organisation und Kontrolle.

Mit den *FKS* wurde eine Vielzahl von Untersuchungen durchgeführt, u. a. um Familientypologien auszuarbeiten. Zudem wurden die *FKS* hinsichtlich ihres Diskriminationsvermögens zwischen normalen und dysfunktionalen Familien geprüft. Darüber hinaus ist die *FKS* in das umfassende *Familiendiagnostische Testsystem* (*FDTS*; Schneewind, 1988b) integriert, dessen Anwendungsschwerpunkt jedoch in der Forschung liegt.

Die Familienbögen (FB)
Die Familienbögen wurden auf der Basis des *Family Assessment Measure* (*FAM*; Skinner, Steinhauer & Santa-Barbara, 1983; Skinner, Steinhauer & Sitarenios, 2000) für den deutschen Sprachraum entwickelt (Cierpka & Frevert, 1995). Mithilfe dieses Verfahrens wird jedem Familienmitglied die Möglichkeit gegeben, seine Sicht der Familie auf den Dimensionen

- Aufgabenerfüllung
- Rollenverhalten
- Kommunikation
- Emotionalität
- affektive Beziehungsaufnahme
- Kontrolle
- Werte
- Normen

zum Ausdruck zu bringen. Auch wahrgenommene Familienprobleme werden mit einer vierstufigen Ratingskala erhoben.
Die FB sind modular aufgebaut und enthalten folgende Bestandteile, die je nach Fragestellung optional eingesetzt werden können:

- *FB-A:* Im *Allgemeinen Familienbogen* wird die Familie als System fokussiert.
- *FB-Z:* In den *Zweierbeziehungsbogen* werden die Beziehungen auf dyadischer Ebene untersucht.
- *FB-S:* Im *Selbstbeurteilungsbogen* wird nach der Funktion des einzelnen Familienmitgliedes in der Familie gefragt.

Insofern adressieren die FB als Testsystem die in **Abbildung 1** beschriebenen verschiedenen familiendiagnostischen Ebenen der Erhebungsdimension 3 (Analyseeinheit).
Darüber hinaus wird dem Entwicklungsaspekt familiärer Systeme (s. Abschnitt 2) bereits im diagnostischen Prozess Rechnung getragen, indem in den FB für fünf lebenszyklische Abschnitte Referenzwerte erarbeitet wurden, die sich auf folgende (kritische) Phasen beziehen:

1. Die werdende Familie, d. h. Paare, die ihr erstes Kind erwarten;
2. Die Familie mit einem Säugling, d. h. nach der Geburt und im ersten Lebensjahr;
3. Die Familie mit jüngeren Kindern, d. h. ältestes Kind im Haushalt zwischen ein und elf Jahren;
4. Familien mit Kindern in der Pubertät und Adoleszenz, d. h. ältestes Kind im Haushalt 12 Jahre und älter;
5. Paare in der Lebensmitte nach Auszug der Kinder, d. h. sog. „empty nest"-Phase.

Bei der Erstellung der Referenzwerte wurden zudem die Wahrnehmungsunterschiede von Müttern, Vätern und Kindern berücksichtigt (vgl. **Abb. 1**, Dimension 2: Beurteilerperspektive).

Insgesamt geben die FB also eine Übersicht über die Funktionalität und die Ressourcen der Familie und ermöglichen eine die klinische Einschätzung ergänzende Überprüfung der diagnostischen Beurteilung. Sie können familiäre Problembereiche identifizieren helfen und machen quantitative Aussagen über die (Dys-)Funktionalität von Familien. Weiterhin erlauben sie die Untersuchung familiärer Veränderungen (im Behandlungsverlauf) und sind durch ihre theorieübergreifende Konstruktion vielseitig verwendbar (Benninghoven, Cierpka & Thomas, 2003).

Das Subjektive Familienbild (SFB)

Während in Interaktionsanalysen, wie beschrieben, versucht wird, objektiv(ierbar)e Daten durch Beobachtung zu gewinnen, wird im *Subjektiven Familienbild* (Mattejat & Scholz, 1994) bereits mit der Namensgebung bewusst auf diesen zweiten wichtigen Zugang in der Familiendiagnostik (s. **Abb. 1**, Dimension 2: Insiderperspektive) verwiesen. Mittels subjektiver Einschätzungen werden die emotionale Verbundenheit (Valenzbild) und individuelle Autonomie (Potenzbild) aus Sicht der Familienmitglieder erfasst.

Theoretisch liegt dem *SFB* das von den Autoren beschriebene „Entwicklungs-Kohäsions-Modell" zugrunde. Als Dimensionen werden dabei die Kohäsion in der Familie mit den Aspekten emotionale Verbundenheit und Autonomie sowie die Dimension Entwicklung mit entwicklungsfördernden und entwicklungshemmenden Bedingungen betrachtet. Im Unterschied zum *FACES* und dem zugehörigen Circumplex-Modell von Olson (s. o.) hat „die Kohäsionsdimension [...] damit eine völlig andere Bedeutung [...], sie beinhaltet auf beiden Seiten gleichermaßen positive und entwicklungsförderliche wie negativ-entwicklungshemmende Aspekte; für sich allein genommen hat sie keinerlei psychopathologische Wertigkeit" (Mattejat 1993a, S. 68).

In methodischer Sicht bedient sich das Instrument des Semantischen Differentials – mit gegensätzlichen Adjektivpaaren, d. h. einer bipolaren Skala –, was auf Osgood (1957) zurückgeht. Jedes Familienmitglied bearbeitet das semantische Differential und schätzt dabei das eigene Verhalten gegenüber den anderen Personen, aber auch deren Verhalten ihm selbst gegenüber ein, was einer *bidirektionalen* Beziehungsbeschreibung entspricht.

Den bisher beschriebenen familiendiagnostischen Fragebogeninventaren ist gemeinsam der Nachteil zueigen, dass sie als klassische Fragebogenverfahren erst bei Personen ab einem Alter von etwa 12 Jahren einsetzbar sind (wie es als Altersgrenze in den betreffenden Manualen etwa bei *SFB* und FB auch angegeben ist). Im Folgenden sollen daher in Ergänzung noch Verfahrensbeispiele vorgestellt werden, die auch für jüngere Familienmitglieder (zumindest ab dem Schulalter) geeignet sind und somit eine vollständigere diagnostische Beteiligung und Erfassung der verschiedenen Wahrnehmungsperspektiven (gemäß Dimension 2 des familiendiagnostischen Würfels in **Abb. 1**) in einer Familie erlauben. Die Partizipation von Kindern ist insbesondere dann von Bedeutung, wenn es sich bei ihnen zugleich um den (identifizierten) Patienten handelt.

Kindgerechte familiendiagnostische Instrumente müssen dabei auf der einen Seite bestimmten Kriterien genügen. Sie sollten:

- leicht instruier- und verstehbar sein,
- (zeit-)ökonomisch durchführbar,
- nicht allein auf die verbale Ebene fokussieren, da dies – dem Entwicklungsstand von Kindern entsprechend – oft nicht

den bevorzugten Interaktionskanal darstellt, mit dem sich Kinder ansprechen und motivieren lassen, und
- einen eher spielerischen Charakter, hohen Anregungsgehalt und Handlungsbezug aufweisen.

Auf der anderen Seite muss bei für Kinder geeigneten Verfahren, welche die genannten Erfordernisse erfüllen können, zugleich ein gewisser Tribut im Hinblick auf die üblichen teststatistischen Kriterien gezollt werden. Dies ist jedoch nicht in dem Sinne zu verstehen, solche Verfahren erst gar nicht im Hinblick auf ihre Gütekriterien zu prüfen, auch wenn nicht die gleichen (strengen) Maßstäbe (etwa aufgrund von geringeren Skalenumfängen) einlösbar sind.

Der Familien-Identifikations-Test (FIT)
Mithilfe des *Familien-Identifikations-Test* können innerfamiliäre Identifikations- und Beziehungsmuster in der Regel ab einem Alter von sieben bis acht Jahren untersucht werden. Der *FIT* wurde im Anschluss an entsprechende Vorläuferverfahren (Kelly *GRID*, 1955; *Q-Sort* von Stephenson, 1953) von Remschmidt und Mattejat (1999) entwickelt. Bei diesem Untersuchungsverfahren werden einer betreffenden Person 12 Eigenschaftskärtchen vorgelegt. Die Eigenschaften (selbstsicher, selbständig, ängstlich, launisch, nervös, zufrieden, ruhig, lebhaft, gesprächig, verständnisvoll, rücksichtsvoll, freundlich) repräsentieren bekannte und empirisch vielfach bestätigte Dimensionen zur Beschreibung von Personen („Emotionale Labilität/Stabilität“, Extraversion mit den Aspekten „Soziale Aktivität“ und „Assertivität“, sowie „Soziale Resonanzfähigkeit“). Diese für die Beschreibungen der eigenen Person sowie anderer Familienmitglieder zu verwendenden Attribute werden auf einer kartonierten Unterlage in fünf Kategorien von „stimmt ganz genau“ bis „stimmt überhaupt nicht“ einsortiert.

Auf diese spielerische Weise soll die teilnehmende Person gemäß aufeinanderfolgender Instruktionen beschreiben:

- wie sie sich selbst sieht: reales Selbstbild (R),
- wie sie gerne sein würde: ideales Selbstbild (I),
- wie sie meint, (aus der Perspektive anderer, „significant others“) sein zu sollen: Soll-/Erwartungsbild (S, was in Ergänzung zur Originalversion des *FIT* vom Verfasser neu eingeführt wurde),
- wie sie ihre Mutter sieht: Fremdbild Mutter (M),
- wie sie ihren Vater sieht: Fremdbild Vater (V).

Zwischen diesen, im Durchschnitt in 15 bis 20 Minuten zu erhebenden Selbst- und Fremdbildern lassen sich dann als Maß für die Ähnlichkeit bzw. Nicht-Übereinstimmung der erhobenen Repräsentationen Korrelationskoeffizienten ermitteln.
Die im vorliegenden Untersuchungskontext bedeutendsten Zusammenhänge sind, innerhalb der Selbstkonzeptebene:

- zwischen Real- und Idealselbst (R-I): Selbstkongruenz (kennzeichnet bei hoher bzw. maximaler Ausprägung „Ich bin so, wie ich sein möchte“),
- zwischen Real und Sollbild (R-S): Übereinstimmung des realen Selbstbildes mit den wahrgenommenen (z. B. elterlichen) Erwartungen („Ich bin so, wie es von mir erwartet wird“).

Die – aus Gründen des Begriffsverständnisses und möglicher Loyalitätskonflikte – kaum direkt zu erfragenden Identifikationsmuster werden im *FIT* durch eine indirekte Zugangsweise zu erfassen versucht: Die Operationalisierung für Identifikationen bzw. *De*-Identifikationen (Abgrenzungen) wird über die Berechnung der korrelativen Zusammenhänge zwischen Selbstkonzept- und Fremdkonzeptebene realisiert. Dabei ergeben sich als Identifikationsmaße:

- zwischen Realselbst und Mutter-/Vaterbild (R-M/R-V): reale Identifikation mit der Mutter/Vater („Ich bin so wie meine Mutter/mein Vater"),
- zwischen Idealselbst und Mutter-/Vaterbild (I-M/I-V): ideale Identifikation mit der Mutter/Vater („Ich möchte so sein wie meine Mutter/mein Vater", was eine Vorbildfunktion der Mutter/des Vaters kennzeichnet).

Es ist möglich, bei Vorhandensein auch weitere Familienmitglieder (wie Geschwister oder Großeltern) oder andere relevante Bezugspersonen des erweiterten sozialen Netzes im personalen (z. B. bester Freund) oder institutionellen Sinne (z. B. Lehrer, ggf. Therapeut) auf dieselbe Weise beschreiben zu lassen und in die Analyse einzubeziehen. Darüber hinaus erscheint es von besonderem Interesse, den *FIT* mit mehreren Personen desselben Beziehungssystems durchzuführen, um so die unterschiedlichen Sichtweisen von sich selbst und anderen vergleichend sichtbar machen zu können (Multiperspektivität). Ab dem Jugendalter liegt hierzu neben der beschriebenen Legeversion alternativ auch eine Fragebogenversion vor, die aus zeitökonomischen Gründen oder zum Einbezug von nicht im face-to-face Kontakt verfügbaren Personen einsetzbar ist.

Hinsichtlich der insgesamt zufriedenstellenden teststatistischen Kennwerte des *FIT* sei auf das Manual (Remschmidt & Mattejat, 1999) verwiesen. Neben der Differenzierung klinischer und nicht-klinischer Gruppen hat sich dieses Verfahren sowohl in der klinischen Anwendung bei einzelnen Familien als auch im Forschungskontext im Hinblick auf die Abbildung therapeutischer Prozesse und Wirkungen als veränderungssensitiv erwiesen (Käppler, 2005).

Familiogramm (FG)

Abschließend soll noch auf die Neuentwicklung eines Verfahrens namens *Familiogramm* (Teodoro & Käppler, 2003) eingegangen werden, das in der Fortführung des Soziogramms von Moreno (1932) moderne Methoden der Analyse von sozialen Netzwerken (Scott, 2000) zur Untersuchung von familiären Beziehungen nutzt. Das auf der Graphentheorie (Wasserman & Faust, 1994) aufbauende Verfahren ist flexibel konzipiert, wodurch die Untersuchung verschiedener familientherapeutischer Konzepte ermöglicht wird.

Die Grundidee besteht in der Erhebung der mentalen Repräsentation des familiären Netzwerks des Probanden (cognitive network method, vgl. Widmer, 1999), indem der Proband Merkmale aller im betreffenden System vorhandenen dyadischen Beziehungen einschließlich derer, denen er selbst nicht zugehört, einstuft. Die mittels des *Familiogramms* erhobene Beziehungsstruktur kann somit die kognitive Repräsentation der Familie bei einer betreffenden Person wiedergeben (Teodoro, 2005).

Der erste Schritt zur Durchführung des *Familiogramms* besteht in der Generierung einer Liste aller Namen der Mitglieder des familiären Systems, indem der Proband zunächst gefragt wird, wer zu seiner Familie gehört. Diese subjektive Familiendefinition, die sich bei einzelnen Familienmitgliedern durchaus bereits unterscheiden kann, ist für sich genommen schon ein Ergebnisaspekt (Levin, 1993).

Das Testmaterial des *Familiogramms* besteht aus individuellen Kärtchen mit den Namen der einzelnen Familienmitglieder, einem Legebrett aus Karton, das in fünf Spalten von „überhaupt nicht" bis „ganz genau" (Likert-Skala von 1 bis 5) eingeteilt ist sowie einem Dokumentationsbogen, auf dem alle potentiellen Dyaden im Familiensystem jeweils in bidirektionaler Weise aufgeführt sind. Dementsprechend werden die Namenskärtchen in paarweiser Permutation vorgelegt und die jeweilige Beziehung anhand von Aussagesätzen beurteilt (Widmer, 1999).

Für die Erhebung der familiären Kohäsion wäre bspw. der folgende Satz jeweils nach dem Grad des Zutreffens einzustufen:
Person „A (links)" fühlt sich meistens wohl in der Nähe von „B (rechts)".
Für die Auswertung des *Familiogramms* werden vier Merkmale zur Kennzeichnung des untersuchten familiären Netzwerks berechnet (Teodoro & Käppler, 2003; Teodoro, 2005): Jeder Dyade und der ganzen Familie werden je ein Dichte- und Diskrepanz-Wert zugewiesen. Als individuelle Charakteristika werden Werte für die Zentralität und das Prestige für jedes Familienmitglied bestimmt. Zusätzlich wird eine graphische Darstellung der erhobenen Familienbeziehungen erstellt, wofür in **Abbildung 2** ein Beispiel gegeben wird.

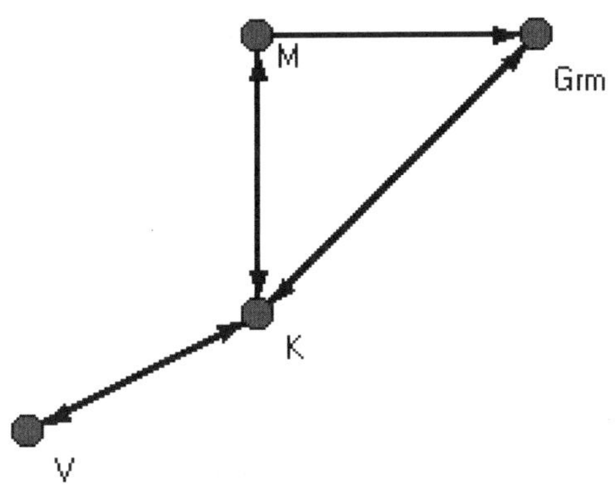

Abb. 2: Fallbeispiel zum Familiogramm

Hier erlebt sich das betreffende Patientenkind als Bindeglied zwischen Vater und der mütterlichen Seite (bestehend aus Mutter und Großmutter). Würde man sich das Kind, dem als Einzelperson die höchsten Prestige- und Zentralitätswerte zukommen, wegdenken, zerfiele das Familiensystem in zwei unverbundene (nicht-kohäsive) Subsysteme. Das Kind befindet sich somit in einer sog. „cut-point"-Position, was zugleich die Instabilität (geringe Dichte) des Familiensystems insgesamt kennzeichnet.

3.2.3 Gestalterische Verfahren

Das soeben beschriebene Verfahren kennzeichnet in seiner graphischen Variante einen Übergang zu den noch vorzustellenden gestalterischen Verfahren, die Familienbeziehungen in einer bildhaft-darstellerischen Weise zu erfassen versuchen.
Solche Verfahren können in die beiden größeren Gruppen von Skulpturtechniken und projektiv orientierten Vorgehensweisen gegliedert werden.

Die Skulpturverfahren
Die Familienskulptur ist ein methodischer Zugang, mit dem die Struktur familiärer Beziehungskonstellationen auf eine ganzheitliche (analoge) Weise erfasst werden können (Arnold, Joraschky & Cierpka, 2003; Schweitzer & Weber, 1982). Der Proband fungiert bei diesen Verfahren in gewisser Weise als „Bildhauer", der zur Darstellung seiner Familie aufgefordert wird.
Es gibt viele verschiedene Skulpturverfahren, welche grob in die Formen von Lebendskulpturen (unter Einbezug realer Personen) sowie Skulpturtechniken, die auf symbolischer Ebene arbeiten, gegliedert werden können. Jedoch können nur wenige dieser Verfahren auf der Basis einer gewissen Standardisierung, wie etwa beim Familien-System-Test, über den Einzelfall hinaus auch wissenschaftlich genutzt werden.

Familien-System-Test (FAST)
Der *Familien-System-Test* (Gehring, 1998, in 2. Auflage) ist ein an den Universitäten Zürich und Stanford entwickeltes Verfahren, mit welchem Familienbeziehungen mittels einer Figurentechnik in symbolisierter Form dargestellt werden können. Inhaltlich wird die bei der Beschreibung anderer Verfahren (*FACES*, Familiogramm) bereits vorgestellte Dimension der familiären Kohäsion (emotionale Verbundenheit) sowie eine Hierarchiedimension (Autorität,

Entscheidungsmacht, gegenseitige Einflussmöglichkeiten) erhoben.
Der Test besteht aus einem quadratischen Brett (9 x 9 Felder), männlichen und weiblichen Holzfiguren zur Symbolisierung der Familienmitglieder sowie Holzklötzchen in drei verschiedenen Höhen zur Erhebung der Figuren, mit denen die jeweiligen Macht- und Einflusspositionen zum Ausdruck gebracht werden können. Auf diese Weise stellen die Probanden ihre Familie in drei verschiedenen Konstellationen dar. Als erstes werden sie um die typische Repräsentation ihrer Familie gebeten, d. h. wie sie im Alltag erlebt wird. Die zweite Instruktion entspricht der Idealen Repräsentation, bei der der Proband seine Familie darstellen soll, wie er sie sich am liebsten wünschen würde. Zuletzt erfolgt die Aufstellung der Konfliktrepräsentation, d. h. die Portraitierung der Familie, wie sie sich während einer Auseinandersetzung darstellt.
Die Auswertungsmöglichkeiten des *FAST* sind vielfältig, etwa im Hinblick auf die aus der strukturellen Familientheorie (Minuchin, 1977) abgeleiteten klinische Indikatoren wie intergenerationale Koalitionen oder Hierarchieumkehrungen, wobei vom Gebrauch der vom Verlag lieferbaren Software wegen Ausgabe unkorrekter Kennwerte abgeraten werden muss.
Vorteile des *FAST* sind darin zu sehen, dass er sowohl im therapeutischen Prozess als auch – aufgrund der Quantifizierbarkeit – in empirischen Studien eingesetzt werden kann. Hierbei konnte die Diskriminationsfähigkeit klinisch auffälliger und unauffälliger Gruppen gezeigt werden, welche sich in der typischen, jedoch nicht in der idealen (Wunsch-)Repräsentation unterscheiden (Gehring & Marti, 1993). Darüber hinaus handelt es sich – bis auf die Instruktion – um ein fast sprachungebundenes Verfahren, wodurch es bereits ab 6 Jahren einsetzbar und insbesondere auch für Migrantenpopulationen und interkulturelle Vergleichsstudien geeignet ist.

Projektive Verfahren

Wie projektive Vorgehensweisen im Allgemeinen, liegt auch den familienbezogenen Verfahren aus diesem Bereich die Annahme zugrunde, dass mittels möglichst wenig strukturierter Testvorgaben innere (auch unbewusste) Vorstellungen zum Ausdruck kommen können.

Der Scenotest

Der *Scenotest* nach von Staabs (1992, in 8. unveränderter Aufl.) hat die Intention, Informationen über individuelle Konfliktlagen sowie über die Beziehungen zur sozialen Umwelt aufzuzeigen. Der Proband wird dabei aufgefordert, mit den in einem Materialkasten zur Verfügung gestellten Gegenständen und Figuren eine beliebige Szene auf einer Spielfläche aufzubauen. In der anschließenden Besprechung wird der Proband vom Untersucher gebeten, die dargestellte Szene, die Bedeutung der Figuren und Gegenstände sowie ihre Beziehung zueinander zu erläutern.
In die Auswertung bzw. Interpretation geht neben diesen Erläuterungen auch der äußere Aufbau, d. h. die Anordnung der Gegenstände auf dem Spielbrett mit ein, so z. B. inwieweit die Versuchsperson den ihr zur Verfügung stehenden Raum genutzt hat (vgl. Ermert, 1997).
Im Rahmen einer im engeren Sinne angestrebten familiendiagnostischen Untersuchung kann der Proband aber auch direkt aufgefordert werden, seine Familie in einer Szene darzustellen.

Familie in Tieren

Das weithin bekannte Verfahren *Familie in Tieren* von Brem-Gräser (2001, in 8. Aufl.) bedient sich einer projektiven Technik im graphischen Modus. Es wird angenommen, dass im Prozess des Zeichnens ohne das Wissen oder die Kontrolle des Probanden bedeutsame Affekte und Emotionen zum Ausdruck kommen (können).
Das Kind bekommt als Testmaterial hierfür ein leeres DIN A4 Blatt, einen Bleistift und

Radiergummi vorgelegt. Die Instruktion lautet, sich vorzustellen, dass seine gesamte Familie (etwa von einem Zauberer) in Tiere verwandelt wäre. Nun wird das Kind gebeten, seine vorgestellte Tierfamilie möglichst spontan zu zeichnen.

Anschließend ist es die Aufgabe des Testleiters, die Reihenfolge der gezeichneten Tiere festzuhalten und zu erfragen, um welches verwandelte Familienmitglied es sich jeweils handelt.

Die Auswertung erfolgt nach den Vorgaben von Brem-Gräser in Form psychodynamischer Interpretationen (bis hin zur (Be-) Deutung der gewählten Tierarten), ist jedoch auch auf zurückhaltendere Weise auf einer rein deskriptiv-phänomenologischen Ebene möglich.

Der Hauptnachteil der genannten projektiven Verfahren kann darin gesehen werden, dass sie aufgrund ihrer (bewusst) geringen Standardisierung – insbesondere bei der Auswertung und Interpretation – kaum über den Einzelfall hinausgehende Vergleichsmöglichkeiten bieten und somit Gefahr laufen, u. U. weniger etwas über die untersuchten Familien als über die Untersucher auszusagen (Mattejat, 1993b). Wenn auch den familiendiagnostischen Verfahren insgesamt eine Schwäche im Hinblick auf teststatistische Kennwerte attestiert werden kann (Heekerens, 1997, 1990), trifft dies in besonderem Maße auf die projektiven Verfahren zu, weshalb manche Autoren gänzlich von ihrem Einsatz abraten (Petermann, 1997).

Wenn man in dieser Hinsicht jedoch einen Blick in die aktuelle familiendiagnostische Praxis wirft, dann sind es gerade diese Verfahren, welche sich bei den Berufskollegen der größten Beliebtheit erfreuen, während hinsichtlich ihrer Gütekriterien überprüfte und gewisse Standards erfüllende Verfahren keine nennenswerte Rolle in der klinischen Anwendungspraxis spielen, wie umfangreiche Erhebungen im deutschsprachigen Raum zeigen (Bölte, Adam-Schwebe, Englert, Schmeck & Poustka, 2000; Schorr, 1995). Dieser ernüchternde Befund soll nun zu abschließenden Überlegungen und Zukunftsperspektiven im Hinblick auf die klinische Familiendiagnostik überleiten.

4 Überlegungen zu Indikation und Anwendungsperspektiven der Familiendiagnostik

In den abschließenden Textpassagen soll nun noch auf einige die Familiendiagnostik betreffende Themen eingegangen werden.

Wie bisher deutlich wurde, liegt im Hinblick auf eine fundierte klinisch-psychologische Diagnostik nicht gerade eine Fülle von familienbezogenen Verfahren vor, welche den in Abschnitt 2 dargestellten (Kern-) Dimensionen des Familien-Assessment in befriedigendem Maße Rechnung tragen (was etwa den möglichen Einbezug unterschiedlicher Beziehungsperspektiven und Analyseebenen betrifft) und zugleich auch den Anforderungen der Praxis(-tauglichkeit) bis hin zu ökonomischen Gesichtspunkten (im Hinblick auf personelle und zeitliche Ressourcen) gerecht werden.

Auf der anderen Seite werden jedoch in dieser Hinsicht verfügbare familiendiagnostische Verfahren entweder überhaupt nicht genutzt oder vielfach auf Verfahren rekurriert, die keinen (hinreichenden) Qualitätsstandards genügen.

Dabei ergeben sich durch den Einsatz geeigneter familiendiagnostischer Verfahren eine Reihe von (zusätzlichen) Informationen, die im Sinne von Indikationsgesichtspunkten für deren regelmäßige Berücksichtigung im diagnostischen Prozess sprechen und hier nochmals zusammenfassend aufgeführt werden sollen. Familiendiagnostische Verfahren können einen Beitrag leisten zu:

- einer systematisierten diagnostischen Urteilsbildung, welche die (im Rahmen einer multiaxialen Diagnostik ebenfalls zu beurteilenden) psychosozialen Kontextaspekte empirisch stützen,
- einer Erweiterung der Basis familienrelevanter Informationen, die sonst überhaupt nicht oder nicht in vergleichbarem Umfang bzw. mit entsprechender Differenziertheit zu gewinnen sind (etwa im Hinblick auf die unterschiedlichen Perspektiven der Familienmitglieder),
- einer datenbasierten Indikationsstellung sowie einem fließenden Übergang zu familienbezogenen Interventionen, etwa durch die Rückmeldung der familiendiagnostischen Befunde, die – beispielsweise im Fall der Sichtbarmachung von Wahrnehmungsdiskrepanzen – bereits einen ersten therapeutischen Schritt markieren kann, womit sich der Prozess der Diagnostik *der* Familie zugleich zu einer Diagnostik *für die* Familie erweitert (vgl. Mattejat, 1993b),
- einer Kontrolle des Therapieprozesses (möglicherweise auch unerwarteter Effekte) und der hervorgerufenen Wirkungen im Sinne der Zielannäherung und -erreichung (formative und summative Evaluationsapekte) bis hin zu prognostischen Fragestellungen (so konnten etwa Mattejat & Remschmidt (1991) anhand von Befunden der initialen Familiendiagnostik günstige von ungünstigen Therapieverläufen differenzieren) sowie nicht zuletzt zur Überprüfung der zeitlichen Stabilität der Interventionseffekte (Katamnese).

Entgegen möglicherweise bestehenden Vermutungen sind die Erfahrungen im Hinblick auf den Einsatz familiendiagnostischer Instrumente auf Seiten der Beteiligten meist von positiver Resonanz gekennzeichnet, wenn man einige (Grund-)Regeln dabei beachtet.

Auch wenn es im Namen einiger Instrumente so gehalten wird, ist es in der Regel zu vermeiden, von „Tests“ zu sprechen und vielmehr explizit darauf hinzuweisen, dass es keine richtigen und falschen Antworten gibt, sondern jeder seine eigene Sicht zum Ausdruck bringen kann. Darüber hinaus sollte jeder Eindruck vermieden werden, dass es darum ginge, den oder die Verantwortlichen („Schuldigen“) für die zur Konsultationen führenden Probleme zu identifizieren. Diese – zumindest unterschwellig – bei vielen Personen vorzufindende Befürchtung aktiv auszuräumen, ist auch im Hinblick auf potentielle Antworttendenzen (etwa in Richtung sozialer Erwünschtheit) und damit hinsichtlich der Validität der zu gewinnenden Daten entscheidend. Gelingt dies, sind die Familienmitglieder in der Regel leicht zu einer Beteiligung am diagnostischen Vorgehen bereit und schätzen es oft, dass den Familienbeziehungen und der Situation jedes Einzelnen in der Familie (erstmals) ein dezidiertes Interesse entgegengebracht wird.

Was die Übereinstimmung der Befunde bei Verwendung verschiedener familiendiagnostischer Verfahren betrifft, so ergeben sich in entsprechenden Vergleichsstudien zwischen Beobachtungs- und Selbstberichtsmethoden bzw. Insider- und Outsider-Perspektive, selbst wenn die Erfassung derselben Konstrukte angestrebt wird, eher geringe Korrelationen (z. B. Hampson, Beavers & Hulgus, 1989). Beobachtungs- und Selbstberichtsmethoden sind demnach als sich ergänzende methodische Zugänge anzusehen, da sie Perspektiven- und Situationsdifferenzen aufzeigen, die in der Familiendiagnostik zutage treten können und weder ignoriert, noch durch Standardisierung herausgemittelt werden dürfen (Mattejat, 1993b). Man könnte sogar soweit gehen, zu behaupten, dass gerade auftretende Differenzen zwischen den verschiedenen Wahrnehmungsperspektiven diagnostisch besonders aussagekräftig sind (etwa im Hinblick auf Missverständnisse und auf dieser Basis entstehende Konflikte) und auch konzeptuell weiterführen können (vgl. Spiel, von Eye, Spiel, Resch & Sampl, 2002). So wäre in Erweiterung von Cromwell und Peterson (1983) insgesamt ein „multitrait-multimethod-multilevel-multiperspective"-Konzept der Familiendiagnostik zu propagieren, d. h. die gleichzeitige Erfassung mehrerer relevanter Familienaspekte (mehrere Dimensionen bzw. Konstrukte), mit verschiedenen Methoden (Selbstbericht und Beobachtung) sowie auf mehreren Ebenen (individuelle, dyadische, familiale) und schließlich aus Sicht verschiedener Personen innerhalb (unter Einbezug der Kinder) sowie außerhalb der Familie. Solche methodisch aufeinander abgestimmten Kombinationen verschiedener Zugänge in der Familiendiagnostik sind noch eher selten. Darüber hinaus erscheinen die methodischen Strategien und theoretischen Konzepte in diesem relativ neuen und noch entwicklungsbedürftigen Gebiet (Schneewind, 1997) zweifelsohne noch nicht hinreichend aufeinander bezogen.

5 Zusammenfassung und Ausblick

Das vorliegende Kapitel befasst sich mit den Möglichkeiten und dem Stellenwert von familiendiagnostischen Methoden in der klinisch-therapeutischen Praxis. Dabei wurde zunächst eine Einführung in das Aufgabenspektrum und die Zielsetzung familiendiagnostischer Untersuchungen im klinischen Bereich gegeben. Es folgte ein Überblick über Grunddimensionen der Familiendiagnostik sowie über zur Verfügung stehende Verfahren in diesem Bereich. In einem weiteren Abschnitt wurde dann spezifischer auf einzelne Verfahren für die Untersuchung von Familienbeziehungen eingegangen und einige praxisbewährte familiendiagnostische Verfahren exemplarisch vorgestellt. Anschließend wurden Indikationsfragen und Anwendungsperspektiven der Familiendiagnostik im klinischen Bereich angesprochen. Abschließend soll an dieser Stelle ein kurzer Ausblick auf zukünftige Entwicklungen gegeben werden.

Es ist sicher wünschenswert und notwendig, die Verbindungen zwischen familienbezogenen diagnostischen Befunden und der (Entwicklungs-)Psychopathologie bzw. den Klassifikationssystemen – sowohl empirisch als auch theoretisch – weiter auszuarbeiten (Denton, 1990; Gehring & Marti, 1994; Smets, 1985). In dieser Hinsicht könnten familiendiagnostische Fortschritte zu einem erweiterten (relationalen) Störungsverständnis beitragen (Kaslow, 1996), wenn etwa Konzepte wie jenes von Reiss (1996) in Zukunft weiterentwickelt würden. Er unterscheidet vier Typen von auf den Beziehungskontext bezogenen psychopathologischen Phänomenen:

1. Beziehungsstörungen ohne individuelle Psychopathologie (z. B. Störungen der Kommunikation, also *zwischen* und nicht innerhalb von Personen)
2. Primäre Beziehungsstörungen mit sekundären individuellen Störungsfolgen (z. B. Paarkonflikte, die sich auf das psychische Wohlbefinden der Kinder auswirken, sog. „Spillover"-Effekte)
3. Störungen, zu deren diagnostischer Validierung Beziehungsaspekte zu erfassen sind (z. B. Essstörungen)
4. Individuelle Störungen, deren Verlauf und Behandlung stark durch Beziehungsfaktoren beeinflusst werden können (z. B. Depression oder ADHS)

Zusätzliche Fortschritte auf der Auswertungs- bzw. Analyseseite sind von Differenzierungen zu erwarten, die der Problematik der nicht unabhängigen, sondern interdependenten Aussagen im Bereich der Familiendiagnostik methodisch Rechnung tragen können. So werden im Rahmen des „Social

Relations Model (SRM)" (Kenny, 1994; Cook, 1998; Cook & Kenny, 2005; Kenny, Kashy & Cook, 2006) die Äußerungen von Familienmitgliedern in verschiedene Varianzquellen zu zerlegen versucht. Dabei werden „Actor"-Effekte (Wie beurteilt die betreffende Person andere Personen in der Familie im Allgemeinen?) sowie „Partner"-Effekte (Wie wird die beurteilte Person von anderen Familiemitgliedern durchschnittlich eingeschätzt?) bestimmt, um sozusagen den „uniquen" Anteil zur Charakterisierung einer spezifischen dyadischen Beziehung herausfiltern zu können.
Letztlich ist zu erhoffen, dass von einer fortentwickelten klinischen Familiendiagnostik wichtige Impulse zu einem verbesserten Verständnis von Familienbeziehungen und einem darauf aufbauenden gezielteren Einsatz von präventiven und klinischen Behandlungsmaßnahmen sowie deren Evaluierung (vgl. Mattejat & Ihle, 2005; Käppler, 2005; Mattejat & Remschmidt, 1997) ausgehen können. Dies beschränkt sich keineswegs nur auf die auf Veränderungen von Familienbeziehungen ausgerichteten Interventionen, sondern auch auf den Aspekt der Evaluation von möglichen Folge- oder „Neben-" Wirkungen individuell orientierter Maßnahmen im Hinblick auf den jeweiligen Beziehungskontext.

Literatur

Arnold, S., Joraschky, P. & Cierpka, A. (2003). Die Skulpturverfahren. In M. Cierpka (Hrsg.), *Handbuch der Familiendiagnostik* (2. Aufl., S. 339–372). Berlin: Springer.

Benninghoven, D., Cierpka, M. & Thomas, V. (2003). Überblick über familiendiagnostische Fragebogeninventare. In M. Cierpka (Hrsg.), *Handbuch der Familiendiagnostik* (2. Aufl., S. 487–510). Heidelberg: Springer.

Bölte, S., Adam-Schwebe, S., Englert, E., Schmeck, K. & Poustka, F. (2000). Zur Praxis der psychologischen Testdiagnostik in der deutschen Kinder- und Jugendpsychiatrie: Ergebnisse einer Umfrage. *Zeitschrift für Kinder- und Jugendpsychiatrie und Psychotherapie, 28,* 151–161.

Brem-Gräser, L. (2001). *Familie in Tieren* (8. Aufl.). München, Basel: Ernst Reinhardt Verlag.

Brickenkamp, R. (2002). *Handbuch psychologischer und pädagogischer Tests, Band 1 & 2* (3. vollst. überarb. u. erw. Aufl.). Göttingen: Hogrefe.

Brown G. W. & Rutter, M. L. (1966). The measurement of family activities and relationships. *Human Relations, 19,* 241–257.

Brunner, E. (Hrsg.). (1984). *Interaktion in der Familie.* Berlin: Springer.

Carter, B. & McGoldrick, M. (Eds.). (1988). *The changing family cycle: A framework for family therapy* (2nd ed.). New York: Gardner Press.

Cierpka, M. (Hrsg.). (2003). *Handbuch der Familiendiagnostik* (2. Aufl.). Berlin: Springer.

Cierpka, M. & Frevert, G. (1995). *Die Familienbögen. Ein Inventar zur Einschätzung von Familienfunktionen.* Göttingen: Hogrefe.

Cierpka, M., Volker, T. & Sprenkle, D (Eds.). (2005). *Family assessment – Integrating multiple clinical perspectives.* Göttingen: Hogrefe.

Cook, W. L. (1998). Integrating models of interdependence with treatment evaluations in marital therapy research. *Journal of Family Psychology,* 12, 529–542.

Cook, W. L. & Kenny, D. A. (2005). The actor-partner interdependence model: A model of bidirectional effects in developmental studies. *International Journal of Behavioral Development, 29,* 101–109.

Cromwell, R. E., Olson, D. H. & Foumier, D. G. (1976). Tools and techniques for diagnosis and evaluation in marital and family therapy. *Family Process, 15,* 1–49.

Cromwell, R. E. & Peterson, G. W. (1983). Multisystem-multimethod family assessment in clinical contexts. *Family Process, 22,* 147–163.

Denton, W. (1990). A family systems analysis of DSM-III-R. *Journal of Marital and Family Therapy, 16,* 113–125.

Doane, J. A., West, K. L., Goldstein, M. J., Rodnick, E. H. & Jones, J. E. (1981). Parental communication deviance and affective style as predictors of subsequent schizophrenia spectrum disorders in vulnerable adolescents. *Archives of General Psychiatry, 38,* 679–685.

Döpfner, M., Lehmkuhl, G., Heubrock, D. & Petermann, F. (2000). *Diagnostik psychischer*

Störungen im Kindes- und Jugendalter. Göttingen: Hogrefe.

Ermert, C. (1997). *Das Scenotest-Handbuch.* Bern: Huber.

Fieguth, G. (1977). Die Entwicklung eines kategoriellen Beobachtungssystems. In U. Mees & H. Selg (Hrsg.), *Verhaltensbeobachtung und Verhaltensmodifikation.* Stuttgart: Klett.

Gehring, T. M. (1998). *Der Familien-System-Test (FAST)* (2. Aufl.). Weinheim: Beltz.

Gehring, T. M. (2000). Methoden der Familiendiagnostik: Systemische Ansätze für die Konzeptualisierung von Familieninterventionen. In K. A. Schneewind (Hrsg.), *Familienpsychologie im Aufwind – Brückenschläge zwischen Forschung und Praxis* (S. 19–31). Göttingen: Hogrefe.

Gehring, T. & Marti, D. (1993). The family system test: Differences in perception of family structures between clinical and non-clinical children. *Journal of Child Psychology and Psychiatry, 34,* 363–378.

Gehring, T. M. & Marti, D. (1994). Debate and argument: Children's family constructs and classification of mental disorders: Different measurement approaches may yield different results. *Journal of Child Psychology and Psychiatry, 35,* 551–553.

Green, R. G., Harris, R. N., Forte, J. A. & Robinson, M. (1991). Evaluating FACES III and the Circumplex Model: 2.440 Families. *Family Process, 30,* 55–73.

Grotevant, H. D. & Carlson, C. J. (1989). *Family assessment: A guide to methods and measures.* New York: Guilford Press.

Hahlweg, K. (1996). Interaktionelle Aspekte psychischer Störungen. In A. Ehlers & K. Hahlweg (Hrsg.), *Enzyklopädie der Psychologie: Klinische Psychologie, Band 1: Grundlagen der Klinischen Psychologie* (S. 585–648). Göttingen: Hogrefe.

Hahlweg, K., Reimer, L., Kohli, G., Vollmer, M., Schindler, L. & Revenstorf, D. (1984). Development and validity of a new system to analyse interpersonal communication (KPI). In K. Hahlweg & N. S. Jacobson (Eds.), *Marital interaction, analysis and modification* (pp. 182–198). New York: Guilford.

Hampson, R. B., Beavers, W. R. & Hulgus, Y. F. (1989). Insiders' and outsiders' views of family: The assessment of family competence and style. *Journal of Family Psychology, 3,* 118–136.

Hawellek, C. (1995). Das Mikroskop des Therapeuten – Zu den Möglichkeiten der Videokonsultation bei Eltern-Kind-Problemsystemen. *Systhema, 1,* 6–28.

Heekerens, H.-P. (1990). Familiendiagnostik und Evaluationsforschung. *Praxis der Kinderpsychologie und Kinderpsychiatrie, 39,* 2–5.

Heekerens, H.-P. (1997). Familiendiagnostik ungeklärt – Diagnose unklar. *Praxis der Kinderpsychologie und Kinderpsychiatrie, 46,* 489–498.

Hofer, M., Wild, E. & Noack, P. (2002). *Lehrbuch Familienbeziehungen – Eltern und Kinder in der Entwicklung* (2., vollst. überarb. u. erweit. Aufl.). Göttingen: Hogrefe.

Jensen, P. S. & Hoagwood, K. (1997). The book of names. *Development and Psychopathology, 9,* 231–249.

Käppler, C. (2005). Familienbeziehungen bei hyperaktiven Kindern im Behandlungsverlauf. Themenheft: Familienbezogene Diagnostik und Intervention. *Kindheit und Entwicklung, 14,* 21–29

Käppler, C., Brügner, G. & Fahrenberg, J. (2001). Pocketcomputer-unterstütztes Assessment mit Monitor: Befindlichkeit im Alltag, Methodenakzeptanz und die Replikation des Retrospektionseffektes. *Zeitschrift für Differentielle und Diagnostische Psychologie, 22* (4), 249–266.

Käppler, C. & Rieder, S. (2001). Does the retrospection effect hold as a stable phenomenon? – First results from a trans-cultural self-monitoring study of mood and cognitive states in Brazil and Germany. In J. Fahrenberg & M. Myrtek (Eds.), *Progress in ambulatory assessment* (p. 113–122). Seattle, WA: Hogrefe and Huber Publishers.

Kaslow, F. W. (1993). Relational diagnosis: An idea whose time has come? *Family Process, 32,* 255–259.

Kaslow, F. W. (Ed.). (1996). *Handbook of relational diagnosis, and dysfunctional family patterns.* New York: Wiley.

Kelly, G. A. (1955). *The psychology of personal constructs.* New York: Norton.

Kenny, D. A. (1994). *Interpersonal perception. A social relations analysis.* New York: Guilford.

Kenny, D. A., Kashy, D. A. & Cook W. L. (2006). Dyadic data analysis. *New York: Guilford*

Kötter, S. & Nordmann, E. (2003). Familiendiagnostische Beobachtungsmethoden. Die Analyse der familiären Interaktion. In M. Cierpka (Hrsg.), *Handbuch der Familiendiagnostik* (2. Aufl., S. 43–468). Berlin: Springer.

Kreppner, K. & Ullrich, M. (2002). Zur Bedeutung der Transitionskompetenz in Familien für das Vermeiden oder das Entstehen von Pathologien im Verlauf der individuellen Entwicklung. In B. Rollett & H. Werneck (Hrsg.), *Klinische Entwicklungspsychologie der Familie.* Göttingen: Hogrefe.

L'Abate, L. (1994). *Family evaluation.* London: Sage.

Leeb, B. (1989). *Die kreuzkulturelle Validierung der „Fünf-Minuten-Sprechstichprobe" (FMSS) zur Bestimmung des EE-Status.* Unveröffentlichtes Manuskript, Psychologisches Institut Universität München.

Levin, I. (1993). Families as mapped realities. *Journal of Family Issues, 14,* 82–91.

Magana, A.B., Goldstein, M.J., Karno, M., Miklowitz, D.J., Jenkins, J. & Falloon, I.R.H. (1986). A brief method for assessing expressed emotion in relatives of psychiatric patients. *Psychiatry Research, 17,* 203–212.

Marx, M.H. & Goodson, F.E. (1976). *Theories in contemporary psychology.* New York: Macmillan.

Mattejat, F. (1985). *Familie und psychische Störungen.* Stuttgart: Enke.

Mattejat, F. (1993a). *Subjektive Familienstrukturen.* Göttingen: Hogrefe.

Mattejat, F. (1993b). Subjektive und objektive Familiendiagnostik. In U. Knölker & M. Schulte-Markwort (Hrsg.), *Subjektivität in der kinder- und jugendpsychiatrischen Diagnostik, Therapie und Forschung: Wissenschaftshistorische, philosophische, psychologische, psychoanalytische und kinder- und jugendpsychiatrische Aspekte* (S. 112–131). Köln: Hänsel-Hohenhausen.

Mattejat F. & Ihle, W. (2005). Familienorientierte Diagnostik und Intervention bei psychischen Störungen im Kindes- und Jugendalter. In F. Mattejat & W. Ihle (Hrsg.), *Kindheit und Entwicklung, 14,* 1–2.

Mattejat, F. & Remschmidt, H. (1991). Die Bedeutung der familialen Beziehungsdynamik für den Erfolg stationärer Behandlungen in der Kinder- und Jugendpsychiatrie. *Zeitschrift für Kinder- und Jugendpsychiatrie,* 19, 139-150.

Mattejat, F. & Remschmidt, H. (1995). Gesunde Familien, kranke Kinder? Kranke Familien, gesunde Kinder? In R. Lutz & N. Mark (Eds.), *Wie gesund sind Kranke?* Göttingen: Verlag für Angewandte Psychologie.

Mattejat, F. & Remschmidt, H. (1997). Die Bedeutung der Familienbeziehungen für die Bewältigung von psychischen Störungen – Ergebnisse aus empirischen Untersuchungen zur Therapieprognose bei psychisch gestörten Kindern und Jugendlichen. *Praxis der Kinderpsychologie und Kinderpsychiatrie, 46,* 371–392.

Mattejat, F. & Scholz, M. (1994). *Das Subjektive Familienbild (SFB).* Göttingen: Hogrefe.

Mayring, P. (2003). *Qualitative Inhaltsanalyse: Grundlagen und Techniken* (8. Aufl.). Weinheim: Beltz.

McGoldrick; M. & Gerson, R. (2000). *Genogramme in der Familienberatung* (2., durchges. und neu gest. Aufl.). Bern: Huber.

Mees, U. (1977). Einführung in die systematische Verhaltensbeobachtung. In U. Mees & H. Selg (Hrsg.), *Verhaltensbeobachtung und Verhaltensmodifikation.* Stuttgart: Klett.

Minuchin, S. (1977). *Familien und Familientherapie.* Freiburg: Lambertus.

Moos, R.H. (1990). Conceptual and empirical approaches to developing family-based assessment procedures: Resolving the case of the Family Environment Scale. *Family Process, 29,* 199–208.

Moos, R.H. & Moos, B.S. (1981). *Family Environment Scale (FES).* Palo Alto: Consulting Psychologists Press.

Moreno, J.L. (1932). *Application of the group method to classification.* New York: National Committee on Prisons and Prison Labor.

Nave-Herz, R. (2000). Wandel der Familie: Eine familiensoziologische Perspektive. In K.A. Schneewind (Hrsg.), *Familienpsychologie im Aufwind – Brückenschläge zwischen Forschung und Praxis* (S. 19–31). Göttingen: Hogrefe.

Noldus, L.P.J.J. (1991). The Observer: A software system for observation and analysis of observational data. *Behavior, Research Methods, Instruments & Computers, 23,* 415–429.

Nordmann, E. & Kötter, S. (2003a). Systemisches Interviewen. In M. Cierpka (Hrsg.), *Handbuch der Familiendiagnostik* (2. Aufl., S. 327–338). Berlin: Springer.

Nordmann, E. & Kötter, S. (2003b). Standardisierte Formen des Familieninterviews. In M. Cierpka (Hrsg.), *Handbuch der Familiendiagnostik* (2. Aufl., S. 423–435). Berlin: Springer.

Olson, D.H. (1977). Insiders' and outsiders' views of relationships. In G. Levinger & H. Rausch (Eds.), *Close relationships* (pp. 115–136). Amherst: University of Massachusetts Press.

Olson, D.H. (1986). Circumplex Model VII: Validations studies and FACES III. *Family Process, 25,* 337–351.

Olson, D.H. (1991). Commentary: Three-dimensional (3-D) Circumplex Model and revised scoring of FACES III. *Family Process, 30,* 74–79.

Olson, D.H. (1994). Commentary: Curvilinearity survives: The world is not flat. *Family Process, 33,* 471–478.

Olson, D.H., Russell, C.S. & Sprenkle, D.H. (Eds.). (1989). *Circumplex model – Systematic assessment and treatment of families.* New York: Haworth.

Olson, D.H., Sprenkle, D.H. & Russel, C.S. (1979). Circumplex model of marital and family systems: I. Cohesion and adaptability dimensions, family types, and clinical applications. *Family Process, 18,* 3–28.

Osgood, C.E., Suci, G.J. & Tannebaum, D.H. (1957). *The measurement of meaning.* Urbana: University of Illinois Press.

Perrez, M., Berger, R. & Wilhelm, P. (1998). Die Erfassung von Belastungserleben und Belastungsverarbeitung in der Familie: Self-Monitoring als neuer Ansatz. *Psychologie in Erziehung und Unterricht, 45,*19–35.

Perrez, M., Lambert, J.-L., Ermert, C. & Plancherel, B. (Hrsg.). (1995). *Familie im Wandel. Famille en transition.* Bern: Huber.

Petermann, F. (1997). Familie in Tieren – Die Familiensituation im Spiegel der Kinderzeichnung. *Zeitschrift für Differentielle und Diagnostische Psychologie, 18,* 90–92.

Petzold, M. (2002). Definition der Familie aus psychologischer Sicht. In B. Rollett & H. Werneck (Hrsg.), *Klinische Entwicklungpsychologie der Familie* (S. 22–31). Göttingen: Hogrefe.

Ratzke, K., Gebhardt, S. & Zander, B. (2003). Diagnostik der Erziehungsstile. In M. Cierpka (Hrsg.), *Handbuch der Familiendiagnostik* (2. Aufl., S. 269–287). Berlin: Springer.

Reiss, D. (1996). Foreword. In F.W. Kaslow (Ed.), *Handbook of relational diagnosis, and dysfunctional family patterns.* New York: Wiley.

Reiss, D. & Klein, D. (1987). Paradigm and pathogenesis. In T. Jacob (Ed.), *Family interaction and psychopathology. Theories, methods, and findings* (pp. 203–255). New York: Plenum Press.

Remschmidt, H. & Mattejat, F. (1993). Interaktion in Familien mit psychisch gestörten Kindern und Jugendlichen: Ergebnisse zur Inter-Rater-Reliabilität der Marburger Familiendiagnostischen Skalen (MFS). *Zeitschrift für Klinische Psychologie, 22,* 170–191.

Remschmidt, H. & Mattejat, F. (1996). Familiendiagnostik bei psychischen Störungen von Kindern und Jugendlichen. *Zeitschrift für Kinder- und Jugendpsychiatrie, 24,* 203–212.

Remschmidt, H. & Mattejat, F. (1998). *Familiendiagnostisches Lesebuch.* Enke: Stuttgart.

Remschmidt, H. & Mattejat, F. (1999). *Der Familien-Identifikations-Test (FIT).* Göttingen: Hogrefe.

Remschmidt, H. & Schmidt, M.H. (1994). *Multiaxiales Klassifikationsschema für psychische Störungen des Kindes- und Jugendalters nach ICD-10 der WHO* (3. rev. Auflage). Huber: Bern.

Riehl-Emde, A. (2003). Durchführung des Erstgesprächs. In M. Cierpka (Hrsg.), *Handbuch der Familiendiagnostik* (2. Aufl., S. 59–74). Berlin: Springer.

Schneewind, K.A. (1988a). Die Familienklimaskalen (FKS). In M. Cierpka (Hrsg.), *Familiendiagnostik* (S. 234–255). Berlin: Springer.

Schneewind, K.A. (1988b). Das „Familiendiagnostische Testsystem“ (FDTS). Ein Fragebogeninventar zur Erfassung familiärer Beziehungsaspekte auf unterschiedlichen Systemebenen. In M. Cierpka (Hrsg.), *Familiendiagnostik* (S. 320–342). Berlin: Springer.

Schneewind, K.A. (1997). Das Profil der Familienpsychologie in Deutschland: Bestandsaufnahme der letzten 10 Jahre. *Psychologie in Erziehung und Unterricht, 44,* 243–255.

Schneewind, K.A. (1999). *Familienpsychologie* (2. überarb. Aufl.). Stuttgart: Kohlhammer.

Schneewind, K.A. (Hrsg.). (2000). *Familienpsychologie im Aufwind.* Göttingen: Hogrefe.

Schneewind, K.A. & Schmidt, M. (1999). Familiendiagnostik im Kontext der klinischen Entwicklungspsychologie. In R. Oerter, C.v. Hagen, G. Röper & G. Noam (Hrsg.), *Klinische Entwicklungspsychologie.* Weinheim: Psychologie Verlags Union.

Schneider-Düker, M. & Schneider, J.F. (1980). Zur Diagnostik von Interaktionsproblemen in der Familie. *Gruppenpsychotherapie und Gruppendynamik, 16,* 76–90.

Schorr, A. (1995). Stand und Perspektiven diagnostischer Verfahren in der Praxis. Ergebnisse einer repräsentativen Befragung westdeutscher Psychologen. *Diagnostica, 41,* 3–20.

Schweitzer, J. & Weber, G. (1982). Beziehung als Metapher. Die Familienskulptur als diagnostische, therapeutische und Ausbildungstechnik. *Familiendynamik, 7,* 113–128.

Scott, J. (2000). *Social Network Analysis: A Handbook* (2nd ed.). London: Sage Publications.

Seiffge-Krenke, I. (1997). Wie verändern sich die familiären Beziehungen im Jugendalter? *Zeitschrift für Entwicklungspsychologie und Pädagogische Psychologie, 29,* 133–150.

Skinner, H.A., Steinhauer, P.D. & Santa-Barbara, J. (1983). The Family Assessment Measure. *Canadian Journal of Mental Health, 2,* 91–105.

Skinner, H., Steinhauer, P. & Sitarenios, G. (2000). Family Assessment Measure (FAM) and process model of family functioning. *Journal of Family Therapy, 22,* 190–210.

Smets, A. C. (1985). *System and Symptoms – Family cohesion and Adaptability as correlates of childhood psychopathology.* Nijmegen: Repro Geneeskunde.

Spiel, C., von Eye, A., Spiel, G., Resch, G. & Sampl, B. (2002). Here it works – There it doesn't. Argumente für die differentielle Betrachtung familiärer Interaktionsmuster. In B. Rollett & H. Werneck (Hrsg.), *Klinische Entwicklungspsychologie der Familie.* Göttingen: Hogrefe.

Staabs, G. von (1992). *Der Scenotest (8. unveränd. Aufl.).* Göttingen: Hogrefe.

Steinhausen, H.-C. & Wolgensinger, E. (2004). Eine Global-Skala zur Erfassung des familiären Umfeldes. *Zeitschrift für Kinder- und Jugendpsychiatrie und Psychotherapie, 32,* 29–35.

Steininger, C. (2002). *Familiäre Beziehungsmuster von Kindern und Jugendlichen mit einer internalisierenden und externalisierenden Störung – Eine Beobachtungsstudie.* Berlin. Lehmanns.

Stephenson, W. (1953). *The study of behavior. Q-technique and its methodology.* Chicago: University of Chicago Press.

Teodoro, M. L. M. (2005). *Kognitive Repräsentationen familiärer Beziehungen. Methodenkritische Untersuchungen zu Kohäsion und Hierarchie innerhalb des familiären Systems* (S. 1–243). Hamburg: Kovac.

Teodoro, M. L. M. & Käppler, C. (2003). Familiograma – Desenvolvimento de um Novo Instrumento para a Avaliação das Relações Familiares (Das Familiogramm – zur Entwicklung eines neuen Instruments zur Untersuchung von Familienbeziehungen). Belo Horizonte: Universidade Federal de Minas Gerais, Departamento de Psicologia, Laboratório de Neuropsicologia do Desenvolvimento (LND) e Laboratório de Psicologia da Família (LPF). *Psicopatologia do Desenvolvimento – Relatórios Técnicos, 1,* 2–20.

Touliatos, J., Perlmutter, B. F. & Straus, M. A. (2001). *Handbook of family measurement techniques* (3 vols.). Thousand Oaks, CA: Sage Publications.

Wasserman, S. & Faust, K. (1994). *Social Network Analysis: Methods and Applications.* Cambridge: Cambridge University Press.

Watzlawick, P. (1966). A structured family interview. *Family Process, 5,* 256–271.

Widmer, E. D. (1999). Family contexts as cognitive networks: A structural approach of family relationships. *Personal Relationships, 6,* 487–503.

Wilhelm, P. (2004). *Empathie im Alltag von Paaren. Akkuratheit und Projektion bei der Einschätzung des Befindens des Partners.* Bern: Huber.

Wirtz, M. & Caspar, F. (2002). Beurteilerübereinstimmung und Beurteilerreliabilität. *Göttingen: Hogrefe.*

Wynne, L. C., Shields, L. G. & Sirkin, M. I. (1992). Illness family theory and family therapy. Conceptual issues. *Family Process, 31,* 3–18.

11 Klinische Ressourcendiagnostik

Ulrike Willutzki

1 Einleitung
2 Zur Definition von Ressourcen
3 Grundannahmen ressourcenorientierter Diagnostik
4 Diagnostische Methoden
4.1 Fragebögen zur Diagnostik von Ressourcen
4.2 Fragebögen zur Erfassung einzelner Ressourcenkonstrukte
4.3 Interviewverfahren zur Erhebung von Ressourcen
5 Schlussbemerkung
Literatur

1 Einleitung

In Ergänzung und als Gegenstück zu einer an pathogenen Bestimmungsstücken interessierten klinisch-psychologischen Diagnostik soll in diesem Beitrag die Diagnose von Ressourcen im Vordergrund stehen. Hiermit wird ein Themenkomplex aufgegriffen, der die Klinische Psychologie seit langem begleitet. So betonen bereits Kanfer und Saslow (1974, S. 41), dass „die natürlichen Arbeits- und Spielaktivitäten ein besserer Ausgangspunkt für die Verhaltensänderung [sind] als eine künstlich aufgebaute Aktivität oder Beziehung. So kann [...] einem Menschen [...] geholfen werden, seine Begabungen als Hilfsmittel zur Änderung von Verhaltenszusammenhängen zum Erwerb neuer Verhaltensweisen in Bereichen zu nutzen, in welchem ein Erfolg am wahrscheinlichsten ist". Auch Schulte stellt schon 1974 im Rahmen seiner Problemanalyse heraus, dass erfolgreiche Selbstkontrollversuche in die Therapie einbezogen werden können.

Im Vordergrund klinisch-psychologischer Diagnostik stand jedoch naturgemäß – schließlich sind Probleme in der Regel der Therapieanlass – die negative Seite, sei es als Problem, Belastung oder psychische Störung. Einige Autoren (z. B. Lutz, 1983; Kanfer, 1992; Grawe, 1980) wie auch vor allem systemische und gemeindepsychologische Ansätze (vgl. den Überblick bei von Cowen, 2000; Keupp & Rerrich, 1982; Schlippe & Schweitzer, 1996) haben jedoch seit den 1970er Jahren immer wieder Verhaltensaktiva, Positiva, Ausnahmen vom Problemverhalten bzw. Ressourcen hervorgehoben. „Modern" und damit konzeptuell stärker ausdifferenziert wurden Ressourcen im klinischen Kontext jedoch erst ab Mitte der 1990er Jahre (vgl. z. B. Grawe & Grawe-Gerber, 1999; Petzold, 1997; Walter & Peller, 1994). So charakterisieren Grawe, Donati und Bernauer (1994) im Fazit ihrer Metaanalyse zur Wirksamkeit von Interventionsmethoden Ressourcenorientierung als einen der vier Wirkfaktoren von Psychotherapie insgesamt, der bis dahin eher von systemischen Therapieansätzen herausgearbeitet worden sei. Schulte (1996) schlägt eine regelhafte Ressourcenanalyse im Rahmen der kognitiv-verhaltenstherapeutisch orientierten Therapieplanung vor, deren Funktion jedoch nicht im einzelnen spezifiziert wird. Die aktuelle Relevanz dieser Konzepte lässt sich exemplarisch an Veröffentlichungen zur ressourcenorientierten Diagnostik und Intervention bei Kindern und Jugendlichen (Klemenz, 2003) und einem Hand- und Lesebuch zu Ressourcen in der therapeutischen Arbeit (Schemmel & Schaller, 2003) zeigen. Das Thema „Ressourcen" hat somit in den letzten Jahren in klinischer Diagnostik und Intervention stark an Raum zugenommen. Im Vergleich zu anderen Bereich klinischer Diagnostik ist das Feld jedoch heterogen und stark entwicklungsbedürftig; zum Teil kann auf Konzepte aus anderen Kontexten zurückgegriffen werden (siehe den Abschnitt „4.1 Fragebögen zur Diagnostik von Ressourcen" in diesem Beitrag). Zur konzeptuellen Fundierung klinisch-psychologischer Ressourcendiagnostik wird im Folgenden zunächst auf die Definition und Konkretisierungen des Ressourcenbegriffs eingegangen. Im Anschluss werden diagnostische Methoden zur Erfassung von Ressourcen per Fragebogen bzw. im Interview vorgestellt.

2 Zur Definition von Ressourcen

In der Literatur werden vielfach die Begriffe „Stärken" oder „Potential" der Person bzw. der Umwelt synonym zum Ressourcenbegriff verwendet (vgl. Grawe, 1997; Kanfer et al., 1996; Karpel & Brauers, 1986; Schulte, 1996). Auf der sprachlichen Ebene werden Probleme und Ressourcen dabei auf einem relativ hohen Abstraktionsniveau in Opposition zueinander gesetzt: Eine Orientierung auf die Stärken der Person hin wird der Problemorientierung gegenübergestellt (Grawe, 1997; de Shazer, 1989; Walter & Peller, 1994), einer „pathogenetischen Tradition" (Antonovsky, 1987), Stressoren (z. B. Gutscher et al., 1998) und Vulnerabilitäten (Jerusalem, 1990) bzw. einer Defizitperspektive (Hobfoll, 1989; Nestmann, 1996). Zur Charaktisierung ihres Verhältnisses werden in der Regel die folgenden Metaphern verwendet:

Ressourcen und Probleme als zwei Seiten einer Medaille
So sieht etwa Fiedler Ressourcenorientierung in der Psychotherapie als gleichwertig neben der Defizitorientierung: „Erst *diese beiden Seiten ein und derselben Medaille* ergeben Sinn und Perspektive" (1997, S. 140; Hervorhebung im Original).

Ressourcen und Probleme als Pole einer Dimension
Ausdrücklich spricht Jerusalem (1990) für den Leistungsbereich von einer Dimension mit den Polen „Ressourcen vs. Vulnerabilitäten". Auch Antonovsky (1987) vertritt eine Kontinuumsvorstellung mit fließenden Übergängen und Mischverhältnissen zwischen Krankheit und Gesundheit.

Ressourcen und Probleme als unabhängige Dimensionen
Ähnlich wie für Gesundheit und Krankheit lässt sich hinsichtlich Ressourcen und Vulnerabilitäten ein Unabhängigkeitsmodell postulieren (vgl. auch Becker, 1998; Lutz & Mark, 1995). Die Verfassung der Person wird hier im zweidimensionalen Raum durch zwei Vektoren, je einen für Ressourcen und Vulnerabilitäten charakterisiert.

Während es sich bei der Medaillenvorstellung eher um eine Metapher handelt, die die unterschiedlichen Perspektiven von Beobachtern akzentuiert, haben das dimensionale Modell und das Unabhängigkeitsmodell auch methodische Implikationen für Instrumente zur Erfassung von Ressourcen: Im dimensionalen Modell können Ressourcen und Probleme auf einer Skala polar gegenübergestellt werden, während das Unabhängigkeitsmodell die spezifische Operationalisierung von Ressourcen erfordert. Im Vergleich der Konzepte bietet das Unabhängigkeitsmodell den Vorteil, dass Ressourcen und Probleme gleichzeitig betrachtet werden können und nicht – wie bei einem eng ausgelegten dimensionalen Modell – gegeneinander „verrechnet" werden. Zudem erleichtert diese Vorstellung eine explizit positive Definition der Referenzbegriffe: Ressourcen stellen sich hier gerade nicht nur als Mangel oder Gegenpol von Problemen dar – was einer nur implizit positiven Definition entsprechen würde –, sondern konstituieren ein konkret zu beschreibendes Potential (vgl. auch Becker, 1998)[1]. Gerade für den klinischen Zusammenhang ist eine solch stringente Orientierung wesentlich: Psychische Störungen sind insgesamt gekennzeichnet durch eine weitreichende negative Orientierung, die dazu führt, dass Patienten ihre Ressourcen vor allem zu Beginn einer Psychotherapie nicht gut wahrnehmen und nutzen können.

Ressourcendiagnostik kann im klinisch-psychotherapeutischen Kontext verschiedene Funktionen haben:

- **Ätiologietheoretische Funktion:** In Modellen zur Ätiologie psychischer Störungen wird dem Verlust bzw. der Bedrohung von Ressourcen eine wichtige Rolle für die Entwicklung psychischer Störungen zugeschrieben (vgl. z. B. die Diskussion zur Rolle kritischer Lebensereignisse für die Entwicklung affektiver Störungen; Hautzinger, 1997). Hobfoll (1989; Hobfoll & Lilly, 1993) nimmt in seiner Ressourcenkonservierungstheorie an, dass Personen gerade dann vulnerabel für psychische Störungen oder andere gesundheitliche Probleme werden, wenn Veränderungen in ihrer Lebenswelt Ressourcenverluste bedeuten (z. B. Wohnungsverlust, Armut, aber auch Selbstwertbeeinträchtigung).
- **Modifikationsbezogene Funktion:** Ressourcen der Person können in der Psychotherapie Ansatzpunkte für Interventionen bilden. So können etwa Verhaltensänderungen im Kontext der Hobbys oder Interessen der Person geplant werden (Kanfer & Saslow, 1974), Ausnahmen vom Problemverhalten systematisch auf Handlungsmöglichkeiten der Person hin analysiert werden (de Shazer, 1989) oder früher als angenehm erlebte Aktivitäten gezielt für die Aktivierung der Person genutzt werden (Hautzinger, 1997).
- **Beziehungsförderungsfunktion:** Für die Gestaltung der therapeutischen Beziehung können Ressourcen oder „Reaktionsbereitschaften" (Grawe, 1998) der Person genutzt werden (vgl. die komplementäre Beziehungsgestaltung; Caspar, 1995, bzw. Grawe, 1998).
- **Prozessevaluationsfunktion:** Als externe Ressource soll eine positive therapeutische Beziehung deutlich zu einem günstigen Therapieverlauf beitragen (Orlinsky, Ronnestad & Willutzki, 2004). Ihre Ressourcenqualität kann im Therapieverlauf fortlaufend geprüft werden und so der Prozesskontrolle dienen.
- **Ergebnisevaluationsfunktion:** Ressourcen der Person sollten im Therapieverlauf bzw. als Ergebnis der Therapie zu-

1 Empirische Belege für eine (teilweise) Unabhängigkeit der Problem- und Ressourcenseite finden sich z. B. in der Wohlbefindensforschung (vgl. Lucas, Diener & Larsen, 2004).

nehmen und können damit zur Ergebnisevaluation der Therapie genutzt werden.

Im nächsten Abschnitt wird auf Grundannahmen ressourcenorientierter Diagnostik fokussiert.

3 Grundannahmen ressourcenorientierter Diagnostik

Grundlage ressourcenorientierter Betrachtungsweisen ist die Annahme, dass Ressourcen für die Bewältigung alltäglicher und besonderer Anforderungen bzw. Lebensaufgaben von zentraler Bedeutung sind, letztlich psychische und physische Gesundheit sowie Wohlbefinden von ihrer Verfügbarkeit und ihrem Einsatz abhängig sind. Prinzipiell, so die Unterstellung, hat jede – auch die psychisch beeinträchtigte – Person Ressourcen und damit Möglichkeiten, sich weiterzuentwickeln bzw. ihre Umwelt in günstigerer Weise zu gestalte (vgl. Grawe, 1998; Willutzki, 2000). Nestmann (1996, S. 362) schlägt die folgende Ressourcendefinition vor: „Letztlich alles, was von einer bestimmten Person in einer bestimmten Situation wertgeschätzt wird oder als hilfreich erlebt wird, kann als eine Ressource betrachtet werden“. **Abbildung 1** greift diese Akzentuierung als zentrales Bestimmungsstück von Ressourcen auf.

Wie **Abbildung 1** zusammenfassend darstellt, werden Merkmale von Person und Umwelt durch Zuschreibung einer positiven Bewertung bzw. der mit ihr verbundenen Funktionalität für bestimmte Ziele zu Ressourcen (vgl. ähnlich Grawe, 1997). Dies bedeutet auch, dass generell nicht entscheidbar ist, ob ein Person- oder Umweltmerkmal Ressourcenqualitäten hat; vielmehr ist letztlich die Funktionalität des Merkmals für die Motive und Ziele der Person wesentlich. Die Ressourcenqualität von Person- oder Umweltmerkmalen resultiert somit aus der Auseinandersetzung des Individuums mit seiner Umwelt; sie stellt ein dynamisches Geschehen dar, das in ständiger und reziproker Interaktion (= Transaktion) zwischen Individuum und Umwelt abläuft[2].

Auf der nächsten Abstraktionsebene wird in **Abbildung 1** zwischen subjektiven – d. h. von der Person selbst wahrgenommenen – und objektiven, d. h. von Beobachtern zugeschriebenen Ressourcen differenziert. Gerade die subjektiv wahrgenommenen Ressourcen scheinen für die Bewältigung von Aufgaben und das Wohlbefinden entscheidend zu sein (Jerusalem, 1990). Eigene Ressourcen selbst wahrzunehmen, stellt eine Art Metawissen über die eigenen Möglichkeiten dar; dieser „Werkzeugkasten“ kann systematisch für die Bewältigung von Aufgaben genutzt werden. Wegen der überwiegend negativen Affekte bei psychischen Störungen, die ihrerseits mit mangelnder Zugänglichkeit von Ressourcen verbunden sind, ist im klinischen Kontext jedoch auch die „objektive“, die Beobachterperspektive von besonderer Bedeutung (z. B. über Angehörige oder den Therapeuten; Trösken, 2003).

Auf der inhaltlichen Ebene wird häufig unterschieden zwischen *externen, interpersonellen* und *intrapersonellen Ressourcen* (s. **Abb. 1**).

2 Ähnliche transaktionale Verhältnisse finden sich in der Lerntheorie bzw. der Bewältigungsforschung: Welche Bewältigungsstrategie im Einzelnen zielführend ist, lässt sich nicht generell, sondern nur für eine bestimmte Person in einer speziellen Situation bzw. Problemstellung sagen. Aus dieser Konstellation ziehen Schwarzer und Knoll (2004) denn auch den Schluss, dass es generell nicht möglich ist, ein situations- bzw. personenunabhängiges Inventar positiver Bewältigungsstrategien zu konstruieren.

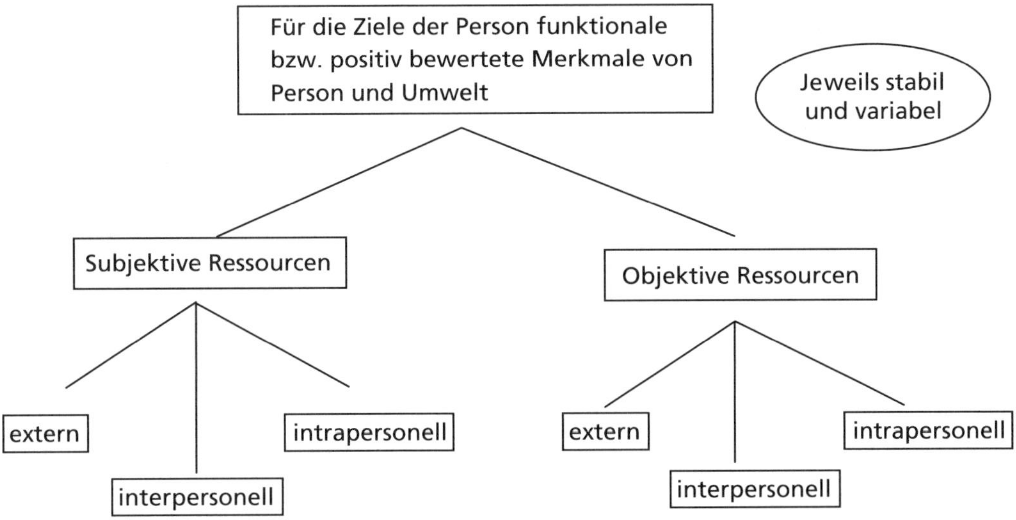

Abb. 1: Bestimmungsstücke und Beschreibungsdimensionen von Ressourcen

Unter *externen Ressourcen* werden alle natürlichen, sozialen und technischen Hilfsmittel bzw. Helfer in der Umwelt verstanden. Ressourcen externaler Art sind sehr vielfältig. Dazu gehört letztlich die gesamte soziale, kulturelle und physikalische Umwelt, sofern sie für den Erhalt der Gesundheit von Bedeutung ist (z. B. soziale Netzwerke, sozioökonomischer Status, Einkommen, Wohn- und Arbeitsumgebung, der in einer Situation gegebene Handlungs- und Kontrollspielraum). Beispielhaft sei erwähnt, dass die materielle Umwelt Quelle für sehr unterschiedliche Bedürfnisse bietet. Auch hierbei gilt, dass die subjektive Wertung der Objekte und ihrer Zugänglichkeit entscheidend für deren Ressourcenqualität ist. Eine klassische Differenzierung externer Ressourcen nimmt Caplan (1964) mit der Unterscheidung zwischen sozialen, soziokulturellen und materiellen Gütern vor. Unter sozialen Gütern werden z. B. Zuwendung, Akzeptierung und soziale Unterstützung verstanden. Soziokulturelle Güter stellen Werte, Rollen und Grundrechte einer Gesellschaft dar. Als materielle Güter sieht Caplan (a. a. O.) z. B. Wohnung, Lebensraum und Nahrung an. Er postuliert, dass die Entwicklung und Erhaltung von Gesundheit davon abhängt, dass Individuen in ausreichendem Maße an diesen Grundgütern partizipieren.

Ressourcen im Bereich der sozialen Unterstützung werden in der Regel anhand verschiedener Typisierungen eingeteilt:

- Art der Unterstützung (z. B. emotionale, praktische und kognitive Hilfen),
- Operationalisierung (quantitative oder qualitative Aspekte wie Häufigkeit oder Zufriedenheit mit sozialer Unterstützung),
- Richtung der Kommunikation (empfangen oder erreichen können; Geben kann bei der anbietenden Person positive Effekte haben; vgl. Röhrle, 2003).

Eine spezielle soziale Unterstützungsressource im klinischen Kontext stellt die Person des Psychotherapeuten bzw. die therapeutische Beziehung dar. Sie ist konstitutiver Bestandteil des speziellen Handlungsfeldes „Psychotherapie"; durch sie sollen wesentliche Anstöße zustande kommen, die die Rückkehr vom Problem hin zu psychischer Gesundheit erlauben. Allerdings gilt auch für die therapeutische Beziehung, dass sie nicht durch Zuschreibung, sondern durch eine spezielle Gestaltung ihr Ressourcenpotential entfalten kann (vgl. im einzelnen Norcross, 2002). Wie die Psychotherapie-Prozess-Ergebnisforschung eindrücklich zeigt, ist dabei entscheidend, dass die therapeutische Allianz aus der Sicht des Patienten eine positive Qualität hat (Orlinsky, Ronnestad & Willutzki, 2004). Einen Überblick über relevante Konstrukte im Bereich sozialer Ressourcen geben zahlreiche Autoren (Cohen, Underwood & Gottlieb, 2000; Fydrich, Sommer & Brähler, im Druck; Laireiter, 1993; Lopez & Snyder, 2004; Röhrle, 1994, 2003). All diese externen Ressourcen haben sich für den Erhalt von psychischer Gesundheit als sehr wesentlich erwiesen. Einige davon, wie die soziale Atmosphäre", „soziale Unterstützung" und die Therapeut-Klient-Beziehung (Norcross, 2002), die in zahlreichen Messinstrumenten gefasst wurden, haben nicht nur einen erheblichen Einfluss auf die Therapiestratifikation, -motivation und den Therapieerfolg, sondern auch auf den diagnostischen Prozess.

Karpel und Brauers (1986) gehen in Erweiterung der Perspektive auf die Familie von relationalen oder *interpersonellen Ressourcen* aus. Hierunter verstehen sie in Dyaden oder größeren Systemen entwickelte Beziehungsmuster und -charakteristika oder -regeln, die Pathologie und Destruktivität in sozialen Beziehungen begrenzen bzw. das Zusammenleben vereinfachen und bereichern (z. B. gegenseitiger Respekt, Reziprozität, Verlässlichkeit, Familienstolz, Flexibilität im Umgang mit Herausforderungen und die Fähigkeit, Verletzungen wieder gutzumachen). Erst indem die Beteiligten ineinandergreifende Verhaltensmuster zeigen, kommt die entsprechende Ressource des jeweiligen Systems zum Tragen. So gehören in einer Beziehung zu einem konstruktiven Umgang mit einem Vertrauensbruch zwei Seiten: Eine Seite, die die Verantwortung für das Fehlverhalten übernimmt, und eine andere Seite, die das Fehlverhalten verzeiht.

Unter *internen, intrapersonellen oder personalen Ressourcen* verstehen Kraft et al. (1994, S. 219) „habitualisierte, d. h. situationskonstante, aber zugleich flexibel gesundheitserhaltende und wiederherstellende Handlungsmuster sowie kognitive Überzeugungssysteme der Person", die Bewältigungsstilen entsprechen sollen. Dies können Persönlichkeitsvariablen, persönliche Fähigkeiten, Fertigkeiten und Kräfte der Person sein (s. Abschnitt 3). Das Verhältnis externer zu personalen Ressourcen wird je nach theoretischer Orientierung unterschiedlich rekonstruiert. In der Literatur werden unterschiedliche Modelle diskutiert (vgl. zusammenfassend Aymanns, 1992; Filipp & Aymanns, 1988):

- **Additives Modell:** Es bestehen Haupteffekte ohne Wechselwirkungen.
- **Synergetisches Modell:** Externe und personale Ressourcen wirken zusammen und es kommt dadurch zu einer Effektoptimierung.
- **Kompensationsmodell:** Externe und personale Ressourcen können sich gegenseitig ersetzen.
- **Interferenzmodell:** Die Merkmale stören sich, insbesondere kann sich soziale Unterstützung bei hohen personalen Ressourcen ungünstig auswirken.
- **Unterstützungs-Belastungsmodell:** Aktivierende soziale Unterstützung ist nur sinnvoll bei entsprechender Kompetenzeinschätzung.

Für die inhaltliche Ebene der Ressourcendiagnostik lässt sich zusammenfassend die Differenzierung zwischen externen, interpersonellen und personalen Ressourcen festhalten, wobei das Zusammenspiel der verschiedenen Ressourcenarten komplex ist.

Aus Platzgründen kann eine differenzierte Zusammenschau diagnostischer Instrumente aus allen Inhaltsbereichen in diesem Beitrag nicht erfolgen; der Schwerpunkt wird bei der Vorstellung einzelner diagnostischer Methoden bei intrapersonellen Ressourcen liegen.

Auf der zeitlichen Dimension lässt sich zusätzlich zwischen stabilen versus variablen Ressourcen unterscheiden. Umwelt ist relativ gesehen ein quasi-stabiles Gebilde. Als relativ stabil kann man den Zugang zu sozio-kulturellen Gütern werten (z. B. zu Vereinen) oder aber auch die Qualität sozialer Beziehungen wie in Partnerschaften (vgl. Kap. 31 in diesem Band; Klann, Hahlweg & Heinrich, 2003), soziale Atmosphären in Familien, Selbsthilfegruppen, oder Behandlungseinrichtungen (entsprechende Messinstrumente sind bei Röhrle, 2003, erwähnt). In diesem Sinne stabil ist auch die lokale und soziale Verortung der Person (Heimat, soziale Integration). Viele Ressourcen aber sind passagerer Art, wie z. B. erfreuliche alltägliche Ereignisse („Uplifts“ als Gegenpol zu alltäglichen Ärgernissen „Hassles“; Kanner et al., 1981). Letztlich zählen auch soziale Unterstützungsformen mit wenigen Ausnahmen zu solchen eher variablen Ereignissen. Auch personale Ressourcen können stabil (und damit zugleich in der Regel situationsübergreifend) oder variabel sein: So kann eine Person entweder stabil oder aber nur in bestimmten Situationen selbstbewusst bzw. optimistisch sein.

Indikatoren für Ressourcen können prinzipiell alle „Reaktionsbereitschaften“ (Grawe, 1998) bzw. Merkmale der Person, ihrer Beziehungen oder Lebensumstände sein: Ihre Sprache, Gewohnheiten, Gefühle, typische (oder auch besonders untypische) Geschichten, Fragen und Reaktionen in der Therapie, ihre Kontakte zu anderen und deren Reaktionen auf sie, ihre soziale und berufliche Position. Eine Anknüpfung an das, was die Person explizit schätzt, ist deshalb sinnvoll, weil es vor allem von ihren basalen Werten und längerfristigen Zielen abhängt, was sie als Ressource wahrnimmt (Gutscher, Hornung & Flury-Kleubler, 1998; Petzold, 1997). Unter funktionalen Gesichtpunkten können sich aber auch zunächst negativ bewertete Aspekte als Ressourcen „entpuppen“: Welchen Zielen könnte ein – durchaus als problematisch betrachtetes – Verhalten dienen? Wie z. B. in der Plan- oder Schemaanalyse herausgearbeitet wurde, stellen auch problematische Verhaltensweisen aktive Problemlösungsversuche dar, die einerseits darauf verweisen, was für die Person wichtig ist, und andererseits als Reaktionspotential genutzt werden können (Caspar, 1995).

4 Diagnostische Methoden

Vor dem Hintergrund der obigen Differenzierungen soll in den folgenden Abschnitten ein Überblick über einzelne Methoden gegeben werden, die in der Literatur immer wieder zur Diagnostik von Ressourcen genannt werden. Dabei werden nur solche Konstrukte berücksichtigt, die zumindest explizit positiv beschrieben werden[3]. Zunächst wird auf Fragebögen und anschließend auf Interviewverfahren eingegangen.

---

3 Immer wieder finden sich Veröffentlichungen, die von Ressourcendiagnostik sprechen, in denen aber nur die Reduktion von Belastungen, häufig auf Basis klassischer klinischer Skalen, betrachtet wird (z. B. Jack, 2001). Diese Praxis ist einem eng ausgelegten dimensionalen Modell bei fehlender Explizierung des Ressourcenpols verhaftet und scheint für die Ressourcendiagnostik wenig zielführend.

4.1 Fragebögen zur Diagnostik von Ressourcen

Bei den Fragebögen zur Diagnostik von Ressourcen lässt sich differenzieren zwischen Instrumenten, die auf die umfassende Erhebung von Ressourcen ausgerichtet sind, und Skalen, die einzelne Konstrukte erfassen. Zunächst werden breit angelegte Instrumente vorgestellt, im Anschluss wird auf spezifische Instrumente eingegangen.

4.1.1 Berner Ressourceninventar zur Erfassung von Patientenressourcen aus der Fremdbeurteilungsperspektive (REF)

Die *Berner Ressourceninventare zur Erfassung von Patientenressourcen* sind im engen theoretischen Zusammenhang mit der Konsistenztheorie psychischen Funktionierens von Grawe (1998) zu sehen[4]. Ressourcenpotentiale werden hier definiert als „die Fähigkeiten, die Menschen zur Verfügung haben, um ihre Ziele zu verfolgen und ihre Grundbedürfnisse zu verfolgen" (a. a. O., S. 2); sie werden aus der Fremdperspektive (z. B. durch Therapeuten oder Angehörige) mittels *REF* erfasst. Der *REF* wurde auf Basis von qualitativen Fallkonzepten entwickelt. Er umfasst 16 Skalen mit insgesamt 78 Items:

- soziale Kompetenz
- soziale Einbettung
- familiäre Einbettung
- emotionale Offenheit
- Optimismus, Glück, Sinnerleben
- Handlungskompetenz
- Fähigkeit zur Bewältigung alltäglicher Belastungen
- Fähigkeit zu autonomem Denken und Handeln
- Selbstwerterleben
- Motivation zur Selbstreflexion
- Motivation zu lernen
- Offenheit in der Kommunikation
- Phantasie und Kreativität
- intellektuelle Begabung
- Hobbys und Interessen
- Akzeptanz eigener Bedürfnisse, Veränderungsmotivation

Die interne Konsistenz der Subskalen liegt zwischen .72 und .89 (Cronbachs Alpha). Die Skalen können zu den drei Sekundärfaktoren

- Ressourcen im Bereich der Handlungskompetenz und Autonomie
- Ressourcen im Bereich der Kommunikation und Emotionalität
- Ressourcen im Bereich der Selbstentfaltung

zusammengefasst werden (Cronbachs Alpha zwischen .82 und .88); diese Sekundärfaktoren klären insgesamt 68.8 % der Varianz auf und können ihrerseits zu einem Gesamtressourcenindex aggregiert werden. Trösken (2003) hat das Instrument in verschiedenen Kontexten eingesetzt. Im klinischen Zusammenhang korrelieren die im *REF* von Therapeuten vor Therapiebeginn eingeschätzten Ressourcen zum Teil positiv mit der Befindlichkeit aus Patientensicht zu Therapiebeginn; dabei sind vor allem das Selbstwerterleben, Optimismus, Handlungskompetenz und die Fähigkeit zur Alltagsbewältigung aus Therapeutensicht relevant. Die Skalen Motivation zur Selbstreflexion und Veränderungsmotiva-

---

4 Trösken (2003) differenziert auf Basis der Konsistenztheorie von Grawe (1998) zwischen Ressourcenpotentialen (s. o.) und der Ressourcenrealisierung. Aktuelle Ressourcenrealisierung im Sinne Tröskens „reflektiert den aktuellen Grad an Bedürfnisbefriedigung und bildet somit ein Maß für das aktuelle Kongruenzerleben von Menschen in Hinblick auf ihre Grundbedürfnisse" (2003, S. 2). Bei der Ressourcenrealisierung bestehen somit starke Überlappungen zur psychischen Gesundheit bzw. Belastung (a. a. O., S. 222 f.); auf das Berner Inventar zur Erfassung der aktuellen Ressourcenrealisierung (RES) wird im Folgenden nicht weiter eingegangen.

tion stehen in eher negativem Zusammenhang zur Befindlichkeit; unter einer Ressourcenperspektive stellen sie Ressourcen für die Therapieaufnahme bzw. die Veränderungsmotivation dar. Nur zum Teil bestehen Zusammenhänge mit den Ressourcen vor der Therapie und dem Therapieerfolg (vgl. im einzelnen Trösken & Grawe, 2003).

4.1.2 Bochumer Ressourcenfragebogen (RESO-B)

Wie bereits angesprochen, sind psychische Störungen mit einer Negativorientierung verbunden, die es Patienten insbesondere zu Beginn einer Therapie erschwert, ihre Ressourcen zu benennen. Ausgehend von dieser Problematik haben Willutzki, Neumann und Koban (2005) unterschiedliche Suchbereiche für Ressourcenpotentiale vorgeschlagen (vgl. **Tab. 1**):

- **Allgemeine positive Lebensbewältigung:** Lebensbereiche, in denen die Person immer gut zurechtgekommen ist, in denen sie ihre Ziele erreicht hat und mit denen sie auch aktuell zufrieden ist.
- **Erfolgreich bewältigte Krisen:** Zu früheren Zeiten als problematisch erlebte Bereiche, von denen die Person aktuell sagt, dass sie die sich dort ergebenden Aufgaben gut bewältigt hat. Unter einer bewältigungspsychologischen Perspektive erwirbt die Person im Umgang mit Alltagsbelastungen und kritischen Lebensereignissen Expertise für den Umgang mit entsprechenden Problemstellungen (vgl. z. B. Hobfoll, 1989).
- **Aktueller Problembereich:** Inhalte im Zusammenhang mit den in der Psychotherapie thematisierten Schwierigkeiten. Gerade im systemtherapeutischen Zusammenhang wird im Rahmen ressourcenorientierter Perspektiven auf die spezielle Bedeutung von „Ausnahmen“ oder Schwankungen des aktuellen Problemverhaltens bzw. der Problembelastung – bzw. im weiteren Therapieverlauf auch Fortschritten – verwiesen (de Shazer, 1989; von Schlippe & Schweitzer, 1996). Sie werden als vom Verhalten der Person (mit-)bestimmte Muster begriffen und dementsprechend auf von der Person kontrollierbare bzw. beeinflussbare Anteile hin analysiert, um sie für die therapeutische Arbeit fruchtbar zu machen. Neben der Problembewältigung sind in diesem Zusammenhang auch Therapiemotivation und Änderungsmotivation relevant.

Willutzki und Stelkens (2006) haben auf Grundlage dieser Differenzierung einen Patientenfragebogen entwickelt, der für die drei Bereiche „allgemeine Lebensbewältigung“, „erfolgreich bewältigte Krisen“ und „aktuelle Problematik“ jeweils positive Aspekte zur Handlungssteuerung, zum Selbstwert, zur Erholung/Entspannung und zur sozialen Unterstützung (mit zwischen drei und sechs Items) erfasst. Für den Bereich der aktuellen Problematik wurde eine Parallelform für die Therapeutenbefragung entwickelt. Zusätzlich schätzen Patienten und Therapeuten die Haltung der Patienten zur Psychotherapie ein. Die interne Konsistenz (Cronbachs Alpha) der Patientenskalen liegt je nach inhaltlichem Bereich zwischen .63 und .89; bei den Therapeutenskalen wird eine Reliabilität zwischen .67 und .93 erreicht.
Im Rahmen einer Studie mit 103 Patienten im stationären Rahmen schätzten die Patienten zu Therapiebeginn ihre Ressourcen im Bereich der aktuellen Problematik niedriger ein als in Bezug auf die allgemeine Lebensbewältigung. Dies spricht dafür, dass es für die Diagnostik von Ressourcen in der Klinischen Psychologie sinnvoll ist, (auch) außerhalb der aktuellen Problembereiche zu suchen, um dadurch einen besseren Zugang zu möglicherweise in der Therapie nutzbaren Reaktionsbereitschaften zu ermöglichen.

Erwartungsgemäß nahm die Ressourcenrealisierung im Therapieverlauf zu; dies betraf vor allem die aktuelle Problematik, z. T. aber auch die allgemeine Lebensbewältigung. Vergleicht man die Bereiche „aktuelle Problematik“ und „allgemeine Lebensbewältigung“, so liegt das Handlungsregulationsniveau und Selbstvertrauen/Optimismus bei der allgemeinen Lebensbewältigung eingangs höher als bei der aktuellen Problematik; im Hinblick auf Erholung/Entspannung und soziale Unterstützung ergibt sich das umgekehrte Muster. Zu Therapieende bestehen bei insgesamt gestiegenem Niveau der Ressourcenrealisierung hinsichtlich der Handlungsregulation und des Optimismus keine Unterschiede zwischen den einzelnen Ressourcenbereichen, während Erholung/Entspannung und soziale Unterstützung im Bereich der aktuellen Problematik weiterhin ausgeprägter genutzt werden.

Im Hinblick auf die aktuelle Problematik schätzen die Therapeuten die Ressourcen ihrer Patienten durchgängig niedriger ein als die Patienten selbst (vgl. ähnlich Trösken, 2003). Zu Therapieende unterscheiden sich Therapeuten und Patienten nicht mehr hinsichtlich des Selbstvertrauens bzw. Optimismus der Patienten und ihrer Nutzung von Erholung/Entspannung.

Prädiktiven Wert für den Therapieerfolg haben die Ressourceneinschätzungen von Patienten und Therapeuten zu Therapiebeginn vor allem im Hinblick auf die *Veränderung des Erlebens und Verhaltens* (*VEV-VW*; Veith, Grüning & Willutzki, 2001): Patienten mit ausgeprägteren Ressourcen zu Therapiebeginn schätzen die Fortschritte in der Therapie positiver ein als Patienten mit eingangs geringeren Ressourcen. Zusammenhänge zu Symptomveränderungen bzw. dem Rückgang der Demoralisierung bestehen kaum. Zu Therapieende korrelieren die Ressourceneinschätzungen von Patienten bzw. Therapeuten deutlich mit dem Therapieerfolg.

4.2 Fragebögen zur Erfassung einzelner Ressourcenkonstrukte

Neben den umfassenden Methoden zur Erfassung von Ressourcen wurde eine Vielzahl von Instrumenten entwickelt, die einzelne „ressourcenverdächtige“ Konstrukte erfassen.

Im Folgenden werden tabellarisch einzelne Fragebögen aus diesem Kontext vorgestellt bzw. es wird aus Platzgründen auf Überblicksbeiträge verwiesen. Als übergeordnete Dimensionen gelten dabei die positive Bewertung von Selbst, die der eigenen Handlungsmöglichkeiten und die der Zukunft (Willutzki, 2000); zudem wird auf positive Prozesse und Ergebnisse sowie externe Ressourcen mit Schwerpunkt auf sozialen Ressourcen eingegangen[5] (vgl. **Tab. 1**).

Tabelle 1 veranschaulicht, dass im Bereich der Handlungsregulation der Diagnostik von Ressourcen vor allem die Dimensionen „Sinnhaftigkeit des eigenen Handelns“ (z. B. Fragebogen zum Kohärenzsinn) bzw. der eigenen Kontrollmöglichkeiten (z. B. Fragebögen zur Selbsteffizienzerwartung bzw. Kontrollüberzeugung und zum Kohärenzsinn) zugrundeliegen. Positive Affekte, die insgesamt leitend für die Ressourcendiagnostik sind, können speziell erfasst werden *(PANAS bzw. Befindlichkeitsfragebogen)* oder eher als positive Prozesse und Ergebnisse fokussiert werden (subjektives Wohlbefinden bzw. Gesundheit). Positive Zukunftsperspektiven spielen in Form von

5 Im Kontext der sogenannten „positiven Psychologie“ (Seligman, 2002) findet sich eine Gruppierung positiver Konstrukte in eher kognitive bzw. eher emotionale Aspekte sowie positive Prozesse; inhaltlich bestehen starke Überschneidungen mit den hier berücksichtigten Konstrukten (Lopez & Snyder, 2004).

Tab. 1: Fragebögen zur Diagnostik einzelner Ressourcenkonstrukte

Bereich	Konzept	Übersichten bzw. Beispiele
Positive Selbstbewertung	Selbstwertgefühl	*Rosenberg-Skala* (Ferring & Filipp, 1996)
	Selbstwertschätzung	Subskala Selbstwertschätzung der *Frankfurter Selbstkonzeptskalen* (Deusinger, 1984)
	Selbstwertgefühl (multidimensional)	Fleming & Courtney, 1984; zur deutschen Übersetzung vgl. Schütz, 2002
	Selbstakzeptanz	*Skala zur Erfassung der Selbstakzeptierung* (Sorembe & Westhoff, 1979)
Ressourcen im Bereich der Handlungsregulation	Kohärenzsinn	*Fragebogen zum Kohärenzsinn* (*„sense of coherence"*, SOC; Antonovsky, 1987)
	„Hardiness" (Widerstandsfähigkeit)	*Hardiness-Fragebogen* (Kobasa, 1979)
	Selbsteffizienzerwartung	Als aufgabenspezifische Frage: „Inwieweit halten Sie sich für in der Lage (die jeweilige Aufgabe) zu bewältigen?" (Bandura, 1997)
	Generalisierte Selbsteffizienzerwartung	*Fragebogen zur generalisierten Selbsteffizienzerwartung – SWE* (Schwarzer, 1994; s. a. www.fu-berlin.de/gesund/skalen)
	Kontrollüberzeugung	*Fragebogen zur Kompetenz und Kontrollüberzeugung – FKK* (Krampen, 1991)
	Positive Emotionen	*Positive and negative affect schedule* – PANAS (Watson, Clark & Tellegen, 1988; Krohne et al., 1996)
	Positive Befindlichkeit	*Befindlichkeitskalen – BFS* (Abele & Brehm, 1986)
Positive Bewertung der Zukunft	Optimismus	*Life orientation test – LOT* (Scheier & Carver, 1985; Wieland-Eckelmann & Carver, 1990)
	Hoffnung	Übersicht bei Lopez, Snyder & Pedrotti (2004)
Positive Prozesse und Ergebnisse	Problemlösungskapazität bzw. Bewältigungsstrategien	Übersichten bei Brüderl (1988); Porter & Stone (1996); Schwarzer & Schwarzer (1996); Heppner & Wang (2004); Schwarzer & Knoll (2004; s. a. www.fu-berlin.de/gesund/skalen) Stressverarbeitungsbogen – SVF (Janke & Erdmann, 1997)
	Subjektives Wohlbefinden Lebensqualität	Übersicht bei Schumacher, Klaiberg & Brähler (2003) *Münchner Lebensqualität Dimensionen Liste – MLDL* (Heinisch, Ludwig & Bullinger, 1991)
	Gesundheit	Übersicht bei Schumacher, Klaiberg & Brähler (2003)
Positive Ereignisse	Verstärkerlisten	z. B. Cautela & Kastenbaum (1967)
	Angenehme Aktivitäten	*Liste angenehmer Aktivitäten* (Hautzinger, 1997)
	„Uplifts" (alltägliche positive Ereignisse)	*Hassles and Uplifts-Scales – HSUP* (Kanner, Coyne, Schaefer & Lazarus, 1981; Quast, Jerusalem & Faulhaber, 1983)

Bereich	Konzept	Übersichten bzw. Beispiele
	Emotional relevante Alltagsereignisse	*Fragebogen zur Erfassung emotional relevanter Alltagsereignisse* (Schmidt-Atzert, 1989)
Externe Ressourcen	Soziale Unterstützung	Übersichten bei Cohen, Underwood & Gottlieb, 2000; Laireiter, 1993; Lopez & Snyder, 2004; Röhrle, 1994, 2003 *Fragebogen zur sozialen Unterstützung – F-SozU* (Fydrich, Sommer & Brähler, im Druck)

Optimismus oder Hoffnung eine wichtige Rolle.

Positive Prozesse werden z. B. über Verstärkerlisten und angenehme positive Aktivitäten diagnostiziert. Zur Diagnostik von Bewältigungsstrategien oder Problemlösungskapazitäten liegt eine Vielzahl einzelner Instrumente vor; gerade in diesem Kontext ist der transaktionale Charakter diagnostischer Instrumente ausführlich diskutiert worden (vgl. zusammenfassend Schwarzer & Knoll, 2004).

Zur Veranschaulichung der Probleme, die sich bei der Nutzung von Fragebögen für die Ressourcendiagnostik ergeben, soll im Folgenden ausführlicher auf die *Diagnostik des Selbstwertgefühls* eingegangen werden. Unter Selbstwertgefühl wird der evaluative Aspekt des Selbst-Konzepts als Gesamtbewertung des Selbst als wertvoll bzw. nicht wertvoll verstanden (Heatherton & Wyland, 2003). Selbstwertgefühl und Selbstakzeptanz stellen überlappende, nicht aber identische Konstrukte dar (vgl. im einzelnen Schütz, 2003). In Vergleichen verschiedener Instrumente zur Erfassung des Selbstwertgefühls werden einerseits die *Rosenberg-Skala* (als weit verbreitetes Instrument; Ferring & Filipp, 1996) und andererseits die revidierte *Coppersmith-Skala* (Fleming & Courtney, 1984) zur Erfassung unterschiedlicher Facetten des Selbstwertgefühls empfohlen. Im deutschen Sprachraum wird häufig die Subskala Selbstwertschätzung der *Frankfurter Selbstkonzeptskalen* verwendet (Deusinger, 1984) bzw. zur Erfassung der Selbstakzeptanz die *SESA* (*Skala zur Erfassung der Selbstakzeptierung*; Sorembe & Westhoff, 1985; vgl. **Tab. 1**). Schütz (2003) hebt heraus, dass all diesen Skalen eine Selbstwertkonzeption zugrundeliegt, die individuelle Leistung und sozialen Vergleich betont. Vernachlässigt werden eher relationale Aspekte, so dass Personen, deren Quelle für die Zufriedenheit mit sich selbst im Kontext sozialer Beziehungen liegt, vermutlich eher geringe Werte haben, obwohl sie sich durchaus wertschätzen.

Eine Analyse der Literatur zum Selbstwertgefühl zeigt erwartungsgemäß, dass hohes Selbstwertgefühl eine Ressource beim Umgang mit Belastungen und Herausforderungen sein kann (Heatherton & Wyland, 2003; Schütz, 2003). Allerdings birgt ein hohes Selbstwertgefühl auch Risiken, wie z. B. die Unterschätzung von Aufgaben und Gegnern, mangelnde Aufmerksamkeit oder Mühe, Misserfolge durch unrealistisch hohe Ziele, exzessive Beharrlichkeit etc. (vgl. zusammenfassend Schütz, 2003). Hier – wie bei vielen anderen potentiell ressourcenträchtigen Merkmalen – ist von einem umgekehrt u-förmigen Zusammenhang zwischen Selbstbewertung und Adaptivität auszugehen (Gutscher et al., 1998; Schütz, 2003): In der Regel ist eine mittlere Ausprägung des jeweiligen Merkmals günstig.

Fragebögen sind unter Ökonomiegesichtspunkten anderen diagnostischen Instrumenten überlegen. Wie die differenziertere Diskussion für das Selbstwertgefühl gezeigt hat, sind sie jedoch gerade im Hinblick auf die Ressourcendiagnostik mit einer Reihe von Problemen behaftet:

- Die negative Affektivität von Patienten schränkt die Zugänglichkeit von Ressourcen generell ein.
- Insbesondere eher dispositionell orientierte Instrumente (wie z. B. Selbstwertgefühl, Kohärenzgefühl, Optimismus) berücksichtigen die Personen- und Aufgabenspezifität von Ressourcen nicht.
- Fragebögen oder auch Listen potentieller Ressourcen können einen normativen Charakter für Patienten haben und eher dazu führen, dass diese feststellen, welche Ressourcen sie gerade nicht haben.
- Fragebögen können suggestiv wirken und zur Zustimmung verleiten, auch wenn der jeweilige Aspekt für die eigene Handlungsorganisation möglicherweise nicht relevant ist.

Trösken (2003, S. 232) zieht nach Entwicklung eines entsprechenden Inventars dementsprechend den Schluss, dass es dem Therapeuten trotz des hohen Nutzens einer systematisierten Erfassung zentraler Potentiale kaum erspart bleibt, „sich im Rahmen eines umfassenden Fallverständnisses auch über die Betrachtung der Fragebogenergebnisse hinaus Gedanken über die individuellen Möglichkeiten der Patienten zu machen".

4.3 Interviewverfahren zur Erhebung von Ressourcen

Wegen dieser Probleme bei der Erfassung von Ressourcen mittels Fragebögen sind verschiedene Interviewverfahren entwickelt worden. In Hinblick auf die eingeschränkte Zugänglichkeit von Ressourcen bei psychischen Störungen haben sie den Vorteil, dass Ressourcen nicht nur abgefragt, sondern gezielt aktiviert werden können (z. B. durch Fragen nach „besseren Zeiten"). Im Folgenden soll kurz auf die Ressourcenzwiebel (Willutzki et al., 2005), das persönliche Resilienzmodell von Padesky und Mooney (2003) und das Ressourceninterview von Schiepek und Cremers (2004) eingegangen werden.

4.3.1 Die „Ressourcenzwiebel" – Ein Leitfaden zur Diagnose von Ressourcen

Die Ressourcenzwiebel als Leitfaden zur Diagnose von Ressourcen wurde im Rahmen einer Therapiestudie entwickelt, bei der es um die Evaluation eines kombiniert ressourcenorientierten Vorgehens in der Psychotherapie ging (Willutzki et al., 2003). Sie beruht auf der oben vorgestellten Unterscheidung verschiedener Inhaltsbereiche einer Ressourcendiagnostik: Positive Lebensbewältigung, erfolgreiche Bewältigung von Krisen sowie aktuelle Problematik.

Alle Ressourcenbereiche lassen sich unter intrapersoneller, interpersoneller und externer Perspektive betrachten: Welche Möglichkeiten, motivationalen Bereitschaften und Fertigkeiten hat die Person bezüglich ihrer Emotionsregulierung und Handlungssteuerung? Welche interpersonellen Kompetenzen und Präferenzen hat sie, was schätzt sie an anderen und andere an ihr? In welchen Beziehungen hat sie gemeinsam mit anderen günstige Interaktionsmuster entwickelt? Über welche externen Ressourcen (soziale, kulturelle und materielle Güter) verfügt sie? Wie geht sie mit der therapeutischen Beziehung um?

Der Perspektivabhängigkeit der Ressourcenwahrnehmung wird im Rahmen des Interviews Rechnung getragen, indem systematisch die Position des Patienten bzw. des Therapeuten eingenommen wird (vgl. **Tab. 2**).

Neben einer systematischen Befragung des Patienten zu einzelnen Punkten stellen Beobachtungen des Therapeuten das Material für die Diagnostik von Ressourcen dar. Ge-

Tab. 2: Suchbereiche im Rahmen der Ressourcenzwiebel

Ressourcen im Bereich der allgemeinen Lebensbewältigung	• **Inhaltlich**: Interessen, Beruf, aktuelles positives Selbstbild (was schätzt die Person an sich?), positive wohlformulierte Ziele, Komplimente, die man der Person machen könnte • **Intrapersonal**: Umgang mit dem Leben und mit Lebensaufgaben, darin erkennbare Kompetenzen und Haltungen • **Soziale Ressourcen**: wichtige Beziehungen? Welche laufen warum gut? Wie werden Beziehungen entwickelt und gepflegt? Welche interpersonellen Ziele verfolgt die Person in der therapeutischen Beziehung? • **Materielle Ressourcen und günstige Rahmenbedingungen**
Ressourcen im Kontext erfolgreich bewältigter Krisen	• Belastende Lebenssituationen bzw. Lebenskrisen: Welche Problembewältigungsstrategien hat die Person entwickelt? • Welche intrapersonellen Ressourcen sind erkennbar? • Welche sozialen Ressourcen hat sie genutzt? • Positive Implikationen der Problembewältigung für das Selbstbild der Person?
Ressourcen im Zusammenhang mit der aktuellen Problematik	• **Haltung zur Therapie**: Wichtigkeit der Therapie, Bereitschaft Zeit und Energie reinzustecken • **Ziele** (Veränderungs- und vor allem Erhaltungsziele): Wie lassen sich die Ziele positiv formulieren? Wo sind sie handlungsrelevant? • **„Ausnahmen" vom Problemverhalten**: Welche gibt es? Enthaltene Verhaltensprinzipien? Rolle von Ausnahmen für das Selbstbild? • **Fortschritte**: Wo gibt es welche? Welche Verhaltensprinzipien sind enthalten? Rolle für das positive Selbstbild?
Schwierigkeiten der Nutzung von Ressourcen auf Seiten des Patienten	• Wo kann die Person Ressourcen nicht sehen? • Welche Hindernisse bestehen für die Wahrnehmung der Ressourcen? • An welchen Punkten ist eine Erweiterung der Ressourcenwahrnehmung der Person in welcher Form sinnvoll? Wo ist es bereits einmal gelungen? • Wie kann der Therapeut „verhindern", dass die Person ihre Ressourcen sieht?
Schwierigkeiten der Nutzung von Ressourcen auf Seiten des Therapeuten	• Wo fällt es als Therapeut schwer, die Ressourcen der Person zu sehen bzw. wo lässt er sich von der Person dazu verführen, ihr zuzustimmen, dass etwas keine Ressource ist? • Wo sieht die Person etwas als Ressource, was der Therapeut eher als unwichtig, nicht als Ressource oder sogar als problematisch sehe? • An welchen Punkten neigt der Therapeut zur Problematisierung des Patientenverhaltens?

rade in der Anfangsphase einer Therapie ist es sinnvoll, die Ressourcenzwiebel häufiger zur Hand zu nehmen und sich Notizen zu machen (dabei empfiehlt sich eine Skalierung der Aspekte auf einer Skala von 0–10). Im weiteren Therapieverlauf werden die Aufzeichnungen fortlaufend ergänzt. In Abhängigkeit davon, ob der Therapeut ein (halbwegs) kohärentes Bild von den Ressourcen der Person hat, entscheidet er über weitere Explorationsbereiche und leitet die Konsequenzen für die Therapie ab. Ein „Durchdeklinieren" der einzelnen Perspektiven ist sinnvoll, um jenseits einzelner, unzusammenhängender Ressourcensplitter ein Fallkonzept im Hinblick auf die Möglichkeiten der Person aufzubauen. Wie auch bei der klassischen verhaltenstherapeutischen Problemanalyse geht es bei der Analyse von Ressourcen jedoch nicht

Die Ressourcenzwiebel in der Psychotherapie: Herr Y.

Veranschaulicht werden soll die Diagnostik von Ressourcen mittels der Ressourcenzwiebel am Beispiel eines Patienten, der wegen seiner sozialen Ängste die Psychotherapie aufsucht.

Herr Y. ist 57 Jahre alt und als niedergelassener Rechtsanwalt tätig. Er berichtet über große Schwierigkeiten im Umgang mit anderen Menschen. Er beschreibt sich selbst als schüchternen und zurückhaltenden Menschen, für den soziale Kontakte – vor allem mit mehreren Menschen gleichzeitig (z. B. bei Feiern, offiziellen Anlässen, im Restaurant) – schon immer sehr angstbesetzt gewesen seien. Ihm fehle die Fähigkeit, seinen „eigenen Bereich zu verteidigen“, er könne sich nicht wehren oder seine Meinung vertreten; er befürchte in sozialen Situationen „gesprächsmäßig nicht mithalten“ zu können und halte oft von vornherein seinen Mund. Die größte Freude, die man ihm mache könne, sei, wenn man ihm sage, er müsse zu einer Festivität *nicht* gehen; er habe aber auch starke Sehnsucht nach solchen Kontakten.

Im Beruf verstecke er sich nach Möglichkeit hinter seiner Rolle bzw. im Gericht hinter seiner „Uniform“. Bei wichtigen Klienten sei er jedoch sehr unruhig und nervös, habe großen Respekt und quälende Angst, nicht zu genügen. Auf Kongressen achte er darauf, „mehr für sich zu bleiben“ und möglichst keinen Kontakt zu anderen zu haben.

Er beschreibt sich selbst als „schon immer schüchternen und zurückhaltenden Menschen“, der bereits im Alter von fünf Jahren anderen Menschen „wegen seiner Schüchternheit“ aus dem Weg ging. Während seiner Ehe sei dies weniger ein Problem gewesen, da seine frühere Ehefrau ebenfalls ein sehr zurückhaltender Mensch gewesen sei. Nach der Scheidung habe er nun eine neue Lebenspartnerin, die aus seiner Sicht „sozial perfekt“ sei, was ihn erheblich unter Druck setze.

Den Erwartungen des Patienten entsprechend ging die Exploration von den Schwierigkeiten der Person aus; parallel achtete der Therapeut durchgängig auf mögliche Indikatoren für Ressourcen und vertiefte gegebenenfalls direkt einzelne Punkte. Zusätzlich wurde der Patient gebeten, bis zur nächsten Therapiesitzung zu überlegen, was sich in seinem Leben auf keinen Fall im Rahmen der Therapie verändern sollte.

Unter einer ressourcenorientierten Perspektive ließen sich in fünf Sitzungen in allen Bereichen Ressourcen finden.

Positive Lebensbewältigung

Zu Beginn der Therapie lässt insbesondere die Analyse der insgesamt als unproblematisch erlebten Bereiche Ressourcen erkennen: Herr Y. hat sich eine gute ökonomische Situation und günstige Rahmenbedingungen geschaffen. Er hat sportliche und kulturelle Interessen, die er ausdauernd verfolgt und genießt. Er ist an fachlichen Anregungen interessiert und in der Lage, sie für sich zu nutzen. Er verfügt über interpersonelle Kompetenzen, ist – im Zweierkontakt – in der Lage, Beziehungen herzustellen und zu pflegen. Sein Glaube und die Verwurzelung in der Gemeinde sind für ihn sinngebend; darüber hinaus hat er langfristige Ziele, die persönlich bedeutsam sind und realistisch scheinen. Seine Sprache ist häufig bildhaft und prägnant (thematisch geht es allerdings fast ausschließlich um Probleme). In der Therapie legt er deutlichen Wert darauf, dass neben seinen Problemen auch seine Ressourcen anerkannt werden und gesehen wird, was er erreicht hat.

Erfolgreich bewältigte Krise
Als Beispiel für von ihm erfolgreich bewältigte Lebensaufgaben sieht Herr Y. die Scheidung von seiner Frau an: Er hat damals aktiv fachliche Unterstützung in Anspruch genommen und viel zum Thema gelesen. Mit seinem Bruder hat er sich einen wohlwollenden Gesprächspartner gesucht, der ihm blinde Flecken aufzeigen konnte. Er hat seine Entscheidung in der Auseinandersetzung mit dem Glauben in sein Selbstbild integriert. Er sieht durchaus selbstkritisch seine Fehler in dieser Zeit und ist auch heute noch bereit, sein Verhalten zu überdenken (ähnlich gehe er auch mit Konflikten mit seiner jetzigen Partnerin um).

Aktuelle Problematik
Bezüglich der aktuellen Probleme ist die hohe Therapiemotivation des Patienten und seine aktive Mitarbeit hervorzuheben. Er ist derzeit zufrieden damit, wie er sich Raum und Zeit für seine persönlichen Interessen und Möglichkeiten zum Rückzug geschaffen hat; dies sieht er als hohes Gut an, für dessen Erhalt er die Unterstützung des Therapeuten nutzen möchte. Sein primäres Therapieziel ist es, sich in sozialen Situationen zu akzeptieren, einschließlich seiner Fehler; sich vom Urteil der anderen unabhängiger zu machen, scheint bei den vielen Kompetenzen des Patienten ein adäquates Ziel. Interessant ist, dass Herr Y. – wenn auch „nur" in seiner beruflichen Rolle oder in Zweierkontakten – in der Lage ist, aus sich herauszugehen (z. B. indem er sich auf seinen Gegenüber konzentriert, sich nicht mit der Frage nach seiner Wirkung beschäftigt und nicht ständig an sich herumkritisiert). Bereits in der ersten Therapiephase macht der Patient gewisse Fortschritte, indem er sich gegenüber seiner Partnerin durchsetzt (z. B. bei einer Feier noch bleibt, obwohl sie eher gehen möchte).

Schwierigkeiten der Nutzung von Ressourcen auf Patientenseite
Dem Patienten fällt es aufgrund recht perfektionistischer Ansprüche und ausgeprägter Selbstabwertungstendenzen schwer, seine Ressourcen wahrzunehmen. So sieht er häufig sein Bedürfnis nach Ruhe als „Kneifen"; ruhig zu sein, gilt ihm als soziale Inkompetenz. Seine „sozial perfekte" Partnerin, die Menschen „um sich schart", ist ihm übermächtiges Vorbild. Unter einer Ressourcenperspektive ließe sich betonen, dass er weiß, wann es ihm zuviel wird und er gut mit sich allein sein kann (kontemplativer Typ). Auch eine häufige Betonung dessen, was er in seinem Leben erreicht hat, scheint sinnvoll. Im Prinzip ist der Patient aufnahmebereit für die direkte Akzentuierung seiner Ressourcen („Sie blicken immer von der positiven Seite drauf – und Sie haben ja recht").

Schwierigkeiten der Nutzung von Ressourcen auf Therapeutenseite
Aus Therapeutensicht ist die Beziehung zur Partnerin auch belastend: Ihr Verhalten setzt hohe Normen. Zudem ist sie – im Versuch zu unterstützen und herauszufordern – häufig eher „oberlehrerhaft" und trägt zur Selbstabwertung des Patienten bei. Auch die Freude des Patienten an persönlichen Gesprächen im Zweierkontakt kann der Therapeut nicht uneingeschränkt teilen; er sieht darin eher einen hohen Kommunikationsanspruch, der „small talk" zu sehr abwertet und es Herrn Y. auch schwer macht.
In der Therapie wurden zunächst die Fähigkeiten des Patienten, fachliche Anregungen aufzunehmen, für die Gestaltung des therapeutischen Angebots eingesetzt: Er bekam Literaturempfehlungen und Fachliteratur, die mit ihm gemeinsam für das therapeutische

Vorgehen ausgewertet wurde. Soweit wie möglich versuchte der Therapeut Metaphern des Patienten aufzugreifen; für ihn waren in dieser Phase der Therapie vor allem Wachstumsmetaphern von Bedeutung. Im Weiteren wurde mit dem Patienten besprochen, dass er seinen Bruder wiederum regelmäßig konsultiert und um Rückmeldung bittet. Systematisch wurde analysiert, wie sich der Patient in beruflichen Kontakten recht selbstsicher verhält („Ich sage mir, dass ich genauso gut bin wie andere"), und brauchbare Verhaltensprinzipien auf problematischere Situationen übertragen. Zur Selbstwertstabilisierung wurde vom Therapeuten gewürdigt, was der Patient alles erreicht hat. Dabei wurde bei eher abwehrenden Kommentaren des Patienten nachgefragt, ob denn der Therapeut übertreibe; dies musste der Patient in der Regel verneinen. Der Therapeut achtete sorgfältig darauf, die Beziehung zur Freundin nicht zu kritisieren; gleichzeitig bestätigte er den Patienten darin, dass dieser gut wisse, was für ihn gut sei.

um Vollständigkeit; vielmehr ist implizit leitend, wofür und wie sie in der Psychotherapie genutzt werden sollen.

4.3.2 Das persönliche Resilienzmodell von Padesky und Mooney

Ein Modell zur Diagnostik von Ressourcen, das ebenfalls ausgeprägte modifikationsorientierte Implikationen hat, haben Padesky und Mooney (2003) aus einer kognitiv-verhaltenstherapeutischen Tradition vorgestellt. Sie gehen von der Resilienz oder Widerstandsfähigkeit einer Person aus, einem Konzept, das insbesondere im Bereich der Entwicklungspsychologie diskutiert wurde (z. B. Werner, 1999). Nach gewissen Anfangsverbesserungen in der Psychotherapie stellt die Therapeutin dem Patienten das Resilienzkonzept vor und bringt ihren Glauben an die Widerstandsfähigkeit der Person in manchen Bereichen zum Ausdruck. Zur Aktivierung der Resilienz suchen Therapeut und Patient gemeinsam nach Talentbereichen, in denen die Person selbst angesichts von Widrigkeiten persistiert hat – z. B. bei Hobbys, in sozialen und Arbeitsrollen, bei musischen und künstlerischen Interessen. Mittels Fragen wie „Was tun Sie, um hier Fortschritte zu machen bzw. Erfolg zu haben, wie genießen Sie das?" „Wie gehen Sie damit um, wenn die Dinge nicht so gut laufen? Wie machen Sie weiter, bleiben Sie dran, kommen Sie damit zurecht?" werden resiliente Verhaltensmuster der Person herausgearbeitet. Zur weiteren Konkretisierung werden Hindernisse und Schwierigkeiten eingeführt und günstige Bewältigungsstrategien, Metaphern, Gefühle, automatische Gedanken und zugrundeliegende Annahmen festgehalten. Das Modell wird dann mittels weiterer Beobachtungsaufgaben im Talentbereich validiert, gegebenenfalls modifiziert und erweitert. Auf dieser Grundlage wird eine endgültige – gleichwohl erweiterbare – Version des personalisierten Resilienzmodells entwickelt und hieraus Konsequenzen für die Therapie abgeleitet (z. B. in Bezug auf den Therapieanlass oder in Hinblick auf die Verfolgung persönlicher Ziele im Sinne einer Stabilisierung der Therapieerfolge).

Das persönliche Resilienzmodell in der Psychotherapie: Frau X.
Beispielhaft sei das Resilienzmodell für die Patientin Frau X. konkretisiert, die zu Beginn der Therapie unter einer Major Depression litt und bereits einige Fortschritte in der Therapie gemacht hatte.
Nach einer Einführung in das Widerstandskonzept wurde Frau X. gefragt, ob es in ihrem Leben einen Bereich (z. B. ein Hobby, ein Interesse oder eine ihr wichtige Beziehung) gäbe, an dem sie trotz Schwierigkeiten festhalten würde. Frau X. nannte das Lösen von Kreuzworträtseln: Egal was sei, versuche sie jeden Abend wenigstens 10 Minuten Zeit rauszuholen, um sich mit Kreuzworträtseln zu beschäftigen. Bei der Analyse dieses Talentbereichs wurde zunächst erarbeitet, wie Frau X. sich angesichts vieler anderer Verpflichtungen trotzdem die Zeit nimmt: Sie sage sich in solchen Situation „Du darfst Dir auch mal einen Moment für Dich nehmen. Dann bleibt eben mal was liegen, das ist auch nicht so schlimm". Bei der Auswahl der Kreuzworträtsel gehe sie schrittweise vor und achte darauf, nicht zu komplizierte Aufgaben auszuwählen. Träten während der Aufgabenlösung Probleme auf, spreche sich die Patientin gut zu („Lass Dir Zeit. Gleich fällt es Dir schon ein.") und erlaube sich, eine offene Frage für den nächsten Abend stehen zu lassen. Wenn ihr etwas partout nicht einfallen wolle, spreche sie ihren Mann an, der zwar auch die Lösung nicht unbedingt wisse, aber mit ihr im Gespräch Alternativen entwickeln helfe. Unter Umständen nehme sie sich auch ein Buch hinzu oder suche gar im Lexikon. Ließe sich ein Wort gar nicht finden, rufe sie sich ins Gedächtnis, dass auch die Konstrukteure von Kreuzworträtseln manchmal Fehler machen und es vielleicht keine Lösung gebe. Insgesamt beschreibt sich die Patientin in Bezug auf ihre Talente beim Kreuzworträtsellösen als zielorientiert, geduldig, ausdauernd, flexibel im Umgang mit Schwierigkeiten und ziemlich findig. Außerdem achte sie darauf, nicht zu streng mit sich zu sein, wenn sie mal nicht vorankomme.
Viele der Strategien, die Frau X. beim Lösen von Kreuzworträtseln einsetzte, konnten systematisch für die Lösung ihrer Probleme in der Therapie genutzt werden. Als Gegenpol zu ihren sehr perfektionistischen Ansprüchen waren ihre Geduld und ihr eher ermunternd-unterstützender Umgang mit sich selbst beim Lösen von Kreuzworträtseln besonders relevant für die therapeutische Arbeit.

4.3.3 Das Ressourceninterview von Schiepek und Cremers

Im Rahmen ihres Ansatzes zur Erhebung von Ressourcen gingen Schiepek und Cremers (2003) ursprünglich von der freien Nennung von Ressourcen durch Patienten aus, schlugen später jedoch wegen der eingeschränkten Zugänglichkeit positiver Aspekte ebenfalls eine interviewbasierte Ressourcenanalyse vor. Sie lassen die Patienten jeweils einschätzen, inwieweit ein von diesen frei genanntes Merkmal

1. aktuell verfügbar ist,
2. welches Potential sich die Person diesbezüglich zuschreibt und
3. welche Ausprägung das Merkmal aus Sicht der Person in etwa einem Jahr haben sollte.

Gerade über die letzte Einschätzung wird die Diskrepanz zwischen aktuellem Zustand und dem Zielzustand herausgehoben und damit die Ziele eher als Aufgabe denn als Ressourcen aktiviert.
Zusammenfassend weisen Interviewzugänge zur Diagnostik von Ressourcen viele

Ähnlichkeiten mit der klassischen verhaltenstherapeutischen Problemanalyse auf: Individualisiert, orientiert an der Funktionalität von Verhalten, kritisch gegenüber dispositionellen Modellen, mit einem Auflösungsgrad abhängig von der Nutzbarkeit in der Therapie (Schulte, 1996). Weitere Forschungsbemühungen zur Erhöhung der Brauchbarkeit dieser Ansätze sind dringend erforderlich. Gleichzeitig haben diese Ansätze – wie auch die klassische Problemanalyse – prinzipielle Grenzen: Unklare Urteilerübereinstimmung der Ressourcendiagnosen, im einzelnen nicht gut nachzeichenbare Interventionsrelevanz, unklarer bzw. aufgrund der Integration in den Therapieprozess schlecht rekonstruierbarer Bezug zum Therapieerfolg.

5 Schlussbemerkung

Wie dargestellt, kann die Diagnostik von Ressourcen in der Klinischen Psychologie eine Vielzahl von Funktionen haben. Sie soll unabhängig von ihrer methodischen Grundlage dazu beitragen, Therapeuten zu einer ressourcenorientierten Haltung und zugleich einem Fallkonzept von den Ressourcen der Person zu verhelfen. Die Diagnostik von Ressourcen stellt kein „Alternativprogramm", sondern eine Ergänzung zur störungs- oder problembezogenen Analyse dar (Wright & Lopez, 2002). Leitend für einen integrativen, über die Ressourcendiagnostik hinausweisenden Ansatz sind die folgenden vier Blickrichtungen:

- Identifikation von beeinträchtigenden bzw. problemverschärfenden Charakteristika des Klienten,
- Identifikation von persönlichen Stärken und Möglichkeiten,
- Identifikation von Mängeln und destruktiven Faktoren in der Umwelt,
- Identifikation von Ressourcen und Möglichkeiten in der Umwelt.

Allerdings sind wir von den von Wright und Lopez (2002, S. 40) geforderten „equal space and equal time" für die die positive gegenüber der negativen Seite noch weit entfernt; auch das DSM-V wird noch keine zusätzliche Achse umfassen, auf der Stärken und Wachstumsfaktoren dokumentiert werden. Erste Schritte in diese Richtung könnten jedoch darin bestehen, dass sowohl bei der Diagnostik selbst wie auch bei der Darstellung ihrer Ergebnisse oder auch beim Gespräch mit Patienten und Kollegen die Ressourcen der Person systematisch einbezogen würden (Lopez, Snyder & Rasmussen, 2004). Hierzu ist die Integration der Ressourcenperspektive bereits in die Ausbildung zum Psychologischen Psychotherapeuten notwendig.

Literatur

Abele, A. & Brehm, W. (1986). Zur Konzeptualisierung und Messung von Befindlichkeit. Die Entwicklung der Befindlichkeitsskalen (BFS). *Diagnostica, 32*, 209–228.

Antonovsky, A. (1987). *Unraveling the mystery of health – How people manage stress and stay well.* San Francisco: Jossey-Bass (dt. erw. Hrsg. von A. Franke. Salutogenese. Tübingen: DGVT).

Aymanns, P. (1992). *Krebserkrankung und Familie.* Bern: Huber.

Bandura, A. (1997). *Self-efficacy.* New York: Freeman.

Becker, P. (1998). Die Salutogenesetheorie von Antonovsky: Eine wirklich neue, empirisch abgesicherte, zukunftsweisende Perspektive? In J. Margraf, J. Siegrist & S. Neumer (Hrsg.), *Gesundheits- oder Krankheitstheorie?* (S. 13–25). Berlin: Springer.

Brüderl, L. (Hrsg.). (1988). *Theorien und Methoden der Bewältigungsforschung.* Weinheim: Juventa.

Caplan, G. (1964). *Principles of preventive psychiatry.* New York: Basic Books.

Caspar, F. (1995). *Beziehungen und Probleme verstehen. Eine Einführung in die psychotherapeutische Plananalyse.* Bern: Hans Huber.

Cautela, J. R. & Kastenbaum, R. (1967). A reinforcement schedule for use in therapy, training and research. *Psychological Reports, 20,* 1115–1130.

Cohen, S., Underwood, L. G. & Gottlieb, B. H. (Hrsg.). (2000). *Social support measurement and intervention.* New York: Oxford University Press.

Cowen, E. L. (2000). Community psychology and routes to psychological wellness. In J. Rappaport & E. Seidman (Eds.), *Handbook of community psychology* (pp. 79–100). New York: Kluwer.

de Shazer, S. (1989). *Der Dreh. Überraschende Wendungen und Lösungen in der Kurzzeittherapie.* Heidelberg: Auer.

de Shazer, S. (1996). *„...Worte waren ursprünglich Zauber".* Dortmund: Verlag Modernes Lernen.

Deusinger, I. (1984). *Die Frankfurter Selbstkonzeptskalen.* Göttingen: Hogrefe.

Ferring, D. & Filipp, S.-H. (1996). Messung des Selbstwertgefühls: Befunde zu Reliabilität, Validität und Stabilität der Rosenberg-Skala. *Diagnostica, 42,* 284–292.

Fiedler, P. (1997). Die Zukunft der Verhaltenstherapie lag schon immer so ziemlich genau in der Mitte... – ... zwischen Phänomen- und Störungsorientierung. Ein zusammenfassender Kommentar. In H. Reinecker & P. Fiedler (Hrsg.), *Therapieplanung in der modernen Verhaltenstherapie* (S. 131–159). Lengerich: Pabst.

Filipp, S.-H. & Aymanns, P. (1987). Die Bedeutung sozialer und personaler Ressourcen in der Auseinandersetzung mit kritischen Lebensereignissen. *Zeitschrift für Klinische Psychologie, 16*(4), 383–396.

Fleming, J. S. & Courtney, B. E. (1984). The dimensionality of self-esteem: II. Hierarchical facet model for revised measurement scales. *Journal of Personality and Social Psychology, 46,* 404–412.

Fydrich, T., Sommer, G. & Brähler, E. (im Druck). *Fragebogen zur Sozialen Unterstützung (F-SozU).* Göttingen: Hogrefe.

Grawe, K. (1980). Die diagnostisch-therapeutische Funktion der Gruppeninteraktion in verhaltenstherapeutischen Gruppen. In K. Grawe (Hrsg.), *Verhaltenstherapie in Gruppen* (S. 88–223). München: Urban & Schwarzenberg.

Grawe, K. (1997). Research-informed psychotherapy. *Psychotherapy Research, 7,* 1–20.

Grawe, K. (1998). *Psychologische Therapie.* Göttingen: Hogrefe.

Grawe, K. & Grawe-Gerber, M. (1999). Ressourcenaktivierung – ein primäres Wirkprinzip der Psychotherapie. *Psychotherapeut, 44,* 63–73.

Gutscher, H., Hornung, R. & Flury-Kleubler, P. (1998). Das Transaktionspotentialmodell: Eine Brücke zwischen salutogenetischer und pathogenetischer Sichtweise. In J. Margraf, J. Siegrist & S. Neumer (Hrsg.), *Gesundheits- oder Krankheitstheorie. Saluto- versus pathogenetischer Ansätze im Gesundheitswesen* (S. 49–72). Berlin: Springer.

Hautzinger, M. (1997). *Kognitive Verhaltenstherapie bei Depressionen.* Weinheim: PVU.

Heatherton, T. F. & Wyland, C. L. (2003). Assessing self-esteem. In S. J. Lopez & C. R. Snyder (Eds.), *Positive psychological assessment* (pp. 219–233). Washington: APA.

Heppner, P. P. & Wang, Y. (2004). Problem-solving appraisal. In S. J. Lopez & C. R. Snyder (Eds.), *Positive psychological assessment* (pp. 127–137). Washington: APA.

Heinisch, M., Ludwig, M. & Bullinger, M. (1991). Psychometrische Testung der Münchner Lebensqualitäts Dimensionen Liste (MLDL). In M. Bullinger, M. Ludwig & N. v. Steinbüchel (Hrsg.), *Lebensqualität bei kardiovaskulären Erkrankungen* (S. 73–90). Göttingen: Hogrefe.

Hobfoll, S. E. (1989). Conservation of resources. *American Psychologist, 44,* 513–524.

Jack, M. (2001). *Entwicklung eines ressourcen- und selbstmanagementorientierten Evaluationsinstrumentes.* Regensburg: S. Roderer Verlag.

Janke, E. & Erdmann, G. (1997). *Stressverarbeitungsbogen.* Göttingen: Hogrefe.

Jerusalem, M. (1990). *Persönliche Ressourcen, Vulnerabilität und Stresserleben.* Göttingen: Hogrefe.

Kanfer, F. H. (1992). Perspektiven der Verhaltenstherapie für die 90er Jahre. In H. Lieb & H. Lutz (Hrsg.), *Ihre Entwicklung – ihr Menschenbild* (S. 51–57). Göttingen: Hogrefe.

Kanfer, F. H., Reinecker, H. & Schmelzer, D. (1996). *Selbstmanagement-Therapie.* Berlin: Springer.

Kanfer, F. H. & Saslow, G. (1974). Verhaltenstheoretische Diagnostik. In D. Schulte (Hrsg.), *Diagnostik in der Verhaltenstherapie* (S. 24–59). München: Urban & Schwarzenberg.

Kanner, A. D., Coyne, J. C., Schaefer, C. & Lazarus, R. S. (1981). Comparison of two modes of stress measurement: Daily hassles and uplifts versus major life events. *Journal of Behavioral Medicine, 4*, 1–39.

Karpel, M. A. & Brauers, W. R. (Eds.). (1986). *Family resources. The hidden partner in family therapy.* New York: Guilford.

Keupp, H. & Rerrich, D. (Hrsg), *Psychosoziale Praxis – gemeindepsychologische Perspektiven. Ein Handbuch in Schlüsselbegriffen.* München: Urban & Schwarzenberg.

Klann, N., Hahlweg, K. & Heinrich, N. (2003). *Diagnostische Verfahren für die Beratung.* Göttingen: Hogrefe.

Kobasa, S. C. (1979). Stressful life events, personality and health: An inquiry into hardiness. *Journal of Personality and Social Psychology, 37* (1), 1–11.

Kraft, U., Udris, I., Mussmann, C. & Muheim, M. (1994). Gesunde Personen – salutogenetisch betrachtet. *Zeitschrift für Gesundheitspsychologie, 2*, 216–239.

Krohne, H.-W., Egloff, B., Kohlmann, C. W. & Tausch, A. (1996). Untersuchungen mit einer deutschen Version des PANAS. *Diagnostica, 42* (2), 139–156.

Krampen, G. (1991). *Fragebogen zur Kompetenz- und Kontrollüberzeugung (FKK).* Göttingen: Hogrefe.

Laireiter, A. & Baumann, U. (1988). Klinisch-psychologische Sozialdiagnostik: Protektive Variablen und soziale Anpassung. *Diagnostica, 34*, 190–226.

Laireiter, A. (1993). Begriffe und Methoden der Netzwerk- und Unterstützungsforschung. In A. Laireiter (Hrsg.), *Soziales Netzwerk und soziale Unterstützung. Konzepte, Methoden und Befunde* (S. 15–44). Bern: Huber.

Lopez, S. J. & Snyder, C. R. (Eds.). (2004). *Positive psychological assessment.* Washington: APA.

Lopez, S. J., Snyder, C. R. & Pedrotti, J. T. (2004). Hope: Many definitions, many measures. In S. J. Lopez & C. R. Snyder (Eds.), *Positive psychological assessment* (pp. 91–107). Washington: APA.

Lopez, S. J., Snyder, C. R. & Rasmussen, H. N. (2004). Striking a vital balance: Developing a complementary focus on human weakness and strength through positive psychological assessment. In S. J. Lopez & C. R. Snyder (Eds.), *Positive psychological assessment* (pp. 3–19). Washington: APA.

Lucas, R. E., Diener, E. & Larsen, R. J. (2004). Measuring positive emotions. In S. J. Lopez & C. R. Snyder (Eds.), *Positive psychological assessment* (pp. 201–217). Washington: APA.

Lutz, R. & Mark, N. (1995). Zur Gesundheit bei Kranken. In R. Lutz & N. Mark (Hrsg.), *Wie gesund sind Kranke?* (S. 11–26). Göttingen: Hogrefe.

Nestmann, F. (1996). Psychosoziale Beratung – ein ressourcentheoretischer Entwurf. *Verhaltenstherapie und Psychosoziale Praxis, 28*, 359–376.

Norcross, J. C. (2002). *Psychotherapy relationships that work.* Oxford: Oxford University Press.

Padesky, C. A. & Mooney, K. A. (2003). *Cognitive Therapy and resilience.* Workshop auf dem 33rd Annual Congress of the European Association for Behavioral and Cognitive Therapies. Prag: September 2003.

Petzold, H. G. (1997). Das Ressourcenkonzept in der sozial-interventiven Praxeologie und Systemberatung. *Integrative Therapie, 4*, 435–471.

Porter, L. S. & Stone, A. A. (1996). An approach to assessing daily coping. In M. Zeidner & N. S. Endler (Eds.), *Handbook of coping: Theory, research, applications* (pp. 133–150). New York: Wiley & Sons.

Quast, H.-H., Jerusalem, M. & Faulhaber, J. (1983). Daily hassles und daily uplifts. In R. Schwarzer (Hrsg.), *Skalen zur Befindlichkeit und Persönlichkeit. Forschungsbericht 5.* Berlin: FU, Institut für Pädagogische Psychologie.

Röhrle, B. (2003). Arbeit mit Ressourcen auf der sozialen Ebene. In H. Schemmel & J. Schaller (Hrsg.), *Ressourcen – Ein Hand- und Lesebuch zur therapeutischen Arbeit* (S. 259–280). Tübingen: dgvt-Verlag.

Röhrle, B. (1994). *Soziales Netzwerk und soziale Unterstützung.* Weinheim: PVU.

Seligman, M. E. P. (2002). Positive psychology, positive prevention, and positive therapy. In C. R. Snyder & S. J. Lopez (Eds.), *Handbook of positive psychology* (pp. 3–9). Oxford: Oxford University Press.

Scheier, M. F. & Carver, C. S. (1985). Optimism, coping and health: Assessment and implications of generalized outcome expectancies. *Health Psychology, 4*, 219–147.

Schiepek, G. & Cremers, S. (2003). Ressourcenorientierung und Ressourcendiagnostik in der Psychotherapie. In H. Schemmel & J. Schaller (Hrsg.), *Ressourcen – Ein Hand- und Lesebuch zur therapeutischen Arbeit* (S. 147–193). Tübingen: dgvt-Verlag.

Schindler, L., Hahlweg, K. & Revenstorf, D. (Hrsg.). (1998). *Partnerschaftsprobleme: Diagnose und Therapie* (2. Aufl.). Berlin: Springer.

Schlippe, A. von & Schweitzer, J. (1996). *Lehrbuch der systemischen Therapie und Beratung*. Göttingen: Vandenhoeck & Ruprecht.

Schmidt-Atzert, L. (1989). Ein Fragebogen zur Erfassung emotional relevanter Alltagsereignisse. *Diagnostica, 35* (4), 354–358.

Schütz, A. (2003). *Psychologie des Selbstwertgefühls*. Stuttgart: Kohlhammer.

Schulte, D. (1996). *Therapieplanung*. Göttingen: Hogrefe.

Schumacher, J., Klaiberg, A. & Brähler, E. (2003). *Diagnostische Verfahren zu Lebensqualität und Wohlbefinden*. Göttingen: Hogrefe.

Schwarzer, R. (1994). Optimistische Kompetenzerwartung: Zur Erfassung einer personellen Bewältigungsressource. *Diagnostica, 40* (2), 105–123.

Schwarzer, R. & Schwarzer, C. (1996). A critical survey of coping instruments. In M. Zeidner & N. S. Endler (Eds.), *Handbook of coping: Theory, research, applications* (pp.107–132). New York: Wiley & Sons.

Schwarzer, R. & Knoll, N. (2004). Positive Coping: Mastering demands and searching for meaning. In S. J. Lopez & C. R. Snyder (Eds.), *Positive psychological assessment* (pp. 393–409). Washington: APA.

Sorembe, V. & Westhoff, K. (1979). *Skala zur Erfassung der Selbstakzeptierung*. Göttingen: Hogrefe.

Trösken, A. K. (2003). *Das Berner Ressourceninventar. Ressourcenpotentiale und Ressourcenrealisierung aus konsistenztheoretischer Sicht*. Philosophisch-historische Fakultät der Universität Bern: Unveröffentlichte Dissertation.

Trösken, A. K. & Grawe, K. (2003). Das Berner Ressourceninventar – Instrumente zur Erfassung von Patientenressourcen aus der Selbst- und Fremdbeurteilungsperspektive. In H. Schemmel & J. Schaller (Hrsg.), *Ressourcen – Ein Hand- und Lesebuch zur therapeutischen Arbeit* (S. 195–215). Tübingen: dgvt-Verlag.

Veith, A., Grüning, D. & Willutzki, U. (2001). *Direkte Veränderungsmessung in der Psychotherapie: Eine Revision des Fragebogens zur Veränderung des Erlebens und Verhaltens von Zielke & Kopf-Mehnert (1978)*. Poster auf dem 19. Symposium der Fachgruppe Klinische Psychologie und Psychotherapie. Bern: 24. 5. 2001.

Walter, J. L. & Peller, J. E. (1994). *Lösungsorientierte Kurzzeittherapie*. Dortmund: Verlag Modernes Lernen.

Watson, P. J., Clark, L. A. & Tellegen, A. (1988). Development and validation of brief measures of positive and negative affect: The PANAS scales. *Journal of Personality and Social Psychology, 54* (6), 1063–1073.

Werner, E. E. (1999). Entwicklung zwischen Risiko und Resilienz. In G. Opp, M. Fingerle & A. Freytag (Hrsg.), *Was Kinder stärkt* (S. 25–36). München: Reinhardt.

Wieland-Eckelmann, R. & Carver, C. S. (1990). Dispositionelle Bewältigungsstile, Optimismus und Bewältigung: Ein interkultureller Vergleich. *Zeitschrift für Differentielle und Diagnostische Psychologie, 11* (3), 167–184.

Willutzki, U. (2000). *Positive Perspektiven in der Psychotherapie*. Ruhr-Universität Bochum, Fakultät für Psychologie: Unveröffentlichte Habilitationsschrift.

Willutzki, U., Haas, H., Neumann, B., Koban, C. & Schulte, D. (2004). Zur Psychotherapie sozialer Ängste: Kognitive Verhaltenstherapie im Vergleich zu einem kombiniert ressourcenorientierten Vorgehen. Eine randomisierte kontrollierte Interventionsstudie. *Zeitschrift für Klinische Psychologie und Psychotherapie, 33*, 42–50.

Willutzki, U., Koban, C. & Neumann, B. (2005). Zur Diagnostik von Ressourcen. In J. Kosfelder, J. Michalak, S. Vocks & U. Willutzki (Hrsg.), *Fortschritte der Psychotherapieforschung* (S. 37–53). Göttingen: Hogrefe.

Willutzki, U. & Stelkens, G. (2006). *Diagnostik von Ressourcen: Bochumer Ressourcenfragebogen (RESO-B) zur kontextspezifischen Erfassung der Potentiale von PatientInnen*. Vortrag auf der Tagung der Fachgruppe Klinische Psychologie und Psychotherapie der Deutschen Gesellschaft für Psychologie. Würzburg: 19. 5. 2006.

Wright, B. & Lopez, S. (2002). Widening the diagnostic focus: A case for including human strengths and environmental resources. In S. Lopez & C. Snyder (Eds.), *Handbook of positive psychology* (pp. 26–44). London: Oxford University Press.

III Klassifikation, Prozessdiagnostik und Erhebungsmethoden

12 Klassifikation

Thomas Heidenreich, Alexander Noyon und Nina Erfert

1 Einführung und Begriffsbestimmung
2 Typen von Klassifikationssystemen
3 Aufgaben und Ziele der Klassifikation
4 Traditionelle Klassifikationssysteme
5 Moderne operationalisierte Klassifikationssysteme: DSM-IV und ICD-10
6 Aufbau der Diagnosesysteme
7 Verfahren zur operationalen Diagnosestellung
8 Der diagnostische Prozess
9 Kritische Würdigung der neuen operationalen Diagnosesysteme
10 Ausblick
Literatur

1 Einführung und Begriffsbestimmung

Im vorliegenden Beitrag wird ein Überblick zum aktuellen Stand der klassifikatorischen Diagnostik gegeben. Nach der Bestimmung wesentlicher Begriffe werden verschiedene Typen von Klassifikationssystemen sowie Aufgaben und Ziele der Diagnostik beschrieben. Nach einer Gegenüberstellung traditioneller und moderner operationaler Klassifikationssysteme werden letztere ausführlich dargestellt. Das wesentliche Ziel des Kapitels ist es, ein grundlegendes Wissen zur Geschichte und zum Aufbau diagnostischer Klassifikationssysteme zu vermitteln, das es der Leserin bzw. dem Leser ermöglicht, Vor- und Nachteile dieser Systeme zu erfassen und sie damit in der Praxis verantwortungsvoll zu handhaben.

Zum Begriff der Klassifikation findet sich im „Zeit"-Lexikon folgende Definition:

> Klassifikation ist die Einteilung von Dingen oder Begriffen nach gemeinsamen Merkmalen, z. B. Dezimalklassifikation, Schiffsklassifikation; Klassifikation der Lebewesen, Systematik. (DIE ZEIT, 2005, Bd. 8, S. 33)

Diese Begriffsbestimmung belegt, dass Klassifikation eine Tätigkeit ist, die nicht nur im Rahmen psychischer Störungen eine große Rolle spielt, sondern in sämtlichen Lebens- und Wissenschaftsbereichen von großer Bedeutung ist. Andere Wissenschaften haben elaborierte und weithin bekannte Klassifikationssysteme entwickelt, die sich im Laufe der Jahrhunderte ständig fortentwickelt haben. Beispiele sind die von Carl von Linné entwickelte biologische Systematik (binäre lateinische Bezeichnung, z. B. Violoa canina = Hundsveilchen) oder das chemische Periodensystem der Elemente, das die einzelnen Elemente klassifiziert.

Klassifikatorische Ansätze gelten deshalb in verschiedenen Wissenschaften als die wesentliche Basis empirischen Arbeitens, die eine systematische Forschung erst möglich machen. Neben dem Begriff der Klassifikation werden in diesem Zusammenhang häufig weitere Begriffe verwendet: eine *Systematik* beschreibt die „planmäßige Darstellung, einheitliche Gestaltung, Gliederung nach sachlichen und logischen Zusammenhängen" („Zeit"-Lexikon, Bd. 14, S. 346). Unter *Taxonomie* versteht man die Ordnung von Organismen in systematische Kategorien (Taxa, vgl. Meehl, 1995, 1999). Eine *Nomenklatur* ist demgegenüber eine Zusammenstellung spezifischer Begriffsbeschreibungen zur Identifikation der Klassen und Elemente eines Systems. Der Begriff der *Nosologie* bezeichnet den Versuch einer eindeutigen und logischen Unter-, Neben- und Überordnung beschriebener Krankheiten nach einheitlichen Gesichtspunkten. Aus wissenschaftstheoretischer Perspektive beschreibt Westmeyer (1998, S. 34) Klassifikation als eine

> Strategie wissenschaftlicher Begriffsbildung, die als Resultat zu einem System von Klassenbegriffen (qualitativen, kategorischen Begriffen), dem sog. Klassifikationssystem führt. Die Identifikation als Zuordnung einer Einheit zu einer Klasse entspricht daher der Feststellung, ob die Einheit unter den betreffenden Klassenbegriff fällt bzw. wie man in der Begriffslehre auszudrücken pflegt, zu seiner Extension gehört.

Westmeyer (1998) hat darauf hingewiesen, dass in der Klinischen Psychologie Klassifizieren eine der zentralen Aktivitäten ist: neben den psychischen Störungen, die in den gängigen Klassifikationssystemen erfasst werden und die den Schwerpunkt dieses Kapitels bilden, lassen sich auch z. B. therapeutische Verfahren klassifizieren, etwa in „tiefenpsychologisch fundierte Verfahren". Auch Behandlungseffekte können klassifiziert werden, etwa in der Unterscheidung von Hauptwirkungen, Nebenwirkungen, erwünschten und unerwünschten Wirkungen. Wichtig ist auch die „Klassifikation von Klassifikationssystemen": etwa solche, die man als „klassisch" bezeichnet im Gegensatz zu „modernen" oder aber „operationalen" Klassifikationssystemen.

Die Grundlage jeder Klassifikation bilden dabei Annahmen über den Gegenstandsbereich der Klinischen Psychologie: z. B. wurden verschiedene Ansätze zur Abgrenzung „normalen" und „gestörten" Verhaltens vorgeschlagen. Eine radikale Position nahm dabei Thomas Szasz ein (Szasz, 1961), der davon ausging, dass die Bezeichnung psychischer Störungen ausschließlich „Mythen" darstellten.

2 Typen von Klassifikationssystemen

Im Laufe der zurückliegenden Jahrzehnte wurden eine Reihe verschiedener Klassifikationssysteme entwickelt, die sich ihrerseits nach gemeinsamen Merkmalen einteilen lassen: eine wesentliche Unterscheidung besteht zwischen kategorialen und dimensionalen Diagnosesystemen: kategoriale Diagnosesysteme streben eine Gruppierung der interessierenden Merkmale und die Einordnung dieser Gruppen in ein System von Kategorien an (Margraf, 2000). Im Gegensatz zur kategorialen Diagnostik geht der dimensionale Ansatz davon aus, dass zwischen einzelnen Individuen eher quantitative als qualitative Unterschiede bestehen. Das primäre Ziel ist demnach nicht die Zuordnung eines Patienten zu einer bestimmten Störungskategorie, sondern die Benennung der Ausprägung bestimmter Merkmale (z. B. das Ausmaß sozialer Angst oder das Ausmaß depressiver Verstimmung). Circumplexmodelle der Persönlichkeit, wie sie etwa von Lorna Smith

Benjamin vorgeschlagen wurden (Benjamin, 1996; Tress, 1993) sowie Instrumente zu deren Erfassung wie die *Structural Analysis of Social Behavior (SASB)* sind Beispiele für dimensional orientierte Klassifikationssysteme. Margraf (2000) hat darauf hingewiesen, dass im Rahmen psychischer Störungen aktuell dem kategorialen Ansatz die größere Bedeutung zukommt.

Schließlich können neben kategorialen und dimensionalen Systemen noch typologische Klassifikationen unterschieden werden: diese bestehen aus der Definition eines „idealen" Typus, der in der Realität durchaus sehr selten vorkommen, jedoch als „Orientierung" dienen kann, um einzelne Menschen einzuordnen. Als Beispiel kann die Definition einer depressiven Episode genannt werden, deren Beschreibung eine Vielzahl von Phänomenen umfasst, ohne dass einzelne Individuen alle Merkmale erfüllen müssten.

Eine weitere Unterscheidung von Klassifikationssystemen besteht in solchen, die pathogenetisch orientiert sind, d. h. die den Anspruch erheben, sinnvolle Aussagen zur Entstehung einer Störung zu machen, und solchen Systemen, die ausschließlich deskriptiv sind. Als ein Beispiel für ein pathogenetisch orientiertes System kann die Operationalisierte Psychodynamische Diagnostik (Arbeitsgruppe OPD, 1996, vgl. auch Kap. 8 in diesem Band) betrachtet werden. Deskriptiv orientierte Systeme streben lediglich an, die aufgefundenen Phänomene sinnvoll zu ordnen, ohne dass Aussagen über die Entstehung etc. getroffen werden.

Schließlich lassen sich Klassifikationssysteme hinsichtlich der theoretischen Orientierung unterscheiden: psychoanalytische Klassifikationssysteme etwa versuchen, Menschen hinsichtlich des Störungsgrades einzuteilen, etwa in „frühe" Störungen vs. Neurosen, während verhaltenstherapeutisch relevante Klassifikation etwa darin besteht, Verhaltensdefizite, -exzesse und -ressourcen entsprechend exakt zu beschreiben.

3 Aufgaben und Ziele der Klassifikation

Wie oben kurz dargestellt, dient die Klassifikation sowohl in der Biologie als auch in der Psychiatrie vor allem dem Zweck, die Vielfalt der beobachtbaren Phänomene handhabbar zu machen. Im deutschen Sprachraum liegen bereits einige umfassende Darstellungen klassifikatorischer Ansätze vor (z. B. Freyberger, Stieglitz & Wittchen, 2001; Hiller, 2000; Stieglitz, 2001). Wittchen (1994, S. 48) nennt insgesamt 9 Ziele, die mit einer Klassifikation psychischer Störungen verbunden sind:

1. zuverlässige Ableitung von Diagnosen (z. B. welche exakten Kriterien sind notwendig, um eine bestimmte Anzahl und Art von Symptomen zur Diagnose „Schizophrenie" zusammenzufassen?)
2. Verbindung einer Diagnose mit verschiedenen Ebenen von Interventionsentscheidungen (z. B. welche Schritte sollten unternommen werden, wenn die Diagnose „Schizophrenie" gestellt wurde?)
3. Definition von eindeutigen Kontraindikationen (welche Interventionen sollten auf jeden Fall unterbleiben, wenn eine bestimmte Diagnose gestellt wurde?)
4. Bestimmung der Prognose (wie wahrscheinlich sind bestimmte Verläufe wie z. B. chronisch oder chronisch-rezidivierend bei einer bestimmten Diagnose?)
5. Planung von Rehabilitationsmaßnahmen (welche therapeutischen Maßnahmen sind zu ergreifen, um das Funktionsniveau wiederherzustellen?)
6. Erleichterung der Kommunikation innerhalb von und zwischen Einrichtungen (z. B. ist es wesentlich kürzer zu sagen „Frau X. leidet an einer Depression" als zu sagen: Frau X. leidet unter deutlich gedrückter Stimmung, hat das

Interesse an fast allen Dingen verloren, die ihr sonst Freude machen, hat an Gewicht verloren, grübelt viel, hat Suizidgedanken etc.)
7. Grundlage für die wissenschaftliche Erforschung (neben der Beschreibung von individuellen Schwierigkeiten und Problemen werden über Diagnosen sinnvolle Symptomgruppen gebildet, die gemeinsam untersucht werden können)
8. Verbesserung der Ökonomie von Diagnostik und Therapie (wenn sich Patienten mit einer bestimmten diagnostizierbaren Störung vorstellen, müssen die einzelnen Diagnostiker und Therapeuten nicht jedes Mal „das Rad neu erfinden" sondern können sich auf die akkumulierten Erkenntnisse zum jeweiligen Störungsbild beziehen)
9. Verbesserung und Vereinfachung in der Lehre (vgl. die Anmerkungen zu Punkt 6)

Diesen zweifellos wichtigen Zielen stehen jedoch auch einige Grundprobleme gegenüber. So ist die Forderung, dass psychische Störungen in disjunkte Einheiten zerlegt werden (so dass zwei Mengen keine Elemente gemeinsam haben) im Rahmen psychischer Störungen bisher nur schwer umzusetzen: als Beispiel kann gelten, dass bis in die moderne Klassifikation psychischer Störungen hinein starke Überlappungen zwischen Kategorien bestehen. Beispielsweise gibt es neben den affektiven und schizophrenen Störungen auch die sog. Schizoaffektiven Störungen, die Merkmale beider Störungsgruppen in sich vereinigen (affektive und psychotische Symptome). Weiterhin ist die Annahme von Diskontinuitäten (d. h. es bestehen natürliche Unterschiede zwischen Personen, die unterschiedlichen Klassen angehören) nicht unproblematisch: ob es wirklich eine solche natürliche Unterscheidung psychischer Störungen gibt, ist ungeklärt. Dieser Punkt bezieht sich selbstverständlich auch auf die Unterscheidung zwischen „psychisch gestörten" und „unauffälligen" Personen, was gegenwärtig beispielsweise hinsichtlich der Persönlichkeitsstörungen diskutiert (vgl. Lieb, 1998) wird: weisen „Persönlichkeitsgestörte" von der Norm kategorial abweichende Interaktionsstörungen auf, oder zeigen sie auf einer kontinuierlichen Eigenschaftsdimension Extremwerte? Zur Problematik der Unterscheidung zwischen Kategorien und Dimensionen stellt Meehl (1995, S. 266) fest: „The truth is that we usually do not know whether we are dealing with categories or with dimensions, and in the past we have not had a sound method for finding out the true state of affairs".

Margraf (2000, S. 129) nennt eine Reihe von Vorteilen, die für eine Klassifikation psychischer Störungen sprechen. Vergleichbar dem Kriterium Nr. 6 von Wittchen (1994, s. o.) benennt er die Verbesserung der Kommunikation unter Fachleuten („Frau X leidet unter einer depressiven Episode" ist wesentlich einfacher als „Frau X leidet in den letzten Wochen sehr häufig unter gedrückter Stimmung, ihre sonstigen Aktivitäten hat sie eingeschränkt, da sie ihr keinen Spaß mehr machen, sie hat abgenommen, schläft schlecht und sie grübelt ständig über ihre Zukunft nach. Außerdem beschäftigt sie sich vermehrt mit der Frage, ob ihr Leben überhaupt sinnvoll ist"). In diesem Sinne tragen Klassifikationssysteme dazu bei, dass die Fülle an Informationen sinnvoll reduziert wird. Dies dient dann auch der ökonomischen Informationsvermittlung, da im Idealfall mit einer bestimmten Diagnose bereits Information zu Ätiologie, Verlauf und Prognose einer bestimmten Störung einhergehen. In diesem Sinne ist auch denkbar, dass sich aus einer solchen Diagnose bereits Handlungsanleitungen ergeben, etwa in der Art, dass beim Vorliegen einer bestimmten Störung in der Regel eine bestimmte Intervention einzusetzen ist (z. B. Konfrontationsbehandlung bei Phobien). In letzter Konsequenz trägt

eine solche Klassifikation dann zum Aufbau systematischen Wissens bei.
Naturgemäß ist mit dieser Vereinfachung jedoch eine Reihe von Problemen verbunden (vgl. Margraf, 2000, S. 129): Szasz (1961) hat darauf hingewiesen, dass es sich bei psychischen Störungen um gesellschaftliche Konventionen handeln könnte, die teilweise mit erheblichen Auswirkungen auf die Betroffenen verbunden seien. In ähnlicher Richtung argumentierte Scheff (1973), der in seinem „Labeling"-Ansatz die potentiell schädlichen Auswirkungen von psychischen Krankheitsdiagnosen für Betroffene betonte. Ein weiteres Problem besteht darin, dass Beschreibung und Erklärung verwechselt werden: wenn beispielsweise Vermeidung als ein wesentliches Merkmal von Angststörungen angesehen wird, das in entsprechenden Diagnosemanualen festgehalten wird (z. B. bei Sozialer Phobie „die Situationen werden vermieden oder nur mit starker Angst ertragen") kann „andersherum" festgestellt werden: „Herr X vermeidet soziale Kontakte, WEIL er eine soziale Phobie hat" – womit ein klassischer Zirkelschluss vorliegt. Darüber hinaus können diagnostische Begrifflichkeiten einer Reifikation Vorschub leisten: dabei werden künstlich geschaffene Einheiten behandelt als wären es Realitäten. Schließlich ist für den diagnostischen Prozess auch zu beachten, dass bei der Auswahl von Verhaltensausschnitten (auch wenn es sich dabei um verhaltensnahe Kriterien handelt) und der damit einhergehenden Repertoire- und Auffälligkeitshypothesen immer a-priori-Annahmen gibt, die den diagnostischen Prozess leiten. Neben den hier angesprochenen „Bottom-Up"-Prozessen (vom Symptom zur Diagnose) sind demnach immer auch „Top-Down"-Prozesse (von der Diagnose zum Symptom) vorhanden.

4 Traditionelle Klassifikationssysteme

Unter dem Begriff „traditionelle Klassifikationssysteme" fallen nach Klosterkötter (2003) sowie Wittchen (1994) sämtliche Systeme, die vor der Einführung des Operationalisierungsprinzips in die psychiatrisch-psychologische Forschung entwickelt wurden. Historisch dürfte mit der Publikation des DSM-III 1980 sowie der ICD-10 1991 eine sinnvolle Trennlinie zu ziehen sein. In diesem Abschnitt wird uns somit die Entwicklung der psychiatrisch-psychologischen Klassifikation bis in die 70er Jahre des 20. Jahrhunderts beschäftigen: im folgenden Abschnitt wird dann ausführlich auf die modernen Klassifikationssysteme eingegangen.
Klosterkötter (2003) hat darauf hingewiesen, dass eine Darstellung aller traditionellen Einteilungsversuche psychischer Störungen bis 1980 leicht eine umfangreiche Monographie füllen würde. Die vorliegende Darstellung soll somit lediglich die Einordnung aktueller Diagnosesysteme vor ihrem historischen Hintergrund ermöglichen.
Auf Wilhelm Griesinger geht die in der Mitte des 19. Jahrhunderts formulierte Vorstellung einer „Einheitspsychose" zurück (Griesinger, 1861). Diese Formulierung geht davon aus, dass bei psychisch Kranken zwar verschiedene Beeinträchtigungen (z. B. des Affektes oder des Denkens) abgrenzbar sind, diese jedoch häufig ineinander übergingen. Griesinger zog daraus die Schlussfolgerung, dass es sich lediglich um verschiedene Stadien eines Krankheitsprozesses handelt. Mit seiner differenzierten „Einteilung der Seelenstörungen" trat Kraepelin (1909–1915) dieser Vorstellung entgegen. Dieser Einteilungsversuch ist insofern bis heute von größter Bedeutung, als wesentliche Oberkategorien psychischer Störungen bis heute darauf zurückgeführt werden können: so formulierte

Kraepelin neben der bekannten „Dementia Praecox“, die die Grundlage für die heutige Schizophreniediagnose darstellt, auch das „manisch-depressive Irresein“, das im wesentlichen den aktuellen bipolaren Störungen entspricht. Auch die Dreiteilung psychischer Störungen in „exogene“ (organisch bedingte), „endogene“ (Annahme eines körperlichen Substrats ohne dass dies bereits verstanden ist) und „psychogene“ Störungen wurde von Kraepelin formuliert. Sein Einteilungsschema begriff Kraepelin dabei als eines, das potentiell ständigen Weiterentwicklungen unterworfen ist und das demnach nicht notwendig die Realität psychischer Erkrankungsabläufe abbildet, aber zumindest eine hinreichende Annäherung bietet, um sinnvolle Aussagen hinsichtlich Therapie und Prognose damit machen zu können. Nach Kraepelin erfolgte eine ständige Weiterentwicklung psychiatrischer Diagnosen mit einer Vielzahl verschiedener Klassifikationsansätze (für einen Überblick vgl. Klosterkötter, 2003). Psychische Störungen fanden ihre erste Erwähnung in offiziellen Klassifikationssystemen in der 6. Ausgabe der „Internationalen Klassifikation der Krankheiten, Verletzungen und Todesursachen“ 1948 und kurz darauf in der ersten Ausgabe des amerikanischen „Diagnostic and Statistical Manual“ von 1952. Da die wesentliche Kritik an diesen Instrumenten auch für die Weiterentwicklung DSM-II und der ICD bis zur 9. Ausgabe (WHO, 1978) gelten, sollen sie gemeinsam diskutiert werden. Als der Endpunkt der „klassischen“ Diagnosesysteme können das DSM-II sowie die ICD-9 betrachtet werden: das Hauptproblem dieser Instrumente kann darin gesehen werden, dass die Störungen nicht hinreichend operationalisiert waren, d. h. die einzelnen Störungen nur kurz „glossarartig“ dargestellt wurden, ohne dass spezifische Anhaltspunkte definiert wurden, ab wann ein bestimmtes Symptom als vorhanden anzusehen ist. Einzelne Symptome waren auch nicht hinsichtlich Zeitkriterien, Schweregrad etc. näher dargestellt.

Wittchen (1994) nennt als wesentliche Schwächen der traditionellen Systeme:

1. Keine exakte Beschreibung von Symptomen und anderen zur Diagnosestellung notwendigen Merkmalen.
2. Veränderung von Aspekten wichtiger Kernsymptome zwischen einzelnen diagnostischen Klassen.
3. Fehlen zuverlässiger Zuordnungsregeln auf der Syndromebene.
4. Erhebliche Überschneidung diagnostischer Kriterien, da verlässliche nosologische (Nosologie: systematische Beschreibung und Lehre von den Krankheiten) Regeln fehlen.
5. Gliederungen aufgrund unterschiedlicher theoretischer Orientierungen (z. B. tiefenpsychologisch, behavioral, biologisch).
6. Fehlen von Entscheidungshilfen, was einem „Fall“ zuzuordnen ist.
7. Fehlen grundsätzlicher Anwendungsregeln für das Gesamtsystem.

Die auf Kraepelin zurückgehende psychiatrische Klassifikation wurde in den frühen Jahren der Verhaltenstherapie massiv kritisiert. Der klassifikatorischen Einteilung psychischer Störungen stellte die frühe Verhaltenstherapie die funktionale Analyse gegenüber, in der einzelne konkret beschriebene Verhaltensweisen samt ihrer Antezedenzen und Konsequenzen betrachtet wurden. Besonders stark wurde kritisiert, dass aus den jeweiligen Diagnosen nicht notwendig Behandlungsempfehlungen folgten: in diesem Zusammenhang spricht Margraf (2000) – entgegen dem theoretischen Anspruch der Systeme – von diagnoseleeren Therapien und therapielosen Diagnosen. Ein weiteres gravierendes Problem, dem sich die klassifikatorische Diagnostik in den 1950er und 1960er Jahren gegenübersah, bestand in mangelhafter Reliabilität: Als klassisch kann die Studie von Beck,

Ward, Mendelson, Mock und Erbaugh (1962) gelten, die nachweisen konnte, dass vier erfahrene Psychiater bei einer zufällig ausgewählten Stichprobe von 153 neu überwiesenen Patienten eine Übereinstimmung der vergebenen Diagnosen von nur 54 % erzielten. Da es sich bei dieser Studie um Psychiater handelte, die in einer einzigen Einrichtung tätig waren, stellte sich natürlich die interessante Frage, wie es sich mit der Reliabilität psychischer Störungen zwischen einzelnen Kliniken oder gar in verschiedenen Ländern verhält: Bentall (2003) weist auf das „US-UK Diagnostic Project" hin (S. 50), zu dem mehrere Studien gehörten, in denen die Prävalenzen schizophrener Erkrankungen in den USA und Großbritannien miteinander verglichen wurden. Bei Verwendung der „landesüblichen" Diagnosesysteme zeigte sich dabei, dass in den USA eine deutlich höhere Anzahl von Patienten mit schizophrenen Störungen identifiziert wurde als in Großbritannien. Eine genaue Analyse erbrachte, dass Großbritannien einen vergleichsweise „engen", an Kraepelin angelehnten Schizophreniebegriff pflegte, während in den USA eine Vielzahl von Störungen mit der Diagnose „Schizophrenie" belegt wurden, die in Großbritannien andere Diagnosen erhielten. Kendell, Cooper, Gourlay, Copeland, Sharpe und Gurland (1971) haben in einer weiteren Studie britischen und amerikanischen Psychiatern videographierte Interviews mit psychiatrischen Patienten gezeigt und dabei herausgefunden, dass die amerikanischen Psychiater wesentlich häufiger eine Schizophrenie diagnostizierten als die britischen. Ihre Ergebnisse fassten die Autoren in einer Grafik zusammen, die die unterschiedlichen Diagnosegewohnheiten der Psychiater aufzeigt (s. **Abb. 1**).

Es ist deutlich zu erkennen, wie stark das amerikanische Schizophrenie-Konzept sich mit anderen diagnostischen Kategorien überlappt, die von britischen Psychiatern ausschließlicher genutzt werden. Auf der Basis dieser und weiterer Untersuchungen wurden Diagnosesysteme erstellt, deren wesentliches Ziel in einer Verbesserung der diagnostischen Reliabilität lag. Gleichzeitig ist es offensichtlich, dass ein Diagnosesystem, das über eine mangelnde Reliabilität verfügt, kaum nachhaltig valide sein dürfte.

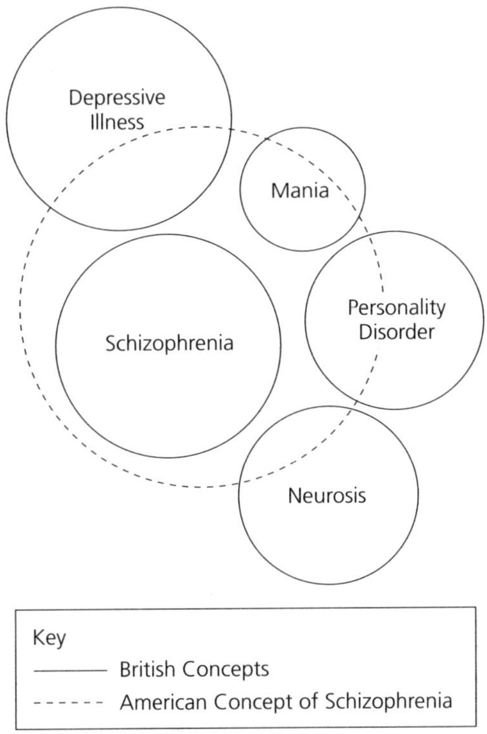

Abb. 1: Vergleich der Schizophrenie-Diagnosekonzepte britischer und amerikanischer Psychiater (Kendell et al., 1971; nach Bentall, 2003, S. 51)

Neben Schwächen des Klassifikationssystems selbst (wie z. B. der psychiatrische Diagnoseschlüssel, vgl. unten) muss jedoch berücksichtigt werden, dass Probleme auch in den zu klassifizierenden Merkmalen (z. B. inwiefern die Schilderung der Patienten konsistent und zutreffend ist) oder bei den Klassifizierenden (wie qualifiziert sind einzelne Diagnostiker zur Durchführung der Diagnostik?) liegen können: beispielsweise dürfte die Art der Exploration oder Anamneseerhebung maßgeblichen Einfluss darauf haben, welche Symptome und Schwierigkeiten von Patienten berichtet werden. Auf Seiten des Diagnostikers lassen sich teilweise gravierende Probleme der Einstellungsbildung feststellen: auch Psychiater und Psychologen unterliegen z. B. den sozialpsychologisch hinreichend bekannten Phänomenen wie etwa dem Halo-Effekt.

Eine Revolution der Diagnostik ergab sich mit dem DSM-III: Mit der Einführung der dritten Revision des DSM (APA, 1980) wurden unter der Federführung von Robert L. Spitzer neue Standards in der klassifikatorischen Diagnostik zur Verbesserung der diagnostischen Reliabilität gesetzt, die bis in die heutige Zeit reichen. Der entscheidende Fortschritt ist in der *Operationalisierbarkeit* der einzelnen Klassen, d. h. Störungsbilder, zu sehen. Operationalisierung bezeichnet die Festlegung von expliziten Ein- und Ausschlusskriterien (d. h. der notwendigen und hinreichenden sowie ausschließenden Merkmale) für jede diagnostische Klasse sowie die Beschreibung von Entscheidungs- und Verknüpfungsregeln (Algorithmen). Das bedeutet, dass z. B. für die Diagnose einer Depression genau festgelegt wurde, welche Symptome (Einschlusskriterien) in welcher Mindestanzahl vorliegen müssen, um die Diagnose zu stellen. In **Tabelle 1** sind die Kriterien zur Diagnose einer leichten Depressiven Episode nach ICD-10 bzw. einer Major Depression nach DSM-IV aufgeführt. Einschlusskriterien sind: depressive Stimmung, Interessen- oder Freudeverlust, mangelnder Antrieb oder gesteigerte Ermüdbarkeit usw. Ausschlusskriterium in diesem Beispiel wäre das Vorliegen einer (hypo)manischen Episode in der Vorgeschichte. In diesem Fall wäre die Diagnose einer Bipolaren Erkrankung zu stellen.

Durch die Formulierung von Wenn-Dann-Bedingungen für die Diagnostik („Wenn die Symptome 1., 2. ... vorliegen, dann ist die Diagnose X zu stellen“) werden somit Entscheidungsregeln beschrieben, die Diagnostik und Klassifikation vereinheitlichen sollen.

Im konkreten Beispiel nach **Tabelle 1** ist ferner auszuschließen, dass die Episode auf Substanzen oder auf eine organische psychische Störung zurückzuführen ist oder eine Trauerreaktion darstellt. In beiden Diagnosesystemen wird zudem eine Mindestanzahl an erfüllten Kriterien verlangt, eine Mindestdauer der Beschwerden (Zeitkriterium) sowie im DSM „klinisch bedeutsames Leiden oder Beeinträchtigungen in wichtigen Funktionsbereichen (Schule, Arbeit...)“. Im Unterschied zur ICD-10 wird im DSM-IV keine Unterteilung hinsichtlich des Schweregrades der depressiven Symptomatik vorgenommen.

Mit der Einführung des DSM-III wurden im Gegensatz zu traditionellen Klassifikationssystemen ausschließlich Kriterien herangezogen, die sich in wissenschaftlichen Studien als relevant zur Beschreibung eines Störungsbildes erwiesen hatten. Da Theorien zur Ätiologie (Lehre von den Ursachen der Krankheiten) psychischer Störungen zwischen den verschiedenen Therapieschulen sehr strittig und empirisch nicht hinreichend belegt sind, liegt zumeist ein atheoretischer, *deskriptiver Ansatz* vor. Dies bedeutet, dass zur Diagnosestellung beobachtungsnahe oder prinzipiell erfragbare und nicht erst durch Interpretation erschließbare Merkmale herangezogen werden (z. B. die Symptome „chronisches Gefühl innerer Leere und affektive Instabilität“ anstelle von bestimmten Abwehrmechanismen wie Spaltung bei Borderline-Persönlichkeitsstörungen). Zudem erscheint es schwer möglich, alle unterschiedlichen Erklärungsmodelle zu einem Störungsbild (z. B. psychoanalytisch, verhaltenstherapeutisch, genetisch) in der Klassifikation zu berücksichtigen. Aufgegeben wurde die Annahme einer Störungshie-

Tab. 1: Vergleich der diagnostischen Kriterien für eine leichte depressive Episode nach ICD-10 bzw. einer majoren Depression nach DSM-IV

ICD-10: Leichte Depressive Episode (F32.0)	DSM-IV: Major Depression
(Allgemeine) Diagnostische Kriterien *G1. Die depressive Episode sollte mindestens zwei Wochen dauern.* G2. In der Anamnese keine manischen oder hypomanischen Symptome, die schwer genug wären, die Kriterien für eine manische oder hypomanische Episode zu erfüllen. G3. Ausschlussklausel: Die Episode ist nicht auf einen Missbrauch psychotroper Substanzen (F1) oder auf eine organische psychische Störung im Sinne des Kapitel F0 zurückzuführen. **F 32.0 leichte depressive Episode: Diagnostische Kriterien** A. Die allgemeinen Kriterien für eine depressive Episode (F32) sind erfüllt. B. Mindestens zwei der folgenden drei Symptome liegen vor: 1. depressive Stimmung, in einem für die Betroffenen deutlich ungewöhnlichen Ausmaß, die meiste Zeit des Tages, fast jeden Tag, im wesentlichen unbeeinflusst von den Umständen und mindestens zwei Wochen anhaltend; 2. Interessen- oder Freudeverlust an Aktivitäten, die normalerweise angenehm waren; 3. verminderter Antrieb oder gesteigerte Ermüdbarkeit. C. Eines oder mehrere zusätzliche der folgenden Symptome, so dass die Gesamtzahl aus B. und C. mindestens vier *oder auch fünf* ergibt: 1. Verlust des Selbstvertrauens oder des Selbstwertgefühles; 2. unbegründete Selbstvorwürfe oder ausgeprägte, unangemessene Schuldgefühle; 3. wiederkehrende Gedanken an den Tod oder an Suizid oder suizidales Verhalten; 4. Klagen über oder Nachweis eines verminderten Denk- oder Konzentrationsvermögens, Unschlüssigkeit oder Unentschlossenheit; 5. psychomotorische Agitiertheit oder Hemmung (subjektiv oder objektiv); 6. Schlafstörungen jeder Art; 7. Appetitverlust oder gesteigerter Appetit mit entsprechender Gewichtsveränderung. Mit der **fünften Stelle** sollte das Vorliegen eines „somatischen Syndroms" angegeben werden: F32.00 ohne somatisches Syndrom F32.01 mit somatischem Syndrom	A. Mindestens fünf der folgenden Symptome bestehen während derselben Zwei-Wochen-Periode und stellen eine Änderung gegenüber der vorher bestehenden Leistungsfähigkeit dar; mindestens eines der Symptome ist entweder (1) Depressive Verstimmung oder (2) Verlust an Interesse oder Freude. **Beachte:** Auszuschließen sind Symptome, die eindeutig durch einen medizinischen Krankheitsfaktor, stimmungskongruenten Wahn oder Halluzinationen bedingt sind. 1. Depressive Verstimmung an fast allen Tagen, für die meiste Zeit des Tages, vom Betroffenen selbst berichtet (z. B. fühlt sich traurig oder leer) oder von anderen beobachtet (z. B. erscheint den Tränen nahe). (**Beachte:** kann bei Kindern und Jugendlichen auch reizbare Verstimmung sein). 2. Deutlich vermindertes Interesse oder Freude an allen oder fast allen Aktivitäten, an fast allen Tagen, für die meiste Zeit des Tages (entweder nach subjektivem Ermessen oder von anderen beobachtet). 3. Deutlicher Gewichtsverlust ohne Diät; oder Gewichtszunahme (mehr als 5% des Körpergewichtes in einem Monat); oder verminderter oder gesteigerter Appetit an fast allen Tagen. **Beachte:** Bei Kindern ist das Ausbleiben der zu erwartenden Gewichtszunahme zu berücksichtigen. 4. Schlaflosigkeit oder vermehrter Schlaf an fast allen Tagen. 5. Psychomotorische Unruhe oder Verlangsamung an fast allen Tagen (durch andere beobachtbar, nicht nur durch das subjektive Gefühl von Rastlosigkeit oder Verlangsamung). 6. Müdigkeit oder Energieverlust an fast allen Tagen. 7. Gefühle von Wertlosigkeit oder übermäßige oder unangemessene Schuldgefühle (die auch wahnhaftes Ausmaß annehmen können) an fast allen Tagen (nicht nur Selbstvorwürfe oder Schuldgefühle wegen des Krankseins). 8. Verminderte Fähigkeit zu denken oder sich zu konzentrieren oder verringerte Entscheidungsfähigkeit an fast allen Tagen (entweder nach subjektivem Empfinden oder von anderen beobachtet). 9. Wiederkehrende Gedanken an den Tod (nicht nur Angst vor dem Sterben), wiederkehrende Suizidvorstellungen ohne genauen Plan, tatsächlicher Suizidversuch oder genaue Planung eines Suizids.

B. Die Symptome erfüllen nicht die Kriterien einer Gemischten Episode.
C. Die Symptome verursachen in klinisch bedeutsamer Weise Leiden oder Beeinträchtigungen in sozialen, beruflichen oder anderen wichtigen Funktionsbereichen.
D. Die Symptome gehen nicht auf direkte körperliche Wirkung einer Substanz (z. B. Droge, Medikament) oder eines medizinischen Krankheitsfaktors zurück.
E. Die Symptome können nicht besser durch einfache Trauer erklärt werden, d. h. nach dem Verlust einer geliebten Person dauern die Symptome länger als zwei Monate an oder sie sind durch deutliche Funktionsbeeinträchtigungen, krankhafte Wertlosigkeitsvorstellungen, Suizidgedanken, psychotische Symptome oder psychomotorische Verlangsamung charakterisiert.

rarchie zugunsten der Möglichkeit, multiple Diagnosen (Komorbiditätsprinzip, z. B. Depression und Panikattacken) zum selben Zeitpunkt zu stellen. In früheren Diagnosesystemen war die Diagnosestellung weitgehend hierarchisch, es wurde zwischen wichtigen und weniger wichtigen Störungen unterschieden und bei gleichzeitigem Vorliegen die „unwichtigere" Störung unter die „wichtigere" gefasst. Beispielsweise ließ sich in der ICD-9 keine Angststörung oder Depression diagnostizieren, wenn gleichzeitig eine Schizophrenie vorlag. In diesem Falle wären die Angst oder die Depression als Bestandteil der Schizophrenie aufgefasst worden. Mit Einführung der Komorbidität lässt sich heute bei Erfüllung der diagnostischen Kriterien gleichzeitig die Diagnose einer Schizophrenie und einer komorbiden Angststörung stellen.
Eine weitere wichtige methodische Neuerung bestand in der Einführung eines multiaxialen Beschreibungssystems. Dies bedeutet, dass klinisch relevante Informationen gleichzeitig auf mehreren Dimensionen (bezeichnet als Achsen) wie psychische Störungen, körperliche Erkrankungen/Beeinträchtigungen und sozialen Faktoren eingeschätzt werden. Dies führt zum einen dazu, dass wichtige Informationen seltener übersehen werden, da systematisch der Fokus auf verschiedene Bereiche gelenkt wird. Zum anderen werden die unterschiedlichen Daten besser systematisiert und daher weniger vermischt (näheres zur multiaxialen Diagnostik im Abschnitt 6).
Durch diese Neuerungen konnte der Hauptkritikpunkt der mangelnden Reliabilität an den traditionellen Systemen entscheidend verbessert werden. Aus praktischen Erfahrungen von Klinikern und einer Vielzahl von speziellen Studien ergab sich „ein fortlaufender Prozess der Erprobung, Überprüfung und Korrektur, dessen Ergebnisse in einem systematischen Revisionsverfahren und abschließenden Konsensusprozess zur Vorbereitung von DSM-III-R und DSM-IV herangezogen wurden" (Saß, Zaudig, Houben & Wittchen, 1996, S. IX). Zur geschichtlichen Entwicklung siehe auch Houths (2002).

5 Moderne operationalisierte Klassifikationssysteme: DSM-IV und ICD-10

Diese Neuentwicklungen des DSM stießen in den 1980er Jahren auf breite Akzeptanz in Wissenschaft und Praxis vieler Länder und führten zu einer stürmischen Überprüfung und Überarbeitung von diagnostischen und statistischen Klassifikationssystemen. Schon 1987 folgte in den USA die korrigierte Auflage des DSM-III-R (APA, 1987), parallel arbeitete auch die Weltgesundheitsorganisation (WHO) an einer Überarbeitung der ICD und legte 1994 die 10. Revision vor (ICD-10, 1993), welche sehr dem amerikanischen DSM ähnelt (durch die 43. World Health Assembly bereits im Mai 1990 verabschiedet). Die Entwicklung beider Klassifikationssysteme lief von Anbeginn (seit den 1950er Jahren) in einer Wechselbeziehung. Bis heute gibt es viele Parallelen in beiden gängigen Klassifikationssystemen, insbesondere hinsichtlich ihres Aufbaus sowie in der Definition von Störungsbildern. Lange Zeit bestand das Bestreben beider Kommissionen, eine einheitliche Klassifikation zu erarbeiten. Obwohl dies bis heute nicht erreicht werden konnte, erscheinen die Unterschiede hinsichtlich der meisten Diagnosen für die klinische Praxis mit wenigen Ausnahmen (z. B. Schizophrenie) geringfügig. Die Übereinstimmung zwischen der ICD-10 und dem DSM-IV schwankt zwischen 33 % (für die Kriterien der Störungen durch den Gebrauch psychotroper Substanzen, d. h. Substanzen mit spezifischer Wirkung auf psychische Funktionen) und 87 % (für die Dysthymie – eine chronische aber weniger schwere Form der Depression). Die durchschnittliche Übereinstimmung liegt bei 68 % (Schulte-Markwort, Marutt & Riedesser, 2002).

So hat man im DSM-IV (deutsch: Saß, Wittchen & Zaudig, 1996) neue Diagnosen überwiegend aus der ICD-10 übernommen, um beide Systeme kompatibler zu gestalten. Nahezu alle im DSM-IV beschriebenen Störungsbilder sind nach Saß et al. (1996) auch in der ICD-10 enthalten. Die ICD-10 gibt jedoch in einigen Störungsgruppen mehr Verschlüsselungsmöglichkeiten an als das DSM-IV, so dass Saß et al. (1996) grundsätzlich zu einer Querprüfung mit der ICD-10 raten. Erhebliche Unterschiede zwischen beiden Systemen bestehen einerseits in unterschiedlichen Fokussierungen auf spezifische Störungsaspekte sowie darin, dass im DSM-IV forschungsorientierte Gesichtspunkte mehr Gewicht besitzen. Hingegen nimmt die ICD-10 eine stärker interkulturelle Perspektive ein, besonders auch im Hinblick auf Länder der Dritten Welt (Saß et al., 1996). In der ICD-10 wird im Anhang II „Kulturspezifische Störungen", im DSM-IV mit dem Unterkapitel „Kulturelle Merkmale" sowie dem in Anhang I zu findenden „Leitfaden zur Beurteilung kultureller Einflussfaktoren" jeweils spezifisch auf interkulturelle Besonderheiten eingegangen. Die Beschreibungen zu den einzelnen Störungsbildern sind in der ICD-10 deutlich kürzer und weniger bestimmt formuliert (z. B. „normalerweise", „sollte vorhanden sein", vgl. auch Dilling, 2002) als im DSM-IV. Saß et al. (1996) weisen auf ein weiteres wesentliches Unterscheidungsmerkmal hin: im DSM-IV wird bei den meisten Störungsbildern das Eingangskriterium „Das Störungsbild verursacht in klinisch bedeutsamer Weise Leiden oder Beeinträchtigungen in sozialen, beruflichen oder anderen wichtigen Funktionsbereichen" gefordert. Die ICD-10 hingegen versucht, psychosoziale Kriterien bei der Diagnosestellung zu vermeiden, da sie als weltweit anwendbares Klassifikationssystem unterschiedliche psychosoziale und kulturelle Begebenheiten berücksichtigen muss. In beiden Diagnosesystemen finden

Tab. 2: Ziele, Prinzipien und Unterschiede von ICD-10 und DSM-IV

Kennzeichen der ICD-10 und des DSM-IV		
Ziele	**Prinzipien**	**Unterschiede**
Verbesserung der (Interrater-) Reliabilität klinische, wissenschaftliche und administrative Brauchbarkeit theoretische Unabhängigkeit zur Anwendbarkeit des Systems durch Forscher und Kliniker unterschiedlicher Ausrichtung möglichst breite Übereinstimmung zwischen beiden Diagnosesystemen valide diagnostische Kategorien	Operationalisierbarkeit der Störungskategorien durch Formulierung von Ein- und Ausschlusskriterien, Formulierung von Zeitkriterien sowie durch Algorithmen empirische Basis der Kriterien vorwiegend deskriptiver Ansatz: phänomenologisch-symptomorientierte Beschreibung der Störungsbilder damit einhergehend Gruppierung der Störungsbilder nach Erscheinungsbild und nicht nach vermuteter Ätiologie (Ausnahmen: Organisch bedingte und substanzinduzierte Störungen, Anpassungsstörung und posttraumatische sowie akute Belastungsstörung) Verzicht auf wenig valide und reliable Begriffe (z. B. Psychose, Neurose, endogen; Ausnahme: Benennung der Gruppe F4 in der ICD-10: „neurotische- Belastungs- und somatoforme Störungen") Komorbiditätsprinzip: Möglichkeit, mehrere Diagnosen zu stellen multiaxiale Diagnostik (bes. im DSM-IV) Störungsbegriff statt Krankheitsbegriff	mehr Verschlüsselungsmöglichkeiten in der ICD-10 stärkere Forschungsorientierung im DSM-IV stärkere interkulturelle Perspektive der ICD-10 Beschreibungen der Störungsbilder sind im DSM-IV ausführlicher und bestimmter formuliert sowie besser operationalisiert psychosoziale Beeinträchtigungen als Kriterium im DSM Unterschiede in der Konzeptualisierung bestimmter Störungsbilder, z. B. schizophrene Erkrankungen (z. B. strengeres Zeitkriterium im DSM) und Depressionen (in der ICD unterschieden hinsichtlich Schweregrad, im DSM allg. major depression) mehrere Fassungen der ICD-10: u. a. die klinischen Beschreibungen und diagnostischen Leitlinien (WHO, 1991; Dilling et al., 2000) sowie die Forschungskriterien (WHO, 1993; Dilling et al., 2004)

psychosoziale Beeinträchtigungen zudem auf einer gesonderten Achse Berücksichtigung.

In **Tabelle 2** sind die mit der Konzeption des DSM-III begründeten und in der Folgezeit weiterentwickelten Kennzeichen moderner klassifikatorischer Diagnostik sowie die Hauptunterschiede zwischen ICD-10 und DSM-IV dargestellt (in Anlehnung an Dilling, Mombour & Schmidt, 2000; Saß et al., 1996).

Das DSM-III sowie seine Nachfolgeversion DSM-III-R wurden auch im deutschsprachigen Raum mit wachsender Zustimmung aufgenommen. Überraschenderweise beschränkte sich dies nicht nur auf eine theoretische Auseinandersetzung, sondern spiegelt sich auch in einer breiten Akzeptanz des DSM in Bereichen der Psychiatrie, Psychotherapie und Psychologie wider (Saß et al., 1996). In der theoretischen Ausbildung von Psychotherapeuten galt das DSM bald als Standardwerk, aber auch in der klinischen Praxis sowie in der Forschung wurde es verwendet. Diese Entwicklung ist nach Saß et al. (1996, S. X) „angesichts der langen europäischen Tradition in psychiatrischer Klassifikation und Nosologie und der vielfältigen ‚Brüche' mit diesen Auffassungen im DSM-III unerwartet gewesen". In Deutschland ist die ICD-10 für die offizielle Dokumentation verpflichtend und hat somit oftmals in praktisch-klinischen Bereichen mehr Bedeutung. Für wissenschaftliche Studien liegen von der ICD explizite Forschungskriterien (DCR) vor, die strenger und komplexer operationalisierte Kriterien enthalten und zusammen mit den klinisch-diagnostischen Leitlinien verwendet werden sollen (Dillling, Mombour & Schmidt, 2004). In der Forschung wird das DSM-IV aufgrund seiner etwas besseren Operationalisierung jedoch auch im deutschsprachigen Raum bevorzugt. Einige Änderungen gegenüber dem DSM-IV liefert das DSM-IV-TR (text revision) von 2000 (Saß, Wittchen & Zaudig, 2003; Dzieglewski, 2002): Kriterienänderungen betreffen z. B. das Tourette-Syndrom sowie Paraphilien wie Exhibitionismus und Frotteurismus. Zur Klassifikation psychischer Störungen im Kindes- und Jugendalter legten Döpfner und Lehmkuhl (1998, 2000) ein Diagnostik-System vor.

6 Aufbau der Diagnosesysteme

Die ICD-10 der WHO enthält als umfassendes System zur Klassifikation von Krankheiten 21 Kapitel (I-XXI), wobei im Kapitel V „Psychische und Verhaltensstörungen" aufgeführt sind. Zusätzlich erfolgte eine Untergliederung in die Bereiche A–Z, wobei zum Teil den jeweiligen Kapiteln mehr als ein Bereich zugeordnet wurde. Kapitel V umfasst nur den Bereich F. Jede psychische Störung wird mit dem Buchstaben F und vier Ziffern (selten fünf) verschlüsselt. Daher spricht man von einer fünf- bzw. sechsstelligen Codierung. **Tabelle 3** gibt einen Überblick über die Störungsgruppen von ICD-10 (Kapitel V) und DSM-IV (übernommen aus Stieglitz & Freyberger, 2004, S. 56). Unterstützung bei der Differentialdiagnose von Störungen des DSM-IV liefern Saß, Wittchen und Zaudig (1999).

Zum besseren Verständnis der sechsstelligen Codierung im ICD-10 gibt **Tabelle 4** einen Überblick anhand eines Beispiels.

Das DSM-IV dient ausschließlich der Klassifikation psychischer Störungen und ist multiaxial konzipiert (zum Versuch eines multiaxialen ICD-Systems vgl. Michels et al., 1996, 2001 sowie Siebel et al., 1997). Multiaxial bedeutet, wie bereits beschrieben, dass die Beurteilung auf verschiedenen Achsen erfolgt, welche sich jeweils auf einen anderen Informationsbereich beziehen. In **Tabelle 5** sind die Achsen der beiden Diagnosesysteme aufgeführt. Auf Achse I des DSM-IV sowie auf Achse Ia der ICD-10 werden Klinische Störungen diagnostiziert (z. B. Depression, Schizophrenie, Angststörungen). Bei Vorliegen von mehr als einer Achse-I-Störung sollten alle diese Störungen kodiert werden (Komorbiditätsprinzip). Hierunter fallen in der ICD-10 auch Persönlichkeitsstörungen, welche im DSM-IV hingegen auf Achse II zusammen mit geistigen Behinderungen angeordnet sind, da sie als langfristige Beeinträchtigungen verstanden werden. Medizinische Erkrankungen fallen im DSM-IV unter Achse III, in der ICD-10 unter Achse Ib. Im DSM werden körperliche Störungen und Zustände erfasst, die für das Verständnis oder die Behandlung des Patienten wichtig sein könnten. Achse IV des DSM und Achse III der ICD beschreiben soziale Probleme, welche die Diagnose, Therapie oder Prognose einer psychischen Störung beeinflussen können. Darunter fallen beispielsweise Probleme im sozialen Umfeld, Ausbildungsprobleme, berufliche Probleme, Wohnungsprobleme oder wirtschaftliche Probleme. Auf Achse V des DSM-IV wird schließlich das allgemeine Funktions-

Tab. 3: Gegenüberstellung der diagnostischen Hauptgruppen der ICD-10 und des DSM-IV (übernommen aus Stieglitz & Freyberger, 2004, S. 56 in Berger: Psychische Erkrankungen, 2. Auflage © Elsevier GmbH, Urban & Fischer Verlag München)

ICD-10, Kapitel V		**DSM-IV**
F0	Organische, einschließlich symptomatischer psychischer Störungen	Delir, Demenz, amnestische und andere kognitive Störungen
F1	Psychische und Verhaltensstörungen durch psychotrope Substanzen	Störungen im Zusammenhang mit psychotropen Substanzen
F2	Schizophrenie, schizotype und wahnhafte Störungen	Schizophrenie und andere psychische Störungen
F3	Affektive Störungen	Affektive Störungen
F4	Neurotische, Belastungs- und somatoforme Störungen	Angststörungen Anpassungsstörungen Somatoforme Störungen Vorgetäuschte Störungen Dissoziative Störungen
F5	Verhaltensauffälligkeiten mit körperlichen Störungen und Faktoren	sexuelle und Geschlechtsidentitätsstörungen Essstörungen Schlafstörungen
F6	Persönlichkeits- und Verhaltensstörungen	Persönlichkeitsstörungen Störungen der Impulskontrolle, nicht andernorts klassifizierte sexuelle und Geschlechtsidentitätsstörungen
F7	Intelligenzminderung	
F8	Entwicklungsstörungen	
F9	Verhaltens- und emotionale Störungen mit Beginn in der Kindheit und Jugend	Störungen, die gewöhnlich zuerst im Kleinkindalter, in der Kindheit oder Adoleszenz diagnostiziert werden
F99	Nicht näher bezeichnete psychische Störungen	andere klinisch relevante Probleme

Tab. 4: Veranschaulichung der sechsstelligen Kodierung in der ICD-10

Code	**Ebene**	**Bedeutung**	**Beispiel**
F		Hinweis auf psychische Störung	
Fx	Abschnitt	Zusammengehörige Störungen	F3 Affektive Störungen
Fxx	Hauptkategorie	Einzelne Störungsbilder/Hauptdiagnose	F30 manische Episode
Fxx.x	Subkategorie	Spezifikation aufgrund inhaltlicher Ausprägung oder Schweregrad	F30.2 Manie mit psychotischen Symptomen
Fxx.xx	Zusatzspezifikation	Spezifikation u. a. aufgrund von Verlauf, somatischer Symptomatik, inhaltlicher Ausprägung	F30.20 synthyme psychotische Symptome

Tab. 5: Multiaxialität von DSM-IV und ICD-10 (in Anlehnung an Stieglitz & Freyberger, 2004, S. 54)

DSM-IV	ICD-10
Achse I: Klinische Störungen und andere klinisch relevante Probleme	Klinische Diagnosen **Achse Ia:** psychische Störungen **Achse Ib:** somatische Störungen
Achse II: Persönlichkeitsstörungen, geistige Behinderung	**Achse II:** Ausmaß der psychosozialen Funktionseinschränkungen gemäß der WHO Disability Diagnostic Scale (WHO-DDS)
Achse III: Medizinische Krankheitsfaktoren	**Achse III:** Faktoren der sozialen Umgebung und der individuellen Lebensbewältigung gemäß dem Kapitel XXI (Z) der ICD-10 „Faktoren, die den Gesundheitszustand beeinflussen und zur Inanspruchnahme des Gesundheitswesens führen"
Achse IV: Psychosoziale und umgebungsbedingte Probleme	entfällt
Achse V: Globale Beurteilung des Funktionsniveaus (GAF)	entfällt

niveau des Betroffenen anhand der *Global Assessment of Functioning (GAF)*-Skala erfasst. Hierfür werden die psychischen, sozialen und beruflichen Funktionsbereiche beurteilt und auf einer Skala von 0 (unzureichende Information) bis 100 (hervorragende Leistungsfähigkeit) bewertet. Der *GAF*-Wert wird immer für den gegenwärtigen Zustand bestimmt, u. U. auch das höchste Niveau vergangener Zeitspannen (z. B. im vergangenen Jahr). Hilsenroth et al. (2000) kommen in einer empirischen Untersuchung zur Einschätzung, dass die *Global Assessment of Functioning*-Skala ein valides Maß für die generelle Beeinträchtigung darstellt.

Nach Saß et al. (1996) gelingt es mit der multiaxialen Beurteilung, die relevanten klinischen Daten in gewinnbringender Weise zu organisieren und zu aggregieren, ohne dabei die Komplexität der klinischen Situation unzulässig zu vereinfachen (vgl. Saß & Saß-Houben, 2005). Sowohl die Multiaxialität als auch die Verschlüsselung auf mehreren Kodierungsebenen (s. **Tab. 5**) erlaubt es dabei, die Spezifika unterschiedlicher Patienten mit der gleichen Diagnose abzubilden. Einen guten Überblick zu den in den Manualen beschriebenen psychischen Störungen geben mehrere Bücher, die ausführliche Fallschilderungen enthalten (Freyberger & Dilling, 1993; WHO, 2000; Zaudig, Wittchen & Saß, 2001).

7 Verfahren zur operationalen Diagnosestellung

Die wichtigsten Instrumente, die eine operationale Diagnosestellung erlauben, werden in Kapitel 14 in diesem Band genannt (vgl. dort Tab. 4). Zusätzlich wird das DIA-X vorgestellt (Wittchen & Pfister, 1997). In Ergänzung dazu sollen weitere wichtige Verfahren zur Sprache kommen. Zunächst ist das *Strukturierte Klinische Interview für DSM-IV-Achse I (SKID-I*; Wittchen, Zaudig & Fydrich, 1997) zu nennen. Dieses Interviewverfahren ermöglicht die Diagnosestellung der Achse-I-Störungen nach DSM-IV (APA, 1994). Der diagnostische Prozess beginnt zunächst mit den sogenannten „Screening"-Fragen (vgl.

Kasten 1), die einige (besonders Angststörungen), aber nicht alle (z. B. Schizophrene, Affektive und Somatoforme Störungen) Störungsbilder des *SKID-I-Interviews* überblicksartig abfragen. Gegebenenfalls wird im darauffolgenden Interview die jeweilige Kategorie vertieft. Die nicht rasch durch ein „typisches“ Merkmal diagnostizierbaren Störungen müssen im Interview grundsätzlich vertieft erfragt werden.

Beispiele für SKID-Screening-Fragen

- Gab es einmal eine Zeit in Ihrem Leben, in der Sie 5 oder mehr Gläser Alkohol (Bier, Wein oder Likör) auf einmal getrunken haben? (Alkoholmissbrauch, -abhängigkeit)
- Haben Sie jemals Drogen genommen? (Substanzabhängigkeiten)
- Hatten Sie jemals im Leben einen Angstanfall, bei dem Sie ganz plötzlich in panischen Schrecken gerieten oder starke Angst hatten? (Panikstörung)
- Hatten Sie jemals Angst, allein das Haus zu verlassen, sich in einer Menschenmenge zu befinden, in einer Schlange anzustehen oder mit dem Zug oder Bus zu fahren? (Agoraphobie)
- Haben Sie jemals unter Gedanken gelitten, die unsinnig waren und immer wieder kamen, auch wenn Sie es gar nicht wollten? (Zwangsgedanken)
- Ist es schon einmal vorgekommen, dass Sie bestimmte Dinge immer und immer wieder tun mussten, wie z. B. sich immer wieder die Hände zu waschen oder etwas mehrmals zu kontrollieren, um sicherzugehen, dass sie es richtig gemacht haben? (Zwangshandlungen)
- Waren Sie in den letzten sechs Monaten besonders nervös oder ängstlich? (Generalisierte Angststörung)

Auch das *Diagnostische Interview für psychische Störungen* (*DIPS*; Margraf, Schneider & Ehlers, 1994) erlaubt die Klassifikation psychischer Störungen nach DSM. Die ausführliche Beschreibung des diagnostischen Vorgehens und der Diagnosekriterien sowie einige Übungsfälle vereinfachen die Anwendung des Interviews, daher eignet sich das *DIPS* auch für Studenten und Ausbildungskandidaten. Zusätzlich zu den im *SKID-I* erhobenen Daten werden über die reine Diagnosestellung hinaus auch schon therapierelevante Informationen erhoben (Heidenreich & Erfert, 2005). Leider liegt aktuell keine Version für das derzeit gültige DSM-IV vor, sondern die Diagnosestellung erfolgt nach DSM-III-R. Seit Mitte der 1990er Jahre ist das *Diagnostische Kurz-Interview bei psychischen Störungen* (*Mini-DIPS*; Margraf, 1994) bei Jugendlichen ab 16 Jahren und bei Erwachsenen in Anwendung. Das Einzelinterview erfasst überblicksartig die psychischen Störungen nach den Kriterien des DSM-IV und ICD-10. Es ist eine Kurzfassung des *DIPS* und enthält einen strukturierten Interviewleitfaden, welcher wiederum in einen Überblicksteil und einen speziellen Teil zur Erfassung von insgesamt 17 psychischen Störungen sowie in ein Screening für psychotische Störungen und eine Kurzanamnese untergliedert ist.

Ähnlich lange existiert das *Kinder-DIPS* von Unnewehr, Schneider und Margraf (1995). Es findet bei Kindern und Jugendlichen im Alter zwischen 6 und 18 Jahren sowie bei deren Eltern Anwendung. Das *Kinder-DIPS* ist ein strukturiertes Interview und enthält eine Kind-/Jugendlichenversion sowie eine Elternversion. Das Interview ermöglicht die Diagnosestellung nach DSM-IV oder ICD-10 sowie eine Einschätzung der störungsbedingten Belastung und Beeinträchtigung in verschiedenen Lebensbereichen.

Im Gegensatz zu *SKID-I* und *DIPS*, die strukturierte Interviews darstellen, handelt es sich beim *Composite International Diagnostic Interview* (*CIDI*; Wittchen, Pfister & Garczynski, 1997) um ein standardisiertes Interview, für das auch eine computergestützte Version vorliegt. Die Diagnosestellung erfolgt wahlweise nach DSM-IV oder ICD-10. Aufgrund ihrer Ökonomie dürften die *„Checklisten für ICD-10“* von Hiller, Zaudig und Mombour (1995) ein besonders praktikables Hilfsmittel für die Diagnosestellung in der Praxis darstellen. Die „Internationalen Diagnose-Checklisten für DSM-IV“ (IDCL für DSM-IV) von Hiller, Zaudig und Mombour finden seit 1997 Anwendung und können zur psychiatrisch-psychologischen Diagnosenstellung, zur Dokumentation des diagnostischen Befundes und zur Verlaufsbeschreibung herangezogen werden. Entwickelt wurden die insgesamt 31 Checklisten vor allem für die tägliche Routinediagnostik im Bereich der psychiatrischen und psychosozialen Versorgung. Die Listen können dem Kliniker während des Explorationsgesprächs als Leitfaden dienen, um die diagnostischen Kriterien der in Frage kommenden Störungsbilder systematisch zu überprüfen.

In der Regel gehört zur umfassenden Diagnostik auch die Erhebung der im DSM-IV auf Achse II kodierten Persönlichkeitsstörungen. Fydrich, Renneberg, Schmitz und Wittchen (1997) haben mit dem *SKID-II* ein bewährtes Instrument vorgelegt, das die Erfassung von Persönlichkeitsstörungen ermöglicht. Das Vorgehen im *SKID-II* ist zweistufig: zunächst wird der zu befragenden Person ein Fragebogen vorgelegt, dessen Items die Kriterien des DSM-IV repräsentieren und der als Screening für die Merkmale der zwölf erfassten Persönlichkeitsstörungen dient. Im nachfolgenden Interview brauchen dann nur noch diejenigen Kategorien vertieft werden, die sich im Screening als auffällig erwiesen.

Das *Diagnostische Expertensystem für Psychische Störungen* (*DIA-X*; Wittchen & Pfister, 1996) ist ein Beurteilungssystem, das den Benutzer in reliabler und effizienter Weise bei der Diagnostik nach den Forschungskriterien der ICD-10 und DSM-IV unterstützt. Das Diagnostische Expertensystem besteht aus drei unterschiedlichen Komponenten:

- den Screening-Verfahren (die Angst, Depression oder psychische Störungen allgemein erfassen),
- einem standardisierten Interview zur Erfassung psychischer Störungen im Längsschnitt (gesamte Lebenszeit) oder Querschnitt (letzte 12 Monate) sowie
- einem umfassenden computergestützten Diagnosesystem.

Die *Schedules for Clinical Assessment in Neuropsychiatry* (*SCAN*; van Gülick-Bailer, Maurer & Häfner, 1995) sind laut Testbeschreibung ein Erhebungsinstrument zur Erfassung der grundlegenden Psychopathologie für die wichtigsten Störungen des Erwachsenenalters. *SCAN* setzt sich aus einem strukturierten Interview (PSE 10) und einem Glossar, in dem die zu erfragenden psychopathologischen Phänomene detailliert definiert werden, zusammen. Das Instrument eignet sich als Ausbildungsinstrument für die international gebräuchlichsten psychiatrischen Klassifikationssysteme DSM-III-R, ICD-10 und DSM-IV.

Das *Strukturierte Interview für die Diagnose einer Demenz vom Alzheimer Typ, der Multiinfarkt- (oder vaskulären) Demenz und Demenzen anderer Ätiologie nach DSM-III-R, DSM-IV und ICD-10* (*SIDAM*; Zaudig & Hiller, 1995) ist bei Erwachsenen von 60 bis 90 Jahren einsetzbar. Das *SIDAM* ist sowohl als Screening-Instrument wie auch zur basalen neuropsychologischen Einschätzung des kognitiven Funktionszustandes geeignet. Es ermöglicht laut Testbeschreibung in einfacher und praktikabler Weise die Diagnose verschiedener Demenzsyndrome sowie „leichter kognitiver Beeinträchtigung“ nach ICD-10 und DSM-IV. Eine Übersicht über Diagnoseinstrumente zur ICD-10 findet sich bei Stieglitz, Dittmann und Mombour (1992).

8 Der diagnostische Prozess

Im diagnostischen Prozess (vgl. ausführlicher Stieglitz, Freyberger & Mombour, 2002) sollen die bei einem Patienten erhobenen Daten sinnvoll integriert werden. Die klassifikatorische Diagnostik, wie sie hier beschrieben wird, leistet dazu einen wichtigen Beitrag – neben weiteren Erhebungsebenen wie z. B. Anamneseerhebung, Erhebung des psychischen/psychopathologischen Befundes, Erstellung des funktionalen Bedingungsmodells bzw. der Psychodynamik. Anhand eines Beispieles möchten wir illustrieren, wie der diagnostische Prozess unter Verwendung der beschriebenen multiaxialen Klassifikationssysteme verlaufen kann.

Die 27-jährige Patientin berichtet: „Seit einigen Wochen bin ich die ganze Zeit traurig und gedrückt, ich habe zu nichts mehr Lust, weil nichts mehr so richtig Spaß macht und würde mich am liebsten umbringen. Ich bin auch schon seit Wochen krankgeschrieben, weil ich einfach nicht mehr arbeiten kann. Nachts schlafe ich nicht ein, liege stundenlang wach und grüble, zwischendurch wache ich auch immer wieder auf und kann oft nicht mehr einschlafen. Seit Wochen schlafe ich maximal 5 Stunden pro Nacht. Außerdem habe ich Panikattacken, einfach so ganz plötzlich Angst. Jetzt habe ich immer Angst davor, dass das wiederkommt. Mir ging es noch nie gut. Schon seit der Pubertät – meine Mutter starb, als ich 14 Jahre alt war – fühle ich mich oft innerlich leer. Wenn ich unter Druck gerate, muss ich mich schneiden. Das ist das einzige, was mir dann noch hilft. Früher habe ich Drogen genommen und viel Alkohol getrunken, heute ist das nur noch selten. Ich hasse mich und meinen fetten Körper. Ich habe Angst davor, alleine zu sein. Aber meine Familie kann ich auch nicht um mich herum ertragen, es gibt doch nur immerzu Zoff. Ich habe auch schon mehrfach versucht mich mit Tabletten umzubringen, aber leider wurde ich immer zu früh gefunden."

In der multiaxialen Diagnostik nach DSM-IV werden zunächst die aktuellen klinischen Symptome erfasst (Achse I). Im Falle des erwähnten Beispiels lassen sich Hinweise auf das Vorliegen sowohl einer Major Depression als auch einer Panikstörung bei unklarer Agoraphobie finden. Auf Achse II werden überdauernde Muster wie Persönlichkeitsstörungen und Entwicklungsstörungen kodiert: die im Beispiel dargestellte Patientin zeigt im Rahmen ihrer Depression möglicherweise als „emotional-instabil" zu klassifizierende Verhaltensweisen. Die Diagnose einer „Borderline-Persönlichkeitsstörung" setzt jedoch voraus, dass es sich dabei um ein unflexibles und seit dem jungen Erwachsenenalter bestehendes Verhaltensmuster handelt. Körperliche Faktoren werden auf Achse III eingeschätzt. Hier sind sämtliche potentiell relevanten Erkrankungen zu nennen, im vorliegenden Fall evtl. eine Adipositas. Die Achsen IV und V schließlich liefern eine Einschätzung aktueller psychosozialer Belastungsfaktoren sowie eine globale Einschätzung des aktuellen Funktionsniveaus. Somit ergibt sich für das Fallbeispiel initial das in **Tabelle 6** dargestellte diagnostische Bild (ausgeführt sowohl für DSM-IV als auch für ICD-10).

Selbstverständlich ist der diagnostische Prozess damit noch nicht beendet. Vielmehr bestehen nun operational fundierte Hypothesen, welche einer weiteren Prüfung unterzogen werden müssen, bis der gesam-

Tab. 6: Diagnostische Einordnung des skizzierten Fallbeispiels nach DSM-IV und ICD-10

DSM-IV	ICD-10
Achse I: Major Depression, Panikstörung	**Achse Ia:** Mittelgradige Depressive Episode (F32.1) Panikstörung (F41.0) Emotional-instabile Persönlichkeitsstörung, Borderline Typus (F60.31) **Achse Ib:** Adipositas (E66)
Achse II: Borderline Persönlichkeitsstörung	**Achse II:** berufliche Funktionsfähigkeit = 5 (schwerste Funktionseinschränkung); weitere Sub-Skalen nicht bestimmbar
Achse III: Adipositas	**Achse III:** Verlust eines nahen Angehörigen in der Kindheit (Z61.0)
Achse IV: Probleme mit der Familie	
Achse V: GAF: 40	

te Prozess schließlich zu einer fundierten Entscheidung geführt werden kann. Stieglitz, Freyberger und Mombour (2002) veranschaulichen den diagnostischen Prozess bei operationalen Diagnosesystemen. Eine ausführliche Darstellung des diagnostischen Prozesses findet sich auch bei Caspar (vgl. Kap. 2 in diesem Band) sowie Krampen und Hank (vgl. Kap. 13 in diesem Band).

9 Kritische Würdigung der neuen operationalen Diagnosesysteme

Zweifelsohne stellen „operationalisierte Diagnostik und rationalere Konstruktion der Klassifikationssysteme [...] wesentliche Fortschritte dar, die sich in Forschung und Praxis bewährt haben" (Margraf, 2000, S. 141). Nach Wittchen (1994) schlagen sich die Verbesserungen durch die modernen Klassifikationssysteme und die operationalisierte Diagnostik insbesondere in drei Bereichen nieder:

1. *Diagnostischer Prozess bei der Diagnosestellung.* Operationalisierte Diagnosesysteme helfen dabei, den diagnostischen Prozess zu steuern, zu vereinheitlichen und zu strukturieren. Da in der psychiatrischen/psychodiagnostischen Untersuchung die Befunderhebung über verbale Methoden nach wie vor primäre Bedeutung besitzt, wirken sich die standardisierenden Vorgaben operationaler Klassifikationssysteme begünstigend auf den gesamten diagnostischen Prozess aus.
2. *Verbesserung der Reliabilität durch strukturierte Befunderhebung.* Die genaue Festlegung der zu erhebenden Symptome und Syndrome hat die Genauigkeit der Diagnostik deutlich erhöht. Insbesondere durch die Verwendung der beschriebenen strukturierten Interviews (z. B. *SKID-I*) konnten hier Fortschritte erzielt werden.
3. *Verbesserung der Reliabilität durch explizite diagnostische Kriterien und diagnostische Algorithmen.* Insbesondere die Studien von Meehl (1954) haben eindrucksvoll nachgewiesen, welche Nachteile mit einer „freien" klinischen Urteilsbildung verbunden sind. Dia-

gnostische Kriterien und Algorithmen, wie sie in modernen Diagnosesystemen umgesetzt sind, wirken sich in erheblichem Maße auf die diagnostische Reliabilität aus.

Doch natürlich gibt es auch eine Reihe kritischer Fakten, die im Hinblick auf die operationalisierte Diagnostik zu beachten sind. Denn die Möglichkeiten, die durch die operationalen Methoden geboten werden, lassen sich mitunter nicht ohne weiteres in die Tat umsetzen oder werden nicht umgesetzt: „Der sorgfältige Gebrauch von DSM-III-R und DSM-IV ist, wie neuere Studien gezeigt haben, auch in den USA nicht unbedingt die Regel; umso mehr Probleme dürften sich wegen der sprachlichen Barrieren und des Fehlens formaler Trainingsprogramme in der Anwendung von DSM-IV im deutschsprachigen Raum ergeben" (Saß et al., 1996, S. X). So ist zu vermuten, dass auch deutschsprachige Kliniker sich primär an ihren Erwartungen bzw. Erfahrungen orientieren und die Diagnosesysteme vornehmlich im Sinne einer Bestätigung ihrer eigenen Eindrücke heranziehen und somit widersprüchlichen Informationen nicht den Stellenwert zumessen, den sie im Rahmen einer algorithmisierten Diagnoseerhebung besitzen müssten.

Schwierig sind des Weiteren einzelne Störungskategorien – sowohl existierende als auch aus der Perspektive einzelner Kliniker fehlende Gruppen bzw. Subgruppen. So weisen Saß et al. (1996) darauf hin, dass im DSM-III-R der Begriff der dysthymen Störung amerikanischen Experten folgend unkritisch mit der „neurotischen Depression" gleichgesetzt wurde. Im Kontrast dazu zeigte sich jedoch in empirischen Studien, „dass Patienten mit einer im herkömmlichen Sinne diagnostizierten neurotischen Depression fast immer die Kriterien einer (chronischen) Major Depression erfüllen" (Saß et al., 1996, S. XI). Im DSM-IV wurde diese Begrifflichkeit nicht mehr gewählt; wie oben ausgeführt gibt es aber in der ICD-10 nach wie vor eine gesamte Kategorie, die das Label „neurotisch" in der Bezeichnung führt.

Eine andere Störung, die die Grenzen von Klassifikationssystemen aufzeigt, ist die narzisstische Persönlichkeitsstörung (Saß et al., 1996). In der ursprünglichen Ausgabe des DSM von 1952 war sie enthalten, im DSM-II wurde sie gestrichen, um in DSM-III und DSM-IV wieder aufgenommen zu werden. In der in Deutschland verbindlichen ICD-10 ist sie nicht aufgeführt, was von nicht wenigen Klinikern beklagt wird. Operationale Klassifikationssysteme stellen einen Kompromiss dar, der trotz fortlaufender Weiterentwicklung nicht allen Benutzern und auch nicht den angezielten klinischen Gegebenheiten gerecht werden kann.

Des Weiteren ist das Anliegen der Ätiologiefreiheit bei genauerer Betrachtung nicht durchgehend berücksichtigt: im DSM-IV werden alle Demenzerkrankungen nach ihrer Ätiologie aufgeführt und verschlüsselt, Schlafstörungen werden ebenfalls nach ätiologischen Gesichtspunkten geordnet (z. B. Schlafstörungen in Zusammenhang mit einer anderen psychischen Erkrankung, Schlafstörungen aufgrund eines medizinischen Krankheitsfaktors). Zusätzliche Kritik an den neuen operationalen Klassifikationssystemen wurde von Seiten behavioraler Theoretiker geäußert (Nelson-Gray & Paulson, 2004): während im Kern des verhaltensanalytischen Modells die – ideographische – Erstellung einer funktionalen Verhaltensanalyse steht, die das Verhalten auf den verschiedenen Reaktionsebenen im jeweiligen Kontext exakt beschreibt, liefert die kategoriale Diagnostik nomothetische Einheiten, die auf die einzelnen Patienten erst „zugeschnitten" werden müssen. Die Intention des konkreten Bezugs auf Verhalten ist dabei jedoch deutlich verschieden: während die funktionale Analyse versucht, funktional bedeutsame Einheiten festzulegen, strebt die klassifikatorische Diagnostik an, Einheiten sinnvoll zu Diagnosen zusammenzusetzen – ein Unterfangen, das unter Umständen gelingen kann, jedoch stets auch die Gefahr einer „Reifikation" in sicht birgt. Trotz dieser fundamentalen Gegensätze beschreiben Nelson-Gray und Paulson (2004) Möglichkeiten zur „komplementären Synthese" von klassifikatorischer Diagnostik und Verhaltensanalyse: aus ihrer Sicht ergänzen sich die Vorteile klassifikatorischen Vorgehens (Kommunikation zwischen Fachleuten, Notwendigkeit eines Klassifikationssystems für wissenschaftliche Arbeiten, vgl. oben) und der funktionalen Analyse (exakte Beschreibung einzelner Symptome und ihrer kontextuellen Bedingungen). Ihr prägnantes abschließendes Fazit: „This synthesis of diagnosis and behavioral assessment simply works best" (Nelson-Gray & Paulson, 2004, p. 483).

Als weitere Neuentwicklung, die sich kritisch mit den aktuellen Diagnosesystemen auseinandersetzt, können „transdiagnostische" Ansätzen gesehen werden: Harvey, Watkins, Mansell und Shafran (2004) führten eine umfassende Literaturübersicht zu experimentellen Arbeiten aus dem kognitiven Spektrum bei einer Vielzahl psychischer Störungen durch. In diesem Zusammenhang zeigte sich, dass pathologische Prozesse regelhaft über verschiedene Störungen hinwegzugehen scheinen. Als Beispiel lässt sich das Prinzip der Vermeidung nennen, das insbesondere bei Angststörungen eine große Rolle spielt. Analog argumentierten Hayes, Strohsal und Wilson (1999), dass die modernen Klassifikationssysteme Phänomene künstlich auseinanderreißen, die in Wirklichkeit zusammengehören: „The ‚comorbidity' rates in the current diagnostic systems are so high as to challenge the basic credibility of the nosology" (Hayes et al., 1999, S. 5). Darüber hinaus bezweifeln viele Autoren, dass mit der Konzentration auf Störungssymptome die wesentlichen Dinge abgedeckt sind: „Even if clients can be given a label such as panic disorder with agoraphobia, or obsessive-compulsive disorder, many of the issues within therapy will still have to do with other problems: jobs, children, relationships, sexual identity, careers, anger, sadness, drinking problems, or the meaning of life" (Hayes et al., 1999, S. 5).

Gerade auch aus tiefenpsychologischer Sicht wird die als künstlich empfundene Unterteilung psychischer Störungen häufig kritisiert. Als Beispiel soll eine Arbeit zur Häufigkeit sozialer Ängste und sozialer Phobien in einer klinischen Population zitiert werden: Dally, Falck, Ferrari, Leichsenring, Rabung und Streeck (2005) fanden, dass von allen im Krankenhaus Tiefenbrunn im Zeitraum von 1½ Jahren behandelten Patienten 45 % auffällige Fragebogenwerte hinsichtlich des Vorliegens einer sozialen Phobie zeigten. Die Autoren kommen zu folgender Einschätzung: „Angesichts des höchst fragwürdigen Störungskonzepts und des daran gebundenen Konzepts der Komorbidität ist das jedoch insofern verständlich, als es sich bei den Beeinträchtigungen schwerer gestörter Patienten kaum jemals um Beeinträchtigungen handelt, die auch nur halbwegs sinnvoll als isolierte Störungen zu bezeichnen sind" (Dally et al., 2005, S. 7).

Da als „Goldstandard" aktueller Diagnostik häufig die Durchführung strukturierter klinischer Interviews (z. B. *SKID*) angesehen wird, ergibt sich daraus eine weitere Gefahr: Aufgrund der Tatsache, dass im *SKID* lediglich einige Oberkategorien behandelt werden, ist es möglich, dass andere, weniger bekannte Störungen schlicht „übersehen" werden. Hierzu gehören häufig die dissoziativen Störungen, etwa Depersonalisation/Derealisation (vgl. Michal et al., 2004a; Michal et al., 2004b).

10 Ausblick

Naturgemäß ist es schwer, Prognosen hinsichtlich der Weiterentwicklung der aktuellen Diagnosesysteme zu machen: so mag die Frage, wie ein DSM-V oder eine ICD-11 aussehen wird, viele Menschen beschäftigen. Aus unserer Sicht dürfte nach langen Jahren der Betonung zunehmender Reliabilität die Frage der Validität der Diagnosen stärker in den Mittelpunkt rücken. Wegweisend könnten in diesem Zusammenhang die Überlegungen und empirischen Studien Paul Meehls sein, der sich seit langer Zeit mit der Frage der „Taxonizität" psychischer Störungen beschäftigt, d. h. der Frage, ob mit den so unterschiedenen psychischen Störungen wirklich Krankheitseinheiten erfasst werden, die sinnvoll und real „vorhanden" sind. Wesentliche Anregungen sind dabei auch aus dem Bereich der „positiven Psychologie" zu erwarten (vgl. etwa Maddux, 2004; Wright & Lopez, 2004): aus dieser Perspektive ist das grundsätzliche Problem klassifikatorischer Diagnostik, dass den Ressourcen und der sozialen Situation der betroffenen Individuen zu wenig Beachtung geschenkt wird. In diesem Zusammenhang wird den modernen Klassifikationssystemen vorgeworfen, die „Krankheitsideologie" zu perpetuieren. Und schließlich ist die grundsätzliche Frage eines jeden Klassifikationssystems, ob die durch die notwendige Zusammenfassung und Verkürzung vorgenommene Vereinfachung nicht das eigentlich Wesentliche verloren geht: die Individualität jedes einzelnen Menschen.

Einen weiteren Gesichtspunkt, der in der Betrachtung bzw. Weiterentwicklung von Klassifikationssystemen zu beachten ist, stellt die Frage der angemessenen Behandlung psychischer Störungen dar. Im Zusammenhang mit der sogenannten „Evidenzbasierten Medizin" (EBM; vgl. etwa Berger, 2004) bzw. analog der „evidenzbasierten Psychotherapie" (z. B. Sanderson, 2002) werden Kriterien diskutiert, um die wissenschaftliche Güte und Angemessenheit einer therapeutischen Intervention je nach spezifisch vorliegender Störung zu bestimmen. Bei Klassifikationssystemen könnte eine Steigerung des Nutzwertes erzielt werden, wenn auf der Basis evidenzbasierter Interventionsvorschläge bei den einzelnen zu klassifizierenden Störungen auch Hinweise auf die nach aktuellem Forschungsstand beste Behandlungsform angefügt würden. Dies würde jedoch eine Aktualisierung der Klassifikationssysteme erforderlich machen, die mit der Geschwindigkeit der klinisch-psychologischen Forschung Schritt hält. Die Entwicklung wird zeigen, ob eine derartige Verschränkung von klassifikatorischer Diagnostik und therapeutischer Intervention wünschenswert und machbar ist.

Literatur

American Psychiatric Association (Ed.) (1980). *Diagnostic and statistical manual of mental disorders, Third edition (DSM-III).* Washington, D.C.: American Psychiatric Press.

American Psychiatric Association (Ed.) (1987). *Diagnostic and statistical manual of mental disorders, Third edition – Revised (DSM-III-R).* Washington, D.C.: American Psychiatric Press.

American Psychiatric Association (Ed.) (1994). *Diagnostic and statistical manual of mental disorders, Fourth edition (DSM-IV).* Washington, D.C.: American Psychiatric Press.

Arbeitsgruppe OPD (Hrsg.) (1996). *Operationalisierte psychodynamische Diagnostik.* Bern: Huber (2. Auflage 2001).

Beck, A. T., Ward, C. H., Mendelson, M., Mock, J. E. & Erlbaugh, J. K. (1962). Reliability of psychiatric diagnoses 2: A study of consistency of clinical judgements and ratings. *American Journal of Psychiatry, 119*, 351–357.

Benjamin, L. S. (1996). Introduction to the Special Section on Structural Analysis of Social Behavior. *Journal of Consulting and Clinical Psychology, 64(6)*, 1203–1212.

Bentall, R.P. (2003). *Madness explained. Psychosis and human nature.* London: Penguin Books.

Berger, M. (Hrsg.) (2004). *Psychiatrische Erkrankungen. Klinik und Therapie.* (2., vollständig neu bearbeitete und erweiterte Auflage). München: Urban & Fischer.

Dally, A., Falk, O., Ferrari, T., Leichsenring, F., Rabung, S. & Streeck, U. (2005). Soziale Ängste in einer klinischen Population. *Psychotrerapie, Psychosomatik, Medizinische Psychologie, 55,* 169–176.

DIE ZEIT (2005). *Zeit-Lexikon in 20 Bänden.* Hamburg: Zeitverlag.

Dilling, H. (2002). *Lexikon zur ICD-10 Klassifikation psychischer Störungen.* Bern: Huber.

Dilling, H., Mombour, W. & Schmidt, M.H. (Hrsg.) (2000). *Weltgesundheitsorganisation: Internationale Klassifikation psychischer Störungen. ICD-10 Kapitel V (F). Klinisch-diagnostische Richtlinien* (3. Auflage). Berlin: Huber.

Dilling, H., Mombour, W. & Schmidt, M.H. (2004). *Internationale Klassifikation psychischer Störungen: Diagnostische Kriterien für Forschung und Praxis.* Bern: Huber.

Döpfner, M. & Lehmkuhl, G. (1998, 2000). *DISYPS-KJ: Diagnostik-System für psychische Störungen im Kindes- und Jugendalter nach ICD-10 und DSM-IV; klinische Diagnostik – Elternurteil – Erzieher- und Lehrerurteil – Selbsturteil. Manual.* Bern: Huber.

Dzieglewskie, S.F. (2002). *DSM-IV-TR in action.* New York: Wiley.

Freyberger, H.J. & Dilling, H. (1993). *Fallbuch Psychiatrie. Kasuistiken zum Kapitel V (F) der ICD-10.* Bern: Huber.

Freyberger, H.J., Stieglitz, R.-D. & Wittchen, H.-U. (2001). Klassifikation. In R.D. Stieglitz & U. Baumann (Hrsg.), *Psychodiagnostik psychischer Störungen* (S. 50–64.) Stuttgart: Enke.

Fydrich, T., Renneberg, B., Schmitz, B. & Wittchen, H.-U. (1997). *Strukturiertes Klinisches Interview für DSM-IV, Achse-II (Persönlichkeitsstörungen).* Göttingen: Hogrefe.

Griesinger, W. (1861). *Die Pathologie und Therapie der psychischen Krankheiten.* Braunschweig: Wreden.

Gülick-Bailer, M. van, Maurer, K. & Häfner, H. (1995). *SCAN Schedules for Clinical Assessment in Neuropsychiatry.* Deutsche Ausgabe. Göttingen: Hogrefe.

Harvey, A., Watkins, E., Mansell, W. & Shafran, R. (2004). *Cognitive Behavioral Processes across Psychological Disorders. A Transdiagnostic Approach to Research and Treatment.* Oxford: University Press.

Hayes, S.C., Strosahl, K.D. & Wilson, K.G. (1999). *Acceptance and Commitment Therapy: An experiential approach to behavior change.* New York: Guilford Press.

Heidenreich, Th. & Erfert, N. (2005). Testpsychologische Diagnostik bei Angststörungen. In M. Bassler & S. Leidig (Hrsg.), *Psychotherapie der Angsterkrankungen* (S. 215–228). Stuttgart: Thieme.

Hiller, W. (2000). Klassifikation und kategoriale Diagnostik in der Psychotherapie – Klassifikation nach ICD und DSM. In A.-R. Laireiter (Hrsg.), *Diagnostik in der Psychotherapie* (S. 353–366). Wien: Springer.

Hiller, W., Zaudig, M. & Mombour, W. (1995). *Internationale Diagnosenchecklisten für ICD-10.* Göttingen: Hogrefe.

Hilsenroth, M.J., Ackerman, S.J., Blagys, M.D., Baumann, B.D., Baity, M.R., Smith, S.R., Price, J.L., Smith, C.L., Heindselman, T.L., Mount, M.K. & Holdwick, D.J. (2000). Reliability and Validity of DSM-IV Axis V. *American Journal of Psychiatry 157, 1858–1863.*

Houths, A.C. (2002). Discovery, invention, and the expansion of the modern Diagnostic and Statistical Manuals of Mental Disorders. In L.E. Beutler & M.L. Malik (Eds.), *DSM. A psychological perspective* (pp. 17–65). Washington: APA.

Kendell, R.E., Cooper, J.E., Gourlay, A.J., Copeland, J.R.M., Sharpe, L. & Gurland, B.J. (1971). Diagnostic criteria of american and british psychiatrists. *Archives of General Psychiatry, 25,* 123–130.

Klosterkötter, J. (2003). Traditionelle Klassifikationssysteme. In H.-J. Möller, G. Laux & H.-P. Kapfhammer (Hrsg.), *Psychiatrie und Psychotherapie.* (2. Auflage, S. 327–348). Berlin: Springer.

Kraepelin, E. (1909–1915). *Psychiatrie. Ein Lehrbuch für Studierende und Ärzte,* Bd. 1–4. (8. Auflage). Leipzig: Barth.

Lieb, H. (1998). *„Persönlichkeitsstörungen". Zur Kritik eines widersinnigen Konzeptes.* Tübingen: dgvt.

Maddux, J.E. (2004). Stopping the „madness". Positive psychology and the deconstruction of the illness ideology and the DSM. In C.R. Snyder & S.J. Lopez (Eds.), *Handbook of positive psychology* (pp. 13–25). New York: Oxford University Press.

Margraf, J. (1994). *Mini-DIPS – Diagnostisches Kurzinterview bei psychiatrischen Störungen.* Berlin: Springer.

Margraf, J. (2000). Klassifikation psychischer Störungen. In J. Margraf (Hrsg.), *Lehrbuch der Verhaltenstherapie. Band 1: Grundlagen, Diagnostik, Verfahren, Rahmenbedingungen* (S. 125–143). Heidelberg: Springer.

Margraf, J., Schneider, S. & Ehlers, A. (1994). *Diagnostisches Interview bei psychischen Störungen (DIPS)*. Göttingen: Hogrefe.

Meehl, P. E. (1954). *Clinical versus statistical prediction: A theoretical analysis and a review of the evidence*. Minneapolis: University of Minnesota Press.

Meehl, P. E. (1995). Bootstraps taxometrics. Solving the classification problem in psychopathology. *American Psychologist, 50*, 266–275.

Meehl, P. E. (1999). Clarifications about taxometric method. *Applied and Preventive Psychology, 8*, 165–174.

Michal, M., Sann, U., Niebecker, M., Lazanowski, C., Aurich, S., Kernhof, K. & Overbeck, G. (2004). Die Erfassung des Depersonalisations-Derealisationssyndroms mit dem Fragebogen zu Dissoziativen Symptomen. *Zeitschrift für Psychosomatische Medizin und Psychotherapie, 50*, 271–287.

Michal, M., Sann, U., Niebecker, M., Lazanowski, C., Kernhof, K., Aurich, S., Overbeck, G., Sierra, M. & Berrios, G.E. (2004). Die Erfassung des Depersonalisations-Derealisationssyndroms mit der deutschen Version der Cambridge Depersonalization Scale (CDS). *Psychotherapie, Psychosomatik, Medizinische Psychologie, 54*, 367–374.

Michels, R., Siebel, U., Freyberger, H. J., Stieglitz, R.-D., Schaub, R. T. & Dilling, H. (1996). The multiaxial system of ICD-10: Evaluation of a preliminary draft in a multicentric field trial. *Psychopathology, 29*, 347–356.

Michels, R., Siebel, U., Freyberger, H. J., Schoenell, H. & Dilling, H. (2001). Evaluation of the multiaxial system ICD-10 preliminary draft: Correlations between multiaxial assessment and clinical judgements of aetiology, treatment indication and prognosis. *Psychopathology, 34*, 69–74.

Nelson-Gray, R. O. & Paulson, J. F. (2004). Behavioral assessment and the DSM system. In S. N. Haynes & E. M. Heiby (Eds.), *Comprehensive handbook of psychological assessment. Volume 3: Behavioral assessment* (pp. 470–486). New York: Wiley.

Sanderson, W. C. (2002). Why we need evidence-based psychotherapy practice guidelines. *Medscape General Medicine, 4(4)*, 14.

Saß, H. & Saß-Houben, I. (2005). Klassifikation. In F. Petermann & H. Reinecker (Hrsg.), *Handbuch der Klinischen Psychologie und Psychotherapie* (S. 137–146). Göttingen: Hogrefe.

Saß, H., Wittchen, H.-U. & Zaudig, M. (1996, 1998, 2003). *Diagnostisches und Statistisches Manual Psychischer Störungen (DSM-IV)*. Göttingen: Testzentrale.

Saß, H., Wittchen, H.-U. & Zaudig, M. (1999). *Handbuch der Differentialdiagnosen, DSM-IV*. Göttingen: Hogrefe.

Saß, H., Wittchen, H.-U. & Zaudig, M. (2003). *Diagnostische Kriterien DSM-IV-TR*. Göttingen: Hogrefe.

Saß, H., Zaudig, M., Houben, I. & Wittchen, H. U. (1996): Einführung zur deutschen Ausgabe: Zur Situation der operationalisierten Diagnostik in der deutschsprachigen Psychiatrie. In H. Saß, H.-U. Wittchen & M. Zaudig (Hrsg.), *Diagnostisches und Statistisches Manual Psychischer Störungen (DSM-IV)* (S. IX–XXIV). Göttingen: Hogrefe.

Scheff, T. J. (1973). *Das Etikett „Geisteskrankheit“*. Frankfurt am Main: Fischer.

Schulte-Markwort, M., Marutt, K. & Riedesser, P. (Hrsg.) (2002). *Cross walk ICD-10 – DSM-IV: Klassifikation psychischer Störungen: eine Synopsis*. Bern: Huber.

Siebel, U., Michels, R., Hoff, P., Schaub, R. T., Droste, R., Freyberger, H. J. & Dilling, H. (1997). Multiaxiales System der Kapitels V (F) der ICD-10. Erste Ergebnisse der multizentrischen Praktikabilitäts- und Reliabilitätsstudie. *Nervenarzt, 68*, 231–238.

Stieglitz, R.-D. (2001). *Diagnostik und Klassifikation psychischer Störungen*. Göttingen: Hogrefe.

Stieglitz, R.- D., Dittmann, V. & Mombour, W. (1992). Erfassungsmethoden und Instrumente zur ICD-10. *Fundamenta Psychiatrica, 6*, 128–136.

Stieglitz, R.-D. & Freyberger, H. J. (2004). Psychiatrische Diagnostik und Klassifikation. In M. Berger (Hrsg.), *Psychiatrische Erkrankungen. Klinik und Therapie* (2., vollständig neu bearbeitete und erweiterte Auflage, S. 47–77). München: Urban & Fischer.

Stieglitz, R.-D., Freyberger, H. J. & Mombour, W. (2002). Klassifikation und diagnostischer Prozess. In H. J. Freyberger, W. Schneider & R.-D. Stieglitz (Hrsg.), *Kompendium Psychiatrie, Psychotherapie, Psychosomatik* (S. 17–31). Basel: Karger.

Szasz, T. (1961). *The myth of mental illness*. New York: Harper and Row.

Tress, W. (Hrsg.) (1993). *SASB. Die Strukturale Analyse Sozialen Verhaltens*. Heidelberg: Asanger.

Unnewehr, S., Schneider, S. & Margraf, J. (1995). *Kinder-DIPS. Diagnostisches Interview bei psychischen Störungen im Kindes- und Jugendalter.* Berlin: Springer.

Westmeyer, H. (1998). Wissenschaftstheoretische Grundlagen der Klassifikation, Ätiologie und Diagnostik. In U. Baumann & M. Perrez (Hrsg.), *Lehrbuch Klinische Psychologie – Psychotherapie* (S. 33–45). Bern: Huber.

Wittchen, H.-U. (1994). Klassifikation. In R.-D. Stieglitz & U. Baumann (Hrsg.), *Psychodiagnostik psychischer Störungen* (S. 47–63) Stuttgart: Enke.

Wittchen, H.-U. & Pfister, H. (1996). *DIA-X – Diagnostisches Expertensystem für ICD-10 und DSM-IV.* Sweets & Zeitlinger.

Wittchen, H.-U., Pfister, H. & Garczynski, E. (1997). *Composite International Diagnostic Interview (CIDI).* Göttingen: Hogrefe.

Wittchen, H.-U., Zaudig, M. & Fydrich, T. (1997). *Strukturiertes Klinisches Interview für DSM-IV (SKID-I und SKID-II).* Göttingen: Hogrefe.

WHO (1978). *International classification of diseases (9th revision).* Genf: WHO.

WHO (1991). *Tenth revision of the international classification of diseases, Chapter V(F): Mental and behavioural disorders (including disorders of psychological development). Clinical descriptions and diagnostic guidelines.* Genf: WHO.

WHO (1993). *The ICD-10 Classification of Mental and Behavioral Disorders: Diagnostic Criteria for Research.* Genf: WHO.

WHO (2000). *Die vielen Gesichter des psychischen Leids. Das offizielle Fallbuch der WHO zur ICD-10. Kapitel V (F).* Bern: Huber.

Wright, B. A. & Lopez, S. J. (2004). Widening the diagnostic focus. A case for including human strength and environmental resources. In C. R. Snyder & S. J. Lopez (Eds.), *Handbook of positive psychology* (pp. 26–44). New York: Oxford University Press.

Zaudig, M. & Hiller, W. (1995). *SIDAM – Strukturiertes Interview für die Diagnose einer Demenz vom Alzheimer Typ, der vaskulären Demenz und Demenzen anderer Ätiologie nach DSM-III-R, DSM-IV und ICD-10. Handbuch und Testhefte.* Bern: Verlag Hans Huber.

Zaudig, M., Wittchen, H.-U. & Saß, H. (2001). *DSM-IV und ICD-10 Fallbuch.* Göttingen: Hogrefe.

13 Prozessdiagnostik und kontrollierte Praxis

Günter Krampen und Petra Hank

1 Ziele der Prozessdiagnostik und Veränderungsmessung
1.1 Prozessdiagnostik und wissenschaftlich fundierte Praxis
1.2 Prozessdiagnostik und Indikation
1.3 Prozessdiagnostik und Qualitätssicherung
2 Testtheoretische Grundlagen der Veränderungsmessung
2.1 Veränderungsmessung und klassische Testtheorie
2.2 Veränderungsmessung und probabilistische Testtheorie
3 Methoden und Hilfsmittel der Veränderungsmessung
3.1 Indirekte Veränderungsmessung
3.2 Direkte Veränderungsmessung
3.3 Kriterien für klinisch bedeutsame Veränderungen
4 Varianten der kontrollierten Praxis
4.1 Kasuistik und Einzelfalldarstellung
4.2 Einzelfallanalyse
4.3 Einzelfallexperiment
5 Zusammenfassung
Literatur

1 Ziele der Prozessdiagnostik und Veränderungsmessung

Nach den von Pawlik (1982) unterschiedenen Modell- und Praxisdimensionen der psychologischen Diagnostik kommt der Prozessdiagnostik oder Veränderungsmessung die Aufgabe zu, Veränderungen in der Ausprägung von psychologischen Variablen festzustellen. Zielsetzung ist damit die Abbildung wahrer Merkmalsveränderungen im zeitlichen Verlauf. Dies erfordert die Beschreibung, ggf. auch die Erklärung und Vorhersage endogener und/oder exogen induzierter Merkmalsfluktuationen.

Endogene Merkmalsfluktuationen können das Ergebnis entwicklungsbedingter Reifungsprozesse, im liberalisierten Verständnis einer aktionalen Entwicklungsperspektive (vgl. hierzu etwa Brandtstädter, 2001) aber auch das Resultat entwicklungsregulativer Handlungsbemühungen von Personen sein. Im klinischen Bereich wird dies mit dem *Phänomen der spontanen Remission* bezeichnet. Im Einzelfall ist dies in der Regel nicht alleine durch ein spontanes, d. h., von selbst entstandenes Verschwinden (im Sinne des umgangssprachlichen „Das-wächst-sich-aus"), sondern insbesondere auch durch die Aktivierung individueller personaler und sozialer Ressourcen bedingt. Wird die Ressourcenaktivierung durch professionelle Hilfen angeregt oder verstärkt, handelt es sich bereits um exogen (mit)induzierte Merkmalsfluktuationen. Dies gilt umso mehr für solche Merkmalsveränderungen, die auf umfassendere klinische oder pädagogische Interventionen zurückgehen.

> **Definition:** Prozessdiagnostik (oder Veränderungsmessung) ist die Beschreibung, ggf. auch die Erklärung und die Vorhersage wahrer Veränderungen eines Merkmals (oder von mehreren Merkmalen m) von einer Person (oder mehreren Personen n) über mindestens zwei (oder mehr) Zeitpunkte/Situationen k.

Veränderungsmessung wird nicht als *l'art pour l'art* betrieben, sondern bezieht sich auf mehrere Zielsetzungen, allen voran auf das Bemühen um die wissenschaftliche Fundierung des praktisch psychologischen Handelns. Als ein erstes Kriterium, nach dem sich diese Wissenschaftlichkeit bemisst, führt Perrez (1991) für die Klinische Psychologie Nachweise der beabsichtigten Wirksamkeit des therapeutischen Vorgehens an. Damit sind grundlegende Fragen der Indikation, der Effektivität und der Effizienz von Interventionen angesprochen.

- **Indikation (oder Heilanzeige)** ist die Begründung der Anwendung eines diagnostischen oder therapeutischen Verfahrens bei einem konkreten Fall einer Störung mit Krankheitswert im gesamten Prozess der Diagnostik und der Intervention.
- **Effektivität** betrifft mit Nachweisen der klinischen Wirksamkeit (efficacy) und der klinischen Brauchbarkeit in der Routinepraxis (effectiveness) die Zweckmäßigkeit von Interventionsmaßnahmen.
- **Effizienz** betrifft die Wirtschaftlichkeit von Interventionsmaßnahmen auf dem Hintergrund von Kosten-Nutzen-Analysen unter Einbezug von Alternativbehandlungen und Behandlungsverzichten.

Von zentraler Bedeutung sind bei all dem die Zielsetzungen der differentiellen und der adaptiven Indikationsstellung, mithin die Ausrichtung von Interventionsmaßnahmen an die besonderen Merkmale von Personen im *gesamten* Interventionsprozess. Dies ist zugleich ein wesentliches Element der kontrollierten Praxis, deren Anspruch sich überdies auch auf die Produktevaluation (oder Ergebnisdiagnostik) beim Abschluss einer Interventionsmaßnahme sowie die Prüfung mittel- und längerfristiger Interventionseffekte über Katamnesen bezieht (siehe hierzu etwa Petermann, 1982). Damit liefert die Veränderungsmessung nicht zuletzt einen entscheidenden Beitrag zur Qualitätssicherung in der psychotherapeutischen Versorgung. In der klinischen Anwendungspraxis bildet sie, die kontrollierte Praxis, das Pendant zum Ansatz der evidenzbasierten Psychotherapie (und Medizin), der auf Befunden kontrollierter Studien mit größeren Stichproben aus der klinischen Forschung basiert.
Bevor auf die teststatistischen Grundlagen der Veränderungsmessung eingegangen wird, unterschiedliche Arten der und Hilfsmittel für die Veränderungsmessung erläutert sowie deren Anwendungen in verschiedenen Varianten der kontrollierten Praxis beschrieben werden, sollen zunächst die benannten Zielsetzungen der Prozessdiagnostik und Veränderungsmessung erläutert werden.

1.1 Prozessdiagnostik und wissenschaftlich fundierte Praxis

Konstituierende Problemtypen der professionellen psychologischen Praxis sind nach Brocke (1979) Erklärungs-, Prognose- und Gestaltungsprobleme, die sich in ihrem Zusammenspiel als komplexe pragmatische Ausgangsfragen, wie z. B. die Frage nach dem angemessenen *Treatment* zur Beseitigung eines Verhaltensdefizits bei einem Patienten, präsentieren. Der Lösung einer solchen Problemkonstellation kann nach Perrez (1991) eine wissenschaftliche Fundierung attestiert werden, wenn für das mit wissenschaftlichen Erkenntnissen zu vereinbarende therapeutische Vorgehen (zur Erreichung von ethisch legitimen Behandlungszielen mit ethisch vertretbaren und effizienten Methoden unter Befolgung von nomopragmatisch abgeleiteten Handlungsregeln) die beabsichtigte Wirksamkeit unter Ausbleiben von schädigenden Nebenwirkungen nachgewiesen ist.

Diese Forderung nach Wissenschaftlichkeit hat die Fundierung der Anwendung durch die Theorie zum Ziel. Zur Transformation von grundlagentheoretischem Wissen in die klinisch-psychologische Praxis *et vice versa* existieren unterschiedliche wissenschaftstheoretische Modelle (zur Relation zwischen Grundlagenforschung und wissenschaftlich fundierter Anwendung siehe etwa Brocke, 1993; Bunge, 1967; Herrmann, 1979; Perrez, 1991; Scheele, 1982; Westmeyer, 1978, 1979). Bunge (1967) führte in diesem Zusammenhang das Konzept der technologischen Regel ein. Danach ist die praktische Anwendung als eine technologische Regel oder Aussage zu verstehen, die über „den Umweg" von nomopragmatischen Aussagen aus nomologischen Gesetzesaussagen abgeleitet werden kann. Die Güte dieser technologischen Aussagen bemisst sich nach ihrer Effektivität. Aber nicht nur der Nachweis, *dass* die Regeln in der beabsichtigten Art und Weise wirken, sondern auch *wie* sie wirken, sollte Gegenstand wissenschaftlich kontrollierter Untersuchungen sein:

> To decide that a rule is effective it is necessary, though insufficient, to show that it has been successful in a high percentage of cases. [...] Before adopting an empirically effective rule we ought to know why it is effective: we ought to take it apart and reach an understanding of its *modus operandi*. [...] Now, the solid foundation of a rule is a system of law formulas, because these alone can be expected to correctly explain facts – e.g., the fact that a given rule works. (Bunge, 1967, S. 132–133)

Erst die Erklärung der Wirkmechanismen einer technologischen Regel ermöglicht es, technologische Regeln zu optimieren oder sie ggf. gegen effektivere auszutauschen.

Die Erklärung des *modus operandi* strebt Petermann (1982) mit dem *Konzept der kontrollierten Praxis* an. Es sieht vor, Forschungsansätze der Klinischen Psychologie in die therapeutische Praxis zu übertragen und Einzelfallanalysen als kontrollierte Fallexperimente zu betreiben. Als mögliche Erkenntnisziele solcher Einzelfallbetrachtungen benennt Petermann (1982):

1. die Generierung von Hypothesen und wissenschaftliche Illustration,
2. die Prüfung von Hypothesen unter (kontrollierbaren) Laborbedingungen,
3. die Analyse des Einzelfalls mit diagnostischer oder prognostischer Zielsetzung in Verbindung mit der Evaluation von handlungsrelevantem Hintergrundwissen (Hypothesen, Gesetze und Theorien),
4. das Aufstellen von Anwendungsregeln und Effektivitätsbehauptungen,
5. den Vergleich verschiedener Anwendungsregeln und die Bestimmung ihrer relativen Effektivität,
6. die einzelfallanalytische Beurteilung von Anwendungsregeln in der Praxis.

Die zentrale Frage lautet demnach: „Für welche Personen lassen sich durch welche Durchführenden welche Programmziele unter welchen Interventionsbedingungen mit welchen Interventionsmethoden am besten erreichen?" (Patry & Perrez, 2000, S. 30). Als praktische Aufgaben resultieren neben der fallspezifischen Indikationsstellung die (formative) Prozessevaluation und die (summative) Produktevaluation. Der wissenschaftlich fundiert arbeitende Praktiker realisiert sie u. a. durch den regelmäßigen bzw. möglichst weitgehenden Einsatz wissenschaftlich fundierter Diagnostik (Brocke, 1993).

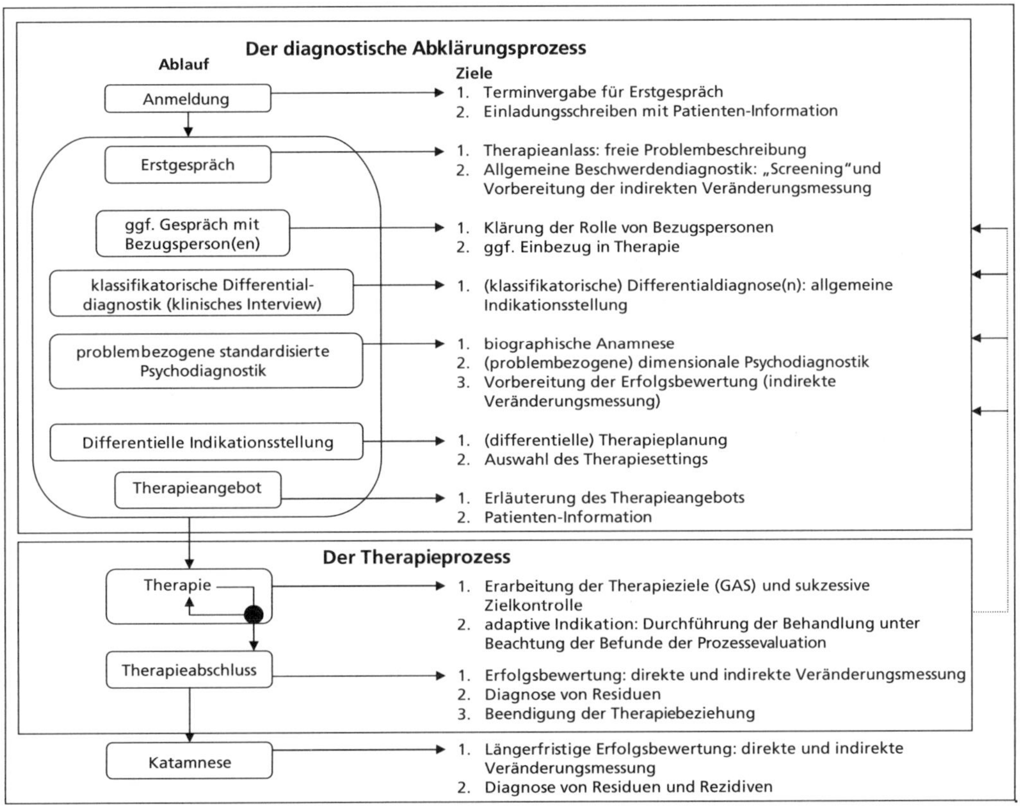

Abb. 1: Aufbauschema des diagnostischen Abklärungsprozesses und des adaptiven Therapieprozesses in der kontrollierten klinisch-psychologischen Praxis (modifiziert nach Grawe, 1998, S. 632 und Krampen, 2002a, S. 22)

Gleichwohl die Beantwortung dieser Fragen primär auf die Fundierung der Praxis durch die Theorie abzielt, ist auch der umgekehrte Weg, die Aufarbeitung theoriespezifischer Defizite oder die theoretische Rekonstruktion psychologischen Anwendungswissens sensu Brocke (1993), sinnvoll. Dies selbst dann, wenn nur ein (loser) heuristischer Zusammenhang zwischen den theoretischen Grundlagen und ihren praktischen Anwendungen besteht. Beispielhaft verweist Bastine (1998) in diesem Zusammenhang auf handlungs- und problemlösetheoretische Ansätze (Kanfer, Reinecker & Schmelzer, 1996) oder schematheoretische Modelle (Grawe, 1988a).

Bedeutsame Schritte einer kontrollierten Anwendungspraxis können in einem einfachen *Ablaufschema des diagnostischen Abklärungsprozesses und des adaptiven Interventionsprozesses* prototypisch beschrieben werden (s. **Abb. 1**). Prozessdiagnostik wird bereits im diagnostischen Abklärungsprozess mit der Vorbereitung der indirekten Veränderungsmessung im Rahmen der allgemeinen Beschwerdendiagnostik und der problembezogenen standardisierten Psychodiagnostik relevant. Während des Interventionsprozesses wird Prozessdiagnostik über die sukzessive Zielkontrolle und andere Maßnahmen der interventionsbegleitenden Diagnostik (etwa über Verlaufsprotokollierungen und Therapiestundenbogen) betrieben. Bei Therapieabschluss und in katamnestischen Untersuchungen manifestiert sich die Prozessdiagnostik in der direkten und indirekten Veränderungsmessung sowie in der Diagnose von Residuen (= bleibender Rückstand einer Störung nach einer Behandlung) und von Rezidiven (= Rückfall, Wiederauftreten einer Störung nach der Abheilung).

1.2 Prozessdiagnostik und Indikation

Die Indikation (*lat.* indicare: anzeigen), die sogenannte „Heilanzeige", ist die Begründung der Anwendung eines bestimmten diagnostischen oder therapeutischen Verfahrens bei einem konkreten Fall einer Störung mit Krankheitswert im *gesamten* Prozess der Diagnostik und der Intervention. Die Anwendung der Methode ist mit der Indikationsstellung hinreichend nach den *Kriterien der Notwendigkeit, Zweckmäßigkeit und Wirtschaftlichkeit* (etwa nach dem deutschen **S**ozial**g**esetz**b**uch V; SGB V) zu rechtfertigen. Dabei besteht grundsätzlich Aufklärungspflicht gegenüber Patienten, die auch die Information über alternative Behandlungszugänge und Risiken umfassen muss. In all diesen Bestimmungsstücken unterscheidet sich eine *professionelle Indikation* von nicht-professionellen „Indikationen", die im Lebensalltag zum Teil stigmatisierend und diskriminierend (etwa nach dem Motto „Du brauchst 'ne Therapie"), zum Teil aber auch aus Besorgnis aufgrund fehlerhafter Zuschreibungen erfolgen.
Professionelle Indikationsstellungen implizieren im Rahmen der kontrollierten Anwendungspraxis minimal drei Aspekte (s. **Abb. 1**):

1. Die *allgemeine Indikationsstellung* bezieht sich auf die klassifikatorische Differentialdiagnose einer (ggf. komorbiden) Störung nach ICD-10 oder DSM-IV-TR, der Krankheitswert nach SGB V und damit Behandlungsnotwendigkeit zukommt.
2. Aus dieser allgemeinen Indikationsstellung wird eine *differentielle Indikationsstellung*, wenn Personmerkmale und Interventionsmethoden systematisch unter Rückgriff auf explikative, normative und prognostische Hypothesen aufeinander bezogen werden. Voraussetzung dafür ist eine über die klassifikatorische Diagnostik hinausgehende ätiologisch und prognostisch ausgerichtete (Entwicklungs-)Diagnostik.
3. Die differentielle Indikationsstellung wird zu einer *adaptiven Indikation*, wenn die Diagnostik interventionsbegleitend mit dem Ziel durchgeführt wird, Personmerkmale und Interventionsmethoden während der Behandlung systematisch unter Rückgriff auf explikative, normative und prognostische Hypothesen aufeinander zu beziehen, um die Behandlungsprognose positiv zu gestalten, ggf. zu verbessern.

Allgemeine und differentielle Indikationsstellung werden zusammenfassend auch häufig als *selektive Indikation* bezeichnet, da sie sich auf das Ergebnis des diagnostischen Abklärungsprozesses vor der Behandlung und damit die (selektive) Zuweisung von Patienten zu bestimmten Behandlungsmaßnahmen beziehen (s. **Abb. 1**). Prozessdiagnostik wird hier systematisch vorbereitet, aber nicht realisiert. Prozessdiagnostik ist vielmehr die Basis der *adaptiven, verlaufsorientierten Indikation* und – darüber hinaus – auch der mittel- und längerfristigen Erfolgskontrolle von Interventionsmaßnahmen. In **Tabelle 1** sind diese unterscheidbaren Aspekte der Indikation in eine allgemeine Systematik der klinisch-psychologischen Diagnostik und Evaluation eingeordnet.

Tab. 1: Systematik der klinisch-psychologischen Diagnostik und Evaluation mit zugeordneten Aufgabenstellungen der Psychologie und diagnostischen Strategien (modifiziert nach Krampen, 1998, S. 46–47)

Aufgabenstellung der Psychologie	**Beschreibung von Verhalten und Erleben**		**Bedingungs- und Zielanalyse sowie Prognose von Verhalten und Erleben**		**Psychologische Intervention**	**Evaluation**	
Terminus technicus	**(deskriptive) Statusdiagnostik**		**(dynamische) Entwicklungsdiagnostik**		**(formative) Prozessevaluation**	**(summative) Produktevaluation**	
diagnostische Strategie	**Screening**	**deskriptive Differentialdiagnostik**	**ätiologisch orientierte Diagnostik**	**prognostisch orientierte Diagnostik**	**interventionsbegleitende Diagnostik**	**Veränderungsdiagnostik**	**Katamnese**
Methoden (exemplarisch)	freie Problembeschreibung Beschwerdenlisten • SCL-90-R • KASSL • GBB • AT-EVA: SYM	ICD-10 DSM-IV-TR klinische Interviews • SKID • IDCL, IDCL-P • SCAN • SIDAM • IPDE • DIPS, MINI-DIPS	Biographische Anamnese psychodynamische Exploration: motivationale Schemata Verhaltens- und Problemanalysen: Störungskomponenten problembezogene standardisierte (dimensionale) Psychodiagnostik • BDI, H-Skalen • IAF, STAI • TAI, MALT • PSSI, FPI-R	Therapiemotivation und Therapievoraussetzungen • OPD • FMP, TEB, FLL • Intelligenztests Ressourcen- und Beziehungsdiagnostik • OPD • SONET • PFU Konfliktmuster und Bewältigungsstile • OPD • SVF, FKV • ISE, ISE-Z Lebenssituation Therapiezielabklärung • Goal Attainment Scaling (GAS)	Verlaufsprotokollierung • Aktenführung • Protokollbogen Therapiestundenbogen • SB-K, SB-T • BIKEB • STEP Verlaufsevaluation anhand • von Lebensveränderungen • von Bezugspersonen-Info • wiederholter standardisierter Psychodiagnostik • Goal Attainment Scaling (GAS)	Indirekte Veränderungsmessung Direkte Veränderungsmessung	Nachuntersuchung Wie Veränderungsdiagnostik Katamnesebogen

Aufgabenstellung der Psychologie	**Beschreibung von Verhalten und Erleben**		**Bedingungs- und Zielanalyse sowie Prognose von Verhalten und Erleben**		**Psychologische Intervention**	**Evaluation**	
Terminus technicus	**(deskriptive) Statusdiagnostik**		**(dynamische) Entwicklungsdiagnostik**		**(formative) Prozessevaluation**	**(summative) Produktevaluation**	
diagnostische Strategie	**Screening**	**deskriptive Differentialdiagnostik**	**ätiologisch orientierte Diagnostik**	**prognostisch orientierte Diagnostik**	**interventionsbegleitende Diagnostik**	**Veränderungsdiagnostik**	**Katamnese**
Resultat	Hypothese über Krankheitswertigkeit	klassifikatorische ICD-10- bzw. DSM-IV-Diagnose(n)	Hypothese(n) zur Ätiologie/Genese	• Hypothese(n) zu zielführenden Maßnahmen • Therapieplanung	• Evaluation therap. Ansprechbarkeit • Veränderung der ICD-10/DSM-IV-Diagnosen • Adaptive Therapiegestaltung	Residuen nach ICD-10/DSM-IV-TR?	
	→ allgemeine Indikationsstellung		→ differentielle Indikationsstellung		→ adaptive Indikation	→ Behandlungsbewertung?	

Auf dem Hintergrund der weitgehend konsensuellen Aufgabenbestimmung der Psychologie, die sich auf die Beschreibung, Erklärung und Vorhersage von Verhalten und Erleben, die auf Verhalten und Erleben bezogene Zielanalyse sowie die Intervention zur korrektiven oder präventiven Veränderung von Verhalten und Erleben und deren Evaluation bezieht, werden in **Tabelle 1** die folgenden *diagnostischen Termini technici* unterschieden:

1. deskriptive Statusdiagnostik (als Basis der allgemeinen Indikation),
2. entwicklungsbezogene Diagnostik (als Basis der differentiellen Indikation),
3. (formative) Prozessdiagnostik (als Basis der adaptiven Indikation),
4. (summative) Produkt- oder Ergebnisdiagnostik (als Basis der Behandlungsbewertung).

Die diesen diagnostischen Schritten spezifisch zugeordneten *diagnostischen Strategien* beziehen sich auf:

1.1 das Screening anhand freier Problembeschreibungen von Patienten, die etwa durch den Einsatz standardisierter Beschwerdenlisten sinnvoll ergänzt werden können,
1.2 die deskriptive klassifikatorische Diagnostik nach der ICD-10 oder dem DSM-IV-TR anhand teilstrukturierter klinischer Interviews,
2.1 die ätiologisch orientierte Diagnostik mit Hilfe biographischer Anamnesen, psychodynamischer Explorationen, Verhaltens- und Problemanalysen sowie problembezogener standardisierter psychometrischer Instrumente,
2.2 die prognostisch orientierte Diagnostik von Therapiemotivation und anderen Therapievoraussetzungen, Ressourcen und Beziehungsmustern der Patienten sowie ihren Konfliktmustern und Bewältigungsstilen,
3.0 die interventionsbegleitende Diagnostik anhand von Sitzungs- und Verlaufsprotokollierungen sowie Therapiestundenbogen,
4.1 die Veränderungsdiagnostik über Vorher-Nachher-Vergleiche (indirekte Veränderungsmessung) und direkte Veränderungsmessungen sowie
4.2 die Katamnese über Nachuntersuchungen mit Hilfe von Katamnesebogen und/oder durch Einsatz von Methoden der direkten und indirekten Veränderungsmessung.

Neben dieser auf den Diagnose- und Interventionsprozess bezogenen Systematisierung unterschiedlicher Konzepte der Indikation können mit Mans (1998) drei *klassische Indikationsmodelle* nach den Theorien unterschieden werden, die bei der Indikationsstellung für die Prognose von Behandlungserfolgen verwendet werden:

- Im störungs- und symptomorientierten *Diagnose-Modell der Indikation* werden Therapieplanungen aufgrund der klassifikatorischen Diagnostik nach ICD-10 oder DSM-IV-TR und aufgrund der vorliegenden Effektivitätsnachweise aus kontrollierten empirischen Studien für bestimmte Störungsbilder weitgehend theoriefrei vorgenommen (vgl. hierzu etwa Fiedler, 1996, 2000; Schneider & Margraf, 2005).
- Nach dem *Persönlichkeitsmodell der Indikation* erfolgt die Vorhersage anhand von Persönlichkeitsmerkmalen unter engem Bezug auf eine Persönlichkeitstheorie (vgl. etwa Becker, 1995; Beutler & Clarkin, 1990).
- Im *Beziehungsmodell der Indikation* stehen Erwartungen, Motivationen und ähnliche Behandlungsvoraussetzungen beim Patienten im Vordergrund der Therapieplanung (vgl. etwa Schneider, 1990).

Während der Schwerpunkt dieser drei von Mans (1998) aufgeführten „klassischen“ Indikationsmodelle auf der selektiven Indikationsstellung liegt, umfassen *Wirkfaktoren-Modelle der Indikation* explizit auch die Aufgabenstellungen der adaptiven Indikation. Dies gilt etwa für das von Grawe, Donati und Bernauer (1994) vorgelegte Dreikomponentenmodell der Wirkungsweise von Psychotherapie, da angenommen wird, dass allgemeine (schulenübergreifende) Wirkfaktoren wie

a) die aktive Hilfe zur Problembewältigung,
b) die motivationale Klärung sowie
c) die therapeutische Unterstützung und Beziehung

am gesamten Interventionsprozess mit unterschiedlichem Gewicht beteiligt sind, dabei stetig zusammenwirken und gemeinsam für Behandlungserfolge verantwortlich sind. Daher sind diese Wirkfaktoren nicht nur zu Behandlungsbeginn für die selektive Indikation und Therapieplanung direkt relevant, sondern insbesondere auch in allen Behandlungsphasen für die adaptive Indikation. Nur so kann der jeweils indizierte Wirkfaktor im Interventionsprozess adaptiv und flexibel verstärkt bzw. der aktuell weniger indizierte Wirkfaktor reduziert werden.

- Das Wirkfaktoren-Modell der Indikation entspricht dem Ansatz einer *schulenunspezifischen oder schulenübergreifenden Indikation* und repräsentiert die dritte Phase des Drei-Phasen-Modells zur Geschichte der Psychotherapie im 20. Jahrhundert (Krampen, 2002b), die durch den Ansatz einer Allgemeinen und Differentiellen Psychotherapie gekennzeichnet ist (siehe hierzu Grawe et al., 1994; Grawe, 1998; Krampen, 2002a).
- Der zweiten Phase der Psychotherapiegeschichte, die mit dem Schlagwort des Eklektizismus (vgl. hierzu Krampen, 2002b) beschrieben werden kann, entspricht das Konzept der *schulenvergleichenden Indikation*.
- Der ersten Phase der Psychotherapiegeschichte, die sich auf die Begründung und Neuentwicklung eigenständiger psychotherapeutischer Behandlungsansätze (Therapieschulen) bezieht, entspricht das Konzept der *schulenspezifischen Indikation* mit ihrem Universalitätsanspruch.

1.3 Prozessdiagnostik und Qualitätssicherung

Ein weiterer Grund, Prozessdiagnostik zu betreiben, ergibt sich vor dem Hintergrund der Forderung nach Qualitätssicherung und Qualitätsmanagement in der ambulanten und stationären Psychotherapie sowie der psychosozialen Versorgung. Dieser Gedanke an sich ist nicht neu. Neu ist in diesem Zusammenhang nach Laireiter und Vogel (1998, S. 19) vielmehr „die systematische Implementierung der Qualitätsphilosophie und von Methoden der ständigen Leistungsverbesserung“, begründet in gesundheitspolitischen und wirtschaftlichen Überlegungen, Regelungen zum Patientenschutz und der Patientenrechte sowie in versorgungspolitischen und wissenschaftlichen Aspekten.

In Deutschland nahm die Entwicklung der Qualitätssicherung im Gesundheitssystem ihren Anfang im Globalziel 31 der Weltgesundheitsorganisation (WHO) und den daraus resultierenden Veränderungen der Gesetzgebung. Die §§ 135 – 138 des SGB V sowie die ihnen nachgeordneten Psychotherapierichtlinien regeln die Qualitätssicherung in der Gesundheitsversorgung und damit auch im Hinblick auf die psychotherapeutische Versorgung mit dem Ziel, einen für alle Patienten gleichmäßig hohen Leistungsstandard im ambulanten und statio-

nären Versorgungsbereich zu gewährleisten.
Was ist gemeint, wenn von Qualitätssicherung resp. Qualitätsmanagement die Rede ist? Nübling und Schmidt (1998a) subsumieren unter Qualitätssicherung „eine Reihe verschiedener Ansätze und unterschiedlicher Maßnahmen [...], deren globales Ziel darin besteht, die Qualität gesundheitsbezogener Dienstleistungen, d. h. die konkrete Versorgungspraxis systematisch und kontinuierlich zu hinterfragen, zu bewerten, zu fördern und – im Falle von Mängeln oder Schwachstellen – zu verbessern" (S. 51). So verstanden ist Qualitätsmanagement eine Facette der Qualitätssicherungsmaßnahmen, die sich mit den organisatorischen bzw. strategischen Komponenten von qualitätsorientierten Systemen beschäftigt. Demgegenüber betonen Rückert und Linster (1998), dass Qualitätssicherung primär ergebnisorientiert ist, während Qualitätsmanagement darauf abziele, Qualität durch eine kontinuierliche Qualitätsförderung prospektiv zu sichern.
Es geht also bei der Herstellung und Sicherung von Qualität um die Feststellung und Bewertung eines vorhandenen Ist-Zustandes vor dem Hintergrund eines gesetzten Soll-Zustandes (siehe hierzu auch das Paradigma der Qualitätssicherung von Viethen, 1994) und dies im Hinblick auf Struktur, Ergebnis und Prozess (Donabedian, 1966). Letztgenannte Dimension führt geradewegs zur Veränderungsmessung. Angewandt auf den Kontext der Psychotherapie stehen bei der Prozessorientierung alle für die Behandlung und Beratung der Patientinnen und Patienten erforderlichen Tätigkeiten auf dem Prüfstand. Mit anderen Worten: Die Patientenbehandlung ist das Herzstück, um das sich alle anderen Arbeitsprozesse gruppieren (Janßen, 1997). Um diesen Anspruch zu realisieren, bedarf es einerseits empirisch bewährter oder konsensuell begründeter diagnostischer und therapeutischer Maßnahmen, andererseits qualitätsdefinierender Standards (Kriterien), anhand derer die erreichte Qualität kontinuierlich bewertet werden kann.

2 Testtheoretische Grundlagen der Veränderungsmessung

2.1 Veränderungsmessung und klassische Testtheorie

Mit den genannten Zielsetzungen der Veränderungsmessung verbinden sich bestimmte (methodologische) Ansprüche an die zugrundeliegende Testtheorie. Erfasst werden sollen wahre Veränderungen der Merkmalsausprägung im zeitlichen Verlauf, eine mit den Axiomen der Klassischen Testtheorie (Gulliksen, 1950; Lord & Novick, 1968) nicht zu vereinbarende Zielsetzung, da die Definition des *True Scores*, also des „wahren" Merkmalswertes, ausschließlich zeit- und bedingungs*invariante* Merkmale zulässt und intraindividuelle Veränderungen in der Merkmalsausprägung als Messfehler interpretiert werden (s. etwa Lienert, 1989). Differenzwerte zwischen einem ersten und zweiten Messzeitpunkt (z. B. die Differenz der Messwerte vor bzw. nach Implementation einer Trainingsmaßnahme) vereinen demzufolge die Messfehler beider Messungen auf sich. Diesem Dilemma entgeht man nur, wenn zwischen den in Differenz gesetzten Messwerten keine positive Korrelation besteht, also etwas inhaltlich Verschiedenes gemessen wird. Eine inhaltliche Interpretation der Differenzwerte ist dann aber nicht mehr möglich (vgl. hierzu Zielke, 1982). Nach Pawlik (1982) „sollte es auch gar nicht überraschen, dass ein Messmodell, das in den wahren Werten Veränderungen ausschließt, testkonstruktiv nichts mehr bringt, wenn es just unter der Fragestellung verwandt wird, die im Rahmen dieses Modells nicht erklärt ist: nämlich zur Messung von wahren Veränderungen in diesen wahren Werten" (S. 26). Als Ausweg im Rahmen der Klassischen Testtheorie schlägt er die Annahme von zwei „wahren" Quellen interindividueller Unterschiede vor: *intra*individuell *stabile* Werte und *intra*individuell *variable* Werte, um die Frage nach dem auf wahre bedingungs*invariante* und dem auf wahre bedingungs*variable* Merkmalsvarianz zurückgehenden Prozentanteil beantworten zu können (Pawlik, 1978). Diese Überlegungen implizieren neben einer Theorie paralleler Tests eine Theorie paralleler Situationen, d. h. von Situationen, die im Hinblick auf die wahren Merkmalsschwankungen äquivalent sind. Neben den Varianzquellen der n Personen und der m parallelen Testverfahren ergibt sich als weitere Varianzquelle die der k parallelen Situationen, die die zweidimensionale Datenstruktur auf eine dreidimensionale erweitert. **Abbildung 2** zeigt die resultierende Datenstruktur.

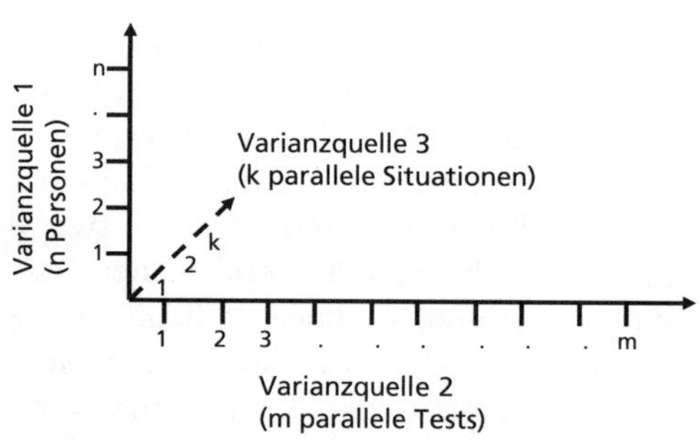

Abb. 2: Datenstruktur der Veränderungsmessung (modifiziert nach Petermann, 1978, S. 13)

Betrachtet man diesen Datenkubus (**Abb. 2**) als dreifaktoriellen Versuchsplan mit den unabhängigen Faktoren Personen, Items und Zeitpunkte, lassen sich in dem Haupteffektmodell die Einflüsse der drei Faktoren auf das Antwortverhalten separat voneinander analysieren. Dabei wird angenommen, dass Veränderungen für alle Personen und Items in gleichem Ausmaß stattfinden. In Analogie zur Varianzanalyse bildet die Interaktion zwischen den Faktoren Person und Items personspezifische Veränderungen ab. Vergegenwärtigt man sich die zugehörige (zweidimensionale) Datenorganisation, werden allerdings die genannten klassischen Probleme der Veränderungsmessung deutlich. Darüber hinaus fehlt nach wie vor der für die (herstellende) Realisation paralleler Situationen von Pawlik (1982) geforderte ökopsychologische Bezugsrahmen.

2.2 Veränderungsmessung und probabilistische Testtheorie

Der Versuch, die Probleme der Veränderungsmessung durch Erweiterung von zwei auf drei Faktoren des Antwortverhaltens zu umgehen, ist auch im Rahmen probabilistischer Testtheorien durch die Einführung des Parameters „Zeitpunkteffekt" unternommen worden. Rost und Spada (1983) führen die Verallgemeinerung für quantitative Testmodelle auf die dreifaktorielle Datenstruktur Personenfähigkeit, Itemschwierigkeit und Zeitpunkteffekt aus. In Abhängigkeit der getroffenen Annahmen ergibt sich ein System von acht Veränderungsmodellen, die sich darin unterscheiden, ob sie Veränderungen itemspezifisch, personenspezifisch und/oder global modellieren. Neben dem (restriktiven) dreifaktoriellen Raschmodell, das unter der Annahme, Veränderung finde für alle Personen und Items in gleichem Ausmaß statt, die separate Analyse der drei Faktoren erlaubt, ergeben sich durch Berücksichtigung der verschiedenen Wechselwirkungseffekte zwischen je zwei der drei Einflussfaktoren drei Modelle, die personspezifische Veränderungen, itemspezifische Veränderungen sowie eine Analyse des globalen (Therapie-)Effektes ermöglichen. Gemeinsam ist diesen Modellen, dass sie sich auf das (normale) zweifaktorielle Raschmodell reduzieren lassen – mit den bekannten klassischen Problemen der Veränderungsmessung: Die Messgenauigkeit der Differenzen der geschätzten Wechselwirkungsparameter zwischen den Zeitpunkten ist gering, die Differenzen korrelieren negativ mit dem ersten Zeitpunktparameter und sind nur dann valide interpretierbar, wenn tatsächlich der Faktor Personen resp. Items für alle realen und virtuellen Item- bzw. Personengruppen konstant ist. Auf der nächsthöheren Verallgemeinerungsstufe existieren drei Modelle mit je zwei Wechselwirkungsparametern. Will man auf dieser Ebene item- und personspezifische Veränderungen untersuchen, stellt sich das Validitätsproblem, da alle Personen zu jedem neuen Zeitpunkt andere Fähigkeiten und alle Items andere Schwierigkeiten haben, die ursprüngliche Invarianzvoraussetzung von Rasch (1960) also aufgegeben wird.

Ein zweiter Ansatz, die mit der Messung von Veränderungen verbundenen Probleme in den Griff zu bekommen, stellen sogenannte *dynamische Testmodelle* dar (zum Konzept des dynamischen Testens siehe Guthke, Böttcher & Sprung, 1991). Hier wird Veränderung so verstanden, dass sich die Fähigkeit der Person *während* der Testvorgabe verändert, die Person lernt mit jedem Item, das sie bearbeitet, dazu. Damit wird das Stabilitätsprinzip der Personenfähigkeit aufgegeben. Diese Lernprozesse können wiederum personenspezifisch, itemspezifisch oder global konzipiert werden (vgl. Rost, 1996). Durch die Einführung des Parameters „Lernfähigkeit" als zweiten Personenparameter wird beispielsweise die individuelle Lernfähigkeit parametrisiert. Um dabei das allen Modellen mit personenspezifischem Lernen inhärente Problem der Veränderungsmessung, die messfehlerbedingte Korreliertheit der beiden Parameter, zu umgehen, schätzen Klauer und Sydow (1992) die Korrelation Personfähigkeit und Lernfähigkeit unter der Annahme ihrer bivariaten Normalverteilung. Itemspezifische Lerneffekte und reaktionskontingente Lernprozesse lassen sich mittels Varianten des linear logistischen Testmodells (*LLTM*; Fischer, 1974), einem Spezialfall des normalen Raschmodells, untersuchen (siehe hierzu zusammenfassend Rost, 1996).

Ein dritter Ansatz, die Testtheorie für die Veränderungsmessung tauglich zu machen, besteht in der Bestimmung der Ursachen einer Veränderung. Hier geht es darum, die Wirksamkeit verschiedener Veränderungsmaßnahmen zu quantifizieren und zwischen Personengruppen vergleichend darzustellen. Da einfache Mittelwertsvergleiche von Personenparametern voraussetzen,

1. dass allen Personen – auch wenn sie unterschiedlichen Maßnahmen ausgesetzt wurden – dieselben Items vorgegeben werden,
2. die Personenparameter mit einem mehr oder weniger großen Schätzfehler behaftet sind und
3. keine Untersuchungen ausgewertet werden können, bei denen dieselben Personen unterschiedlichen *Treatment*-Kombinationen ausgesetzt sind,

empfiehlt Rost (1996) auch hier die Anwendung des linear-logistischen Testmodells. Insbesondere das linear-logistische Modell mit abgeschwächten Annahmen (linear logistic model with relaxed assumptions, *LLRA*), das auf die Annahme der Itemhomogenität zu allen Messzeitpunkten verzichtet, bietet einen eleganten Ausweg im Hinblick auf die Validitätsproblematik. Das Modell bildet eine globale Veränderung ab und dies sowohl im Hinblick auf die Items als auch bezüglich der Personen. Anders ausgedrückt: Es wird angenommen, dass der Effekt der Maßnahmen für alle

Items und alle Personen gleich groß ist, unabhängig davon, ob die Items homogen sind bzw. dasselbe messen.

3 Methoden und Hilfsmittel der Veränderungsmessung

Veränderungen in Merkmalsausprägungen von Personen zwischen verschiedenen Zeitpunkten können indirekt oder direkt erfasst werden. Bei der indirekten Veränderungsmessung werden die Differenzen zwischen unabhängig erfassten Vortestwerten und Nachtestwerten verwendet. Aus diesen Differenzwerten wird das Ausmaß der Merkmalsveränderung vom Diagnostiker indirekt erschlossen. Demgegenüber wird bei der direkten Veränderungsmessung eine Änderung anhand von Veränderungsaussagen im Zeitvergleich (z. B. „Ich fühle mich weniger gehetzt.") direkt abgegeben (vgl. hierzu etwa Baumann, Sodemann & Tobien, 1980; Krampen & von Delius, 1981). Diese Veränderungsaussagen können Selbstaussagen von Patienten oder Fremdbeurteilungen von Diagnostikern sein.

3.1 Indirekte Veränderungsmessung

Bereits 1963 hat Bereiter auf die methodischen Probleme der *indirekten Veränderungsmessung* über Differenzwerte von Vor- und Nachtesterhebungen aufmerksam gemacht:

1. Regressionseffekte,
2. das schon beschriebene Reliabilitäts-Validitäts-Dilemma und
3. das Physikalismus-Subjektivismus-Dilemma (Bedeutsamkeitsproblem)

schränken die Aussagekraft dieser Daten ein. Bei der statistischen Regression sind die Richtungen der Zufallsänderungen eindeutig determiniert, da Vortestwerte und Differenzwerte negativ korreliert sind, zwischen den Nachtestwerten und den Differenzwerten dagegen eine positive Korrelation besteht. Diese statistische Abhängigkeit führt dazu, dass z. B. bei Patienten mit höheren Ausgangswerten höhere Änderungswerte erwartet werden als bei Patienten mit mittleren oder niedrigeren Werten im Vortest. Dieses Artefakt verleitet dazu, die Veränderung bei Patienten mit hohen Vortestwerten zu überschätzen. Was das Physikalismus-Subjektivismus-Dilemma betrifft, so stellt sich die Frage, ob dem Kontinuum auf der physikalischen Messwertebene ein Kontinuum auf der subjektiv-psychologischen Ebene entspricht. Haben gleiche Differenzwerte zwischen verschiedenen Punkten der Messwertskala die gleiche subjektive Bedeutung für Patienten?

Vortest-Nachtest-Differenzen können in der Prozessdiagnostik anhand einer Vielzahl standardisierter psychometrischer Instrumente bestimmt werden. Minimal sind dabei drei Gruppen diagnostischer Hilfsmittel zu unterscheiden (zu einer allgemeinen Systematik klinisch-psychologischer Erhebungsmethoden siehe Kapitel 14 in diesem Band):

1. *Störungsübergreifende Verfahren* wie etwa Beschwerden- und Symptomlisten sowie Breitband-Persönlichkeitsinventare, mit denen über Selbstauskünfte und/oder Fremdeinschätzungen von Patienten ein größeres Spektrum von Personmerkmalen erfasst wird.
2. *Störungsspezifische Verfahren*, mit denen über Selbstauskünfte und/oder Fremdeinschätzungen gezielt die Personmerkmale erhoben werden, denen nach den Befunden aus der klassifikatorischen Diagnostik für die Indikation und die Bewertung des Behandlungser-

folges eine besondere Bedeutung zukommt.

3. *Therapiestundenbogen*, mit deren Hilfe Aspekte des Erlebens und der Wahrnehmung einzelner Therapiesitzungen über Selbstauskünfte und/oder Fremdeinschätzungen von Patienten wiederholt erfasst werden.

3.1.1 Beispiele für störungsübergreifende Verfahren

1. Die 90 fünffach gestuften Items der *Symptom Check Liste-90-R (SCL-90-R;* deutsche Adaptation von Franke, 2002) erfassen die subjektiv erlebte Befindlichkeit einer Person in den vorangegangenen sieben Tagen in den Bereichen Somatisierung, Zwanghaftigkeit, Unsicherheit im Sozialkontakt, Depressivität, Ängstlichkeit, Aggressivität/Feindseligkeit, Phobische Angst, Paranoides Denken und Psychotizismus. Drei zusätzliche globale Kennwerte lassen Schlussfolgerungen auf die grundsätzliche psychische Belastung zu und geben Auskunft über Intensität und Anzahl belastender Symptome. Nach Franke (2002) schließt die *SCL-90-R* „die Lücke zwischen zeitlich extrem variabler Befindlichkeit und zeitlich überdauernder Persönlichkeitsstruktur" und eignet sich damit zur Messwiederholung. Die Messgenauigkeit der Skalen ist mit internen Konsistenzen zwischen $.51 \leq \alpha \leq .89$ als mäßig bis gut zu bewerten. Die Reliabilität des Testprofils bleibt aufgrund hoher Skaleninterkorrelationen unbefriedigend, was Hessel, Schumacher, Geyer und Braehler (2001) dazu Anlass gab, ihre bevölkerungsrepräsentative Normierung der *SCL-90-R* auf die globalen Kennwerte (summiert über alle 90 Items) zu beschränken. Bei Franke (2002) werden dagegen auch subskalenspezifische Normen, getrennt nach Geschlecht und Alter vorgelegt. Die durchschnittliche Bearbeitungsdauer liegt bei zehn bis fünfzehn Minuten, mithin im zumutbaren und ökonomischen Bereich.

2. Die *Änderungssensitive Symptomliste (AT-SYM;* Krampen, 1991a) ist Bestandteil des *Diagnostischen und Evaluativen Instrumentariums zum Autogenen Training (AT-EVA;* Krampen, 1991b). Sie dient der mit der Eingangsdiagnostik verbundenen Indikationsstellung und der Erfolgskontrolle durch die indirekte Veränderungsmessung. Mit der *AT-SYM* werden sechs Indikationsbereiche von Entspannungstrainings und -therapien (wie Autogenes Training und Progressive Relaxation) auf der Ebene der subjektiven Beschwerdenbelastung erhoben, die direkt aus den störungsunspezifischen (allgemeinen) Ziel- und Effektbereichen von Entspannungsverfahren abgeleitet sind. Die Subskalen der änderungssensitiven Symptomliste sind inhaltlich aber auch von allgemeinerer klinischer Relevanz und beziehen sich mit jeweils acht Items auf

1. körperliche und psychische Erschöpfung,
2. Nervosität und innere Anspannung,
3. psychophysiologische Dysregulationen,
4. Leistungs- und Verhaltensschwierigkeiten,
5. Schmerzbelastungen sowie
6. Probleme in der Selbstbestimmung und -kontrolle.

Überprüfungen der internen Konsistenz ($.77 \leq \alpha \leq .93$) und Testhalbierungsreliabilität ($.76 \leq r_{tt} \leq .91$) ergaben befriedigende Werte. Ähnliches gilt für die Werte der Testwiederholungsreliabilität ($.40 \leq r_{tt} \leq .92$) mit deutlichen Unterschieden zwischen Personen, die am Autogenen Training teilgenommen versus nicht teilgenommen haben, was gleichzeitig ein Hinweis auf die Validität der Skala ist und die interventionsspezifische Änderungssensitivität von *AT-SYM* auf Skalenebene empirisch belegt. Weitere Validitätshinweise liefern Vergleiche mit den Kennwerten der Änderungssensitivität der Items der *Kieler Änderungssensitiven*

Symptomliste (*KASSL*; Zielke, 1979a, 1979b). Sie ergeben erwartungskonform interventionsspezifische (Gesprächspsychotherapie/Einzeltherapie vs. Autogenes Training/Gruppenangebot) Unterschiede in der Änderungssensitivität beider Instrumente. Darüber hinaus bestätigen Expertenbeurteilungen die inhaltliche Validität von *AT-SYM* auf Itemniveau.

3. Das *Freiburger Persönlichkeitsinventar* (*FPI-R*; Fahrenberg, Hampel & Selg, 2001) ist ein faktorenanalytisch und itemmetrisch begründetes Persönlichkeitsverfahren zu den Konstruktbereichen der Lebenszufriedenheit, Sozialen Orientierung, Leistungsorientierung, Gehemmtheit, Erregbarkeit, Aggressivität, Beanspruchung, Körperlichen Beschwerden, Gesundheitssorgen und Offenheit sowie zu den Sekundärskalen Extraversion und Emotionalität im Sinne Eysencks. Die insgesamt 138 Items sind nach dem Zutreffen auf die eigene Person zu beantworten. Die interne Konsistenz (Cronbachs Alpha) der Skalen liegt zwischen $.73 \leq \alpha \leq .83$. Die interne Validität ist durch die Konvergenz von faktorenanalytischen und itemmetrischen Analysen sowie durch konfirmatorische Clusteranalysen gesichert. Der *FPI-R* ist für Jugendliche ab 16 Jahren und Erwachsene einsetzbar. Es liegen nach Geschlecht und Altersgruppen differenzierte Normen vor. Die Bearbeitungszeit liegt zwischen 20 und 30 Minuten.

3.1.2 Beispiele für störungsspezifische Verfahren

1. Das *Beck-Depressions-Inventar* (*BDI*; Hautzinger, Bailer, Worall & Keller, 2000), ein ökonomisches Selbstbeurteilungsinstrument zur Erfassung der Schwere einer Depression, enthält 21 Gruppen von vierfach gestuften Aussagen zu depressiven Symptomen, wie traurige Stimmung, Pessimismus, Versagen, Unzufriedenheit, Schuldgefühle u. a., die hinsichtlich Auftreten und Intensität zu beurteilen sind. Das Zeitfenster beträgt laut Instruktion eine Woche. Analysen zur psychometrischen Güte weisen den *BDI* als ein zuverlässiges, konsistentes und veränderungssensitives Instrument aus. Das Instrument kann bei depressiven Patienten bzw. bei Verdacht auf Vorliegen einer Depression im Altersbereich von 18 bis 80 Jahren eingesetzt werden. Seine durchschnittliche Bearbeitungszeit beträgt je nach Antriebshemmung zehn bis fünfzehn Minuten. Für eine ausführliche Darstellung der Diagnostik depressiver Störungen siehe Kapitel 19 in diesem Band.

2. Die *Skalen zur Erfassung von Hoffnungslosigkeit* (*H-Skalen*; Krampen, 1994) stellen die deutsche Bearbeitung und Weiterentwicklung der *H-Skala* von Beck und Mitarbeitern dar. Basierend u. a. auf dem handlungstheoretischen Partialmodell der Persönlichkeit erfassen ihre Items negative Erwartungen der Person über sich selbst, die personspezifische Umwelt und ihr künftiges Leben. Die *H-Skalen* liegen in zwei Versionen à 20 Items und in zwei parallelen Halbformen à zehn Items vor. Die für klinische Gruppen indizierte Standardversion der *H-Skala* (H-S-Skala) umfasst 20 dichotome Aussagen, die nach ihrem Zutreffen auf die eigene Person zu beantworten sind. Überprüfungen der Messgenauigkeiten der Skalen via Konsistenzschätzungen, Testhalbierung und -wiederholung belegen die Zuverlässigkeit aller *H-Skalen*-Versionen und -Formen und weisen sie als eine änderungssensible Methode zur Beurteilung therapeutischer Effekte aus. Ihre inhaltliche, konvergente sowie diskriminante und differentielle Validität konnte empirisch nachgewiesen werden. Die *H-Skalen* können ab dem Alter von 13 Jahren bis ins hohe Alter als Einzel- oder Gruppentest vorgegeben werden. Bevölkerungsrepräsentative Normen liegen ab dem 18. Lebensjahr vor. Die Bearbeitungsdauer beträgt bei den *H-Skalen* 10 bis 15 Minuten.

3. Intensität und Verlauf der Zustandsangst können durch die (wiederholte) Vorlage der *State-Angst-Skala* (*STAI-S*) des State-Trait-Angstinventars von Laux, Glanzmann, Schaffner und Spielberger (1981) beschrieben werden. Die 20 Items messen die aktuell erlebte Angst als einen emotionalen Zustand, charakterisiert durch Anspannung, Besorgtheit, innere Unruhe und Furcht vor zukünftigen Ereignissen sowie eine erhöhte Aktivität des autonomen Nervensystems. Die innere Konsistenz der Skala beträgt $\alpha = .90$, die Retestreliabilität fällt erwartungsgemäß niedrig aus. Ihre Sensitivität gegenüber situativen Veränderungen konnte experimentell nachgewiesen werden. Die Skala kann ab dem Alter von 15 Jahren im klinischen Bereich und in der experimentellen Angstforschung benutzt werden. Aufgrund der multiplen Abhängigkeit des State-Angstwertes sollte die Interpretation eines individuellen Wertes nur auf dem Hintergrund eines Vergleiches erfolgen, bei dem die verschiedenen Einflussgrößen ihrer jeweiligen Bedeutung entsprechend berücksichtigt werden. Die Diagnostik von Ängsten und Phobien wird ausführlich in Kapitel 21 behandelt.
4. Der *Interaktions-Angst-Fragebogen* (*IAF*; Becker“,4,0,2>Becker, 1997) wurde zur Erfassung der bereichsspezifischen Angstneigungen konstruiert. Beschreibungen von insgesamt 55 Situationen zu den Bereichen Angst vor physischer Verletzung, Auftritten, Normüberschreitung, Erkrankungen und ärztlichen Behandlungen, Selbstbehauptung sowie Abwertung und Unterlegenheit sind auf einer siebenstufigen Skala danach zu beurteilen, wie angenehm oder unangenehm es wäre, sich in der betreffenden Lage zu befinden. Zusätzlich kann mit einer 10. Skala die globale Angstneigung gemessen werden. Die Messgenauigkeit des *IAF* ist mit Konsistenzschätzungen $.72 \leq \alpha \leq .91$ als zufriedenstellend bis gut zu bewerten. Die Reliabilitätskoeffizienten des Testprofils genügen den Anforderungen. In einer Reihe von Validierungsstudien wurden die Zusammenhänge zwischen den Skalen des *IAF* und anderen Konstrukten mit plausiblen Ergebnissen überprüft. Der als Einzel- oder Gruppentest im Altersbereich von 18 bis 65 Jahren u. a. im klinisch-psychologischen Bereich zur Differentialdiagnostik sowie für die Evaluation therapeutischer Maßnahmen einsetzbare *IAF* wurde an einer repräsentativen Stichprobe normiert. T- und Stanine-Werte sowie Prozentränge liegen getrennt für Männer und Frauen aus verschiedenen Altersstufen vor. Die Bearbeitung des *IAF* dauert 15 Minuten.
5. Das *Trierer Alkoholismusinventar* (*TAI*; Funke, Funke, Klein & Scheller, 1987) ist ein standardisierter Test für alkoholabhängige Männer und Frauen, der behandlungsrelevante, differentialdiagnostische Informationen liefert. Die 90 Fragen des Tests fokussieren spezifische Erlebens- und Verhaltensweisen, wie sie von alkoholabhängigen Personen selbst als Antezedenzien und Konsequenzen des exzessiven Alkoholkonsums dargestellt werden. Die sieben Skalen des *TAI* betreffen

1. Verlust der Verhaltenskontrolle und negative Gefühle nach dem Trinken,
2. Soziales Trinken,
3. Süchtiges Trinken,
4. Trinkmotive,
5. Folgen, Schädigung und Versuche der Selbstbehandlung von physiologischen Begleiterscheinungen,
6. Partnerprobleme wegen des Trinkens und
7. Trinken wegen Partnerproblemen.

Die interne Konsistenz der Skalen ist zufriedenstellend. In einer Reihe von Studien wiesen die Zusammenhänge zwischen den *TAI-Skalen* und verschiedenen Variablen die Validität des Verfahrens aus. Retest-Befunde belegen eine ausreichende Stabilität der Skalen. Für das Instrument liegen geschlechtsspezifische Stanine-, T- und Prozentrang-Werte vor. Seine Bearbeitung dauert 30 Minuten.

3.1.3 Beispiele für Therapiestundenbogen

Stunden- oder Sitzungsbogen in der Prozessdiagnostik und -evaluation von Psychotherapien hatten ihren Ursprung im klientzentrierten Ansatz (vgl. etwa Eckert, 1976; Zielke, 1980; im Überblick Frohburg, 1999), waren daher zunächst inhaltlich eher schulenspezifisch aufgebaut, wurden aber bald auf dem Hintergrund von Plausibilitätserwägungen auf allgemeinere Variablen erweitert.
1. Dies gilt etwa für die *Stundenbeurteilung (Klient) – Selbstbeurteilungsverfahren (SB-K)* von Schindler, Hohenberger-Sieber und Hahlweg (1990a), mit der über 20 Items Erwartungen von Patienten, die von ihnen erlebte Transparenz, Aktivität und Zusammenarbeit, ihre Zuversicht und ihr Vertrauen sowie der erlebte Aufbau von Selbstkontrolle erfasst werden.
2. Informationen aus der Therapeutensicht zu Erwartungen an die Sitzung, Struktur und Stringenz, Motivierung, Anleitung, Information, neue Erkenntnisse sowie Fortschritt und Bestätigung können mit der *Stundenbeurteilung (Therapeut) (SB-T;* Schindler et al., 1990b) erhoben werden.
3. Der *Bielefelder Klienten-Erfahrungsbogen (BIKEB)* von Höger und Eckert (1997) ist faktorenanalytisch fundiert und erfasst mit jeweils vier Items die Aspekte des Zurechtkommens mit dem Therapeuten/der Therapeutin, des Zurechtkommens mit sich selbst, des Veränderungserlebens, der persönlichen Sicherheit und Zuversicht, der Beruhigung sowie der körperlichen Entspannung versus Erschöpfung (6 Subskalen x 4 Items = 24 Items).
4. Entsprechende allgemeine prozessdiagnostische Verfahrensvorschläge liegen inzwischen auch für die *Gruppenpsychotherapie* (vgl. etwa Enke & Lermer, 1978; Strauss & Eckert, 1994) vor.
5. Da die vorliegenden Stunden- oder Sitzungsbogen entweder durch ihre therapieschulenspezifische oder sehr allgemeine inhaltliche Ausrichtung keine Bezüge zu den allgemeinen Wirkfaktoren aufweisen, wurde von Grawe (1998, S. 669 ff.; siehe etwa auch Grawe & Braun, 1994) der *Klienten/Klientinnen-Stundenbogen* entwickelt, der in identischen Literaturquellen manchmal auch als „Patientenstundenbogen" bezeichnet wird. Über 29 Items wird das Erleben der Therapiesitzung durch Patienten auf siebenstufigen bipolaren Antwortskalen erfasst. Die Auswertung erfolgt nach fünf faktorenanalytisch begründeten Skalen zu

1. der Zufriedenheit mit der Sitzung,
2. den vom Patienten erlebten Fortschritten innerhalb der Therapie,
3. den erlebten Fortschritten außerhalb der Therapie,
4. der erlebten Qualität der Therapiebeziehung und
5. der erlebten emotionalen Beteiligung in der Therapie.

Anhand der Skalenwerte werden ideographische Prozessfigurationen und Musteranalysen (Feature Pattern Analysis) therapeutischer Verläufe realisiert, deren Befunde zu Kombinations-Mustertypen therapeutischer Verläufe in größeren Stichproben verdichtet und mit Therapieergebnisvariablen in Beziehung gesetzt werden (Grawe, 1998; Grawe & Braun, 1994; Grawe, Caspar & Ambühl, 1990a, 1990b; Smith, 2001). Kritisch anzumerken bleibt, dass der Bezug der verwendeten Skalen dieses Stundenbogens zum Dreikomponentenmodell der Wirkungsweise von Psychotherapie gering bleibt und dass das Verfahren mit 29 Items für eine routinemäßig durchgeführte, ökonomische Prozessdiagnostik am Ende jeder Therapiesitzung relativ lang ist. Hinzu kommt, dass Grawe und Braun (1994) den Messfehler vernachlässigen. Dies hat zur Konsequenz, dass eine Post-Prä-Differenz, die ausschließlich auf Messfehlern beruht, genauso groß ausfallen kann, wie eine Post-Prä-Differenz, die auf perfekt reliablen Messungen basiert (siehe Steyer, Hannöver, Telser & Kriebel, 1997).

6. Die *Stundenbogen für die Allgemeine und Differentielle Einzel-Psychotherapie* (STEP; Krampen, 2002a) wurden als ökonomische, standardisierte Instrumente zur Erfassung der von Grawe et al. (1994) unterschiedenen allgemeinen Wirkfaktoren psychotherapeutischer Prozesse und Effekte aus der Sicht von Patienten/innen und Therapeuten/innen entwickelt. Ihre Items beziehen sich direkt auf das Erleben einer Therapiesitzung im Einzelsetting durch die Patienten/innen *(STEPP)* sowie die darauf bezogenen Fremdwahrnehmungen und -beurteilungen ihrer Therapeuten/innen *(STEPT)*. Diese beiden Versionen des *STEP* sind inhaltlich parallel aufgebaut und umfassen jeweils zwölf komplementär formulierte Items. Beim *STEPP* ist von Patienten/innen nach einer Therapiesitzung auf siebenstufigen Antwortskalen anzugeben, ob die jeweilige Aussage für die eigene Person zutrifft (mit „1" für „stimmt ganz genau") oder nicht (mit „7" für „stimmt überhaupt nicht"). Beim *STEPT* beurteilen die Therapeuten/innen inhaltlich analoge Fragen unter Bezug auf ihre Wahrnehmungen des Erlebens und Verhaltens ihres Patienten bzw. ihrer Patientin auf identischen Antwortskalen. Für die Patienten/innen- und die Therapeuten/innen-Perspektive existieren jeweils drei inhaltlich komplementäre Subskalen zu der in einer Sitzung erlebten bzw. wahrgenommenen

- motivationalen Klärung bei dem Patienten/der Patientin (**K**lärungsperspektive; *STEPP-K* bzw. *STEPT-K*) mit fünf Items,
- aktiven Hilfe zur Problembewältigung (**P**roblembewältigungsperspektive; *STEPP-P* bzw. *STEPT-P*) mit vier Items und
- therapeutischen Beziehung (**B**eziehungsperspektive; *STEPP-B* bzw. *STEPT-B*) mit drei Items.

Zusammen mit einer auf Therapieziele bezogenen, etwa über das *Goal Attainment Scaling* (*GAS*; Kirusek, Smith & Cardillo, 1994) realisierten sukzessiven Prozess- und Ergebnisevaluation dienen Stundenbogen der adaptiven Indikation therapeutischer Maßnahmen. Zugleich bilden sie eine wertvolle, strukturierte Hilfe bei der *Dokumentation von Psychotherapiesitzungen und psychotherapeutischer Fallverläufe* (vgl. hierzu etwa Laireiter, 1994; Stangier, Hoyer, Kosfelder & Meyer, 1998), für die nicht nur eine formale Verpflichtung besteht, sondern die auch als ein Instrument der Qualitätssicherung von Psychotherapie unentbehrlich ist. Zu betonen ist, dass strukturierte Verfahren wie die *STEP* stets nur eine Ergänzung (freilich eine hilfreiche und wichtige) freier und teilstrukturierter Protokollierungen sein können und diese keinesfalls ersetzen dürfen.

3.2 Direkte Veränderungsmessung

Bei der *direkten Veränderungsmessung* werden die oben genannten methodischen Probleme der indirekten Veränderungsmessung dadurch umschifft, dass als Vergleichsprozess die subjektive Messwertskala der Person selbst herangezogen wird und in nur einer Messung subjektiv erlebte Veränderungen in ihrer Richtung für einen vorgegebenen Zeitraum direkt erhoben werden. Unabhängig von dem physikalischen Messwertkontinuum werden die wahrgenommenen Veränderungen durch den impliziten Vergleich zwischen einem intern wahrgenommenen Anfangszustand mit einem Endzustand auf einem Kontinuum der subjektiven Bedeutsamkeit des Probanden quantifiziert. Regressionseffekte können ebensowenig auftreten wie die mit dem Reliabilitäts-Validitäts-Dilemma verbundenen Interpretationsprobleme. Die direkte Veränderungsmessung ist auch ökonomischer als die indirekte, wirft dafür aber Fragen nach dem Ausmaß von Verzerrungen durch die retrospektive Einschätzung der stattgefundenen Veränderung, nach einer möglichen Überschätzung der wahrgenommenen Veränderung (etwa bedingt durch sozial erwünschtes Antwortverhalten) sowie nach der numerischen Äquivalenz zwischen direkt versus indirekt gewonnenen Änderungswerten auf. Daher darf die direkte Veränderungsmessung nicht als eine Alternative zur indirekten Messung betrachtet werden. Sie stellt vielmehr eine eigenständige Methode der Veränderungsmessung dar, die ergänzend zur indirekten Veränderungsmessung herangezogen werden sollte, wobei die Übereinstimmung der Befunde aus beiden Strategien der Veränderungsmessung von besonderem Interesse ist (vgl. hierzu auch Baumann et al., 1980; Krampen & von Delius, 1981; Zielke, 1982).

Dies wird durch die empirischen Untersuchungsbefunde von Michalak, Kosfelder, Meyer und Schulte (2003) bestätigt. Die Studie bezieht sich auf Daten einer großen Stichprobe von 775 ambulanten Psychotherapie-Patienten (davon $n = 583$ mit Angststörungen und $n = 95$ mit affektiven Störungen) mit einer durchschnittlichen Behandlungsdauer von 26 Sitzungen. Neben einer Vielzahl indirekter Veränderungsmaße (störungsspezifische und störungsübergreifende Erfolgsmaße und Fragebogen zu Störungsfolgen im Vortest-Nachtest-Vergleich) wurden direkte Veränderungsmaße über retrospektive Einschätzungen des Globalerfolges der Behandlung und der Therapiezielerreichung in der Patienten- und der Therapeutensicht sowie über den *Veränderungsfragebogen des Erlebens und Verhaltens* (*VEV*; Zielke & Kopf-Mehnert, 1978) erfasst. Bei statistisch durchgängig signifikanten Korrelationen der direkt und der indirekt erhobenen Erfolgsmaße (in moderater Höhe im Bereich von $.18 \leq r \leq .54$; $p \leq .01$) ergaben sich für verschiedene Subgruppen faktorenanalytisch zwei eindeutig bestimmte Faktoren. Ein Faktor ist jeweils durch essentielle Ladungen der indirekten Erfolgsmaße, der zweite durch essentielle Faktorladungen der direkten Erfolgsmaße markiert.

Zu den Instrumenten der direkten Veränderungsmessung gehören zum Beispiel:

- Die große Gruppe der *Zufriedenheitsmaße*, bei denen am Ende der Behandlung der Behandlungserfolg bzw. die Zufriedenheit mit der Behandlung durch Patienten und/oder Therapeuten retrospektiv eingeschätzt wird (siehe etwa Michalak et al., 2003). Prominentes Beispiel ist die *Consumer Reports Study* (Seligman, 1995), bei der ehemalige Patienten nach dem Ende der Behandlung rückblickend nach ihrer Zufriedenheit mit einer Psychotherapie befragt wurden. Angesichts der vielfältigen empirischen Belege zum Rückschaufehler (siehe zusammenfassend hierzu Hank, Schwenkmezger & Schumann, 2001), erscheinen Reliabilität und Validität dieser Erfolgsmaße und damit ihre isolierte Verwendung fraglich.
- Das *Goal Attainment Scaling* (*GAS;* Kiresuk, Smith & Cardillo, 1994) ist eine einzelfallbezogene Methode, mit der sich aktuelle Interventionsziele präzisieren und das subjektive Ausmaß ihrer Erreichung quantifizieren lässt. Die Konstruktion des *GAS* sollte möglichst frühzeitig im therapeutischen Prozess erfolgen. Sie umfasst mehrere Schritte. Im ersten Schritt werden bis zu fünf für den Patienten wichtige Zielbereiche benannt, die entsprechend ihrer subjektiven Bedeutsamkeit in eine Rangreihe zu bringen und entsprechend zu gewichten sind. Anschließend werden für

jedes Problem fünf objektiv zu beschreibende, möglichst verhaltensnahe Indikatoren (= Kriterien) der Zielerreichung definiert und auf einer fünffach gestuften Skala mit den sprachlichen Bezeichnungen „viel weniger als die erwarteten Resultate" (-2), „etwas weniger als die erwarteten Resultate" (-1), „am meisten erwartete oder angenehme Resultate" (0), „etwas mehr als die erwarteten Resultate" (+1), „viel mehr als die erwarteten Resultate" (+2) angeordnet. In regelmäßigen Abständen kann der Patient dann während und am Ende der Therapie seine Zielerreichung in einem Wertebereich von –2 bis +2 einschätzen. Damit trägt das *GAS* zur Evaluation des Therapieprozesses mit den individuellen Therapiezielen als Erfolgskriterien bei. Ihre Validität bemisst sich nach

1. der Bedeutsamkeit der Zielbereiche für den jeweiligen Patienten und des Indikatorwertes der Kriterien für die Zielbereiche,
2. deren Repräsentativität für die zu evaluierende Behandlung und
3. der Akzeptanz für externe Urteiler (Kordy & Hannöver, 1999).

Da Patient und Therapeut die Therapieziele gemeinsam erarbeiten, stärkt das Instrument darüber hinaus Motivation und Selbstverantwortung des Patienten. Ein weiterer Vorteil des *GAS* liegt darin, dass es schulen- und methodenunabhängig eingesetzt werden kann.

- Der *Veränderungsfragebogen des Erlebens und Verhaltens-R-2001* (*VEV-R-2001*; Zielke & Kopf-Mehnert, 2001; Vorversion: VEV, Zielke & Kopf-Mehnert, 1978) quantifiziert die Einschätzung der subjektiv wahrgenommenen Veränderungen im Erleben und Verhalten von Psychotherapiepatienten/innen. Dazu werden 42 Items nach der eingeschätzten Veränderung, die im Verlauf der Therapie erfolgt ist, direkt abgefragt. Die Items bestehen aus siebenfach gestuften Aussagen, (z. B. „Ich bin ruhiger geworden"), basieren inhaltlich vor allem auf dem klientzentrierten psychotherapeutischen Ansatz und bilden einen bipolaren Faktor mit den beiden Polen „Entspannung, Gelassenheit und Optimismus" vs. „Spannung, Unsicherheit und Pessimismus". Der *VEV-R-2001* ist ein objektives und konsistentes Verfahren mit einer erwartungsgemäß geringen zeitlichen Stabilität. Signifikante Korrelationen mit den Veränderungsbeurteilungen VERA des *Freiburger Fragebogens zur Krankheitsverarbeitung* (Muthny, 1989) bestätigen seine kriterienbezogene Validität. Die Autoren teilen kritische Veränderungswerte mit, vor deren Hintergrund die individuelle Veränderung ggf. als signifikant beurteilt werden kann. Die Bearbeitungszeit beträgt 10–15 Minuten.
- Analog zum *VEV* und zum *Fragebogen zu erlebten gesundheitlichen Veränderungen (FGV;* Krampen & von Delius, 1981), der für die direkte Veränderungsmessung bei stationären medizinischen und psychiatrischen Patienten entwickelt wurde und bislang lediglich als Forschungsinstrument vorliegt, aufgebaut ist der *Veränderungsfragebogen zum Entspannungserleben und Wohlbefinden (VFE;* Krampen, 1991c). Als Separatum des *Diagnostischen und Evaluativen Instrumentariums zum Autogenen Training* (*AT-EVA*; Krampen, 1991b) fokussieren die nur 12 Items des *VFE* das direkte Veränderungserleben in den bereits oben genannten sechs Indikationsbereichen von Entspannungstrainings und -therapien. Wegen der weit über den engeren Bereich der Entspannungstherapien hinausgehenden Bedeutung der Frageninhalte (z. B. „Ich bin weniger besorgt, wenn ich an die Zukunft denke"; „Ich fühle mich wohler";

„Ich habe mehr Ausdauer und gebe nicht so schnell auf") und seiner Kürze ist der *VFE* auch für Anwendungen im Rahmen der Psychotherapie und häufigere Wiederholungsmessungen besonders gut geeignet. Für den bei Jugendlichen und Erwachsenen einsetzbaren *VFE* liegen sowohl soziale Vergleichsnormen (Prozentrang- und T-Werte) als auch intraindividuelle Veränderungsnormen vor.

3.3 Kriterien für klinisch bedeutsame Veränderungen

Bleibt die Frage, was die Veränderungen – gleich ob direkt oder indirekt gemessen – klinisch bedeutsam macht. Neben der Verwendung inhaltlicher, vor-psychometrischer Kriterien (wie etwa Symptomfreiheit nach ICD-10 oder DSM-IV-TR, objektive Veränderungen in bedeutsamen Lebensbezügen, direkt beobachtbare Zunahmen von Handlungsfreiheiten etc.) sind psychometrisch fundierte Aussagen notwendig. Klassisch bei Versuchen der Beantwortung dieser Frage ist der Rückgriff auf psychometrische Parameter wie etwa Vertrauensintervalle, Standardabweichungen, mittlere bzw. günstigere Normwerte etc., die das Ausmaß von direkt oder indirekt erfassten Veränderungen und deren klinische Bedeutsamkeit abschätzen helfen sollen. Insbesondere die Arbeitsgruppe um Jacobson (Jacobson, Follette & Revenstorf, 1984; Jacobson & Revenstorf, 1988; Jacobson & Truax, 1991) hat sich damit intensiv beschäftigt und einen systematischen Operationalisierungsvorschlag vorgelegt, mit dem sowohl in Wirksamkeits- und Effektivitätsstudien als auch in der Qualitätssicherung gearbeitet wird.

Jacobson und Truax (1991) gehen dabei von der Annahme aus, dass klinische und nicht-klinische Stichproben unterschiedlichen Populationen angehören, die durch einen geeigneten Trennwert unterschieden werden können. Eine klinisch bedeutsame Verbesserung impliziert demnach den reliablen Wechsel von der „kranken" zur „gesunden" Population oder – auf der Grundlage von Skalenwerten – den reliablen Wechsel aus einem für Patienten typischen Skalenabschnitt in einen für die Normalbevölkerung typischen Skalenabschnitt.

Da sich die Messwerte von klinischen und nicht-klinischen Populationen auf psychometrischen Instrumenten allerdings zumeist überlappen, kommt es beim Einsatz dieser Instrumente zu Fehlklassifikationen. Tatsächlich Kranke werden nicht entdeckt (= F1), und Gesunde werden fälschlicherweise als krank klassifiziert (= F2). Jacobson und Truax (1991) schlagen drei Varianten zur Bestimmung des Zielbereichs vor:

1. Im günstigsten Fall kennt man die Verteilungsparameter der klinischen und nicht-klinischen Stichprobe und legt den Kriteriumswert so fest, dass die Fehlklassifikationsraten für F1 (1-Sensitivität) und F2 (1-Spezifität) gleich groß ausfallen. Sind beide Populationen normal verteilt, bestimmt sich der Trennwert nach $C_1 = (\delta_0 M_1 + \delta_1 M_0)/(\delta_0 + \delta_1)$. Die Symptomatik sollte nach einer Behandlung so weit reduziert sein, dass die behandelte Person näher am Mittelwert der nicht gestörten Population als an dem der gestörten Population liegt.
2. Sind die Parameter δ_0 und M_0 nicht bekannt und es stehen nur Patientendaten zur Verfügung, entspricht der Trennwert dem Wendepunkt der Normalverteilung bei $C_2 = M_1 - 2\delta_1$. Das Ausmaß der Symptomatik sollte nach der Behandlung mindestens zwei Standardabweichungen unterhalb des Mittelwertes der zugehörigen „kranken" Population liegen.
3. Sind die Verteilungsparameter der klinischen Stichprobe nicht bekannt, soll der

Trennwert nach $C_3 = M_0 + 2\delta_0$ berechnet werden. Die Stärke der Symptomatik sollte also nach einer Behandlung innerhalb von zwei Standardabweichungen vom Mittelwert einer gesunden Population liegen.

Wie Percevic, Bauer und Kordy (2004) eindrucksvoll zeigen, führen diese drei Verfahren zu unterschiedlichen Trennwerten und damit zu sehr unterschiedlichen Einschätzungen der klinischen Bedeutsamkeit und Fehlklassifikationsraten. Sie plädieren daher für eine inhaltliche Validierung des Kriteriumswertes unter Berücksichtigung von Fehlklassifikationsraten und Kriteriumsvaliditäten – eine Forderung, der man sich nur anschließen kann und die der Bearbeitung bedarf.

4 Varianten der kontrollierten Praxis

Die empirische Evaluation klinisch-psychotherapeutischer Interventionen kann durch verschiedene Arten von Einzelfalldarstellungen erfolgen. Gemeinsam ist ihnen der Fokus auf die intraindividuelle Merkmalsfluktuation im zeitlichen Verlauf mit dem Bemühen, diese Verlaufscharakteristik als Funktion anderer intra- oder interindividuell variierender Variablen zu erklären. In diesem Sinne postuliert Hilliard (1993) „all single research is intrasubject research" (S. 374). Sie kann nach inhaltlichen und methodischen Gesichtspunkten systematisiert werden. Inhaltlich betrachtet, lassen sich Einzelfalldarstellungen danach unterscheiden, ob sie sich auf das gesamte Leben eines Individuums beziehen oder nur bestimmte, z. B. krankheitsbezogene Ausschnitte thematisieren. Im erstgenannten Fall sprechen Selg, Klapproth und Kamenz (1992) von einer Biographie, im letztgenannten Fall handelt es sich um eine Kasuistik oder Einzelfalldarstellung. Je nach angewandter Methodik lassen sich Einzelfalldarstellungen weiter differenzieren in (beschreibende) Falldarstellungen oder Kasuistiken, (quantitative) Einzelfallanalysen und (kontrollierte) Einzelfallexperimente (Hilliard, 1993; Kern, 1997).

4.1 Kasuistik und Einzelfalldarstellung

Die narrative Falldarstellung ist die älteste Form der Einzelfallanalyse und gilt als Vorläufer der experimentellen Einzelfallanalyse (Schroeder & Wildman, 1988). Historisch gesehen wurzelt dieser Ansatz in der Psychoanalyse. Bekanntes Beispiel ist Freuds Studie über die Patientin Anna O. Falldarstellungen sind qualitativ ausgerichtete retrospektive Fallbeschreibungen ohne Spezifikation der Intervention und ohne systematische Messungen der Interventionseffekte. Sie sind weder intern noch extern valide. Gleichwohl die Fallstudie auch zur Bestätigung von Hypothesen durchgeführt werden könnte, finden sich in der psychotherapeutischen Forschung und Praxis nur Darstellungen im Sinne einer Hypothesengenerierung (Hilliard, 1993). In Übereinstimmung dazu ist diese hermeneutisch-epistemiologische Vorgehensweise nach Grawe (1988b) dann indiziert, wenn das Ziel ist, besser zu verstehen, was überhaupt in der Psychotherapie geschieht. Ähnlich argumentiert Thorngate (1986, S. 75–76):

> To find out what people do in general, we must first discover what each person does in particular, then determine what, if anything, these particulars have in common. [...] Nomothetic laws lie at the intersection of idiographic laws; the former can be discovered only after we find the latter.

Dieses Ziel strebt Jüttemann (1981, 1990) mittels *Komparativer Kasuistik (KK)* an, deren diagnostische Modellvariante sich nach seinem Verständnis aufgrund ihrer engen Verbindung zur einzelfalldiagnostischen Vorgehensweise besonders als eine Form der Praxiskontrolle anbietet. Die Vorgehensweise der KK besteht in einer qualitativ vergleichenden Betrachtung von hochgradig ähnlichen Einzelfällen und dient der Generierung von potentiellen funktional relevanten Hypothesen, die als Übereinstimmungen zwischen den Fällen sichtbar werden. Diese „theorievorbereitende" Strategie kann als Umsetzungsversuch einer kombiniert ideographisch-nomothetischen Forschungsstrategie verstanden werden.

Untersuchungsmethodologisch handelt es sich dabei um einen Kleingruppen-Ansatz, der über „den Umweg" von qualitativen Einzelfallbetrachtungen realisiert wird. Im Anwendungskontext der klinisch-psychotherapeutischen Praxiskontrolle soll so der Wirkungszusammenhang bestimmter therapeutischer Interventionsmaßnahmen und die Entstehung differentieller Therapieeffekte *post hoc* durch die theoretische Beschreibung der beobachteten Datenmuster erklärbar werden. Dabei schreibt Jüttemann (1990) der Erhebung retrospektiver Daten und der qualitativen Aufbereitung biographischen Materials eine besondere Bedeutung zu. Damit macht diese Strategie gleichsam die Nahtstelle zwischen qualitativer Falldarstellung und quantitativer Fallanalyse aus.

In neueren Fallstudien flankieren quantitative Daten die qualitative Fallbeschreibung und umgekehrt. So werden qualitativ zu beschreibende Fälle nach quantitativen Kriterien (z. B. Testbefunde) ausgewählt. Beispiele für diese *quantitatively informed qualitative case studies* (Hilliard, 1993) bieten etwa die Arbeiten von Strupp (1980a, 1980b, 1980c, 1980d; Strupp, Schacht, Henry & Binder, 1992; vgl. auch die Beispiele bei Krampen, 2001; Meinlschmidt & Krampen, 2003). Umgekehrt basieren *qualitatively informed single case quantitative analyses* auf qualitativen Auswahlentscheidungen, wie beispielsweise in der Berner Therapievergleichsstudie geschehen (Grawe, 1992). Systematische Überlegungen zur Kombination der qualitativen Technik mit quantitativen Daten stehen allerdings noch aus (Hilliard, 1993).

4.2 Einzelfallanalyse

Die quantitative Einzelfallanalyse beruht auf der systematischen Beobachtung einer spezifizierten Intervention. Die Interventionseffekte werden jedoch nicht durch einen systematischen Versuchsplan evaluiert. Das Vorgehen kann sowohl konfirmatorisch als auch explorativ angelegt sein (Hilliard, 1993). Die dieser Kategorie zuzuordnenden Einzelfalldarstellungen machen eine große Bandbreite aus. Sie reichen von Beiträgen in überwiegend beschreibender Form mit nur einigen wenigen quantitativen Detailangaben (meist prä/post erhobene Testwerte) bis hin zu viele Messzeitpunkte umfassenden Falldarstellungen mittels Zeitreihenanalysen, sequentiellen Analysen und Wachstumskurven.

Im Rahmen der Psychotherapieforschung sei beispielhaft auf die Arbeit von Lutz (2003) hingewiesen. Mit Hilfe von Wachstumsanalysen modelliert er individuelle psychotherapeutische Verläufe basierend auf Patientenausgangscharakteristika (z. B. Chronifizierung der Probleme, therapeutische Vorerfahrung, Vertrauen des Patienten in den Erfolg der Psychotherapie, Beeinträchtigungsschwere aus Sicht des Therapeuten) und Prozessinformationen mit dem Ziel, selektive und adaptive Indikationsentscheidungen zu ermitteln sowie diese als Entscheidungs- und Handlungsregeln für die klinische Praxis nutzbar zu machen.

In der psychotherapeutischen Praxis dominieren Dokumentationen psychotherapeutischer Fallverläufe die einzelfallanalytischen Darstellungen. Sie sind aus rechtlichen, ethischen, berufsständischen und wissenschaftlichen Gründen erforderlich (Baumann & Ühlein, 1994) und stellen ein wesentliches qualitätssicherndes Element in der psychotherapeutischen Praxis dar. Allgemein verbindliche Richtlinien zu ihrer Struktur und ihrem Inhalt gibt es allerdings (noch) nicht. Einen Überblick über die vorhandenen *Dokumentationssysteme in der ambulanten und stationären Psychotherapie* sowie in der psychiatrischen und psychosozialen Versorgung geben Laireiter und Vogel (1998). Gemeinsam sind diesen Dokumentationssystemen (z. B. Braun, 1998; Kordy, Hannöver & Bauer, 2002; Krischker, Fleischmann & Cording, 1998; Nübling & Schmidt, 1998b; Palm, 1998; Stein & Herzog, 2002) die strukturellen Elemente Behandlungsbeginn, Behandlungsverlauf und Therapieende, die je nach Behandlungssetting eine andere inhaltliche Ausgestaltung aufweisen. Während bei den älteren Verfahren die Basisdokumentation im Vordergrund stand, fokussieren neuere Verfahren stärker die Verlaufsdokumentation und kommen damit Forderungen nach einer angemessenen Prozessevaluation nach (Grawe, 1988b; Richter, 1994).

Stellvertretend für diese neue Generation sei das *Allgemeine Dokumentationssystem für Psychotherapie (PSYCHODOK;* Laireiter, Lettner & Baumann, 1998) genannt. Dieses teilstandardisierte Papier-Bleistiftverfahren zielt auf eine schulen-, tätigkeitsfeld- und altersunabhängige Basis- und Verlaufsdokumentation ab. Die Basisdokumentation umfasst Angaben zu Persondaten, zur Anmeldung, zur sozialen, biographischen und störungsbezogenen Anamnese, zur Problemanalyse, zum Therapieverlauf, zum Behandlungsverlauf sowie zur Katamnese. Elemente der Verlaufsdokumentation sind Patienten-Stundenbogen, Prozess-(Stunden-)Evaluationsbogen und ein Verlaufsevaluationsbogen. Die Instrumente sind sowohl durch den Psychotherapeuten selbst als auch durch den Patienten zu bearbeiten. Hervorzuheben ist der modulare Aufbau der Basisdokumentation, der ihre fallspezifische und damit ökonomische Durchführung gestattet.

Erwähnenswert ist in diesem Zusammenhang ferner die *Figurationsanalyse* nach Grawe und Baltensperger (1998), eine computerunterstützte Methode zur Prozess- und Ergebnisevaluation von Psychotherapie, die den Vergleich individueller Therapieeffekte vor dem Hintergrund relevanter Vergleichsgruppen zu bewerten ermöglicht. Damit verbindet dieses Verfahren gruppenstatistische Analysen mit der Einzelfallanalyse. Das Dokumentationssystem kann in ambulanten und stationären Einrichtungen der Psychotherapie und psychosozialen Versorgung verwendet werden.

4.3 Einzelfallexperiment

Ein kontrolliertes Einzelfallexperiment ist „ein planmäßiges und replizierbares Verfahren, bei dem durch systematische Variation der unabhängigen Variable (Intervention) und Konstanthaltung anderer Bedingungen die Veränderung der abhängigen Variable im zeitlichen Verlauf über zahlreiche Messzeitpunkte registriert werden kann“ (Fichter, 1989, S. 61) – eine Rarität in der Vorgehensweise der deutschsprachigen Therapieforschung (Kern, 1997; Perst & Baumann, 1999). Da es beim Einzelfallexperiment darum geht, Veränderungen im zeitlichen Verlauf abzubilden, steht die Definition der verschiedenen Zeitabschnitte in einem definierten Zeitkontinuum im Vordergrund.

Eckpunkte bei der Wahl des Untersuchungsdesigns (Petermann, 1996) sind

1. die Anzahl der verschiedenen Phasen im Untersuchungszeitraum,

2. die Sequenz der Wiederholungen dieser Phasen,
3. die Anzahl der Messungen an verschiedenen Personen zum gleichen Zeitpunkt,
4. die Anzahl der pro Phase zu erfassenden Variablen,
5. die Auswahl der Bezugsgrößen – Verhalten, Personen oder Situationen – und
6. bei Interventionsstudien die Veränderungen der Anforderungen in der Zeit.

Je nach Kombination dieser Aspekte ergeben sich verschiedene Untersuchungsdesigns, die sich in die Gruppen AB-Versuchspläne, Versuchspläne mit multiplen Grundraten über Verhaltensweisen, Personen und/oder Situationen, Versuchspläne mit verändertem Kriterium und alternierende Versuchspläne einteilen lassen (siehe hierzu z. B. Fichter, 1989; Kern, 1997; Petermann, 1996).

Voraussetzung für den Nachweis der internen Validität von Einzelfallexperimenten ist, dass die Behandlung unmittelbar wirksam wird, erzeugte Interventionseffekte (z. B. bei ABAB-Versuchsplänen) umkehrbar sind, Transfereffekte bei Designs mit multiplen Grundraten ausbleiben, Interventions- und Reihenfolgeeffekte nicht konfundiert sind und eine mögliche wechselseitige Beeinflussung von Merkmalen der Person und solchen der Intervention beachtet werden. Eine Maximierung der experimentellen Kontrolle kann durch die Kombination der verschiedenen Grunddesigns realisiert werden. Diese kombinierten Designs eignen sich darüber hinaus zur Untersuchung von Generalisationseffekten. Beispiele dazu finden sich in Fichter (1989).

Für die Auswertung der seriell anfallenden Daten sind Zeitreihenanalysen geeignet: Dabei wird die Zeitreihe als Funktion der internen (sequentiellen) Abhängigkeit und als Funktion der Designparameter (Intervention, Kovariate) verstanden. Das anzupassende Zeitreihenmodell liefert Hinweise auf die serielle Abhängigkeit und Periodik der untersuchten Prozesse und erhellt damit ihre Struktur. Anhand der Korrelationen über die Zeit (Kreuzkorrelationen) lassen sich mögliche Wirkzusammenhänge erschließen, und Interventionseffekte können statistisch abgesichert werden (Revenstorf & Keeser, 1989). Über die Voraussetzungen zur Durchführung einer Zeitreihenanalyse informiert Noack (1989). Die Möglichkeiten für die Analyse qualitativer Verlaufsdaten werden von Revenstorf und Vogel (1989) erläutert.

5 Zusammenfassung

Das vorangegangene Kapitel beschäftigt sich mit dem Beitrag der Prozessdiagnostik zu einer kontrollierten Praxis, die dem Anspruch eines wissenschaftlich fundierten praktisch psychologischen Handelns genügen will. Erkenntnisziel ist es, den modus operandi von klinischen oder pädagogischen Interventionen zu erklären. Diese Zielsetzung impliziert, wie weiter gezeigt wurde, sich Fragen nach der selektiven und adaptiven Indikation, der Effektivität und der Effizienz von Interventionen zu stellen. Anhand eines Ablaufschemas zum diagnostischen Abklärungsprozess und dem adaptiven Interventionsprozess wurden die bedeutsamen Schritte einer so verstandenen kontrollierten Anwendungspraxis verdeutlicht. Ausgehend von einer Darstellung der testtheoretischen Grundlagen von Veränderungsmessungen wurden im nächsten Schritt Methoden und Hilfsmittel der (in)direkten Veränderungsmessung vorgestellt und Kriterien zur Beurteilung von klinisch bedeutsamen Veränderungen diskutiert, bevor abschließend Kasuistik und Einzelfalldarstellung, Einzelfallanalyse und Einzelfallexperiment als Varianten der kontrollierten Praxis dargestellt wurden. Die

Überlegungen sollten deutlich gemacht haben, dass die Prozessdiagnostik das sine qua non einer kontrollierten Praxis ist, die – wissenschaftlich fundiert – verstehen will, warum bei welchen Personen durch welche Durchführenden welche Interventionsziele unter welchen Bedingungen mit welchen Methoden am besten realisiert werden können. Bleibt zu wünschen, dass die bereits 1988 in diesem Kontext von Grawe gestellte Forderung „zurück zur psychotherapeutischen Einzelfallforschung" stärker als bisher Gehör findet (Grawe, 1988b).

Literatur

Bastine, R. (1998). Grundlagen der Klinischen Psychologie. In T. Herrmann, W. Tack & R. Bastine (Hrsg.), *Klinische Psychologie* (Bd. 1, S. 47–147). Stuttgart: Kohlhammer.

Baumann, U., Sodemann, U. & Tobien, H. (1980). Direkte versus indirekte Veränderungsdiagnostik. *Zeitschrift für Differentielle und Diagnostische Psychologie, 1*, 201–216.

Baumann, U. & Ühlein, H. (1994). *Leitsätze zur Dokumentation klinisch-psychologischer/psychotherapeutischer Interventionen.* Köln: Deutscher Psychologenverlag.

Becker, P. (1995). *Seelische Gesundheit und Verhaltenskontrolle.* Göttingen: Hogrefe.

Becker, P. (1997). *Interaktions-Angst-Fragebogen IAF* (3. rev. und erw. Aufl.). Göttingen: Beltz-Test GmbH.

Bereiter, C. (1963). Some persisting dilemmas in the measurement of change. In C.W. Harris (Ed.), *Problems in measuring change* (pp. 3–20). Madison: The University of Wisconsin Press.

Beutler, L.E. & Clarkin, J.F. (1990). *Systematic treatment selection.* New York, NY: Brunner/Mazel.

Brandtstädter, J. (2001). *Entwicklung, Intentionalität, Handeln.* Stuttgart: Kohlhammer.

Braun, U. (1998). Qualitäts-Monitoring: Ein praktikables Ergebnis-Feedback-System für die Psychotherapie. In A.-R. Laireiter & H. Vogel (Hrsg.), *Qualitätssicherung in der Psychotherapie und psychosozialen Versorgung – Ein Werkstattbuch* (S. 225–251). Tübingen: dgvt.

Brocke, B. (1979). Aspekte einer Methodologie der angewandten Sozial- und Verhaltenswissenschaften. *Zeitschrift für Sozialpsychologie, 10*, 2–29.

Brocke, B. (1993). Wissenschaftliche Fundierung psychologischer Praxis: Theoretische Psychologie, angewandte Psychologie und professionelle psychologische Praxis. In W. Bungard & T. Herrmann (Hrsg.), *Arbeits- und Organisationspsychologie im Spannungsfeld zwischen Grundlagenorientierung und Anwendung* (S. 15–47). Bern: Huber.

Bunge, M. (1967). *Scientific research. Volume 2: The Search for Truth.* Berlin: Springer.

Donabedian, A. (1966). Evaluating the quality of medical care. *Milbank Memorial Funds Quarterly, 44*, 166–203.

Eckert, J. (1976). Zur Prognose von psychotherapeutischen Effekten bei unterschiedlichen Behandlungsmethoden. *Zeitschrift für Klinische Psychologie, 5*, 153–163.

Enke, H. & Lermer, S.P. (1978). Selbsterleben von Gruppenmitgliedern im Spiegel empirischer Untersuchungsbefunde. *Praxis der Psychotherapie, 23*, 13–25.

Fahrenberg, J., Hampel, R. & Selg, H. (2001). *Das Freiburger Persönlichkeitsinventar FPI. Revidierte Fassung FPI-R und teilweise geänderte Fassung FPI-A1. Handanweisung* (7. Aufl.). Göttingen: Hogrefe.

Fichter, M.M. (1989). Versuchsplanung experimenteller Einzelfalluntersuchungen in der Psychotherapieforschung. In F. Petermann (Hrsg.), *Einzelfallanalyse* (2. Aufl., S. 61–79). München: Oldenbourg.

Fiedler, P. (1996). Psychotherapie. In Psychologie Verlags Union (Hrsg.), *Perspektiven der Psychologie* (S. 169–201). Weinheim: Psychologie Verlags Union.

Fiedler, P. (2000). *Integrative Psychotherapie bei Persönlichkeitsstörungen.* Göttingen: Hogrefe.

Fischer, G. (1974). *Einführung in die Theorie psychologischer Tests.* Bern: Huber.

Franke, G.H. (2002). *Die Symptom-Checkliste von L.R. Derogatis (SCL-90-R): Deutsche Version* (2. Aufl.). Weinheim: Beltz.

Frohburg, I. (1999). Qualitätssicherung in der ambulanten Gesprächspsychotherapie. *Gesprächspsychotherapie und Personzentrierte Beratung, 30*(1), 14–27.

Funke, W., Funke, J., Klein, M. & Scheller, R. (1987). *Trierer Alkoholismus-Inventar (TAI).* Göttingen: Hogrefe.

Grawe, K. (1988a). Heuristische Psychotherapie: Eine schematheoretisch fundierte Konzeption des Psychotherapieprozesses. *Integrative Psychotherapie, 4*, 309–324.

Grawe, K. (1988b). Zurück zur psychotherapeutischen Einzelfallforschung. *Zeitschrift für Klinische Psychologie, 17*, 1–7.

Grawe, K. (1992). Psychotherapieforschung zu Beginn der neunziger Jahre. *Psychologische Rundschau, 43*, 132–162.

Grawe, K. (1998). *Psychologische Therapie*. Göttingen: Hogrefe.

Grawe, K. & Baltensperger, C. (1998). Figurationsanalyse. Ein Konzept und Computerprogramm für die Prozess- und Ergebnisevaluation in der Therapiepraxis. In A.-R. Laireiter & H. Vogel (Hrsg.), *Qualitätssicherung in der Psychotherapie und psychosozialen Versorgung – Ein Werkstattbuch* (S. 179–207). Tübingen: dgvt.

Grawe, K. & Braun, U. (1994). Qualitätskontrolle in der Psychotherapiepraxis. *Zeitschrift für Klinische Psychologie, 23*, 242–267.

Grawe, K., Caspar, F. & Ambühl, H. (1990a). Die Berner Therapievergleichsstudie: Prozessvergleich. *Zeitschrift für Klinische Psychologie, 19*, 316–337.

Grawe, K., Caspar, F. & Ambühl, H. (1990b). Die Berner Therapievergleichsstudie: Wirkungsvergleich und differentielle Indikation. *Zeitschrift für Klinische Psychologie, 19*, 338–361.

Grawe, K., Donati, R. & Bernauer, F. (1994). *Psychotherapie im Wandel*. Göttingen: Hogrefe.

Gulliksen, H. (1950). *Theory of mental tests*. New York: Wiley.

Guthke, J., Böttcher, H. & Sprung, L. (1991). *Psychodiagnostik Bd. 1 und Bd. 2*. Berlin: Deutscher Verlag der Wissenschaften.

Hank, P., Schwenkmezger, P. & Schumann, J. (2001). Daily mood reports in hindsight: Results of a computer-assisted time sampling study. In J. Fahrenberg & M. Myrtek (Eds.), *Progress in ambulatory assessment* (pp. 143–156). Göttingen: Hogrefe.

Hautzinger, M., Bailer, M., Worrall, H. & Keller, F. (2000). *Beck-Depressions-Inventar (BDI). Testhandbuch* (3. Aufl.). Bern: Huber.

Herrmann, T. (1979). *Psychologie als Problem*. Stuttgart: Klett-Cotta.

Hessel, A., Schumacher, J., Geyer, M. & Braehler, E. (2001). Symptom-Checkliste SCL-90-R: Testtheoretische Überprüfung und Normierung an einer bevölkerungsrepräsentativen Stichprobe. *Diagnostica, 47*, 27–39.

Hilliard, R. (1993). Single-case methodology in psychotherapy process and outcome research. *Journal of Consulting and Clinical Research, 61*, 373–380.

Höger, D. & Eckert, J. (1997). Der Bielefelder Klienten-Erfahrungsbogen (BIKEB). Ein Verfahren zur Erfassung von Aspekten des „Post-Session Outcome" bei Psychotherapien. *Zeitschrift für Klinische Psychologie, 26*, 129–137.

Jacobson, N., Follette, W. & Revenstorf, D. (1984). Psychotherapy outcome research: Methods for reporting variability and evaluating clinical significance. *Behavior Therapy, 15*, 336–352.

Jacobson, N. & Revenstorf, D. (1988). Statistics for assessing the clinical significance of psychotherapy techniques: Issues problems and new developments. *Behavioral Assessment, 10*, 133–145.

Jacobson, N. & Truax, P. (1991). Clinical significance: A statistical approach to defining meaningful change in psychotherapy research. *Journal of Consulting and Clinical Psychology, 59*, 12–19.

Janßen, H. (1997). Total Quality Management im Gesundheitswesen. In H. Spörkel, B. Ruckriegel, H. Janßen & A. Eichler (Hrsg.), *Total Quality Management im Gesundheitswesen. Methoden und Konzepte des Qualitätsmanagement für Gesundheitseinrichtungen* (S. 1–13). Weinheim: Psychologie Verlags Union.

Jüttemann, S. (1981). Komparative Kasuistik als Strategie psychologischer Forschung. *Zeitschrift für Klinische Psychologie und Psychotherapie, 29*, 109–119.

Jüttemann, S. (1990). Komparative Kasuistik als klinisch-psychologische Praxiskontrolle. In S. Jüttemann (Hrsg.), *Komparative Kasuistik* (S. 43–48). Heidelberg: Ansanger.

Kanfer, F. H., Reinecker, H. & Schmelzer, D. (1996). *Selbstmanagement-Therapie: Ein Lehrbuch für die klinische Praxis*. Berlin: Springer.

Kern, H. (1997). Einzelfallforschung in der Klinischen Psychologie: Multiple-Baseline-Versuchspläne. *Zeitschrift für Klinische Psychologie und Psychotherapie, 45*, 45–66.

Kiresuk, T., Smith, A. & Cardillo, J. (Eds.). (1994). *Goal attainment scaling: Applications, theory, and measurement*. Hillsdale: Lawrence Erlbaum Associates.

Klauer, K. & Sydow, H. (1992). Interindividuelle Unterschiede in der Lernfähigkeit: Zur Analyse von Lernprozessen bei Kurzzeitlerntests. *Zeitschrift für Differentielle und Diagnostische Psychologie, 3*, 175–190.

Kordy, H. & Hannöver, W. (1999). Zur Evaluation psychotherapeutischer Behandlungen anhand individueller Therapieziele. In H. Ambühl & B. Strauß (Hrsg.), *Therapieziele* (S. 75–90). Göttingen: Hogrefe.

Kordy, H., Hannöver, W. & Bauer, S. (2002). Das Stuttgart-Heidelberger Modell zur Qualitätssicherung in der stationären Psychotherapie. In M. Härter, H. Linster & R.-D. Stieglitz (Hrsg.), *Qualitätsmanagement in der Psychotherapie* (S. 289–304). Göttingen: Hogrefe.

Krampen, G. (1991a). Änderungssensitive Symptomliste (AT-SYM). In G. Krampen, *Diagnostisches und evaluatives Instrumentarium zum Autogenen Training (AT-EVA)* (S. 14–16). Göttingen: Hogrefe.

Krampen, G. (1991b). *Diagnostisches und evaluatives Instrumentarium zum Autogenen Training (AT-EVA)*. Göttingen: Hogrefe.

Krampen, G. (1991c). Veränderungsfragebogen zum Entspannungserleben und Wohlbefinden (VFE). In G. Krampen, *Diagnostisches und evaluatives Instrumentarium zum Autogenen Training (AT-EVA)* (S. 17–18). Göttingen: Hogrefe.

Krampen, G. (1994). *Skalen zur Erfassung von Hoffnungslosigkeit (H-Skalen). Handanweisung und Verbrauchsmaterialien*. Göttingen: Hogrefe.

Krampen, G. (1998). Diagnostik nach der ICD-10: Ihr Stellenwert im psychodiagnostischen Prozess sowie Hinweise zu einschlägiger Fachliteratur und psychodiagnostischen Hilfsmitteln. *Report Psychologie, 23*, 44–63.

Krampen, G. (2001). Differenzialdiagnostik sowie allgemeine und differenzielle Psychotherapie pathologischer Aggressivität: Differenzialdiagnostische Einordnung, Fallbeispiele, Spekulationen. *Report Psychologie, 26*, 540–558.

Krampen, G. (2002a). *Stundenbogen für die Allgemeine und Differentielle Einzelpsychotherapie (STEP)*. Göttingen: Hogrefe.

Krampen, G. (2002b). Drei-Phasen-Modell zur Geschichte der Psychotherapie im 20. Jahrhundert. *Report Psychologie, 27*, 330–346.

Krampen, G. & von Delius, A. (1981). Zur direkten Messung subjektiv erlebter gesundheitlicher Veränderungen. *Medizinische Psychologie, 7*, 166–174.

Krischker, S., Fleischmann, H. & Cording, C. (1998). Basisdokumentation in der Psychiatrie. In A.-R. Laireiter & H. Vogel (Hrsg.), *Qualitätssicherung in der Psychotherapie und psychosozialen Versorgung – Ein Werkstattbuch* (S. 401–417). Tübingen: dgvt.

Laireiter, A.-R. (1994). Dokumentation psychotherapeutischer Fallverläufe. *Zeitschrift für Klinische Psychologie, 23*, 236–241.

Laireiter, A.-R., Lettner, K. & Baumann, U. (1998). PSYCHO-DOK. Allgemeines Dokumentationssystem für Psychotherapie: Beschreibung und Funktionen im Rahmen des Qualitätsmanagements von Psychotherapie. In A.-R. Laireiter & H. Vogel (Hrsg.), *Qualitätssicherung in der Psychotherapie und psychosozialen Versorgung – Ein Werkstattbuch* (S. 209–224). Tübingen: dgvt.

Laireiter, A.-R. & Vogel, H. (1998). Qualitätssicherung in der Psychotherapie und psychosozialen Versorgung – Einblick in die Werkstatt. In A.-R. Laireiter & H. Vogel (Hrsg.), *Qualitätssicherung in der Psychotherapie und psychosozialen Versorgung – Ein Werkstattbuch* (S. 17–46). Tübingen: dgvt.

Laux, L., Glanzmann, P., Schaffner, P. & Spielberger, C. D. (1981). *Das State-Trait-Angstinventar (STAI). Theoretische Grundlagen und Handanweisung*. Weinheim: Beltz.

Lienert, G. A. (1989). *Testaufbau und Testanalyse* (4. Aufl.). Weinheim: Beltz.

Lord, F. M. & Novick, M. R. (1968). *Statistical theories of mental test scores*. Reading, MA: Addison-Wesley.

Lutz, W. (2003). *Die Wiederentdeckung des Individuums in der Psychotherapieforschung*. Tübingen: dgvt.

Mans, E. J. (1998). Perspektiven der empirischen Erforschung der differentiellen Indikation zwischen heterogenen Therapierichtungen. *Praxis Klinische Verhaltensmedizin und Rehabilitation, 11*, 44–49.

Meinlschmidt, G. & Krampen, G. (2003). Weltweite psychopathologische Folgen gravierender Terrorakte und ihrer Jahrestage: Ein Fallbericht zur Entwicklung einer depressiven Störung im Kontext des Jahrestages der Anschläge vom 11. September 2001. *Psychotherapie, 8*, 214–216.

Michalak, J., Kosfelder, J., Meyer, F. & Schulte, D. (2003). Messung des Therapieerfolgs. Veränderungsmaße oder retrospektive Erfolgsbeurteilung. *Zeitschrift für Klinische Psychologie und Psychotherapie, 32*, 94–103.

Muthny, F. A. (1989). *Fragebogen zur Krankheitsverarbeitung (FKV)*. Göttingen: Hogrefe.

Noack, H. (1989). Neuere Entwicklungen, Software und Kritik zur Zeitreihenanalyse nach der ARIMA-Methode. In F. Petermann (Hrsg.), *Einzelfallanalyse* (2. Aufl., S. 213–234). München: Oldenbourg.

Nübling, R. & Schmidt, J. (1998a). Qualitätssicherung in der Psychotherapie: Grundlagen, Realisierungsansätze, künftige Aufgaben. In A.-R. Laireiter & H. Vogel (Hrsg.), *Qualitätssicherung in der Psychotherapie und psycho-*

sozialen Versorgung – Ein Werkstattbuch (S. 49–74). Tübingen: dgvt.

Nübling, R. & Schmidt, J. (1998b). Interne Qualitätssicherung in der stationären psychosomatischen Rehabilitation: Erfahrungen mit dem „zweigleisigen Modell". In A.-R. Laireiter & H. Vogel (Hrsg.), *Qualitätssicherung in der Psychotherapie und psychosozialen Versorgung – Ein Werkstattbuch* (S. 335–353). Tübingen: dgvt.

Palm, W. (1998). Prozeßkontrolle für die ambulante Psychotherapie: ein Beitrag zur Qualitätssicherung aus der Perspektive psychotherapeutischer Praxistätigkeit. In A.-R. Laireiter & H. Vogel (Hrsg.), *Qualitätssicherung in der Psychotherapie und psychosozialen Versorgung – Ein Werkstattbuch* (S. 253–273). Tübingen: dgvt.

Patry, J.-L. & Perrez, M. (2000). Theorie-Praxis-Probleme und die Evaluation von Interventionsprogrammen. In W. Hager, J.-L. Patry & M. Perrez (Hrsg.), *Handbuch Evaluation psychologischer Interventionsmaßnahmen* (S. 19–40). Bern: Huber.

Pawlik, K. (1978). Umwelt und Persönlichkeit: Zum Verhältnis von Ökologischer und Differentieller Psychologie. In C.F. Graumann (Hrsg.), *Die ökologische Fragestellung in der Psychologie* (S. 112–134). Bern: Huber.

Pawlik, K. (1982). Modell- und Praxisdimensionen psychologischer Diagnostik. In K. Pawlik (Hrsg.), *Diagnose der Diagnostik* (2. Aufl., S. 13–43). Stuttgart: Klett-Cotta.

Percevic, R., Bauer, S. & Kordy, H. (2004). Was ist klinisch bedeutsam an klinisch bedeutsamer Veränderung? Demonstration einer Validierungsstrategie am Beispiel des SCL-90R GSI. *Zeitschrift für Klinische Psychologie und Psychotherapie, 33*, 165–171.

Perrez, M. (1991). Wissenschaftstheoretische Grundbegriffe der klinisch-psychologischen Interventionsforschung. In M. Perrez & U. Baumann (Hrsg.), *Lehrbuch Klinische Psychologie. Band 2: Intervention* (S. 51–63). Bern: Huber.

Petermann, F. (1978). *Veränderungsmessung*. Stuttgart: Kohlhammer.

Petermann, F. (1982). *Einzelfalldiagnose und klinische Praxis*. Stuttgart: Kohlhammer.

Petermann, F. (1996). Kontrollierte Praxis. In H.S. Reinecker & D. Schmelzer (Hrsg.), *Verhaltenstherapie, Selbstregulation, Selbstmanagement* (S. 75–82). Göttingen: Hogrefe.

Perst, A. & Baumann, U. (1999). Einzelfallstudien in klinisch-psychologischen, psychotherapeutischen Fachzeitschriften. *Zeitschrift für Klinische Psychologie, 28*, 205–213.

Rasch, G. (1960). *Probabilistic models for some intelligence and attainment tests*. Kopenhagen: Nielsen & Lydiche.

Revenstorf, D. & Keeser, W. (1989). Zeitreihenanalyse von Therapieverläufen – ein Überblick. In F. Petermann (Hrsg.), *Einzelfallanalyse* (2. Aufl., S. 167–212). München: Oldenbourg.

Revenstorf, D. & Vogel, B. (1989). Zur Analyse qualitativer Verlaufsdaten. In F. Petermann (Hrsg.), *Einzelfallanalyse* (2. Aufl., S. 235–256). München: Oldenbourg.

Richter, R. (1994). Qualitätssicherung in der Psychotherapie (Editorial). *Zeitschrift für Klinische Psychologie, 23*, 233–235.

Rost, J. (1996). *Lehrbuch der Testtheorie und Testkonstruktion*. Bern: Huber.

Rost, J. & Spada, H. (1983). Die Quantifizierung von Lerneffekten anhand von Testdaten. *Zeitschrift für Differentielle und Diagnostische Psychologie, 4*, 29–49.

Rückert, D. & Linster, H. W. (1998). Qualitätssicherung und Qualitätsmanagement im Rahmen der ambulanten Psychotherapie mit Kindern, Jugendlichen und ihren Bezugspersonen. In A.-R. Laireiter & H. Vogel (Hrsg.), *Qualitätssicherung in der Psychotherapie und psychosozialen Versorgung – Ein Werkstattbuch* (S. 421–456). Tübingen: dgvt.

Scheele, B. (1982). Psychotherapie und ihre allgemein-psychologische Grundlegung. In R. Bastine, P.A. Fiedler, K. Grawe, S. Schmidtchen & G. Sommer (Hrsg.), *Grundbegriffe der Psychotherapie* (S. 143–148). Weinheim: Edition Psychologie.

Schindler, L., Hohenberger-Sieber, E. & Hahlweg, K. (1990a). Stundenbeurteilung (Klient). In G. Hank, K. Hahlweg & N. Klann (Hrsg.), *Diagnostische Verfahren für Berater* (S. 331–335). Weinheim: Beltz-Test.

Schindler, L., Hohenberger-Sieber, E. & Hahlweg, K. (1990b). Stundenbeurteilung (Therapeut). In G. Hank, K. Hahlweg & N. Klann (Hrsg.), *Diagnostische Verfahren für Berater* (S. 337–339). Weinheim: Beltz-Test.

Schneider, S. & Margraf, J. (2005). *Diagnostisches Interview bei psychischen Störungen (DIPS für DSM-IV-TR)*. Berlin: Springer.

Schneider, W. (1990). Die Psychotherapiemotivation. In W. Schneider (Hrsg.), *Indikationen zur Psychotherapie* (S. 183–201). Weinheim: Beltz.

Schroeder, H. & Wildman, B. (1988). Single case designs in clinical settings. *Hospice Journal, 4*, 3–24.

Selg, H., Klapproth, J. & Kamenz, R. (1992). *Forschungsmethoden der Psychologie*. Stuttgart: Kohlhammer.

Seligman, M. (1995). The effectiveness of psychotherapy – The consumer reports study. *American Psychologist, 50*, 965–974.

Smith, E. (2001). *Die Gestaltung produktiver Therapiesitzungen in der psychologischen Psychotherapie*. Vortrag auf dem 19. Symposium der Fachgruppe Klinische Psychologie und Psychotherapie der DGPs in Bern (Schweiz), 24.–26. Mai 2001.

Stangier, U., Hoyer, J., Kosfelder, J. & Meyer, F. (1998). Dokumentation von Psychotherapiesitzungen. *Zeitschrift für Klinische Psychologie, 27*, 172–176.

Stein, B. & Herzog, T. (2002). Qualitätsmanagement in der psychosomatisch-psychotherapeutischen Konsiliar- und Liaisonversorgung. In M. Härter, H. Linster & R.-D. Stieglitz (Hrsg.), *Qualitätsmanagement in der Psychotherapie* (S. 305–324). Göttingen: Hogrefe.

Steyer, R., Hannöver, W., Telser, C. & Kriebel, R. (1997). Zur Evaluation intraindividueller Veränderung. *Zeitschrift für Klinische Psychologie, 26*, 291–299.

Strauss, B. & Eckert, J. (1994). Dimensionen des Gruppenerlebens. *Zeitschrift für Klinische Psychologie, 23*, 188–201.

Strupp, H. (1980a). Success and failure in time-limited psychotherapy: A systematic comparison of two cases (Comparison 1). *Archives of General Psychiatry, 37*, 595–603.

Strupp, H. (1980b). Success and failure in time-limited psychotherapy: A systematic comparison of two cases (Comparison 2). *Archives of General Psychiatry, 37*, 708–716.

Strupp, H. (1980c). Success and failure in time-limited psychotherapy: With special reference to the performance of a lay counselor (Comparison 3). *Archives of General Psychiatry, 37*, 831–841.

Strupp, H. (1980d). Success and failure in time-limited psychotherapy: Further evidence (Comparison 4). *Archives of General Psychiatry, 37*, 947–954.

Strupp, H., Schacht, T., Henry, W. & Binder, J. (1992). Jack M.: A case of premature termination. *Psychotherapy, 29*, 191–205.

Thorngate, W. (1986). The production, detection, and explanation of behavioral patterns. In J. Valsiner (Ed.), *The individual subject and scientific psychology* (pp. 71–93). New York: Plenum Press.

Viethen, G. (1994). Qualitätssicherung in der Medizin. Teil I. *QualiMed, 2*, 9–16.

Westmeyer, H. (1978). Wissenschaftstheoretische Grundlagen Klinischer Psychologie. In U. Baumann, H. Berbalk & G. Seidenstücker (Hrsg.), *Klinische Psychologie: Trends in Forschung und Praxis* (Bd. 1, S. 108–132). Bern: Huber.

Westmeyer, H. (1979). Die rationale Rekonstruktion einiger Aspekte psychologischer Praxis. In H. Albert & K. H. Stapf (Hrsg.), *Theorie und Erfahrung* (S. 139–161). Stuttgart: Klett-Cotta.

Zielke, M. (1979a). *Kieler Änderungssensitive Symptomliste (KASSL)*. Weinheim: Beltz.

Zielke, M. (1979b). *Indikation zur Gesprächspsychotherapie*. Stuttgart: Kohlhammer.

Zielke, M. (1980). Untersuchung der Gütekriterien des Klienten-Erfahrungs-Bogens (KEB). *Diagnostica, 26*, 57–73.

Zielke, M. (1982). Probleme und Ergebnisse der Veränderungsmessung. In M. Zielke (Hrsg.), *Diagnostik in der Psychotherapie* (S. 41–59). Stuttgart: Kohlhammer.

Zielke, M. & Kopf-Mehnert, C. (1978). *Veränderungsfragebogen des Erlebens und Verhaltens (VEV)*. Weinheim: Beltz.

Zielke, M. & Kopf-Mehnert, C. (2001). Der VEV-R-2001: Entwicklung und testtheoretische Reanalyse der revidierten Form des Veränderungsfragebogens des Erlebens und Verhaltens (VEV). *Praxis Klinische Verhaltensmedizin und Rehabilitation, 53*, 7–19.

14 Klinisch-psychologische Erhebungsmethoden

Rolf-Dieter Stieglitz

1 Einleitung
2 Systematik klinisch-psychologischer Erhebungsmethoden
3 Selektion diagnostischer Verfahren
4 Mehrebenendiagnostik
5 Diagnostische Methoden
5.1 Selbstbeurteilungsverfahren
5.2 Fremdbeurteilungsverfahren
5.3 Interviewverfahren
5.4 Leistungstests
5.5 Persönlichkeitstests
5.6 Methoden der Verhaltensbeobachtung
5.7 Psychophysiologische Methoden
6 Fehlerquellen
7 Aktuelle Entwicklungen
8 Fazit und Perspektiven
Literatur

1 Einleitung

Die klinisch-psychologische Diagnostik im Kontext der Psychotherapie gewinnt seit einigen Jahren zunehmend an Bedeutung. Früher wurde sie aus vielfältigen Gründen abgelehnt bzw. man stand ihr eher kritisch gegenüber. Theoretische Begründungen aus unterschiedlichen Therapierichtungen (u. a. geringe Validität der Verfahren), klinische Argumente (u. a. Beeinträchtigung der therapeutischen Beziehung) wurden genannt, aber auch ein Mangel an geeigneten Verfahren waren Argumente. Dies hat sich zwischenzeitlich grundlegend geändert, was sich durch eine *Reihe von Entwicklungen* belegen lässt:

- Publikation einer Vielzahl von Lehrbüchern, Handbüchern, Monographien zum Thema (vgl. Abschnitt 3),
- eine fast schon inflationäre Entwicklung von Verfahren (vor allem Selbstbeurteilungsverfahren) zu unterschiedlichen Themenbereichen (vgl. Abschnitt 5),
- konkrete Erfahrungen, das Ergebnis für die eigene Arbeit mit dem Patienten tatsächlich auch praktisch nutzen zu können (vgl. Abschnitt 4),
- Forderung Dritter (z. B. Krankenkassen), die Ergebnisse der eigenen therapeutischen Arbeit auch tatsächlich zu dokumentieren (Stichwort: Qualitätssicherung; vgl. Härter et al., 2003).

Die nachfolgenden Ausführungen sollen dazu dienen, einen allgemeinen Überblick zum aktuellen Stand der klinisch-psychologischen Diagnostik zu geben. Dabei kann (u. a. aus Platzgründen) nicht der Anspruch sein, alle relevanten Verfahren vorzustellen. Vielmehr soll versucht werden, die Diagnostik in diesem Bereich überblicksartig darzustellen. Zunächst sollen verschiedene Systematisierungsmöglichkeiten der Verfahren dargestellt (Abschnitt 2) sowie die verschiedenen Möglichkeiten der Auswahl von Verfahren aufgezeigt werden (Abschnitt 3). Da Diagnostik aus unterschiedlichen Perspektiven erfolgen kann, jedoch meist keine Perspektive alleine die „richtige" ist, spielt die sog. Mehrebenendiagnostik eine zentrale Rolle (Abschnitt 4). Hauptteil des Beitrags wird die systematische Darstellung der verschiedenen diagnostischen Methoden und Verfahrensgruppen sein (Abschnitt 5). Diagnostische Untersuchungen sind in der Regel störanfällig, d. h. eine Vielzahl von Fehlerquellen, unabhängig von den diagnostischen Methoden sind zu berücksichtigen (Abschnitt 6). Der rasanten Entwicklung der letzten Jahre Rechnung tragend soll in einem eigenen Abschnitt auf aktuelle Entwicklungen eingegangen werden (Abschnitt 7). Auch wenn in den letzten Jahren positive Veränderungen erkennbar sind, soll abschließend noch auf einige Defizite hingewiesen werden (Abschnitt 8).

2 Systematik klinisch-psychologischer Erhebungsmethoden

Eine allgemein verbindliche Systematik klinisch-psychologischer Erhebungsmethoden existiert nicht. Meist findet eine Differenzierung nach sog. *Verfahrensgruppen* statt (z. B. Stieglitz et al., 2001). Weitere Möglichkeiten bestehen hinsichtlich der interessierenden *Fragestellungen* (z. B. Persönlichkeit). Für die Ausführungen in Abschnitt 4 soll eine Kombination aus beiden gewählt werden und folgende Erhebungsmethoden dargestellt werden: Selbstbeurteilungsverfahren, Fremdbeurteilungsverfahren, Interviewverfahren, Leistungstests, Persönlichkeitstests, Methoden der Verhaltensbeobachtung sowie psychophysiologische Methoden. Auf weitere Systematisierungsmöglichkeiten kann im Detail nicht weiter eingegangen werden. Auf zwei für die Psychotherapie besonders relevante sei jedoch an dieser Stelle noch hingewiesen, wie sie in **Tabelle 1** enthalten sind. Gerade für die Psychotherapie ist es wichtig zu wissen, wo der Fokus eines diagnostischen Verfahrens liegt. Zwei *zentrale Dimensionen* sind dabei zu unterscheiden:

- Handelt es sich um ein Verfahren, das nur bei bestimmten Störungsgruppen einsetzbar ist oder bei allen? (*Dimension „störungsbezogen"*)
- Handelt es sich um ein Verfahren, das einen direkten Bezug zu der angewandten Therapiemethode hat? (*Dimension „therapiebezogen"*)

Betrachtet man die Vielzahl vorliegender Verfahren, so muss man feststellen, dass die meisten Verfahren zwar störungsbezogen, jedoch selten therapiebezogen sind.
Eine weitere Systematisierungsmöglichkeit stellt der *Zeitverlauf* dar, d. h. bezogen auf welches Konstrukt kann in welchem Zeitabstand welches Instrument eingesetzt werden (vgl. hierzu Kap. 13 in diesem Band). In **Tabelle 2** ist dies dargestellt. Daraus ist zu erkennen, dass mit bestimmten Verfahren innerhalb relativ kurzer Zeitabstände stark fluktuierende psychische Zustände (z. B. Befindlichkeiten, Stimmungen) erfassbar sind, während andere sich eher in größeren Abständen verändern. Daher gilt es jeweils bei Entscheidungen zu berücksichtigen, wann und wie oft bestimmte Verfahren einsetzbar sind, d. h. in welchem Zeitabstand. So ist es z. B. wenig sinnvoll, eine Befindlichkeitsskala zur Therapieevaluation zu verwenden. Diese Skalenart kann jedoch hilfreich sein, kurzfristige Veränderungen im Therapieverlauf zu dokumentieren (z. B. kurz nach einer verhaltenstherapeutischen Intervention).

Tab. 1: Unterscheidung diagnostischer Verfahren hinsichtlich der Dimensionen „störungsbezogen" und „therapiebezogen" (nähere Angaben zu den Verfahren in Stieglitz et al., 2001)

		therapiebezogen	
		ja	**nein**
störungsbezogen	**ja**	Skala dysfunktionaler Einstellungen (DAS) von Hautzinger et al.	Hamilton Depressionsskala (HAMD) von Hamilton
	nein	Veränderungsfragebogen des Erlebens und Verhaltens (VEV) von Zielke & Kopf-Mehnert	Beschwerden-Liste (BL) von von Zerssen

Tab. 2: Systematik von Instrumenten hinsichtlich der Dimension „Zeit" (nähere Angaben zu den Verfahren siehe Stieglitz et al., 2001)

Zeitbereich	**Konstrukte**	**Verfahren (Beispiel)**
Sekunden, Minuten	Befindlichkeiten	Befindlichkeits-Skala (Bf-S)
Stunden, Tage	Stimmungen	Stimmungs-Skala (St-S)
Tage, Woche	psychopathologische Syndrome (z. B. depressives Syndrom)	Symptom Checkliste (SCL-90-R) oder AMDP-System
Wochen, Monate	psychopathologische Syndrome (z. B. negatives Syndrom der Schizophrenie)	Positive and Negative Syndrome Scale (PANSS)
Jahre	Aspekte der Persönlichkeit (inkl. akzentuierter Persönlichkeit, Persönlichkeitsstörungen)	Freiburger Persönlichkeitsinventar (FPI-R) oder International Personality Disorder Examination (IPDE)

3 Selektion diagnostischer Verfahren

Für den Anwender wird es angesichts der kaum noch zu überblickenden Vielfalt von Verfahren zunehmend schwieriger zu entscheiden, welche Verfahren er anwenden soll und kann. Nachfolgend wird daher kurz skizziert, welche grundsätzlichen Vorgehensweisen möglich sind:

Assessmentziel

Ausgangspunkt der Auswahl sollte immer die Frage des Assessmentziels sein, d. h. welches Instrument ist in welcher Therapiephase mit welchem diagnostischen Informationsgewinn bei welchem Patienten am besten einsetzbar (vgl. auch Stieglitz, 2008). Wie man **Tabelle 3** entnehmen kann, können diese sehr unterschiedlich sein. Zu fast allen Assessmentzielen stehen zwischenzeitlich psychometrische Verfahren zur Verfügung.

Bei hinreichender Klarheit diesbezüglich gibt es für den Anwender vielfältige Hilfestellung bei der Auswahl. In **Tabelle 4** sind die in den letzen Jahren herausgegebenen deutschsprachigen Handbücher und Monographien zusammengestellt und kurz charakterisiert. Zudem findet man in einigen diagnostisch bzw. klinisch orientierten Fachzeitschriften entsprechende Rubriken, in denen meist neue Verfahren vorgestellt werden (Diagnostica, Zeitschrift für Differentielle und Diagnostische Psychologie,

Tab. 3: Assessmentziele und -strategien in der klinisch-psychologischen Diagnostik (Beispiele)

Assessmentziel	Fragestellung	Diagnostisches Vorgehen (Beispiele)
Screening und Selektion	Hat eine bestimmte Person ein Problem? Ist eine differenziertere Diagnostik notwendig?	Screening-Fragebogen
Indikationsstellung	Ist ein bestimmtes Problem behandlungsbedürftig?	Bestimmung des Schweregrades des depressiven Syndroms mittels einer Ratingskala
Klassifikation	Lässt sich ein Patient einer spezifischen Störungsgruppe zuordnen?	Diagnostisches Interview nach ICD-10
Problemdefinition, -deskription, -analyse	Wie lässt sich das Problemverhalten spezifizieren? Welcher Art ist es?	Erfassung depressiver Kognitionen mittels eines Fragebogens
Auswahl Zielverhalten/Therapieziele	Welche individuellen Therapieziele sollen erreicht werden?	Goal Attainment Scaling
Beurteilung Therapieverlauf	Ergeben sich Veränderungen der Symptomatik im Therapieverlauf?	wiederholte Erfassung der depressiven Symptomatik
Beurteilung Therapieerfolg	Welche allgemeinen und spezifischen Veränderungen werden erreicht?	störungsbezogene wie allgemeine Selbst- und Fremdbeurteilungsverfahren

Tab. 4: Übersichten zu klinisch-diagnostischen Untersuchungsverfahren (in chronologischer Reihenfolge)

Autor(en)	Kennzeichen
Westhoff (1993)	nach inhaltlichen Bereichen (u. a. somatisch, psychisch, sozial) systematische Darstellung von ca. 300 Verfahren
Biefang et al. (1999)	systematische Darstellung von Verfahren der somatischen und psychischen Ebene zur Zustands- und Verlaufsbeurteilung in der Rehabilitation
Stieglitz et al. (2001)	Störungsübergreifende und störungsbezogene Verfahren, letzte orientiert an der ICD-10
Brähler et al. (2002)	Verfahren für die Anwendung in der Psychotherapie, Vorstellung der Verfahren nach einem einheitlichen Schema
Schumacher et al. (2003)	Verfahren zur Erfassung der Lebensqualität, Vorstellung der Verfahren nach einem einheitlichen Schema
Hoyer & Margraf (2003)	Verfahren zur Erfassung von Angststörungen nach DSM-IV und ICD-10
Klann et al. (2003)	Verfahren für die Ehe-, Paar und Familiendiagnostik und anderer in diesem Kontext relevanten Verfahren; Vorstellung der Verfahren nach einem einheitlichen Schema; Abdruck der Bögen
Collegium Internationale Psychiatriae Scalarum – CIPS (2005)	Verfahren für den Einsatz in der Psychiatrie, Psychopharmakotherapie; Abdruck der Bögen
Strauß & Schumacher (2005)	Interviews und Ratingskalen in Psychiatrie, Psychotherapie und Psychosomatik

Zeitschrift für Klinische Psychologie und Psychotherapie).

Hat man störungsspezifische Assessmentziele formuliert, so findet man Vorschläge für die Anwendung diagnostischer Verfahren oft auch als Ergebnis von *Experten- oder Konsensuskonferenzen*. So haben z. B. Strupp, Horowitz und Lambert (1997) als Ergebnis einer Expertenrunde störungsbezogene Empfehlungen für die Psychotherapieforschung dargestellt. Es werden vor allem Strukturaussagen zu einer allgemeinen Testbatterie gemacht, die u. a. folgende Bereiche beinhalten sollte: Symptomatik, interpersoneller Bereich, Selbstkonzepte, Persönlichkeitseigenschaften, Fähigkeiten, Coping, Lebenszufriedenheit, kritische Lebensereignisse, soziale Unterstützung etc. Zusätzlich werden bei ausgewählten Störungen die wichtigsten Untersuchungsverfahren besprochen, ohne aber eine verbindliche Testbatterie zu empfehlen.

Theoretische Orientierung

Die eigene psychotherapeutische Orientierung spielt ebenfalls oft eine wichtige Rolle bei der Auswahl von Verfahren (vgl. Teil II in diesem Band sowie Laireiter, 2000). Dies beinhaltet sowohl die grundlegende Skepsis, die Ablehnung der Anwendung diagnostischer Verfahren bis hin zur Auswahl von Verfahren, die einen (möglichst) engen Bezug zur eigenen Therapierichtung haben. Generell muss man jedoch feststellen, das die Anzahl von Verfahren mit einer engen Anlehnung an eine Therapietheorie in Relation zu anderen Verfahren eher gering ist (s. o.). Baumann und Stieglitz (2003, S. 243) sprechen von einer theoriegeleiteten Auswahl eines Verfahrens, „wenn die Konstrukte der diagnostischen Verfahren in einer Theorie verankert sind, die den gesamten Handlungsrahmen beinhaltet. Wenn z. B. in einer in einer kognitiven Verhaltenstherapie die Dysfunctional Attitude Scale nach Beck verwendet wird, haben wir eine Verankerung der Diagnostik in der Interventionstheorie, so dass es sich um eine therapiebezogene Diagnostik handelt."

Generell als Ausnahme zu nennen ist die Vielzahl von Verfahren, die aus der Theorie von Beck hervorgegangen sind (vgl. Blackburn, 1988) und zwischenzeitlich auch meist auf Deutsch verfügbar sind. Zunehmend finden sich jedoch derartige Entwicklungen auch in anderen Bereichen. Besonders hervorzuheben sind hier die Bemühungen des Arbeitskreises OPD (Operationalisierte Psychodynamische Diagnostik; vgl. im Überblick Schauenburg, 2005) im deutschsprachigen Bereich mit dem Versuch, psychodynamische Konstrukte zu operationalisieren. Im Rahmen eines multiaxialen Systems werden die fünf Achsen Krankheitserleben und Behandlungsvoraussetzungen, Beziehung, Konflikt, Struktur sowie Diagnosen nach ICD-10 Kapitel V (F) vorgeschlagen.

Psychometrische Qualität

Den bereits genannten Punkten übergeordnet sollte immer die psychometrische Qualität eines Instrumentes sein. Auch hier gibt es zwischenzeitlich über die bereits von Lienert (1969) formulierten Haupt- und Nebengütekriterien hinausgehenden Systematisierungsversuche. Im deutschsprachigen Bereich am bekanntesten sind die Kriterien des Testkuratoriums der Föderation deutscher Psychologenverbände (1986). In **Tabelle 5** sind die Kriteriengruppen sowie die Teilkriterien aufgeführt. Nicht alle sind gleichgewichtig, jedoch jeweils zu beachten.

Als besonders relevant für die Psychotherapie zu nennen ist vor allem die Frage des Einsatzes von Verfahren zur Erfassung von Veränderungen (vgl. im Überblick Stieglitz & Baumann, 2001). Die sog. *Änderungssensitivität* von Verfahren ist sicher eines ihrer Hauptprobleme, da diese bei der Testentwicklung fast nie explizit Gegenstand ist. Meist wird davon ausgegangen, dass ein Konstrukt, von dem man annimmt, das es sich z. B. durch therapeutische Interventionen verändern lässt, auch reliabel und valide mit dem daran angelehnten Verfahren erfassen lässt.

Tab. 5: Kriterien der Testbeurteilung des „Testkuratoriums der Föderation deutscher Psychologenverbände" (1986, S. 358–360)

1. Testgrundlage
- 1.1. Diagnostische Zielsetzung
- 1.2. Theoretische Grundlagen
- 1.3. Nachvollziehbarkeit der Testkonstruktion

2. Testdurchführung
- 2.1. Durchführungsobjektivität
- 2.2. Transparenz
- 2.3. Zumutbarkeit
- 2.4. Verfälschbarkeit
- 2.5. Störanfälligkeit

3. Testverwertung
- 3.1. Auswertungsobjektivität
- 3.2. Zuverlässigkeit
- 3.3. Gültigkeit
- 3.4. Normierung
- 3.5. Bandbreite
- 3.6. Informationsausschöpfung
- 3.7. Änderungssensitivität

4. Testevaluation
- 4.1. Ökonomie
- 4.2. Fairness
- 4.3. Akzeptanz
- 4.4. Vergleichbarkeit
- 4.5. Bewährung

5. Äußere Testgestaltung

Pragmatische Kriterien
Immer noch häufig, wenngleich eher als problematisch anzusehen, sind z. T. pragmatische Überlegungen bei der Auswahl von Verfahren. Diese reichen von der Verfügbarkeit von Verfahren, der Kenntnis und Erfahrung mit einem Verfahren bis hin zur allgemeinen Häufigkeit der Anwendung eines Verfahrens. Dies spielt vor allem bis heute auch in der Forschung eine nicht zu unterschätzende Rolle, was nach Baumann und Stieglitz (2003) als technologische Auswahl bezeichnet wird. So wird z. B. die Hamilton Depressionsskala trotz hinreichend bekannter psychometrischer Mängel (u. a. fehlende Eindimensionalität; vgl. im Überblick Stieglitz, 1998) in fast jeder Depressionsstudie mit der Begründung eingesetzt, dass die Skala sich beim Vergleich mit den Ergebnissen anderer Studien bewährt habe.

4 Mehrebenendiagnostik

Eine zentrale Grundannahme der klinisch-psychologischen Diagnostik stellt das Prinzip der sog. Mehrebenendiagnostik dar (Seidenstücker & Baumann, 1987; Synonyme: Multimodalität, multimodale Diagnostik), d. h. die differenzierte und mehrdimensionale Beschreibung psychischer Störungen aus unterschiedlichen Perspektiven. Folgende Kategorien sind zu unterscheiden: Datenebenen (Grundkategorien organischer Merkmale), Datenquellen (Informationsgeber), Untersuchungsverfahren und Konstrukte/Funktionsbereiche (Einheiten innerhalb einzelner Datenebenen bzw. über einzelne Datenebenen hinweg).

Datenebenen
Zur Erfassung menschlichen Erlebens und Verhaltens werden meist folgende Datenebenen unterschieden (vgl. Baumann & Stieglitz, 2001; Stieglitz, 2003):

- *biologische (somatische, physikalische) Ebene:* oft unterteilt in biochemische, neurophysiologische, psychophysiologische Ebene; im Vordergrund stehen körperliche Vorgänge, die physikalisch oder chemisch erfassbar sind.
- *psychische oder psychologische Ebene*: im Vordergrund stehen individuelles Erleben und Verhalten, Leistungen gehören ebenso dazu.
- *soziale Ebene:* Fokussierung auf interindividuelle Systeme und gesellschaftliche Rahmenbedingungen.

Tab. 6: Multimodale Diagnostik am Beispiel von Angststörungen

	Beispiele
Datenebene	
• Biologische	• Psychophysiologische Veränderungen
• Psychologische	• Beeinträchtigungen in verschiedenen psychischen Funktionen (z. B. Affekt)
• Soziale	• soziales Netzwerk, soziale Unterstützung
Datenquellen	Selbst- und Fremdbeurteilungsverfahren, Verhaltensregistrierungen
Konstrukte/Funktionsbereiche	
• Psychologische Datenebene	• Affekt, Antrieb, Leistung, Persönlichkeit
Untersuchungsverfahren	Ratingskalen, diagnostische Interviews, Leistungstests, Verhaltensbeobachtungen, apparative Verfahren

- *ökologische Ebene:* beinhaltet materielle Rahmenbedingungen.

Für die einzelnen Datenebenen stehen jeweils unterschiedliche Untersuchungsverfahren zur Verfügung (vgl. im Überblick Stieglitz et al., 2001, sowie nachfolgende Abschnitte). Bezüglich der ökologischen Datenebene liegen bisher keine Verfahren vor, die in ihrer Elaboriertheit mit den psychologischen Testverfahren vergleichbar wären.

Datenquellen

Neben den Datenebenen sind auch die Datenquellen zu differenzieren. Zu unterscheiden sind als Informationsgeber:

- die *befragte Person selbst*, bei der eine Selbstbeobachtung zu Selbstbeurteilungen (z. B. bezüglich Stimmung) oder Selbstregistrierungen des Verhaltens (z. B. Anzahl Panikattacken oder gerauchter Zigaretten) führt.
- *andere Personen* (geschulte Beurteiler, Pflegepersonal, Therapeuten, Bezugspersonen usw.), deren Fremdbeobachtung zu einer Fremdbeurteilung bzw. Verhaltensbeurteilung führt. Auch institutionell anfallende Daten (z. B. Zahl der Krankenhaustage) sind von anderen Personen festgehalten worden, so dass sie der Fremdbeobachtung zugeordnet werden können.
- *apparative Verfahren, Verfahren der Leistungs- und Intelligenzdiagnostik (mittels Papier/Bleistift oder Computer)* erbringen Funktions- und Leistungskennwerte, die die Zielperson generiert. Vielfach erfolgt heute die Erfassung dieser Daten mittels Computerunterstützung (bezüglich Aufgabenpräsentation, Datenregistrierung, -aufbereitung und -auswertung). Zu den apparativen Verfahren gehören auch die physiologischen Methoden wie EEG, EKG etc. (vgl. auch nachfolgende Abschnitte).

In **Tabelle 6** ist zur Illustration der genannten Punkte am Beispiel Angststörungen ein multimodales Vorgehen aufgezeigt.

Untersuchungsverfahren

In der klinisch-psychologischen Diagnostik ist vor allem die *Relation Selbst- versus Fremdbeurteilungsverfahren* von zentraler Bedeutung, da beide (in Form von sog. Ratings) häufig angewandt werden (vgl. im Überblick Stieglitz et al., 2001; Stieglitz & Freyberger, 2001 sowie Abschnitt 5). Bei der Überprüfung der Relation zwischen den beiden Datenquellen ist zu berücksichtigen, dass Selbst- und Fremdbeurteilungsverfahren nicht wirklich sich ausschließende Mengen darstellen, da Einstufungen in Fremdbeurteilungsskalen fast immer auch auf Selbstaussagen der Patienten beruhen. Selbst- und Fremdbeurteilungen korrelieren oft nur in mittlerer Größenordnung. Bei inhaltlich stärker übereinstimmenden Verfahren werden höhere Korrelationen berichtet, jedoch nie vollständige Übereinstimmungen erreicht (Stieglitz, 2000). Mangelnde maximale Übereinstimmung ist nicht nur auf mangelnde Messgenauigkeiten zurückzuführen; vielmehr ist zu berücksichtigen, dass Selbst- und Fremdbeurteilung grundsätzlich unterschiedliche Beurteilungen mit unterschiedlichen Aussagebereichen darstellen. Dies resultiert zum einen daraus, dass mittels Selbst- und Fremdbeobachtung Merkmale unterschiedlich differenziert bewertet werden können bzw. bestimmte Merkmale nur durch eine Selbstbeobachtung (z. B. grübeln, Schuldgefühle), andere nur durch eine Fremdbeobachtung erkenn- und beurteilbar werden (z. B. Denkstörungen wie umständliches Denken, inkohärentes Denken). Unterschiede zwischen Verfahren ergeben sich jedoch oft allein auch dadurch, dass mit jedem Verfahren andere, sich nur z. T. überlappende Aspekte des jeweils interessierenden Syndroms erfasst werden. So konnte z. B. Stieglitz (2000) für verschiedene Selbst- und Fremdbeurteilungsverfahren zur Erfassung des depressiven Syndroms zeigen, dass die inhaltlichen Schwerpunkte der einzelnen Verfahren z. T. deutlich divergieren (z. B. HAMD somatische Symptome, BDI kognitive Symptome als Schwerpunkt). Von daher empfiehlt es sich auch, vor dem Einsatz eines Verfahrens sehr genau darauf zu achten, welche Inhalte damit erfasst werden.

Keine der beiden Verfahrensgruppen kann daher als richtiger bzw. objektiver als die andere angesehen werden. Fremd- und Selbstbeurteilung haben gleiche Relevanz, sind als sich ergänzend, komplementär zu betrachten. Für die praktische Arbeit bedeutet dies, wenn möglich beide einzusetzen.

Multimodalität ist ein allgemeines Rahmenkonzept, das die Auswahl der Untersuchungsverfahren nicht bis ins Einzelne spezifiziert. Bei der Wahl der Untersuchungsverfahren kommen neben den herkömmlichen Gütekriterien (vgl. Testkuratorium, 1986, sowie Abschnitt 3), der genauen Festlegung des Assessmentziels (s. o.) und der Kenntnis darüber, mit welcher Methode oder welchem Verfahren dies am besten zu erreichen ist, die größte Bedeutung zu. Zudem ist zu bedenken, dass bei bestimmten Störungsgruppen mal der einen und mal der anderen Verfahrensgruppe der Vorzug zu geben ist (Fremdbeurteilungsverfahren z. B. eher bei schizophrenen Störungen, Selbstbeurteilungsverfahren eher bei Angststörungen; vgl. auch Abschnitt 5).

Multimodales Vorgehen kann auch zu *Interpretationsproblemen* führen (Baumann & Stieglitz, 2001). Mehrere Datenmodalitäten (Datenebenen, Datenquellen, Untersuchungsmethoden) können pro Zeitpunkt oder im Verlauf übereinstimmen bzw. nicht übereinstimmen:

- Grad der Übereinstimmung bei *einem* Untersuchungszeitpunkt: *Konkordanz oder Diskordanz* der Daten;
- Grad der Übereinstimmung bei *mehreren* Untersuchungszeitpunkten: *Synchronizität oder Desynchronizität* der Daten (z. B. Verlaufskurven).

Während auf die Probleme bei der Übereinstimmung im Querschnitt bereits oben eingegangen worden ist, wird an dieser Stelle noch auf die mögliche fehlende Übereinstimmung im Zeitverlauf hingewiesen:

- Ein häufig zu beobachtendes Phänomen ist die fehlende Übereinstimmung zwischen Selbst- und Fremdbeurteilung vor allem zu Therapiebeginn. Hierfür sind verschiedene Faktoren verantwortlich.

So kann man z. B. immer wieder beobachten, dass schwer depressive Patienten Veränderungen (meist auf der Verhaltensebene) eher später wahrnehmen als außenstehende Beobachter.
- In vielen Studien konnte jedoch auch immer wieder gezeigt werden, dass im Therapieverlauf die Konvergenz beider Methoden zunimmt, auch wenn z. T. unterschiedliche Inhalte erfasst werden.

Übereinstimmungen bzw. Nichtübereinstimmungen können nach Baumann und Stieglitz (2001) wahre Sachverhalte, aber auch Scheinzusammenhänge repräsentieren. Nichtübereinstimmung unterschiedlicher Datenmodalitäten führt in Entscheidungssituationen zu Schwierigkeiten. Welche Modalität (Datenebene, Datenquelle, Untersuchungsverfahren) soll bei Widersprüchen den Ausschlag geben (z. B. unterschiedliche Bewertung des Therapieverlaufes durch Therapeuten und Patient)? Die Lösung der hier angesprochenen Probleme durch univariates Vorgehen erscheint wenig sinnvoll zu sein, da damit die Komplexität der zu untersuchenden Phänomene meist zu stark vereinfacht wird. Es bieten sich zwar keine eindeutigen Lösungen in dieser Problematik an, doch können Vorgehensweisen wie hypothesen- und theoriengeleitete Auswahl von Verfahren zur Lösung beitragen (Seidenstücker & Baumann, 1987).

5 Diagnostische Methoden

Wie bereits in Abschnitt 3 erwähnt, sollen nachfolgend die wichtigsten Verfahrensgruppen in der klinisch-psychologischen Diagnostik und Psychotherapie ausführlicher vorgestellt werden. Dabei sollen jeweils Definitionen vorgenommen, die spezifischen Charakteristika sowie Vor- und Nachteile wie Fehlerquellen dargestellt werden. Vor allem aber sollen Anwendungsmöglichkeiten anhand von Beispielen aufgezeigt werden. Die Reihenfolge der Darstellung orientiert sich an der aktuellen Relevanz in der klinischen Praxis.

5.1 Selbstbeurteilungsverfahren

Von Selbstbeurteilungsverfahren (Synonyme: Selbstratingskalen; engl. self-rating scales) spricht man, wenn der Beobachtungs- und Beurteilungsprozess allein in der Hand der Person liegt, um deren Beurteilung es geht. Selbstbeurteilungsverfahren stellen heute zahlenmäßig die größte Gruppe dar, da sie relativ einfach zu konstruieren sind. Dies betrifft vor allem die Gewinnung der großen Stichproben, die zur Testkonstruktion und Normierung notwendig sind.
Sie lassen sich hinsichtlich vieler Dimensionen unterscheiden (vgl. Stieglitz, 2000; Stieglitz & Freyberger, 2001). Von besonderem Interesse sind vier Dimensionen:

- allgemein vs. störungsspezifisch,
- nicht therapiebezogen vs. therapiebezogen,
- ein- vs. mehrdimensional,
- Trait vs. State.

In **Tabelle 7** und **Tabelle 8** sind Beispiele für häufig eingesetzte Verfahren bezüglich der Dimension allgemein versus störungsspezifisch aufgeführt, die zudem alle den Anspruch haben, State-orientiert zu sein (zu Trait-Skalen vgl. Abschnitt 5.5). Sie sind ein- oder mehrdimensional.
Beim Einsatz von Selbstbeurteilungsverfahren ist nach Stieglitz (2008) mit einer Reihe von *Fehlerquellen* zu rechnen, die es zu beachten und zu kontrollieren gilt:

- Unwissentliche Fehler, z. B. bedingt durch Erinnerungsverfälschungen,

Tab. 7: Störungsübergreifende Selbstbeurteilungsverfahren (Beispiele)

Bezugspunkt	Beispiele
Psychopathologie	Symptom Checkliste (SCL-90-R) von Franke et al. (2003)
Psychotherapeutische Aspekte	
• Bereiche	• Outcome Questionnaire 45.2 (OQ 45.2) von Lambert et al. (2002)
• Motivation	• Fragebogen zur Erfassung der Veränderungsbereitschaft (FEVER) von Hasler et al. (2003)
• Stundenbögen	• Stundenbogen nach Grawe & Braun (1995)

Tab. 8: Störungsbezogene Selbstbeurteilungsverfahren (Beispiele; nähere Angaben zu den Verfahren bei Stieglitz et al., 2001, und Stieglitz, 2007)

Bereiche	Verfahren
Schizophrenie	Frankfurter Beschwerdefragebogen (FBF) von Süllwold
Depression	Beck Depressionsinventar (BDI) von Beck
Manie	Manie Selbstbeurteilungsskala (MSS) von Krüger
Angst	
• allgemein	• Beck Angstinventar (BAI) von Beck
• Panik	• Fragebogen zu körperbezogenen Ängsten, Kognitionen und Vermeidung (AKV) von Ehlers et al.
• Zwang	• Hamburger Zwangsinventar (HZI) von Zaworka et al.
• PTSD	• PTSD Diagnostic Scale (PDS) von Foa et al.
Somatoforme Störungen	Screening für Somatoforme Störungen (SOMS) von Rief et al.
Dissoziative Störungen	Fragebogen zu Dissoziativen Symptomen (FDS) von Spitzer et al.
Persönlichkeitsstörungen	Borderline Beschwerdenliste (BLS) von Bohus et al.

- Absichtliche Verfälschungen (vgl. hierzu Abschnitt 6),
- Response Sets, z. B. soziale Erwünschtheit, Tendenz zur Mitte.

Auch wenn bei Fehlerquellen meist auf den Patienten oder Probanden fokussiert wird, kann auch der Anwender eine Fehlerquelle darstellen, wenn er z. B.

- eine Diagnosestellung alleine auf dem Ergebnis eines Selbstbeurteilungsverfahrens stellt,
- ein falsches Instrument zur Therapieevaluation einsetzt (z. B. Persönlichkeitsfragebogen oder Befindlichkeitsskala) oder
- ein Instrument zu einem falschen Zeitpunkt einsetzt (z. B. HAMD im Abstand von zwei Tagen).

Gegenüber dem Einsatz von Fremdbeurteilungsverfahren (vgl. Abschnitt 5.2) sind folgende *Vorteile* zu nennen:

- sie sind ökonomisch in der Anwendung (Durchführung, meist auch Auswertung),
- für die meisten klinisch relevanten Bereiche existieren Verfahren (meist mehrere konkurrierende),
- meist existieren Normen, was bei Fremdbeurteilungsverfahren deutlich seltener der Fall ist.

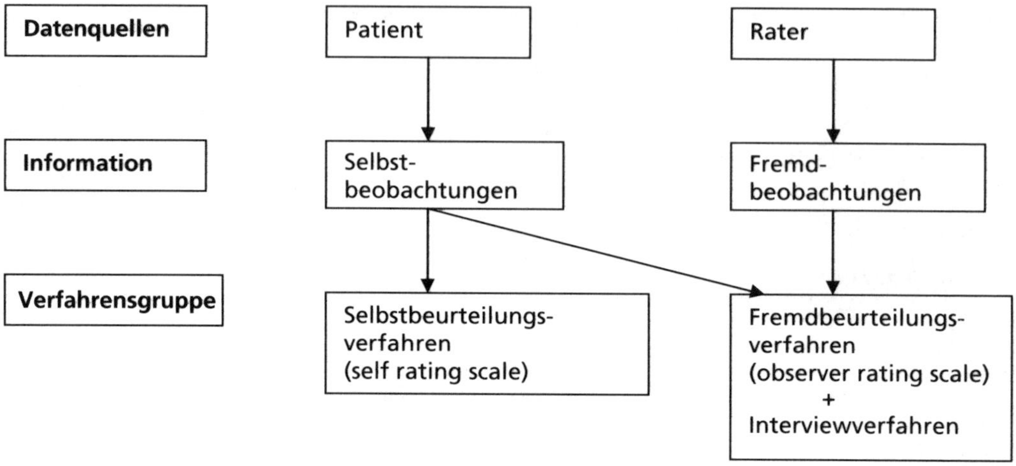

Abb. 1: Unterschiede zwischen Selbst- und Fremdbeurteilungsverfahren

Grenzen der Anwendbarkeit ergeben sich durch folgende Faktoren:

- ein intellektuelles Mindestniveau (IQ > 80/90) wird vorausgesetzt,
- die Anwendbarkeit ist nur bis zu mittleren Störungsgraden möglich,
- sie sind nicht bei allen Störungsgruppen gleich relevant bzw. nur unter bestimmten Bedingungen einsetzbar (z. B. dementielle Störungen, schizophrene Störungen).

5.2 Fremdbeurteilungsverfahren

Unter *Fremdbeurteilungsverfahren* (Fremdratingverfahren; engl. observer rating scale, oft auch nur als rating scale bezeichnet) versteht man eine Verfahrensgruppe, bei dem der gesamte diagnostische Prozess auf Seiten eines sog. trainierten Raters (meist Ärzte, Psychologen) liegt. Sein Urteil basiert dabei auf eigenen Beobachtungen wie gleichermaßen auf Aussagen des Patienten. In **Abbildung 1** ist dies nochmals systematisch dargestellt, da es sich um einen wichtigen Aspekt handelt, der immer wieder vergessen wird.

Neben der Berücksichtigung der genannten unterschiedlichen Informationsquellen muss der Rater dann z. B. über das Vorliegen des Symptoms entscheiden. Bis dahin ist es jedoch ein mehrstufiger Prozess, wie er am besten im AMDP-System (AMDP, 2007) im sog. Entscheidungsbaum dargestellt ist (vgl. **Abb. 2**). Erst die konsequente Beachtung der einzelnen Beurteilungsebenen führt zu zuverlässigen Bewertungen einzelner Phänomene, die Summenbildung führt dann z. B. zur Schätzung des Schweregrades eines Syndroms.

Die Komplexität des Beurteilungsprozesses sowie gleichermaßen die notwendige Kenntnis der zu bewertenden Phänomene macht es notwendig, dass ein meist *umfangreiches Training* die unabdingbare Voraussetzung für den sinnvollen Einsatz eines Fremdbeurteilungsverfahrens darstellt. Die Dauer ist abhängig vom Umfang des Verfahrens und ist bei sog. eindimensionalen Verfahren geringer als bei mehrdimensionalen Verfahren (s. u.). Das Training hat vor allem die Funktion neben der Vermittlung spezifischer Kenntnisse zum Instrument auch allgemeine *Fehlerquellen* der Beurteilung auszumerzen (vgl. im Überblick Stieglitz, 2008). Dabei gilt es auch einige –

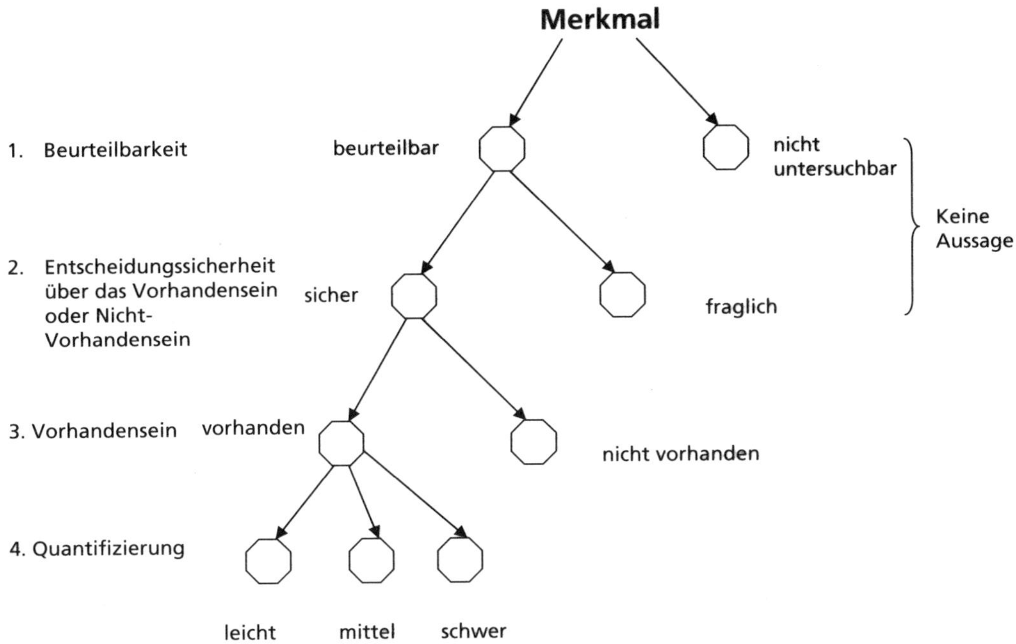

Abb. 2: AMDP-Entscheidungsbaum (AMDP, 2007)

für die Selbstbeurteilungsverfahren bereits genannten – Fehlerquellen zu beseitigen (z. B. Tendenz zur Mitte), aber auch spezifische Fehlerquellen der Fremdbeurteilungsverfahren zu beachten, wie z. B. falsche Schlussfolgerungen (z. B. logische Fehler, Halo-Effekt).

Zusätzlich zu einem Training erweist es sich oft als sehr hilfreich, *Interviews zur Informationserhebung* einzusetzen, da sich in vielen Studien gezeigt hat, dass gerade auch die Art der Fragen einen wesentlichen Einfluss auf die Güte der Erhebung hat. In der Literatur findet sich diese Fehlerquelle unter dem Stichwort „Informationsvarianz" (vgl. im Überblick Stieglitz, 2008). Die Güte der Erfassung der jeweilig interessierenden Phänomene wird mittels der Bestimmung der sog. Interrater-Reliabilität nachgewiesen (Koeffizient Kappa, Intraclasscorrelation, ICC; vgl. Wirtz & Caspar, 2002). Zunehmend findet sich die Forderung, beim Einsatz von Fremdbeurteilungsverfahren die Qualität der Erhebung durch entsprechende Berechnungen dieser Koeffizienten nachzuweisen.

Hinsichtlich der *Systematik* (vgl. auch Abschnitt 2 sowie Stieglitz, 2008) ist auch hier vor allem zwischen zwei Dimensionen zu unterscheiden: störungsspezifisch vs. störungsübergreifend sowie ein- vs. mehrdimensional. In **Tabelle 9** sind die gegenwärtig im deutschsprachigen Bereich am häufigsten eingesetzten Verfahren in Forschung und Praxis aufgeführt.

Gegenüber dem Einsatz von Selbstbeurteilungsverfahren (vgl. Abschnitt 5.1) sind folgende *Vorteile* zu nennen (vgl. im Detail Stieglitz, 2000, 2008):

- Fremdbeurteilungsverfahren sind änderungssensitiver, d. h. es lassen sich leichter Veränderungen z. B. im Therapieverlauf erkennen,
- sie sind weiterhin eher in der Lage, Phänomene differenzierter zu beschreiben,

Tab. 9: Störungsübergreifende und -bezogene Fremdbeurteilungsverfahren (Beispiele; nähere Angaben zu den Verfahren bei Stieglitz et al., 2001; Stieglitz, 2008)

	Beispiele
Störungsübergreifend	AMDP-System (AMDP) Inpatient Multidimensional Psychiatric Scale (IMPS) von Hiller et al.
Störungsbezogen	
Schizophrenie	Positive and Negative Syndrome Scale (PANSS) von Kay & Opler
Depression	Bech Rafaelsen Melancholie Skala (BRMS) von Stieglitz et al.
Manie	Bech-Rafaelsen Manie Skala (BRMAS) von Bech & Rafaelsen
Angst	
• Allgemein	• Hamilton Angst Skala (HAMA) von Hamilton
• Panik	• Panik & Agoraphobie Skala (PAS) von Bandelow
• Soziale Phobie	• Liebowitz Soziale Phobie Skala (LSPS) von Liebowitz
• Zwangsstörung	• Yale Brown Obsessive Compulsive Scale (Y-BOCS) von Goodman et al.

- sind auch bei schwerer gestörten Patienten einsetzbar, d. h. auch dann, wenn mittels Selbstbeurteilungsverfahren keine sinnvollen Informationen zu erhalten sind (z. B. bei starken kognitiven Defiziten).

Aufgrund der genannten Vorteile werden Fremdbeurteilungsverfahren meist auch als *Haupt-Outcome-Kriterium in Studien* eingesetzt (z. B. Hamilton Depressionsskala in Depressionsstudien; vgl. Stieglitz, 1998).
Als *Nachteile* in der Anwendung zu nennen sind:

- es wird eine hohe Anforderung an die Qualifikation der Anwender gestellt,
- der Zeitaufwand im Hinblick auf Durchführung ist nicht zu unterschätzen,
- meist fehlen Normen, in der Regel existieren nur Cut-Off-Werte oder Referenzwerte.

5.3 Interviewverfahren

Unter einem *Interview* versteht man eine geplante Interaktion zwischen mindestens zwei Personen mit dem Ziel, Informationen zu einem bestimmten Thema zu erhalten. Interviewverfahren haben zwischenzeitlich einen hohen Stellenwert in der klinisch-psychologischen Diagnostik gewonnen, da durch sie meist ein hoher Grad an Zuverlässigkeit in der Erfassung der jeweils zu interessierenden Phänomene zu erreichen ist (s. u.). Bevor auf Interviews näher eingegangen wird, soll zunächst versucht werden, eine Systematik zu entwickeln, da es bisher keine allgemein verbindliche gibt bzw. z. T. widersprüchliche Definitionen existieren. Zentrales Merkmal der Unterscheidung verschiedener Formen von Interviews ist immer der Grad der Formalisierung. Legt man dies zugrunde, bietet sich folgende Differenzierung zwischen *Interviewformen* an (vgl. auch **Tab. 10**): freies klinisches Interview, halb- oder teilstrukturiertes Interview, strukturiertes Interview und standardisiertes Interview. Je höher der *Formalisierungsgrad* ist, desto höher ist die Interrater-Reliabilität (s. auch Abschnitt 5.2), dem wichtigsten Kriterium zur Bewertung eines Interviews.
Das wichtigste Anwendungsfeld für Interviews ist heute die *klassifikatorische Diagnostik*, d. h. derjenigen Diagnostik, bei der es um die Diagnosestellung im Rahmen eines Klassifikationssytems wie ICD-10 oder DSM-IV geht. In **Tabelle 11** sind die

Tab. 10: Formen des (diagnostischen) Interviews (modifiziert nach Wittchen et al., 2001)

Bezeichnung	Kennzeichen
freies, klinisches Interview	Freies Gespräch mit bestimmter Zielsetzung, Ablauf und Ausgestaltung des Gesprächs vom Interviewer individuell festgelegt; Auswertung nicht festgelegt
teil- oder halbstrukturiertes Interview	Fragen vorgegeben, Reihenfolge variabel, Zusatzfragen und Ergänzungen, Erläuterungen möglich; Auswertung nicht festgelegt
strukturiertes Interview	Fragen und Ablauf vorgegeben, ebenso Auswertung, meist Hinweise für Kodierungen
standardisiertes Interview	Gesamter Prozess festgelegt, einschließlich der Kodierung der Antworten der Befragten

Tab. 11: Strukturierte und standardisierte Interviews zur klassifikatorischen Diagnostik (nähere Angaben zu den Verfahren bei Stieglitz et al., 2001; Stieglitz, 2008)

Verfahren	Abk.	Autor(en)/ Herausgeber	Art	Klassifikations-system
Diagnostisches Interview bei Psychischen Störungen	DIPS	Schneider et al.	Strukturiert	DSM-IV
Strukturiertes Klinisches Interview für DSM-IV	SKID-I	Wittchen et al.	Strukturiert	DSM-IV
Schedules for Clinical Assessment in Neuropsychaitry	SCAN	van Gülick et al.	Strukturiert	ICD-10
Composite International Diagnostic Interview	CIDI	Wittchen & Semler	Standardisiert	DSM-III-R/ICD-10
Diagnostisches Expertensystem	DIA-X	Wittchen & Pfister	Standardisiert	DSM-IV/ICD-10
Strukturiertes Klinisches Interview für DSM-IV Persönlichkeitsstörungen	SKID-II	Fydrich et al. Wittchen et al.	Strukturiert	DSM-IV
International Personality Disorder Examination	IPDE	Mombour et al.	Strukturiert	DSM-IV ICD-10

gegenwärtig wichtigsten auf deutsch verfügbaren Interviews zusammengestellt (vgl. Strauß & Schumacher, 2005; Stieglitz, 2008).
Exemplarisch sei an dieser Stelle kurz auf das *DIA-X* eingegangen, dessen wichtigste Kennzeichen in **Tabelle 12** zusammengefasst sind. In den Kontext der standardisierten Interviewverfahren einzuordnen ist auch das modular aufgebaute *Diagnostische Expertensystem für Psychische Störungen* (*DIA-X*; Wittchen & Pfister, 1997). Das in kontinuierlicher Weiterentwicklung befindliche System orientiert sich am DSM-IV sowie den Forschungskriterien der ICD-10. Die zentralen *Komponenten* sind:

- ein Screeningverfahren zur Erfassung von Angst, Depressionen oder allgemein psychischen Störungen,
- jeweils ein standardisiertes Interview zur Erfassung psychischer Störungen im Querschnitt wie im Längsschnitt (Le-

Tab. 12: Expertensystem DIA-X: Komponenten

Komponenten	Kennzeichen
DIA-X Interview	Modifizierte Version des CIDI; 16 Sektionen; PC-Version sowie Paper-Pencil-Version;
DIA-X Computerprogramm	• DSM-IV und ICD-10 Diagnosen • Steuerprogramm PC-Version • Datenbanksystem • Symptom-, Syndrom- und Kriterienausdruck
DIA-X Screening-Verfahren	Screeningfragebögen • Stammfragen-Screening für alle Störungen • Angst • Depression

benszeit), welches sowohl in paper-pencil als auch Computerversion vorliegt
- sowie zusätzliche optionale Module.

Das gesamte System ist zwar als paper-pencil-Version verfügbar, empfohlen wird aber aus Kostengründen die voll computerisierte Anwendung auf PC bzw. Laptop, die eine automatische, auf die jeweilige Fragestellung des Untersuchers optimierte Konfiguration des Interviewablaufs ermöglicht.
Das *DIA-X Screening* sollte im Wesentlichen zur sensiblen Groborientierung dienen, wobei sich bei Verdachtsmomenten hinsichtlich des Vorliegens einer Störung das vollständige oder auszugsweise *DIA-X Interview* anschließen sollte. Die Erfassung der zur Diagnosestellung notwendigen Kriterien erfolgt jeweils analog zum *CIDI* in *16 Sektionen*, die zumeist *störungsgruppenbezogen* sind (z. B. Sektion D: Phobien und andere Angststörungen, N: Posttraumatische Belastungsstörung). Die Erfassung der diagnostischen Kriterien erfolgt, wie bereits erwähnt, standardisiert, d. h. der gesamte Informationserhebungs- wie -bewertungsprozess ist festgelegt, von der Reihenfolge und dem Wortlaut der Fragen bis hin zur Kodierung der Antworten des Patienten sowie der Beobachtungen des Interviewers. Von der Struktur her handelt es sich um eine Weiterentwicklung des *Composite International Diagnostic Interview (CIDI)*. Das *DIA-X* setzt ähnlich wie das *CIDI* zwar keine klinischen Erfahrungen voraus, jedoch eine Interviewschulung von mindestens zwei Tagen bei Training in der computerisierten Version. Die Dauer der Informationserhebung ist in Abhängigkeit von verschiedenen Faktoren zu sehen (u. a. Schweregrad resp. Komplexität der Störung des Patienten, Kooperationsbereitschaft), sollte jedoch mindestens mit einer Stunde veranschlagt werden, kann aber auch deutlich länger dauern. Hinsichtlich des Spektrums abgedeckter Störungen der ICD-10 und des DSM-IV werden Störungen im Bereich des Kinder- und Jugendalters ausgeklammert, vor allem die Persönlichkeitsstörungen.
Die Anwendung von strukturierten oder standardisierten Interviews zur Diagnosestellung wird zunehmend zum Standard in Forschungsprojekten, gewinnt jedoch auch in der klinischen Praxis an Relevanz. Neben dem hohen Grad der Zuverlässigkeit ist auf einen weiteren wichtigen Aspekt hinzuweisen: die *Erfassung von komorbiden Störungen* (s. auch Stieglitz, 2008). Komorbidität als ein relativ neues diagnostisches Konzept bedeutet die Koexistenz verschiedener Störungen im Querschnitt oder im Verlauf. So wird z. B. in der ICD-10 verlangt, so viele Störungen zu verschlüsseln, wie zur Beschreibung des Krankheitsbildes notwendig sind. Da in einem freien klini-

schen Interview die Gefahr besteht, bei Dominanz einer Störung andere zu übersehen, wird dieses Risiko durch den Einsatz von Interviews reduziert (z. B. übersehen einer Störung durch psychotrope Substanzen bei Dominanz einer schizophrenen oder depressiven Störung). Die Relevanz der Erfassung von Komorbidität (vgl. im Überblick Stieglitz & Volz, 2008) ergibt sich durch zwei wichtige Faktoren:

- Patienten mit einer (oder mehreren) komorbiden Störung sind in der Regel die schwerer kranken Patienten,
- der Verlauf und der Behandlungserfolg wird in vielen Fällen negativ beeinflusst (meist komplizierter Verlauf, schlechteres Outcome).

Beim Einsatz von Interviews zur klassifikatorischen Diagnostik ist noch auf einen wichtigen Aspekt hinzuweisen: Persönlichkeitsstörungen müssen immer mit einem separaten Interview erfasst werden, d. h. will man das ganze Spektrum psychischer Störungen erfassen, braucht man immer zwei Instrumente, sei es für ICD-10 oder DSM-IV.

Jedoch auch in den anderen Bereichen, die von klinischer Relevanz sind, finden zunehmend Interviews Anwendung, wie z. B. im Bereich der Erfassung sozialer Konstrukte (vgl. Laireiter et al., 2001) oder allgemein der Psychopathologie (z. B. Fähndrich & Stieglitz, 2007).

Fehlerquellen in der Anwendung sind ähnlich wie bei Fremdbeurteilungsverfahren, da es sich bei Interviews um einen Spezialfall von Fremdbeurteilungen handelt (vgl. auch **Abb. 1** sowie Abschnitt 5.2). Eine potentielle Fehlerquelle ist auch hier vor allem in der mangelhaften Ausbildung zu sehen, die sich dann in einer fehlerhaften Anwendung zeigt.

Die *Vorteile* von Interviews (vor allem strukturierten und standardisierten) liegt vor allem in einer Verbesserung der Interrater-Reliabilität durch Eliminierung der Fehler „Informationsvarianz“ (Fehler durch unterschiedliche Fragetechniken) und „Beobachtungsvarianz“ (Fehler durch unterschiedliche Bewertung derselben Phänomene). Als *Nachteil* zu nennen ist lediglich der z. T. sehr hohe Zeitaufwand. Dies betrifft bereits die Notwendigkeit eines aufwendigen Trainings, vor allem aber den Aufwand der Durchführung (bis zu mehreren Stunden).

5.4 Leistungstests

Neben den klinischen Ratingverfahren sind die Verfahren zur *Leistungsdiagnostik* als weitere wichtige Gruppe zu nennen. Unter dem Begriff der Leistungsdiagnostik lassen sich nach Rist und Dierksmeier (2001) zwei Hauptrichtungen mit unterschiedlichen Zielrichtungen unterscheiden: allgemeine und neuropsychologische Leistungsdiagnostik. Auch wenn es große Überschneidungen zwischen beiden gibt, kommen ihnen unterschiedliche Funktionen zu. Die *allgemeine Leistungsdiagnostik* versucht – wie klinische Untersuchungsverfahren auch – eine Quantifizierung psychischer Funktionen und einen Beitrag zur Lösung bestimmter Probleme zu liefern (z. B. Diagnosestellung), aber auch bestimmte Folgen psychischer Störungen für den Betroffenen zu erfassen. Unterschieden wird meist zwischen den drei Hauptbereichen Intelligenz, Aufmerksamkeit/Konzentration und Gedächtnis. In der klinischen Praxis häufig eingesetzte Verfahren sind in **Tabelle 13** aufgeführt.

Von dieser allgemeinen Leistungsdiagnostik, die mehr auf die Einschätzung globaler Leistungsaspekte abzielt, ist die *neuropsychologische Diagnostik*, die eine differenzierte Erfassung bestimmter Teilphänomene anstrebt, abzugrenzen. Allgemeines Ziel ist, den Zusammenhang zwischen einer Hirnschädigung unterschiedlicher Ätiologie und Funktionsstörungen sowie den dar-

Tab. 13: Verfahren der allgemeinen Leistungsdiagnostik (nähere Angaben zu den Verfahren siehe Rist und Dierksmeier, 2001)

Bereich	Verfahren (Beispiele)
Intelligenz	Hamburg-Wechsler-Intelligenztest für Erwachsene (HAWIE-R) von Tewes Intelligenzstruktur-Test (IST 2000) von Amthauer et al.
Aufmerksamkeit und Konzentration	Aufmerksamkeits- und Belastungstests (Test d2) von Brickenkamp Frankfurter Aufmerksamkeits-Inventar (FAIR) von Moosbrugger & Oehlschläger
Merkfähigkeit und Gedächtnis	Revidierter Wechsler Gedächtnistest (WMS-R) von Härting et al. Lern- und Gedächtnistest (LGT) von Bäumler

aus resultierenden Konsequenzen zu erfassen. Zudem geht es darum, die gestörten wie erhaltenen Funktionen als Grundlage diagnostischer Zuordnungen, prognostischer und therapeutischer Entscheidungen sowie Therapiekontrolle (Halsband & Unterrainer, 2001) zu überprüfen. Im Allgemeinen werden folgende Funktionsbereiche unterschieden:

- Intelligenz (Denken) mit Teilfunktionen wie induktives Denken, divergentes Denken, Problemlösen,
- Aufmerksamkeit mit Teilfunktionen wie z. B. selektive oder geteilte Aufmerksamkeit,
- Gedächtnisfunktionen mit Teilfunktionen wie Informationsaufnahme, mittel oder langfristiges Behalten.

Derartige differenzierte Untersuchungen können wichtige Informationen zur Diagnosestellung beitragen (vgl. z. B. diagnostische Kriterien der Demenz der ICD-10). Zu in der Neuropsychologie eingesetzten Verfahren sei z. B. auf Sturm et al. (2000), Halsband und Unterrainer (2001) oder Lautenbacher und Gauggel (2004) verwiesen.

Nach Rist und Dierksmeier (2001) kommen der allgemeinen Leistungsdiagnostik sowie z. T. auch der neuropsychologischen Leistungsdiagnostik vielfältige Funktionen zu:

1. Entscheidungshilfe bei diagnostischen Fragen

- Eine klassifikatorische Zuordnung kann die Leistungsdiagnostik nicht erbringen, was allgemein auch sonst für psychologische Testverfahren, von wenigen Ausnahmen abgesehen, gilt. Es gibt jedoch eine Reihe von Ansatzpunkten, die nachfolgend kurz skizziert werden sollen:
- Die Leistungsdiagnostik kann ergänzende Informationen liefern, z. B. im Kontext der Diagnostik dementieller Störungen oder der Intelligenzminderung.
- Diskrepanzen zwischen aktuellen Leistungsergebnissen und dem prämorbiden Leistungsniveau (u. a. erreichter Schulabschluss, erreichter beruflicher Status) können Hinweise auf krankheitsbedingte kognitive Abbauprozesse liefern.
- Die Leistungsdiagnostik liefert vor allem auch dann eine Entscheidungshilfe, wenn der Vergleich des objektiven Leistungsniveaus mit subjektiven Angaben über die biographischen Entwicklungen differentialdiagnostisch relevant ist. Diskrepanzen zwischen einer seitens des Patienten berichteten Leistungsreduktion und Testbefunden zu Intelligenz, Aufmerksamkeit und Gedächtnis sind dabei u. a. von besonderer Bedeutung.

2. Entscheidungshilfe bei Rehabilitationsmaßnahmen

Vor allem phasenhaft verlaufende Störungen wie schizophrene und affektive Störungen sind in der Akut- wie Remissionsphase meist mit kognitiven Beeinträchtigungen assoziiert, bei einigen zur Chronifizierung neigenden Störungen (z. B. schizophrene Störungen) im Einzelfall auch in der sog. Residualphase.

Die Quantifizierung der kognitiven Defizite kann verschiedene Ziele verfolgen:

- Entscheidung über Art und Zeitpunkt der Wiedereingliederung in den Beruf (z. B. mittels Arbeitsversuch),
- Klärung, warum ein z. B. begonnener Arbeitsversuch schlechter als erwartet bewältigt wird,
- Entscheidung über die Fortsetzung einer vor Beginn der Störung ausgeübten Tätigkeit oder Ausbildung, wie Prüfung einer etwaigen Berufs- oder Arbeitsunfähigkeit aufgrund der psychischen Störung in gutachterlichen Stellungnahmen in Berentungsverfahren,
- Ansatzpunkte für gezielte Trainingsmaßnahmen kognitiver Teilleistungen unter Berücksichtigung der intakten Leistungsbereiche (vor allem im Bereich schizophrener Störungen wichtig) zu geben.

3. Leistungsmessungen im Verlauf

Ziel ist die Feststellung von Leistungsverbesserungen, der Progredienz einer Beeinträchtigung (z. B. bei einer Demenz), der Erreichung der Restitution (z. B. bei Patienten mit einer Alkoholerkrankung), Verbesserung der Aufmerksamkeit/Konzentration unter Medikation bei einer Hyperaktivitätstörung im Erwachsenenalter oder phasenweiser Leistungsverschlechterungen. Zur Entscheidungshilfe bei Rehabilitationsmaßnahmen (s. o.) sind u. U. wiederholte Untersuchungen notwendig.

4. Leistungsdiagnostik in der Grundlagenforschung

Durch den Einsatz von Verfahren der Leistungsdiagnostik können störungsspezifische Ausfälle und Leistungsminderungen ermittelt werden, die das Verständnis für den Störungsprozess verbessern. Dies gilt sowohl im Hinblick auf die Entwicklung der Störung, die daraus resultierenden Beeinträchtigungen, vor allem aber auch im Hinblick auf die Entwicklung von spezifischen Therapieverfahren. Bei den meisten psychischen Störungen lassen sich zumindest in der Akutphase Defizite im Leistungsbereich erkennen, bei einigen Störungen auch überdauernde Defizite. Als prototypische Störungsgruppe sind auch hier die schizophrenen Störungen zu nennen (im Überblick zu allen psychischen Störungen vgl. Lautenbacher & Gauggel, 2004).

5.5 Persönlichkeitstests

Die Diagnostik der Persönlichkeit kann als einer der traditionellen Bereiche der Psychologie gelten. Vor mehr als 100 Jahren wurden die ersten Persönlichkeitstests entwickelt und gerade in den letzten Jahren sind vielfältige Neuentwicklungen zu konstatieren.

Eine verbindliche Definition von *Persönlichkeit* gibt es nicht, dagegen existiert eine Vielzahl konkurrierender Definitionen. Gemeinsam ist den meisten Definitionen, dass es sich um ein bei jedem Menschen einzigartiges, relativ überdauerndes (Trait) und stabiles Verhaltenskorrelat handelt (Herrmann, 1972).

Zwar werden Verfahren aus dieser Gruppe im Vergleich zu den anderen Verfahrensgruppen in der Psychotherapie weniger häufig eingesetzt, jedoch liefern diese Verfahren wichtige Informationen zur Beschreibung der Persönlichkeit, die durch die anderen Verfahrensgruppen nicht zu erhalten sind.

Tab. 14: Psychometrische Persönlichkeitstests (nach Becker, 2001)

	Beispiele
Multidimensionale Breitbandverfahren	• NEO-Fünf-Faktoren-Inventar (NEO-FFI) von Borkenau & Ostendorf • Trierer Persönlichkeitsfragebogen (TPF) von Becker • Freiburger Persönlichkeitsinventar (FPI-R) von Fahrenberg et al. • 16 Persönlichkeits-Faktoren-Test-Revidiert (16 PF-R) von Schneewind & Graf • Persönlichkeits Stil- und Störungsinventar (PSSI) von Kuhl & Kazen • Temperament und Charakter Inventar (TCI) von Cloninger et al.
Schmalbandverfahren für spezifische Konstruktbereiche	• State-Trait-Angstinventar (STAI) von Laux et al. • State-Trait-Ärgerausdrucks-Inventar (STAXI) von Schwenkmezger et al. • Frankfurter Selbstkonzeptskalen (FSKN) von Deusinger

Entsprechend den unterschiedlichen *Zielsetzungen* lassen sich zwei Hauptgruppen unterscheiden:

1. Verfahren zur Erfassung der Persönlichkeit im eigentlichen Sinne,
2. Verfahren zu Erfassung der prämorbiden Persönlichkeit.

Bei der *Beschreibung der Persönlichkeit* geht es um die Erfassung relativ *zeitstabiler*, für eine Person charakteristischer Merkmale (Persönlichkeitsmerkmale, Dispositionen, Traits) im Gegensatz zu *zeitveränderlichen*, situations- oder zustandsabhängigen Merkmalen (States), wie sie z. B. mit den klinischen Verfahren erfasst werden (z. B. Depressivität als ein unter Therapie veränderbares Merkmal). Die Persönlichkeitsdiagnostik hat neben der Leistungsdiagnostik die längste Tradition, so dass auch hier auf eine Reihe von Verfahren zurückgegriffen werden kann.

Entsprechend oben genannter Definition wurde versucht, Operationalisierungen in Form von Selbstbeurteilungsverfahren vorzunehmen. In **Tabelle 14** sind die gegenwärtig am meisten eingesetzten Verfahren enthalten.

Unterschiede zwischen den Verfahren sind vielfältig und betreffen vor allem das zugrundeliegende theoretische Konstrukt bzw. die Konstrukte und damit zusammenhängend die Frage der postulierten Dimensionalität (heute favorisiert: 5-Faktoren-Modell) sowie Entwicklungsstrategien (vgl. hierzu Becker, 2001).

International am bekanntesten ist das *Minnesota Multiphasic Personality Inventory* (*MMPI*; Aktuelle deutsche Version MMPI-2; Engel, 2000) bestehend aus über 500 Fragen zu unterschiedlichen Bereichen, wie z. B. Psychopathie, Depression. Das Verfahren hat sich trotz einer Reihe methodischer Einwände insbesondere im klinischen Bereich bewährt, ist jedoch vom Umfang her betrachtet nur bedingt einsetzbar.

Exemplarisch sollen drei Verfahren mit unterschiedlichem theoretischen Hintergrund kurz skizziert werden.

Freiburger Persönlichkeitsinventar (FPI-R) von Fahrenberg et al. (2001)

Im deutschen Sprachbereich wird der FPI-R mit seinen 212 Items, die sich auf zehn sog. Primärskalen (u. a. Gehemmtheit, Aggressivität, Leistungsorientierung) und zwei übergeordnete Skalen (Extraversion, Emotionalität) verteilen, am häufigsten eingesetzt. Beim *FPI-R* handelt es sich um ein sog. mehrdimensionales Verfahren, das unterschiedliche Facetten der Persönlichkeit erfasst. Zahlreiche empirische Studien belegen, dass für den Bereich Persönlichkeit insbesondere den Faktoren Extraversion und Neurotizismus eine Bedeutung zukommt, welche sich in zahlreichen Studien unterschiedlicher Zielsetzung immer wieder gezeigt hat. Diese Faktoren sind, – wenngleich z. T. mit unterschiedlicher Bezeichnung – Inhalt der meisten mehrdimensionalen Verfahren.

Temperament- und Charakter-Inventar (TCI) von Cloninger et al. (2000)
Der theoretische Hintergrund des *TCI* stellt ein psychobiologisches Modell der Persönlichkeit dar. Mit den 240 Items werden 4 Grunddimensionen des Temperaments (u. a. Neugierverhalten) und 3 Grunddimensionen des Charakters (u. a. Selbstlenkungsfähigkeit) erfasst. Entsprechend der biologischen Orientierung wurde das Verfahren bisher vor allem bei psychiatrischen Patienten eingesetzt. Ein computergestütztes Auswertungsprogramm liegt vor.

Persönlichkeits-Stil und Störungs-Inventar (PSSI) von Kuhl und Kazen (1997)
Das *PSSI* orientiert sich an der Beschreibung der Persönlichkeitsstörungen im DSM-IV und der ICD-10. Mit den 140 Items und den 14 Skalen sollen die nichtpathologischen Entsprechungen dieser Störungen abgebildet werden.
Beim Einsatz von Persönlichkeitstests ist mit z. T. ähnlichen *Fehlerquellen* zu rechnen wie bei den in Abschnitt 4.1 vorgestellten Selbstbeurteilungsverfahren. Als besonders relevant sind nach Becker (2003) zu nennen:

- Fehlerquellen im Medium Sprache (z. B. Mehrdeutigkeit sprachlicher Bezeichnungen),
- Fehlerquellen im Fragebogen (z. B. Art der Skalierung),
- Fehlerquellen auf Seiten der Testpersonen (z. B. Antworttendenzen, Motivation),
- Fehlerquellen in der Untersuchungssituation (z. B. Relevanz für die Person).

Problematisch bei Verfahren zur Persönlichkeitsdiagnostik, die fast alle als Selbstbeurteilungsverfahren konzipiert worden sind, ist die Gefahr von sog. *Antworttendenzen* (z. B. Tendenz zu sozial erwünschten Antworten, Tendenz zur Mitte bei mehrstufigen Antwortmöglichkeiten), die eine Einschränkung der Interpretierbarkeit bedeuten. Um diese zu kontrollieren, wurde versucht, in die entsprechenden Verfahren sog. Kontroll- oder Lügenskalen einzubauen (z. B. *FPI-R*: Offenheitsskala).
Eine weitere Fehlerquelle muss noch ergänzt werden. Sie betrifft den Anwender und bezieht sich auf die falsche Anwendung von Persönlichkeitsverfahren. In der klinischen Praxis immer noch vorzufinden ist der Einsatz derartiger Verfahren zur Therapieevaluation. Entsprechend dem allgemeinen Grundgedanken von Persönlichkeitsverfahren, relativ zeitstabile Merkmale abzubilden, sind diese für die Erfassung von Veränderungen per se nicht geeignet!
In den letzten Jahren erst stärker an Bedeutung gewonnen haben Überlegungen und Verfahren zur Erfassung der sog. *prämorbiden Persönlichkeit*, d. h. Verfahren, die darauf abzielen, das Erleben und Verhalten von Personen vor der Zeit des Ausbruchs einer psychischen Erkrankung zu erfassen. Nach von Zerssen (2001), der sich im Wesentlichen in diesem Bereich verdient gemacht hat, hat die Diagnostik der prämorbiden Persönlichkeit große praktische Bedeutung im Hinblick auf die Krankheitsdiagnostik sowie für Indikation bzw. therapeutische und/oder rehabilitative Maßnahmen. Es lassen sich nach von Zerssen (2001) unterschiedliche Strategien zur Diagnostik der prämorbiden Persönlichkeit unterscheiden, wie u. a. Sammlung vorhandener Daten (z. B. Schulzeugnisse, Krankengeschichtsdaten) oder retrospektive Datengenerierung in Form von z. B. Selbst- und Fremdbeurteilungsverfahren. Von von Zerssen wurden derartige

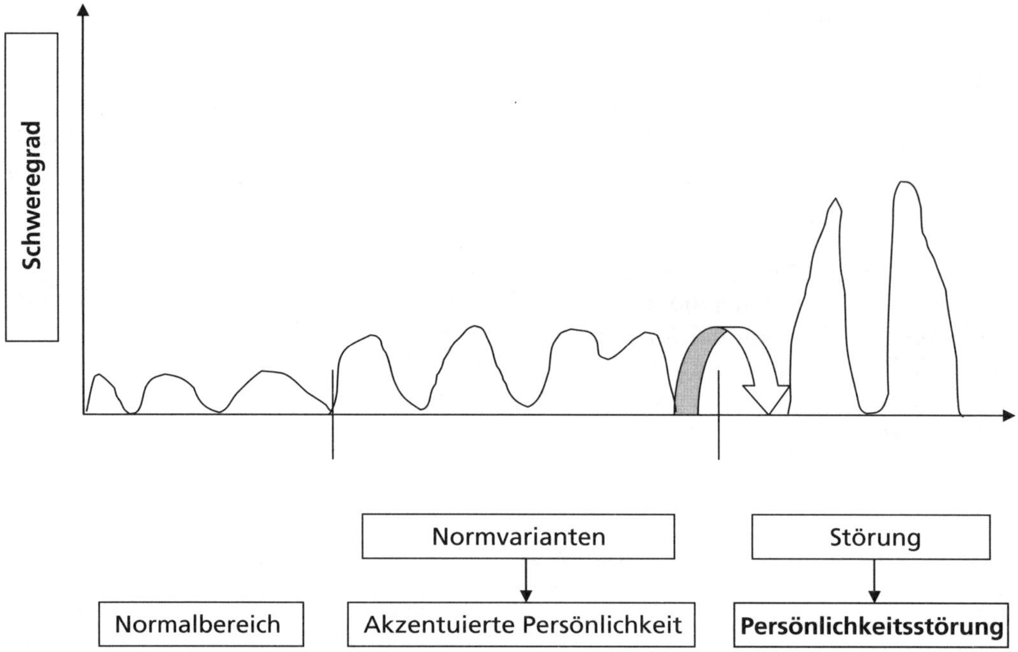

Abb. 3: Kontinuum: Normalbereich – akzentuierte Persönlichkeit – Persönlichkeitsstörung

Selbst- als auch Fremdbeurteilungsverfahren entwickelt (vgl. von Zerssen, 2001), die insbesondere im Bereich der affektiven Störungen evaluiert worden sind und in Beziehung zu klassischen psychopathologischen Konzepten wie Typus melancholicus nach Tellenbach stehen. Empirische Studien belegen den Zusammenhang zwischen bestimmten prämorbid manifesten Persönlichkeitsmerkmalen und bestimmten Erkrankungen. Exemplarisch genannt sei das *Biographische Persönlichkeits-Inventar (BPI)* von von Zerssen (vgl. im Überblick von Zerssen, 2001).

Auf ein eher konzeptuelles Problem muss an dieser Stelle ebenfalls hingewiesen werden: das Problem der Abgrenzung zu Persönlichkeitsstörungen. In **Abbildung 3** wird versucht, dies anschaulich darzustellen.

Auf zwei Verfahrensgruppen, die im Bereich der Persönlichkeit traditionell eine Rolle gespielt haben, sei nur kurz hingewiesen: die *objektiven Tests* und die *projektiven Tests.*

> Objektive Tests (T-Daten) zur Messung der Persönlichkeit und Motivation sind Verfahren, die unmittelbar das Verhalten eines Individuums in einer standardisierten Situation erfassen, ohne dass dieses sich in der Regel selbst beurteilen muss. Die Verfahren sollen für den Probanden keine mit der Messintention übereinstimmende Augenscheinvalidität haben. (Schmidt, 1975, S. 19)

Projektive Testverfahren sind dadurch gekennzeichnet, dass sie „mit ungestaltetem oder wenig gestaltetem Reizmaterial das Gestaltungsbedürfnis des Probanden und damit unbewusster Projektionen hervorlockt. Aus Art und Inhalt der Gestaltungen werden Gefühle, Stimmungen, Haltungen, Konflikte u. a. erkannt" (Peters, 1990, S. 401).

Beide Verfahrensgruppen sollen hier nicht näher abgehandelt werden, da ihr Stellenwert in der Psychotherapie heute eher gering ist. Genauere Information zu den objektiven Tests findet man bei Schmidt (1975), über Möglichkeiten und Grenzen projektiver Verfahren informieren ausführlich Leichsenring und Hiller (2001).

5.6 Methoden der Verhaltensbeobachtung

Unter Verhaltensbeobachtung versteht man allgemein die Registrierung von Verhalten einer oder mehrerer Personen. Eine systematische Verhaltensbeobachtung erweitert dies im Hinblick auf die kontrollierte Wahrnehmung und Registrierung (Strunz, 2003).

Nach Wallbott (2001) sind Verhaltensbeobachtungen dann sinnvoll einsetzbar, wenn eine Person z. B. über das eigene Befinden verbal (z. B. Selbstbeurteilung) keine Auskunft geben kann oder will. Neben spezifischen Verfahren lässt sich eine Vielzahl von Arten der Beobachtung unterscheiden, wie z. B. kontrollierte versus nicht-kontrollierte Beobachtung, teilnehmende versus nicht-teilnehmende Beobachtung oder wissentliche versus nicht-wissentliche Beobachtung (vgl. auch Strunz, 2003). Unterschiede zu Fremdbeurteilungsverfahren (s. Abschnitt 5.2) sieht Wallbott (2001) darin, dass letztere eher globale Eindrucksurteile erfassen, während die Fremdbeobachtung als objektivierte und systematische Analyse sicht- und hörbaren Verhaltens zu betrachten ist. Verhaltensbeobachtung lässt sich dahingehend differenzieren, inwieweit sie sich auf den Bereich nonverbalen Verhaltens (Mimik, Gestik usw.) oder aber auf die Interaktionsdiagnostik bezieht. Als eine spezifische Beobachtungsmethode bezogen auf Mimik und Gestik nennt Wallbott das international bekannte Facial Action Coding System (FACS) von Ekman und Friesen, das im Bereich psychischer Störungen vor allem bei schizophrenen und depressiven Patienten umfangreich eingesetzt worden ist. Der Nachteil derartiger Methoden liegt vor allem im Bereich des hohen Aufwandes in der Anwendung, was die instrumentelle wie personelle Ebene betrifft. Von der Aussagekraft liegt der Erkenntnisgewinn auch eher im Bereich der Forschung, weniger der Praxis. So ist z. B. der diagnostische Nutzen im Hinblick auf die klassifikatorische Diagnostik begrenzt bzw. auch nicht notwendig. Hier reichen zur Bewertung diagnostischer Kriterien globalere Verhaltensbeobachtungen aus. Exemplarisch genannt seien die verschiedenen Operationalisierungen psychopathologischer Merkmale im AMDP-System (AMDP, 2007; vgl. auch Abschnitt 5.2). Der Verhaltensbeobachtung nahe Merkmale sind z. B. Affektarmut, Affektstarre, Antriebsarmut oder auch Aggressivität. Diese eher globalen Einschätzungen reichen meist für diagnostische Entscheidungen im Sinne der klassifikatorischen Diagnostik aus.

Von praktisch größerer Bedeutung ist die *Interaktionsdiagnostik*. Nach Fiedler (2001) versteht man darunter Ansätze und Verfahrensweisen, die vorrangig Merkmale der zwischenmenschlichen Beziehungen erfassen. Anwendung finden die Verfahren vor allem im Bereich von Paaren und Familien. Als klassische Methode in diesem Bereich sind die sog. Kategoriensysteme zu nennen, am bekanntesten im deutschen Sprachbereich ist das *Kategoriensystem für Partnerschaftliche Interaktion (KPI)* von Hahlweg. Es ermöglicht die Differenzierung zwischen positiven (z. B. Selbstöffnung), neutralen (z. B. Problembeschreibung) und negativen (z. B. Kritik) Kategorien. Heute international am bekanntesten ist die *Struktur-Analyse sozialer Beziehungen (SASB)* von Benjamin (1996). Die SASB erlaubt die Beschreibung wichtiger zwischenmenschlicher Interaktionen hinsichtlich der Dimensionen Interpersonelle Aufmerksamkeit, Liebe und Hass sowie Verstrickung und Unterscheidung. Das Problem dieses

und auch der anderen Verfahren liegt darin, dass ein umfassendes Training notwendig und die Durchführung und Auswertung sehr zeitaufwendig ist.
Als praktikables Verfahren seien exemplarisch die *Ratingskalen zur Erfassung familiärer Interaktionen (RFI)* genannt, die im familientherapeutischen Ansatz zur Rückfallprophylaxe von Hahlweg et al. (1995) Anwendung finden. Sie bestehen aus 5-stufigen Skalen zur Erfassung negativen und positiven Kommunikationsverhaltens jedes Familienmitgliedes und umfassen die Dimensionen Akzeptanz des Gesprächspartners, Themenorientierung, Kritik und Abwertung, Einflussnahme und Gedankenlesen.
Aufgrund des hohen Zeitaufwandes der Verhaltensbeobachtung finden aus zeitökonomischen Gründen oft nur Fragebögen Anwendung (vgl. Klann et al., 2003), die „kognizierte Interaktionen" (Fiedler, 2001) erfassen. Zu nennen sind hier z. B. der im Manual von Klann et al. (2003) aufgeführte *Fragebogen zur Erfassung partnerschaftlicher Kommunikationsmuster* (*FPK*; von Kröger et al.). Er erfasst u. a. die Variable „Gegenseitige konstruktive Kommunikation".

5.7 Psychophysiologische Methoden

Entsprechend dem in Abschnitt 4 vorgestellten Mehrebenenansatz spielt bei psychischen Störungen neben der psychologischen Datenebene vor allem auch die biologische Datenebene eine wichtige Rolle. Diese lässt sich vielfältig ausdifferenzieren (vgl. im Detail Walden et al., 2004). An dieser Stelle sei lediglich auf die im Rahmen der Psychotherapie vor allem relevante psychophysiologische Datenebene eingegangen.
Psychophysiologische Untersuchungsmethoden versuchen nach Rösler (1999, S. 412–413) mittels noninvasiver Registriertechniken biophysikalische und biochemische Signale im Menschen zu erfassen und mit psychologischen Konzepten in Beziehung zu setzen. Psychophysiologische Daten sind demnach Messwerte, die mit dem Ziel einer psychologischen Interpretation aus noninvasiv erfassbaren Biosignalen abgeleitet werden.
Biosignale lassen sich hinsichtlich verschiedener Dimensionen differenzieren (Rösler, 1999), wie

- physikalisch-chemische Qualität des Signals (z. B. Temperatur, Druck)
- Organ- bzw. Funktionssystem (z. B. Gehirn, Haut)
- Teil des Nervensystems, das die Aktivität steuert (z. B. zentrales Nervensystem, autonomes Nervensystem)
- psychologisches Konstrukt, das mit dem Signal kovariiert (z. B. emotionaler Zustand)

In **Tabelle 15** findet sich eine Übersicht zu den am häufigsten erfassten psychophysiologischen Daten.
Vor allem bei Angststörungen spielen psychophysiologische Reaktionen eine wichtige Rolle. Sie sind nach Sartory (2003) eine wesentliche Komponente der Gefühle und damit auch der Angst. So verweist die Autorin u. a. darauf, dass bei der Panikstörung eine erhöhte Empfindlichkeit gegenüber körperlichen Veränderungen festzustellen ist. Auch verschiedene in der Therapie relevante Aspekte wie die Provokationsmethode oder Habituation lassen sich psychophysiologisch erklären.
Vorteile liegen vor allem in der Ätiologie psychischer Störungen, der Psychotherapieforschung (z. B. Evaluation von Interventionen) sowie im praktischen Anwendungsbereich (vor allem Biofeedback). Durch die Möglichkeit der kontinuierlichen Aufzeichnung vieler Parameter lassen sich Kovariationen mit anderen psychischen Ebenen aufzeigen (z. B. mit Kognitionen). Als *Nachteile* bzw. Probleme zu nennen sind

Tab. 15: Beispiele für psychophysiologische Variablen/Biosignale (modifiziert nach Fahrenberg et al., 2002)

Organ-/Funktionssysteme	Spezielle Funktionen (Beispiele)	Registrierung (Erhebung)
Gehirn(-funktionen)	Spontane Aktivität Evozierte Aktivität	Elektroencephalogramm (EEG) Evozierte Potentiale (EP; akustisch: AEP)
Augenfunktion	Augenbewegungen	Elektrookulogramm (EOG)
Muskelfunktionen	Muskelaktionspotentiale	Elektromyogramm (EMG)
Herz-Kreislauf-Funktionen	Herzaktionspotentiale Herzfrequenz Blutdruck	Elektrokardiogramm (EKG) Kardiotachogramm Syphygmogramm
Hautfunktionen	Elektrodermale Aktivität	
Magen-Darm-Funktionen	Magenmotilität	Elektrogastrogramm (EGG)

die Störanfälligkeit, vor allem aber der relativ hohe apparative Aufwand.
Auf einen Sonderfall psychophysiologischer Messung soll noch hingewiesen werden: das sog. *ambulante Monitoring*. Darunter versteht man nach Fahrenberg et al. (2002) das Messen von physiologischen Funktionen unter Alltagsbedingungen. Diese computerunterstützte Strategie der Datenerhebung ermöglicht es z. B., Daten über individuelles Befinden, Verhalten sowie körperliche Veränderungen und Symptome zu generieren, was z. B. bei Angstpatienten diagnostisch wie therapeutisch genutzt werden kann (z. B. Verlaufskontrolle). Vorteile bestehen somit in der Möglichkeit der simultanen Erfassung verschiedener Reaktionsebenen oder auch in der Eliminierung von Fehlerquellen wie Erinnerungen, die z. B. bei der Anwendung von Selbstbeurteilungsverfahren meist eine Rolle spielen (vgl. Abschnitt 5.1).

6 Fehlerquellen

Letztlich ist jede psychologische Testsituation potentiell durch Fehlerquellen störbar. Dies betrifft nicht nur die einzelnen schon in den Abschnitten zu den Verfahrensgruppen genannten Fehlerquellen, sondern auch grundsätzliche, auf die hier noch kurz eingegangen werden soll.
Allgemein lassen sich unwissentliche von wissentlichen Fehlerquellen unterscheiden. *Unwissentliche Fehler* sind solche, bei denen der Patient oder Proband sich darüber eigentlich nicht klar ist. Zu nennen sind z. B. Erinnerungsprobleme (vgl. auch Abschnitt 5). *Wissentliche Fehler* sind dagegen solche, die aus bestimmten Motiven heraus wirksam werden und die Aussagekraft der Ergebnisse einer Untersuchung einschränken. Im klinischen Bereich sind vor allem zwei gegensätzliche Fehlerquellen zu unterscheiden

- Aggravation und Simulation,
- Bagatellisierung und Dissimulation.

Aggravation und Simulation

Unter *Aggravation* versteht man die bewusst verstärkte Darstellung von vorhan-

denen Beschwerden, d. h. von Beschwerden, die zwar vorhanden sind, deren Präsentation jedoch unverhältnismäßig stark erfolgt.
Simulation dagegen meint das bewusste und absichtliche Vortäuschen nicht vorhandener körperlicher oder psychischer Beschwerden und kognitiver Beeinträchtigungen (vgl. Heubrock, 2003).
Als Motive für Aggravation und/oder Simulation nennt Heubrock (2003, S. 381):

- Erlangen finanzieller Vergünstigungen,
- Vermeiden von (Arbeits-)Anforderungen,
- Erlangen von psychosozialen Vergünstigungen im Zusammenhang mit der Krankenrolle (z. B. primärer und sekundärer Krankheitsgewinn),
- Wunsch nach Anerkennung der Störung.

Versuche, diese Phänomene psychometrisch zu erfassen, stehen noch am Anfang. Für den Leistungsbereich liegen hier die meisten Ansätze vor (vgl. Littmann, 2000). Hierzu zählt auch die Entwicklung der *Testbatterie zur Forensischen Neuropsychologie (TBFN)* von Heubrock und Petermann (2000). Allgemeines Ziel ist die Beurteilung des Wahrheitsgehalts bzw. Plausibilität vorgetragener neuropsychologischer Symptome. Ziel der *TBFN* ist es daher, einen begründeten Simulationsverdacht mit psychometrischen und computerisierten Untersuchungsmethoden im Hinblick auf verschiedene neuropsychologische Störungsbilder unter Einbeziehung visueller wie auditiver Modalitäten gezielt zu überprüfen. Es handelt sich bei der *TBFN* um eine Adaptation sowie Weiter- oder Neuentwicklung von Einzelverfahren bestehend aus

- zwei akustischen Gedächtnistests, dem nicht-verbalen *Bremer Auditiven Gedächtnistest (BAGT)* sowie dem verbalen *Test zur Überprüfung der Gedächtnisfähigkeit im Alltag (TÜGA)* inkl. einer Multiple-Choice-Wiedererkennungsaufgabe *(TÜGA-M)*,
- dem visuell-figuralen *Rey Memory Test (RMT)*,
- der *Bremer Symptom Validierung (BSV)*, bestehend aus Verfahren zum visuell-figuralen Kurzzeitgedächtnis, den Tests *Kurzzeitgedächtnis A (KZG-A)* und *Kurzzeitgedächtnis B (KZG-B)*, visuell-figuralen Wahrnehmungstests (Wahrnehmung-visuell: 6 Tests) sowie akustischen Wahrnehmungstests (Wahrnehmung – akustisch: 11 Tests).

Insgesamt umfasst die *TBFN* 23 Tests, die alle standardisiert über den PC durchgeführt werden. Die Grundprinzipien der Verfahrensentwicklung orientierten sich am Prinzip der verdeckten Leichtigkeit bzw. Symptomvaliderung (Aufgabe: schnelle Entscheidung zwischen zwei Alternativen). Die Interpretation erfolgt meist anhand von Cut-Off-Werten bzw. wahrscheinlichkeitstheoretischen Berechnungen (BSV) im Hinblick auf die Trennung zwischen Personen mit und ohne Simulationsverdacht.
Geringer sind die Entwicklungen dagegen auf der Ebene der Psychopathologie. Während im anglo-amerikanischen Bereich vielfältige Bemühungen zu erkennen sind (vgl. Rogers, 1997), stehen diese im deutschsprachigen Raum erst am Anfang. Als Beispiel für eine aktuelle Skala kann der *Strukturierte Fragebogen Simulierter Symptome (SIMS)* angesehen werden (Cima et al., 2003). Es handelt sich dabei um die deutsche Adaptation des *Structured Inventory of Malingered Symptomatology (SIMS)*. Das aus 75 Items (mit wahr/unwahr zu bewerten) bestehende Selbstbeurteilungsverfahren erfasst in 5 Skalen häufig vorgetäuschte Störungen (niedrige Intelligenz, affektive Störungen, neurologische Beeinträchtigungen, Psychose, amnestische Ströungen). Erste empirische Hinweise sind als vielversprechend zu interpretieren,

wenngleich eine abschließende Bewertung der Erfassung von Simulation mittels Fragebögen generell noch aussteht.

Bagatellisierung und Dissimulation
Im Gegensatz zur Aggravation/Simulation geht es bei der Bagatellisierung und Dissimulation um die Negation von real vorhandenen Symptomen.
Bagatellisierung meint dabei, dass real vorhandene Symptome oder Beeinträchtigungen als nicht besonders relevant präsentiert werden.
Dissimulation meint das Verbergen und Verheimlichen von Krankheitssymptomen zur Vortäuschung von Gesundheit (Peters, 1990).
Auch in diesem Bereich gibt es bisher kaum Verfahren. Eine Ausnahme ist die bereits seit vielen Jahren verwendete sog. *Krankheitsverleugnungs-Skala (Kv-S)* als Teilskala der *Paranoid-Depressivitäts-Skala (PD-S)* von von Zerssen (1976). Sie besteht aus acht Items (z. B. „Ich war hin und wieder erkältet."). Grundgedanke ist, dass Patienten, die derartigen Items zustimmen oder sie ablehnen (je nach Polung), auch andere schwierigere Fragen nicht zuverlässig beantworten. Krankheitsverleugung bedeutet nach von Zerssen (1976, S. 10) „sowohl ein psychotisch bedingter Mangel an Krankheitsgefühl und Krankheitseinsicht wie auch eine mehr oder weniger bewusste Dissimulationsneigung". Hohe Werte in dieser Skala weisen somit in Richtung Krankheitsverleugnung, wenngleich auch sehr niedrige Werte nicht unproblematisch sind. Sie können als Hinweis auf Simulation gelten bzw. als Indikator von Antworttendenzen interpretiert werden (z. B. Ja-Sage-Tendenz). Ein zusätzlich bestimmbarer sog. Diskrepanzwert, ermittelt über die Divergenz inhaltlich ähnlicher Items, kann wichtige diagnostische Hinweise geben.

7 Aktuelle Entwicklungen

Auf der Ebene konzeptueller Weiterentwicklungen soll exemplarisch auf sechs Aspekte hingewiesen werden: die Entwicklung störungsspezifischer Verfahren, die Kombination kategorialer und dimensionaler Diagnostik, Verfahren mit Therapiebezug, die subsyndromale Diagnostik, die Entwicklung von Screeningverfahren sowie die computergestützte Diagnostik.
Wie bereits weiter oben dargestellt, werden zunehmend *Verfahren in Anlehnung an eine Störungsgruppe* entwickelt bzw. versucht, mit Verfahren einen stärkeren *Therapiebezug* herzustellen. Während Verfahren früher oft ohne explizit dahinterstehende Konstrukte entwickelt wurden (vgl. zahlreiche Angst- und Depressionsskalen), finden sich seit einigen Jahren vor allem im Angstbereich Verfahren, die in enger Anlehnung an die Operationalisierung von Störungen in einem Klassifikationssystem (meist DSM-IV) entwickelt wurden, wobei die diagnostischen Kriterien auf die Items oder Fragen übertragen wurden. Dies hat u. a. den Vorteil einer stärkeren Verzahnung zwischen Diagnostik und Therapie sowie einer größeren Konstruktnähe der Verfahren (vgl. zu den Angststörungen Hoyer & Margraf, 2003).
Als ein Beispiel genannt sei der Bereich der somatoformen Störungen. In **Tabelle 16** ist ein Verfahren aufgeführt, das in diesem Kontext häufig eingesetzt wird. Die SOMS wurde in Anlehnung an das DSM-IV und die ICD-10 entwickelt, ermöglicht eine dimensionale Quantifizierung des Schweregrades, gibt Hinweise auf das Vorliegen der Störung und die Begleitmaterialien können in der Therapie eingesetzt werden.
In diesem Kontext zu erwähnen sind auch Bemühungen, *Verfahren* zu entwickeln, die

Tab. 16: Das Screening für Somatoforme Störungen (SOMS) von Rief, Hiller und Heuser (1997)

Versionen	• „in den vergangenen 2 Jahren" (47 Items): SOMS-2 • „in den vergangenen 7 Tagen" (23 Items): SOMS-7T
Indikation	• Identifizierung von Risikopersonen • Vorklassifikation ICD-10/DSM-IV • Schweregrad somatoformer Störung • Veränderungsmessung
Reliabilität	• Interne Konsistenz: $\alpha = .73$ (Gesamt, Männer, Frauen) • Retest (72 Stunden): $r = .85$
Validität	• Konvergente und divergente: plausible Zusammenhänge • Gruppenvergleiche: Hinweise auf Differenzierung • Übereinstimmung mit diagnostischen Interviews: befriedigend • Veränderungserfassung: Mittelwertsvergleiche
Auswertung	• Somatisierungsindex DSM-IV • Somatisierungsindex ICD-10 • SAD (= Somatoform Autonomic Dysfunction) Index ICD-10 • Beschwerdenindex Somatisierung • SOMS-7T: Mittelwert aller Items (Intensitätsindex)
Normen	• Referenzwerte Gesunde, verschiedene diagnostische Gruppen • Normen: Prozentrang von Gesunden, psychosomatischen Patienten
Besondere Kennzeichen	• Selbstbeurteilungsverfahren (zeitökonomisch) • Verbindung syndromaler und kategorialer Diagnostik • Status- und Veränderungsmessung • Zusatzinstrumente: Befindlichkeitstagebuch, Kurve des Befindlichkeits-Tagebuchs (therapierelevant)

für bestimmte *Störungsgruppen spezifisch* sind. So konnte wiederholt gezeigt werden, dass sich das depressive Syndrom bei einem depressiven Patienten nicht genauso zusammensetzt wie z. B. bei einem schizophrenen oder gerontopsychiatrischen Patienten. So konnten z. B. Müller und Wetzel (1998) für die *Bech-Rafaelsen-Melancholie-Skala (BRMS)* nachweisen, dass die bei depressiven Patienten immer wieder replizierte Eindimensionalität bei schizophrenen Patienten nicht angemessen, sondern eine dreidimensionale Lösung adäquater ist. Solche Ergebnisse weisen auf notwendige störungsspezifische Auswertungen hin bzw. unterstreichen, dass u. U. *störungsspezifische Skalen* zu entwickeln und z. T. auch schon verfügbar sind (z. B. *Calgary Depression Rating Scale for Schizophrenia, CADRS*; vgl. im Überblick Vauth & Stieglitz, 2001).

Eng mit der Entwicklung störungsbezogener Verfahren ist auch der nachfolgende Aspekt verbunden. Zunehmend ist die Aufgabe der meist willkürlichen *Trennung zwischen einer dimensionalen und kategorialen Beschreibung* von Störungen zu erkennen, in dem beide Ansätze miteinander kombiniert werden. Versuche hierzu liegen neben der Posttraumatischen Belastungsstörung (PTBS) für weitere Störungsgruppen vor, wie den depressiven Störungen, Somatisierungsstörungen, Dissoziativen Störungen oder Persönlichkeitsstörungen. Exemplarisch genannt sei die Übertragung der ICD-10/DSM-IV-Kriterien der depressiven Episode/Major Depression in ein Selbstbeurteilungsverfahren, dem *Major Depression Inventory (MDI)* (vgl. **Tab. 17**) von Bech et al. (2001). Die Bewertung erfolgt bezüglich der letzten 14 Tage (Zeitkriterium depressive Episode) auf einer sechsstufigen Bewertungs-

Tab. 17: Verbindung dimensionaler und kategorialer Diagnostik am Beispiel des Major Depression Inventory (MDI) von Bech et al. (2001)

Dimensional/syndromal (= Schweregrad)	• Summenwert (0–50) • Cut-Off-Wert: 26 (mittel oder schwere depressive Episode nach ICD-10) Sensitivität = 1.00 Spezifität = .82
Kategorial (= klassifikatorisch/Diagnose)	ICD-10 Algorithmus • Item 1–3: mindestens „die meiste Zeit" markiert • Item 4–10b: bei mindestens vier Items mindestens „etwas mehr als die Hälfte der Zeit"

skala (die meiste Zeit – zu keinem Zeitpunkt), Auswertungsmöglichkeiten bestehen hinsichtlich Schweregrad (= Aufaddierung) und Diagnosestellung (= Algorithmus).

Ein häufiger Einwand bezog sich auf die geringe Nutzbarkeit der diagnostischen Ergebnisse für die Therapie. Auch hier wurde in den letzten Jahren eine Reihe von Fortschritten erzielt, vor allem wiederum im Angstbereich (u. a. Panikstörung, PTBS, Zwangsstörungen). Exemplarisch genannt sei der *Fragebogen zu Körperbezogenen Ängsten, Kognitionen und Vermeidung (AKV)* von Ehlers et al. (vgl. im Überblick Hoyer & Margraf, 2003). Dieser Fragebogen ermöglicht eine differenzierte Beschreibung der mit Panik assoziierten körperlichen Phänomene, damit zusammenhängender Kognitionen sowie des daraus resultierenden Vermeidungsverhaltens. Die Auswertung erlaubt nicht nur eine Quantifizierung des Schweregrades in Relation zu verschiedenen Referenzgruppen, sondern ermöglicht zudem z. B. die *Nutzung für die Therapieplanung und -evaluation* (z. B. Erstellung einer Angsthierarchie, Abschätzung der Therapiefortschritte oder des Therapieerfolgs). Ähnliche Entwicklungen sind sicherlich auch für andere Störungsbereiche möglich.

Studien hinsichtlich verschiedener psychischer Störungen konnten zeigen, dass eine rein kategoriale Differenzierung (Störung vorhanden/nicht vorhanden) dem Gegenstandsbereich oft nicht angemessen ist. Patienten, die nicht alle diagnostischen Symptom- und/oder Zeitkriterien einer Störung erfüllen, können durchaus auch deutlich beeinträchtigt sein und therapeutischer Hilfe bedürfen. Begriffe, die sich in diesem Kontext zwischenzeitlich etabliert haben, sind *subkategoriale, subsyndromale, subdiagnostische, subklinische oder unterschwellige Störungen.* Am Beispiel der Depression wies Helmchen (2001) in einer Übersicht auf wichtige Aspekte wie große Häufigkeit (u. a. 2–4mal häufiger als spezifizierte Störungen), Komorbidität mit anderen unterschwelligen Störungen (u. a. Angst), Komplikationen durch Kombination mit anderen psychischen oder somatischen Störungen (u. a. im Hinblick auf Verlauf, Chronifizierung, Lebensqualität, Suizidalität) aber auch volkswirtschaftliche Kosten hin. Auch ohne Komorbidität erwiesen sich diese unterschwelligen Störungen als relevant (u. a. Reduktion von Lebensqualität, soziale Isolierung, Behinderungen, erhöhte Inanspruchnahme von Dienstleistungen).

Als weiterer Punkt hinsichtlich konzeptueller Neuerungen zu nennen ist die Entwicklung von *Screeningverfahren* zur Identifizierung von Patienten oder Risikopersonen für die Entwicklung einer psychischen Störung. In Abhängigkeit von den Assessmentzielen in Praxis und Forschung existiert eine Vielzahl von Verfahren, z. B. für den Hausarzt (*Primary Care Evaluation of Mental Disorders, PRIME-MD* von Spitzer et al.; vgl. im Überblick APA, 2000) oder allgemeine Screeningverfahren im Vorfeld der Anwendung strukturierter oder standardisierter Interviews (vgl. Abschnitt 5.2) wie das *Strukturierte Klinische Interview für DSM-IV (SKID)* oder das Expertensystem *DIA-X* resp. Screeningverfahren im Hinblick auf spezifische Störungsgruppen wie z. B. Angst- oder Persönlichkeitsstörungen (vgl. im Überblick Härter, 2001). Ein Screening hat zudem den Vorteil, die Durchführungszeit der z. T. aufwendigen Instrumente entscheidend zu reduzieren, da oft die Möglichkeit besteht, nur Module durchzuführen bzw. bestimmte Sektionen zu überspringen.

Unter zeitökonomische Aspekte fällt auch die Einbeziehung des *Computers*, womit zusätzlich auch eine Verbesserung der Durchführungs- und Auswertungsobjektivität verbunden ist (Stieglitz, 2008). Auf der Syndromebene liegt hierzu eine Reihe von Verfahren mit *computerisierter Anwendung* vor (z. B. *Hamburger Zwangsinventar, HZI; Symptom Checkliste, SCL-90-R*). Vor allem aber bei den sehr umfangreichen Interviews zur klassifikatorischen Diagnostik sind computerisierte Anwendungen eine große Hilfestellung (z. B. *DIA-X*; vgl. im Überblick Wittchen et al., 2001). Diese z. T. mehrere Stunden dauernden Interviews stellen nicht nur an den Patienten sondern auch an den Interviewer hohe Anforderungen, eine PC-gestützte Datenerfassung ist daher eine große Hilfe. Bei der Übertragung von Paper-Pencil-Tests besteht die Notwendigkeit des Nachweises der Äquivalenz, wobei nach Klinck (2002) dieser Nachweis für Selbstbeurteilungsverfahren leichter zu erbringen ist als für Verfahren der Leistungsdiagnostik.

8 Fazit und Perspektiven

Im Bereich der klinisch-psychologischen Diagnostik und Therapie steht dem Nutzer zwischenzeitlich eine Vielzahl reliabler und valider Verfahren zur Verfügung, die auch eingesetzt werden sollten. Im Sinne eines Mehrebenenansatzes sollten so viele Datenebenen und Datenquellen wie nötig berücksichtigt werden. Aus Praktikabilitätsgründen liegt der Fokus jedoch meist auf Selbst- und Fremdbeurteilungsverfahren, die kombiniert eingesetzt werden sollten. Über den Einsatz der anderen Verfahrensgruppen muss jeweils in Anhängigkeit vom Assessmentziel entschieden werden, wobei generell zu fragen und zu entscheiden ist:

- Was ist mein Assessmentziel?
- Was ist mein Assessmentnutzen?

Ungeachtet der vielfältigen diagnostischen Möglichkeiten soll abschließend auf einige Defizite hingewiesen werden:

- Für einige Störungsgruppen ist der Entwicklungsstand einiger Instrumente immer noch unbefriedigend (z. B. Verfahren zur Therapieevaluation bei Persönlichkeitsstörungen allgemein wie speziell für die einzelnen Subtypen).
- Es existieren kaum Verfahren, die den strengen Kriterien der Anwendbarkeit zur Veränderungsmessung genügen.
- Verfahren mit einem engen Bezug zu einer Therapie- und Veränderungstheorie sind immer noch die Ausnahmen.
- Es fehlt an allgemein akzeptierten Standards für die Diagnostik im klinisch-psychologischen Bereich.

Literatur

AMDP (2007). *Das AMDP-System* (8. Aufl.). Göttingen: Hogrefe.

APA (2000). *Handbook of psychiatric measures.* Washington: American Psychiatric Association.

Baumann, U. & Stieglitz, R.-D. (2001). Psychodiagnostik psychischer Störungen: Allgemeine Grundlagen. In R.-D. Stieglitz, U. Baumann & H. J. Freyberger (Hrsg.), *Psychodiagnostik in Klinischer Psychologie, Psychiatrie, Psychotherapie* (S. 3–20). Stuttgart: Thieme.

Baumann, U. & Stieglitz, R.-D. (2003). Klinisch-psychologische Diagnostik. In K. D. Kubinger & R. S. Jäger (Hrsg.). (2003). *Schlüsselbegriffe der Psychologischen Diagnostik* (S. 242–248). Weinheim: Beltz.

Becker, P. (2001). Diagnostik der Persönlichkeit mittels Fragebogentests. In R.-D. Stieglitz, U. Baumann & H. J. Freyberger (Hrsg.), *Psychodiagnostik in Klinischer Psychologie, Psychiatrie, Psychotherapie* (S. 258–270). Stuttgart: Thieme.

Becker, P. (2003). Persönlichkeitsfragebogen. In K. D. Kubinger & R. S. Jäger (Hrsg.), *Schlüsselbegriffe der Psychologischen Diagnostik* (S. 332–337). Weinheim: Beltz.

Benjamin, L. S. (1996). Ein interpersoneller Behandlungsansatz für Persönlichkeitsstörungen. In B. Schmitz, Th. Fydrich & K. Limbacher (Hrsg.), *Persönlichkeitsstörungen: Diagnostik und Therapie* (S. 136–148). Weinheim: Beltz Psychologie Verlags Union.

Biefang, S., Potthoff, P. & Schliehe, F. (Hrsg.). (1999). *Assessmentverfahren für die Rehabilitation.* Göttingen: Hogrefe.

Blackburn, I. M. (1988). Cognitive measures of depression. In C. Perris, I. M. Blackburn & H. Perris (Eds.), *Cognitive psychotherapy* (pp. 98–119). Berlin: Springer.

Brähler, E., Schumacher, J. & Strauss, B. (Hrsg.). (2002). *Diagnostische Verfahren in der Psychotherapie.* Göttingen: Hogrefe.

Cima, M., Hollnack, S., Krämer, K., Knauer, E., Schellbach-Matties, R., Klein, B. & Merckelbach, H. (2003). „Strukturierter Fragebogen Simulierter Symptome". Die deutsche Version des „Structured Inventory of Malignered Symptomatology: SIMS". *Nervenarzt, 74,* 977–986.

Cloninger, C. R., Przybeck, T. R., Svrakic, D. M. & Wetzel, R. D. (1999). *Das Temperament- und Charakter-Inventar (TCI).* Frankfurt: Swets Test Services.

Collegium Internationale Psychiatriae Scalarum [CIPS] (2005). *Internationale Skalen für Psychiatrie* (5. vollständig überarb. und erw. Aufl.). Göttingen: Hogrefe.

Engel, R. (2000). *Minnesota-Multiphasic Personality Inventory 2 (MMPI-2).* Bern: Huber.

Fähndrich, E. & Stieglitz, R.-D. (2007). *Leitfaden zur Erfassung des psychopathologischen Befundes. Halbstrukturiertes Interview anhand des AMDP-Systems* (3. Aufl.). Göttingen: Hogrefe.

Fahrenberg, J., Hampel, R. & Selg, H. (2001). *Freiburger Persönlichkeitsinventar (FPI-R)* (7. Aufl.). Göttingen: Hogrefe.

Fahrenberg, J., Leonhardt, R. & Foerster, F. (2002). *Alltagsnahe Psychologie.* Bern: Huber.

Fiedler, P. (2001). Interaktionsdiagnostik bei Familien und Paaren. In R.-D. Stieglitz, U. Baumann & H. J. Freyberger (Hrsg.), *Psychodiagnostik in Klinischer Psychologie, Psychiatrie, Psychotherapie* (S. 131–144). Stuttgart: Thieme.

Freyberger, H. J. & Stieglitz, R.-D. (2001). Klassifikation. In R.-D. Stieglitz, U. Baumann & H. J. Freyberger (Hrsg.), *Psychodiagnostik in Klinischer Psychologie, Psychiatrie, Psychotherapie* (S. 50–64). Stuttgart: Thieme.

Grawe, K. & Braun, U. (1994). Qualitätskontrolle in der Psychotherapie-Praxis. *Zeitschrift für Klinische Psychologie, 23,* 242–267.

Härter, M. (2001). Diagnostik in epidemiologischen Untersuchungen. In R.-D. Stieglitz, U. Baumann & H. J. Freyberger (Hrsg.), *Psychodiagnostik in Klinischer Psychologie, Psychiatrie, Psychotherapie* (S. 339–350). Stuttgart: Thieme.

Härter, M., Linster, H. & Stieglitz, R.-D. (Hrsg.). (2003). *Qualitätsmanagement in der Psychotherapie.* Göttingen: Hogrefe.

Hahlweg, K., Dürr, H. & Müller, U. (1995). *Familienbetreuung schizophrener Patienten.* Weinheim: Beltz Psychologie Verlags Union.

Halsband, U. & Unterrainer, J. (2001). Neuropsychologische Funktionsdiagnostik. In R.-D. Stieglitz, U. Baumann & H. J. Freyberger (Hrsg.), *Psychodiagnostik in Klinischer Psychologie, Psychiatrie, Psychotherapie* (S. 159–168). Stuttgart: Thieme.

Hasler, G., Klanghofer, R. & Buddeberg, C. (2003). Der Fragebogen zur Erfassung der Veränderungsbereitschaft (FEVER). *Psychotherapie Psychosomatik Medizinische Psychologie, 53,* 406–411.

Helmchen, H. (2001). Unterschwellige psychische Störungen. *Nervenarzt, 72,* 181–189.

Herrmann, Th. (1972). *Lehrbuch der empirischen Persönlichkeitsforschung* (2. Aufl.). Göttingen: Hogrefe.

Heubrock, D. (2003). Simulationsdiagnostik. In K.D. Kubinger & R.S. Jäger (Hrsg.). (2003). *Schlüsselbegriffe der Psychologischen Diagnostik* (S. 381–387). Weinheim: Beltz.

Heubrock, D. & Petermann, F. (2000). *Testbatterie zur Forensischen Neuropsychologie* (TBFN). Frankfurt: Swets Test Services.

Hoyer, J. & Margraf, J. (Hrsg.). (2003). *Angstdiagnostik*. Berlin: Springer.

Klann, N., Hahlweg, K. & Heinrichs, N. (2003). *Diagnostische Verfahren für die Beratung* (2., vollst. überarb. Aufl.). Göttingen: Hogrefe.

Klinck, D. (2002). *Computergestützte Diagnostik*. Göttingen: Hogrefe.

Kubinger, K.D. & R.S. Jäger (Hrsg.). (2003). *Schlüsselbegriffe der Psychologischen Diagnostik*. Weinheim: Beltz.

Kuhl, J. & Kazen, M. (1997). *Persönlichkeits-Stil und Störungs-Inventar.* Göttingen: Hogrefe.

Laireiter, A. (Hrsg.). (2000). *Diagnostik in der Psychotherapie*. Wien: Springer.

Laireiter, A.-R., Baumann, U. & Stieglitz, R.-D. (2001). Soziodiagnostik: Soziales Netzwerk, Soziale Unterstützung und Soziale Anpassung. In R.-D. Stieglitz, U. Baumann & H.J. Freyberger (Hrsg.), *Psychodiagnostik in Klinischer Psychologie, Psychiatrie, Psychotherapie* (S. 210–228). Stuttgart: Thieme.

Lambert, M.J., Hannöver, W., Nisslmüller, K., Richard, M. & Kordy, H. (2002). Fragebogen zum Ergebnis von Psychotherapie: Zur Reliabilität und Validität der deutschen Übersetzung des Outcome Questionnaire 45.2 (OQ-45.2). *Zeitschrift für Klinische Psychologie und Psychotherapie, 31*, 40–46.

Lauterbacher, S. & Gauggel, S. (Hrsg.). (2004). *Neuropsychologie psychischer Störungen*. Berlin: Springer.

Leichsenring, F. & Hiller, W. (2001). Projektive Verfahren. In R.-D. Stieglitz, U. Baumann & H.J. Freyberger (Hrsg.), *Psychodiagnostik in Klinischer Psychologie, Psychiatrie, Psychotherapie* (S. 183–191). Stuttgart: Thieme.

Lienert, G.A. (1969). *Testaufbau und Testanalyse* (3. Aufl.). Weinheim: Beltz.

Littmann, E. (2000). Forensische Neuropsychologie – Aufgaben, Anwendungsfelder und Methoden. In H.L. Kröber & M. Steller (Hrsg.), *Psychologische Begutachtung im Strafverfahren* (S. 39–76). Darmstadt: Steinkopff.

Müller, M.J. & Wetzel, H. (1998). Dimensionality of depression in acute schizophrenia: A methodological study using the Bech-Rafaelsen Melancholia Scale (BRMS). *Journal of Psychiatric Research, 32*, 369–378.

Peters, H.U. (1990). *Wörterbuch der Psychiatrie und medizinischen Psychologie* (4. Aufl.). München: Urban & Schwarzenberg.

Rief, W., Hiller, W. & Heuser, J. (1997). *SOMS – Das Screening für Somatoforme Störungen.* Bern: Huber.

Rist, F. & Dierksmeier, Ch. (2001). Leistungsdiagnostik bei psychischen Störungen. In R.-D. Stieglitz, U. Baumann & H.J. Freyberger (Hrsg.), *Psychodiagnostik in Klinischer Psychologie, Psychiatrie, Psychotherapie* (S. 145–158). Stuttgart: Thieme.

Rösler, F. (1999). Psychophysiologische Daten. In R.S. Jäger & F. Petermann (Hrsg.), *Psychologische Diagnostik* (4. Aufl., S. 412–429). Weinheim: Psychologie Verlags Union.

Rogers, R. (Ed.). (1997). *Clinical assessment of malingering and deception* (2nd ed.). New York: Guilford.

Sartory, G. (2003). Physiologische Masse der Angst und Vermeidung. In J. Hoyer & J. Margraf (Hrsg.), Angstdiagnostik (S. 55–75). Berlin: Springer.

Schauenburg, H. (2005). OPD. Operationalisierte Psychodynamische Diagnostik. In B. Strauss & J. Schumacher (Hrsg.), *Klinische Interviews und Ratingskalen* (S. 284–291). Göttingen: Hogrefe.

Schmidt, L.R. (1975). *Objektive Persönlichkeitsmessung in der diagnostischen und klinischen Psychologie*. Weinheim: Beltz.

Schumacher, J., Klaiberg, A. & Brähler, E. (Hrsg.). (2003). *Diagnostische Verfahren zu Lebensqualität und Wohlbefinden*. Göttingen: Hogrefe.

Seidenstücker, G. & Baumann, U. (1987). Multimodale Diagnostik als Standard in der Klinischen Psychologie. *Diagnostica, 33*, 243–258.

Stieglitz, R.-D. (1998). Aktueller Stand der syndromalen Diagnostik depressiver Störungen. In R.-D. Stieglitz, E. Fähndrich & H.-J. Möller (Hrsg.), *Syndromale Diagnostik psychischer Störungen* (S. 115–128). Göttingen: Hogrefe.

Stieglitz, R.-D. (2000). *Diagnostik und Klassifikation psychischer Störungen*. Göttingen: Hogrefe.

Stieglitz, R.-D. (2002). Neue Konzepte in Diagnostik und Klassifikation. In W. Gaebel (Hrsg.), *Zukunftsperspektiven in Psychiatrie und Psychotherapie* (S. 61–71). Darmstadt: Steinkopff.

Stieglitz, R.-D. (2003). Multimodal assessment (incl. triangulation). In R. Fernandez-Balles-

teros (Ed.), *Encyclopedia of psychological assessment* (pp. 606–610). London: Sage.
Stieglitz, R.-D. (2008). *Diagnostik und Klassifikation in der Psychiatrie.* Stuttgart: Kohlhammer.
Stieglitz, R.-D., Ahrens, B. & Freyberger, H. J. (2001). Fremdbeurteilungsverfahren. In R.-D. Stieglitz, U. Baumann & H. J. Freyberger (Hrsg.), *Psychodiagnostik in Klinischer Psychologie, Psychiatrie, Psychotherapie* (S. 95–106). Stuttgart: Thieme.
Stieglitz, R.-D. & Baumann, U. (2001). Veränderungsmessung. In R.-D. Stieglitz, U. Baumann & H. J. Freyberger (Hrsg.), *Psychodiagnostik in Klinischer Psychologie, Psychiatrie, Psychotherapie* (S. 21–38). Stuttgart: Thieme.
Stieglitz, R.-D., Baumann, U. & Freyberger, H. J. (Hrsg.). (2001). *Psychodiagnostik in Klinischer Psychologie, Psychiatrie, Psychotherapie.* Stuttgart: Thieme.
Stieglitz, R.-D. & Freyberger, H. J. (2001). Selbstbeurteilungsverfahren. In R.-D. Stieglitz, U. Baumann & H. J. Freyberger (Hrsg.), *Psychodiagnostik in Klinischer Psychologie, Psychiatrie, Psychotherapie* (S. 83–94). Stuttgart: Thieme.
Stieglitz, R.-D., Freyberger, H. J. & Mombour, W. (2002). Klassifikation und diagnostischer Prozess. In H. J. Freyberger, W. Schneider & R.-D. Stieglitz (Hrsg.), *Kompendium Psychiatrie, Psychotherapie, Psychosomatische Medizin* (11. Auflage, S. 17–31). Basel: Karger.
Stieglitz, R.-D. & Volz, H.-P. (2008). *Komorbidität psychischer Störungen.* Bremen: Uni-Med.
Strauß, B. & Schumacher, J. (2005). *Klinische Interviews und Ratingskalen.* Göttingen: Hogrefe.
Strunz, V. (2003). Systematische Verhaltensbeobachtung. In K. D. Kubinger. & R. S. Jäger (Hrsg.), *Schlüsselbegriffe der Psychologischen Diagnostik* (S. 439–444). Weinheim: Beltz.
Strupp, H. H., Horowitz, I. M. & Lambert, M. L. (Eds.). (1997). *Measuring patient changes.* Washington: American Psychological Association.
Sturm, W., Herrmann, M. & Wallesch, C.-W. (Hrsg.). (2000). *Lehrbuch der Klinischen Neuropsychologie.* Frankfurt: Swets Zeitlinger.
Testkuratorium (1986). Kriterienkatalog (Mitteilung). *Diagnostica, 32*, 358–360.
Vauth, R. & Stieglitz, R.-D. (2001). Diagnostik schizophrener Störungen. In R.-D. Stieglitz, U. Baumann & H. J. Freyberger (Hrsg.), *Psychodiagnostik in Klinischer Psychologie, Psychiatrie, Psychotherapie* (S. 405–417). Stuttgart: Thieme.
Walden, J., Hesslinger, B. & Stieglitz, R.-D. (2004). Zusatzdiagnostik. In M. Berger (Hrsg.), *Psychiatrische Erkrankungen. Klinik und Therapie* (2. Aufl., S. 79–109). München: Urban & Vogel.
Wallbott, H. G. (2001). Die Beobachtung nonverbalen Verhaltens. In R.-D. Stieglitz, U. Baumann & H. J. Freyberger (Hrsg.), *Psychodiagnostik in Klinischer Psychologie, Psychiatrie, Psychotherapie* (S. 118–130). Stuttgart: Thieme.
Westhoff, G. (1993). *Handbuch psychosozialer Messinstrumente.* Göttingen: Hogrefe.
Wirtz, M. & Caspar, F. (2002). *Beurteilerübereinstimmung und Beurteilerreliabilität.* Göttingen: Hogrefe.
Wittchen, H.-U., Freyberger, H. J. & Stieglitz, R.-D. (2001). Interviews. In R.-D. Stieglitz, U. Baumann & H. J. Freyberger (Hrsg.), *Psychodiagnostik in Klinischer Psychologie, Psychiatrie, Psychotherapie* (S. 107–117). Stuttgart: Thieme.
Wittchen, H.-U. & Pfister, H. (1997). *DIA-X.* Frankfurt: Swets Test Services.
Zerssen, D. v. (1976). *Paranoid-Depressivitäts-Skala (PD-S).* Weinheim: Beltz.
Zerssen, D. v. (2001). Diagnostik der prämorbiden Persönlichkeit. In R.-D. Stieglitz, U. Baumann & H. J. Freyberger (Hrsg.), *Psychodiagnostik in Klinischer Psychologie, Psychiatrie, Psychotherapie* (S. 271–283). Stuttgart: Thieme.

IV Spezieller Teil: Störungsbereiche und besondere Anwendungsgebiete

15 Neuropsychologische Störungen

Deborah Behle, Jennifer Uekermann und Irene Daum

1 Phänomenologie
2 Diagnostik
2.1 Klassifikatorische Diagnostik
2.2 Modifikationsorientierte Diagnostik
3 Erhebungsmethoden
3.1 Allgemeines intellektuelles Leistungsniveau
3.2 Visuo-perzeptive Tests
3.3 Aufmerksamkeit
3.4 Sprache
3.5 Gedächtnis
3.6 Exekutive Funktionen
3.7 Emotionen
4 Fallbeispiel
5 Patientengruppen
6 Beziehungsgestaltung
7 Zusammenfassung und Ausblick
Literatur

1 Phänomenologie

Im Mittelpunkt der klinischen Neuropsychologie steht die Erfassung kognitiver Funktionen und emotionaler Veränderungen bei Patienten mit Läsionen und Funktionsstörungen des Gehirns. Dabei lässt die Untersuchung von Patienten mit zerebralen Schädigungen auch allgemeine Aussagen über die Struktur und die Funktionsprinzipien des Gehirns zu. Wichtige Impulse erhält die Neuropsychologie von anderen Wissenschaften wie z B. der Neurologie, Neurobiologie, Biopsychologie sowie der Klinischen und Kognitiven Psychologie. Vor allem die Kombination neuropsychologischer Untersuchungsmethoden mit bildgebenden Verfahren ist für das Verständnis der Beziehung zwischen zerebralen Mechanismen und kognitiven Funktionen von herausragender Bedeutung.

Die *Ursachen* zerebraler Störungen sind vielfältig. Sie umfassen Schädelhirntraumata (SHT), Entwicklungsstörungen, zerebrovaskuläre Erkrankungen, Tumoren, Epilepsien, Infektionen, wie z. B. Herpes Simplex oder HIV, und neurodegenerative Erkrankungen wie die Alzheimer'sche Krankheit und Parkinson'sche Krankheit. Außerdem können toxische Substanzen (z. B. Alkohol, Medikamente, Drogen, industrielle Lösungsmittel) erhebliche Funktionsstörungen verursachen. Des Weiteren lassen sich auch bei klassischen psychiatrischen Störungen wie Depression, Schizophrenie oder Angst- und Zwangsstörung (vgl. Lautenbacher & Gauggel, 2004) neuronale Veränderungen feststellen.

Zerebrale Störungen können sich auf unterschiedliche kognitive Funktionsbereiche beziehen, die Bestandteil der neuropsychologischen Diagnostik sind. Zu den wichtigsten Teilbereichen gehören Wahrnehmung, Orientierung, Aufmerksamkeit, motorische Funktionen, Sprache, Gedächtnis, exekutive Funktionen sowie das Sozialverhalten und emotionale Erleben.

Wahrnehmung bezieht sich auf die Verarbeitung von Reizen aus der Umwelt und dem eigenen Körper. Dabei kann man die auditive, visuelle, taktile und olfaktorische Wahrnehmung voneinander abgrenzen. Für die frühe Verarbeitung unterschiedlicher sensorischer Reize sind jeweils spezifische Areale von Bedeutung. Bei der Schädigung bestimmter Regionen kann es somit zu selektiven Wahrnehmungsstörungen kommen. Visuelle Wahrnehmungsstörungen können z. B. nach Läsionen des temporalen und okzipitalen Kortex auftreten, auch wenn keine peripheren Verletzungen des Sehsystems zu verzeichnen sind.

Orientierung bezieht sich auf das Wissen über die eigene Person im raumzeitlichen oder situativen Kontext. Orientierungsstörungen sind ein häufiges Symptom beim SHT und ein charakteristisches Merkmal demenzieller Erkrankungen. Sie können auch akut als Folge von hohem Fieber, Infekten oder als Nebenwirkung mancher Medikamente auftreten.

Im Zusammenhang mit *motorischen Störungen* ist die Apraxie von besonderer Bedeutung. Sie äußert sich in Problemen bei der Ausführung zielgerichteter Handlungen auf Aufforderung hin oder in Schwierigkeiten bei der Imitation von Gesten.

Aufmerksamkeit bezieht sich u. a. auf die Fähigkeit, einen mentalen „Scheinwerfer" auf Aspekte der Umwelt oder internale Repräsentationen zu fokussieren (Kolb & Whishaw, 1996). Es wird davon ausgegangen, dass sich vier Aufmerksamkeits-Subsysteme differenzieren lassen, die jeweils mit unterschiedlichen Gehirnarealen assoziiert sind: Aktivierung, selektive (gerichtete) Aufmerksamkeit, geteilte Aufmerksamkeit und Vigilanz. Aufmerksamkeitsstörungen sind eine häufige Folge unterschiedlicher Läsionen oder neurologischer Störungen (Kasten, 1998).

Analog handelt es sich bei der *Merkfähigkeit* nicht um eine einheitliche Funktion, sondern um unterschiedliche Teilprozesse – Enkodierung, Konsolidierung und Abruf – und unterschiedliche Teilinhalte (auditive, visuelle, taktile). Für Gedächtnisleistungen sind vor allem der Hippokampus, damit verbundene Regionen des Zwischenhirns und der Neokortex von Bedeutung. Gedächtnisstörungen können nach Schlaganfällen und traumatischen Hirnverletzungen auftreten und sind ein häufiges Initialsymptom neurodegenerativer Erkrankungen. Eine wichtige Fragestellung der neuropsychologischen Diagnostik ist, ob eine beobachtete Gedächtnisstörung eine organische oder eine funktionell-reaktive Basis hat (Lezak, 1995).

Sprache kann heuristisch in expressive und rezeptive Funktionen unterteilt werden, die vor allem an zwei zerebrale Bereiche der linken Hemisphäre gekoppelt sind. Das Broca-Areal, das im linken präfrontalen Kortex liegt, ist für expressive Sprachfunktionen von Bedeutung. Läsionen in diesem Bereich führen zur Broca-Aphasie, die sich vorrangig in Störungen der Sprachproduktion äußert. Störungen des Sprachverständnisses, wie bei der Wernicke-Aphasie, werden durch Läsionen des Temporallappens der linken Hemisphäre verursacht.

Unter dem Begriff *exekutive Funktionen* werden übergeordnete Kontrollprozesse zusammengefasst, die andere kognitive Prozesse in Abhängigkeit von den Anforderungen einer Situation steuern, um zielgerichtet Pläne und Handlungen durchzuführen (Lezak, 1995). Hierzu gehört auch die Fähigkeit, wenn nötig, Handlungen den Umständen entsprechend zu unterdrücken bzw. sich flexibel an wechselnde Anforderungen anzupassen. Exekutive Fertigkeiten werden insbesondere dann aktiviert, wenn begrenzte Aufmerksamkeitsressourcen verteilt werden müssen und wenn Routinehandlungen nicht ausreichen, um ein bestimmtes Ziel zu erreichen oder ein Problem zu lösen.

Hirnschädigungen und Dysfunktionen können des Weiteren zu Veränderungen des *emotionalen Erlebens und des Sozialverhaltens* führen. Das Sozialverhalten ist besonders häufig nach Verletzungen des präfrontalen Kortex verändert. Die Ursachen für emotionale Störungen, z. B. Depressionen, sind einerseits in der Reaktion auf körperliche Behinderungen und kognitive Beeinträchtigungen und deren soziale Folgen zu suchen (Andersen, Vestgaard, Ingemann-Nielsen & Lauritzen, 1995), andererseits spielen aber auch organische Faktoren wie eine Schädigung des präfrontalen Kortex in vielen Fällen eine Rolle (Varney, Martzke & Roberts, 1987; s. a. Benedetti, Bernasconi & Pontiggia, 2006).

Neuropsychologische Störungen können in jedem Alter und jeder Bevölkerungsgruppe auftreten. Kommt es im Säuglings- und Kleinkindalter zu Entwicklungsstörungen, sind u. U. die räumliche Wahrnehmung, die Grob- und Feinmotorik, die Sprache sowie die visuelle und akustische Informationsverarbeitung betroffen (Melchers & Lehmkuhl, 2000). Außerdem ist die Gefahr von SHT bei Kindern durch das erhöhte Risiko von Stürzen besonders hoch. Bei jungen Erwachsenen treten neuropsychologische Beeinträchtigungen am häufigsten im Rahmen von SHT nach Autounfällen auf. In der Bundesrepublik wird dabei pro Jahr von 300 000 neuen Fällen ausgegangen (Kasten, 1998), wobei die Inzidenz für Männer zwischen dem 15. und 25. Lebensjahr am höchsten ist (Williamson, Scott & Adams, 1996). Krankheiten wie die Multiple Sklerose und Chorea Huntington, die ebenfalls mit neuropsychologischen Störungen einhergehen, manifestieren sich erst im Erwachsenenalter. In Deutschland ist von 1 000 Menschen etwa ein Einwohner an Multipler Sklerose erkrankt (Wallesch & Hermann, 2000). Die Chorea Huntington, die tödlich verläuft, tritt nur selten auf. Die Prävalenz beträgt bis zu 10/100 000 Einwohner (Masuhr & Neumann, 1998). Im Senium kann es insbesondere aufgrund von Schlaganfällen und neurodegenerativen Erkrankungen (M. Parkinson, M. Alzheimer und anderen Demenzen) zu neuropsychologischen Beeinträchtigungen kommen. Schätzungen zufolge leiden in Deutschland ca. 200 000 Menschen an der Parkinson'schen und 500 000 an der Alzheimer'schen Erkrankung (Wallesch & Herrmann, 2000).

Der Verlauf neuropsychologischer Defizite ist abhängig von der jeweiligen Störungsursache. Viele neurologische bzw. neurodegenerative Erkrankungen haben einen chronisch-progredienten Verlauf. Das Fortbestehen von Defiziten hängt vor allem vom Ort und Ausmaß der Gewebeschädigung ab. Durch plastische Veränderungen des Gehirns kommt es in der ersten Zeit nach einer Schädigung häufig zu einer Teilerholung kognitiver Funktionen. Einige Störungen können durch Medikamente weiter gelindert werden. Unabhängig von den möglichen Restitutionsprozessen sind verhaltenstherapeutische Maßnahmen von Bedeutung, mit deren Hilfe der Patient Strategien erlernt, um Störungen wie z. B. Gedächtnisprobleme zu kompensieren. Außerdem muss immer berücksichtigt werden, dass bei Gehirnverletzungen und neurologischen Erkrankungen reaktive Depressionen und Ängste auftreten können, die die neuropsychologischen Defizite verstärken. Daher kann die Behandlung von reaktiven Depressionen und Ängsten den Verlauf der Grundstörung stark beeinflussen.

2 Diagnostik

Im Mittelpunkt der neuropsychologischen Diagnostik steht die Erfassung kognitiver Funktionen bei Patienten mit zerebralen Läsionen oder Dysfunktionen. Die Ursachen dieser Störungen sind vielfältiger Natur (s. o.). Es besteht die Möglichkeit, dass zwei Individuen mit derselben Diagnose (z. B. Schlaganfall) und ähnlichen Befunden bei bildgebenden Verfahren neuropsychologisch sehr unterschiedliche Beeinträchtigungen aufweisen. Das ICD-System (Hiller, Zaudig & Mombur, 1995) und das DSM (Saß, Wittchen, Zaudig & Houben, 2003) stellen daher einen unbefriedigenden Ansatz für die Darstellung neuropsychologischer Störungen dar. Ein weiteres Problem besteht darin, dass diese Systeme insbesondere neuropsychiatrische Symptombilder nur unzutreffend beschreiben (Herrmann, Kidron, Shulman, Kaplan, Binns, Leach & Freedman, 2000).

2.1 Klassifikatorische Diagnostik

Im Folgenden sollen die für die neuropsychologische Diagnostik relevanten Einordnungsmöglichkeiten dargestellt werden. Zur allgemeinen Klassifikation von Behinderungen wird von der Weltgesundheitsorganisation (WHO) die Unterscheidung von Schädigung („impairments"), Funktionsverlust („disability") und psychosozialen Beeinträchtigungen („handicap") vorgeschlagen.
Generell kann man festhalten, dass eine *komorbide* Störung dann vorliegt, wenn die Anamnese Hinweise darauf ergibt, dass die psychische Störung bereits vor dem Beginn der folgenden Störungen vorlag (vgl. Kap. 36 in diesem Band).

Für die klassifikatorische Diagnostik demenzieller Erkrankungen sind u. a. folgende Kodierungen von Bedeutung:

- Demenz vom Alzheimer Typ (294.1x; F00.x)
- Vaskuläre Demenz (290.4x; F01.xx)
- Demenz aufgrund anderer medizinischer Krankheitsfaktoren (294.1x; F02.4/F02.8/F02.3/F02.2/290.1x; F02.0/F02.1/F02.8)
- Persistierende substanzinduzierte Demenz (z. B. 291.2; F10.73)

Bei der Differentialdiagnose kann v. a. die Abgrenzung zu einer bei Major Depression auftretenden *Pseudodemenz* problematisch sein. Wichtige neuropsychologische Parameter zur Abgrenzung von Depressionen und Demenz sind u. a. die Orientierung, das implizite und das semantische Gedächtnis. In diesen Funktionsbereichen zeigen Patienten mit Demenz Defizite, die bei Depressiven nicht zu beobachten sind (vgl. Daum & Suchan, 2001). Außerdem lassen sich die Leistungen dementer Patienten bei Rekognitionsaufgaben durch eine erhöhte Anzahl falsch positiver Antworten charakterisieren (Fleischmann, 2000). Demenzpatienten unterscheiden sich des Weiteren in ihren Leistungen im Uhren-Test signifikant von denen Depressiver (Herrmann, Kidron, Shulman, Kaplan, Binns, Leach & Freedman, 1998).
Für die Diagnose von Gedächtnisstörungen sind folgende DSM-Kodierungen relevant:

- Amnestische Störung aufgrund eines medizinischen Krankheitsfaktors (294.0; F04)
- Persistierende substanzinduzierte amnestische Störung (z. B. 292.1; F10.6)
- Nicht näher bezeichnete amnestische Störung (294.8; R41.3)

Bei der Differentialdiagnose ist zu bedenken, dass Gedächtnisbeeinträchtigungen auch bei demenziellen Erkrankungen auftreten. Gleichzeitig liegen bei der Demenz jedoch auch noch multiple kognitive Defizite, wie Aphasie, Apraxie, Agnosie und exekutive Störungen, vor. Eine weitere wichtige Differenzierung betrifft u. a. die Abgrenzung einer amnestischen Störung von einer Simulation und einer vorgetäuschten Störung. Die Unterscheidung wird durch eine umfassende Gedächtnistestung möglich. Dabei zeigen sich bei einer vorgetäuschten Störung und einer Simulation inkonsistente Ergebnisse und das Fehlen eines medizinischen Krankheitsfaktors bzw. einer Substanzeinnahme (Saß et al., 2003).

Eine weitere wichtige Kodierung ist die der

- nicht näher bezeichneten Kognitiven Störung (294.9; F06.7).

Diese Kodierung wird vorgenommen, wenn kognitive Funktionsbeeinträchtigungen vorliegen, die auf die Wirkung eines medizinischen Krankheitsfaktors zurückgehen, die jedoch nicht die spezifischen Kriterien der anderen Kodierungen erfüllen (s. o.). Beispiele sind eine leichte neurokognitive Störung (F06.7; F07.8) und eine postkontusionelle Störung (F07.2) (Saß et al., 2003).

Da neben den kognitiven Defiziten auch die Diagnose von psychischen Störungen infolge von Hirnläsionen im Mittelpunkt der neuropsychologischen Diagnostik steht, sind für die Einordnung weiterhin *die psychischen Störungen aufgrund eines medizinischen Krankheitsfaktors* von Bedeutung. Für die Diagnose müssen Hinweise aus der Anamnese bestehen, dass die Störung eine direkte körperliche Folge eines medizinischen Krankheitsfaktors darstellt. Folgende Kodierungen werden unterschieden:

- Katatone Störung aufgrund eines medizinischen Krankheitsfaktors (293.89; F06.1)
- Persönlichkeitsveränderung aufgrund eines medizinischen Krankheitsfaktors (310.1; F07.0)
- Nicht näher bezeichnete psychische Störung aufgrund eines medizinischen Krankheitsfaktors (293.9; F09)

Differentialdiagnostisch ist wichtig zu beachten, inwieweit es sich bei der Störung um eine direkte physiologische Wirkung handelt oder ob sie über andere Mechanismen vermittelt wird. Im letzteren Fall würde man eine primäre psychische Störung diagnostizieren. Die Unterscheidung ist in der Praxis problematisch. So wird in der aktuellen Forschungsliteratur z. B. kontrovers diskutiert, inwieweit depressive Symptome im Rahmen der Parkinson'schen Erkrankung reaktiv aufgrund der physischen Symptome auftreten (Tandberg, Larsen, Aarsland, Laake & Cummings, 1997; Schrag, Jahanshahi & Quinn, 2001) oder auf neuropathologische Veränderungen dopaminerger und serotonerger Transmittersysteme zurückgeführt werden können (Noé Sebastián et al., 2001).

Weitere wichtige Kodierungen für die neuropsychologische Diagnostik sind des Weiteren die

- Anpassungsstörung (309.9; F43.9) und die
- posttraumatische Belastungsstörung (309.81; F43.1).

Bei hirngeschädigten Patienten mit Anpassungsstörungen wird der Verlust prämorbider Leistungsfähigkeit als besonders belastend empfunden (Gauggel, Konrad & Wietasch, 1998). Differentialdiagnostisch kann insbesondere die Abgrenzung zu einer organisch bedingten affektiven Störung problematisch sein. Ein wichtiges Unterscheidungskriterium kann hier darin bestehen, dass Patienten mit einer organisch bedingten affektiven Störung häufig den Verlust der Lebensqualität beklagen. Demgegenüber können Patienten mit organisch bedingten Depressionen in der Regel keine Ursache für ihre Traurigkeit angeben (Gauggel et al., 1998).

2.2 Modifikationsorientierte Diagnostik

Die Ursachen neuropsychologischer Defizite sind in der Regel organischer Natur und umfassen Gehirnläsionen und zerebrale Dysfunktionen, die aufgrund von Schlaganfällen, Schädelhirntraumata, Entwicklungsstörungen, Tumoren, Infektionen oder im Rahmen von neurodegenerativen Erkrankungen auftreten können. Eine Beteiligung psychogener Faktoren muss allerdings im Rahmen der neuropsychologischen Diagnostik berücksichtigt werden. Im Übrigen können viele exogene Faktoren als Verstärker für Verhalten fungieren (wie z. B. die Qualität von interpersonellen Beziehungen, die Zufriedenheit mit der Arbeit oder den Lebensumständen) und somit die Stärke der Symptome sowohl positiv als auch negativ beeinflussen.

Ein übergeordnetes Ziel der neuropsychologischen Rehabilitation stellt nach Zihl (1988) die Reduktion der Behinderungen und die Vermeidung von Fehlanpassungen und Fehlmotivationen dar. Dabei können zwei Ansätze unterschieden werden, die kombiniert werden sollten (Bochmann, 1998). Der *ganzheitliche* rehabilitative Prozess beinhaltet nach Poser (1987) die Förderung des Bewusstseins des Patienten (u. a. Identifikation der Defizite), die Behandlung von generellen und spezifischen neuropsychologischen Defiziten sowie die Förderung der Integration und Generalisierung in die Umwelt des Patienten. Im Mittelpunkt eines *reduktionistischen* rehabilitativen Ansatzes steht das gezielte Training beeinträchtigter neuropsychologischer Funktionen. In Abhängigkeit vom Läsionsort, der Diagnose und Stärke der Defizite sind Restitution (Strukturiertes Training gestörter Funktionen), Substitution/Kompensation (Vermittlung alternativer Strategien), Integration (Unterdrückung interferierender Aktivitäten mithilfe von speziellen Behandlungsprogrammen und/oder Psychopharmaka) und Aktivation (Anpassung der Aktivation durch Verhaltensmodifikation oder Psychopharmaka) mögliche Interventionen in der Rehabilitation (Pöppel & v. Steinbüchel, 1990).

Die Prognose neuropsychologischer Dysfunktionen hängt von verschiedenen Faktoren ab. Dabei lassen sich grob personen-, schädigungs- und therapiebezogene Variablen unterscheiden. Generell sind prognostisch günstige personenbezogene Faktoren u. a. jüngeres Alter, weibliches Geschlecht, hohe Therapiemotivation und angemessene Krankheitseinsicht (vgl. Bochmann, 1998). Wichtige schädigungsbezogene Variablen sind u. a. die Ätiologie der Hirnschädigung, die Schwere der Defizite, das Ausmaß und die Lokalisation der Läsion sowie die Erkrankungsdauer bzw. die Zeit seit der Hirnschädigung.

Zur Evaluation von Rehabilitationsprogrammen zur Behandlung von Fähigkeitsstörungen („Disabilities") bieten sich die wiederholte Durchführung neuropsychologischer Testverfahren und die Berechnung von Effektstärken, Effektdauer und Effekttransfer an. Dies ist jedoch nur dann sinnvoll, wenn die Restitution einer Funktion im Vordergrund steht (Gauggel et al., 1998). Die Evaluation der Rehabilitation von Fähigkeitsstörungen kann auf der Basis von Verfahren erfolgen, mit denen Aktivitäten des täglichen Lebens und Aspekte der Selbstversorgung erfasst werden. Beispiele dafür sind der *Barthel-Index* (Wade & Collin, 1988) und die *Marburger Kompetenz Skala* (Gauggel, Schulze, Seseke & Schoof-Tams, 1997). Zur Evaluation von Programmen zur Behandlung von Beeinträchtigungen bei hirngeschädigten Patienten existieren bislang nur wenige Verfahren (Gauggel et al., 1998). Die Erfassung der sozialen Eingliederung von hirngeschädigten Patienten kann mithilfe des *Community Integration Questionnaire* erfolgen (Willer, Rosenthal, Reuser & Gordon, 1993).

3 Erhebungsmethoden

Es liegt eine große Anzahl spezifischer Tests und Testbatterien vor. Da ein repräsentativer Überblick über die Messinstrumente den Rahmen dieses Beitrages sprengen würde, wird der interessierte Leser auf Lezak (1995), von Cramon, Mai und Ziegler (1995) sowie Sturm, Herrmann und Wallesch (2000) verwiesen.

Der erste systematische diagnostische Ansatz in der Neuropsychologie bestand darin, umfassende Testbatterien zu entwickeln und einzusetzen. Als Beispiele sind hier die Halstead-Reitan-Batterie (Reitan & Wolfson, 1993) und die Luria-Nebraska Neuropsychological Battery (Golden, Purisch & Hammeke, 1985) zu erwähnen. Der Einsatz dieser Batterien erfolgte dabei unabhängig von der spezifischen Läsion oder einer bestimmten zugrundeliegenden neurologischen oder psychiatrischen Störung (Benton, 1994). Dabei galt es, die Frage zu klären, ob organische Hirnfunktionsstörungen vorlagen oder nicht – war dies nicht der Fall, wurde für das gestörte Verhalten eine funktionelle (d. h. nicht organische) Ursache gesucht bzw. angenommen. Der Vorteil dieses Ansatzes besteht darin, dass oftmals ein Vergleich mit Profilen bei unterschiedlichen Gehirnläsionen und neurologischen Erkrankungen möglich ist (Levin, 1994).

Ein solch allgemeiner Ansatz kann allerdings oft dem individuellen Patienten nicht gerecht werden und hat sich in der Praxis nicht bewährt. Neue Erkenntnisse über die funktionelle Organisation des Gehirns und die Verhaltensbeobachtung von Patienten machte eine differenziertere Diagnostik notwendig. Daher wird heute eine Vorgehensweise bevorzugt, bei dem ausgehend von der detaillierten Exploration der Vorgeschichte eines individuellen Patienten spezifische Testverfahren eingesetzt werden. Durch diesen patientenspezifischen Ansatz können sowohl die individuellen Probleme *als auch die verbleibenden intakten Funktionen* besser erfasst werden. Diese Informationen können dann als Basis für die Entwicklung eines passenden Rehabilitationsprogramms, eines Therapieverlaufberichts oder eines Gutachtens genutzt werden (Sturm, 2000).

Die Auswahl der Tests erfolgt nach Abwägung unterschiedlicher Faktoren: Zum einen muss die Fragestellung des Auftraggebers berücksichtigt werden (Rententräger, Familie, u. a.). Informationen bezüglich des Ortes und des Ausmaßes einer Hirnschädigung bzw. der Art und der Schwere einer neurologischen Erkrankung geben Hinweise auf beeinträchtigte Funktionsbereiche. Genauso wichtig sind Daten aus der Anamnese und der Fremdanamnese, die Beeinträchtigungen im Alltag und deren emotionale Folgen schildern. Verhaltensbeobachtungen innerhalb und außerhalb der Testsituation sind ebenfalls eine wichtige Informationsquelle. Auch sind Ausfälle der Wahrnehmung (Sehen, Hören), der Sprache oder der Motorik zu berücksichtigen, die den Gebrauch bestimmter Tests ausschließen können.

In den folgenden Abschnitten werden Erhebungsverfahren der wichtigsten kognitiven Funktionsbereiche dargestellt (vgl. **Tab. 1**). Hierbei werden einige der gebräuchlichsten Verfahren vorgestellt, wobei allerdings nicht jeder der Tests für jeden Patienten geeignet ist.

3.1 Allgemeines intellektuelles Leistungsniveau

Sowohl das prämorbide Intelligenzniveau als auch der aktuelle Leistungsstand beeinflussen viele neuropsychologische Funktionen und sind daher in jedem Fall zu erheben. Das gebräuchlichste Testverfahren ist der *Wechsler Intelligenztest für Erwachsene* (Wechsler, 1981; deutsche Bearbeitung

Tab. 1: Ausgewählte Verfahren der neuropsychologischen Diagnostik

Zielsetzung: Diagnose von...	**Testverfahren**
Intelligenzminderungen	Wechsler Intelligenztest Reduzierter Wechsler Intelligenztest Mehrfachwahl-Wortschatztest
visuo-perzeptiven Störungen	Benton Test Komplexe Figur von Osterrieth Visual Object and Space Perception Test
Aufmerksamkeitsstörungen	Testbatterie zur Aufmerksamkeitsprüfung Zahlennachsprechen Belastungs-Test d2 Wiener Determinationsgerät Test of Everyday Attention
Aphasien	Aachener Aphasie Test Aphasia Screening Test
Gedächtnisbeeinträchtigungen	Wechsler-Gedächtnistest Rivermead Behavioral Memory Test
exekutiven Defiziten	Wisconsin Card Sorting Test Farbe-Wort-Interferenz-Test Tower of London Behavioral Assessment of the Dysexecutive Syndrome
emotionalen Veränderungen	Neuropsychiatrisches Inventar Beck Depressionsinventar

von Aster, Neubauer & Horn, 2006) oder seine Kurzform WIP (Dahl, 1986). Neben der Berechnung eines Gesamt-IQs können separat ein verbaler IQ und ein Handlungs-IQ bestimmt werden. Auch die Betrachtung der einzelnen Subtests lässt Rückschlüsse auf die Stärken und Schwächen des Patienten zu. Nicht selten aber wird die Durchführung des Wechsler-Tests aufgrund von Symptomen wie motorische Probleme, Aphasie, Neglect u. a. erschwert. In solchen Fällen kann das allgemeine Leistungsniveau durch andere Verfahren geschätzt werden (für einen Überblick s. Lezak, 1995). Ein gebräuchliches Kurzverfahren zur Einschätzung des prämorbiden Leistungsniveaus stellt der *Mehrfachwahlwortschatz-Intelligenztest* (Lehrl, Merz, Burkhard & Fischer, 1991).

3.2 Visuo-perzeptive Tests

Zur Erfassung visuo-perzeptiver Fertigkeiten gehören Aufgaben wie das Abzeichnen geometrischer Figuren (z. B. Benton Visual Retention Test; Benton, 1955; deutsche Bearbeitung: Benton Sivan & Spreen, 1997), die komplexe Figur von Osterrieth (1944) oder Verfahren, die die Wahrnehmung von Formen, Objekten und räumlichen Gegebenheiten überprüfen (Testbatterie für Visuelle Objekt- und Raumwahrnehmung; Warrington & James, 1991). Spezifischere visuo-perzeptive Tests dienen u. a. der Untersuchung der Wahrnehmung von Gesichtern oder der Identifikation emotionaler Gesichtsausdrücke.

3.3 Aufmerksamkeit

Wie oben beschrieben, lassen sich unterschiedliche Komponenten von Aufmerksamkeitsfunktionen unterscheiden, die einer umfassenden und differenzierten Untersuchung bedürfen. Die *Testbatterie zur Aufmerksamkeitsprüfung TAP* (Zimmermann & Fimm, 2002) ist ein computergestütztes Verfahren zur Erfassung auditiver und visueller Aufmerksamkeitsfunktionen in den Bereichen Aufmerksamkeitsaktivierung, selektive Aufmerksamkeit, geteilte Aufmerksamkeit, Vigilanz und kognitive Flexibilität (Sturm, 2000). Andere Tests, die zur Untersuchung der Aufmerksamkeit häufig herangezogen werden, sind das Zahlennachsprechen (Wechsler, 1987; deutsche Bearbeitung: Härting, Markowitsch, Neufeld, Calabrese & Deisinger, 2000), der Belastungs-Test *d2* (Brickenkamp, 2002) und der *Wiener Reaktionstest bzw. das Wiener Determinationsgerät* (durch die Dr. G. Schuhfried GmbH zu beziehen). Der *Test of Everyday Attention* (Robertson, Ward, Ridgeway & Nimmo-Smith, 1996) wurde entwickelt, um auditive und visuelle Aufmerksamkeitsleistungen in alltagsnahen Situationen zu erfassen.

3.4 Sprache

Neuropsychologische Testverfahren zur Überprüfung sprachlicher Fertigkeiten haben vorrangig zwei Ziele: Einerseits sind sie für die Diagnose von Aphasien wichtig, andererseits soll mit ihnen eine Überprüfung der funktionalen Effizienz der sprachdominanten Hemisphäre (in den meisten Fällen der linken) möglich sein. Besteht bei einem Patienten der Verdacht auf eine Aphasie, so kann dies mit Hilfe von kurzen Screening-Instrumenten untersucht werden wie z. B. dem *Aphasia Screening Test* von Halstead und Wepman (1959). Der *Aachener Aphasie Test* (Huber, Poeck, Weniger & Willmes, 1993) wiederum ermöglicht eine detailliertere Analyse verbaler Funktionen und dient der Erstellung einer Differentialdiagnose aphasischer Syndrome.

3.5 Gedächtnis

Um eine adäquate Untersuchung des Gedächtnisses zu gewährleisten, müssen verschiedene Funktionen überprüft werden (Sturm, 2000): das Arbeitsgedächtnis, das Lernen und Behalten neuer Informationen, das semantische und episodische Gedächtnis. Zudem muss die funktionelle Integrität der visuellen und auditiven Enkodierungs-, Speicherungs- und Abrufprozesse untersucht werden. Hierbei kann man wichtige Informationen für mögliche Kompensationsstrategien gewinnen.

Zur Überprüfung von Gedächtnisleistungen stehen einerseits umfassende Testbatterien zur Verfügung wie z. B. der *Wechsler Gedächtnistest* (Wechsler, 1987; deutsche Bearbeitung: Härting, Markowitsch, Neufeld, Calabrese & Deisinger, 2000), der das Erstellen eines Gedächtnisprofils erlaubt. Zur Überprüfung der Frage, wie Patienten mit Gedächtnisanforderungen im Alltag zurechtkommen, ist der *Rivermead Behavioural Memory Test* (*RBMT*; Wilson, Cockburn & Baddeley, 1992; deutsche Übersetzung Beckers, Behrends & Canavan, 1992) und seine erweiterte Form, der *Rivermead Behavioral Memory Test – Extended Version* (*RBMT-E*; Wilson, Clare, Baddeley, Cockburn, Watson & Tate, 1999; Treitz, Brüninghaus, Daum & Suchan, 2006) zu empfehlen. Außerdem steht eine Vielzahl von Gedächtnistests für einzelne Bereiche (u. a. autobiographisches Gedächtnis, Wiedererkennung, verbales Gedächtnis, figurales Gedächtnis oder implizites Gedächtnis) zur Verfügung.

3.6 Exekutive Funktionen

Ein häufig eingesetzter Test zur Überprüfung exekutiver Funktionen ist der *Wisconsin Card Sorting Test* (*WCST*; Berg, 1948; Nelson, 1976; Heaton, Chelune, Talley, Kay & Curtiss, 1993; Grant & Berg,

1993). Der *WCST* untersucht die Fähigkeit zur Konzeptbildung und zum Konzeptwechsel anhand einer Kartensortier-Aufgabe. Der *Farbe-Wort-Interferenztest* (*Stroop-Test*; Bäumler, 1985) und der *Hayling Test* (Burgess & Shallice, 1997) messen die Fähigkeit zur Reaktionsunterdrückung. Beim *Stroop-Test* soll die Farbe von Farbwörtern, die in einer anderen Farbe gedruckt sind, benannt werden, so dass die Gewohnheit des Lesens unterdrückt werden muss. Die Aufgabe des *Hayling Tests* besteht darin, unvollständige Sätze durch Wörter zu ergänzen, die nicht zu diesem Satz passen. Dabei müssen semantisch adäquate Wörter gehemmt werden. Weitere Tests zur Überprüfung exekutiver Funktionen wie z. B. der *Tower of London Test* erfordern Planen und Problemlösen (Shallice, 1982). Darüber hinaus steht zur Erfassung exekutiver Funktionen in alltagsnahen Situationen die Testbatterie *Behavioral Assessment of the Dysexecutive Syndrome* (Wilson, Alderman, Burgess, Emslie & Evans, 1996) zur Verfügung.

3.7 Emotionen

Die Wechselwirkung zwischen der emotionalen Befindlichkeit und kognitiven Funktionen ist wichtig, aber oft schwer zu erfassen. Generell wirken sich Ängstlichkeit oder Depression negativ auf Funktionen wie Konzentration oder Gedächtnis aus. Andererseits können solche Emotionen eine Folge kognitiver Beeinträchtigungen sein. Eine dritte Möglichkeit besteht darin, dass der Krankheitsprozess sowohl kognitive als auch emotionale Funktionen beeinflusst. Inwieweit organische oder situative Faktoren Störungen der emotionalen Befindlichkeit verursachen, kann dabei nicht immer eindeutig geklärt werden. Um den emotionalen Zustand einzuschätzen, werden meistens gebräuchliche klinisch-psychologische Instrumente und Interview-Methoden eingesetzt. Hierbei müssen bei neurologischen Erkrankungen u. U. bei Instrumenten wie dem *Beck-Depressionsinventar* (*BDI*; Beck, 1987; deutsche Bearbeitung. Beck, Hautzinger, Bailer, Worall & Keller, 1995) Items eliminiert werden, die sich mit dem körperlichen Zustand befassen, da sie sich eher auf die Folgen einer körperlichen Krankheit als auf die emotionale Befindlichkeit beziehen. In diesem Zusammenhang ist die Entwicklung von speziellen Testverfahren wie z. B. dem *Beck Depression Inventory – Fast Screen for Medical Patients* (Beck, Steer & Brown, 2000) von Bedeutung. Bisher existieren nur wenige Testverfahren zur Erfassung emotionaler Veränderungen infolge von Hirnläsionen und neurodegenerativen Erkrankungen. Eine Ausnahme stellt das *Neuropsychiatrische Inventar* (Cummings, 1994), das zur Erfassung von Verhaltensauffälligkeiten bei demenziellen Erkrankungen entwickelt wurde, dar. Des Weiteren können Probleme im Sozialverhalten bei Patienten mit dem so genannten dysexekutiven Syndrom (vgl. Abschnitt 3.6) mit dem *DEX* (Wilson et al., 1996) erfasst werden.

4 Fallbeispiel

Frau KL ist eine 30-jährige Frau, die aufgrund eines Betriebsunfalls vor ca. elf Monaten ein schweres SHT erlitt. Bei einer neuropsychologischen Untersuchung vier Monate nach dem Unfall wurden Aufmerksamkeits- und Gedächtnisbeeinträchtigungen festgestellt. Anhand der Beschreibungen von Frau KL wurde deutlich, dass sie sich nach ihrem Unfall stark von anderen Menschen zurückgezogen hatte. Sie klagte über eine starke Traurigkeit, bei der v. a. ihre Aufmerksamkeits- und Gedächtnisbeeinträchtigungen und die damit einhergehende Berufsunfähigkeit im Mittelpunkt standen. Außerdem wurden im Gespräch ungünstige, negative Gedanken der Patientin deutlich (z. B. „Ich bin nur noch eine Last für meinen Partner."). Die aktuelle Untersuchung diente der Aufklärung der verbleibenden Symptomatik mit dem Ziel einer adäquaten Therapieplanung.

Die neuropsychologische Untersuchung zeigte einen durchschnittlichen IQ. Im *Hamburg Wechsler Intelligenztest* wurde eine durchschnittliche Leistung erreicht, wobei große Leistungsunterschiede beim Vergleich der einzelnen Untertests zu beobachten waren. Durchschnittliche bis überdurchschnittliche Werte wurden im *HAWIE*-Untertest Gemeinsamkeiten Finden und im Mosaik-Test sowie in den *HAWIE-R*-Untertests Rechnerisches Denken und Allgemeines Verständnis erreicht. Niedrige Werte wurden dagegen in den Untertests Allgemeines Wissen, Zahlennachsprechen (vorwärts und rückwärts) und Zahlen-Symbol-Test erzielt.

Die Aufmerksamkeitsfunktionen wurden mittels Zahlennachsprechen-vorwärts *(HAWIE)*, dem Untertest „Map Search" des *Test of Everyday Attention* und dem *Zahlen-Symbol-Test (HAWIE)* untersucht. Bei allen Tests und in beiden Modalitäten (visuell sowie auditiv) wurden Defizite beobachtet. Hierbei waren die Verhaltensbeobachtungen zur Interpretation besonders wichtig. Frau KL arbeitete stets konzentriert und organisiert mit fast fehlerfreier Leistung; die niedrige Bewertung erfolgte aufgrund der extrem verlangsamten Informationsverarbeitung. Die unterdurchschnittliche Leistung beim Zahlennachsprechen-rückwärts deutete auf Beeinträchtigungen des verbalen Arbeitsgedächtnisses hin. Weiterhin wurde das Gedächtnis mit dem *Rivermead Behavioural Memory Test (RBMT)* untersucht. Fast alle Aufgaben des *RBMT* wurden unterdurchschnittlich gemeistert. Weiterhin wurde durch die Anamnese deutlich, dass sowohl das autobiographische als auch das semantische Gedächtnis beeinträchtigt waren, während das prozedurale Gedächtnis intakt war. Die Fähigkeit zur planvollen Handlung, das Problemlösen und die Krankheitseinsicht waren weitgehend erhalten. Frau KL zeigte somit verbleibende Aufmerksamkeits- und Gedächtnisdefizite, die sich auch auf die Durchführung von alltäglichen Tätigkeiten auswirkten. Im Beck Depressionsinventar erhielt Frau KL 25 Punkte. Zu den Stärken von Frau KL gehörten eine Einsicht in ihre Probleme und die Fähigkeit, Kompensationsstrategien sinnvoll und erfolgreich einzusetzen.

Im Verlauf der Therapie wurde eine detaillierte Verhaltensanalyse erstellt, um mehr über die spezifischen Alltagsanforderungen und Probleme von Frau KL zu erfahren. Daraufhin wurde Frau KL der Gebrauch eines Gedächtnistagebuchs erklärt und systematisch in Rollenspielen trainiert. Zum Aktivitätsaufbau wurden zunächst positive Verstärker mithilfe der „Liste angenehmer Ereignisse" (Hautzinger, 1997) erfasst. Daran anschließend erfolgte die Planung und Durchführung positiver Aktivitäten. Die depressive Symptomatik und die damit einhergehenden negativen Gedanken wurden weiterhin durch kognitive therapeutische Ansätze deutlich verbessert.

5 Patientengruppen

Neuropsychologische Störungen treten in jedem Alter und schichtunabhängig in jeder Bevölkerungsgruppe auf. Im Kontext von geschlechtsspezifischen Effekten wird diskutiert, ob sich die verminderte Lateralität des weiblichen Gehirns günstig auf den Rehabilitationserfolg auswirken könnte (Kolb & Whishaw, 1996).

Im Rahmen der neuropsychologischen Diagnostik kann man drei Hauptgruppen unterscheiden: Die erste Gruppe besteht aus

Patienten mit Läsionen aufgrund von Schädel-Hirntraumata, Schlaganfällen und Infektionen wie z. B. Herpes Simplex und HIV. Das Ausmaß und die Merkmale der neuropsychologischen Defizite hängen vom Umfang der Gehirnschädigung ab. Die zweite Gruppe beinhaltet Patienten mit neurologischen Erkrankungen wie z. B. der Alzheimer'schen und Parkinson'schen Erkrankung und der Multiplen Sklerose. In Untersuchungen zu neuropsychologischen Defiziten bei der Alzheimer'schen Krankheit werden Gedächtnisdefizite, Sprachprobleme, Beeinträchtigungen von visuell-räumlichen Fertigkeiten und Persönlichkeitsveränderungen berichtet (Gainotti, Marra, Villa, Parlato & Chiarotti, 1998). Bei der Parkinson'schen Krankheit sind besonders exekutive Funktionen, das Arbeitsgedächtnis und visuell-räumliche Funktionen betroffen (Perry & Hodges, 1996). Neuropsychologische Defizite bei der Multiplen Sklerose finden sich in mehreren Funktionsbereichen, wie Gedächtnis, Aufmerksamkeit, Lernen, Konzentration, in der Geschwindigkeit der Informationsverarbeitung sowie im Bereich der exekutiven Funktionen (Brassington & Marsh, 1998). Außerdem können kognitive Defizite im Rahmen psychiatrischer Störungen auftreten. Bei Depressionen sind exekutive Funktionen, das Gedächtnis, die Aufmerksamkeit und die Konzentrationsfähigkeit betroffen (Cassens, Wolfe & Zola, 1990). Probleme in diesen Bereichen treten insbesondere dann auf, wenn das Ausmaß der erforderlichen „kognitiven Anstrengung" hoch ist (vgl. Uekermann und Daum, 2000). Neuropsychologische Defizite bei der Schizophrenie umfassen die Aufmerksamkeit, exekutive Funktionen und das verbale Gedächtnis (Saykin et al., 1991).

In den letzten Jahren haben sich zudem Fälle gehäuft, in denen Menschen über kognitive Leistungsbeeinträchtigungen klagen, und Neuropsychologen und Ärzte mit der Frage konfrontiert werden, inwieweit es sich dabei um eine Simulation bzw. Aggravation handeln könnte (Pankratz & Binder, 1997; Heubrock & Petermann, 1998). Zur Beantwortung dieser Frage sind sogenannte „simulationssensible" Verfahren und Batterien entwickelt worden (z. B. die Testbatterie zur Forensischen Neuropsychologie von Heubrock & Petermann, 2000).

6 Beziehungsgestaltung

Hirnschädigungen führen zu vielfältigen neuropsychologischen Defiziten. Für die Behandlung der kognitiven Defizite sind in der Vergangenheit eine Vielzahl von spezifischen Behandlungsprogrammen entwickelt worden (Wilson & Zangwill, 2003). Zusätzlich zu den kognitiven Defiziten treten emotionale und behaviorale Beeinträchtigungen auf, die das Alltagsleben und den Rehabilitationserfolg stark beeinflussen können. Von besonderer Bedeutung für die Rehabilitation sind außerdem psychosoziale Faktoren, die im therapeutischen Prozess ebenfalls erhoben werden sollten. Dabei ist die Einbeziehung der Familie von großer Bedeutung. So kann z. B. die Familie oder eine enge Bezugsperson eines Patienten eine wichtige emotionale und therapeutische Unterstützung darstellen, indem sie die Funktion eines Co-Therapeuten übernimmt oder den Patienten im Alltag unterstützt. Dies kann natürlich zu einer Überbelastung und zu Gefühlen der Hilflosigkeit führen. Zur Behandlung familiärer Probleme bieten sich die Patienten-Familien-Edukation, die Familienberatung, die Familientherapie und Selbsthilfegruppen für Patienten und Familienangehörige an (Gauggel & Schoof-Tams, 2000). Unter Umständen kann es jedoch zu ungünstigen Folgen kommen, wenn die Familie oder andere enge Bezugspersonen Aufgaben übernehmen, die normalerweise auch von dem Patienten bewältigt werden könnten. Gleichfalls können Umweltfaktoren wie z. B. der Zugang zu geeigneten Transportmitteln und ökonomische Überlegungen den Verlauf einer Erkrankung beeinflussen.

Das Ziel der neuropsychologischen Diagnostik besteht sowohl in der Charakterisierung der kognitiven und emotionalen Beeinträchtigungen als auch der Kompensationsmöglichkeiten eines Patienten. Zu den emotionalen Beeinträchtigungen, die häufig infolge einer Hirnschädigung auftreten, gehören u. a. Depressionen, Angsterkrankungen und Anpassungsstörungen (Gauggel & Schoof-Tams, 2000). Die kognitiven und psychischen Beeinträchtigungen führen in der Regel zu einem hohen Leidensdruck der Patienten. Daher ist bei der Psychotherapie ein hohes Ausmaß an Einfühlungsvermögen, aber auch Kenntnisse über die neurologischen und zerebralen Grundlagen von Bedeutung (s. Kap. 36 in diesem Band).

Für die psychotherapeutische Behandlung von Patienten mit Hirnschädigungen ist v. a. problematisch, dass die kognitiven Defizite die Behandlung stark beeinflussen können. Dazu gehören Aufmerksamkeits- und Gedächtnisprobleme, mangelndes Abstraktionsvermögen, Planungs- und Problemlösedefizite, reduzierte Selbstkontrolle und Sprach- und Sprechstörungen (Gauggel & Schoof-Tams, 2000). Daher sollte ein stark strukturiertes Vorgehen mit kurzen Sequenzen und Wiederholungen gewählt werden. Besonders problematisch ist der Umgang mit Einsichtsstörungen, da diese eine Rehabilitation behindern können. Für die psychotherapeutische Behandlung ist dabei eine Mischung aus unterstützenden und konfrontativen Interventionen empfehlenswert (Gauggel & Schoof-Tams, 2000).

7 Zusammenfassung und Ausblick

Das Ziel der klinischen Neuropsychologie besteht in der Erfassung und Beschreibung kognitiver Funktionsausfälle und emotionaler Veränderungen nach Hirnschädigungen. Zu den wichtigsten Funktionsbereichen gehören Wahrnehmung, Aufmerksamkeit, Gedächtnis, allgemeine intellektuelle Leistungen, exekutive Funktionen und das emotionale Erleben. Dabei sind die Ursachen zerebraler Störungen sehr vielfältig und beinhalten u. a. Schädelhirntraumata, zerebrovaskuläre Erkrankungen, Infektionen und neurodegenerative Erkrankungen. Außerdem lassen sich bei neuropsychiatrischen Erkrankungen Gehirndysfunktionen feststellen.

Zur Erfassung der kognitiven Defizite existiert eine Vielzahl neuropsychologischer Testverfahren, die in Abhängigkeit von der Fragestellung, der Art der Erkrankung und dem Läsionsort eingesetzt werden können. Von besonderer Bedeutung ist die Erfassung emotionaler Veränderungen. Dabei ist die Interaktion zwischen emotionalen Variablen und kognitiven Funktionen häufig schwer zu erfassen. Zur Erhebung der emotionalen Veränderungen werden in der Regel klinisch-psychologische Instrumente eingesetzt. Dabei muss jedoch immer berücksichtigt werden, dass diese Instrumente nicht mit der Zielsetzung entwickelt wurden, Patienten mit neurologischen Erkrankungen oder Gehirnläsionen zu untersuchen. Daher beinhalten die klassischen klinisch-psychologischen Testverfahren häufig Fragen, die körperliche Symptome oder andere Veränderungen beinhalten, die aufgrund der körperlichen Erkrankung auftreten, ohne dass die emotionale Befindlichkeit betroffen ist. Zur Verbesserung der Diagnose von emotionalen Veränderungen wäre in Zukunft die Entwicklung von Messinstrumenten zur Erfassung von emotionalen Veränderungen infolge von Hirnschädigungen bzw. neurologischen Erkrankungen wünschenswert. Dies wäre auch für die Evaluation von psychotherapeutischen Behandlungsprogrammen von Bedeutung, die in der Regel in Ergänzung zu klassischen neuropsychologischen Therapieprogrammen in Erwägung gezogen werden sollten.

Literatur

Andersen, G., Vestgaard, K., Ingemann-Nielsen, M. & Lauritzen, L. (1995). Risk factors for post stroke depression. *Acta Psychiatrica Scandinavica*, 92 (3), 193–198.

Bäumler, G. (1985). *Farbe-Wort-Interferenztest*. Göttingen: Hans Huber.

Beck, A. T. (1987). *Beck Depression Inventory*. San Antonio: The Psychological Corporation.

Beck, A. T., Steer, R. A. & Brown, G. K. (2000). *Beck Depression Inventory – Fast Screen for Medical Patients*. San Antonio: The Psychological Corporation.

Beckers, K., Behrends, U. & Canavan, A. (1992). *The Rivermead Behavioral Memory Test*. Bury St. Edmunds: Thames Valley Test Company.

Benedetti, F., Bernasconi, A. & Pontiggia, A. (2006). Depression and neurological disorders. *Current Opinion in Psychiatry, 19*(1), 14–18.

Benton, A. L. (1955). *The revised visual retention test*. New York: Psychological Corporation.

Benton, A. L. (1994). Neuropsychological assessment. *Annual Review of Psychology, 45*, 1–23.

Benton Sivan, A. & Spreen, O. (1996). *Der Benton Test*. Göttingen: Hogrefe.

Berg, E. A. (1948). A simple objective treatment for measuring flexibility in thinking. *Journal of General Psychology, 39*, 15–22.

Bochmann, E. (1998). Evaluation in der Neuropsychologie. In E. Kasten, G. Schmid & R. Eder (Hrsg.), *Effektive neuropsychologische Behandlungsmethoden*. Bonn: DPV.

Brassington, J. C. & Marsh, N. V. (1998). Neuropsychological aspects of multiple sclerosis. *Neuropsychological Review, 8* (2), 43–77.

Brickenkamp, R. (2002). *Test d2: Aufmerksamkeits-Belastungs-Test* (9. neubearb. Aufl.). Göttingen: Hogrefe.

Burgess, P. W. & Shallice, T. (1997). *The Hayling and Brixton Tests*. Bury St. Edmunds: Thames Valley Test Company.

Cassens, G., Wolfe, L. & Zola, M. (1990). The neuropsychology of depression. *Journal of Neuropsychiatry and Clinical Neurosciences, 2*, 202–213.

Cummings, J. L. (1994). The Neuropsychiatric Inventory. *Neurology, 44*, 2308–2314.

Dahl, G. (1986). *WIP – Reduzierter Wechsler-Intelligenztest* (2. neubearb. Aufl.). Göttingen: Hogrefe.

Daum, I. & Suchan, B. (2001). Neuropsychologische Beiträge zur Abgrenzung von Demenz und Depression. In M. Lasar & U. Trenckmann (Hrsg.), *Aktuelle Aspekte der biologischen Psychiatrie* (S. 62–70). Dortmund: Psychologen Verlag.

Fleischmann, U. M. (2000). Gerontoneuropsychologie – Diagnostik, Therapie und Intervention. In W. Sturm, M. Herrmann & C.-W. Wallesch (Hrsg.), *Lehrbuch der klinischen Neuropsychologie* (S. 663–673). Lisse, NL: Swets & Zeitlinger.

Gainotti, G., Marra, C., Villa, G., Parlato, V., & Chiarotti, F. (1998). Sensitivity of some neuropsychological markers of dementia. *Alzheimer Disease and Associated Disorders, 12* (3), 152–162.

Gauggel, S., Konrad, K. & Wietasch, A. K. (1998). *Neuropsychologische Rehabilitation*. Weinheim: Psychologie Verlags Union.

Gauggel, S. & Schoof-Tams, K. (2000). Psychotherapeutische Interventionen bei Patienten mit Erkrankungen oder Verletzungen des Zentralnervensystems. In W. Sturm, M. Herrmann und C.-W. Wallesch (Hrsg.), *Lehrbuch der klinischen Neuropsychologie* (S. 677–694). Lisse, NL: Swets & Zeitlinger.

Gauggel, S., Schultze, U., Seseke, G. & Schoof-Tams, K. (1997). Die Marburger Kompetenz Skala (MKS). *Zeitschrift für Neuropsychologie, 8*, 95.

Golden, C. J., Purisch, A. D. & Hammeke, T. A. (1985). *Luria-Nebraska Neuropsychological Battery: Forms I and II*. Los Angeles: Western Psychological Services.

Halstead, W. C. & Wepman, J. M. (1959). The Halstead-Wepman Aphasia Screening Test. *Journal of Speech and Hearing Disorders, 14*, 9–15.

Härting, C., Markowitsch, H. J., Neufeld, H., Calabrese, P. & Deisinger, K. (2000). *Wechsler*

Gedächtnistest – Revidierte Fassung. Göttingen: Hogrefe.

Hautzinger, M. (1997). *Kognitive Verhaltenstherapie bei Depressionen* (4. Aufl.). Weinheim: Psychologie Verlags Union.

Heaton, K. H., Chelune, G. J., Talley, J. L., Kay, G. G. & Curtiss, G. (1993). *Wisconsin Card Sorting Test Manual.* Odessa, Florida: Psychological Assessment Resources Inc.

Herrmann, M. (2000). Klinische Neuropsychiatrie in der Neuropsychologie. In W. Sturm, M. Herrmann & C.-W. Wallesch (Hrsg.), *Lehrbuch der klinischen Neuropsychologie* (S. 126–140). Lisse, NL: Swets & Zeitlinger.

Herrmann, N., Kidron, D., Shulman, K. I., Kaplan, E., Binns, M., Leach, L. & Freedman, M. (1998). Clock tests in depression, Alzheimer's disease, and elderly controls. *International Journal of Psychiatry in Medicine, 28* (4), 437–447.

Heubrock, D. & Petermann, F. (1998). Neuropsychological assessment of suspected malingering: Research results, evaluation techniques, and further directions of research and application. *European Journal of Psychological Assessment, 14,* 211–225.

Heubrock, D. & Petermann, F. (2000). *Testbatterie zur Forensischen Neuropsychologie TBFN; Neuropsychologische Diagnostik bei Simulationsverdacht.* Frankfurt am Main: Swets Test Services.

Hiller, W., Zaudig, M. & Mombour, W. (1995). *ICDL: Internationale Diagnosen Checkliste für ICD-10.* Bern: Hans Huber.

Huber, W., Poeck, K., Weniger, D. & Willmes, K. (1993). *Der Aachener Aphasietest (AAT).* Göttingen: Hogrefe.

Kasten, E. (1998). Bedarf und Dauer ambulanter neuropsychologischer Therapie. In E. Kasten, G. Schmid & R. Eder (Hrsg.), *Effektive neuropsychologische Behandlungsmethoden.* Bonn: DPV.

Kolb, B. & Whishaw, I. Q. (1996). *Neuropsychologie* (2. neubearb. Aufl.) (dt. Übersetzung M. Pritzel). Heidelberg: Spektrum Akademischer Verlag.

Lautenbacher, S. & Gauggel, S. (2004). *Neuropsychologie psychischer Störungen.* Berlin, Heidelberg: Springer.

Lehrl, S., Merz, J., Burkhard, G. & Fischer, S. (1991). *Mehrfachwahl-Wortschatz-Intelligenz-Test (MWT-A).* Göttingen: Hans Huber.

Levin, H. S. (1994). A guide to clinical neuropsychological testing. *Archives of Neurology, 51,* 854–859.

Lezak, M. (1995). *Neuropsychological Assessment,* (3. neubearb. Aufl.). New York: Oxford University Press.

Masuhr, K. F. & Neumann, M. (1998). *Neurologie.* Stuttgart: Hippokrates Verlag.

Melchers, P. & Lehmkuhl, G. (2000). Neuropsychologie des Kindes- und Jugendalters. In W. Sturm, M. Herrmann & C.-W. Wallesch (Hrsg.), *Lehrbuch der klinischen Neuropsychologie* (S. 613–647). Lisse, NL: Swets & Zeitlinger.

Nelson, H. E. (1976). A modified card sorting test sensitive to frontal lobe defects. *Cortex, 12,* 313–324.

Noé Sebastián, E., Irimia Sieira, P., Pomares Arias, E., Martinez Vila, E., Luquin-Piudo, M. R. (2001). Neuropsychiatric disorders in parkinson's disease. *Review of Neurology, 32* (7), 676–681.

Osterrieth, P. A. (1944). Le test de copie d'une figure complexe. *Archives de Psychologie, 30,* 206–356.

Pankratz, L. & Binder, L. M. (1997). Malingering on intellectual and neuropsychological measures. In R. Rogers (Ed.), *Clinical assessment of malingering and deception* (pp. 223–236). New York: Guilford Press.

Perry, R. J. & Hodges, J. R. (1996). Spectrum of memory dysfunction in degenerative disease. *Current Opinion in Neurology, 9* (4), 281–285.

Pöppel, E. & Steinbüchel, N. (1990). Neuropsychological Rehabilitation from a theoretical point of view. In N. v. Steinbüchel, D. Y. v. Cramon & E. Pöppel (Eds.), *Neuropsychological Rehabilitation* (pp. 3–19). Berlin: Springer.

Poser, U. (1987). Therapie in der Neuropsychologie. In G. Romkopf, W. Fröhlich, I. Lindner (Hrsg.), *Forschung und Praxis im Dialog.* Bericht über den 14. Kongress für Angewandte Psychologie.

Rak, A. (1998). Die Behandlung von Gedächtnisstörungen. In E. Kasten, G. Schmid & R. Eder (Hrsg.), *Effektive neuropsychologische Behandlungsmethoden* (S. 1–124). Bonn: DPV.

Reitan, R. M. & Wolfson, D. (1993). *The Halstead-Reitan Neuropsychological Test Battery: Theory and clinical interpretation.* Tucson, AZ: Neuropsychology Press.

Robertson, I. H., Ward, T., Ridgeway, V. & Nimmo-Smith, I. (1996). The structure of normal human attention: The Test of Everyday Attention. *Journal of the International Neuropsychological Society, 2,* 525–534.

Saß, H., Wittchen, H.-U., Zaudig, M. & Houben, I. (2003). *Diagnostisches Manual Psy-*

chischer Störungen (DSM-IV). Göttingen: Hogrefe.

Saykin, A.J., Gur, R.C., Gur, R.E., Mozley, P.D., Mozley, L.H., Resnick, S.M., Kester, D.B. & Stafiniak, P. (1991). Neuropsychological function in schizophrenia. Selective impairment in memory and learning. *Archives of General Psychiatry, 48* (7), 618–624.

Schrag, A., Jahanshahi, M. & Quinn, N.P. (2001). What contributes to depression in Parkinson's disease? *Psychological Medicine, 31* (1), 65–73.

Shallice, T. (1982). Specific impairments of planning. Philosophical *Transactions of the Royal Society of London, 298,* 199–209.

Sturm, W. (2000). Aufgaben und Strategien neuropsychologischer Diagnostik. In W. Sturm, M. Herrmann & C.-W. Wallesch (Hrsg.), *Lehrbuch der klinischen Neuropsychologie* (S. 265–276). Lisse, NL: Swets & Zeitlinger.

Sturm, W., Herrmann, M. & Wallesch, C.-W. (2000). *Lehrbuch der klinischen Neuropsychologie*. Lisse, NL: Swets & Zeitlinger.

Tandberg, E., Larsen, J.P., Aarsland, D., Laake, K. & Cummings, J.L. (1997). Risk factors for depression in Parkinson disease. *Archives of Neurology, 54* (5), 625–30.

Treitz, F.H., Brüninghaus, T., Daum, I. & Suchan, B. (2006). Alterseffekte bei der erweiterten Form des Rivermead Behavioural Memory Tests (RBMT-E) *Zeitschrift für Gerontopsychologie & -psychiatrie, 19* (2), 103–114.

Uekermann, J. & Daum, I. (2000). Neuropsychologische Veränderungen bei Depressionen. In M. Lasar & U. Trenckmann (Hrsg.), *Depressionen – Neue Befunde aus Klinik und Wissenschaft* (S. 109–126). Lengerich: Pabst Science Publishers.

Varney, N.R., Martzke, J.S. & Roberts, R.J. (1987). Major depression in patients with closed head injury. *Neuropsychology, 1,* 7–9.

von Aster, M., Neubauer, A. & Horn, R. (2006). *Wechsler Intelligenztest für Erwachsene*. Göttingen: Hogrefe.

von Cramon, D.Y., Mai, N. & Ziegler, W. (1995). *Neuropsychologische Diagnostik*. Weinheim: VCH.

Wade, D.T. & Collin, C. (1988). The Barthel ADL index: A standard measure of physical disability? *International Disability Studies, 11,* 89–92.

Wallesch, C.W. & Herrmann, M. (2000). Klinische Neurologie. In W. Sturm, M. Herrmann & C.-W. Wallesch (Hrsg.), *Lehrbuch der klinischen Neuropsychologie* (S. 96–125). Lisse, NL: Swets & Zeitlinger.

Warrington, E.K. & James, M. (1991). *Visual Object and Space Perception Battery*. Bury St. Edmunds, Suffolk: Thames Valley Test Company.

Wechsler, D. (1981). *WAIS-R Manual*. New York: The Psychological Corporation.

Wechsler, D. (1987). *Wechsler Memory Scale – Revised Manual*. San Antonio, TX: The Psychological Corporation.

Willer, B., Rosenthal, M., Kreutzer, J.S., Gordon, W.A. & Rempel, R. (1993). Assessment of community integration following rehabilitation for traumatic brain injury. *Journal of Head Trauma Rehabilitation, 8,* 75–87.

Williamson, D., Scott, J.G. & Adams, R.L. (1996). Traumatic brain injury. In R.L. Adams, O.A. Parsons, J.L. Culbertson & S.J. Nixon (Eds.), *Neuropsychology for Clinical Practice* (pp. 9–64). Washington DC: American Psychological Association.

Wilson, B.A., Alderman, N., Burgess, P.W., Emslie, H. & Evans, J.J. (1996). *Behavioural assessment of the dysexecutive syndrome*. Bury St. Edmunds: Thames Valley Test Company.

Wilson, B.A., Clare, L., Baddeley, A., Cockburn, J., Watson, P. & Tate, P. (1999). *Rivermead Behavioral Memory Test – Extended Version*. Göttingen: Hogrefe.

Wilson, B.A., Cockburn, J. & Baddeley, A. (1992). *The Rivermead Behavioural Memory Test*. (2nd ed.). Bury St. Edmunds, Suffolk: Thames Valley Test Company.

Wilson, B.A. & Zangwill, O.L. (2003). *Neuropsychological Rehabilitation: Theory and Practice*. Lisse, NL: Swets & Zeitlinger.

Zihl, J. (1988). Methodische Voraussetzungen in der Neuropsychologischen Rehabilitation. In D.v. Cramon & J. Zihl (Hrsg.), *Neuropsychologische Rehabilitation. Grundlagen – Diagnostik – Behandlunsverfahren* (S. 1–20). Berlin: Springer.

Zimmermann, P. & Fimm, B. (2002). *Testbatterie zur Aufmerksamkeitsprüfung (TAP)*. Herzogenrath: Psytest.

16 Störungen im Zusammenhang mit psychotropen Substanzen

Roselind Lieb

1 Einleitung
2 Phänomenologie und Epidemiologie
3 Klassifikation von Störungen im Zusammenhang mit psychotropen Substanzen
4 Differentialdiagnostik
5 Diagnostische Schritte
6 Methoden der Informationserhebung
6.1 Diagnostische Interviews
6.2 Screening- und Fragebogenverfahren
7 Abschließende Bemerkungen
Literatur

1 Einleitung

Das Ziel klinisch-psychologischer Diagnostik bei Störungen im Zusammenhang mit psychotropen[1] Substanzen ist die Feststellung von physiologischen, emotional-kognitiven, verhaltensmäßigen und sozialen Begleiterscheinungen, die im Zusammenhang mit dem Konsum von psychotropen Substanzen auftreten können. Sie stellt ein hoch komplexes Geschehen dar, welches in Anlehnung an Feuerlein et al. (1998) folgende Komponenten umfasst:

a) die Erfassung des Substanzkonsums,
b) die klassifikatorische Zuordnung,
c) die Gesamtklärung der Ausgangssituation der betroffenen Person (einschließlich des sozialen Umfeldes),
d) die Diagnostik zur individuellen Prognose (z. B. bei Begutachtungen),
e) die Therapiezuordnung (Therapieindikation) sowie
f) die Diagnostik für spezifische Interventionen im Rahmen eines Therapieprogramms.

Diese Systematik ist das Ergebnis einer langen Geschichte der Diagnostik des Konsums, des Missbrauchs und der Abhängigkeit von psychotropen Substanzen (vgl. hierzu Bühringer & Küfner, 1996; Küfner & Bühringer, 1996; Lachner & Wittchen, 1996; Schmidt, 1997).

2 Phänomenologie und Epidemiologie

Von schädlichem Gebrauch oder Missbrauch einer psychotropen Substanz wird

1 Der Begriff „psychotrope Substanzen“ umfasst hier sämtliche Substanzen, durch deren Einnahme im weitesten Sinne über zentralnervöse Prozesse psychische oder verhaltensmäßige Vorgänge verändert werden können.

dann gesprochen, wenn der wiederholte Substanzkonsum bei der betroffenen Person zu wiederholten nachteiligen Konsequenzen führt. Beispiele wären hier etwa Schwierigkeiten am Arbeitsplatz bzw. Verlust desselben, rechtliche Probleme oder auch familiäre und zwischenmenschliche Schwierigkeiten. Im Gegensatz hierzu äußert sich eine Substanzabhängigkeit in Form von kognitiven, verhaltensbezogenen und physiologischen Symptomen, die anzeigen, dass die betreffende Person den Substanzkonsum trotz des Vorliegens substanzbezogener Komplikationen nicht einstellt. Typische Abhängigkeitssymptome stellen etwa substanzspezifische physiologische und psychische Entzugserscheinungen (z. B. vegetative Überaktivität, Übelkeit und Erbrechen, psychotische Symptome dysphorische Stimmung) oder die Entwicklung einer Toleranz gegenüber des Substanzeffektes dar. Neben Toleranzentwicklung und dem Auftreten von Entzugserscheinungen äußert sich eine Substanzabhängigkeit klinisch ebenfalls über bestimmte verhaltensbezogene (z. B. Einschränkung sozialer Aktivitäten aufgrund des Konsums) und kognitive (z. B. anhaltender Wunsch nach Kontrolle des Konsums) Symptome, die auf einen zwanghaften Konsum verweisen. Bei einer Abhängigkeit müssen nicht zwingend körperliche Symptome vorliegen, für eine klinische Diagnose sind sie nicht obligatorisch (siehe unten). Im Rahmen einer Substanzabhängigkeit treten bei den betroffenen Personen häufig zusätzlich ein Verlust von früheren Interessen sowie eine Gleichgültigkeit gegenüber der Umwelt wie auch gegenüber der eigenen Person auf. Langfristiger und chronischer Substanzkonsum kann – unabhängig von der Entwicklung einer Abhängigkeitsproblematik – zudem zu massiven Schädigungen innerer Organe (Leber, Niere) sowie zu strukturellen und funktionellen Veränderungen im Nervensystem (z. B. Einbußen kognitiver Leistungen) führen.

Substanzmissbrauch und -abhängigkeit gehören zu den am häufigsten in der Allgemeinbevölkerung auftretenden psychischen Störungen. Entsprechendes Gewicht hat die Entwicklung von diagnostischen Instrumenten erlangt. Die sicherlich weiteste Verbreitung hat der Genuss von legalen Drogen. Aber auch die epidemiologische Bedeutung des Genusses illegaler Drogen ist nicht unbedeutend.

Nikotin

In der Münchner Early Developmental Stages of Psychopathology (EDSP), einer epidemiologischen Verlaufsstudie in deren Rahmen von 1999 bis 2004 auf der Grundlage eines komplexen Designs eine repräsentative Zufallsstichprobe von 3021 Jugendlichen und jungen Erwachsenen aus München retrospektiv und prospektiv u. a. hinsichtlich ihres Substanzkonsums sowie des Auftretens von Substanzmissbrauch und Substanzabhängigkeit mittels des standardisierten *Diagnostische Expertensystem für Psychische Störungen* (*DIA-X*; Wittchen & Pfister, 1997) befragt wurde, zeigte sich, dass 76,3 % dieser jungen Altersgruppe zumindest einmal im Leben Tabak konsumiert haben. Regelmäßiger Nikotinkonsum, definiert als täglicher Konsum über einen Zeitraum von mindestens vier Wochen, wurde auf die Lebenszeit bezogen von 35,9 % der befragten Personen berichtet (Lieb et al., 2000). 18 % der Stichprobe erfüllte die DSM-IV Kriterien für Nikotinabhängigkeit. Als interessantes Ergebnis zeigte sich, dass junge Männer und junge Frauen gleich hohe Raten an regelmäßigem Rauchen und Nikotinabhängigkeit aufweisen.

Alkohol

Der im Jahr 1998 durchgeführte Bundesgesundheitssurvey, der an einer repräsentativen Stichprobe von 18–65-Jährigen durchgeführt wurde und psychische Störungen (wie auch bei der EDSP-Studie) mittels des standardisierten *DIA-X-Interviews* erfragte, ermittelte für Alkoholmissbrauch/-abhängigkeit eine Lebenszeitprävalenz von 8,5 %. Im Jahr vor der Untersuchung lag bei 4,1 % der Personen dieser Altergruppe ein Alkoholmissbrauch oder eine Alkoholabhängigkeit gemäß den diagnostischen Kriterien des DSM-IV vor (Jacobi et al., 2004). In der Münchner EDSP-Studie ergab sich, dass nahezu alle der befragten14–24-Jährigen zumindest einmal in ihrem Leben Alkohol getrunken hatten (94,5 %). Regelmäßiger Alkoholkonsum, definiert als mindestens monatlicher Alkoholkonsum, wurde von 64,8 % der Befragten bejaht. Immerhin 9,7 % dieser Altersgruppe, somit fast jede zehnte Person, erfüllten auf die Lebenszeit bezogen die DSM-IV Kriterien für Alkoholmissbrauch und 6,2 % die Kriterien für eine Alkoholabhängigkeit (Wittchen, Perkonigg, Lachner & Nelson, 1998b). Im Jahr vor der Untersuchung lagen diese Raten bei 5,5 % (Alkoholmissbrauch) und 4,7 % (Alkoholabhängigkeit).

Illegale Drogen
In der Münchner EDSP-Studie bei 3 021 Personen im Alter von 14–24 Jahren berichteten 34,9 % der Befragten, mindestens einmal in ihrem Leben eine illegale psychotrope Substanz genommen zu haben – dabei erwies sich Cannabis als die am häufigsten konsumierte illegale Droge (33 %; Lieb et al., 2000). Auf die Lebenszeit bezogen erfüllten 2,9 % die Kriterien für Missbrauch von illegalen Drogen, für Abhängigkeit ergab sich eine Lebenszeitprävalenz von 2 % (Wittchen et al., 1998). Die 12-Monats-Prävalenzen lagen bei 1,7 % (Missbrauch) und 1,3 % (Abhängigkeit).
Im Bundesgesundheitssurvey ergab sich für die deutsche Bevölkerung im Erwachsenenalter für Drogenmissbrauch/-abhängigkeit zusammengefasst eine Lebenszeitprävalenz von 2,1 (Jacobi et al., 2004). Im Jahr vor der Untersuchung erfüllten 0,7 % der erwachsenen Bevölkerung die Kriterien für Missbrauch/Abhängigkeit von illegalen Drogen.
Drogenmissbrauch und -abhängigkeit geht mit hohen Komorbiditätsraten einher. In erster Linie finden sich begleitende affektive Störungen, gefolgt von Angststörungen, aber auch Persönlichkeitsstörungen und Psychosen.

3 Klassifikation von Störungen im Zusammenhang mit psychotropen Substanzen

Unabhängig von den spezifischen Diagnosekriterien der beiden aktuell gültigen Klassifikationssysteme ICD-10[2] und DSM-IV-TR kann als gemeinsam gelten, dass in beiden Systemen nicht mehr das wenig trennscharfe und die Betroffenen eher stigmatisierende Suchtkonzept angewendet wird, sondern explizite diagnostische Kriterien für unterschiedliche Störungen definiert werden, die im Zusammenhang mit dem Konsum psychotroper Substanzen auftreten können (vgl. Freyberger & Stieglitz, 2001).
Störungen, die im Zusammenhang mit dem Konsum psychotroper Substanzen vorkommen, werden im DSM-IV-TR unter der Oberkategorie „Störungen durch psychotrope Substanzen“ (291.xx, 292.xx, 303.xx, 304.xx, 305.xx) und in der ICD unter „Psychische und Verhaltensstörungen durch psychotrope Substanzen“ (F1) klassifiziert. In beiden Klassifikationssystemen findet sich innerhalb dieser Oberkategorien eine Vielzahl von klinischen Störungsbildern, die im

2 In diesem Kapitel wird ausschließlich auf die Forschungskriterien der ICD-10 Bezug genommen.

Tab. 1: Diagnostische Kriterien für Substanzabhängigkeit und Substanzmissbrauch bzw. schädlichen Gebrauch nach DSM-IV und ICD-10

Substanzabhängigkeit nach DSM-IV (30x.x)	**Substanzabhängigkeit nach ICD-10 (F1x.2)**
Ein unangepasstes Muster von Substanzgebrauch führt in klinisch bedeutsamer Weise zu Beeinträchtigungen oder Leiden, wobei sich mindestens drei der folgenden Kriterien manifestieren, die zu irgendeiner Zeit in demselben Zwölf-Monats-Zeitraum auftreten:	Drei oder mehr der folgenden Kriterien sollten zusammen mindestens einen Monat lang bestanden haben. Falls sie nur für eine kürzere Zeit gemeinsam aufgetreten sind, sollten sie innerhalb von zwölf Monaten wiederholt bestanden haben.
1. Toleranzentwicklung, definiert durch eines der folgenden Kriterien: a) Verlangen nach ausgeprägter Dosissteigerung, um einen Intoxikationszustand oder erwünschten Effekt herbeizuführen, b) deutlich verminderte Wirkung bei fortgesetzter Einnahme derselben Dosis.	1. Ein starkes Verlangen oder eine Art Zwang, die Substanz zu konsumieren.
2. Entzugssymptome, die sich durch eines der folgenden Kriterien äußern: a) charakteristisches Entzugssyndrom der jeweiligen Substanz b) dieselbe (oder eine sehr ähnliche) Substanz wird eingenommen, um Entzugssymptome zu lindern oder zu vermeiden.	2. Verminderte Kontrolle über den Substanzgebrauch, d. h. über Beginn, Beendigung oder die Menge des Konsums, wird daran deutlich, dass mehr von der Substanz konsumiert wird oder über einen längeren Zeitraum als geplant, und an erfolglosen Versuchen oder dem anhaltenden Wunsch, den Substanzkonsum zu verringern oder zu kontrollieren.
3. Die Substanz wird häufig in größeren Mengen oder länger als beabsichtigt eingenommen.	3. Ein körperliches Entzugssyndrom, wenn die Substanz reduziert oder abgesetzt wird, mit den für die Substanz typischen Entzugssymptomen oder auch nachweisbar durch den Gebrauch derselben oder einer sehr ähnlichen Substanz, um Entzugssymptome zu mildern oder zu vermeiden.
4. Anhaltender Wunsch oder erfolglose Versuche, den Substanzgebrauch zu verringern oder zu kontrollieren.	4. Toleranzentwicklung gegenüber den Substanzeffekten. Für eine Intoxikation oder um den gewünschten Effekt zu erreichen, müssen größere Mengen der Substanz konsumiert werden, oder es treten bei Konsum derselben Menge deutlich geringere Effekte auf.
5. Viel Zeit für Aktivitäten, um die Substanz zu beschaffen (z. B. Besuch verschiedener Ärzte oder Fahrt langer Strecken), sie zu sich zu nehmen (z. B. Kettenrauchen) oder sich von ihren Wirkungen zu erholen.	5. Einengung auf den Substanzgebrauch, deutlich an der Aufgabe oder Vernachlässigung anderer wichtiger Vergnügen oder Interessensbereiche wegen des Substanzgebrauchs; oder es wird viel Zeit darauf verwandt, die Substanz zu bekommen, zu konsumieren oder sich davon zu erholen.
6. Wichtige soziale, berufliche oder Freizeitaktivitäten werden aufgrund des Substanzgebrauchs aufgegeben oder eingeschränkt.	6. Anhaltender Substanzgebrauch trotz eindeutig schädlicher Folgen, deutlich an dem fortgesetzten Gebrauch, obwohl der Betreffende sich über die Art und das Ausmaß des Schadens bewusst war oder hätte bewusst sein können.
7. Fortgesetzter Substanzgebrauch trotz Kenntnis eines anhaltenden oder wiederkehrenden körperlichen oder psychischen Problems, das wahrscheinlich durch die Substanz verursacht oder verstärkt wurde (z. B. fortgesetzter Kokaingebrauch trotz des Erkennens kokaininduzierter Depressionen oder fortgesetztes Trinken trotz des Erkennens, dass sich ein Ulcus durch Alkoholkonsum verschlechtert).	
Bestimme, ob mit (Kriterium 1 oder 2 erfüllt) oder ohne körperliche Abhängigkeit.	

Zusammenhang mit dem Konsum von spezifischen Substanzen diagnostiziert werden können.
In Anlehnung an die Terminologie des DSM-IV-TR lassen sich diese Störungen grob in *Störungen durch Substanzkonsum* und *Substanzinduzierte Störungen* einteilen. Störungen durch Substanzkonsum beinhalten hierbei die bereits oben beschriebenen Störungsbilder *Substanzmissbrauch* und *Substanzabhängigkeit*. Substanzinduzierte Störungen hingegen umfassen *Substanzintoxikation, Substanzentzug* sowie *substanzinduzierte psychische Störungen* (im DSM-IV im Rahmen der jeweiligen Störungsgruppen beschrieben). In **Tabelle 1** finden sich die diagnostischen Kriterien der ICD-10 und des DSM-IV-TR für Substanzmissbrauch und Substanzabhängigkeit.
Wie **Tabelle 1** entnommen werden kann, wird bei beiden Klassifikationssystemen *Substanzabhängigkeit* (DSM-IV-TR) bzw. das *Abhängigkeitssyndrom* (ICD-10) als ein Symptomcluster definiert. Das bedeutet, dass nicht ein spezifisches, sondern mehrere (mindestens drei) unterschiedliche Symptome körperlicher, psychischer oder behavioraler Art innerhalb eines definierten Zeitraums (zwölf Monate) aufgetreten sein müssen, um die Diagnose stellen zu können. Deutlich wird, dass es sich in beiden Systemen beim Abhängigkeitssyndrom nicht um ein einheitliches, sondern vielmehr um ein klinisch recht heterogenes Phänomen handelt, bei welchem unterschiedliche Symptome im Vordergrund stehen können. Das zentrale Merkmal ist hierbei, dass eine Person trotz des Auftretens schwerwiegender Probleme den Konsum der Substanz nicht einstellt.
Substanzmissbrauch liegt nach den diagnostischen Kriterien des DSM-IV vor, wenn körperliche Folgeprobleme oder auch wiederholt soziale oder zwischenmenschliche Probleme aufgrund des Substanzkonsums aufgetreten sind, ohne dass eine Abhängigkeit vorliegt (s. **Tab. 1**). In der ICD-10 findet sich für missbräuchlichen Substanzkonsum die diagnostische Kategorie des „schädlichen Gebrauchs". Diese Diagnose kann dann vergeben werden, wenn als Folge des Konsums psychische oder physische Gesundheitsschäden aufgetreten sind. Im Gegensatz zum DSM-IV werden soziale Folgeschäden nicht als Diagnosekriterium angeführt. Sowohl im DSM-IV als auch in der ICD-10 werden die Diagnosekriterien für Missbrauch und Abhängigkeit substanzübergreifend definiert und finden für nahezu alle in den jeweiligen Systemen spezifizierten Substanzklassen Anwendung. Störungsübergreifend kommt in beiden Systemen der Menge der konsumierten Substanz keinerlei diagnostische Bedeutung zu.
Neben psychischen Störungen, die auf den Konsum von Substanzen zurückgeführt werden können, beinhalten die *substanzinduzierten Störungen* im DSM-IV und in der ICD-10 die Substanzintoxikation und den Substanzentzug. Nach dem DSM-IV ist das Hauptcharakteristikum einer *Substanzintoxikation* die Entwicklung eines reversiblen substanzspezifischen Syndroms, welches auf die vorherige Einnahme einer Substanz zurückgeführt werden kann. Das Hauptmerkmal des *Substanzentzuges* hingegen ist die Entwicklung substanzspezifischer fehlangepasster Verhaltensweisen mit physiologischen und kognitiven Begleiterscheinungen, die auf die Beendigung oder die Reduktion eines schweren und langandauernden Konsums zurückgeführt werden. Im Gegensatz zu Abhängigkeit und Missbrauch werden sowohl im DSM-IV-TR als auch in der ICD-10 für die Substanzintoxikation und für den Substanzentzug *substanzspezifische* Diagnosekriterien angegeben, welche bei der Diagnosestellung zu berücksichtigen sind. **Tabelle 2** nennt beispielhaft die diagnostischen Kriterien des DSM-IV-TR für Alkohol- und Cannabisintoxikation.

Tab. 2: Diagnostische Kriterien für Alkohol- und Cannabisintoxikation nach DSM-IV-TR

Cannabisintoxikation nach DSM-IV (292.89)	Alkoholintoxikation nach DSM-IV (303.00)
(A) Kurz zurückliegender Cannabiskonsum.	(A) Kurz zurückliegender Alkoholkonsum.
(B) Klinisch bedeutsame unangepasste Verhaltens- oder psychische Veränderungen (z. B. Beeinträchtigungen der motorischen Koordination, Euphorie, Angst, Gefühl der Zeitverlangsamung, beeinträchtigtes Urteilsvermögen, sozialer Rückzug), die sich während oder kurz nach dem Cannabiskonsum entwickeln.	(B) Klinisch bedeutsame unangepasste Verhaltens- oder psychische Veränderungen (z. B. unangemessenes aggressives oder Sexualverhalten, Affektlabilität, beeinträchtigtes Urteilsvermögen, Beeinträchtigungen im sozialen oder beruflichen Bereich), die sich während oder kurz nach dem Alkoholkonsum entwickeln.
(C) Mindestens zwei der folgenden Symptome, die sich innerhalb von zwei Stunden nach dem Cannabiskonsum entwickeln: 1. konjunktivale Injektion (Sichtbarwerden von Gefäßen am Bulbus des Auges) 2. Gesteigerter Appetit 3. Mundtrockenheit 4. Tachykardie	(C) Mindestens eines der folgenden Symptome, die sich während oder kurz nach dem Alkoholkonsum entwickeln: 1. verwaschene Sprache 2. Koordinationsstörungen 3. Unsicherer Gang 4. Nystagmus 5. Aufmerksamkeits- und Gedächtnisstörungen 6. Stupor oder Koma
(D) Die Symptome gehen nicht auf einen medizinischen Krankheitsfaktor zurück und können nicht durch eine andere psychische Störung besser erklärt werden. Bestimme, ob mit oder ohne Wahrnehmungsstörungen.	(D) Die Symptome gehen nicht auf einen medizinischen Krankheitsfaktor zurück und können nicht durch eine andere psychische Störung besser erklärt werden.

4 Differentialdiagnostik

Orientiert man sich bei der Differentialdiagnostik am DSM-IV-TR, so sollte zunächst abgeklärt werden, ob nicht lediglich ein unauffälliger Substanzkonsum bzw. die Einnahme von medizinisch indizierten Medikamenten vorliegt. Die differentialdiagnostische Abklärung kann hierbei anhand des Vorliegens einer Toleranzentwicklung, einer Entzugssymptomatik, eines zwanghaften Konsums und des Vorliegens von substanzbezogenen Problemen (z. B. rechtliche Probleme aufgrund des Konsums) getroffen werden. Bei bestimmten Symptomen muss differentialdiagnostisch ebenfalls geklärt werden, ob diese im Rahmen einer Substanzintoxikation oder aber eines Entzuges auftreten. Die Symptomatik legt eher eine Intoxikation nahe, wenn sie während des Konsums auftritt, nach Einstellen des Konsums jedoch zurückgeht. Manifestiert sich die Symptomatik hingegen erst nach Beenden des Substanzkonsums, so ist sie eher einem Entzugssyndrom zuzuordnen. Im Rahmen der Differentialdiagnostik muss ebenfalls beachtet werden, dass substanzinduzierte Störungen mit psychischen Auffälligkeiten einhergehen können, die auch bei anderen psychischen Störungen (z. B. Angststörungen) auftreten können. Die Diagnose einer substanzinduzierten Störung soll nach DSM-IV-TR nicht vergeben werden, wenn die Symptomatik im Rahmen einer anderen psychischen Störung bereits primär bestand und durch die Intoxikation lediglich verschlimmert wurde. Eine weitere differentialdiagnostische Entscheidung betrifft die Frage, ob bestimmte beobachtete Symptome (z. B. Koordinationsstörungen) nicht im Rahmen einer körperlichen Erkrankung auftreten und dann diagnostisch dieser zugeordnet werden sollten.

Ob spezifische psychische Symptome einer anderen psychischen Störung zuzuordnen sind oder aber die direkte Folge eines Substanzkonsums darstellen, kann differentialdiagnostisch auf der Basis der zeitlichen Zusammenhänge zwischen Beginn und Ende des Substanzeffektes sowie Beginn und Ende der Symptomatik beantwortet werden. Liegt die Manifestation der psychischen Symptome vor dem Beginn des Substanzkonsums oder zeigen sich ebenfalls während längerer konsumfreier Phasen, so spricht dies eher dagegen, dass sie eine direkte Folge des Substanzkonsums darstellen. Im DSM-IV wird als Faustregel angegeben, dass Symptome, die nach mehr als einem Monat nach Beendigung einer Intoxikation oder Entzugssymptomatik noch bestehen, differentialdiagnostisch als Manifestation einer nichtsubstanzinduzierten psychischen Störung gefasst werden sollten.

5 Diagnostische Schritte

Die diagnostische Phase bei der Erfassung von Substanzerkrankungen kann in folgende Schritte eingeteilt werden:

1. Anamnese: allgemeiner Eindruck, Suchtanamnese, biographischer Hintergrund, sozialer Hintergrund
2. Psychopathologischer Befund und Diagnose
3. Organische Ursachen und Komplikationen
4. Analyse des Problemverhaltens
5. Diagnostische Maßnahmen, die während der Therapie durchgeführt werden

Schritt 1: Anamnese

Im ersten Schritt geht es zunächst darum, einen ersten allgemeinen Eindruck über den Zustand der betroffenen Person und der von ihr geschilderten Beschwerden zu bekommen. Oft wird das Bestehen eines Substanzproblems initial von der diagnostizierenden Person nicht aufgrund anamnestischer Angaben oder auf der Grundlage der angeführten Untersuchungsinstrumente, sondern aufgrund des Vorliegens substanzspezifischer Symptome bemerkt. Der aktiven Beobachtung substanzspezifischer Merkmale kommt hier somit eine wichtige Bedeutung zu. In der Übersicht werden in Anlehnung an Soyka (1999) beispielhaft einige klinische Symptome, welche auf einen längeren und erhöhten Alkoholkonsum verweisen, genannt.

Klinische Zeichen, die auf ein Alkoholproblem hinweisen können

- Alkoholfahne
- Zittern der Hände
- Unreine Haut, vergröberte Gesichtszüge
- Gerötetes Gesicht, gerötetes Bindehautgewebe der Augen
- Typische Hautveränderungen (z. B. Gefäßspinnen, Psoriasis, Nägelveränderungen)
- Reduzierter Allgemeinzustand
- Typischer Habitus (Bierbauch, Kontrast zur Atrophie der Schulter- und Beinmuskulatur)
- Vegetative Labilität, erhöhte Schweißneigung
- Gangunsicherheit
- Magen-Darm-Störungen
- Erhöhte Reizbarkeit
- Schlafstörungen

- Konzentrationsmangel, Vergesslichkeit
- Leistungseinbußen

Neben der Beobachtung von substanzspezifischen Symptomen wird in diesem Schritt eine ausführliche Substanzanamnese erhoben, die bisherige lebensgeschichtliche Entwicklung exploriert und detailliert die aktuelle Situation erfragt. Diese umfasst die familiäre, finanzielle und die schulische bzw. berufliche Situation, aktuelle Wohnverhältnisse sowie mögliche rechtliche Probleme. Die Erfassung der aktuellen sozialen Situation ist vor allem für die spätere Behandlungsplanung von Relevanz, hier für die Entscheidung, ob die Behandlung stationär oder ambulant durchgeführt werden soll. Im Rahmen des ersten diagnostischen Schrittes wird ebenfalls abgeklärt, ob die Person bereits früher aufgrund bestehender Substanzprobleme eine Einrichtung aufsuchte und falls ja, welche Behandlung durchgeführt wurde. Ein weiterer zentraler Punkt ist die Abklärung der Frage, inwiefern die betroffene Person Suizidgedanken oder Suizidpläne aufweist und dadurch ein spezielles therapeutisches Handeln erforderlich wird. Ergänzend soll an dieser Stelle angemerkt werden, dass die Anamnese durch Dissimulations- oder Verfälschungstendenzen eine angemessene Erfassung und Beurteilung des Problems erheblich verzögern und behindern können. Es sollten deshalb ergänzend zu den Selbstangaben der Person weitere diagnostische Informationen fremdanamnestisch erhoben werden (z. B. über Ehepartner, Familienmitglieder).

Schritt 2: Psychopathologischer Befund und Diagnose

Dieser Schritt beinhaltet die Erfassung des psychopathologischen Befundes (z. B. Bewusstseinsstörungen, Störungen der Affektivität, Störungen von mnestischen Funktionen) und die Diagnosestellung unter Berücksichtigung der oben angeführten differentialdiagnostischen Fragen. Zur ersten groben Orientierung in der Diagnosestellung kann hier ein Screening-Verfahren (siehe Abschnitt 6) herangezogen werden. Da Substanzprobleme – wie oben dargestellt – häufig komorbid mit anderen psychischen Störungen auftreten, muss für die Therapieplanung abgeklärt werden, ob neben dem Substanzproblem zusätzliche psychische Störungen bei der betreffenden Person vorliegen und inwiefern diese im therapeutischen Vorgehen eine besondere Berücksichtigung erfahren müssen. In dieser diagnostischen Phase kommt standardisierten und strukturierten diagnostischen Interviews (siehe Abschnitt 6) eine besondere Bedeutung zu, da sie eine reliable Diagnostik eines breiten Spektrums psychischer Störungen, einschließlich Substanzmissbrauch und -abhängigkeit, ermöglichen.

Schritt 3: Organische Ursachen und Komplikationen

Dieser Schritt beinhaltet die Erstellung des somatischen Befundes über eine medizinische Abklärung (körperliche Untersuchung) möglicher medizinischer Komplikationen und Begleiterkrankungen, die sich möglicherweise als Konsequenz des Substanzkonsums entwickelt haben. Hier geht es ebenfalls um die Klärung der Frage, ob die betroffene Person aus medizinischer Sicht eine Entwöhnungstherapie durchführen kann. In dieser diagnostischen Phase werden im Rahmen der Labordiagnostik ebenfalls Laborparameter abgenommen und bewertet (siehe unten). Biochemische Laborparameter (z. B. Gamma-Glutamyl-Transferase (GT)) können als diagnostische Hilfsmittel besonders zur differentialdiagnostischen Abklärung einer Substanzintoxikation sowie der spezifischen Entzugssymptomatik herangezogen werden (s. Blut- und Labortests).

Schritt 4 und 5: Analyse des Problemverhaltens und diagnostische Maßnahmen, die während der Therapie durchgeführt werden

Dieser für die individuelle Therapieplanung besonders wichtige Schritt beinhaltet eine ausführliche Problemanalyse (Donohue, Karmely & Strada, 2006; Miller, 2006; Sobell, Toneatto & Sobell, 1994). Die dabei genutzte kognitiv-behaviorale Diagnostik basiert auf lerntheoretischen und kognitiven Modellen der Entstehung und Aufrechterhaltung von Substanzproblemen (vgl. Übersicht Modellvorstellungen). Psychologische Theorien betonen, dass vor allem bei der Entwicklung von inadäquaten Konsummustern klassische und operante Konditionierungsprozesse eine Rolle spielen. Neben klassisch konditionierten Auslösern und operanten Verstärkungsmechanismen sind ebenfalls kognitive Faktoren bedeutsam (Beck, Wright, Newman & Liese, 1997; Bühringer, 2000; Lindenmeyer, 1999). An der Entwicklung und Aufrechterhaltung von Störungen im Zusammenhang mit psychotropen Substanzen sind physiologische, kognitive, behaviorale und soziale Faktoren beteiligt. Die kognitiv-behaviorale Diagnostik erhebt im Sinne des bio-psychosozialen Modells sowohl die unmittelbar mit dem Konsum der psychotropen Substanzen im Zusammenhang stehenden Verhaltensweisen als auch die mit ihnen funktional verknüpften externen und internen Bedingungen. Das Problemverhalten wird hierbei auf der kognitiv-emotionalen, verhaltensmäßigen und physiologischen Ebene erhoben. Alle diagnostisch erhobenen Informationen werden in ein individuelles und für die betroffene Person plausibles Erklärungsmodell integriert, das auch die lebensgeschichtlichen Ereignisse einbindet und auf dessen Basis konkrete Behandlungsstrategien abgeleitet werden.

Den Modellvorgaben entsprechend werden erhoben:

1. Klassisch konditionierte Reizbedingungen, die das Verlangen (Craving) nach der Substanz auszulösen vermögen.
2. Hinweisreize, die zum Substanzgebrauch motivieren, d. h. auf positive, aber auch negative Verstärkungen des Verhaltens hinweisen (z. B. euphorisierende Wirkungen, Reduktion von Angst). Dazu können solche Stimuli wie das Zusammensein mit bestimmten Personen, bestimmte Orte oder subjektive Stresssituationen gehören. Von besonderer Bedeutung ist hierbei die Analyse auch komplexer Problemketten, die auch im Zusammenhang mit Komorbiditäten stehen können (z. B. soziale Angst und Alkoholkonsum). Eine besondere Rolle spielt bei der Analyse auslösender Bedingungen im Rahmen der Rückfallprophylaxe auch die Identifikation kritischer Rückfallsituationen.
3. Problematische Kognitionen der Informationsaufnahme, Verarbeitung, Handlungskontrolle und -bewertung. Beim Substanzkonsum spielen u. a. solche Kognitionen eine Rolle, welche ein alternatives Verhalten zum Substanzkonsum unwahrscheinlich machen (selektive Wahrnehmung von Versuchungssituationen, negative Schemata bzw. suchtspezifische Grundannahmen (z. B. „die Welt ist nur besoffen zu ertragen"), aber auch positive Wirkungserwartungen, die zu internen Auslösern für den Substanzkonsum werden (z. B. negative Selbstsicht auch in Bezug auf die eigenen Möglichkeiten, das Problemverhalten zu kontrollieren). Hinzu kommen fehlende alternative Handlungsformen und Bewältigungsstrategien, die dem Konsum widersprechen würden und negative Attributionsprozesse, welche die Wiederholung des Konsums nahelegen.

Die Problemanalyse hat nicht nur das Ziel, bedeutsame Ansatzpunkte für die Therapie zu erkennen, sondern auch, mit der betrof-

Blut- und Labortests bei Substanzintoxikation und Substanzentzug
Im Falle einer Intoxikation können Blut- und Urintests helfen, die relevanten beteiligten Substanzen zu bestimmen. Toxikologische Untersuchungen können zudem bei der Differentialdiagnose hilfreich sein, um den Stellenwert der Substanzintoxikation oder der Entzugssymptome in der Ätiologie (oder Exazerbation) psychischen Störungen zu bestimmen. Darüber hinaus können Untersuchungen der Blutkonzentration dabei helfen, eine Intoxikation von einer Entzugssymptomatik zu unterscheiden sowie festzustellen, ob eine Person bereits eine hohe Toleranz für eine bestimmte Substanzgruppe hat. Eine andere Methode zur Bestimmung der Toleranz besteht darin, die Reaktion der Person auf eine agonistische oder antagonistische Medikation zu prüfen. Zeigt die Person etwa keinerlei Intoxikationsmerkmale auf spezifische Medikationen, kann dies auf eine bedeutsame Toleranz für bestimmte Substanzen hinweisen. Laboruntersuchungen können weiter dabei helfen, Entzugssymptome zu identifizieren, indem Hinweise auf die Beendigung oder Reduktion des Substanzkonsums aus toxikologischen Analysen abgeleitet werden. Obwohl bei den meisten Substanzklassen deren Metaboliten innerhalb von 48 Stunden nach Einnahme nicht mehr im Urin nachweisbar sind, können vereinzelte Metaboliten bei Personen mit chronischem Konsum länger vorhanden sein. Urintests können zudem bei der differentialdiagnostischen Unterscheidung von Entzugssymptomen und anderen psychischen Störungen hilfreich sein, da Entzugssymptome einigen bei psychischen Störungen auftretenden Symptomen, die nicht in Zusammenhang mit Substanzgebrauch stehen, sehr ähnlich sein können.
Chemisch-toxikologische Analysen von Blut-, Urin- oder Haarproben können bei verschiedenen Substanzen zur Bestimmung sowohl des letztmaligen Substanzkonsums als auch zur Identifikation der Substanzmenge, welche noch im Körper verfügbar ist, hilfreich sein. Der Blutkonzentration einer Substanz (z. B. Alkohol) können zudem Hinweise auf eine möglicherweise bereits entwickelte Toleranz einer Person für die untersuchte Substanzklasse entnommen werden. Über die pathologischen Veränderungen von klinisch-chemischen Laborwerten kann jedoch nicht geklärt werden, ob diagnostisch eine Abhängigkeit bzw. Missbrauch/schädlicher Gebrauch von Substanzen bei der betroffenen Person vorliegt. Dies liegt zum einen an der unbefriedigenden Sensitivität wie auch Spezifität der zur Verfügung stehenden Werte, wie auch der Festlegung, dass die konsumierte Menge einer Substanz für die Diagnosestellung von Störungen durch Substanzkonsum unwesentlich ist. Ebenso wenig schließt ein negativer Befund das Vorliegen einer Störung durch Substanzkonsum aus.

fenen Person ein plausibles Erklärungsmodell zu erarbeiten. Auf dieser Grundlage können für die betroffenen Personen nachvollziehbare Therapieentscheidungen abgeleitet werden. Die Problemanalyse wird primär im Rahmen eines diagnostischen Gesprächs erarbeitet. Zusätzlich können hier jedoch auch spezielle Fragebögen zur effizienteren Erfassung von Informationen herangezogen werden (vgl. unten). Neben den unten angeführten Fragebögen können als weitere diagnostische Hilfsmittel Tagebücher und Skalen herangezogen werden, die sowohl in der diagnostischen Phase als auch später therapiebegleitend (wie etwa Gedankentagebücher im Rahmen der kognitiven Therapie) eingesetzt werden. Für die unmittelbare Therapieplanung kann es zudem sinnvoll sein, konkrete Behandlungsziele festzulegen und den angestrebten Zielzustand genau zu beschreiben. Mittels der sogenannten Zielerreichungsskalierung kann während der Therapie überprüft werden, inwieweit die festgelegten Ziele bereits erreicht wurden. Mit Abschluss der Problemanalyse sollten alle diagnostischen Informationen vorliegen, die für die Planung und für den Beginn der Therapie benötigt werden.

6 Methoden der Informationserhebung

6.1 Diagnostische Interviews

In den letzten Jahren wurden standardisierte und strukturierte Interviews entwickelt, über welche die operationalisierten Kriterien der derzeit gültigen Klassifikationssysteme durch verständliche Fragen erfasst werden können. Diese Verfahren sind inzwischen ein unverzichtbarer Teil nicht nur der empirischen Forschung, sondern auch der klinischen Diagnostik geworden. Zur standardisierten/strukturierten Befunderhebung für Störungen im Zusammenhang mit psychotropen Substanzen nach dem DSM-IV/ICD-10 lassen sich für den deutschsprachigen Raum primär die deutsche Version des *Composite International Diagnostic Interview*, nämlich das *Diagnostische Expertensystem für Psychische Störungen*, (*DIA-X*; Wittchen & Pfister, 1997; vgl. Übersicht Erfassung über das *DIA-X* und Fragebeispiele in **Abb. 1**), das *Strukturierte Klinische Interview für DSM-IV* (*SKID*; Wittchen et al., 1997) sowie für DSM-III-R und ICD-10 das auf der Present State Examination basierende *SCAN-Interview (Schedules for Clinical Assessment in Neuropsychiatry*; WHO, 1995) nennen. Diese hinsichtlich Reliabilität und Validität geprüften klinischen Interviewverfahren erlauben – anders als Fragebögen – eine zuverlässige und umfassende Diagnostik der in den Klassifikationssystemen operationalisierten Substanzdiagnosen. Speziell das *DIA-X* sowie das *SCAN* erlauben neben der Diagnostik von alkoholbezogenen Störungen und von Störungen, die auf illegale Drogen zurückgeführt werden können, eine umfassende und detaillierte Erfassung von Tabakabhängigkeit. Die angeführten Verfahren erlauben zudem die breite Abklärung möglicher komorbider psychischer Störungen.

Als substanzspezifisches Interviewverfahren steht zudem der *European Addiction Severity Index* (*EuropASI*; Gsellhofer et al., 1999; Originalversion: McLellan et al., 1992) zur Verfügung. Der *EuropASI* ist ein halbstrukturiertes Interview und hat zum Ziel, Probleme aus allen Bereichen zu erfassen, denen bei Drogen- und Alkoholabhängigkeit eine Bedeutung zukommt. Anhand von 150 Fragen werden hierbei Informationen hinsichtlich körperlicher Befindlichkeit, Arbeits- und Unterhaltssituation, rechtlicher Situation, Familie und Sozialbeziehungen sowie psychischer Befindlichkeit erfragt und ein sog. „Schweregrad-Profil“ erstellt. Im Rahmen der klinischen Diagnostik eignet sich der *EuropASI* gut als Leitfaden für die anamnestische Exploration, es erlaubt jedoch nicht die Stellung einer Substanzdiagnose nach DSM-IV oder ICD-10.

6.2 Screening- und Fragebogenverfahren

Im deutschsprachigen Raum liegt inzwischen eine kaum mehr überschaubare – leider nicht immer die testtheoretischen Gütekriterien befriedigende – Vielfalt von Fragebögen und Tests zur Erfassung unterschiedlicher Aspekte des Konsums psychotroper Substanzen vor. Die überwiegende Mehrheit der Verfahren bezieht

Lerntheoretische und kognitive Modellvorstellungen von Störungen im Zusammenhang mit psychotropen Substanzen

Behavioraler Ansatz
Nach dem Modell der klassischen Konditionierung werden die internalen und externalen Bedingungen von Konsumsituationen mit der zunächst positiven Wirkung der Substanz gekoppelt (konditioniert). Diese Reize können dann in der Folge physiologische, emotionale und motivationale Reaktionen („cue reactivity") auslösen, die von den Betroffenen als Verlangen nach der Substanz erlebt werden. Diese Auslösereize können über das Auslösen von diesen nun konditionierten Reaktionen den erneuten Konsum der Substanz bewirken (vgl. Lindenmeyer, 1999). Das subjektive Verlangen oder der Drang, die Substanz zu konsumieren wird hier als eine gelernte Reaktion auf bestimmte Situationen betrachtet.

Kognitiver Ansatz
Kognitive Modellvorstellungen betonen die Bedeutung von Kognitionen bei Substanzproblemen und -störungen. Die Grundannahme kognitiver Ansätze besagt, dass speziell Prozesse der selektiven Wahrnehmung, der Filterung von Erfahrungen, spezifische Gedächtnis- und Informationsverarbeitungsmechanismen eine entscheidende ätiopathogenetische Rolle spielen. Therapeutische Ansätze konzentrieren sich demnach auf die Identifikation und Veränderung von problemrelevanten Kognitionen; es soll eine Änderung des selbstschädigenden Konsumverhaltens durch eine Modifikation der zugrundeliegenden unangemessenen Denkmuster bewirkt werden.
Beispielhaft soll hier der Ansatz von Beck, Wright, Newman und Liese (1993, 1997) vorgestellt werden. Im Rahmen ihres Ansatzes nehmen Beck et al. an, dass an der Entwicklung von Substanzmissbrauch und -abhängigkeit bestimmte Denkmuster beteiligt sind. Suchtspezifische Grundannahmen und Überzeugungen sowie automatische Gedanken bezüglich des Verlangens spielen dabei eine besondere Rolle (vgl. Beck et al., 1997). Suchtspezifische Annahmen (z. B. „Ein Glas Alkohol entspannt mich jetzt", oder „Wenn ich mit dem Rauchen aufhöre, nimmt meine Leistungsfähigkeit ab"), das Verlangen auslösende Gedanken („Ich habe keinen Tabak im Haus, ich kann das nicht aushalten") und positive Wirkungserwartungen („Danach fühle ich mich wohl") stehen dabei im Vordergrund. Fehlerhafte Attributionen und fehlende Selbstwirksamkeit sind besonders wichtige Risikofaktoren für Rückfälle.

sich bislang auf Alkohol und nur wenige auf illegale Drogen/Medikamente bzw. Nikotin. Nach Bühringer (2000) kann dies forschungshistorisch dadurch erklärt werden, dass Verfahren bezüglich Alkohol zur Differenzierung von normalem, schädlichem und abhängigem Konsum entwickelt wurden, während dies im Bereich illegaler Drogen nicht erforderlich schien, da wegen der Illegalisierung des Besitzes dieser Substanzen sowie der angenommenen allgemeinen hohen Gesundheitsgefährdung implizit von einem schädlichen Konsum ausgegangen wurde.
Abhängig von der inhaltlichen Zielsetzung lassen sich diese Testverfahren grob in Screening- und Fragebogenverfahren einteilen. *Screeningverfahren* haben zum Ziel,

Die Erfassung von Substanzmissbrauch und -abhängigkeit über das DIA-X (Wittchen & Pfister, 1997)
Die deutsche Version des Composite International Diagnostic Interviews, das *Diagnostische Expertensystem für Psychische Störungen* (*DIA-X*; Wittchen & Pfister, 1997; siehe auch Lachner & Wittchen, 1997) erlaubt die voll standardisierte Erfassung der Hauptgruppen psychischer Störungen, d. h. affektive Störungen Angststörungen, Essstörungen, somatoforme Störungen, Substanzstörungen. Letztere werden über drei Substanzmodule (Nikotin, Alkohol, illegale Drogen/Medikamente) erhoben, in welchen differenziert und substanzspezifisch der Beginn, Häufigkeit, Menge und Persistenz des Substanzkonsums erfragt wird. Auf sämtliche konsumierten Substanzen bezogen werden mittels standardisierter Fragen alle diagnostischen Kriterien sowohl für Abhängigkeit als auch für Missbrauch nach dem DSM-IV erhoben. In **Abbildung 1** sind beispielhaft ausgewählte Fragen aus dem *DIA-X* zur Erfassung von Alkoholabhängigkeit angeführt. Reliabilität und Validität des Instrumentes konnten in spezifischen Untersuchungen geprüft werden (vgl. Wittchen et al., 1998; Reed et al., 1999).
Das *DIA-X* steht sowohl in einer Paper- und Pencil-Version als auch in einer computerunterstützten Fassung zur Verfügung. Es ermöglicht die standardisierte Erfassung von Diagnosen nach dem DSM-IV sowohl für den gesamten Lebensverlauf als auch für die zwölf Monate vor der Untersuchung.

I11 Haben Sie schon einmal festgestellt, dass Sie *mehr trinken mussten als früher, um dieselbe Wirkung zu erzielen,* also dass Sie wesentlich mehr vertragen konnten?
A. Haben Sie schon einmal festgestellt, dass die gleiche Menge *Alkohol* bei Ihnen *eine geringere Wirkung erzielte als früher,* also dass Sie wesentlich mehr vertragen konnten?

I12 Hatten Sie schon einmal ein solch *starkes Verlangen* oder Drang *nach Alkohol*, dass Sie dem nicht widerstehen konnten?
A. Hatten Sie schon einmal ein solch *starkes Verlangen nach Alkohol*, dass Sie an nichts anderes mehr denken konnten?

I13 *Tranken* Sie *oft mehr oder* über eine *längere* Zeitspanne *als beabsichtigt*?
A. Haben Sie mehrmals Alkohol getrunken und dann festgestellt, dass es für Sie sehr *schwierig war*, damit *aufzuhören, bevor Sie vollkommen betrunken waren*?

I14 Haben Sie schon einmal *versucht, weniger Alkohol zu trinken oder ganz aufzuhören*?
A. Wie oft haben Sie versucht, weniger Alkohol zu trinken oder ganz aufzuhören?
B. Schauen Sie bitte auf Liste I2. Manche Menschen werden unruhig, nervös, gereizt und haben ein heftiges Verlangen nach Alkohol, wenn Sie keinen Alkohol trinken oder aufgrund äußerer Umstände nicht trinken können. Sind derartige Probleme von Liste I2 bei Ihnen jemals aufgetreten?

Abb. 1: Fragenbeispiele zur Erfassung der diagnostischen Kriterien von Alkoholabhängigkeit (DSM-IV) aus dem DIA-X (Wittchen & Pfister, 1997; Quelle: Harcourt Test Services, Frankfurt/M.)

Tab. 3: Ausgewählte Screening- und Fragebogenverfahren

Instrument	Methodische Charakteristika	Gütekriterien	Inhaltliche Zielsetzung
CAGE-G Cut down, Annoyance, Guilt, Eye-Opener (Rumpf, Hapke & John, 2003a) (Originalpublikation: Mayfield et al., 1974)	Screeningverfahren 4 Fragen zu Alkoholtrinkgewohnheiten 2 oder mehr positive Antworten legen Alkoholabhängigkeit nahe	Interne Konsistenz: Cronbachs alpha: .72–.79 Gute Sensitivität für Alkoholabhängigkeit; Spezifität zufriedenstellend	Identifizierung von Alkoholmissbrauch und Alkoholabhängigkeit
MALT Münchener Alkoholismustest (Feuerlein et al., 1976; 1999)	Screeningverfahren 24 Items zur Selbstbeurteilung (MALT-S): Trinkverhalten, psychische, soziale und somatische Konsequenzen 7 Items zur Fremdbeurteilung (MALT-F): Alkoholkonsum und -folgekrankheiten	MALT-S: Split-Half: .94 MALT-F: Test-Retest: .72 Sensibilität: .89 Spezifität: 1.0	Erkennung einer Alkoholgefährdung oder Alkoholabhängigkeit
MAST-G Michigan Alcoholism Screening Test Deutsche Version (Rumpf, Hapke & John, 2003b) (Originalpublikation: Selzer, 1971)	Screeningverfahren 25 Items zur Selbstbeurteilung psychische, soziale und körperliche Folgen des Alkoholkonsums	Interne Konsistenz: Cronbachs alpha: .85–.91 Sensitivität (Original): .57–1.0 Spezifität (Original): .36–.95	quantifizierbare Erfassung von Alkoholismus
KFA Kurzfragebogen für Alkoholgefährdete (Feuerlein et al., 1989)	Screeningverfahren 22 Items zur Selbstbeurteilung bezüglich somatischer, psychischer, sozialer Bereiche Alkoholkonsum	Split-Half: Männer .94; Frauen .89 Spezifität: Männer .96; Frauen .87 Sensitivität: Männer .93; Frauen .97	Erkennung einer Alkoholgefährdung und Alkoholabhängigkeit Fragen decken den somatischen, psychischen und sozialen Bereich sowie Alkoholkonsum ab
AUDIT-G Alcohol Use Disorder Identification Test – Deutsche Version (Rumpf, Meyer, Hapke & John, 2003) (Original: Saunders et al., 1993)	Screeningverfahren 10 Items zur Selbstbeurteilung Trinkmenge, Trinkgewohnheiten, Abhängigkeit, Konsum	Interne Konsistenz: Cronbachs alpha: .75 Geringe Sensitivität bei empfohlenem Cut-off von 8 Punkten	Erkennung von alkoholbezogenen Störungen und problematischem Alkoholkonsum

Instrument	Methodische Charakteristika	Gütekriterien	Inhaltliche Zielsetzung
TAI Trierer Alkoholismusinventar (Funke et al., 1987)	Selbstbeurteilungsverfahren 90 Fragen zu 7 Subskalen: (1) Schweregrad (2) Sozialer oder einsamer Trinker (3) Süchtiges Trinken (4) Trinkmotive (5) Folgen und Selbstbehandlung von körperlichen Folgeschäden (6) Partnerprobleme wegen Trinken (7) Trinken wegen Partnerproblemen	Interne Konsistenz der Skalen: Guttmann rtt: .71–.92 Test-Retest: .80–.89 Prüfung der kriterienbezogenen und prognostischen Validität	Identifizierung von auffälligen Konsummustern und Abhängigkeitssyndrom Erfassung suchtbezogener und änderungsrelevanter Personenmerkmale zur differentiellen Indikationsstellung
KAZ-35 Kurzfragebogen Abstinenzzuversicht (Körkel & Schindler, 1996)	Selbstbeurteilungsverfahren 35 Items zu 4 Skalen: (1) unangenehme Gefühle (2) Trinken kontrollieren (3) sozialer Druck (4) angenehme Gefühle	Interne Konsistenz der Skalen: Cronbachs alpha: .91–.96 Test-Retest: .77–.93 Angaben zur diskriminanten Validität, Änderungs- und Übereinstimmungsvalidität	Erfassung der Selbstwirksamkeitserwartung hinsichtlich Alkoholabstinenz
FFT Fragebogen zum Funktionalen Trinken (Belitz-Weihmann & Metzler, 1997)	Selbstbeurteilungsverfahren 93 Items zur Selbstbeurteilung von Alkoholwirkungen, 5 Skalen: (1) exzitative Wirkung (2) psychopharmakologische Wirkung (3) soziale Funktion des Alkohols (4) normausnutzendes Hintergrundtrinken (5) Symptome bzgl. physischer und psychischer Abhängigkeit	Interne Konsistenz der Skalen: Cronbachs alpha: .89–.96	Erfassung der beabsichtigten und erlebten positiven Alkoholwirkung
IDTSA Inventory of Drug Taking Situations – Alcohol Deutsche Version (Lindenmeyer & Florin, 1998) (Originalpublikation: Annis et al., 1992)	Selbstbeurteilungsverfahren 50 Items zu 8 Subskalen: (1) Angenehme Gefühszustände (2) Körperliche Beschwerden (3) Kontrolliertes Trinken (4) Plötzliches Verlangen (5) Unangenehme Gefühlszustände (6) Geselligkeit (7) Soziale Konflikte (8) Soziale Verführung	Interne Konsistenz der Skalen: Cronbachs alpha: .73–.90	Erfassung von kritischen Rückfallrisikosituationen zum Alkoholkonsum

zeit- und kostengünstig erste Hinweise auf das Vorliegen einer Diagnose (Verdachtsdiagnose) zu geben. Liegt ein Verdacht auf eine Diagnose vor, so muss diese mittels weiterer diagnostischer Verfahren (diagnostische Interviews) abgesichert werden. Im deutschsprachigen Raum liegen bislang lediglich für Alkoholabhängigkeit Screeninginstrumente mit befriedigender psychometrischer Güte vor. Eine Auswahl findet sich im oberen Teil von **Tabelle 3.**

Neben den Screeningverfahren liegen unterschiedliche Fragebogenverfahren (primär Selbstbeurteilungsverfahren) zur Erfassung von spezifischen Informationen, wie z. B. Konsumgewohnheiten, substanzspezifischen Erwartungen, situativen Bedingungen des Konsums und des Rückfallrisikos oder der Abstinenzzuversicht vor. Diese Verfahren können im Rahmen der Problemanalyse (siehe oben) nützliche diagnostische Hinweise über spezifische Verhaltensweisen, Kognitionen und Situationsaspekte bieten, welche für die Planung des individuellen therapeutischen Vorgehens relevant sein können. Da eine umfassende Darstellung den hier zur Verfügung stehenden Rahmen sprengen würde, sei für eine vollständige Darstellung auf das Elektronische Handbuch zu Erhebungsinstrumenten im Suchtbereich (EHES; 2003) verwiesen. In **Tabelle 3** finden sich beispielhaft das *Trierer Alkoholismus Inventar* (*TAI*; Funke et al., 1987) sowie der *Fragebogen Abstinenzzuversicht* (*KAZ-35*; Körkel & Schindler, 1996).

7 Abschließende Bemerkungen

Die Diagnostik von Störungen im Zusammenhang mit psychotropen Substanzen stellt insbesondere deswegen eine schwierige und komplexe Aufgabe dar, weil mit besonderen Problemen zu rechnen ist. Je nach Behandlungskontext und sozialer Lage des Patienten ist die Beziehung zum Diagnostiker oft von Misstrauen und Betrugsversuchen geprägt. Auch der normative gesellschaftliche Einfluss insbesondere hinsichtlich legaler Drogen erschwert die Einsicht in Problemlagen. Darunter leidet die Güte der Diagnostik zum Teil erheblich. Die hohe Komorbidität mit anderen Störungen verleitet in Ermangelung eigener bedingungsanalytischer Modelle zu je störungsspezifischen Problem- und Verhaltensanalysen. Das schon beklagte Manko an substanzspezifischen Erhebungsinstrumenten trägt seinen speziellen Anteil zur Schwierigkeit der Diagnostik in diesem Störungsbereich bei. Auch Möglichkeiten der neuropsychologischen Diagnostik bei Substanzproblemen gilt es auszubauen (Horton & Horton, 2005). Obgleich die Diagnostik dem biopsychosozialen Modell verpflichtet ist, fehlt es doch auch an ressourcenorientierter Diagnostik (vgl. Kap. 11 in diesem Band). Beispielsweise bietet sich an, wenigstens die Lebensqualität im Kontext der vorgestellten Störungsform zu berücksichtigen (Connors, Saunders & Feeney, 2006). Unter anderem tragen auch normative Einflüsse vor allem im Bereich der klassifikatorischen Diagnostik zu Schwierigkeiten bei, etwa wenn es um die Übereinstimmung der Frage geht, was schädlicher Konsum ist (Grant, 1996). Dennoch kann man zusammenfassend sagen, dass die diagnostischen Möglichkeiten bei Substanzmissbrauch und -abhängigkeit vergleichsweise gut elaboriert sind.

Literatur

Annis, H. N., Martin, G. & Graham, J. M. (1992). *Inventory of Drug Taking Situations (Alcohol) IDTSA. User's guide.* Toronto: Addiction Research Foundation.

Beck, A. T., Wright, F. D., Newman, C. F. & Liese, B. S. (1993). Cognitive therapy of substance abuse. New York: Guilford Press.

Beck, A. T., Wright, F. D., Newman, C. F. & Liese, B. S. (1997). *Kognitive Therapie der Sucht*. Weinheim: Psychologie Verlags Union.

Berlitz-Weihmann, E. & Metzler, P. (1997). *Fragebogen zum funktionalen Trinken (FFT)*. Frankfurt: Swets & Zeitlinger.

Bühringer, G. (2000). Schädlicher Gebrauch und Abhängigkeit von psychoaktiven Substanzen. In J. Margraf (Hrsg.), *Lehrbuch der Verhaltenstherapie* (Bd. 2, 2. Aufl., S. 269–299). Springer: Berlin.

Bühringer, G. & Küfner, H. (1996). Drogen und Medikamentenabhängigkeit. Missbrauch und Abhängigkeit von illegalen Drogen und Medikamenten. In K. Hahlweg & A. Ehlers (Hrsg.), *Enzyklopädie der Psychologie Serie 2: Klinische Psychologie. Band 2: Psychologische Störungen und ihre Behandlung* (S. 513–588). Göttingen: Hogrefe.

Connor, J. P., Saunders, J. B. & Feeney, G. F. X. (2006). Quality of Life in Substance Use Disorders. In H. Katschnig, H. Freeman & N. Sartorius (Eds.), *Quality of life in mental disorders* (2nd ed., pp. 199–208). New York, NY: John Wiley & Sons.

Donohue, B. C., Karmely, J. & Strada, M. J. (2006). Alcohol and drug abuse. In M. Hersen (Ed.), *Clinician's handbook of child behavioral assessment* (pp. 337–377). New York: Elsevier.

Feuerlein, H. J., Küfner, H., Ringer, Ch. & Antons, K. (1999). *MALT – Münchner Alkoholismustest. Manual*. Göttingen: Beltz.

Feuerlein, W., Küfner, H., Haf, C.-M., Ringer, C. & Antons, K. (1989). *Kurzfragebogen für Alkoholgefährdete (KFA). Weinheim: Beltz.*

Feuerlein, W., Küfner, H. & Soyka, M. (1998). *Alkoholismus – Missbrauch und Abhängigkeit*. Stuttgart: Thieme.

Freyberger, H. J. & Stieglitz, R.-D. (2001). Klassifikatorische Diagnostik von Störungen durch psychotrope Substanzen. *Suchttherapie, 2*, 2–8.

Funke, W., Funke, J., Klein, M. & Scheller, R. (1987). *Trierer Alkoholismusinventar (TAI)*. Göttingen: Hogrefe.

Grant, B. F. (1996). DSM-IV, DSM-III-R, and ICD-10 alcohol and drug abuse/harmful use and dependence, United States, 1992: A nosological comparison. *Alcoholism; Clinical and Experimental Research, 20*(8), 1481–1488.

Gsellhofer, B., Küfner, H., Vogt, M. & Weiler, D. (1999). *European Addiction Severity Index. EuropASI. Manual für Training und Durchführung*. Baltmannsweiler: Schneider-Verlag.

Horton, A. M. & Horton, A. M. (2005). Understanding the neuropsychology of drug abuse. In R. C. D'Amato, E. Fletcher-Janzen & C. R. Reynolds (Eds.), *Handbook of school neuropsychology* (pp. 596–613). Hoboken, NJ: John Wiley & Sons.

Jacobi, F., Wittchen, H.-U., Hölting, Ch., Höfler, M., Pfister, H., Müller, N. & Lieb, R. (2004). Prevalence, comorbidity and correlates of mental disorders in the general population: Results from the German National Health Interview and Examination Survey (GHS). *Psychological Medicine, 34*, 597–611.

Körkel, J. & Schindler, Ch. (1996). Der Kurzfragebogen zur Abstinenzzuversicht (KAZ 35). Ein Instrument zur Erfassung der abstinenzorientierten Kompetenzzuversicht Alkoholabhängiger. *Sucht, 42*(3), 156–166.

Küfner, H. & Bühringer, G. (1996). Alkoholismus. In K. Hahlweg & A. Ehlers (Hrsg.), *Enzyklopädie der Psychologie Serie 2: Klinische Psychologie. Band 2: Psychologische Störungen und ihre Behandlung* (S. 437–512). Göttingen: Hogrefe.

Lachner, G. & Wittchen, H.-U. (1996). Das Composite International Diagnostic Interview Substance Abuse Module (CIDI-SAM). Ein neues Instrument zur klinischen Forschung und Diagnostik. In K. Mann & G. Buchkremer (Hrsg.), *Sucht. Grundlagen, Diagnostik, Therapie* (S. 147–167). Stuttgart: Fischer.

Lieb, R., Schuster, P., Pfister, H., Fuetsch, M., Höfler, M., Isensee, B., Müller, N., Sonntag, H. & Wittchen, H.-U. (2000). Epidemiologie des Konsums, Missbrauchs und der Abhängigkeit von legalen und illegalen Drogen bei Jugendlichen und jungen Erwachsenen: Die prospektiv-longitudinale Verlaufsstudie EDSP. *Sucht, 46*, 18–31.

Lindenmeyer, A. (2001). *Alkoholabhängigkeit*. Göttingen: Hogrefe.

Lindenmeyer, J. & Florin, I. (1998). Testgütekriterien einer deutschen Version des Inventory of Drug Taking Situations für Alkoholabhängige (IDTSA). *Verhaltenstherapie, 8*, 26–37.

Mayfield, D., McLeod, G. & Hall, P. (1974). The CAGE Questionnaire: Validation of a New Alcoholism Screening Instrument. *American Journal of Psychiatry, 131*, 1121–1123.

McLellan, A. T., Kushner, H., Metzger, D., Peters, F., Smith, I., Grissom, G., Pettinati, H. & Argeriou, M. (1992). The fifth edition of the Addiction Severity Index. *Journal of Substance Abuse Treatment, 9*, 199–213.

Miller, P. M. (2006). Alcohol and drug abuse. In M. Hersen (Ed.), *Clinician's handbook of adult behavioral assessment* (pp. 279–296). New York: Elsevier.

Reed, V., Gander, F., Pfister, H., Steiger, A., Sonntag, H., Trenkwalder, C., Hundt, W. & Wittchen, H.-U. (1998). To what degree does the Composite International Diagnostic Interview (CIDI) correctly identify DSM-IV disorders? Testing validity issues in a clinical sample. *International Journal of Methods in Psychiatric Research, 7,* 142–155.

Rumpf, H.-J., Hapke, U. & John, U. (2003a) Deutsche Version des CAGE Fragebogens (CAGE-G). In A. Glöckner-Rist, F. Rist & H. Küfner (Hrsg.), *Elektronisches Handbuch zu Erhebungsinstrumenten im Suchtbereich (EHES). Version 3.00.* Mannheim: Zentrum für Umfragen, Methoden und Analysen.

Rumpf, H.-J., Hapke, U. & John, U. (2003b). Deutsche Versionen der verschiedenen Formen des Michigan Alcoholism Screening Test (MAST-G, SMAST-G, BMAST-G). In A. Glöckner-Rist, F. Rist & H. Küfner (Hrsg.), *Elektronisches Handbuch zu Erhebungsinstrumenten im Suchtbereich (EHES). Version 3.00.* Mannheim: Zentrum für Umfragen, Methoden und Analysen.

Rumpf, H.-J., Meyer, C., Hapke, U. & John, U. (2003). Deutsche Version des Alcohol Use Disorders Identification Test (AUDIT-G-L). In A. Glöckner-Rist, F. Rist & H. Küfner (Hrsg.), *Elektronisches Handbuch zu Erhebungsinstrumenten im Suchtbereich (EHES). Version 3.00.* Mannheim: Zentrum für Umfragen, Methoden und Analysen.

Scheuren, B. & Küfner, H. (2003). Der European Addiction Severity Index (EuropASI). In A. Glöckner-Rist, F. Rist & H. Küfner (Hrsg.), *Elektronisches Handbuch zu Erhebungsinstrumenten im Suchtbereich (EHES).* Version 3.00. Mannheim: Zentrum für Umfragen, Methoden und Analysen.

Schmidt, L. G. (1997). Diagnostische Aufgaben bei Alkoholmissbrauch und -abhängigkeit. In H. Watzl & B. Rockstroh (Hrsg.), *Abhängigkeit und Missbrauch von Alkohol und Drogen* (S. 11–23). Göttingen: Hogrefe.

Selzer, M. L. (1971). Michigan Alcoholism Screening Test: The quest for a new diagnostic instrument. *American Journal of Psychiatry, 127,* 1653–1658.

Sobell, L. C., Toneatto, T. & Sobell, M. B. (1994). Behavioral assessment and treatment planning for alcohol, tobacco, and other drug problems: Current status with an emphasis on clinical applications. *Behavior Therapy, 25*(4), 533–580.

Soyka, M. (1999). Klinisch-psychiatrische Diagnostik des Alkoholismus. In M. V. Singer & S. Teyssen (Hrsg.), *Alkohol und Alkoholfolgekrankheiten. Grundlagen, Diagnostik, Therapie* (S. 130–140). Berlin: Springer.

WHO (1995). *Schedules for Clinical Assessment in Neuropsychiatry (SCAN).* Geneva: World Health Organisation; Division of Mental Health.

Wittchen, H.-U., Lachner, G., Wunderlich, U. & Pfister, H. (1998). Test-retest reliability of the computerized DSM-IV version of the Munich-Composite International Diagnostic Interview (M-CIDI). *Social Psychiatry and Psychiatric Epidemiology, 33,* 568-578.

Wittchen, H.-U., Perkonigg, A., Lachner, G. & Nelson, C. B. (1998). Early developmental stages of psychopathology study (EDSP): Objectives and design. *European Addiction Research, 4* (1-2), 18–27.

Wittchen, H.-U. & Pfister, H. (Hrsg.). (1997). *Diagnostisches Expertensystem für psychiatrische Störungen.* Frankfurt: Swets.

Wittchen, H.-U., Wunderlich, U., Gruschwitz, S. & Zaudig, M. (1997). *Strukturiertes Klinisches Interview für DSM-IV (SKID).* Göttingen: Hogrefe.

17 Schizophrene Störungen

Natascha Bischoff, Tania M. Lincoln, Claudia Schneider und Eckart R. Straube

1 Phänomenologie
2 Epidemiologie, Verlauf und Nosologie
3 Klassifikatorische Diagnostik, Differentialdiagnostik und Komorbidität
4 Modifikationsorientierte Diagnostik
4.1 Ziele der Diagnostik
4.2 Erklärungsmodelle
4.3 Ablauf der Diagnostik
5 Erhebungsmethoden
5.1 Instrumente zur Diagnoseerstellung
5.2 Symptomerfassung
5.3 Erfassung von Faktoren der sozialen Umwelt
5.4 Erfassung von personenbezogenen Faktoren
6 Diagnostiker-Klient-Beziehung
7 Zusammenfassung und Ausblick
Literatur

1 Phänomenologie

Schizophrene Störungen stellen schwerwiegende Erkrankungen dar, bei denen es zu einer tiefgreifenden Beeinträchtigung im Denken, in der Sprache, in der Wahrnehmung sowie im Affekt und Verhalten kommt und die Betroffenen im akuten Stadium den Bezug zur Realität verlieren. Als besonders charakteristisch gelten Wahnphänomene, die bei der Mehrzahl aller an Schizophrenie erkrankten Personen im Verlauf der Störung auftreten. Des Weiteren berichten Patienten Halluzinationen, z. B. Stimmen, die sie hören, oder Gedanken, die ihnen von außen eingegeben oder die ihnen von einer fremden Macht entzogen werden. Affektstörungen schizophrener Patienten zeigen sich häufig in Affektverflachung, inadäquatem Affekt oder Anhedonie. Die Kommunikation der Patienten mit ihren Mitmenschen ist erschwert. Typisch für schizophrene Störungen sind zudem eine Reihe neuropsychologischer Defizite in den Bereichen Wahrnehmung, Aufmerksamkeit, Gedächtnis und Exekutivfunktionen (Möller & Kasper, 2000). Der Antrieb ist oft vermindert und die Patienten ziehen sich von ihrer Umwelt zurück.

Eine schizophrene Erkrankung bedeutet für Betroffene und ihre Angehörigen eine weitreichende Beeinträchtigung. So sind sie nicht nur durch Krankheitssymptome und kognitive Defizite belastet, die teilweise langfristig anhalten können, sondern es werden durch die Erkrankung auch Selbstbild und Selbstvertrauen stark angegriffen. Häufig kommt es zu mehrfachen Krankenhausaufenthalten, begleitet von einem beruflichen Abstieg, soziale Kontakte redu-

Fallbeispiele

Herr F. ist ein 42-jähriger Patient, der in eine psychiatrische Klinik eingewiesen wurde, nachdem es zu einer Rangelei mit einem Obdachlosen gekommen war. Auf Nachfrage berichtete Herr F., dass der Obdachlose versucht habe, ihm Gase einzuflößen, um ihn zu vergiften. Im Laufe des weiteren Gespräches wurde deutlich, dass Herr F. sich seit Jahren verfolgt wähnte. Wer genau hinter ihm her sei, wisse er nicht, aber er könne vor niemandem sicher sein. Wenn er einen Supermarkt betrete, merke er, wie Verkäuferinnen vergiftete Waren hinlegen würden, um ihm zu schaden. Auf die Frage, wie er darauf komme, dass ihm so viele Menschen schaden wollen, berichtet er, massive körperliche Leistungseinbußen und andere körperliche Veränderungen bemerkt zu haben, die er sich nicht anders habe erklären können.

Herr F. wirkt angespannt, die Mimik ist ausdruckslos und die zu erwartende Emotion auf solche massiven Verfolgungsgefühle (Angst, Hoffnungslosigkeit) wird im Gespräch nicht sichtbar. Herr F. hatte sich im Verlauf der letzten Jahre zunehmend aus seinem sozialen Bekanntenkreis zurückgezogen. Zur Zeit der Aufnahme bestand nur noch Kontakt zu engen Familienangehörigen. Herr F. war überzeugt, dass er nicht unter einer psychischen Erkrankung leidet, und beschuldigte die Ärzte, die ihn mit der Diagnose konfrontierten, sogleich Teil der gegen ihn gerichteten Konspiration zu sein.

Frau G. (34 Jahre) stellt sich in der ambulanten Praxis vor. Sie sei vor zehn Jahren erstmals an einer Psychose erkrankt. Damals habe sie sich in ihrem Beruf als Sekretärin überfordert gefühlt und es habe Konflikte in ihrer Familie gegeben, woraufhin sie sich sehr zurückgezogen und niemanden mehr in ihre Wohnung gelassen habe. Stimmen hätten sie beschimpft und ihr befohlen, ihre Wohnungseinrichtung zu zerstören. Ihre Eltern hätten sie dann in eine Klinik gebracht. Nach darauf folgenden jährlichen stationären Aufenthalten sei ihre Symptomatik seit zwei Jahren stabil. Sie sei berentet und arbeite nebenbei als Reinigungskraft. Inzwischen lebe sie nach einigen Jahren im „Betreuten Wohnen" allein und sehr isoliert, worunter sie sehr leide. Der Kontakt mit anderen Menschen falle ihr sehr schwer. Auf Anraten ihres Psychiaters wolle sie aus diesem Grund eine Verhaltenstherapie beginnen.

zieren sich und es treten familiäre Konflikte auf. Ausgelöst durch die Erkrankung kann zudem eine Stigmatisierung erfolgen (Birchwood & Jackson, 2004).

2 Epidemiologie, Verlauf und Nosologie

Das Erscheinungsbild der Schizophrenie tritt häufig und in allen Kulturen gleichverteilt auf. Die Lebenszeitprävalenz beträgt knapp 1 %, die Inzidenzrate pro Jahr 1 zu 10 000 (Jablensky et al., 1992). Männer und Frauen sind gleichermaßen betroffen, wobei Unterschiede im Erkrankungsalter beobachtet wurden. So kommt es in der Regel bei Männern früher zum ersten Ausbruch als bei Frauen (20–25 Jahre im Vergleich zu 25–30 Jahre) (Gottesman & Shields, 1982). Verwandte ersten Grades der schizophren Erkrankten weisen ein erhöhtes Erkrankungsrisiko auf (McGue & Gottesman, 1989). Der Verlauf der Störung ist heterogen, nach einem entweder spontanen oder schleichenden Beginn (Prodromalphase), kommt es in der akuten Erkrankungsphase zu den oben genannten Symptomen. Ersterkrankungen geht häufig eine durchschnittlich fünf Jahre andauernde Prodromalphase voraus (Maurer, Hörrmann, Trendler, Schmidt & Häfner, 2006). Nach einem langsamen Abklingen der Symptome erfolgt eine Residualphase, in der sogenannte negative Symptome (s. unten) vorherrschen. Manche Patienten erleiden nur einen Erkrankungsschub, bei anderen kommt es zu mehrfachen Schüben oder zu einem chronischen Verlauf (Ciompi & Müller, 1976).

Unter diagnostischem Aspekt ist die Heterogenität des Erscheinungsbildes das auffallendste und auch problematischste Merkmal der Schizophrenie. Eugen Bleuler (1911) wählte für seine Monographie, in der er den Begriff „Schizophrenie" als nosologische Entität einführte, bezeichnenderweise den Titel: „Dementia Praecox oder die Gruppe der Schizophrenien". Seitdem sind bis zur heutigen Zeit unterschiedliche Vorschläge zur Untergruppeneinteilung gemacht worden, wobei sich jedoch die schon von Kraepelin (1883) und von Eugen Bleuler vorgeschlagene Gliederung in den paranoiden, katatonen und hebephrenen Typus der Schizophrenie sowie die „Schizophrenia simplex" bis heute neben anderen Subklassifikationen wesentlich behauptet hat. Auch die in den aktuellen Diagnosesystemen aufgeführten Subtypen sind daran angelehnt. Lediglich eine Unterform wird im Diagnostischen und Statistischen Manual Psychischer Störungen (DSM-IV-TR, APA, 2003) und in der Internationalen Klassifikation Psychischer Störungen (ICD-10, WHO, 2000) anders bezeichnet: die hebephrene Form wird Desorganisierter Typus genannt. Zusätzlich wird noch zwischen einem Undifferenzierten Typus sowie einem Residualen Typus unterschieden. Die Diagnosestellung der seltenen Form der Schizophrenia Simplex ist sehr schwierig und wird aufgrund dessen in der ICD-10 nicht empfohlen.

Das diagnostische Problem besteht nun darin, dass zum einen die Unterformen nicht klar (d. h. nur durch vorherrschende Merkmale) voneinander abgrenzbar sind und mehr oder weniger große Symptomüberlappungen bestehen. Zum anderen ändert sich die Typzuordnung häufig mit dem Verlauf der Erkrankung (Reliabilitätsproblem). Außerdem können die Subtypen nicht anhand eindeutiger Außenkriterien begründet werden (Validitätsproblem), da eine sichere Zuordnung zu objektiven Befunden (etwa zu biochemischen, neurokognitiven oder neurophysiologischen) bisher nicht möglich ist. Auch die in den letzten 20 Jahren vorgenommene Dichotomisierung der Symptomatik, d. h. Zusammenfassung zu größeren Entitäten, löst dieses Problem nicht. Einer der ersten Einteilungsversuche in diese Richtung stammt von Strauss, Carpenter und Bartko (1974), die schizophrene Patienten mit positiven und negativen Symptomen unterscheiden. Der Positiv-Symptomatik werden sog. produktive Symptome wie Wahn, Halluzinationen, formale produktive Denkstörungen und bizarres Verhalten zugeordnet. Negativ-Symptomatik beinhaltet sog. defizitäre Symptome wie affektive Verflachung, motorische Verlangsamung, Willensschwäche und Alogie (mangelnder Sprechantrieb). Die Zuordnung der Symptome wird jedoch in der Literatur nicht einheitlich gehandhabt. Andreasen (1983, 1984) legte zwei entsprechende Fragebögen vor, die häufig als Einteilungsstandard verwendet werden. Die oben genannten diagnostischen Schwierigkeiten gelten auch hier. Außer der Begründung über vorherrschende Syndromgruppierungen lassen sich wenig zwingende Gründe für die eine oder andere Einteilung anführen. Einige Studien indizieren, dass spezifische strukturelle Cerebralschädigungen wie z. B. vergrößerte Ventrikel (Klausner, Sweeney, Deck & Haas, 1992) oder eine verminderte präfrontale Aktivität mit Negativsymptomatik assoziiert sind (Weinberger, 1988), insgesamt sind die Befunde hierzu jedoch nicht ausreichend konsistent (Andreasen, Flaum, Swayze & Tyrrell, 1990). Ferner belegten entsprechende Faktorenanalysen nicht die Auffassung einer Symptom-Dichotomie. Einige Autoren postulieren stattdessen ein Dreifaktorenmodell der Schizophrenie, das den Faktor Desorganisation mit einschließt (Grube, Bilder & Goldman, 1998; Johnstone & Frith, 1996; Liddle, 1987), aber es werden auch Vier- oder Fünffaktorenmodelle diskutiert (Lindenmayer, Grochowski & Hyman, 1995; Löffler & Häfner, 1999; Van der Does et al., 1995). Allein schon die von verschiedenen Autoren geäußerte Überlegung zur Unterteilung der Negativ-Symptomatik in primäre und sekundäre Symptome (Reaktion auf die Krankheit), welche vor allem von Carpenter, Heinrichs und Wagman (1988) angeregt wurde, spricht für die Notwendigkeit einer weitergehenden Differenzierung (Blanchard & Cohen, 2006). Trotzdem hält sich diese diagnostische Einteilungsform, zumindest im Klinikalltag, zur groben Abschätzung der Prognose der Krankheit, besonders auch im Hinblick auf die Behandlung mit unterschiedlichen Neuroleptika (Möller & Deister, 2000). Die Verwendung der Positiv-Negativ-Dichotomie als unabhängige Variable in Forschungsansätzen der Grundlagenforschung ist hingegen stetig rückläufig. Trotz dieser Schwierigkeiten oder gerade deswegen wird Schizophrenie nach wie vor als nosologische Entität gehandhabt.

3 Klassifikatorische Diagnostik, Differentialdiagnostik und Komorbidität

Die beiden gebräuchlichen Systeme zur Diagnosestandardisierung, das Diagnostische und Statistische Manual Psychischer Störungen (DSM) der US-amerikanischen Psychiatrischen Vereinigung und die von der Weltgesundheitsorganisation (WHO) initiierte Internationale Klassifikation psychischer Störungen (ICD) unterscheiden sich hinsichtlich der Diagnosekriterien für die Schizophrenie nicht grundlegend voneinander. Gewisse Unterschiede bestehen hinsichtlich des Zeitkriteriums. Das DSM-IV-TR (APA, 2000; deutsche Version: Saß et al., 2003) verlangt für die Diagnosestellung einer Schizophrenie das Vorliegen relevanter Symptomkonfigurationen für mindestens 6 Monate (einschließlich Perioden prodromaler und residualer Symptomatik). Die ICD-10 (WHO, 2000) stellt eine entsprechende Diagnose bereits nach einem Monat. Zudem wird bei den ICD-10-Kriterien der Schwerpunkt auf die sog. Symptome ersten Ranges (Schneider; 1967) (Symptome 1 bis 4, wie weiter unten angeführt) gelegt und die Syndromkriterien sind breiter ausformuliert. Die DSM-Kriterien werden international häufiger im Forschungskontext angewandt; die ICD-Kriterien werden – zumindest in Deutschland – verstärkt in Kliniken zur Patientendokumentation eingesetzt.

Die zentralen diagnostischen Kriterien einer Schizophrenie nach DSM-IV-TR sind das Vorhandensein von mindestens zwei der folgenden Symptome für einen erheblichen Teil einer Zeitspanne von einem Monat:

1. Wahn,
2. Halluzinationen,
3. desorganisierte Sprechweise,
4. desorganisiertes oder katatones Verhalten oder
5. negative Symptomatik (flacher Affekt, Alogie oder Willensschwäche).

Die ICD-10 fordert als zentrales Kriterium das Vorliegen eines der folgenden Merkmale für die Dauer mindestens eines Monats:

1. Gedankenlautwerden, -eingebung, -entzug, -ausbreitung,

2. Kontroll- bzw. Beeinflussungswahn, ein Gefühl des Gemachten oder Wahnwahrnehmungen,
3. kommentierende oder dialogische Stimmen, Stimmen aus bestimmten Körperteilen oder
4. anhaltender, kulturell unangemessener bizarrer Wahn.

Sind Symptome 1 bis 4 weniger eindeutig, so sollten wenigstens zwei Symptome vorliegen. Ist aus dieser Liste kein Symptom vorhanden, so müssen mindestens zwei der folgenden Merkmale zu beobachten sein:

5. anhaltende Halluzinationen jeder Sinnesmodalität,
6. Gedankenabreissen, oder Einschiebungen in den Gedankenfluss,
7. katatone Symptome (Erregung, Haltungsstereotypien oder wächserne Biegsamkeit, Negativismus, Mutismus und Stupor oder
8. negative Symptome (Apathie, Sprachverarmung, verflachter oder inadäquater Affekt, zumeist mit sozialem Rückzug oder verminderter sozialer Leistungsfähigkeit).

Beide Diagnosesysteme verlangen für die weitere Spezifizierung der Diagnose das Vorliegen weiterer Kriterien bzw. den Ausschluss bestimmter Faktoren (hierzu und zum vollständigen Kriterienkatalog sowie der Diagnose von Untergruppen siehe DSM-IV-TR und ICD-10).
Differentialdiagnostisch abzugrenzen sind *Psychotische Symptome aufgrund eines medizinischen Krankheitsfaktors* (wie z. B. Entzündungen oder Verletzungen des Gehirns oder Tumore) sowie *Substanzinduzierte psychotische Störungen* (durch Drogen, Medikamente oder Toxine verursachte Symptome, z. B. Amphetamine, Kokain, Alkohol). Diesbezüglich sind die Vorgeschichte, die Ergebnisse der körperlichen Untersuchungen, Laborbefunde bzw. Untersuchungen des Gehirns entscheidend.

Die Beurteilung depressiver Symptome im Rahmen der Schizophrenie stellt sich oft als schwierig dar. Diese sind im Rahmen der Erkrankung in der Prodromal- oder der Residualphase recht häufig und werden als begleitendes Symptom beschrieben (Bäuml, 1994). Des Weiteren können Patienten mit depressiven Verstimmungen auf die Erkrankung reagieren, wenn sie nach Abklingen der akuten Symptome das Erlebte und die weiterhin bestehenden Einschränkungen in ihrem Alltag realisieren. In manchen Fällen kann auch die Medikation Depressionen hervorrufen (pharmakogene Depression). Die depressiven Symptome dürfen nicht vollständig die Kriterien einer affektiven Episode erfüllen bzw. ihre Zeitdauer sollte im Verhältnis zu den schizophrenen Symptomen kurz sein, andernfalls ist entweder eine *Schizoaffektive Störung* zu diagnostizieren (die affektiven Symptome sind zeitlich im Zusammenhang mit floriden Symptomen zu sehen und sind während einer beträchtlichen Zeit der Erkrankung vorhanden, wobei Wahn oder Halluzinationen auch zwei Wochen ohne ausgeprägte affektive Symptome vorhanden sein können) oder eine *Affektive Störung mit psychotischen Merkmalen* (die psychotischen Symptome stehen ausschließlich im Zusammenhang mit affektiven Symptomen). Wird das Kriterium der Zeitdauer der Schizophrenie nicht erfüllt, so wird die Diagnose einer *Schizophreniformen Störung* bzw. einer *Kurzen psychotischen Störung* vergeben. Bei Wahnsymptomen, die weder bizarr sind noch von weiteren schizophrenen Symptomen begleitet werden, spricht man von einer *Wahnhaften Störung*. Befindet sich die Erkrankung erst im Anfangsstadium, so wird die Diagnose einer *Nicht näher bezeichneten psychotischen Störung* erteilt (siehe DSM-IV-TR). Die sogenannten Spektrumsstörungen der Schizophrenie (*Paranoide, Schizoide und Schizotypische Persönlichkeitsstörung*) können neben der Schizophrenie als Vorläufer oder eigenständige Erkrankung diagnostiziert werden, wenn die Patienten keine psychotischen Symptome aufweisen. Sind jedoch mindestens zwei der oben genannten Symptome der Schizophrenie laut DSM-IV-TR vorhanden, so sind beide Diagnosen auf Achse 1 und 2 zu stellen. Neben Depressionen liegen als komorbide Symptome häufig soziale Ängste, Panikstörungen, Zwangsstörungen, posttraumatische Belastungsstörungen, sowie Medikamentenmissbrauch oder Substanzmissbrauch (z. B. Alkohol oder Cannabis) vor. Insgesamt besteht bei schizophren Erkrankten ein erhöhtes Suizidrisiko (10 %; siehe DSM-IV-TR).

4 Modifikationsorientierte Diagnostik

4.1 Ziele der Diagnostik

Das Ziel einer modifikationsorientierten Diagnostik ist einerseits die Erstellung und Bestätigung einer reliablen und validen Diagnose, die die Basis für den Einsatz störungsspezifischer Interventionen bildet. Andererseits sollte der modifikationsorientierte Diagnostiker ein Verständnis für die Probleme aus Sicht des Patienten entwickeln, da dies eine der Voraussetzungen für die Förderung von Veränderungsmotivation darstellt.

Darüber hinaus müssen in der Diagnostik die relevanten Probleme und Symptome identifiziert, Lebensereignisse, die an der Entstehung und Aufrechterhaltung der Probleme beteiligt sind, erfasst und die Interaktionen zwischen Problemen und Erlebnissen herausgearbeitet werden. Zusätzlich sollten alle Informationen erhoben werden, die zum einen für die Erstellung eines individuellen Störungsmodells, zum anderen für die Planung und Durchführung der darauf basierenden Therapien notwendig sind.

Schließlich sollen Instrumente eingesetzt werden, die eine Verlaufs- und Ergebnisevaluation der angewendeten Interventionen ermöglichen.

4.2 Erklärungsmodelle

Für die strategische Planung einer modifikationsorientierten Diagnostik bieten sich für schizophrene Störungen sehr unterschiedliche Erklärungsmodelle an. Wie auch bei anderen psychischen Störungen nimmt man heute an, dass die schizophrene Erkrankung aus der Interaktion zwischen biologischer Diathese und psychosozialen Belastungen resultiert. Darauf weisen z. B. Ergebnisse aus Adoptionsstudien hin, welche neben den biologischen Eltern auch das psychosoziale Klima der Adoptionsfamilie in die Analyse einbezogen haben (Tienari et al., 1990). Allerdings sprechen diese und andere Ergebnisse eher für die Hypothese, dass der biologische Faktor für die Ausformung einer Schizophrenie oder zumindest von schizophrenienahen Störungen entscheidend ist (letztere werden üblicherweise unter dem Begriff „Spektrumsstörungen“ subsumiert). Der Grund für die Annahme der Dominanz biologischer Faktoren ist, dass zahlreiche Studien, welche verschiedene Formen und Schweregrade psychosozialer Stressoren als mögliche Ursachen für Schizophrenie untersuchten, bisher keine eindeutige und spezifische Beziehung feststellen konnten, wohl aber, wenn hereditäre Einflussfaktoren einbezogen wurden (siehe hierzu auch Straube & Oades, 1992; Straube, Oades, Lewontin, Rose & Kamin, 1994). Dies bedeutet nicht, dass etwa hereditäre Faktoren oder andere biologische Faktoren (etwa cerebrale Läsionen) alleine für die Ausformung einer Schizophrenie verantwortlich sind. Offenbar tragen psychosoziale Stressoren wesentlich zur Schwellenüberschreitung (Ausbruch einer schweren Erkrankung) bei, während bei niedriger psychosozialer Belastung möglicherweise nur schizophrenienahe Spektrumsmerkmale zu beobachten sind. Diese Spektrumsmerkmale enthalten milde schizophrenieähnliche Symptome, wie sie z. B. als Symptome der Schizotypischen Persönlichkeitsstörung im DSM-IV-TR beschrieben sind. Hierzu zählen Symptome wie bestimmte ungewöhnliche Wahrnehmungserfahrungen, Beziehungsideen und spezifische Veränderungen im Sprechen und Denken (APA, 2000).

Indirekte Hinweise auf die Rolle psychosozialer Belastungen ergeben sich in den bekannten Untersuchungen zum Zusammenhang zwischen Interaktionsstil von Bezugspersonen und erhöhter Rückfallwahrscheinlichkeit (Leff & Vaughn, 1985; Vaughn & Leff, 1976). Diese Untersuchungen sind unter dem Schlagwort „High expressed emotion"-Forschung bekannt geworden. Es konnte in zahlreichen Studien nachgewiesen werden, dass negative Einstellung (Kritik und Feindseligkeit) und sog. emotionales Überengagement von Angehörigen und sonstigen Bezugspersonen den frühen Rückfall in die Psychose prädizieren (Butzlaff, 1998; Weisman, Nuechterlein, Goldstein & Snyder, 2000). Das Ausmaß des „high expressed emotion" wird durch spezielle Interviewverfahren ermittelt (siehe hierzu Abschnitt 4).

Zahlreiche biologische Parameter, welche hypothetische Risikomerkmale darstellen könnten, sind bisher untersucht worden. Hierbei sind hereditäre Faktoren von *erworbenen* biologischen Veränderungen zu unterscheiden. Da jedoch in diesem Abschnitt der Fokus auf den für die Anwendung psychotherapeutischer Interventionen relevanten diagnostischen Informationen liegt, sollen diese hier nur kurz angerissen werden.

Als intrinsischen genetischen Faktor vermutet man eine Störung des Dopamin-Stoffwechsels (Abi-Dargham, 2002). Aufgrund der aktuellen Befundlage muss man jedoch eher davon ausgehen, dass die antidopaminerge Behandlung Veränderungen in Transmittersystemen bewirken, welche mit dem Dopaminsystem verschaltet und mit der Ätiologie der Schizophrenie evtl. unmittelbarer verbunden sind (Möller & Deister, 2000). Da diese jedoch bisher nicht aufgeklärt worden sind, versucht man, sich dem hypothetischen biologischen Kernsubstrat der psychotischen Störung über die Erforschung potentieller Zwischenglieder (vor allem neurokognitive Abweichungen) anzunähern (d. h. man strebt an, die hinter der komplexen phänomenalen Ebene der Symptomatik liegenden neurophysiologischen Parameter aufzudecken, um so direktere Hinweise auf das damit zusammenhängende biologische Substrat zu erhalten).

Entsprechende Fehlleistungen Schizophrener sind z. B. in Aufmerksamkeitsaufgaben, in Planungsaufgaben sowie Aufgaben zum Arbeitsgedächtnis und zur Sprachverarbeitung wiederholt nachgewiesen worden (vgl. Straube & Oades, 1992; Straube, Bischoff, Nisch, Sauer, & Volz, 2002). Die Erfassung kognitiver Funktionen und Defizite ist für den Diagnostiker zudem interessant, da diese als Prädiktoren sowohl für den Krankheitsverlauf, dabei vor allem für die soziale und berufliche Rehabilitation der Patienten, als auch für den Erfolg psychosozialer Behandlungsmaßnahmen der Patienten gelten (siehe Green, 1996; Green, Kern, Braff & Mintz, 2000). Entsprechend zugeordnete cerebrale Dysfunktionen lassen sich mit modernen bildgebenden Verfahren wie der Positronen-Emissions-Tomographie (PET) oder der funktionellen Magnetresonanztomographie (fMRT) belegen (Green, 1998). Die den kognitiven Leistungsveränderungen zugeordneten Aktivationsveränderungen, aber auch leichte strukturelle Veränderungen, sind vor allem in präfrontalen, temporalen, aber in jüngster Zeit auch in thalamischen bis hin zu ce-

Tab. 1: Auslösende und aufrechterhaltende Faktoren, zu erfassende Merkmale und daraus resultierende Interventionen

Relevante Faktoren	Zu erfassende Merkmale	Intervention
Schützende Umweltfaktoren	Soziale Unterstützung Befriedigende Tagesstrukturierung Familiäre Problemlösefertigkeiten Rückzugsmöglichkeiten	Soziotherapeutische Maßnahmen (z. B. betreutes Wohnen und Arbeiten mit abgestufter Anforderung, Tages- und Nachtkliniken, Kontaktstellen)
Belastende Umweltfaktoren	Belastende Ereignisse, Überstimulation, ungünstiges Familienklima	Angehörigenbetreuung (Psychoedukation, Problemlösetraining, Kommunikationstraining)
Personengebundene Schutzfaktoren	Einnahme von Medikation (Compliance) Bewältigung (rechtzeitiges Erkennen von Warnsignalen für Rezidive und adäquate Reaktion, Stressmanagement, Fähigkeit zur Alltagsbewältigung, Problemlösefertigkeiten), soziale Kompetenzen	Psychoedukation Problemlösetraining, Stressbewältigung, Unterstützung bei der Alltagsbewältigung, Soziales Kompetenztraining
Personengebundene Vulnerabilitätsfaktoren	Kognitive Defizite (z. B. Gedächtnis, Aufmerksamkeit, exekutive Funktionen) Dysfunktionale Bewältigungsstile (z. B. Substanzmissbrauch, Gewalt, übermäßiger Rückzug) Dysfunktionale selbst und fremdbezogene Kognitionen und Verarbeitungsstile (z. B. voreiliges Schlussfolgern, einseitige Informationsaufnahme, externalisierender Attributionsstil)	Kognitive Remediation Therapie komorbider Probleme Aktivitätenaufbau Kognitive Therapie
	Schizotype Persönlichkeitsmerkmale Biologische Marker	Frühprävention

rebellären Arealen des Gehirns beobachtet worden (Sears, Andreasen & O'Leary, 2000; Byne et al., 2001). Die derzeit wohl interessanteste Hypothese stammt von Andreasen und Mitarbeitern, bei der von einer neurokognitiven Dysmetrie, d. h. eine aus dem Takt geratene Zusammenarbeit von Hirnzentren, als Ursache wesentlicher schizophrener Symptome ausgegangen wird (Andreasen, Paradiso & O'Leary, 1998).

Insgesamt lässt sich feststellen, dass das schizophrene Störungsbild multifaktoriell verursacht bzw. aufrechterhalten wird, wobei das genaue Zusammenspiel der mutmaßlich beteiligten Faktoren noch ungeklärt ist. Vulnerabilitäts-Stress-Modelle (Zubin & Spring, 1977; Nuechterlein et al., 1994) haben versucht, die verschiedenen Erklärungsansätze zu integrieren und bilden eine Basis für die Ableitung sinnvoller therapeutischer Ansatzpunkte. Sie sind in jüngerer Zeit durch kognitive Modelle (Garety, Kuipers, Fowler, Freeman & Bebbington, 2001) ergänzt worden, die in spezifischer Weise die Entstehung von Wahn erklären und dabei die Rolle dysfunktionaler Verarbeitungsstile betonen.

Tabelle 1 zeigt die psychologisch relevanten Faktoren für die Auslösung und Aufrechterhaltung schizophrener Symptomatik sowie die darauf basierenden Therapieansätze.

Im Bereich der schützenden und belastenden Umweltfaktoren muss also die vom Patienten erlebte soziale Unterstützung im Familienkreis und sozialen Umfeld, die Zu-

friedenheit mit der Tagesstrukturierung sowie die Wohn- und Arbeitssituation erfasst werden. Erhoben werden muss zudem, wie das soziale Umfeld mit der Erkrankung umgeht und ob günstige Problemlösefertigkeiten und Kommunikationsstrukturen bereits vorhanden sind oder aufgebaut werden müssen. Ferner interessiert, welche Lebensereignisse in der Vergangenheit als belastend erlebt wurden und welche Ereignisse in der Zukunft krankheitsauslösend wirken könnten. Weiterhin zu berücksichtigen ist der in der Familie vorherrschende Interaktionsstil im Sinne des oben erwähnten Expressed-Emotion-Konstruktes.
Im Bereich der intrapsychischen Vulnerabilitätsfaktoren ist die bisherige Krankheitsgeschichte des Patienten von Bedeutung. Ist es ihm in der Vergangenheit gelungen, rechtzeitig Warnsymptome zu erkennen und Stress zu reduzieren? Wie ist er mit der Medikation umgegangen? Welche Behandlungsformen hat er als hilfreich erlebt? Welche eigenen Bewältigungsmechanismen hat er eingesetzt? Welche waren hilfreich? Des Weiteren sollte eine Einschätzung sozialer Kompetenzen und Problemlösefertigkeiten sowie der Ausprägung des Ausmaßes kognitiver Defizite erfolgen. Als Basis für kognitiv-behaviorale Ansätze sind die Einstellungen zu Symptomen und Erkrankungen sowie Metakognitionen im Bezug auf vorrangige Symptome (z. B. Stimmen), die Ausprägung der Überzeugungsstärke bei Wahnvorstellungen, ungünstige kognitive Verarbeitungsstile und negative selbstbezogene Annahmen zu erfassen. Als Ausgangspunkt für präventive Ansätze müssen frühe Risikomerkmale für die Erstentstehung einer Schizophrenie (z. B. Merkmale einer Schizotypie oder biologische Marker) erhoben werden.

4.3 Ablauf der Diagnostik

Um alle relevanten Informationen zu erhalten, ist zunächst der Aufbau einer vertrauensvollen Beziehung zum Patienten wesentlich. Günstig ist deshalb ein Einstieg in die Diagnostik mit einem offenen Gespräch und der Konzentration zunächst auf aktuelle Probleme und ihre Entwicklung aus Sicht des Patienten. Eine darauffolgende ausführliche Exploration der Krankheitsentwicklung und Lebensgeschichte sowie der aktuellen Lebenssituation (Beruf, Wohnsituation, soziales Netz, Lebensqualität, -zufriedenheit) schließt Informationen von Dritten oder solche aus Krankheitsberichten ein. Daneben findet eine Analyse des subjektiven Störungsmodells sowie der Therapiemotivation und Medikamentencompliance des Patienten statt. Die im nächsten Schritt durchgeführte multiaxiale klassifikatorische Diagnostik sowie Differentialdiagnostik (strukturierte oder standardisierte Interviews) beinhaltet die Beurteilung des allgemeinen Funktionsniveaus hinsichtlich der psychischen, sozialen und beruflichen Funktionen. Verhaltensdefizite und -aktiva sowie Ressourcen und Kompetenzen ergänzen diese Erhebung. Von therapeutischem Belang sind zudem bestehende komorbide Diagnosen. Als solche sind insbesondere Missbrauch oder Abhängigkeit von psychotropen Substanzen zu beachten, da diese einerseits als Copingstrategie eingesetzt werden und sich andererseits teilweise negativ auf die Wirkung neuroleptischer Medikation auswirken. Aber auch weitere Diagnosen (s. o.) erfordern mitunter eine Anpassung der Interventionsverfahren.
Daran schließt die Erhebung des psychopathologischen Befundes (Exploration, Interviews, Verhaltensbeobachtung, Ratingskalen) an. In Abschnitt 5 wird eine Vielzahl hilfreicher Skalen und Interviewleitfäden vorgestellt, die in der Diagnostik zur Anwendung kommen können (Überblick s. **Tab. 2**). Mit Ausnahme der Verfahren, die zur Verlaufskontrolle eingesetzt werden, werden, anders als im Forschungskontext, die Instrumente in der modifikationsorientierten Diagnostik nicht in erster Linie ein-

gesetzt, um die Anzahl und den Schweregrad der Symptome aus Sicht des Interviewers zu quantifizieren. Vielmehr bieten die Inventare gerade für Therapeuten, die noch wenig Erfahrung im Umgang mit Psychosen haben, eine Strukturierungshilfe, um alle für die Therapie relevanten Symptome zu erheben. Dabei sollte sich der Therapeut jedes Symptom genau schildern lassen, um ein möglichst genaues Bild zu erhalten. In einem zweiten Schritt wird dann eine (funktionale) Problemanalyse des Symptoms mit dem Patienten erarbeitet. Dabei interessieren die Merkmale der Situation, in der das Symptom auftritt, vorangehende Probleme und Ereignisse und die Konsequenzen, die das Auftreten des Symptoms mit sich bringt. Darüber hinaus ist wichtig, welche Bedeutung der Patient dem Symptom zuschreibt und wie er bisher versucht hat, mit dem Symptom umzugehen (Beispiele für diesbezüglich hilfreiche Fragen finden sich in Abschnitt 5.3).

Ein besonderes Augenmerk sollte auf die Lebensumstände vor Ausbruch der Psychose gelegt werden, da diese oft die Basis für die Art der Wahnideen oder Halluzinationen darstellen. Wenn der Therapeut den Verlauf erster wahnhafter Interpretationen erfragt, wird gerade im Hinblick auf Wahn oft deutlich, wie zunächst noch nachvollziehbare paranoide Interpretationen schrittweise durch die Interpretation weiterer Ereignisse verstärkt und zunehmend wahnhaft wurden. Für das spätere kognitive Erklärungsmodell ist auch die Klärung der mit den Lebensereignissen einhergehenden emotionalen Reaktionen wichtig. Aufschlussreich ist in diesem Zusammenhang auch die Erfassung prämorbider, möglicherweise familiär geprägter kognitiver Schemata, die durch ihre Dysfunktionalität eine Anfangsbasis für die Entstehung paranoider Überzeugungen bilden können.

Schließlich kann der psychopathologische Befund durch den somatischen Befund (Laboruntersuchungen, ggf. apparative Untersuchungen des Gehirns) ergänzt werden, um eine Einschätzung der biologischen Determiniertheit bestimmter Symptome zu erlangen.

Im Verlauf der Intervention dienen diagnostische Inventare zunehmend entweder der Evaluation der eingesetzten Interventionen oder einer vertiefenden Erfassung sich als relevant erwiesener Problembereiche.

5 Erhebungsmethoden

Die Fülle der in diesem Kapitel vorgestellten Verfahren soll als Pool verstanden werden, aus dem sich der Diagnostiker die für die spezifischen Problemfelder des jeweiligen Patienten sinnvollen Instrumente auswählen kann. Dabei ist eine sorgfältige und sparsame Auswahl anzuraten, da der Einsatz einer zu großen Anzahl von Fragebögen, Interviews und Tests gerade für schizophrene Patienten eine Überbelastung darstellt und die Compliance gefährden könnte.

In der Regel handelt es sich bei der Erfassung von Schizophreniesymptomen um Fremdbeurteilungsverfahren, bei denen detailliert beschriebene Symptome oder Syndromkomplexe auf einer mehrstufigen Rating-Skala eingeschätzt werden. Der Grund liegt in einem der häufigsten Begleiterscheinungen einer psychotischen Erkrankung: der mangelnden Krankheitseinsicht und damit realitätsfernen Wahrnehmung und Bewertung der eigenen Person und der Umwelt. Allerdings wurden in jüngerer Zeit vermehrt auch Selbstbeurteilungsverfahren vorgelegt, wobei Studien zeigen konnten, dass schizophrene Patienten unter bestimmten Konditionen zuverlässig über ihre erlebten Symptome Auskunft geben können (vgl. Stieglitz, 2000). Umgekehrt ist es jedoch auch bei Fremdbeurteilungsverfahren oder

Interviews möglich, dass Patienten z. B. aufgrund der mangelnden Krankheitseinsicht oder aufgrund von Symptomen paranoiden Misstrauens und Feindseligkeit keine Auskunft über ihre Symptomatik geben. Für eine präzise Statusbestimmung sowie die Verlaufs- und Veränderungsmessung der Symptomatik ist es bei einigen Instrumenten vorgesehen, dass mehrere, geschulte Beobachter (evtl. auch auf der Basis von Videoaufzeichnungen des Interviews) die Skalen ausfüllen. Manche Skalen erfordern Information über das Verhalten des Patienten während seines Tagesablaufes und müssen somit von Personen, die längere Zeit mit ihm verbringen (Eltern, Pflegepersonal) eingeschätzt werden.

Da bei der Zusammenstellung der Testverfahren unser Ziel war, ein möglichst umfassendes Bild unterschiedlicher diagnostischer Verfahren und Bereiche zu vermitteln, haben wir auch Skalen aufgeführt, die sich noch im Forschungsstadium befinden. **Tabelle 2** bietet einen Überblick über alle in diesem Kapitel vorgestellten Verfahren, die im Folgenden näher beschrieben werden. Wir haben uns bemüht, die Skalen den unter Abschnitt 4 beschriebenen relevanten Merkmalsbereichen einer modifikationsorientierten Diagnostik (Diagnose, aktuelle Probleme und Problementwicklung vor dem Hintergrund der Lebensgeschichte, Symptome, belastende und protektive Umweltfaktoren, belastende und protektive intrapsychische Faktoren, Erfassung von frühen Risikomerkmalen zur Entwicklung einer Schizophrenie) zuzuordnen. Allerdings erfassen viele Skalen unterschiedliche Aspekte, so dass eine genaue Zuordnung bei manchen Skalen schwierig ist. Auf eine gesonderte Vorstellung von Verfahren zur Therapieverlaufsdiagnostik haben wir verzichtet und stattdessen bei der Beschreibung der Verfahren in den anderen Unterkapiteln oder in **Tabelle 2** angemerkt, ob ein Verfahren zur Therapieevaluation angewendet wird (vgl. auch Singh & Sabaawi, 2006).

5.1 Instrumente zur Diagnoseerstellung

Die Diagnosestellung der Schizophrenie sollte mit einem strukturierten Interview wie dem *Strukturierten Klinischen Interview für DSM-IV, SKID* (Wittchen et al., 1997) erfolgen. Standardisierte Interviews wie das *Expertensystem zur Diagnostik psychischer Störungen, DIA-X* (Wittchen & Pfister, 1997) bzw. das *Composite International Diagnostic Interview, CIDI* (Wittchen, Garczynski & Pfister, 2000) sind ebenfalls einsetzbar, wobei allerdings die Validität bei Patienten mit floriden psychotischen Symptomen und ausgeprägter Residualsymptomatik eingeschränkt ist (Spengler & Wittchen, 1988). Ein Fremdbeurteilungsverfahren mit dem Ziel der standardisierten Dokumentation des psychiatrischen Befundes sowie anamnestischer Daten ist das *AMDP-System-Manual zur Dokumentation psychiatrischer Befunde* der Arbeitsgemeinschaft für Methodik und Dokumentation in der Psychiatrie (1997) mit einem dazugehörigen halbstrukturierten Interview (*Leitfaden zur Erfassung des psychopathologischen Befundes – halbstrukturiertes Interview anhand des AMDP-Systems* von Fähndrich & Stieglitz, 1998). Zudem können die Diagnosechecklisten für das DSM und die ICD (IDCL; Hiller, Zaudig & Mombour, 1995, 1997) eingesetzt werden.

5.2 Symptomerfassung

Nachdem der Therapeut in den ersten Sitzungen ein detailliertes Verständnis der für den Patienten vorrangigen Probleme erhalten hat, wird es nun notwendig, gezielt nach Symptomen und Problemen zu fragen, die der Patient von sich aus zunächst nicht berichtet hat. Hierfür kann es hilfreich sein, auf spezifische diagnostische Messinstrumente für schizophrene Erkrankungen zurückzugreifen.

Tab. 2: Übersicht über die wichtigsten Erhebungsmethoden bei schizophrenen Störungen

Bezeichnung	**Autoren**	**Format**	**Inhalt**	**Messintention/ praktischer Einsatzbereich**
Strukturiertes Klinisches Interview für DSM-IV (SKID)	Wittchen et al. (1997)	strukturiertes Interview	Symptome nach DSM-IV	Diagnosestellung, Klassifikation
Composite International Diagnostic Interview (CIDI); Expertensystem zur Diagnostik psychischer Störungen (DIA-X)	Wittchen, Garczynski & Pfister (2000); Wittchen & Pfister (1997)	standardisiertes Interview	Symptome nach DSM-IV	Diagnosestellung, Klassifikation
Manual zur Dokumentation psychiatrischer Befunde (AMDP-System); Leitfaden zur Erfassung des psychopathologischen Befundes	Arbeitsgemeinschaft für Methodik und Dokumentation in der Psychiatrie (1997); Fähndrich & Stieglitz (1998)	standardisiertes Interview; halbstrukturiertes Interview	Ausprägung psychopathologischer Symptome	psychiatrische Befunderhebung, beschreibende Dokumentation, Klassifikation
Diagnosechecklisten für DSM-IV und ICD-10 (IDCL)	Hiller, Zaudig & Mombour (1995; 1997)	Fremdbeurteilung	Symptome nach ICD-10 und DSM-IV	Diagnosestellung
Brief Psychiatric Rating Scale (BPRS)	Overall & Gorham (1962, 1989); Nuechterlein & Ventura (1986); Treiber & Feinstein (1984)	Fremdbeurteilung	psychiatrische Symptome	differenzierte Symptomerfassung, Verlaufs- und Veränderungsmessung
Scale for Assessment of Negative Symptoms (SANS)	Andreasen (1983)	Fremdbeurteilung	Negative Symptome	differenzierte Symptomerfassung, Verlaufs- und Veränderungsmessung
Scale for the Assessment of Positive Symptoms (SAPS)	Andreasen (1984)	Fremdbeurteilung	Positive Symptome	differenzierte Symptomerfassung, Verlaufs- und Veränderungsmessung
Positive and Negative Syndrome Scale (PANSS); SCI-PANSS	Kay, Fiszbein & Opler (1987); Kay & Opler (1990)	Fremdbeurteilung	Positive, negative Symptome und allgemeine Psychopathologie	differenzierte Symptomerfassung, Verlaufs- und Veränderungsmessung
Positive, Negative, and Disorganized Schizophrenic Symptoms Rating System (PANADS)	Andresen & Moritz (1999)	Fremdbeurteilung, halbstrukturiertes Interview	Positive, negative Symptome und Desorganisation	differenzierte Symptomerfassung, Verlaufs- und Veränderungsmessung

Bezeichnung	Autoren	Format	Inhalt	Messintention/ praktischer Einsatzbereich
Paranoid-Depressivitäts-Skala (PDS)	Zerssen (1976)	Selbstbeurteilungsfragebogen	Paranoide und depressive Symptome	Indikation pharmakologischer Interventionen und Therapie
Calgary Depression Rating Scale for Schizophrenia (CDSS)	CIPS, 2005 (deutsche Version: CDSS-G, Müller et al., 1999)	Fremdbeurteilung	Depressive Symptome	Differenzierte Symptomerfassung, Verlaufs- und Veränderungsmessung
Bonner Skala zur Erfassung von Basissymptomen (BSABS)	Gross, Huber, Klosterkötter & Linz (1987)	strukturiertes Interview	Basisstörungen	Zustandsbeschreibung, Früherkennung und (Früh-)Intervention
Frankfurter Beschwerdefragebogen (FBF)	Süllwold (1991)	Selbstbeurteilung	Basisstörungen subjektiv erlebte Symptome	Zustandsbeschreibung, Früherkennung und (Früh-)Intervention, Therapieplanung
Eppendorfer Schizophrenieinventar (ESI)	Maß (2001)	Selbstbeurteilung	schizophreniespezifische subjektive kognitive Dysfunktionen, Schizotypie	Erfassung subjektiver kognitiver Beeinträchtigung, Verlaufsbeschreibung, Früherkennung, High-Risk-Forschung
Frankfurter Befindlichkeitsfragebogen (FBS)	Süllwold & Herrlich (1987)	Selbstbeurteilung	globale Befindlichkeit	Zustandserfassung und -änderung, Therapieverlaufserfassung
Mental Health Research Institute Unusual Perceptions Schedule (MUP)	Carter, Mckinnon, Howard, Zeegers & Copolov (1995)	halbstrukturiertes Interview	Halluzinationen	differenzierte Symptomerfassung im Rahmen kognitiver Therapie
Maudsley Assessment of Delusions Schedule (MADS)	Wesseley et al. (1993)	Fremdbeuteilung	Wahn	differenzierte Symptomerfassung im Rahmen kognitiver Therapie
Psychotic Symptom Rating Scales (PSYRATS)	Haddock, McCarron, Tarrier & Faragher (1999)	Fremdbeurteilung	Wahn und Halluzinationen	differenzierte Symptomerfassung im Rahmen kognitiver Therapie

Bezeichnung	Autoren	Format	Inhalt	Messintention/ praktischer Einsatzbereich
Cognitive Assessment of Voices	Chadwick, Birchwood & Trower (1996)	halbstrukturiertes Interview	Halluzinationen	differenzierte Erfassung von Metakognition im Rahmen kognitiver Therapie
Belief about Voices Questionnaire (BAVQ, BAVQ-R)	Chadwick & Birchwood (1995) Chadwick, Lees & Birchwood (2000)	Selbstbeurteilung	Wahn	differenzierte Erfassung von Kognitionen in Bezug auf Halluzinationen im Rahmen kognitiver Therapie
Skala zur Globalen Erfassung der Funktionsniveaus (GAF)	Saß, Wittchen, Zaudig & Houben (2003)	Fremdbeurteilung	psychische, soziale und berufliche Leistungsfähigkeit, soziale Anpassung	Erfassung des psychosozialen Funktionsniveaus
Skala der psychosozialen und umgebungsbedingten Probleme	Saß, Wittchen, Zaudig & Houben (2003)	Fremdbeurteilung	Schweregrad von Belastungsfaktoren im Zusammenhang mit dem Krankheitsverlauf	Erfassung von psychosozialen und umgebungsbedingten Problemen
Quality of Life in Schizophrenia (QliS)	Franz, Fritz & Meyer (2002)	Selbstbeurteilung	Erfassung von Lebensqualität in zentralen Lebensbereichen	Erfassung von Problembereichen und Ressourcen, Therapieevaluation
Camberwell Family Interview (CFI)	Vaughn & Leff (1976), Leff & Vaughn (1985) Deutsche Fassung: Niedermeyer & Mundt (1986); Köttgen, Sonnichsen & Jurth (1984)	halbstrukturiertes Interview mit Angehörigen bzw. Bezugspersonen des Patienten	Emotionales Familienklima, Einstellung und Gefühle der Angehörigen gegenüber dem Patienten	Bestimmung des EE-Status, Therapie zur Senkung des EE-Wertes und Rückfallprophylaxe
Münsteraner Familienbogen (MFB)	Buchkremer, Schulzemönking, Lewandowski & Wittgen (1986)	halbstrukturiertes Interview mit allen Familienmitgliedern	Familieninteraktion, Verhalten der Familienmitglieder gegenüber Patient	Bestimmung des EE-Status, Therapie zur Senkung des EE-Wertes und Rückfallprophylaxe
Fünf-Minuten-Sprechstichprobe (FMSS)	Magana et al., (1986), Stark & Buchkremer (1992), Leeb, Feinstein, Müller, Hahlweg & Dose (1989)	Fremdbeurteilung	emotionale Einstellungen Angehöriger schizophrener Patienten	Bestimmung des EE-Status, Therapie zur Senkung des EE-Wertes und Rückfallprophylaxe

Bezeichnung	Autoren	Format	Inhalt	Messintention/ praktischer Einsatzbereich
10-minütiges Kurzinterview	Wittgen, Watzl & Cohen (1989)	Fremdbeurteilung	emotionale Einstellungen Angehöriger schizophrener Patienten	Bestimmung des EE-Status, Therapie zur Senkung des EE-Wertes und Rückfallprophylaxe
Fragebogen zur Erfassung der emotionalen Familienatmosphäre (FEF)	Feldman, Buchkremer, Minneker-Hügel & Hornung (1995)	Selbstbeurteilung	Erfassung von Kritik, Resignation und emotionalem Überengagement der Angehörigen aus Patientensicht	Bestimmung des EE-Status, Prognose des Krankheitsverlaufs
Familienfragebogen (FFB)	Feinstein, Hahlweg, Müller & Dose (1989)	Selbstbeurteilung	Kritik und emotionales Überengagement aus Angehörigensicht	Bestimmung des EE-Status, Vorhersage der Rückfallgefährdung, Indikationsstellung von Angehörigenbetreuung
Scale to access Unawareness of Mental Disorder (SUMD)	Amador et al. (1993)	Fremdbeurteilung	Erfassung von Wahrnehmung und Attribution relevanter Symptome	Einschätzung der Krankheitseinsicht
Standardisiertes Verfahren zur Erfassung krankheitsbezogen Wissens bei Patienten mit Schizophrenie (ERWIPA)	Luderer, Böker, Anders & Wurzner (1993)	Fragebogen (dichotomes Antwortformat)	Informationen über Diagnose, Verlauf und Behandlung der Schizophrenie	Wissensstand und -zuwachs im Rahmen psychoeduktiver Programme
Fragebogen zur Psychose	Hahlweg, Müller & Dose (2006)	Fragebogen (Multiple choice)	Informationen über Diagnose, Verlauf und Behandlung der Schizophrenie	Wissensstand und -zuwachs im Rahmen psychoeduktiver Programme
Interview zur Erfassung des Bewältigungsverhaltens Schizophrener (IKB)	Thurm-Mussgay, Galle & Häfner (1991)	Fremdbeurteilung	Symptomatik, soziale Anpassung, Erfüllung sozialer Rollen, Rückfallanfälligkeit für potentielle Auslöser	Erfassung des Bewältigungsrepertoires und Belastungsprofils im Rahmen von Therapie
Tagebuch zur Erfassung von Belastungen und Bewältigung (TEBBI)	Wiedl & Rauh (1994)	Selbstbeurteilung, Tagebuch	belastende Situationen und Bewältigungsversuche	Erfassung des Bewältigungsrepertoires und Belastungsprofils im Rahmen von Therapie

Bezeichnung	Autoren	Format	Inhalt	Messintention/ praktischer Einsatzbereich
Warnsignal-Inventar	Behrend (2001)	Selbstbeurteilung	Erfassung von Frühwarnzeichen drohender Rezidive	Früherkennung und Frühintervention
Instrument zur retrospektiven Einschätzung des Erkrankungsbeginns bei Schizophrenie (IRAOS)	Häfner, Löffler, Maurer, Riecher-Rössler & Stein (1999)	halbstrukturiertes Interview	Krankheitsentwicklung, Prodromi, soziale Indikatoren des Erkrankungsbeginns, Behandlungsverlauf soziale Behinderung	Verlaufs- und Symptombeschreibung, Erfassung der Beeinträchtigung, Früherkennung und Frühintervention
Early Recognition Inventory (ERIaos)	Maurer, Hörrmann, Trendler, Schmidt & Häfner (2006)	Fragebogen, halbstrukturiertes Interview	spezifische und unspezifische Prodromalsymptome, Basissymptome, attenuierte psychotische Symptome, kurz anhaltende psychotische Symptome, Sozialverhalten, familiäre Belastung, Substanzgebrauch, Entwicklungsdaten	Früherkennung und Frühintervention
Disability Assessment Schedule: Mannheimer Skala zur Einschätzung sozialer Behinderung (DAS-M)	Jung, Biehl, Maurer, Krumm & Bauer-Schubert (1989)	halbstrukturiertes Interview mit Bezugsperson des Patienten	Defizite in der Wahrnehmung sozialer Rollen und soziale Funktionsdefizite	Einschätzung sozialer Anpassung und Fertigkeiten
Soziales Kompetenzinventar für psychiatrische Patienten (SKIPP)	Spang-Fitzek (1994)	Fremdbeurteilung	Kontrolle über eigene Erscheinung, Bewegungsspielraum, Kommunikations- und Interaktionsfähigkeit	Einschätzung sozialer Anpassung und Kompetenzen
Independent living skills survey (ILSS)	Wallace, Liberman, Tauber & Wallace (2000)	Fremd- und Selbstbeurteilung	soziale Fertigkeiten, selbständige Lebensführung	Einschätzung der Funktionsfähigkeit im Alltagsleben und sozialer Anpassung, Therapieplanung, Evaluation von Trainings sozialer Fertigkeiten

Bezeichnung	Autoren	Format	Inhalt	Messintention/ praktischer Einsatzbereich
Nurses' Observation Scale for Inpatient Observation (NOSIE)	Honigfeld et al. (2005)	Fremdbeurteilung, Klinikpersonal	Sozialverhalten und Symptome	Beurteilung sozialer Anpassung in Klinik
Fragebogen Irrationaler Einstellungen (FIE)	Klages (1989)	Selbstbeurteilung	Dysfunktionale Kognitionen nach Ellis	differenzierte Erfassung dysfunktionaler Kognition im Rahmen kognitiver Therapie
Skala Dysfunktionaler Einstellungen (Dysfunctional Attitude Scale, DAS)	Hautzinger, Joormann & Keller (2005)	Selbstbeurteilung	Dysfunktionale Kognitionen nach Beck	differenzierte Erfassung dysfunktionaler Einstellungen im Rahmen kognitiver Therapie
Schizotypal Personality Questonnaire, Schizotypal Personality Questonnaire-Brief (SPQ, SPQ-B)	Raine (1991) Deutsche Fassung: Klein, Andresen & Jahn Raine & Benishay (1995)	Selbstbeurteilung	Symptome der Schizotypischen Persönlichkeitsstörung nach DSM-III-R	Erfassung von Vorläufern und Risikomerkmalen der Schizophrenie
Schizotypal Personality Scale (STA)	Claridge & Broks (1984)	Selbstbeurteilung	Symptome der Schizotypischen Persönlichkeitsstörung nach DSM-III	Erfassung von Vorläufern und Risikomerkmalen der Schizophrenie
Chapman-Skalen Magisches Denken, Wahrnehmungsabweichungen, physische und soziale Anhedonie	Eckblad & Chapman (1983), Chapman, Chapman & Raulin (1976, 1978) Deutsche Fassung: s. Hautzinger & Meyer (1991)	Selbstbeurteilung	einzelne Merkmale der Schizotypie (Magisches Denken, Wahrnehmungsabweichungen, physische und soziale Anhedonie)	Erfassung von Vorläufern und Risikomerkmalen der Schizophrenie

Ein bewährtes und zeitökonomisches Standardinstrument ist die seit über 40 Jahren zur allgemeinen Diagnostik psychiatrischer Erkrankungen eingesetzte *BPRS (Brief-Psychiatric Rating Scale)* (Overall & Gorham, 1962, 1986), bei der der Patient auf der Basis eines freien Interviews anhand von 18 Items beurteilt wird. Diese werden durch die 5 Faktoren Angst/Depression, Anergie, Denkstörung und Aktivierung sowie Feindseligkeit/Misstrauen abgebildet. Ein Vorteil dieser Skala ist das Vorhandensein von umfassenden normativen Vergleichsdaten. Von Nachteil ist, dass nur eine relativ globale Einschätzung möglich ist und auch keine Erfassung von positiven und negativen Symptomen bzw. von Wahnsymptomen erfolgt. Eine Erweiterung der Skala um die Symptome Suizidalität, Vernachlässigung und bizarres Verhalten wurde von

Lukoff, Nuechterlein und Ventura (1986) vorgenommen (dt. Übersetzung: Treiber & Feinstein, 1984; s. Hahlweg, Dürr, Dose & Müller, 2006).

In der *SANS (Scale for Assessment of Negative Symptoms)* (Andreasen, 1983) werden fünf sogenannte negative Symptomkomplexe definiert (Alogie, affektive Verflachung, Avolution-Apathie, Anhedonie und Aufmerksamkeit). In der entsprechenden Skala für die Einstufung der Positiv-Symptomatik *SAPS (Scale for Assessment of Positive Symptoms)* (Andreasen, 1984) bilden Halluzinationen, Wahn, bizarre Verhaltensweisen und Unterbrechung der Sprache die Beurteilungsbasis.

Kay, Fiszbein und Opler (1987) entwickelten die *PANSS (Positive and Negative Syndrome Scale)*, welche neben der gleichzeitigen Erfassung eines breiten Spektrums einer gleichen Anzahl kognitiver, affektiver und sozialer positiver sowie negativer Symptome auch allgemeine Psychopathologie als Kontrollvariable erfasst. Die *PANSS* wurde auf der Basis der *BPRS* entwickelt, ergänzt diese jedoch um negative Symptome. Die 30 Items werden kurz charakterisiert und dann hinsichtlich ihrer Intensität und Frequenz eingeschätzt, wobei die einzelnen Abstufungen präzise definiert werden. Zur *PANSS* existiert auch ein strukturierter Interviewleitfaden (*SCI-PANSS*; Kay & Opler, 1990).

Das im deutschen Sprachraum entwickelte und verwandte Ratingsystem *PANADSS* (*Positive, and Negative, and Disorganized Schizophrenic Symptoms Rating System;* Andresen & Moritz, 1999) mit insgesamt 67 Items beinhaltet zusätzlich noch den Faktor Desorganisation und bezieht sich damit auf das Dreifaktorenmodell der Schizophrenie. Die *PANADSS* enthält einen dazugehörigen Interviewleitfaden und umfasst eine höhere Bandbreite symptomatischer Kernsymptome der Schizophrenie als die *PANSS*, wobei sie gleichzeitig auch die die schizophrene Erkrankung begleitenden Symptome Angst und affektive Symptome beinhaltet (im Gegensatz zu *SANS* und *SAPS*). Die Beurteiler können ihre subjektive Urteilssicherheit einstufen.

Die ebenfalls im deutschen Sprachraum entwickelte *Paranoid-Depressivitäts-Skala* (*PDS*, Zerssen, 1976) erfasst Ausprägungen paranoider und depressiver Syndrome bei psychiatrischen Patientenpopulationen durch Selbstbeurteilung mit dem Ziel der Auswahl und Kontrolle entsprechender pharmakologischer, aber auch psychotherapeutischer Behandlungsmaßnahmen. Durch die Skala Krankheitsverleugnung können Urteilstendenzen aufgrund mangelnder Krankheitseinsicht oder eines mangelnden Krankheitsgefühls überprüft werden.

Die *Calgary Depression Rating Scale for Schizophrenia* (*CDSS*; Collegium Internationale Psychiatriae Scalarum [CIPS], 2005; Deutsche Version: *CDSS-G*; Müller et al., 1999) ist ein Fremdbeurteilungsinterview, das konzipiert wurde, um das Ausmaß an Depressivität unabhängig von anderen psychopathologischen Dimensionen sowohl in akuten als auch in chronisch-residualen Stadien abzubilden. Die neun Fragenkomplexe umfassen die Bereiche Depression, Hoffnungslosigkeit, Selbstabwertung, schuldhafte Beziehungsideen, pathologische Schuld, morgendliche Depression, frühmorgendliches Erwachen, Suizidalität und beobachtete Depression.

Eine rein deutsche Entwicklung stellen Skalen dar, welche auf dem Konzept der sogenannten Basisstörungen von Huber (1983) beruhen. Hiermit sollen die selbst erlebten und nur dem Patienten zugänglichen Symptome vor Ausbruch der eigentlichen Erkrankung oder in der Remissionsphase erfasst werden (z. B. leichte Störungen in den Bereichen Kognition, Affekt, Antrieb, Wahrnehmung, Leibsensationen, Motorik). Diesen Skalen liegt die Hypothese zugrunde, dass die Symptome als „Basis" der später bzw. vorher vorhandenen schweren psychiatrischen Symptomatik zu betrachten sind (siehe hierzu auch Klosterkötter, Ebel, Schultze-Lutter & Steinmeyer, 1996; Mundt & Kasper, 1987). Zwei Verfahren sind hier zu nennen:

- Bei der *BSABS* (*Bonner Skala zur Erfassung von Basissymptomen*) (Gross, Huber, Klosterkötter & Linz, 1987) werden nach einer freien Exploration und einem zunehmend strukturierten Interview die vom Patienten berichteten psychopathologischen Merkmale im Hinblick auf fünf Kategorien eingeschätzt: Dynamische Defizienzen mit direkten und indirekten Minussymptomen, kognitive Denk-, Wahrnehmungs- und Handlungs(Bewegungs)störungen, Coenaesthesien und zentral-vegetative Störungen inklusive Schlafstörungen sowie Intoleranz gegenüber bestimmten Substanzen. Eine Zusatzkategorie erfasst Bewältigungs- und Vermeidungsversuche.
- Der Selbstbeurteilungsfragebogen *FBF* (*Frankfurter Beschwerdefragebogen*, Süllwold, 1991) besteht aus 98 Items, welche den aktuellen intrapsychischen Zustand des Patienten erfassen und folgenden acht Faktoren zugeordnet werden: Störungen der perzeptiven und expressiven Sprachfähigkeit, Wahrnehmungsstörungen, Verlust automatisierter Fertigkeiten, motorische Interferenzen, Gedanken-Interferenz, sensorische Störungen, angedeutete Wahnstimmung und durchdringende Unlust. Einige Untersuchungen zum *FBF* zeigen allerdings, dass eine Schizophrenie-Spezifität der meisten der Basis-Symptome nicht gegeben ist (Maß, Haasen & Krausz, 1997; Maß, Schneider, Weigel & Hand, 1999). Der *FBF* eignet sich folglich eher zur Abschätzung sekundärer Defizite einer schizophrenen Erkrankung und gibt somit Hinweise für rehabilitative Maßnahmen oder eine Abschätzung des Rückfallrisikos.

Ein neues Selbstbeurteilungs-Inventar zur quantitativen Erfassung subjektiver, *spezifischer* kognitiver Dysfunktionen der Schizophrenie wurde von Maß (2001) mit dem *Eppendorfer Schizophrenie-Inventar* (*ESI*) vorgelegt. Die Skala beinhaltet die Bereiche Aufmerksamkeit, Gedächtnis, Motorik und Körperschemaveränderungen, wobei die Items auf den vier Faktoren Aufmerksamkeits- sowie Sprachbeeinträchtigung (Beeinträchtigungen bei der Wahrnehmung und Auffassung externer Stimuli), Beziehungsideen (Tendenz, alltägliche Ereignisse als bedeutsam zu interpretieren), akustische Unsicherheit (Unsicherheit bei der Unterscheidung zwischen Gedanken und gehörten Wörtern) und Wahrnehmungsabweichungen (Wahrnehmungsstörungen, vor allem des eigenen Körpers) laden. Der Einsatzbereich des Fragebogens liegt sowohl in der Differentialdiagnostik und Verlaufsbeschreibung als auch in der Früherkennung und High-Risk-Forschung der Schizophrenie. Es existiert sowohl eine Lang- als auch eine Kurzversion. Eine Offenheitsskala lässt eine Einschätzung von Verleugnungstendenzen zu.
Ein dem *FBF* verwandtes, aber mehr an der Erfassung der globalen Befindlichkeit orientiertes Selbstbeurteilungsverfahren ist die *Frankfurter Befindlichkeits-Skala für schizophren Erkrankte (FBS)* (Süllwold & Herrlich, 1987). Hier wird die aktuelle Verfassung des Patienten, z. B. Unruhe, Desintegration oder gedankliche Verwirrung, erfasst.
Des Weiteren ist in jüngerer Zeit im englischen Sprachraum eine Reihe von Skalen entstanden, welche sich auf die detaillierte Erfassung von einzelnen Syndromen wie Halluzinationen und Wahn beziehen. Diese sind in der Regel im Rahmen von kognitiv-behavioralen Therapieansätzen entstanden und bilden den Grundstein für eine dementsprechende Therapieplanung. Generell unterscheiden sich die Verfahren hinsichtlich der Erhebungsmethode (halbstrukturierte

Interviews vs. Fragebögen) und hinsichtlich der Art der erfassten Symptome. So unterscheiden sich Instrumente zur Erfassung von Halluzination darin, ob sie sich lediglich auf *akustische* Halluzinationen beziehen (*MUPS, Mental Health Research Institute Unusual Perceptions Schedule*; Carter, Mackinnon, Howard, Zeegers & Copolov, 1995; *Cognitive Assessment of Voices, Interview Schedule*; Chadwick, Birchwood & Trower, 1996; *BAVQ, Beliefs about Voices Questionnaire*; Chadwick & Birchwood, 1995; *BAVQ-revised*; Chadwick, Lees & Birchwood, 2000) oder ob verschiedene Qualitäten erfragt werden (z. B. Miller, 1996). Die Instrumente erfassen u. a. physikalische Charakteristika (Lautstärke, Ton etc.) der Halluzinationen sowie kognitive, affektive und behaviorale Reaktionen des Patienten auf diese. Wahn kann mit dem *MADS* (*Maudsley Assessment of Delusions Schedule*; Wessely et al., 1993) erhoben werden, einer Fremdbeurteilungsskala, welche u. a. den Überzeugungsgrad des Patienten bezüglich des Wahns, seine Inanspruchnahme durch ihn, die Systematisiertheit sowie begleitende Gefühle und Verhalten misst. Die *Conviction of Delusional Beliefs Scale (CDBS)* (Combs et al., 2006) misst kognitive, emotionale und behaviorale Aspekte des Überzeugungsgrades der wahnhaften Annahmen.

Auf einer neuen Skala von Haddock, McCarron, Tarrier und Faragher (1999) (*PsyRats, Psychotic Symptom Rating Scales*) können sowohl Wahnmerkmale (6 Items, z. B. Überzeugungsgrad, Belastung, Inanspruchnahme, Beeinflussung im Alltagsleben) als auch Halluzinationen (11 Items, z. B. Häufigkeit, Dauer, Ortung, Lautstärke, Kontrollierbarkeit, Feindseligkeit) eingeschätzt werden. Diese Verfahren sind bisher nicht auf den deutschen Sprachraum übertragen worden. Deutsche Übersetzungen des *Cognitive Assessment of Voices Interview Schedule*, der *BAVQ-R* sowie der *MADS* finden sich aber bei Lincoln (2006).

Für die Erstellung einer (funktionalen) Problemanalyse des Symptoms interessieren die Merkmale der Situation, in der das Symptom auftritt, vorangehende Probleme und Ereignisse und die Konsequenzen, die das Auftreten des Symptoms mit sich bringt. Darüber hinaus ist wichtig, welche Bedeutung der Patient dem Symptom zuschreibt und wie er bisher versucht hat, mit dem Symptom umzugehen. Nachfolgend sind beispielhaft für die Bereiche Wahnvorstellungen und Halluzinationen Screeningfragen aufgeführt. Sie verstehen sich als einfache Formulierungsvorschläge, und es steht jedem Diagnostiker frei, seinen eigenen Stil zu entwickeln.

Wahnvorstellungen

Wenn Sie alleine sind, worüber denken Sie nach? Haben Sie bestimmte Überzeugungen, die von anderen nicht geteilt werden? Haben Sie eine bestimmte Lebensphilosophie? Haben Sie manchmal den Eindruck, dass merkwürdige Dinge in ihrem Leben passieren?

Welche Überzeugungen sind das? Können Sie mir das näher beschreiben? Wann haben Sie zum ersten Mal so gedacht? Beschreiben Sie die Situation genauer? Welche Anhaltspunkte hatten Sie für diese Überzeugung? Haben andere das auch so gesehen? Haben Sie mit anderen darüber gesprochen? Wie sah Ihr Leben in dieser Zeit aus? Hatten Sie besondere Belastungen? Wie haben Sie sich gefühlt, als Sie das dachten? Was passierte dann? Wodurch hat sich die Überzeugung bestätigt? Gibt es Zeiten, in denen Sie an Ihrer Überzeugung zweifeln? Sich besonders sicher sind? In welchen Situationen/Zeiten ist das so? Was für (positive und negative) Folgen hat Ihre Überzeugung für Sie?

Halluzinationen

Hören oder sehen Sie manchmal Dinge, die andere nicht hören oder sehen? Können Sie manchmal Ihre Gedanken laut hören? Ha-

ben Sie manchmal Visionen? Haben Sie merkwürdige Empfindungen in Ihrem Körper oder das Gefühl, dass etwas Merkwürdiges in Ihnen ist? Erhalten Sie manchmal persönliche Botschaften aus dem Radio oder vom Fernseher? Von Gott?
In welchen Situationen tritt das auf? Was hören Sie genau? Welche Lautstärke hat die Stimme? Geschlecht? Akzent? Aus welcher Richtung kommt sie? Wie deutlich hören Sie sie? Sagt sie immer dasselbe? In welchen Situationen äußert sich die Stimme? Nennen Sie mir ein Beispiel. Was passierte vorher? Was haben Sie vorher gedacht? Was denken Sie, nachdem die Stimme etwas gesagt hat? Wie fühlen Sie sich, wenn die Stimme kommt? Was machen Sie, um mit der Stimme fertig zu werden? Hilft das? Gibt es Zeiten (auch Tageszeiten oder Situationen), in denen sich die Stimme seltener äußert? Haben die Stimmen Recht, mit dem, was sie sagen? Was passiert, wenn Sie der Stimme sagen, sie soll ruhig sein? Wenn Sie ihr nicht folgen?
In vielen Fällen wissen Patienten nicht mehr genau, wie sie sich in einer bestimmten Situation gefühlt haben, was sie genau gedacht haben oder ob sie bestimmte körperliche Symptome hatten. In solchen Fällen können Patienten auch schon aus diagnostischen Gründen zu Selbstbeobachtungsaufgaben aufgefordert werden.

5.3 Erfassung von Faktoren der sozialen Umwelt

Bei der Diagnostik nach DSM (DSM-IV-TR, APA, 2003) ist eine Beurteilung auf den Achsen IV und V erforderlich. Auf Achse IV wird der Schweregrad psychosozialer Belastungsfaktoren eingeschätzt, die zum Ausbruch oder zum Rückfall bzw. zur Verschlechterung der Störung geführt haben können, wie z. B. Probleme im Beruf, im sozialen Umfeld oder mit der Hauptbezugsgruppe (*Checkliste der psychosozialen und umgebungsbedingten Probleme*). Mit der *Skala zur Globalen Erfassung des Funktionsniveaus (GAF)* wird auf der Achse V das allgemeine psychosoziale Funktionsniveau (soziale Anpassung, psychische, soziale und berufliche Leistungsfähigkeit) auf einem hypothetischen Kontinuum von psychischer Gesundheit bis Krankheit eingeschätzt.
Eine Übersicht über Verfahren zur Erfassung von *Lebensqualität* (vor allem chronisch) schizophrener Patienten findet sich z. B. bei Cramer et al. (2000) und Lehmann et al. (2003). Ein erst kürzlich entwickeltes und gut validiertes deutschsprachiges Instrument ist der *Quality of Life in Schizophrenia* (*QliS*; Franz, Fritz & Meyer, 2002). Das Instrument umfasst 54 Items, die 12 Subskalen sowie einem gesonderten Bereich „Arbeit“ zugeordnet werden: Soziale Kontakte, Akzeptanz durch andere, Beziehung zur Familie, Bewertung der Pharmakotherapie, Kognitive Leistungsfähigkeit, Bewertung der Unterkunft/Wohnung, Finanzielle Situation, Globale Lebenszufriedenheit, Zuversicht, Bewertung der psychopathologischen Symptome, „Normale“ Lebensgestaltung, Fähigkeit zur Alltagsbewältigung. Die Antworten werden anhand einer vierstufigen Ratingskala erfasst. Die Spezifität der Skala für schizophren Erkrankte konnte belegt werden.
Auf der Seite der Erfassung von *Stressoren* sind die sogenannten EE-Skalen (expressed-emotion Skalen) anzusiedeln. Diese evaluieren die psychosoziale Belastung, denen ehemalige Patienten potentiell ausgesetzt sind, wenn sie wieder nach Hause entlassen werden. Entsprechende Interviewverfahren erlauben die Abschätzung einer high-expressed-emotion-Einstellung (abgekürzt: HEE) durch ein Rating von Angehörigen und sonstigen Bezugspersonen hinsichtlich Feindseligkeit, Kritik und einem zu hohen Maß an emotionalem Überengagement gegenüber dem Patienten.

Um diesen Kommunikationsstil reliabel zu erfassen, wurde das semistrukturierte *Camberwell Family Interview (CFI)* entwickelt, das seit den 70er Jahren in der verkürzten Version von Vaughn und Leff (1976) (auch Leff & Vaughn, 1985) zum Einsatz kommt. Dieses wird mit Angehörigen bzw. wichtigen Bezugspersonen in den ersten Wochen nach Klinikaufnahme des Patienten in dessen Abwesenheit durchgeführt. Es wird hierbei nur diejenige Bezugsperson interviewt, welche später nach der Entlassung regelmäßigen Kontakt mit dem ehemaligen Patienten haben wird. Die Aussagen werden auf Tonband oder Video aufgezeichnet und im Anschluss daran von geschulten Beurteilern eingestuft. Deutsche Versionen stammen u. a. von Fiedler, Niedermeyer und Mundt (1986) und Köttgen, Sonnichsen und Jurth (1984).

Ein damit verwandtes Instrument ist der *Münsteraner Familienbogen, MFB* (Buchkremer, Schulze-Mönking, Lewandowski & Wittgen, 1986), welcher die Familieninteraktion auf der Basis eines einstündigen Interviews mit allen Familienmitgliedern erfasst.

Das Problem der bisherigen Skalen zur Erhebung des EE-Status ist der erhebliche Zeitaufwand der Durchführung und Auswertung. Aus diesem Grund wurden fünf- und zehnminütige Kurzversionen entwickelt (*Fünf-Minuten-Sprechstichprobe, FMSS*, Magana et al., 1986; Stark & Buchkremer, 1992; Leeb, Feinstein, Müller, Hahlweg & Dose, 1989; *10-minütiges Kurzinterview*, Wittgen, Watzl & Cohen, 1989), welche in der Regel hohe Übereinstimmungsvalidität mit dem ursprünglichen Verfahren besitzen.

Fragebögen im Rahmen des EE-Konzeptes sind der *FEF (Fragebogen zur Erfassung der emotionalen Familienatmosphäre*; Feldmann, Buchkremer, Minneker-Hügel & Hornung, 1995) und der *FFB (Familienfragebogen)* (Feinstein, Hahlweg, Müller & Dose, 1989). Skalen mit ähnlicher Zielrichtung wurden von Shefler, Hersco-Levy und Kreisman (1995) (dt. Rist & Watzl, 1989) sowie von Cole und Kazarian (1988) vorgelegt.

5.4 Erfassung von personenbezogenen Faktoren

5.4.1 Problemverständnis und Compliance

Der modifikationsorientierte Diagnostiker sollte sich ein Bild machen, welche Symptome der Patient wahrnimmt, weil Patienten für Symptome, die sie als solche nicht erkennen, wenig Bereitschaft zeigen, Behandlungsangebote zu akzeptieren. In der Regel haben Patienten kein Problem damit, wenn man sie direkt und offen zu ihren Überzeugungen im Bezug auf die Diagnose und bisherigen Behandlungserfahrungen befragt, wie z. B. folgendermaßen: „Viele Patienten mit ähnlichen Problemen wie Ihren haben gesagt bekommen, dass sie unter einer psychischen Erkrankung, unter einer Psychose oder Schizophrenie leiden. Wurde Ihnen das auch gesagt? Was denken Sie darüber? Glauben Sie, dass Sie eine Erkrankung haben? Warum sind Sie hierher (oder in die Klinik) gekommen? Brauchen Sie eine Behandlung? War Ihre Krankenhauseinweisung ein Fehler? Gibt es bestimmte Symptome, die behandelt werden sollten? Nehmen Sie Medikamente? Glauben Sie, dass die Medikamente helfen? Hat Ihnen die Einnahme der Medikamente schon mal Probleme bereitet?“

Der Diagnostiker kann sich in der Befragung aber auch an der *Scale to Assess Unawareness of Mental Disorder* (*SUMD*; Amador et al., 1993; Übersetzung bei Lincoln, 2006) orientieren. Die *SUMD* erfasst beispielsweise die Einsicht in das Vorhandensein einer psychischen Störung, einschließlich der sozialen Konsequenzen, der Notwendigkeit einer Behandlung und der

Wahrnehmung und Attribution von Symptomen auf die Störung. Die Dauer des Interviews hängt von der Anzahl vorhandener Symptome ab und liegt im Durchschnitt bei ca. 15–20 Minuten.
Soll Störungswissen, beispielsweise zur Planung und Evaluation psychoedukativer Verfahren erfasst werden, kann z. B. das *ERWIPA (standardisiertes Verfahren zur Erfassung krankheitsbezogenen Wissens bei Patienten mit Schizophrenien)* eingesetzt werden (Luderer, Böcker, Anders & Wurzner, 1993). Auch der *Fragebogen zur Psychose* dient einer ähnlichen Fragestellung und zielt auf die Bestimmung des Wissensstandes und -zuwachses nach entsprechenden Maßnahmen in Familien von schizophren Erkrankten ab. Er ist Teil des Manuals „Familienbetreuung schizophrener Patienten" von Hahlweg und Kollegen (Hahlweg, Dürr, Dose & Müller, 2006).

5.4.2 Gezielte Diagnostik zur Krankheitsbewältigung

Für die Diagnostik sind im Hinblick auf gezielte Rückfallprävention eine Erfassung der bisherigen Bewältigungskompetenzen des Patienten im Umgang mit der Erkrankung sowie die Kenntnis über relevante Stressoren und Frühwarnsymptome von Bedeutung. Für die Erfassung von Bewältigungskompetenzen können als Alternative zu einem freien Interview folgende Verfahren eingesetzt werden:
Das *IKB (Interview zur Erfassung des Krankheitsbewältigungsverhaltens Schizophrener)* (Thurm-Mußgay, Galle & Häfner, 1991) dient der Erfassung des Bewältigungsrepertoires sowie des individuellen Belastungsprofils schizophrener Patienten. Es werden verschiedene Problembereiche wie Symptomatik, soziale Anpassung, Rollenerfüllung in Partnerschaft und Beruf sowie die Rückfallanfälligkeit für potentielle Auslöser erhoben.

Ein halbstrukturiertes Interview mit inhaltsanalytischer Auswertung des Bewältigungsverhaltens wurde von Wiedl und Rauh (1994) mit dem *TEBBI (Tagebuch zur Erfassungen von Belastungen und Bewältigung)* vorgelegt. Es war die Absicht der Autoren, im Vergleich zu den stark abstrahierenden Coping-Fragebögen ein ereignisnäheres Instrument zu schaffen. Die Patienten sollten jeweils für sie belastende Situationen und Bewältigungsversuche frei beschreiben und diesbezüglich Einschätzungen vornehmen, die dann hinterher inhaltsanalytisch ausgewertet wurden, um sie therapeutisch zu nutzen. Die Durchführung des Tagebuchs hat sich jedoch für schizophrene Patienten – vermutlich aus Gründen, welche in der psychotischen Symptomatik selbst zu suchen sind (auch dann, wenn diese schon abgeklungen ist; siehe weiter oben) – als problematisch erwiesen.
Schließlich können wahrgenommene Veränderungen in den Zeiten vor dem Ausbruch einer akuten psychotischen Episode mit Patienten und Angehörigen zur rechtzeitigen Erkennung drohender Rezidive rekonstruiert werden. Eine hilfreiche Unterstützung bietet hierfür die Frühwarnsymptomliste (Behrend, 2001), die Veränderungen im Verhalten, körperliche Veränderungen, Veränderung der Gedanken, Gefühle, Wahrnehmungen sowie Veränderungen in den Bereichen Schule und Beruf in definierten Zeiträumen (ein/zwei/drei Wochen sowie von einem bis zu sechs Monaten) vor Beginn akuter Episoden anhand vorgegebener Items erfragt.
Ein halbstrukturiertes Interview, welches auf eine detaillierte Beschreibung der prodromalen und weiteren Krankheitsentwicklung sowie der sozialen Behinderung abzielt und hauptsächlich bisher zu Forschungszwecken eingesetzt worden ist, ist das *IRAOS* (*Instrument zur retrospektiven Einschätzung des Erkrankungsbeginns bei Schizophrenie*, Häfner et al., 1990; Häfner,

Löffler, Maurer, Riecher-Rössler & Stein, 1999). Teilweise wurden hier Items aus anderen, gut überprüften Messverfahren mit aufgenommen. Die erhobenen Daten stammen von Patienten, Angehörigen und Klinikpersonal oder wurden den Akten entnommen. Sie ermöglichen das frühzeitige Entdecken und damit rechzeitige Intervenieren bei sich anbahnenden schizophrenen Erkrankungen bzw. Rückfallen sowie die Erstellung von prognostischen Aussagen über den Krankheitsverlauf.

Die in den Studien mit dem IRAOS gewonnenen Erkenntnisse führten zu der Entwicklung des *Early Recognition Inventory (ER-Iraos;* Maurer et al., 2006; Häfner & Maurer, 2006). Ziel des Inventars ist die Früherkennung und Frühintervention von schizophrenen Störungen. Es handelt sich um ein zweistufiges Verfahren, bestehend aus einer Checkliste (17 Items), mit der hilfesuchende Betroffene beurteilt werden können, welche dann in Früherkennungs- bzw. Frühinterventionszentren überwiesen werden, wo eine weitere Diagnostik (Interview mit einer Symptomliste von 110 Items sowie Modulen zur Einschätzung relevanter Risiko- und interventionsbezogener Faktoren) erfolgt. Das Inventar befindet sich noch im Forschungsstadium, erste Reliabilitäts- und Validitätskennwerte der Checkliste erscheinen vielversprechend. Befunde zur prognostischen Validität stehen noch aus.

Eine Vorhersage des Krankheitsverlaufs ist zudem mit dem *DAS-M (Disability Assessment Schedule: Mannheimer Skala zur Einschätzung sozialer Behinderung*; Jung, Biehl, Maurer, Krumm & Bauer-Schubert, 1989) möglich. Auch hier handelt es sich um ein halbstrukturiertes Interview, das Defizite in der Wahrnehmung sozialer Rollen (in Haushalt, Familie, bei der Arbeit, als Bürger, in der Partnerschaft) und soziale Funktionsdefizite (Freizeit, Alltag, Kommunikation, Rücksichtnahme und Reibung mit Mitmenschen, Notfallverhalten) misst. Es wird mit einer Bezugsperson des Patienten durchgeführt, wobei dessen Beziehung sowohl zum Patienten als auch zum Interviewer berücksichtigt wird.

5.4.3 Erfassung von sozialen und Problemlösefertigkeiten

Die naheliegendste Methode zur Erfassung von sozialer Kompetenz und Problemlösefertigkeiten ist die Verhaltensbeobachtung. Ist eine solche nicht möglich, bietet es sich an, auf die Beobachtungen Dritter (Pflegepersonal, Angehörige etc.) zurückzugreifen. Alternativ können Rollenspiele durchgeführt oder (bei leichteren Problemen) die Patienten anhand eines Problemlöseschemas (z. B. D'Zurilla & Nezu, 2000) zur Lösung aufgefordert werden. Gerade in diesem Bereich sollte die Aufmerksamkeit des Diagnostikers nicht einseitig auf Defizite gerichtet werden. Hilfreicher für eine erfolgreiche Krankheitsbewältigung ist es, danach zu fragen, was der Patient kann, wo seine Stärken liegen, an welche vorhandenen Beziehungen er anknüpfen kann und welche (sozialen) Kompetenzen er einsetzt, um Ziele zu erreichen.

Das *Soziale Kompetenzinventar für psychiatrische Patienten (SKIPP)* (Spang-Fitzek, 1994) hat eine ressourcenorientierte Diagnostik zur Überprüfung des Erfolgs von Rehabilitationsmaßnahmen zum Ziel. Es ist ein Fremdbeurteilungsinventar, im dem das Verhalten von untergebrachten Patienten (betreutes Wohnen, Tagesklinik) in verschiedenen Bereichen eingeschätzt wird (Kontrolle über die eigene Erscheinung, Bewegungsspielraum, Anpassung an die Gemeinschaft, Kommunikations- und Interaktionsfähigkeiten, Kontaktbereitschaft, soziales Engagement, Arbeitsfertigkeiten, Grad der jeweiligen Selbständigkeit).

Im anglo-amerikanischen Sprachraum wurde der *Independent Living Skills Survey (ILSS)* (Wallace, Liberman, Tauber & Wallace, 2000) entwickelt, der sowohl in einer Fremdbeurteilungs- als auch in einer Selbstbeurteilungsversion existiert. Mit ihm wird die Funktionsfähigkeit in 12 verschiedenen Bereichen erfasst (z. B. Geldverwaltung, Arbeitssuche, soziale Fertigkeiten, Medikamentenverhalten, Fähigkeit, für sich selbst zu sorgen). Anhand der Ergebnisse lassen sich eine individuelle Therapieplanung und die Therapieevaluation von Trainings sozialer Fertigkeiten vornehmen.

Eine Skala, die die soziale Anpassung in der Klinik umfasst, ist die *Nurses' Observation Scale for Inpatient Evaluation (NOSIE)* (Honigfeld et al., 2005), welche vom Klinikpersonal ausgefüllt wird und die Bereiche Anpassungsfähigkeit, soziales Interesse, Sauberkeit, Reizbarkeit, manifeste Psychose, Retardierung und Depression erfasst.

5.4.4 Neuropsychologische Defizite

Solange der Therapeut die Möglichkeit kognitiver Defizite in seinen Anforderungen an den Patienten berücksichtigt, ist eine genaue testpsychologische Erfassung neuropsychologischer Defizite für die Durchführung der meisten Therapien in der Regel weniger relevant. Diese benötigt viel Zeit, sprengt in jedem Fall den Rahmen der ambulanten Diagnostik und bringt den Patienten in eine möglicherweise unangenehme Bewertungssituation. In der Regel reicht es, den Patienten zu fragen, ob er Schwierigkeiten hat, sich Dinge zu merken oder sich hinreichend lange zu konzentrieren oder ob er in diesen Bereichen Veränderungen festgestellt hat. In den meisten Fällen wird der aufmerksame Therapeut ansonsten auch ohne eine aufwändige Testung im Verlauf der ersten Sitzungen merken, ob ein Patient Probleme hat, sich zu konzentrieren, Inhalte zu strukturieren oder sich zu merken. Anders stellt es sich dar, wenn ein Patient von sich aus Aufmerksamkeits- und Gedächtnisdefizite in den Vordergrund stellt und eine Verbesserung dieser Bereiche als vorrangiges Therapieziel formuliert.

Zur Prädiktion des sozialen und beruflichen Funktionsniveau haben sich zudem verbale Gedächtnisleistungen (z. B. *Rey Auditory Verbal Learning Test, RAVLT;* Rey, 1964; *Zahlennachsprechen* aus dem *Hamburg Wechsler Intelligenztest*, HAWIE-R; Tewes, 1991), wie auch Leistungen der Daueraufmerksamkeit (*Continuous Performance Test, CPT)* (Nuechterlein & Asarnow, 1996) und exekutive Funktionen (*Wisconsin Card Sorting Test, WCST)* (Grant & Berg, 1993; Heaton, 1981) erwiesen (Green, 1996). Alternativ zur Erhebung von Kurzzeit- und Arbeitsgedächtnisleistungen können auch Untertests der revidierten Form der *Wechsler Memory Scale* (*WMS-R;* deutsche Version: Härting et al., 2000) verwendet werden. Kurzzeit- und Arbeitsgedächtnisleistungen werden beispielsweise mit den Untertests „Zahlenspanne vorwärts und rückwärts“ sowie den Untertests „Blockspanne vorwärts“ und „Blockspanne rückwärts“ erhoben. Mit *CPT* und *WCST* ist es zudem gelungen, zeitstabile Leistungsdefizite schizophrener Patienten sowie Personen mit einem erhöhten Schizophrenierisiko im Vergleich zu Gesunden nachzuweisen, weshalb diese auch als Vulnerabilitätsmarker bezeichnet werden. Kritisch anzumerken ist jedoch, dass für die Bewältigung dieser Tests offenbar multiple kognitive Prozesse erforderlich sind.

Problematisch bei der Anwendung von gängigen neuropsychologischen Tests oder umfangreichen Testbatterien ist zudem, dass die Patienten häufig ein sogenanntes generalisiertes Defizit aufweisen, d. h. eine Minderleistung in sämtlichen Verfahren, so dass dadurch keine genauen Aussagen über die ursächlichen und für diese Patientengruppe spezifischen kognitiven Dysfunktionen getroffen werden können (Straube et al., 2002). Zudem sind viele Instrumente nicht änderungssensitiv und eignen sich deshalb nicht zur Erfolgskontrolle therapeutischer Interventionen (Vauth, Dietl, Stieglitz & Olbrich, 2000).

5.4.5 Dysfunktionale Kognitionen

Spezifische dysfunktionale Metakognitionen im Bezug auf akustische Halluzinationen können mit dem oben bereits erwähnten *Cognitive Assessment of Voices, Interview Schedule*; Chadwick et al., 1996; *BAVQ, Beliefs about voices Questionnaire*; Chadwick & Birchwood, 1995; *BAVQ-revised*; Chadwick et al., 2000) erhoben werden.

Übergreifende dysfunktionale Kognitionen können anhand von Selbstbeurteilungsfragebögen erfasst werden, die üblicherweise zur Erfassung von dysfunktionalen Einstellungen bei Depressionen eingesetzt werden. Als solche seien beispielsweise der *Fragebogen Irrationaler Einstellungen* (*FIE*; Klages, 1989) zur Erhebung inhaltlicher Aspekte irrationaler Einstellungen wie negativer Selbstbewertung, Abhängigkeit, Internalisierung von Misserfolgen und Irritierbarkeit (30 Items) oder die Skala *Dysfunktionaler Einstellungen* (deutsche Version der *Dysfunctional Attitude Scale, DAS* von Hautzinger, Joormann & Keller, 2005) aufgeführt.

5.4.6 Erfassung von Vorläufern und Risikomerkmalen der Schizophrenie

Angestoßen von Forschungsergebnissen, welche zeigen, dass bestimmte Auffälligkeiten im Verhalten und Erleben einer späteren schizophrenen Erkrankung vorausgehen und dass darüber hinaus in der Verwandtschaft ersten Grades schizophren Erkrankter vermehrt Personen mit schizotypischen Merkmalen anzutreffen sind (z. B. Kendler et al., 1993), wurden verschiedene Skalen zur Erfassung der Schizotypischen Persönlichkeitsstörung (SPS) entwickelt. Ihren Einsatz finden solche Verfahren zum einen in der Erforschung von Risikomerkmalen bzw. biologischen Markern der Schizophrenie, zum anderen bei psychotherapeutischen Fragestellungen, wenn die Symptomatik der SPS ausgeprägt ist bzw. Krankheitswert erreicht.

Sämtliche wesentliche Symptome der Schizotypischen Persönlichkeitsstörung nach DSM-III-R erfasst der *Schizotypal Personality Questionnaire, SPQ* (Raine, 1991; deutsch: Klein, Andresen & Jahn, 1997; Kurzversion *SPQ-B*: Raine & Benishay, 1995). Folgende Merkmalsbereiche werden hier erfragt: kognitiv-perzeptive Defizite, interpersonelle Defizite und Desorganisation. Ebenfalls am DSM-III orientiert ist die *Schizotypal Personality Scale* (*STA*, Claridge & Broks, 1984).

Die verschiedenen Skalen von Chapman und Chapman erfassen nur Ausschnitte aus dem schizotypischen Merkmalsbereich, z. B. *Magisches Denken, Wahrnehmungsabweichungen, Physische* und *Soziale Anhedonie* (Chapman, Chapman & Raulin, 1976, 1978; Eckblad & Chapman, 1983; deutsche Versionen: s. Hautzinger & Meyer, 2001). Jedoch konnte auch anhand der Chapman-Skalen in einer zehnjährigen Langzeitstudie gezeigt werden, dass hohe Ausprägungen auf diesen Skalen eine psychotische Dekompensation oder das Auftreten von psychoseähnlichen bzw. schizotypen Merkmalen überzufällig häufig prädizieren (Chapman, Chapman, Kwapil, Eckblad & Zinser, 1994). Detailliertere Information findet der Leser z. B. in Raine, Lencz und Mednick (1995), Claridge (1996) sowie Andresen und Maß (2000).

Fallbeispiel Frau G.
Mit dem *SKID-Interview* ergibt sich die Diagnose einer chronischen paranoiden Schizophrenie (episodisch mit Residualsymptomen zwischen den Episoden; mit ausgeprägten negativen Symptomen (DSM 295.30, F20.02). Der aktuelle Befund (*PANSS*) zeigt eine geringe Ausprägung positiver Symptome (leichte formale Denkstörungen, leichte Erre-

gung, gering ausgeprägtes Misstrauen), jedoch vermehrte Negativsymptomatik (Affektverflachung, Affektarmut und -starrheit, emotionaler Rückzug, geringer affektiver Rapport, soziale Passivität und Apathie, mangelnde Spontaneität und Flüssigkeit der Sprache, stereotypes Denken). Auf der Skala „Allgemeine Psychopathologie" werden Ängste der Patientin um ihre Gesundheit und Alltag bzw. Zukunft sowie soziales Vermeidungsverhalten deutlich. Im Kontakt mit der Patientin werden ihre leichte Ablenkbarkeit durch Außenreize, ihr verlangsamtes Denken und ihre Gereiztheit deutlich. Eine Krankheitseinsicht ist bei ihr vorhanden, sie nimmt regelmäßig ihre Medikamente (Clozapin) ein. Obgleich ihre Eltern sie unterstützen, zeigen diese an einer Angehörigenbetreuung kein Interesse. Im Wissenstest zur Psychose weist die Patientin sehr gute Kenntnisse auf, sie habe in der Tagesklinik an psychoedukativen Programmen teilgenommen. Im Selbstbeurteilungsfragenbogen (ESI) zeigen sich Einschränkungen auf der Skala „Aufmerksamkeits- und Sprachbeeinträchtigung". Im Verlauf der Therapie äußert die Patientin vermehrt negative Gedanken über sich selbst und ihr niedriger Selbstwert sowie ihre geringe Selbstwirksamkeitserwartung werden deutlich. Von ihr genannte Probleme bestehen darin, dass sie sich nicht traut, andere Menschen anzusprechen, weil sie befürchte zu versagen oder negativ bewertet zu werden. Zudem wünscht sie sich, mit bestimmten Alltagssituationen (bei der Arbeit, im Umgang mit Ämtern, Ärzten, Vermieter) besser umgehen zu können. Im diagnostischen Rollenspiel ist zu beobachten, dass die Patientin Kompetenzen im verbalen Verhalten aufweist, aber im nonverbalen Verhalten weder Mimik oder Gestik zeigt noch Blickkontakt aufnimmt.

6 Diagnostiker-Klient-Beziehung

Eine Besonderheit in der Arbeit mit Patienten mit der Diagnose einer Schizophrenie erhöht die Wahrscheinlichkeit, beim Aufbau einer therapeutischen Beziehung auf Probleme zu stoßen. Die Patienten sind möglicherweise nicht bereit, die Therapiezeiten wahrzunehmen, welche vom Therapeuten angeboten werden. Manchmal sind sie unwillig, über ihre Probleme zu sprechen, bis hin zu offenem Misstrauen gegenüber dem Therapeuten, Ärzten und Therapeuten im Allgemeinen. Manchmal wird es erscheinen, als ob der Patient mit seiner Aufmerksamkeit gar nicht beim Gespräch ist, oder er wirkt nach 20 Minuten bereits unkonzentriert. Oft wird man als Therapeut mit persönlichen Fragen konfrontiert, die scheinbar nichts mit dem zu besprechenden Thema zu tun haben.

Der beste Ansatz im Umgang mit auftretenden Schwierigkeiten besteht in dem Versuch, die Schwierigkeiten aus Sicht des Patienten zu verstehen. Anstelle Patienten als „auskunftsunwillig" abzustempeln, ist es hilfreicher, ihnen mit Toleranz zu begegnen und alle Schritte zu unternehmen, um die Schwierigkeiten nachzuvollziehen und den Patienten, wo immer möglich, entgegenzukommen.

Hierfür ist es hilfreich, bereits vorher eine Reihe von Gründen zu kennen, die dazu führen, dass die Teilnahme an den Gesprächen für den Patienten als aversiv erlebt wird. Stimmen können dem Patienten signalisieren, dass eine Selbstöffnung es notwendig machen wird, dem Therapeuten etwas anzutun, oder der Patient denkt, dass der Therapeut Teil einer Verschwörung ist und ist deshalb auf der Hut. Oft werden die intensiven Gespräche auch als überstimulierend oder verunsichernd erlebt. Der Patient denkt, dass der Therapeut ihn für verrückt oder für böse hält und scheut sich davor, Gefühle oder Gedanken zu offenbaren, die diese Einschätzung bestätigen könnten. Patienten können abgelenkt wirken, weil sie während der Erhebungen Stimmen hören oder Überwachungskameras und Wanzen in den Ecken des Raumes vermuten. Andere leiden unter den für Schizophrenie typischen Defiziten in der Aufmerksamkeit und haben eine kurze Konzentrationsspanne. Manche Patienten erleben Gespräche unter vier Augen in einem geschlossenen Raum als zu beengend oder reagieren verunsichert auf den direkten Augenkontakt bei gegenüberliegenden Sitzpositionen. Viele Patienten leiden unter einer Verarmung ihrer interpersonellen Beziehungen und können die therapeutische Beziehung als belastend erleben und übersensibel auf Äußerungen und Verhalten des Therapeuten reagieren.

Das Erkennen solcher Schwierigkeiten ist von äußerster Wichtigkeit, will man vom Patienten die wesentlichen diagnostischen Informationen erhalten und die Basis für eine gute therapeutische Zusammenarbeit bilden. Meist werden Patienten diese Schwierigkeiten nicht von sich aus berichten. In diesen Fällen werden Probleme nur durch äußere Anzeichen von Misstrauen sichtbar, wenn beispielsweise Patienten den Therapeuten kritisch mustern oder wiederholt den Blick in die Ecken des Raumes schweifen lassen, angebotene Getränke stets ablehnen oder abgelenkt wirken. In jedem Fall ist es wichtig, dass der Therapeut versucht, herauszufinden, welche Probleme den Patienten von der vollen Aufmerksamkeit auf die Gesprächsinhalte abhalten. Günstig ist, wenn es dem Therapeuten gelingt, möglicherweise vorhandene paranoide Attributionen bereits vorher aufgrund der Kenntnis über die Probleme von Patienten mit Schizophrenien oder der Aktenkenntnis über den spezifischen Patienten vorwegzunehmen, z. B. „Haben Sie manchmal die Befürchtung, dass ich auch Teil der Verschwörung bin?“ Grundsätzlich vermittelt der Therapeut dem Patienten durch eine empathische Haltung, Offenheit, Entgegenkommen und Wärme, dass er sich für seine Probleme interessiert und ihm an einer Besserung seiner Situation viel gelegen ist. Es ist zu empfehlen, die Gespräche in einem angenehmen, ruhigen Raum stattfinden zu lassen.

Sollten Angehörige in die Diagnostik miteinbezogen werden, so gilt auch hier, Verständnis für ihre spezifische Situation aufzubringen. Angehörige fühlen sich oft mit der Erkrankung überfordert und ziehen sich ebenfalls von ihrer Umwelt zurück. Ihre besondere Belastungssituation sollte gewürdigt und sie sollten von Schuldgefühlen entlastet werden, bevor beispielsweise mit der Erhebung familiärer Interaktionsmuster begonnen wird.

7 Zusammenfassung und Ausblick

Im Gegensatz zum früheren Schwerpunkt der Beschreibung und Klassifikation der schizophrenen Symptomatik wurden in letzter Zeit immer mehr modifikationsorientierte Testverfahren entwickelt, die auf eine individuelle und effiziente Therapieplanung abzielen. Diese basieren auf den bekannten Risikofaktoren der Schizophrenie, bei denen Umweltfaktoren eine ebenso bedeutsame Rolle zukommt wie personenbezogenen Faktoren.

Dennoch fehlen für einige Bereiche weiterhin adäquate Verfahren vor allem in den Bereichen schützender Umweltfaktoren, belastender Lebensereignisse und ihrer Bewältigung sowie kognitiver Verarbeitungsstile. Die kognitive Erweiterung traditioneller Vulnerabilitäts-Stress-Modelle und die daraus resultierende kognitive Verhaltenstherapie findet zwar inzwischen zunehmend eine breitere Akzeptanz. Dennoch sind diesbezüglich bisher nur vereinzelt spezifische Fragebögen ins Deutsche übertragen worden. Für die Zukunft ist es also erstrebenswert, weiterhin Verfahren zu entwickeln bzw. bestehende Verfahren auf den deutschsprachigen Raum zu übertragen, die spezifisch auf diese Patientengruppe und ihre Problembereiche zugeschnitten und mit denen auch Therapiefortschritte oder Generalisierungseffekte abbildbar sind. Zudem ist genau zu prüfen, inwieweit allgemeine Testverfahren uneingeschränkt mit schizophren Erkrankten durchführbar sind.

Weiterhin bieten sich hinsichtlich der Erforschung der zugrundeliegenden Faktoren der Schizophrenie und biologischen Erklärungshypothesen zukünftige Aufgaben für eine verfeinerte Diagnostik unter Einschluss neurokognitiver und neurophysiologischer Befunde sowie bildgebender Verfahren an. Eine besondere Bedeutung kommt hierbei u. a. auch der Untersuchung von Personen aus dem Spektrumsumfeld der Schizophrenie zu, da hier zu erwarten ist, dass die psychobiologische Heterogenität durch Wegfall der pharmakologischen Beeinflussung und durch Abwesenheit von Symptomen, welche sekundärer Natur sind (z. B. längere Krankheitsbewältigungsprozesse; negatives Coping), reduziert ist.

Aktuelle Forschungsstudien beschäftigen sich vor allem mit der Früherkennung und Frühintervention bei schizophrenen Störungen und der Entwicklung von diagnostischen Kriterien für Personen mit einem erhöhten Risiko einer Ersterkrankung. Die Identifikation von vulnerablen Personen und sich anbahnenden Erkrankungen bietet die Möglichkeit eines frühzeitigen Einsatzes von Interventionsstrategien mit dem Ziel, den Ausbruch florider Symptome abzuwenden oder aufzuschieben sowie positiv auf den Krankheitsverlauf einzuwirken. Ansätze in diese Richtung sind z. B. eine weitergehende Differenzierung der Symptome des Prodromalstadiums (psychosefernes und psychosenahes Prodrom) sowie die Kombination verschiedener Risikofaktoren (siehe z. B. Bechdolf, Veith & Köhn, 2006).

Literatur

Abi-Dargham, A. (2002). Recent evidence for dopamine abnormalities in schizophrenia. *European Psychiatry, 17*, 341–347.

Amador, X. F., Strauss, D. H., Yale, S. A., Flaum, M. M., Endicott, J. & Gorman, J. M. (1993). The assessment of insight in psychoses. *American Journal of Psychiatry, 150*, 873–879.

American Psychiatric Association (2000). *Diagnostic and Statistical Manual of Mental Disorders (4rd ed., revised).* Washington, DC: APA. (Deutsche Bearbeitung: siehe Saß, H., Wittchen, H.-U., Zaudig, M. & Houben, I., 2003).

Andreasen, N. C. (1984). *The scale for assessment of positive symptoms (SAPS).* Iowa City: University of Iowa.

Andreasen, N. C., Flaum, M., Swayze, V. W. & Tyrrell, G. (1990). Positive and negative symptoms in schizophrenia: A critical reappraisal. *Archives of General Psychiatry, 47*, 615–621.

Andreasen, N. C., Paradiso, S. & O'Leary (1998). „Cognitive dysmetria" as an integrative theory of schizophrenia: A dysfunction in cortical-subcortical-cerebellar circuity? *Schizophrenia Bulletin, 24*, 2003–2018.

Andresen, B. & Maß, R. (Hrsg.). (2000). *Schizotypie. Psychometrische Entwicklungen und biopsychologische Forschungsansätze.* Göttingen: Hogrefe.

Andresen, B. & Moritz, S. (1999). *PANADSS (Positive, and Negative, and Disorganized Schizophrenic Symptoms). Ratingsystem zur dimensionalen Diagnostik schizophrener Symptome.* Ratzeburg: Psychometrie und Psychodiagnostik Verlag.

Arbeitsgemeinschaft für Methodik und Dokumentation in der Psychiatrie [AMDP] (Hrsg.). (1997). *Das AMDP-System. Manual zur Dokumentation psychiatrischer Befunde.* Berlin: Springer.

Bäuml, J. (1994). *Psychosen aus dem schizophrenen Formenkreis: Ein Ratgeber für Patienten und Angehörige.* Berlin: Springer.

Bechdolf, A., Veith, V. & Köhn, D. (2006). Aktueller Stand zu Risikokriterien für erste psychotische Episoden und Interventionen bei

Personen mit erhöhtem Psychoserisiko. In A. Bechdolf & G. Juckel (Hrsg.), *Psychoedukation bei Personen mit erhöhtem Psychosesrisiko* (S. 21–30). Stuttgart: Schattauer.

Behrend, B. (2001). *Meine persönlichen Warnsignale. Ein psychoedukatives Therapieprogramm zur Rezidivprophylaxe bei schizophrener und schizoaffektiver Erkrankung.* Tübingen: dgvt.

Birchwood, M. & Jackson, C. (2004). *Schizophrenie. Eine Einführung.* Bern: Huber.

Blanchard, J. J. & Cohen, A. S. (2006). The structure of negative symptoms within schizophrenia: Implications for assessment. *Schizophrenia Bulletin, 32*, 246–249.

Bleuler, E. (1911). Dementia Praecox oder die Gruppe der Schizophrenien. In G. Aschaffenburg (Hrsg.), *Handbuch der Psychiatrie.* Leipzig: Deuticke.

Buchkremer, G., Schulze-Mönking, H., Lewandowski, L. & Wittgen, C. (1986). Emotional atmosphere in families of schizophrenic outpatients. Relevance of a practice oriented assessment instrument. In M. J. Goldstein, I. Hand & K. Hahlweg (Eds.), *Treatment of schizophrenia. Family assessment and intervention* (pp. 79–84). Berlin: Springer.

Byne, W., Buchsbaum, M. S., Kemether, E. H., Erin A., Shinwari, A., Mitropoulou, V. & Siever, L. J. (2001). Magnetic resonance imaging of the thalamic mediodorsal nucleus and pulvinar in schizophrenia and schizotypal personality disorder. *Archives of General Psychiatry, 58*, 133–140.

Carpenter, W. T., Heinrichs, D. W. & Wagman, A. (1988). Deficit and nondeficit forms of schizophrenia: The concept. *American Journal of Psychiatry, 145*, 578–583.

Carter, D. M., Mackinnon, A., Howard, S., Zeegers, T. & Copolov, D. L. (1995). The development and reliability of the Mental Health Research Institute Unusual Perceptions Schedule (MUPS): An instrument to record auditory hallucinatory experience. *Schizophrenia Research, 16*, 157–165.

Chadwick, P. & Birchwood, M. (1995). The omnipotence of voices II: The belief about voices questionnaire (BAVQ). *British Journal of Psychiatry, 166*, 773–776.

Chadwick, P., Birchwood, M. & Trower, P. (1996). *Cognitive Therapy for Delusions, Voices and Paranoia.* Chichester: Wiley.

Chadwick, P. D., Lees, S. & Birchwood, M. (2000). The revised beliefs about voices questionnaire (BAVQ-R). *British Journal of Psychiatry, 177*, 229–232.

Chapman, L. J., Chapman, J. P., Kwapil, T. R., Eckblad, M. & Zinser, M. C. (1994). Putatively psychosis-prone subjects ten years later. *Journal of Abnormal Psychology, 103*, 183.

Chapman, L. J., Chapman, J. P. & Raulin, M. L. (1976). Scales for physical and social anhedonia. *Journal of Abnormal Psychology, 85*, 374–382.

Chapman, L. J., Chapman, J. P. & Raulin, M. L. (1978). Body image aberration in schizophrenia. *Journal of Abnormal Psychology, 87*, 399–407.

Ciompi, L. & Müller, C. (1976). *Lebensweg und Alter der Schizophrenen. Eine katamnestische Langzeitstudie bis ins Senium.* Berlin: Springer.

Claridge, G. (Ed.) (1996). *Schizotypy: Implications for illness and health.* Oxford: Oxford University Press.

Claridge, G. & Broks, P. (1984). Schizotypy and hemisphere function I: Theoretical considerations and measurement of schizotypy. *Personality and Individual Differences, 5*, 633–648.

Cole, J. D. & Kazarian, S. S. (1988). The level of expressed emotion scale: A new measure of expressed emotion. *Journal of Clinical Psychology, 44*, 392–397.

Combs, D. R., Adams, S. D., Michael, C. O., Penn, D. L., Basso, M. R. & Gouvier, W. D. (2006). The conviction of delusional beliefs scale: Reliability and validity. *Schizophrenia Research, 86*, 80–88.

Cramer, J. A., Rosenheck, R., Xu, W., Thomas, J., Henderson, W. & Chartney, D. S. (2000). Quality of life in schizophrenia: A comparison of instruments. *Schizophrenia Bulletin, 26*, 659–666.

Dilling, H., Mombour, W. & Schmidt, M. H. (2000). *ICD-10, Internationale Klassifikation psychischer Störungen. Kapitel V (F)* (4. Auflage). Bern: Huber.

D'Zurilla, T. J. & Nezu, A. M. (2000). Problem Solving Therapy. A social competence approach to clinical intervention. New York: Springer.

Eckblad, M. & Chapman, L. J. (1983). Magical ideation as an indicator of schizotypy. *Journal of Consulting and Clinical Psychology, 51*, 215–225.

Fähndrich, E. & Stieglitz, R.-D. (1998). *Leitfaden zur Erfassung des psychopathologischen Befundes. Halbstrukturiertes Interview anhand des AMDP-Systems.* Göttingen: Hogrefe.

Feinstein, E., Hahlweg, K., Müller, U. & Dose, M. (1989). Fragebogenverfahren zur Erhebung des „Expressed-Emotion"-Maßes: Kurzverfahren zur Rückfallprognose bei psychiatrischen Patienten. In G. Buchkremer & N. Rath. (Hrsg.), *Therapeutische Arbeit mit Angehörigen schizophrener Patienten. Messinstrumente, Methoden, Konzepte* (S. 39–45). Bern: Huber.

Feldmann, R., Buchkremer, G., Minneker-Hügel, E. & Hornung, P. (1995). Fragebogen zur Erfassung der Familienatmosphäre (FEF): Einschätzung des emotionalen Angehörigenverhaltens aus der Sicht schizophrener Patienten. *Diagnostica, 41*, 334–348.

Fiedler, P., Niedermeyer, T. & Mundt, C. (1986). *Gruppenarbeit mit Angehörigen schizophrener Patienten: Materialien für die therapeutische Arbeit mit Angehörigen und Familien.* München: Psychologie Verlags Union.

Franz, M., Fritz, M. & Meyer, T. (2002). *Entwicklung eines Fragebogens zur subjektiven Lebensqualität schizophren erkrankter Menschen. QliS. Quality of Life in Schizophrenia.* Justus-Liebig-Universität Gießen. Universitätsklinikum. Arbeitsgruppe Sozialpsychiatrie.

Garety, P. A., Kuipers, L., Fowler, D., Freeman, D. & Bebbington, P. (2001). A cognitive model of the positive symptoms of psychosis. *Psychological Medicine, 31, 189–195.*

Gottesman, I. I. & Shields, J. (1982). *Schizophrenia: The epigenetic puzzle.* Cambridge: Cambridge University Press.

Grant, D. A. & Berg, E. A. (1993). *Wisconsin Card Sorting Test, Revised and Expanded.* Odessa, Florida: Psychological Assessment Resources, Inc.

Green, M. F. (1996). What are the functional consequences of neurocognitive deficits in schizophrenia? *American Journal of Psychiatry, 153*, 321–330.

Green, M. F. (1998). *Schizophrenia from a neurocognitive perspective: Probing the impenetrable darkness.* Boston: Allyan & Bacon.

Green, M. F., Kern, R. S., Braff, D. L. & Minz, J. (2000). Neurocognitive deficits and functional outcome in schizophrenia: Are we measuring the right stuff?. *Schizophrenia Bulletin, 26*, 119–136.

Gross, G., Huber, G., Klosterkötter, J. & Linz, M. (1987). *BSABS. Bonner Skala für die Beurteilung von Basissymptomen.* Berlin: Springer.

Grube, B. S., Bilder, R. M. & Goldman, R. S. (1998). Meta-analysis of symptom factors in schizophrenia. *Schizophrenia Research, 31*, 113–120.

Haddock, G., McCarron, J., Tarrier, N. & Faragher, E. B. (1999). Scale to measure dimensions of hallucinations and delusions: The psychotic symptom rating scales (PSYRATS). *Psychological Medicine, 29*, 879–889.

Häfner, H., Löffler, W., Maurer, K., Riecher-Rössler, A. & Stein, A. (1999). *Interview für die retrospektive Erfassung des Erkrankungsbeginns und -verlaufs bei Schizophrenie und anderen Psychosen (IRAOS).* Bern: Huber.

Häfner, H. & Maurer, K. (2006). Early detection of people at risk for psychosis: Results using the ERIraos. *European Psychiatry, 21*, 27–28.

Häfner, H., Riecher, A., Maurer, K., Meissner, S., Schmidtke, A., Fätkenheuer, B., Löffler, W. & Heiden, W. v. d. (1990). Ein Instrument zur retrospektiven Einschätzung des Erkrankungsbeginns bei Schizophrenie: Entwicklung und erste Ergebnisse (IRAOS). *Zeitschrift für Klinische Psychologie, Forschung und Praxis, 19*, 230–255.

Hahlweg, K., Dürr, H. & Müller, U. (2006). Familienbetreuung schizophrener Patienten. Ein verhaltenstherapeutischer Ansatz zur Rückfallprophylaxe. Konzepte, Behandlungsanleitung und Materialien (2. überarb. und erw. Aufl.). Weinheim: PVU.

Härting, C., Markowitsch, H. J., Neufeld, H., Calabrese, P., Deisinger, K. & Kessler, J. (2000). *Wechsler Gedächtnistest – Revidierte Fassung (WMS-R).* Bern: Hans Huber.

Hautzinger, M., Joormann, J. & Keller, F. (2005). *DAS. Skala dysfunktionaler Einstellungen.* Göttingen: Hogrefe.

Hautzinger, M. & Meyer, T. D. (2001). Prospektive Studien im Bereich der psychometrischen High-Risk-Forschung. In B. Andresen & R. Maß (Hrsg.), *Schizotypie – Psychometrische Entwicklungen und biopsychologische Forschungsansätze* (S. 233–250). Göttingen: Hogrefe.

Heaton, R. K. (1981). *Wisconsin Card Sorting Test Manual.* Odessa: Psychological Assessment Ressources.

Hiller, W., Zaudig, M. & Mombour, W. (1995). *Internationale Diagnosechecklisten für ICD-10 (ICDL).* Berlin: Huber.

Honigfeld, G., Gillis, R. D. & Klett, C. J. (2005). *Nurses' Observation Scale for Inpatient Evaluation. Skala zur Beobachtung stationärer Patienten durch das Klinikpersonal.* In Collegium Internationale Psychiatriae Scalarum [CIPS] (Hrsg.), Internationale Skalen für Psychiatrie. Göttingen: Beltz Test.

Huber, G. (1983). Das Konzept substratnaher Basissymptome und seine Bedeutung für Theorie und Therapie schizophrener Erkrankungen. *Nervenarzt, 54*, 23–32.

Jablensky, A., Sartorius, N., Ernberg, G., Anker, M., Korten, A., Cooper, J. E., Day, R. & Bertelsen, A. (1992). *Schizophrenia: Manifestations, incidence, and course in different cultures. A World Health Organization ten country study.* Psychological Medicine Monograph, 20 (Suppl.).

Johnstone, E.C. & Frith, C. (1996). Validation of three dimensions of schizophrenic symptoms in a large unselected sample of patients. *Psychological Medicine, 26,* 669–679.

Jung, E., Biehl, H., Maurer, K., Krumm, B. & Bauer-Schubart, C. (1989). *DAS-M: Mannheimer Skala zur Einschätzung sozialer Behinderung.* Weinheim: Beltz.

Kay, S.R., Fiszbein, A. & Opler, L.A. (1987). The Positive and Negative Syndrome Scale (PANSS) for schizophrenia. *Schizophrenia Bulletin, 13,* 261–276.

Kay, S.R. & Opler, L.A. (1990). *Structured Clinical Interview for the Positive and Negative Syndrome Scale (SCI-PANSS).* Toronto: Multi Health Systems Inc.

Kendler, K.S., McGuire, M., Gruenberg, A.M., O'Hare, A., Spellman, M. & Walsh, D. (1993). The Roscommon Family Study III. Schizophrenia related personality disorders in families. *Archives of General Psychiatry, 50,* 781–788.

Klages, U. (1989). *Der Fragebogen irrationaler Einstellungen.* Göttingen: Hogrefe.

Klausner, J.D., Sweeney, J.A., Deck, M.D. & Haas, G.L. (1992). Clinical correlates of cerebral ventricular enlargement in schizophrenia: Further evidence for frontal lobe disease. *Journal of Nervous & Mental Disease, 180,* 407–412.

Klein, C., Andresen, B. & Jahn, T. (1997). Erfassung der schizotypen Persönlichkeit nach DSM-III-R: Psychometrische Eigenschaften einer autorisierten deutschsprachigen Übersetzung des „Schizotypal Personality Questionnaire" (SPQ). *Diagnostica, 43,* 347–369.

Klosterkötter, J., Ebel, H., Schultze-Lutter, F. & Steinmeyer, E.M. (1996). Diagnostic validity of basic symptoms. *European Archives of Psychiatry and Clinical Neuroscience, 246,* 147–154.

Köttgen, C., Sonnichsen, I. & Jurth, R. (1984). *Diagnostik und Therapie von hochgradig rückfallgefährdeten früherkrankten schizophrenen Patienten.* Universität Hamburg: Unveröffentlichter Forschungsbericht.

Kraepelin, E. (1883). *Lehrbuch der Psychiatrie.* Leipzig: Barth.

Leeb, B., Feinstein, E., Müller, U., Hahlweg, K. & Dose, M. (1989). Die kreuzkulturelle Validierung der „Fünf-Minuten-Sprechstichprobe" zur Bestimmung des „Expressed-Emotion"-Status. In G. Buchkremer & N. Rath (Hrsg.), *Therapeutische Arbeit mit Angehörigen schizophrener Patienten. Messinstrumente, Methoden, Konzepte* (S. 33–38). Bern: Huber.

Leff, J.P. & Vaughn, C.E. (1985). *Expressed emotion in families.* New York: Guilford.

Lehman, A.F., Fischer, E.P., Postrado, L., Delahunty, J., Johnstone, B.M., Russo, P.A. & Crown, W.H. (2003). The Schizophrenia Care and Assessment Program Health Questionnaire (SCAP-HQ): An instrument to assess outcomes of schizophrenia care. *Schizophrenia Bulletin, 29,* 247–256.

Liddle, P.F. (1987). The symptoms of chronic schizophrenia: A re-examination of the positive-negative dichotomy. *British Journal of Psychiatry, 151,* 145–151.

Lincoln, T. (2006). *Kognitive Verhaltenstherapie der Schizophrenie. Ein individuenzentrierter Ansatz zur Veränderung von Wahn, Halluzinationen und Negativsymptomatik.* Göttingen: Hogrefe.

Lindenmayer, J.-P., Grochowski, S. & Hyman, R.B. (1995). Five factor model of schizophrenia: Replication across samples. *Schizophrenia Research, 14,* 229–234.

Löffler, W. & Häfner, H. (1999). Dimensionen der schizophrenen Symptomatik. Vergleichende Modellprüfung an einem Erstepisodensample. *Nervenarzt, 70,* 416–429.

Luderer, H.J., Böcker, F.M., Anders, M. & Wurzner, P. (1993). ERWIPA – Ein standardisiertes Verfahren zur Erfassung des krankheitsbezogenen Wissens bei Patienten mit Schizophrenien. *Psychiatrische Praxis, 20,* 227–230.

Magana, A.B., Goldstein, M.J., Karno, M., Miklowitz, D.J., Jenkins, J. & Falloon, I.R.H. (1986). A brief method for assessing expressed emotion in relatives of psychiatric patients. *Journal of Psychiatry Research, 17,* 303–312.

Maß, R. (2001). *Das Eppendorfer Schizophrenie-Inventar (ESI)-Skalen zur Erfassung charakteristischer Symptome der Schizophrenie.* Göttingen: Hogrefe.

Maß, R., Haasen, C. & Krausz, M. (1997). Dimensional structure and diagnostic specificity of the Frankfurt Complaint Questionnaire. *European Psychiatry, 12,* 117–123.

Maß, R., Schneider, S., Weigel, S. & Hand, I. (1999). Differentielle Interpretation des Frankfurter Beschwerde-Fragebogens (FBF) bei Schizophrenen, Alkoholikern und Zwangskranken? *Zeitschrift für Klinische Psychologie, Psychiatrie und Psychotherapie, 27,* 177–180.

Maurer, K., Hörrmann, G., Trendler, G., Schmidt, M. & Häfner, H. (2006). Früherkennung des Psychoserisikos mit dem Early Recognition Inventory (ERIraos). *Nervenheilkunde, 1-2,* 11–16.

McGue, M. & Gottesman, I.I. (1989). Genetic linkage in schizophrenia: Perspectives from genetic epidemiology. *Schizophrenie Bulletin, 15,* 453–464.

Miller, L. (1996). Qualitative changes in hallucinations. *American Journal of Psychiatry, 153,* 265–267.

Möller, H.-J. & Deister, A. (2000). Schizophrenie. In H.-J. Möller, G. Laux & H.-P. Kapfhammer (Hrsg.), *Psychiatrie und Psychotherapie* (S. 997–1068). Berlin: Springer.

Möller, H.-J. & Kasper, S. (2000). *Die Rolle der Kognition in der Therapie schizophrener Störungen.* Wiesbaden: Deutscher Universitäts-Verlag.

Müller, M.J., Marx-Dannigkeit, P., Schlösser, R., Wetzel, H., Addington, D. & Benkert, O. (1999). The Calgary Depression Rating Scale for Schizophrenia: Development and interrater reliability of a German version (CDSS-G). *Journal of Psychiatry Research, 33,* 433–443.

Mundt, C. & Kasper, S. (1987). Zur Schizophreniespezifität von negativen und Basissymptomen. *Nervenarzt, 58,* 489–495.

Nuechterlein, K.H. & Asarnow, R.F. (1996). *Continous Performance Test (CPT). Program for IBM-Compatible Microcomputers for the Degraded Stimulus CPT and the Conventional „0" CPT (Computer Program).* Los Angeles: Authors.

Nuechterlein, K.H., Dawson, M.E., Ventura, J., Gitlin, M., Subotnik, K.L., Snyder, K.S., Mintz, J. & Bartzokis, G. (1994). The vulnerability stress model of schizophrenic relapses: A longitudinal study. *Acta Psychiatrica Scandinavica, 89,* 58–65.

Overall, J.E. & Gorham, D.R. (1962). The Brief Psychiatric Rating Scale. *Psychological Reports, 10,* 799–812.

Overall, J.E. & Gorham, D.R. (2005). BPRS: Brief Psychiatric Rating Scale: deutsche Fassung: Kurze Psychiatrische Beurteilungs-Skala. In Collegium Internationale Psychiatriae Scalarum [CIPS] (Hrsg.), *Internationale Skalen für Psychiatrie.* Weinheim: Beltz.

Raine, A. (1991). The SPQ: A scale for the assessment of schizotypal personality based on DSM-III-R criteria. *Schizophrenia Bulletin, 17,* 555–564.

Raine, A. & Benishay, D. (1995). The SPQ-B: A brief screening instrument for schizotypal personality disorder. *Journal of Personality Disorders, 9,* 346–355.

Raine, A., Lencz, T. & Mednick, S.A. (Eds.). (1995). *Schizotypal personality.* New York: Cambridge University Press.

Rey, A. (1964). *L'examen clinique en psychologie.* Paris: Universitaires de France.

Rist, F. & Watzl, H. (1989). Emotionale Reaktionen Angehöriger auf schizophrene Erkrankungen: Itemanalyse und Validierung der „Patient Rejection Scale". *Zeitschrift für Klinische Psychologie, Forschung und Praxis, 18,* 134–143.

Saß, H., Wittchen, H.-U., Zaudig, M. & Houben, I. (2003). *Diagnostisches und statistisches Manual psychischer Störungen. Textrevision. DSM-IV-TR.* Göttingen: Hogrefe.

Schneider, K. (1967). *Klinische Psychopathologie.* Stuttgart: Thieme.

Sears, L.L., Andreasen, N.C. & O'Leary, D.S. (2000). Cerebellar functional abnormalities in schizophrenia are suggested by classical eyeblink conditioning. *Biological Psychiatry, 48,* 204–209.

Shefler, G., Hersco-Levy, U. & Kreisman, D.E. (1995). The measurement of expressed emotion and the Patient Rejection Scale (PRS): Characteristics and application. *Israel Journal of Psychotherapy, 9,* 203–208.

Singh, N.N. & Sabaawi, M. (2006). Psychotic behaviour. In M. Hersen (Ed.), *Clinician's handbook of adult behavioral assessment* (pp. 349–370). New York: Elsevier.

Spang-Fitzek, M. (1994). *Das „Soziale Kompetenz-Inventar für psychiatrische Patienten" (SKIPP).* Frankfurt: Peter Lang.

Spengler, P. & Wittchen, H.U. (1988). Procedural validity of standardized symptom questions for the assessment of psychotic symptoms: A comparison of the DIS and 2 clinical methods. *Comprehensive Psychiatry, 29,* 309–321.

Stark, F.-M. & Buchkremer, G. (1992). Das Fünfminuteninterview – Eine Kurzfassung zur Erfassung des Expressed Emotion Status. *Nervenarzt, 63,* 42–45.

Stieglitz, R.-D. (2000). *Diagnostik und Klassifikation psychischer Störungen.* Göttingen: Hogrefe.

Stip, E., Caron, J., Renaud, S. & Pampoulova, T. (2003). Exploring cognitive complaints in schizophrenia: The Subjective Scale to Investigate Cognition in Schizophrenia. *Comprehensive Psychiatry, 44,* 331–340.

Straube, E.R., Bischoff, N., Nisch, C., Sauer, H. & Volz, H.-P. (2002). Input dysfunction and beyond: An evaluation of CPT- components. *Schizophrenia Research, 54,* 131–139.

Straube, E. R. & Oades, R. D. (1992). *Schizophrenia – Empirical Research and Findings.* San Diego: Academic Press.

Straube, E. R., Oades, R. D., Lewontin, R. S., Rose, S. & Kamin, K. J. (1994). Does schizophrenia have a genetic component? In S. O. Lilienfeld (Ed.), *Seeing both sides. Classic controversies in abnormal psychology.* Toronto: Brooks/Cole Publishing Company.

Strauss, J. S., Carpenter, W. T. & Bartko, J. J. (1974). The diagnosis and understanding of schizophrenia: Part III: Speculations of the processes that underlie schizophrenic symptoms and signs. *Schizophrenia Bulletin, 1*, 61–69.

Süllwold , L. (1991). *Manual zum Frankfurter Beschwerde-Fragebogen (FBF).* Berlin: Springer.

Süllwold, L. & Herrlich, J. (1987). *Frankfurter-Befindlichkeits-Skala für schizophren Erkrankte (FBS).* Berlin: Springer.

Tewes, (1991). *Hamburg Wechsler-Intelligenztest für Erwachsene. Revision 1991.* Göttingen: Hogrefe.

Thurm-Mußgay, I., Galle, K. & Häfner, H. (1991). Krankheitsbewältigung Schizophrener: Ein theoretisches Konzept zu ihrer Erfassung und erste Erfahrungen mit einem neuen Messinstrument, *Verhaltenstherapie, 1*, 293–300.

Tienari, P., Lathi, I., Sorri, A., Naarala, M., Moring, J., Kaleva, M., Wahlberg, K.-E. & Wynne, L. C. (1990). Adopted-away offspring of schizophrenics and controls: The Finish adoptive family study of schizophrenia. In L. N. Robbins (Ed.), *Straight and devious pathways from childhood to adulthood* (pp. 365–379). New York: Cambridge University Press.

Van der Does, A. J. W., Dingmas, P. M. A., Linszen, D. H., Nugter, M. A. U. et al. (1995). Dimensions and subtypes of recent-onset schizophrenia: A longitudinal analysis. *Journal of Nervous and Mental Disease, 183*, 681–687.

Vaughn, C. & Leff, J. (1976). The measurement of expressed emotion in the families of psychiatric patients. *British Journal of Social and Clinical Psychology, 15*, 157–165.

Vauth, R., Dietl, M., Stieglitz, R.-D. & Olbrich, H. M. (2000). Kognitive Remediation. Eine neue Chance in der Rehabilitation schizophrener Störungen? *Nervenarzt, 71*, 19–29.

Wallace, C. J., Liberman, R. P., Tauber, R. & Wallace, J. (2000). The independent living skills survey: A comprehensive measure of the community functioning of severely and persistently mentally ill individuals. *Schizophrenia Bulletin, 26*, 631–685.

Wessely, S., Buchanan, A., Reed, A., Cutting, J., Everitt, B., Garety, P. & Taylor, P. J. (1993). Acting on delusions. 1: Prevalence. *British Journal of Psychiatry, 163*, 69–76.

Wiedl, K.-H. & Rauh, D. A. (1994). TEBBI – Tagebuch zur Erfassung von Belastungen und Bewältigung. Ein halbstrukturiertes Tagebuch als Zugang zur Belastungsbewältigung schizophrener Patienten. In E. Heim & M. Perrez (Hrsg.), *Krankheitsverarbeitung* (S. 13–29). Göttingen: Hogrefe.

Wittchen, H. U., Garczynski, E. & Pfister, H. (2000). *Composite International Diagnostic Interview (CIDI).* Bern: Huber.

Wittchen, H.-U. & Pfister, H. (Eds.). (1997). *DIA-X. Expertensystem zur Diagnostik psychischer Störungen.* Frankfurt: Swets-Tests.

Wittchen, H.-U., Zaudig, M., Spengler, P., Mombour, W., Klug, J. & Horn, R. (1997). *SKID. Strukturiertes klinisches Interview für DSM-IV.* Göttingen: Beltz-Test.

Wittgen, C., Watzl, H. & Cohen, R. (1989). Erfahrungen mit dem Camberwell Family Interview. In G. Buchkremer & N. Rath (Hrsg), *Therapeutische Arbeit mit Angehörigen schizophrener Patienten. Messinstrumente, Methoden, Konzepte* (S.17–25). Bern: Huber.

Zerssen, D. v. (1976). *Paranoid-Depressivitäts-Skala.* Weinheim: Beltz.

Zubin, J. & Spring, B. (1977). Vulnerability – A new view of schizophrenia. *Journal of Abnormal Psychology, 86*, 103–126.

18 Hypomanie und Manie

Thomas D. Meyer

1 Phänomenologie
2 Klassifikationsorientierte Diagnostik
2.1 Diagnostische Kriterien
2.2 Diagnosen
2.3 Differentialdiagnostische Aspekte
3 Modifikationsorientierte Diagnostik
3.1 Erklärungsmodelle als Basis für die modifikationsorientierte Diagnostik
3.2 Ansatzpunkte für eine modifikationsorientierte Diagnostik
4 Erhebungsmethoden
4.1 Interviews und Screeningverfahren zur syndromalen Diagnostik
4.2 Selbstbeurteilungsinstrumente zur Erfassung maniformer Symptome
4.3 Fremdbeurteilungsinstrumente zur Erfassung maniformer Symptome
5 Abschließende Bemerkungen
Literatur

1 Phänomenologie

Depressive Verstimmungen gehören mit zu den häufigsten Gründen, warum sich Menschen an Psychologen oder Ärzte wenden. Die aktuelle depressive Stimmung und die damit einhergehenden Symptome, wie z. B. Schlafstörungen, Interessen- und Energieverlust oder auch suizidale Tendenzen stehen dann natürlich im Vordergrund und leiten die diagnostisch-therapeutischen Entscheidungen verständlicherweise stark. Nicht selten kann es deshalb passieren, dass eine differentialdiagnostische Abklärung, ob anamnestisch auch hypomane oder sogar manische Episoden vorlagen, in den Hintergrund rückt und dann nicht erfolgt.

Während die ursprüngliche Konzeption „unipolar – bipolar" vorsah, auch Patienten, die nur manische Episoden erleben, als „unipolar (manisch)" zu bezeichnen, wird der Begriff „unipolar" heute weitgehend mit dem Begriff „Depression" (ohne maniforme Symptome in der Anamnese) gleichgesetzt (Hautzinger, 1996; Kleist, 1953; Leonhard, 1963). Hintergrund hierfür ist der Zweifel daran, dass es auch Patienten gibt, die nur manische Phasen durchleben, und depressive Zustände von diesen Patienten nur nicht berichtet werden. In Abhängigkeit davon, wie strikt die Kriterien für Anzeichen depressiver Zustände in den Studien waren (z. B. keine Behandlung wegen Depressionen; maximal subschwellige bzw. leichte depressive Symptome; keine diagnostizierte depressive Episode nach ICD oder DSM), variieren die Schätzungen für die Prävalenz „unipolar manischer Verläufe" unter den Patienten mit bipolar affektiven Störungen zwischen 5–28 % (z. B. Goodwin & Jamison, 1990). Angst (1978) hat in diesem Kontext eine interessante und nützliche Unterteilung vorgeschlagen, in der Manien mit einem großen „M“ und Hypomanien als die weniger schwere Ausprägung mit einem kleinen „m“ gekennzeichnet werden. In Kombination mit deutlichen („D“) oder subschwelligen Depressionen („d“) versucht er so, die dominierende Polarität der Episoden bei verschiedenen Patienten zu charakterisieren.

Bei der Differenzierung „unipolar – bipolar“ sind selbst Fachleute oft spontan geneigt, ausschließlich an affektive Störungen zu denken, doch sei vorab betont, dass maniforme Symptome nicht nur im Rahmen rein affektiver Störungen auftreten können. Insbesondere Marneros (2000) weist darauf hin, dass bei schizoaffektiven Störungen diese Unterscheidung in einen unipolaren versus bipolaren Verlauf mindestens genauso bedeutsam ist wie bei rein affektiven Störungen. Zusätzlich wird immer deutlicher, dass es unabhängig von der Polarität wichtig ist, auch leichteren Ausprägungen affektiver Symptome stärkere Beachtung zu schenken. Hintergrund dieses Spektrumkonzepts ist, dass sich subschwellige und syndromale Ausprägungen hinsichtlich vieler Parameter wie z. B. Suzidialität, Aufsuchen von Behandlungen oder familiärer Häufung affektiver Störungen kaum unterscheiden (z. B. Angst et al., 2003; Angst & Merikangas, 2001; Cassano et al., 1999; Judd & Akiskal, 2003). Dies erklärt auch die neuerdings deutlich höheren Prävalenzschätzungen.

Während man als Prävalenz für die klassische Form der manisch-depressiven Störung meistens Zahlen um ca. 1 % liest (z. B. Kessler et al., 1994; Lewinsohn, Klein & Seeley, 1995; ten Have et al., 2002; Weissman et al., 1988), sieht dies anders aus, wenn das Spektrum bipolar affektiver Störungen berücksichtigt wird. Wenn man die leichteren Formen in die Schätzungen einbezieht, erhöhen sich die Prävalenzschätzungen auf ca. 5 % (z. B. Angst, 1998; Judd & Akiskal, 2003; Lewinsohn et al., 1995). Zum Beispiel erscheint die Bipolar-II-Störung, bei der sich voll ausgeprägte depressive Phasen mit Hypomanien abwechseln, mit 0,5 % seltener; allerdings fehlen epidemiologische Studien zur Prävalenz. Interessant ist in diesem Kontext, dass in 27–45 % die Eingangsdiagnose „unipolare Depression“ im Verlauf in „bipolar“ geändert werden muss (z. B. Benazzi, 1997; Goldberg, Harrow & Whiteside, 2001; Manning, Haydal, Connor & Akiskal, 1997). Oft werden im klinischen Alltag mögliche Hinweise auf maniforme Symptome gar nicht erfragt oder nicht ernst genommen. Es gibt dabei einen Zusammenhang zwischen Schweregrad der Störungen aus dem bipolaren Spektrum und der Häufigkeit. In **Abbildung 1** ist dieser Zusammenhang dargestellt, wobei sich die Häufigkeiten kumulativ erhöhen, je mehr Bilder aus dem bipolaren Spektrum – bis hin zu den affektiven Temperamenten (z. B. Akiskal, 1996a) – berücksichtigt werden.

Gemäß den offiziellen Diagnosesystemen reicht das Vorliegen mehrerer manischer oder hypomanischer Episoden aus, um eine bipolare (affektive oder schizoaffektive) Störung zu diagnostizieren, wobei bei den meisten Patienten zusätzlich auch depressive Phasen auftreten (DSM-IV, American Psychiatric Association, 1994; ICD-10, WHO, 2000). Als erstes Anzeichen für Manien erleben zwar die Patienten oft einen gesteigerten Antrieb und ein vermehrtes Interesse an Dingen, aber als charakteristisches Kardinalsymptom ist in den Diagnosesystemen eine übertrieben gehobene, euphorische, expansive oder reizbare Stimmung beschrieben. Diese gehobene oder reizbare Stimmung geht einher mit einem übersteigerten Selbstbewusstsein oder auch Größenideen, einem geringem bis sogar fehlendem Schlafbedürfnis, Gedankenrasen, gesteigerter Gesprächigkeit und erhöhtem Aktivitätsniveau. Oft beschäftigen sich die Betroffenen in solchen Phasen vermehrt mit angenehmen Dingen wie z. B. häufige

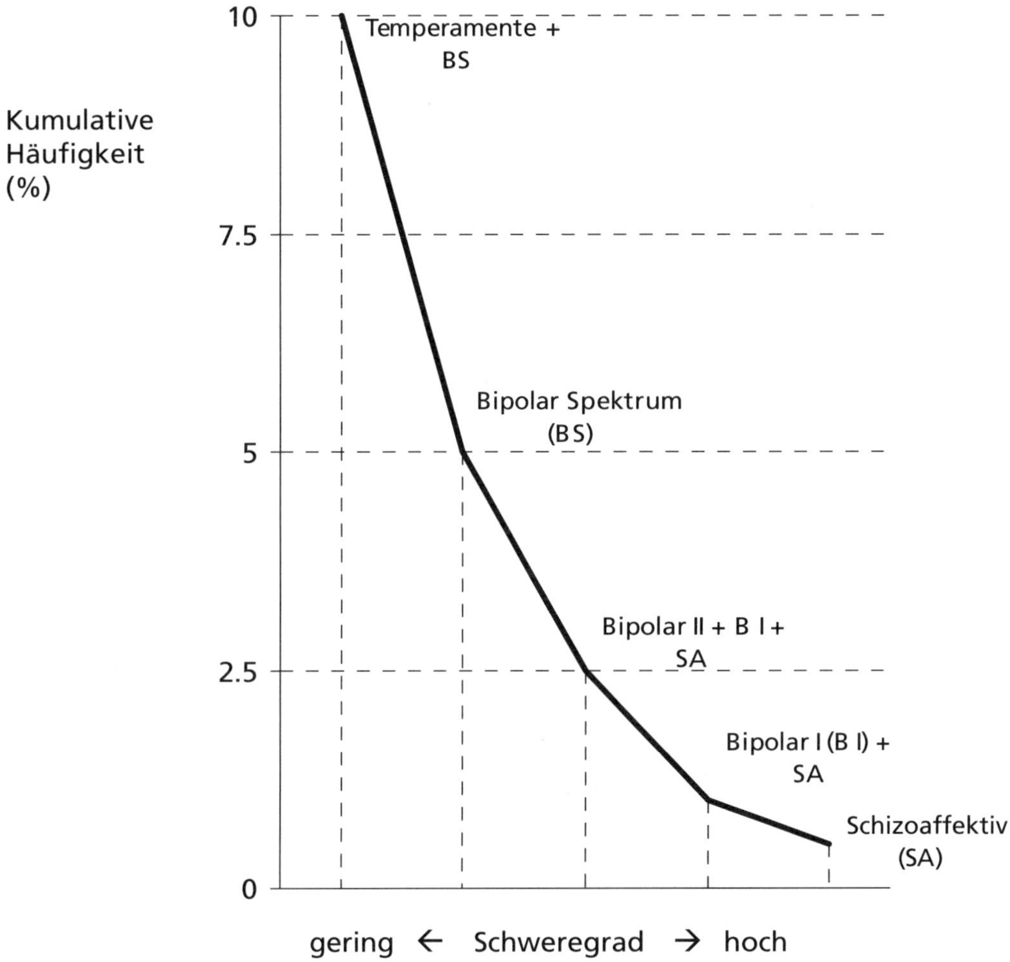

Abb. 1: Zusammenhang zwischen kumulativer Häufigkeit der Diagnosen aus dem bipolaren Spektrum und Schweregrad der jeweiligen Diagnosen. Bipolares Spektrum (BS) meint hier im engeren Sinne alle im DSM IV und in der ICD-10 beschriebenen Störungen (z. B. Bipolar I, Bipolar II, Zyklothyme Störung) plus der subschwelligen Varianten (vgl. Angst et al., 2003; Lewinsohn et al., 1995). Der Begriff Temperamente bezieht sich hier vor allem auf das zyklothyme, hyperthyme-hypomane, depressive und reizbare Temperament (vgl. Akiskal, 1996a).

oder wechselnde Sexualkontakte, Aktienkäufe, spontane Urlaubsreisen, anderen zum Teil teure Geschenke zu machen ohne die potentiellen Konsequenzen zu beachten. Nicht selten kommt es vor, dass sich die Betroffenen hoch verschulden, und ihr Verhalten auch rechtliche Konsequenzen haben kann. Zusätzlich zum subjektiven Leiden der Betroffenen kommt es auch für die Umwelt zu massiven Belastungen, was insbesondere für die Familie zutrifft, z. B. durch die Unberechenbarkeit des Verhaltens oder durch Reizbarkeit und aggressives Verhalten. Auch die volkswirtschaftlichen Kosten sind nicht unerheblich. Die direkten Kosten (z. B. Arztbesuche, stationäre Aufenthalte), aber auch die indirekten Kosten (z. B. Arbeitsausfall) sind bei bipolaren Erkrankungen höher als bei unipolaren Depressionen (z. B. Dunner, 2003; Pfäfflin & May, 2003).

Die Vermutung, dass Patienten in einer Manie so auffällig werden, dass dies zwangsläufig zu einer stationären Unterbringung in einer Klinik führen müsste, ist weit verbreitet. Zum Teil liegen sogar psychotische Symptome wie Wahnvorstellungen (z. B. Größenwahn oder Beziehungswahn) oder auch Halluzinationen vor. Dennoch kann es sein, dass Betroffene nicht in eine Klinik eingewiesen werden. Ein Beispiel hierfür ist der Fall von einem Mann, der zwar typische manische Symptome, wie z. B. verringertes Schlafbedürfnis und vermehrte Gesprächigkeit zeigte, und der zusätzlich monatelang davon überzeugt war („Größenwahn"), Jesus zu sein und eine besondere Mission zu erfüllen, dennoch vier Monate lang unbehandelt blieb. Da er dies nicht – wie vielleicht in anderen Fällen – öffentlich machte, um seine Mission nicht zu gefährden, wurde die Wahnvorstellung für Dritte nicht evident. Erst als er durch Unachtsamkeit in seiner Wohnung beinahe einen Großbrand auslöste, weswegen Feuerwehr und Polizei eingeschaltet wurden, wurde sein Zustand akten- und offenkundig. Oft vergehen Jahre bis zur richtigen Diagnosestellung. Bei etwa 40 % der Patienten vergingen 10 Jahre, bis die Diagnose „manisch-depressiv" gestellt wurde, wobei sich in der Anamnese oft Diagnosen wie z. B. Schizophrenie, Schizoaffektive Störung, unipolare Depression oder Borderline-Persönlichkeitsstörung finden lassen (Lish et al., 1994; National Depressive and Manic-Depressive Association [NDMDA], 2001). Als Beispiel sei hier die 10-Jahreskatamnese des Collaborative Program on the Psychobiology of Depression des National Institute of Mental Health [NIMH] genannt. Hier zeigte sich, dass bei 5 % der Patienten wegen Auftretens mindestens einer Manie die Diagnose in „Bipolar I" abgeändert werden musste. Weitere 5 % erlebten mindestens eine hypomane Episode, so dass die Diagnose einer Bipolar-II-Störung erforderlich wurde. Was die Stabilität der Bipolar-II-Diagnose betrifft, so trat im Längsschnitt bei 14 % eine manische Episode auf, so dass die Diagnose in die einer Bipolar-I-Störung geändert wurde (Coryell et al., 1995). In der prospektiven Zürich-Studie zeigte sich, dass über einen fast 30-jährigen Verlauf bei 24 % der ursprünglich als unipolar klassifizierten Patienten die Diagnose „bipolar" gestellt werden musste (Angst, Felder, Frey & Stassen, 1978; Angst & Preisig, 1995). Als Prädiktor für die Bipolar-I-Störung ergab sich nur die Schwere der sog. depressiven Indexepisoden bei Beginn der Erkrankung. Als relevant für einen „Switch" zu Bipolar-II erwiesen sich bestimmte Temperamentsmerkmale: Deutliche „Stimmungslabilität", erhöhtes Aktivitäts- bzw. Energieniveau bei unipolar depressiven Patienten und häufige Tagträume gingen dem Auftreten hypomaner Episoden voraus (Akiskal et al., 1995).

2 Klassifikationsorientierte Diagnostik

2.1 Diagnostische Kriterien

Obwohl Depressionen in den meisten Fällen im Verlauf bipolarer Störungen auftreten und oft auch hinsichtlich Häufigkeit und Dauer dominieren (z. B. Hlastala et al., 1997; Judd et al., 2002, 2003a, 2003b), wird im Folgenden primär auf die Diagnostik maniformer Zustände eingegangen. Hinsichtlich depressiver Symptome sei jedoch zuvor auf einige spezifische Aspekte verwiesen (vgl. auch Kapitel 19 in diesem Band).

Wenn es um die Differentialdiagnostik affektiver Störungen – bipolar versus unipolar – geht, entsteht dadurch das Problem, dass bei etwa 50 % der Patienten mit bipolar affektiven Störungen die Erkrankung mit einer depressiven Phase beginnt (Goodwin & Jamison, 1990) und somit eine reliable und valide Diagnose erst im weiteren Verlauf gestellt werden kann. Bei der ersten depressiven Episode kann es sich somit um eine einzelne Phase, um den Beginn einer rezidivierenden (unipolar) depressiven Störung oder um die Erstmanifestation einer bipolar affektiven Störung handeln. Immer wieder wird deshalb nach Indikatoren gesucht, die eine zuverlässige Unterscheidung in unipolare und bipolare Depressionen erlauben könnten (z. B. Depue & Monroe, 1978; Goodwin & Jamison, 1990; Mitchell et al., 2001; Parker, Roy, Wilhelm, Mitchell & Hadzi-Pavlovic, 2000). Am häufigsten werden Unterschiede hinsichtlich folgender Symptome berichtet:

- *Schlafstörungen*: Während unipolar depressive Patienten eher über typische Schlafstörungen wie z. B. Ein- und Durchschlafstörungen und frühmorgendliches Erwachen klagen, berichten Patienten mit bipolar affektiven Störungen häufig, dass sie mehr schlafen als sonst bzw. ein vermehrtes Schlafbedürfnis verspüren.
- *Psychomotorische Aktivität*: Hierbei geht es um spontane oder bewusst herbeigeführte zielgerichtete motorische Tätigkeiten, wobei zwischen „psychomotorischer Unruhe/Agitiertheit“ und „psychomotorischer Verlangsamung“ unterschieden wird. Psychomotorische Verlangsamung zeigt sich z. B. in Form von langsameren Bewegungen oder einer langsameren Sprache. Anzeichen für psychomotorische Unruhe sind z. B. nicht still sitzen können bzw. im Extremfall ständig auf und ab gehen. Während bei unipolaren Depressionen häufiger von Unruhe berichtet wird, steht bei bipolaren Depressionen oft die psychomotorische Verlangsamung im Vordergrund.

Teilweise werden auch andere Symptome berichtet, die differenzieren helfen sollen (z. B. Appetit-/Gewichtsveränderungen, die Häufigkeit des Klagens über körperliche Beschwerden oder melancholische Symptome); allerdings basieren diese Ergebnisse auf nur wenigen Studien. Die berichteten Unterschiede zwischen akuten unipolaren und bipolaren Depressionen sind – auch hinsichtlich Schlaf und psychomotorischer Symptome – nicht so ausgeprägt, dass sie wirklich eine Differentialdiagnose erlauben (Johnson & Kizer, 2002). Als Kriterium für den Ausschluss einer bipolar affektiven Störung wird oft (in Anlehnung an Perris, 1973) das Auftreten von mindestens drei Episoden einer Depression im Verlauf einer affektiven Störung gewertet, ohne dass sich Anzeichen für zusätzliche hypomane und manische Symptome finden ließen.

Im Folgenden wird nur auf die maniforme Symptomatik eingegangen. Man spricht dann von einer manischen Episode, wenn eine länger andauernde, gehobene, expansive *oder* gereizte Stimmung vorliegt, die mit zusätzlichen Symptomen wie z. B. Selbstüberschätzung, reduziertem Schlafbedürfnis oder verringerten sozialen Hemmungen einhergeht. Unabhängig davon, ob in der Manie auch psychotische Symptome vorliegen, muss eine deutliche Beeinträchtigung der Leistungsfähigkeit im Alltag erkennbar sein. In **Tabelle 1** sind die entsprechenden Kriterien aufgeführt, die nach DSM-IV und ICD-10 die Diagnose einer manischen Episode erlauben bzw. rechtfertigen.

Auch wenn keine massive Beeinträchtigung der Funktionsfähigkeit vorhanden ist, kann es sich dennoch um eine affektive Episode handeln. In diesem Fall spricht man von einer hypomanen (DSM-IV) bzw. hypomani-

Tab. 1: Vergleich von DSM-IV und ICD-10 hinsichtlich der erforderlichen Kriterien für eine manische Episode

	DSM-IV	ICD-10 *
Stimmung	Abgrenzbare Periode mit deutlich gehobener, expansiver oder gereizter Stimmung	Situationsinadädquate gehobene Stimmung zwischen sorgloser Heiterkeit und fast unkontrollierbarer Erregung
Dauer	Mind. 1 Woche	Mind. 1 Woche
Anzahl erforderlicher Symptome	Mindestens 3 weitere Symptome (reizbar: 4)	Einige weitere Symptome
Symptome	1. Gesteigerte Aktivität oder motorische Ruhelosigkeit	1. Vermehrter Antrieb und Überaktivität
	2. Gesteigerte Gesprächigkeit	2. Rededrang
	3. Vermindertes Schlafbedürfnis	3. Vermindertes Schlafbedürfnis
	4. Erhöhte Ablenkbarkeit	4. Starke Ablenkbarkeit
	5. Überhöhte Selbsteinschätzung oder Größenideen	5. Selbstüberschätzung oder Größenideen
	6. Übermäßige Beschäftigung mit angenehmen Aktivitäten, die mit hoher Wahrscheinlichkeit unangenehme Konsequenzen nach sich ziehen	6. Tollkühnes oder leichtsinniges Verhalten, dessen Risiken nicht beachtet werden (z. B. überspannte und undurchführbare Projekte zu beginnen, viel Geld ausgeben)
	7. Ideenflucht oder subjektives Gefühl von Gedankenrasen	7. Übertriebener Optimismus
		8. Wahrnehmungsstörungen (z. B. Farben, Hyperakusis)
		9. Verlust sozialer Hemmungen
Art der psychosozialen Beeinträchtigung	Veränderung in der Lebensführung mit schweren Beeinträchtigungen	Veränderung in der Lebensführung mit schweren Beeinträchtigungen
Ausschlusskriterien	nicht substanzinduziert oder nicht durch einen allgemeinen medizinischen Krankheitsfaktor bzw. nicht organisch bedingt	nicht substanzinduziert oder nicht durch einen allgemeinen medizinischen Krankheitsfaktor bzw. nicht organisch bedingt

* In den Forschungskriterien des ICD-10 stehen z. T. explizitere Regeln. Da aber meistens die klinisch-psychologischen Leitlinien Anwendung finden, sind diese hier wiedergegeben.

schen Phase (ICD-10). Wenn man die Kriterien für diese leichter ausgeprägte Variante (vgl. **Tab. 2**) mit denen für Manien vergleicht, fällt vor allem beim DSM-IV auf, dass es sich um die gleichen Symptome handelt. In der ICD-10 hingegen finden sich in den Formulierungen beider Zustände Unterschiede. Damit eine hypomane Episode nach DSM-IV diagnostiziert werden darf, muss die Veränderung im Verhalten auch für Dritte beobachtbar sein. Zusätzlich reicht es nach DSM-IV aus, wenn die Symptomatik mindestens vier Tage andauert. Hier sei jedoch noch einmal erwähnt, dass das eigentliche Differenzierungsmerkmal zwischen Manie und Hypo-

Tab. 2: Vergleich von DSM-IV und ICD-10 hinsichtlich der erforderlichen Kriterien für eine hypomane bzw. hypomanische Episode

	DSM-IV	ICD-10 *
Begriff	Hypomane Episode	Hypomanische Episode
Stimmung	Abgrenzbare Periode mit deutlich gehobener, expansiver oder gereizter Stimmung	Abgrenzbare Periode mit deutlich gehobener oder gereizter Stimmung
Dauer	Mind. 4 Tage	Mind. einige Tage
Anzahl erforderlicher Symptome	Mindestens 3 weitere Symptome (reizbar: 4)	Mindestens einige weitere Symptome
Symptome	1. Gesteigerte Aktivität oder motorische Ruhelosigkeit	1. Gesteigerter Antrieb bzw. Aktivität oder motorische Ruhelosigkeit
	2. Vermindertes Schlafbedürfnis	2. Vermindertes Schlafbedürfnis
	3. Gesteigerte Gesprächigkeit	3. Gesteigerte Gesprächigkeit
	4. Erhöhte Ablenkbarkeit	4. Selbstüberschätzung
	5. Überhöhte Selbsteinschätzung oder Größenideen	5. Auffallendes Gefühl von Wohlbefinden und körperlich-seelischer Leistungsfähigkeit
	6. Übermäßige Beschäftigung mit angenehmen Aktivitäten, die mit hoher Wahrscheinlichkeit unangenehme Konsequenzen nach sich ziehen	6. Gesteigerte Geselligkeit
	7. Ideenflucht oder subjektives Gefühl von Gedankenrasen	7. Übermäßige Vertrautheit
		8. Gesteigerte Libido
		9. Flegelhaftes Verhalten
Art der psychosozialen Beeinträchtigung	Veränderung in der Lebensführung und Symptome für andere beobachtbar	Veränderung in der Lebensführung mit leichten Beeinträchtigungen
Ausschlusskriterien	Keine deutlichen psychosozialen Beeinträchtigungen (→ Manie) oder psychotische Symptome	keine Manie & Zyklothymie, keine psychotischen Symptome
	nicht substanzinduziert oder nicht durch einen allgemeinen medizinischen Krankheitsfaktor bzw. nicht organisch bedingt	nicht substanzinduziert oder nicht durch einen allgemeinen medizinischen Krankheitsfaktor bzw. nicht organisch bedingt

* In den Forschungskriterien des ICD-10 stehen z. T. explizitere Regeln. Da aber meistens die klinisch-psychologischen Leitlinien Anwendung finden, sind diese hier wiedergegeben.

manie nicht die Dauer ist, sondern der Schweregrad der Beeinträchtigung durch die Symptome. Die hypomanischen Phasen persistieren oft deutlich länger als eine Woche.

Einen besonderen Fall affektiver Episoden, der oft nicht hinreichend beachtet wird, stellen die sog. gemischten Phasen dar. Es gibt hierfür in den Diagnosesystemen keinen Katalog spezifischer Symptome, sondern sie werden als Mischform maniformer und depressiver Symptome charakterisiert. In der ICD-10 und im DSM-IV wird dann eine gemischte Episode diagnostiziert, wenn die Betroffenen gleichzeitig sowohl Anzeichen für depressive als auch für (hypo-)manische Episoden zeigen oder die Symptome in schnellem, z. T. stundenweisen Wechsel aufeinanderfolgen (z. B. Depressivität gepaart mit Reizbarkeit, Ruhelosigkeit, fehlendem Schlafbedürfnis und Suizidalität). Im DSM-IV wird dabei als Zeitkriterium definiert, dass eine solche gemischte Symptomatik mindestens eine Woche vorliegen muss, während in der ICD-10 zwei Wochen erforderlich sind. Die Prävalenz solcher gemischten Episoden hängt sehr stark von der Definition ab. Wenn man sehr restriktive Kriterien wie z. B. in der ICD-10 oder im DSM-IV zugrundelegt, dann kommt man zu Häufigkeitsschätzungen von ca. 5–8 %. Zählt man bereits das Vorhandensein einzelner depressiver Symptome im Rahmen manischer Zustände als Indiz für das Vorliegen einer gemischten Episode, dann würde man 35–50 % der Manien als „gemischte Phasen" bezeichnen (z. B. Bauer, Whybrow et al., 1994; Marneros, Deister & Rohde, 1991, 1996; Perugi et al., 1997). Als Beispiel für andere Konzeptualisierungen seien hier die sog. Cincinnati-Kriterien für gemischte Episoden genannt, die Folgendes fordern (McElroy et al., 1992):

A. Das Vorliegen einer manischen bzw. hypomanen Episode nach DSM *und*
B. das gleichzeitige Vorhandensein von mindestens drei weiteren depressiven Symptomen, die nur zum Teil identisch mit den Kriterien einer Major Depression-Episode sind:

1. Depressive Stimmung,
2. Interessenverlust oder Verlust der Freude,
3. Appetit- oder Gewichtszunahme,
4. Vermehrter Schlaf (Hypersomnie),
5. Antriebslosigkeit,
6. Müdigkeit oder Energieverlust,
7. Deutlicher Selbstwertverlust oder inadäquate/übermäßige Schuldgefühle,
8. Gefühl der Hilf- oder Hoffnungslosigkeit,
9. Wiederkehrende Gedanken an den Tod, Suizidgedanken oder ein konkreter Suizidplan.

Als Synonym für den Begriff „gemischte Episode" finden sich in der Literatur oft Kennzeichnungen wie „atypische Manie" oder „dysphorische Manie" (z. B. Marneros, 2002; McElroy, Freeman & Akiskal, 2000). Inwieweit die aktuelle in der Diagnostik bestehende Einschränkung gerechtfertigt ist, gemischte Episoden nur im Rahmen bipolar (schizo-)affektiver Störungen zu diagnostizieren, oder ob auch z. B. agitierte Depressionen als Mischzustände einzuordnen sind, wird diskutiert (z. B. Koukopoulus, 1999).

2.2 Diagnosen

Im Hinblick auf die einzelnen affektiven Episoden gibt es zwar kleinere Unterschiede zwischen den beiden Diagnosesystemen DSM-IV und ICD-10, aber die wesentlichen Unterschiede sind in folgenden zwei Aspekten zu sehen:

1. Das DSM-IV hat Richtliniencharakter und gibt somit explizite Regeln vor, unter welchen spezifischen Bedingungen (z. B. Mindestzeitdauer, erforderliche Anzahl erfüllter Kriterien) eine manische, hypomane oder gemischte Episode diagnostiziert werden darf, während das ICD-10 hier Leitliniencharakter hat und dem Diagnostiker mehr Freiheitsgrade einräumt.
2. Während im DSM-IV die einzelnen affektiven Episoden Schlüsselsyndrome und *keine* eigenständigen Diagnosen darstellen, kann nach ICD-10 die Dia-

Tab. 3: Gegenüberstellung von bipolaren Störungen von DSM-IV und ICD-10

DSM-IV	ICD-10
Bipolar I Störung (Depression + Manie)	Bipolar affektive Störung (F31)
Bipolar II Störung* (Depression + Hypomanie)	Bipolar affektive Störung (F31)
Zyklothyme Störung	Zyklothmia (F34.0)
Hypomane Episode**	• Hypomanie (F30.0)
Manische Episode**	Manische Episode (F30)
[= Bipolar I Störung, Einzelne Manische Episode ohne psychotische Symptome]	• Manie ohne psychotische Symptome (F30.1)
[= Bipolar I Störung, Einzelne Manische Episode mit psychotischen Symptomen]	• Manie mit psychotischen Symptome (F30.1)
Gemischte Episode**	Gemischte affektive Episode (F38.00)
Schizoaffektive Störung – bipolarer Typ	Schizoaffektive Störung (F28)

* Die Diagnose Bipolar II wird im ICD-10 unter F 31.8 „Sonstige bipolare affektive Störungen" verschlüsselt.
** Es handelt sich hier im DSM-IV nicht um eigenständige Diagnosen, sondern um Schlüsselsyndrome, die im Rahmen verschiedener Störungen auftreten können (z. B. eine Manie im Rahmen einer schizoaffektiven Psychose).

gnose z. B. einer einzelnen hypomanischen Episode gestellt werden.

In **Tabelle 3** sind die Diagnosen aus der ICD-10 und dem DSM-IV, bei denen maniforme Symptome auftreten, gegenübergestellt. In beiden Systemen wird die Bezeichnung „bipolar“ auch dann benutzt, wenn im Verlauf ausschließlich manische oder gemischte Episoden auftreten, wobei letzteres laut Marneros et al. (1991, 1996) mit 1 % sehr selten ist. Das bedeutet, dass das zusätzliche Auftreten depressiver Episoden keine notwendige Bedingung für die Diagnose „bipolar“ darstellt (vgl. zur Differentialdiagnostik depressiver Störungen: Hautzinger & Meyer, 2002).
Eine Differenzierung, die nur im DSM-IV explizit gemacht wird, die aber ebenfalls nach ICD-10 diagnostisch und zudem auch therapeutisch relevant ist, betrifft die Unterscheidung, ob im bisherigen Verlauf der bipolar affektiven Störung ausschließlich hypomanische (bzw. hypomane Episoden in der DSM-Terminologie) oder auch manische Phasen auftraten: Im letzteren Fall handelt es sich um die klassische Form der manisch-depressiven Störung, die als Bipolar-I-Störung bezeichnet wird. Wenn sich jedoch depressive Episoden mit hypomanen Phasen abwechseln, so spricht das DSM-IV von der Bipolar-II-Störung. Es handelt sich oft um eine relativ chronische Problematik, bei der symptomfreie, sog. euthyme Intervalle kürzer sind als bei der klassischen manisch-depressiven Störung (z. B. Judd et al., 2003).
Einen besonderen Subtypus bipolar affektiver Störungen im Hinblick auf den Verlauf stellt im DSM-IV die Kategorie „Rapid Cycling“ dar. Diese Variante ist in der ICD-10 unter F31.8 „sonstige bipolare affektive Störungen“ mit dem Zusatz „schnelle Phasenwechsel“ kodierbar. Von „Rapid Cycling“ wird dann gesprochen, wenn die Betroffenen innerhalb eines Jahres mindestens vier affektive Episoden erleben, die entweder durch eine vollständige Remission (Symptomfreiheit) voneinander abgegrenzt sind oder durch ein Kippen in eine Episode entgegengesetzter Polarität (z. B. manisch → depressiv) gekennzeichnet sind. Obwohl

in der bisherigen Forschung Unterschiede z. B. im Hinblick auf die mittelfristige Prognose oder das Ansprechen auf bestimmte Medikamente im Vergleich zu klassischen manisch-depressiven Störung gefunden wurden (z. B. Dunner, 1999; Goodwin & Jamison, 1990), ist unklar, ob man von einer spezifischen Subgruppe bipolarer Patienten sprechen sollte, da bei der Mehrheit der Rapid Cycling Patienten langfristig ein Wechsel zu einem Nicht-Rapid-Cycling-Verlauf beobachtet werden kann (z. B. Bauer, Calabrese et al., 1994; Coryell, Endicott & Keller, 1992).
Bei der zyklothymen Störung bzw. Zyklothymia handelt es sich um eine abgeschwächte bipolar affektive Störung, die durch eine andauernde affektive Instabilität gekennzeichnet ist. Phasen depressiv-dysphorischer Stimmung wechseln mit Phasen leicht gehobener, euphorischer oder reizbarer Stimmung, die im DSM-IV die Kriterien für hypomane Episoden erfüllen. Die zyklothyme Störung ist zwar chronisch, aber die Stimmung kann gelegentlich auch normal und wochenlang stabil sein (maximal zwei Monate). In den ersten Jahren dürfen jedoch weder die Kriterien für eine Manie noch für eine Major Depression bzw. schwere depressive Episode jemals erfüllt sein, weil ansonsten die Diagnose Bipolar II oder I gerechtfertigt wäre.

2.3 Differentialdiagnostische Aspekte

Ein zentrales Problem in der Diagnostik maniformer Zustände ist die Differenzierung zwischen „normalen" und klinisch relevanten Schwankungen in der Stimmung und im Antrieb. Dies wird vor allem im Bereich sog. hypomaner Symptome deutlich. In solchen Zuständen suchen die Betroffenen selten professionelle Hilfe auf und selbst wenn sie es tun, werden sie die aktuelle Stimmung nicht als Problem definieren, sondern als „gute, kreative oder produktive Zeit" beschreiben, in der das morgendliche Aufstehen leicht fällt, anstehende Aufgaben mit Leichtigkeit bewältigt werden und dennoch Zeit für angenehme Dinge bleibt. Es ist meistens das unmittelbare Umfeld wie z. B. Angehörige oder Freunde, das die Veränderungen bemerkt und das Verhalten der Betroffenen als Abweichung von deren normalem Selbst erleben. Abgesehen davon, dass entsprechende Symptome in depressiven Phasen oft von den Betroffenen nicht berichtet werden, werden solche Zustände auch von Fachleuten – insbesondere nach akuten depressiven Schüben – als „hypomane Nachschwankungen" im Rahmen unipolarer Depressionen gewertet, so dass die Bipolarität der Symptomatik fälschlicherweise nicht erkannt und diagnostiziert wird. Oft berichten auch die Betroffenen selbst vermeintlich plausible Gründe für den derzeitigen Zustand (z. B. bestandene Prüfung, vermehrtes Arbeitsaufkommen, Verliebtsein), die durchaus nachvollziehbar klingen mögen, aber dennoch die Diagnose maniformer Episoden nicht ausschließen. Es ist hier entscheidend, genauestens zu prüfen, wie lange die gehobene oder reizbare Stimmung anhält und ob gleichzeitig Anzeichen für ein subjektiv verringertes Schlafbedürfnis, vermehrte Geselligkeit, Gesprächigkeit oder gesteigertes Aktivitätsbedürfnis vorliegen. Sobald ein solches Muster an Symptomen – wie im DSM oder in der ICD beschrieben – einige Tage anhält, sollte das Vorliegen einer bipolaren Störung in Betracht gezogen werden, anstatt dies als „hypomane Nachschwankung" für diagnostisch irrelevant zu erklären. Nur ein gezieltes Nachfragen im Rahmen einer entsprechenden Diagnostik kann solche Fehldiagnosen verhindern, die auch für die Behandlung entsprechende Implikationen hat (vgl. Meyer & Hautzinger, 2004).
Als eine sehr schwierige Abgrenzung erweist sich die Differentialdiagnose von „bi-

polar (mit psychotischen Symptomen)" und „schizoaffektiv". Ein Aspekt, der dies noch komplizierter macht, ist die kaum mögliche Unterscheidung im akuten psychotisch-manischen Zustand. Hier kann oft erst im Verlauf mit einiger Sicherheit bestimmt werden, ob die psychotischen Symptome ausschließlich im Rahmen einer manischen Episode auftraten (= bipolar) oder auch ohne eine dominierende affektive Symptomatik persistierten (= schizoaffektiv). Verschiedene Studien zeigen in diesem Kontext, dass vor allem bei jüngeren Patienten – sofern psychotische Symptome auftreten – eher die Diagnose einer Schizophrenie (z. B. hebephren) oder einer schizoaffektiven Störung in Erwägung gezogen wird als die Diagnose „manisch-depressiv" (z. B. Faedda et al., 1995; Geller & Luby, 1997; Gonzalez-Pinto et al., 1998). Auch die therapeutische Orientierung und Berufserfahrung scheint hier einen Einfluss zu haben. Pharmakologisch oder kognitiv-verhaltenstherapeutisch orientierte Psychiater gaben häufiger an, bipolare Störungen zu diagnostizieren, zumindest bei Patienten im Kindes- und Jugendalter (Meyer, Koßmann-Böhm & Schlottke, 2003).

Ein zusätzlicher Aspekt, der die Differentialdiagnostik erschwert, ist die nosologische Zuordnung bestimmter psychotischer Symptome (z. B. Hiller et al., 1993, 1994). Wenn es sich um synthyme (stimmungskongruente) Wahnvorstellungen handelt (z. B. Größenwahn, religiöser Wahn, Verfolgungswahn bei vorherrschend reizbarer Stimmung), besteht weitgehend Einigkeit darüber, dies dann als „manisch mit psychotischen Merkmalen" zu klassifizieren. Obwohl sowohl im DSM-IV als auch in der ICD-10 das Auftreten parathymer (stimmungsinkongruenter) Wahnvorstellungen und Halluzinationen im Rahmen affektiver Episoden kein Ausschlusskriterium darstellt, wird das Vorhandensein von „Symptomen ersten Ranges" nach Kurt Schneider (1967) oft als Indiz gewertet, dass es sich um eine Störung aus dem schizophrenen Spektrum handelt. Das bedeutet, dass einige Kliniker bei Vorliegen von z. B. kommentierenden Stimmen, Gedankeneingebung oder Beeinflussungswahn zu einer Diagnose aus dem schizophrenen Spektrum tendieren. Laut Akiskal und Puzantian (1979) rechtfertigen solche Symptome an sich aber noch keine Diagnose einer Schizophrenie oder einer schizoaffektiven Störung. Das DSM-IV berücksichtigt aus diesem Grund für die Differentialdiagnose auch ausschließlich den zeitlichen Verlauf affektiver und psychotischer Symptome. Umgekehrt spricht sich Marneros (2000) dafür aus, beim Vorliegen stimmungsinkongruenter Wahnvorstellungen oder stimmungsinkongruenter Halluzinationen immer von einer schizomanischen Episode im Rahmen einer schizoaffektiven Störung auszugehen.

Eine andere wichtige Abgrenzung ergibt sich in Bezug auf die Persönlichkeitsstörungen aus dem Cluster B: Antisozial, Histrionisch, Narzisstisch und Borderline. Insbesondere bei Fehlen psychotischer Symptome können maniforme Symptome fälschlicherweise als Hinweise für Persönlichkeitsstörungen gewertet werden. Das oft distanzlose, grenzüberschreitende, egozentrische, überhebliche, impulsive oder zum Teil aggressiv-reizbare Verhalten kann etwa als antisozial oder narzisstisch erlebt werden (z. B. Stormberg, Ronningstam, Gunderson & Tohen, 1998; Tyrer & Brittlebank, 1993). Indirekt verweist auch die Studie von Peselow et al. (1995) auf dieses Problem, da die vermeintliche Komorbidität von bipolaren Störungen und Persönlichkeitsstörungen bei Patienten höher ausfiel, die im hypomanen Zustand untersucht wurden, als bei remittierten bzw. euthymen Patienten. Das Hauptproblem in der Abgrenzung stellt sich jedoch im Hinblick auf die Borderline-Persönlichkeitsstörung (BPS). Insbesondere bei Patienten mit einer Bipolar-II-Störung, mit einer zyklothymen Störung oder mit dem Subtypus „Rapid cycling“ kann sich die Differentialdiagnostik schwierig gestalten (z. B. Akiskal, 1996b; Benazzi, 2000; Henry et al., 2001; Lader, 1998). Für die Differentialdiagnose ist insbesondere auf Folgendes zu achten:

1. Bei der systematischen Diagnostik sollte sequentiell vorgegangen werden. Dabei wird zuerst geklärt, ob relevante psychische Erkrankungen vorliegen (z. B. mit dem Strukturierten Klinischen Interview für Achse I Störungen), bevor die Symptome als Anzeichen für Persönlichkeitsstörungen gewertet werden.
2. Man muss auf den Verlauf und die Dauer von Symptomen besonderes Augenmerk richten: Die maniformen Episoden dauern einige Tage (dies gilt auch für eine gemischte Symtpomatik) und haben einen klaren Beginn und ein umschriebenes Ende, während die Stimmung bei BPS von Tag zu Tag schwankt oder auch von Stunde zu Stunde. Bei BPS erscheint zudem die Stimmung deutlicher reaktiver und situationsgebundener und schwankt nicht primär zwischen Depressivität und Euphorie.
3. Oft ist es nützlich, Hinweise auf eine gewisse Spezifität der Symptome zu beachten: Bei BPS fehlen typische maniforme Symptome wie z. B. andauernd erhöhtes Energieniveau, gesteigerte Libido oder geringeres Schlafbedürfnis; umgekehrt sind parasuizidale Verhaltensweisen für bipolare Störungen nicht typisch.
4. Die Diagnose einer BPS sollte zusätzlich zu einer bipolar affektiven Störung oder zyklothymen Störung nur dann vergeben werden, wenn die Symptome definitiv seit dem jungen Erwachsenenalter vorhanden sind und nicht ausschließlich im Rahmen hypomaner, manischer oder depressiver Phasen auftreten (vgl. Meyer & Hautzinger, 2004).

Diese Aspekte machen deutlich, dass entsprechende diagnostische Urteile nicht ohne eine hinreichende differentialdiagnostische Untersuchung gefällt werden sollten und eines angemessenen Instrumentariums bedürfen. Am reliabelsten wird die Diagnose einer maniformen Symptomatik und letztendlich einer bipolaren affektiven oder schizoaffektiven Störung dann sein, wenn bei der Diagnosestellung zusätzlich zum aktuellen Befund bzw. Zustand auch längsschnittliche bzw. biographische Informationen herangezogen werden. Insbesondere in diesem Kontext sind die Informationen, die man von Dritten, wie z. B. Familienmitgliedern oder Partnern, erhält, von großer Bedeutung für die Differentialdiagnose.

3 Modifikationsorientierte Diagnostik

3.1 Erklärungsmodelle als Basis für die modifikationsorientierte Diagnostik

Obwohl polaritätsspezifische Modelle bipolarer Symptome durchaus ihre Berechtigung haben, weil maniforme und depressive Symptome zum Teil durch unterschiedliche Faktoren beeinflusst werden (z. B. Johnson, Meyer, Winett & Small, 2000; Johnson, Winett, Meyer, Greenhouse & Miller, 1999), werden Hypomanien und Manien bislang selten als Störung für sich allein gesehen (z. B. Joffe, Young & MacQueen, 1999). Die Modellbildung bezieht sich deswegen meistens auf bipolar affektive Störungen.

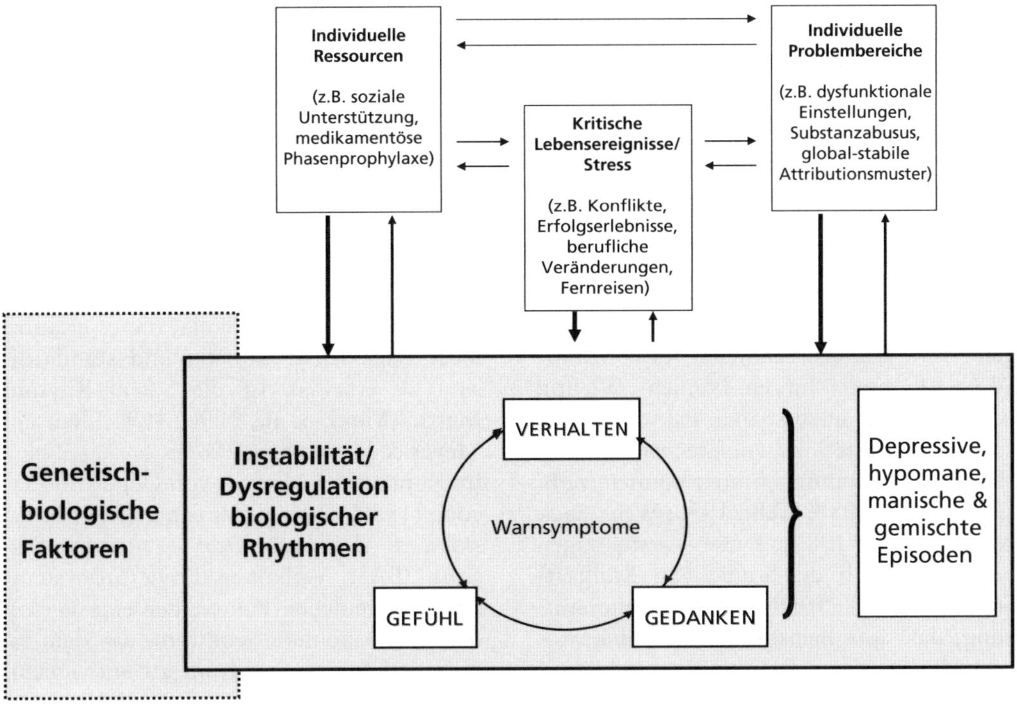

Abb. 2: Integratives Modell zur Entstehung bipolar affektiver Symptome und Episoden (in Anlehnung an Meyer & Hautzinger, 2004)

Wenn man sich die Literatur zu bipolar affektiven Störungen ansieht, so wird immer wieder auf eine irgendwie geartete *Instabilität biologischer Prozesse* als „Kernstörung" verwiesen (z. B. Ehlers, Frank & Kupfer, 1988; Goodwin & Jamison, 1990; Johnson & Roberts, 1995). Ein entsprechendes integratives Modell zur Genese bipolar affektiver Symptome, das auch als Orientierung für die klinisch-psychologische Diagnostik herangezogen werden kann, ist in **Abbildung 2** dargestellt. Als Ursache für die leichte Störbarkeit bzw. Instabilität biologischer Rhythmen werden demnach vor allem genetisch-biologische Faktoren gesehen. Es ist deshalb immer ratsam, im Rahmen der Anamnese auch den familiären Hintergrund zu klären. Je deutlicher die Anzeichen für eine familiäre Häufung affektiver Störungen sind, d. h. je mehr „Fälle" sich innerhalb einer Familie finden lassen, desto schwerer ist oft der Verlauf. Nicht alle Patienten mit einer bipolar affektiven Störung haben Verwandte ersten Grades mit derselben Störung, aber häufig finden sich dennoch im weiteren Umfeld, etwa bei Tanten oder Cousins etc., Hinweise auf Depressionen oder Suizid(versuche).

Wenn es um auslösende Bedingungen für manisch-depressive Episoden geht, so liefern die unterschiedlichen Modelle verschiedene Ansatzpunkte für eine diagnostische Abklärung. Unter dem Aspekt „kritische Lebensereignisse/Stress" fokussiert das Modell der „sozialen Zeitgeber" von Ehlers et al. (1988) auf solche Situationen, die zu einer Störung bzw. Unterbrechung des Schlaf-Wach-Rhythmus führen, da diese Störung des Schlaf-Wach-Rhythmus als

Mediator zwischen Stress auf der einen Seite und dem Auftreten von Symptomen auf der anderen Seite gesehen wird. Beispiele für solche belastenden Lebensereignisse oder Veränderungen im Alltag sind Schichtarbeit oder Transatlantikflüge. Konkret bedeutet dies für die klinisch-psychologische Diagnostik, dass man im individuellen Fall vor allem auf solche Belastungen und Bedingungen als potentielle Auslöser affektiver Episoden achten sollte, die zu Störungen bzw. Unterbrechungen des Schlaf-Wach-Rhythmus führen können. Wichtig ist dabei, dass auch soziale Faktoren (sog. soziale Zeitgeber) zu entsprechenden Störungen des Rhythmus führen können (z. B. Ehlers et al., 1988; Wehr, 1990; Wehr, Sack & Rosenthal, 1987). Diese Vorstellungen bekamen durch die Studie von Malkoff-Schwartz et al. (1999) insofern Unterstützung, dass nur Belastungen, die eine Störung des „sozialen Rhythmus" (und somit wahrscheinlich Schlaf-Wach-Rhythmus) verursachten, das Risiko für ein Auftreten manischer Symptome erhöhten. Dass ein solcher Mechanismus wichtig sein könnte, wird auch durch den Befund untermauert, dass affektive Episoden, die post partum (= nach der Geburt) auftreten, nicht nur bei den Müttern mit bipolar affektiven Störungen zu verzeichnen sind, sondern auch bei den Vätern mit etwa gleicher Häufigkeit auftreten (Davenport & Adland, 1982). Bei Faktoren wie z. B. Schichtarbeit, Transatlantikflügen oder die Anwesenheit eines Säuglings in der Familie erscheint eine Störung des Schlaf-Wach-Rhythmus sehr naheliegend und nachvollziehbar. Bei Konflikten mit anderen (z. B. in der Partnerschaft) oder Problemen, die einen ständig beschäftigen, kann es dadurch zu einer solchen Störung kommen, dass das Erregungsniveau erhöht ist oder sich die Person nicht mehr entspannen kann. Eine direkte Implikation dieses Modells ist, im Rahmen einer verhaltensnahen Diagnostik (z. B. mit einem Stimmungstagebuch, vgl. Meyer & Hautzinger, 2004) neben einer täglichen Protokollierung der Stimmung auch die Schlafenszeiten notieren zu lassen: Wann geht die Person ins Bett? Wann schläft sie ein? Wann wacht sie auf? Wann steht sie auf? Wie viele Stunden hat die Person subjektiv geschlafen? (vgl. Hemmeter et al., in diesem Band). Veränderungen in diesen Parametern können erste Hinweise auf depressive, aber insbesondere maniforme Symptome sein. Eine Skala, die es erlaubt, diese Aspekte strukturiert und standardisiert zu erfassen, ist die Social Rhythm Metric (Monk et al., 1990, 1991; deutsch: Meyer & Hautzinger, 2004).

Im Kontext des Modells von Depue und Iacono (1989) ist eine *Dysregulation bzw. Instabilität des Behavioral Activation Systems* (BAS; Verhaltensaktivierungsystem) der entscheidende Faktor, der eine Person dazu prädisponiert, Symptome aus dem bipolar affektiven Spektrum zu entwickeln. Dem BAS wird insbesondere eine motivationale Funktion zugeschrieben, wobei alle Reize mit Verstärkungs- bzw. Belohnungscharakter das BAS aktivieren sollen und dadurch letztendlich positive Affekte entstehen (Depue & Iacono, 1989; Depue & Zald, 1993). Eine hohe Reagibilität des BAS soll mit einem gesteigerten Antrieb, einer erhöhten motorischen Aktivität und Sensitivität gegenüber bestimmten Reizen und einem verstärkten Suchen nach Abwechslung, Aufregung und Vergnügen einhergehen. Analog soll ein wenig reagibles und gering aktiviertes BAS zum Beispiel mit geringem Energie- und Antriebsniveau, Lustlosigkeit bzw. Anhedonie und niedergeschlagener Stimmung einhergehen, so dass sich die manischen und depressiven Symptome als extreme Ausprägungen bzw. Zustände des BAS auffassen lassen. Dass Unterschiede im Aktivitätsniveau eine zentrale Rolle spielen könnten, unterstreichen auch erste Befunde von Bauer et al. (1991) oder Johnson et al. (2000). Die Vulnerabilität für bipolare Störungen wird hier in einer wahrscheinlich genetisch bedingten „Instabilität" bzw. „Dysregulation" des BAS gesehen. Dabei wird angenommen, dass die normalerweise nach einer Aktivierung oder Deaktivierung des BAS einsetzenden regulatorischen Prozesse, die zu einer Rückkehr des Aktivitätsniveaus auf das für die Person kennzeichnende Ausgangsniveau führen müssten, bei Patienten aus diesem Spektrum nicht adäquat vonstatten geht. Für die klinisch-psychologische Diagnostik ist es deshalb wichtig, auf Umstände zu achten, die eine Veränderung des Aktivitätsniveaus implizieren und eine Auslenkung des BAS in die eine oder andere Richtung nach sich ziehen können (z. B. saisonale Schwankungen in der Arbeitsbelastung; krankheitsbedingte Untätigkeit). Als Beispiel seien hier z. B. Prüfungssituationen genannt. Erfolgserfahrungen und -zuversicht können in diesem Fall die Bereitschaft steigern, mehr Zeit ins Lernen zu investieren, noch mehr zu lernen und weniger Pausen einzulegen. Dadurch kann es zu einer Verschiebung im Aktivitätsniveau kommen, die mehr und mehr maniforme Züge annimmt, indem sich etwa die Gefühlslage immer mehr ins positiv-euphorische verschiebt, das Selbstvertrauen steigt und das Schlafbedürfnis subjektiv abnimmt. Wie Johnson et al. (2000) eindrücklich zeigen konnten, sind es nicht positive Erfahrungen an sich, die das Risiko steigern, manisch zu werden, sondern Situationen, die mit Zielerreichung und persönlichen Erfolgserfahrungen zu tun haben. Es geht in der Diagnostik also darum, solche potentiellen Situationen zu eruieren (z. B. Bewerbungen, neuer Arbeitsplatz, Beförderung, Hausbau). Dies bedeutet jedoch nicht, dass typisch negative Situationen keine Relevanz für die Auslösung hypomaner bzw. manischer Symptome hätten. Als Beispiel sei hier ein Fall von einem Facharbeiter genannt, der in der Situation eines betriebsbedingten drohenden Arbeitsplatzverlustes nicht mit Niedergeschlagenheit reagierte, sondern extrem aktiv wurde (z. B. Planung und Durchführung von Warnstreiks, Erstellen von Pamphleten) bis die Stimmung vom Euphorischen ins Reizbar-Aggressive kippte. In einem anderen Fall führten die im Zusammenhang mit einem Trauerfall entstandenen notwendigen Erledigungen (z. B. Planung der Beerdigung, Auswahl des Restaurants, Zeitungsanzeige) zunehmend in einen Aktivitätsrausch mit massiver Unruhe, der letztendlich seinen Höhepunkt in unangemessen lautem Auftreten, Lachen und Singen während der Beerdigung hatte. Der Einsatz der Life Chart Methode (z. B. Denicoff et al., 2000; Meyer & Hautzinger, 2004), mit dem der genaue Verlauf der Symptomatik auf der Zeitachse plus möglicher Veränderungen im Leben sowie Belastungen retrospektiv wie prospektiv dokumentiert werden kann (z. B. Dienstreisen, Geburtstage, Eheprobleme, vermehrter Arbeitsanfall), ist hier eine große Hilfe. Das Erstellen des Life Charts kann helfen, typische Muster von Bedingungen zu identifizieren, die einer affektiven Episode vorausgehen. Es ist dabei entscheidend, nicht nur den unmittelbaren Zeitraum vor einer Manie oder Depression zu beachten, sondern im Einzelfall auch auf die mögliche Akkumulation verschiedener kleinerer Ereignisse und Erlebnisse über die Monate hinweg zu achten.

Bei der Identifizierung von Risikofaktoren und protektiven Faktoren sind sowohl individuelle Ressourcen als auch individuelle Problembereiche in Betracht zu ziehen. Als Beispiele für individuelle Ressourcen können z. B. stabile Partnerschaften und Beziehungen gewertet werden, die sozialen Halt und Unterstützung bieten. Soziale Unterstützung hat dabei insbesondere auf den Verlauf depressiver Phasen – nicht jedoch auf manische Episoden – einen prognostisch günstigen Einfluss (Johnson et al., 1999). Umgekehrt erhöht eine feindselige, kritische oder emotional zu stark involvierte Umwelt („Expressed Emotion") das Risiko für Rezidive (Miklowitz et al., 1988, 1996). Sofern die Betroffenen ihr Einverständnis geben, erlaubt die Integration von Angehörigen oder Partnern in den diagnostischen Prozess eine objektivere Einschätzung dieser Aspekte, da die Selbstangaben der Patienten in Abhängigkeit der aktuellen Symptomatik sehr stark schwanken können. So kann etwa in maniformen Zuständen die soziale Unterstützung durch Dritte (z. B. für neue Ideen oder Pläne) subjektiv als sehr groß interpretiert werden, jedoch bei geringsten Anzeichen für Kritik durch diese Personen in Misstrauen und Aggressivität kippen. Auch wenn man kein ausführliches *Camberwell Family Interview* machen kann, um spezifisch Expressed Emotion zu erfassen, erlaubt ein Paargespräch oder auch ein Einzelgespräch mit Angehörigen oft schon eine Einschätzung des emotionalen Klimas und der Kommunikation zwischen den Beteiligten (z. B.: Wird von den Betroffenen trotz deren Anwesenheit in der dritten Person gesprochen? Werden Symptome als Charaktereigenschaften fehlinterpretiert? Werden viele Vorwürfe geäußert?). Ein anderer Aspekt ist der Umgang mit Lithium oder anderen stimmungsstabilisierenden Medikamenten, sofern es sich bereits um eine diagnostizierte bipolare Störung handelt. In diesem Zusammenhang sollte abgeklärt werden, ob, wann und unter welchen Umständen es zu Veränderungen in der Medikation kam (Dosierung, Substanz) und ob es eigenmächtige Versuche oder Wünsche gab, die Medikamente abzusetzen. Um systematischer vorzugehen, eignet sich hier ebenfalls der Einsatz der bereits erwähnten Life Chart Methode. Folgendes sollte man dabei beachten: Entgegen der Meinung der behandelnden Ärzte oder Therapeuten, ist der Wunsch, die Medikamente abzusetzen, in den meisten Fällen nicht primär durch das Vermissen von Hochgefühlen bzw. Euphorie bestimmt. Vielmehr sind es die Implikationen der Medikamenteneinnahme für das Selbst, die die Medikamentencompliance in Frage stellen, d. h. der ständige Gedanke bzw. die Erinnerung daran, eine chronische Erkrankung zu haben, sowie das Unbehagen bei der Vorstellung, dass die eigenen Gefühle irgendwie durch Medikamente kontrolliert werden (Pope & Scott, 2003).

Ein weiterer Aspekt, der auf jeden Fall im Rahmen einer klinisch-psychologischen Diagnostik abgeklärt werden sollte, ist die Rolle kognitiver Faktoren. Entgegen früherer Annahmen spielen dysfunktionale Einstellungen und Attributionsprozesse auch beim Auftreten maniformer Symptome eine Rolle. Wie aus **Abbildung 2** ersichtlich wird, kommt es hier z. B. zu Wechselwirkungen mit Belastungen, so dass bestimmte Erfahrungen im Einzelfall irrationale Überzeugungen oder Ursachenzuschreibungen triggern (z. B. wird sachliche Kritik als Beleg dafür erlebt, dass „alle gegen mich arbeiten“ oder dass „ich auf der ganzen Linie versagt habe“). Das bedeutet, dass die Art und Weise, wie Betroffene entsprechende Veränderungen erleben und worauf sie diese zurückführen, nicht nur die Wahrscheinlichkeit des Auftretens depressiver, sondern auch maniformer Symptome beeinflusst (z. B. Alloy et al., 1999; Healy & Williams, 1989; Reilly-Harrington et al., 1999; Scott, Stanton, Garland & Ferrier, 2000). Ein global-stabiler Attributionsstil für negative *und* positive Ereignisse scheint dabei hypomane und manische Symptome zu begünstigen. In Anlehnung an den bereits erwähnten Befund von Johnson et al. (2000), dass Ereignisse, die das Erreichen eines Ziels implizieren, besondere Relevanz haben, kann man folgende Arbeitshypothese verfolgen: Insbesondere solche positiven Erlebnisse, die man auf die eigene Person („internal“) zurückführen kann, fördern eine Verbesserung der Stimmung und ggf. das Entstehen maniformer Symptome (z. B. Reilly-Harrington et al., 1999). Unabhängig von der Relevanz für das Auftreten affektiver Symptome erweisen sich dysfunktionale Einstellungen und Ursachenzuschreibungen klinisch-psychologisch auch unter dem Gesichtspunkt bedeutsam, wie sich das Selbstbild nach der Diagnosestellung „bipolar" verändern kann. Plötzlich werden frühere Erfahrungen und aktuelle Änderungen im Verhalten und Befinden unter dem Aspekt betrachtet, inwieweit sie der Norm entsprechen oder Anzeichen der Erkrankung darstellen. Es können also dysfunktionale Überzeugungen, wie etwa „Ich bin geisteskrank", „Ich kann mich nicht mehr auf meinen Verstand verlassen", „Alle müssen denken, ich bin verrückt", oder Befürchtungen, wie „Bin ich gerade krank und bemerke es nicht?" auftreten. Hier geht es also um die Frage, inwieweit die Störung als ein allumfassender Aspekt der eigenen Biographie erlebt wird oder nicht.

Diese Bereiche – individuelle Ressourcen und Problembereiche sowie kritische Lebensereignisse/Stress – haben somit Einfluss auf das Auftreten von Prodromalsymptomen, d. h. ersten Anzeichen bzw. Warnsymptomen affektiver Episoden. Wichtig ist hierbei, dass – wie aus dem Bereich Depression hinreichend bekannt – auch die maniformen Prodromalsymptome auf der kognitiven wie der emotionalen Ebene oder im Verhalten manifest werden und einen Teufelskreislauf in Gang setzen können, der ohne entsprechende Interventionen in voll ausgeprägte manische oder gemischte Episoden münden kann. Als Beispiel sei hier ein Patient mit Rapid Cycling genannt, der nach einer längeren, leicht depressiven Phase eines Morgens vor dem Klingeln des Weckers um 6 Uhr aufwachte. Diese Tatsache sowie das Faktum, dass es draußen noch dunkel war und er sich zudem ausgeschlafen fühlte, waren für ihn Auslöser für folgende Gedanken: „Es (= die Depression) ist vorbei; endlich kann ich wieder alles erledigen. Ich muss mich ranhalten, um alles erledigt zu bekommen." Er stand dann direkt um 5.45 Uhr auf und arbeitete in seinem Büro zu Hause. Da er sich nach dem Erledigen einiger Dinge subjektiv so produktiv und effektiv fühlte, übernahm er zusätzlich weitere Aufgaben, was seine Stimmung zusätzlich verbesserte. Abends ging er wie gewohnt um 23 Uhr ins Bett, wobei er sich nicht richtig müde fühlte. Dies war für ihn ein weiteres Indiz dafür, dass er „die Depression überwunden hat und jetzt alles wieder gut wird". Am nächsten Morgen wiederholte sich das Ganze und er stand wieder kurz vor dem Weckerklingeln auf. Es wird hier deutlich, wie ein bestimmtes Attributionsmuster für ein leicht verfrühtes Erwachen erste Verhaltensänderungen in Gang setzte. Dieser Teufelskreislauf verschärfte sich innerhalb von zwei Wochen derart, dass beinahe ein Klinikaufenthalt indiziert gewesen wäre. Ein ausführliches Fallbeispiel findet sich auf den folgenden Seiten.

3.2 Ansatzpunkte für eine modifikationsorientierte Diagnostik

Bevor im Folgenden auf die modifikationsorientierte Diagnostik eingegangen wird, muss ein Unterschied im Vergleich zu anderen psychischen Problembereichen wie Angst oder Depression betont werden: Mit maniformen Zuständen werden wir meistens stationär in einer Klinik oder erst im Verlauf einer Behandlung konfrontiert. Die erste und zentrale Frage wird dann immer sein, inwieweit das aktuelle Zustandsbild der Betroffenen bereits die Kriterien für hypomane oder manische Phasen erfüllt (vgl. Abschnitt 4) und ggf. eine zusätzliche pharmakologische oder ärztliche Intervention erforderlich ist. Es passiert relativ selten, dass Patienten in hypomanen oder sogar manischen Zuständen freiwillig und ohne Begleitung (z. B. Partner) zum ersten Mal den Kontakt zu uns aufnehmen und nach einer Behandlung fragen. Wenn der Fokus

Fallbeispiel

Herr C., 38 Jahre alt, alleinstehend, Bipolar I Störung: Er wandte sich auf Anraten der behandelnden Ärzte nach einem erneuten stationären Aufenthalt an die Ambulanz. Nach längerer Arbeitslosigkeit hatte er einen Ausbildungsplatz bei einer größeren Firma im Außendienst erhalten, aber durch den Stress habe er nach fast zweijähriger Abstinenz wieder begonnen, Alkohol zu trinken. Parallel hierzu kam es aus der Retrospektive betrachtet auch zum Auftreten maniformer Symptome mit vermehrter Gesprächigkeit, weniger Schlaf und gesteigertem Antrieb. Die Stimmung beschrieb er jedoch selbst „nicht als euphorisch, sondern als depressiv-gereizt", was auch dem Bericht der Klinik zu entnehmen war. Herr C. berichtete, dass er auch noch nach der Entlassung immer wieder depressive Einbrüche mit Suizidgedanken hatte. Das Einzige, das ihm noch wichtig gewesen sei, sei seine Freundin gewesen. Auf seine Therapieziele angesprochen gibt der Patient an, dass er lernen müsse, mit seinen Stimmungsschwankungen umzugehen, wobei er einen „manisch-depressiven Charakter" habe. Er berichtete, dass er inzwischen gar nicht mehr wisse, wer er wirklich sei. Er hatte geglaubt, die Manien überwunden zu haben, da er in den letzten Jahren keine erneute Phase hatte. Den Alkohol sah er selbst eher als Symptom der ihm bekannten bipolar affektiven Störung, wegen der er seit Jahren Lithium einnahm. Im Gespräch klagte er zwar über eine depressive Grundstimmung, die auch mit gelegentlichen, nicht impulsiven Suizidgedanken einhergehe, aber in der Interaktion wurde dies nicht deutlich. Sein Auftreten erschien sehr kontrolliert. Er berichtete zwar von Gefühlen und belastenden Situationen, aber nonverbal wurde der Eindruck nach außen vermittelt, alles unter Kontrolle zu haben.

Was den aktuellen Zustand betraf, so war noch vor Abklärung der Diagnose die Suizidalität – wie bei vielen Patienten mit bipolar affektiven Störungen, die von einer depressiven oder gemischten Symptomatik berichten – abzuklären. Sowohl anhand typischer Risikofaktoren (siehe Hautzinger & Meyer, 2002) als auch anhand des *BDI*-Items Suizidialität (Hautzinger, Bailer, Worall & Keller, 1993) und des in der Skala Hoffnungslosigkeit mit einem T-Wert von 65 (Krampen, 1994) sich widerspiegelnden Zustands wurde zuerst das Selbstmordrisiko genauer bestimmt und entsprechend interveniert. Im *SKID I* ergab sich als Diagnose „bipolar I" mit psychotischen Merkmalen (Größenwahn) sowie eine teilremittierte Alkoholabhängigkeit.

Obwohl Herr C. den Alkoholkonsum primär als Symptom der Manie bewertete, ergab sich im Interview aufgrund der zeitlichen Rekonstruktion, dass der erhöhte Alkoholkonsum nicht ausschließlich als Teil des manischen Syndroms betrachtet werden konnte, sondern eine komorbide Symptomatik darstellt. Obwohl der Patient im *SKID I* nicht die Kriterien für eine aktuelle affektive Episode erfüllte, waren der *BDI*-Wert mit 21 und die als Verlaufsmaß eingesetzte Allgemeine Depressionsskala (Hautzinger & Bailer, 1993) mit 26 Punkten in einem klinisch relevanten Bereich. In der Fremdbeurteilung mit der *BRMS* bestätigte sich dies mit einem Wert von 16. Was die maniforme Symptomatik betrifft, so ergaben sich weder in der Selbstbeurteilung mit der *MSS*, *ADMS* noch in der Fremdbeurteilung mit *YMRS* erhöhte Werte mit Ausnahme einer erhöhten Unruhe und Reizbarkeit.

Familienanamnestisch ließen sich keine affektiven Störungen im unmittelbaren Umfeld eruieren, aber es waren depressive Zustände bei Verwandten zweiten Grades bekannt. Im Hinblick auf Auslöser affektiver Episoden ergaben sich für frühere depressive Episo-

den zum einen immer wieder Situationen, die mit Versagens- und Misserfolgsgedanken einhergingen (z. B. Phasen der Arbeitslosigkeit, nicht-bestandene Prüfungen, Trennung einer Partnerschaft) und zum anderen vorangegangene Manien. Das heißt, es zeigte sich bei ihm einerseits ein Clustering der Episoden, indem Manien regelmäßig von Depressionen abgelöst wurden, aber auch depressive Einbrüche, die im Zusammenhang mit spezifischen Situationen zu sehen waren. Ein besonderer Auslöser für dysphorische Zustände, der erst in letzter Zeit hinzukam, waren Rückfälle hinsichtlich des Alkohols. Letztendlich dominierten hier jedoch auch die bereits erwähnten Versagens- und Misserfolgsgedanken (= dysfunktional). Was den Alkoholkonsum betraf, erschien es aufgrund des zeitgleichen Auftretens mit affektiven Symptomen wichtig, einerseits sowohl den Alkoholkonsum als Risikofaktor für affektive Rezidive zu bewerten als auch dysphorische Stimmungen sowie hypomanische Symptome mit der einhergehenden Selbstüberschätzung als Risikosituationen für das Trinken aufzufassen. Für das Thema Alkohol wurde separat eine entsprechende Verhaltens- und Bedingungsanalyse in Anlehnung an das SORCK-Schema erarbeitet, worauf jetzt jedoch nicht näher eingegangen werden soll.
Was das Auftreten maniformer Zustände betraf, so zeigten sich als typische Auslöser Situationen wie z. B. das Bestehen einer Prüfung, die Einladung zu einem Bewerbungsgespräch oder das Antreten einer neuen Arbeitsstelle. In der Analyse des Lifecharts (Meyer & Hautzinger, 2004) zeigte sich zudem, dass maniforme Symptome immer in vergleichbaren Situationen auftraten, in denen er zunehmend mehr arbeitete und den Gedanken hatte „es allen beweisen zu können“. Das Pendant zu den Misserfolgs- und Versagenängsten erwies sich als Überzeugung, dass es „nur Gewinner oder Versager gibt“ (= Oberplan), wobei er jeden scheinbar eigenen Erfolg oder Misserfolg als Beleg für das eine oder andere sah, was sich entsprechend auf seine Stimmung und seinen Antrieb auswirkte. Obwohl dies nicht immer der Fall ist, zeigt sich bei Herrn C.s erster gemischter Episode, die zum letzten stationären Aufenthalt geführt hatte, eine Vermischung von auslösenden Bedingungen, die für sich allein gesehen typischerweise seinen depressiven oder manischen Phasen vorausgingen: Neue Arbeitsstelle auf Probe (Ausbildungsplatz), Versagensängste, Konflikte mit der Freundin wegen häufiger berufsbedingter Abwesenheit von Zuhause sowie gelegentlicher Alkoholkonsum im Kreis der neuen Kollegen.
Die sich zusätzlich zum Alkoholkonsum als individuelle Problembereiche abzeichnenden Themen spiegelten sich auch in testpsychologischen Untersuchungen wieder: Erstens war der Wert auf der Skala „Dysfunktionale Einstellungen“ (DAS; Hautzinger et al., 2005) mit 136 Punkten deutlich erhöht. Außerdem zeigte sich in der Krankheitskonzeptskala von Linden, Nather und Wilms (1988), dass Herrn C.s Erwartungen eher negativ waren. Einerseits gab er an, alles selbst verschuldet zu haben, aber andererseits hatte sich auch die Einstellung verfestigt, dass das Krankheitsgeschehen reiner Zufall ist. Ähnlich zeigte sich auch im KKG (Lohaus & Schmitt, 1989) eine eher geringe internale Kontrollüberzeugung bzgl. Gesundheit und Krankheit (T = 40) im Vergleich zu einer deutlich ausgeprägten Externalität bzgl. der Faktoren „wichtige andere“ (T = 70) und „Zufall“ (T = 70).
Als Ressourcen ergaben sich u. a. das familiäre und soziale Umfeld, das den Patienten unterstützte, aber ihm doch seine Autonomie ließ (z. B. nicht ungefragt in seine Privatsphäre eindrang; keine Kontrolle der Medikamenteneinnahme). Er hatte zwei sehr gute Freunde, mit denen er alles besprechen konnte. Was seine intime Partnerschaft betraf, so

handelte es sich einerseits um eine relativ stabile Beziehung, aber der Altersunterschied von 15 Jahren zwischen beiden führte doch immer wieder zu Problemen. Bei Herrn C. war die bipolare Störung seit ca. sieben Jahren bekannt und seitdem bekam er Lithium. Er berichtete, sehr selten Nebenwirkungen zu spüren und nur hin und wieder mal eine einzelne Dosis zu vergessen. Die im Vergleich zu anderen Betroffenen hohe Compliance spiegelte sich auch in den Laborwerten für das Lithium der letzten zwei Jahre wieder, die immer zwischen 0.75 und 0.81 mmol/l lagen. Trotz des insgesamt zum Ausdruck kommenden Fatalismus bezüglich der manisch-depressiven Störung, hat er einiges unternommen, mit seiner Erkrankung umzugehen. Abgesehen von der sehr verantwortungsbewussten Einnahme der Medikation versuchte Herr C. immer wieder in stressreichen Phasen vermehrt einen Ausgleich zu schaffen (z. B. Tennis spielen, Schwimmen gehen, Autogenes Training), was als potentielle Ressource in der Therapie weiter genutzt und ausgebaut werden kann.

Zum Zeitpunkt der Diagnostik dominierten depressive Symptome (ohne akuten Alkoholkonsum), weswegen typische Aspekte, die zusätzlich im Rahmen einer funktionalen Depressionsdiagnostik wichtig sind, ebenfalls berücksichtigt wurden, z. B. der typische Tagesablauf (z. B. spätes Aufstehen, „Zeit totzuschlagen"). Potentielle angenehme Aktivitäten wurden auf dem Hintergrund, dass „normale Menschen zur Arbeit gehen und nicht (z. B. im Schwimmbad) herumhängen" negativ bewertet. Deutlich wurden auch hier wieder generell massive dysfunktionale Gedanken, die durch kleinste Auslöser (z. B. eine kurzfristige Absage einer Verabredung) ausgelöst werden und sich bis hin zu Suizidgedanken steigern können („Es hat ja alles doch keinen Sinn", „Wozu soll ich noch leben?", „Ich habe mein ganzes Leben versaut"). Das durch diesen Teufelskreislauf mehr und mehr defizitäre Selbstbewusstsein führte dazu, dass er immer weniger tat und sich auch von anderen zurückgezogen hatte. Nach außen hin präsentierte sich der Patient gegenüber Dritten jedoch gern als selbstbewusst und jemand, der alles meistert und stark ist. Es schien ihm aktuell sehr schwerzufallen, mit anderen (wie z. B. Freunden) über unangenehme Gefühle und Schwächen zu sprechen. Die Diskrepanz zwischen dem Selbstbild und der Show nach außen schien wiederum das Auftreten dysphorischer, aber auch hypomanischer Symptome zu begünstigen.

Im Rahmen der Behandlung sollte zunächst ein integratives Störungsmodell erarbeitet werden, in dem die bipolar affektive Erkrankung und die Alkoholproblematik als gleichwertige Bereiche verstanden werden, die ineinandergreifen, aber dennoch separat zu betrachten sind (Psychoedukation). Im Hinblick auf seine aktuelle Depressivität wurde zum einen das Erarbeiten einer Tagesstruktur, der gezielte Einsatz angenehmer Aktivitäten, aber auch der Umgang mit dysfunktionalen Kognitionen zum Thema. Aufgrund der bipolaren Erkrankung stand dabei immer im Mittelpunkt, eine Balance zwischen Aktivität und Ruhe herzustellen, um dem Kippen in maniforme Zustände vorzubeugen (vgl. Meyer & Hautzinger, 2000). Nach Abklingen der Depressivität stand die Rezidivanalyse für Alkohol und manisch-depressive Episoden im Vordergrund, d. h. Identifikation von und Umgang mit Warnsymptomen. Neben dem Umgang mit den Warnsymptomen musste es natürlich auch darum gehen, den Umgang mit auslösenden Bedingungen zu bearbeiten. In seinem konkreten Fall hieß dies insbesondere auf eine kognitive Umstrukturierung hinzuarbeiten, damit der Oberplan „Es gibt nur Gewinner oder Versager" durch angemessenere Überzeugungen ersetzt wird (z. B. Realitätstest; Abbau dichotomen Denkens). Wichtig war zudem, auch mehr Selbstwirksamkeitsüberzeugungen hinsichtlich der Bewältigung der eigenen Probleme aufzubauen. Ein zentraler Aspekt hierbei war, an der Vorstellung anzusetzen, er sei ein „manisch-depressiver Mensch". Das heißt, es ging darum, die Erkrankung als Teil der eigenen Person zu akzeptieren, aber dennoch zwischen der Diagnose „bipolar" und dem eigenen Charakter zu differenzieren. Konkret bedeutet dies z. B. zu lernen, zwischen normalen Stimmungsschwankungen und affektiven Symptomen zu differenzieren (vgl. Meyer & Hautzinger, 2004).

nicht auf der Behandlung aktueller depressiver Symptome im Rahmen bipolarer Erkrankungen liegt, wird die Intervention primär immer eine Rezidivprophylaxe darstellen (Meyer & Hautzinger, 2004). Es wird somit versucht, auf dem bisherigen Verlauf der Störung individuell aufbauend ein hypothetisches Bedingungsmodell für das potentielle Auftreten manischer (und depressiver) Symptome zu erarbeiten. Dieses Bedingungsmodell stellt die Basis dar, um entsprechende therapeutische Maßnahmen zu planen, die a) den aktuellen teilremittierten oder symptomfreien Zustand weiterhin stabilisieren und b) zusätzlich Fertigkeiten aufbauen sollen, die einem potentiellen Kippen in manische Zustände vorbeugen.

Um Ansatzpunkte für therapeutische bzw. rezidivprophylaktische Maßnahmen für maniforme Zustände zu erhalten, erscheint es wichtig, ein Bedingungsmodell zu skizzieren, in dem relevante Variablen und Bereiche spezifiziert sind. In **Abbildung 3** ist ein solches Modell dargestellt, das als Orientierung bei einer auf Intervention ausgerichteten Diagnostik dienen soll. Die zentrale Annahme ist aufbauend auf den Vulnerabilitäts-Stress-Modellen (vgl. Abschnitt 3), dass die Kernproblematik manischer Symptomatik (O) nicht die Veränderung der Stimmung ist, sondern eine Veränderung im Aktivitätsniveau und/oder eine Verringerung des Schlafs. Bei manchen Patienten ist zuerst eine Verschiebung des Schlaf-Wach-Rhythmus zu beobachten, bei anderen die Änderung im Aktivitätsniveau bzw. eine Zunahme des Interesses und Energieniveaus. Beide Aspekte können sich dabei wechselseitig verstärken und führen zu bestimmten Reaktionen bzw. Verhaltensweisen (R): Erst hier steht die Veränderung der Stimmung in Richtung Euphorie (und ggf. Reizbarkeit) im Vordergrund. Häufig zu beobachtende Konsequenzen (C), die den Teufelkreis in Gang bringen und aufrechterhalten:

- der Selbstwert nimmt zu,
- die subjektive Notwendigkeit einer regelmäßigen Medikamenteneinnahme gerät in den Hintergrund
- das Umfeld (z. B. Partner, Familie, Kollegen, Arzt) reagiert mit Besorgnis oder Kritik und dysfunktionale Einstellungen werden verstärkt (z. B. „Ich habe alles im Griff", „Die anderen gönnen es mir nicht, dass ich zur Zeit so produktiv und kreativ bin").

Die Rückkoppelungsschleife zu den auslösenden Bedingungen macht ersichtlich, wie diese Konsequenzen wiederum die Situation verschärfen können, indem z. B. das Konfliktpotential zunimmt oder dysfunktionale Einstellungen verstärkt werden. Gleichzeitig existiert eine zweite Rückkoppelungsschleife, die u. a. auch berücksichtigt, dass ab einem bestimmten Schweregrad der manischen Symptomatik eine Eigendynamik entsteht, die weitgehend unabhängig von äußeren Bedingungen abläuft. Diese soll verdeutlichen, wie sich der maniforme Zustand über eine zunehmende

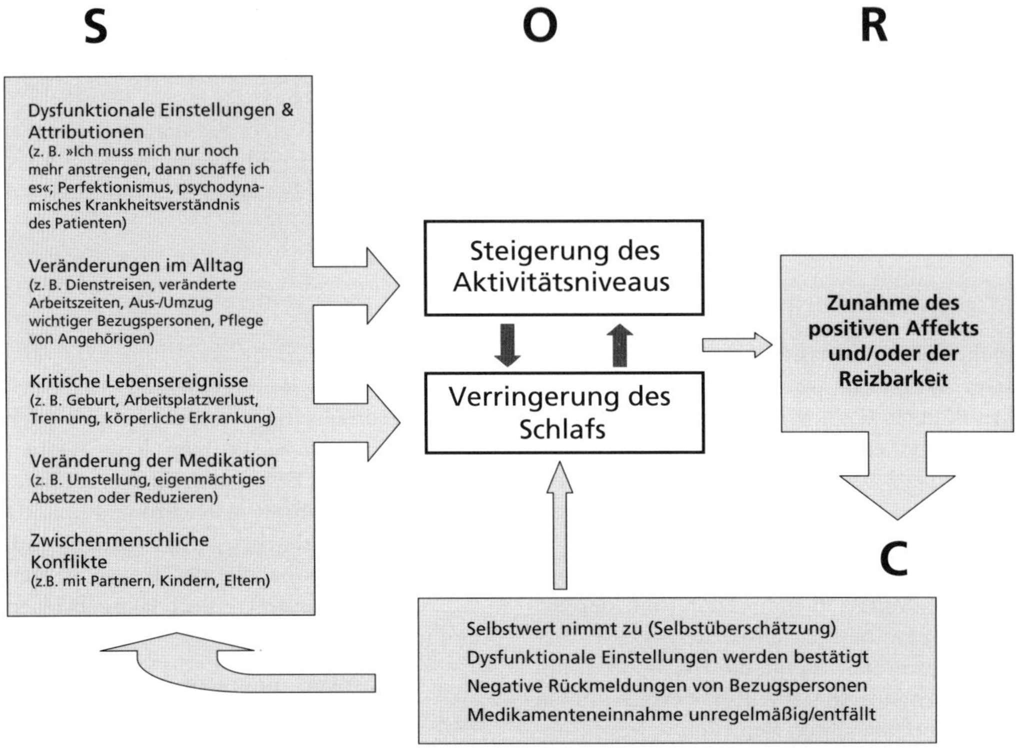

Abb. 3: Ein heuristisches Bedingungsmodell für die Genese (hypo-)manischer Symptome (S = Stimulusbedingungen; O = Organismusvariablen; R = Verhalten/Reaktionen; C = Konsequenzen)

(psychomotorische) Aktivierung und ein zunehmendes Schlafdefizit immer mehr steigern kann, bis letztendlich ein psychotisches Stadium erreicht ist, in dem Größenwahn, Paranoia, desorganisiertes Denken und Verhalten (z. B. kunterbunte oder schmutzige Kleidung, groteske Schminke) als Symptome dominieren.

Im Hinblick auf rezidivprophylaktische Interventionen sind selbstverständlich die auslösenden Bedingungen (S) das Entscheidende. Da wir die Patienten selten im Rahmen maniformer Zustände kennenlernen bzw. in der diagnostischen Begutachtung haben, stützen sich viele Informationen hinsichtlich der auslösenden Bedingungen auf die Analyse früherer manischer und hypomaner Episoden. Bei Bipolar-I-Patienten liefert die zusätzliche Analyse hypomaner Phasen ergänzende Hinweise zu diskriminativen Stimuli (d. h. Bedingungen, die in diesem Fall das Risiko für ein Kippen in eine schwere Manie reduzieren) und vorhandene Bewältigungsfertigkeiten. Hierzu eignet sich das bereits erwähnte Lifechart (Meyer & Hautzinger, 2004). Zur Erfassung dysfunktionaler Einstellungen und Attributionen können die auch in anderen Kontexten eingesetzten evaluierten Verfahren verwendet werden, etwa die *Skala zur Erfassung dysfunktionaler Einstellungen* (Hautzinger et al., 1985), *Attributionsstilfragebogen* (Kammer & Stiensmeier-Pelster, 1989) oder die *Skala Krankheitskonzept* (Linden et al., 1988). Fragen, die hier für den Diagnostiker von großer Bedeutung

Fragebereiche

1. **Veränderungen im Alltag und der Routine?**
   z. B. Arbeitszeiten, Stellenwechsel, Auszug/Umzug von wichtigen Bezugspersonen, private oder Dienstreisen, Flug über Zeitzonen, Silvesterparty etc.
2. **Stress, belastende bzw. kritische Lebensereignisse?**
   z. B. Hochzeit, Trennung, körperliche Erkrankungen, Geburt eines Kindes, ungewollte Schwangerschaft, Autounfall, plötzliche finanzielle Einbußen, (saisonal bedingter) vermehrter Arbeitsanfall, negative Leistungsrückmeldungen, viele private und oder berufliche Termine/Verpflichtungen
3. **Medikation?**
   Welche Medikamente wurden bislang ausprobiert? Dosierung früherer und aktueller Medikation? Blutspiegel der Medikamente? Umstellung von Medikamenten/Erfahrung mit früheren Medikamentenumstellungen? Eigenmächtige Absetzversuche? Eigenmächtiges Herumprobieren mit der Dosierung bzw. Reduzierung?
4. **Dysfunktionale Einstellungen und Atrributionsmuster?**
   z. B. „Ich kann meine Krankheit auch ohne Medikamente kontrollieren", „Es [= die bipolare Störung] ist alles rein psychisch", „Wenn ich nicht alles richtig und sehr gut mache, bin ich ein Versager", „Ich muss immer nett sein", „Alles ist machbar, wenn man nur will"
5. **Zwischenmenschliche Konflikte?**
   z. B. Probleme in der Partnerschaft (z. B. Fremdgehen, Ängste/Unsicherheiten in Erwartung erneuter affektiver Episoden, Gefühl des Kontrolliertwerdens durch Angehörige bei den Betroffenen), Erziehungsprobleme mit pubertierenden Kindern, Konkurrenz zwischen Mitarbeitern
6. **Aktivitätsniveau und Schlaf?**
   z. B. typischer Tagesablauf, Wochenplan, tägliche Arbeitszeit, Anzahl Projekte und/oder Termine, Quantität privater Kontakte, Veränderungen des Schlafverhaltens (Zu-Bettgeh-Zeit, Einschlafenszeit, Aufwachzeit, Aufstehzeit, Anzahl geschlafener Stunden, nächtliches Aufwachen), Veränderungen im subjektiven Schlafbedürfnis
7. **Stimmung?**
   Regelmäßige Erfassung der Intensität des positiven (und negativen) Affekts, der Intensität reizbarer Stimmung, aggressiv-misstrauisches Verhalten? Stehen Veränderungen in der Stimmung im direkten Zusammenhang mit konkreten Stimuli/Situationen oder mit Veränderungen im Aktivitätsniveau bzw. Schlaf?

sind, sind z. B., ob das Leistungsstreben oder die Anerkennung durch andere übermäßig stark ausgeprägt ist, ob ein internal-stabil-globales (und somit dysfunktionales) Erklärungsmuster für negative und positive Situationen vorliegt und wie die Betroffenen sich selbst die Erkrankung erklären. Weder ein rein biologisch orientiertes noch ein rein psychosoziales (und damit meistens psychodynamisch oder esoterisch angehauchtes) Krankheits(selbst-)verständnis werden sich aufgrund unserer Erfahrungen

auf die Behandlung und den eigenen Umgang mit der Erkrankung langfristig positiv auswirken.
Zur prospektiven Erfassung von (z. B. Arbeitszeiten, Schlafenszeiten, Regelmäßigkeit der Medikamenteneinnahme etc.) kann die Social Rhythm Metric dienen (Monk et al., 1990; deutsch: Meyer & Hautzinger, 2004). Für viele der potentiellen Stimulusbedingungen gilt in diesem Zusammenhang, dass es keine spezifisch validierten diagnostischen Instrumente gibt, sondern dass durch Heranziehung aller möglichen Informationsquellen (z. B. Krankenakten, Arztbriefe, Angehörige), durch gezieltes Nachfragen (z. B. Art und Zeitpunkt der Umstellungen von Medikamenten, Zeitpunkt und Form der eigenmächtigen Absetzversuche), durch Einbezug und Eintragung solcher Daten in das Lifechart im individuellen Fall das Bedingungsmodell erstellt wird. Da wir bei der Analyse manischer Verläufe oft das Bedingungsmodell auch und insbesondere auf der Basis zum Teil zeitlich weiter zurückliegender Episoden erstellen, erscheint es immens wichtig, parallel zur Intervention kontinuierlich mit einem strukturierten Tagebuch (z. B. Meyer & Hautzinger, 2004) Informationen zu sammeln und auszuwerten, um Anpassungen und Modifikationen des individuellen Bedingungsmodells vornehmen zu können. In der Übersicht auf Seite 455 sind die wichtigsten Fragebereiche noch einmal zusammengestellt.
Als Beispiel für das in **Abbildung 3** skizzierte Modell der Genese maniformer Symptome sei die Situation eines 21-jährigen Studenten mit der Diagnose „Bipolar-II-Störung“ angeführt, in der er zum dritten Mal in eine Hypomanie abglitt. Als stimmungsstabilisierende Medikation erhielt er von seinem Arzt seit sechs Monaten Lamotrigin, ein Antikonsulvium, das vor allem gegen die fast monatlich auftretenden depressiven Einbrüche von durchschnittlich fünf bis sieben Tagen Dauer schützen sollte. Für ein Praktikum in einem großen Unternehmen, das er im Rahmen seines Studiums absolvieren musste und wollte, zog er für drei Monate in eine andere Stadt. Dies bedeutete eine deutliche Umstellung in seinem Alltag, angefangen damit, dass er seine Freundin nicht mehr regelmäßig sehen konnte, dass der Kontakt zu seinen Freunden und Mitbewohnern in der Wohngemeinschaft sich auf das Telefon und E-Mails reduzierte und dass er nun jeden Morgen um 8.30 Uhr im Büro erwartet wurde (Veränderungen im Alltag = S_{extern}). Aufgrund des Umstands, dass er den Praktikumsplatz über Beziehungen seines Vaters bekommen hatte, glaubte er „Ich muss mich besonders anstrengen, um zu beweisen, dass ich den Praktikumsplatz auch verdient habe“. Hinzu kamen Befürchtungen, dass die relativ regelmäßig auftretenden depressiven Einbrüche das Praktikum ruinieren und alle bemerken könnten, dass er eigentlich ein Versager sei (dysfunktionale Überzeugungen = S_{intern}). Dies hat dann dazu geführt, dass er immer mehr Überstunden machte und bis spät in die Nacht entweder im Büro oder zu Hause noch arbeitete (Aktivitätsniveau = O). Die Tatsache, dass er den Praktikumsplatz bekommen hatte und dass er entgegen aller Befürchtungen sehr gut arbeiten und sehr viel erledigen konnte, führte dazu, dass seine Stimmung zunehmend positiver wurde (R). Sein Selbstbewusstsein nahm zu und er fand sich darin bestätigt, dass er sich nur entsprechend anstrengen müsse, um es allen beweisen zu können, wie gut er ist (C). In der Folge schlief er immer weniger und kam subjektiv mit drei bis vier Stunden Schlaf aus, wobei er parallel immer Zeit in die Arbeit investierte. Außerdem brachte er den weiblichen Mitarbeiterinnen kleine Geschenke (z. B. eine weiße Rose) mit, was anfangs als angenehm erlebt, aber im Lauf der Zeit doch als aufdringlich bewertet wurde. Der Teufelskreis nahm seinen Lauf, weil das Selbstvertrauen sich steigerte bis hin zu

Überlegungen, dass er vielleicht sogar schon in der Lage sein könnte, selbst die Abteilung, in der er das Praktikum absolvierte, zu leiten (= Größenidee). Es kam während dieser hypomanen Phase nie zu ernsthaften Schwierigkeiten im Praktikum oder mit anderen, aber nach ca. sechs Wochen kippte die Stimmung in Hoffnungslosigkeit, gepaart mit Selbstwertzweifeln, Schamgefühlen, Antriebsproblemen und Suizidgedanken.

Bei der Gestaltung der Beziehung zu den Betroffenen und ihren Angehörigen ist besonders zu beachten, dass jeder unterschiedliche Sichtweisen hat. Während die Betroffenen ihr Verhalten und Erleben auch in der Manie als „reaktiv" auf bestimmte Situationen erleben (z. B. „Ich bin nicht gereizt, sondern die anderen reizen mich"), ist es für Außenstehende z. T. ersichtlich, dass das Verhalten unangemessen ist, oder es wird sogar als Ausdruck des Charakters des Gegenübers gesehen (z. B. „Wie kann er [= mein Ehemann] so gemein zu mir sein?"). Die Betroffenen erwarten oft von uns eine Bestätigung, dass ihr Verhalten normal und verständlich sei, während die Bezugspersonen nicht selten die Erwartung haben, dass wir den Betroffenen deutlich und klar sagen, dass sie (wieder) krank sind. Nicht immer ist eindeutig, wo hier die Wahrheit liegt. Insbesondere bei Patienten, die man selbst noch nicht gut kennt, kann eine beginnende Manie übersehen werden oder umgekehrt ein extravertiertes, offenes oder auch sarkastisches Verhalten in einer Situation vorschnell als Anzeichen einer Manie gewertet werden. Die Erfahrung, die Betroffene sehr häufig machen – manchmal zu Recht und manchmal zu Unrecht –, dass andere ihnen sagen, ob sie manisch seien oder nicht, führt in vielen Fällen zu erheblicher Reaktanz. Deshalb ist es entscheidend, sich viel Zeit zu nehmen und mit den Patienten gemeinsam zu erarbeiten, ob das Verhalten und Erleben in den letzten Tagen oder Wochen Anlass zur Besorgnis gibt oder nicht. Das gemeinsame Durchgehen der diagnostischen Kriterien für Manien mit dem Ziel, die Betroffenen selbst zu einer Schlussfolgerung über ihren aktuellen Zustand kommen zu lassen, hat sich dabei häufig als Strategie bewährt (Meyer & Hautzinger, 2004).

4 Erhebungsmethoden

Wie bereits zuvor ausgeführt, ist eine Besonderheit maniformer Zustände, dass man mit ihnen meistens entweder stationär in einer Klinik oder erst im Verlauf einer Behandlung konfrontiert wird und die primäre Frage dann oft ist, ob ein Schweregrad erreicht ist, der eine zusätzliche pharmakologische oder ärztliche Intervention erforderlich macht. Die zentralen Instrumente dafür sind in **Tabelle 4** zusammengestellt, unabhängig ob modifikations- oder symptomorientiert. Unabhängig jedoch von einer potentiellen Intervention geht es bei der Diagnostik von Hypomanie und Manie zunächst primär um die Beurteilung emotional-affektiver, kognitiver, somatischer und verhaltensbezogener Symptome. Dies schließt den akuten Zustand, aber auch den Verlauf – also Wechsel der Polaritäten der affektiven Episoden und Remissionsphasen (sog. „euthyme Phasen") ein. Eine multimodale Diagnostik ist empfehlenswert, die verschiedene Perspektiven berücksichtigt (z. B. Aussagen der Patienten, Einschätzungen von Therapeuten und unabhängigen Beurteilern, Berichte von bedeutsamen Bezugspersonen). Zum Beispiel kann man im akuten Stadium schwere manische Episoden, die mit psychotischen Symptomen einhergehen, oft nicht ohne weitere anamnestische Informationen (z. B. zeitlicher Verlauf der Symptome, frühere Episoden) von schizophrenen oder schizoaffektiven Störungen unterscheiden. „Multimodal" bedeutet in diesem Kontext zusätzlich, mögliche psychotische Symptome zu erfassen. Hinzu kommt, dass „Manie" und „Depression" nicht als entgegengesetzte Pole bzw. Zustände eines Kontinuums aufgefasst werden können und prinzipiell immer in Betracht gezogen werden muss, dass es sich um eine gemischte Episode handeln kann und somit dysphorisch-depressive und maniforme Symptome zeitgleich vorliegen können (z. B. Cassidy, Forest, Murry & Carroll, 1998; Gonzalez-Pinto et al., 2003; Goodwin & Jamison, 1990; Meyer & Hautzinger, 2003).

Es wird immer wieder bezweifelt, dass die Betroffenen in maniformen Zuständen adäquat über ihre aktuelle Situation, ihre Symptome und deren Verlauf Auskunft geben können. Tatsächlich lässt sich oft beobachten, dass insbesondere Patienten in einem hypomanen oder manischen Zustand ihre offensichtlichen Beschwerden bagatellisieren, unterschätzen bzw. ihr Befinden anders einschätzen. Dies führt dann nicht selten zu deutlichen Diskrepanzen zwischen den Selbstbeurteilungen der Patienten und den Fremdbeurteilungen der Kliniker oder der Angehörigen. Ein Problem ergibt sich dabei zum Beispiel aus dem Umstand, dass für viele Patienten schon zu Beginn einer Hypomanie oder Manie der gesteigerte Antrieb, die vermehrte Energie und der Tätigkeitsdrang subjektiv im Vordergrund stehen und nicht eine Veränderung in der Stimmung. Von der Außenperspektive dominiert jedoch meistens die gehobene, euphorische oder reizbare Stimmung. Die logische Folge ist, dass Fragen wie z. B. ob man „sich jemals so gut oder übermäßig fühlte, dass andere dachten, es sei etwas nicht in Ordnung" gegebenenfalls verneint werden. Zwar ist es formal bislang in den Diagnosesystemen nicht vorgesehen, aber es scheint aufgrund klinischer und empirischer Erfahrungen sinnvoll – in Analogie zur Diagnostik depressiver Episoden – als „Eingangskriterium" für maniforme Episoden nicht nur nach der Stimmung, sondern auch nach Veränderungen im Interesse und Antrieb zu fragen (z. B. Bauer et al., 1991; Benazzi & Akiskal, 2003a, 2003b).

Ob bei den Betroffenen solche Diskrepanzen in der Selbst- und Fremdeinschätzung maniformer Zuständen anamnestisch vorlagen, sollte man durch entsprechende Fragen klären. Das heißt, man sollte z. B. wissen, wie realistisch das Gegenüber ihre bzw. seine Situation beim Übergleiten ins Manische einschätzen kann (z. B. ob die Betroffenen die Veränderung bemerken, aber nicht wahrhaben wollen, oder absolut keine Krankheitseinsicht besteht), wie auf entsprechende Befürchtungen und Äußerungen von Dritten (z. B. Angehörigen, Freunde, Fachpersonal) reagiert wurde, und wie Therapeuten und Patienten gemeinsam in Zukunft damit umgehen können, falls solche Situationen entstehen sollten. Da die Selbsteinschätzung der Patienten hinsichtlich des eigenen Zustands oder auch dessen Darstellung verzerrt sein kann, reicht eine globale Frage nach dem aktuellen Befinden zu Beginn jeder Sitzung nicht aus, um den derzeitigen Zustand zu beurteilen. Deswegen ist es von immenser Bedeutung, auch im Verlauf von Interventionen Selbst- und Fremdbeurteilungsinstrumente ergänzend einzusetzen.

4.1 Interviews und Screeningverfahren zur syndromalen Diagnostik

Da Interviews zur Differentialdiagnostik meistens zeit- und personalintensiv sind und in akut manischen Zuständen nur schwerlich einsetzbar sind, sind Screeninginstrumente zur Identifikation maniformer Zustände ein wichtiges Hilfsmittel. Da für die Verdachtsdiagnose „bipolar" das Vorliegen mindestens einer hypomanen oder manischen Episode hinreichend ist, fragt das einzige bislang publizierte Screeninginstrument – der *Mood Disorder Questionnaire* (*MDQ*; Hirschfeld et al., 2000; deutsch: Hautzinger & Meyer, 2002) – nur nach maniformen Symptomen. Es geht dabei um die Frage, ob davon auszugehen ist, dass bei der Person jemals eine hypomane oder manische Episode aufgetreten ist und *nicht* darum, ob aktuell maniforme Symptome vorliegen. Der *MDQ* beinhaltet 13 mit Ja oder Nein zu beantwortende Fragen zu entsprechenden Symptomen. Mit zwei weiteren Fragen versucht es zu prüfen, ob diese Symptome auch klinisch relevant sind. Bei ambulanten Patienten erwies sich ein Wert von 7 als optimal im Hinblick auf die Sensitivität und Spezifität: 70 % der bipolaren Patienten wurden als solche mit dem Instrument erkannt (= Sensitivität) und 90 % der Personen ohne bipolare Störung wurden richtigerweise als „nicht-bipolar" identifiziert (= Spezifität) (Hirschfeld et al., 2000). In einer Allgemeinbevölkerungsstichprobe von 711 Personen erwies sich der *MDQ* als sehr gut, um das Vorliegen einer bipolaren Störung ausschließen zu können, aber die Sensitivität war mit 28 % gering (Hirschfeld et al., 2003). Dies könnte eventuell damit zusammenhängen, dass die strukturierten klinischen Interviews, aufgrund derer die Diagnose einer bipolaren affektiven Störung gestellt wurden, nicht wie gewöhnlich in einem persönlichen Gespräch, sondern am Telefon durchgeführt wurden.

Aktuell wird der Versuch gestartet, auf der Grundlage der Hypomanie-Checkliste von Angst (1992) ein Screeninginstrument zu entwickeln, das nicht nur Patienten mit einer Bipolar-I-Störung identifiziert, sondern Patienten mit einer Störung aus dem bipolaren Spektrum (z. B. Bipolar-II, Zyklothymie). Im Gegensatz zum *MDQ* umfasst die *Hypomania Checklist 32* (*HCL-32*; Angst et al., 2005) mehr Items, die zum Teil sehr konkrete Verhaltensweisen abfragt (z. B. „Ich bin geselliger (mehr Telefonate), ich gehe mehr aus"). Außerdem werden zusätzlich zu den Anzeichen für solche „Hochs" auch Fragen gestellt, wie lange und wie häufig solche Hochs auftreten. Erste Studien, in denen die *HCL-32* zum Einsatz kommt, sind inzwischen publiziert oder im Druck (z. B. Carta et al., 2006; Meyer et al., 2007). Definitive Aussagen zu den psychometrischen Eigenschaften und zur Qualität der *HCL-32* als Screeninginstrument können allerdings noch nicht gemacht werden. Als positiv ist allerdings zu bewerten, dass die Skala gleichzeitig weltweit in mehreren Sprachen (z. B. Englisch, Spanisch, Italienisch, Französisch, Deutsch) evaluiert wird.

Der Einsatz solcher Screeningsinstrumente ermöglicht allerdings keine endgültige diagnostische Entscheidung, die immer erst nach einer genaueren Abklärung mit entsprechenden Interviewleitfäden erfolgen sollte. Bekannte und gebräuchliche Instrumente sind z. B. das *Strukturierte Klinische Interview für DSM-IV* (*SKID*; Wittchen, Zaudig & Fydrich, 1997), das *Diagnostische Interview bei Psychischen Störungen* (*DIPS*; Margraf, Schneider & Ehlers, 1991) sowie die Internationalen Diagnose Checklisten (Hiller et al., 1995).

Der Vorteil des *SKID* (Wittchen et al., 1997) ist, dass es hier mit Hilfe spezieller Fragen möglich ist, Symptome affektiver Episoden und psychotische Symptome zu erfassen und direkt auch eine Differentialdiagnostik affektiver und psychotischer Störungen erlaubt. Die Unterscheidung in Bipolar I und II wird dabei ebenfalls berücksichtigt. Außerdem wird auch das Vorliegen komorbider Störungen geprüft (z. B. Substanzmissbrauch) und dies in den meisten Fällen nicht nur im Hinblick auf aktuelle Probleme, sondern auch daraufhin, ob entsprechende Probleme in der Vorgeschichte auftraten.

Beim *DIPS* (Margraf et al., 1991) handelt es sich ebenfalls um ein strukturiertes Interview, wobei der Schwerpunkt hier anders

Tab. 4: Übersicht über zentrale Instrumente zur modifikationsorientierten und symptomorientierten Diagnostik

Instrument	Autoren	Ziel
Allgemeine Depressions- und Manie Skala	Meyer & Hautzinger (2001)	Erfassung manischer Symptome als Ergänzung zur ADS (Hautzinger & Bailer, 1993)
Bech Rafaelsen Manie Skala	Bech & Rafaelsen (1986)	Fremdbeurteilung maniformer Zustände
Internal State Scale	Bauer et al. (1991); dt. Meyer & Hautzinger (2004)	Erfassung subjektiver Zustände und nicht von Symptomen der Manie
Lift Chart Methode	Denicoff et al. (2000; dt. Meyer & Hautzinger, 2004)	Analyse des Verlaufs der Erkrankung und potentieller funktionaler Zusammenhänge
Manie-Selbstbeurteilungsskala	Krüger, Bräunig & Shugar (1997)	Schweregrad manischer Symptome in Selbstberichtform
Mood Disorder Questionnaire	Hirschfeld et al. (2000, dt. Hautzinger & Meyer, 2002)	Screening maniformer Symptome
Skala dysfunktionaler Einstellungen	Hautzinger et al. (2005)	Ausmaß und Art unangemessener Einstellungen
Stimmungstagebuch	Meyer & Hautzinger (2004)	Prospektive Erfassung des Tagesablaufs, Schlafrhythmus, Medikamenteneinnahme und Stimmung (beinhaltet die Social Rhythm Metric)

liegt. Beim Verdacht auf psychotische Symptome wird zu einer separaten Abklärung geraten, was im Hinblick auf die Häufigkeit solcher Symptome im Rahmen von Manien und der erforderlichen Differentialdiagnostik bezüglich psychotischer Störungen gelegentlich zu Schwierigkeiten führen könnte. Positiv ist jedoch, dass die Kriterien für die zyklothyme Störung berücksichtigt werden.

Die *Internationalen Diagnose Checklisten* (*IDCL*; Hiller et al., 1995) bieten zwar mit den farblich unterschiedlich gestalteten Blättern für die Diagnosen eine vereinfachte Möglichkeit, diagnostische Entscheidungen zu treffen, die Zuverlässigkeit der Diagnose hängt aber sehr stark von der klinischen Erfahrung und dem Training des jeweiligen Klinikers ab. Dadurch, dass der Fokus auf dem aktuellen psychopathologischen Befund liegt, erscheint die Gefahr groß, bestimmte Bereiche zu übersehen und nicht spezifisch abzufragen.

4.2 Selbstbeurteilungsinstrumente zur Erfassung maniformer Symptome

Es wird oft bezweifelt, dass Patienten in einer Hypomanie oder Manie ihren eigenen Zustand valide beurteilen können. Als Gründe werden hier oft die mangelnde Krankheitseinsicht, kognitive Beeinträchtigungen oder Ablenkbarkeit genannt. In einer älteren Studie berichten Platman et al. (1969), dass die Selbstbeurteilung der akuten Symptomatik durch die Patienten mit dem Fremdurteil nur gering korrelierte ($r = .35$). Wenn die Patienten später nach Remission retrospektiv ihren eigenen Zustand beurteilten, war die Übereinstimmung mit der Einschätzung des Pflegepersonals deutlich höher (r = .95). Andererseits sind die Patienten die Experten für ihren eigenen Zustand. So konnten Zealley und Aithen (1969) zeigen, dass Stimmungsänderungen bei den Patienten vom Pflegepersonal erst mit einer zeitlichen Verzögerung von einigen Tagen berichtet wurden, während sich dies in entsprechenden Fragebögen, die von den Patienten ausgefüllt worden waren, längst abgezeichnet hatte. Auch Cooke, Krüger und Shugar (1996) gehen davon aus, dass Selbstratings unter bestimmten Umständen gegenüber leichteren Veränderungen sensitiver sind als Fremdurteile. Inzwischen gibt es Hinweise, dass Selbstbeurteilungen maniformer Symptome durchaus reliabel und valide sein können, auch wenn psychotische Symptome vorliegen und nur wenig Krankheitseinsicht besteht (z. B. Altman, 1998).

Da die Bedenken gegenüber der Validität und Reliabiliät der Aussagen nach wie vor bestehen, wurde und wird der Entwicklung und insbesondere der Validierung von Selbstbeurteilungsinstrumenten verhältnismäßig wenig Aufmerksamkeit geschenkt (vgl. Hautzinger & Meyer, 2001). Bereits 1970 entwickelten beispielsweise Plutchik und Kollegen die *M-D-Skala* mit der Zielsetzung, anhand von Selbstaussagen der Patienten zwischen euthymen (symptomfreien), depressiven und manischen Zuständen zu differenzieren. Ein Beispiel für die 16 Items, die sich als diskriminativ zwischen Hypomanie und Normalität erwiesen, ist etwa: „Ich habe grenzenlose Energie“. Jüngeren Datums ist die *Altman Self-Rating-Mania Scale* (*ASRM*; Altman, Hedeker, Peterson & Davis, 1997). Dieser Fragebogen besteht aus fünf Gruppen von Fragen, die spezifische manische Symptome in Anlehnung an das DSM-IV erfassen sollen. Sie beziehen sich auf die letzte Woche, wobei die erfragten Symptome anhand einer Skala von „0“ (nicht vorhanden) bis „4“ (stark bis schwer ausgeprägt) im Hinblick auf den Schweregrad zu beurteilen sind. Von der ursprünglich 11 Items umfassenden Version erwiesen sich fünf Items im Vergleich zu anderen psychiatrischen Gruppen als trennscharf, und diese fünf Items konstituieren die *ASRM*. Die Autoren legten die Skala zweimal innerhalb kurzer Zeit nach der stationären Aufnahme vor und fanden eine hohe Retestreliabilität (r = .86). Ob die Patienten Krankheitseinsicht zeigten oder nicht, wirkte sich auf das Antwortverhalten in der *ASRM* nicht aus. Gleiches galt auch für das Vorliegen psychotischer Symptome. Als Hinweis für die Validität berichten Altman et al. (1997) hinreichend hohe Korrelationen zu Fremdbeurteilungen (z. B. zur Young Mania Rating Scale: r = .72). Bei einem Vergleich dreier Selbstbeurteilungsinstrumente erwies sich die *ASRM* mit einer Sensitivität von 93 % gegenüber der *ISS* und *SRMI* (s. u.) als überlegen, aber die Spezifität fiel mit 33 % niedriger aus als für die anderen beiden Skalen (Altman, Hedeker, Peterson & Davis, 2001). Als Erweiterung der *Allgemeinen Depressions-Skala* (*ADS*; Hautzinger & Bailer, 1993) wurde die *Allgemeine Depressions- und Manie-Skala* (*ADMS*; Meyer & Hautzinger, 2001) entwickelt, um eine Skala zu haben, die vom Antwortformat und zeitlichen Bezugsrahmen vergleichbare Ergebnisse hinsichtlich hypomaner bzw. manischer Symptome liefert wie bei der Erfassung depressiver Beeinträchtigungen. Die 9 Items der Manie-Skala erwiesen sich als hinreichend intern konsistent; wie erwartet ergab sich in zwei unabhängigen Stichproben ein unabhängiger Manie-Faktor (Meyer & Hautzinger, 2001, 2003). Ein Problem aller drei Skalen ist, dass nur wenige zusätzliche publizierte Studien zur Reliabilität und Validität vorliegen.

Etwas besser untersucht ist das *Self-Rating Mania Inventory* (*SRMI*; Shugar, Shertzer, Toner & diGasbarro, 1992), das inzwischen auch als deutsche Version publiziert ist. Bei der deutschen Version, der *Manie-Selbstbeurteilungsskala* (*MSS*; Krüger, Bräunig & Shugar, 1997), handelt es sich um die einzige Selbstbeurteilungsskala, die auch in Manualform veröffentlicht wurde. Die 48 Items werden mit „Ja“ oder „Nein“ beantwortet, wobei einige Aussagen in Komparativform formuliert sind. Der Bezugszeitraum variiert. Bei Shugar et al. (1992) waren es vier Wochen vor der stationären Aufnahme, während andere die letzten sieben Tage vor dem Ausfüllen des Fragebogens als Bezugszeitraum wählten (z. B. Altman et al., 1997; Bräunig, Shugar & Krüger, 1996). Faktorenanalytisch wurden zwei Dimensionen extrahiert (Shugar et al., 1992): hyperaktive Dysphorie und hedonistische Euphorie. Zwar berichtet auch eine zweite Studie von zwei Faktoren, aber diese sind trotz gewisser Ähnlichkeiten nicht vollständig deckungsgleich (Krüger et al., 1997). Bräunig et al. (1996) berichten, dass die *SRMI* veränderungssensitiv ist und gute Test-Retest-Reliabilitäten aufweist. Als Hinweise für die Validität werden Korrelationen zur Fremdbeurteilung anhand der Young Mania Scale berichtet. Diese lagen bei .69 und .89 zu Beginn bzw. im Verlauf des stationären Aufenthalts, d. h. die Übereinstimmung zwischen Fremd- und Selbsturteil stieg sogar an. Ähnliche Ergebnisse berichten auch Cooke et al. (1996). Die Spezifität erwies sich bei einem Cut-off von 14 mit 79–80 % am höchsten, wobei die Sensitivität bei einem deutlich höheren Wert von 22 maximal war (Bräunig et al., 1996; Shugar et al., 1992). In der Originalversion schlussfolgern die Autoren, dass die *SRMI* sowohl geeignet sei, manische Episoden zu diagnostizieren als auch die Schwere der Symptomatik zu erfassen. Ob dies gerechtfertigt erscheint, ist unklar, da keine standardisierte Diagnostik (z. B. *SKID*) einbezogen wurde.

Eine gewisse Sonderstellung nimmt die *Internal State Scale* ein (*ISS*, Bauer et al., 1991; deutsch: Meyer & Hautzinger, 2004). Erstens geht es der *ISS* nicht um die Beurteilung der Häufigkeit verschiedener Symptome über einen definierten Zeitraum, sondern um aktuelle Gefühle und Eindrücke. Typische manische Symptome wie z. B. verringertes Schlafbedürfnis werden allerdings nicht einbezogen. Zweitens wird gleichzeitig die aktuelle Depressivität mit erhoben. Die *ISS* ist auf dem Prinzip der visuellen Analogskalen aufgebaut, wobei man sie auch als Likertskala vorgeben kann (Glick, McBride & Bauer, 2002). Die Patienten sollen mit einem Kreuz auf einer 10 cm langen Linie, die zu einer Aussage gehört, kennzeichnen, wie es ihnen in den letzten 24 Stunden erging, z. B.: „Ich fühlte mich innerlich großartig“. Faktorenanalytisch ergaben sich drei Faktoren mit Eigenvalues < 1.0, wobei die Autoren dennoch die Auswertung von vier unterschiedlichen Werten vorschlagen: einem „Depressions-Index“, bestehend aus zwei Items, und einem „Wohlbefindens-Index“, bestehend aus drei Items sowie den beiden Faktoren „Aktivierung“ und „wahrgenommene Konflikte“, die jeweils fünf Items umfassen. Es zeigen sich dabei in Abhängigkeit vom aktuellen Zustand deutliche Mittelwertsunterschiede in den Subskalen. So zeigen z. B. nur manische Patienten im Vergleich zu anderen Patienten erhöhte Werte auf dem Faktor „Aktivierung“. Die Skala „Aktivierung“ korreliert hoch mit der Young Mania Rating Scale (s. u.), aber nicht mit der anhand der *Hamilton Depression Rating Scale* (*HAMD*; Hamilton, 1960) eingeschätzten Depressivität. Umgekehrt zeigen der Depressions- und Wohlbefindens-Index hohe Assoziationen mit der *HAMD* (Bauer et al., 1991). Auch die Ergebnisse von Cooke et al. (1996) unterstreichen die Validität der Skala. Sie fanden eine mittlere Korrelation der *ISS* mit dem zuvor dargestellten *SRMI* (r = .58) sowie mit der Fremdbeurteilung aktueller manischer Symptome anhand der Young Mania Rating Scale mit r = .45. Es werden auch entsprechende Grenzwerte für mögliche Manien, Depressionen und gemischte Episoden angegeben (vgl. Bauer, Vojta, Kinosian, Altshuler & Glick, 2000; Hautzinger & Meyer, 2001). Die *ISS* erweist sich aus klinischer Sicht als nützlicher Bestandteil eines therapeutisch eingesetzten Stimmungstagebuches (vgl. Hautzinger & Meyer, 2002; Meyer & Hautzinger, 2004). Lam et al. (2003) konnten zeigen, dass sich z. B. die Effekte psychologischer Interventionen mit der *ISS* abbilden lassen. Kognitiv-verhaltenstherapeutisch behandelte bipolare Patienten zeigten weniger Schwankungen im Faktor „Aktivierung“ als die Kontrollgruppe. Auch andere Untersuchungen legen nahe, dass die *ISS* ein veränderungssensitives Instrument darstellt (z. B. Brown, Suppes, Khan & Carmody, 2002).

Zusammenfassend lässt sich zu den Selbstbeurteilungsinstrumenten festhalten, dass durchaus einige Fragebögen vorliegen, die es erlauben, die subjektive Seite der Hypomanie und der Manie zu erfassen: sie sind allerdings noch nicht hinreichend evaluiert. Diese Tatsache sowie die generellen Bedenken gegenüber dieser Methodik im Bereich maniformer Zustände erklärt, warum überwiegend Fremdbeurteilungsinstrumente eingesetzt werden.

4.3 Fremdbeurteilungsinstrumente zur Erfassung maniformer Symptome

Etliche Fremdbeurteilungsskalen sind publiziert worden, wobei manche nur kleinere Modifikationen oder Weiterentwicklungen anderer Instrumente darstellen (z. B. Bech, Rafaelsen, Kramp & Bolwig, 1978; Beigel, Murphy & Bunney, 1971; Brierley, Szabadi, Rix & Bradshaw, 1988; Murphy, Beigel, Weingartner & Bunney, 1974; Secunda, et al., 1985; Young, Biggs, Ziegler & Meyer, 1978). Prinzipiell gilt für alle diese Skalen, dass sie nur eine Einschätzung des Schweregrads der maniformen Symptomatik nach erfolgter Diagnosestellung erlauben. Im Folgenden wird nur auf die Instrumente eingegangen, die am häufigsten beschrieben und zitiert sind.

Die Entwicklung der *Beigel-Murphy Manic State Rating Scale* (*MSRS*; Beigel et al., 1971; Murphy et al., 1974) ging vom National Institute of Mental Health aus und stellt einen der ersten systematischen Versuche dar, maniforme Symptome zu erfassen. Das Ziel war, ein klinisches Instrument zur Verfügung zu haben, das es erlaubt, die Variabilität der Anzeichen und Symptome manischer Phasen im Verlauf der Erkrankung zu erfassen. Diese Ratingskala besteht aus 26 Items, die auf einer Skala von 0 bis 5 bezüglich Intensität und Häufigkeit eingeschätzt werden sollen, d. h. pro Symptom werden zwei Beurteilungen verlangt. Die Skala wurde so konstruiert, dass sie vom Pflegepersonal nach einem entsprechenden Training eingesetzt werden kann. Laut Beigel et al. (1971) erfassen elf der 26 Items die Kernsymptome der Manie, wobei es anhand der zusätzlichen Items auch möglich sein soll, zwischen zwei Gruppen manischer Patienten zu differenzieren, die von den Autoren als „euphorisch-grandios“ oder „paranoid-destruktiv“ bezeichnet werden. Die häufigste Kritik an der Skala ist, dass sie für den praktischen Einsatz zu aufwendig sei und die Skalenabstufungen nicht hinreichend definiert seien. Außerdem fehlen bestimmte Symptome, die oft als charakteristisch für manische Phasen angesehen werden, wie z. B. Veränderungen im Schlaf. Es gibt zwar auch kürzere Versionen, aber die kommen kaum zum Einsatz, während das Original des *MSRS* gelegentlich auch in Publikationen jüngeren Datums erscheint (z. B. Akiskal, Azorin & Hantouche, 2003).

Eine der am häufigsten eingesetzten Fremdbeurteilungsskalen ist die *Young Mania Rating Scale* (Young et al., 1978), die manchmal als *YMRS*, manchmal auch als MRS abgekürzt wird. Young und Kollegen wollten 1978 eine Ratingskala entwickeln, die einerseits das manische Spektrum umfassen sollte, andererseits möglichst kurz und gleichzeitig klare Anker für die Beurteilungsstufen vorgibt. Sie sollte zudem eine größere Sensitivität als andere Skalen haben. Als Vorlage für die Entwicklung der *YMRS* diente die in der Depressionsforschung weit verbreitete *Hamilton Depression Rating Skala* (*HAMD*; Hamilton, 1960). Die *YMRS* wird im englischen Sprachraum sehr häufig eingesetzt und kann fast als Standard für die Einschätzung des Vorliegens sowie der Beurteilung des Schweregrads manischer Symptome betrachtet werden. Dies gilt insbesondere auch für die pharmakologische und psychologische Interventionsforschung (z. B. Fagiolini et al., 2002; Findling et al., 2003; Grunze, Langosch, Born, Schaub & Walden, 2003; Lam et al., 2003; Pope, Kouri & Hudson, 2000).

Die *YMRS* besteht aus 11 Items: Gehobene Stimmung, erhöhte motorische Aktivität (Energie), sexuelle Interessen, Veränderungen des Schlafs, Reizbarkeit, Sprache (Menge und Rate), Denkstörungen, zerstörerisch-aggressives Verhalten, äußere Erscheinung und Einsicht. Bei sieben Items wird die Schwere anhand einer Skala von „0“ (abwesend) bis „4“ (als extreme Ausprägung) beurteilt. Bei den folgenden vier Items besteht die Möglichkeit, Werte von „0“ bis „8“ zu vergeben; es handelt sich um die Items „Reizbarkeit“, „Sprache (Menge/Geschwindigkeit)“, „Inhalt“ und „destruktiv-aggressives Verhalten“. Hintergrund für diese besondere Gewichtung mancher Items ist, dass diese Symptome auch bei schwieriger Exploration oder mangelnder Kooperation durch Kliniker beurteilbar sind und dabei eine deutliche Beeinträchtigung darstellen. Aus diesem Grund berücksichtigt die *YMRS* auch explizit psychotische Symptome, wie z. B. Wahnvorstellungen und Halluzinationen. Insgesamt kann somit die Punktezahl zwischen 0 und 60 schwanken.

Als Grundlage für die Beurteilung soll ein 15- bis 30-minütiges Interview geführt werden, das dabei sowohl subjektive Angaben des Patienten als auch – sofern verfügbar – Berichte des Pflegepersonals berücksichtigt. Der Bezugszeitraum wurde von Young et al. (1978) zwar als die letzten 48 Stunden beschrieben, wobei aber meistens die letzten acht Tage vor dem Interview als zeitlicher Rahmen benutzt werden. Man kann die *YMRS* aufgrund einer freien Exploration einschätzen, doch empfiehlt sich der Einsatz eines Interviewleitfadens. Ein solcher strukturierter Interviewleitfaden wurde für die englischsprachige Version der *YRMS* entwickelt, um die Reliabilität zu erhöhen (Sachs, 1993; deutsch: Meyer & Hautzinger, 1999). Da es jedoch kein offizielles Testmanual gibt, existieren im deutschen Sprachraum verschiedene Übersetzungen, die unabhängig voneinander entstanden sind (z. B. Grunze et al., 2003; Meyer & Hautzinger, 1999; Richter, Saß & Sauer, 1990).

Die Skala kann als hinreichend reliabel und valide betrachtet werden, z. B. liegen die Interraterkorrelationen auf Itemebene zwischen .63 und .92, für den Gesamtwert bei .91–.93 (Young et al., 1978; Youngstrom et al., 2002). Auch in anderen Studien erweist sich die Interraterreliabilität als hinreichend hoch (z. B. Altman et al., 1994; Bauer et al., 1991), wobei der Einsatz eines strukturierten Interviewleitfadens und die Durchführung eines entsprechenden Trainings diese deutlich beeinflussen. Zumindest für die Altersgruppe von 5- bis 17-Jährigen konnte inzwischen auch die einfaktorielle Struktur der *YMRS* aufgezeigt werden, die die Interpretation des üblicherweise gewonnenen Summenwerts rechtfertigt (Youngstrom et al., 2002). Auch die Validität der Skala wurde in verschiedenen Untersuchungen belegt.

So zeigte sich z. B. eine hohe Übereinstimmung mit Urteilen des Pflegepersonals, ein Zusammenhang mit der Dauer des Krankenhausaufenthalts sowie mit dem Zustand nach der Entlassung (Young et al., 1978; Young, Nysewander & Schreiber, 1982, 1983). Bauer et al. (1991) berichten zudem, dass die *YMRS* zwischen manischen Patienten, depressiven Patienten und Kontrollpersonen ohne psychiatrische Vorgeschichte differenzierte, während die Brief Psychiatric Rating Scale zwischen den Patientengruppen nicht unterscheiden konnte. Auch bestehen deutliche Zusammenhänge zwischen der *YMRS* und Selbstberichten manischer Symptome (z. B. Bauer et al., 1991; Cooke et al., 1996). In mehreren Untersuchungen wurde zudem gezeigt, dass die *YMRS* auch bei Kindern mit bipolaren Störungen valide und reliabel eingesetzt werden kann und Hinweise auf eine Differentialdiagnostik hinsichtlich der Diagnose Aufmerksamkeitsstörung mit Hyperaktivität gibt (z. B. Fristad, Weller & Weller, 1992, 1995; Youngstrom et al., 2002; Wozniak et al., 2003).

Was mögliche Normen oder Cut-Off-Werte betrifft, so finden sich zwar bei Young et al. (1978) entsprechende Mittelwerte, aber Normen im eigentlichen Sinne scheinen zu fehlen. Bauer et al. (1991) definierten in ihrer Studie Remission als einen Wert von *YMRS* < 5 und als „stark beeinträchtigt" einen Wert von *YMRS* ≥ 18. In letzter Zeit finden sich auch höhere Werte, die als Indiz für Remission oder minimale Symptome gewertet werden, z. B. ein *YMRS-Wert* < 13 (z. B. Tsai et al., 2001) oder < 10 (z. B. Pope et al., 2001). Obwohl die *YMRS* in zahlreichen Studien eingesetzt wird, besteht bezüglich der Etablierung einheitlicher Normwerte ein massives Manko. Kritiker bemängeln an der Skala oft die nicht empirisch gewonnene unterschiedliche Gewichtung der verschiedenen Symptome sowie den Einschluss psychotischer Symptome, die nicht spezifisch für maniforme Zustände seien.

Die zweite häufig eingesetzte Fremdbeurteilungsskala in diesem Bereich ist die *Bech-Rafaelsen Manie Skala* (*BRMAS*; Bech & Rafaelsen, 1986; Bech et al., 1978). Es handelt es sich bei der *BRMAS* um die einzige in deutscher Sprache publizierte Fremdbeurteilungsskala zur Erfassung manischer Symptome. Sie wurde in Ergänzung zur *Bech Rafaelsen Melancholie Skala (BRMS)* (Bech & Rafaelsen, 1986) entwickelt, um das gesamte Spektrum affektiver Symptome erfassen zu können. Die *BRMAS* setzt sich aus elf Items zusammen, deren Ausprägung anhand einer 5-stufigen Skala eingeschätzt wird, wobei die Skalenwerte mit spezifischen Ankern versehen sind. Das Item „Stimmung" wird z. B. anhand folgender Stufen beurteilt: 0 = ausgeglichene Stimmung, 1 = Stimmung leicht gehoben, optimistisch, aber der Situation immer noch angepasst, 2 = Stimmung deutlich gehoben, macht Witze, lacht, 3 = eindeutige Hochstimmung, überschwenglich in Benehmen und Sprache, 4 = extreme Hochstimmung, ohne jeden Bezug zur Situation. Der zeitliche Bezugsraum ist ursprünglich auf den Tag der Exploration sowie die letzten zwei Tage und Nächte bezogen, wird aber oft in Analogie zu anderen Instrumenten auf die letzte Woche erweitert. Normwerte im engeren Sinne scheinen bislang nicht veröffentlicht worden zu sein, aber aufgrund der Literatur kann ein Wert von < 7 als weitgehende Remission bzw. Fehlen bedeutsamer manischer Symptomatik gewertet werden. Bech (2002) selbst schlägt vor, den Wertebereich zwischen 10 und 15 als „hypoman" zu bewerten und Werte von mindestens 15 als Indiz für eine mäßige manische Symptomatik zu sehen. Werte über 20 Punkte kennzeichnen laut Bech (2002) eine ausgeprägte bis schwere Manie.

Eine adäquate Interraterreliabilität (zwischen .95 und .99, je nach herangezogenem

Wert) sowie ein hohes Maß an Itemhomogenität wurden von Bech et al. dokumentiert (z. B. Bech et al., 1979). In einer gemeinsamen Faktorenanalyse der *BRMAS* und *BRMS* luden die meisten manischen Items auf dem ersten Hauptfaktor, der als „euphorische Aktivität" beschrieben wurde (Rossi et al., 2001). Licht und Jensen (1997) schlagen aufgrund ihrer Untersuchung eine Revision der *BRMAS* vor, aber insgesamt wird auch in neueren Publikationen von der Validität der Skala ausgegangen (z. B. Johnson et al., 1999; Lam et al., 2003). Ein Überblick über den Einsatz und die Qualitäten der *BRMAS* im Rahmen pharmakologischer Studien wurde vor kurzem publiziert (Bech, 2002). Der Vorteil der *BRMAS* ist sicherlich die Tatsache, dass es durch das Vorliegen der *BRMS* ein Äquivalent bezüglich depressiver Symptomatik gibt.

5 Abschließende Bemerkungen

Zur syndromalen Diagnostik, zur Beurteilung des Schweregrads der Störung und zur Dokumentation des Verlaufs maniformer Zustände stehen verschiedene Instrumente zur Verfügung. Bei bipolaren Störungen ist – v. a. im Hinblick auf Schweregradeinschätzungen und Verlaufsdokumentationen – darauf zu achten, beide Pole zu erfassen, denn eine Verbesserung depressiver Symptome kann ohne gleichzeitige Berücksichtigung maniformer Symtpome nicht als Indiz für eine „echte" Verbesserung bewertet werden (vgl. Hautzinger & Meyer, 2001). Ein weiteres Problem ergibt sich in der Erfassung „gemischter Episoden" sowohl auf der syndromalen als auch auf der Symptomebene, denn die gängigen Instrumente (z. B. das *SKID*) fordern keine explizite Abklärung dieser Episoden. Gleichzeitig ist keine der Skalen für sich erschöpfend, da der Schwerpunkt der erfragten oder beurteilten Symptomatik erheblich variiert, z. B. die *ISS* mit dem Fokus auf subjektiven Zuständen versus *SRMI* mit dem Fokus auf verhaltensbezogenen Veränderungen. Eine fundierte Diagnostik im Bereich bipolar affektiver Störungen setzt auf der syndromalen Ebene eine entsprechende differenzierte Diagnostik voraus, um dann auf der Symptomebene sowohl in Form von Selbst- als auch von Fremdbeurteilungen den aktuellen Zustand bzw. Schweregrad der maniformen und der depressiven Symptomatik beurteilen zu können. Ein Aspekt, der hier bislang weitgehend außer Acht gelassen wurde, ist die wichtige Differenzierung zwischen syndromaler und funktionaler Remission im Hinblick auf die Beurteilung des Zustands eines Patienten bzw. einer Patientin. Auch wenn Patienten aktuell nicht die Kriterien für eine affektive Episode erfüllen, können dennoch subschwellige Symptome vorliegen. Etwa 40 % der Patienten zeigen auch zwei Jahre nach einem Krankenhausaufenthalt noch deutliche Beeinträchtigungen bei ihrer Arbeit (Hammen et al., 2000), so dass ergänzend eine funktionale Diagnostik im Hinblick auf Leistungsfähigkeit und soziales Umfeld vonnöten ist.

Im Bereich der Diagnostik von Hypomanie und Manie gibt es einerseits eine lange Tradition (Goodwin & Jamison, 1990) und andererseits aktuell durch das wiederbelebte Interesse viele Veränderungen. Eventuell werden sich die diagnostischen Leitlinien durch die erneute rege Forschungstätigkeit leicht modifizieren. Ein Punkt, der dabei relevant werden könnte, ist, dass das Eingangskriterium für Hypomanien und Manien – in Analogie zur Depression – eventuell erweitert wird und nicht mehr nur die euphorische oder reizbare Stimmung als hinreichend betrachtet wird, sondern auch eine Veränderung im Antrieb bzw. Interesse. Ein anderer Bereich ist die durchaus umstrittene und bislang ungeklärte Frage, inwieweit zusätzlich zur Bipolar-I, Bipolar-II und zyklothymen Störung das Spektrum bipolarer Störungen durch subschwellige Varianten ergänzt werden soll. Unklar ist bislang auch, ab welchem Alter es Sinn macht, die Diagnose „bipolar" zu stellen. Während in den USA zunehmend darauf hingewiesen wird, dass bereits Kinder – wenn auch mit untypischem Symptommuster und -verlauf – manisch-depressive Störungen haben können und deswegen nicht richtig diagnostiziert und behandelt werden (z. B. Faedda et al., 1995; Geller & DelBello, 2003; Geller & Luby, 1997; Wozniak et al., 2003), besteht in Europa große Zurückhaltung beim Stellen von Diagnosen aus dem bipolaren Spektrum bei Kindern (z. B. Harrington & Myatt, 2003; Meyer et al., 2004; Reichart, Nolen, Wals & Hillegers, 2000).

In Bezug auf die psychologische Theoriebildung zur Genese maniformer Symptome gibt es erste erfolgreiche Versuche, kognitive Vulnerabilitäts-Stress-Modelle auf ihre Gültigkeit zu prüfen (z. B. Johnson et al., 2000; Reilly-Harrington et al., 1999). Fast vollständig jedoch fehlen empirische Analysen einzelner Symptome und deren Entwicklung. Als Beispiel seien Größenideen genannt: Ausgehend von dem ursprünglich psychoanalytischen Modell, dass Manien eine Abwehr dysphorisch-negativer Gefühle darstellen könnten, wäre es vorstellbar, dass die Bedrohung eines bereits negativen Selbstbilds (z. B. in Form einer Prüfung), das häufig bei bipolaren Patienten beschrieben wird (z. B. Lyon, Startup & Bentall, 1999; Winters & Neale, 1985), Copingverhalten auslöst (z. B. Thomas & Bentall, 2002). Dieses Copingverhalten könnte die Form von Risikoverhalten haben (z. B. wenig zu lernen, sich kaum vorzubereiten, vermehrter Konsum von Alkohol oder Drogen) oder die Form eines übermäßigen Lernens (z. B. keine Pausen mehr zu machen, die Nacht zum Tag machen, vermehrter Koffeinkonsum). Beides kann Erfolg in der Prüfung nach sich ziehen, in ersterem Fall eher zufallsbedingt und in letzterem eher anstrengungsbedingt. Wenn der Erfolg aber dennoch auf stabile, internale und globale Fähigkeiten (z. B. Fähigkeit, Begabung) zurückgeführt wird, wird der Selbstwert zunehmen. Eine ältere Studie konnte dabei zeigen, dass es außerdem bei gegebener Vulnerabilität für maniforme Symptome dazu kommen kann, dass Erfolg sogar bei Zufallsaufgaben (z. B. Würfelwerfen) erwartet wird (Stern & Berrenberg, 1979). Wenn Glück bei Zufallsaufgaben ebenfalls selektiv als Indiz für die eigenen Fähigkeiten gewertet wird, wäre dies die ideale Basis für ein übersteigertes Selbstwertgefühl und die Entstehung von Größenideen. Ob jedoch die einzelnen Komponenten dieses Modells notwendige Bedingungen für die Entstehung von Größenideen in diesem Prozess darstellen oder nicht (z. B. ein negatives Selbstbild eine notwendige Voraussetzung ist, wie es das psychodynamische Modell annimmt), ist völlig ungeklärt.

Literatur

Akiskal, H. S. (1996a). The temperamental foundations of affective disorders. In C. Mundt, M. J. Goldstein, K. Hahlweg & P. Fiedler (Eds.), *Interpersonal factors in the origin and course of affective disorders* (pp. 3–30). London: Gaskell.

Akiskal, H. S. (1996b). The prevalent clinical spectrum of bipolar disorders: Beyond the DSM-IV. *Journal of Clinical Psychopharmacology, 16 (Suppl.1)*, 4S–14S.

Akiskal, H. S., Azorin, J. M. & Hantouche, E. G. (2003). Proposed multidimensional structure of mania: beyond the euphoric-dysphoric dichotomy. *Journal of Affective Disorders, 73*, 7–18.

Akiskal, H. S., Maser, J. D., Zeller, P. J., Endicott, J., Coryell, W., Keller, M., Warshaw, M., Clayton, P. & Goodwin, F. (1995). Switching from „unipolar" to bipolar II: An 11-year prospective study of clinical and temperamental predictors in 559 patients. *Archives of General Psychiatry, 52*, 114–123.

Akiskal, H. S. & Puzantian, V. R. (1979). Psychotic forms of depression and mania. *Psychiatric Clinics of North America, 2*, 419–439.

Alloy, L. B., Reilly-Harrington, N., Fresco, D. M., Whitehouse, W. G. & Zechmeister, J. S. (1999). Cognitive styles and life events in subsyndromal unipolar and bipolar disorders: Stability and prospective prediction of depressive and hypomanic mood swings. *Journal of Cognitive Psychotherapy: An International Quarterly, 13*, 21–40.

Altman, E. G. (1998). Rating scales for mania: is self-rating reliable? *Journal of Affective Disorders, 50*, 283–286.

Altman, E. G., Hedeker, D., Peterson, J. & Davis, J.M. (1997). The Altman Self-Rating Mania Scale. *Biological Psychiatry, 42*, 948–953.

Altman, E. G., Hedeker, D., Peterson, J. & Davis, J. M. (2001). A comparative evaluation of three self-rating scales for acute mania. *Biological Psychiatry, 50*, 468–471.

American Psychiatric Association (1994). *Diagnostic and Statistiscal Manual of Mental Disorders (4th Revision)*. Washington: American Psychiatric Press.

Angst, J. (1978). The course of affective disorders II. Typology of bipolar manic-depressive illness. *Archiv für Psychiatrie und Nervenkrankheiten, 226*, 65–73.

Angst, J. (1992). L'hypomanie: a propos d'une cohorte de jeunes. *Encephale, 18*, 23–29.

Angst, J. (1998). The emerging epidemiology of hypomania and bipolar II disorders. *Journal of Affective Disorders, 50*, 145–151.

Angst, J., Felder, W., Frey, R. & Stassen, H. (1978). The course of affective disorder. A change of diagnosis of monopolar, unipolar, and bipolar illness. *Archiv für Psychiatrie und Nervenkrankheiten, 226*, 57–64.

Angst, J., Gamma, A., Adolfsson, R., Hantouche, E., Meyer, T. D., Scott, J., Skeppar, P., Vieta, E. & Benazzi, F. (2005). *Profile and structure of hypomanic symptoms in patients with mood disorders: self-assessment with a hypomania checklist (HCL-32)*. Revised Manuscript under review.

Angst, J., Gamma, A., Benazzi, F., Ajdacic, V., Eich, D. & Rössler, W. (2003). Toward a redefinition of subthreshold bipolarity: epidemiology and proposed criteria for bipolar II, minor bipolar disorders and hypomania. *Journal of Affective Disorders, 73*, 133–146.

Angst, J. & Merikangas, K. R. (2001). Multi-dimensional criteria for the diagnosis of depression. *Journal of Affective Disorders, 62*, 7–15.

Angst, J. & Preisig, M. (1995). Course of a clinical cohort of unipolar bipolar and schizoaffective patients. *Schweizerisches Archiv für Neurologie und Psychiatrie, 146*, 5–16.

Bauer, M. S., Calabrese, J., Dunner, D. L., Post, R., Whybrow, P. C., Gynlai, L. et al. (1994). Multisite data reanalysis of the validity of rapid cycling as a course modifier for bipolar disorder in DSM-IV. *American Journal of Psychiatry, 151*, 506–515.

Bauer, M. S., Crits-Christoph, P., Ball, W. A., Dewees, E., McAllister, T., Alahi, P., Cacciola, J. & Whybrow, P. C. (1991). Independent assessment of manic and depressive symptoms by self-rating. *Archives of General Psychiatry, 48*, 807–812.

Bauer, M. S., Vojita, C., Kinosian, B., Altshler, L. & Glick, H. (2000). The Internal State Scale: Replication of its discriminating abilities in a multisite, public sector sample. *Bipolar Disorders, 2*, 340–346.

Bauer, M. S., Whybrow, P. C., Gyulai, L., Gonnel, J. & Yeh, H. S. (1994). Testing definitions of dysphoric manic and hypomania: Prevalence, clinical characteristics and inter-episode stability. *Journal of Affective Disorders, 32*, 201–211.

Bech, P. (2002). The Bech-Rafaelsen Mania Scale in clinical trials of therapies for bipolar disorder. A 20-year review of its use as outcome measure. *CNS drugs, 16*, 47–63.

Bech, P., Bolwig, T. G., Kramp, P. & Rafaelsen, O. J. (1979). The Bech Rafaelsen Mania Scale and the Hamilton Depression Scale: Evaluation of homogeneity and inter-observer reliability. *Acta Scandinavica Psychiatrica, 59*, 420–430.

Bech, P., Rafaelsen, O. J., Kramp, P. & Bolwig, T. G. (1978). The mania rating scale: Scale construction and inter-observer agreement. *Neuropharmacology, 17*, 430–431.

Bech, P. & Rafaelsen, O. J. (1986). The melancholia scale. Development, consistency, validity and utility. In N. Sartorius & T. A. Ban (Eds.), *Assessment of depression*. Berlin, Heidelberg: Springer.

Beigel, A., Murphy, D. L. & Bunney, W. E. (1971). The manic state rating scale. *Archives of General Psychiatry, 25*, 256–261.

Benazzi, F. (1997). Prevalence of bipolar II disorder in outpatient depression: a 203-case study in private practice. *Journal of Affective Disorders, 43*, 163–166.

Benazzi, F. (2000). Borderline personality disorder and Bipolar II disorder in private practice depressed outpatients. *Comprehensive Psychiatry, 41*, 106–110.

Benazzi, F. & Akiskal, H. S. (2003a). Refining the evaluation of bipolar II: beyond the strict SCID-CV guidelines for hypomania. *Journal of Affective Disorders, 73*, 32–38.

Benazzi, F. & Akiskal, H. S. (2003b). The dual factor structure of self-rated MDQ hypomania: energized-activity versus irritable-thought racing. *Journal of Affective Disorders, 73*, 59–64.

Bräunig, P., Shugar, G. & Krüger, S. (1996). An investigation of the self-report manic inventory as a diagnostic and severity scale for mania. *Comprehensive Psychiatry, 37*, 52–55.

Brierley, C. E., Szabadi, E., Rix, K. J. B. & Bradshaw, C. M. (1988). The Manchester nurse rating scale for the daily simultaneous assessment of depressive and manic ward behaviors. *Journal of Affective Disorders, 15*, 45–54.

Brown, E. S., Suppes, T., Khan, D. A. & Carmody, T. J. (2002). Mood changes during prednisone bursts in outpatients with asthma. *Journal of Clinical Psychopharmacology, 22*, 55–61.

Carta, M. G., Hardoy, M. C., Cadeddu, M., Murru, A., Campus, A., Morosini, P. L., Gamma, A. & Angst, J. (2006). The accuracy of the Italian version of the Hypomania Checklist (HCL-32) for the screening for bipolar disorders and comparison with the Mood Disorder Questionnaire (MDQ) in a clinical sample. *Clinical Practice and Epidemiology in Mental Health, 2*, 2.

Cassidy, F., Forest, K., Murry, E. & Carroll, B. J. (1998). A factor analysis of the signs and symptoms of mania. *Archives of General Psychiatry, 55*, 27–32.

Cassano, G. B., Dell'Osso, L., Frank, E., Miniati, M., Fagiolini, A., Shear, K., Pini, S. & Maser, J. (1999). The bipolar spectrum: A clinical reality in search of diagnostic criteria and an assessment methodology. *Journal of Affective Disorders, 54*, 319–328.

Calabrese, J. R., Browden, C. L., Sachs, G., Ascher, J. A., Monoghan, E. & Rudd, G. D. (1999). A double-blind placebo-controlled study of lamotrigine monotherapy in outpatients with bipolar I depression. *Journal of Clinical Psychiatry, 60*, 79–88.

Cooke, R. G., Krüger, S. & Shugar, G. (1996). Comparative evaluation of two self-report mania rating scales. *Biological Psychiatry, 40*, 279–283.

Coryell, W., Endicott, J. & Keller, M. (1992). Rapidly cycling affective disorder. Demographics, diagnosis, family history and course. *Archives of General Psychiatry, 49*, 126–131.

Coryell, W., Endicott, J., Maser, J. D., Keller, M., Lavori, P. & Akiskal, H. S. (1995). Long-term stability of polarity distinctions in the affective disorders. *American Journal of Psychiatry, 152*, 385–390.

Davenport, Y. R. & Adland, M. (1982). Postpartum psychosis in female and male bipolar manic-depressive patients. *American Journal of Orthopsychiatry, 52*, 288–297.

Denicoff, K. D., Leverich, G. S., Nolen, W. A. Rush, A. J., McElroy, S. L., Keck, P. E. Jr., Altshuler, L. L., Kupka, R., Frye, M. A., Brotman, M. A. & Post, R. M. (2000). Validation of the prospective NIMH-Life-Chart-Method for longitudinal assessment of bipolar disorder. *Psychological Medicine, 30*, 1391–1397.

Depue, R. A. & Iacono, W. G. (1989). Neurobehavioral aspects of affective disorders. *Annual Review of Psychology, 40*, 457–492.

Depue, R. A. & Monroe, S. M. (1978). The unipolar-bipolar distinction in the depressive disorders. *Psychological Bulletin, 85*, 1001–1029.

Depue, R. A. & Zald, D. H. (1993). Biological and environmental processes in nonpsychotic psychopathology: A neurobehavioral perspective. In C. G. Costello (Ed.), *Basic issues in psychopathology* (pp. 127–237). New York: Guilford Press.

Dunner, D. L. (1999). Rapid-cycling bipolar affective disorder. In J. F. Goldberg & M. Harrow (Eds.), *Bipolar disorder – Clinical course and outcome* (pp. 199–218). Washington D. C.: American Psychiatric Press.

Dunner, D. L. (2003). Clinical consequences of under-recognized bipolar spectrum disorder. *Bipolar Disorder, 5*, 456–463.

Ehlers, C. L., Frank, E. & Kupfer, D. J. (1988). Social Zeitgebers and biological rhythms. *Archives of General Psychiatry, 45*, 948–952.

Faedda, G. L., Baldessarini, R. J., Suppes, T., Tondo, L., Becker, I. & Lipschitz, D. S. (1995). Pediatric-onset bipolar disorder: A neglected clinical and public health problem. *Harvard Review of Psychiatry, 3*, 171–195.

Fagiolini, A., Frank, E., Cherry, C. R., Houck, P. R., Novick, D. M., Buysee, D. J. & Kupfer, D. J. (2002). Clinical indicators for the use of antidepressants in the treatment of bipolar I depression. *Bipolar Disorders, 4*, 277–282.

Findling, R. L., McNamara, N. K., Gracious, B. L., Youngstrom, E. A., Stansbrey, R. J.,

Reed, M. D., Demeter, C. A., Branicky, L. A., Fisher, K. E. & Calabrese, J. R. (2003) Combination lithium and divalproex sodium in pediatric bipolarity. *Journal of the American Academy of Child and Adolescent Psychiatry, 42*, 895–901.

Fristad, M. A., Weller, E. B. & Weller, R. A. (1992). The Mania Rating Scale: Can it be used in children? A preliminary report. *Journal of the American Academy of Child and Adolescent Psychiatry, 31*, 252–257.

Fristad, M. A., Weller, R. A. & Weller, E. B. (1995). The Mania Rating Scale: Further reliability and validity studies with children. *Annals of Clinical Psychiatry, 7*, 127–132.

Geller, B. & DelBello, M. P. (2003). *Bipolar disorder in childhood and early adolescence*. New York: Guilford Press.

Geller, B. & Luby, J. (1997). Child and adolescent bipolar disorder: A review of the past 10 years. *Journal of the American Academy of Child and Adolescent Psychiatry, 36*, 1168–1176.

Glick, H., McBride, L. & Bauer, M. S. (2002). *A Manic-Depressive Symptom Self-Report in Optical Scanable Format*. Manuscript submitted for publication.

Goldberg, J. F., Harrow, M. & Whiteside, J. E. (2001). Risk for bipolar illness in patients initially hospitalized for unipolar depression. *American Journal of Psychiatry, 158*, 1265–1270.

Goodwin, F. K. & Jamison, K. R. (1990). *Manic-depressive illness*. Oxford: Oxford University Press.

Gonzalez-Pinto, A., Ballesteros, J., Aldama, A., Perez de Heredia, J. L., Gutierrez, M., Mosquera, F. & Gonzalez-Pinto, A. (2003). Principal components of mania. Journal of *Affective Disorders, 76*, 95–102.

Gonzalez-Pinto, A., Gutierrez, M., Mosquera, F., Ballesteros, J., Lopez, P., Ezcurra, J., Figuerido, J. L. & de Leon, J. (1998). First episode in bipolar disorder: Misdiagnosis and psychotic symptoms. *Journal of Affective Disorders, 50*, 41–44.

Grunze, H., Langosch, J., Born, C., Schaub, G. & Walden, J. (2003). Levetiracetam in the treatment of acute mania: an open add-on study with an on-off design. *Journal of Clinical Psychiatry, 64*, 781–784.

Hamilton, M. (1960). A rating scale for depression. *Journal of Neurology, Neurosurgery, and Psychiatry, 23*, 56–62.

Hammen, C., Gitlin, M. & Altshuler, L. (2000). Predictors of work adjustment in bipolar-I-patients. A naturalistic longitudinal follow-up. *Journal of Consulting and Clinical Psychology, 68*, 220–225.

Harrington, R. & Myatt, T (2003). Is preadolescent mania the same condition as adult mania? A British perspective. *Biological Psychiatry, 53*, 961–969.

Hautzinger, M. (1996). Affektive Störungen. In K. Hahlweg & A. Ehlers (Hrsg.), *Enzyklopädie der Psychologie, Klinische Psychologie, Psychologische Störungen und deren Behandlung (Band 2)*. Göttingen: Hogrefe.

Hautzinger, M. & Bailer, M. (1993). *Allgemeine Depressions Skala (ADS)*. Göttingen: Beltz Test.

Hautzinger, M., Joosman, J. & Keller, F. (2005). *Skala dysfunktionaler Einstellung*. Göttingen: Hogrefe.

Hautzinger, M. & Meyer, T. D. (2001). Diagnostik affektiver Störungen. In R. D. Stieglitz, U. Baumann & H. J. Freyberger (Hrsg.), *Psychodiagnostik in Klinischer Psychologie, Psychiatrie, Psychotherapie* (S. 418–429). Stuttgart: Thieme.

Hautzinger, M. & Meyer, T. D. (2002). *Diagnostik affektiver Störungen (Kompendium Psychologische Diagnostik, Band 3)*. Göttingen: Hogrefe.

Healy, D. & Williams, J. M. G. (1989). Moods, mistattributions and mania: An interaction of biological and psychological factors in the pathogenesis of mania. *Psychiatric Developments, 1*, 49–70.

Henry, C., Mitropoulou,V., New, A. S., Koenigsberg, H. W., Silverman, J. & Siever, L. J. (2001). Affective instability and impulsivity in borderline personality and bipolar II disorders: similarities and differences. *Journal of Psychiatric Research, 35*, 307–312.

Hiller, W., Dichtl, G., Hecht, H., Hundt, W. & v. Zerssen, D. (1993). An empirical comparison of diagnoses and reliabilities in ICD-10 and DSM-III-R. *European Archives of Psychiatry and Clinical Neuroscience, 242*, 209–217.

Hiller, W., Dichtl, G., Hecht, H., Hundt, W. & v. Zerssen, D. (1994). Testing the comparability of psychiatric diagnoses in ICD-10 and DSM-III-R. *Psychopathology, 27*, 19–28.

Hiller, W., Zaudig, M. & Mombour, W. (1995). *Internationale Diagnose Checklisten für ICD-10*. Bern: Huber.

Hirschfeld, R. M. A., Williams, J. B., Spitzer, R. L., Calabrese, J. R. et al. (2000). Development and validation of a screening instrument for bipolar spectrum disorder. The mood disorder questionnaire. *American Journal of Psychiatry, 157*, 1873–1875.

Hirschfeld, R. M. A., Holzer, C., Calabrese, J. R., Weissman, M., Reed, M., Davies, M., Frye, M. A., Keck, P., McElroy, S., Lewis, L., Tierce, J., Wagner, K. D. & Hazard, E. (2003). Validity of the Mood Disorder Questionnaire: A general population study. *American Journal of Psychiatry, 160*, 178–180.

Hlastala, S. A., Frank, E., Mallinger, A. G., Thase, M. E., Ritenour, A. M. & Kupfer, D. J. (1997). Bipolar depression: an underestimated treatment challenge. *Depression and Anxiety, 5*, 73–83.

Joffe, R. T., Young, L. T. & MacQueen, G. M. (1999). A two-illness model of bipolar disorder. *Bipolar Disorders, 1*, 25–30.

Johnson, S. L. & Kizer, A. (2001). Bipolar and unipolar depression: Comparisons of course, symptoms, and psychosocial predictors. In I. H. Gotlib & C. L. Hammen (Eds.), *Handbook of Depression and its Treatment*. New York, NY: Guilford Press.

Johnson, S. L., Meyer, B., Winett, C. & Small, J. (2000). Social support and self-esteem predict changes in bipolar depression but not mania. *Journal of Affective Disorders, 58*, 79–86.

Johnson, S. L. & Roberts, J. E. (1995). Life events and bipolar disorder: Implications from biological theories. *Psychological Bulletin, 117*, 434–449.

Johnson, S. L., Sandrow, D., Meyer, B., Winters, R., Miller, I., Solomon, D. & Keitner, G. (2000). Increases in manic symptoms after life events involving goal attainment. *Journal of Abnormal Psychology, 109*, 721–727.

Johnson, S. L., Winett, C. A., Meyer, B., Greenhouse, W. J. & Miller, I. (1999). Social support and the course of bipolar disorder. *Journal of Abnormal Psychology, 108*, 558–566.

Judd, L. L. & Akiskal, H. S. (2003). The prevalence and disability of bipolar spectrum disorders in the US population: re-analysis of the ECA darabase taking into account subthreshold cases. *Journal of Affective Disorders, 73*, 123–131.

Judd, L. L., Akiskal, H. S., Schettler, P. J., Coryell, W., Maser, J. D., Rice, J.A, Solomon, D. A. & Keller, M. B. (2003a). The comparative clinical phenotype and long term longitudinal episode course of bipolar I and II: a clinical spectrum or distinct disorders? *Journal of Affective Disorders, 73*, 19–32.

Judd, L. L., Akiskal, H. S., Schettler, P. J., Coryell, W., Endicott, J., Maser, J. D., Solomon, D. A., Leon, A. C. & Keller, M. B. (2003b). A prospective investigation of the natural history of the long term weekly symptomatic status of bipolar II disorder. *Archives of General Psychiatry, 60*, 261–269.

Judd, L. L., Akiskal, H. S., Schettler, P. J., Endicott, J., Maser, J. D., Solomon, D. A., Leon, A. C., Rice, J. A. & Keller, M. B. (2002). The long-term natural history of the weekly symptomatic status of bipolar I disorder. *Archives of General Psychiatry, 59*, 530–537.

Kessler, R. C., McGonagle, K. A., Zhao, S., Nelson, C. B., Hughes, M., Eshleman, S., Wittchen, H. U. & Kendler, K. S. (1994). Lifetime and 12-month prevalence of DSM-III-R psychiatric disorders in the United States. Results from the National Comorbidity Survey. *Archives of General Psychiatry, 51*, 8–19.

Kleist, K. (1953). Die Gliederung der neuropsychischen Erkrankungen. *Monatszeitschrift für Psychiatrie und Neurologie, 125, 5/6*, 526–554.

Koukopoulus, A. (1999). Agitated depression as a mixed state and the problem of melancholia. *Psychiatric Clinic of North America, 22*, 547–564.

Kammer, D. & Stiensmeier-Pelster, J. (1989) Erfassung des depressiven Attributionsstils: Erfahrungen mit einer deutschen Form des ASQ. In G. Krampen (Hrsg.), *Diagnostik von Attributionen und Kontrollüberzeugungen*. Göttingen: Hogrefe.

Krüger, S., Bräunig, P. & Shugar, G. (1997). *Manie-Selbstbeurteilungsskala (MSS). Deutsche Bearbeitung des Self-Report Manic Inventory.* Göttingen: Beltz Test.

Lam, D., Watkins, E. R., Hayward, P., Bright, J., Wright, K., Kerr, N., Parr-Davis, G. & Sham, P. (2003). A randomized controlled study of cognitive therapy for relapse prevention for bipolar affective disorder. *Archives of General Psychiatry, 60*, 145–152.

Leonhard, K. (1963). Die präpsychotischen Temperamente bei monopolaren und bipolaren phasischen Psychosen. *Psychiatrie und Neurologie, 145*, 105–115.

Lewinsohn, P. M., Klein, D. N. & Seeley, J. R. (1995). Bipolar disorders in a community sample of older adolescents: Prevalence, phenomenology, comorbidity, and course. *Journal of the American Academy of Child and Adolescent Psychiatry, 34*, 454–463.

Lader, M. (1998). A patient who changed my practice: Personality disorder or bipolar disorder. *International Journal of Psychiatry in Clinical Practice, 2*, 67–68.

Licht, R. W. & Jensen, J. (1997). Validation of the Bech-Rafaelsen Mania Scale using latent structure analysis. *Acta Psychiatrica Scandinavica, 96*, 367–372.

Linden, M., Nather, J. & Wilms, H.U. (1988). Zur Definition, Bedeutung und Messung der Krankheitskonzepte von Patienten. Die Krankheitskonzeptskala (KK-Skala) für schizophrene Patienten. *Fortschritte der Neurologie und Psychiatrie, 56*, 35–43.

Lish, J.D., Dime-Meenan, S., Whybrow, P.C., Price, R.A. & Hirschfeld, R.M.A. (1994). The National Depressive and Manic-depressive Association (DMDA) survey of bipolar members. *Journal of Affective Disorders, 31*, 281–294.

Lyon, H.M., Startup, M. & Bentall, R.P. (1999). Social cognition and the manic defense: Attributions, selective attention, and self-schema in bipolar affective disorder. *Journal of Abnormal Psychology, 108*, 273–282.

Malkoff-Schwartz, S., Frank, E., Anderson, B., Sherrill, J.T., Siegel, L., Patterson, D. & Kupfer, D.J. (1998). Stressful life events and social rhythm disruption in the onset of manic and depressive bipolar episodes. *Archives of General Psychiatry, 55*, 702–707.

Manning, J.S., Haykal, R.F., Connor, P.D. & Akiskal, H.S. (1997). On the nature of depressive and anxious states in a family practice setting: the high prevalence of bipolar II and related disorders in a cohort followed longitudinally. *Comprehensive Psychiatry, 38*, 102–108.

McElroy, S.L., Freeman, M.P. & Akiskal, H.S. (2000). The mixed bipolar disorders. In A. Marneros & J. Angst (Eds.), *Bipolar disorders. 100 years after manic-depressive insanity* (pp. 63–88). London: Kluwer Academic Publ.

McElroy, S.L., Keck, P.E., Jr., Pope, H.G., Hudson, H., Faedda, G. & Swann, A.C. (1992). Clinical and research implications of the diagnosis of dysphoric or mixed mania or hypomania. *American Journal of Psychiatry, 149*, 1633–1644.

Margraf, J., Schneider, S. & Ehlers, A. (1991). *DIPS – Diagnostisches Interview bei psychischen Störungen. Handbuch.* Berlin: Springer.

Marneros, A. (2000). *Manisch-depressive und andere bipolare Erkrankungen.* Stuttgart: Thieme.

Marneros, A. (2002). Origin and developments of concepts of bipolar mixed states. *Journal of Affective Disorders, 67*, 229–240.

Marneros, A., Deister, A. & Rohde, A. (1991). *Affektive, schizoaffektive und schizophrene Psychosen. Eine vergleichende Längsschnittstudie.* Berlin: Springer.

Marneros, A., Deister, A. & Rohde, A. (1996). Bipolar mixed disorders. *European Psychopharmacology, 6*, 9.

Meyer, T.D., Hammelstein, P., Nilsson, L.G., Skeppar, P., Adolfsson, R. & Angst, J. (2007). The HCL-32: its factorial structure and associations with signs of impairment in a nonclinical German and Swedish sample. *Comprehensive Psychiatry, 48*, 79–87.

Meyer, T.D. & Hautzinger, M. (1999). *Ein strukturierter Interviewleitfaden für den Einsatz der Young Mania Rating Scale nach G. Sachs.* Universität Tübingen, Psychologisches Institut. Unveröffentlichter Test.

Meyer, T.D. & Hautzinger, M. (2001). Allgemeine Depressions-Skala (ADS) – Normierung an Minderjährigen und Erweiterung zur Erfassung manischer Symptome (ADMS). *Diagnostica, 47*, 208–215.

Meyer, T.D. & Hautzinger, M. (2003). The structure of affective symptoms in a sample of young adults. *Comprehensive Psychiatry, 44*, 110–116.

Meyer, T.D. & Hautzinger, M. (2004). *Manisch-depressive Störungen. Kognitive Verhaltenstherapie zur Rückfallprophylaxe.* Weinheim: Beltz.

Meyer, T.D., Koßmann-Böhm, S. & Schlottke, P.F. (2004). Bipolar disorders in children and adolescents – results from a survey in Southern Germany. *Bipolar Disorders, 6*, 426–436.

Miklowitz, D.J., Goldstein, M.J., Nuechterlein, K.H., Snyder, K.S. & Mintz, J. (1988). Family factors and the course of bipolar affective disorder. *Archives of General Psychiatry, 45*, 225–231.

Miklowitz, D.J., Simoneau, T.L., Sachs-Ericsson, N., Warner, R. & Suddath, R. (1996). Family risk indicators in the course of bipolar affective disorder. In C. Mundt, M.J. Goldstein, K. Hahlweg & P. Fiedler (Eds.), *Interpersonal factors in the origin and course of affective disorders* (pp. 204–217). London: Gaskell.

Mitchell, P., Wilhelm, K., Parker, G., Austin, M.P., Rutgers, P. & Malhi, G.S. (2001). The clinical features of bipolar depression: A comparison with matched major depressive disorder patients. *Journal of Clinical Psychiatry, 62*, 212–216.

Monk, T.H., Flaherty, J.F., Frank, E., Hoskinson, K. & Kupfer, D.J. (1990). The Social Rhythm Metric. An instrument to quantify the daily rhythms of life. *Journal of Nervous and Mental Disease, 178*, 120–126.

Monk, T.H., Kupfer, D.J., Frank, E. & Ritemour, A.M. (1991). The social rhythm metric

(SRM). Measuring daily social rhythms over 12 weeks. *Psychiatry Research, 36*, 195–207.

Murphy, D. L., Beigel, A., Weingartner, H. & Bunney, W. E. (1974). The quantification of manic behavior. In P. Pichot (Ed.), *Modern problems in pharmacopsychiatry (Vol. 7)* (pp. 203–220). Basel: Karger.

Murphy, D. L., Pickar, D. & Alterman, I. S. (1982). Methods for the quantitative assessment of depressive and manic behavior. In E. L. Burdock, A. Sudilovsky & S. Gershon (Eds.), *The Behavior of Psychiatric Patients: Quantitative techniques for evaluation* (pp. 355–392). New York: Marcel Dekker.

National Depressive and Manic-Depressive Association [NDMDA] (2001). *Living with bipolar disorder: How far have we really come? Constituency survey.* Chicago, IL: NMDA.

Parker, G., Roy, K., Wilhelm, K., Mitchell, P. & Hadzi-Pavlovic, D. (2000). The nature of bipolar depression: implications for the definition of melancholia. *Journal of Affective Disorders, 59*, 217–224.

Perris, C. (1973). The genetics of affective disorders. In J. Mendels (Ed.), *Biological psychiatry.* New York: Wiley-Interscience.

Perugi, G., Akiskal, H. S., Michell, C., Musetti, L., Paiano, A., Quilici, C. et al. (1997). Clinical subtypes of bipolar mixed states: validating a broader European definition in 143 cases. *Journal of Affective Disorders, 43*, 169–180.

Peselow, E. D., Sanfilipo, M. P. & Fieve, R. R. (1995). Relationship between hypomania and personality disorders before and after successful treatment. *American Journal of Psychiatry, 152*, 232–238.

Pfäfflin, M. & May, T. W. (2003). Kosten von bipolaren Störungen. In Deutsche Gesellschaft für Bipolare Störungen (Hrsg.), *Weißbuch Bipolare Störungen in Deutschland.* Norderstedt: Books on Demand.

Platman, S. R., Plutchik, R., Fieve, R. R. & Lawlor, W. G. (1969). Emotion profiles associated with mania and depression. *Archives of General Psychiatry, 20*, 210–214.

Plutchik, R., Platman, S. R., Tilles, R. & Fieve, R. R. (1970). Construction and evaluation of a test measuring mania and depression. *Journal of Clinical Psychology, 26*, 499–503.

Pope, H. G., Kouri, E. M. & Hudson, J. (2000). Effects of supraphysiologic doses of testosterone on mood and aggression in normal men: a randomized controlled trial. *Archives of General Psychiatry, 57*, 133–140.

Pope, M. & Scott, J. (2003). Do clinicians understand why individuals stop taking lithium? *Journal of Affective Disorders, 74*, 287–291.

Reichart, C. G., Nolen, W. A., Wals, M. & Hillegers, M. H. J. (2000). Bipolar disorder in children and adolescents: a clinical reality? *Acta Neuropsychiatrica, 12*, 132–135.

Reilly-Harrington, N. A., Alloy, L. B., Fresco, M. A. & Whitehouse, W. G. (1999). Cognitive styles and life events interact to predict bipolar and unipolar symptomatology. *Journal of Abnormal Psychology, 108*, 567–578.

Richter, P., Sass, H. & Sauer, H. (1990). On the validity of the German version of the Comprehensive Psychopathological Rating Scale. *European Archives of Psychiatry and Clinical Neuroscience, 240*, 48–53.

Rossi, A., Daneluzzo, E., Arduini, L., Di Domenico, M., Pollice, R. & Petruzzi, C. (2001). A factor analysis of signs and symptoms of the manic episode with Bech-Rafaelsen Mania and Melancholia scales. *Journal of Affective Disorders, 64*, 267–270.

Sachs, G. (1993). *Young Mania Rating Scale. Directions, Instructions and a structured interview for the use of the YMRS.* Harvard Bipolar Treatment Center, Mass. General Hospital, Boston, MA. Unpublished Manual.

Schneider, K. (1967). *Klinische Psychopathologie* (8. Aufl.). Stuttgart. Thieme.

Scott, J., Stanton, B., Garland, A. & Ferrier, I. N. (2000). Cognitive vulnerability in patients with bipolar disorder. *Psychological Medicine, 30*, 467–472.

Secunda, S. K., Katz, M. M., Swann, A., Koslow, S. H., Maas, J. W., Chuang, S. & Croughan, J. (1985). Mania: Diagnosis, state measurement and prediction of treatment response. *Journal of Affective Disorders, 8*, 113–121.

Shugar, G., Scherzer, S., Toner, B. & Di Gasbarro, I. (1992). Development, use, and factor analysis of a self-report inventory for mania. *Comprehensive Psychiatry, 33*, 325–331.

Stern, G. S. & Berrenberg, J. L. (1979). Skill-set, success outcome, and mania as determinants of the illusion of control. *Journal of Research in Personality, 13*, 206–220.

Stormberg, D., Ronningstam, E., Gunderson, J. & Tohen, M. (1998). Pathological narcissism in bipolar disorder patients. *Journal of Personality Disorders, 12*, 179–185.

ten Have, M., Vollebergh, W., Bijl, R. & Nolen, W. A. (2002). Bipolar disorder in the general population in the Netherlands (prevalence, consequences and care utilisation): results from the Netherlands Mental Health Survey and Incidence Study (NEMESIS). *Journal of Affective Disorders, 68*, 203–213.

Thomas, J. & Bentall, R. P. (2002). Hypomanic traits and response styles to depression. *British Journal of Clinical Psychology, 41*, 309–313.

Tsai, S. Y., Yang, Y. Y., Kuo, C. J., Chen, C. C. & Leu, S. J. (2001). Effect of symptomatic severity on elevation of plasma solule interelukin-2-receptor in bipolar mania. *Journal of Affective Disorders, 64*, 185–193.

Tyrer, S. P. & Brittlebank, A. D. (1993). Misdiagnosis of bipolar affective disorder as personality disorder. *Canadian Journal of Psychiatry, 38*, 587–589.

Wehr, T. A. (1990). Effects of sleep and wakefulness in depression and mania. In J. Montplaisir & R. Godbout (Eds.), *Sleep and biological rhythms* (pp. 42–86). London: Oxford University Press.

Wehr, T. A., Sack, D. A. & Rosenthal, N. E. (1987). Sleep reduction as a final common pathway in the genesis of mania. *American Journal of Psychiatry, 144*, 201–204.

Weissman, M. M., Leaf, P. J., Tischler, G. L., Blazer, D. G., Karno, M., Bruce, M. & Florio, L. P. (1988). Affective disorders in five US-comunities. *Psychological Medicine, 18*, 141–153.

Weltgesundheitsorganisation (2000). *Internationale Klassifikation psychischer Störungen. ICD 10 Kapitel V.* Bern: Huber.

Wittchen, H. U., Zaudig, M. & Fydrich, T. (1997). *SKID. Strukturiertes Klinisches Interview für DSM IV. Achse I und II.* Göttingen: Hogrefe.

Winters, K. C. & Neale, J. M. (1985). Mania and low self-esteem. *Journal of Abnormal Psychology, 94*, 282–290.

Wozniak, J., Monuteaux, M., Richards, J., Lail, K. E., Faraone, S. V. & Biederman, J. (2003). Convergence between structured diagnostic interviews and clinical assessment on the diagnosis of pediatric-onset mania. *Biological Psychiatry, 53*, 938–944.

Young, R. C., Biggs, J. T., Ziegler, V. E. & Meyer, D. A. (1978). A rating scale for mania: Reliability, validity and sensitivity. *British Journal of Psychiatry, 133*, 429–435.

Young, R. C., Nysewander, R. W. & Schreiber, M. T. (1982). Mania ratings at discharge from hospital: A follow-up. *Journal of Nervous and Mental Disease, 170*, 638–639.

Young, R. C., Nysewander, R. W. & Schreiber, M. T. (1983). Mania scale scores, signs, and symptoms in forty inpatients. *Journal of Clinical Psychiatry, 44*, 98–100.

Youngstrom, E. A., Danielson, C. K., Findling, R. L., Gracious, B. L. & Calabrese, J. R. (2002). Factor structure of the Young Mania Rating scale for use with youths ages 5 to 17 years. *Journal of Clinical Child and Adolescent Psychology, 31*, 567–572.

Zealley, A. K. & Aitken, R. C. B. (1969). Measurement of mood. *Proceedings of the Royal Society of Medicine, 62*, 993–996.

19 Depressive Störungen

Martin Hautzinger

1 Einführung
2 Phänomenologie
2.1 Beschreibung der Symptomatik
2.2 Epidemiologie
3 Klassifikatorische Diagnostik
3.1 Diagnostische Kategorien
3.2 Differentialdiagnostik und Komorbidität
4 Modifikationsorientierte Diagnostik
5 Erhebungsmethoden und diagnostische Verfahren
5.1 Screening und Früherkennung
5.2 Interviews und strukturierte Befunderhebung
5.3 Selbstbeurteilungen
5.4 Fremdbeurteilungen
5.5 Syndromebenen
5.6 Suizidalität
5.7 Zielgruppen
6 Beziehungsgestaltung und Rahmenbedingungen
7 Fallbeispiel
8 Zusammenfassung und Ausblick
Literatur

1 Einführung

Affektive Störungen sind jene psychischen Erkrankungen, bei denen Beeinträchtigungen der Gefühlswelt, des Antriebs und der Interessen wesentliche Kennzeichen sind. Insbesondere fasst man darunter *Depressionen und Manien*. Zählt man mildere Ausprägungen depressiver Auffälligkeiten mit, dann sind diese affektiven Störungen vermutlich die häufigsten und in allen Lebensabschnitten vorkommenden psychischen Beeinträchtigungen (Lebenszeitprävalenz über 20 %). Da Traurigkeit, Verstimmung, Gereiztheit, Unruhe, Ängstlichkeit usw. zum normalen emotionalen Erleben eines Menschen gehören, ist die Abgrenzung quantitativ bzw. qualitativ verschiedener, Krankheitswert besitzender und eine Behandlung naheliegender Störungen eine zentrale diagnostische Aufgabe.

Das verbindliche Klassifikationssystem von Krankheiten (ICD-10) der Weltgesundheitsorganisation (1991) grenzt unter der Kategorie F3 im Kapitel V (psychische Störungen) folgende affektive Störungen voneinander ab:

- Manische Episode (F30),
- Bipolare affektive Störung (F31),
- Depressive Episode (F32),
- rezidivierende depressive Störung (F33) und
- anhaltende affektive Störung (F34).

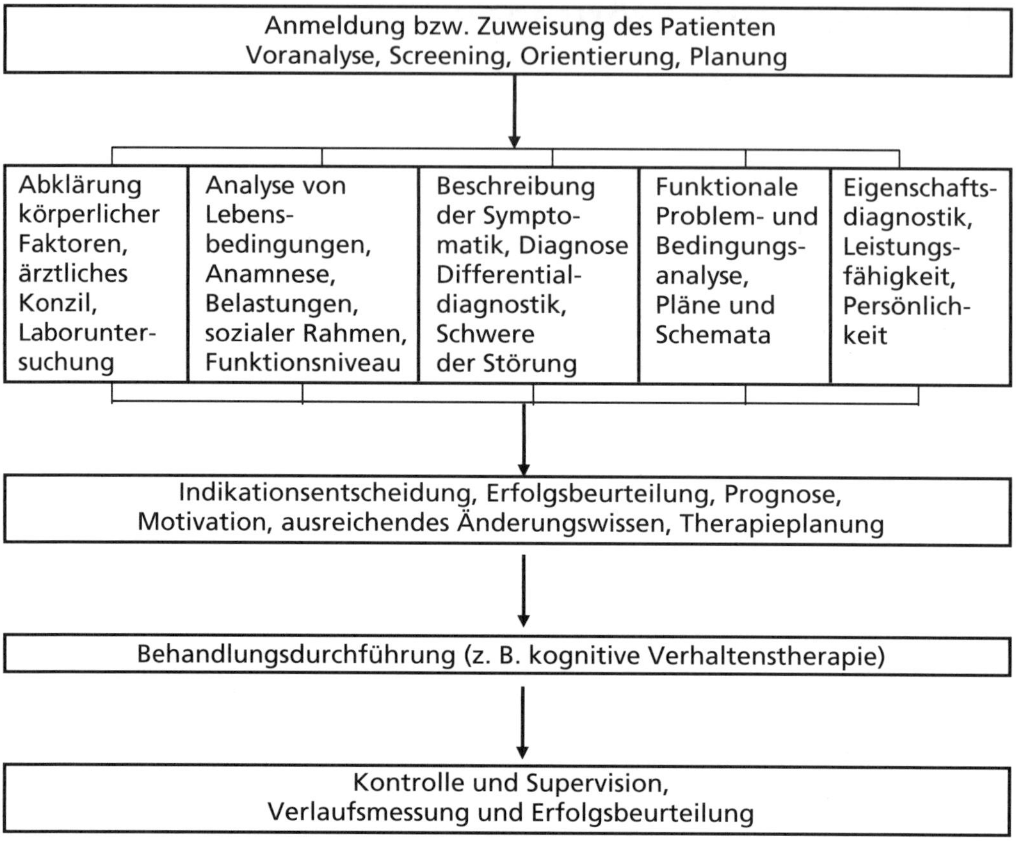

Abb. 1: Ablaufschema diagnostischer Aufgaben und Entscheidungen im Rahmen der psychologischen Behandlung affektiver Störungen

Bei diesen Kategorien (mit Ausnahme der F34) wird zusätzlich anhand der Schwere der Symptomatik und dem Vorhandensein bzw. dem Fehlen psychotischer oder somatischer Symptome differenziert. Ergänzt werden diese Hauptkategorien durch

- sonstige (gemischte) affektive Störungen (F38),
- andere affektive Störungen (F39) sowie durch
- Postpartum Depression (F55.0),
- organische affektive Störung (F06.3) und
- Anpassungsstörungen (F43.2) als kurze depressive bzw. als länger dauernde depressive Reaktion.

Die Diagnostik der Depressionen steht im Mittelpunkt dieses Kapitels.

Als Ablauf und Orientierung der klinischen und interventionsbezogenen Diagnostik habe ich an anderer Stelle (Hautzinger, 2001) ein Schema (**Abb. 1**) vorgeschlagen, das auf die Diagnostik depressiver Störungen problemlos angewendet werden kann. Im Folgenden soll es hauptsächlich um die deskriptive (kategoriale, dimensionale) und die funktionale (bedingungsanalytische, therapiebezogene) Diagnostik der Depression gehen.

2 Phänomenologie

2.1 Beschreibung der Symptomatik

Depressionen sind psychische Störungen, bei denen die Beeinträchtigung der Stimmung, Niedergeschlagenheit, Verlust der Freude, emotionale Leere, Antriebslosigkeit, Interessenverlust und zahlreiche körperliche Beschwerden wesentliche Merkmale sind. Beschreibungen wie Traurigkeit, Niedergeschlagenheit, Verstimmung, Energielosigkeit, Antriebsminderung, Selbstzweifel, Wertlosigkeit, Hoffnungslosigkeit, Sinnlosigkeit, häufig begleitet von Ängstlichkeit und Unruhe, Energielosigkeit, Appetitstörungen, Gewichtsverlust, Libidoverlust, Schlafstörungen, Schmerzen, Konzentrationsprobleme und Suizidideen sind typische Beschwerden und Auffälligkeiten bei einer Depression.

Viele der genannten Gefühlszustände und Beschwerden sind, wenn sie eine bestimmte Dauer und/oder Intensität nicht überschreiten, normale, gesunde Reaktionen auf die Erfahrungen von z. B. Verlusten, Misserfolgen, Enttäuschungen, Belastungen, Zeiten der Einsamkeit oder der Erschöpfung.

Depressive Syndrome sind durch eine Vielzahl heterogener Symptome gekennzeichnet. Charakteristisch ist, dass körperliche und psychische Symptome gemeinsam vorkommen. In der **Tabelle 1** sind die möglichen Symptome einer Depression auf emotionaler, motivationaler, kognitiver, vegetativ-somatischer, motorisch-behavioraler und interaktioneller Ebene geordnet.

2.2 Epidemiologie

Depressionen sind weit verbreitete psychische Störungen, die zudem in den letzten Jahrzehnten häufiger wurden. Ohne eine gute Erklärung dafür zu haben, sind vor allem die jüngeren Altersgruppen (20 bis 30-Jährige) davon besonders betroffen. Untersuchungen in Industrienationen und unter Anlegen der oben genannten Kriterien (ICD-10) zeigen, dass etwa 5–7 % (also etwa 15–17 Millionen Europäer) gegenwärtig an einer Depression leiden. Die Wahrscheinlichkeit, im Laufe des Lebens eine Depression zu erleiden (Lebenszeitrisiko), liegt bei 12 % für Männer und bei 26 % für Frauen. Das heißt, dass etwa jede vierte Frau und etwa jeder sechste Mann irgendwann im Leben schwermütig sein werden.

Manisch-depressive Störungen sind selten und liegen unter 1 % in der Gesamtbevölkerung. Etwa zwei bis drei Millionen Europäer leiden an dieser bipolaren Erkrankung.

3 Klassifikatorische Diagnostik

3.1 Diagnostische Kategorien

Depressionen werden im ICD-10 durch eine gewisse Anzahl an gleichzeitig vorhandenen Symptomen, die über eine gewisse Zeit andauern müssen und nicht durch andere Erkrankungen bzw. Umstände erklärbar sind, definiert. Bevor anhand dieser Systeme die Diagnose einer Depression vergeben werden kann, ist es zunächst erforderlich, die grundlegenden Merkmale einer depressiven Episode zu definieren (s. **Tab. 2**).

Der Verlauf (uni- bzw. bipolar, einmalig bzw. rezidivierend oder chronisch), die Schwere (leicht, mittelgradig, schwer) und die besondere Ausprägung der Symptomatik (z. B. somatisch, psychotisch) werden zur Definition der diagnostischen Kategorien entsprechend ICD-10 herangezogen. Depressive Episoden gelten als „leicht", wenn 4 bis 5, als „mittelschwer", wenn 6

Tab. 1: Symptomatologie depressiver Auffälligkeiten

Verhalten/ Motorik/Erscheinungsbild	Emotional	Physiologisch-vegetativ	Imaginativ-kognitiv	Motivational
Körperhaltung: kraftlos, gebeugt, spannungsleer; Verlangsamung der Bewegungen; Agitiertheit, nervöse, zappelige Unruhe, Händereiben o. ä. *Gesichtsausdruck*: traurig, weinerlich, besorgt; herabgezogene Mundwinkel, vertiefte Falten, maskenhaft erstarrte, manchmal auch nervöse, wechselnd angespannte Mimik *Sprache*: leise, monoton, langsam *Aktivitätsverminderung* bis zum Stupor, wenig Abwechslung, eingeschränkter Bewegungsradius, Probleme bei der praktischen Bewältigung alltäglicher Anforderungen	Gefühle von Niedergeschlagenheit, Hilflosigkeit, Trauer, Hoffnungslosigkeit, Verlust, Verlassenheit, Einsamkeit, innere Leere, Unzufriedenheit, Schuld, Feindseligkeit, Angst und Sorgen, Gefühl der Gefühllosigkeit und Distanz zur Umwelt	innere Unruhe, Erregung, Spannung, Reizbarkeit, Weinen, Ermüdung, Schwäche, Schlafstörungen, tageszeitliche und jahreszeitliche Schwankungen im Befinden, Wetterfühligkeit, Appetit- und Gewichtsverlust, Libidoverlust, allgemeine vegetative Beschwerden (u. a. Kopfdruck, Magenbeschwerden, Verdauungsbeschwerden) zu achten ist bei der Diagnose auf: Blutdruck, Blutzuckerspiegel, Kalziummangel, Eisenwerte, Serotonin/ Adrenalin-Mangel bzw. -überschuß	negative Einstellung gegenüber sich selbst (als Person, den eigenen Fähigkeiten und dem eigenen Erscheinungsbild) und der Zukunft (z. B. imaginierte Vorstellung von Sackgasse, schwarzem Loch); Pessismismus, permanente Selbstkritik, Selbstunsicherheit, Hypochondrie, Einfallsarmut, mühsames Denken, Konzentrationsprobleme, zirkuläres Grübeln, Erwartung von Strafen oder Katastrophen, Wahnvorstellungen, z. B. Versündigungs-, Insuffizienz- und Verarmungsvorstellungen; rigides Anspruchsniveau, nihilistische Ideen der Ausweglosigkeit und Zwecklosigkeit des eigenen Lebens, Suizidideen	Misserfolgsorientierung, Rückzugs- bzw. Vermeidungshaltung, Flucht und Vermeidung von Verantwortung, Erleben von Nicht-Kontrolle und Hilflosigkeit, Interessenverlust, Verstärkerverlust, Antriebslosigkeit, Entschlussunfähigkeit, Gefühl des Überfordertseins, Rückzug bis zum Suizid oder Zunahme der Abhängigkeit von anderen

bis 7 und als „schwer“, wenn 8 und mehr der in **Tabelle 2** aufgelisteten depressiven Symptome gleichzeitig vorliegen.

Findet sich neben der aktuellen depressiven Episode in der Anamnese wenigstens eine entweder leichte, mittelgradige oder schwere depressive Episode, dann wird eine rezidivierende depressive Episode (unterschiedlichen Schweregrads) diagnostiziert. Die frühere Erkrankung erfüllt die Kriterien einer depressiven Episode und zwischen der früheren und der jetztigen Episode liegen mindestens zwei Monate weitgehender Symptomfreiheit.

Einige depressive Symptome haben eine spezielle klinische Bedeutung und werden im ICD-10 „somatisch“ genannt. Typische somatische Symptome sind: Interessenverlust, fehlende emotionale Reagibilität, Früherwachen, Morgentief, psychomotorische Hem-

Tab. 2: Depressive Episode

	ICD-10
Episode	Depression
Stimmung	Fast täglich mindestens zwei: • depressive Stimmung • Interessenverlust oder Verlust der Freude • verminderter Antrieb oder gesteigerte Ermüdbarkeit
Dauer	Mindestens 2x/Woche
Anzahl erforderlicher Symptome	Mindestens zwei weitere
Liste	Verlust des Selbstvertrauens oder des Selbstwertgefühls
	Unbegründete Selbstvorwürfe oder unangemessene Schuldgefühle
	Wiederkehrende Gedanken an den Tod, Suizidgedanken bis hin zu suizidalem Verhalten
	Verminderte Denk-, Konzentrations- oder Entscheidungsfähigkeit
	Psychomotorische Unruhe oder Verlangsamung (subjektiv oder objektiv)
	Schlafstörungen
	Appetitverlust oder gesteigerter Appetit (mit entsprechenden Gewichtsveränderungen)
Art der psychosozialen Beeinträchtigung	Veränderung in der Lebensführung mit klinisch bedeutsamen Beeinträchtigungen
Ausschlusskriterien	Falls psychotische Symptome, dann jedoch keine für Schizophrenie typischen, wie z. B. Ich-Störungen oder akustische Halluzinationen
	Nicht substanzinduziert oder nicht durch einen allgemeinen medizinischen Krankheitsfaktor bzw. nicht organisch bedingt

mung, Agitiertheit, deutlicher Appetit- bzw. Gewichtsverlust, deutlicher Libidoverlust. Bei schweren depressiven Störungen ist eine separate Verschlüsselung der somatischen Symptome nicht erforderlich, da erwartet wird, dass bei diesem Schweregrad somatische Symptome obligatorisch sind.

Psychotische Symptome erfordern das Vorliegen stimmungskongruenter wahnhafter Symptome. Diese haben im Rahmen einer Depression typischerweise den Inhalt von Schuld, Sünde, Verarmung, Strafe, selten von Verfolgtwerden.

Dysthymien sind langanhaltende, chronische affektive Störungen, deren Symptomatik nicht die Kriterien einer depressiven Episode erfüllt. Die Abgrenzung zu rezidivierenden depressiven Störungen ergibt sich dadurch, dass dabei depressive Episoden vorliegen, abklingen und erneut auftreten (Rezidiv). Denkbar ist jedoch, dass es auf dem Hintergrund einer langanhaltenden depressiven Störung (Dysthymie) gelegentlich zu depressiven Krisen kommt, während denen die Kriterien einer depressiven Episode erfüllt werden. Wenn die depressive Episode abklingt, dann kommt es selten zu einer vollständigen Remission, sondern zu einer Rückkehr auf das Ausgangsniveau, nämlich die Dysthymie (im DSM-IV wird dafür die Diagnose einer „Double Depression“ vorgeschlagen).

Weitere Spezifizierungen depressiver Störungen ergeben sich durch das jahreszeitlich gebundene Auftreten affektiver Störungen („Winterdepression" bzw. „saisonal abhängige Depression") und durch das Auftreten einer Depression in engem zeitlichen Zusammenhang mit der Geburt eines Kindes („Postpartum Depression").

3.2 Differentialdiagnostik und Komorbidität

Wie schon betont, ist das Vorliegen von Niedergeschlagenheit, Erschöpfung, Traurigkeit, Selbstzweifeln, Resignation nicht gleichbedeutend mit dem Vorliegen einer affektiven Störung. Es gibt zahlreiche Studien, die zeigen, dass bei körperlichen Erkrankungen, Somatisierungsstörungen, Substanzmissbrauch bzw. -abhängigkeit, endokrinen bzw. immunologischen Störungen, zerebralen Abbauprozessen sowie bei neurologischen Erkrankungen depressive Symptome häufig sind, ohne dass man deshalb gleich von einer Depression ausgehen sollte. Auf der anderen Seite gibt es Schätzungen, dass 15–20 % (Helmchen, 2001; Wittchen et al., 2000) der Patienten in einer Allgemeinarztpraxis an in der Regel nicht erkannten Depressionen leiden, entsprechend nicht bzw. falsch behandelt werden und so zur Chronifizierung der Störung beigetragen wird.

Für eine Differentialdiagnose einer affektiven Störung ist zunächst auszuschließen, dass die deutlich depressive bzw. expansiv-gehobene Stimmung durch eine körperliche Erkrankung (wie z. B. Schilddrüsenfunktionsstörung, bestimmte neuronale Noxen und Fehlfunktionen usw.) bedingt ist. Dies bedarf in jedem Fall einer gründlichen ärztlichen, apparativen und labormedizinischen Abklärung. Weiterhin ist die direkte Einwirkung von Medikamenten, Drogen und Alkohol zu klären, die ein depressives Bild zur Folge haben können. Insbesondere mit fortschreitendem Alter bekommen selbst verordnete Medikamente (z. B. Antihypertensiva, Antiparkinsonpräparate) in diesem Zusammenhang diagnostische Bedeutung.

Psychopathologisch ist in der weiteren diagnostischen Abklärung das Vorliegen einer bipolaren affektiven Störung bzw. einer Zyklothymie zu bestimmen bzw. auszuschließen. Dies erfordert die Berücksichtigung der Kriterien nach ICD-10 für eine depressive Episode und eine manische Episode, eine Hypomanie bzw. eine Zyklothymie. Liegt eine dieser Störungen vor, dann hat dies therapeutische Konsequenzen, da in der Regel eine unipolare Depression anders behandelt wird als eine Depression im Rahmen einer bipolar affektiven Störung (vgl. Meyer & Hautzinger, 2004).

Stehen depressive Symptome in engem Zusammenhang mit dem Tod einer nahestehenden, geliebten Person, dann gilt dies als sozial erwartete und normal angesehene „Trauer" und nicht als eine Störung mit Krankheitswert. Erst wenn die Trauerreaktion über viele Monate (ab etwa vier Monaten) unverändert anhält oder gar so stark ist, dass Suizidalität oder psychotische Symptome auftreten, gilt dies als krankhaft.

Anpassungsstörungen (früher auch „reaktive Depression" genannt) sind Zustände subjektiven Leidens und affektiver Beeinträchtigung, die die sozialen Funktionen und die Leistungsfähigkeit behindern und während des Anpassungsprozesses nach einer einschneidenden Lebensveränderung, nach belastenden Lebensereignissen oder auch nach schweren körperlichen Krankheiten auftreten. Es ist dabei davon auszugehen, dass ohne die Belastung das Krankheitsbild nicht entstanden wäre. Die Symptome sind heterogen, umfassen aber meist leicht bis mittelschwere depressive Stimmung, Angst, Sorge, Überforderung, Ohnmacht. Es können auch kurzfristig dramatische Verhaltensäußerungen (z. B. auch Gewalt) vorkommen. Die Störung beginnt innerhalb eines Monats nach dem belastenden Ereignis bzw. der Lebensveränderung. Die Anpassungsstörungen können kurzfristig (max. 1 Monat) oder langfristig (bis max. zwei Jahre) andauern.

Depressionen können als Vorläufer von, parallel zu und/oder in Folge von allen psychischen Störungen auftreten und sind bei Vorliegen der entsprechenden Kriterien auch zusätzlich zu den anderen Störungen zu diagnostizieren (multiple Diagnosen, Komorbidität). Depressionen weisen eine besonders hohe Rate an Komorbidität auf. Überlappungen bzw. gleichzeitiges Vorkommen von Depressionen mit Angststörungen (Phobien, sozialen Ängsten, Panikstörung, generalisierter Angststörung), Zwängen, posttraumatischen Belastungsstörungen, Essstörungen, Substanzmissbrauch, Substanzabhängigkeiten, Schlafstörungen, sexuellen Störungen, somatoformen Störungen, psychophysiologischen Störungen, doch auch mit schizophrenen Störungen, hirnorganischen Störungen, zerebralem Abbau sowie Persönlichkeitsstörungen sind häufig (Weissman et al., 1988; Rohde et al., 1991) . Bei Depressionen (depressive Episoden und Dysthymien) in der Allgemeinbevölkerung finden sich bei dreiviertel der Fälle zumindest eine weitere Diagnose. Die häufigsten sind Angststörungen (etwa die Hälfte), substanzinduzierte Abhängigkeiten (etwa ein Drittel) sowie somatoforme Störungen (etwa ein Drittel) (Sartorius, 1996). Die Frage, ob bei diesen komorbid vorkommenden Störungen die Depression primär oder erst in der Folge der anderen Erkrankungen auftritt, ist in der Regel kaum zuverlässig zu beantworten (Hautzinger, 1998).

Den subsyndromalen Depressionen (zu wenige Symptome bzw. zu kurze Zeitdauer) und vor allem den mehrfachen, doch kurzen Episoden kommt ein erhöhtes Risiko für die Entwicklung des Vollbilds einer depressiven Störung zu (Lewinsohn, Solomon, Seeley & Zeiss, 2000; Maier, Gänsicke & Weiffenbach, 1997). In mehreren Längsschnittstudien an umfangreichen Stichproben konnten diese Autoren zeigen, dass eine wachsende Anzahl depressiver Symptome eng mit dem zunehmenden Ausmaß sozialer Beeinträchtigung, eingeschränkter Leistungsfähigkeit, vermehrtem Alkoholkonsum und der Erhöhung des Risikos für eine depressive Episode verbunden ist. Die Befunde zeigen, dass die klinische Bedeutung affektiver Symptome nicht allein von der Überschreitung der diagnostischen Grenzlinie der gängigen Diagnosesysteme abhängt.

In einer über 15 Jahre laufenden Längsschnittstudie an knapp 600 jungen Zürichern konnten Angst und Merikangas (2001) zeigen, dass „(1) Depressionen besser als Kontinuum und nicht als diskrete Kategorie aufgefaßt werden sollten; (2) es eine direkte Beziehung zwischen der Anzahl depressiver Symptome, der Häufigkeit und der Dauer depressiver Episoden und Validitätsindikatoren einer Depression gibt; (3) in Ergänzung zu der Anzahl depressiver Symptome, es die Kombination von Häufigkeit und Dauer depressiver Symptome ist, wodurch die Validität der Klassifikation einer Depression erhöht wird“ (S. 7). Die dimensionale Sichtweise und das Kontinuummodell der Depression wird auch durch neurophysiologische und genetische (Zwillings-)Studien eindrücklich unterstützt.

4 Modifikationsorientierte Diagnostik

Zur problemanalytischen bzw. therapiebezogenen Diagnostik bei Depressionen (Hautzinger, 2003) sind zwei Schemata hilfreich, die einen Rahmen für die Problem- und Zielanalyse abgeben, auf deren Grundlage dann die Entscheidung für eine Therapie bzw. die Schwerpunkte der (psy-

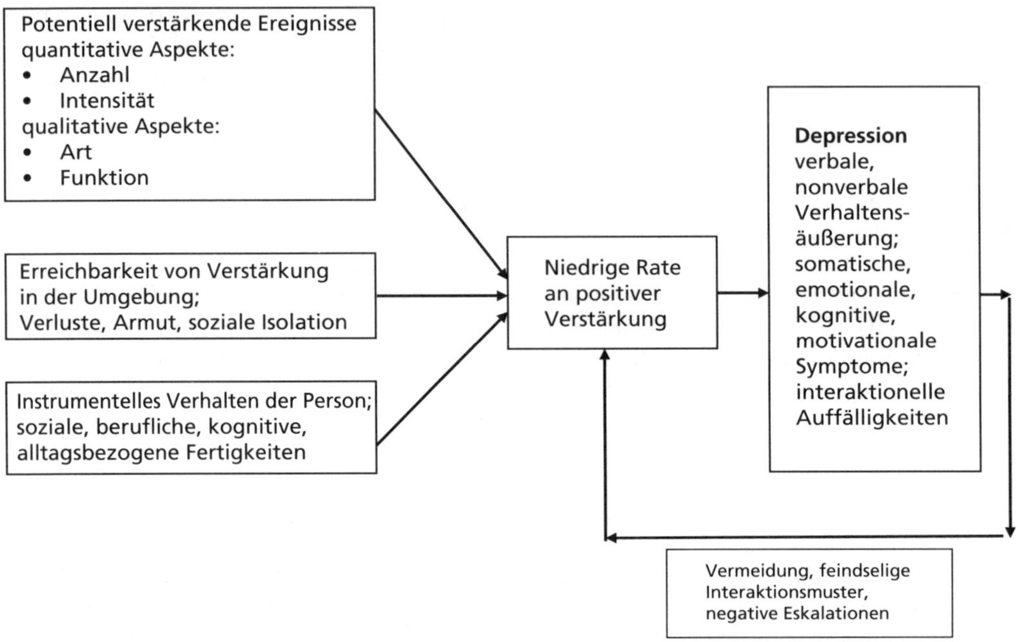

Abb. 2: Lerntheoretische Konzeption typischer Probleme depressiver Patienten

chologischen) Behandlung getroffen werden kann.
Ein Schema ist in **Abbildung 2** dargestellt. Es ist an der lern- und verhaltenstheoretischen Position des Verstärkerverlusts orientiert. Es sind vor allem vier möglicherweise problematische Bereiche, die dadurch in den Mittelpunkt der diagnostischen Aufmerksamkeit gerückt werden:

1. die Menge und Hierarchie an verstärkenden Ereignissen und Tätigkeiten,
2. die Menge an belastenden, aversiven Erfahrungen bzw. die Balance zwischen positiven und negativen Tätigkeiten,
3. mögliche Lücken (Defizite) im Verhaltensrepertoire, bei den Ressourcen und Fertigkeiten,
4. die längerfristigen Auswirkungen depressiver Symptomatik auf die Umwelt, die Partnerschaft und die Familie, insbesondere negativ eskalierende Interaktions- und Kommunikationsmuster, sowie der Mangel an konstruktiv unterstützenden Interaktionspartnern.

Depressive Personen zeigen oft Rückzugsverhalten, weisen Verhaltensdefizite bzw. einseitige Kompetenzen auf, erleben ein Übermaß an aversiven Bedingungen. Depressive Symptomatik führt dazu, dass die Umwelt zunächst (kurzfristig) mit Unterstützung, Zuwendung, also verstärkend reagiert. Erst wenn das depressive Verhalten länger andauernd und dominiert, wenden sich die Interaktionspartner ab, reagieren feindselig und abweisend, was den depressiven Menschen in der Annahme bestärkt, sowieso ungeliebt und unnütz zu sein, um weitere Verstärker beraubt und so zur Stabilisierung bzw. Verfestigung der Depression führt.
Das in **Abbildung 3** skizzierte Modell richtet die Aufmerksamkeit auf die kognitive Seite der Störung. Für die funktionale Diagnostik wichtig ist die Analyse der situati-

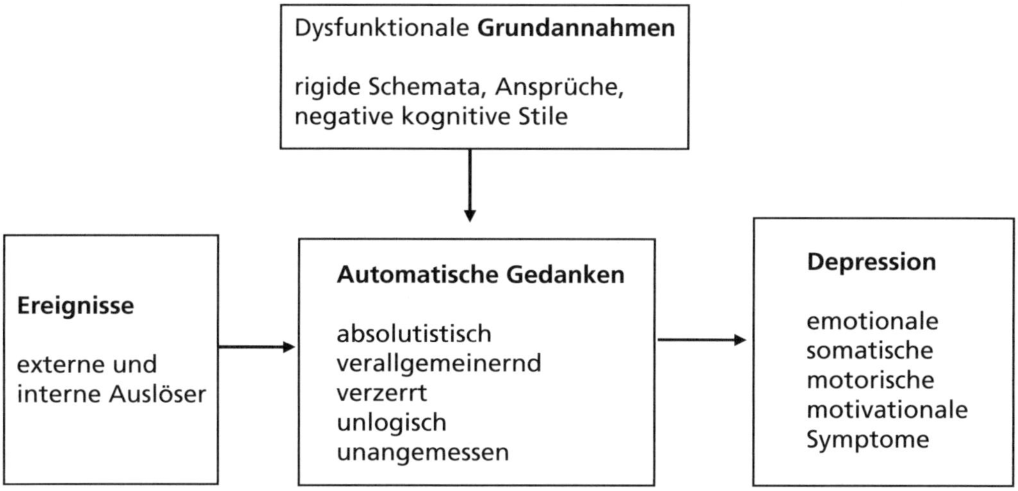

Abb. 3: Das kognitive Depressionsmodell

onsgebundenen, automatischen, doch negativen und dysfunktionalen Gedanken sowie die hinter diesen automatischen Gedanken allmählich erkennbaren und steuernden fehlerhaften Grundüberzeugungen („core beliefs") bzw. ungeschickten, einseitigen, undifferenzierten, pessimistischen Schemata der Reizverarbeitung.

Das depressive Denken wird meist dominiert von negativen Gedanken, von Misserfolgsorientierung, von Fehlattributionen und absoluten, moralischen, wertenden, gegen die eigene Person gerichteten Überzeugungen. Diese Kognitionen untergraben die Motivation, lähmen die Handlungsfähigkeit und blockieren das emotionale Erleben im Negativen. Die Umwelt reagiert auf diese Selbstzweifel, Selbstabwertungen und ständigen Pessimismus zunächst mit Zuwendung und Entlastung (verstärkende Konsequenzen), doch mittel- und längerfristig mit Ablehnung und Abwehr (negative Konsequenzen), was Depressive darin bestärkt, eben nichts wert und für andere eine Last zu sein. Dieser Aufschaukelungsprozess, der auch schon in **Abbildung 2** deutlich wurde, steigert die depressive Symptomatik und kann zu Hoffnungslosigkeit, ja suizidalen Krisen führen.

Diese beiden Analyseschemata erlauben jedoch nicht nur, auf die Defizite, die Vermeidung und die Dysfunktionen zu achten, sondern auch die Stärken, die Kompetenzen und die Ressourcen einer Person zu erkennen. Diese Bewältigungsfertigkeiten, Kompensationsstrategien, Ressourcen und soziale Unterstützungen sind in gleicher Weise diagnostisch anzugehen, herauszufinden und zum Ausgangspunkt der Behandlung zu machen.

Problemanalytisch findet sich bei Depressionen meist (nicht immer!) eine Zunahme aversiver Bedingungen (Verlusten, Veränderungen, Anforderungen), denen durch verfügbare Handlungsmittel nicht begegnet werden kann. Patienten erleben sich den Bedingungen hilflos ausgeliefert, machen sich selbst für das Versagen bzw. den Misserfolg verantwortlich. Rückzug bzw. Zuwendung kann kurzfristig Entlastung bringen, doch längerfristig die Symptomatik steigern, verfestigen und weiter eskalieren lassen. Die oft starren Überzeugungen, Ursachenerklärungen und Ansprüche stellen eine Quelle für Selbstzweifel, Selbstkritik

und Schuldgefühle, wie für Depressive typisch, dar. Fehlen alternative kognitive Verarbeitungsmuster, dann steigert sich die depressive Symptomatik durch das Anwachsen bzw. Dominieren der erdrückenden aversiven Bedingungen immer weiter, die Patienten fühlen sich ohnmächtig und ausgeliefert, was die aversive Lage nur noch weiter steigert.
Unterstützend für die Problemanalyse lassen sich verschiedene Fragebögen und Messinstrumente, wie z. B. die *Zielerreichungsskalierung*, die *DAS*, die *H-Skala*, doch auch Fragebögen zu verschiedenen Lebensbereichen (z. B. soziale Ängste, Persönlichkeitsinventar, Partnerschaft usw.) sowie Selbst- und Verhaltensbeobachtungen (Stimmungs- und Aktivitätstagebuch, Interaktionsabläufe und -muster) einsetzen. Therapieziele ergeben sich aus dieser Art funktionaler Problemanalyse. Typische Ziele bei depressiven Patienten sind: Aktivieren, wieder stärker an Kontakten und dem Alltag teilnehmen, Überwindung von Isolation und Rückzug, Schaffung einer Balance zwischen angenehmen und weniger angenehmen Tätigkeiten, Steigerung von hedonischen Tätigkeiten, Aufbau von angemessenem Durchsetzungsverhalten, Aufbau von sozialen Fertigkeiten, Abbau verzerrt negativer Einstellungen und Ersetzen mit hilfreichen, aufbauenden, konstruktiven, selbstwertdienlichen Kognitionen, Erlernen von Gedankenkontrolle, Aufbau von Kommunikationsfertigkeiten, Aufbau von geschicktem Problemlöseverhalten, Bewältigung von aversiven früheren Erfahrungen.
Zur Erreichung dieser möglichen Therapieziele bieten sich z. B. bewährte Elemente der kognitiven Verhaltenstherapie (Hautzinger, 2003) an. Dazu gehören kognitive (z. B. alternative Gedanken formulieren, Evidenzprüfung mittels Spaltenprotokoll, Reattributionstraining, Einstellungsänderungen, Realitätstesten usw.) und verhaltensbezogene Interventionsstrategien (z. B. Tagesstrukturierung, Aufbau angenehmer und euthymer Aktivitäten, Kommunikations- und Verhaltensübungen usw.). Bei schwereren depressiven Zuständen und Verläufen, insbesondere in der Anfangsphase einer Therapie, ist immer auch eine medikamentöse Behandlung begleitend zur psychologischen Intervention indiziert. Damit werden Unruhezustände, Schlafstörungen, Hilflosigkeit, Antriebs- und Stimmungsblockaden überwunden, was oft das psychotherapeutische Arbeiten erst ermöglicht.

5 Erhebungsmethoden und diagnostische Verfahren

5.1 Screening und Früherkennung

Screeninginstrumente erlauben solche Personen zu identifizieren, die möglicherweise an einer affektiven Störung erkrankt sind oder deren Risiko für die Entwicklung einer entsprechenden Störung erhöht ist. Entscheidend für diese Form der (Vor-)Diagnostik ist, dass die Verfahren einfach zu handhaben sind, schnell beantwortet werden können, wenig Abwehr (Verleugnung) bei den Befragten hervorrufen und möglichst alle betroffenen Personen (keine falsch Negativen) damit erfasst werden. Screeninginstrumente sollten eine hohe Sensitivität aufweisen, d. h. lieber eine hohe Anzahl fälschlicherweise als positiv (im Sinne des interessierenden Kriteriums) charakterisierte Personen auswählen als wirklich als positiv zu charakterisierende Personen zu verpassen (da diese fälschlicherweise als negativ bezeichnet wurden).
Es sind verschiedene Methoden vorgeschlagen und in unterschiedlichem Umfang erprobt worden (vgl. Hautzinger & Meyer, 2002; Nezu, Ronan, Meadows & McClu-

Tab. 3: Items des „Index zum Wohlbefinden" als Screeninginstrument. Ein Summenwert unter 14 Punkten (0–13 Punkte) sollte als auffällig gelten. Die Punktwerte jeder Antwortrubrik sind hier der Einfachheit wegen direkt angegeben.

In den letzten beiden Wochen...	die ganze Zeit	meistens	über die Hälfte der Zeit	weniger als die Hälfte der Zeit	ab und zu	zu keinem Zeitpunkt
1. Ich war froh und guter Laune.	5	4	3	2	1	0
2. Ich habe mich ruhig und entspannt gefühlt.	5	4	3	2	1	0
3. Ich habe mich aktiv und voller Energie gefühlt.	5	4	3	2	1	0
4. Beim Aufwachen habe ich mich frisch und ausgeruht gefühlt.	5	4	3	2	1	0
5. Mein Alltag war voller Dinge, die mich interessieren.	5	4	3	2	1	0

re, 2000; Reynolds, 2006; Truax, Tritch & Carver, 2006). Die *Allgemeine Depressionsskala* (*ADS*) ist ein Instrument, das es erlaubt, depressive Verstimmungen zu erfassen, ohne dass es sich dabei notwendigerweise um eine klinisch relevante Depression handeln muss. Bei Vorliegen einer Depressionsdiagnose kann damit die Schwere der Symptomatik erfasst werden. Bei Untersuchungen im nicht-klinischen Rahmen und zu Screeningzwecken sollte ab einem gewissen Wert die Möglichkeit des Vorliegens einer ernsthaften depressiven Störung in Erwägung gezogen werden. Als Normwert gilt, dass Werte größer 23 als „auffällig" gelten und die Diagnose einer Depression wahrscheinlich machen. Bei der Kurzform der *ADS* ist diese kritische Grenze bereits bei einem Wert von 17 Punkten erreicht. In der Allgemeinbevölkerung überschreiten etwa 17 % diese Werte. Von den Patienten mit einer depressiven Störung sind es 94 % (vgl. Hautzinger & Bailer, 1993). Je nach Fragestellung kann jedoch der als relevant angesehene Grenzwert auch tiefer angesetzt werden. Bezogen auf die Langform des *ADS* entspricht ein Wert von 12 bereits einem Prozentrang von 50 und ein Wert von 18 bereits einem Prozentrang von 75. Bei Überschreiten dieser Werte empfiehlt sich eine weitergehende und genauere diagnostische Abklärung.

Ein noch weiter verkürztes Screeningsinstrument ist der auf einer Vorlage der WHO entwickelte *Index zum Wohlbefinden* (s. **Tab. 3**). Wenn diese fünf Fragen so angekreuzt werden, dass die positiv formulierten Items eher verneint oder als kaum zutreffend beantwortet werden und resultiert daraus ein Summenwert zwischen 0 und 13 Punkten, dann ist die Wahrscheinlichkeit hoch (Sensibilität 93 %, Spezifität 64 %), dass eine depressive Störung vorliegt.

5.2 Interviews und strukturierte Befunderhebung

In den letzten Jahren wurden halbstandardisierte und standardisierte Interviews entwickelt, die es erlauben, objektiv und reliabel (Wittchen et al., 1995, 1997; Kappa-Werte zwischen .69 und .80) das Vorliegen der in den Diagnosesystemen definierten Symptome festzustellen und so zu einer Diagnosestellung zu kommen. In allen gegenwärtig verfügbaren Interviewsystemen nehmen die Bereiche der affektiven Störungen einen breiten Raum ein. Bekannte und inzwischen erfreulich gebräuchliche Interviews sind: *Strukturiertes Klinisches Interview für DSM IV* (*SKID*; Wittchen et al., 1995), *Diagnostisches Interview bei Psychischen Störungen* (*DIPS*; Margraf et al., 1994), *Composite International Diagnostik Interview* bzw. das *Diagnostische Interview* (Wittchen & Pfister, 1997).
Eine vereinfachte, doch methodisch auch weniger anspruchsvolle Möglichkeit diagnostische Entscheidungen zu treffen, bieten *Diagnose-Checklisten* (*IDCL*; Hiller et al., 1995), wie sie für das ICD-10 von der WHO vorgelegt wurden. Mit diesen Checklisten kann eine Diagnose auch dann gestellt werden, wenn eine Exploration nicht bzw. nur z. T. möglich ist. Die Interraterreliabilitäten für Fallgeschichten fielen zufriedenstellend aus ($\kappa > .80$ für Depressionen).

5.3 Selbstbeurteilungen

Eine Reihe klinisch erfolgreicher, gut validierter, psychometrisch gelungener Selbstbeobachtungsverfahren und Fragebögen erlauben die Bestimmung des Schweregrades der Depressivität, der Messung von Veränderungen während der Behandlung und von Schwankungen der Befindlichkeit und Beschwerden. Mittels Selbstbeurteilungsinstrumenten kann keine diagnostische Entscheidung getroffen werden, sondern nach erfolgter klassifikatorischer Diagnostik können damit die Symptomausprägung und im Sinne einer multimethodalen Diagnostik auf verschiedenen Ebenen die möglichen Beeinträchtigungen differenziert werden.
Das gebräuchlichste Selbstbeurteilungsinstrument ist das *Beck-Depressions-Inventar* (*BDI*; Beck, Steer & Brown, 1996; Hautzinger, Bailer, Worrall & Keller, 1995; Hautzinger, Keller & Kühner, 2006). Es ist seit seiner Einführung (Beck, Ward, Mendelson, Mock & Erbaugh, 1961) zu dem verbreitetsten und in vielfältigen klinischen Zusammenhängen erfolgreich eingesetzten Selbstbeurteilungsinstrument zur Erfassung des Schweregrades einer depressiven Episode geworden. Das *BDI* hat sich in zahllosen Interventionsstudien als Erfolgsmaß veränderungssensitiv erwiesen (z. B. Hautzinger & deJong-Meyer, 1996). Es ist heute kaum eine Depressionsstudie denkbar, ohne dass das *BDI* dabei zur Schwerebeurteilung bzw. zur Eingangs- und Endmessung zur Anwendung kommt.

5.4 Fremdbeurteilungen

Fremdbeurteilungen oder Ratings erfordern von einem Beurteiler, in einer bestimmten Situation eine Person hinsichtlich eines gegenwärtigen oder vergangenen Reaktionsausschnitts, der nach vorgegebenen Parametern implizit oder explizit ausgewählt wurde, mit Hilfe von zumindest unspezifizierten Kodierungsregeln einer Beurteilungskategorie auf einer Skala zuzuordnen. Fremdbeurteilungsverfahren depressiver Symptome erlauben den Klinikern, anhand der Angaben der Patienten und eigener Beobachtungen die Schwere einer affektiven Episode zu beurteilen. Diese Einschätzungen beruhen prinzipiell auf derselben Datenbasis wie die Selbstbeurteilungsskalen, den verbalen Angaben der Patienten. Die Objektivität und Reliabilität der Fremdbeurteilungen affektiver Symptome lässt sich dadurch verbessern, dass die erforderlichen Informationen anhand eines strukturierten Befragungsleitfadens erhoben werden.

Die psychometrischen Kennwerte der Fremdbeurteilungsinstrumente sind meist gut, wobei verschiedene problematische Instrumente (z. B. CGI – Clinical Global Impression) insbesondere bei Zulassungsstudien von Medikamenten recht beliebt sind.

Die *Hamilton Depressionsskala* (*HAMD*; Hamilton, 1960, 1986) gilt heute als das klassische Fremdbeurteilungsinstrument der Schwere depressiver Symptome, und dies, obgleich die Mehrzahl der Anwender mit den Items (Auswahl, Formulierungen) und den Beurteilungskategorien (Abstufung) unzufrieden sind. Dennoch ist heute kaum eine Depressionsstudie ohne Berücksichtigung der *HAMD* denkbar.

Das von Rush entwickelte *Inventar Depressiver Symptome* (*IDS*; Rush et al., 1996; Hautzinger, 2003) bildet das depressive Syndrom in sprachlich besseren Formulierungen vollständig ab. Die Symptomatik ist auf die heutigen Diagnosesysteme bezogen und die Schweregradbeurteilungen sind konkret, legen einen weitgehend identischen Beurteilungsrahmen zugrunde und sind gleichmäßiger abgestuft.

5.5 Syndromebenen

Depressionen zeigen typische Besonderheiten auf kognitiver Ebene. Von zahlreichen Autoren wurden die dysfunktionalen Verarbeitungsmuster, die unberechtigten oder gar irrationalen Einstellungen, die Misserfolgsorientierung, die ungeschickten Attributionsmuster, die pessimistischen, negativen Haltungen bezogen auf die eigene Person, die Zukunft und die Umwelt in den Mittelpunkt der theoretischen Überlegungen zur Entstehung, zur Aufrechterhaltung, doch vor allem der Behandlung von unipolaren Depressionen gestellt (Hautzinger, 1991, 2003). Dabei gestaltet sich die objektive Erfassung dieser Prozesse als schwierig. Kognitionen sind private Ereignisse, die sich einer zuverlässigen leicht entziehen. Fragebögen haben sich dennoch als beliebte Instrumente wegen ihrer leichten Handhabbarkeit, durchgesetzt, obgleich es auch Vorschläge zur Erfassung von kognitiven Prozessen über Verhaltensäußerungen und experimentelle Parameter gibt. Andere Theoretiker haben Verhaltensauffälligkeiten und Störungen in der sozialen Interaktion in den Mittelpunkt ihrer Überlegungen zu affektiven Störungen gerückt (Hautzinger, 1998).

Im Sinne einer mehrdimensionalen Diagnostik ist es erforderlich, jede, also die affektive, die motorische, die kognitive, die motivationale, die somatische und die interaktionale Ebene affektiver Störungen getrennt, u. U. mit spezifischen Messinstrumenten zu erfassen. Zur Erfassung der aktuellen Befindlichkeit sind vor allem sog. Befindlichkeitsskalen oder Eigenschaftswörterlisten verbreitet. Die somatische Ebene wird häufig durch Beschwerdenlisten und objektiver durch psychophysiologische Parameter (EEG, EMG, Cortisol, Neurotransmitterkonzentration) erfasst. Für die Erhebung interaktioneller und partnerschaftlicher Störungen bieten sich Fragebögen zur Partnerschaftsdiagnostik (z. B. Hahlweg, 1996) und direkte Verhaltensbeobachtungen an. Die Verhaltensebene (Motorik, Aktivität) läßt sich durch Verhaltensbeobachtungen, Tagebücher (Selbstbeobachtung), Schritt- bzw. Bewegungszähler (am Bein oder am Gürtel getragene Geräte), Auswertung von Videoaufzeichnungen oder auch die Messung der Sprechzeit (z. B. Dauer bis Patient von 1 bis 10 gezählt hat) erfassen. Auf kognitiver und motivationaler Ebene spielen vor allem die Konstrukte Hoffnungslosigkeit (Suizidneigung), Attributionsstile und dysfunktionale Einstellungen für depressive Störungen eine zentrale Rolle.

Die *Skala dysfunktionaler Überzeugungen (DAS)* will Einstellungen und Überzeugungen erfassen, die im Sinne Becks kognitiver Depressionskonzeption in Interaktion mit Risikobedingungen und Stressoren zu depressiven Störungen führen. Dysfunktionale Überzeugungen repräsentieren depressionstypische, verzerrte, negative Sichtweisen der eigenen Person, der Umwelt und der Zukunft. Diese Einstellungen werden als stabile Verarbeitungsschemata gesehen, die die Organisation früherer Erfahrungen, die Interpretation neuer Erfahrungen und die Vorhersage zukünftiger Ereignisse bestimmen.

Die Skala umfasst 40 Items, wurde von Hautzinger, Luka und Trautmann (1985) für den deutschen Sprachraum adaptiert und inzwischen publiziert (Hautzinger, Joormann & Keller, 2005). Ein als unauffällig anzusehender Summenwert liegt unter 100 Punkten, während Werte über 140 Punkten für depressive Patienten typisch sind. Nach erfolgreicher Behandlung lagen die mittleren Summenwerte der remittiert Depressiven zwischen 100 und 130 Punkten (Hautzinger et al., 1985; Hautzinger & de Jong-Meyer, 1996).

Insbesondere im Rahmen des Modells der erlernten Hilflosigkeit spielen Attributionsmuster zur Misserfolgsverarbeitung eine zentrale Rolle bei der Entstehung und Aufrechterhaltung einer Depression. Zur Diagnostik dieser Attributionsstile liegt der *Attributionsstilfragebogen (ASQ)* vor (Kammer & Stiensmeier-Pelster, 1989). Es können Ursachenerklärungen für Erfolgs- und Misserfolgssituationen erfasst und hinsichtlich der relevanten Dimensionen Internalität – Externalität, Stabilität – Variabilität sowie Globalität – Spezifizität ausgewertet werden.

Die Skala zur Erfassung von *Hoffnungslosigkeit (H-Skala)* wurde von Beck, Weissman, Lester und Trexler (1974) vorgeschlagen, um eine generalisierte negative Erwartung über sich selbst und das zukünftige Leben zu erfassen. Obwohl dieses Konzept im Rahmen von Depressionen und Suizidalität einen besonderen Stellenwert hat, betont Krampen (1994), dass Hoffnungslosigkeit ein sekundäres Symptom darstellen kann, das im Zusammenhang mit vielen psychischen, aber auch somatischen Erkrankungen eine Rolle spielt.

5.6 Suizidalität

Das Risiko suizidaler Impulse und Handlungen ist bei depressiven Störungen hoch. Zur Erfassung von Suizidalität haben sich neben der oben beschriebenen Hoffnungslosigkeit vor allem Risikofaktorenlisten (s. **Tab. 4**; Hautzinger & Meyer, 2002; vgl. auch Kap. 20 in diesem Band) bewährt.

Suizidale Krisen folgen meist auf Phasen der Erschöpfung, der Überforderung, der Verzweiflung, der Hoffnungslosigkeit, der Autoaggression. Teilweise haben sie Appellcharakter, teilweise stehen sie am Ende einer Bilanzierung, deren Ergebnis auf bewusste Selbsttötung hinausläuft. Die Ernsthaftigkeit von Suizidversuchen kann anhand der Suizidintention (Ausprägung des Wunsches, zu sterben), des Suizidarrangements (Möglichkeit des Entdecktwerdens bzw. des Auffindens nach erfolgtem Suizidversuch) und der Suizidmethode (Methodenwahl mit hoher bzw. geringer Wahrscheinlichkeit des tödlichen Ausgangs) abgeschätzt werden. Bei der Gefahrenabschätzung von Suizidhandlungen und Krisen ist in erster Linie an die diesen Handlungen zugrundeliegende Impulsivität und Aggressivität zu denken, die oft durch Alkohol-, Drogen- und Medikamentengebrauch noch verstärkt werden.

Tab. 4: Liste von Risikofaktoren zur Beurteilung der Suizidalität

- Frühere Suizidversuche
- Männer im Alter von 20 bis 30 Jahren und über 50 Jahre
- Höheres Alter (Männer und Frauen)
- Gefühle von Hilflosigkeit und Hoffnungslosigkeit
- Impulsivität
- Suizidales Verhalten in der Familiengeschichte
- Chronisch Kranke mit geringer/fehlender Heilungsaussicht
- Mangelnde soziale Bindungen, Einsamkeit
- Substanzmissbrauch
- Anhedonie und schlechte Konzentration
- Anhaltende allgemeine Schlaflosigkeit/Schlafstörungen
- Vorhandensein von Angst, Agitation, Panikattacken

5.7 Zielgruppen

Valide Beurteilungsverfahren depressiver Symptomatik sind für verschiedene Zielgruppen (z. B. ältere Patienten, Kinder, Jugendliche) entwickelt worden. Depressive Symptome zählen im höheren Lebensalter mit zu den häufigsten psychischen Auffälligkeiten. Für diese oft mit zahlreichen anderen, meist chronischen Erkrankungen bzw. kognitiven Veränderungen konfrontierte Patientengruppe sind spezifische Skalen zu fordern. Entsprechend sind alters- und zielgruppengerechte Instrumente für den Einsatz bei Kindern und Jugendlichen zu entwickeln. Fast alle bislang besprochenen Selbst- und Fremdbeurteilungsverfahren sind für den in der Regel von 18 bis 65 Jahren reichenden Lebensabschnitt ausgelegt und auch nur dafür validiert worden. Zwar gibt es einige günstige Berichte bezüglich der Anwendung des *BDI* bzw. der *HAMD* auf betagte Patienten bis weit über 80 Jahre bzw. auf jugendliche Stichproben, doch fehlen systematische Studien zur Reliabilität und Validität der vorgestellten Instrumente in diesen Zielgruppen.

Die zur *Geriatrischen-Depressions-Skala* (*GDS*; Yesavage et al., 1983; Gauggel & Birkner, 1998) bislang vorliegenden Studien lassen den Schluss zu, dass es sich bei der *GDS* um ein reliables (Retest: .85; Testhalbierung: .94), homogenes (innere Konsistenz: .87 bis .94) und trennscharfes (mittlerer Wert: .56) Selbstbeurteilungsverfahren zur Erfassung depressiver Symptome (Screening) bzw. zur Beurteilung der Schwere einer Depression bei älteren Menschen handelt. Hohe Korrelationen (.83, .85 und .84) mit dem *SDS*, dem *BDI* bzw. der *HAMD* weisen darauf hin, dass Konstruktvalidität gegeben ist. Die *GDS* umfasst 30 Items (Kurzform 15 Items). Die kritischen Werte für Depressionen liegen zwischen 11 und 14 (Kurzform: 5 bis 7). Bei dem Cut-off-Wert von 14 ergibt sich eine Sensitivität von 80 % und eine Spezifizität von 100 %. Eine Anwendung zur Verlaufs- bzw. Erfolgsmessung ist möglich.

Der *Depressionstest für Kinder* (*DTK*; Rossmann, 1993) will die aktuelle depressive Befindlichkeit bei Kindern zwischen 9 und 14 Jahren erfassen. Insgesamt 55 einfach formulierte Items bieten die Möglichkeit, das Befinden der Kinder auf drei Subskalen abzubilden: Dysphorische Stimmung und Selbstwertprobleme, Tendenzen zu agitiertem Verhalten, Müdigkeit und andere psychosomatische Aspekte des depressiven Syndroms. Die innere Konsistenz der Subskalen beträgt .86, .78 und .75, die Retest-Reliabilität liegt nach einer Woche bei .88, .89 und .82 bzw. nach einem Monat bei .77, .77 und .74. Die inhaltliche Struktur konnte mittels einer Faktorenanalyse repliziert werden. Validitäts- und Normuntersuchungen liegen vor.

6 Beziehungsgestaltung und Rahmenbedingungen

Depressive Patienten sind oft sehr pessimistisch und davon überzeugt, dass ihnen nicht zu helfen ist. Wieder andere sind appellativ oder von ihrer traurigen Grundstimmung her emotional überflutet. Sie können abweisend, starr oder auch sehr verlangsamt sein, was die Interaktion mit ihnen erschwert. Depressive Patienten bedürfen daher (professionelle) Gelassenheit, Geduld und Zeit. Meist ist es vor jeder angemessenen, zuverlässigen und validen Diagnostik nötig, erst einmal über Zuhören, beruhigende Versicherungen, interessiertes und konkretes Nachfragen, wiederholte Erklärungen, Aktivität, Direktivität und Strukturiertheit (Problemorientierung) ein Minimum an Zuversicht und Hoffnung aufzubauen (siehe dazu Hautzinger, 2003). Dies kann bedeuten, dass vor einer angemessenen und ausreichend gründlichen Diagnostik – je nach Patient – mehrere orientierende und stabilisierende Gespräche und Kontakte stattfinden sollten. In der Mehrzahl reicht jedoch ein derartiges, bereits problemorientiertes, stärker auf die aktuelle Lage ausgerichtetes (Erst-)Gespräch aus, um dann die hier empfohlenen diagnostischen Schritte und Methoden vor einer individuellen Therapieplanung anzuwenden.

7 Fallbeispiel

Die Patientin ist 49 Jahre alt, seit fünf Jahren Witwe, nachdem sie ihren alkoholabhängigen Ehemann bis zu dessen Tode gepflegt hat. Sie hat drei erwachsene Kinder (20, 22 und 23 Jahre), die jedoch alle noch bei ihr in der gemeinsamen Wohnung leben. Sie arbeitet in einer Imbisskette an sechs Tagen in der Woche. Die Tochter (23 J.) arbeitet bei einer Bank und hat seit Kurzem ein kleines Kind (1/2 J.), ohne mit dem Kindvater zusammen zu sein. Die beiden Söhne arbeiten (bei den Stadtwerken bzw. in einem Baumarkt), haben wechselnde Beziehungen und vor allem der jüngere zeigt bereits Tendenzen von Substanzabhängigkeit (Alkohol, Nikotin, Cannabis). Die Patientin macht sich deswegen Vorwürfe, da sie ihm immer wieder Geld zugesteckt habe, damit er sich, bei seinem bescheidenen Gehalt, die Drogen leisten kann. Er sei auch schon von der Firma ermahnt worden, da seine Leistungen, sein Verhalten im Betrieb (Alkoholkonsum) und häufiges Fehlen nicht länger toleriert werden können. Die Tochter geht seit drei Monaten wieder arbeiten, was bedeutet, dass die Patientin die Betreuung des Enkelkindes bis nachmittags 15 Uhr auf sich genommen hat, bevor sie selbst zu ihrer Arbeit geht (meist von 16 bis 24 Uhr). Aktueller Anlass für die Hilfesuche (zunächst beim Hausarzt) ist jedoch die Trennung von einem Mann, der sie vor sieben Monaten wegen einer anderen Frau verlassen habe. Sie komme darüber einfach nicht weg, fühle sich in ihrem Stolz verletzt, mache sich jedoch auch Vorwürfe, da immer nur die Kinder, die Arbeit, die Sorgen um den Alltag (Finanzen) zuerst gekommen sind und der Partner zu kurz gekommen sei. Sie sei ständig innerlich unruhig, komme nicht zur Ruhe, schlafe sehr schlecht, fühle sich wertlos, nehme inzwischen ständig Schlafmittel ein, erwarte überall und ständig nur das Schlimmste, schaffe ihre Aufgaben nicht mehr, grüble viel über ihre Fehler, weine dann (allein im Bett), doch könnte ständig heulen (was bei einem Konflikt bei der Arbeit kürzlich schon tatsächlich passiert sei).

Während ihrer eigenen Entwicklung hat die Patientin gelernt, dass man anderen helfen und die eigenen Bedürfnisse zurückstellen muss. Dies gilt besonders, wenn andere in Not, krank oder in einer schwierigen Lage sind. Sie hat während ihrer Ehe viele Demütigungen, physische und psychische Misshandlungen durch den Partner, chronische Belastungen durch dessen späteren körperlichen Zerfall ertragen. Sie zeigt dieses Muster auch bei ihrer jetzigen Arbeit, indem sie sehr häufig unbezahlt länger bleibt, weil noch viel zu tun ist oder jemand fehlt. Selbst gegenüber dem Ex-Freund fühlt sie sich noch verpflichtet. Dieser Mann meldet sich in unterschiedlichen Abständen, vor allem dann, wenn es ihm schlecht geht, wenn er in seiner neuen Beziehung frustriert ist oder gar finanzielle Probleme hat. Die Patientin ist dann wie gelähmt, kann ihn nicht abweisen, unterstützt ihn, obgleich sie sich hinterher heftige Selbstvorwürfe über ihr Verhalten macht. Ähnlich verhält es sich mit dem Haushalt und der Wohnsituation. Die erwachsenen Kinder verlassen sich in allem (putzen, einkaufen, Wäsche, Miete) auf die Patientin. Gesteigert wird das – neben all den anderen Aufgaben – aktuell durch die übernommene Betreuung des Enkelkinds.

Die Patientin erfüllt die Diagnosekriterien einer „rezidivierenden depressiven Episode", gegenwärtig schwer. Sie erfüllt ferner verschiedene Persönlichkeitsauffälligkeiten (gehemmt, unsicher, anankastisch, rigide), wobei ihr Funktionsniveau trotz all der Belastungen noch hoch ist. Im *BDI* erzielt sie deutlich auffällige 43 Punkte, im *IDS* 40 Punkte, in der *DAS* 158, jedoch in der Hoffnungslosigkeitsskala unauffällige 29 Punkte. Das *SCL-90* Profil ist mit Ausnahme der paranoiden und psychotischen Subskalen durchweg erhöht und erreicht bei den somatischen Beschwerden die höchstmöglichen Werte. Der Patientin ist dieses schwere Störungsbild von außen nicht anzusehen. Sie wirkt im Verhalten zunächst unauffällig, ja geschickt. Erst im weiteren Verlauf kann sie die Fassade aufgeben.

Funktional lässt sich das depressive Bild (auf allen Modalitätsebenen, s. **Tab. 1**) verstehen als Folge aktueller (Arbeit, Enkel, Trennung), doch vor allem chronischer Belastungen (Haushalt, Familie, Kinder, Arbeit, Finanzen, Pflege), denen die Patientin seit Jahren mit hohem Einsatz und Aufopferung, unter Verzicht auf eigene Bedürfnisse begegnet. Sie hat kaum eine Erholung, ist mit multiplen Aufgaben konfrontiert und wird dabei noch nicht mal unterstützt, sondern sogar verlassen. Da die Umwelt (früher der Ehemann, Tochter, Enkel, Arbeit, Sohn, Ex-Liebhaber) ständig mit eigenen Schwierigkeiten zu der Patientin kommt, werden ihre Grundüberzeugungen („die Not anderer geht vor") und ihre Hilfsbereitschaft („wenn ich nicht helfe, bin ich ein schlechter Mensch") aktiviert. Dies löst längerfristig die Probleme nicht, sondern führt in die Überforderung und Erschöpfung, was – so ihre Interpretation – die eigene Unfähigkeit und Hilflosigkeit vor Augen führt. Sie verzichtet noch weiter auf eigene Bedürfnisse, zieht sich von den letzten verbliebenen positiven Dingen zurück, um die ständigen Anforderungen zumindest noch zu bewältigen, wird zunehmend depressiver. Diese bekommen die ihr nahestehenden Personen (Kinder, Ex-Liebhaber) mit, reagieren darauf kritisch und vorwurfsvoll, ziehen sich letztlich zurück. Die Patientin ist so gefangen in einem Teufelskreis von Verstärkerverlust, wenig angenehmen eigentlich nur belastenden Erfahrungen, Übermaß an Anforderungen, deutlichen Defizitien im sozialen, interaktionellen und problemlösenden Verhalten, überhöhten Ansprüchen und Normen anderen und sich selbst gegenüber, Abwertung eigener Bedürfnisse sowie Fehlattributionen. Dabei besitzt sie durchaus Ressourcen und Stärken, kann diese jedoch nicht sehen bzw. überdeckt sie mit Überforderung und Fehleinschätzungen.

Als Therapieziele ergeben sich aus dieser therapiebezogenen Diagnostik folglich:

1. Entlastung, Überwindung der Erschöpfung und Aufbau von Widerstandskraft.
2. Entwicklung und Aufbau einer bewältigbaren Tages- und Wochenstruktur, die auf die Balance zwischen angenehmen und weniger angenehmen Ereignissen achtet.
3. Erlernen der Wahrnehmung eigener Bedürfnisse, Zulassen-können dieser persönlichen Wünsche.
4. Erlernen von angemessenen Fertigkeiten zum Einbringen und Durchsetzen dieser Bedürfnisse (bei der Arbeit, bei den Kindern).
5. Bearbeitung der Trennung und der Abgrenzung vom Ex-Geliebten.
6. Veränderung der Grundüberzeugungen (Pflichtbewusstsein, Hilfsbereitschaft) und Fehlattributionen (Schuld, Hilflosigkeit).
7. Veränderung der Wohnsituation (Auszug der Kinder), der Betreuungsaufgaben (Enkelkind) und der beruflichen Situation.

Die diagnostischen Informationen (deskriptive und funktionale) wurden der Patientin vorgestellt, ausführlich erläutert und hinsichtlich der sich daraus ergebenden Ziele besprochen. Die gemeinsam formulierten Therapieziele dienten schließlich dazu, um die anschließende Behandlung (Antidepressiva und kognitive Verhaltenstherapie) abzuleiten und zu begründen.

Eine erfolgreiche kognitive Verhaltenstherapie sollte sich zeigen in deutlich reduzierter depressiver und körperlicher Symptomatik *(BDI-, SCL-90-Werte),* im Normalbereich liegenden Werten auf der *DAS*, verbesserter Alltagsstruktur mit Steigerung verstärkender Erfahrungen, Abbau von Pflichten und Aufgaben, vermehrten Außenkontakten, dem Wissen über die Tendenz zur Selbstüberforderung und der Missachtung eigener Bedürfnisse.

8 Zusammenfassung und Ausblick

Die operationalen Kriterien (ICD-10, DSM-IV) zur Beurteilung einer affektiven Störung stellen einen wesentlichen Schritt zur verbesserten Diagnostik dar. Ohne Rückgriff auf ätiologische Überlegungen und Spekulationen auf die Ursachen von Depressionen wird dadurch ein zuverlässiges Erkennen möglich. Nur auf dieser Grundlage war es möglich, die heute üblichen strukturierten Befunderhebungen zu entwickeln und die klinische Beurteilung eines Patienten damit aus der problematischen Ecke von „klinischer Intuition“ zu bringen. Zur Früherkennung und zur Beurteilung der Schwere depressiver Störungen wurden für jede Altersgruppe und auf methodisch anspruchsvollem Niveau Skalen erarbeitet, die sich weltweit durchgesetzt haben.

Es liegen ebenfalls Instrumente vor, die spezifische Aspekte der affektiven Störung (z. B. Angst, Hoffnungslosigkeit, Attributionsfehler, somatische Beschwerden usw.) zuverlässig erfassen und therapeutische Veränderungen erlauben abzubilden. Damit wird die für eine Behandlungsentscheidung und Therapieplanung zentrale funktionale Verhaltens- und Problemanalyse ergänzt. Eine Depressionsdiagnostik ohne konkrete Analyse von Alltagsabläufen, Interaktionsmustern, situativen Bedingungsgefügen, kognitiven Verarbeitungsmustern und Zielen ist keine angemessene klinische Diagnostik mehr (vgl. Nezu et al., 2000; Hautzinger & Meyer, 2002). Wir haben heute in der Depressionsdiagnostik bereits ein beachtliches empirisches und methodisches Niveau erreicht, das durch die notwendige weitere Differenzierung von diagnostischen Untergruppen der affektiven Störungen und durch die Entwicklung spezifischer Messverfahren noch ausreichend Platz für Neuentwicklungen liefert. Die Zeit, in der Depressionen aufgrund des klinischen Eindrucks und al-

Tab. 5: Übersicht angemessener Diagnostik bei depressiven Störungen

Screening/Früherkennung
WHO 5 (Index des Wohlbefindens)

Interview/Klassifikation
SKID (ICD-10)

Schweregrad depressiver Symptomatik/Erfolgsbeurteilungen
IDS (Klinikerurteil)
BDI (Selbsturteil)

Weitere Verfahren (Syndromebenen)
Suizidalität (Risikofaktoren)
Hoffnungslosigkeit (H-Skala)
Dysfunktionale Einstellungen (DAS)

Therapieplanung/Zielbestimmung
funktionale Problemanalyse
Selbstbeobachtung (Tages- bzw. Wochenprotokoll)
Zieleskalierung

Ältere Patienten
Geriatrische Depressionsskala (GDS)

Kinder/Jugendliche
Depressionstest für Kinder (DTK)

lein des „diagnostischen Fingerspitzengefühls" erkannt (bzw. meist nicht erkannt) werden, sind vorbei und stellen nach dem heutigen Standard einen Kunstfehler dar.

Literatur

Angst, J. & Merikangas, K. R. (2001). Multi-dimensional criteria for the diagnosis of depression. *Journal of Affective Disorders, 62*, 7–15.

Beck, A. T. & Steer, R. A. (1987). *Beck Depression Inventory (BDI) – Manual*. San Antonio: The Psychological Corporation.

Beck, A. T., Steer, R. A. & Brown, G. K. (1996). *Beck Depression Inventory II – Manual*. San Antonio: The Psychological Corporation.

Beck, A. T., Ward, C. H., Mendelson, M., Mock, J. & Erbaugh, J. (1961). An inventory for measuring depression. *Archives of General Psychiatry, 4*, 561–571.

Beck, A. T., Weissman, A., Lester, D. & Trexler, L. (1974). The measurement of pessimism. The hopelessness scale. *Journal of Consulting and Clinical Psychology, 42*, 861–865.

Gauggel, S. & Birkner, B. (1998). Diagnostik depressiver Störungen bei älteren Menschen: eine Übersicht über Entwicklung und Evaluation der Geriatric Depression Scale (GDS). *Zeitschrift für Gerontopsychologie und -psychiatrie, 11*, 150–171.

Hahlweg, K. (1996). *Fragebogen zur Partnerschaftsdiagnostik*. Göttingen: Hogrefe.

Hamilton, M. (1960). A rating scale for depression. *Journal of Neurology, Neurosurgery, and Psychiatry, 23*, 56–62.

Hamilton, M. (1986). The Hamilton rating scale for depression. In N. Sartorius & T. A. Ban (Eds.), *Assessment of depression*. New York, Berlin: Springer.

Hautzinger, M. (1991). Perspektiven für ein psychologisches Konzept der Depression. In C. Mundt, P. Fiedler, H. Lang & A. Kraus (Hrsg.), *Depressionskonzepte heute*. Berlin, Heidelberg: Springer.

Hautzinger, M. (1998). *Depression. Reihe Fortschritte der Psychotherapie*. Göttingen: Hogrefe.

Hautzinger, M. (2001). Diagnostik in der Psychotherapie. In R. D. Stieglitz, U. Baumann & H. J. Freyberger (Hrsg.), *Psychodiagnostik in Klinischer Psychologie, Psychiatrie, Psychotherapie* (S. 351–363). Stuttgart: Thieme.

Hautzinger, M. (2003). *Kognitive Verhaltenstherapie bei Depressionen* (6. Aufl.). Weinheim: PVU/Beltz.

Hautzinger, M. & Bailer, M. (1993). *Allgemeine Depressions Skala (ADS)*. Göttingen: Beltz Test.

Hautzinger, M., Bailer, M., Worrall, H. & Keller, F. (1995). *Das Beck Depressionsinventar (BDI)*. Bern: Huber.

Hautzinger, M. & deJong-Meyer, R. (1996). Depression. *Zeitschrift für Klinische Psychologie, 26*, 76–160 (Themenheft).

Hautzinger, M. & Meyer, T. D. (2001). Diagnostik affektiver Störungen. In R. D. Stieglitz, U. Baumann & H. J. Freyberger (Hrsg.), *Psychodiagnostik in Klinischer Psychologie, Psychiatrie, Psychotherapie* (S. 418–429). Stuttgart: Thieme.

Hautzinger, M. & Meyer, T. D. (2002). *Diagnostik Affektiver Störungen*. Göttingen: Hogrefe.

Hautzinger, M., Joormann, J. & Keller, F. (2005). *Die Skala dysfunktionaler Einstellungen (DAS)*. Göttingen: Hogrefe.

Hautzinger, M., Keller, F. & Kühner, C. (2006). *Beck Depressionsinventar II*. Frankfurt: Harcourt Test Services.

Hautzinger, M., Luka, U. & Trautmann, R. D. (1985). Skala dysfunktionaler Einstellung. Die deutsche Version der Dysfunctional Attitude Scale (DAS). *Diagnostica, 31*, 312–330.

Helmchen, H. (2001). Unterschwellige psychische Störungen. *Nervenarzt, 72*, 181–189.

Hiller, W., Zaudig, M. & Mombour, W. (1995). *Internationale Diagnose Checklisten für ICD 10*. Bern: Huber.

Kammer, D. & Stiensmeier-Pelster, J. (1989). Erfassung des depressiven Attributionsstils:
Erfahrungen mit einer deutschen Form des ASQ. In G. Krampen (Hrsg.), *Diagnostik von Attributionen und Kontrollüberzeugungen*. Göttingen: Hogrefe.

Krampen, G. (1994). *Skalen zur Erfassung von Hoffnungslosigkeit*. Göttingen: Hogrefe.

Lewinsohn, P. M., Solomon, A., Seeley, J. R. & Zeiss, A. (2000). Clinical implications of subthreshold depressive symptoms. *Journal of Abnormal Psychology, 109*, 345–351.

Maier, W., Gänsicke, M. & Weiffenbach, O. (1997). The relationship between major and subthreshold depressive symptoms. *Journal of Affective Disorders, 45*, 41–51.

Margraf, J., Schneider, S. & Ehlers, A. (1994). *DIPS – Diagnostisches Interview bei psychischen Störungen. Handbuch*. Berlin: Springer.

Meyer, T. D. & Hautzinger, M. (2004). *Manisch Depressive Störungen*. Weinheim: Beltz/PVU.

Nezu, A. M., Ronan, G. F., Meadows, E. A. & McClure, K. S. (2000). *Practitioner's guide to empirically based measures of depression*. New York: Kluwer.

Reynolds, W. M. (2006). Depression. In M. Hersen (Ed.), *Clinician's handbook of child behavioral assessment* (pp. 291–312). New York: Elsevier.

Rohde, P., Lewinsohn, P. M. & Seeley, J. R. (1991). Comorbidity of unipolar depression in adolescents and adults. *Journal of Abnormal Psychology, 100*, 214–222.

Rossmann, P. (1993). *Depressionstest für Kinder (DTK)*. Bern: Huber.

Rush, A. J., Guillon, C. M., Basco, M. R., Triedi, H. & Jarrett, R. B. (1996). The inventory of depressive symptomatology (IDS): Psychometric properties. *Psychological Medicine, 26*, 477–486.

Sartorius, N. (1996). Depression comorbid with anxiety. Results from the WHO study on psychological disorders in primary health care. *British Journal of Psychiatry*, 168, 38–43.

Truax, P., Tritch, A. & Carver, B. (2006). Depression. In M. Hersen (Ed.), *Clinician's handbook of adult behavioral assessment* (pp. 209–234). New York: Elsevier.

Weissman, M. M., Leaf, P. J., Tischler, G. L., Blazer, D. G., Karno, M., Bruce, M. & Florio, L. P. (1988). Affective disorders in five US-communities. *Psychological Medicine, 18*, 141–153.

Weltgesundheitsorganisation (1991). *Internationale Klassifikation psychischer Störungen. ICD 10 Kapitel V.* Bern: Huber.

Wittchen, H. U. & Pfister, H. (1997). *Instruktionsmanual zur Durchführung von DIA-X-Interviews*. Frankfurt: Swets Test Services.

Wittchen, H. U., Winter, S., Höfler, M., Spiegel, B., Ormel, H., Müller, N. & Pfister, H. (2000). Häufigkeit und Erkennensrate von Depressionen in der hausärztlichen Praxis. *Fortschritte der Medizin, 118* (Sonderheft 1), 22–31.

Wittchen, H. U., Zaudig, M. & Fydrich, T. (1995). *SKID. Strukturiertes Klinisches Interview für DSM IV. Achse I und II*. Göttingen: Hogrefe.

Yesavage, J., Brink, T., Rose, T., Lum, O., Huang, V., Adey, M., Leirer, O. v. (1983). Development and validation of a geriatric depression screening scale: A preliminary report. *Journal of Psychiatric Research, 17*, 37–49.

20 Suizidalität

Sylvia Schaller und Armin Schmidtke

1 Einleitung
2 Phänomenologie
2.1 Beschreibung und Definition
2.2 Epidemiologie
3 Modellvorstellungen suizidaler Handlungen
4 Klassifikatorische Diagnostik
5 Modifikationsorientierte Diagnostik
5.1 Langfristige Abschätzung der Suizidgefährdung
5.2 Abschätzung der akuten, kurzfristigen Suizidgefahr
6 Beziehungsgestaltung
7 Zusammenfassung
Literatur

1 Einleitung

Suizide und Suizidversuche stellen in Deutschland wie in den meisten europäischen Ländern ein großes gesellschaftliches Problem dar. Jedes Jahr nehmen sich zwischen 10 000 und 11 000 Menschen das Leben. Die Anzahl der Suizidversuche liegt noch um etwa das 10-fache darüber. Die Zahl der Menschen, die pro Jahr suizidale Handlungen begehen, erreicht demnach die Einwohnerzahl einer mittleren Großstadt. Allein die geschätzten direkten Kosten von Suizidversuchen belaufen sich auf 250–300 Millionen Euro. Abhängig von der Wahl der Suizidversuchsmethoden (z. B. Verbrennungen) und den daraus resultierenden Folgen können im Einzelfall immense Kosten entstehen (Gesundheitsbericht für Deutschland, 2008).

2 Phänomenologie

Eine frühzeitige Erkennung der Suizidgefährdung ist Voraussetzung für eine effektive Suizidprävention, d. h. die langfristige Senkung des individuellen Suizidrisikos. Die Einschätzung des Suizidrisikos und die Beschreibung der einer suizidalen Handlung zugrundeliegenden Motive und Ursachen beinhalten jedoch methodologisch sehr komplexe Fragen.

2.1 Beschreibung und Definition

Als suizidale Verhaltensweisen im engeren Sinne werden meist Suizide und Suizidver-

suche definiert. Unter *Suizid*[1] wird im Allgemeinen die vorsätzlich angestrebte und gelungene Selbsttötung eines Menschen durch eine entsprechende zielgerichtete Handlung verstanden[2] (WHO/EURO, 1986; vgl. O'Carroll et al., 1996).
Die Schwierigkeiten einer Definition von „Suizidversuch" hängen u. a. mit der Bandbreite der Intentionen dieses Verhaltens zusammen, die von den sogenannten „ernsthaften", letal intendierten Handlungen bis zu den „appellativen", nicht als ernsthaft beurteilten Verhaltensweisen reichen (O'Carroll et al., 1996). Am umfassendsten und mittlerweile auch am weitesten verbreitet ist die „Arbeitsdefinition" der WHO-EURO Multicentre Study on Suicidal Behaviour and Prevention (WHO/EURO, 1986; vgl. Schmidtke et al., 2004):

> Eine Handlung mit nicht-tödlichem Ausgang, bei der ein Individuum absichtlich ein nicht-habituelles Verhalten beginnt, das ohne Intervention von dritter Seite eine Selbstschädigung bewirken würde, oder absichtlich eine Substanz in einer Dosis einnimmt, die über die verschriebene oder im allgemeinen als therapeutisch angesehene Dosis hinausgeht, und die zum Ziel hat, durch die aktuellen oder erwarteten Konsequenzen Veränderungen zu bewirken.

Zum Gesamtspektrum „suizidalen Verhaltens" werden auch „Suizidgedanken", „Suizidankündigungen" und „Suiziddrohungen" gezählt. Die operationale Definition dieser Handlungen – obwohl auf den ersten Blick einfach – trifft jedoch im konkreten Fall ebenfalls auf sehr große Schwierigkeiten. Daher ist die Bandbreite der verwendeten Operationalisierungen entsprechend groß. Umstritten ist auch, inwieweit „indirektes selbstdestruktives" Verhalten zu suizidalem Verhalten gezählt werden kann. Darunter werden meist Verhaltensweisen verstanden, die gewöhnlich nicht eine Handlung mit unmittelbar möglichem letalem Ausgang umfassen, sondern aktive oder passive Unterlassungshandlungen, die letztlich zu einem vorgezogenen Tod führen, z. B. Nahrungsverweigerung, Nichtbefolgen ärztlicher Anweisungen oder Therapieverweigerung bei alten Menschen (siehe zusammenfassend auch McIntosh & Hubbard, 1988). Schwierig abzugrenzen ist auch das Konzept des sogenannten „indirect suicide", „masked suicide" oder „covert suicide", bei dem sich die Person so verhält, dass aufgrund des Arrangements der Handlung eine große Wahrscheinlichkeit besteht, getötet zu werden (vgl. De Leo et al., 2004).

2.2 Epidemiologie

Im Jahr 2006 nahmen sich in Deutschland 7 225 Männer und 2 540 Frauen das Leben. Bezogen auf die Absolutzahlen liegt Deutschland damit in Europa (einschließlich GUS) an dritter Stelle. Ein besonders hohes Risiko, an einem Suizid zu sterben, haben alte Menschen über 60 Jahre: während ihr Anteil an der Gesamtbevölkerung nur 25 % beträgt, liegt ihr Anteil an den Suizidtoten bei 44 %. Frauen im höheren Lebensalter sind mehr gefährdet als junge Frauen; jede zweite Suizidtote in Deutschland ist zur Zeit eine Frau über 60 Jahre (NaSPro, 2007). Bei jungen Frauen besteht aber ein hohes Risiko für nicht-letale suizidale Handlungen (315/100 000 bei 15–24-Jährigen; Schmidtke, Weinacker & Löhr, 2004).
Eine hohe Suizidgefahr wird bei Personen mit psychischen und/oder physischen Er-

1 Der Terminus „Selbstmord" ist vom Bedeutungsgehalt mit der Bezeichnung „Suizid" identisch, wird aber aufgrund der mit „Mord" verbundenen Konnotation, dass hinter der Tötung eine niedrige Absicht oder heimtükkische Ausführung steht, heute von der Mehrheit der Suizidforscher abgelehnt.

2 „Suicide is an act with a fatal outcome which the deceased, knowing or expecting a fatal outcome, had initiated and carried out with the purpose of provoking the changes he desired" (World Health Organization, 1986).

krankungen berichtet: Erhöhte Suizidraten finden sich in depressiven Subgruppen. Mortalitätsstudien legen nahe, dass Depression das generelle Sterberisiko um etwa das Dreifache erhöht (Zheng et al., 1997), wobei als Haupttodesursache Suizid angegeben wird. Eine Metaanalyse auf der Basis von 58 (englischsprachigen) Studien ergab, dass das Mortalitätsrisiko für Suizid bei Patienten mit der Diagnose einer Major Depression 20fach höher war als die erwartete Wahrscheinlichkeit, bei Patienten mit der Diagnose einer bipolaren Störung war das Risiko um das 15fache erhöht, bei Dysthymie um das 12fache (Harris & Barraclough, 1997). Die Lebenszeitprävalenz für Suizidideen/Suizidversuche betrug bei einer Stichprobe von Patienten aus 11 italienischen Psychiatrien (Erhebungszeitraum: Januar bis Dezember 2002) bei bipolaren Störungen 42.6 %/31.1 % und bei unipolaren Störungen 50.0 %/23.9 % (Balestrieri et al., 2006).

Das Risiko für suizidale Handlungen erhöht sich noch zusätzlich, wenn komorbide Störungen vorliegen, wie z. B. posttraumatische Belastungsstörungen (Oquendo et al., 2005) oder Alkoholabusus (Goldstein & Levitt, 2006). Es wird eine Interaktion zwischen Geschlecht und Ausmaß des Alkoholkonsums berichtet: bei hohem Konsum fanden sich suizidale Handlungen bei Frauen in 45,5 %, bei Männern in 40 %, während bei niedrigem Konsum Männer stärker gefährdet sind (24,7 % Frauen vs. 28,2 % Männer; Goldstein & Levitt, 2006; Suominen et al., 1996). Eine amerikanische Studie fand eine signifikante positive Beziehung zwischen dem Alkoholkonsum per capita und der Suizidrate bei Männern (Gruenewald et al., 1995). Eine kanadische Task Force schätzt, dass 15–18 % der Alkoholiker Suizid begehen (National Task Force on Suicide, 1994). Der Zusammenhang zwischen suizidalem Verhalten und dem Konsum illegaler Drogen ist weniger gut belegt, generell scheint es aber so zu sein, dass weniger die Art der Substanz als die Anzahl der konsumierten Drogen das Suizidrisiko bedingt (Borges et al., 2000). Ein Problem insbesondere bei jugendlichen Drogenabhängigen ist hierbei die Abgrenzung von Überdosierungen und suizidalem Verhalten. Es wird daher wegen der gegenläufigen Suizidziffern von Drogentoten und Suizidtoten angenommen, dass unter den jährlichen Drogentoten eine nicht unerhebliche Zahl an Suiziden (Schätzungen des BKA gehen bis zu 30 %) „versteckt" ist (vgl. Schmidtke et al., 1993).

Eine weitere Hochrisikogruppe für suizidales Verhalten sind Patienten, die an einer schizophrenen Psychose leiden. Eine Metaanalyse von 15 Studien aus den Jahren 1978 bis 1997 ergab standardisierte Mortalitätsraten für Suizid von 3,3 bis über 60, wobei die Raten bei jüngeren Patienten (unter 30 J.) höher waren (De Hert & Peuskens, 2000). Lester (2006) berichtet in einer Metaanalyse einen mittleren Prozentsatz an Suiziden von 37,7 % bei männlichen (Mortalitätsrate 0,50 %) und 26,9 % (Mortalitätsrate 0,20 %) bei weiblichen schizophrenen Patienten. Das von einigen Autoren geschätzte 30–40-fache Risiko für suizidale Handlungen bei schizophrenen Patienten im Vergleich mit der Allgemeinbevölkerung (Caldwell & Gottesman, 1992) wird aber von einem Teil der Experten als zu hoch angesehen: Nicht jede Selbsttötung eines schizophrenen Patienten könne als Suizid im eigentlichen Sinn angesehen werden, sondern die Handlung könne auch im Rahmen von Wahnvorstellungen ohne die Intention der Selbsttötung begangen worden sein.

Auch bei anderen psychischen Störungen werden erhöhte Raten für suizidale Handlungen berichtet. Etwa 25 % der Patienten mit Zwangsstörungen geben frühere Suizidversuche an (Torres et al., 2006). In einer italienischen Untersuchung fand man bei Patienten mit Panikstörungen in 24,6 % Suizidideen und in 10,5 % Suizidversuche (Balestrieri et al., 2006).

Fallregisterstudien in den skandinavischen Ländern fanden auch bis zu 17 % Suizide bei Personen mit schweren Erkrankungen. Die Prävalenz korreliert erwartungsgemäß mit dem Alter der Betroffenen. Das Risiko scheint z. B. bei Tumorpatienten im ersten Jahr nach der Diagnose am höchsten zu sein (Crocetti et al., 1998).

3 Modellvorstellungen suizidaler Handlungen

Eng mit einer frühzeitigen Erkennung verbunden ist das Problem eines Arbeitsmodells suizidaler Handlungen. Lange Zeit war in der Suizidforschung ein Kontinuitätsmodell vorherrschend. Dabei wurde angenommen, dass die verschiedenen Formen suizidalen Verhaltens – Suizidideen, -ankündigung(en), -drohung(en), -versuch, wiederholte Suizidversuche und Suizid – Manifestationen einer einzigen, in unterschiedlichem Grad vorhandenen Tendenz, „sterben zu wollen", sind. Unterschiede zwischen verschiedenen suizidalen Handlungen wurden lediglich in der Intensität dieses Wunsches „sterben zu wollen", vermutet. Suizidversuche wurden so als weniger „ausgeprägte" Form, als „pale carbon copies" (Neuringer, 1962) des Suizids aufgefasst. Dies würde bedeuten, dass Befunde von Patienten mit Suizidversuch(en) im Prinzip auf Suizidenten übertragen werden könnten. Vor allem testdiagnostische Ansätze gingen oft von einem Kontinuitätsmodell aus.

Empirische Forschungsergebnisse legen jedoch nahe, dass suizidalen Handlungen ein Diskontinuitätsmodell zugrundegelegt werden sollte. Die verschiedenen Formen suizidaler Handlungen müssen als Phänomene mit jeweils spezifischen Ursachen, Funktionen, Verlauf und Ergebnis angesehen werden. Entsprechend unterscheiden sich die Prädiktoren für die verschiedenen Arten suizidaler Handlungen (Beautrais, 2004). Dies wirkt sich auch erschwerend auf die Diagnostik suizidalen Verhaltens aus.

4 Klassifikatorische Diagnostik

Trotz der Bedeutung, die suizidalen Handlungen mittlerweile zugeschrieben wird und die sich sowohl in den Strategien der WHO als auch der EU niederschlagen (z. B. European Commission, 2004) werden Suizide und Suizidversuche weder in der ICD-10 noch in DSM-IV als eigene nosologische Entität (i. S. einer „Krankheit") aufgeführt. Suizide und Suizidversuche werden als Verhaltensweisen aufgefasst und überwiegend als Symptome meist bei affektiven, Sucht- und einigen Persönlichkeitsstörungen klassifiziert. Die Suizidmethoden werden in der ICD-10 unter dem Kapitel XX „Äußere Ursachen für Morbidität und Mortalität" als „vorsätzliche Selbstbeschädigung" (X60–X84) codiert. Suizide werden dabei eher als „Restkategorie" aufgefasst, wenn natürliche Todesursachen, Unfälle und Tod durch tätlichen Angriff ausgeschlossen werden können.

5 Modifikationsorientierte Diagnostik

Die Diagnostik suizidalen Verhaltens bezieht sich im Allgemeinen auf die Abschätzung

a) der langfristigen Gefährdung eines Patienten, aufgrund bestimmter *Risikofaktoren* eine suizidale Handlung zu begehen,

b) der akuten, kurzfristigen Gefährdung eines Patienten, aufgrund einer *Krisensituation* eine suizidale Handlung zu begehen.

5.1 Langfristige Abschätzung der Suizidgefährdung

Die langfristige Abschätzung der generellen Suizidgefährdung einer Person (i. S. eines Screenings) erfolgt meist über die Erhebung von allgemeinen Risikofaktoren oder die Erfassung „suizidogener" Personeigenschaften.

5. 1.1 Risikofaktoren

Risikofaktoren für suizidales Verhalten sind relativ gut untersucht. Sie resultieren im Allgemeinen aus epidemiologischen Erhebungen, wie z. B. der WHO-EURO Multicentre Study on Suicidal Behaviour, die ab 1989 fortlaufend in mittlerweile 26 europäischen Zentren durchgeführt wird (vgl. Schmidtke et al., 2004). Zu den Risikofaktoren für suizidales Verhalten zählen z. B. Alter[3], Geschlecht[4], psychische Erkrankungen (z. B. Depression), Sucht (z. B. Alkoholismus), soziale Variablen, wie z. B. Trennungen, Tod, Vereinsamung, schulische und berufliche Bedingungen (z. B. Arbeitslosigkeit, Stress), um nur einige zu nennen. Als bedeutsamste Risikofaktoren werden frühere suizidale Handlungen einschließlich Selbstbeschädigungen angesehen (z. B. Chitsabesan et al., 2002; Cooper et al., 2005; Gutierrez, 2006).

Instrumente zur Erfassung des allgemeinen Suizidrisikos auf der Basis von Risikofaktoren sind die sog. Risikolisten, meist eine Mischung aus biographischen Variablen, durch den Beurteiler vorgenommenen Einschätzungen der sozialen Anpassung, psychopathologischen Aspekten und psychiatrischen Diagnosen. Das „Risiko" einer suizidalen Handlung wird durch die Aufsummierung von Risikovariablen, die oft noch entsprechend ihrer Relevanz unterschiedlich gewichtet werden, erfasst.

Es liegen etliche Risikolisten vor (s. **Tab. 1**), im deutschen Sprachraum sind die Risikolisten von Kielholz (1967) und Pöldinger (1968) die bekanntesten. Die prädiktive Validität von Risikolisten ist nach bisherigen Untersuchungen eher pessimistisch zu beurteilen, allerdings ist dabei zu berücksichtigen, dass Patienten mit hohem Suizidrisiko meist auch entsprechend behandelt werden, was sich auch auf die Prädiktion suizidaler Handlungen auswirkt. In einer Untersuchung von Kurz et al. (1988), die sechs Risikolisten miteinander verglichen, konnte eine Sensitivität von .75 in den meisten Fällen nur mit einer Spezifität von weniger als .50 erzielt werden, d. h. bei richtiger Vorhersage von 75 % suizidaler Handlungen mussten mehr als 50 % falsch positive (nicht-suizidale, aber als suizidal klassifizierte Personen) akzeptiert werden.

Im klinischen Alltag kann der Wert von Risikolisten vor allem darin gesehen werden, dass die Aufmerksamkeit des Therapeuten bei Patienten mit vielen Risikofaktoren erhöht wird und wichtige Hinweise auf Subgruppen gegeben werden, bei denen das aktuelle Suizidrisiko besonders sorgfältig abgeklärt werden muss.

---

3 Es besteht eine Interaktion zwischen Alter und Art der suizidalen Handlung: Junge Menschen haben hohe Suizidversuchsraten, alte Menschen hohe Suizidraten

4 Frauen weisen hohe Suizidversuchsraten, Männer hohe Suizidraten auf.

Tab. 1: Verfahren zur Erfassung des Suizidrisikos*

Risikoskalen		
Suicide Potential Rating Scale	SPRS	Litman & Farberow (1961)
Scale for Assessing Suicide Risk	SASR	Tuckman & Youngman (1968)
Suicide Potential Scale	SPS	Wenz (1977)
SAD PERSONS Scale	SAD-PS	Patterson et al. (1983)
Suicide Potential Scale	SPS	Cull & Gill (1983)
Testverfahren		
Fragebogentest zur Beurteilung der Suizidgefahr	FBS	Stork (1972)
Suicide Intent Scale	SIS	Beck et al. (1974)
Scale for Suicide Ideation	SSI	Beck, Kovacs & Weissman (1979)
Suicide Behaviors Questionnaire Revised Suicide Behaviors Questionnaire	SBQ SBQ-R	Linehan (1981) Linehan (1996)
Reasons for Living Inventory (auch Kurzform bzw. Form für Studenten)	(L)RFL BRFL (Kurzform) CSRLI (College-stud.)	Linehan et al. (1983)
Modified Scale for Suicide Ideation	MSSI	Miller et al. (1986)
Suicide Assessment Scale	SUAS	Stanley et al. (1986)
Self-Rated Scale for Suicide Ideation		Beck et al. (1988)
Suicide Probability Scale ab 14 J. geeignet	SPS	Cull & Gill (1988)
Life Orientation Inventory	LOI	Kowalchuk & King (1988)
Harkavy Asnis Suicide Survey	HASS	Harkavy Friedman & Asnis (1989)
Suicidal Ideation Scale	SIS	Rudd (1989)
Beck Scale for Suicide Ideation	BSI	Beck & Steer (1991)
Multi-Attitude Suicide Tendency Scale (speziell für Jugendliche)	MAST-A	Orbach et al. (1991)
Adult Suicidal Ideation Questionnaire	ASIQ	Reynolds (1991)
Suicidal Behaviors Questionnaire for Children		Cotton & Range (1993)
Self-Monitoring Suicidal Ideation Scale	SMSI	Clum & Curtin (1993)
Firestone Voice Scale for Self-Destructive Thoughts	FAST	Firestone (1996)
The Reasons for Living Inventory for Adolescents	RFL-A	Osman et al. (1998)

* Aufgenommen wurden Verfahren, die auch in Untersuchungen häufig zitiert werden.

Positive and Negative Suicide Ideation Inventory	PANSI	Osman et al. (1998)
Inventory of Suicide Orientation-30 (ISO-30)	ISO-30	King & Kowalchuk (1994)
Basisdokumentation		
Risk Rescue Ratings in Suicide Assessment		Weisman & Worden (1974)
Basisdokumentation suizidalen Verhaltens		Kulessa et al. (1984)
Harkavy Asnis Suicide Survey	HASS	Harkavy Friedman & Asnis (1989)

5. 1.2 „Suizidogene" Personeigenschaften

Es gibt eine Vielzahl von Untersuchungen, die, meist mittels Korrelationsstudien, die Bedeutung einzelner Personvariablen für die Entstehung suizidaler Handlungen nachweisen wollen. Eine Metaanalyse (Schmidtke & Schaller, 1994) konnte zeigen, dass in der Tat eine Reihe von Personvariablen mit suizidalem Verhalten kovariiert bzw. diese Variablen bei Patienten nach suizidalen Handlungen stärker ausgeprägt sind (s. **Tab. 2**). Häufig wurden klinische Verfahren angewandt (sowohl projektive als auch psychometrische Verfahren), die Werte späterer Suizidenten waren allerdings meist nicht überzufällig verschieden von gesunden Kontrollpersonen bzw. der Normstichprobe. Auch bei Untersuchungen von Testprofilen (z. B. im MMPI) von Gruppen mit unterschiedlichem suizidalen Verhalten zeigte sich das „normalste" Profil, das kaum von dem der normalen Kontrollgruppe abwich, bei Patienten mit einem späteren Suizid und Patienten mit letal intendierten Suizidversuchen. Die „pathologischsten" Profile hatten Patienten mit Suiziddrohungen (Schaller & Schmidtke, 1990; Daigle, 2004).

Bei einer genaueren Analyse der einzelnen Studien ist jedoch oft zu konstatieren, dass die Patienten meist nur kurz vor oder nach einem Suizidversuch untersucht und als Kontrollen überwiegend Normalpersonen verwendet wurden. Dadurch kann weder die Frage, ob es sich bei den gemessenen Variablen um stabile Personvariablen oder eher Syndrome handelt, noch die Frage, ob spezifische Eigenschaften suizidaler Personen oder nur generelle Korrelate psychischer Störungen erfasst werden, beantwortet werden (Schmidtke & Schaller, 1992). Eine Untersuchung an mehreren Messzeitpunkten zur Variation verschiedener Personvariablen und kognitiver Stile im Verlauf der Erkrankung bei stationär aufgenommenen Patienten mit und ohne Suizidversuch ergab, dass nahezu alle Variablen zeit- und damit meist auch affektabhängig zu sein scheinen (Schmidtke et al., 1989; Schmidtke & Schaller, 1992). Dadurch können sie jedoch kaum als eigenständige kausale Einflussfaktoren angesehen werden.

Ausnahmen hiervon scheinen die Variablen Hoffnungslosigkeit und Impulsivität zu sein. *Hoffnungslosigkeit* wird als Ergebnis negativer Zukunftserwartungen und eines rigiden und dichotomen Denkstils verstanden. Diese negativen Erwartungen sollen stabil und bei suizidgefährdeten Personen auch änderungsresistent sein (Alloy et al., 1999). Mehrere Längsschnittstudien von Patienten mit unterschiedlichen suizidalen Handlungen (Suizidideen, Suizidversuchen) und unterschiedlichen Diagnosen zeigen, dass Hoffnungslosigkeit eine hohe prädiktive Validität für spätere suizidale Handlungen hat (z. B. Beck, Brown & Steer, 1989; Beautrais, 2004). Vor allem der motivatio-

Tab. 2: Kovariation von Personvariablen und suizidalem Verhalten

Impulsivität	Suizidgedanken	+
	Suizidversuch	+
	wiederholte SV	+
	Suizid	=
Rigidität	Suizidgedanken	+
	Suizidversuch	+
	Suizid	=
IntroversionExtraversion	Suizidale Pat.	+/–
	Selbstbeschädigung	+/–
Psychotizismus	Suizidgedanken	+
	Suizidversuch	+
Dichotomes Denken	Suizidgedanken	+
	Suizidversuch	+
	Suizid	=
Feldabhängigkeit	Suizidgedanken	+
	Suizidversuch	+
	Suizid	=
Aggressivität	Suizidale Pat.	+
	Selbstbeschädigung	+
Depressivität	Suizidgedanken	+
	Suizidversuch	+
	Suizid	+
Kontrollüberzeugung	Suizidversuch	–
	Suizid	–
Selbstwertgefühl	Suizidgedanken	–
	Suizidversuch	–
	Suizid	–
neg. Metaperspektiven	Suizidgedanken	+
	Suizidversuch	+
	Suizid	+
Hoffnungslosigkeit	Suizidversuch	+
	Suizid	+
Emotionale Instabilität	Suizidgedanken	+
	Suizidversuch	+
	wiederholter SV	+
	Selbstbeschädigung	+
Trait-Angst	Suizidversuch	+
	wiederholte SV	+

+ erhöht; – verringert; = kein Unterschied

nalen Komponente der Hoffnungslosigkeit („Aufgeben") wird ein Zusammenhang mit suizidaler Intention nachgesagt (Hill et al., 1988; Aish & Wasserman, 2001). Allerdings variiert das Ausmaß an Hoffnungslosigkeit im Verlauf der Erkrankung in Abhängigkeit vom Ausmaß der Depressivität (Schmidtke et al., 1989). Hoffnungslosigkeit scheint darüber hinaus in besonderem Maße mit Dissimulationstendenzen und sozialer Erwünschtheit einherzugehen (Schaller & Schmidtke, 1988; Ivanoff & Jang, 1991). Der Zeitpunkt der diagnostischen Untersuchung ist demnach von großer Bedeutung. Als Prädiktor für die Wahrscheinlichkeit zukünftiger suizidaler Handlungen kann aufgrund der vorliegenden Befunde nur das Ausmaß der *während* der Krise und in engem zeitlichen Abstand zur suizidalen Handlung gemessenen Hoffnungslosigkeit angesehen werden. Damit leistet diese Personvariable aber keine zusätzlichen Informationen darüber, dass suizidale Handlungen per se bereits potente Prädiktoren zukünftiger suizidaler Handlungen sind.

Belege für die Hypothese eines Zusammenhanges zwischen *Impulsivität* und suizidalem Verhalten lassen sich in einer Reihe von Untersuchungen finden (vgl. Baca-García et al., 2001). Unter dem kognitiven Stil „Impulsivität" (versus „Reflexivität") versteht man Verhalten, das durch ein hohes kognitives Tempo und eine rasche, aber unpräzise Informationsverarbeitung gekennzeichnet ist und zu einer Verkürzung der Distanz zwischen Handlungsimpuls und -durchführung führt, wodurch Kontrollmechanismen weitgehend unwirksam werden (Kagan, 1965). Es konnten Beziehungen zu biochemischen Befunden (erniedrigter Serotonin-Stoffwechsel und erniedrigte 5-HIAA-Werte; vgl. z. B. Fritze, 1992; Träskman-Bendz & Mann, 2000) hergestellt werden. Viele suizidale Handlungen, vor allem die junger Menschen, sind sehr kurzfristig angelegt, ohne dass die langfristigen Konsequenzen genügend bedacht werden (Conner et al., 2004). Impulsivität geht oft mit einer verringerten Fähigkeit alternative Lösungsmöglichkeiten zu sehen, einher, was suizidale Handlungen weiter begünstigt. Das Ausmaß an Impulsivität scheint hinreichend stabil zu sein, um auch nicht-kontingent zur suizidalen Handlung prädiktive Aussagen zu ermöglichen (Schmidtke et al., 1989; Schmidtke & Schaller, 1993). Vor allem bei Jugendlichen und jungen Erwachsenen kann daher das Ausmaß an Impulsivität ein wesentlicher Prädiktor für (wiederholte) suizidale Handlungen sein (Dougherty et al., 2004).

In den letzten Jahren wird auch auf eine mangelnde Fähigkeit, emotionale Befindenszustände adäquat wahrnehmen und regulieren zu können, hingewiesen (Linehan, 1993). Diese mangelnde Fähigkeit wird einerseits auf biologische Faktoren (hier besteht ein enger Zusammenhang zur Impulsivität), andererseits auf die Lerngeschichte zurückgeführt. Konsequenzen dieser Unfähigkeit zur emotionalen Regulation sind oft mangelnde bzw. inadäquate Stressbewältigungsstrategien, die (oft über Modellernen) dazu führen, dass zur Stressreduzierung bzw. um sich aversiven Situationen und Zuständen zu entziehen, selbstschädigende und suizidale Handlungen vermehrt eingesetzt werden.

5.2 Abschätzung der akuten, kurzfristigen Suizidgefahr

Bei der Abschätzung des akuten suizidalen Risikos wird eine Verknüpfung der verschiedenen Verfahren und Variablen in einer aus einem übergeordneten transaktionalen Modell abgeleiteten, individuellen funktionalen Verhaltensanalyse empfohlen. In diesem individuellen Verhaltensmodell sollten sämtliche internalen und externalen Bedingungen erfasst werden, die für ein

Verständnis des selbstschädigenden oder suizidalen Verhaltens erforderlich sind. Dazu gehören v. a. die genaue Erfassung der Verhaltensebene, der auslösenden und aufrechterhaltenden Bedingungen sowie der überdauernden personalen und organismischen Faktoren.

5.2.1 Erfassung des suizidalen Verhaltens (R)

Die Analyse selbstschädigenden und suizidalen Verhaltens muss alle Verhaltensmodalitäten umfassen: die verbal-motorische, kognitive, physiologische und emotionale Ebene.

Auf der *verbal-motorischen Ebene* (Rm) werden die Charakteristiken des suizidalen Verhaltens aufgeführt: Art der suizidalen Handlung (Suizidgedanken, Suizidversuch, „missglückter" Suizid), angewandte Methode (z. B. X-Codierung der ICD), Intensität (z. B. Letalitätspotential der eingenommenen Medikamente[5], Anzahl der eingenommenen Medikamente), Frequenz der bisherigen Suizidhandlungen. Bei Suizidgedanken sind v. a. Konkretheit der Planung (z. B. Überlegungen zu Methode und Art), Stand der Vorbereitung (z. B. Sammeln von Medikamenten) und Gedanken, die noch im Leben halten, zu erfassen.

Die Informationen über Methodenwahl, Ort der suizidalen Handlung, getroffene Vorkehrungen gegen Entdeckung der suizidalen Handlung, Einschätzung der Letalität der Handlung (Selbst- und Fremdeinschätzung) sind v. a. für die Einschätzung des Todeswunsches wichtig. Das Arrangement von Suizidversuchen mit der Intention, Personen zu beeinflussen, unterscheidet sich z. B. von dem letal intendierter Suizidversuche. Im ersten Fall wird der Suizidversuch den relevanten Personen vorher meist angekündigt – auch als Überprüfung der Einstellung von Gesprächspartnern gegenüber dem Suizid –, er wird durchgeführt, wenn relevante Bezugspersonen, auf deren Verhalten der Suizidversuch einwirken und eine Verhaltensänderung bewirken soll, anwesend oder schnell verfügbar sind und Hilfe leisten können. Andererseits zeigte sich bei letal intendierten Suizidversuchen, dass anonyme Orte oder sogar fremde Länder zur Ausführung aufgesucht und Vorkehrungen gegen eine frühzeitige Entdeckung getroffen werden.

Zur *kognitiven Ebene* (Rk) gehören Bewertungsprozesse, Motivation und Intentionen der aktuellen Handlung. Hier müssen v. a. auch Gedanken, die von suizidalen Handlungen abhalten, erfasst werden (z. B. Antizipation der Auswirkungen auf die Kinder, Rücksichtnahme auf Familienangehörige).

Die *physiologische Ebene* (Rp) umfasst physische Reaktionen auf externale (ein- sowie ausgehende) und internale, z. B. kognitive, Reize. Mit Hilfe dieser Informationen kann z. B. zwischen selbstschädigenden Handlungen im Rahmen von Borderline-Persönlichkeitsstörungen, die eher der Selbststimulation oder Herstellung einer Homöostase dienen sollen, und suizidalen Handlungen differenziert werden.

Zur *affektiven Ebene* (Re) wird die Wahrnehmung dieser physiologischen Reaktionen als positiv oder negativ getönte Emotionen gezählt. Vor allem eine eher gelassene oder sogar heitere Stimmung in oder unmittelbar nach Krisen kann ein wichtiger Hinweis sein, dass die sogenannte „Ambivalenzphase", in der der Patient noch zwischen „leben und sterben wollen" schwankte, vorbei und der Entschluss zum Suizid gefasst ist.

Diese Informationen werden meist mittels Interview erhoben. Hilfreich bei der Dokumentation und Klassifikation können Basisdokumentationen sein (Kulessa et al., 1984; Schaller et al., 1987). In neueren Un-

5 Man muss sich jedoch davor hüten, allein aus der Letalität der Methode auf die „Ernsthaftigkeit" einer suizidalen Handlung zu schließen. Prinzipiell muss jede suizidale Handlung ernstgenommen werden.

tersuchungen wird zunehmend darauf hingewiesen, dass auch die Erfassung protektiver Faktoren für die Einschätzung des Suizidrisikos relevant ist (Gutierrez, 2006). Auch in klinischen Beurteilungsskalen, die allerdings überwiegend für den angloamerikanischen Sprachraum vorliegen, werden derartige Informationen erhoben (s. **Tab. 1**). Eine der bekanntesten und am häufigsten angewandten Skalen, die deshalb im Folgenden etwas ausführlicher beschrieben werden soll, ist die von Beck und Mitarbeitern entwickelte *Scale for Suicide Ideation* (*SSI*; Beck, Kovacs & Weissman, 1979). Auf 21 Items wird das Ausmaß der Suizidgefährdung von geschulten Interviewern auf einer 3-stufigen Skala von 0–2 eingeschätzt. Die ersten 19 Items werden zu einem Gesamtscore (0–38) zusammengefasst. Zusätzlich werden in zwei Items Inzidenz und Häufigkeit früherer Suizidversuche erhoben. Die *SSI* enthält 5 Screening-Items, die den Wunsch zu leben, zu sterben und Suizid zu begehen, messen sollen. Erst bei Bejahung des aktiven oder passiven Wunsches, Suizid zu begehen, werden die restlichen Items erfasst. Die *SSI* wurde an stationären und ambulanten psychiatrischen Patienten standardisiert. Interne Konsistenz und Interrater-Reliabilität sind ausreichend hoch (Beck, Brown & Steer, 1997). Die *SSI* diskriminiert stationär behandelte suizidale Patienten von ambulant behandelten depressiven Patienten (Beck et al., 1979) sowie Patienten mit Suizidversuch von Patienten ohne Suizidversuch (Mann et al., 1999). Die *SSI* gehört zu den wenigen Verfahren, die auch prädiktive Validität aufweisen. Patienten, die aufgrund ihrer Scores zur Hochrisikogruppe gezählt werden, haben ein 7-fach höheres Risiko, Suizid zu begehen als Patienten der Gruppe mit niedrigem Suizidrisiko (Brown et al., 2000). Auf der Grundlage der *SSI* wurde eine Reihe alternativer Skalen entwickelt, unter anderem auch eine Selbstbeurteilungsskala (*Beck Scale for Suicide Ideation, BSI;* Beck & Steer, 1991). Der Aufbau des Verfahrens entspricht dem der *SSI*, die interne Konsistenz ist ausreichend hoch, die Stabilität über den Zeitraum einer Woche liegt im mittleren Bereich. Es besteht eine hohe Übereinstimmungsvalidität mit der *SSI* (.90–.94), was darauf hindeutet, dass die Art der Darbietung für die Reaktion der Patienten nicht relevant ist.

Im Vorfeld suizidaler Handlungen finden sich oft auch sogenannte „Warnzeichen“, die auf eine beginnende suizidale Gefährdung hinweisen können. Beispiele sind plötzlicher Leistungsabfall bei Schülern, Sammeln von Medikamenten oder plötzlich erhöhte Arztbesuche.

Warnsignale werden häufig mit Risikofaktoren gleichgesetzt, sind aber theoretisch wie konzeptionell von diesen zu unterscheiden. „Warnsignale“ sind meist auf den Einzelfall bezogen, wodurch bisher kaum Informationen über Validität, Spezifität und Sensitivität vorliegen. Sie beziehen sich meist auch nur auf kurzfristige Effekte. Darüber hinaus sind sie häufig kontaminiert mit Symptomen anderer, besonders depressiver, Störungen (Rudd, 2003). Informationen zu Warnzeichen sind durch Medien weit verbreitet, in letzter Zeit v. a. im Internet. Allerdings wurde nur eine geringe Übereinstimmung der verschiedenen „Listen“, die sich im Internet finden lassen, und aufgrund der Vielzahl der berichteten Warnsignale auch nur eine geringe Spezifität berichtet (Mandrusiak et al., 2006). Eine Liste von allgemein anerkannten Warnsignalen wurde von einer Expertengruppe der AAS zusammengestellt (Rudd et al., 2006). Trotz dieser methodischen Unzulänglichkeiten bezüglich einer *langfristigen* Suiziddiagnostik können diese „Warnzeichen“ aber wichtige Hinweise im Sinne einer Suizid*prävention* sein, indem sie die Aufmerksamkeit für die Möglichkeit suizidaler Handlungen erhöhen und damit eine diagnostische Überprüfung der aktuellen Suizidgefährdung erst initiieren.

5.2.2 Auslösende Bedingungen (S)

Auslöser einer Suizidhandlung ist oft eine verengte, ausweglos erscheinende Lebenssituation, in der Probleme als unlösbar erlebt werden. Dabei kann es sich sowohl um eine längere Entwicklung als auch um eine kurzfristige Entscheidung handeln.

Zu den auslösenden Bedingungen suizidaler Handlungen werden z. B. aktuell belastende Lebensereignisse, soziale Stresssituationen und Krisensituationen bzw. -zustände gezählt, denen sich das Individuum entziehen will und bei denen keine Veränderung durch andere Maßnahmen möglich erscheint. Die Belastung durch Stressoren ist allerdings interindividuell sehr verschieden (Welz et al., 1988). Es zeigte sich aber, dass z. B. an sogenannten „Gedenktagen" (wie die Wiederkehr des Todestages des Partners) suizidale Handlungen mit größerer Wahrscheinlichkeit durchgeführt werden. Es ist daher notwendig – neben der Erfassung der aktuellen Belastungen – auch derartige Informationen zu erfassen.

5.2.3 Aufrechterhaltende Bedingungen (C)

Suizidale Handlungen werden v. a. durch die nachfolgenden Bedingungen (Konsequenzen, C) aufrechterhalten und ausgeformt. Bei letal intendierten suizidalen Handlungen wird antizipiert, dass die Schwierigkeiten des jetzigen Lebens – irreversibel – durch den Suizid beseitigt werden (i. S. einer negativen Verstärkung). Hilfe von Seiten der Umwelt wird nicht (mehr) erwartet. Positiv verstärkend können entweder antizipierte Belohnungen im Jenseits sein, etwa bei Opfertoden oder der erwarteten Vereinigung mit geliebten Personen, oder die Vorstellung von Reaktionen der Umwelt (z. B. Trauer, Reue, Bewunderung) nach dem Suizid. Bei den eher appellativ intendierten Suizidversuchen[6] stehen die realen oder antizipierten Konsequenzen aus dem sozialen Umfeld im Vordergrund. Das Individuum versucht, einer aversiv empfundenen Lebenssituation kurzfristig zu entfliehen (hier finden sich häufig Signale an Bezugspersonen mit dem Wunsch nach „Ruhe", „Pause") oder Hilfe bei aus eigener Kraft als nicht lösbar eingeschätzten Problemen zu erhalten. Der Tod wird dabei häufig zwar nicht intendiert, aber in Kauf genommen. Zusätzlich zu dieser negativen Verstärkungsbedingung kann die Reaktion der Umwelt auch im Sinne einer positiven Verstärkung wirken, wenn z. B. auf den Suizidversuch vermehrte Zuwendung folgt (zusammenfassend Schmidtke, 1988). Beide Verstärkungsbedingungen, unabhängig ob internal antizipiert oder external vorhanden, erhöhen die Wahrscheinlichkeit künftiger suizidaler Handlungen. In der Regel werden die gewünschten Effekte vom Suizidenten richtig antizipiert.

Die auf eine suizidale Handlung folgenden Konsequenzen hängen allerdings wesentlich von der gesellschaftlichen und kulturellen Bewertung dieser Handlungen ab. In unserer westlichen Gesellschaft ist der Appelleffekt meist sehr wirkungsvoll, da die „Angst" vor suizidalen Handlungen trotz gelegentlich ambivalenter Einstellung vorherrscht. Wenn mit positiven Reaktionen der Hilfsbereitschaft nicht gerechnet werden kann, sind Suizidankündigungen und Suizidversuche eher selten (vgl. Bronisch, 1995). Ein Nichtbeachten von Suizidankündigungen könnte daher die Einstellung

6 Die Bezeichnung suizidaler Handlungen als funktional, d. h. als Verhalten, das sich aufgrund bestimmter Konsequenzen ändert, darf nicht zur Folge haben, dass dieses Verhalten i. S. einer (negativen) moralischen Wertung sanktioniert wird (wie es teilweise in Veröffentlichungen zum Ausdruck kommt). Es kann nicht angenommen werden, dass jemand mit prospektiven suizidalen Handlungen sich insgeheim überlegt, wie er unter Anwendung von „Tricks" seinen eigenen Vorteil suchen könne.

auf Seiten des Suizidenten, niemand kümmere sich um ihn, verstärken und zu einer Verhaltensausformung hin zu letaleren Suizidmethoden führen.
Allerdings muss zwischen kurz- und langfristigen Effekten unterschieden werden. Suizidales Verhalten ist im Allgemeinen kurzfristig als nahezu hundertprozentig „wirksames" Verhalten zu bezeichnen, weil die Umwelt unmittelbar reagiert. Langfristig ruft suizidales Verhalten bei Sozialpartnern jedoch mit großer Wahrscheinlichkeit ebenfalls inadäquates Sozialverhalten hervor. Der Suizident bewirkt durch die suizidalen Handlungen häufig Rückzug beim Sozialpartner (vgl. Schiller, 1979). Die Wirkung bzgl. der Verhaltensbeeinflussung anderer Personen durch das suizidale Verhalten nimmt ab. Es kann dann z. B. zu dem von Ringel (1969) beim präsuizidalen Syndrom beschriebenen Circulus vitiosus kommen, womit die Situation für den Suizidenten unlösbar wird. Die Beobachtung, dass Suizidversuche weiter ausgeformt, d. h. stärker, bedrohlicher – und damit letztlich auch letaler – werden können und schließlich sogar Suizide in Erwägung gezogen werden, ist daher lerntheoretisch plausibel.
Die Erhebung der „Verstärkergeschichte" und der vom Patienten antizipierten sowie real vorhandenen Reaktionen der Umwelt auf die aktuelle suizidale Handlung ist daher auch bei der Abschätzung des Suizidrisikos wichtig.

5.2.4 Personale Bedingungen

Bei der Erklärung, warum bestimmte situative Bedingungen für den Einzelnen so unerträglich werden und im Einzelfall gerade suizidale Handlungen als Problemlösungsstrategien herangezogen werden, spielen – in Interaktion mit der individuellen Lerngeschichte (z. B. Verfügbarkeit von Modellen) – intrapsychische Bedingungen („Organismus-" bzw. „Personvariable", Verhaltensrepertoire), die sowohl mit den Auslösebedingungen als auch den Konsequenzen interagieren, eine besondere Rolle. Hierzu sind neben neurobiologischen („Ätiologieebene") oder psychopathologischen Aspekten („Störungsebene") auch personale bzw. kognitive Strukturen („Ebene der verfestigten Handlungsmuster") zu rechnen, die mit der Fähigkeit, Probleme adäquat zu sehen und zu lösen („Verhaltensebene"), kovariieren (Schaller & Schmidtke, 2000, 2002).
Die Diagnostik muss daher allgemein psychische Erkrankungen erfassen (z. B. über strukturierte diagnostische Interviews oder Fragebögen). In vielen Fragebögen, besonders solchen zur Messung depressiven Verhaltens, sind auch einzelne Fragen zur Abschätzung der aktuellen Suizidalität zu finden (z. B. „Haben Sie an die Möglichkeit gedacht, sich das Leben zu nehmen?") (GHQ; Hobi et al., 1989). Für den deutschsprachigen Sprachraum wurde der *Fragebogentest zur Erfassung selbstschädigenden Verhaltens (FBS)* konzipiert (Stork, 1972), der ein depressiv-suizidales Syndrom erfassen soll.
Eigene Fragebögen zur Messung impulsiven Verhaltens bei Erwachsenen wurden im deutschsprachigen Bereich leider nicht entwickelt. Im englischsprachigen Bereich liegen die *Barratt Impulsivity Scale* (Patton et al., 1995) und seit neuestem ein standardisiertes Interview zur Erfassung impulsiven Verhaltens (*Lifetime History of Impulsive Behaviors*; Schmidt et al., 2004) mit guten psychometrischen Eigenschaften vor.
Als nichtverbales Instrument zur Erfassung impulsiven Verhaltens ist der *Matching Familiar Figures Test* von Kagan (1965) weit verbreitet. Eine weitere Methode, Impulsivität zu erfassen, sind Zeitschätzungen, da beobachtet wurde, dass impulsive Menschen die verstrichene Zeit überschätzen (Wingrove & Bond, 1997).
Wichtig ist v. a. die Abklärung des Verhaltensrepertoires, d. h. ob dem Patienten überhaupt adäquate Problemlösetechniken,

Fähigkeiten im Umgang mit Stressoren (z. B. über Stressverarbeitungsfragebögen) oder soziale Kompetenzen zur Verfügung stehen. Da Modelllernen eine bedeutsame Rolle beim „Erwerb" spezifischer suizidaler Handlungen zugeschrieben wird – der „Werther-Effekt" ist inzwischen vielfach empirisch belegt (Schmidtke & Schaller, 2000) – sollte auch nach Modellen für suizidales Verhalten in der Umgebung gefragt werden.

6 Beziehungsgestaltung

Die Interaktion bei Patienten mit selbstschädigendem und suizidalem Verhalten weist einige Besonderheiten auf (vgl. Schmidtke & Schaller, 1992). Generell muss *jede* suizidale Handlung ernstgenommen werden, da sie eine funktionale Bedeutung hat und Zeichen einer inadäquaten Problembewältigung darstellt. Basis muss eine akzeptierende emotionale Zuwendung unabhängig von selbstdestruktivem Verhalten sein. Dem Patienten soll vermittelt werden, dass er wegen seiner Handlung nicht abgelehnt wird und dass der Therapeut akzeptiert, wenn aus der Sicht des Patienten die suizidale Handlung sinnvoll erscheint. Patienten benötigen nach einem Suizidversuch außerdem spezifische Motivierung und Führung. Suizidideen und -pläne sowie die Wahrnehmung der suizidalen Handlungen müssen vom Therapeuten aktiv angesprochen werden. Die Kontaktaufnahme nach einem Suizidversuch sollte möglichst früh erfolgen, auch wenn der Patient noch nicht voll ansprechbar ist, um den Einfluss (verfälschender) Dissimulationstendenzen bei der Diagnostik der suizidalen Handlung zu vermeiden. Der Kontakt zwischen Therapeut und Patient darf nicht abreißen und muss auch vom Therapeuten initiiert werden, wenn der Patient Termine versäumen sollte. Verabredete Kontakte müssen von Seiten des Therapeuten präzise eingehalten werden.

7 Zusammenfassung

Es hat sich in den letzten Jahren gezeigt, dass suizidales Verhalten weder durch ein reines „Störungsmodell" noch durch ein funktionales Modell allein erklärt werden kann. Erst die Kombination dieser Ansätze in einem multimodalen transaktionalen Modell erweitert Verständnis, Diagnostik und Behandlungsmöglichkeiten von akuter wie chronischer Suizidalität.

Generell ist zu konstatieren, dass mittels testpsychologischer Untersuchungen suizidale Personen außerhalb suizidaler Krisen nicht sicher erkannt werden können. Diese Verfahren können daher nicht im Sinne eines Screening-Verfahrens präventiv angewandt werden. Im Verlauf einer Krise sind jedoch die Werte suizidaler Personen in vielen Variablen „pathologischer" als die nicht-suizidaler psychiatrischer Patienten. Dies kann auch mit einer erniedrigten Dissimulationstendenz zusammenhängen, da Patienten in suizidalen Krisen häufig nicht das Bedürfnis haben, sich sozial erwünscht darzustellen. Die Dissimulationstendenz verändert sich im Allgemeinen innerhalb einer Woche nach der suizidalen Handlung. Eine diagnostische Untersuchung sollte daher so zeitnah wie möglich zur suizidalen Handlung durchgeführt werden.

Nahezu unmöglich ist die direkte Erfassung der prädiktiven Validität der einzelnen diagnostischen Verfahren, da aus ethischen Gründen bei Erkennung der Möglichkeit einer suizidalen Handlung die Verpflichtung des Eingreifens besteht.

Therapeutische Maßnahmen müssen die Bedingungen verändern, die dazu führen, dass suizidale Handlungen i. S. einer Problemlösungsstrategie eingesetzt werden. In diesem Sinne zielen (neben einer adäquaten pharmakologischen Behandlung bei zugrundeliegenden psychischen Störungen) psychotherapeutische Techniken auf eine Erhöhung der emotionalen und kognitiven Steuerungsfähigkeit sowie bessere Problemlösefertigkeiten.

Literatur

Aish, A.-M. & Wasserman, D. (2001). Does Beck's Hopelessness Scale really measure several components? *Psychological Medicine, 31,* 367–372.

Alloy, L. B., Abramson, L. Y., Whitehouse, W. G., Hogan, M. E., Tashman, N. A., Steinberg, D. L., Rose, D. T. & Donovan, P. (1999). Depressogenic cognitive styles: Predictive validity, information processing and personality characteristics, and developmental origins. *Behaviour Research and Therapy, 37,* 503–531.

Baca-García, E., Diaz-Sastre, C., Basurte, E., Prieto, R., Ceverino, A., Saiz-Ruiz, J. & de-Leon, J. (2001). A prospective study of the relationship between impulsivity and lethality of suicide attempts. *Journal of Clinical Psychiatry, 62,* 560–564.

Balestrieri, M., Rucci, P., Sbrana, A., Rafani, L., Benvenuti, A., Gonnelli, C., Dell'Osso, L. & Cassano, G. B. (2006). Lifetime rhythmicity and mania as correlates of suicidal ideation and attempts in mood disorders. *Comprehensive Psychiatry, 47,* 334–341.

Beautrais, A. L. (2004). Further suicidal behaviour among medically serious suicide attempters. *Suicide and Life-Threatening Behavior, 34,* 1–11.

Beck, A. T., Brown, G. W. & Steer, R. A. (1989). Prediction of eventual suicide in psychiatric inpatients by clinical ratings of hopelessness. *Journal of Consulting and Clinical Psychology, 57,* 309–310.

Beck, A. T., Brown, G. W. & Steer, R. A. (1997). Psychometric characteristics of the Scale for Suicide Ideation with psychiatric outpatients. *Behaviour Research and Therapy, 35,* 1039–1046.

Beck, A. T., Kovacs, M. & Weissman, A. (1979). Assessment of suicidal ideation: The Scale for Suicide Ideation. *Journal of Consulting and Clinical Psychology, 47,* 343–352.

Beck, A. T. & Steer, R. A. (1991). *Manual for the Beck Scale for Suicide Ideation.* San Antonio: Psychological Corporation.

Beck, A. T., Weissman, A., Lester, D. & Trexler, L. (1974). The measurement of pessimism: The Hopelessness Scale. *Journal of Consulting and Clinical Psychology, 42,* 861–865.

Borges, G., Walters, E. E. & Kessler, R. C. (2000). Associations of substance use, abuse, and dependence with subsequent suicidal behavior. *American Journal of Epidemiology, 151,* 781–789.

Bronisch, T. (1995). Suizidalität unter Extrembelastungen. *Fortschritte der Neurologie-Psychiatrie, 63,* 139–148.

Brown, G. K., Beck, A. T., Steer, R. A. & Grisham, J. R. (2000). Risk factors for suicide in psychiatric outpatients: A 20-year prospective study. *Journal of Consulting and Clinical Psychology, 68,* 371–377.

Caldwell, C. B. & Gottesman, I. I. (1992). Schizophrenia – A high risk factor for suicide: clues to risk reduction. *Suicide and Life-Threatening Behavior, 22,* 479–493.

Canadian Task Force on Suicide Prevention (1994). *National Task Force on Suicide.* Ottawa: Minister of National Health and Welfare.

Chen, Y. W. & Dilsaver, S. C. (1996). Lifetime rates of suicide attempts among subjects with bipolar and unipolar disorders relative to subjects with other Axis I disorders. *Biological Psychiatry, 39,* 896–899.

Chitsabesan, P., Harrington, R., Harrington, V. & Tomenson, B. (2003). Predicting repeat self-harm in children. How accurate can we expect to be? *European Child & Adolescent Psychiatry, 12,* 23–29.

Conner, K. R., Meldrum, S., Wieczorek, W. F., Duberstein, P. R. & Welte, J. W. (2004). The association of irritability and impulsivity with suicidal ideation among 15- to 20-year-old males. *Suicide and Life-Threatening Behavior, 34,* 363–373.

Cooper, J., Kapur, N., Webb, R., Lawlor, M., Guthrie, E., Mackway-Jones, K. & Appleby, L. (2005). Suicide after deliberate self-harm: A 4-year cohort study. *American Journal of Psychiatry, 162,* 297–303.

Crocetti, E., Arniani, S., Acciai, S., Barchielli, A. & Buratti, E. (1998). High suicide mortality soon after diagnosis among cancer patients in central Italy. *British Journal of Cancer, 77,* 1194–1196.

Daigle, M. (2004). MMPI inmate profiles: Suicide completers, suicide attempters, and nonsuicidal controls. *Behavioral Sciences and the Law, 22,* 833–842.

De Hert, M. & Peuskens, J. (2000). Psychiatric aspects of suicidal behaviour: Schizophrenia. In K. Hawton & K. van Heeringen (Eds.), *International handbook of suicide and attempted suicide* (pp. 121–134). New York: Wiley.

De Leo, D., Burgis, S., Bertolote, J. M., Kerkhof, A. & Bille-Brahe, U. (2004). Definitions of suicidal behaviour. In D. De Leo, U. Bille-Brahe, A. Kerkhof & A. Schmidtke (Eds.), *Suicidal behaviour: Theories and research findings* (pp. 17–39). Göttingen: Hogrefe & Huber.

Dougherty, D. M., Mathias, C. W., Marsh, D. M., Papageorgiou, D. T., Swann, A. C. & Moeller, F. G. (2004). Laboratory measured behavioral impulsivity relates to suicide attempt history. *Suicide and Life-Threatening Behavior, 34,* 374–385.

European Commission (2004). *The State of Mental Health in the European Union.* Luxembourg: European Commission-Directorate General for Health and Consumer Protection Directorate C2 – Health Information http://europa.eu.int/comm/health/ph_information/information_en.htm

Fritze, J. (1992). Pharmakotherapie von suizidalem und impulsivem Verhalten. In A. Schmidtke & H.-J. Möller (Hrsg.), *Prävention, Behandlungsmodelle und therapeutische Strategien bei suizidalem Verhalten.* Regensburg: Roderer.

Goldstein, B. I. & Levitt, A. J. (2006). Is current alcohol consumption associated with increased lifetime prevalence of major depression and suicidality? Results from a pilot community survey. *Comprehensive Psychiatry, 47,* 330–333.

Gruenewald, P. J., Ponicki, W. R. & Mitchell, P. R. (1995). Suicide rates and alcohol consumption in the United States, 1970–1989. *Addiction, 90,* 1063–1075.

Gutierrez, P. M. (2006). Integratively assessing risk and protective factors for adolescent suicide. *Suicide and Life-Threatening Behavior, 36,* 263–271.

Harris, C. E. & Barraclough, B. M. (1997). Suicide as an outcome for mental disorders. *British Journal of Psychiatry, 170,* 205–228.

Hengeveld, M. W. (1992). *Biopsychological interactions in recurrent suicide attempt: A model.* Paper presented at the 4th European Conference on Suicidal Behavior. Odense.

Hill, R. D., Gallagher, D., Thompson, L. W. & Ishida, T. (1988). Hopelessness as a measure of suicidal intent in the depressed elderly. *Psychology and Aging, 3,* 230–232.

Hobi, V., Gerhard U. & Gutzwiler, F. (1989). Mitteilungen über die Erfahrungen mit dem GHQ (General Health Questionnaire) von D. G. Goldberg. *Schweizer Rundschau für Medizin (PRAXIS), 78,* 219–227.

Ivanoff, A. & Jang, S. A. (1991). The role of hopelessness and social desirability in predicting suicidal behavior: A study of prison inmates. *Journal of Consulting and Clinical Psychology, 59,* 394–399.

Jacobs, D. (1992). Evaluating and treating suicidal behavior in the borderline patient. In D. Jacobs (Ed.), *Suicide and clinical practice* (pp. 115–130). Washington: American Psychiatric Press.

Kagan, J. (1965). Impulsive and reflective children. In J. D. Krumboltz (Ed.), *Learning and the educational process* (pp. 133–161). Chicago: Rand MacNally.

Kielholz, P. (1967). *Diagnose und Therapie der Depressionen für Praktiker.* München: Lehmanns.

Kulessa, C., Möller, H. J., Schaller, S., Schmidtke, A., Torhorst, M., Wächtler, C. & Wedler, H. (1984). *Basisdokumentation suizidalen Verhaltens.* Weinheim: Beltz.

Kurz, A., Möller, H.-J., Torhorst, A. & Lauter, H. (1988). Validation of six risk scales for suicide attempters. In H.-J. Möller, A. Schmidtke & R. Welz (Eds.), *Current issues of suicidology* (pp. 174–178). Berlin: Springer.

Lester, D. (2006). Sex differences in completed suicide by schizophrenic patients: A meta-analysis. *Suicide and Life-Threatening Behavior, 36,* 50–56.

Linehan, M. M. (1993). *Cognitive-behavioral treatment for borderline personality disorders: The dialectics of effective treatment.* New York: Guilford Press.

Mandrusiak, M., Rudd, M. D., Joiner, T. E. Jr., Berman, A. L., Van Orden, K. A. & Witte, T. (2006). Warning signs for suicide on the internet: A descriptive study. *Suicide and Life-Threatening Behavior, 36,* 263–271.

Mann, J. J., Waternaux, C., Haas, G. L. & Malone, K. M. (1999). Toward a clinical model of suicidal behavior in psychiatric patients. *American Journal of Psychiatry, 156,* 181–189.

McLeod, A. K. & Williams, J. M. (1992). The cognitive psychology of parasuicidal behaviour. In P. Crepet, G. Ferrari, S. Platt & M. Bellini (Eds.), *Suicidal behaviour in Europe* (pp. 217–223). Rom: Libbey.

NaSPro – *Nationales Suizidpräventionsprogramm für Deutschland* (2007). http://www.suizidpraevention-deutschland.de

Neuringer, C. (1962). Methodological problems in suicide research. *Journal of Consulting Psychology, 26*, 273–278.

O'Carroll, P. W., Berman, A. L., Maris, R. W., Moscicki, E. K., Tanney, B. L. & Silverman, M. (1996). Beyond the Tower of Babel. *Suicide and Life-Threatening Behaviour, 26*, 237–252.

Oquendo, M., Brent, D. A., Birmaher, B., Greenhill, L., Kolko, D., Stanley, B., Zelazny, J., Burke, A. K., Firinciogullari, S., Ellis, S. P. & Mann, J. J. (2005). Posttraumatic stress disorder comorbid with major depression: Factors mediating the association with suicidal behaviour. *American Journal of Psychiatry, 162*, 560–566.

Patton, J. H., Stanford, M. S. & Barratt, E. S. (1995). Factor structure of the Barratt Impulsiveness Scale. *Journal of Clinical Psychology, 51*, 768–774.

Pöldinger, W. (1968). *Die Abschätzung der Suizidalität*. Bern: Huber.

Ringel, E. (1969). *Selbstmordverhütung*. Bern: Huber.

Rudd, D. (2003). Warning signs for suicide? *Suicide and Life-Threatening Behavior, 33*, 99–100.

Rudd, M. D., Berman, A. L., Joiner, T. E. Jr., Nock, M. K., Silverman, M. M., Mandrusiak, M., Van Orden, K. & Witte, T. (2006). Warning signs for suicide: Theory, research and clinical applications. *Suicide and Life-Threatening Behavior, 36*, 255–262.

Schaller, S. & Schmidtke, A. (1983). Verhaltensdiagnostik. In K. J. Groffmann & L. Michel (Hrsg.), *Enzykoplädie der Psychologie. Themenbereich B, Serie II, Bd. 4 Verhaltensdiagnostik* (S. 489–701). Göttingen: Hogrefe.

Schaller, S. & Schmidtke, A. (1988). Hoffnungslosigkeit, Dissimulation und Suizidintention. *Suizidprophylaxe, 15*, 191–202.

Schaller, S. & Schmidtke, A. (1990). Caratteristiche temperamentali in soggetti suicidari giovani ed adulti. In D. De Leo (Eds..), *Aspetti clinici del comportamento suicidario* (pp. 105–112). Padova: Liviana.

Schaller, S. & Schmidtke, A. (2000). Sogenannte chronische Suizidalität aus lerntheoretischer Sicht. *Krankenkhauspsychiatrie, 11 (2)*, 107–109.

Schaller, S. & Schmidtke, A. (2002). Kognitive Bedingungsfaktoren suizidalen Verhaltens. In T. Bronisch, P. Götze, A. Schmidtke & M. Wolfersdorf (Hrsg.), *Suizidalität. Ursachen, Warnsignale, therapeutische Ansätze* (S. 100–111). Stuttgart: Schattauer.

Schaller, S., Schmidtke, A., Torhorst, A., Wächtler, C. & Wedler, H. (1987). *Basisdokumentation suizidalen Verhaltens (Manual)*. Weinheim: Beltz.

Schiller, U. (1979). Suizid und Depression. Zum Verständnis suizidaler Handlungen im Rahmen depressiver Reaktionen. In M. Hautzinger & N. Hoffmann (Hrsg.), *Depression und Umwelt* (S. 201–223). Salzburg: Müller.

Schmidt, C. A., Fallon, A. E. & Coccaro, E. F. (2004). Assessment of behavioral and cognitive impulsivity: Development and validation of the Lifetime History of Impulsive Behaviors Interview. *Psychiatry Research, 126*, 107–121.

Schmidtke, A. (1988). *Verhaltenstheoretisches Modell suizidalen Verhaltens*. Regensburg: Roderer.

Schmidtke, A., Bille-Brahe, U., DeLeo, D. & Kerkhof, A. (2004). The WHO/EURO Multicentre Study on Suicidal Behaviour. History and aims of the study. In A. Schmidtke, U. Bille-Brahe, D. DeLeo & A. Kerkhof (Eds.), *Suicidal behaviour in Europe* (pp. 7–10). Göttingen: Hogrefe & Huber.

Schmidtke, A., Bille-Brahe, U., Kerkhof, A., De Leo, D., Platt, S., Sampaio-Faria, J., Henderson, J. & Pototzky, W. (1993). The WHO/EURO Multicentre Project on Parasuicide – State of the art. *Italian Journal of Suicidology, 3*, 83–95.

Schmidtke, A. & Schaller, S. (1992). Covariation of cognitive styles and mood factors during crises. In P. Crepet, G. Ferrari, S. Platt & M. Bellini (Eds.), *Suicidal behaviour in Europe – Recent research findings* (pp. 225–233). Rom: Libbey.

Schmidtke, A. & Schaller, S. (1992). Verhaltenstheoretisch orientierte Therapiestrategien bei selbstschädigendem und suizidalem Verhalten. In H. Wedler, M. Wolfersdorf & R. Welz (Hrsg.), *Therapie bei Suizidgefährdung* (S. 99–121). Regensburg: Roderer.

Schmidtke, A. & Schaller, S. (1993). Cognitive impulsivity and repeated suicidal behaviour. In K. Böhme, R. Freytag, C. Wächtler & H. Wedler (Eds.), *Suicidal behavior – The state of the art* (pp. 763–768). Regensburg: Roderer.

Schmidtke, A. & Schaller, S. (1994). Personality factors and suicidal behaviour. In M. Kelleher (Ed.), *Divergent perspectives on suicidal behaviour* (pp. 107–119). Cork: O'Leary.

Schmidtke, A. & Schaller, S. (1999). Suizidalität. In J. Margraf (Hrsg.), *Lehrbuch der Verhaltenstherapie, Bd. 2* (S. 137–148). Berlin: Springer.

Schmidtke, A. & Schaller, S. (2000). The role of mass media in suicide prevention. In K. Hawton & K. van Heeringen (Eds.), *International handbook of suicide and attempted suicide* (pp. 675–697). New York: Wiley.

Schmidtke, A. & Schaller, S. (2002). Verhaltenstheoretische Erklärungsmodelle. In T. Bronisch, P. Götze, A. Schmidtke & M. Wolfersdorf (Hrsg.), *Suizidalität. Ursachen, Warnsignale, therapeutische Ansätze* (S. 87–99). Stuttgart: Schattauer.

Schmidtke, A., Schaller, S., Flurschütz, E. & Meier, G. (1989). Field dependence and dichotomus thinking in patients who have attempted suicide: Traits or state variables? In N. Kreitman & S. Platt (Eds.), *Current research on suicide and parasuicide* (pp. 110–122). Edinburgh: Edinburgh University Press.

Schmidtke, A., Weinacker, B. & Löhr, C. (2004). Suicidal behaviour in Germany. In A. Schmidtke, U. Bille-Brahe, D. DeLeo & A. Kerkhof (Eds.), *Suicidal behaviour in Europe* (pp. 147–156). Göttingen: Hogrefe & Huber.

Statistisches Bundesamt (Hrsg.). (2008). *Gesundheitsbericht für Deutschland.*

Stork, J. (1972). *Fragebogentest zur Beurteilung der Suizidgefahr.* Salzburg: Müller.

Suominen, K., Henriksson, M., Suokas, J., Isometsa, E., Ostamo, A. & Lönnquist, J. (1996). Mental disorders and comorbidity in attempted suicide. *Acta Psychiatrica Scandinavica, 94*, 234.

Torres, A.R., Prince, M.J., Bebbington, P.E., Bhugra, D., Brugha, T.S., Farrell, M., Jenkins, R., Lewis, G., Meltzer, H. & Singleton, N. (2006). Obsessive-compulsive disorder: Prevalence, comorbidity, impact, and help-seeking in the British National Psychiatric Morbidity Survey of 2000. *American Journal of Psychiatry, 163*, 1978–1985.

Träskman-Bendz, L. & Mann, J.J. (2000). Biological aspects of suicidal behaviour. In K. Hawton & K. van Heeringen (Eds.), *International handbook of suicide and attempted suicide* (pp. 65–77). New York: Wiley.

Welz, R., Schmidtke, A. & Häfner, H. (1988). Lebensverändernde Ereignisse, wahrgenommener Streß und Suizidversuchsrisiko. *Suizidprophylaxe, 15*, 155–175.

Wingrove, J. & Bond, A.J. (1997). Impulsivity: a state as well as a trait variable. Does mood awareness explain low correlations between trait and behavioural measures of impulsivity? *Personality and Individual Differences, 22*, 333–339.

World Health Organisation [WHO] (1986). *Summary report, Working group on preventive practices in suicide and attempted suicide.* Copenhagen: WHO Regional Office for Europe.

Zheng, D., Macera, C.A., Croft, J.B., Giles, W.H., Davis, D. & Scott, W.K. (1997). Major depression and all-cause mortality among white adults in the United States. *Annals of Epidemiology, 7*, 213–218.

21 Ängste und Phobien

Andrea Ertle, Silvia Schneider und Jürgen Margraf

1 Einleitung
2 Phänomenologie, Epidemiologie und Komorbidität
3 Klassifikation der Ängste und Phobien
3.1 Klassifikatorische Diagnostik der Panikstörung und Agoraphobie
3.2 Klassifikatorische Diagnostik der Sozialen Phobie
3.3 Klassifikatorische Diagnostik der Spezifischen Phobie
3.4 Klassifikatorische Diagnostik der Generalisierten Angststörung
4 Modifikationsorientierte Diagnostik der Ängste und Phobien
4.1 Panikstörung und Agoraphobie
4.2 Soziale Phobie
4.3 Spezifische Phobie
4.4 Generalisierte Angststörung
5 Erhebungsmethoden
5.1 Klassifikation
5.2 Bausteine der Aufrechterhaltung
5.3 Weitere Einflussfaktoren
5.4 Therapieverlauf
6 Das diagnostische Vorgehen
6.1 Allgemeiner Eindruck und Beziehungsgestaltung
6.2 Klassifikatorische Diagnose und organische Differentialdiagnose
6.3 Problemanalyse
7 Zusammenfassung und Ausblick
Literatur

1 Einleitung

Angst ist eine der häufigsten Beschwerden, mit denen sich Patienten zur Therapie vorstellen. Sie kann in ihrem Ausmaß überwältigend sein und mit zahlreichen intensiven körperlichen Symptomen einhergehen. Angst ist aber auch ein sehr unspezifisches Gefühl, das im Kontext vieler psychischer Beschwerden auftritt (vgl. Wittchen & Vossen, 2000). So berichten von Angstgefühlen nicht nur Patienten mit der Diagnose einer Angststörung, sondern auch Patienten mit psychotischen, depressiven oder psychosomatischen Beschwerden sowie Essstörungen (Margraf, Heidmeier & Spoerkel, 1990). Zunächst ist Angst allerdings ein gesundes und wichtiges Gefühl, dem als Hinweis auf eine drohende Gefahr eine wichtige Überlebensfunktion zukommt. All dies macht deutlich, wie wichtig es ist, das Auftreten von Angst vor Therapiebeginn einer genauen Analyse zu unterziehen. Es bedarf einer Einordnung,

a) inwieweit die Angst in einem unangemessenen, übertriebenen oder irrationalen Ausmaß und
b) im Kontext welcher psychischen Störungen Angst auftritt; dabei muss auch

Tab. 1: 12-Monatsprävalenz und durchschnittliches Alter bei Beginn der Angststörungen bei Männern und Frauen (nach Wittchen & Jacobi, 2004)

Art der Angststörung	Häufigkeit in %		Alter in Jahren	
	Männer	Frauen	Männer	Frauen
Agoraphobie	1,0	3,1	27,5	26,0
Panikstörung	1,7	3,0	35,2	29,2
Spezifische Phobie	4,5	10,8	19,4	14,9
Soziale Phobie	1,3	2,7	19,4	22,7
Generalisierte Angststörung	1,0	2,1	39,3	33,6
Angststörung NNB	1,9	4,9	22,9	19,0
Irgendeine Angststörung	9,0	19,5		

innerhalb des Bereichs der Angststörungen geklärt werden, welche spezifische Form vorliegt.

Für die Therapieplanung müssen dann die einzelnen Bestimmungsstücke des Erklärungsmodells erhoben werden, aus dem das Behandlungsrational abgeleitet wird.
In diesem Kapitel werden diagnostisches Vorgehen und Erhebungsmöglichkeiten für die Störungsbilder *Panikstörung, Agoraphobie, Soziale Phobie, Spezifische Phobie* und *Generalisierte Angststörung* bei Erwachsenen beschrieben (vgl. McGlynn, Smitherman & Mulfinger, 2006). Bezüglich anderer Angststörungen, nämlich Zwangsstörung und Posttraumatischer Belastungsstörung, sowie der Diagnostik bei Kindern verweisen wir auf die entsprechenden Kapitel in diesem Buch.

2 Phänomenologie, Epidemiologie und Komorbidität

Angststörungen stellen neben Depressionen und Substanzabhängigkeiten die häufigste Form psychischer Störungen dar. Sie treten ungefähr doppelt so häufig bei Frauen wie bei Männern auf, und der Gipfel des Erstauftretens liegt im jungen Erwachsenenalter. **Tabelle 1** gibt einen Überblick über die 12-Monats-Prävalenzen und das durchschnittliche Alter bei Beginn der hier vorgestellten Angststörungen wie sie in der Gesundheitsberichterstattung des Bundes (vgl. Wittchen & Jacobi, 2004) berichtet werden. Dabei scheint die 12-Monats-Prävalenz gleichzeitig eine gute Schätzung der Lebenszeitprävalenz zu sein, da Angststörungen zumeist chronisch verlaufen (im Unterschied z. B. zu den episodisch verlaufenden Depressionen).
Die Emotion Angst manifestiert sich auf verschiedenen Reaktionsebenen (vgl. Drei-Komponenten-Modell; Lang, 1968). Im *kognitiven* Bereich äußert sich Angst durch Einengung der Wahrnehmung und des Denkens, indem der Fokus auf gefahrenrelevante Reize eingeschränkt wird. Das *Verhalten* ist durch Flucht und Vermeidung gekennzeichnet, was sich z. B. im Fortlaufen oder Erstarren äußert. *Physiologisch* ist Angst besonders durch eine Aktivierung des Sympathikus gekennzeichnet, was z. B. körperliche Symptome wie Herzrasen, Schwitzen, Beschleunigung des Atmens oder Zittern zur Folge hat.

Die Reaktionsebenen klaffen jedoch häufig auseinander, was als *Desynchronie* bezeichnet wird (Rachman & Hodgson, 1974; Hodgson & Rachman, 1974). Beispielsweise könnte eine Person mit erlernter Selbstkontrolle äußerlich ruhig wirken und gleichzeitig angeben, große Angst zu haben, d. h. trotz subjektiver Angst und physiologischer Erregung kein beobachtbares Verhalten (z. B. Flucht) zeigen. Dennoch kann keine der drei Ebenen einfach auf eine andere reduziert werden; vielmehr sollten im diagnostischen Prozess immer die Symptome aller drei Ebenen betrachtet und bei der Therapieplanung berücksichtigt werden.

Um eine Angststörung diagnostizieren zu können, dürfen nach den Klassifikationssystemen ICD (Dilling, Mombour & Schmidt, 1991) und DSM (American Psychiatric Association [APA], 2000) die jeweils typischen Symptome nicht durch eine organische Ursache, wie z. B. eine Schilddrüsenerkrankung, zu erklären sein, und das hervorgerufene Leid und die Verhaltenskonsequenzen müssen die normale Lebensführung und Funktionsfähigkeit der betroffenen Person deutlich beeinträchtigen.

Verschiedene Angststörungen können auch gemeinsam oder mit anderen psychischen Störungen auftreten. Zusammen mit der Tatsache, dass viele Betroffene ihre Empfindungen nicht als Anzeichen von Angst, sondern einer unerkannten körperlichen Krankheit ansehen, erschwert die hohe Komorbiditätsrate die korrekte Diagnose und Therapie der Angststörungen. Panikstörung und Agoraphobie bspw. gehen zu 50–65 % mit Depression, 15–30 % mit Sozialer Phobie, 10–20 % mit Spezifischer Phobie, 25 % mit Generalisierter Angststörung und häufig mit Medikamenten- und Alkoholmissbrauch einher (vgl. Angaben im DSM-IV-TR). Sowohl Depression als auch Medikamenten- und Alkoholmissbrauch sind dabei häufig Folgeerscheinungen der Angsterkrankungen (vgl. z. B. Wittchen & Jacobi, 2004).

Trotz einiger kritischer Stimmen, die eine klare Trennung der Angststörungen untereinander oder zu anderen Störungen, v. a. der Depression, in Frage stellen (vgl. Hallam, 1985; Helmchen & Linden, 1986; Stavrakaki & Vargo, 1986), gibt es eine Vielzahl von Hinweisen auf Unterschiede zwischen den einzelnen Störungen im Erscheinungsbild, den Entstehungs- und aufrechterhaltenden Bedingungen und der Therapie, so dass eine Unterscheidung grundsätzlich sinnvoll ist, wie im Folgenden in Anlehnung an das DSM-IV dargestellt ist.

Panikattacken treten im Kontext verschiedener Angststörungen auf. Für die Diagnose einer Panikstörung ist jedoch das Auftreten unerwarteter Panikattacken, zumindest zu Beginn der Störung, ein notwendiges Merkmal. Die meisten Panikpatienten erinnern sich sehr gut an ihren ersten unerwarteten Panikanfall, so dass dieses Kriterium leicht im Gespräch geprüft werden kann. Panikattacken im Kontext anderer psychischer Störungen sind dagegen stärker situationsgebunden.

Das agoraphobische *Vermeidungsverhalten* im Rahmen der Panikstörung mit Agoraphobie hängt mit der Angst vor Panikattacken zusammen, während das Vermeidungsverhalten bei den anderen hier beschriebenen Angststörungen mit Angst vor spezifischen Situationen oder Objekten zusammenhängt. Wenn sich das Vermeidungsverhalten eines Patienten auf soziale Situationen beschränkt, kann meist am Inhalt der Befürchtungen zwischen Panikstörung mit Agoraphobie (z. B. Angst vor Herzinfarkt) und Sozialer Phobie (Angst vor negativer Bewertung durch andere) unterschieden werden. Zudem berichten Sozialphobiker nicht von unerwarteten Angstanfällen in der Geschichte ihrer Störung. Auch wenn Angst vor Peinlichkeit ebenso bei einer Spezifischen Phobie oder der Generalisierten Angststörung auftreten kann, steht sie bei diesen Störungsbildern nicht im Vordergrund. Personen mit Spezifischer Phobie unterscheiden sich zudem von Personen mit den meisten anderen Angststörungen darin, dass sie außerhalb der phobischen Situation kaum generalisierte Erwartungsangst zeigen, es sei denn, eine Konfrontation mit dem gefürchteten Stimulus ist sehr wahrscheinlich.

3 Klassifikation der Ängste und Phobien

3.1 Klassifikatorische Diagnostik der Panikstörung und Agoraphobie *(DSM-IV-TR: 300.01, 300.21 und 300.22; ICD-10: F41.0, F40.00 und F40.01)*

Hauptkennzeichen der Panikstörung sind häufige Angst- bzw. Panikanfälle oder die dauerhafte Sorge vor solchen Anfällen. Panikanfälle sind plötzlich auftretende Zustände intensiver Furcht oder starken Unbehagens mit einer Vielzahl körperlicher und psychischer Symptome und dem Gefühl drohender Gefahr. Sie dauern im Durchschnitt 30 Minuten, können aber auch erheblich kürzer sein. Die wichtigsten Symptome sind Herzklopfen, -stolpern oder -rasen, Benommenheit bzw. Schwindel, Atemnot, Magen-Darmbeschwerden, Schwitzen, Zittern, Brustschmerzen und Beklemmungsgefühle sowie die Befürchtung zu sterben, die Kontrolle zu verlieren oder verrückt zu werden und Depersonalisation bzw. Derealisation. Viele Angstanfälle treten „spontan" bzw. unerwartet auf, d. h. sie entstehen ohne eine für den Patienten erkennbare Ursache und sind nicht regelmäßig an bestimmte Situationen (z. B. Autofahren, Kaufhäuser, Fahrstühle) gebunden.

In der Folge kommt es häufig zu Vermeidungsverhalten, die Patienten schränken ihren Lebensstil ein, sie gehen nicht mehr an Orte, wo sie Angstanfälle erlebt haben. Wenn zumindest ein Teil der Anfälle situativ ausgelöst wird und Vermeidungsverhalten besteht, liegt eine Agoraphobie vor. Üblicherweise werden Situationen vermieden, in denen es besonders unangenehm oder subjektiv gefährlich sein könnte, einen Angstanfall zu haben. (Wenn die Angstanfälle nur bei Konfrontation mit einem bestimmten Reiz ausgelöst werden, liegt eine spezifische Phobie, z. B. Hundephobie, vor.)

Fallbeispiel: „... und eine Todesangst, ich dachte, ich müsste sterben"

„Ich war mit einer Freundin unterwegs zum Einkaufen, also mit dem Auto unterwegs. Als wir in G. ankamen, wir waren gerade schön im Gespräch, wurde mir auf einmal ganz übel. Also vom Kopf aus in den Bauch, in die Beine, als ob ich jeden Moment ohnmächtig werde. Herzrasen, ich bin dann auf die Seite gefahren, geparkt. Und sag' zu meiner Freundin: Also, es geht absolut nicht weiter, mir wird schlecht. Ich muss sofort zum Arzt. Und Beklemmung in der Brust, Atemnot und eine Todesangst; ich dachte, ich würde sterben. Und wir waren abseits, also nicht direkt innen in der Innenstadt, das war ziemlich abseits. Nun wusste ich auch irgendwie, dass kein Arzt in der Nähe war. Also, das war mir irgendwie bewusst, obwohl ich meiner Freundin sagte, sie soll mal rumschauen, ob irgendwo ein Schild mit 'nem Arzt da war. Aber es war nicht ... Ich habe dann eine Weile gesessen, die Angst war also extrem stark. Und dann immer die Angst, in Ohnmacht zu fallen. Und dann hatte ich den Wunsch, möglichst schnell wegzukommen, nach Hause. Also, wenn ich's nicht zum Arzt schaffe, dann wenigstens nach Hause. Nach 'ner Weile dachte ich, ich versuch's wenigstens, nach Hause zu fahren. Wieder umgedreht, zurückgefahren, bin vielleicht 100, 200 m gefahren, das gleiche wieder. Mitten auf der Kreuzung ging das los. Da wusste ich allerdings, dass ich in der Nähe vom Bahnhof war und da ist die Bahnhofsmission. Sind wir dorthin gefahren, das Auto geparkt. Meine Freundin brachte mich dorthin, gleiche Symptome, wieder Todesangst. Dann kam noch dazu Zittern, und Eiseskälte. Und Weinen. Die Schwester hat dann Blutdruck gemessen und sie sagte: „Alles normal." Dann nach 'ner Weile war mir schon bewusst, dass das wirklich nichts körperliches, keine Krankheit war. Nur ich hatte wieder so den Wunsch ins Krankenhaus. Dann haben die einen Krankenwagen geholt, ich ins Krankenhaus. Da haben die natürlich das Blut untersucht. EKG gemacht und nun musste ich abwarten. Dann kam der Arzt zurück: EKG normal, Blut normal. Und inzwischen ging es mir auch wieder besser. Als ich schon im Krankenhaus drin war und der Arzt sich um mich bemühte, ging es mir schon etwas besser und, das muss ich dazu sagen, das war meistens so, nach jedem Krankenhausaufenthalt. Im Krankenwagen ging es mir nicht schnell genug und sobald ich dann dort ankomme und die sich gleich um mich bemühen, da geht es mir schon wieder besser. Wenn ich aber noch 'ne Weile liegen muss, dann steigert sich das wieder. Die Schmerzen und die Beklemmungen. Aber sobald ich merke, der Arzt ist da, dann geht's mir wieder besser." (aus Schneider & Margraf, 1998a)

3.2 Klassifikatorische Diagnostik der Sozialen Phobie

(DSM-IV-TR: 300.23; ICD 10: F40.1)

Unter Sozialer Phobie versteht man dauerhafte, unangemessene und intensive Furcht und Vermeidung von Situationen, in denen die Patienten mit anderen Menschen zu tun haben und dadurch deren möglicher Bewertung im weitesten Sinne ausgesetzt sind. Die Betroffenen befürchten zu versagen, sich lächerlich zu machen oder aufgrund ungeschickten Verhaltens gedemütigt zu werden. Soziale Phobien können sowohl eng umschrieben sein (z. B. Furcht vor öffentlichem Sprechen) als auch einen Großteil aller zwischenmenschlichen Aktivitäten einschließen. Typischerweise zeigen die Patienten starke Erwartungsangst, wenn die Konfrontation mit einer sozialen Situation bevorsteht.

Fallbeispiel: Angst in der PR-Agentur

Die promovierte Pädagogin meldete sich auf Anraten einer Kollegin zu einem Beratungsgespräch an. Seit einem halben Jahr arbeitete sie in einer Public-Relations-Firma als Beraterin. Zuvor hatte sie mit Hilfe eines Stipendiums promoviert. Ihr Studium und ihre Promotion hatte sie erfolgreich absolviert. Seit Beginn ihrer Arbeit litt sie zunehmend mehr unter starken Versagensängsten. Bei Gesprächen mit Kunden und bei Präsentationen bekam sie starkes Herzklopfen, Schwitzen, Hitzewallungen und Schwindel. Sie fühlte sich ganz unwirklich und hatte Angst, einen hochroten Kopf zu bekommen, plötzlich zu stammeln und die Kontrolle zu verlieren. Obwohl sie selbst wusste, dass ihre Arbeitsleistungen von ihren Kollegen geschätzt wurden, hatte sie immer wieder Angst zu versagen und sich zu blamieren. Zu Beginn der Therapie überlegte sie, ob sie nicht besser den neuen Job kündigen sollte. Früher hatte sie Referate und Diskussionen in den Seminaren so weit wie möglich vermieden. Während ihrer Promotionszeit war sie die meiste Zeit zu Hause und arbeitete alleine. Seit Beginn ihrer Arbeit wurde sie aber mit vielen Menschen konfrontiert und stand häufig im Mittelpunkt. Die Angst vor solchen Situationen war in den letzten Monaten immer stärker geworden, so dass sie selbst Einladungen von Kollegen nur noch selten und dann mit großer Angst annahm. (aus Schneider & Berghändler, 2005)

3.3 Klassifikatorische Diagnostik der Spezifischen Phobie *(DSM-IV-TR: 300.29; ICD 10: F40.2)*

Patienten mit der Diagnose einer Spezifischen Phobie zeigen dauerhafte, unangemessene und intensive Furcht vor oder Vermeidung von spezifischen Objekten oder Situationen. Ausgenommen sind Furcht vor plötzlichen Angstanfällen (siehe Paniksyndrom) und sozialen Situationen (siehe Soziale Phobie). Die häufigsten Phobien betreffen Tiere (z. B. Spinnen, Schlangen, Hunde), Höhe, enge Räume, Flugzeuge und den Anblick von Blut, Verletzungen oder Spritzen. In milder, nicht klinischer Ausprägung sind solche Ängste in der Bevölkerung weit verbreitet; bei Phobikern sind diese Ängste aber so stark, dass sie die normale Lebensführung beeinträchtigen und ausgeprägtes Leiden verursachen.

3.4 Klassifikatorische Diagnostik der Generalisierten Angststörung *(DSM-IV-TR: 300.02; ICD 10: F41.1)*

Mit Generalisierter Angststörung bezeichnet man dauerhafte, unrealistische oder übertriebene Ängste oder Sorgen. In der Regel drehen sich die Befürchtungen um verschiedene Lebensbereiche (z. B. Arbeit, Finanzen, Partnerschaft). Typische körperliche Symptome sind ständig erhöhte Erregung, Nervosität, Anspannung, Hypervigilanz oder vegetative Beschwerden. Die ständige Sorge bezieht sich jedoch nicht auf eine andere Achse I-Störung, wie z. B. Sorge vor einem Panikanfall oder sich in der Öffentlichkeit zu blamieren.

Fallbeispiel: „Hoffentlich komme ich nicht zu spät!"
Die 26-jährige Patientin kam angespannt und 30 Minuten zu früh zum ersten Gespräch in die psychotherapeutische Praxis. Sie sagte, sie hätte letzte Nacht ganz schlecht geschlafen, da sie Angst hatte, den Zug nach M. zu verpassen und dann möglicherweise zu spät zum Therapiegespräch zu kommen. Sie berichtete, seit zwei Jahren unter schlechtem Schlaf, Konzentrationsproblemen und einer anhaltenden inneren Unruhe zu leiden. Sie machte sich viele Sorgen, zurzeit jedoch v. a. über die Zukunft ihrer Krankengymnastik-Praxis. Ein Jahr zuvor waren von den Krankenkassen neue Abrechnungsbedingungen beschlossen worden. Seit diesem Zeitpunkt grübelte sie ständig, ob sich die Praxis weiterhin finanziell trage. Auf genaueres Nachfragen der Therapeutin konnte keine aktuelle finanzielle Bedrohung für die Praxis der Patientin festgestellt werden. Auch für die Sorge der Patientin, dass ihr Partner oder ihre Eltern erkranken könnten, gab es keinen aktuellen Anlass. Die Patientin litt sehr unter diesen Sorgen und unternahm viele Versuche, die Sorgen abzustellen, was ihr aber nicht gelang. Vor allen Dingen, wenn sie Ruhephasen hatte, etwa abends im Bett, ließen sie diese Sorgen nicht los. Ihr Hausarzt konnte ihr auch nicht weiter helfen und überwies sie zur Psychotherapie. (aus Schneider & Berghändler, 2005)

4 Modifikationsorientierte Diagnostik der Ängste und Phobien

In den folgenden Abschnitten werden die theoretischen Modelle knapp umrissen, aus denen die in der Diagnostik zu erhebenden und in der Therapie zu berücksichtigenden Faktoren abgeleitet werden. Für den Diagnostiker stellt die Kenntnis dieser Modelle eine wertvolle Heuristik dar, die neben der standardisierten Befunderhebung ein strukturierendes Hilfsmittel für die Informationserhebung sind. Im ersten Absatz werden Ansätze, die allgemein für die Entstehung und Aufrechterhaltung der Ängste Gültigkeit haben, erläutert; in den darauffolgenden Abschnitten werden die Modelle und die daraus abgeleitete Befunderhebung weiter störungsspezifisch differenziert.

Der einflussreichste lerntheoretische Erklärungsansatz zur Ätiologie der Phobien war lange Zeit die *Zwei-Faktoren-Theorie* von Mowrer (1960), die die Entstehung und Aufrechterhaltung der Angst mit den Faktoren der klassischen und der operanten Konditionierung erklärt. Mowrer nahm an, dass bei Phobien ursprünglich neutrale Reize aufgrund traumatischer Ereignisse mit einem zentralen motivationalen Angstzustand assoziiert werden (Angstentstehung: klassische Konditionierung) und die darauf folgende Vermeidung dieser Reize durch den Abbau des unangenehmen Angstzustandes verstärkt wird (Aufrechterhaltung: operante Konditionierung).

Obwohl diese Theorie im Einklang mit vielen tierexperimentellen Befunden steht, ist sie als Erklärung für klinische Phobien nicht ausreichend (Goldstein & Chambless, 1978). Patienten benennen nur äußerst selten traumatische Ereignisse, die im Sinne des ersten Faktors der Zwei-Faktoren-Theorie zur Befürchtung und Vermeidung der angstauslösenden Situation geführt hätten. Besonders wurde die Theorie um das Konzept der Angstsensitivität (Reiss & McNally, 1985) erweitert (vgl. auch Abschnitt 3.5), womit die Angst vor körperlichen oder kognitiven Begleiterscheinungen, d. h. Überzeugungen bezüglich negativer Konsequenzen der Angstsymptomatik, gemeint ist. Sie gilt als vermittelnde Variable für das Vermeidungsverhalten. Auch der Interaktion zwischen genetischen Faktoren, Informationsverarbeitungsprozessen, Modelllernen, Instruktionslernen sowie den Eigenschaften der Reize selbst wird heute eine größere Bedeutung beigemessen (Mineka, 1985; Mineka & Tomarken, 1988; Tomarken, Mineka & Cook, 1989). Diese Risikofaktoren können erhoben und in ein Modell zur *Entstehung* der Angstproblematik des Patienten integriert werden, was häufig im Interesse der Betroffenen liegt.

Von großer Bedeutung für die Ableitung konfrontativer Interventionsmethoden ist jedoch noch immer die ursprüngliche Zwei-Faktoren-Theorie, die mit dem *kognitiven Modell* zur Erklärung der Angststörungen und Phobien von Beck und Emery (1985) kombiniert wird. Der Grundgedanke des kognitiven Modells ist, dass unterschiedliche Emotionen ein Resultat unterschiedlicher Interpretationen desselben Ereignisses sind; es ist die Bedeutung des Ereignisses für die Person, die zu bestimmten Emotionen führt, nicht das Ereignis an sich. Die jeweilige Bewertung oder *Interpretation* des Ereignisses hängt vom Kontext ab, in dem das Ereignis auftritt, von der Stimmung, in der sich die Person gerade befindet, und von der Lerngeschichte (dem Erfahrungshintergrund) und den kognitiven Schemata der Person. Deshalb kann dasselbe Ereignis bei unterschiedlichen Personen oder sogar bei einer einzigen Person, je nach Situation und Stimmung, verschiedene Emotionen bewirken. Personen mit Angststörungen sind also nicht Opfer einer objektiven Gefahr, sondern vielmehr gefangen in einer bestimmten Sichtweise der Situation (vgl. Salkovskis, 1996). Stützt man sich auf dieses

Modell, müssen besonders die vermittelnden Kognitionen erfasst werden.
Im Rahmen der kognitiv-verhaltenstherapeutischen modifikationsorientierten Diagnostik der Ängste und Phobien wird also den angstauslösenden Reizen, dem Vermeidungsverhalten, den angstfördernden Kognitionen und der Angstsensitivität besondere Aufmerksamkeit geschenkt.

Bestandteile des Modells zur Aufrechterhaltung von Ängsten und Phobien

- Was sind die konkreten angstauslösenden Reize?
  - Situationen
  - Objekte
  - Gedanken
  - Gefühle
  - Physiologische Reaktionen
- Wie reagiert die Person auf die angstauslösenden Reize?
  - Körperlich: Schwitzen, erhöhter Herzschlag, Zittern etc.
  - Kognitiv: Bewertung der Reize als bedrohlich, Gedanken an Katastrophen (körperlich, sozial, Gefahr für andere etc.), gedankliche Vermeidung
  - Verhalten: Flucht, Maßnahmen zur Reduktion körperlicher Reaktionen, Ablenkung, Schreien, Weinen, hilfesuchendes Verhalten, Medikamenteneinnahme etc.
- Wie reagiert die Umwelt?
  - Unterstützung des Vermeidungsverhaltens
  - Übermäßige Zuwendung bei ängstlichem Verhalten
  - Empathie oder Kritik z. B. des Partners

Die angstauslösenden Momente, besonders die konkreten angstauslösenden Situationen, werden im Rahmen der Therapieplanung in eine Angsthierarchie gebracht, z. B. indem für jede einzelne Situation ihre Bedrohlichkeit auf einer Skala von 0 bis 100 eingeschätzt wird. Dabei ist es nützlich, den Wert vieler verschiedener leicht abgewandelter Situationen oder Aktivitäten zu erfragen (für einen Agoraphobiker z. B.: Autofahren auf der Landstraße, Autofahren auf der Autobahn, Autofahren im Stau, mit und ohne Begleitung, Autofahren bei heißem Wetter ohne Klimaanlage bei geschlossenem Fenster, Einkaufen zu verschiedenen Tageszeiten in verschiedenartigen Geschäften etc.; für einen Patienten mit spezifischer Phobie z. B.: mit einem angeleinten Hund und vertrauter Person in einem Raum sein, einen angeleinten Hund mit hellem Fell streicheln, einen kleinen Hund selbst an der Leine halten, Spaziergang in Begleitung ohne bei Begegnung mit einem Hund die Straßenseite zu wechseln etc.). Mithilfe von Angstkurven, wie in **Abbildung 1** dargestellt, und den in **Tabelle 5** aufgeführten standardisierten Fragebögen können alle modulierenden Faktoren im Detail erfragt werden.
Die vermeidenden Strategien des Patienten bestehen nicht immer und nicht ausschließlich in offenem Fluchtverhalten, sondern häufig werden auch sehr subtile, angstreduzierende Maßnahmen eingesetzt, die sich auf alle drei Ebenen der Angst beziehen können, wie z. B. mit einer Hand in der Tasche das Handy zu ertasten, das als Sicherheitssignal für einen Panikpatienten dienen kann, oder bei einem Sozialphobiker das feste Umklammern des Glases, um ein Zittern der Hand zu vermeiden. Diese subtileren Sicherheitsmaßnahmen erklären auch, warum manche Patienten, obwohl sie alle gefürchteten Situationen regelmäßig aufsuchen, d. h. kein offenes Vermeidungsverhalten zeigen, ihre Angst vor den Situationen nicht verlieren (Clark, 1999). Die **Tabellen 2 bis 4** geben Aufschluss über die für die verschiedenen Ängste typischen Situationen, Körperempfindungen, Kognitionen und angstreduzierenden Verhaltensweisen.

Zahlreiche Untersuchungen der experimentellen kognitiven Psychologie legen nahe, dass sich Personen mit Angststörungen in einigen Informationsverarbeitungsprozessen (z. B. Prozesse der Aufmerksamkeit, des Gedächtnisses, des Denkens) von Personen ohne eine psychische Störung oder Personen mit anderen psychischen Problemen unterscheiden (vgl. z. B. die Übersichten von Ehlers & Lüer, 1996; Harvey, Watkins, Mansell & Shafran, 2004; Becker & Rinck, 2000). Es scheint, dass Patienten mit Angststörungen dazu tendieren, angstbezogenen Informationen auf Kosten der Wahrnehmung anderer Informationen besondere *Aufmerksamkeit* zu widmen. Dies könnte im Sinne einer sich selbsterfüllenden Prophezeiung zur Aufrechterhaltung der Angst beitragen. Ebenso lassen sich Verzerrungstendenzen bei *Gedächtnis*prozessen vermuten, wobei die Befundlage nicht einheitlich ist. Angstpatienten scheinen sich bevorzugt an *bedrohliche* Reize zu erinnern, was v. a. in impliziten Tests gezeigt werden konnte. Gleichzeitig könnten bei der Aufrechterhaltung der Angst die Tendenz zur ungenauen Erinnerung konditionierter und unkonditionierter Angstauslöser ebenso eine Rolle spielen wie auch einige Aspekte des *Denkens*: Personen mit Angststörungen interpretieren uneindeutige Reize im Sinne ihrer Befürchtungen. Besonders mehrdeutige Situationen scheinen sie im Sinne einer Gefahr zu interpretieren, wobei unter „Situation" eine Fülle von Reizen verstanden wird (wie z. B. Körpersymptome, soziale Begebenheiten etc.). Einige Ergebnisse deuten auf einen negativen Attributionsstil und ein emotionales Schlussfolgern (englisch: „emotional reasoning"; z. B.: „Weil ich mich ängstlich fühle, muss hier Gefahr lauern", „Dass ich aufgeregt bin, beweist, dass andere mein Verhalten peinlich finden") bei Angstpatienten hin. Auch ist das Denken der Angstpatienten durch sich wiederholendes Denken (englisch: „recurrent thinking"; z. B. Sorgen und Grübeln), sich aufdrängende Gedanken (Intrusionen) und spezifische Metakognitionen gekennzeichnet.

4.1 Panikstörung und Agoraphobie

Panikanfälle „verbergen" sich häufig hinter einer rein körperlichen Präsentation, werden deshalb oft falsch diagnostiziert und behandelt. Die zentrale Annahme des kognitiv-verhaltenstherapeutischen Erklärungsmodells für *Panikanfälle* besagt, dass diese durch die positive Rückkopplung zwischen körperlichen Symptomen, deren Assoziation mit Gefahr und der daraus resultierenden Angstreaktion entstehen (Clark, 1986, 1988; Ehlers & Margraf, 1989; Margraf & Ehlers, 1989). Das heißt, neben der Erfassung der körperlichen Beschwerden stellt die Exploration der Interpretation der Symptome und der damit einhergehenden Befürchtungen die Kernarbeit der modifikationsorientierten Diagnostik der Panikstörung und Agoraphobie dar.
Die Panikreaktion wird als eine besonders intensive Form der Angst verstanden, die sich qualitativ nicht von anderen Angstreaktionen unterscheidet. Typischerweise beginnt ein Panikanfall mit einer physiologischen oder psychischen Veränderung (z. B. Herzklopfen oder Konzentrationsprobleme), die Folge sehr unterschiedlicher Ursachen (z. B. körperliche Anstrengung, Koffeineinnahme) sein kann. Die Veränderung wird von der Person wahrgenommen und mit Gefahr assoziiert. Es folgt eine Angst- bzw. Panikreaktion, die zu weiteren physiologischen, körperlichen und kognitiven Veränderungen führt. Diese Symptome werden wiederum wahrgenommen und erneut mit Gefahr assoziiert, so dass es im Sinne eines Teufelskreises zu einer weiteren Steigerung der Angst und Panik kommt (vgl. Margraf & Ehlers, 1989; Ehlers & Margraf, 1989). Bei der Exploration der

Tab. 2: Mögliche Komponenten individueller Problemanalysen bei Panikstörung und Agoraphobie

Beispiele für:			
Situationen	**Körperempfindungen**	**Kognitionen**	**angstreduzierende Maßnahmen**
• Enge Räume • Menschenmengen • körperliche Anstrengung • alleine zu Hause sein • öffentliche Verkehrsmittel • Autofahren (Stau)	• Herzklopfen oder -rasen • Atemnot • Schwindel • Schwitzen • Engegefühl oder Schmerzen in der Brust • Kribbeln in Armen oder Beinen	• „Ich werde sterben!" • „Ich werde verrückt!" • „Ich werde die Kontrolle verlieren!" • „Ich werde einen Schlaganfall erleiden!" • „Mein Herz wird das nicht aushalten!"	• Tabletten nehmen oder bei sich tragen • den Arzt aufsuchen • ein Handy dabei haben • nie alleine sein • Bonbon lutschen • trinken • luftige Kleidung tragen • angstauslösende Situationen gar nicht aufsuchen

einzelnen Komponenten dieses Teufelskreises muss der Diagnostiker beachten, dass jedes Element vom Patienten sowohl als auslösendes Moment als auch als Folge von Angst aufgefasst werden kann. In **Tabelle 2** sind typische Beispiele angeführt.

Bei der Schilderung von Panikanfällen scheinen die Patienten zu einer retrospektiven Verzerrung zu tendieren: Rückblickend wird meist von besonders schweren Anfällen (viele, intensive Symptome, langanhaltend) berichtet, während sofortige Befunderhebung mittels Tagebuch durch die Patienten selbst oder mittels tragbarer physiologischer Messinstrumente dramatische Schilderungen relativieren. Herzklopfen, Schwindel/Benommenheit und Atemnot sind die häufigsten wahrgenommenen Symptome. Ein Panikanfall dauert im Schnitt 30 Minuten. Die Herzfrequenz steigt dabei objektiv meist nur gering an. Auch hieran wird die zentrale Rolle der Bewertung der Symptome deutlich.

Mit dem Konzept der Angst vor der Angst bzw. *Angstsensitivität* (Reiss & McNally, 1985) wird der Zusammenhang zwischen Panikanfällen und Agoraphobien hergestellt: Die Neigung, körperliche Empfindungen als einen Hinweis auf Bedrohung oder Krankheit zu bewerten und folglich ängstlich zu reagieren, führt bei vielen Panikpatienten zu einer Vermeidung der angstauslösenden Situationen, d. h. zu agoraphobischem Verhalten. Dieses wird im Sinne des zweiten Faktors der Zwei-Faktoren-Theorie durch das Nachlassen des unangenehmen Gefühlszustandes positiv verstärkt. Die Vermeidung, das agoraphobische Verhalten, ist es, das zu den massiven Folgeproblemen wie sozialem Rückzug, Alkohol- und Medikamentenmissbrauch, Arbeitsunfähigkeit und Depression führt, die wiederum selbst eine Belastung darstellen. Sie müssen ebenso detailliert wie die Symptome der Störung an sich erhoben und in die Therapieplanung miteinbezogen werden.

Die Inhalte der Befürchtungen, die exploriert werden müssen, lassen sich zwei Kategorien zuordnen: Die meisten Patienten befürchten, dass die schlimmste Folge eines Panikanfalls entweder die ist, verrückt zu werden oder körperlich zusammenzubrechen und zu sterben. Die Gemeinsamkeit der Situationen, die Agoraphobiker meiden, ist, dass sie im Fall ausgeprägter Angst nur schwer zu verlassen ist oder keine Hilfe zur Verfügung steht. Die Gegenmaßnahmen bestehen also im Aufsuchen „sicherer“ Orte (frische Luft, Auto, Krankenhaus, Nähe zu Ausgängen etc.) oder darin, für die Anwesenheit „sicherer“ Personen (meist über die Problematik informierte Personen, z. B. der Partner) oder „sicherer“ Objekte (Glücksbringer, Tablettenschachtel etc.) zu sorgen.

Der Aufschaukelungsprozess eines Panikanfalls sollte nicht per Frontalunterricht erläutert werden, sondern durch *geleitetes Entdecken* anhand der detaillierten chronologischen Schilderung eines oder mehrerer konkreter Angstanfälle erfragt werden.

Fallbeispiel: Exploration des Aufschaukelungsprozesses

Therapeut:	„Womit hat Ihr letzter Angstanfall angefangen?“
Patient:	„Als erstes habe ich so eine Benommenheit im Kopf wahrgenommen, und dann fing auch schon sofort mein Herz an zu klopfen.“
Therapeut:	„Was haben Sie denn währenddessen gedacht?“
Patient:	„Ich dachte sofort, oh Gott, jetzt fängt es wieder an, und ich habe auch sofort gemerkt, wie sich mir die Kehle zuschnürte.“
Therapeut:	„Wie ging es dann weiter? Was haben Sie noch an Symptomen gespürt, was kam dazu?“
Patient:	„Also, mein Herz klopfte immer stärker, und dann fing wieder diese Beklemmung in der Brust an. Wenn die da ist, dann weiß ich, dass es wieder ganz schlimm wird.“
Therapeut:	„Was haben Sie denn dann gedacht, als es so schlimm war, was ging Ihnen da durch den Kopf?“
Patient:	„Ich dachte nur, bloß raus hier, sonst passiert was Furchtbares!“
Therapeut:	„Was hätte denn passieren können?“
Patient:	„Ich hatte Angst, dass ich umfallen würde, weil mein Herz das nicht mehr aushält. Ich hatte Angst, ich sterbe! Ich bin dann auch sofort aus dem Kaufhaus raus. Draußen ging es mir dann auch bald besser.“
Therapeut:	„Ich möchte das, was Sie beschrieben haben, noch einmal kurz zusammenfassen, um zu sehen, ob ich Sie auch richtig verstanden habe...“

(aus Schneider & Margraf, 1998a)

Eine Besonderheit der diagnostischen Situation bei Patienten mit Panik und Agoraphobie stellt die Tatsache dar, dass die agoraphobischen Ängste so stark ausgeprägt sein können, dass der Patient nicht in der Lage ist, die psychotherapeutische Einrichtung alleine oder überhaupt aufzusuchen, weshalb die diagnostischen Sitzungen (wie auch die ersten Therapiestunden zur Vermittlung des Konfrontationsrationals) evtl. an einem vom Patienten vorgegebenen sicheren Ort, meist seiner eigenen Wohnung, stattfinden müssen.

Fallbeispiel Agoraphobie: „...Zu Hause passiert mir nichts.“

Patient:	„Am schlimmsten war es mit den Ängsten, als ich überhaupt nicht mehr aus dem Haus ging.“
Therapeut:	„Wie lang war das nach dem ersten Angstanfall?“
Patient:	„Das weiß ich jetzt nicht mehr ganz genau. Es hat schon eine Weile ge-

	dauert. Aber das kam dann so kurz hintereinander, und ich habe dann festgestellt, wenn ich irgendwo war, hatte ich den Drang, nach Hause zu fahren, weil zu Hause fühle ich mich am sichersten, und als ich zu Hause ankam, haben wir dann immer den Notarzt geholt, kam drauf an, ob es am Wochenende war. Oder die erste Zeit bin ich mit meinem Mann zum Arzt gefahren. Dass der wieder EKG und alles andere kontrolliert hatte. Und es war ja auch jedes Mal überhaupt nichts. Noch nicht einmal Rhythmusstörungen, während ich da war, gar nichts. Und ich habe dann natürlich festgestellt, dass wenn ich zu Hause war mir nichts passierte. Also bin ich zu Hause geblieben und möglichst auch in meinem Zimmer. Da habe ich mich am wohlsten gefühlt. Geborgen.“
Therapeut:	„Wo waren Sie denn da, in welchem Zimmer?“
Patient:	„Wir hatten ein Gästezimmer, das war auch noch so eingerichtet als Nähzimmer, weil Nähen mein Hobby ist. Und es war ein Fernseher mit drin. Also es war alles drin. Eine Schlafcouch. Also, außer zum Essen musste ich das Zimmer nicht verlassen. Und im ersten Stock im Haus, also nicht im Parterre, so mittendrin.“
Therapeut:	„Warum haben Sie sich ausgerechnet mittendrin am wohlsten gefühlt?“
Patient:	„Na, das Zimmer war nicht so groß, das war eben mehr ein kleines Zimmer. In kleinen Zimmern fühle ich mich immer geborgener. Das war richtig klein und gemütlich. Und eben im Wohnzimmer und Esszimmer war alles so offen. Da fühle ich mich nicht so geborgen.“

(aus Schneider & Margraf, 1998a)

4.2 Soziale Phobie

Das kognitiv-verhaltenstherapeutische Erklärungsmodell für die Soziale Phobie geht davon aus, dass die Patienten soziale Situationen in einer für sie bedrohlichen Weise interpretieren, wobei die Bedrohung in der negativen Bewertung der eigenen Person durch andere besteht. Die Art der subjektiv bedrohlichen Situationen (z. B. Interaktionssituationen mit Fremden, Autoritätspersonen, Personen des anderen Geschlechts, Leistungssituationen, Selbstbehauptungssituationen etc.) kann individuell sehr variieren. Durch die negative Interpretation werden physiologische (wie Erröten, Zittern, Schwitzen) und kognitive Angstsymptome (wie Konzentrationsschwierigkeiten) bewirkt, deren Wahrnehmung weitere Angstreaktionen auslöst. Diesen Zusammenhang zu bemerken und zu modifizieren ist Teil der Therapie, für die eine genaue Diagnostik die Vorraussetzung ist. Bestimmte vermeidende Verhaltensweisen führen weiterhin unmittelbar zu den befürchteten Konsequenzen, wie z. B. dem bereits erwähnten verkrampften Festhalten eines Glases bei einem Sozialphobiker (vgl. Clark, 1997). Durch dieses vermeidende Verhalten wird außerdem, wie bei anderen Angststörungen, eine Überprüfung der eigentlichen Befürchtungen verhindert, was zu deren Aufrechterhaltung beiträgt. Auch diese Verhaltensweisen können von Patient zu Patient sehr variieren und sehr subtil und automatisiert sein, so dass neben der Fragebogendiagnostik in diesem Bereich besonders Verhaltensexperimenten eine wichtige Rolle zukommt. Eine stark erhöhte Selbstaufmerksamkeit (Buss, 1980) verstärkt diesen Teufelskreis zusätzlich.

Tab. 3: Mögliche Komponenten individueller Problemanalysen bei Sozialer Phobie

Beispiele für:			
Situationen	**Körperempfindungen**	**Kognitionen**	**angstreduzierende Maßnahmen**
• Einen Vortrag halten • einen Raum mit Leuten betreten • Essen in der Öffentlichkeit • unter Beobachtung unterschreiben • jemanden ansprechen • nach einer Auskunft fragen • Kontakt zu einer Person des anderen Geschlechts aufnehmen	• Schwitzen • Zittern • Erröten • Herzklopfen	• „Ich werde rot werden!" • „Ich werde stammeln!" • „Ich werde in Schweiß ausbrechen!" • „Ich werde die Kontrolle verlieren!" • „Ich werde mich blamieren!" • „Ich werde nichts zu sagen haben!" • „Man wird mich lächerlich finden!" • „Ich werde versagen!"	• Deodorant benutzen • vor einem Handschlag die Hände abwischen • mehrere Lagen Oberbekleidung anziehen • Blickkontakt vermeiden • Make-up benutzen • Stift oder Gabel o. ä. fest umklammern • Kontakt mit anderen Menschen vermeiden • unauffällig kleiden

Im Mittelpunkt des kognitiven Modells von Clark und Wells (1995; Clark, 1997) steht die kognitive Repräsentation des Selbst: Personen mit einer Sozialen Phobie konstruieren das eigene Selbstbild aus der, wie sie annehmen, negativen Perspektive der anderen. Die physiologischen und kognitiven Symptome wie auch die wahrgenommenen eigenen Sicherheitsverhaltensweisen dienen als vermeintliche empirische Grundlage für die Konstruktion dieses Bildes.

Eine gründliche Eingangsdiagnostik ist bei der Sozialen Phobie besonders wichtig, da die Patienten selbst ihre Probleme häufig bagatellisieren oder die Symptomatik von anderen Störungsbildern (wie z. B. Depression) überlagert sein kann. Dass mildere soziale Ängste bei vielen Störungsbildern vorkommen und auch in der Allgemeinbevölkerung recht verbreitet sind, darf den Therapeuten nicht daran hindern, jeglichen Hinweisen auf eine Soziale Phobie nachzugehen und das Vorliegen der Störung abzuklären (vgl. Stangier, Heidenreich & Peitz, 2003).

Die Aufrechterhaltung der sozialen Ängste wird im Erklärungsmodell durch ungünstige Gedanken, Aufmerksamkeit und Verhaltensweisen erklärt (vgl. **Tab. 3**), die vor Therapiebeginn erfasst werden müssen. Weiterhin muss vor Therapiebeginn sichergestellt werden, dass der Patient in der Lage ist, sich sozial kompetent zu verhalten. Dies ist bei den allermeisten sozialphobischen Patienten trotz ihrer Ängste und im Gegensatz zu ihren eigenen Annahmen der Fall. In den wenigen Ausnahmefällen muss allerdings ein Training der sozialen Kompetenzen (z. B. nach Hinsch & Pfingsten, 2002) konfrontativen Methoden vorangestellt werden, da hier mangelnde soziale Kompetenzen eine bedeutende Rolle im Entstehungs- und Aufrechterhaltungsprozess der Sozialen Phobie darstellen können.

4.3 Spezifische Phobie

Die auslösenden Reize für phobische Ängste zeigen eine charakteristische und über verschiedene Kulturen hinweg stabile Verteilung, die weder der Häufigkeit dieser Reize im täglichen Leben noch der Wahrscheinlichkeit unangenehmer (traumatischer) Erfahrungen entspricht. Äquipotenzialität im Sinne gleich wahrscheinlicher Angstauslösung ist also nicht gegeben, sondern bestimmte Reiz-Reaktions-Verbindungen scheinen leichter gelernt zu werden als andere, weil sie möglicherweise biologisch vorbereitet sind (Preparedness-Annahme; vgl. Marks, 1969; Seligman, 1971). Eine weitere wichtige Rolle bei der Entstehung von Phobien scheinen Modelllernen (Lernen am Vorbild) und Instruktionslernen (der Erwerb von Wissen durch direkte und indirekte Informationsvermittlung, z. B. durch Warnungen der Eltern) zu spielen. Vermeidung im Sinne des zweiten Faktors der Zwei-Faktoren-Theorie halten phobische Ängste aufrecht.

Eine besondere Unterform der Spezifischen Phobien stellt die Blut-, Verletzungs- und Spritzenphobie dar. Ein großer Teil der hiervon Betroffenen weist eine Geschichte von Ohnmachtsanfällen auf, die durch eine biphasische autonome Reaktion bedingt sind. Dabei steigen die Herzrate und der Blutdruck zunächst (wie bei anderen Ängsten und Phobien) an, fallen dann aber rapide ab. Um diese Ohnmacht zu verhindern, haben Öst und seine Arbeitsgruppe eine Behandlungsmethode (angewandte Anspannung oder englisch: „Applied Tension"; z. B. Öst & Sterner, 1987) entwickelt, die sich direkt auf diese physiologische Reaktion richtet und mit Konfrontation kombiniert wird. Um also entscheiden zu können, welche Therapieform angewandt werden soll, muss das Vorliegen einer Blut- bzw. Verletzungsphobie und die Geschichte der Ohnmachtsanfälle genauestens anhand von einzelnen Beispielen exploriert werden.

4.4 Generalisierte Angststörung

Entstehung und Aufrechterhaltung exzessiver Sorgen, die das Hauptcharakteristikum der Generalisierten Angststörung darstellen, werden im kognitiv-behavioralen Modell durch verschiedene Faktoren erklärt. Zunächst schreiben Personen mit Generalisierter Angststörung den Sorgen an sich eine positive Funktion zu. Sie sorgen sich, um sich auf mögliche schlimme Ereignisse „vorzubereiten", sich selbst vor Enttäuschungen oder geliebte Personen zu schützen etc. (Freeston, Rhéaume, Letarte, Dugas & Ladouceur, 1994). Man nimmt an, dass diese Überzeugungen durch das Nicht-Eintreten der gefürchteten Ereignisse negativ verstärkt werden. Nehmen die Sorgen jedoch subjektiv überhand, so setzt oftmals auch eine negative Bewertung der Sorgen ein (z. B. „Sorgen werden mich wahnsinnig machen"; „Es ist unnormal, sich zu sorgen"); diese Metasorgen (Wells, 1995) führen zu verschiedenen kontraproduktiven Verhaltensweisen, wie bspw. Gedankenunterdrückung, welche die Sorgen verstärken. Weiterhin dient das Sich-Sorgen der Vermeidung bedrohlicherer Kognitionen, was ebenfalls zu einer negativen Verstärkung der Sorgen führt (Borkovec & Lyonfields, 1993).

Für die Therapieplanung müssen neben dem Inhalt der primären Sorgen (z. B. „Ich werde zu spät kommen") sowohl die Einstellung des Patienten zu seinen Sorgen, d. h. die Funktion, die er ihnen zuschreibt (z. B. „Sorgen bereiten mich auf Probleme vor" oder „Sorgen machen mich unfähig, klar zu denken") als auch die kontraproduktiven Bewältigungsstrategien, wie Vermeidungsverhalten (z. B. kein Zeitungslesen), rückversicherndes Verhalten (z. B. Kontrolltelefonate) oder Gedankenunterdrückung, erfasst werden. Spontan berichten Patienten mit Generalisierter Angststörung häufig zunächst eher von ihren körperlichen Beschwerden (z. B. Anspannung, Nervosität, Schlafstörungen). Es ist die Aufgabe des Diagnostikers, durch gezieltes Nachfragen zugrundeliegende Sorgen, Ängste und ihre Auslöser zu explorieren (s.

Tab. 4: Mögliche Komponenten individueller Problemanalysen bei Generalisierter Angststörung

Beispiele für:			
Situationen	**Körperempfindungen**	**Kognitionen**	**angstreduzierende Maßnahmen**
• Nachrichten • Verkehrsfunk • Post • Termine • Telefonklingeln • Aufgaben	• Kurzatmigkeit • Zittern • Muskelspannung • Ermüdbarkeit • Schwitzen • Kopfschmerzen • Übelkeit • Herzklopfen • Reizbarkeit	*Sorgen:* • „Man wird mir kündigen!" • „Hält mein Immunsystem durch?" • „Wird das Geld reichen?" • „Was soll aus den Kindern werden?" *Positive Metasorgen:* • „Ich muss auf alles vorbereitet sein!" *Negative Metasorgen:* • „Die Sorgen werden mich wahnsinnig machen!"	• sich viele Gedanken machen • Ruhephasen vermeiden und sich ablenken • Telefon nicht beantworten oder leise stellen • Nachrichten vermeiden • Rechnungen nicht öffnen • Überpünktlichkeit

Tab. 4). Besonders die Auslöser (z. B. Telefonklingeln, Verkehrsfunk, Eintreffen eines Briefes) sind den Patienten nicht immer bewusst. Anhand dieser Informationen wird ein individuelles Störungsmodell erstellt, aus dem die therapeutischen Strategien (wie Sorgenkonfrontation, Realitätsprüfung, Abbau von Vermeidung und Rückversicherung etc.) abgeleitet werden (vgl. Becker & Margraf, 2002). Neben direkten Fragen des Diagnostikers hat sich besonders die angeleitete Selbstbeobachtung des Patienten im Alltag als nützlich erwiesen. Beispiele für Selbstbeobachtungsbögen im Rahmen der Generalisierten Angststörung (z. B. Sorgentagebuch oder Tagebuch zur Erfassung von Vermeidungsverhalten) finden sich bei Becker und Margraf (2007).

5 Erhebungsmethoden

Da sich die Emotion Angst auf mehreren Ebenen manifestiert, sollte auch die Diagnostik der Ängste und Phobien multimodal erfolgen. Neben der klassifikatorischen Diagnostik als Ausgangspunkt verlangt die Planung einer Therapie bei Ängsten und Phobien detaillierte Kenntnis über die individuellen Auslöser der Angst, über körperliche Symptome, Kognitionen und Metakognitionen sowie Vermeidungsstrategien. Checklisten, strukturierte und standardisierte Interviews sowie Fragebögen, Ratingskalen, Tagebücher und Angstkurven haben sich als effiziente und reliable Methoden erwiesen, um die notwendigen Informationen sorgfältig und zugleich mit möglichst geringem Aufwand zu erheben.

5.1 Klassifikation

Das *Diagnostische Interview bei Psychischen Störungen* (*DIPS* für DSM-IV-TR; Schneider & Margraf, 2006) oder das *Strukturierte Klinische Interview* (*SKID* für DSM-IV; Wittchen, Wunderlich, Gruschwitz & Zaudig, 1997) stellen *strukturierte Interviews* dar, die sich für die klassifikatorische Diagnostik gerade im Bereich der Angststörungen bewährt haben. Das *DIPS* z. B. beinhaltet neben kategorialer Diagnostik auch die Erhebung weiterer Informationen, die für die Therapieplanung relevant sind: Fragen zur Entstehung und dem Verlauf der Angstproblematik, zu situativen und kognitiven Einflussfaktoren sowie detaillierte Skalen zur Einschätzung des Schweregrads der einzelnen Symptome. Es werden Hierarchien phobischer Situationen und Listen angstmodulierender Faktoren erfragt, die für die Durchführung einer Reizkonfrontation in vivo notwendig sind.

5.2 Bausteine der Aufrechterhaltung

Fragebögen, Ratingskalen und Tagebücher sind wichtige Hilfsmittel, um individuelle Angsthierarchien und Vermeidungsstrategien sowie dysfunktionale Kognitionen des Patienten zu erfassen, die für die Therapieplanung benötigt werden. Vor der Anwendung der Fragebögen, Ratingskalen und Tagebücher sollten dem Patienten die Verfahren vorgestellt werden. Es sollte erklärt werden, dass sie sowohl zur Diagnosestellung als auch zur Planung der Therapie und zur Kontrolle des Therapieerfolgs eingesetzt werden. Der Therapeut muss dem Patienten weiterhin genau erklären, wann, wo und wie er Informationen in ein Tagebuch einträgt. Zur Verdeutlichung sollte, bevor das Tagebuch zum ersten Mal zu Hause eingesetzt wird, eine kurz zurückliegende Beispielsituation, in der das Problemverhalten auftrat, gemeinsam eingetragen werden. Nach der Auswertung der Inventare sollte dem Patienten Rückmeldung über die Befunde gegeben werden.

Das Marburger Angst-Tagebuch und das Marburger Aktivitäts-Tagebuch (Margraf & Schneider, 1989) sind bspw. für den Bereich der Panikstörung und der Phobien nützliche Hilfsmittel, um das Verhalten durch den Patienten selbst zeitnah in der natürlichen Umgebung erfassen zu lassen. Der Einsatz von Tagesprotokollen zur Erhebung angstauslösender Situationen und Vermeidungsverhalten im Rahmen der Sozialen Phobie hat sich bewährt; eine nachträgliche Einschätzung durch den Patienten führt dagegen zu Verzerrungen (Harvey, Watkins, Mansell & Shafran, 2004).

In **Tabelle 5** ist eine Auswahl ökonomischer, reliabler und valider Fragebögen und Ratingskalen für alle Angststörungen aufgelistet, die sich unserer Erfahrung nach in der therapeutischen Praxis bewährt haben. Wir beschränken uns bei unserem Überblick auf deutschsprachige, veröffentlichte Inventare. Für eine vollständige Auflistung und weiterführende Informationen zu den einzelnen Verfahren, wie etwa Angaben zu Gütekriterien, Faktorenstruktur und Konstruktumschreibung, verweisen wir auf das Kompendium von Hoyer und Margraf (2003).

Hilfreich ist es, den Patienten nicht nur mündlich über angstauslösende Situationen berichten, sondern *konkrete Angstverläufe* mitsamt den modulierenden Faktoren aufzeichnen zu lassen (vgl. **Abb. 1**). Auf der Ordinate wird die Höhe der Angst abgetragen, auf der Abszisse der Zeitverlauf. An allen Wendepunkten der Kurve oder Punkten, an denen sich die Steigung der Kurve ändert, wird der Patient dazu angehalten, die dafür auslösenden Momente zu nennen, die situativer, kognitiver, physiologischer Natur oder durch das Verhalten beeinflusst sein können. So wird der Patient gewissermaßen gezwungen, sich auf die Komponenten des funktionalen Bedingungsmodells – auf die Auslöser sowie auf die Manifestationen des unspezifischen Angstgefühls – zu konzentrieren, denn die abstrakte Angst, die im bloßen Gespräch oft den meisten Raum einnimmt, ist ja bereits in der Kurve erschöpfend dargestellt. In unserem Beispiel schildert eine Frau mit Panikstörung, welche situativen Aspekte, physiologischen

Tab. 5: Fragebögen und Ratingskalen zur Messung von Angst

Name des Verfahrens		Anzahl der Items; Konstruktumschreibung	Zeitlicher Aufwand (Minuten)
Angst allgemein			
ASI	Angst-Sensitivitäts-Index (Original: Reiss et al., 1986; deutsch: Ehlers, 1986)	16 Items; Angst vor körperlichen und kognitiven Begleiterscheinungen von Angstgefühlen	3– 5
BAI	Beck Angst-Inventar (Original: Beck & Steer, 1993; deutsch: Margraf & Ehlers, in Druck)	21 Items; Schwere klinisch relevanter Angstsymptome	5–10
Panik und Agoraphobie			
ACQ	Fragebogen zu angstbezogenen Kognitionen (Original: Chambless et al., 1984, 1985; deutsch: Ehlers & Margraf, 2001)	14 Items; Ausmaß angstbezogener Kognitionen (z. B. körperliche Krisen, Kontrollverlust, Vermeidung)	5
BSQ	Fragebogen zur Angst vor körperlichen Symptomen (Original: Chambless et al., 1984, 1985; deutsch: Ehlers & Margraf, 2001)	17 Items; Ausmaß der Angst vor der Angst und der Angst vor körperlichen Symptomen	5
MI	Mobilitätsinventar (Original: Chambless et al., 1984, 1985; deutsch: Ehlers & Margraf, 2001)	27 Items; Ausmaß agoraphobischen Vermeidungsverhaltens; Einschätzung mit vs. ohne Begleitung	5
PAS	Panik- und Agoraphobieskala Selbsteinschätzung (Original: Bandelow, 1995)	13 Items; Schweregrad Panikstörung mit oder ohne Agoraphobie	5–20
PAS	Panik- und Agoraphobieskala Fremdeinschätzung (Original: Bandelow, 1995)	13 Items; Schweregrad Panikstörung mit oder ohne Agoraphobie	5–10
Soziale Phobie			
U-Fragebogen	Unsicherheitsfragebogen (Original: Ullrich & Ullrich de Muynck, 1978)	65 Items; Erfassung sozialer Ängste und Fertigkeiten	15
SPAI	Soziale-Phobie-und-Angst-Inventar (Original: Turner et al., 1989; deutsch: Fydrich, in Druck)	22 Items; kognitive, somatische und behaviorale Aspekte der Angst in sozialen Situationen	10
SPS	Soziale-Phobie-Skala (Original: Mattick & Clarke, 1998; deutsch: Stangier et al., 1999)	20 Items; soziale Ängste in Leistungssituationen	5–10
SIAS	Soziale Interaktionsskala (Original: Mattick & Clarke, 1998; deutsch: Stangier et al., 1999)	20 Items; soziale Ängste in Interaktionssituationen	5–10
LSAL	Liebowitz-Soziale-Angst-Skala (Original: Liebowitz, 1987; deutsch: Stangier & Heidenreich, in Druck)	48 Einschätzungen; Fremdrating zur Erfassung klinischer Angst und Vermeidung in Leistungs- und Interaktionssituationen	20–30

Name des Verfahrens		Anzahl der Items; Konstruktumschreibung	Zeitlicher Aufwand (Minuten)
SANB	Skala „Angst vor negativer Bewertung" (Original: Watson & Friend, 1969; deutsch: Vormbrock & Neuser, 1983)	20 Items; kognitive Komponente sozialer Angst als Trait	10
SVSS	Skala „Vermeidung sozialer Situationen" (Original: Watson & Friend, 1969; deutsch: Vormbrock & Neuser, 1983)	20 Items; Vermeidungstendenzen	10
SPK	Fragebogen zu sozialphobischen Kognitionen (Original: Wells et al. 1993; deutsch: Stangier et al., 1996a; abgedruckt in: Stangier et. al., 2003)	22 Items; automatische Gedanken in sozialen Situationen	10
SPV	Fragebogen zu sozialphobischem Verhalten (Original: Clark, 1995a; deutsch: Stangier et al., 1996b; abgedruckt in: Stangier et.al., 2003)	27 Items; sozialphobische Sicherheitsverhaltensweisen (Selbstkontrolle, Maskierung, Vermeidung von Aufmerksamkeit, kognitive Vermeidung)	15
SPE	Fragebogen zu sozialphobischen Einstellungen (Original: Clark, 1995b; deutsch: Stangier et al., 1996c; abgedruckt in: Stangier et.al., 2003)	50 Items; für Sozialphobie typische dysfunktionale Annahmen (negatives Selbstbild, Erwatung sozialer Inadäquatheit, überhöhte soziale Leistungsstandards)	30
IAF	Interaktions-Angst-Fragebogen (Becker, 1997)	54 Items; situationsabhängige Ängste: vor physischer Verletzung, vor Auftritten, vor Normüberschreitung, vor Erkrankung und ärztlicher Behandlung, vor Selbstbehauptung, vor Abwertung und Überlegenheit	15
Spezifische Phobien			
FSS III	Fear Survey Schedule (Original: Wolpe & Lang, 1964; deutsch: Schulte, 1976)	72 Items; Angst vor tierischen, nicht-menschlichen Organismen; soziale Angst; Angst vor medizinisch-diagnostischen Maßnahmen	20
Generalisierte Angststörung			
WDQ	Worry Domains Questionnaire (Original: Tallis et al., 1992; deutsch: Stöber, 1995)	25 Items; Ausmaß allgemeiner Besorgnis	5–10
PSWQ	Penn State Worry Questionnaire (Original: Meyer et al., 1990; deutsch: Stöber, 1995)	16 Items; pathologische Besorgnis: chronisch, exzessiv und unkontrollierbar	5

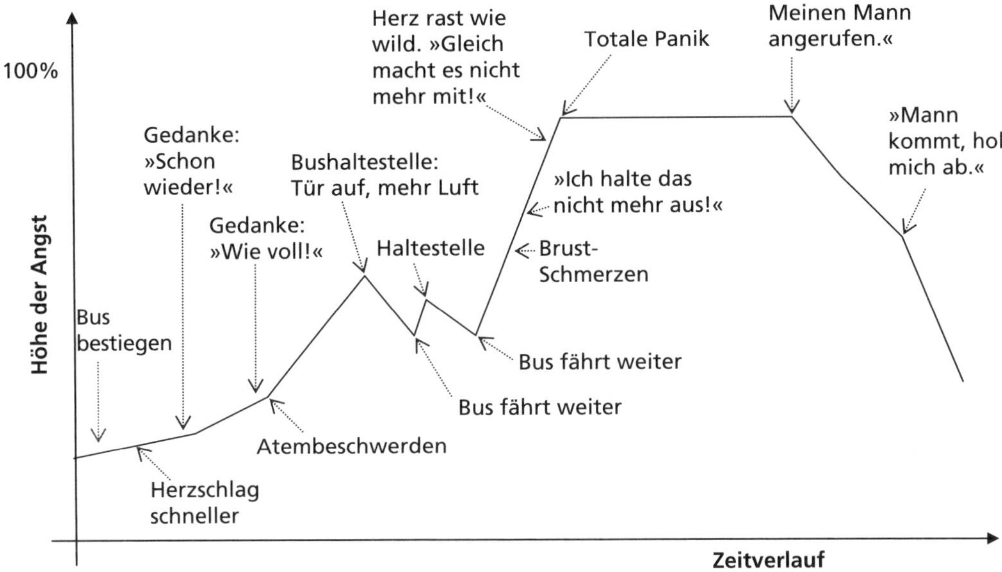

Abb. 1: Angstkurve am Beispiel eines Panikanfalls im Bus

Symptome, Gedanken und Verhaltensweisen während einer Busfahrt ihre Angst steigerten und welche Aspekte hingegen die Angst senkten. Die kurz- und langfristigen Folgen der Vermeidung können anhand einer solchen Kurve im weiteren Therapieverlauf gut verdeutlicht werden.
Um genauen Aufschluss über die Medikamente zu bekommen, welche die Patienten einnehmen, bietet es sich an, ihnen eine Liste der handelsüblichen Anxiolytika, Antidepressiva und Betarezeptorenblocker vorzulegen, da das passive Wiedererkennen leichter fällt als die aktive Aufzählung der eingenommenen Substanzen. Zusätzlich kann man die Patienten bitten, die Packungen aller Medikamente mitzubringen, die aktuell eingenommen werden.

5.3 Weitere Einflussfaktoren

Zusätzlich zur Erfassung der Angstsymptomatik mittels Fragebogen ist es für Therapieplanung und Evaluation von Nutzen, über weitere Stressoren sowie auch Ressourcen des Patienten Informationen zu erheben. Für Patienten in einer festen Partnerschaft ist es sinnvoll, die Zufriedenheit mit der Partnerschaft zu erfassen, da deren Qualität sowohl eine Rolle bei der Aufrechterhaltung der Ängste und Phobien spielen als auch unter der Problematik leiden kann. Dazu eignet sich der *Fragebogen zur Partnerschaftsdiagnostik (FPD)* von Hahlweg (1996). Ein *Fragebogen zur Sozialen Unterstützung (SOZU)* wurde von Sommer und Fydrich (1989, 1991) entwickelt und einer zur *Lebenszufriedenheit* liegt von Henrich und Herschbach (1995) vor.

5.4 Therapieverlauf

Für die Therapieplanung ist es sinnvoll, eine sogenannte *Zielerreichungsskalierung* (Kiresuk & Sherman, 1968) vorzunehmen.

Dabei werden zusammen mit dem Patienten ganz konkrete Behandlungsziele festgelegt. Für jedes Behandlungsziel wird der zu erreichende Endzustand genau beschrieben. Hierdurch wird die Zielsetzung und Aufgabenstellung des therapeutischen Prozesses konkretisiert. Die dafür notwendige Operationalisierung kann gerade bei einem Patienten mit zunächst wenig strukturierten Problemen von Nutzen sein. Am Ende der Therapie können Patient und Therapeut unabhängig voneinander das Ausmaß der Zielerreichung einschätzen. Das von uns verwendete Formblatt für die Zielerreichungsskalierung ist bei Schneider und Margraf (1998b) zu finden. Weiterhin ist es nützlich, sich einen Eindruck vom Ausmaß der Belastung bzw. Einschränkung durch die Ängste des Patienten zu verschaffen. Da dies über verschiedene Lebensbereiche hinweg stark variieren kann, sollten diese Bereiche getrennt betrachtet werden. Getrennte Ratings für die Einschätzung z. B. in den Bereichen Arbeit oder Ausbildung, Freizeit bzw. Sozialleben sowie Familienleben und häusliche Pflichten können zu Beginn und Ende der Therapie auf einer Ratingskala vorgenommen und verglichen werden. Zur direkten Erfassung des Therapieerfolgs hat sich auch dessen allgemeine Beurteilung durch den Patienten und den Therapeuten bewährt. Patient und Therapeut werden dabei gebeten, auf einer mehrstufigen Skala anzugeben, wie stark sich der Zustand des Patienten im Vergleich zum Therapiebeginn verbessert bzw. verschlechtert hat.

6 Das diagnostische Vorgehen

Sowohl die klassifikatorische als auch die dimensionale Diagnostik müssen in einen größeren diagnostischen Kontext eingebettet werden, der auch den Beziehungsaufbau und die somatische Differentialdiagnostik enthält. Die diagnostische Phase lässt sich in folgende Schritte einteilen, die sich im klinischen Alltag häufig überschneiden: allgemeiner Eindruck und Beziehungsgestaltung, klassifikatorische Diagnostik und organische Differentialdiagnostik, Problemanalyse. Aus den so gewonnenen Informationen lassen sich konkrete störungsspezifische Behandlungskonzepte ableiten.

6.1 Allgemeiner Eindruck und Beziehungsgestaltung

Im ersten Schritt geht es darum, einen allgemeinen Eindruck vom Patienten und seinen Beschwerden zu gewinnen sowie eine tragfähige Beziehung aufzubauen, welche die Basis für das weitere Vorgehen darstellt. Wichtig ist eine ruhige und selbstverständliche, nicht abwertende, sondern entpathologisierende Gesprächsführung. Den Fragen des Diagnostikers sollte möglichst eine Einleitung vorangehen, die es dem Patienten erleichtert, über seine Ängste zu sprechen. In **Tabelle 6** sind Beispiele für einleitende Fragen zur Diagnostik der Angststörungen angegeben, wie sie auch in den meisten strukturierten diagnostischen Interviewleitfäden zu finden sind.

Äußerungen des Therapeuten, die zeigen, dass bestimmte Ängste bekannt und gar nicht selten oder dass bestimmte Folgeerscheinungen gut nachvollziehbar sind und häufig vorkommen, ermöglichen es dem Betroffenen, sich weiter zu öffnen. Wenn einem Agoraphobiker bspw. das Autofahren besonders schwer fällt, liegt es nahe, dass das Mitfahren auf der Rückbank eines zweitürigen Wagens noch problematischer sein wird als in einem viertürigen Auto. Wenn der Therapeut dies vorwegnimmt, wird sich der Patient verstanden fühlen und Vertrauen zum Therapeuten aufbauen können. Ebenso trägt die Vorwegnahme emo-

Tab. 6: Beispielfragen zur Diagnostik von Angststörungen (entnommen aus: Expertenkreis zur Erarbeitung eines Stufenplans zur Diagnose und Therapie von Angsterkrankungen in Zusammenarbeit mit der DEGAM, 1994)

Einleitung
„Viele Menschen haben in den verschiedensten Situationen auch einmal Ängste. Können Sie mir sagen, ob Ihnen die folgenden Situationen oder Dinge Angst machen oder bei Ihnen den Wunsch auslösen, sie möglichst zu vermeiden?"

Panikstörung
„Leiden Sie manchmal unter plötzlichen und unerwarteten Angstanfällen, ohne dass eine tatsächliche Bedrohung vorliegt?"

Agoraphobie
„Gibt es bestimmte Situationen und Orte, wie z. B. Kaufhäuser, Autofahren, Menschenmengen, Fahrstühle oder geschlossene Räume, die Ihnen Angst machen oder die Sie möglichst vermeiden?"

Soziale Phobie
„Fürchten oder vermeiden Sie bestimmte Situationen, in denen Sie von anderen Menschen beobachtet oder bewertet werden könnten, wie z. B. öffentliches Sprechen, Zusammenkünfte, Partys oder Gespräche?"

Spezifische Phobie
„Fürchten oder vermeiden Sie bestimmte Dinge oder Aktivitäten, wie z. B. Tiere, Höhen, Flugreisen oder den Anblick von Blut oder Verletzungen?"

Generalisierte Angststörung
„Leiden Sie häufiger unter übermäßig starken Sorgen, die Sie nicht kontrollieren können, z. B. um familiäre, berufliche oder finanzielle Angelegenheiten?"

tionaler Konsequenzen zu einer verständnisvollen Beziehung bei: wenn z. B. der Therapeut auf die Schilderungen eines Agoraphobikers, der kaum mehr die eigene Wohnung verlassen kann, mit einer Äußerung, wie „Sie müssen sich oft sehr einsam fühlen!" reagiert (vgl. Fiegenbaum, Freitag & Frank, 1992).

Auch die Anwendung der Prinzipien der *Motivierenden Gesprächsführung* (Miller & Rollnick, 1999, 2004) hat sich für Diagnostik und Therapie der Ängste und Phobien bewährt (z. B. Burke, Arkowitz & Menchola, 2003; Westra, 2004). Miller und Rollnick gehen davon aus, dass ein konfrontativer Therapiestil den Widerstand des Patienten eher erhöht, während ein unterstützender Stil den Widerstand vermindert. Widerstand wird also nicht als Merkmal des Patienten verstanden, sondern als Charakteristikum der therapeutischen Beziehung.

Da die kognitive Verhaltenstherapie dem Patienten mit einer Angststörung viel abverlangt, ist es umso wichtiger, dass Therapeut und Patient gemeinsam an einem Strang ziehen. Dabei ist es die Aufgabe des Therapeuten, sensibel für die motivationale Lage des Patienten zu sein und sich auf sie einzulassen, um eine Überforderung des Patienten zu verhindern. Eine Frage, die den Therapeuten durch die gesamte Therapie leiten sollte, ist nicht „Warum ist diese Person nicht motiviert?", sondern „Wozu ist diese Person motiviert?" (Miller & Rollnick, 2004, S. 38). Aus der Perspektive der motivierenden Gesprächsführung werden Patienten grundsätzlich nicht als unmotiviert, sondern als ambivalent betrachtet. Angstpatienten befinden sich häufig in einem Annäherungs-Vermeidungskonflikt. Die Herausforderung für den Therapeuten besteht darin, die *Ambivalenz* zunächst zu klären und damit zu verstärken, um eine

Erhöhung der intrinsischen Motivation beim Patienten zu bewirken. Erst im nächsten Schritt kann die Ambivalenz dann aufgelöst werden, indem der Therapeut dem Patienten auf seine Entscheidung hin hilft, sich in Richtung Veränderung zu bewegen.
Einen ähnlichen Umgang mit der Ambivalenz schlägt Fiegenbaum (z. B. Fiegenbaum & Tuschen, 2000) mit seinem Prinzip der Systemimmanenz vor. Hiermit ist gemeint, dass der Therapeut und Diagnostiker sich das subjektive kognitive und emotionale System des Patienten vergegenwärtigen muss, also die Einstellungen, Bedenken, Schlussfolgerungen und Gefühle des Patienten explorieren muss, um das abgeleitete Erklärungsmodell und die Therapieplanung und -durchführung mit der Person des Patienten vereinbar formulieren zu können.
Diese Art der Beziehungsgestaltung steht nicht im Widerspruch zum Konfrotationsrational, das bei allen Ängsten und Phobien in der Therapie eingesetzt wird; Ziel ist trotz der kooperativen Haltung eine selbständige Bewältigung angstbesetzter Situationen durch den Patienten ohne therapeutische Hilfe. Die Folgen von Sicherheitsverhaltensweisen (z. B. in Form der Anwesenheit des Therapeuten als Sicherheit gebende Person) werden dem Patienten in der Vorbereitungsphase der Therapie klar vor Augen geführt, die Entscheidung für oder gegen das Konfrontationsrational liegt aber in der Hand des Patienten.

6.2 Klassifikatorische Diagnose und organische Differentialdiagnose

Nicht zuletzt empfinden es die Patienten mit Ängsten und Phobien selbst als Erleichterung, „diagnostiziert“ zu werden. Die Diagnostik der Angststörungen, v. a. der Panikstörung, aber auch der Generalisierten Angststörung, wird häufig als Ausschlussdiagnostik betrieben, und so sind die Patienten, wenn sie zum Psychologen kommen, meist schon vielen somatischen Untersuchungen unterzogen worden, an deren Ende typischerweise die Mitteilung stand, dass ihnen nichts fehle. Die Diskrepanz zwischen dieser Mitteilung und den subjektiv dramatisch empfundenen Symptomen wird als belastend erlebt und lässt die Patienten oft an sich und den Diagnostikern zweifeln. Viele Patienten sind deshalb entlastet, wenn sie erfahren, dass ihre Probleme einen Namen haben. Die Diagnose zeigt den Patienten, dass sie nicht „nichts“ haben, sondern dass sie ihr Problem mit anderen Menschen teilen und nun an einem Ort sind, an dem man dieses Problem kennt und damit umzugehen weiß.
Vor Therapiebeginn muss das Vorliegen einer Reihe organischer Syndrome ausgeschlossen werden, die mit psychischen Beschwerden verbunden sein können. Auch wenn es eine seltene Ausnahme darstellt, dass Angstpatienten, die bei Verhaltenstherapeuten vorstellig werden, tatsächlich organische Befunde aufweisen, die ihre psychischen Beschwerden erklären können, sollte als Routine eine somatische Differentialdiagnostik von einem Arzt durchgeführt werden, da andernfalls das Übersehen behandlungswürdiger und vielleicht sogar lebensbedrohender Krankheiten riskiert würde.

6.3 Problemanalyse

Bartling und Echelmeyer (1996; s. auch Bartling, Echelmeyer, Engberding & Krause, 1992) schlagen eine Gliederung der Therapieplanung in ein fünfstufiges Problemlöseschema vor. In der Phase 1 geht es um die Problemstellung, d. h. alle vorliegenden Problembereiche des Patienten (z. B. komorbide vorliegende Störungen, Probleme auf anderen Achsen des DSM etc.) sollen identifiziert und voneinander abgegrenzt und in Beziehung gesetzt werden. Beispielsweise kann es hier darum gehen zu klären, ob ein vorliegender Alkoholmissbrauch einen fehlgeschlagenen Bewältigungsversuch bezüglich der Angststörung darstellt oder bereits vor Entstehen der Angststörung vorlag und als mit auslösender Faktor der Angststörung zu betrachten ist; Beziehungsprobleme, finanzielle Probleme, Probleme am Arbeitsplatz usw. sollten auf ihre Bedeutung in der Interaktion mit der Angst hin analysiert werden. Die verschiedenen Teilbereiche werden dann in eine Bearbeitungsreihenfolge gebracht. Aus Sicht der Patienten stellt die Angststörung bei Vorliegen mehrerer Problembereiche meist das vordringliche Problem dar, und hierauf muss, um die Motivation des Patienten nicht aufs Spiel zu setzen, Rücksicht genommen werden. In unserem Beispiel hieße das, eine Reduktion des Alkoholkonsums eng an die Therapie der Angstsymptomatik zu knüpfen, z. B. in das Konfrontationsrational einzubauen (Alkoholgebrauch als Vermeidungsstrategie).

Die Phase 2 umfasst die eigentliche Problemanalyse. Hier geht es darum, sowohl die aktuellen als auch die überdauernden verhaltenssteuernden Bedingungen in ein Modell zu bringen, das die Entstehung und Aufrechterhaltung der Problematik erklärt. Die Bestimmungsstücke des Modells sind die Merkmale der Situation (in der die Angst auftritt), die Erwartungen des Patienten, die Bedingungen des Organismus, das Verhalten des Patienten sowie die resultierenden Konsequenzen. Die *Situation* muss hinsichtlich aller für den Patienten wichtigen Merkmale beschrieben werden. Für die Patientin in **Abbildung 1** könnte das z. B. bedeuten zu erwähnen, dass der Bus recht voll ist, das Wetter eher schwül und warm, sie warm gekleidet ist, die Fenster im Bus geschlossen sind, ihr Mann nicht anwesend ist, was sie alles als bedrohlich empfindet. Ihre *Erwartungen* könnten bspw. darin bestehen, „normal" auftreten zu müssen und sich körperlich nicht zuviel zumuten zu dürfen. Kennzeichnend für die *Organismus*variable könnte sein, dass sie in der Nacht zu wenig geschlafen hat, erschöpft von der Arbeit ist oder zu hohem Blutdruck neigt. Ihr *Verhalten* ließe sich auf mehreren Ebenen beschreiben; emotional durch Angst, physiologisch durch erhöhten Herzschlag, Atembeschwerden und Brustschmerzen, motorisch durch unruhiges Aufstehen vom Sitzplatz und Verlassen des Busses und kognitiv durch Gedanken wie „Mein Herz wird das nicht aushalten", „Im Bus sind zu viele Personen für so wenig Luft" etc. Die *Konsequenzen* sind, dass die Patientin nach Verlassen des Busses kurzfristig Erleichterung verspürt, sich aber langfristig fortschreitend abwertet, da sie wieder einmal eine Situation nicht erwartungsgemäß durchgestanden hat, ihre Selbstwirksamkeitserwartung also langfristig sinkt und ihre Angst vor solchen Situationen weiter steigt.

Die Erstellung der Problemanalyse kann nur zum Teil vor Therapiebeginn gelöst werden. Zusätzliche wichtige Informationen, etwa zu verschiedenen situativen Auslösern der Ängste oder automatisierten Reaktionen und Sicherheitsstrategien des Patienten, ergeben sich meist noch im Verlauf der ersten Konfrontationsübungen.

In der dritten Phase, der Zielanalyse, sollen die bis hierhin implizit eingeschlossenen Ziele des Patienten aber auch des Therapeuten oder anderen Beteiligten unter Berücksichtigung der Veränderungsmotivation des Patienten ausdrücklich formuliert werden. Ziel unserer Beispielpatientin könnte es sein, ohne Hilfe und Angst ihren Alltag zu meistern. Konkret könnte das bedeuten, alleine Einkäufe zu erledigen, ohne weitere Hilfsmittel (wie Handy, Tabletten, Begleitpersonen) mit öffentlichen Verkehrsmitteln zu fahren etc.

In der Phase 4 geht es schließlich um die Erstellung eines konkreten Behandlungsplanes und Durchführung der Therapie, deren Ergebnisse in Phase 5 abschließend erprobt und bewertet werden sollen.

7 Zusammenfassung und Ausblick

Angststörungen gehören zu den häufigsten psychischen Störungen und nehmen ohne Behandlung einen chronischen Verlauf. Störungsspezifische kognitiv-verhaltenstherapeutische Behandlungsprogramme haben sich als langfristig erfolgreich erwiesen und setzen eine reliable und valide Diagnostik voraus. Eine ruhige, entpathologisierende Gesprächsführung ermöglicht es dem Patienten, sich zu öffnen. Die Kombination von kategorialer und dimensionaler Informationserhebung liefert die nötigen Informationen für die Therapieplanung und -evaluation. Hierfür liegt eine breite Palette an größtenteils psychometrisch gut evaluierten, reliablen und validen Diagnoseinstrumenten vor, die in dem vorliegenden Kapitel zusammengefasst wurden. Aber auch das explorierende Gespräch, in dem die auslösenden und aufrechterhaltenden Bedingungen von Angststörungen und Phobien erfasst werden, ist für die individuelle modifikationsorientierte Diagnostik unerlässlich. Dieses Gespräch sollte sich dabei immer an den im Kapitel dargestellten störungsspezifischen Erklärungsmodellen orientieren.

Eine große Herausforderung für die modifikationsorientierte Diagnostik stellt sicherlich der Umgang mit komorbiden Störungsbildern dar. Eine sorgfältige Diagnostik sollte es dem Therapeuten nach Abschluss der diagnostischen Phase ermöglichen, eine klare Handlungsanweisung für die Durchführung der Therapie zu erhalten. Hierzu fehlt es bislang jedoch an geeigneten Instrumenten.

Weiterhin würde die Bereitstellung standardisierter Verfahren zur Erhebung physiologischer Daten im Therapieverlauf, besonders der Herzrate und der elektrodermalen Reaktion, die Therapieplanung, Verlaufs- und Erfolgsdiagnostik bei Angststörungen sinnvoll erweitern. Schließlich ist es wünschenswert, die Verknüpfung des dimensionalen und kategorialen Ansatzes schon in den Klassifikationssystemen zum Ausdruck zu bringen. Die fünfte Auflage des Diagnostischen und Statischen Manuals Psychischer Störungen (DSM) wird diesem Aspekt wahrscheinlich Rechnung tragen.

Literatur

American Psychiatric Association [APA] (2000). *Diagnostic and statistical manual of mental disorders, fourth edition, text revision (DSM-IV-TR).* Washington: American Psychiatric Association.

Bandelow, B. (1995). Assessing the efficacy of treatments for panic disorder and agoraphobia. II. The panic and agoraphobia scale. *International Clinical Psychopharmacology, 10,* 73–81.

Barlow, D. H. (1991). The nature of anxiety. Anxiety, depression, and emotional disorders. In R. M. Rapee & D. H. Barlow (Hrsg.), *Chronic anxiety: Generalized anxiety, disorder, and mixed anxiety-depression.* New York: Guilford.

Bartling, G. & Echelmeyer, L. (1996). Von der Klassik zur Moderne: Problemanalyse nach dem „Münster-Leitfaden". In H. S. Reinecker & D. Schmelzer (Hrsg.), *Verhaltenstherapie, Selbstregulation, Selbstmanagement.* Göttingen: Hogrefe.

Bartling, G., Echelmeyer, L., Engberding, M. & Krause, R. (1992). *Problemanalyse im therapeutischen Prozess. Leitfaden für die Praxis.* Stuttgart: Kohlhammer.

Beck, A. T. & Emery, B. (1985). *Anxiety disorders and phobias: A cognitive perspective.* New York: Basic Books.

Beck, A. T., Rush, A. J., Shaw, B. F. & Emery, B. (1979). *Cognitive Therapy of depression.* New York: Guilford.

Beck, A. T. & Steer, R. A. (1993). *Beck Anxiety Inventory Manual.* San Antonio: The Psychological Corporation Harcourt Brace Jovanovich.

Beck, J. S. (1999). *Praxis der kognitiven Therapie.* Weinheim: Psychologische Verlags Union.

Becker, E. S. & Margraf, J. (2007). *Generalisierte Angststörung. Ein Therapieprogramm.* Weinheim: Beltz.

Becker, E. S. & Rinck, M. (2000). Aufmerksamkeit und Gedächtnis bei Angst und Depression. *Psychologische Rundschau, 51*, 67–74.

Becker, P. (1997). *Interaktions-Angst-Fragebogen.* Göttingen: Beltz.

Bibb, J. & Chambless, D. L. (1986). Alcohol use and abuse among diagnosed agoraphobics. *Behaviour Research and Therapy, 24*, 49–58.

Borkovec, T. D. & Lyonfields, J. D. (1993). Worry: Thought supression of emotional processing. In H. W. Krohne (Hrsg.), *Attention and avoidance: Strategies in coping with aversiveness.* Göttingen: Hogrefe.

Burke, B. L., Arkowitz, H. & Menchola, M. (2003). The efficacy of motivational interviewing: A meta-analysis of controlled clinical trials. *Journal of Consulting and Clinical Psychology, 71*, 843–861.

Buss, A. H. (1980). *Self-consciousness and social anxiety.* San Francisco: Freeman.

Chambless, D. L., Caputo, G. C., Bright, P. & Gallagher, R. (1984). Assessment of fear in agoraphobics: The body sensations questionnaire and the agoraphobic cognition questionnaire. *Journal of Consulting and Clinical Psychology, 52*, 1090–1097.

Chambless, D. L., Caputo, G. C., Jasin, F. E., Gracley, E. J. & Williams, C. (1985). The mobility inventory for agoraphobia. *Behaviour Research and Therapy, 23*, 35–44.

Clark, D. M. (1986). A cognitive approach to panic. *Behaviour Research and Therapy, 24*, 461–470.

Clark, D. M. (1988). A cognitive model of panic attacks. In S. Rachman & J. D. Maser (Hrsg.), *Panic: Psychological perspectives.* Hillsdale: Lawrence Erlbaum Associates.

Clark, D. M. (1995a). *Social behaviour questionnaire.* Unpublished manuscript. Oxford: Department of Psychiatry, University of Oxford.

Clark, D. M. (1995b). *Social attitudes questionnaire.* Unpublished manuscript. Oxford: Department of Psychiatry, University of Oxford.

Clark, D. M. (1997). Panic disorder and social phobia. In D. M. Clark & C. G. Fairburn (Hrsg.), *Science and practice of cognitive behaviour therapy.* Oxford: University Press.

Clark, D. M. (1999). Anxiety disorders: Why they persist and how to treat them. *Behaviour Research and Therapy, 37, 5–27.*

Clark, D. M. & Wells, A. (1995). A cognitive model of social phobia. In R. G. Heimberg, M. Liebowitz, D. Hope & F. Schneier (Hrsg.), *Social phobia: Diagnosis, assessment, and treatment.* New York: Guilford.

Dilling, H., Mombour, W. & Schmidt, M. H. (Hrsg.) (1991). *Weltgesundheitsorganisation: Internationale Klassifikation psychischer Störungen. ICD-10 Kapitel V (F). Klinisch-diagnostische Richtlinien.* Bern: Huber.

Ehlers, A. (1986). *Angst-Sensitivitäts-Index (ASI).* Unveröffentlichtes Manuskript.

Ehlers, A. & Lüer, G. (1996). Pathologische Prozesse der Informationsverarbeitung. Kognitionspsychologische Interpretation von Depression und Angststörungen. In A. Ehlers & K. Hahlweg (Hrsg.), *Enzyklopädie der Psychologie: Grundlagen der Klinischen Psychologie* (S. 351–403). Göttingen: Hogrefe.

Ehlers, A. & Margraf, J. (1989). The psychophysiological model of panic attacks. In P. M. G. Emmelkamp, W. T. A. M. Everaerd, F. Kraaimaat & M. J. M. Van Son (Hrsg.), *Fresh perspectives on anxiety disorders.* Amsterdam: Swets & Zeitlinger.

Ehlers, A. & Margraf, J. (2001). *Fragebogen zu körperbezogenen Ängsten, Kognitionen und Vermeidung (AKV)* (2., überarbeitete und neunormierte Auflage). Göttingen: Beltz-Test.

Expertenkreis zur Erarbeitung eines Stufenplans zur Diagnose und Therapie von Angsterkrankungen in Zusammenarbeit mit der DEGAM (Hrsg.) (1994). *Angst-Manual.* Emsdetten: Kybermed.

Fiegenbaum, W., Freitag, M. & Frank, B. (1992). Kognitive Vorbereitung auf Reizkonfrontationstherapien. In J. Margraf & J. C. Brengelmann (Hrsg.), *Die Therapeut-Klient-Beziehung in der Verhaltenstherapie.* München: Gerhard Röttger Verlag.

Fiegenbaum, W. & Tuschen, B. (2000). Reizkonfrontation. In J. Margraf (Hrsg.), *Lehrbuch der Verhaltenstherapie.* Berlin: Springer.

Freeston, M. H., Rhéaume, J., Letarte, H., Dugas, M. H. & Ladouceur, R. (1994). Why do people worry? *Personality and Individual Differences, 17*, 791–802.

Fydrich, T. (in Druck). *SPAI – Soziale Phobie und Angst Inventar. Deutschsprachige Adaption des „Social Phobia and Anxiety Inventory" von Turner und Beidel.* Göttingen: Hogrefe.

Goldstein, A. J. & Chambless, D. L. (1978). A reanalysis of agoraphobia. *Behavior Therapy, 9*, 47–59.

Hahlweg, K. (1996). *Fragebogen zur Partnerschaftsdiagnostik (FPD).* Goettingen: Hogrefe.

Hallam, R. S. (1985). *Anxiety: Psychological perspectives on panic and agoraphobia.* Orlando: Academic Press.

Harvey, A. G., Watkins, E., Mansell, W. & Shafran, R. (2004). *Cognitive behavioural processes across psychological disorders. A transdiagnostic approach to research and treatment.* Oxford: University Press.

Helmchen, H. & Linden, M. (1986). *Die Differenzierung von Angst und Depression.* Berlin: Springer.

Henrich, G. & Herschbach, P. (1995). Fragen zur Lebenszufriedenheit (FLZ) – Ein Gewichtungsmodell. In R. Schwarz, J. Bernhard, H. Flechtner, T. Küchler & C. Hürny (Hrsg.), *Lebensqualität in der Onkologie II.* München: Zuckerschwerdt.

Hinsch, R. & Pfingsten, U. (2002). *Gruppentraining sozialer Kompetenzen GSK.* Weinheim: Beltz.

Hodgson, R. & Rachman, S. (1974). Desynchrony in measures of fear. *Behaviour Research and Therapy, 12,* 319–326.

Hoyer, J. & Margraf, J. (Hrsg.) (2003). *Angstdiagnostik: Grundlagen und Testverfahren.* Berlin: Springer.

Kiresuk, T. J. & Sherman, R. E. (1968). Goal attainment scaling: A general method for evaluating comprehensive community mental health programs. *Community Mental Health Journal, 4,* 443–453.

Lang, P. (1968). Fear reduction and fear behavior. Problems in treating a construct. In J. M. Shlien (Hrsg.), *Research in psychotherapy.* Washington: American Psychological Association.

Liebowitz, M. R. (1987). Social Phobia. *Modern Problems of Pharmacopsychiatry, 22,* 141–173.

Margraf, J. & Ehlers, A. (1989). Etiological models of panic – Psychophysiological and cognitive aspects. In R. Baker (Hrsg.), *Panic disorder: Research and Therapy.* London: Wiley.

Margraf, J. & Ehlers, A. (in Druck). *Das Beck Angst-Inventar (BAI).* Bern: Huber.

Margraf, J., Heidmeier, K. & Spoerkel, H. (1990). Psychische Störungen bei internistisch-psychosomatischen Patienten. *Der Nervenarzt, 61,* 658–666.

Margraf, J. & Schneider, S. (1989). *Angstanfälle und ihre Behandlung.* Berlin: Springer.

Marks, I. M. (1969). *Fears and phobias.* New York: Academic Press.

Mattick, R. P. & Clarke, J. C. (1998). Development and validation of measures of social phobia scrutiny fear and social interaction anxiety. *Behaviour Research and Therapy, 20,* 3–23.

McGlynn, F. D., Smitherman, T. A. & Mulfinger, A. M. M. (2006). Anxiety and fear. In M. Hersen (Ed.), *Clinician's handbook of adult behavioral assessment* (pp. 189–208). New York: Elsevier.

Meyer, T. J., Miller, M. L., Metzger, R. L. & Borkovec, T. D. (1990). Development and validation of the Penn State Worry Questionnaire. *Behaviour Research and Therapy, 28,* 487–495.

Miller, W. R. & Rollnick, S. (1999). *Motivational interviewing. Preparing people to change addictive behavior.* New York: Guilford.

Miller, W. R. & Rollnick, S. (2004). *Motivierende Gesprächsführung.* Freiburg: Lambertus.

Mineka, S. (1985). Animal models of anxiety-based disorders. In A. H. Tuma & J. D. Maser (Hrsg.), *Anxiety and the anxiety disorders.* Hillsdale: Erlbaum.

Mineka, S. & Tomarken, A. J. (1988). The role of cognitive biases in the origins and maintenance of fear and anxiety disorders. In T. Archer & L. G. Nilsson (Hrsg.), *Aversion, avoidance and anxiety perspectives on aversively motivated behavior.* Hillsdale: Erlbaum.

Mowrer, O. H. (1960). *Learning theory and behaviour.* New York: Wiley.

Öst, L.-G., Salkovskis, P. M. & Hellström, K. (1991). One-session therapist-directed exposure vs. self-exposure in the treatment of spider-phobia. *Behavior Therapy, 22,* 407–422.

Öst, L. G. & Sterner, U. (1987). Applied tension: A specific behavioral method for treatment of blood phobia. *Behaviour-Research-and-Therapy, 25,* 25–29.

Poser, W., Wiedersheim, K. & Niemeyer, H. (1989). Angstkrankheiten und Depressionen als Auslöser von Suchtkrankheiten. *Vortrag auf dem 2. Kongress der Gesellschaft für Verhaltensmedizin und Verhaltensmodifikation.* München, März 1989.

Rachman, S. & Hodgson, R. (1974). Synchrony and desynchrony in fear and avoidance. *Behaviour Research and Therapy, 12,* 311–318.

Rapee, R. M. & Barlow, D. H. (1993). Generalized anxiety disorder, panic disorder, and the phobias. In P. B. Sutker & H. E. Adams (Hrsg.), *Comprehensive handbook of psychopathology.* New York: Plenum.

Reiss, S. & McNally, R. J. (1985). Expectancy model of fear. In S. Reiss & R. R. Bootzin (Hrsg.), *Theoretical issues in behavior therapy.* New York: Academic Press.

Reiss, S., Peterson, R. A., Gursky, D. M. & McNally, R. J. (1986). Anxiety sensitivity, anxiety frequency, and the prediction of fearfulness. *Behaviour Research and Therapy, 24*, 1–8.

Salkovskis, P. M. (1996). The cognitive approach to anxiety: Threat beliefs, safety seaking behaviour, and the special case of health anxiety and obsessions. In P. M. Salkovskis (Hrsg.), *Frontiers of cognitive therapy.* New York: Guilford.

Schneider, S. & Berghändler, T. (2005). Die Frau mit Angst. In A. Riecher-Rössler & J. Bitzer (Hrsg.), *Frauengesundheit* (S. 201–218). München: Urban & Fischer.

Schneider, S. & Margraf, J. (1998a). Kognitive Verhaltenstherapie bei Angstanfällen und Agoraphobien. In M. Hautzinger (Hrsg.), *Kognitive Verhaltenstherapie bei psychischen Störungen.* Weinheim: Beltz.

Schneider, S. & Margraf, J. (1998b). *Agoraphobie und Panikstörung.* Göttingen: Hogrefe.

Schneider, S. & Margraf, J. (Hrsg.) (2006). *Diagnostisches Interview bei psychischen Störungen (DIPS für DSM-IV-TR).* Berlin: Springer.

Schulte, D. (1976). *Diagnostik in der Verhaltenstherapie.* München: Urban & Schwarzenberg.

Schulte, D. (1991). *Therapeutische Entscheidungen.* Göttingen: Hogrefe.

Schulte, D. (1992). Reizkonfrontation: Standardtherapie nur für Standardpatienten? *Verhaltenstherapie, 2*, 335–338.

Seligman, M. E. P. (1971). Phobias and preparedness. *Behavior Therapy, 2*, 307–320.

Sommer, G. & Fydrich, T. (1989). *Soziale Unterstützung. Diagnostik, Konzepte, F-SOZU (DGVT Materialie Nr. 22).* Tübingen: DGVT.

Sommer, G. & Fydrich, T. (1991). Entwicklung und Überprüfung eines Fragebogens zur sozialen Unterstützung (F-SOZU). *Diagnostica, 37*, 160–178.

Stangier, U. & Heidenreich, T. (in Druck). Die Liebowitz Soziale Angst-Skala. In Collegium Internationale Psychiatriae Scalarum (Hrsg.), *Internationale Skalen für Psychiatrie.* Bern: Huber.

Stangier, U., Heidenreich, T., Berardi, A., Golbs, U. & Hoyer, J. (1999). Die Erfassung sozialer Phobien durch die Social Interaction Anxiety Scale (SIAS) und die Social Phobia Scale (SPS). *Zeitschrift für Klinische Psychologie, 28*, 28–36.

Stangier, U. Heidenreich, T. Ehlers, A. & Clark, D. M. (1996a). *Fragebogen zu sozialphobischen Einstellungen.* Unveröffentlichtes Manuskript. Frankfurt: J. W. Goethe-Universität.

Stangier, U. Heidenreich, T. Ehlers, A. & Clark, D. M. (1996b). *Fragebogen zu Kognitionen in sozialen Situationen.* Unveröffentlichtes Manuskript. Frankfurt: J. W. Goethe-Universität.

Stangier, U. Heidenreich, T. Ehlers, A. & Clark, D. M. (1996c). *Fragebogen zu Sicherheitsverhalten in sozialen Situationen.* Unveröffentlichtes Manuskript. Frankfurt: J. W. Goethe-Universität.

Stangier, U., Heidenreich, T. & Peitz, M. (2003). *Soziale Phobien. Ein kognitiv-verhaltenstherapeutisches Behandlungsmanual.* Weinheim: Beltz.

Stavrakaki, C. & Vargo, B. (1986). The relationship of anxiety and depression: A review of the literature. *British Journal of Psychiatry, 149*, 7–16.

Stöber, J. (1995). Besorgnis: Ein Vergleich dreier Inventare zur Erfassung allgemeiner Sorgen. *Zeitschrift für Differentielle und Diagnostische Psychologie, 16*, 50–63.

Tallis, F., Eysenck, M. W. & Mathews, A. (1992). A questionnaire for the measurement of non-pathological worry. *Personality and Individual Differences, 13*, 161–168.

Tomarken, A. J., Mineka, S. & Cook, M. (1989). Fear-relevant selective associations and covariation bias. *Journal of Abnormal Psychology, 98*, 381–394.

Turner, S. M., Beidel, D. C., Dancu, C. V. & Stanley, M. A. (1989). An empirically derived inventory to measure social fears and anxiety: The social phobia and anxiety inventory (SPAI). *Psychological Assessment: Journal of Consulting and Clinical Psychology, 1*, 35–40.

Ullrich, R. & Ullrich de Muynck, R. (1978). *Soziale Angst und soziale Kompetenz. Experimentelle Ergebnisse zum Assertiveness-Training-Programm ATP. Band 1: Begriff, Messmittel, Entstehung.* München: Pfeiffer.

Vormbrock, F. & Neuser, J. (1983). Konstruktion zweier spezifischer Trait-Fragebogen zur Erfassung von Angst in sozialen Situationen (SANB und SVSS). *Diagnostica, 29*, 165–182.

Watson, D. & Friend, R. (1969). Measurement of social-evaluative anxiety. *Journal of Consulting and Clinical Psychology, 33*, 448–457.

Wells, A. (1995). Meta-cognition and worry: A cognitive model of generalised anxiety disorder. *Behavioural and Cognitive Psychotherapy, 23*, 301–320.

Wells, A. (2000). *Emotional disorders and metacognition: innovative cognitive therapy.* Chichester: Wiley.

Wells, A., Stopa, L. A. & Clark, D. M. (1993). *Social cognitions questionnaire.* Unpublished manuscript, Oxford: Department of Psychiatry, Oxford University.

Westra, H. A. (2004). Managing Resistance in Cognitive Behavioural Therapy: The Application of Motivational Interviewing in Mixed Anxiety and Depression. *Cognitive-Behaviour-Therapy, 33*, 161–175.

Wilken, B. (1998). *Methoden der kognitiven Umstrukturierung. Ein Leitfaden für die psychotherapeutische Praxis*. Stuttgart: Kohlhammer.

Williams, S. L., Turner, S. M. & Peer, D. F. (1985). Guided mastery and performance desensitisation treatments for severe acrophobia. *Journal of Consulting and Clinical Psychology, 53*, 237–247.

Wittchen, H.-U. & Jacobi, F. (2004). *Angststörungen. Gesundheitsberichterstattung des Bundes*. Robert-Koch-Institut.

Wittchen, H.-U. & Vossen, A. (2000). Komorbiditätsstrukturen bei Angststörungen – Häufigkeit und mögliche Implikation. In J. Margraf (Hrsg.), *Lehrbuch der Verhaltenstherapie. Band 1. Grundlagen – Diagnostik – Verfahren – Rahmenbedingungen* (2. vollständig überarbeitete und erweiterte Auflage). Berlin: Springer.

Wittchen, H.-U., Wunderlich, U., Gruschwitz, S. & Zaudig, M. (1997). *Strukturiertes klinisches Interview für DSM-IV, Achse I (SKID-I)*. Göttingen: Hogrefe.

Wolpe, J. & Lang, P. J. (1964). A fear survey schedule for use in behaviour therapy. *Behaviour Research and Therapy, 2*, 27–30.

22 Zwangsstörungen

Hansruedi Ambühl und Bernd Röhrle

1 Phänomenologie
2 Epidemiologie, Verlauf und Komorbiditäten
3 Klassifikatorische Diagnostik der Zwangsstörung
4 Differentialdiagnostische Abgrenzungen
5 Modifikationsorientierte Diagnostik
6 Erhebungsmethoden
6.1 Klassifikatorische Erhebungsmethoden
6.2 Modifikatorisch bedeutsame Erhebungsmethoden
7 Diagnostiker-Patient-Beziehung
8 Zwangsstörungen bei Kindern und Jugendlichen
9 Abschließende Bemerkungen
Literatur

1 Phänomenologie

In der Psychiatrie des 19. Jahrhunderts wurden die Phänomene des Zwangs zunächst als Sonderformen des Wahnes aufgefasst, wobei schon die ersten klinischen Falldarstellungen des französischen Psychiaters Esquirol, der über eine Patientin mit Zwangsvorstellungen berichtete, darauf hinwies, dass die Frau, die über eine intakte Intelligenz verfügte, durchaus von der Unsinnigkeit ihrer Vorstellungen überzeugt war (Hoffmann & Hofmann, 2004). Janet (1903) legte eine erste umfassende Darstellung der Zwangsmanifestationen vor. Er unterschied zwischen den „Ideés obsédiantes" (Zwangsgedanken) und den „Agitations forcées" (Zwangshandlungen) und bezeichnete ein Verhalten dann als zwanghaft, wenn es aufgrund von Zwangsgedanken erfolgte und einen Versuch darstellte, eine Gefahr abzuwenden (Hoffmann, 1998b).

Herrn A., einem 22-jährigen Pharmaassistenten, ist während einer anonymen Beurteilung der Bedienungsqualität ein blöder Fehler in der Beratung unterlaufen, der in der Folge zu einem schlechten Rating der Apotheke geführt hatte. Herr A. fühlt sich ob der ihm übertragenen Verantwortung überfordert und bekommt zunehmend Zweifel, ob er die richtigen Medikamente in der richtigen Dosis abgegeben habe. In letzter Zeit war seine Verunsicherung bei potentiell gefährlichen Medikamenten derart groß, dass er panische Angst mit Schweißausbrüchen bekam und auch schon bis zu fünfmal einen Kunden anrief, um seine Zweifel an der richtigen Dosis zu besänftigen.

Frau Z. ist 23 Jahre alt und studiert an der Universität Medizin. Seit längerer Zeit wird sie geplagt von Gedanken wie „Ich könnte mit einem Messer auf meine Mutter losgehen", „Meinen Eltern passiert etwas Schlimmes" usw. Diese Gedanken belasten Frau Z. sehr und hindern sie daran, sich auf ihr Studium zu konzentrieren. Wenn immer ihr ein solcher Gedanke durch den Kopf geht, muss sie die Tätigkeit, die sie gerade ausführt, unterbrechen bzw. rückgängig (ungeschehen) machen und willentlich (begleitet von „guten" Gedanken) wiederholen. Vorlesungsnotizen muss sie z. B. im Falle eines „schlechten" Gedankens mit Tipp-Ex wieder auslöschen, was dazu führt, dass sie den Anschluss verpasst und am Ende unbrauchbare Blätter mit großen Textlücken nach Hause trägt.

Welches sind die Merkmale einer Zwangsstörung?

Typischerweise umfassen Zwangsstörungen Zwangsgedanken (engl. „obsessions") und Zwangshandlungen (engl. „compulsions"). Zwangsgedanken sind lästige, unwillkürliche Gedanken, Impulse oder bildhafte Vorstellungen, die sich einer Person aufdrängen. Je unannehmbarer und abstoßender ein solcher aufdringlicher Gedanke für die betroffene Person ist, umso unbehaglicher und ängstlicher wird sie sich bei dessen Auftreten fühlen. Offene oder verdeckte Zwangshandlungen als willkürliche Reaktion auf Zwangsgedanken (sog. „Neutralisierungen") sind in der Regel stereotype Verhaltensweisen, die nach selbst definierten Regeln erfolgen und zu einer kurzfristigen Beruhigung der Person führen.

Die bekanntesten Phänomene von Zwangsstörungen sind auf Seiten der Zwangsgedanken Befürchtungen (z. B. „Könnte ich mich mit AIDS infiziert haben?"), aggressive, religiöse oder sexuelle Zwangsimpulse (z. B. „Ich könnte mein Kind an die Wand knallen"), Bilder und Vorstellungen (z. B. Horrorbilder einer Enthauptung).

Bei den Zwangshandlungen unterscheiden wir zwischen Kontrollzwang (z. B. mehrmaliges Kontrollieren des Herdes), Waschzwang (z. B. ritualisiertes Waschen der Hände), Ordnungszwang (z. B. pedantisches Ordnen von Kleidern in Schränken), Sammel- und Hortzwang (z. B. Aufbewahren von allem, was ins Haus kommt), Wiederholungszwang (z. B. vor einem Anruf fünfmal die Telefonnummer wählen, damit man keine schlechten Nachrichten erhält), zwanghaftem Grübeln (z. B. lange, unproduktive Gedankenketten) und zwanghafter Langsamkeit (z. B. Körperpflege im Zeitlupentempo).

2 Epidemiologie, Verlauf und Komorbiditäten

Zwangsstörungen stellen mit einer Lebenszeitprävalenz von 2–3 % nach den Phobien, der Depression und den Suchterkrankungen die vierthäufigste psychische Störung dar (Rasmussen & Eisen, 1992; APA, 2000). Die Einjahresprävalenzraten liegen zwischen 0,7 und 1,6 % (Clark, 2004). Frauen und Männer sind etwa gleich häufig von Zwangsstörungen betroffen (Lochner & Stein, 2001). Gegenüber Befunden aus älteren Studien konnte gezeigt werden, dass geringere Bildungsgrade stärker von dieser Störung betroffen sind (Clark, 2004).

Zwangsstörungen erscheinen an sich kulturübergreifend, kulturelle und auch zeitgeschichtliche Faktoren können jedoch die Themen der Zwangsgedanken und -rituale beeinflussen (Antony, Downie & Swinson, 1998).

Der Beginn der Zwangsstörung liegt in der Regel sehr früh. Etwa ein Fünftel der Patienten ist bereits in der Kindheit davon betroffen, bei den meisten tritt die Störung erstmals in der Adoleszenz oder im frühen Erwachsenenalter auf. Drei Viertel aller Patienten erkranken vor ihrem 30. Lebensjahr, nach dem 40. Lebensjahr ist ein Ausbruch der Störung sehr selten. Zwangsstörungen sind von dauerhaftem Charakter und Phasen längerer Symptomfreiheit lassen sich ausgesprochen selten beobachten (Rasmussen & Eisen, 1991; American Psychiatric Association [APA], 2000). Bei Männern liegt das durchschnittliche Erkrankungsalter etwa bei 20 Jahren, bei Frauen dagegen bei 25 Jahren (Minichiello, Baer, Jenike & Holland, 1990; Lochner et al., 2004).

Die Art des Auftretens kann sowohl abrupt als auch graduell sein. Es besteht eine Tendenz zu langanhaltenden Episoden und chronifizierenden Verläufen (Clark, 2004).

Innerhalb von Familien treten Zwangsstörungen deutlich gehäuft auf (Torgeson, 1983; Clark, 2004). Etwa 5 % der Eltern von Zwangspatienten leiden ebenfalls unter Zwängen (Rassmussen & Tsuang, 1998). Dies lässt vermuten, dass eine genetische Transmission, verbunden mit anderen familiären Einflüssen, bei der Genese der Zwangsstörung eine wichtige Rolle spielt.

Die Zwangsstörung tritt oft zusammen mit anderen psychischen Störungen auf, wobei die Komorbiditätsraten je nach Studie erheblich variieren. Am häufigsten treten affektive Störungen und Angststörungen mit Zwangsstörungen auf. Von den 20 bis 50 % der Patienten, die unter einer affektiven Störung leiden, ist die Wahrscheinlichkeit, dass die depressive Störung der Zwangsstörung nachfolgt, dreimal so hoch wie umgekehrt (Marks, 1987). Die höchsten Komorbiditätsraten von Zwängen und Achse-II-Störungen finden sich für Persönlichkeitsstörungen aus dem Cluster C (vor allem selbstunsicher-vermeidende, dependente und zwanghafte Persönlichkeitsstörung) (Denys, Tenny, van Megen, De Geus & Westenberg, 2004; Ruppert, Zaudig, Reinecker, Thora & Hauke, 2001).

Die Zwangsstörung ist also viel weiter verbreitet als noch vor ein paar Jahren angenommen. Sie tritt häufig zusammen mit Depressionen, Angststörungen und Persönlichkeitsstörungen auf und wird leider auch heute noch oft als eigenständige psychische Störung übersehen.

3 Klassifikatorische Diagnostik der Zwangsstörung

Die Zwangsstörung wird in den beiden Diagnoseschlüsseln der Amerikanischen Psychiatrischen Vereinigung (DSM-IV; APA, 2000) und der Weltgesundheitsorganisation (ICD-10; WHO, 1992) als eigenständige Störungskategorie beschrieben (vgl. Okasha, 2001). Im DSM-IV wird die Zwangsstörung den Angststörungen zugeordnet. Es wird angenommen, dass Zwangshandlungen in der Regel bezogen sind auf Zwangsgedanken, und zwar in der Weise, dass sie motorische oder kognitive Reaktionen auf Angst und Unbehagen darstellen, welche durch wiederkehrende und anhaltende angstauslösende Gedanken verursacht werden. Im ICD-10 werden Zwangsstörungen im Kapitel Neurotische, Belastungs- und Somatoforme Störungen subsumiert (WHO, 2000). Das essentielle Element der Zwangsstörung besteht danach im Auftreten sich wiederholender Gedanken oder Handlungen, die vom Betroffenen als krankhaft erkannt, aber von einem Gefühl von Zwang und Unfähigkeit zu widerstehen begleitet werden.

Diagnosekriterien der Zwangsstörung nach DSM-IV (300.3)

A. Entweder Zwangsgedanken oder Zwangshandlungen: Zwangsgedanken, wie durch (1), (2), (3) und (4) definiert:
   (1) Wiederkehrende und anhaltende Gedanken, Impulse oder Vorstellungen, die zeitweise während der Störung als aufdringlich und unangemessen empfunden werden und die ausgeprägte Angst und großes Unbehagen hervorrufen.
   (2) Die Gedanken, Impulse oder Vorstellungen sind nicht nur übertriebene Sorgen über reale Lebensprobleme.
   (3) Die Person versucht, diese Gedanken, Impulse oder Vorstellungen zu ignorieren, zu unterdrücken oder sie mit Hilfe anderer Gedanken oder Tätigkeit zu neutralisieren.
   (4) Die Person erkennt, dass die Zwangsgedanken, -impulse oder -vorstellungen ein Produkt des eigenen Geistes sind (nicht von außen auferlegt wie bei Gedankeneingebung).

   Zwangshandlungen, wie durch (1) und (2) definiert:
   (1) Wiederholte Verhaltensweisen (z. B. Händewaschen, Ordnen, Kontrollieren) oder gedankliche Handlungen (z. B. Beten, Zählen, Wörter leise Wiederholen), zu denen sich die Person als Reaktion auf einen Zwangsgedanken oder aufgrund von streng zu befolgenden Regeln gezwungen fühlt.
   (2) Die Verhaltensweisen oder die gedanklichen Handlungen dienen dazu, Unwohlsein zu verhindern oder zu reduzieren sowie gefürchteten Ereignissen oder Situationen vorzubeugen; diese Verhaltensweisen oder gedanklichen Handlungen stehen jedoch in keinem realistischen Bezug zu dem, was sie neutralisieren oder zu verhindern versuchen, oder sie sind deutlich übertrieben.

B. Zu irgendeinem Zeitpunkt im Verlauf der Störung hat die Person erkannt, dass die Zwangsgedanken oder Zwangshandlungen übertrieben oder unbegründet sind.
   Beachte: Dies muss bei Kindern nicht der Fall sein.

C. Die Zwangsgedanken oder Zwangshandlungen verursachen erhebliche Belastung, sind zeitaufwendig (benötigen mehr als eine Stunde pro Tag) oder beeinträchtigen deutlich die normale Tagesroutine der Person, ihre beruflichen (oder schulischen) Funktionen oder die üblichen Aktivitäten und Beziehungen.

D. Falls eine andere Achse I-Störung vorliegt, so ist der Inhalt der Zwangsgedanken und Zwangshandlungen nicht auf diese beschränkt (z. B. starkes Beschäftigtsein mit Essen bei Vorliegen einer Essstörung, Haareausziehen bei Vorliegen einer Trichotillomanie, Sorgen über das Erscheinungsbild bei Vorliegen einer körperdysmorphen Störung, starkes Beschäftigtsein mit Drogen bei Vorliegen einer Störung im Zusammenhang mit psychotropen Substanzen, starkes Beschäftigtsein mit einer schweren Krankheit bei Vorliegen einer Hypochondrie, starkes Beschäftigtsein mit sexuellen Bedürfnissen oder Phantasien bei Vorliegen einer Paraphilie, Grübeln über Schuld bei Vorliegen einer Major Depression).

E. Das Störungsbild geht nicht auf die direkte körperliche Wirkung einer Substanz (z. B. Droge, Medikament) oder eines medizinischen Krankheitsfaktors zurück.

Bestimme, ob:

Mit wenig Einsicht: Wenn die Person die meiste Zeit während der aktuellen Episode nicht erkennt, dass die Zwangsgedanken und Zwangshandlungen übertrieben oder unbegründet sind.

Diagnosekriterien der Zwangsstörung nach ICD-10 (F4)

A. Entweder Zwangsgedanken oder Zwangshandlungen (oder beides) an den meisten Tagen über einen Zeitraum von mindestens zwei Wochen.

B. Die Zwangsgedanken (Ideen oder Vorstellungen) und Zwangshandlungen zeigen sämtliche folgenden Merkmale:
   (1) Sie werden als eigene Gedanken/Handlungen von den Betroffenen angesehen und nicht als von anderen Personen oder Einflüssen eingegeben.
   (2) Sie wiederholen sich dauernd und werden als unangenehm empfunden, und mindestens ein Zwangsgedanke oder eine Zwangshandlung werden als übertrieben und unsinnig anerkannt.
   (3) Die Betroffenen versuchen, Widerstand zu leisten (bei lange bestehenden Zwangsgedanken und Zwangshandlungen kann der Widerstand allerdings sehr gering sein). Gegen mindestens einen Zwangsgedanken oder eine Zwangshandlung wird gegenwärtig erfolglos Widerstand geleistet.
   (4) Die Ausführung eines Zwangsgedankens oder einer Zwangshandlung ist für sich genommen nicht angenehm (dies sollte von einer vorübergehenden Erleichterung von Spannung und Angst unterschieden werden).

C. Die Betroffenen leiden unter den Zwangsgedanken und Zwangshandlungen oder werden in ihrer sozialen oder individuellen Leistungsfähigkeit behindert, meist durch den besonderen Zeitaufwand.

D. Häufigstes Ausschlusskriterium: Die Störung ist nicht bedingt durch eine andere psychische Störung, wie Schizophrenie und verwandte Störungen (F2) oder affektive Störungen (F3).

Zur Unterscheidung von DSM und ICD

Die Zwangsstörung wird in beiden Diagnoseschlüsseln ähnlich beschrieben, allerdings im DSM-IV etwas präziser und strenger. Die Zuordnung der Zwangsstörungen zu Angststörungen ist allerdings umstritten, da das Moment der Angst nicht immer nachzuweisen ist, biochemische unterschiedliche Vorgänge vermutet werden und starke Merkmalsüberschneidungen zu motorischen Störungen (z. B. Tics) festzustellen sind (vgl. insgesamt Clark, 2004, S. 6 ff.). Auch Argumente wie stärkere Beeinträchtigung für Betroffene, höhere Rückfallquote, Nicht-Wirksamkeit von Anxiolytika, untypische Angstbeschaffenheit („anxiety/discomfort") sprechen eher dagegen (Montgomery, 1992). Da Zwangsstörungen auch eng mit Depressionen verzahnt sind (höchste Komorbiditätsrate), deutet einiges darauf hin, dass Zwänge eher eine Zwischenstellung zwischen den Angststörungen und den affektiven Störungen einnehmen (Lakatos & Reinecker, 1999).

4 Differentialdiagnostische Abgrenzungen

Es gibt eine Reihe von Störungsbildern, die Ähnlichkeiten und Überschneidungen mit Zwangsstörungen aufweisen.

Die *zwanghafte Persönlichkeitsstörung* lässt sich von einer Zwangsstörung dadurch abgrenzen, dass Betroffene einerseits davon überzeugt sind, ihr Verhalten und ihre Auffassungen seien richtig (ich-synton) und dass sie andererseits keine Zwangsgedanken und/oder -handlungen aufweisen.

Die Vermeidung gefürchteter Situationen und Objekte ist für Zwangsstörungen und *Phobien* typisch. Hingegen fehlen bei Phobien und allen anderen Angststörungen die für Zwangsstörungen charakteristischen Zwangsgedanken und -handlungen. Auch ist die auftretende Angst bei Zwangsstörungen nicht direkt an den angstauslösenden Stimulus (z. B. Hund), sondern an die damit assoziierten Konsequenzen (z. B. Angst vor einer Infektion) gebunden.

Die hohe Selbstzuschreibung von Verantwortung angesichts einer Befürchtung findet sich auch bei *depressiven* Patienten. Doch während die Gedanken depressiver Patienten zumeist vergangenheitsbezogen sind, geht es bei Zwangspatienten darum, zukünftige Katastrophen zu verhindern (Ecker, 2001). Gewisse kognitive Rituale – insbesondere in Form von Gedankenketten (engl. „ruminations") – sind von depressiven Grübeleien manchmal nur schwer zu unterscheiden. Während depressives Grübeln als stimmungskongruent (ich-synton) empfunden wird, wird zwanghaftes Grübeln meistens als übertrieben (ich-dyston) erlebt. Eine Liste von Unterscheidungsmerkmalen zwischen Zwangsgedanken, Grübeln und negativen automatischen Gedanken findet sich bei Clark (2004, S. 37 ff.). Für Zwangsgedanken scheint spezifisch, dass sie u. a. weniger selbstbezogen sind, dass Handlung und Gedanke in einem engen Zusammenhang stehen, mehr als selbstverantwortlich und zugänglich erlebt werden, zugleich aber schwer kontrollierbar und schwer akzeptierbar bzw. kaum einem rationalen Dialog zugänglich sind.

Das generelle Unterscheidungskriterium zur *Schizophrenie* ist die bei Patienten mit einer Zwangsstörung vorhandene Fähigkeit zur Realitätsprüfung. Darüber hinaus kommt im Falle einer Zwangsstörung der Drang, etwas Bestimmtes zu denken oder zu tun, von der betroffenen Person selbst, während bei Schizophrenien Gedanken oft als von außen eingegeben erlebt werden. Von Zwängen Betroffene versuchen, sich gegen aufdringliche Gedanken zu wehren – sie fühlen sich dafür verantwortlich und schuldig –, was bei Schizophrenen kaum der Fall ist. Wegen der manchmal sehr bizarr anmutenden Denk- oder Handlungszwänge werden Zwangsstörungen nicht selten als Schizophrenien fehldiagnostiziert.

In den letzten Jahren wurde von verschiedener Seite auf Ähnlichkeiten hingewiesen, die gewisse andere Störungen mit den Zwangsstörungen teilen. Diese Störungen wurden unter dem Label „Obsessive-compulsive spectrum disorders" (*Zwangs-Spektrum-Störungen*) zusammengefasst (Hollander, 1993; Hollander & Rosen, 2001). Dazu werden hauptsächlich Ticstörungen (z. B. Tourette-Syndrom), Störungen der Impulskontrolle (z. B. Trichotillomanie), somatoforme Störungen (z. B. körperdysmorphe Störung) sowie Essstörungen (z. B. Anorexia Nervosa) gezählt (vgl. Kap. 36 in diesem Band).

5 Modifikationsorientierte Diagnostik

Nachdem das Vorliegen einer Zwangsstörung aufgrund der gebräuchlichen Klassifikationssysteme relativ eindeutig bestimmt werden kann – überdurchschnittlich hohe Interraterreliabilität (Freyberger, Dittmann, Stieglitz & Dilling, 1990; Freyberger, Schneider & Malchow, 1995) – stellt sich die Frage, welche diagnostischen Informationen darüber hinaus für die Indikationsstellung und Behandlungsplanung relevant sind.

Hierbei orientiert man sich zunächst am allgemeinen Problemanalysemodell, um alle Ebenen der Problematik, insbesondere auch deren funktionale Zusammenhänge zu erheben (vgl. Kap. 2 in diesem Band). Darüber hinaus beinhaltet die Informati onserhebung eine störungsbezogene Bestandsaufnahme der Zwangsstörung, die Angaben zur therapeutischen Indikationsstellung und den Ansatzpunkten der Behandlung liefern soll. Dazu gehören folgende Punkte:

- Informationen zur Entwicklung der Zwangsstörung (dem Zwang zugrundeliegende Probleme, Lerngeschichte, subjektives Krankheitsmodell)
- Informationen zur Aufrechterhaltung der Zwangsstörung (Form, Ablaufdynamik, Verlauf und Folgen der Zwangssymptomatik, kognitive Grundlagen der Zwangsstörung)
- Abklärung möglicher Funktionalitäten der Zwänge (intraindividuelle und interaktionelle Funktionalitäten)
- Klärung der Ressourcen für die Behandlung (Ressourcen des Patienten und seines persönlichen Umfeldes)

Im Folgenden werden diese Aspekte kurz beleuchtet:
Gemäß *klassisch psychoanalytischer Auffassung* liegt der Zwangsstörung ein Grundkonflikt zwischen Triebimpulsen (aggressive und libidinöse) und einer rigiden Über-Ich-Instanz zugrunde. Neben dieser ödipalen Genese macht das psychoanalytische Modell für die Entstehung der Zwangsstörung eine „Fixierung" auf der vorangehenden analen Stufe verantwortlich, da diese aufgrund einer forcierten Erziehung zu Sauberkeit und übertriebener Ordentlichkeit nicht erfolgreich und befriedigend durchlaufen werden konnte (Lang, 1998). Freud (1895) erklärte die Zwangssymptomatik mit dem psychischen Mechanismus der Verschiebung, indem er annahm, dass über die Entwicklung einer Zwangssymptomatik eine bestimmte (ungelöste) Problematik über eine falsche Verknüpfung auf eine andere Ebene verschoben wird. Zur Hypothese vom Zwang als Pseudokonfliktlösung gelangt auch Hoffmann, der den Zwang als ursprünglich probates Mittel zur Bewältigung von Gefühlskonfusionen und zur Erreichung einer Pseudokontrolle über die Innenwelt charakterisiert (Hoffmann, 1998). Im Kontext diagnostischer Fragestellungen, auch nicht schulengebundener Art, mag diese Annahme dazu führen, nach Konflikten zwischen unterschiedlichen Handlungstendenzen zu suchen, also zwischen Ordnung, Sicherheit, Perfektion einerseits und Chaos, Vorläufigkeit und Risiko andererseits.
Hinsichtlich der Diagnostik bedeutet die Annahme einer der Zwangssymptomatik zugrundeliegenden Problematik vor allem, die Sozialisation des Patienten nach möglicherweise für die Zwangsentwicklung relevanten *Entwicklungs- und Auslösebedingungen* zu explorieren (z. B. Verunsicherungen in der Entwicklung, kritische Lebensereignisse, die als traumatische Erfahrungen wirken, körperliche Krankheiten, Eintritt in Lebensabschnitte mit neuen Anforderungen). Allerdings darf nicht von der Annahme ausgegangen werden, dass solche Auslöser grundsätzlich zu finden sind (vgl. Clark, 2004).
Da die einmal entstandene Zwangssymptomatik schon nach kurzer Zeit eine *Eigendynamik* entwickelt, welche die Störung auch losgelöst von ihren Entstehungsbedingungen am Leben erhält, ist es aus diagnostischer Perspektive unbedingt erforderlich, die störungsspezifischen Aspekte der Ablaufdynamik genauer zu erfassen. Dafür relevant sind hauptsächlich Modelle, die Aussagen zur Aufrechterhaltung der Zwangsstörung machen.
Nach dem *Zwei-Faktoren-Modell* von Mowrer (1947) werden Zwänge einerseits am Leben erhalten, weil Betroffene den Kontakt mit potenziell zwangsauslösenden Stimuli (z. B. Türklinke) konsistent vermeiden (passives Vermeidungsverhalten). Der Nachweis negativer Verstärkungszusammenhänge ist vielfach erbracht. Deswegen können sie nicht mehr die Erfahrung machen, dass Situationen nicht so belastend bzw. gefährlich sind wie von ihnen erwar-

tet. Andererseits gelingt es den Betroffenen, mithilfe von Zwangsritualen ihre negativen Gefühle von Angst und Unruhe zu reduzieren oder gar präventiv zu verhindern (aktives Vermeidungsverhalten). Da die Zwangsrituale kurzfristig positive Konsequenzen haben (Beruhigung, Erleichterung), werden sie – lerntheoretisch gesprochen – negativ verstärkt. Also gilt es nach dem klassischen behavioralen Modell, nach Auslösern interner und externer Art, nach den Reaktionsmustern und vielfältigen Konsequenzen zu fragen (vgl. Clark, 2004; Hauke & Niedermeier, 1998; Niedermeier & Bossert-Zaudig, 1998).

Relevante Variablen der Erfassung der Zwangssymptomatik sind die Häufigkeit und Dauer des Problemverhaltens, das Identifizieren von auslösenden Bedingungen, das Erfassen von aktivem und passivem Vermeidungsverhalten, das Erfassen von subjektiver Sicherheit und Wahrscheinlichkeit des Eintretens von Erwartungen und der beteiligten Kognitionen, das Erfassen der kurzfristigen und längerfristigen Folgen der Zwangssymptomatik. Über eine *Mikroanalyse der Ablaufdynamik* sollen die relevanten Determinanten des Zwangssystems systematisch erfasst werden (Hoffmann & Hofmann, 2004). Die Messung sogenannter Nebeneffekte – wie verbrauchtes Toilettenpapier, Anzahl „reiner" Kleidungsstücke u. ä. (Bossert-Zaudig & Niedermeier, 1998) – kann hilfreich sein, um die Ausprägung bestimmter Zwangsrituale abzuschätzen.

Das *kognitiv-behaviorale Modell der Zwangsstörung* ergänzt das Zweifaktorenmodell um einen für Zwänge wesentlichen Aspekt, nämlich der Bewertung und Bedeutung von Zwangsgedanken und der daraus resultierenden Handlungsaufforderung (Salkovskis, 1998; Clark, 2004). Aufdringliche unwillkürliche Gedanken werden dann zu Zwangsgedanken, wenn sie als nicht tolerierbar eingeschätzt werden. Die Interpretation von Zwangsgedanken als Indiz für eine gesteigerte Verantwortung hat gravierende Auswirkungen auf Erleben und Verhalten der Betroffenen: Sie erzeugen Unbehagen, Angst und Niedergeschlagenheit („discomfort") und sie führen zu verschiedenen Formen von „Neutralisierungsverhalten", d. h. Zwangsritualen. Sowohl Auftreten wie Inhalte der Gedanken werden zu einer Quelle des Unbehagens und zu einem zwingenden Signal für eine Handlung, die bezweckt, den Gedanken und die potentiell schädlichen Konsequenzen seines Auftretens zu neutralisieren.

In diagnostischer Hinsicht geht es entsprechend darum, allgemeine Schemata nach Methoden der kognitiven Diagnostik zu rekonstruieren (vgl. Kap. 5 in diesem Band), die sich vor allem um die Themen Verantwortung und Perfektion herumgruppieren, wenngleich die empirische Absicherung der entsprechenden Annahmen als noch nicht völlig befriedigend eingeschätzt werden muss. Hierzu gehört auch die Erfassung klassischer Denkfehler wie Überschätzung von Risiko und Gefahrenpotential, ausgeprägte persönliche Verantwortlichkeit, rigide, teilweise übermoralische Regelsysteme, Verschmelzung von Gedanken und Handlungen, Zweifel, Unsicherheit und Schwierigkeiten beim Treffen von Entscheidungen, problematische Grundannahmen etc. Auch die Analyse möglicher „ironisch" wirksamer Prozesse (sog. Reboundeffekte) ist relevant, da gerade bei persönlich relevantem Material, vor allem auch langfristig durchaus das Phänomen nachzuweisen ist, dass der zu unterdrückende Gedanke gerade durch die Unterdrückungsversuche verstärkt wird (vgl. Rachman, 2003; Salkovskis, Ertle & Kirk, 1999; Clark, 2004).

Noch nicht hinreichend erprobt für diagnostische Fragestellungen sind die vielfachen Befunde zu störungstypischen Fehlern der Informationsverarbeitung (vgl. Clark, 2004). Dazu gehören z. B. selektive Aufmerksamkeit für bedrohliche Reize, insbesondere phänomenspezifischer Art (z. B.

Unordnung), Erinnerungsdefizite für nonverbales Material, für unmittelbar vorausgegangene Handlungen, für Differenzierungsdefizite zwischen erinnerten und tatsächlichen Handlungen (auch kognitiver Rituale), Mangel an Vergessensfähigkeit sowie metakognitive Defizite (Mangel an Vertrauen in die eigene Erinnerungsfähigkeit, Annahme einer völligen kognitiven Kontrolle der Prozesse).

Die von Hand (1992) vorgeschlagene Differenzierung zwischen *intraindividuellen und interaktionellen Funktionalitäten* gibt Hinweise darauf, wozu Zwangsrituale dienen können. So dienen Zwangsrituale auf der intrapsychischen Ebene meistens zur Emotionsregulierung (Reduzierung negativer Befindlichkeit, Schutz vor dem Erleben anderer aversiver Emotionen). Auf interaktioneller Ebene können Zwänge dazu dienen, vorhandene Entwicklungsdefizite zu kompensieren, andere Personen auf Distanz zu halten, sowie eine gewisse Respektierung der persönlichen Integrität zu erreichen. Dieses Interaktionsmuster eines maladaptiven und repetitiven „prophylaktischen Machtspiels" belastet nicht nur die alltäglichen sozialen Kontakte, sondern auch die Therapiebeziehung (Hand, 2002). Fragen nach Wirkung und Funktion der Symptomatik für den Patienten sind von großer diagnostischer Bedeutung, weil dadurch auch der „Gewinn" der Störung, d. h. der primäre und sekundäre Krankheitsgewinn deutlich wird (Ambühl & Meier, 2003).

Der Einfluss des Zwangs auf die Beziehungssysteme ist ein wichtiger Gradmesser für den Leidensdruck bzw. für den Widerstand gegenüber Veränderung (Hand, 2001). In welchem Umfang übernehmen Bezugspersonen zusätzliche Aufgaben und wie sehr sind sie in die Zwangssymptomatik eingebunden? Es können sich im Verlauf der Zeit in Bezugssystemen Arrangements mit dem Zwang ergeben haben, die das Ausmaß des Leidens durch Vermeidungen und Befolgen der Zwangsgesetze auf ein diffuses und somit einigermaßen erträgliches Maß reguliert haben. Allenfalls bringen diese Arrangements für die Patienten auch günstige Folgen mit sich (z. B. wenn immer mehr Verantwortlichkeiten und Aufgaben an Familienangehörige übertragen werden können).

Wird der Stellenwert der Hilfe der Bezugspersonen in der Zwangsdynamik geklärt, dann geschieht dies zum einen unter dem Aspekt der Funktionalität, zum andern unter dem Aspekt des Veränderungspotentials: Welche *Ressourcen* stehen den Patienten in ihren Bezugspersonen zur Verfügung, und wie können die Bezugspersonen die Patienten bei ihren Veränderungsschritten unterstützen (Willutzki, 2000)? Nicht selten wünschen Menschen mit einer Zwangsstörung vordergründig, dass ihre Bezugspersonen sich nicht so einfach dem Diktat ihrer Zwänge unterziehen würden. Immer wieder aber müssen Bezugspersonen auch erleben, zu welch aufwallenden negativen Gefühlen von tiefster Verletzung, Empörung und Verzweiflung es kommt, wenn sie sich nicht an Zwangsvorgaben halten. Für die Veränderungsmotivation der Patienten (und ihrer Angehörigen) sind ihre Erfahrungen mit bisherigen Bewältigungsversuchen zentral und prägen ihr Veränderungsmodell.

Fallbeispiel

Herr F., 23, Einzelkind, leidet seit acht Jahren unter einem schweren Waschzwang, der ihn an der Fortsetzung seines Studiums hindert. Er wohnt wieder bei seinen Eltern auf dem Dorfe. Seine ganze Aufmerksamkeit ist darauf ausgerichtet, mit nichts in Kontakt zu geraten, was möglicherweise mit ehemaligen Mitschülern, die ihn früher in der Schule gequält hatten, in Verbindung steht. Er schreitet ganz langsam mit angewinkelten Armen durch die wenigen Räume im Haus, die er noch begehen kann. Obwohl Herr F. peinlich

darauf bedacht ist, alle „gefährlichen“ und angstauslösenden Gegenstände und Situationen zu vermeiden, ist er nie ganz sicher, ob er nicht doch mit „Schmutz“ seiner ehemaligen Schulkollegen in Kontakt getreten sein könnte. Sobald dieser Gedanke kommt, muss er sich waschen, was er täglich mehrmals und über mehrere Stunden hinweg zuhause in der Küche tut, oft vor den Augen seiner Eltern. Dabei produziert er zunächst eine Viertelstunde lang Schaum, schäumt dann die ganze Ablagefläche und die Vorderseite der Küchenkombination ein, wäscht anschließend Hände, Unterarme, Kopf und Haare. Im Laufe des Waschvorgangs „häutet“ er sich, indem er sukzessive seine nass gewordenen Kleider auszieht und auf den nassen Boden fallen lässt, bis er – in der Regel gegen zwei Uhr früh – splitternackt ins Bett geht und vor Erschöpfung in einen zwölfstündigen Tiefschlaf fällt.
Die Exploration zur Genese fördert zutage, dass er in der Schule als Außenseiter galt, über Jahre hinweg von Klassenkameraden gequält wurde und sich seiner kleinen Statur wegen nicht dagegen wehren konnte. Seine Eltern griffen nie tatkräftig ein, sondern vertrösteten ihn auf die Zeit nach dem Abitur. Da der Patient dieser Situation hilflos ausgesetzt war, wurden seine aggressiven und destruktiven Impulse immer größer, bis er darüber erschrak und fürchtete, seine Kontrolle zu verlieren. Sein Versuch, sich davor zu schützen, bestand darin, sich vor imaginärem Schmutz rein zu halten. Statt sich weiterhin vor dem Kontrollverlust seiner Aggressionen ängstigen zu müssen, brauchte er fortan „nur“ dafür zu sorgen, mit nichts in Berührung zu kommen, was mit seinen Peinigern in Kontakt stehen oder gestanden haben könnte, bzw. sich im anderen Fall erneut zu waschen.
Aus der Anamnese wird deutlich, dass der Waschzwang auf der intraindividuellen Ebene mehrere Funktionen hat: Er dient dazu, die Angst vor Verschmutzung auf ein erträgliches Maß zu reduzieren. Er hilft dem Patienten aber auch, das Erleben von Emotionen wie Wut, Hilflosigkeit, Erniedrigung und Ausgeliefertsein zu vermeiden. Auf interaktioneller Ebene gelingt es dem Patienten, seine Eltern dem Zwang zu unterwerfen und aggressiv zu kontrollieren, Abstand zu wahren und dadurch eine gewisse Respektierung der persönlichen Integrität zu erzwingen, sowie die Zuwendung seiner Eltern zu sichern, auf deren Unterstützung er angewiesen ist.

6 Erhebungsmethoden

6.1 Klassifikatorische Erhebungsmethoden

Die diagnostische Hypothese, dass ein Patient möglicherweise unter einer Zwangsstörung leidet, erhärtet sich in der klinischen Praxis zunächst durch die Antwort auf die zwei folgenden Screening-Fragen:

- „Werden Sie gequält von Gedanken, die sich Ihnen aufdrängen, die Sie beunruhigen und ängstigen, und die Sie nicht einfach loswerden können?“
- „Gibt es gewisse Verhaltensweisen, die Sie wiederholt ausführen, obwohl Sie Ihnen oder anderen unsinnig erscheinen, aber bei denen Sie das Gefühl haben, Sie müssten sie einfach ausführen?“

Bei einem Ja auf eine dieser Fragen erfolgt eine genauere Exploration und Bestandsaufnahme der Zwangsstörung (Niehaus & Stein, 1997).
In der klinischen Praxis geht es oft um die Frage, ob die verlangten Kriterien einer Zwangsstörung wirklich erfüllt sind oder nicht. Insbesondere bei Patienten mit komorbiden Störungen sind diagnostische Instrumente in Form von strukturierten Inter-

views und Fragebögen eine wichtige Ergänzung zum anamnestischen Gespräch. Als hilfreich für die Diagnosestellung und die Klärung der Komorbiditäten können für Erwachsene die folgenden zwei diagnostischen Interviews empfohlen werden:

- *Strukturiertes klinisches Interview für DSM-IV*, Achse I *(SKID-I)* (Wittchen, Zaudig & Fydrich, 1997)
- *Diagnostisches Interview bei psychischen Störungen* (*DIPS* für DSM-IV) (Margraf & Schneider, 2006)

Neben den störungsübergreifenden Interviews dienen störungsspezifische Instrumente zur Klärung des Schweregrads der Zwangsstörung. Es wurden verschiedene Inventare zur Erfassung von Zwangssymptomen entwickelt (Feske & Chambless, 2000). Wichtige Funktionen dieser Instrumente sind das Screening von Zwangsgedanken und Zwangshandlungen, die Einschätzung des Schweregrades, die dimensionale Erfassung der Symptomatik und der Verlaufsmessung. Vor kurzem wurde auch das AMDP-Modul zur Erfassung von Zwangssymptomen vorgelegt, das 37 Zwangssymptome erhebt (Grabe, Thiel, Kathmann, Boerner, Hoff & Freyberger, 2004).
Für Kinder kann man mit der gleichen Zielsetzung wie für Erwachsene als Interviewverfahren das *Kinder-DIPS* von Schneider, Unnewehr und Margraf (1998) nutzen.
Das am häufigsten angewandte Instrument ist die *Yale-Brown Obsessive Compulsive Scale (Y-BOCS)* (Goodman, Price, Rasmussen, Mazure, Fleischmann, Hill, Heninger & Charney, 1989). Dies ist ein Fremdratingverfahren, bestehend aus einer Symptom-Checkliste und einem semistrukturierten Interview (deutsche Version: Büttner-Westphal & Hand, 1991). Sie eignet sich besonders gut zur Erfassung der Zwangsphänomene sowie des Schweregrades von Zwangsgedanken und Zwangshandlungen. Die *Y-BOCS* wird auch in pharmakologischen und psychotherapeutischen Studien eingesetzt, um den Schweregrad einer Zwangsstörung zu bestimmen, wird aber auch zur Veränderungsmessung für den Behandlungsverlauf verwendet. Die Checkliste ist phänomenzentriert und erfragt gegenwärtiges und früheres Auftreten von Zwangsgedanken und Zwangshandlungen. Präsentiert wird dabei ein großes Spektrum verschiedener Gedankeninhalte (in den Kategorien: aggressiv, auf Verschmutzung bezogen, mit sexuellem Inhalt, auf Sammeln und Aufbewahren von Gegenständen bezogen, mit religiösem Inhalt, auf Symmetrie und Genauigkeit bezogen, auf den eigenen Körper bezogen etc.) und viele Beispiele konkreter Verhaltensweisen für unterschiedliche Zwangsrituale (Reinigungs- und Waschzwänge, Kontrollzwänge, Wiederholungszwänge, Zählzwänge, Ordnungszwänge, Sammel- und Aufbewahrungszwänge und weitere Zwangshandlungen). Mit Hilfe einer Ratingskala wird der Schweregrad der Zwangsstörung – unabhängig von ihren Inhalten – eingeschätzt.
Die *Y-BOCS* liegt auch als Version für Kinder (Berg, 1989; Flament & Cohen, 2001), als Computerversion (Testsystem von Hogrefe Verlag) und als Selbstbeurteilungs-Version vor (Baer, 2001; Ambühl, 2004). Eine Abwandlung für körperdysmorphe Störungen wurde von Stangier, Hungerbuehler, Meyer und Wolter (2000) vorgelegt. Fremd- und Selbstrating unterscheiden sich nicht wesentlich in ihrem Informationsgehalt, sondern stimmen allgemein gut miteinander überein (Schaible, Armbrust & Nutzinger, 2001). Die Interraterreliabilität ist überzeugend und die konvergente Validität des Verfahrens durchaus zufriedenstellend.
Als weitere Fragebögen zur Selbstbeurteilung haben sich, neben anderen, v. a. das *Hamburger Zwangs-Inventar* (*HZI* und in Kurzform HZI-K), die *Frankfurter Zwangsskala*, das *Leyton Obsessional Inventory (LOI)*, für das auch eine Version

für Kinder vorliegt, *Maudsley Obsessional Compulsive Inventory (MOCI) sowie der Padua-Zwangsfragebogen* eingebürgert[1].

Im *HZI* werden die im deutschen Sprachraum verbreiteten Denk- und Handlungszwänge im Gesamtspektrum von „normal" bis „hochgradig pathologisch" erfasst, und dies auf einer Gesamtskala, die ein allgemeines, generalisiertes Vorhandensein von Zwangsverhalten erhebt sowie sechs weiteren Skalen zur Erhebung spezifischer Zwänge (Sauberkeit, Kontrolle, Ordnen, Zählen, gedankliche Rituale und selbst- bzw. fremdschädigende Ängste). Sowohl Lang- wie Kurzform verfügen über ansehnliche Gütekriterien (vgl. Fricke & Hand, 2003; Hand, Conradi & Moritz, 2002; Retestreliabilität und interne Konsistenz, Vergleichswerte für unterschiedliche klinische Stichproben, Konstruktvalidität, konvergente und diskriminante Validität).

In Vergessenheit geraten ist die *Frankfurter Zwangsskala*, die ebenfalls Symptome erhebt und durchaus über erwähnenswerte Gütekriterien verfügt (Gerhard, 1981).

Basierend auf Faktorenanalysen erhebt das *MOCI* Kontroll-, Reinigungs-, Langsamkeits- und Zweifelzwänge; allerdings liegen keine deutschen Testkennwerte vor.

Das *LOI* wurde für Erwachsene und Kinder entwickelt und erfasst auch Zwangssymptome. Im deutschsprachigen Bereich sind die testtheoretischen Absicherungen als nicht vorhanden zu bezeichnen (Döpfner, 1999).

Der *Padua-Zwangsfragebogen* (van Oppen, Hoeckstra & Emmelkamp, 1995) enthält 41 Items, die zu 5 Skalen zusammengefasst und auf einer 5-Punkte-Skala beantwortet werden (Impulse, Waschen, Kontrollieren, Rumination, Ordentlichkeit). Das Inventar kann aufgrund der Überprüfung der Gütekriterien als zufriedenstellend erachtet werden.

Als weiteres, nicht im deutschsprachigen Bereich überprüftes Verfahren kann noch der Zwangsfragebogen für Patienten/Kinder mit Ticstörungen erwähnt werden (Rothenberger, 1991).

Daneben existieren noch eine Menge englischsprachiger Inventare, aber auch Beobachtungssysteme und Verhaltenstests, die auf eine Anpassung auf deutschsprachige Verhältnisse warten (vgl. Bossert-Zaudig & Niedermeier, 1998; Clark, 2004; Kozak & Foa, 2001; Merlo et al., 2005; Rauch et al., 2003).

6.1 Modifikatorisch bedeutsame Erhebungsmethoden

Zur Erhebung der störungs- und veränderungsrelevanten Informationen stehen verschiedene diagnostische Instrumente zur Verfügung, die das „Hauptinstrument" des klinischen Interviews ergänzen: Verhaltensbeobachtung, Selbstbeobachtung und Protokollierung der Zwangssymptomatik, Verhaltenstests.

In diagnostischer Hinsicht geht es hierbei darum, mit Hilfe einer *Mikroanalyse des Symptomverhaltens* die einzelnen Determinanten des Zwangssystems zu erfassen (Hoffmann, 1994; Hoffmann & Hofmann, 2004):

---

1 Für die Skalen im Wortlaut und in deutscher Übertragung sei auf folgende, leicht zugängliche Quellen verwiesen:
YBOCS: Lakatos & Reinecker (1999)
YBOCS für Kinder: Döpfner (1999)
Padua-Zwangsfragebogen: Emmelkamp & van Oppen (2000)
Leyton Obsessional Inventory (LOI): Lakatos & Reinecker (1999)
Leyton Obsessional Inventory für Kinder: Döpfner (1999)
Maudsley Obsessional-Compulsive Inventory (MOC): Lakatos & Reinecker (1999)
Hamburger Zwangs-Inventar, Kurzform: Schwartz & Beyette (1997)

- Wodurch werden Zwangsgedanken ausgelöst (externe und interne Auslöser)?
- Welche Phantasien oder Befürchtungen bilden den Anlass für Zwangsrituale?
- In welcher Form äußert sich das Unbehagen, wie stark ist es und wie groß der Drang zu Zwangsritualen?
- Handelt es sich um offene oder verdeckte Zwangsrituale?
- Wie oft, wie lange, in welcher Weise findet Zwangsverhalten statt?
- In welcher seelischen und körperlichen Verfassung befindet sich der Patient während des Zwangsverhaltens?
- Gibt es Unsicherheiten über die eigene Wahrnehmung, über den Vollzug der Handlungen?
- Benutzt der Patient Hilfsmittel (Markierungen, innere Monologe)?
- Sind andere Personen mit einbezogen und welche Rolle spielen sie?
- Nach welchen Kriterien können Zwangshandlungen beendet werden?
- Welche unmittelbaren positiven Konsequenzen haben Zwangsrituale (Zufriedenheit, Erleichterung)?
- Gibt es Schwankungen im Ausmaß und zeitlicher Ausdehnung des Zwangsverhaltens und Zusammenhänge mit Befindlichkeit, körperlicher Verfassung, Ereignissen usw.?
- Werden Situationen vermieden, um dem Zwangsverhalten zu entgehen?
- Welche Auswirkungen haben die Zwänge auf berufliche Tätigkeit und Beziehungen?

In-vivo-Verhaltensbeobachtungen sind ein Weg, ganz unmittelbar an die vielfältigen Facetten der Erscheinungsform der Vermeidungsstrategien und der Neutralisierungsrituale sowie an die Qualität und Ausprägung der Gefühlsirritationen zu gelangen. Das bedeutet, dass Patienten in ihre eigenen Lebensräume begleitet werden. Dort soll der Patient sein Zwangsverhalten möglichst so ausführen, wie zu den kritischen Zeitpunkten, wenn er alleine ist. Eine solche Verhaltensbeobachtung ermöglicht nicht nur eine detaillierte Kenntnis der äußeren Abläufe, sondern gibt auch Einblick in innere Prozesse, wenn die Patienten direkt nach ihren Gedanken und Gefühlen befragt werden.

Ein bewährtes Instrument ist die *Selbstbeobachtung und Protokollierung* der Zwangssymptomatik. Mit Hilfe von tabellarisch angeordneten Tagebüchern können systematisch auslösende und aufrechterhaltende Determinanten der Zwangssymptomatik, Gedanken, Gefühle und Vermeidungsverhalten erfasst werden. So können die Häufigkeiten bestimmter Zwangsrituale in einem Wochenprotokoll der Tätigkeiten eingetragen oder durch Strichlisten erfasst werden. Solche Tagebücher oder Strichlisten eignen sich sowohl für die Verhaltensdiagnostik wie auch für die Verlaufsmessung.

Zur Erfassung der kognitiven Aspekte werden die Form der aufdringlichen Kognitionen (Gedanken, Vorstellungen oder Impulse), ihr Inhalt und ihre Bewertung/Bedeutung genauer erfragt. Fragen wie „Gibt es Dinge, die Sie tun/denken um zu verhindern, dass die Gedanken/Vorstellungen auftreten?“ helfen dem Therapeuten, offenes und verdecktes Neutralisieren zu erfragen (Salkovskis, Ertle & Kirk, 1999).

Darüber hinaus hat eine Selbstbeobachtung im günstigsten Fall auch therapeutische Effekte: Die Patienten beteiligen sich aktiv am Projekt Therapie und erweisen sich dadurch als verlässliche Partner in der therapeutischen Allianz. Selbstbeobachtung ist auch ein Vorläufer von Selbstkontrolle, indem die Patienten ein Verhalten üben, das für alle eigenständigen Bewältigungsschritte notwendig sein wird. Und schließlich beinhaltet die Beobachterrolle eine Form der Distanzierung vom Zwang und seinen Erscheinungsformen, die im Verlauf der Therapie immer stärker erreicht werden soll. Eine besonders einfühlsam erscheinende

Form von Selbstbeobachtung ist die Beschreibung eines typischen Tages („Ein Tag im Leben von...“; Steketee, 1993). Bei vielen Patienten kann es auch hilfreich sein, zwei „typische Tage“ zu unterscheiden, den Werktag und die „freien“ Tage. Bei Lakatos und Reinecker findet sich dazu ein Beispiel (1999, S. 48).

Zusätzlich zur systematischen Verhaltensbeobachtung können auch sogenannte *Verhaltenstests* eingesetzt werden. Verhaltenstests sind diagnostische Instrumente, die fließende Übergänge zum therapeutischen Vorgehen der schrittweisen Konfrontation mit vermiedenen und unruhebesetzten Situationen aufweisen. Sie sind vor allem dann hilfreich, wenn Patienten kaum über Zwangsgedanken berichten können, sondern ihre ritualisierten Zwangshandlungen als „einfach so“ ablaufend erfahren.

7 Diagnostiker-Patient-Beziehung

Menschen mit Zwängen lösen mit ihren teilweise bizarr anmutenden Gedanken und Zwangsritualen beim Gegenüber häufig Unverständnis, Zurückhaltung und Skepsis aus. Sie nehmen solches Unverständnis für ihre Zwänge häufig vorweg und entwickeln oft unglaubliche Fertigkeiten, ihre Störung zu verheimlichen bzw. das wahre Ausmaß der Zwangsrituale zu verschleiern, so dass in einigen Fällen auch Fremdanamnesen vorgeschlagen werden (Kozak & Foa, 2001, Kap. 17).

In der Therapie sollen sie nun im Detail über Verhaltensweisen Auskunft geben, die sie oft jahrelang mit größtem Aufwand selbst vor ihren nächsten Angehörigen zu verheimlichen versucht hatten. Man kann annehmen, dass die Motive für diese Verheimlichung im ausgeprägten Schamgefühl und der Angst vor Ablehnung bei der „Veröffentlichung“ der Beschwerden zu suchen sind. Die Strategie der *Verheimlichung* wird somit verständlich als Versuch, sich vor Verletzungen zu schützen. Es ist daher leicht nachzuvollziehen, dass sich Patienten in der therapeutischen Situation zunächst eher abwartend verhalten und erst sorgfältig prüfen, ob sie mit ihrem Leiden und ihren therapeutischen Anliegen vom Gegenüber verstanden werden. Ambivalenz und Zweifel gegenüber der Therapie sind auch störungsimmanent zu verstehen. Ausschlaggebend für das Aufsuchen von professioneller Hilfe ist eher selten die klare Einsicht, unter einem behandlungsbedürftigen psychischen Problem zu leiden, als vielmehr der steigende Leidensdruck, die innere Unsicherheit, die Rituale richtig ausgeführt zu haben, und schließlich, dass die „zwangsbedingten“ Kollisionen mit nahestehenden Bezugspersonen zunehmend heftiger werden.

Aufgrund ihrer Unsicherheit und Ambivalenz brauchen Patienten mit einer Zwangsstörung ein Gegenüber, das von Anfang an klar zum Ausdruck bringt, dass es etwas von den Phänomenen und der Dynamik einer Zwangsstörung verstehe. Indem die Therapeuten über manchmal bizarre Verhaltensweisen und skurril anmutende Vorstellungen nicht erstaunt oder erschreckt reagieren, sondern den Patienten zu verstehen geben, dass auch noch so fremd und absurd erscheinendes zwanghaftes Verhalten nicht unlogisch ist, sondern eigenen Gesetzen folgt, erweisen sie sich als kompetentes Gegenüber (Lakatos & Reinecker, 1999).

Kompetenz und Transparenz sind Leitmotive der Beziehungsgestaltung. Die Therapeuten teilen den Patienten die Diagnose mit, erarbeiten mit ihnen gemeinsam modellhafte Vorstellungen über die Entwicklung und Aufrechterhaltung der Zwangsstörung und leiten schließlich klare Vorstellungen darüber ab, wie die Probleme therapeutisch angegangen werden können.

Dabei soll das therapeutische Vorgehen sehr transparent gemacht werden. Es ist bekannt, dass unter Zwängen leidende Patienten sich auch auf sehr schwierige Übungen einlassen können, wenn sie sich genau vorstellen können, was auf sie zukommen wird, und wenn sie genügend Zeit dafür haben, sich innerlich darauf einzustellen.

Die *Respektierung der Grenzen und Grenzsetzungen* der Patienten sind mitentscheidend für einen vertrauensvollen Beziehungsaufbau. Für manche Patienten dienen die Zwänge auf interpersoneller Ebene dazu, körperliche und emotionale Distanz herzustellen und so eine Respektierung der persönlichen Integrität sicherzustellen. Sie achten daher sehr genau darauf, ob sich Therapeuten (z. B. während der Abklärungsphase) an ihre Anweisungen und Grenzsetzungen halten oder nicht (z. B. am Hauseingang die Schuhe ausziehen). Die Patienten entscheiden, worauf sie sich einlassen können und worauf nicht (Therapeuten sollen daher nie hinter dem Rücken ihrer Patienten handeln, z. B. indem sie einer Person mit einem Hortzwang ungefragt Dinge entsorgen). Alle therapeutischen Schritte beruhen auf Freiwilligkeit (Therapeuten sollen daher nie zur Erreichung von Übungszielen physische oder psychische Gewalt ausüben).

Der oft anstrengende Gesprächsstil – Patienten erzählen ausufernd und umständlich bis ins kleinste Detail oder mögen sich ganz im Gegenteil nur wortkarg-einsilbig und sehr konkretistisch äußern – fordert ein besonderes Maß an Geduld und Ruhe von den Therapeuten. Therapeuten sind auch besonders gefordert, weil manche Patienten ihnen eher feindselig und rigide-stur begegnen, sei es aus Ambivalenz einer Veränderung gegenüber, sei es, weil ihre Zwänge hauptsächlich dazu dienen, Entwicklungsdefizite zu kompensieren. *Ruhe, Flexibilität und Toleranz* sind notwendig, um sich von aggressiven Kontrollversuchen nicht zu Machtkämpfen provozieren zu lassen. Es gilt „Don't argue with the patient!". Es soll deutlich bleiben, dass es das Anliegen des Patienten ist, sich aus dem Gefängnis des Zwanges befreien zu können.

Die Gestaltung der therapeutischen Beziehung stellt daher für den Therapeuten eine besondere Herausforderung dar. Je besser er um störungsimmanente und interaktionelle Besonderheiten weiß, sie vorwegnehmen und erkennen kann, desto besser kann er es dem Patienten ermöglichen, sich vertrauensvoll auf die gemeinsame therapeutische Arbeit einzulassen.

8 Zwangsstörungen bei Kindern und Jugendlichen

Die Phänomene der Zwangsstörungen bei Kindern und Jugendlichen sind – im Unterschied zu anderen Formen psychischer Störungen (Hanna, 2000) – durchaus vergleichbar mit denen der Erwachsenen. Für Kinder und Jugendliche gelten demnach vergleichbare diagnostische Kriterien wie für Erwachsene (Flament & Cohen, 2001). Allerdings gibt es einen wichtigen Unterschied zur Diagnosestellung bei Erwachsenen. Bei Kindern und Jugendlichen ist die Einsicht, dass Zwangsgedanken oder Zwangshandlungen übertrieben oder unbegründet seien, kein notwendiges Diagnosekriterium. Die betroffenen Kinder haben oft noch wenige Vergleichsmöglichkeiten mit sogenanntem normalen Verhalten, so dass die Unterscheidung in ich-syntones und ich-dystones Verhalten sehr viel schwieriger ist.

Zwangsstörungen treten bei Kindern und Jugendlichen sehr oft zusammen mit einer anderen Störung auf, am häufigsten mit anderen Angststörungen. Verbreitet finden sich auch depressive Störungen, die oft später als Zwangsstörung auftreten und demnach als eine Folge der Zwangsproblematik gewertet werden können. Auch Verhaltensauffälligkeiten, Lernstörungen und Essstörungen treten komorbid mit Zwangsstörungen auf.

9 Abschließende Bemerkungen

Zwangsstörungen stellen ein äußerst komplexes Gebilde dar, bei dem deutlich ersichtlich wird, wie wichtig vor der Durchführung einer Behandlung eine gründliche Abklärung ist (Ambühl & Meier, 2003). Bei Zwängen geht es nicht bloß darum, deren Ablaufdynamik präzise zu erfassen, sondern auch deren intrapsychische und interpersonelle Funktionalitäten abzuklären. Dazu ist das Systemgespräch mit relevanten Bezugspersonen des Patienten ebenso wichtig wie die Verhaltensbeobachtung vor Ort. Die aufgrund der Abklärung resultierende Indikationsstellung für die Therapie soll aufzeigen, welche Problembereiche in welcher Reihenfolge angegangen werden sollen, wo primär Hilfe zur Problembewältigung bzw. Klärungsarbeit geleistet werden soll und welche Ressourcen der Patienten und ihres Bezugsumfeldes für die anzustrebenden Veränderungen zur Verfügung stehen. Bei einer problem- und patientengerechten Therapie der Zwangsstörungen gilt es daher immer, mehrere Perspektiven im Auge zu behalten.

Noch fehlt es dabei an Hilfestellungen, wie z. B. störungsspezifischen Interviewleitfäden aber auch Messinstrumenten, wie Beobachtungssysteme oder auch Fragebogen, die andere Bereiche erfassen, als die bislang vorliegenden deutschsprachigen Verfahren.

Literatur

Ambühl, H. (2004). *Wege aus dem Zwang. Wie Sie Zwangsrituale verstehen und überwinden.* Düsseldorf/Zürich: Walter-Verlag.

Ambühl, H. & Meier B. (2003). *Zwang verstehen und behandeln. Ein kognitiv-verhaltenstherapeutischer Zugang.* Stuttgart: Pfeiffer bei Klett-Cotta.

American Psychiatric Association [APA] (2000). *Diagnostic and statistical manual of mental disorders: DSM-IV-TR. Fourth edition. Text revision.* Washington, DC: American Psychiatric Association, 2000. (Deutsche Bearbeitung: Diagnostische Kriterien des Diagnostischen und Statistischen Manuals Psychischer Störungen. Textrevision. DSM-IV-TR. Göttingen: Hogrefe, 2003).

Antony, M. M., Downie, F. & Swinson, R. P. (1998). Diagnostic issues and epidemiology in obsessive-compulsive disorder. In R. P. Swinson, M. M. Antony, S. Rachman & M. A. Richter (Eds), *Obsessive-compulsive disorder. Theory, research, and treatment* (pp. 3–32). New York: Guilford.

Baer, L. (2001). *Alles unter Kontrolle: Zwangsgedanken und Zwangshandlungen überwinden* (2. überarbeitete und ergänzte Auflage). Bern: Huber (Original 1991/1999 „Getting control").

Berg, C. Z. (1989). Behavioral assessment techniques for childhood obsessive-compulsive disorder. In J. L. Rapaport (Ed.), *Obsessive-compulsive disorder in children and adolescents* (pp. 41–70). Washington: American Psychiatric Press.

Bosset-Zaudig, S. & Niedermeier, N. (1998). Therapiebegleitende Diagnostik und Messinstrumente bei Zwangsstörungen. In M. Zaudig, W. Hauke & U. Hegerl (Hrsg.), *Die Zwangsstörung. Diagnostik und Therapie* (S. 57–66). Stuttgart: Schattauer.

Büttner-Westphal, H. & Hand, I. (1991). Yale-Brown-Obsessive Compulsive Scale (Y-BOCS). Autorisierte deutsche Übersetzung und Bearbeitung. *Verhaltenstherapie, 1*, 226–233.

Clark, D. A. (2004). *Cognitive-behavioral therapy for OCD.* New York: Guilford Publications.

Denys, D., Tenny, N., van Megen, H. J., De Geus, F. & Westenberg, H. G. (2004). Axis I and II comorbidity in a large sample of patients with obsessive-compulsive disorder. *Journal of Affective Disorders, 80*, 155–162.

Döpfner, M. (1999). Zwangsstörungen. In H.-C. Steinhausen und M. von Aster (Hrsg.), *Handbuch Verhaltenstherapie und Verhaltensmedizin bei Kindern und Jugendlichen* (2. überarb. Auflage, S. 267–318). Weinheim: Beltz Psychologie Verlags Union.

Ecker, W. (2001). *Verhaltenstherapie bei Zwängen.* Lengerich: Pabst Sciene Publishers.

Emmelkamp, P. M. G. & van Oppen, P. (2000). *Zwangsstörungen. Fortschritte der Psychotherapie.* Göttingen: Hogrefe.

Feske, U. & Chambless, D. L. (2000). A review of assessment measures for obsessive-compulsive disorder. In W. K. Goodman, M. V. Rudorfer & J. D. Maser (Eds.), *Obsessive-compulsive disorder: Contemporary issues in treatment* (pp. 157–182). Mahwah, NJ: Lawrence Erlbaum.

Flament, M. F. & Cohen, D. (2001). Child and adolescent obsessive-compulsive disorder: A review. In M. Maj, N. Sartorius, A. Akasha & J. Zohar (Eds.), *Obsessive-compulsive disorder* (pp. 147–183). New York: Wiley.

Freud, S. (1895). *Obsessions et phobies – Leur méchanisme psychique et leur étologie.* Gesammelte Werke I (pp. 345–353). London: Imago 1952.

Freyberger, H. J., Dittmann, V., Stieglitz, R.-D. & Dilling, H. (1990). ICD-10 in der Erprobung: Ergebnisse einer multizentrischen Feldstudie in den deutschsprachigen Ländern. *Der Nervenarzt, 61*, 271–275.

Freyberger, H. J., Schneider, W. & Malchow, C. P. (1995). Assessment of comorbidity in the diagnosis of psychosomatic and neurotic disorders: Results from the ICD-10 field trials with the diagnostic criteria for research in Germany. *Psychotherapy and Psychosomatics, 63*, 90–98.

Fricke, S. & Hand, I. (2003). Hamburger Zwangsinventar (HZI). Hamburger Zwangsinventar – Kurzform (HZI-K). Hamburger Zwangsinventar – Ultrakurzform (HZI-UK). In J. Hoyer & J. Margraf (Hrsg.), *Angstdiagnostik. Grundlagen und Testverfahren* (S. 328–335). Berlin: Springer.

Gerhard, U. (1981). *Zur Diagnose und Bedeutung von Zwangsphänomenen.* Weinheim: Beltz Forschungsbericht.

Goodman, W. K., Price, H. L., Rasmussen, S. A., Mazure, C., Fleischmann, R. L., Hill, C. L., Heninger, G. R. & Charney, D. S. (1989). The Yale-Brown Obsessive Compulsive Scale I: Development, use and reliability. *Archives of General Psychiatry, 46*, 1006–1011.

Grabe, H.-J., Thiel, A., Kathmann, N., Boerner, R.-J., Hoff, P. & Freyberger, H. (2004). Das AMDP-Modul zur Erfassung von Zwangssymptomen. In H. J. Freyberger & H.-J. Moeller (Hrsg.), *Die AMDP-Module* (S. 94–125). Göttingen: Hogrefe.

Grawe, K. (1998). *Psychologische Therapie.* Göttingen: Hogrefe.

Hand, I. (1992). Verhaltenstherapie der Zwangsstörungen. In I. Hand, W. K. Goodman & U. Evers (Hrsg.), *Zwangsstörungen. Neue Forschungsergebnisse* (S. 157–180). Berlin: Springer.

Hand, I. (2002). Systemische Aspekte in der Verhaltenstherapie von Zwangsstörungen. In W. Ecker (Hrsg.), *Die Behandlung von Zwängen. Perspektiven für die klinische Praxis* (S. 81–100). Bern: Huber.

Hand, I., Conradi, M. & Moritz, S. (2002). HZI-K. Hamburger Zwangsinventar – Kurzform. In E. Braehler, J. Schumacher & B. Strauss (Hrsg.), *Diagnostische Verfahren in der Psychotherapie* (S. 191–194). Göttingen: Hogrefe.

Hanna, G. L. (2000). Clinical and family-genetics studies of obsessive-compulsive disorder. In W. K. Goodman, M. V. Rudorfer & J. D. Maser (Eds.), *Obsessive-compulsive disorder. Contemporary issues in treatment* (pp. 87–103). Mahwah, NJ: Lawrence Erlbaum.

Hauke, W. & Niedermeier, N. (1998). Verhaltensanalyse und funktionales Bedingungsmodell. In M. Zaudig, W. Hauke & U. Hegerl (Hrsg.), *Die Zwangsstörung. Diagnostik und Therapie* (S. 51–55). Stuttgart: Schattauer.

Hoffmann, N. (1994). Verhaltenstherapie bei Zwangsstörungen. *Psychotherapeut, 39*, 43–52.

Hoffmann, N. (1998a). Phänomenologie der Zwangsstörungen. In H. Ambühl (Hrsg.), *Psychotherapie der Zwangsstörungen* (S. 1–10). Stuttgart: Thieme.

Hoffmann, N. (1998b). *Zwänge und Depressionen. Pierre Janet und die Verhaltenstherapie.* Berlin: Springer.

Hoffmann N. & Hofmann B. (2004). *Expositionen bei Ängsten und Zwängen. Praxishandbuch.* Weinheim: Beltz.

Hollander, E. (1993). *Obsessive-compulsive related disorders.* Washington, DC: American Psychiatric Press.

Hollander, E. & Rosen, J. (2001). Obsessive-compulsive spectrum disorders: A review. In M. Maj, N. Sartorius, A. Akasha & J. Zohar (Eds.), *Obsessive-compulsive disorder* (pp. 203–223). New York: Wiley.

Kozak, M. J. & Foa, E. B. (2001). *Zwangsstörungen bewältigen.* Bern: Hans Huber.

Lakatos, A. & Reinecker, H. (1999). *Kognitive Verhaltenstherapie bei Zwangsstörungen. Ein Therapiemanual.* Göttingen: Hogrefe.

Lang, H. (1998). Ätiologie und Aufrechterhaltung der Zwangsstörungen aus psychodynamischer Sicht. In H. Ambühl (Hrsg.), *Psychotherapie der Zwangsstörungen* (S. 23–30). Stuttgart: Thieme.

Lochner, C., Hemmings, S. M., Kinnear, C. J., Moolman-Smook, C., Corfield, V. A., Knowels, J. A., Niehaus, D. J. H. & Stein, D. J. (2004). Gender in obsessive-compulsive disorder: Clinical and genetic findings. *European Neuropsychopharmacology, 14*, 105–113.

Lochner, C. & Stein, D. J. (2001). Gender in obsessive-compulsive disorders. *Archives of Women's Menthal Health, 4*, 19–26.

Margraf, J. & Schneider, S. (2006). *Diagnostisches Interview bei psychischen Störungen (DIPS für DSM-IV-TR)* (3. Aufl.). Berlin: Springer.

Marks, I. M. (1987). *Fears, phobias, and rituals.* Oxford: University Press.

Merlo, S. J., Storch, E. A., Murphy, T. K., Goodman, W. K. & Geffken, G. R. (2005). Assessment of pediatric obsessive-compulsive disorder: A critical review of current methodology. *Child Psychiatry and Human Development, 36(2)*, 195–214.

Minichiello, W. E., Baer, L., Jenike, M. A. & Holland, A. (1990). Age of onset of major subtypes of obsessive-compulsive disorder. *Journal of Anxiety Disorders, 4*, 147–150.

Montgomery, S. A. (1992). The place of obsessive compulsive disorder in the diagnostic hierarchy. *International Clinical Psychopharmacology, 7*, 19–23.

Mowrer, H. O. (1947/1950). On the dual nature of learning – A reinterpretation of „conditioning" and „problem solving". In H. O. Mowrer (Ed.), *Learning theory and personality dynamics. Selected papers* (pp. 222–274). New York: Ronald Press.

Niedermeier, N. & Bosshart-Zaudig, S. (1998). Psychologische Modelle zur Erklärung der Entstehung und Aufrechterhaltung von Zwangsstörungen. In M. Zaudig, W. Hauke & U. Hegerl (Hrsg.), *Die Zwangsstörung. Diagnostik und Therapie* (S. 45–50). Stuttgart: Schattauer.

Niehaus, D. J. H. & Stein, D. J. (1997). Obsessive-compulsive disorder. Diagnosis and assessment. In E. Hollander & D. J. Stein (Eds.), *Obsessive-compulsive disorders. Diagnosis, etiology, treatment* (pp. 1–21). New York: Dekker.

Okasha, A. (2001). Diagnosis of obsessive-compulsive disorder: A review. In M. Maj, N. Sartorius, A. Akasha & J. Zohar (Eds.), *Obsessive-compulsive disorder* (pp. 1–19). New York: Wiley.

Rachman, S. (2003). *The treatment of obsessions.* Oxford, UK: Oxford University Press.

Rasmussen, S. A. & Eisen, J. L.(1991). *Epidemiology, clinical features and genetics of obsessive-compulsive disorder (OCD).* Toronto: Hogrefe.

Rasmussen, S. & Eisen, J. L. (1992). The epidemiology and differential diagnosis of obsessive-compulsive disorder. In I. Hand, W. K. Goodman & U. Evers (Eds), *Obsessive-compulsive disorders. New research results* (pp. 1–14). Berlin: Springer.

Rasmussen, S. A. & Tsuang, M. T. (1998). Epidemiology and clinical features of obsessive-compulsive disorders. In M. A. Jenike, L. Baer & W. E. Minichiello (Eds), *Obsessive-compulsive disorders. Theory and management* (3rd ed., pp.12–43). Littleton, MA: PSG Publishing Company.

Rauch, S. M. A., Foa, E. B., Stoewber, J., Fricke, S., Hand, I., Rowa, K., Purdon, C., Doeding, R. A., Lutz, R., Lang, T., Huppert, J. D., Burns, G. L., Frost, R. O. & Fehm, L. (2003). Fragebogen und Ratingskalen zur Zwangsstörung. In J. Hoyer & J. Margraf (Hrsg.), *Angstdiagnostik. Grundlagen und Testverfahren* (S. 321–370). Berlin: Springer.

Rothenberger, A. (1991). *Wenn Kinder Tics entwickeln. Beginn einer komplexen kinderpsychiatrischen Störung.* Stuttgart: G. Fischer.

Ruppert, S., Zaudig, M., Hauke, W., Thora, C. & Reinecker, H. S. (2001). Komorbidität und Zwangsstörung. Teil II. Achse-II-Komorbidität. *Verhaltenstherapie, 11*, 112–118.

Ruppert, S., Zaudig, M., Reinecker, H. S., Thora, C. & Hauke, W. (2001). Komorbidität und Zwangsstörung. Teil II. Achse-II-Komorbidität. *Verhaltenstherapie, 11*, 104–111.

Salkovskis, P. M. (1989). Cognitive-behavioural factors and the persistence of intrusive thoughts in obsessional problems. *Behaviour, Research & Therapy, 27*, 677–682.

Salkovskis, P. M., Ertle, A. & Kirk, J. (1999). Zwangsstörungen. In J. Margraf (Hrsg.), *Lehrbuch der Verhaltenstherapie, Band 2: Störungen – Glossar* (S. 61–86). Berlin: Springer.

Schaible, R., Armbrust, M. & Nutzinger, D. O. (2001). Yale-Brown Obsessive Compulsive Scale: Sind Selbst- und Fremdrating äquivalent? *Verhaltenstherapie, 11*, 298–303.

Schneider, S., Unnewehr, S. & Margraf, J. (1998). *Kinder-DIPS. Diagnostisches Interview bei psychischen Störungen im Kindes- und Jugendalter.* Berlin: Springer.

Schwartz, J. & Beyette, B. (1997). *Zwangshandlungen und wie man sich davon befreit*. Frankfurt: Krüger. (Original 1996 „Brain lock. Free yourself from obsessive-compulsive behavior").

Stangier, U., Hungerbuehler, R., Meyer, A. & Wolter, M. (2000). Diagnostische Erfassung der körperdysmorphen Störung. Eine Pilotstudie. *Der Nervenarzt, 71*, 876–884.

Steketee, G. S. (1993). *Treatment of obsessive compulsive disorder*. New York: Guilford.

Torgeson, S. (1983). Genetic factors in anxiety disorders. *Archives of General Psychiatry, 40*, 1085–1089.

Van Oppen, P., Hoekstra, R. & Emmelkamp, P. M. G. (1995). The structure of obsessive-compulsive symptoms. *Behavior Research & Therapy, 33*, 15–23.

WHO (1992). *The ICD-10 classification of mental and behavioural disorders. Clinical descriptions and diagnostic guidelines*. Geneva: World Health Organisation. (Deutsch: Dilling, H., Mombour, W. & Schmidt, M. H. (1993). Internationale Klassifikation psychischer Störungen. ICD-10, Kapitel V (F). Klinisch-diagnostische Leitlinien. Bern: Huber. Sowie: Dilling, H., Mombour, W. & Schmidt, M. H. (Hrsg.) (1994). Internationale Klassifikation psychischer Störungen. ICD-10, Kapitel V (F): Forschungskriterien. Bern: Huber.)

Willutzki, U. (2000). Ressourcenorientierung in der Psychotherapie: Eine „neue" Perspektive? In M. Hermer (Hrsg.), *Psychotherapeutische Perspektiven am Beginn des 21. Jahrhunderts* (S. 193–212). Tübingen: dgvt.

Wittchen, H.-U., Zaudig, M. & Fydrich, T. (1997). *SKID. Strukturiertes klinisches Interview für DSM-IV. Achse I und II*. Göttingen: Hogrefe.

Zaworka, W., Hand, I., Jauernig, G. & Luenenschloss, K. (2001). *Hamburger Zwangsinventar. HZI* (Version 21.00, Computerprogramm). Moedling: Schuhfried.

23 Akute Belastungsreaktion und Posttraumatische Belastungsstörungen

Catrin Schöne, Christa Schulze und Bernd Röhrle

1 Einleitung
2 Epidemiologie
3 Klassifikatorische Diagnostik
3.1 Konzeption der Begriffe Belastung und Trauma
3.2 Definitionen: Vergleich von ICD-10 und DSM-IV
3.3 Komplexe Posttraumatische Belastungsstörung
3.4 Komorbidität und Differentialdiagnostik
4 Ätiologiemodelle als Grundlage modifikationsorientierter Diagnostik
4.1 Kognitiv-behaviorale und kognitive Modelle
4.2 Psychodynamisch geprägte Modelle
4.3 Psychobiologische Erklärungsansätze
4.4 Multifaktorielle Ansätze
5 Diagnostische Verfahren
5.1 Selbstbeurteilungsverfahren
5.2 Strukturierte und standardisierte Interviews
5.3 Ergebnis- und therapiebegleitende Evaluation
6 Schlussbemerkungen
Literatur

1 Einleitung

Posttraumatische Störungsbilder wie die Akute Belastungsreaktion (ABS) und Posttraumatische Belastungsstörung (PTB oder Posttraumatic Stress Disorder, PTSD) sind in den letzten 20 Jahren auf besonderes Forschungsinteresse gestoßen. Auf dem Hintergrund eines beachtlichen Wissenszuwachses zu phänomenologischer Vielfalt und ätiologischen Modellen haben sich neben der Klassifikation der Störung neue Möglichkeiten eröffnet, modifikationsorientierte diagnostische Maßnahmen in den therapeutischen Rahmen einzubetten.

Die Beschäftigung mit Traumatisierten setzt Einfühlungsvermögen, persönliche Stärke und die Bereitschaft voraus, sich mit extrem belastenden Themen zu befassen. Im diagnostischen und therapeutischen Kontext machen die Besonderheiten des Störungsbildes (z. B. Entfremdungsgefühl, Scham- und Schuldgefühle, dissoziative Phänomene) oft einen langwierigen diagnostischen Prozess notwendig. Beim Aufbau der therapeutischen Beziehung stehen zunächst vertrauensbildende Maßnahmen und die Stabilisierung der aktuellen Situation der Patienten im Vordergrund.

Fallbeispiel 1
Frau A., 33 Jahre mit vierjähriger Tochter, alleinerziehend, voll berufstätig. Die Tochter wird tagsüber von den Großeltern betreut. Frau A. führt ein durchstrukturiertes Leben: um fünf Uhr aufstehen, um sechs Uhr Frühstück, dann bringt sie die Tochter zu den Eltern, ab sieben Uhr eine Stunde Autofahrt über die Autobahn zum Arbeitsplatz etc. – Während der Inventurarbeiten ihres Arbeitgebers wird sie gebeten, länger zu bleiben. Das bedeutet, dass es in ihrem Zeitplan knapp wird. Sie macht sich am Abend bei Schneegestöber auf die Heimfahrt und verliert in einer Kurve die Kontrolle über ihr Auto. Der Unfall führt zu einem Totalschaden, es werden jedoch außer einem schnell zu behandelnden Schleudertrauma keine körperlichen Folgen festgestellt. In der folgenden Zeit vermeidet Frau A. zunächst, Auto zu fahren. Sie hat häufig Gefühle der Unwirklichkeit, Schlafstörungen und reagiert auf kleinste Anforderungen aggressiv. Sie erlebt Sichtfeldeinschränkungen, entwickelt Bluthockdruck, erhöhten Blutzucker und erhöhte Schilddrüsenaktivität. Im Zentrum ihrer Ängste steht, dass sie die Kontrolle über ihr Leben verloren hat.

Fallbeispiel 2
Frau B., Mutter von zwei Söhnen (11 und 14 Jahre alt) wurde während des Krieges in Bosnien vor ihren Kindern vielfach vergewaltigt. Der damals abwesende Ehemann konnte die Familie nach Deutschland bringen. Die Familie ist noch im Asylbewerberverfahren und bekommt aufgrund der Erkrankung von Frau B. jeweils kurzfristige Aufenthaltsverlängerungen. Frau B. war in Deutschland in der Psychiatrie, wo sie mehrfach wegen Suizidalität und körperlichen Beschwerden bzw. Schmerzen mit Antidepressiva behandelt wurde. Zu Hause liegt sie meist apathisch im Bett, starrt vor sich hin. Sie hat das Interesse an ihrer Umgebung verloren und sich völlig aus der Welt zurückgezogen. Wegen ihrer Schmerzen lässt sie sich zwei Mal in der Woche zum Arzt bringen. Frau B. fühlt sich von Haushalt und Kinderbetreuung total überfordert. In den vergangenen zehn Jahren hat sie kaum die deutsche Sprache erlernt, obwohl ihr dazu immer wieder Möglichkeiten geboten worden sind. Sie fühlt sich außer Stande, die Ereignisse in Bosnien zu schildern. Der Gedanke an eine Rückkehr nach Bosnien jagt ihr jedoch extreme Angst ein und führt zu verstärktem Rückzug und Suizidalität. Sie sagt, dass ihre Heimat und ihr Haus zerstört seien. Ihre Verwandten seien von ehemals friedlichen Nachbarn umgebracht worden. Die Toten habe sie nicht einmal bestatten können. Über ihre Schändung könne sie nicht sprechen.

2 Epidemiologie

Bei der PTB ist der Faktor externer Verursachung herausragender Bestandteil des Störungskonzepts, deshalb hängt ihre Verbreitung maßgeblich von Art und Häufigkeit traumatischer Ereignisse ab (z. B. Naturkatastrophen, Kriegsauseinandersetzungen, politische Gewalt). In internationalen epidemiologischen Untersuchungen berichten ca. die Hälfte der Erwachsenen von mindestens einem traumatischen Lebensereignis in ihrer Vergangenheit, wobei die Häufigkeit, ein Trauma erlebt zu haben, nach Studien in Deutschland deutlich darunter liegt (z. B. Hapke, Schumann, Rumpf, John & Meyer, 2006; Perkonigg, Kessler, Storz & Wittchen, 2000; Kessler, Sonnega, Bromet, Hughes & Nelson, 1995). Die Prävalenzraten für PTB

haben in internationalen Untersuchungen einen Anstieg erfahren und schwanken zwischen 5–10 % (z. B. Creamer, Burgess & McFarlane et al., 2001; Breslau, 2001; Breslau, Davis, Peterson & Schultz, 1997; Kessler et al., 1995). Prominent ist das amerikanische Ergebnis des National Comorbidity Survey (NCS, Kessler et al., 1995), bei dem eine Lebenszeitprävalenz von 7,8 % ermittelt wurde. Im Vergleich zu amerikanischen zeigte sich in deutschen Studien eine geringere Lebenszeitprävalenz (Hapke et al., 2006; Perkonigg et al., 2000; Frauen 2,2 %, Männer 0,4–0,6%; Maercker, Michael, Fehm, Becker & Margraf, 2004; Frauen 3,2 %) mit deutlichem Geschlechtsunterschied zu ungunsten der weiblichen Probanden. Bei Jugendlichen im Alter zwischen 12 und 17 Jahren fanden Essau, Conradt und Petermann (1999) in einer groß angelegten Studie eine Lebenszeitprävalenz von 1,6 %. Etwa ein Drittel traumatisierter Jugendlicher entwickelt eine PTB vor dem 14. Lebensjahr; das Erkrankungsrisiko sinkt mit steigendem Alter. Daten zum Vorkommen der PTB bei älteren Menschen sind rar (Cook, 2001). Auch deswegen, weil das Störungsbild hier Besonderheiten aufweist, die die Diagnostik erschweren (Hankin, 2003).
In internationalen Studien wurden bei sog. Hochrisikopopulationen Prävalenzraten von sekundären Traumen über 20 % festgestellt (zum Begriff s. u.), bei denen ebenfalls Frauen (22 %) stärker betroffen sind als Männer (8 %) (McNally, 2003; Wagner, Heinrichs & Ehlert, 1998).

3 Klassifikatorische Diagnostik

3.1 Konzeption der Begriffe Belastung und Trauma

Im Unterschied zu anderen Störungsbildern des ICD- bzw. DSM-Klassifikationssystems ist die Identifikation eines auslösenden Ereignisses (Traumakriterium) ein unabdingbarer Bestandteil der Diagnostik sowohl der Akuten als auch der Posttraumatischen Belastungsstörung. Während das DSM-III noch die direkte Konfrontation mit dem traumatischen Stressor forderte, findet sich im DSM-IV eine Erweiterung des Konzepts. Bereits die *Beobachtung* eines Ereignisses, das mit dem Tod, der Verletzung oder der Bedrohung der körperlichen Unversehrtheit einer *anderen* Person zu tun hat, erfüllt das Trauma-Kriterium (Saß, Wittchen & Zaudig, 1996; Saß, 2003). Auf diesem Hintergrund fanden Breslau und Kessler (2001) zwar einen erheblichen Anstieg der Prävalenzrate an Stressoren über die Lebensspanne, allerdings zeigte sich auch, dass die Wahrscheinlichkeit als gering zu bewerten ist, dass durch sie eine PTB ausgelöst wurde. Nicht zuletzt im Hinblick auf Risikofaktoren bzw. Prädiktoren für die Entstehung und Ausprägung posttraumatischer Störungsbilder sind unterschiedliche Einordnungen traumatischer Ereignisse entstanden. Bewährt haben sich Einteilungen nach menschlich verursachten vs. zufälligen und kurz- vs. langfristigen Traumen (Maercker, 2003; Boos, 2005). Zu menschlich verursachten Traumen (man made disasters) zählen demnach sexuelle und körperliche Misshandlungen wie auch kriminelle Übergriffe und Kriegserlebnisse. Naturkatastrophen und Traumen, die beispielsweise durch einen Unfall verursacht wurden, werden zufälligen Traumen zugerechnet. Vor dem Hintergrund des erweiterten Ereigniskriteriums in DSM-IV werden in der Forschung hier ebenso lebensbedrohliche Krankheiten (insbesondere AIDS, Krebs- und Herzkreislauferkrankungen) als Auslöser posttraumatischer Symptomatik angenommen (Maercker & Ehlert, 2001). Auch unter Berücksichtigung der Akuten Belastungsstörung (ABS) sind akute Erkrankungen wie kardiale Ereignisse als Stressoren in den letzten Jahren gut untersucht worden (z. B. Ginzburg, 2006). In der früheren Einordnung nach Terr (1989) werden Typ-I- (Monotraumen) von Typ-II-Traumen (Multitraumen) unterschieden. Während Monotraumatisierungen eher mit dem klassischen Bild der PTB (s. Abschnitt 1, Fallbeispiel 1) einhergehen, wird bei Multitraumen häufiger (z. B. Geiselhaft, wiederholter sexueller Missbrauch, Fallbeispiel 2) die spezifische Symptomatik der komplexen PTB (bzw. Disorders of Extreme Stress, Not Otherwise Specified; s. Abschnitt 2.3 in diesem Kapitel) beobachtet und diskutiert. Maercker & Rosner (2005) weisen auf einen breiten Überlappungsbereich zwischen beiden Traumaformen hin, der in den kommenden Jahren jedoch weiterer Forschungen bedarf.

Figley (1995) prägte den Begriff der sekundären Traumatisierung. Werden bei der primären PTB die Betroffenen Opfer eines traumatischen Ereignisses, führt im sekundären Fall das Wissen um ein Trauma, dem eine andere Person ausgesetzt ist bzw. war, im Zuge der Hilfeleistung zur rollenabhängigen Belastung des Helfers. Sekundäre Traumatisierungen wurden bisher vor allem im Bereich der professionellen Helfer (wie Einsatzkräfte der Polizei, Feuerwehr und des Rettungsdienstes bzw. Ärzte und medizinisches Personal) untersucht (z. B. Heinrichs, Wagner, Schoch, Soravia, Hellhammer & Ehlert, 2005).

Obwohl in der Literatur zu Recht kontrovers diskutiert, weisen empirische Belege darauf hin, dass die durch objektivierbare Parameter messbare Schwere des Traumas mit dem Ausmaß der Folgen in Beziehung steht (March, 1993; Brewin, Andrews & Valentine, 2000; McNally, 2003). Nach verschiedenen Untersuchungen (z. B. Kessler et al., 1995; Wetzels, 1997; Greenberg, 1999; Brewin et al., 2000) haben Vergewaltigung, Kriegserlebnisse und Misshandlungen bzw. sexueller Missbrauch in der Kindheit die höchste Störungshäufigkeit zur Folge. Siol, Flatten und Wöller (2001) und Yule (2001) ermittelten in weiteren epidemiologischen Studien, dass eine PTB nach Vergewaltigung mit ca. 50–80 %, bei Kriegs- oder politischer Gefangenschaft mit 50–70 %, bei Gewaltverbrechen mit ca. 25 %, bei Soldaten nach Kriegseinsätzen mit 20 % und bei Verkehrsunfällen mit 15–39 % auftritt. Auf diesem Hintergrund sei jedoch betont, dass die Schwere des Traumas per se nicht die Schwere der nachfolgenden Störung bedingt (Maercker & Rosner, 2006). Für die Störungsentwicklung sind vor allem prä-, peri- und posttraumatische Faktoren bestimmend, die in Abschnitt 4.3 näher erläutert werden.

3.2 Definitionen: Vergleich von ICD-10 und DSM-IV

Sowohl bei der nosologischen Zuordnung als auch hinsichtlich der kriterienbezogenen Festlegungen bestehen zwischen den Klassifikationssystemen der ICD (Dilling, 2006) und des DSM (Saß, 2003) Unterschiede. Im DSM-System wird die PTB zu den Angststörungen gezählt. Neben dem (A) Trauma- oder Ereigniskriterium besteht eine Triade der Symptomcluster: (B) Belastendes Wiedererleben, (C) Vermeidungssymptome/Emotionale Taubheit und (D) Übererregung bzw. Hyperarousal. Im DSM-IV (Saß, 2003) erfolgte die Erweiterung des Traumakriteriums (vgl. Abschnitt 3.1) im Hinblick auf die Beobachtung eines traumatischen Ereignisses. Für die klinische Relevanz müssen sechs Symptome aus drei Kriterien erfüllt sein, assoziiert mit Reaktionen, die vor den traumatischen Ereignissen noch nicht bestanden. Die Kriterien des DSM sind zur Klassifikation der Störung bei Erwachsenen ausreichend (Maercker, 2003), aber nicht ohne weiteres auf Kinder übertragbar, bei denen entwicklungsbedingte Besonderheiten zu beachten sind (Steil & Straube, 2002; Steil, 2003).

Im Vergleich zum DSM-Klassifikationssystem ordnet die ICD-10 (Dilling, 2006) die PTB in die Gruppe der Belastungsstörungen ein, zu denen auch die Akute Belastungsstörung und die Anpassungsstörung gehören, die als Stressfolgestörungen aktuell das Forschungsinteresse auf sich ziehen (Maercker & Rosner, 2006). Die PTB hat zwar die gleichen Kriterien (A–D), jedoch eine geringere Anzahl von Symptomen. **Tabelle 1** stellt die Angaben der aktuellen DSM- und ICD-Systeme gegenüber.

Das Trauma- oder Ereigniskriterium (A) des ICD-10 (Dilling, 2006) entspricht noch den Vorgaben des DSM-III-R (APA, 1987, zit. nach Wittchen, 1991). Darüber hinaus führen die Unterschiede im Hinblick auf andere Kriterien (z. B. Kriterium C: Vermeidung) zu nicht unbeträchtlichen Diskrepanzen in der jeweils festgestellten Prävalenzrate (vgl. Peters, Slade & Andrews, 1999; Wohlfahrt, Winkel, Brink & Smitten, 2003).

Das Störungskonzept der Akuten Belastungsstörung (ABS) wurde 1994 in das DSM-IV (Saß, 2003) aufgenommen. Dadurch ist es möglich, die akute Symptomatik der Betroffenen in unmittelbarer Folge des Traumas zu klassifizieren. In Forschung und Praxis ist die Störung insbesondere durch die Erhebung peritraumatischer und aktueller dissoziativer Symptome interessant, die als Risikofaktoren für die Ausbildung einer PTB gelten (Liz, Gray, Bryant & Adler, 2002; Überblick bei Bengel, 2004). Die ABS-Diagnose unterscheidet sich von der PTB-Diagnose nicht nur bezüglich des Zeitraums ihres Auftretens (Beginn innerhalb eines Monats nach traumatischem Ereignis, Dauer: zwei Tage bis vier Wochen), sondern setzt ihren Schwerpunkt bei den bereits genannten Symptomen der Dissoziation. Aus **Tabelle 2** gehen die Kriterien der Akuten Belastungsstörung nach DSM-IV (Saß, 2003) hervor.

Im Klassifikationssystem der ICD-10 wird die Diagnose nicht als Störung, sondern als Akute Belastungsreaktion bezeichnet, die nach Minuten auftritt und innerhalb von Stunden und Tagen wieder abklingt (Dilling, 2006). Diese Bezeichnung deutet in erster Linie darauf hin, dass es sich zunächst um einen normalen, vorübergehenden psychophysiologischen Zustand handelt.

3.3 Komplexe Posttraumatische Belastungsstörung

Mit zunehmender Erforschung posttraumatischer Störungen wurde bei Opfern andauernder bzw. wiederholter Traumatisierung (Multitraumen, physischer und sexueller Missbrauch in der Kindheit, Folter, Geiselnahme, Krieg etc.) festgestellt, dass sie – über das klinische Bild der PTB hinaus – weitere tiefgreifende Veränderungen in den Bereichen der Affektregulation, Selbstwahrnehmung, Suizidalität, Selbstverletzung und Beziehungsgestaltung erleiden (s. auch **Tab. 3**). Störungen der Aufmerksamkeit und des Bewusstseins schlagen sich häufig in komorbid auftretenden Dissoziativen Störungen nieder (mit dem Kern einer strukturellen Dissoziation von Persönlichkeitszuständen; Van der Hart, Steele, Nijenhuis & Mattheß, 2006), Probleme der Beziehungsgestaltung und sozialen Interaktion in der Entwicklung einer Borderline-Störung.

In der Klassifikation der ICD-10 (Dilling, 2006) werden schwerwiegende Folgen (neben denen einer PTB, s. Abschnitt 2) in der Diagnose *andauernde posttraumati-*

sche Persönlichkeitsveränderung (F 62.0) berücksichtigt. Folgende Merkmale können bei einem chronischen Verlauf kategorisiert werden:

a) Eine feindliche oder misstrauische Haltung der Welt gegenüber,
b) sozialer Rückzug,
c) Gefühle der Leere oder Hoffnungslosigkeit,
d) ein chronisches Gefühl von Nervosität wie bei fortgesetzter Bedrohung und
e) Entfremdung.

Sie müssen mindestens zwei Jahre bestehen und werden als irreversible Folge extremer Belastung angesehen. Da entsprechende Validierungsstudien bislang fehlen (Schreuder, 1999), empfiehlt es sich, auf diese Diagnose zu verzichten und stattdessen eine einfache PTB festzustellen (Boos, 2005).
Unter der Bezeichnung Störung durch Extrembelastungen (**D**isorders of **E**xtreme **S**tress **N**ot **O**therwise **S**pecified bzw. DESNOS; van der Kolk, Pelcovitz, Roth, Mandel, McFarlane & Herman, 1996) wurde das Störungsbild in den DSM-IV-Felduntersuchungen anhand eines strukturierten klinischen Interviews *(SIDES)* leider mit uneinheitlichen Ergebnissen erforscht, so dass DESNOS im DSM-IV lediglich in der Sektion *Associated Features and Disorders* zu finden ist. Neben Anregungen zur nosologischen Neuordnung der bereits genannten, ätiologisch verwandten Störungsbilder (Dissoziative Störungen: Nijenhuis, van der Hart & Steele, 2004; Borderline-Störung: Classen, Pain, Field & Woods, 2006) wird aktuell auch die Aufnahme der Störung durch Extrembelastungen (DESNOS) als eigene Kategorie in das DSM-V diskutiert.
Im Zusammenhang mit DESNOS entwickelte Herman (1992) das Konzept der komplexen PTB, das bisher nur unzureichend validiert und epidemiologisch erforscht werden konnte (Maercker, 2003; Steil, 2005). Kern des Konzepts sind die bereits genannten charakteristischen Veränderungen der Selbstwahrnehmung, der Persönlichkeit und der sozialen Interaktion, die sich insbesondere nach menschlich verursachten Traumatisierungen und sexualisierter Gewalt mit Beginn in jungen Jahren zeigen (Roth, Newman, Pelcovitz, van der Kolk & Mandel, 1997; Pelcovitz, 1997). Herman (1992) wies z. B. das Phänomen der Reviktimisierungsneigung nach, das von exzessivem Risikoverhalten (z. B. Opfer wiederholter Vergewaltigungen fühlten sich zu gewalttätigen Männern hingezogen) geprägt ist. In **Tabelle 3** sind die entsprechenden Symptomcluster der komplexen PTB nach Herman (1992), aktualisiert durch den heutigen Stand ihrer Evaluation nach Steil (2005), zusammengestellt.
Die Untersuchung weiterer spezifischer Aspekte der Symptomatik sind Gegenstand aktueller Forschung, wobei der chronifizierte Verlauf der PTB unter Berücksichtigung der Art der Traumen gut dokumentiert werden konnte (z. B. Jongedijk, Carlier, Schreuder & Gersons, 1996; Zlotnick et al., 1996; Steil & Ehlers, 2000; Tay, 2002; Resick, Nishith & Griffin, 2003; Tegen & Schriefer, 2002; Tegen & Vogt, 2002).
Zur diagnostischen Abklärung dieses Störungsbildes sind im deutschen Raum zwei Übersetzungen des *Structured Interview for Disorders of Extreme Stress* (*SIDES*; Pelcovitz, 1997) von Teegen, Spieker-Hagelsieper und Grothwinkel (1998) sowie von Sack und Hofmann (*Interview zur komplexen Posttraumatischen Belastungsstörung, IK-PTBS*, 2001; zit. nach Kunzke & Güls, 2003) zu finden (vgl. Abschnitt 5.1).

Tab. 1: Symptome der Posttraumatischen Belastungsstörung (Übersetzung nach Maercker, 2003)

	DSM-IV	ICD-10
A	**Ereigniskriterium:** Die Person hat ein oder mehrere traumatische Ereignisse erlebt, • in dem eine potentielle oder reale Todesbedrohung, eine ernsthafte Verletzung oder Bedrohung der körperlichen Unversehrtheit bei sich oder anderen bestand. • Die Person reagierte mit intensiver Furcht, Hilflosigkeit oder Schrecken.	Die Betroffenen sind einem kurz- oder langanhaltenden Ereignis oder Geschehen von außergewöhnlicher Bedrohung mit katastrophalem Ausmaß ausgesetzt, das nahezu bei jedem tiefgreifende Verzweiflung auslösen würde.
B	**Wiedererleben** (Vorhandensein eines Symptoms) • Intrusionen, • belastende Träume bzw. Alpträume, • Flashbacks oder Nachhallerlebnisse, • Belastung durch auslösende Reize, • physiologische Reaktion bei Erinnerung.	Anhaltende Erinnerungen oder Wiedererleben der Belastung durch aufdringliche Nachhallerinnerungen, lebendige Erinnerungen, sich wiederholende Träume (traumatischen Inhalts) oder durch innere Bedrängnis in Situationen, die der Belastung ähneln oder mit ihr im Zusammenhang stehen.
C	**Vermeidung/emotionale Taubheit** (Vorhandensein von drei Symptomen) • Gedanken- und Gefühlsvermeidung, • Aktivitäts- und Situationsvermeidung, • (Teil-)Amnesien, • Verminderung der Interessen, • Entfremdungsgefühl, • eingeschränkter Affektspielraum, • eingeschränkte Zukunftsvorstellungen.	Umstände, die der Belastung ähneln oder mit ihr im Zusammenhang stehen, werden tatsächlich oder möglichst vermieden. Dieses Vermeiden bestand nicht vor dem belastenden Ereignis.
D	**Chronische Übererregung** (Vorhandensein von zwei Symptomen) • Ein- und Durchschlafschwierigkeiten, • erhöhte Reizbarkeit, • Konzentrationsschwierigkeiten, • Hypervigilanz, • übermäßige Schreckreaktion.	Entweder 1. oder 2. 1. Teilweise oder vollständige Unfähigkeit, einige wichtige Aspekte der Belastung zu erinnern. 2. Anhaltende Symptome (nicht vorhanden vor der Belastung) mit zwei der folgenden Merkmale: Ein- und Durchschlafstörungen, Reizbarkeit oder Wutausbrüche, Konzentrationsschwierigkeiten, Hypervigilanz, erhöhte Schreckhaftigkeit.
E	Dauer der Beeinträchtigungen (Symptome der Kriterien B, C und D) länger als ein Monat.	Die Kriterien B, C und D treten innerhalb von 6 Monaten nach dem Belastungsereignis oder nach Ende einer Belastungsperiode auf (in einigen Fällen kann ein späterer Beginn berücksichtigt werden, dies sollte aber gesondert angegeben werden).
F	Die Störung verursacht klinisch bedeutsame Belastungen oder Beeinträchtigungen im sozialen und Berufsbereich sowie anderen wichtigen Funktionsbereichen.	

Tab. 2: Kriterien der Akuten Belastungsstörung (ABS) nach DSM-IV

Die Akute Belastungsstörung (ABS) erfordert im DSM-IV folgende Kriterien:	
A	Erleben eines traumatischen Ereignisses
B	mindestens drei akute Dissoziationssymptome (subjektives Gefühl von emotionaler Taubheit, Beeinträchtigung der bewussten Wahrnehmung, Derealisations- und Depersonalisationserleben, dissoziative Amnesie)
C	mindestens ein Intrusionssymptom
D	Anzeichen für Vermeidung
E	Anzeichen von Hyperarousal
F	Auftreten innerhalb der folgenden zwei Tage bzw. vier Wochen

3.4 Komorbidität und Differentialdiagnostik

Bei Posttraumatischen Belastungsstörungen werden oft mehrfache komorbide Störungen festgestellt (z. B. Hapke et al., 2006; Perkonigg et al., 2000; Deering, Glover, Ready, Eddleman & Alarcon, 1996; Kessler et al., 1995). In der Literatur wird dieses hohe Ergebnis auf dem Hintergrund der Vielfalt traumatischer Auswirkungen (Perkonigg & Wittchen, 1999; Sutker et al., 1994) einerseits und Symptomüberschneidungen mit anderen Störungen andererseits (wie z. B. Schlafstörungen, reduziertes Konzentrationsvermögen oder Panikattacken; Siol et al., 2001) diskutiert. Van der Kolk et al. (1996) regten an, dass komorbide Symptome unter somatischen, kognitiven, affektiven und verhaltensbezogenen Auswirkungen des Traumas betrachtet werden sollten.

Den aktuellen epidemiologischen Studien zufolge wurde bei PTB-Patienten eine Lebenszeitprävalenz komorbider Störungen zwischen 62–92 % festgestellt (Boos, 2005). Dabei stehen Affektive und Somatoforme Störungen, Angststörungen und schädlicher Gebrauch von Substanzen und Abhängigkeitsstörungen als sekundäre komorbide Störungen im Vordergrund. Bestehen sie bereits prätraumatisch (primäre komorbide Störungen), so gelten Angststörungen, Somatoforme und Affektive Störungen als Risikofaktoren für die posttraumatische Störungsentwicklung, während Substanzabhängigkeit lediglich das Risiko, mit einem Trauma konfrontiert zu werden, erhöht (Hapke et al, 2006; Perkonigg et al., 2000; Kessler et al., 1995). Zusammenfassend lässt sich ableiten, dass bei etwa einem Drittel der PTB-Patienten eine Risikokonstellation durch das primäre Bestehen einer psychischen Störung gegeben ist. Bei zwei Dritteln kommt es zu einer komorbiden Störungsentwicklung neben der PTB (Boos, 2005).

Eine Sonderstellung nimmt die Borderline-Störung (vgl. Abschnitt 3.3) ein. Shea, Zlotnik und Weisberg (1999) fanden, dass 58 % der Borderline-Störungen von einer PTB begleitet waren. 68 % der PTB-Patienten hatten gleichzeitig eine Borderline-Störung. Darüber hinaus wurde in verschiedenen klinischen Studien festgestellt, dass unter einer Borderline-Störung die Vulnerabilität für die PTB-Störungsentwicklung höher ist und diese gleichzeitig die Borderline-Symptomatik verschärft (z. B. Yen, Shea & Battle, 2002; Gollier, Yehuda & Bierer, 2003).

Differentialdiagnostisch sind nach heutigem Stand der Klassifikationssysteme des DSM-IV (Saß, 2003) und der ICD-10 (Dilling, 2006) Anpassungsstörungen, die als Stressfolgestörungen aktuell in der Forschung große Beachtung finden (z. B. Kom-

Tab. 3: Symptome und Symptomkonstellationen der komplexen PTB nach Herman (1992; zusammengefasst bei Maercker, 2003, und Steil, 2005)

A	**Gestörte Affekt- und Impulsregulation**	Persistierende Dysphorie, exzessives Risikoverhalten, Ärger und Zorn bzw. verminderte Steuerungsfähigkeit mit aggressiven Impulsen, Intrapunitivität, Suizidneigung, selbstverletzendes Verhalten, Störungen der Sexualität
B	**Dissoziative Tendenzen**	Aufmerksamkeitsstörung (intrusives Wiedererleben, ruminatives Grübeln) und Bewusstseinstrübung (z. B. Amnesien, Depersonalisationserleben, dissoziative Trübung)
C	**Somatisierungsstörungen und körperliche Erkrankungen**	manifeste physische Erkrankungen, Konversionssymptome, Störungen der Sexualität
D	**Beeinträchtigtes Identitätsgefühl**	Schuld-, Scham- und Hilflosigkeitsgefühle, Gefühl der Verschmutzung und Stigmatisierung, Gefühl der totalen Entfremdung von anderen
E	**Interpersonelle Störungen (Störungen in der Beziehung zu anderen Menschen)**	Störung sozialer Interaktion, insbesondere der Wahrnehmung des Täters (exzessive Rachegefühle, unrealistische Machtzuschreibung, Annehmen des Belief-Systems des Täters bis hin zur Idealisierung) Wiederholte Brüche in Beziehungen, Unfähigkeit, zu vertrauen, Isolation und Rückzug
F	**Reviktimisierungsneigung**	Exzessives Risikoverhalten (Reviktimisierungsneigung) bzw. Tendenz, selbst gewalttätig zu sein (Viktimisierungsneigung)
G	**Allgemeiner Sinnverlust**	Einbruch von Hoffnungen, Lebenszielen (dauerhaft beschädigtes Leben bzw. eingeschränkte Zukunft), Motivstrukturen etc.

plizierte Trauer: Znoj, 2004; Posttraumatische Verbitterungsstörung: Linden, Baumann & Schippan, 2006) und Angststörungen von großer Bedeutung. Zur Unterscheidung ist hier sowohl die Einschätzung des Stressors bzw. seine Abgrenzung zum Traumakriterium als auch die Ausprägung der Symptomatik relevant. Die Diagnose einer Anpassungsstörung ist zutreffend, wenn die vollständige Symptomzahl bzw. Kriterienzahl der PTB nicht erreicht wird. In der Forschungsliteratur wird für solche Fälle auch die Bezeichnung der partiellen oder subsyndromalen PTB vorgeschlagen (Schützwohl & Maercker, 1999). Im Unterschied zu anderen Angststörungen, zu denen im DSM-Klassifikationssystem auch die PTB gezählt wird, müssen Angstsymptome im Falle einer PTB im inhaltlichen Zusammenhang mit dem traumatischen Ereignis (vgl. Furchtstruktur nach Foa & Kozak, 1986) stehen.

Wie bereits erwähnt, gehören Depressionen in der klinischen Praxis zu den häufigsten Komorbiditätsdiagnosen posttraumatischer Störungen (z. B. Shalev et al., 1998). Die Angabe von Niedergeschlagenheit, Freud- und Hoffnungslosigkeit der Patienten kann auf die emotionale Erstarrung nach dem traumatischen Ereignis zurückzuführen, aber auch Ausdruck einer depressiven Episode sein. Spielen beide Aspekte eine maßgebliche Rolle, sollten beide Diagnosen unabhängig voneinander gestellt werden, da die Kriterien sowohl für die PTB als auch für Depression zutreffend sind (Schützwohl, 2003).

Bei einem komplexen posttraumatischen Störungsbild müssen – neben der Boderline-Störung – auch Dissoziative Störungen (vgl. Kap. 24 in diesem Band) in Betracht gezogen werden. Auch hier ist ein ätiologischer Zusammenhang mit einem traumatischen Ereignis in 90 % der Fälle em-

pirisch nachgewiesen. Allerdings erfordert die Diagnosestellung keinen Nachweis des Traumakriteriums wie bei der PTB. Bei der Boderline-Störung überschneiden sich Symptome mangelnder Impulskontrolle, Affektlabilität und Suizidalität mit der komplexen Symptomatik der PTB (Driessen et al., 2002). Insbesondere Kriegs- und Folteropfer (s. Fallbeispiel 2) weisen auf dem Hintergrund kultureller und versorgungsbedingter Unterschiede zusätzlich zur PTB-Symptomatik ein somato-orientiertes Krankheitsbild auf (Müller, 2006). Hier stehen häufig Symptome der Somatoformen Schmerzstörung im Vordergrund (Müller, 2006; Maier, 2006).
Im Hinblick auf die Diagnostik sind komorbide Störungen im klinischen Alltag in mehrfacher Hinsicht relevant. Zum einen suchen viele Patienten eher aufgrund von Komorbiditäts- als von Traumastörungen (z. B. Depression, Suizidalität) psychiatrisch-psychotherapeutische Behandlung auf, zum anderen wird bei Vorliegen anderer Störungsbilder eine vorhandene PTB oft nicht diagnostiziert (Zimmerman & Mattia, 1999). Die nicht gestellte Diagnose einer PTB erscheint unter den Gesichtspunkten des erzielbaren therapeutischen Erfolgs und der Chronifizierung der Symptomatik problematisch (Kunzke & Güls, 2003).

4 Ätiologiemodelle als Grundlage modifikationsorientierter Diagnostik

Im Sinne modifikationsorientierter Diagnostik sind Erklärungsmodelle störungsrelevanter Symptome der PTB nicht nur geeignet, um behandlungsrelevantes Bedingungswissen zu erwerben, sondern auch, um mit den Patienten ein individuelles Störungsmodell zu erarbeiten (vgl. Brewin, 2003; Ehlers, 1999a; Flatten, Hofmann, Galley & Lieberman, 2001). Dieses bildet gleichzeitig die Grundlage für Therapieplanung und Evaluation. Im Vordergrund stehen lern- und kognitionstheoretische Ansätze, aber auch ältere psychodynamisch geprägte Konzepte sind im aktuellen Forschungskontext noch interessant. Psychobiologische Mechanismen außerhalb von Forschungszusammenhängen sind vornehmlich zur entlastenden Psychoedukation der Patienten bedeutsam. Multifaktorielle Modelle versuchen das Zusammenspiel von Risiken und Ressourcen auf der Basis des Vulnerabilitätsansatzes bei der Entstehung der PTB abzubilden.

4.1 Kognitiv-behaviorale und kognitive Modelle

Im Rahmen der Emotionalen-Prozess-Theorie von Foa und Kozak (1986) kommen sowohl klassische lerntheoretische Überlegungen als auch kognitive Erklärungsansätze zum Tragen, die für die Anwendung konfrontativer Behandlungsverfahren der PTB (z. B. bei chronischer Traumatisierung, Boos, 2005; prolonged expsoure, z. B. Riggs, Cahill & Foa, 2006) von grundlegender Bedeutung sind. Foa und Kozak (1986) gehen von der koinzidenten Aktivierung des emotionalen Erlebens (EMP, Emotional Processing) mit dysfunktionalen, kognitiven Elementen und physiologischen Reaktionen der Traumasituation aus. Die posttraumatischen Gedächtnisinhalte werden als sog. pathologische Furchtstruktur durch eine Vielzahl von Schlüsselreizen (emotionaler, kognitiver, physiologischer Art) aktiviert und gefestigt und tragen so maßgeblich zur Entwicklung und Aufrechterhaltung der Störung bei. In der empirischen Forschung gut bestätigt (zusammengefasst bei Brewin & Holmes, 2003; Rauch & Foa, 2006), hat diese Theorie bis heute verschiedene Modifikationen erfahren, die rigide prätraumatische Schemata (Foa & Riggs, 1993) und dysfunktionale negative Bewertungsvorgänge des Traumas und seiner Folgen (Foa & Rothbaum, 1998) berücksichtigen.

Rein kognitiv orientierte Erklärungsansätze sind geeignet, die Art und Weise der Informationsverarbeitung für modifikationsorientierte diagnostische Zwecke zu rekonstruieren. In diesem Zusammenhang spielt das Traumagedächtnis eine wesentliche Rolle, das im Hinblick auf Speicherung und Abrufbarkeit traumatischer Inhalte bestimmte Besonderheiten aufweist. Zum Verständnis dieser Prozesse ist es zunächst wichtig, explizite und implizite Funktionsmodi des Gedächtnisses bzw. der Wahrnehmung zu unterscheiden (biopsychologische Grundlagen s. Abschnitt 4.3). Explizite Gedächtnisinhalte entstehen unter Beteiligung des Bewusstseins und der fokussierten Aufmerksamkeit. Ihr Abruf unterliegt der willentlichen Kontrolle, während implizite Prozesse – mit direkter Anbindung an Sinnesmodalitäten (Sehen, Riechen etc.) – unbewusst ablaufen und daher auch nicht willentlich kontrolliert werden können. Die Besonderheiten des Traumagedächtnisses bestehen darin, dass implizite traumatische Inhalte überrepräsentiert sind, während es an expliziter Information über das Trauma mangelt. Mehr noch, beide Gedächtnisspuren sind nicht miteinander verbunden, sondern voneinander abgespalten (dissoziiert) (Elzinga & Bremner, 2002). Im Vergleich zum o. g. Furchtstrukturmodell (Foa & Kozak, 1986) ist die Dissoziation der Inhalte des Traumagedächntisses die entscheidende Erweiterung. Sie ist u. a. Bedingung für das implizite (sensorische), intrusive Wiedererleben traumatischer Inhalte, ohne dass dafür die Quelle der Bedrohung ermittelt werden kann (sensorische Wiedererinnerung ohne Quelleninformation, Fiedler, 2002). Intrusionen und Flashbacks erhalten daher die Qualität des *Hier und Jetzt*. Das Trauma wird also nicht erinnert, sondern wiedererlebt. Die aktuellen Forschungsergebnisse zeigen, dass die dominierende sensorische Qualität visueller Natur ist (z. B. Hackman, Ehlers, Speckens & Clark, 2004).

Auf diesem Hintergrund versteht sich die duale Repräsentationstheorie von Brewin, Dagleish und Joseph (1996). Sie erklärt die mangelnde Verarbeitung traumatischer Erinnerungen mit der parallelen Existenz des sensorisch geprägten (impliziten) und bewusst zugänglichen (expliziten) Gedächtnissystems. Solange Inhalte des sensorischen Gedächtnissystems durch Intrusionen und Flashbacks dominieren, können sie nicht durch bewusste Gedächtnisstrukturen gehemmt werden. Dies wird erst möglich, wenn auf verbaler Ebene entsprechende Gedächtnisinhalte besprochen und neu geordnet werden (Brewin, 2001).

Ehlers und Clark (2000) legten ein kognitives Modell zur PTB vor, das die posttraumatisch erlebte, aktuell empfundene Bedrohung weiter beleuchtet (s. **Abb. 1**). Sie resultiert:

1. Wie bereits erläutert, aus dem individuellen Traumagedächtnis,
2. aus den negativen Interpretationen des Traumas und seiner Folgen (z. B. Betrachtung der Traumasituation auf dem Hintergrund nachträglich erworbener Informationen: *Ich hätte das Trauma verhindern können, Man sollte Menschen nicht trauen*),
3. aus entsprechenden Sicherheits- und Kontrollstrategien, welche die Betroffenen anwenden, um der aktuellen Bedrohung zu entkommen (z. B. Gedankenunterdrückung, Umlenkung der durch das Trauma ausgelösten negativen Emotionen von Hilflosigkeit in exzessiven Ärger und Wut).

Durch die besondere Qualität des Wiedererlebens (*Hier und Jetzt*-Qualität) wird nicht nur die Integration traumatischer Erfahrungen in das autobiographische (auch

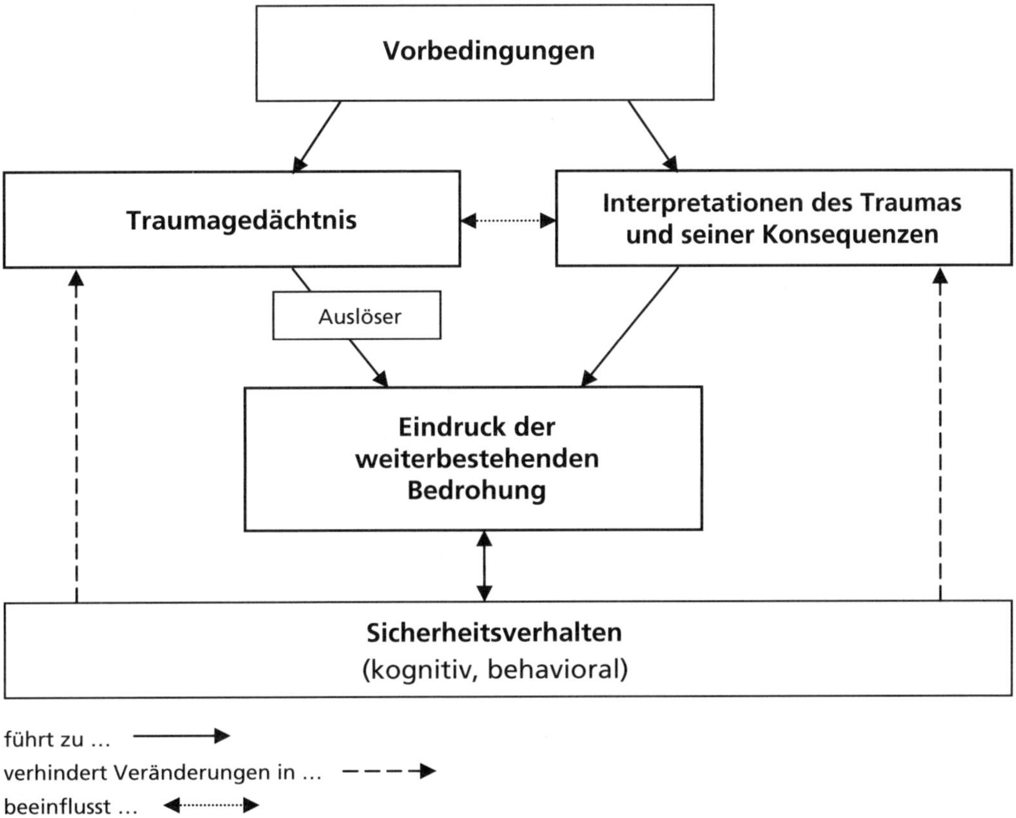

Abb. 1: Vereinfachtes kognitives Modell der chronischen PTB nach Ehlers und Clark (2000; nach Boos, 2005)

explizite) Gedächtnis, sondern vor allem dessen Elaboration erschwert. Zugleich verstärken sich teufelskreisartig Kontrollstrategien und Sicherheitsverhalten, negative Bewertungstendenzen des Traumas/der Folgen und selektive Aufmerksamkeitsprozesse (vgl. auch Jones & Barlow, 1990). Die Autoren sehen darin auch eine Ursache für die schnelle und direkte Abrufbarkeit durch traumabezogene Auslösereize.

Kognitive Veränderungen können anhand des *Fragebogens zu Gedanken nach traumatischen Erlebnissen* (*PTCI, Post-Traumatic Cognitions Inventory;* deutsch: Ehlers & Boos, 2000; s. u.) und des *FDK* (*Fragebogen zu dysfunktionalen Kognitionen;* Steil, 1997; s. u.) erfasst werden.

4.2 Psychodynamisch geprägte Modelle

Ältere psychodynamisch geprägte Konzepte zur Traumaverarbeitung unterstützen die in Abschnitt 4.1 dargestellten kognitiv orientierten Erklärungsansätze. Sie erklären die dynamischen Phänomene der Traumaverarbeitung (Oszillation: intrusives Wiedererleben vs. Kontrollstrategie der Gedankenunterdrückung) anhand der Erschütterungen bzw. Desorganisation

kognitiver Schemata (Selbst, Erklär- und Kontrollierbarkeit der Welt) und den langfristigen Prozess zwischen Vermeidungsverhalten (Verleugnung, emotionale Taubheit), Durcharbeiten des Traumas und schließlich dessen Integration in bestehende schematische Strukturen.
Diagnostische Fragen, die sich aus dem Erklärungsansatz von Horowitz (1976/1997) ergeben, richten sich zunächst auf allgemeine kognitive Schemata in Bezug auf das Selbst- und Weltverständnis des Patienten vor und nach dem Trauma (z. B. eigene Unverletzbarkeit vs. jetzt und zukünftig verletzbar). Im Zusammenhang mit veränderten kognitiven Schemata fand Janoff-Bulman (1985, 1989, 1995) typische dysfunktionale Kognitionen wie Verletzlichkeit, Wertlosigkeit des Selbst und Feindlichkeit, Unkontrollierbarkeit der Welt. Auf dem Hintergrund starker emotionaler Belastungen (insbesondere Symptome des Wiedererlebens) und entsprechender kognitiver Kontroll- und Abwehrprozesse lässt sich auch die Symptomatik der Entfremdung bzw. Losgelöstheit von anderen und der eingeschränkten Zukunft darstellen (vgl. Maercker, 2003).

4.3 Psychobiologische Erklärungsansätze

Die vereinfachte Erläuterung biopsychologischer Mechanismen hat in erster Linie psychoedukative Funktion. Im Zusammenhang mit der Entwicklung eines individuellen Störungsmodells können schwer nachvollziehbare Symptome wie Flashbacks, emotionale Taubheit oder plötzliche Panikattacken erklärt und dysfunktionale Überzeugungen, verrückt zu werden oder unheilbar betroffen zu sein, entkräftet werden. Gleichzeitig werden die Betroffenen darauf vorbereitet, dass die Symptome während der Therapie zunächst stärker werden könnten.

Im Rahmen hirnphysiologischer Untersuchungen wiesen Le Doux, Romanski & Xagoris (1989) die Amygdala als Ort der Furchtkonditionierung traumatischer Ereignisse (Umgebungsreize werden mit dem Trauma assoziiert) nach. In diesem Zusammenhang erwies es sich als bedeutsam, ob traumatische Reize vorher über einen subcortikalen oder cortikalen Weg ver- oder bearbeitet wurden. Während der cortikale Weg die kohärente Verarbeitung komplexer Reize im Zusammenspiel von Hippocampus und präfrontalem Cortex bewirkt, erfolgt auf subcortikaler Ebene nur eine oberflächliche, unbewusste Analyse der Reizumgebung. Unter neuroendokrinologischem Einfluss kommt es zu einer Überkonsolidierung traumatischer Gedächtnisspuren in der Amygdala (vgl. Cahill & McGaugh, 1998) bei gleichzeitiger Unterfunktion des präfrontalen Cortex (z. B. Morgan, Southwick, Grillon, Davis, Krystal & Charney, 1993; Bremner et al., 2002). In aktuellen Studien mit bildgebenden Verfahren konnte dies eindrucksvoll bestätigt werden (z. B. Protopopescu, Pan, Tuescher et al., 2005; Shin, Wright, Cannistraro et al., 2005). Im Zusammenhang mit verminderter cortikaler Verarbeitung wird in der Forschungsliteratur auch die Verkleinerung des Hippocampusvolumens diskutiert (z. B. Gilbertson et al., 2002), wobei bisher nicht einheitlich festgestellt werden konnte, ob es sich hierbei um eine Bedingung für die Störungsentwicklung oder deren Folge handelt.
Bezogen auf die unter Abschnitt 4.1 beschriebenen modellhaften Vorgänge des Traumagedächtnisses entstehen auf cortikalem Weg explizite und auf subcortikalem Weg implizite Gedächtnisspuren. In der subcortikalen Verarbeitung ist letztlich die Ursache der Furchtkonditionierung bzw. der Symptomatik des Wiedererlebens (Flashbacks, Intrusionen, Alpträume etc.) zu suchen (Öhlmann & Solares, 1993). Darüber hinaus scheint die Löschungsre-

sistenz furchtkonditionierter Verknüpfung ihre Bedingung in der Dissoziation impliziter und expliziter Gedächtnisinhalte zu haben (Elzinga & Bremner, 2002).
Posttraumatische biochemische Veränderungen sind vielfältig (aktueller Überblick bei Yehuda, 2006; Wessa & Flor, 2006). Die strukturellen und funktionellen Veränderungen subcortikaler Regionen gehen einher mit einer Reihe neurochemischer und neuroendokrinologischer Veränderungen. In erster Linie ist die Funktionalität des noradrenergen und glucocorticoiden Stresssystems betroffen (z. B. Yehuda, 2001, 2002). Zusammenfassend weisen die Ergebnisse darauf hin, dass sich traumatische Ereignisse oder auch chronischer Stress – durch die anhaltenden Symptome einer PTB ausgelöst – hemmend auf die Effektivität der Stressreaktion auswirken können.

4.4 Multifaktorielle Ansätze

Maercker (2003) entwickelte anhand fünf ätiologischer Faktorengruppen (Risiko- und Schutzfaktoren, Ereignisfaktoren, Aufrechterhaltungsfaktoren, gesundheitsfördernde Faktoren bzw. Ressourcen und posttraumatische Prozesse bzw. Resultate) ein prozessorientiertes, multifaktorielles Rahmenmodell. Dieses Modell hilft sowohl bei der Festlegung von Problembereichen, der Rekonstruktion der Entstehungsgeschichte als auch bei der Analyse von Defiziten bzw. Ressourcen. In Ergänzung zu epidemiologischen Angaben gelten als zentrale Risikofaktoren die erlebte Traumatisierung (insbesondere in der Kindheit), Schwere der aktuellen Traumatisierung (s. Abschnitt 3.1), geringes Bildungsniveau, weibliches Geschlecht (Tolin & Foa, 2006) und junges Alter zum Zeitpunkt der Traumatisierung (Maercker et al., 2004), aber auch höheres Lebensalter, Häufung familiärer psychiatrischer Erkrankungen, dissoziative Zustände, Mangel an sozialer Unterstützung und frühere Störungen (z. B. Hapke et al., 2006; Brewin, Andrews & Valentine, 2000). Umgekehrt gelten Bewältigungsfertigkeiten (sich mitteilen können), Konzepte wie Hardiness oder auch Kohärenzsinn neben adäquaten Unterstützungsressourcen als protektiv (z. B. Ozer, Best, Lipsey & Weiss, 2003). Schließlich wird das Konstrukt der posttraumatischen Reifung (z. B. intensivere Wertschätzung des Lebens) als Ergebnis gelungener Traumaverarbeitung untersucht (z. B. Zöllner & Maercker, 2006).

5 Diagnostische Verfahren

Es liegen zahlreiche diagnostische Verfahren zur Erhebung von Phänomenen und Bedingungen der PTB in Form von Interviews und Fragebögen vor (in deutscher Sprache: Hoyer & Margraf, 2003; Maercker, 2003; Hofmann, Liebermann & Flatten, 2001; in englischer Sprache: Keane, Weathers & Foa, 2000; Litz, Miller, Ruef & McTeague, 2002). Die Anzahl deutschsprachiger, gut evaluierter und individuell einsetzbarer Verfahren ist in den letzten Jahren beträchtlich angewachsen. Maercker und Bromberger (2005) publizierten eine sehr empfehlenswerte Zusammenstellung von Erfassungsmethoden der Besonderheiten verschiedener traumatischer Ereignisse, die sich allein auf das Traumakriterium (A1 und A2, s. Abschnitt 3.1) beziehen. Insbesondere auf psychodynamische und verhaltenstheoretisch orientierte Verfahren wird in Strauß und Schumacher (2005) bzw. Brähler, Schumacher und Strauß (2001) näher eingegangen.

5.1 Selbstbeurteilungsverfahren

Mit der intensiven Forschung der letzten Jahre ist eine Vielzahl von Selbstbefragungsinstrumenten zur PTB-Diagnostik entwickelt worden, von denen zwischenzeitlich ein relativ großer Teil in deutscher Sprache vorliegt. Sie erfassen insbesondere Schweregrad und Häufigkeit als auch alltagsrelevante Beeinträchtigungen aus der Perspektive der Betroffenen und sind auf diesem Hintergrund als Screeninginstrumente und zur Erhebung ergänzender Informationen das Mittel der Wahl (vgl. zusammenfassend Kuch et al., 2003).

5.1.1 Impact of Event Scale (IES, IES-R)

Die *Impact of Event Scale* (Horowitz et al., 1979) wurde zunächst von Ferring und Filipp (1991, 1994) mit den Originalsubskalen *Intrusionen* und *Vermeidung* ins Deutsche übertragen. Obwohl die *IES* nicht alle Kriterien der Klassifikationssysteme berücksichtigt, zeigt die aktuelle teststatistische Überprüfung der Originalversion gute Ergebnisse und hohe klinische Relevanz (Sundin & Horowitz, 2002). Auch für die deutschsprachige Skala konnten zuverlässige Werte ermittelt werden (Ferring & Filipp, 1994).

Die revidierte Fassung der *IES (IES-R)* wurde unter Ergänzung der Subskala *Übererregung* von Weiss und Marmar (1996) vorgelegt und von Maercker und Schützwohl (1998) übersetzt. In 22 Items wird die Häufigkeit der auftretenden Symptomatik auf einer vierstufigen Antwortskala erfasst, nicht jedoch, wie stark die Betroffenen unter ihr leiden. Auch orientiert sich diese Fassung nicht an allen Kriterien des DSM-IV. Zu den Stärken des Fragebogens gehört jedoch seine internationale Verbreitung, die ein hohes Maß an Vergleichbarkeit mit sich bringt, da er bei unterschiedlichsten Untersuchungsgruppen Anwendung findet. Seine Reliabilität und insbesondere Validität wird von einer umfangreichen Anzahl von internationalen Studien belegt (z. B. Wohlfahrt, Winkel, Brink & Smitten, 2003), was auch in der deutschsprachigen Fassung bestätigt werden konnte (Maercker & Schützwohl, 1998). Die Auswertung des *IES-R* wurde durch die Einführung einer Schätzformel optimiert (Maercker & Schützwohl, 1998). Aus diesem Grunde wird im ersten Schritt auf die Bildung eines Summenscores verzichtet.

5.1.2 Posttraumatische Stress Skala (PTSS-10)

Die *PTSS-10* stammt aus dem skandinavischen Raum und wurde – da sie nur mit den Kriterien des DSM-III übereinstimmt – unter Einschluss von Hyperarousal-Symptomen als Screeningsinstrument weiterentwickelt (Malt & Weisaeth, 1989). Die englischsprachige Version wurde zunächst von Schade, Schüffel und Schunk (unveröffentlicht, zit. nach Maercker, 2003) und später von Maercker (1998, zit. nach Maercker, 2003) ins Deutsche übersetzt. Die Skala erfasst zehn PTB-Symptome, deren Auftreten sich auf die letzten sieben Tage bezieht (z. B. Schreckreaktionen, Albträume, Depression). Thulesius und Hakansson (1999) modifzierten eine siebenstufige Antwortskala zu den Items und setzten die *PTSS-10-70* bei bosnischen Kriegsflüchtlingen mit guten Gütekriterien ein. Stoll et al. (1999) konnten mit einer dreistufigen Antwortskala ebenfalls eine sehr gute Reliabilität und Validität in Bezug auf *SKID*-Diagnosen nachweisen. Die Skala wird häufig im intensivmedizinischen Bereich bei lebensbedrohlichen Erkrankungen, wie herzchirurgischen Eingriffen oder akutem Lungenversagen (ARDS) etc., eingesetzt (z. B. Stoll et al., 1999; Schelling et al., 1999; Koellner, Maercker, Maulhardt, Schade, Schueler & Joraschky, 2002). Das Screeningsinstrument ist sehr schnell ausfüllbar (ca. drei Minuten). Normwerte liegen nicht vor. Der Fragebogen wurde in deutscher Fassung bisher nicht veröffentlicht, kann jedoch vom Autor selbst bezogen werden.

5. 1.3 Modified PTSD Symptom Scale (MPSS)

Spitzer, Abraham, Reschke und Freyberger (2001) legten die deutsche Übersetzung der *MPSS* vor, die im amerikanischen Raum von Falsetti, Resnick, Resick und Kilpatrick (1993) entwickelt worden ist. Die *MPSS* ist ein Screeningverfahren, das die PTB-Symptomatik der letzten zwei Wochen anhand von 17 Items nach DSM-IV-Konzept erfragt. Jedes Item wird auf einer vierstufigen Häufigkeits- und fünfstufigen Schweregrad-Skala eingeschätzt. Die *MPSS* zeigt befriedigende bis gute psychometrische Parameter und ist aufgrund verschiedener Auswertungsmodi vielseitig einsetzbar (Spitzer et al., 2001). Normwerte der deutschen Fassung liegen bisher nicht vor. Im klinischen Alltag bewährt sich dieses Screeningverfahren dadurch, dass PTB-Symptome in ihrer Häufigkeit und ihrem Schweregrad unabhängig von einem bekannten Trauma erfasst werden können.

5. 1.4 PTSD Symptom Scale – Self Report (PSS-SR)

Die 17 Items der *PSS-SR* (Foa, Riggs, Dancu & Rothbaum, 1993; deutsch: Winter, Wenninger & Ehlers, 1992) beziehen sich auf die klassifikatorischen Kriterien Wiedererleben, Vermeidung und Übererregung des DSM-IV. Die Häufigkeit des Auftretens (im letzten Monat) und darüber hinaus der Schweregrad können über den Summenscore der Antworten ermittelt werden. Stieglitz, Frommberger, Foa und Berger (2001) konnten bezüglich der Reliabilität und Validität der deutschen Version gute teststatistische Gütekriterien feststellen.

5. 1.5 Posttraumatic Diagnostic Scale (PTDS)

Foa (1995) entwickelte die Originalversion der *PTDS* auf der Basis *PSS-SR* (vgl. Abschnitt 5. 1.4) mit dem Anspruch, in einem Screeninginstrument die aktuellen DSM-Klassifikationskriterien der PTB vollständig zu berücksichtigen. Die deutsche Fassung wurde von Ehlers, Steil, Winter und Foa (1996) vorgelegt und aktuell evaluiert (Griesel, Wessa & Flor, 2006). Der Fragebogen exploriert spezifische Informationen zur Traumageschichte und unmittelbare Reaktionen (Traumakriterien) sowie – in 17 Items – die Symptomcluster der PTB (Intrusionen, Vermeidung, Hyperarousal). Auf einer vierstufigen Likertskala werden Häufigkeit und Schweregrad der PTB-Symptomatik erhoben. Foa (1995) legte keinen Cut-off-Wert fest, sondern eine Abstufung des Gesamtwertes (vier Stufen, milder bis sehr schwerer Symptomatik). Die teststatistischen Gütekriterien der deutschen Evaluation zeichnen die *PTDS* als reliables und valides Screeninginstrument aus. Der Fragebogen empfiehlt sich für den praktischen Einsatz aufgrund der vollständigen Erfassung der DSM-IV-Kriterien.

5. 1.6 Fragebogen zu dysfunktionalen Kognitionen (FDK)

Der *FDK* wurde von Steil (1997, unveröffentlichtes Manuskript) entwickelt und erfasst – ähnlich dem *PTCI* (Ehlers & Boos, 2000, vgl. Abschnitt 5. 2.7) – vorliegende kognitive Faktoren wie dysfunktionale Interpretationen, Einstellungen und Überzeugungen im Hinblick auf traumatische Ereignisse. Auf einer zehnstufigen Ratingskala wird das Auftreten von insgesamt 34 kritischen Kognitionen, die auf verschiedene Formen von Traumatisierungen (z. B. „Andere werden mich ablehnen, wenn sie wissen, was wirklich war.“) zutreffend sind, zwischen den Polen *nie* und *immer* eingeschätzt. Zur Auswertung wird ein Gesamtmittelwert errechnet, wobei die Autorin insbesondere zu Behandlungsbeginn die Sichtung der Einzelitems empfiehlt. Der Fragebogen kann mehrfach zur Therapieevaluation eingesetzt werden. Der Fragebogen wurde anhand klinischer Messinstrumente validiert. Seine Reliabilität ist von der Autorin nachgewiesen. Eine Normierung liegt bisher nicht vor. Der *FDK* kann bei der Autorin bezogen werden.

5. 1.7 Fragebogen zu Gedanken nach traumatischen Erlebnissen (Posttraumatic Cognitions Inventory, PTCI)

Der von Foa, Ehlers, Clark, Tolin und Orsillo (1999) entwickelte *Posttraumatic Cognitions Inventory (PTCI)* liegt in einer vorläufigen deutschen Übersetzung von Ehlers & Boos (2000) vor. Negative Interpretationen des Traumas und seiner Konsequenzen resultieren in der Wahrnehmung fortgesetzter Bedrohung durch das Ereignis (Ehlers & Clark, 2000; s. Abschnitt 4.1). Der Einsatz dysfunktionaler Strategien wie Vermeidung, Gedankenunterdrückung, Grübeln etc. führt zur Entwicklung und Aufrechterhaltung der PTB (Ehlers, 1999b; Foa & Riggs, 1993; Resick & Schnicke, 1993). Der Fragebogen umfasst 34 Items (und drei Zusatzitems) in den Subskalen negative Gedanken zum Selbst, der Welt und Selbstvorwürfen, die auf einer siebenstufigen Likert-Skala beantwortet werden. Er kann in wenigen Minuten ausgefüllt werden. Obwohl der Fragebogen über Kognitionen der PTB hinaus keine Kriterien des DSM- oder ICD-Systems berücksichtigt, ist die Diskriminierungsfähigkeit der Originalversion bei Gruppen mit und ohne PTB mit hohen Effektstärken (1,24 bis 2,05; Sensitivität 0,78; Spezifität 0,93; Foa et al., 1999) nachgewiesen worden. Die teststatistischen Gütekriterien sind als sehr gut zu bewerten. Der *PTCI* ermöglicht die gezielte Planung kognitiv-verhaltenstherapeutischer Intervention. Ein Abdruck der deutschen Übersetzung findet sich bei Ehlers (1999a).

5.2 Strukturierte und standardisierte Interviews

Für die Erhebung der PTB stehen die bekannten strukturierten Interviewverfahren zur Verfügung (vgl. Kap. 14 in diesem Band).

5. 2.1 Diagnostisches Interview bei psychischen Störungen (DIPS)

Das *DIPS* ist ein strukturiertes Interview und wurde aus dem amerikanischen *Anxiety Disorder Interview Schedule (ADIS)* entwickelt, das ursprünglich an DSM-III ausgerichtet und kontinuierlich – entsprechend der Veränderungen des DSM-Klassifikationssystems – revidiert worden ist (letzte Version ADIS-IV-L; DiNardo, Brown & Barlow, 1994). Die nunmehr dritte Auflage des *DIPS* (Schneider & Margraf, 2006) erlaubt die kategoriale Diagnostik sowohl der PTB als auch der ABS und macht eine Transformation in das ICD-System möglich. Darüber hinaus können Schweregrad und bisheriger Verlauf der Störung beurteilt und zusätzliche therapieleitende Informationen erhoben werden. Die erweiterte Forschungsversion *F-DIPS* (Margraf, Schneider, Soeder, Neumer & Becker, 1996) erfasst im Bereich der PTB aktuelle Symptomatik, Lebenszeitprävalenz und Symptomdauer. Häufigkeit und Schweregrad lassen sich gemeinsam auf einer neunstufigen Ratingskala einschätzen. Die Fragen zur Akuten Belastungsstörung berücksichtigen neben der aktuellen auch frühere Störungen. Aktuelle Gütekriterien liegen zu den Sektionen PTB und ABS leider nicht vor, allerdings werden Testgütekriterien (Retestreliabilität, Übereinstimmungsobjektivität) für die Störungsoberklassen mit gut bis sehr gut angegeben (Schneider, In-Albon & Margraf, 2006).

5.2.2 Strukturiertes Klinisches Interview für DSM-IV (SKID)

Das *SKID* (Wittchen, Zaudig & Fydrich, 1997) exploriert nach dem ereignisspezifischen Screening die Kriterien B-E der PTB nach DSM-IV. Der Interviewer bewertet auf einem dreistufigen Rating, ob das Kriterium erfüllt ist, und kann zusätzlich vermerken, wenn er die Angaben des Patienten für unzureichend hält. Es können Verlauf und Schweregrad einer vorliegenden posttraumatischen Störung beurteilt werden. Von insgesamt 75–100 Minuten Dauer werden ca. 20 Minuten für die Diagnostik der PTB in Anspruch genommen. Das *SKID* hat sich als reliables und valides Instrument der PTB-Diagnostik in der Praxis bewährt (Schützwohl, 2003). Leider kann mit dem Interview neben der Anpassungsstörung im Bereich optionaler Störungen nur die Akute Stressreaktion beurteilt werden, nicht jedoch die an Kriterien orientierte Ausprägung der ABS.

5.2.3 Composite International Diagnostic Interview (CIDI, DIA-X)

Auch das von Wittchen und Pfister (1997) entwickelte *Composite International Diagnostic Interview (CIDI)* eignet sich sowohl dazu, die Kriterien für eine PTB abzusichern als auch Zeitpunkt, Dauer, Bewältigungsverhalten und Beeinträchtigung alltäglicher Aktivitäten zu beurteilen. Als computergestützte Version (in Vorbereitung) finden neben den aktuellen Klassifikationskriterien des DSM- und IDC-Systems auch Forschungskriterien Berücksichtigung. Die Autoren geben aus epidemiologischen und klinischen Studien ausgezeichnete Reliabilitäts- und Validitätswerte an. Das Interview ist als voll standardisiertes Verfahren in Forschung und Praxis sehr gut etabliert.

5.2.4 Clinican-Administered PTSD Scale (CAPS)

Die *CAPS* (Blake et al., 1990, 1995, 2000) ist eines der am häufigsten eingesetzten, in der Literatur zitierten und für die Diagnostik von PTB empfohlenen Verfahren, das von Nyberg und Frommberger (1998, 2001) übersetzt und evaluiert worden ist. Das strukturierte Interview erfasst sowohl die PTB-Kriterien A bis D nach DSM-IV als auch die dissoziativen Zusatzsymptome der ABS. Es ist möglich, die Angaben auf verschiedene Zeitbereiche (letzte Woche, letzter Monat, Lebenszeit) zu beziehen. Der Interviewer kann zunächst Häufigkeit und Intensität auf fünfstufigen Likert-Skalen ermitteln und in einer abschließenden Dokumentation anhand eines Ratings zusammenfassen. Darüber hinaus können weitere Symptome, wie Auswirkungen auf soziale und berufliche Anpassung, festgestellt bzw. Angaben zur Beurteilung der Validität der Aussagen, ihres Schweregrads und (bei wiederholter Anwendung) des Ausmaßes der Veränderungen bewertet werden. Validitäts- und Reliabilitätsstudien der Originalversion (z. B. Blake et al., 2000; Weathers, Keane & Davidson, 2001; Weathers, Ruscio & Keane 1999; Foa & Tolin, 2000) brachten gute bis sehr gute Ergebnisse. Es wird darauf hingewiesen, dass das Interview klinisch erfahrener Anwender bedarf, die mit dem PTB-Konzept des DSM-IV bzw. der ABS vertraut sein sollten. Kritisiert wird die Dauer des Interviews mit 45–60 Minuten (Foa & Tolin, 2000).

5.2.5 Structured Interview for Disorders of Extreme Stress (SIDES)

Das zur Diagnose der komplexen PTB entwickelte strukturierte Interview stammt in der Originalfassung von Pelcovitz (1997). Im deutschen Raum existiert eine Übersetzung von Teegen et al. (1998) und eine weitere wurde von Sack und Hofmann (*Interview zur komplexen Posttraumatischen Belastungsstörung, IK-PTBS*, 2001, zit. nach Kunzke & Güls, 2003) vorgelegt. Das Interview erfasst Symptome, die sich nach extremer Traumatisierung (Vergewaltigung, Folter) im diskutierten Bild der komplexen PTB zeigen (vgl. Abschnitt 3.3). Es ist möglich, die erfragte Symptomatik neben der einfachen PTB auch den von Herman (1992) vorgeschlagenen Bereichen zuzuordnen (gestörte Affekt- und Impulsregulation, dissoziative Tendenzen, Somatisierungsstörung und körperliche Erkrankungen, beeinträchtigtes Identitätsgefühl, interpersonelle Störungen, Reviktimisierungsneigung, allgemeiner Sinnverlust). Anhand von insgesamt 48 Fragen werden Emotionen und Verhalten auf einer vierstufigen Skala (leicht bis stark problematisch) eingestuft, wobei zusätzliche Kriterien für das Vorhandensein der Symptomatik definiert sind. Die Reliabilität und Validität ist in verschiedenen Studien nachgewiesen worden (Teegen & Vogt, 2002). Das Interview von Sack und Hofmann wird derzeit von Sack validiert (Kunzke & Güls, 2003).

5.3 Ergebnis- und therapiebegleitende Evaluation

Von Davidson und Colket (1997) wurde zur Ergebnisevaluation eine störungsspezifische Kurzskala *Treatment Outcome PTSD-Scale* (TOP-8) entwickelt bzw. weiterentwickelt (Connor & Davidson, 1999), deren Anwendung ausdrücklich empfohlen wird. Auf dem deutschen Markt liegen bislang keine störungsspezifischen, aber gut anzuwendende allgemeine Instrumente zur Erfassung der Prozess- und Behandlungsevaluation vor (z. B. Schulte, 1996; Grawe & Braun, 1994). Darüber hinaus können ggf. auch die vorgestellten diagnostischen Instrumente, insbesondere die zur Erfassung kognitiver Veränderungen (*PTCI* oder *FDK*), zur Therapieevaluation eingesetzt werden.

6 Schlussbemerkungen

In seiner letzten Veröffentlichung stellte Grawe die Kombination zwischen psychologischer und neurowissenschaftlicher Erforschung posttraumatischer Störungszusammenhänge als besonderes Beispiel für die Suche nach konkreten Behandlungsmöglichkeiten eines vielschichtigen Störungsbildes heraus (Grawe, 2004). Entsprechend vielfältig sind auch die diagnostischen Aufgaben und Möglichkeiten. Zur modifikationsorientierten Diagnostik können zusätzlich eine Reihe traumaspezifischer Erfassungsinstrumente (Maercker & Bromberger, 2005) und ätiologischer Modellvorstellungen (z. B. Ehlers & Clark, 2000; Boos, 2005), aber auch störungsunspezifische bzw. salutogenetische Konzepte herangezogen werden (z. B. Hardiness, Kohärenzsinn, posttraumatische Reifung etc.). Im Hinblick auf die nosologische Zuordnung und Klassifikation der komplexen Formen posttraumatischer Belastungsstörungen sind insbesondere im DSM-System neue Lösungen zu erwarten. Differenzierte Forschungsergebnisse werden in den kommenden Jahren auch die Gruppe der Anpassungsstörungen näher beleuchten.

Tab. 4: Übersicht diagnostischer Instrumente für Posttraumatische Belastungsstörungen

Diagnostische Instrumente			**Bemerkung**
Frage-bögen	*Impact of Event Scale (IES)* *Impact of Event Scale, revidierte Fassung (IES-R)*	Ferring & Filipp (1994) Maercker & Schützwohl (1998)	Screeningverfahren, erfasst nicht alle DSM-IV-Kriterien
	Posttraumatische Stress Skala (PTSS-10)	Maercker (1998)	Screeningverfahren mit 10 Symptomen nach DSM-III
	Modified PTSD Symptom Scale (MPSS)	Spitzer, Abraham, Reschke & Freyberger (2001)	Screeningverfahren, erfasst Symptomcluster der DSM-IV-Kriterien nach Häufigkeit und Schweregrad
	PTSD Symptom Scale – Self Report (PSS-SR)	Winter, Wenninger & Ehlers (1992)	Screeningverfahren, erfasst Symptomcluster der DSM-IV-Kriterien nach Häufigkeit und Schweregrad
	Posttraumatic Diagnostic Scale (PTDS)	Ehlers, Steil, Winter & Foa (1996)	Screeningverfahren, erfasst vollständig DSM-IV-Kriterien (einschl. Traumakriterien) nach Häufigkeit und Schweregrad
	Fragebogen zu dysfunktionalen Kognitionen (FDK)	Steil (1997)	Erfassung und Veränderungsmessung kognitiver Faktoren
	The Posttraumatic Cognitions Inventory (PTCI)	Ehlers & Boos (2000)	Erfassung und Veränderungsmessung kognitiver Faktoren
Inter-views	*Diagnostisches Interview bei Psychischen Störungen (DIPS)*	Schneider & Margraf (2006)	Störungsteil erfasst DSM-IV-Kriterien von PTB und ABS, Ableitung therapierelevanter Informationen
	Strukturiertes Klinisches Interview für DSM-IV (SKID)	Wittchen, Zaudig & Fydrich (1997)	Störungsteil erfasst DSM-IV-Kriterien der PTB, aber nicht der ABS
	CIDI-Interview	Wittchen & Pfister (1997)	Störungsteil erfasst DSM-IV-Kriterien der PTB, aber nicht der ABS
	Clinican-Administered PTSD Scale (CAPS)	Nyberg & Frommberger (1998, 2001)	DSM-IV-Kriterien von PTB und ABS, therapieleitende ausführliche Exploration möglich
	Structured Interview for Disorders of Extreme Stress (SIDES)	Teegen et al. (1998) Sack & Hofman (2001).	Erfassung der komplexen Form der PTB

Literatur

Bengel, J. (Hrsg.) (2004). *Psychologie in Notfallmedizin und Rettungsdienst*. Berlin: Springer.

Blake, D. D., Weather, F. W. & Nagy, L. M. (1990). A clinician rating scale for assessing current and lifetime PTSD: the CAPS-I.. *Behaviour Therapist, 13*, 187–188.

Blake, D. D., Weathers, F. W., Nagy, L. M., Kaloupek, D. G., Gusman, F. D., Charney, D. S. & Keane, T. M. (1995). The development of a Clinician-Administered PTSD Scale. *Journal of Traumatic Stress, 8*, 75–90.

Blake, D. D., Weathers, F. W., Nagy, L. M., Kaloupek, D. G., Gusman, F. D., Charney, D. S., Keane, T. & Buckley, T. C. (2000). *Clinician-Administered PTSD-Scale (CAPS). Instruction manual*. Boston/West Haven: National Center of Posttraumatic Stress Disorder, Behavioral Science Division/Neuroscience Division.

Boos, A. (2005). *Kognitive Verhaltenstherapie nach chronischer Traumatisierung*. Göttingen: Hogrefe.

Brähler, E., Schuhmacher, J. & Strauß, B. (2001). *Diagnostische Verfahren in der Psychotherapie*. Göttingen: Hogrefe.

Bremner, J. D., Vythilingam, M., Vermetten, E., Nazeer, A., Adil, J., Khan, S., Staib, L. H. & Charney, D. S. (2002). Reduced volume of orbitofrontal cortex in major depression. *Biological Psychiatry, 51*, 273–279.

Breslau, N. (2001). The epidemiology of posttraumatic stress disorder: What is the extent of the problem? *Journal of Clinical Psychiatry, 62*, 16–22.

Breslau, N., Davis, G. C., Peterson, E. L. & Schultz, L. (1997). Psychiatric sequelae of posttraumatic stress disorder in women. *Archives of General Psychiatry, 54*, 81–87.

Breslau, N. & Kessler, R. (2001). The stressor criterion in DSM-IV posttraumatic stress disorder: An empirical investigation. *Biological Psychiatry, 50*, 699–704.

Brewin, C. R. (2001). A cognitive neuroscience account of posttraumatic stress disorder and its treatment. *Behaviour Research and Therapy, 39*, 373–393.

Brewin, C. R. (2003). *Posttraumatic stress disorder: Malady or myth? Current perspectives in psychology*. New Haven, CT: Yale University Press.

Brewin, C. R., Andrews, B. & Valentine, J. D. (2000). Meta-analysis of risk factors for posttraumatic stress disorder in trauma exposed adults. *Journal of Consulting and Clinical Psychology, 68*, 748–766.

Brewin, C. R., Dagleish, T. & Joseph, S. (1996). A dual representation theory of posttraumatic stress disorder. *Psychological Review, 103*, 670–686.

Brewin, C. R. & Holmes, E. A. (2003). Psychological theories of posttraumatic stress disorder. *Clinical Psychological Review, 23*, 339–376.

Cahill, L. & McGaugh, J. L. (1998). Mechanism of emotional arousal and lasting declarative memory. *Trends of Neuroscience, 21*, 294–299.

Classen, C. C., Pain, C., Field, N. P. & Woods, P. (2006). Posttraumatic personality disorder: A reformulation of complex posttraumatic stress disorder and borderline personality disorder. *Psychiatric Clinics of North America, 29*, 87–112.

Connor, K. M. & Davidson, J. R. (1999). Further psychometric assessment of the TOP-8: A brief interview-based measure of PTSD. *Depression and Anxiety, 9*, 135–137.

Cook, J. M. (2001). Post-traumatic stress disorders in older adults. *PTSD Research Quarterly, 12*, 1–3.

Creamer, M., Burgess, P. & McFarlane, A. C. (2001). Posttraumatic stress disorder: Findings from the Australian National Survey of Mental Health and Well-being. *Psychological Medicine, 31*, 1237–1247.

Davidson, J. R. & Colket, J. T. (1997). The eight-item treatment-outcome post-traumatic stress disorder scale: a brief measure to assess treatment outcome in post-traumatic stress disorder. *International Clinical Psychopharmacology, 12*, 41–45.

Deering, C. G., Glover, S. G., Ready, D., Eddleman, H. C. & Alarcon, R. D. (1996). Unique patterns of comorbidity in posttraumatic stress disorder from different sources of trauma. *Comprehensive Psychiatry, 37*, 336–346.

Dilling, H. (Hrsg.) (2006). *Internationale Klassifikation psychischer Störungen. ICD-10 Kapitel V.* Bern: Hans Huber.

DiNardo, P. A., Brown, T. A. & Barlow, D. H. (1994). *Anxiety Disorders Interview Schedule for DSM-IV: Lifetime Version (ADIS-IV-L)*. Albany, NY: Graywind: Publications.

Driessen, M., Beblo, T., Reddemann, L., Rau, H., Lange, W., Silva, A., Berea, R. C., Wulff, H. & Ratzka, S. (2002). Ist die Borderline-Persönlichkeitsstörung eine komplexe posttraumatische Störung? Zum Stand der Forschung. *Nervenarzt, 73*, 820–829.

Ehlers, A. (1999a). *Posttraumatische Belastungsstörung*. Göttingen: Hogrefe.

Ehlers, A. (1999b). A cognitive approach to the understanding and treatment of posttraumatic stress disorder. In E. J. Hickling & E. B. Blanchard (Eds.), *The international handbook of road traffic accidents & psychological trauma: Current understanding, treatment and law* (pp. 397–408). New York, NY: Elsevier Science.

Ehlers, A. & Clark, D. M. (2000). A cognitive model of posttraumatic stress disorder. *Behaviour Research and Therapy, 38*, 319–345.

Ehlers, A., Maercker, A. & Boos, A. (2000). Posttraumatic stress disorder following political imprisonment: The role of mental defeat, alienation, and perceived permanent change. *Journal of Abnormal Psychology, 109*, 45–55.

Ehlers, A., Steil, R., Winter, H. & Foa, E. B. (1996). *Deutschsprachige Übersetzung der Posttraumatic Diagnostic Scale von Foa (1995)* [German translation of the Posttraumatic Diagnostic Scale by Foa]. Unpublished manuscript, Department of Psychiatry, Warneford Hospital, Oxford, England.

Elzinga, B. M. & Bremner, J. D. (2002). Are the neural substrates of memory the final common pathway in Posttraumatic Stress Disorder (PTSD)? *Journal of Affective Disorders, 70*, 1–17.

Essau, C. A., Conradt, J. & Petermann, F. (1999). Häufigkeit der Posttraumatischen Belastungsstörung bei Jugendlichen: Ergebnisse der Bremer Jugendstudie. *Zeitschrift für Kinder- und Jugendpsychiatrie und Psychotherapie, 27*, 37-45.

Falsetti, S. A., Resnick, H. S., Resick, P. A. & Kilpatrick, D. G. (1993). The Modified PTSD Symptom Scale: A brief self-report measure of posttraumatic stress disorder. *The Behavioral Therapist, 16*, 161–162.

Ferring, D. & Filipp, S. H. (1991). *Die Skala zur Erfassung von Ereignisbelastungsreaktionen: Reliabilität, Validität und Stabilität. Forschungsbericht Nr. 30, Projekt Psychologie der Krankheitsbewältigung*. Trier: Universität.

Ferring, D. & Filipp, S. H. (1994). Teststatistische Überprüfung der Impact of Event-Skala: Befunde zur Reliabilität und Stabilität. *Diagnostica, 40*, 344–362.

Fiedler, P. (2002). Dissoziative Störungen. *Fortschritte der Psychotherapie* (Bd. 17). Göttingen: Hogrefe.

Figley, C. R. (1995). *Compassion fatigue. Coping with secondary traumatic stress disorder in those who treat the traumatized.* New York, NY: Brunner/Mazel.

Flatten, G., Hofmann, A., Galley, N. & Liebermann, P. (2001). Ätiopathogenetische Modelle der Posttraumatischen Belastungsstörung. In G. Flatten, N. Galley, A. Hofmann, P. Liebermann, E. R. Petzold, T. Siol & W. Wöller (Hrsg.), *Posttraumatische Belastungsstörung: Leitlinie und Quellenverzeichnis* (S. 59–70). Stuttgart: Schattauer.

Foa, E. B. (1995). *Posttraumatic Diagnostic Scale (PTDS) manual.* Minneapolis, MN: NSC Pearson.

Foa, E. B., Ehlers, A., Clark, D. M., Tolin, D. F. & Orsillo, S. (1999). The Posttraumatic Cognitions Inventory (PTCI): Development and validation. *Psychological Assessment, 11*, 303–314.

Foa, E. B. & Kozak, M. J. (1986). Emotional processing of fear: Exposure to corrective information. *Psychological Bulletin. 99*, 20–35.

Foa, E. B. & Riggs, D. S. (1993). Post-traumatic stress disorder in rape victims. In J. Oldham, M. B. Riba & A. Tasman (Eds.), *American Psychiatric Press Review of Psychiatry, 12* (pp. 273–303). Washington, DC: American Psychiatric Press.

Foa, E. B., Riggs, D. S., Dancu, C. V. & Rothbaum, B. O. (1993). Reliability and validity of a brief instrument for assessing posttraumatic stress disorder. *Journal of Traumatic Stress, 6*, 459–473.

Foa, E. B. & Rothbaum, B. O. (1998). *Treating the trauma of rape. Cognitive behaviour therapy for PTSD*. New York, NY: Guilford.

Foa, E. B. & Tolin, D. F. (2000). Comparison of the PTSD Symptom Scale-Interview Version and the Clinician-Administered PTSD Scale. *Journal of Traumatic Stress, 13*, 181–191.

Forbes, D., Creamer, M., Allen, N., Elliott, P., McHugh, T., Debenham, P. & Hopwood, M. (2002). The MMPI-2 as a predictor of symptom change following treatment for posttraumatic stress disorder. *Journal of Personality Assessment, 79*, 321–336.

Gilbertson, M. W., Shenton, M. E., Ciszewski, A., Kasai, K., Lasko, N. B., Orr, S. P. & Pitman, R. K. (2002). Smaller hippocampal volume predicts pathologic vulnerability to psychological trauma. *Nature-Neuroscience, 5*, 1242–1247.

Ginzburg, K. (2006). Comorbidity of PTSD and depression following myocardial infarction. *Journal of Affective Disorders, 94*, 135–143.

Gollier, J., Yehuda, R., Bierer, L. M. et al. (2003). The relationship of borderline personality disorder to posttraumatic stress disorder and traumatic events. *American Journal of Psychiatry, 160*, 2018–2024.

Grawe, K. (2004). *Neuropsychotherapie.* Göttingen: Hogrefe.

Grawe, K. & Braun, U. (1994). Qualitätskontrolle in der Psychotherapiepraxis. *Zeitschrift für Klinische Psychologie, 23*, 242–267.

Greenberg, M. T. (1999). Attachment and psychopathology in childhood. In J. Cassidy & P. R. Shaver (Eds.), *Handbook of attachment. Theory, research, and clinical implications* (pp. 469–496). New York, NY: Guilford Press.

Hackman, A., Ehlers, A., Speckens, A. & Clark, D. S. (2004). Characteristics and content of intrusive memories in PTSD and their changes with treatment. *Journal of Traumatic Stress, 3*, 231–240.

Halligan, S. L., Clark, D. M. & Ehlers, A. (2002). Cognitive processing, memory, and the development of PTSD symptoms: Two experimental analogue studies. *Journal of Behaviour Therapy and Experimental Psychiatry, 33*, 73–89.

Hankin, C. S. (2003). Chronische posttraumatische Belastungsstörung im Alter. In A. Maercker (Hrsg.), *Therapie der Posttraumatischen Belastungsstörung* (S. 309–323). Berlin: Springer.

Hapke, U., Schumann, A., Rumpf, H. J., John, U. & Meyer, C. (2006). Post-traumatic stress disorder. *European Archive of Psychiatry and Clinical Neuroscience, 256*, 299-306.

Heinrichs, M., Wagner, D., Schoch, W., Soravia, L. M., Hellhammer, D. H. & Ehlert, U. (2005). Prediciting posttraumatic stress symptoms from pretraumatic risk factors: A 2-year prospective follow-up study in firefighters. *American Journal of Psychiatry, 162*, 2276–86.

Hendrix, C. C., Jurich, A. P. & Schumm, W. R. (1994). Validation of the Impact of Event Scale on a sample of American Vietnam veterans. *Psychological Reports, 75*, 321–322.

Herman, J. (1992). Complex PTSD: A syndrome in survivors of prolonged and repeated trauma. *Journal of Traumatic Stress, 5*, 377–391.

Hofmann, P., Liebermann, P. & Flatten, G. (2001). Diagnostik der Posttraumatischen Belastungsstörung. In G. Flatten, N. Galley, A. Hofmann, P. Liebermann, E. R. Petzold, T. Siol & W. Wöller (Hrsg.), *Posttraumatische Belastungsstörung: Leitlinie und Quellenverzeichnis* (S. 71–84). Stuttgart: Schattauer.

Horowitz, M. J. (1976/1997). *Stress response syndromes: PTSD, grief, and adjustment disorders* (3rd ed.). Northvale, NJ: Jason Aronson.

Horowitz, M., Wilner, N. & Alvarez, W. (1979). Impact of Event Scale: A measure of subjective stress. *Psychosomatic Medicine, 41*, 209–218.

Hoyer, J. & Margraf, J. (2003). *Angstdiagnostik*. Berlin: Springer.

Janoff-Bulman, R. (1985). The aftermath of victimization: Rebuilding shattered assumptions. In C. R. Figley (Ed.), *Trauma and its wake: The study and treatment of post-traumatic stress disorder* (pp. 15–35). New York, NY: Brunner/Mazel.

Janoff-Bulman, R. (1989). Assumptive worlds and the stress of traumatic events: Applications of the schema construct. *Social Cognition, 7*, 113–136.

Janoff-Bulman, R. (1995). Victims of violence. In G. S. Everly Jr. & J. M. Lating (Eds.), *Psychotraumatology* (pp. 73–86). New York, NY: Plenum Press.

Jones, J. C. & Barlow, D. H. (1990). The etiology of posttraumatic stress disorder. *Clinical Psychology Review, 10*, 299–328.

Jongedijk, R. A., Carlier, I. V. E., Schreuder, B. J. N. & Gersons, B. P. R. (1996). Complex posttraumatic stress disorder: An exploratory investigation of PTB und DES NOS among Dutch war veterans. *Journal of Traumatic Stress, 9*, 577–586.

Keane, T. M., Weathers, F. & Foa, E. A. (2000). Diagnosis and assessment. In E. B. Foa, T. M. Keane & M. J. Friedman (Eds.), *Effective treatments for PTSD. Practical guidelines from the International Society for Traumatic Stress Studies* (pp. 18–38). New York, NY: Guilford.

Kessler, R. C., Sonnega, A., Bromet, E., Hughes, M. & Nelson, C. B. (1995). Posttraumatic stress disorder in the National Comorbidity Survey. *Archives of General Psychiatry, 52*, 1048–1060.

Köhler, K. (1987). *Diagnostisches und Statistisches Manual Psychischer Störungen. DSM-III.* Weinheim: Beltz.

Köllner, V., Maercker, A., Maulhardt, T., Schade, I., Schueler, S. & Joraschky, P. (2002). Posttraumatische Belastungsstörung nach Herzoperationen. In D. Mattke, G. Hertel, S. Buesing & K. Schreiber-Willnow (Hrsg.), *Störungsspezifische Konzepte und Behandlung in der Psychosomatik* (S. 111–116). Frankfurt: VAS Verlag für Akademische Schriften.

Kuch, K., Nyberg, E., Stieglitz, R. D., Saunders, B. E., Steil, R., Moebius, J., Müller, J., Maercker, A., Spitzer, C., Foa, E. B. & Rauch, S. A. M. (2003). Fragebogen und Ratingskalen zur posttraumatischen Belastungsstörung (Mit 9 Einzelbeiträgen). In J. Hoyer & J. Margraf (Hrsg.), *Angstdiagnostik. Grundlagen und Testverfahren* (S. 371–402). Berlin: Springer.

Kunzke, D. & Güls, F. (2003). Diagnostik einfacher und komplexer posttraumatischer Störungen im Erwachsenenalter. Eine Übersicht für die klinische Praxis. *Psychotherapeut, 48*(1), 50–70.

Le Doux, J. E., Romanski, L. M. & Xagoris, A. (1989). Indelibility of subcortical emotional memories. *Journal of Cognitive Neuroscience, 1,* 238–243.

Linden, M., Baumann, K. & Schippan, B. (2006). Weisheitstherapie – Kognitive Therapie der Posttraumatischen Verbitterungsstörung. In A. Maercker & R. Rosner (Hrsg.), *Psychotherapie der posttraumatischen Belastungsstörungen* (S. 208–227). Stuttgart: Thieme.

Liz, B. T., Gry, M. J., Bryant, R. & Adler, A. B. (2002). Early intervention for trauma: Current status and future directions. *Clinical Psychology: Science and Practice*, 9, 112–134.

Liz, B. T., Miller, M. W., Ruef, A. M. & McTeague, L. M. (2002). Exposure to trauma in adults. In M. M. Antony & D. H. Barlow (Eds.), *Handbook of assessment and treatment planning for psychological disorders* (pp. 215–258). New York, NY: Guilford.

Maercker, A. (2003). Erscheinungsbild, Erklärungsansätze und Therapieforschung. In A. Maercker (Hrsg.), *Therapie der Posttraumatischen Belastungsstörung* (S.3–35). Berlin: Springer.

Maercker, A. & Bromberger, F. (2005). Checklisten und Fragebogen zur Erfassung traumatischer Ereignisse in deutscher Sprache. *Trierer Psychologische Berichte, 32,* Heft 2.

Maercker, A. & Ehlert, U. (Hrsg.) (2001), Psychotraumatologie – eine neue Theorie- und Praxisperspektive für verschiedene medizinische Disziplinen. In *Psychotraumatologie. Jahrbuch der Medizinischen Psychologie (Band 20)* (S. 11–23). Göttingen: Hogrefe.

Maercker, A., Michael, T., Fehm, L., Becker, E. S. & Margraf, J. (2004). Age of traumatisation as a predictor of post-traumatic stress disorder or major depression in young women. *British Journal of Psychiatry, 184*, 482–487.

Maercker, A. & Rosner, R. (2006). Was wissen wir über Posttraumatische Belastungsstörung, und wohin gehen zukünftige Entwicklungen? In A. Maercker & R. Rosner (Hrsg.), *Psychotherapie der posttraumatischen Belastungsstörungen* (S. 3–17). Stuttgart: Thieme.

Maercker, A. & Schützwohl, M. (1998). Erfassung von psychischen Belastungsfolgen: Die Impact of Event-Skala – revidierte Version (IES-R). *Diagnostica, 44*, 130–141.

Maier, T. (2006). Psychotherapie von Kriegs- und Folteropfern. *Psychotherapeut, 51,* 47–54.

Malt, U. F. & Weisaeth, L. (1989). Disaster psychiatry and traumatic stress studies in Norway: History, current status and future. *Acta Psychiatrica Scandinavica, 80 (Suppl.)*, 7–12.

March, J. S. (1993). What constitutes a stressor? The „Criterion A" issue. In J. R. T Davidson & E. B. Foa (Eds.), *Posttraumatic Stress Disorder: DSM-IV and beyond.* Washington, DC: American Psychiatric Press.

Margraf, J., Schneider, S., Soeder, U., Neumer, S. & Becker, E. (1996). *F-DIPS. Diagnostisches Interview bei Psychischen Störungen (Forschungsversion).* Dresden: Technische Universität.

McNally, R. (2003). Progress and controversy in the study of posttraumatic stress disorder. *Annual Review of Psychology, 54*, 229–252.

Morgan, C. A., Southwick, S. M., Grillon, C., Davis, M., Krystal, J. H. & Charney, D. S. (1993). Yohombin-facilitated acoustic startle reflex in humans. *Psychopharmacology, 110,* 342–346.

Müller, J. (2006). *Schmerzbehandlung bei MigrantInnen mit chronischen Posttraumatischen Belastungsstörungen.* Unveröffentlichtes Manuskript, Universitätsspital Zürich.

Nijenhius, E. R. S., Van der Hart, O. & Steele, K. (2004). *Trauma-related structural dissociation of the personality.* Trauma Information Pages website, January, 2004. URL: http://www.trauma-pages.com/nijenhuis-2004.htm

Nyberg, E. & Frommberger, U. (1998). *Clinician Administered PTSD Scale (CAPS).* Freiburg: Universitätsklinik.

Nyberg, E. & Frommberger, U. (2001). *Clinician Administered PTSD Scale (CAPS) – deutsche Version.* Unveröffentlichtes Manuskript, Universitätsklinik Freiburg, Abt. für Psychiatrie und Psychotherapie mit Poliklinik.

Öhlmann, A. & Solares, J. J. F. (1993). On the automatic nature of phobic fear: Conditioned electrodermal responses to masked fear-relevant stimuli. *Journal of Abnormal Psychology, 102,* 121–132.

Op den Velde, W., Falger, P. R., de Groen, J. H., Van Duijn, H., Hovens, J. E., Meijer, P., Soons, M. & Schouten, E. G. (1990). Current psychiatric complaints of Dutch resistance veterans from World War II: A feasibility study. *Journal of Traumatic Stress, 3,* 351–358.

Ozer, E. J., Best, S. R., Lipsey, T. L. & Weiss, D. S. (2003). Predictors of posttraumatic stress disorder and symptoms in adults: A meta-analysis. *Psychological Bulletin, 129*, 52–73.

Pelcovitz, D., van der Kolk, B., Roth, S., Mandel, F., Kaplan, S. & Resick, P. (1997). Development of a criteria set and a structured interview for disorders of extreme stress (SIDES). *Journal of Traumatic Stress, 10*, 3–16.

Perkonigg, A., Kessler, R. C., Storz, S. & Wittchen, H. U. (2000). Traumatic events and posttraumatic stress in the community: Prevalence, risk factors and comorbidity. *Acta Psychiatrica Scandinavica, 101*, 45–59.

Perkonigg, A. & Wittchen, H.-U. (1999). Prevalence and comorbidity of traumatic events and posttraumatic stress disorder in adolescents and young adults. In A. Maercker, M. Schützwohl & Z. Salomon (Eds.), *Posttraumatic stress disorder. A lifespan developmental perspective* (pp. 113–133). Göttingen: Hogrefe.

Peters, L., Slade, T. & Andrews, G. (1999). A comparison of ICD-10 and DSM-IV criteria for posttraumatic stress disorder. *Journal of Traumatic Stress, 12*, 335–343.

Pitman, R. K. (1989). Posttraumatic stress disorder, hormones and memory. *Biological Psychiatry, 26*, 221–223.

Protopopescu, X., Pan, H., Tuescher, O., Cloitre, M., Goldstein, M., Engelien, W., Epstein, J., Yang, Y., Gorman, J. & LeDoux, J. (2005). Differential time courses and specificity of amygdala activity in Posttraumatic Stress Disorder subjects and normal control subjects. *Biological Psychiatry, 57*, 464–473.

Rauch, S. & Foa, E. (2006). Emotional Processing Theory (EPT) and Exposure Therapy for PTSD. *Journal of Contemporary Psychotherapy, 36*, 61–65.

Resick, P. A., Nishith, P. & Griffin, M. G. (2003). How well does cognitive-behavioral therapy treat symptoms of complex PTSD? An examination of child sexual abuse survivors within a clinical trial. *CNS-Spectrum, 8*, 340–55.

Resick, P. A. & Schnicke, M. K. (1993). *Cognitive processing for rape victims*. Newbury Park, CA: Sage.

Riggs, D. S., Cahill, S. & Foa, E. B. (2006). Prolonged exposure treatment of posttraumatic stress disorder. In V. M. Follette & J. I. Rozek (Eds.), *Cognitive-behavioral therapy for trauma* (pp. 65–95). New York, NY: Guilford Press.

Roth, S., Newman, E., Pelcovitz, D., van der Kolk, B. A. & Mandel, F. S. (1997). Complex PTSD in victims exposed to sexual and physical abuse: Results from the DSM-IV field trail of posttraumatic stress disorder. *Journal of Traumatic Stress, 10*, 539–555.

Sack, M. & Hofman, A. (2001). *Interview der komplexen Posttraumatischen Belastungsstörung (IK-PTBS)*. Unveröffentlichtes Manuskript.

Saß, H. (2003). *Diagnostisches und Statistisches Manual Psychischer Störungen. Textrevision DSM-IV-TR*. Göttingen: Hogrefe.

Saß, H., Wittchen, H. U. & Zaudig, M. (1996). *Diagnostisches und Statistisches Manual Psychischer Störungen. DSM-IV*. Göttingen: Hogrefe.

Schade, B., Schüffel, W. & Schunk, T. (1998). *Posttraumatic Symptom Scale (PTSS-10)*. Maastricht. Unveröffentlichtes Manuskript.

Schelling, G., Stoll, C., Kapfhammer, H. P., Rothenhausler, H. B., Krauseneck, T., Durst, K., Haller, M. & Briegel, J. (1999). The effect of stress doses of hydrocortisone during septic shock on posttraumatic stress disorder and health-related quality of life in survivors. *Critical Care Medicine, 27*, 2678–83.

Schneider, S., In-Albon, T. & Margraf, J. (2006). *DIPS für DSM-IV. Diagnostisches Interview bei psychischen Störungen* (3. Auflage). Heidelberg: Springer Medizin Verlag.

Schneider, S. & Margraf, J. (2006). *DIPS für DSM-IV. Diagnostisches Interview bei psychischen Störungen* (3. Auflage). Heidelberg: Springer Medizin Verlag.

Schreuder, B. J. (1999). Kognitive Ich-Störungen bei älteren Menschen, die das Opfer organisierter Gewaltverbrechen geworden sind. *Zeitschrift für Gerontologische Geriatrie, 32*, 266–277.

Schulte, D. (1996). *Therapieplanung*. Göttingen: Hogrefe.

Schützwohl, M. (2003). Diagnostik und Differenzialdiagnostik. In A. Maercker (Hrsg.), *Therapie der Posttraumatischen Belastungsstörung* (S. 54–73). Berlin: Springer.

Schützwohl, M. & Maercker, A. (1999). Effects of varying diagnostic criteria for posttraumatic stress disorder are endorsing the concepts of partial PTSD. *Journal of Traumatic Stress, 12*, 155–165.

Shalev, A. Y., Freedman, S., Peri, T., Brandes, D., Sahar, T., Orr, S. P. & Pitman, R. K. (1998). Prospective study of posttraumatic stress disorder and depression following trauma. *American Journal of Psychiatry, 155*, 630–637.

Shea, M. T., Zlotnik, C. & Weisberg, R. B. (1999). Commonality and specificity of personality disorder profiles in subjects with trauma histories. *Journal of Personality Disorders, 13*, 199–210.

Shin, L. M., Wright, C. I., Cannistraro, P. A., Wedig, M., McMullin, K., Martis, B., Macklin, M. L., Lasko, N. B., Cavanagh, S., Krangel, T. S., Orr, S. P., Pitman, R. K., Whalen, P. J. & Rauch, S. L. (2005). A functional magnetic resonance imaging study of amygdala and medial prefrontal cortex responses to overtly presented fearful faces in Posttraumatic Stress Disorder. *Archive of General Psychiatry, 62*, 273–281.

Siol, T., Flatten, G. & Wöller, W. (2001). Epidemiologie und Komorbidität der Posttraumatischen Belastungsstörungen. In G. Flatten, N. Galley, A. Hofmann, P. Liebermann, E. R. Petzold, T. Siol & W. Wöller (Hrsg.), *Posttraumatische Belastungsstörung: Leitlinie und Quellenverzeichnis* (S.41–58). Stuttgart: Schattauer.

Siol, T., Huber, M. & Buchner, H. (2001). Posttraumatic Bell's palsy. *American Journal of Psychiatry, 158*, 322.

Solomon, Z., Laor, N. & McFarlane, A. C. (1996). Acute posttraumatic reactions in soldiers and civilians. In B. A. van der Kolk, A. C. McFarlane & L. Weisaeth (Eds.), *Traumatic stress: The effects of overwhelming experience on mind, body, and society* (pp. 102–114). New York, NY: Guilford Press.

Spitzer, C., Abraham, G., Reschke, K. & Freyberger, H. J. (2001). Die deutsche Version der Modified PTSD Symptom Scale (MPSS): Erste psychometrische Befunde zu einem Screeningverfahren für posttraumatische Symptomatik. *Zeitschrift für Klinische Psychologie und Psychotherapie, 30*, 159–163.

Steil, R. (1997). *Fragebogen zu mit Intrusionen verbundenen dysfunktionalen Kognitionen (FDK).* Unveröffentlichtes Manuskript, Universität Jena.

Steil, R. (2003). Posttraumatische Belastungsstörungen bei Kindern und Jugendlichen. In A. Maercker (Hrsg.), *Therapie der Posttraumatischen Belastungsstörung* (S. 281–307). Berlin: Springer.

Steil, R. (2005). *Psychotherapie der Posttraumatischen Belastungsstörung.* Unveröffentlichtes Manuskript, Zentralinstitut für seelische Gesundheit, Mannheim.

Steil, R. & Ehlers, A. (2000). Dysfunctional meaning of posttraumatic intrusions in chronic PTSD. *Behaviour Research and Therapy, 38*, 537–558.

Steil, R. & Straube, E. R. (2002). Posttraumatische Belastungsstörung bei Kindern und Jugendlichen. *Zeitschrift für Klinische Psychologie und Psychotherapie, 31*, 1–13.

Stieglitz, R. D., Frommberger, U., Foa, E. B. & Berger, M. (2001). Evaluation of the German version of the PTSD Symptom Scale (PSS). *Psychopathology, 34*, 128–133.

Stoll, C., Kapfhammer, H. P., Rothenhausler, H. B., Haller, M., Briegel, J., Schmidt, M., Krauseneck, T., Durst, K. & Schelling, G. (1999). Sensitivity and specificity of a screening test to document traumatic experiences and to diagnose post-traumatic stress disorder in ARDS patients after intensive care treatment. *Intensive Care Medicine, 25*, 697–704.

Strauß, B. & Schumacher, J. (2005). *Klinische Interviews und Ratingskalen.* Göttingen: Hogrefe.

Sundin, E. C. & Horowitz, M. J. (2002). Impact of Event Scale: Psychometric properties. *British Journal of Psychiatry, 180*, 205–209.

Sutker, P. B., Uddo, M., Brailey, K., Allain, A. N. & Errera, P. (1994). Psychological symptoms and psychiatric diagnoses in operation desert storm troops serving graves registration duty. *Journal of Traumatic Stress, 7*, 159–171.

Tay, L. S. M. (2002). Development and validation of the Children's Chronic Trauma-related Symptoms Inventory (CCTRSI): A preliminary study. *Dissertation Abstracts International: Section B: The Sciences and Engineering, 63*, 2607.

Teegen, F. & Schriefer, J. (2002). Komplexe Posttraumatische Belastungsstörung: Eine Untersuchung des diagnostischen Konstruktes am Beispiel misshandelter Frauen. *Zeitschrift für Klinische Psychologie, Psychiatrie und Psychotherapie 50*, 219–233.

Teegen, F., Spieker-Hagelsieper, C. & Grothwinkel, M. (1998). *Structured Interview for Disorders of Extreme Stress (SIDES).* Hamburg: Universität.

Teegen, F. & Vogt, S. (2002). Überlebende von Folter. Eine Studie zu komplexen posttraumatischen Belastungsstörungen. *Verhaltenstherapie und Verhaltensmedizin, 23*, 91–106.

Terr, L. C. (1989). Treating psychic trauma in children. *Journal of Traumatic Stress, 2*, 3–20.

Thulesius, H. & Hakansson, A. (1999). Screening for Posttraumatic Stress Disorder symptoms among Bosnian refugees. *Journal of Traumatic Stress, 12*, 167–174.

van der Hart, O., Steele, K., Nijenhuis, E. R. S. & Mattheß, H. (2006). Strukturelle Dissoziation der Persönlichkeit und die Behandlung traumatischer Erinnerungen. In A. Maercker & R. Rosner (Hrsg.), *Psychotherapie der posttraumatischen Belastungsstörungen* (S. 156–173). Stuttgart: Thieme.

van der Kolk, B. A., Pelcovitz, D., Roth, S., Mandel, F. S., McFarlane, A. C. & Herman, J. L. (1996). Dissociation, somatization, and effect of dysregulation: The complexity of adaption to trauma. *American Journal of Psychiatry, 153*, 83–93.

van der Kolk, B. A., Roth, S., Pelcovitz, D. & Mandel, F. (1993). *Complex PTSD: Results of the field trails for DSM-IV.* Washington: APA.

Wagner, D., Heinrichs, M. & Ehlert, U. (1998). Prevalence of Symptoms of Posttraumatic Stress Disorder in German professional firefighters. *American Journal of Psychiatry, 155*, 1727–1732.

Weathers, F. W., Keane, T. M. & Davidson, J. R. (2001). Clinician-Administered PTSD Scale: A review of the first ten years of research. *Depression and Anxiety, 13*, 132–156.

Weathers, F. W., Ruscio, A. & Keane, T. M. (1999). Psychometric properties of nine scoring rules for the Clinician-Administered PTSD Scale (CAPS). *Psychological Assessment, 11*, 124–133.

Weiss, D. S. & Marmar, C. R. (1996). The Impact of Event Scale – Revised. In J. P. Wilson & T. M. Keane (Eds.), *Assessing Psychological Trauma and PTSD* (pp. 399–411). New York, NY: Guilford.

Wessa, M. & Flor, H. (2006). Psychobiologische Perspektiven und Therapiekonsequenzen. In A. Maercker & R. Rosner (Hrsg.), *Psychotherapie der posttraumatischen Belastungsstörungen* (S. 18–24). Stuttgart: Thieme.

Wetzels, P. (1997). *Gewalterfahrungen in der Kindheit. Sexueller Missbrauch, körperliche Misshandlung und deren langfristige Konsequenzen.* Baden-Baden: Nomos.

Winter, H., Wenninger, R. & Ehlers, A. (1992). *Übersetzung der PTSD Symptom Scale Self Report.* Göttingen, Georg-August-Universität, Psychologisches Institut.

Wittchen, H. U. (1991). *Diagnostisches und Statistisches Manual Psychischer Störungen. DSM-III-R.* Weinheim: Beltz.

Wittchen, H. U. & Pfister, H. (Hrsg.) (1997). *DIA-X-Interview. Instruktionsmaterial zur Durchführung von DIA-X-Interviews.* Frankfurt: Swets & Zeitlinger.

Wittchen, H. U., Zaudig, M. & Fydrich, T. (1997). *SKID. Strukturiertes Klinisches Interview für DSM-IV. Achse I und II.* Göttingen: Hogrefe.

Wohlfahrt, T., Winkel, F. W., v. d. Brink, W. & Smitten, M. (2003). Screening for Posttraumatic Stress Disorder: An evaluation of two self-report scales among crime victims. *Psychological Assessment, 15*, 101–109.

Wöller, W., Siol, T. & Liebermann, P. (2001). Trauma-assoziierte Störungsbilder neben der PTSD. In G. Flatten, N. Galley, A. Hofmann, P. Liebermann, E. R. Petzold, T. Siol & W. Wöller (Hrsg.), *Posttraumatische Belastungsstörung: Leitlinie und Quellentext* (S. 25–39). Stuttgart: Schattauer.

Yehuda, R. (2001). Are glucocorticoids responsible for putative hippocampal damage in PTSD? How and when to decide. *Hippocampus, 11*, 85–89.

Yehuda, R. (2002). Posttraumatic stress disoder. *New England Journal of Medicine, 346*, 108–114.

Yehuda, R. (2006). *Psychobiology of post-traumatic stress disorder. A decade of process. Annals of the New York Academy of Science.* New York, NY: Academy of Science.

Yen, S., Shea, M. T., Battle, C. L. et al. (2002). Traumatic exposure and posttraumatic stress disorder in borderline, schizotypal, avoidant and obsessive-compulsive personality disorders: findings from the collaborative longitudinal personality disorder study. *Journal of Nervous Mental Disorders, 190*, 510–518.

Yule, W. (2001). Posttraumatic stress disorder in general population and in children. *Journal of Clinical Psychiatry (Suppl.), 62*, 23–28.

Zilberg, N. J., Weiss, D. S. & Horowitz, M. J. (1982). Impact of Event Scale: A cross-validation study and some empirical evidence supporting a conceptual model of stress response syndromes. *Journal of Consulting and Clinical Psychology, 50*, 407–414.

Zimmerman, M. & Mattia, J. I. (1999). Psychiatric diagnosis in clinical practice: Is comorbidity being missed? *Comprehensive Psychiatry, 40*, 182–191.

Zlotnik, C., Zakriski, A. L., Shea, M. T., Costello, E., Begin, A., Pearlstein, T. & Simpson, E. (1996). The long-term sequelae of sexual abuse: Support for a complex posttraumatic stress disorder. *Journal of Traumatic Stress, 9*, 195–205.

Znoj, H.-J. (2004). Komplizierte Trauer. *Fortschritte der Psychotherapie* (Band 23). Göttingen: Hogrefe.

Zöllner, T. & Maercker, A. (2006). Posttraumatic growth in clinical psychology – a critical review and introduction of a two component model. *Clinical Psychological Review, 26*, 626–653.

24 Dissoziative Störungen

Christa Schulze und Catrin Schöne

1 Einleitung
2 Epidemiologie
3 Klassifikatorische Diagnostik
3.1 Dissoziative Amnesie
3.2 Dissoziative Fugue
3.3 Depersonalisierungsstörung
3.4 Dissoziative Identitätsstörung (DIS)
3.5 Konversionsstörung
4 Ätiologiekonzepte und modifikationsorientierte Diagnostik
5 Diagnostische Verfahren
5.1 Screeningverfahren
5.2 Klinische Interviews
6 Schlussbemerkungen
Literatur

1 Einleitung

Dissoziation ist eine Unterbrechung der integrativen Funktionen des Bewusstseins, des Gedächtnisses, der Identität oder der Wahrnehmung der Umwelt (APA, 1994; deutsch: Claas & Schulze, 2002). Ross (1997) konzipierte neben anderen Forschern (z. B. Huber, 1996) den Begriff der Dissoziation als Dualismus zwischen Assoziation (lat. associare = verbinden) und Dissoziation (lat. dissociare = abspalten). Beide Pole beschreiben psychische Funktionen des Alltagslebens. In der Forschungstradition des 19. Jahrhunderts werden in einer Reihe von Modellen (z. B. Bernstein & Putnam, 1986; Braun, 1989; Ross, 1989, zit. nach Ross, 1997; Kihlstrom, 2001; Cardeña & Gleaves, 2003) dissoziative Phänomene als Kontinuum zwischen Normalität und Störung aufgefasst. So wird auch im DSM-IV (Saß et al., 2003) deutlich gemacht, dass Dissoziation nicht immer zu bedeutsamem Leiden oder zum Wunsch nach Hilfe führt und aus diesem Grunde nicht für pathologisch gehalten werden sollte. Dissoziative Zustände sind in hohem Maße kulturabhängig (Prins, 1990; Escobar, 1995) und finden sich z. B. auch bei selbstgewählten Extrembelastungen (Trance-Erleben der Marathonläufer; Masters, 1992) oder dem Kreativphänomen des Flow-Erlebens (Csikszentmihalyi, 1990; Butler, 2006). Die Fähigkeit zur Dissoziation und die Art dissoziativer Erfahrungen können im Sinne eines (anlage- bzw. umweltbedingten) Traits zwischen verschiedenen Personen variieren (Waller & Ross, 1997). Putnam (1989) beschrieb, dass Personen mit erhöhter Suggestibilität und extremer Neigung zur Aufmerksamkeitsabsorption eher in eine Störung abgleiten. Eine An-

nahme, die schon Janet (1889, zit. nach Ellenberger, 1996), Freud und Breuer (1859, zit. nach Ellenberger, 1996) als erbliche Ursache für die Ausbildung der Hysterie verfolgten. An entsprechenden Zwillingsstudien konnte inzwischen eine genetische Grundlage dissoziativer Kapazität nachgewiesen werden (Jang et al., 1998).
Wann aber ist Dissoziation pathologisch? Üblicherweise wird von Störung gesprochen, wenn das Individuum nicht mehr in der Lage ist, den Prozess willentlich zu beeinflussen und wenn dieser Zustand die alltägliche Funktionsfähigkeit beeinträchtigt bzw. subjektives Leiden zur Folge hat (Fiedler, 2001). Dissoziation schließt eine extreme Spannbreite unterschiedlicher psychischer Phänomene ein (z. B. Spiegel & Cardeña, 1991; Eisen, Qin, Goodman & Davis, 2002). Die eingeschränkte Wahrnehmung der eigenen Person als Einheit (Comer, 1995) und der Verlust der psychischen aber auch somatischen Integration der Erfahrungen, Reaktionen und Funktionen sind die zentralen Merkmale dissoziativer Störungen. Die Erinnerung an die eigene Vergangenheit kann davon ebenso betroffen sein wie das Erleben der Kontrolle über Körperempfindungen und Körperbewegungen.
Das Phänomen der Dissoziation wird seit Jahrtausenden in verschiedenen Kulturen (z. B. Schamanismus) und Mythologien (z. B. der ägyptische Osiris-Kult) beobachtet. Als psychologisches Konzept ist Dissoziation mit der Erforschung der Hysterie verwandt. Im Europa des 19. Jahrhunderts gehörte die Problematik *alternierender Persönlichkeiten* zum Hauptdiskussionspunkt in der Psychiatrie (Ellenberger, 1996). Eine erste ausführliche Systematisierung hysterischer Symptome wurde von dem französischen Nervenarzt Paul Briquet in die psychiatrische Krankheitslehre eingeführt (1859, zit. nach Fiedler, 2001). Das Briquet-Syndrom bildete die Grundlage für die sog. St.-Louis-Kriterien, die in den 1960er Jahren schließlich in Somatisierungsstörungen umbenannt wurden (Guze, 1964, 1967). Der französische Philosoph und Psychiater Pierre Janet (1859–1947) verstand unter hysterischer Zerstreutheit einen Prozess des Verlusts bewusster Kontrolle über ein Muster von Erinnerungen und Verhaltensweisen. Als Auslöser vermutete Janet erlebte Traumata, die sich in sog. *Ideés fixes* manifestieren und besonders bei erblich belasteten Personen Symptome des Somnambulismus (hypnoider, tranceähnlicher Zustand) hervorrufen (Janet, 1889; zit. nach Ellenberger, 1996; Overkamp, Hofmann, Huber & Dammann, 1997). Janet sah zugleich im Herbeiführen dieses hypnoiden Zustands die Möglichkeit der Bearbeitung und Heilung dieser Symptome. Im Gegensatz zu Freud gab es nach seiner Auffassung kein a priori existentes Unterbewusstes. Dieses bilde sich erst, wenn es infolge traumatischer Erfahrungen zur Abspaltung bestimmter Erlebnisteile aus dem Bewusstsein komme, schlussfolgerte Janet. In Freuds triebtheoretischen Modellen hingegen hat die Hysterie den aktiven Mechanismus des Konversionsprozesses. Die Symbole widerstrebender Triebregungen des Konflikts drückten sich u. a. in Körpersymptomen aus. In der bis heute aktuellen Kontroverse um das Hysteriekonzept geht es also um die Frage, ob dissoziative Symptome wie bei Freud das Ergebnis eines aktiven psychodynamischen Verdrängungsprozesses sind oder ob sie aufgrund passiver mentaler Autoregulationsmechanismen zustande kommen (Fiedler, 2001; Gast, Rodewald, Kersting & Emrich, 2001; Hoffmann, Eckhardt-Henn & Scheidt, 2004).
Diese Kontroverse spiegelt sich auch in den über die Jahre wechselnden Klassifizierungen der Hysterie als Konversion oder Dissoziation in den Systemen des DSM und der ICD wider. Während sich die Dominanz des psychoanalytischen Verstehensansatzes bis in die 1980er Jahre hinein zeigte (Begriff der *hysterischen Neu-*

rose in DSM-III, 1984), wird im aktuellen Diagnosesystem des DSM-IV (Saß, 2006) der empirischen Befundlage psychischer Formen der Dissoziation stärker entsprochen (Fiedler, 2001). Die ICD-10 ist weiterhin dem Hysteriekonzept verhaftet und klassifiziert dissoziative (psychische) und konversive (somatische) Prozesse (Saß, 2006). Aber auch im DSM-System besteht Bedarf nach umfassender theoretischer Einbettung und Klassifikation der phänomenologischen Vielfalt dissoziativer Symptomatik, die sich auch im Zusammenhang mit anderen Störungsbildern (z. B. posttraumatische Belastungsstörungen, Borderline-Störung, Somatisierungsstörung, Essstörungen etc.) zeigt (Dell, 2001a; Hoffmann & Eckhardt-Henn, 2004). In den letzten Jahren wurde mit Hilfe empirischer Daten zur Neurobiologie des Traumagedächtnisses (z. B Reinders, Nijenhuis, Quak, Korf, Haaksma, Paans, Willemsen & den Boer, 2006) ein objektives Licht in eine durchaus ideologisch geführte Debatte geworfen. Vor diesem Hintergrund ist die Klärung der Begriffe und Konstrukte Hysterie und Konversion, Dissoziation und Somatisierung Aufgabe zukünftiger empirischer Forschung (Hoffmann, Eckhardt-Henn & Scheidt, 2004).

Nach dem angloamerikanisch geprägten DSM-Klassifikationssystem zeigen sich die pathologisch relevanten Hauptsymptome der Dissoziation in Amnesie, Depersonalisation bzw. Derealisation in unterschiedlicher Intensität bis hin zum Vorkommen unterschiedlicher Identitäten, die mehr oder weniger bewusst nebeneinander existieren können. Bestehen diese Symptome über einen längeren Zeitraum, können sich manifeste dissoziative Störungen entwickeln. Sie stehen in einem engen Zusammenhang mit Belastungen, Traumen und kritischen Lebensereignissen (vgl. Abschnitt 4).

2 Epidemiologie

Bis in die 1980er Jahre war man der Ansicht, dass dissoziative Störungen sehr selten und möglicherweise kulturabhängig auftreten (Dilling, 2006). Eine Vielzahl von Studien zeigt jedoch heute, dass die Lebenszeitprävalenz dissoziativer Störungen in der Allgemeinbevölkerung bei 1,8 bis 7 % (Spitzer, Barnow, Grabe, Klauer, Stieglitz, Schneider & Freyberger, 2006; Gast et al., 2001; Rodewald & Gast, 2000; Waller & Ross, 1997; Vanderlinden, van Dyck, Vanderecken & Vertommen, 1991, 1993) und der Dissoziativen Identitätsstörung (DIS) bei ca. 1 % liegt (Ross et al., 1991). In psychiatrischen Populationen steigt sie bis auf 44,5 %, bei der Dissoziativen Identitätsstörung bis auf 12 % an, wobei die Rate im europäischen Raum geringer ist (Spitzer et al., 2006; Nilsson & Svedin, 2006; Gast et al., 2001; Rodewald & Gast, 2000; Foote, Smolin, Kaplan, Legatt & Lipschitz, 2006; Ross, Duffy & Ellason, 2002; Friedl & Draijer, 2000; Ross, 1997).

Anfang der 1990er Jahre wurde in einer aufsehenerregenden Studie von Ross et al. (1991) das Augenmerk auf die hohe Prävalenzrate dissoziativer Phänomene gelenkt. 5 % einer repräsentativen kanadischen Bevölkerungsstichprobe (n = 1055, Winnipeg, Canada) erreichten den psychopathologisch kritischen Wert dissoziativen Erlebens in der Dissociative Experience Scale (DES; Bernstein & Putnam, 1986). Hinsichtlich der Dissoziationsneigung und Suggestibilität konnte bisher kein geschlechtsspezifischer Unterschied nachgewiesen werden (Ross, 1997; Bernstein & Putnam, 1986; Spitzer et al., 2003). Nach DSM-IV (Saß et al., 2003) werden dissoziative Störungen jedoch bei Frauen neunmal häufiger als bei Männern diagnostiziert.

3 Klassifikatorische Diagnostik

In einem von Braun (1989) entwickelten und seither von vielen Forschern angewandten und vereinfachten Modell (Ross, 1997) werden dissoziative Symptome auf einem Kontinuum angeordnet, dessen Komplexität mit dem Ausmaß der Störung ansteigt. Dabei wird jeweils die Störung mit dem höchsten Komplexitätsgrad der Symptomatik diagnostiziert (vgl. **Tab. 1**).
Auf der Grundlage von Myers' Theorie (1940) entwickelten Nijenhuis, van der Hart und Steele (2004) eine umfassende traumabezogene Theorie der strukturellen Dissoziation. Sie sieht als Kernstück des dissoziativen Geschehens die Aufspaltung der Person in emotionale traumafixierte und scheinbar normal weiterfunktionierende Teile an. In diesem Zusammenhang können primäre, sekundäre und tertiäre dissoziative Prozesse typisiert werden. Bei der primären Dissoziation wird das traumatische Ereignis vom scheinbar normal funktionierenden Teil der Person ferngehalten und lediglich im emotionalen Teil (als traumaphobischer Inhalt) gespeichert. Wie im Fall der Posttraumatischen Belastungsstörung zeigen sich somatische Symptome (z. B. Hypervigilanz). In der sekundären Form kommt es zu einer Aufspaltung des emotionalen Teils (z. B. Flucht, Starre, Kampf). Dies hat zur Folge, dass der dissoziative Mechanismus gegenüber der Alltagsperson weiter durchbrochen wird, was sich in Depersonalisation und Derealisation äußert. Eine weitere Steigerung erfolgt in der tertiären Dissoziation, bei der die Alltagsperson im Falle dissoziativer Identitätsstörungen in verschiedene Ich-Zustände (z. B. Fürsorgeverhalten als Mutter etc.) gespalten wird. Darüber hinaus liegen Versuche vor, dissoziative Störungen in Circumplexsystemen zu klassifizieren, wie dem Structural Analysis of Social Behavior (SASB). Dabei wurde eine vergleichsweise niedrige intrapsychische Konfliktlage bei entsprechenden Patienten erkannt (Alpher, 1996).
In den offiziellen Klassifikationssystemen des DSM-IV (Saß et al., 2003) und der ICD-10 (Dilling, 2006) werden dissoziative Störungen nicht übereinstimmend behandelt (vgl. **Tab. 2**). Auf den wissenschaftshistorischen Hintergrund zugrundeliegender Konstrukte wurde bereits eingegangen (s. Abschnitt 1). Berechtigte Kritik an der aktuellen Operationalisierung der DSM-Klassifikation besteht im Hinblick auf mangelnde Geschlossenheit und Taxonomie der Konzepte, insbesondere in Bezug auf die

Tab. 1: Spektrum dissoziativer Störungen (nach Ross, 1997, S. 98)

SIMPLE	**Normal Dissociation**	**Dissociative Amnesia**	**Dissociative Fugue**	**Partial DID – Dissociative Disorder Not Otherwise Specified**	**Dissociative Identity Disorder (DID)**	COMPLEX

Tab. 2: Klassifikation von Dissoziation und Konversion in DSM-IV und ICD-10

DSM-IV		ICD-10	
Somatoforme Störungen		**Dissoziative Störungen (Konversionsstörungen)**	
300.11	Konversionsstörung	F 44.2	Dissoziativer Stupor
		F 44.4	Dissoziative Bewegungsstörung
		F 44.5	Dissoziative Krampfanfälle
		F 44.6	Dissoziative Sensibilitäts- und Empfindungsstörung
Dissoziative Störungen			
300.12	Dissoziative Amnesie	F 44.0	Dissoziative Amnesie
300.13	Dissoziative Fugue	F 44.1	Dissoziative Fugue
		F 44.3	Dissoziative Trance- u. Besessenheitszustände
		F 44.7	Dissoziative Störungen, gemischt
		F 44.8	Sonstige dissoziative Störungen
		F 44.80	Ganser Syndrom
300.14	Dissoziative Identitätsstörung	F 44.81	Multiple Persönlichkeit
		F 44.88	Sonstige näher bezeichnete dissoziative Störungen
300.15	Nicht näher bezeichnete dissoziative Störung (NNBDS)	F 44.9	Nicht näher bezeichnete dissoziative Störung
		Neurotische Störungen	
300.60	Depersonalisationsstörung	F 48.1	Depersonalisations-/Derealisationsstörung

Dissoziative Identitätsstörung (Dell, 2001b; s. Abschnitt 3.4). Vorgeschlagen wird u. a. eine umfassende Neukonzeptualisierung der Diagnosekategorien und eine unter Berücksichtung der ansteigendenden Komplexität der Störung und taxonomischen Einordnung (z. B. Waller & Meehl, 1997; Dell, 2001b; Hoffmann & Eckhardt-Henn, 2004). Weiterhin erweist sich die Sammelkategorie des DSM-IV *Nicht näher bezeichnete dissoziative Störungen* (NNBDS bzw. DDNOS), welche diejenigen dissoziativen Phänomene und Störungsbilder umfasst, die nicht den Kriterienkatalog einer festgelegten DSM-IV-Diagnose erfüllen (Dell, 2001b), als unbefriedigend.

In diesem Kapitel sollen vorrangig psychische Erscheinungsformen dissoziativer Störungen behandelt werden, die in den Kategorien des DSM-IV (Saß et al., 2003) zusammengefasst sind (außer NNBDS). Lediglich die Konversionsstörung, die in der Forschungsliteratur auch als Ausdruck somatoformer dissoziativer Phänomene diskutiert wird (Isaac & Chand, 2006; Nijenhuis, 2004a/b), nimmt eine Sonderstellung ein.

3.1 Dissoziative Amnesie

Die dissoziative Amnesie wird durch die Unfähigkeit charakterisiert, sich an wichtige persönliche Informationen zu erinnern, die meist traumatischer oder extrem belastender Natur sind. Diese Erinnerungslücken gehen über das Maß gewöhnlichen Vergessens hinaus und können nicht auf hirnorganische Störungen oder Intoxikation zurückgeführt werden (Dilling, 2006). Etwa 10 % der Allgemeinbevölkerung entwickeln nach traumatischen Ereignissen eine Amnesie in unterschiedlicher Ausprägung, wobei verlässliche epidemiologische Daten fehlen (Eckhardt-Henn, 2004).

Bei isoliertem Vorkommen können sich die Symptome der Amnesie nach akutem Verlauf spontan innerhalb weniger Stunden oder Tage wieder zurückbilden (z. B. Lucchelli, Muggia & Spinnler, 1995; Schacter, 1999). Halten die Symptome über Jahre an, wird von chronischer Form gesprochen. Häufig sind bei der chronischen Amnesie Erinnerungslücken verdeckt und werden erst nach Befragen der Betroffenen offensichtlich (Hofmann, 2004). Da die Übergänge zu normalpsychologischem Vergessen fließend sind, erzeugt diese Form der Amnesie wenig Leidensdruck. Belastungen der Betroffen entstehen meist erst, wenn das Alltagsleben betroffen ist. Die Amnesie ist zugleich das Hauptsymptom komplexerer Verläufe dissoziativer Störungen (s. **Tab. 1**).

In der ICD-Klassifikation ist festgelegt, dass sich ein beständiger, nicht erinnerbarer Kern autobiographischer Informationen umreißen lasse. Das Störungserleben zeige sich in Konzentrationsstörungen und Ratlosigkeit aufgrund von Erinnerungslücken. Es wird nur dann von einer Störung gesprochen, wenn erhebliche Funktionsbeeinträchtigungen und/oder subjektive Leiden bestehen (Dilling, 2006). Im zeitlichen Bezug werden folgende Formen der Amnesie unterschieden:

- *retrograde* Amnesie (Verlust der Informationen, die sich auf den Zeitabschnitt vor dem Ereignis beziehen),
- *posttraumatische* Amnesie (Verlust der Erinnerung an Geschehnisse, die sich latent auf die Ereignisse beziehen oder an sie anschließen) und
- *anterograde* Amnesie (Erinnerungen, die vor, während und/oder nach dem Ereignis liegen).

Die Kriterien der ICD-10 (Dilling, 2006) entsprechen denen in DSM-IV (Saß et al., 2003). Dort werden zusätzlich fünf qualitative Eigenarten von Amnesien vorgegeben: die *lokalisierte* (bei zeitlich umschriebenen Ereignissen), die *selektive* (bei geringer Anzahl von Ereignissen), die *systematisierte* (bei bestimmter Art von Ereignissen) und die *generalisierte* Form (alle Ereignisse sind betroffen).

Befunde bildgebender Verfahren weisen im amnestischen Zustand auf geringere Informationsverarbeitung entsprechender Hirnregionen hin (Markowitsch, 2000; Brandt & van Gorp, 2003). Bei traumabezogenen Erinnerungslücken können auch nichttraumatische Inhalte betroffen sein (van der Hart & Nijenhuis, 2001). Als Differentialdiagnosen werden insbesondere hirnorganische Ursachen (z. B. Commotio cerebri), Intoxikationen (z. B. Alkohol, Drogen, Medikamente), demenzielle Prozesse oder auch Simulationen aufgrund bedrohlicher Konsequenzen (forensischer Bereich) relevant.

3.2 Dissoziative Fugue

Während der Fugue-Begriff (lat. fugere = fliehen, weglaufen) früher eine breite Anwendung auch in Fällen verschiedener psychiatrischer und psychischer Störungen (z. B. Schizophrenie, Epilepsie) fand (vgl. Akthar & Brenner, 1979), wird er heute nur in Bezug auf dissoziativ-amnestisches Erleben gebraucht. Die Lebenszeitprävalenz liegt bei 0,3 % (amerikanisch-kanadische Population; Loewenstein, 1996), damit ist die Dissoziative Fugue eine der seltensten Bewusstseinsstörungen. Für Einzelfälle wird eine familiäre Häufung beschrieben, die auf die genetische Grundlage stärkerer Suggestibilität hinweist (Jang et al., 1998).

Im DSM-IV wird sie gekennzeichnet durch das plötzliche, unerwartete Weggehen von zu Hause oder vom gewohnten Arbeits-

platz (*Lokomotion*) (Saß, 2003). Eine *amnestische Störung* ist Teil der Fugue: Es besteht die Unfähigkeit, sich an die eigene Vergangenheit zu erinnern bzw. Verwirrung über die eigene Identität, in deren Folge es zur Annahme einer *neuen Identität* kommen kann. In den wenigen Untersuchungen werden jedoch eher Identitätskonfusionen berichtet (Keller & Shaywitz, 1986). Bei alltäglichen Verrichtungen wirken die Betroffenen unauffällig. Erst wenn autobiographische Defizite offensichtlich werden und es zu komplexen Handlungsanforderungen kommt, wird die Psychopathologie diagnostizierbar (Hoffmann, 2004).
Der mit seinen fantasievollen Romanen berühmt gewordene Schriftsteller Karl May beschreibt in seiner Autobiographie die Jahre 1862 bis 1870, in denen er wiederholt unterschiedliche Identitäten annahm, wie folgt:

> Jene Tage sind aus meinem Gedächtnisse entschwunden, vollständig entschwunden. Ich möchte aus wichtigen psychologischen Gründen gern Alles so offen und ausführlich wie möglich erzählen, kann das aber leider nicht, weil das Alles infolge ganz eigenartiger, seelischer Zustände, [...], aus meiner Erinnerung ausgestrichen ist. Ich weiß nur, dass ich mich vollständig verloren hatte und dass ich mich dann in der Pflege der Eltern und besonders der Großmutter wiederfand. Als ich mich mühsam erholt hatte und wieder kräftig genug auf den Beinen war, bin ich nach Altchemnitz gegangen, um mein beschädigtes Gedächtnis wieder aufzufrischen. Es war in Beziehung auf die Oertlichkeiten vergebens; ich erkannte nichts, weder die Fabrik, noch meine damalige Wohnung, noch irgend eine Stelle, an der ich ganz unbedingt gewesen war. (May, 1910, S. 107)

Rice und Fisher (1976) unterscheiden verschiedene Subtypen einfacher bis komplexer dissoziativer Fugue-Zustände auf einem Kontinuum der Schwere:

a) Die einfache Form von variabler Dauer mit Amnesie für das Geschehene,
b) eine Rückführung in einen früheren Lebensabschnitt ohne Identitätswechsel, jedoch mit retrograder Amnesie,
c) Fugue-Zustände mit unbewusstem Identitätswechsel und
d) mit bewusstem Identitätswechsel (als komplexeste Form).

In der Differentialdiagnose müssen Fälle abgegrenzt werden, die organisch bedingt sind (Temporallappen-Epilepsie, psychotrope Substanzen). Hier fehlen in der Genese traumatische Ereignisse oder Konflikte (Fiedler, 2001). Dies trifft auch auf ähnliche Episoden in manischen Phasen, bei Schizophrenie oder Demenz zu, bei denen es häufig nicht zum Wechsel der Identität kommt. Schließlich gibt es in verschiedenen Kulturen das Phänomen des *Lauf-Syndroms* oder *Amoks* (Prins, 1990; Escobar, 1995), das gekennzeichnet ist durch tatsächliches Fugue-Geschehen mit hohem Aktivitätsniveau, Trancezustand oder Identitätswechsel.

3.3 Depersonalisierungsstörung

Das Phänomen der Depersonalisation gilt als prototypische menschliche Reaktion auf Traumata oder extreme Belastungssituationen und ist sowohl Bestandteil der Symptomatik posttraumatischer Belastungsstörungen als auch dissoziativer Störungen (wie Amnesie, Fugue etc.). In der aktuellen Forschungsliteratur wurde das Phänomen auch im Rahmen von Stressfolgestörungen, z. B. der Bournout-Symptomatik, häufiger nachgewiesen (z. B. Lederer, Kinzl, Trefalt, Traweger & Benzer, 2006). Während Depersonalisation das Erleben kennzeichnet, sich den eigenen Handlungen und dem eigenen Selbst gegenüber fremd zu fühlen, kommt es bei Derealisationsphänomenen umgekehrt zu einer Veränderung der Wahrnehmung der Umwelt. Beide Phänomene treten in 50 % der Fälle gemeinsam auf (Eckhardt-Henn & Hoffmann, 2004). In der klinischen Praxis wird hinsichtlich der Phänomenologie von Depersonalisation gesprochen (Fiedler, 2001). Darüber hinaus wird oft der Begriff Selbstentfremdung oder Detachment genannt, der das Gefühl der Losgelöstheit von den eigenen Erfahrungen bezeichnet. Jacobs und Bovasso (1992) unterscheiden diesbezüglich weitere Subtypen der Depersonalisation.

In der Diagnostik sollte der Tatsache, dass die o. g. Phänomene durchaus Alltagserfahrungen darstellen können, besondere Beachtung geschenkt werden (Steinberg, 1991). Klinische Relevanz ist dann gegeben, wenn Depersonalisation zentrale Lebensbereiche nachhaltig beeinträchtigt und subjektives Leiden verursacht. Während die ICD-10 das Krankheitsbild unter neurotischen Störungen subsumiert, wird es in der DSM-Klassifikation zu Dissoziativen Störungen gezählt (vgl. **Tab. 2**). Die diagnostischen Kriterien stimmen ungeachtet der Zuordnung in beiden Klassifikationssystemen weitgehend überein. Bei intakter Fähigkeit zur Realitätsprüfung kommt es wiederkehrend zu Erfahrungen, sich von den eigenen geistigen Prozessen oder vom eigenen Körper losgelöst oder sich wie ein außenstehender Beobachter der eigenen geistigen Prozesse oder des eigenen Körpers zu fühlen (z. B. sich fühlen, als sei man in einem Traum). Der Bericht einer Frau beschreibt einen Teil der Störung: „Ich sehe in den Spiegel und sehe nur meinen Kopf und Hals. Der Oberkörper, die Arme und der Rest des Körpers existieren nicht.“ Neben der Spaltung des Ich in einen erlebenden und beobachtenden Teil kommt es zur Affektisolierung, die maßgeblich für die Depersonalisierungserfahrung ist (Lower, 1972/73) und aktuell mit bildgebenden Verfahren nachgewiesen werden konnte (Medford, Brierley, Brammer, Bullmore, David & Phillips, 2006).

Differentialdiagnostisch soll insbesondere auf das Kriterium der intakt gebliebenen Realitätsprüfung verwiesen werden, das sich deutlich vom Fugue-Erleben und dissoziativen Identitätswechseln unterscheidet. Wichtig ist außerdem, dass das Depersonalisationserleben Bestandteil verschiedener psychopathologischer und organischer Störungen (z. B. Angststörungen) sein kann und dann keine gesonderte Diagnose erfährt (Saß et al., 2003). Eine Mehrfachdiagnose ist im Hinblick auf Persönlichkeitsstörungen und affektive Störung angebracht (Brauer, Harrow & Tucker, 1970; Paulig, Böttger, Sommer & Prosiegel, 1998).

3.4 Dissoziative Identitätsstörung (DIS)

Während sich in der ICD-10 noch die Bezeichnung Multiple Persönlichkeitsstörung (F 44.81) findet, ist der Begriff des DSM-Klassifikationssystems Dissoziative Identitätsstörung (DIS) weitaus gebräuchlicher. Nach Umbenennung der Multiplen Persönlichkeitsstörung in Dissoziative Identitätsstörung im DSM-III (Köhler & Saß, 1984) hat sich der Konzeptionswechsel von Achse-II- in Achse-I-Störung als richtungsweisend herausgestellt.

Als komplexeste Form der Dissoziativen Erkrankungen können bei der DIS alle Symptome anderer dissoziativer Störungen auftreten (vgl. **Tab. 1**). **Tabelle 3** fasst das typisch klinische Erscheinungsbild nach Gast et al. (2001) zusammen. Das DSM-IV macht die Anwesenheit von zwei oder mehr unterscheidbaren Identitäten oder Persönlichkeitszuständen zum Hauptmerkmal (DSM-IV; Saß et al., 2003). Gast et al. (2001) und Fiedler (2002) verweisen insbesondere auf den übergeordneten Aspekt der modernen Sicht des Störungskonzepts, der die Brüchigkeit des ganzheitlichen Selbst-Erlebens hervorhebt. Bei den Alternatividentitäten handelt es sich häufig um dissoziierte Aspekte der Gesamtpersönlichkeit, die sich in Alter, Geschlecht, Sprache, spe-

Tab. 3: Klinisches Erscheinungsbild der Dissoziativen Identitätsstörung (DIS)

Klinisches Erscheinungsbild der DIS (nach Gleaves, 1996, und Kluft, 1996; aus Gast et al., 2001)

• Amnesien
• Entfremdungserleben (Depersonalisation, Derealisation)
• Stimmenhören im Kopf
• Manifestationen von Identitätswechseln, wie z. B.
  • Finden von Sachen, an deren Erwerb man sich nicht erinnern kann
  • Fortlaufende innere verbale oder schriftliche Dialoge
  • Spontane Altersregressionen
  • Die Verwendung der dritten Person (*er*, *sie* oder *wir*) für sich selbst

ziellen Fähigkeiten, Wissen etc. unterscheiden (Gast et al., 2001; Gast, 2004). In physiologischen Untersuchungen und Studien zu bildgebenden Verfahren konnten teilweise Unterschiede zwischen verschiedenen Persönlichkeitszuständen sowie entsprechende neurobiologische und hirnphysiologische Korrelate gefunden werden (z. B. Sar, Unal Kiziltan, Kundakci & Ozturk, 2001; Reinders, Nijenhuis, Quak, Korf, Haaksma, Paans, Willemsen & den Boer, 2006).

Ein besonderes Merkmal des Störungsbildes besteht in der Problematik der Gefühlsmodulation, die oftmals mit dem Wechsel in eine andere Identität (Switch) verbunden ist. Die Identitäten oder Persönlichkeitszustände sind an bestimmte kognitiv-affektive Schemata geknüpft und werden durch die aktuell dominierende Gefühlslage bestimmt bzw. durch assoziierte Reize ausgelöst. Die diagnostischen Kriterien des DSM-IV sehen weiterhin vor, dass diese Identitäten wiederholt die Kontrolle über das Verhalten der Betroffenen übernehmen (Saß et al., 2003). Dies ist häufig mit Amnesien verbunden, die zusätzlich Brüche im Zeiterleben hervorrufen, so dass sich Patienten teilweise nicht daran erinnern können, wann bestimmte Kleidungsstücke in ihren Kleiderschrank gelangt sind oder alltägliche Handlungen verrichtet wurden. Grundzüge des Verhaltens und der sozialen Beziehungen werden jedoch von verschiedenen Identitäten gemeinsam genutzt (Cardeña et al., 1996). Die Vielzahl dissoziierter Persönlichkeitsanteile variiert (bis zu 100; Fiedler, 2001). Einige treten jedoch kaum in Erscheinung und haben begrenzte Funktionen und Emotionen. Gewöhnlich existiert eine primäre Identität, die auch den Namen der Person trägt. Häufig wird diese als passiv, von Schuldgefühlen beladen und depressiv beschrieben, während alternative Identitäten gegensätzlicher Natur sind.

In seiner Autobiographie charakterisierte Karl May (1910, S. 111 f.) seine psychischen Zustände:

> Es bildete sich bei mir das Bewußtsein heraus, daß ich kein Ganzes mehr sei, sondern eine gespaltene Persönlichkeit, [...] In diesem Drama gab es verschiedene, handelnde Persönlichkeiten, die sich bald gar nicht, bald aber auch sehr genau voneinander unterschieden. [...] Da war zunächst ich selbst, nämlich ich, der ich das Alles beobachtete. Aber wer dieses Ich eigentlich war und wo es steckte, das vermochte ich nicht zu sagen. Es besaß große Aehnlichkeit mit meinem Vater und hatte alle seine Fehler. Ein zweites Wesen in mir stand stets nur in der Ferne. Es glich einer Fee, einem Engel, einer jener reinen, beglückenden Gestalten aus Großmutters Märchenbuche. Es mahnte, es warnte, es lächelte, wenn ich gehorchte, und es trauerte, wenn ich ungehorsam war. Die dritte Gestalt, natürlich nicht körperliche, sondern seelische Gestalt, war mir direkt widerlich. Fatal, häßlich, höhnisch, abstoßend, stets finster und drohend; anders habe ich sie nie gesehen, und anders habe ich sie nie gehört. [...] Es wimmelte von Gestalten in mir, die mitsorgen, mitarbeiten, mitschaffen, mitdichten und mitkomponieren

Tab. 4: Komplexe dissoziative Störungen, vorgeschlagen von Dell (2001b; zusammengefasst nach Gast, 2004)

Durchgängiges Muster mangelnder Integrationsfähigkeit des Bewusstseins in den Bereichen des Gedächtnisses, der Wahrnehmung und der Identität gilt für:	
a) teilweise abgespaltene Zustände des Selbst der NNBDS und	
b) voll abgespaltene Zustände der DIS.	
A	**Muster dissoziativen Funktionierens** (Gedächtnisprobleme/Amnesien der Autobiographie, Depersonalisation, Derealisation, Flashbacks/Altersregression, somatoforme/pseudoneurologische Symptome, Trancezustände)
B	**Subjektiv erlebte Manifestation teilweise abgespaltener Selbst-Zustände** (Hören von Kinderstimmen im Kopf, innere Dialoge und Stimmen, teildissoziierte Sprache, Gedanken, Gefühle und Verhaltensweisen, teilweise nicht zugehörig erlebte Fähigkeiten/Fertigkeiten, verändertes Ich-Erleben und Verunsicherung über das eigene Ich, erinnerbare abgespaltene Selbstzustände im Therapeutenkontakt)
C	**Objektive und subjektive Manifestationen vollständig abgespaltener Selbst-Zustände** (Diskontinuität im Zeiterleben, wie Fugue-Episoden; nicht erinnerbares Verhalten bzw. von anderen beobachtete nicht erinnerbare Verhaltensweisen; Finden von Sachen im eigenen Besitz, deren Erwerb nicht erinnert werden kann; Finden von Aufzeichnungen, deren Anfertigung nicht erinnert werden kann; Anzeichen von kürzlichem Geschehen, an das keine Erinnerung besteht; Selbstverletzungen und Suizidversuche ohne Erinnerung daran)

> wollten. Und jede dieser Gestalten sprach; ich mußte sie hören. Es war zum Wahnsinnigwerden! Wie es früher außer mir selbst nur zwei Gestalten gegeben hatte, die helle und die dunkle, so jetzt außer mir zwei Gruppen.

In der Vergangenheit wurden die bestehenden Diagnosekriterien heftig kritisiert (zusammengefasst bei Gast, 2004; Dell, 2001a, b). Die Kritik bezieht sich auf die mangelnde Berücksichtigung aktueller wissenschaftlicher Ergebnisse hinsichtlich weiterer Kernphänomene der DIS wie Depersonalisation, Derealisation, Stimmenhören etc. (z. B. Boon & Draijer, 1993) und einseitige Fixierung auf verschiedene Persönlichkeitszustände (Dell, 2001b). Dell regte maßgeblich das Konzept einer *Komplexen dissoziativen Störung* (Major Dissociative Disorder) an, das gleichzeitig eine Zuordnung der nicht näher bezeichneten Typen Dissoziativer Störungen (NNBDS) ermöglicht (s. **Tab. 4**). Gast (2004) sieht die Vorteile der neuen Klassifikation der DIS in einer transparenten und praktikableren Diagnosestellung als bisher möglich.

Bei der Differentialdiagnose sind Störungsbildern der Schizophrenie und affektiv-psychotischen Störungen besondere Aufmerksamkeit zu schenken. Mehr als ein Drittel aller DIS-Patienten haben in langjähriger Behandlung bereits die Diagnose einer Schizophrenie oder schizo-affektiven Störung erhalten (Fiedler, 2001; Gast, 2004). Dabei spielen vor allem auditive bzw. akustische Halluzinationen eine Rolle, denn über 80 % der Patienten mit DIS berichten davon, dialogische, kommentierte und imperative Stimmen zu hören (Symptome 1. Ranges nach K. Schneider, 1946). Ein differentialdiagnostischer Anhaltspunkt besteht darin, dass DIS-Patienten im Hinblick auf diese Symptome häufig ein inneres Wir-Erleben beschreiben und der Interviewer mit den entsprechenden Identitäten durchaus Kontakt aufnehmen kann. Im Gegensatz zum Störungsbild der Schizophrenie bleibt bei Patienten mit DIS also der Realitätsbezug intakt, sie zeigen keine autistischen Züge und Assoziationen bleiben sowohl umwelt- als auch affektangemessen.

Besonders im Fall der Dissoziativen Identitätsstörung veranlassen Patienten oft spezielle psychische Symptome, die sie als belastend empfinden, therapeutische Hilfe in Anspruch zu nehmen. Es ist deswegen ein besonderes Problem des Diagnostikers, störungsrelevante Symptome von der Begleitsymptomatik zu unterscheiden. Als unspezifische Hinweise häufiger komorbider Störungen der Dissoziativen Identitätsstörung (DIS) können folgende Symptome gelten: Impulsdurchbrüche, Selbstverletzungen, Angstsymptome, Substanzmissbrauch, starke Schwankungen im affektiven und allgemeinen Funktionsniveau (Gast et al., 2001). In verschiedenen Untersuchungen (Bliss, 1980; Horevitz & Braun, 1984; Putnam et al., 1986; Coons et al., 1988; Boon & Draijer, 1993; Ross, 1997; Sar et al., 2000) wurden gleichzeitig Symptome von Angststörungen festgestellt, hier überwiegen insbesondere die akuten Belastungsstörungen, vor allem aber die posttraumatische Belastungsstörung (ca. 70–85 %, weniger spezifische Phobien 60 % oder Panikattacken 55 %). Dies kann u. a. damit erklärt werden, dass die Betroffenen nicht selten weiterhin Traumatisierungen durch körperlichen bzw. sexuellen Missbrauch ausgesetzt sind. Außerordentlich leiden die Patienten an affektiven Störungen (manifeste Depressionen bei ca. 90 %; z. B. Herman, 1992; Wilson & Raphael, 1993; Sar et al., 2000). Folgt man der historischen Entwicklung des Hysteriekonzepts ist es nicht verwunderlich, dass auch somatoforme Symptome bei ca. 60 % der Fälle auftreten (Nijenhuis et al., 2003). Zu finden sind ebenfalls Belastungen durch Schlafstörungen (ca. 70 %) und sexuellen Funktionsstörungen (60–80 %), Substanz- bzw. Alkoholmissbrauch (40–45 %) und Essstörungen (15–40 %). Einen besonderen Stellenwert nehmen Persönlichkeitsstörungen, insbesondere die Borderline-Störung ein (vgl. Ross et al., 1992; Dunn et al., 1993; McCallum, 1992; Ellason, Ross & Fuchs, 1996; Dell, 1998; Fiedler, 2002; Gast, 2004).

3.5 Konversionsstörung

Konversion steht für körperliche Symptome, die ohne organmedizinisch auffindbare Ursache neurologische Defekte imitieren. Hierzu zählt die typische Symptomatik der Bewegungs-, Wahrnehmungs- und Empfindungsstörungen. Im DSM-IV sind „Konflikte oder andere Belastungen" als Diagnose-Kriterium dem Störungsbeginn vorangestellt (Saß et al., 2003). Im Falle der diagnostischen Festlegung weisen auch die Autoren der ICD darauf hin, mögliche traumatische oder belastende Faktoren zur Absicherung zu erfragen. Im Kern dient diese Empfehlung dazu, die Hypothese der psychogen bedingten dissoziativen Störung weiter abzusichern (Fiedler, 2002).
Im DSM-IV werden vier Subtypen klassifiziert: motorische und sensorische Symptome oder Ausfälle, Krämpfe und gemischte Erscheinungsbilder (Saß et al., 2003). Bei der Abklärung der Symptomatik stehen nicht anatomische bzw. physiologische Mechanismen im Vordergrund, sondern Vorstellungen, die sich die betreffende Person von der Erkrankung macht (Saß et al., 2003). Das DSM-Konzept der Konversionsstörungen entspricht vier Störungen der ICD-Klassifikation: Dissoziativer Stupor (F 44.2), Dissoziative Bewegungsstörung (F 44.4), Dissoziative Krampfanfälle (F 44.5) und Dissoziative Sensibilitäts- und Empfindungsstörung (F 44.6).
Obwohl das Krankheitsbild der Konversionsstörung in beiden Klassifikationssystemen ähnlich konzeptualisiert ist, ergeben sich Unterschiede in der Zuordnung: Im DSM-System wird es zu somatoformen Störungen gerechnet, während die Bezeichnung in der ICD-10 sogar in der Überschrift als Synonym dissoziativer Stö-

rungen Verwendung findet (vgl. **Tab. 2**). Dies wird insbesondere deshalb kritisch betrachtet, weil es differentialdiagnostisch erhebliche Probleme aufwirft (Hoffmann, 1998, 2004) und darüber hinaus auf unterschiedliche ätiologische Konzepte verweist (Fiedler, 2001). Kritiker der Abgrenzung im DSM-Klassifikationssystem verweisen berechtigterweise darauf, dass die Symptomatik der Somatisierungsstörung auch als Manifestation dissoziativer Prozesse verstanden werden kann (z. B. Darves-Bornoz, 1997; Nijenhuis, 2004a,b). Auch wurden bei Patienten mit Somatisierungsstörungen häufig Amnesien bzw. psychische dissoziative Symptome nachgewiesen (z. B. Othmer & De Souza, 1985; Nijenhuis et al., 2003; Isaac & Chand, 2006). Tatsächlich verhält es sich so, dass traumatische Erinnerungen neben psychischen auch eine große Breite sensomotorischer Reaktionen einschließen (Nijenhuis et al., 2001; van der Hart et al., 2000; van der Kolk & Fisler, 1995). Der Arbeitsgruppe um Nijenhuis ist es zu verdanken, dass neben der vom DSM-Klassifikationssystem geprägten psychischen Form die somatoforme Dissoziation stärker ins Blickfeld rückt. Sie schlagen innerhalb eines einheitlichen Konzepts der Dissoziation eine Trennung zwischen psychischen und somatoformen Prozessen vor. Analog zur psychischen beschreibt somatoforme Dissoziation einen Mangel an Integration somatoformer Erfahrungen, Reaktionen und Funktionen (Nijenhuis, 2004a,b). In diesem Zusammenhang wird in der zukünftigen Forschung eine konzeptionelle Bereinigung der Begriffe Konversion als pseudoneurologisches Phänomen und somatoforme Dissoziation notwendig.

Die Schwierigkeit der Einordnung wird auch an folgendem Beispiel aus der klinischen Praxis deutlich: Eine junge Patientin leidet unter anderem an Ekel auslösenden, stinkenden, gelben Schweißabsonderungen an den Füßen. Deshalb wechselt sie mehrmals am Tag nach Fußbädern die Strümpfe. Sie selbst und die Ärzte sind ratlos. Sie hat außerdem panische Angst vor heißen Temperaturen. In einer späteren Therapiephase entsteht ein Zusammenhang zwischen Angstschweiß und kochend heißem genitalen Duschen durch ihren Vater als Bestrafungsritual. Die Traumaverarbeitung ließ die stinkenden Schweissabsonderungen verschwinden.

4 Ätiologiekonzepte und modifikationsorientierte Diagnostik

Kaum ein psychopathologischer Bereich ist von stärkeren Gegensätzen bestimmt wie die wissenschaftliche Diskussion um Ätiologie-Konzepte dissoziativer Störungen. Der nun folgende Abschnitt soll zunächst diesbezügliche Positionen der Forschungsliteratur umreißen, bevor konkrete Ansatzpunkte zum modifikationsorientierten diagnostischen Vorgehen dargestellt werden.

Der Zusammenhang zwischen traumatischen bzw. belastenden Lebensereignissen und dissoziativen Störungen ist vielfach empirisch belegt worden (z. B. Putnam, 1991; Nijenhuis et al., 1992; Boon & Draijer, 1993; Lussier et al., 1997; Lauscher & Schulze, 1998; Nijenhuis et al., 1998, 2003, 2004; Rassin & van Rootselaar, 2006). Dabei konnten etwa in 90 % der Fälle Traumatisierungen wie sexuelle, körperliche bzw. emotionale Misshandlungen festgestellt und durch Dokumentationen in Gesundheitsinstitutionen validiert werden (Bliss, 1984; Coons & Milstein, 1986; Hornstein & Putnam, 1992, 1996; Kluft, 1996; Nijenhuis et al., 1998, 2003). In traumatischen Situationen (insbesondere in der Kindheit) haben dissoziative Phänomene die Funktion einer mentalen

Flucht vor extremer Angst und Schmerz (Nijenhuis et al., 1998/1998a), weil andere Schutzmechanismen (z. B. des Fight-or-Flight) blockiert sind. In entsprechenden Ätiologiekonzepten wird der psychische Mechanismus des Dissoziierens als kreative Überlebensstrategie des Individuums angesehen, um sich von unerträglichen Erfahrungen frei zu machen (z. B. Huber, 1996; Ross, 1997; Gast et al., 2001). Abgespalten werden Fragmente der normalerweise einheitlich erlebten Erfahrungswelt, die fremd bzw. als fremde Identität erscheinen. Die Theorie der strukturellen Dissoziation (Myers, 1940; Nijenhuis, van der Hart & Steele, 2004; s. Abschnitt 3) sieht im ersten Schritt eine Spaltung von Persönlichkeitszuständen in den emotionalen, traumafixierten Teil und einen anscheinend normal weiterfunktionierenden Teil der Person. Die zentrale Problematik erwähnte bereits Janet als Desintegration des Bewusstseins (Ellenberger, 1996). Durch den Prozess der Abspaltung können die Erlebnisse nicht verarbeitet und ins Gedächtnis integriert werden.

Ein traumatischer Zusammenhang ist andererseits nicht durchgängig nachweisbar. So werden auch andere Auslöser diskutiert wie z. B. Alkohol- oder Drogenkonsum, starkes Schlafdefizit (Lukas, 2003) oder – wie Kritiker eines posttraumatischen Ätiologiekonzeptes meinen – ein durch Therapeuten und Medien erzeugtes und suggeriertes Rollenverhalten (sog. soziokognitives Modell; Spanos, 1994; Pool et al., 1995). Die gesellschaftliche Tragweite und ethisch-moralische Brisanz verschiedener Forschungsergebnisse führte zu einer Polarisation in der wissenschaftlichen Diskussion (Gast et al., 2001), bei der insbesondere das psychiatrische Störungskonzept der Dissoziativen Identitätsstörung ins Zentrum der Kritik fällt. Die Entstehung eines anderen Ichs wird hier mit dem soziopsychologischen Einfluss hypnoseähnlicher, spiritueller und religiöser Praktiken erklärt, die ebenso im therapeutischen Prozess wirksam werden. Die Erforschung impliziter und expliziter Vorgänge des Lernens und Erinnerns führte zu der Befürchtung, dass sich falsche Erinnerungen (z. B. an Missbrauchserfahrungen) leicht iatrogen (insbesondere durch Interview- und Therapietechniken, die auf Hypnose zurückgreifen) kreieren lassen (z. B. Spanos et al., 1991; Lindsay & Read, 1994; Pool et al., 1995; Loftus & Pickrell, 1995; Brenneis, 1996; Yapko, 1997; Kleinknecht & Hyman, 1998).

Ein weiterer Aspekt beschäftigt sich mit der Frage, ob traumatische Ereignisse in der Tat vergessen und nach Jahren korrekt erinnert werden können. Dies konnte nachgewiesen werden (Fredrickson, 1992; Terr, 1994; Williams, 1994, 1995; Whitfield, 1995; Herman, 2003). Die Frage nach der Möglichkeit korrekter Erinnerung bezieht sich auf kognitionspsychologische Grundlagen des zustandsabhängigen Lernens. Ihnen zufolge wird das Wiedererinnern durch das Auftauchen eines spezifischen Auslösers (retrieval cues) bzw. eines spezifischen Umstandes des damaligen Geschehens ausgelöst (Feldman-Summers & Pope, 1994; Koutstaal & Schacter, 1997; Schacter, 1999; Nijenhuis, van der Hart & Steele, 2004). Im diagnostischen und therapeutischen Prozess ist es auf diesem Hintergrund ratsam, zur Validierung auch andere Quellen (wie Fotos, Dokumente, Schilderungen von Angehörigen etc.) einzubinden. Die Fragestellung nach der Funktionalität der Annahmen des Patienten kann ebenso erkenntnisleitend sein.

Auch Überlegungen zur Bedeutung des Krankheitsgewinns durch dissoziative Zustände werden angestellt, wobei hier histrionische Persönlichkeitszüge als Erklärung dienen. Allgemeine empirische Befunde sprechen aber dafür, dass Patienten dissoziative Zustände eher aus Scham zu verbergen suchen (z. B. Gast, Rodewald, Kersting & Emrich, 2001; Gleaves, 1996; Kluft, 1991).

Auch ist die Inzidenzrate histrionischer Persönlichkeitsstörungen bei Patienten mit DIS (Dissoziative Identitätsstörung) nicht höher, sondern mit 9 % bis 22 % anderen psychiatrischen Stichproben durchaus vergleichbar (Dell, 1998; Gunderson et al., 1996). Außerdem wurde nachgewiesen, dass neben der Borderline-Störung häufiger die vermeidend-selbstunsichere bzw. dependente Persönlichkeitsproblematik zu finden ist (Ellason et al., 1996; Dell, 1998).

Wie bei anderen Traumastörungen sind auch bei dissoziativen Störungen diagnostischer Prozess und therapeutische Intervention stark miteinander verzahnt und können viel Zeit in Anspruch nehmen. Dabei bestimmen Fähigkeit und Motivation der Patienten, sich mit belastenden Inhalten auseinanderzusetzen, Art und Reihenfolge des therapeutisch-diagnostischen Vorgehens. Bei der modifikationsorientierten Diagnostik gilt es in erster Linie aufzuklären, ob und in welcher Weise dissoziativen Phänomenen Belastungen vorausgingen oder ob sie von solchen begleitet werden. Darüber hinaus stellt sich die Frage, welche Lernvorgänge und kognitiven Prozesse die verschiedenen dissoziativen Zustände aufrechterhalten. Im Vordergrund der Erklärungsansätze stehen zunächst Annahmen und Befunde, wonach Reize im Sinne klassisch und operant konditionierter Stimuli dissoziative Zustände auslösen, die sich im Prozess der Generalisierung ausweiten. Zusätzlich kann evaluatives Konditionieren (Baeyens et al., 1993) auftreten, bei dem es durch assoziatives Lernen dazu kommt, dass die Bewertung interner und externer Reize (z. B. Scham des Opfers) an die Bewertung der Reize in der Traumasituation (z. B. Beschimpfungen durch den Täter) angeregt wird. Zieht man die Theorie struktureller Dissoziation (Nijenhuis, van der Hart & Steele, 2004) in einen emotionalen, traumafixierten Persönlichkeitsteil und eine anscheinend normal funktionierende Alltagsperson heran, wird die Gegensätzlichkeit beider Persönlichkeitszustände deutlich. Die Alltagsperson kann sich des emotionalen Teils schämen bis hin zur Tatsache, dass bestimmte Auslöser durch die Alltagsperson gar nicht wahrgenommen und dissoziative Zustände für unvorhersehbar und nicht kontrollierbar gehalten werden können.

Im Hinblick auf kognitive Prozesse wird angenommen, dass bestimmte Reize eine Aufmerksamkeitshaltung in Gang setzen, die einer emotionalen Überflutung entgegenwirken soll (vgl. Fiedler, 2001). Einerseits kommt es dadurch zu erhöhter Vorsicht (Schreckhaftigkeit) – einhergehend mit erhöhtem Arousal – andererseits wird die Bereitschaft aufrechterhalten, dissoziativ reagieren zu können. Diese Absorption des Aufmerksamkeitspotentials erklärt nicht nur die berichteten Konzentrationsprobleme der Patienten (vgl. Spiegel & Cardeña, 1991), sondern kann auch als Ursache für eine mangelnde Integration präkognitiver und kognitiver Prozesse betrachtet werden.

Für diese Vorgänge sprechen auch zahlreiche biopsychologische Befunde, die hier aufgrund ihrer Vielfalt nur in Grundzügen dargestellt werden können. Sie betreffen das Amygdala-Thalamus-System, das mit der Hypophysen-Nebennierenrinde eine aktivierende und das Traumagedächtnis verstärkende Funktion einnimmt, aber andererseits vom Hippocampus-Temporallappen-System gehemmt wird (zusammengefasst bei LeDoux, 1998; dt. Übersetzung 1998; Schacter, 1996; dt. Übersetzung, 1999; Damasio, 1999; Bremner et al., 1995; Heim, Newport, Bonsall, Miller & Nemeroff, 2001). Kognitionspsychologische Forschungskonzepte zum Traumagedächtnis gehen weiter davon aus, dass bei diesen Systemen unterschiedliche Gedächtnisprozesse beteiligt sind. Explizite Gedächtnisinhalte entstehen unter Beteiligung des Bewusstseins und der fokussierten Aufmerksamkeit. Ihr Abruf unterliegt der willentlichen Kontrolle. Während implizite Prozesse – mit direkter An-

bindung an Sinnesmodalitäten (Sehen, Riechen etc.) – unbewusst ablaufen und daher auch nicht willentlich kontrolliert werden können. Die Besonderheiten des Traumagedächtnisses bestehen darin, dass implizite traumatische Inhalte überrepräsentiert sind, während es an expliziter Information über das Trauma mangelt. Mehr noch, beide Gedächtnisspuren sind nicht miteinander verbunden, sondern voneinander abgespalten (dissoziiert) (Elzinga & Bremner, 2002). Durch die mangelnde Integration bzw. Dissoziation der Erfahrungsebenen und die automatisierte Form der Bewältigung von Bedrohungen kommt es zu einem Teufelskreis: Dissoziative Zustände werden als sekundär bedrohlich erlebt. Es ist Bestandteil des Störungsbilds, dass es den Betroffenen selbst an Erklärungen für ihre Symptomatik mangelt. Oft haben sie den Eindruck, nicht verstanden oder für verrückt gehalten zu werden und stabilisieren auf diese Weise sowohl das erhöhte Aufmerksamkeits- und Erregungsniveau als auch bestimmte kognitive Schemata der Hilflosigkeit, die ihrerseits wieder gesteigerte Aufmerksamkeit bedingen.
Im Rahmen modifikationsorientierter Diagnostik gilt es daher, vor allem nach Folgendem zu fragen:

1. Ist mit der aktuellen Stabilität auch die Bereitschaft zur Konfrontation gegeben? Welche motivationalen Grundlagen wie Scham, Krankheitsgewinn etc. sind vorhanden?
2. Welche Stimuli haben Hinweischarakter auf die relative Sicherheit der Person (Bestimmung des sogenannten sicheren Ortes)? Gibt es vertrauens- und verständnisvolle Beziehungen?
3. Welcher Art ist die Dissoziation? Wie zeigt sie sich im Rahmen von Beobachtung und Erleben? Wie schwerwiegend ist sie?
4. Wie wird der dissoziative Zustand erlebt (z. B. als Erleichterung gepaart mit sekundären Ängsten)? Wurde dieser Zustand auch schon bewusst hergestellt und wurden dabei Konzepte der Bewältigung und Kontrollierbarkeit erworben? Selbst bei komplexen dissoziativen Identitätsstörungen werden Fragen dieser Art im Rahmen von Verhaltensanalysen vorgeschlagen (Phelps, 2000).
5. Welche Auslöser werden wahrgenommen oder erinnert? Gibt es zustandsgebundene Auslöser (spezifische, aktuell nicht vorhandene Stimuli)? Was eint die verschiedenen Trigger im semantischen Sinne? In welchen Alltagssituationen tauchen die Zustände vermehrt auf?
6. In welchen Gedächtnisformen (semantischen, episodischen oder handlungsbezogenen) sind die Erinnerungen am besten reproduzierbar? Lassen sich aus Phantasien und Träumen Hinweise ableiten?
7. Unter welchen Umständen sind Aufmerksamkeitsprozesse besonders gestört? Gibt es Hinweise auf absorbierende selektive Aufmerksamkeitshaltungen?
8. Welche kognitiven Schemata sind beteiligt? Über welche meta-kognitiven Fähigkeiten verfügt der Patient zwischen Realität und besonderem Zustand zu unterscheiden, beide wahrzunehmen und aufeinander zu beziehen?
9. Welche Erklärungsmodelle und Wissensbestände hat der Patient in Bezug auf seine Störung?

5 Diagnostische Verfahren

Die Diagnostik dissoziativer Symptome ist in vielen Fällen mit besonderen Schwierigkeiten verbunden. Diese sind einerseits in der Natur der Störung begründet, andererseits können sie auf die Person selbst aber auch auf deren soziale bzw. therapeutische Gegebenheiten zurückgeführt werden. Denn zunächst ist Dissoziation ein bewusstseinsferner, psychologischer Mechanismus. Möglicherweise stehen deshalb zu Beginn der Therapie andere Beeinträchtigungen im Vordergrund (z. B. körperliche Symptome, Suizidgedanken oder Selbstverletzungen). Nicht zu unterschätzen ist die Angst der Betroffenen, für verrückt gehalten zu werden oder an anderen schweren psychiatrischen Störungen (z. B. Schizophrenie) erkrankt zu sein. So ist es eher die Regel als die Ausnahme, dass die Symptomatik aus Scham verheimlicht oder überspielt wird (Kluft, 1991).

Aus diesen Gründen ist es ratsam, dem Verdacht auf dissoziative Störungen mit standardisierten Messinstrumenten systematisch nachzugehen. Sie sind nicht nur unabhängig vom subjektiven Eindruck des Betrachters, sondern geben ihm mit den festgestellten Gütekriterien auch ein Maß für die Beurteilung seiner Ergebnisse an die Hand. Neben Screening-Instrumenten, bei denen es sich um Selbstbeurteilungsverfahren handelt, stehen differenzierte diagnostische Interviews zur Verfügung, die seit einigen Jahren auch in Deutschland eingeführt und erprobt werden. Nicht zuletzt gewinnen unspezifische Verfahren wie die Symptomcheckliste (SCL-90-R) insbesondere im Hinblick auf somatoforme dissoziative Prozesse an Bedeutung (Ellason & Ross, 2004; Steinberg, Barry, Sholomskas & Hall, 2005).

5.1 Screeningverfahren

Im Allgemeinen erhält man beim Einsatz folgender Screeningverfahren ein Maß (Mittelwert) für das alltägliche dissoziative Erleben der getesteten Person. Liegt dieser Wert über einer störungsrelevanten Grenze (Cut-off- oder Mittelwert), sollten zur spezifischen Diagnostik der Störung klinische Interviews (z. B. *SKID-D*) Anwendung finden, die in den folgenden Abschnitten vorgestellt werden. An dieser Stelle wird eine Auswahl teilweise neuer und im deutschen Raum evaluierter Instrumente aufgeführt. Für englischsprachige Verfahren, die nicht bzw. noch nicht in deutscher Übersetzung evaluiert sind, wird u. a. auf Darstellungen bei Spitzer (2004) hingewiesen.

Fragebogen zu Dissoziativen Symptomen (FDS)

Der *FDS* (Freyberger, Spitzer & Stieglitz, 1999) lehnt sich an die störungsspezifische Symptomatik des DSM-III-R (Wittchen et al., 1991) bzw. DSM-IV (Saß et al., 2003) und der ICD-10 (Dilling, 2006) an. Bei diesem Fragebogen handelt es sich um die autorisierte Übersetzung und Weiterentwicklung der *Dissociation Experiences Scale (DES)* von Bernstein und Putnam (1986), des international am häufigsten eingesetzten Screeningsinstruments zur syndromalen Erfassung dissoziativer Phänomene. In der deutschen Fassung wurden zusätzlich körperliche bzw. somatoforme Symptome berücksichtigt, insbesondere um relvante pseudoneurologische Konversionsphänomene der ICD-Klassifikation abzudecken. Dabei können die Subskalen Amnesien, Depersonalisation/Derealisation (sich außerhalb des eigenen Körpers fühlen) und Absorption bzw. imaginative Involviertheit (Erinnerungslücken während der Fahrt mit dem Auto oder Bus) und Identitätsspaltung/Identitäts-Verwirrung (das Gefühl, zwei unterschiedliche Personen zu sein) abgeleitet werden. Der *FDS* liegt in Lang- (44 Items) und Kurzfassung *(FDS-20)* vor. Die Befragten schätzen auf einer Ratingskala (0 = niemals, 100 = immer; Prozentangabe) ein, wie häufig die vorgegebenen Beispiele im Alltag auftreten. Aus dem Gesamtscore wird ein Mittelwert gebildet. In der aktuellen Evaluationsstudie (Rodewald, Gast & Emerich, 2006; n = 150; DIS = 44; DDNOS = 22; Traumastörung = 20; andere nichtdissoziative Störungen = 34; KG = 30) wurde sowohl für die Lang- als auch für die Kurzfassung ein Cut-off-Wert von 13 er-

mittelt, der eine differenzierte Diagnostik der dissoziativen Symptomatik zur Folge haben sollte. Laut den Autoren dieser Studie konnten bei diesem Wert 90 % der hochdissoziativen Patientinnen der Stichprobe richtig identifiziert werden (Sensitivität), während die Spezifität der Skalen bei spez. = 0,89–0,90 lag.
Für den *FDS* werden gute Testgütekriterien ausgewiesen, wobei eine Normierung bisher nicht vorliegt. Die innere Konsistenz ist für die Gesamtskala zwar sehr hoch (Cronbachs α = .93), hinsichtlich der Subskalen jedoch nur befriedigend bis gut (Cronbachs α = .77 bis .81). Freyberger, Spitzer und Stieglitz (1999) berichteten einschränkend, dass die Testmittelwerte ihrer Validierungsstudien klinischer Stichproben (psychische und neurologische Störungen) im Vergleich zu internationalen Studien niedriger ausfielen.

Jenaer Dissoziationsskala (JDS)
Die erst kürzlich von Dornbusch, Bischoff und Straube (2004) entwickelte Dissoziationsskala zielt einerseits darauf ab, die im DSM-IV konzeptionell festgelegten Hauptsymptome dissoziativer Störungen (Amnesie, Fugue, Depersonalisation/Derealisation, Identitätskonfusion bzw. Gespaltenheit) stringent zu berücksichtigen. Andererseits soll eine stärkere Differenzierung zu anderen psychischen Störungen erreicht werden. Die Autoren stellten zu diesem Zweck konstruktbezogene Items verschiedener Fragebögen (z. B. *DES;* Bernstein & Putnam, 1986; *PAS;* Sanders, 1986; *FDS;* Freyberger, Spitzer & Stieglitz, 1999) zusammen, wobei grundsätzlich Ich-bezogene Aussagen eingesetzt und negativ formulierte Items ausgeschlossen wurden. Entstanden ist eine Skala von insgesamt 37 Items, die anhand eines fünfstufigen Antwortformats („trifft völlig zu“ bis „trifft gar nicht zu“) eingeschätzt wird. Zur Auswertung stehen bisher nur die von den Autoren angegebenen Mittelwerte zur Verfügung. Eine bessere Zuordnung bleibt weiterer Forschungstätigkeit überlassen.
Ein starker Vorteil der Skala bildet sich nicht nur auf Item-Ebene ab, sondern besteht in erster Linie in den hervorragenden teststatistischen Kennwerten, die anhand einer beachtlichen Stichprobengröße von 211 Frauen mit dissoziativen und anderen psychischen Störungen bzw. ohne psychische Störungen ermittelt werden konnten. Hier zeigten sich ausgezeichnete Reliabilitätswerte innerer Konsistenz von .98 für die Gesamtskala. Die korrigierte Trennschärfe liegt zwischen .38 bis .86. Validiert wurde die Skala am strukturierten Interview *SKID-D* (Gast, Oswald, Zündorf & Hoffmann, 2000), dem momentan am besten etablierten Instrument zur Erfassung des DSM-geleiteten Störungskonzepts, welches weiter unten näher ausgeführt wird. Hier konnten statistisch bedeutsame Korrelationen zwischen .80 bis .92 ermittelt werden, die auf eine sehr gute konvergente Validität hinweisen. Dabei zeigte sich auch, dass die *JDS* zwischen verschiedenen Patientengruppen, insbesondere den störungsrelevanten Gruppen, gut zu differenzieren vermochte (Dornbusch, Bischoff & Straube, 2004).

Somatic Dissociation Questionnaire (SDQ-20/SDQ-5)
Der *SDQ-20* (Nijenhuis, Spinhoven, van Dyck, van der Hart & Vanderlinden, 1996; Nijenhuis, van der Hart & Steele, 2004) umfasst 20 Items, die aus klinischer Beobachtung abgeleitet wurden und sich ausschließlich auf den Teilbereich somatoforme Dissoziation beziehen. Die Autoren unterscheiden positive dissoziative Symptome (z. B. Schmerzen in Geschlechtsorganen, Halluzinationen etc.) von negativen (z. B. Verlust der Stimme, verschiedene Formen der Anästhesie). Zusätzlich werden festgestellte medizinische Befunde erfragt. Die Beantwortung der Items erfolgt über ein fünfstufiges Rating („trifft nicht zu“ bis

„trifft extrem zu"). Aus dem *SDQ-20* wurde durch die teststatistische Auswertung der trennschärfsten Items eine Kurzform entwickelt *(SDQ-5)*. Während der *SDQ-20* zusätzlich eine Aussage über den Schweregrad einer fraglichen dissoziativen Störung trifft, sollte die Kurzform als reines Screeningverfahren eingesetzt werden (Nijenhuis, Spinhoven, van Dyck, van der Hart & Vanderlinden, 1997, 1998b). In beiden Fassungen wird durch Addition der Einzelitems ein Gesamtwert (20 bis 100) ermittelt, der bei einem Cut-off von 8 im Hinblick auf eine dissoziative Störung diagnostisch abgeklärt werden sollte (Overkamp, 2002). Der *SDQ-20* wurde zwar von Overkamp (unveröffentlichtes Manuskript, zit. nach Overkamp, 2002) ins Deutsche übersetzt, aber noch nicht für Deutschland validiert.

Der Fragebogen erreichte in einer Vielzahl internationaler Studien ausgezeichnete psychometrische Kennwerte. Die interne Konsistenz liegt bei Cronbachs $\alpha = .96$ (van der Hart & Vanderlinden, 1998c). Interkorrelationen mit anderen Instrumenten bewegen sich im hohen Bereich (*DIS-Q* und *SDQ-20* von .71 bis .76) und weisen auf gute konvergente Validität hin. Auch lässt die Diskrimination zwischen Patienten mit dissoziativen Störungen und Kontrollpersonen auf eine gute Kriteriumsvalidität des Instruments schließen (Nijenhuis et al., 1996). Im Hinblick auf die Validität des Konstrukts wurden physische und sexuelle Traumatisierungen als stärkste Prädiktoren ermittelt. Der *SDQ-5* ist mit einer Spezifität von 98 % und einer Sensitivität von 94 % ebenfalls ein Instrument von zufriedenstellender Qualität (Nijenhuis, Spinhoven, van Dyck, van der Hart & Vanderlinden, 1998b).

Dissoziation-Spannungsskala akut (DSS-akut)

Die *DSS-akut* (Stiglmayr, Braakmann, Haaf, Stieglitz & Bohus, 2003) erfasst akute dissoziative Symptome und damit einhergehende aversive Spannungszustände. Damit ist das Instrument als Selbstbeurteilungsverfahren im deutschsprachigen Raum einzigartig. Die Itemauswahl gründet sich auf Skalen des *DES* (Carlson & Putnam, 1993), *FDS* (Freyberger, Spitzer & Stieglitz, 1999) und *SDQ-20* (Nijenhuis, Spinhoven, van Dyck, van der Hart & Vanderlinden, 1996) sowie auf klinische Beobachtung. Im Fragebogen werden 22 Items, formuliert als Ich-Aussagen, den Symptomkomplexen psychologische (10 Items) und somatoforme dissoziative Phänomene (9 Items) zugeordnet, hinzu kommt ein Item zum Spannungserleben und zwei spezifisch auf die Symptomatik der Borderline-Störung ausgerichtete Items. Im klassifikatorischen Rahmen werden psychologische Kriterien der Depersonalisation, Derealisation, Amnesie, Absorption und des pseudohalluzinatorischen Erlebens abgedeckt. Somatoforme Items beziehen sich auf Immobilität, akustische und optische Veränderungen sowie Veränderungen der Sprachgenerierung. Zur Beantwortung jedes Items steht eine neunstufige Likert-Skala (0 = keine, 9 = sehr stark) bereit. Der Erhebungszeitraum kann mit einer neuen Version der Skala auf sieben Tage ausgedehnt werden (persönliche Mitteilung des Autors).

Zur Skalenkonstruktion und Ermittlung teststatistischer Gütekriterien wurde eine Stichprobe von 195 weiblichen Probanden herangezogen. Die verschiedenen Reliabilitätsparameter können als gut bezeichnet werden (z. B. Cronbachs $\alpha = .93$). Die Prüfung der Validität wurde anhand der *SCL-90-R* (Franke, 1995), des *STAI* (Laux et al., 1981) und der *Depressivitätsskala PD-S* (Foa, 1995) vorgenommen, wobei sich hohe Zusammenhänge zwischen dissoziativen Phänomenen, depressiver Verstimmung und phobischer Angst zeigten.

5.2 Klinische Interviews

Strukturiertes Klinisches Interview für DSM-IV – Dissoziative Störungen (SKID-D)

Das *SKID-D* (Gast, Oswald, Zündorf & Hofmann, 2000) ist ein halbstrukturiertes Interview, das sich ausschließlich an den Diagnosekriterien des DSM-Klassifikationssystems orientiert. Es handelt sich um eine deutschsprachige Übersetzung des *Structured Clinical Interview for DSM-IV, Dissociative Disorders Revised (SCID-D)* von Steinberg (1994, 1996), das international als diagnostisches Standard-Interview für Dissoziative Störungen gilt (Rodewald & Gast, 2000). Nach ähnlichen Prinzipien wie *SKID-I* bzw. *II (Strukturiertes Klinisches Interview für DSM-IV;* Wittchen et. al., 1997) konstruiert, erfasst das Interview systematisch sowohl Auftreten als auch Schweregrad der fünf dissoziativen Hauptsymptome (Amnesie, Depersonalisation, Derealisation, Identitätsunsicherheit bzw. Identitätsänderungen) und erlaubt die Differentialdiagnostik der Achse-I-Störungen dissoziative Amnesie, dissoziative Fugue, Depersonalisationsstörung, dissoziative Identitätsstörung und nicht näher bezeichnete dissoziative Störung sowie der Trance-Störung als auch der akuten Belastungsstörung (s. Kap. 23 in diesem Buch). Darüber hinaus erweist sich das Interview auch bei der Erfassung eines symptomorientierten, spezifischen Behandlungsprogramms als hilfreich.

Die Anwendung des Interviews setzt ein spezielles Training und ausreichende klinische Erfahrung voraus (Steinberg, 1994; Steinberg & Steinberg, 1995; Gast, Oswald, Zündorf & Hofmann, 2000). Durchführung und Auswertung bemessen sich – abhängig davon, in welchem Ausmaß störungsrelevante Informationen erhoben werden – auf 30 Minuten bis max. zweieinhalb Stunden. Das Gesamtinterview umfasst 277 Items zu persönlichen Daten, klinischer Vorgeschichte sowie zur dissoziativen Symptomatik, wobei die fünf Hauptsymptome in Einzelkapiteln erfragt und in ihrem Schweregrad (Häufigkeit, Dauer, Beeinträchtigung) auf einer vierstufigen Skala (1 = nicht vorhanden, 2 = leicht, 3 = mäßig, 4 = schwer) bewertet werden. Daraus lässt sich gemäß der DSM-Kriterien die Diagnose ableiten, wobei Ergänzungskapitel eine genauere Erfassung und Einordnung der Symptomatik (vor allem im Hinblick auf Identitätsunsicherheit bzw. -wechsel) ermöglichen. Eine zusätzliche Validierungsmöglichkeit besteht darin, dass die Patienten aufgefordert werden, eigene Erfahrungen mit den Symptomen zu berichten. Bei Bedarf ist es ebenso möglich, zusätzliche Fragen zu generieren, um auf Besonderheiten von Einzelfällen eingehen zu können.

In die Auswertung fließen neben verbalen auch nonverbale Äußerungen und Beobachtungen während des Interviews ein (z. B. Trancezustände oder auffällige Wechsel in Verhalten und Erleben des Patienten). Dabei wird ein Gesamtinterview-Score (5 bis max. 20 Punkte) aus der Summe der fünf Symptom-Scores gebildet und zur diagnostischen Einschätzung herangezogen. Nach dem Interview wird im Hinblick auf eine effektive Therapieplanung eine Nachbesprechung empfohlen, bei der auch psychoedukative Gesichtspunkte eine Rolle spielen sollten.

Die Retestreliabilität der amerikanischen Version *SCID-D* wird von den Autoren mit „gut bis sehr gut“ angegeben (350 Patienten mit unterschiedlichen dissoziativen oder anderen Störungen). Die Validität dieser Version erwies sich an derselben Stichprobe ebenfalls als „gut bis sehr gut“. Besonders hilfreich ist die Angabe von Symptomprofilen der jeweiligen dissoziativen Störung sowohl für psychiatrische Patienten (dissoziativ gestörte Patienten, allgemeinpsychiatrische Kontrollgruppe) als auch nichtklinische Kontrollpersonen.

Strukturierter Interviewleitfaden zur Diagnose Dissoziativer Störungen (SIDDS)
Das *SIDDS* (Overkamp & Frör, in Vorb.; zit. nach Overkamp, 2002) ist eine deutsche Übersetzung des *Dissociative Disorders Interview Schedule (DDIS)* von Ross, Heber, Norton, Anderson und Barchel. (1989). Es handelt sich wie beim *SKID-D* (Gast, Oswald, Zündorf & Hofmann, 2000) um ein strukturiertes Interview. Allerdings werden im *SIDDS* über dissoziative Störungen der DSM-Klassifikation hinaus weitere spezifische Merkmale und Komorbiditätsdiagnosen erfasst, die vor allem für die dissoziative Identitätsstörung (DIS) typisch sind. Dies betrifft die DSM-IV-Diagnosen der Somatisierungsstörung, der Major Depression, der Borderline-Persönlichkeitsstörung und des Substanzmissbrauchs. Zusätzlich werden klinisch relevante sekundäre Anzeichen der dissoziativen Identitätsstörung (DIS, z. B. „Haben Sie jemals bemerkt, dass sich Ihre Handschrift drastisch verändert oder dass Sie in Ihren persönlichen Unterlagen Zettel mit Handschriften finden, die Sie nicht wiedererkennen?"), sexuelle und/oder körperliche Gewalt und imaginäre Spielgefährten in der Kindheit, übersinnliche Erfahrungen, Trancen, Schlafwandeln und positive Symptome der Schizophrenie erfasst. Das Interview besteht aus 131 Fragen, die im Regelfall im Format „ja", „nein" oder „nicht sicher" beantwortet werden, aber auch detaillierter die Häufigkeit der Symptome erheben. Overkamp (2002) berichtet, dass der Einsatz des klinischen Interviews im Klinikalltag schwierig sei, da eine gute Schulung der Interviewer notwendig sei und die Dauer des Interviews bei ausgeprägter Symptomatik ca. eineinhalb Stunden betrage. Dagegen gibt Ross (1997) für den *DDIS*, der Originalversion des *SIDDS*, eine Interviewdauer von weniger als 30 Minuten für normale Versuchspersonen und ca. 45 Minuten für DIS-Patienten mit ausgeprägter Symptomatik an.

Für den *DDIS* wurde eine Interrater-Reliabilität von .68 ermittelt (Ross, Heber, Norton & Anderson, 1989; Ross, 1997). Darüber hinaus konnten wiederholt Spezifitätswerte von 100 % und eine Sensitivität von 90–95 % festgestellt werden (Ross, 1995, 1997). In einer Diplomarbeit von Frör (unveröffentlichtes Manuskript, 2000) wurde für die deutsche Version *(SIDDS)* eine gute Validität nachgewiesen. Die innere Konsistenz der einzelnen Abschnitte des *SIDDS* fiel insgesamt gut bis sehr gut aus.

Heidelberger Dissoziations-Inventar (HDI)
Das Inventar wurde von Brunner, Resch, Parzer und Koch (1999) entwickelt und umfasst die deutsche Bearbeitung der *Dissociative Experiences Scale – II* (Weiterentwicklung der *DES*; Carlson & Putnam, 1993) und der *Adolescent Dissociative Experience Scale* (*A-DES*; Armstrong, Putnam, Carlson, Libero & Smith, 1997) ergänzt durch ein strukturiertes klinisches Interview, das sich an den klinisch-diagnostischen Leitlinien der ICD-10 (Dilling, 2006) und des DSM-IV (Saß et al., 2003) orientiert. Während die Fragebögen als Screeninginstrumente dienen, führt das strukturierte klinische Interview neben einer diagnoseübergreifenden Symptomgewichtung zu einer kategorialen Zuordnung.
Die Skalen zur Erfassung dissoziativer Tendenzen liegen sowohl für Erwachsene (*SDE-E*, 28 Items) als auch für Jugendliche (*SDE-J*, 30 Items) vor. Es handelt sich um Fragen über Erlebnisse aus dem täglichen Leben, bei denen auf einer 11-stufigen Skala (0 = nie, 10 = immer) die Häufigkeit des Vorkommens eingeschätzt werden soll. Das strukturierte klinische Interview dient der dimensionalen und kategorialen Erfassung dissoziativer Symptome. Mit 77 Items (davon 72 standardmäßig) werden 10 Störungsbereiche erfasst:

1. Dissoziative Amnesie
2. Dissoziative Fugue
3. Dissoziativer Stupor
4. Trance- und Besessenheitszustände
5. Dissoziative Bewegungsstörungen
6. Dissoziative Krampfanfälle
7. Dissoziative Sensibilitäts- und Empfindungsstörungen
8. Ganser-Syndrom
9. Dissoziative Identitätsstörung
10. Depersonalisations-, Derealisationsstörung

Jedes Symptom wird hinsichtlich Häufigkeit und Dauer bewertet und dahingehend beurteilt, ob sein Auftreten mit Belastungssituationen im Zusammenhang steht. Die Auswertung soll neben der Diagnosestellung nach DSM-IV und/oder ICD-10 auch eine Einschätzung des Schweregrades der Erkrankung ermöglichen.
Die internen Konsistenzen betragen für die *SDE-E* .91 (422 Studenten) bzw. .92 (klinische Stichprobe Erwachsener), für die *SDE-J* .91 (634 Jugendliche) bzw. .94 (klinische Stichprobe Jugendlicher). Für die *SDE-E* wurde außerdem eine Retest-Reliabilität von .89 ermittelt (49 Studenten nach 4 Wochen). Die Interrater-Reliabilität des strukturierten Interviews wurde an 16 Patienten erhoben (Kappa-Koeffizienten von .67 bis .93). Aufgrund der engen Anlehnung an DSM-IV und ICD-10 lassen sich auch Hinweise auf die inhaltliche Validität ableiten. Zur Überprüfung der diskriminanten Validität von *SDE-E* und *SDE-J* wurden die Scores verschiedener Diagnosegruppen psychiatrischer Patienten (103 erwachsene Patienten der Allgemeinpsychiatrie und 250 jugendliche Patienten der Kinder- und Jugendpsychiatrie) verglichen. Die Validität des Interviews wurde anhand zweier klinischer Stichproben nachgewiesen (49 jugendliche Patienten und 34 erwachsene Patienten der Psychiatrie). Normen (T-Werte, Prozentränge) liegen für die *SDE-E* (n = 422) und die *SDE-J* (n = 634) vor.

AMDP-Modul zur Dissoziation und Konversion (AMDP-DK)
In den Kanon der Module der Arbeitsgemeinschaft für Methodik und Dokumentation in der Psychiatrie (AMDP; Freyberger & Möller, 2004), die klassische psychopathologische Merkmalsbereiche abdecken, wurde auch der Bereich dissoziativer Störungen und Konversion aufgenommen (Spitzer & Freyberger, 2004). Als Fremdbeurteilungsinstrument handelt es sich um eine Checkliste von insgesamt 30 Items, die eine qualitative und quantitative Einordnung der Störung entsprechend der Konzepte der ICD (Dilling, 2006) und des DSM-Klassifikationssystems (Saß et al., 2003) ermöglicht. Damit hat das Modul auch im Hinblick auf die zeitökonomische Erfassung der Störung große praktische Relevanz im psychiatrischen Alltag. Die Autoren geben an, dass das *AMDP-DK* aufgrund der Variabilität des Beurteilungszeitraums auch zur Status- und Verlaufsdiagnostik geeignet sei (Spitzer et al., 2004).
Die Items umfassen 15 dissoziative Symptome in Bezug auf Bewusstsein, Gedächtnis und Wahrnehmung des Selbst, der Umwelt und der personalen Identität. Sie spiegeln das Konzept des DSM-Klassifikationssystems wider. Insgesamt 9 Items beziehen sich auf Körpermotorik, Sensibilität und Sensorik bzw. Konversionssymptome, die in der ICD dissoziativen Phänomenen zugeordnet werden. Ergänzend werden häufig assoziierte Aspekte des Krankheitsverhaltens, der Symptompräsentation und psychosozialer Stressoren in 6 Items erfragt. Die Auswertung des Moduls folgt den üblichen Auswertungs-Algorithmen der AMDP. Der Schweregrad wird auf einer Skala von 0 (= Merkmal nicht beurteilbar oder nicht vorhanden) über 1 (= leicht), 2 (= mittel) und 3 (= schwer) beurteilt.
Für teststatistische Gütekriterien wurde eine Stichprobe von lediglich 73 allgemeinpsychiatrischen Patienten herangezogen. Die

Tab. 5: Übersicht diagnostischer Instrumente für dissoziative Störungen

	Diagnostische Instrumente		**Bemerkung**
Screening-Instrumente/ Fragebögen	*Fragebogen zu Dissoziativen Symptomen (FDS)*	Freyberger, Stieglitz & Spitzer (1999)	Erfasst DSM-IV- und teilweise ICD-10-Klassifikation (in Ergänzung somatoforme Symptome).
	Jenaer Dissoziationsskala (JDS)	Dornbusch, Bischoff & Straube (2004)	Ausschließlich DSM-IV-Konzept mit dissoziativen Hauptsymptomen.
	Somatic Dissociation Questionnaire (SDQ-20/SDQ-5)	Overkamp (2002)	Ausschließlich somatoforme dissoziative Symptome. Langversion (20 Items) mit Schweregradeinschätzung, Kurzform (5 Items) als Screening.
	Dissoziations-Spannungsskala akut (DSS-akut)	Stiglmayr, Braakmann, Haaf, Stieglitz & Bohus (2003)	Schließt DSM-IV-Konzept und somatoforme Symptome ein, zusätzlich können aversive Spannungszustände erhoben werden.
Interviews	*Strukturiertes Klinisches Interview für DSM-IV – Dissoziative Störungen (SKID-D)*	Gast, Oswald, Zündorf & Hofmann (2000)	DSM-IV-Konzept mit zusätzlicher Schweregradeinschätzung dissoziativer Hauptsymptome.
	Strukturierter Interviewleitfaden zur Diagnose Dissoziativer Störungen (SIDDS)	Overkamp & Frör (in Vorbereitung)	DSM-IV-Klassifikation mit zusätzlicher Erhebung von Komorbiditätsdiagnosen.
	Heidelberger Dissoziations-Inventar (HDI)	Brunner, Resch, Parzer & Koch (1999)	Berücksichtigung der DSM-IV und ICD-10-Klassifikation mit Einschätzung des Schweregrads, zusätzlich Screeningfragebogen für Erwachsene und Jugendliche.
	AMDP-Modul zur Dissoziation und Konversion (AMDP-DK)	Spitzer & Freyberger (2004)	DSM-IV-Konzept und Konversionssymptome können zeitökonomisch fremdanamnestisch erhoben werden.

Reliabilitätsparameter der inneren Konsistenz wiesen für die gesamte Checkliste als auch für die theoretisch abgeleiteten, oben genannten Subskalen gute bis befriedigende Werte auf (α zwischen .85 bis .76). Interkorrelationen zwischen den Subskalen Dissoziation und Konversion ermittelten eine gemeinsame Varianz von 21 %. Diese an sich ausreichende Differenzierung der Konstrukte konnte jedoch faktorenanalytisch teilweise nicht bestätigt werden (Spitzer et al., 2004). Unter dem Validitätsaspekt wurden lediglich Zusammenhänge mit dem *FDS* (r = .35 bis .85) und der *SCL-90* (bis .51) ermittelt. Aus testpsychologischer Sicht ist vor allem die geringe Stichprobengröße zur Ermittlung der Gütekriterien zu bemängeln. Auch muss die Validierung anhand der oben genannten Selbstbeurteilungsinstrumente, die lediglich ein Screening für dissoziative Störungen darstellen, als ungenügend eingeschätzt werden.

6 Schlussbemerkungen

In der psychiatrischen Praxis besteht heute noch oft ein Mangel in der diagnostischen und therapeutischen Versorgung dissoziativer Störungen. Probleme resultieren sicher aus der heterogenen Phänomenologie der Störungsbilder, ihrer uneinheitlichen Klassifikation und der Vielfalt ätiologischer Ansätze. Auf diesem Hintergrund ist nicht zu übersehen, dass wir uns hinsichtlich der Klassifikation (insbesondere von komplexen Traumastörungen) in einer Zeit des Umbruchs befinden. Neurobiologische Ergebnisse haben einen maßgeblichen Anteil an der aktuellen Neuformierung der Konstrukte der psychischen und somatoformen Dissoziation und damit verwandter Begriffe der Hysterie und Konversion. Trotz kontroverser Debatten wurde im Zuge intensiver Forschungstätigkeit in den letzten Jahren eine Reihe diagnostisch interessanter und brauchbarer Verfahren entwickelt, die es in Zukunft sicher erleichtern, dissoziative Störungen festzustellen und effektive Therapien einzuleiten.

Literatur

Akthar, S. & Brenner, I. (1979). Differential diagnosis of furge-like states. *Journal of Clinical Psychiatry, 40*, 381–385.

Alpher, V. S. (1996). Identity and introject in dissociative disorders. *Journal of Consulting and Clinical Psychology, 64*, 12–38.

Armstrong, J. G., Putnam, F. W., Carlson, E. B., Libero, D. Z. & Smith, S. R. (1997). Development and validation of a measure of adolescent dissociation: The Adolescent Dissociative Experiences Scale. *Journal of Nervous and Mental Disease, 185*, 491–495.

Baeyens, F., Hermans, D. & Eelen, P. (1993). The role of CS-UCS contingency in human evaluative conditioning. *Behavior Research and Therapy, 31*, 731–37.

Bernstein, E. M. & Putnam, F. W. (1986). Development, reliability, and validation of a dissociation scale. *The Journal of Nervous and Mental Disease, 174*, 727–735.

Bliss, E. L. (1980). Multiple personalities: A report of 14 cases with implications for schizophrenia and hysteria. *Archives of General Psychiatry, 37*, 1388–1397.

Bliss, E. L. (1984). Spontaneous self-hypnosis in multiple personality disorder. *Psychiatric Clinics of North America, 7*, 135–148.

Boon, S. & Draijer, N. (1993). Multiple personality disorder in the Netherlands: A clinical investigation of 71 patients. *American Journal of Psychiatry, 150*, 489–494.

Brandt, J. &Van Gorp, W. G. (2003). Functional („psychogenic“) amnesia. *Seminars in Neurology, 26*, 331–340.

Brauer, R. Harrow, M. & Tucker, G. (1970). Depersonalization phenomena in psychiatric patients. *British Journal of Psychiatry, 117*, 509–515.

Braun, B. G. (1989). The BASK model. *Dissociation, 1*, 5–23.

Bremner, J. D., Randall, P. R., Scott, T. M., Bronen, R. A., Seibyl, J. P., Southwick, S. M., Delaney, R. C., McCarthy, G., Charney, D. S. & Innis, R. B. (1995). MRI-based measurment of hippocampal volume in patients with combatrelated posttraumatic stress disorder. *American Journal of Psychiatry, 152*, 973–981.

Brenneis, C. B. (1996). Memory systems and the psychoanalytical retrieval of memories of trauma. *Journal of the American Psychoanalytic Association, 44*, 1165–1187.

Brunner, R., Resch, F., Parzer, P. & Koch, E. (1999). *Heidelberger Dissoziations-Inventar. Instrument zur dimensionalen und kategorialen Erfassung dissoziativer Symptomatologie bei Jugendlichen und Erwachsenen.* Frankfurt/Main: Swets Test Services.

Butler, L. D. (2006). Normative dissociation. *The Psychiatric Clinics of North America, 29*, 45–62.

Cardeña, E. A. & Gleaves, D. H. (2003). Dissociative disorders: Phantoms of the self. In S. M. Turner & M. Hersen (Eds.), *Adult psychopathology and diagnosis* (4th ed., pp. 476–505). New York, NY: John Wiley & Son.

Cardeña, E. A., Lewis-Fernández, R., Bear, D., Pakianathan, I. & Spiegel, D. (1996). Dissociative disorders. In T. A. Widiger, A. J. Frances, H. A. Pincus, M. B. First, R. Ross & W. W. Davis (Eds.), *DSM-IV-Sourcebook* (pp. 974–1006). Washington DC: American Psychiatric Press.

Carlson, E. B. & Putnam, F. W. (1993). An update on the Dissociative Experiences Scale. *Dissociation: Progress in the Dissociative Disorders, 6*, 16–27.

Claas, P. & Schulze, C. (2002). *Prozessorientierte Psychotherapie bei der Traumaverarbeitung.* Tübingen: Deutsche Gesellschaft für Verhaltenstherapie.

Comer, R. J. (1995). *Klinische Psychologie. Heidelberg*: Spektrum Akademischer Verlag.

Coons, P. M., Bowman, E. S. & Milstein, V. (1988). Multiple personality disorder: A clinical investigation of 50 cases. *Journal of Nervous and Mental Disease, 176*, 518–527.

Coons, P. M. & Milstein, V. (1986). Psychosexual disturbance in multiple personality: Characteristics, etiology, and treatment. *Journal of Clinical Psychiatry, 47*, 106–110.

Csikszentmihalyi, M. (1990). *Flow. Das Geheimnis des Glücks.* Stuttgart: Klett-Cotta.

Damasio, A. (1999). *The feeling of what happens: Body and emotion in the making of consciousness.* Fort Worth, TX: Harcourt College Publishers.

Darves-Bornos, J. M. (1997). Rape-related psychotraumatic syndromes. *European Journal of Obstetrics and Gynecology, 71, 59–65.*

Dell, P. F. (1998). Axis II pathology in outpatients with dissociative identity disorder. *Journal of Nervous and Mental Disease, 186*, 352–356.

Dell, P. F. (2001a). Why DSM-IV' portrayal of DID is a problem. *ISSD News, 19*, 4–8.

Dell, P. F. (2001b). Why the diagnostic criteria for dissociative identity disorder should be changed. *Journal of Trauma and Dissociation,* 2, 7–37.

Dilling, H. (Hrsg.) (2006). *Internationale Klassifikation psychischer Störungen. ICD-10 Kapitel V.* Bern: Hans Huber.

Dornbusch, K. M., Bischoff, N. & Straube, E. R. (2004). Entwicklung und Überprüfung einer neuen Skala zur Erfassung von dissoziativen Phänomenen: Die Jenaer Dissoziationsskala JDS. *Zeitschrift für Klinische Psychologie und Psychotherapie, 33*, 120–129.

Dunn, G. E., Paolo, A. M., Ryan, F. F. & van Fleet, J. (1993). Dissociative Symptoms in a substance abuse population. *American Journal of Psychiatry, 150*, 1043–1047.

Eckhardt-Henn, A. (2004). Dissoziative Störungen des Bewusstseins. *Psychotherapeut, 49, 55–66.*

Eckhardt-Henn, A. & Hoffmann, S. O. (2004). Depersonalisation und Derealisation. In A. Eckhardt-Henn & S. O. Hoffmann (Hrsg.), *Dissoziative Bewusstseinsstörungen* (S. 226–248). Stuttgart: Schattauer.

Eisen, M. L., Qin, J., Goodman, G. S. & Davis, S. L. (2002). Memory and suggestibility in maltreated children: age, stress arousal, dissociation, and psychopathology. *Journal of Experimental Child Psychology, 83*, 167–212.

Ellason, J. W. & Ross, C. A (2004). SCL-90-R – Norms for dissociative identity disorder. *Journal of Trauma and Dissociation, 5*, 85–91

Ellason, J. W., Ross, C. A. & Fuchs, D. L. (1996). Lifetime axis I and II comorbidity and childhood trauma history in dissociative identity disorder. *Psychiatry, 59*, 255–266.

Ellenberger, H. F. (1996). *Die Entdeckung des Unbewußten. Geschichte und Entwicklung der dynamischen Psychiatrie von den Anfängen bis zu Janet, Freud, Adler und Jung.* Zürich: Diogenes Taschenbuch.

Elzinga, B. M. & Bremner, J. D. (2002). Are the neural substrates of memory the final common pathway in Posttraumatic Stress Disorder (PTSD)? *Journal of Affective Disorders, 70,* 1–17.

Escobar, J. L. (1995). Transcultural aspects of dissociative and somatoform disorders. *The Psychiatric Clinics of North America, 18, 555–69.*

Feldman-Summers, S. & Pope, K. S. (1994). The experience of forgetting childhood abuse: A national survey of pschologists. *Journal of Consulting and Clinical Psychology, 62*, 636–639.

Fiedler, P. (2001). *Dissoziative Störungen und Konversion. Trauma und Traumabehandlung* (2. Auflage). Weinheim: Beltz Psychologie Verlags Union.

Fiedler, P. (2002). *Dissoziative Störungen. Fortschritte der Psychotherapie.* Göttingen: Hogrefe.

Foa, E. B. (1995). *Posttraumatic Stress Diagnostic Scale (PDS) Manual.* Minneapolis, MN: National Computer Systems.

Foote, B., Smolin, Y., Kaplan, M., Legatt, M. E. & Lipschitz, D. (2006). Prevalence of dissociative disorders in psychiatric outpatients. *American Journal of Psychiatry, 163*, 623–629.

Franke, G. (1995). *Die Symptom-Checkliste von Derogatis – Deutsche Version.* Weinheim: Beltz.

Fredrickson, R. (1992). *Repressed memories: A journey to recovery from sexual abuse.* New York: Simon & Schuster.

Freyberger, H. J. & Möller, H.-J. (2004). *Die AMDP-Module.* Göttingen: Hogrefe.

Freyberger, H.-J., Spitzer, C. & Stieglitz, R.-D. (1999). *Fragebogen zu dissoziativen Symptomen (FDS)*. Bern: Hans Huber Verlag.

Friedl, M. C. & Draijer, N. (2000). Dissociative disorders in Dutch psychiatric inpatients. *American Journal of Psychiatry, 157*, 1012–1013.

Frör, K. (2000). *Dissoziative Identitätsstörung – Eine polysymptomatische Störung? Eine Validierungsstudie mit dem SIDDS*. Diplomarbeit an der Phillips-Universität Marburg, Fachbereich Psychologie, unveröffentlichtes Manuskript.

Gast, U. (2004). Die dissoziative Identitätsstörung. In A. Eckhardt-Henn & S. O. Hoffmann (Hrsg.), *Dissoziative Bewusstseinsstörungen* (S. 195–218). Stuttgart: Schattauer.

Gast, U., Oswald, T., Zündorf, F. & Hofmann, A. (2000). *Strukturiertes Klinisches Interview für DSM-IV (SKID-D)*. Göttingen: Hogrefe.

Gast, U., Rodewald, F., Kersting, A. & Emrich, H. M. (2001). Diagnostik und Therapie Dissoziativer (Identitäts-) Störungen. *Psychotherapeut, 46*, 289–300.

Gast, U., Rodewald, F., Nickel, V. & Emrich, H. M. (2001). Prevalence of dissociative disorders among psychiatric inpatients in a German university clinic. *Journal of Nervous and Mental Disease, 189*, 249–257.

Gleaves, D. H. (1996). The sociocogntive model of dissociative identiy disorder: a reexamination of the evidence. *Psychological Bulletin, 120*, 42–59.

Gunderson, J. G., Zanarini, M. C. & Kisiel, C. L. (1996). Borderline Personality Disorder. In T. A. Widiger, A. J. Frances, H. A. Pincus, R. Ross, M. B. First & W. W. Davis (Eds.), *DSM-IV Sourcebook* (pp. 717–732). Washington, DC: American Psychiatric Press.

Guze, S. B. (1964). Conversion symptoms in criminals. *American Journal of Psychiatry, 121*, 580–583.

Guze, S. B. (1967). The diagnosis of hysteria: What are we trying to do? *American Journal of Psychiatry, 119*, 960–965.

Heim, C., Newport, D. J., Bonsall, R., Miller, A. H. & Nemeroff, C. B. (2001). Altered pituitary-adrenal axis responses to provocative challenge tests in adult survivors of childhood abuse. *American Journal of Psychiatry, 158*, 575–581.

Herman, J. (1992). Complex PTSD: A syndrome in survivors of prolonged and repeated trauma. *Journal of Traumatic Stress, 5*, 377–391.

Herman, J. (2003). *Die Narben der Gewalt. Traumatische Erfahrungen verstehen und überwinden*. Konzepte der Psychopathologie. Paderborn: Junfermann.

Hoffmann, S. O. (1998). Somatisierungsstörungen und somatoforme Störungen – Herkunft der Konzepte und ihre Abbildung in den neuen diagnostischen Glossaren. In G. Rudolf & P. Henningsen (Hrsg.), *Somatoforme Störungen* (S. 3–12). Stuttgart: Schattauer.

Hoffmann, S. O. (2004). Die Dissoziative Fugue. In A. Eckhardt-Henn & S. O. Hoffmann (Hrsg.), *Dissoziative Bewusstseinsstörungen* (S. 144–152). Stuttgart: Schattauer.

Hoffmann, S. O. & Eckhardt-Henn, A. (2004). Probleme der aktuellen Klassifikation dissoziativer Störungen. In A. Eckhardt-Henn & S. O. Hoffmann (Hrsg.), *Dissoziative Bewusstseinsstörungen* (S. 307–310). Stuttgart: Schattauer.

Hoffmann, S. O., Eckhardt-Henn, A. & Scheidt, C. E. (2004). Konversion, Dissoziation und Somatisierung: Historische Aspekte und Entwurf eines integrativen Modells. In A. Eckhardt-Henn & S. O. Hoffmann (Hrsg.), *Dissoziative Bewusstseinsstörungen* (S. 114–125). Stuttgart: Schattauer.

Hofmann, A. (2004). Die Dissoziative Amnesie. In A. Eckhardt-Henn & S. O. Hoffmann (Hrsg.), *Dissoziative Bewusstseinsstörungen* (S. 131–142). Stuttgart: Schattauer.

Horevitz, R. P. & Braun, B. G. (1984). Are multiple personalities borderline? *Psychatric Clinic of North America, 7*, 69–88.

Hornstein, N. L. & Putnam, F. W. (1992). Clinical phenomenology of child and adolescent dissociative disorders. *Journal of the American Academy of Child and Adolescent Psychiatry, 31*, 1077–1085.

Hornstein, N. L. & Putnam, F. W. (1996). Abuse and the development of dissociative symptoms and dissociative identity disorder. In C. R. Pfeffer (Ed.), *Severe stress and mental disturbance in children*. Washington, DC: American Psychiatric Association.

Huber, M. (1996). *Multiple Persönlichkeiten. Überlebende extremer Gewalt. Ein Handbuch*. Frankfurt/Main: Fischer.

Isaac, M. & Chand, P. K. (2006). Dissociative and conversion disorders: Defining boundaries. *Current Opinion in Psychiatry, 19*, 61–66.

Jacobs, J. R. & Bovasso, G. B. (1992). Toward the clarification of the construct of depersonalization and its assoiciation with affective and cognitive symptoms. *Journal of Personal Assessment, 59*, 352–365.

Jang, K. L., Paris, J., Zweig-Frank, H. & Livesley, W. J. (1998). Twin study of dissociative experience. *Journal of Nervous and Mental Disease, 186*, 345–351.

Keller, R. & Shaywitz, B. A. (1986). Amnesia or fugue state: A diagnostic dilemma. *Develomental and Behavioral Pediatrics, 7*, 131–132.

Kihlstrom, J. F. (2001). Dissociative disorders. In H. E. Adams & P. B. Sutker (Eds.), *Comprehensive handbook of psychopathology* (3rd ed., pp. 259–276). New York: Kluwer.

Kleinknecht, R. A. & Hyman, I. E. (Eds.) (1998). Memory of trauma: The intersection of clinical psychology and cognitive science. *Clinical Psychology Review, 18*, 891–1002.

Kluft, R. P. (1991). Clinical presentations of multiple personality disorder. *Psychiatric Clinics of North America, 14*, 605–629.

Kluft, R. P. (1996). Multiple personality disorder: A legacy of trauma. In C. R. Pfeffer (Ed.), *Severe stress and mental disturbance in children* (pp. 411–448). Washington, DC: American Psychiatric Association.

Köhler, K. & Saß, H. (1984). *Diagnostisches und Statistisches Manual Psychischer Störungen. DSM-III.* Weinheim: Beltz.

Koutstaal, W. & Schacter, D. L. (1997). Inaccuracy and inaccessibility in memory retrieval: Contributions from cognitive psychology and cognitive neuropsychology. In P. S. Appelbaum, L. Uyehara & M. Elin (Eds.), *Trauma and memory: Clinical and legal issues* (pp. 93–137). New York: Oxford University Press.

Lauscher, S. & Schulze, C. (1998). Schweregrad von sexuellem Missbrauch und Langzeitfolgen. *Zeitschrift für Klinische Psychologie, 27*, 181–188.

Laux, L., Glanzmann, P., Schaffner, P. & Spielberger, C. D. (1981). *Das State-Trait-Angstinventar. Theoretische Grundlagen und Handanweisung.* Weinheim: Beltz.

Lederer, W., Kinzl, J. F., Trefalt, E., Traweger, C. & Benzer, A. (2006). Significance of working conditions on burnout in anesthetists. *Acta Anaesthesiologica Scandinavia, 50*, 58–63.

LeDoux, J. (1998). *Das Netz der Gefühle. Wie Emotionen entstehen.* München: Hanser.

Lindsay, D. S. & Read, J. D. (1994). Psychotherapy and memories of childhood sexual abuse: A cognitive persective. *Journal of Applied Cognitive Psychology, 8*, 281–338.

Loewenstein, R. J. (1996). Dissociative amnesia and dissociative fugue. In L. K. Michelson & W. J. Ray (Eds.), *Handbook of dissociation: Theoretical, empirical, and clinical perspectives* (pp. 307–336). New York: Plenum Press.

Loftus, E. F. & Pickrell, J. E. (1995). The formation of false memories. *Psychiatric Annals, 25*, 720–725.

Lower, R. B. (1972/73). Affect changes in depersonalisation. *Psychoanalytic Review, 59*, 565–77.

Lucchelli, F., Muggia, S. & Spinnler, H. (1995). The „petites madeleines" phenomenon in two amnesic patients: Sudden recovery of forgotten memories. *Brain, 118*, 167–183.

Lukas, B. (2003). *Das Gefühl, ein No-Body zu sein. Depersonalisation, Dissoziation und Trauma. Eine Einführung für Therapeuten und Betroffene.* Paderborn: Junfermann Verlag.

Lussier, R. G., Steiner, S., Grey, A. & Hansen, C. (1997). Prevalence of dissociative disorders in an acute care day hospital population. *Psychiatric Services, 48*, 244–246.

Markowitsch, H. J. (2000). Anatomical bases of memory. In M. S. Gazzania (Ed.), *The New Cognitive Neurosciences* (pp. 781–795). Cambridge, London: MIT Press.

Masters, K. S. (1992). Hypnotic susceptibility, cognitive dissociation, and runners high in a sample of marathon runners. *American Journal of Clinical Hypnosis, 34*, 193–201.

May, K. (1910). *Mein Leben und Streben.* Band 1. Freiburg i. Br. (o. J., 1910), Reprint: Hildesheim/New York 1982.

McCallum, K. E., Lock, J., Kulla, M., Rorty, M. & Wetzel, R. D. (1992). Dissociative Symptoms and disorders in patients with eating diorders. *Dissociation, 5*, 227–235.

Medford, N., Brierley, B., Brammer, M., Bullmore, E. T., David, A. S. & Phillips, M. L. (2006). Emotional memory in depersonalization disorder: A functional MRI-study. *Psychiatric Research, 11* (in Druck).

Myers, C. S. (1940). *Shell Shock in France 1914–18.* Cambridge: Cambridge University Press.

Nijenhuis, E. R. S. (2004a). Somatoforme Dissoziation. In A. Eckhardt-Henn & S. O. Hoffmann (Hrsg.), *Dissoziative Bewusstseinsstörungen* (S. 94–113). Stuttgart: Schattauer.

Nijenhuis, E. R. S. (2004b). *Somatoform Dissociation: Phenomena, measurement, & theoretical issues.* New York, NY: W. W. Norton & Co.

Nijenhuis, E. R. S., Spinhoven, P., van Dyck, R., van der Hart, O. & Vanderlinden, J. (1992). Degree of somatoform and psychological dissociation in dissociative disorder is correlated with reported trauma. *Journal of Traumatic Stress, 11*, 711–730.

Nijenhuis, E. R. S., Spinhoven, P., van Dyck, R., van der Hart, O. & Vanderlinden, J. (1996). The development and psychometric characteristics of the Somatoform Dissociation Questionnaire (SDQ-20). *Journal of Nervous and Mental Disease, 184*, 688–694.

Nijenhuis, E. R. S., Spinhoven, P., van Dyck, R., van der Hart, O. & Vanderlinden, J. (1997). The development of the Somatoform Dissociation Questionnaire (SDQ-5) as a screening instrument for dissociative disorders. *Acta Psychiatrica Scandinavia, 96*, 311–318.

Nijenhuis, E. R. S., Spinhoven, P., Vanderlinden, J., van Dyck, R. & van der Hart, O. (1998a). Somatoform dissociative symptoms as related to animal defensive reactions to predatory imminence and injury. *Journal of Abnormal Psychology, 107*, 63–73.

Nijenhuis, E. R. S., Spinhoven, P., van Dyck, R., van der Hart, O. & Vanderlinden, J. (1998b). Psychometric characteristics of the Somatoform Dissociation Questionnaire: A replication study. *Psychotherapy and Psychosomatics, 67*, 17–23.

Nijenhuis, E. R. S, van der Hart, O. & Steele, K. (2004). Trauma-related structural dissociation of the personality. Trauma Information Pages website, January, 2004. URL: http//www.trauma-pages.com/nijenhuis-2004.htm

Nijenhuis, E. R. S, van Dyck, R., Ter Kuile, M. M., Mourits, M. J. E., Spinhoven, P. & van der Hart, O. (2003). Evidence for associations among somatoform dissociation, psychological dissociation and reported trauma in patients with chronic pelvic pain. *Journal of Psychosomatic Obstetrics and Gynecology, 24*, 87–98.

Nijenhuis, E. R. S., van Engen, A., Kusters, I. & van der Hart, O. (2001). Peritraumatic somatoform and psychological dissociation in relation to recall of childhood sexual abuse. *Journal of Trauma and Dissociation, 2*, 49–68.

Nijenhuis, E. R. S., Vanderlinden, J. & Spinhoven, P. (1998). Animal defensive reactions as a model for trauma-induced dissociative reactions. *Journal of Traumatic Stress, 11*, 243–260.

Nilsson, D. & Svedin, C. G. (2006). Evaluation of the Swedish version of Dissociation Questionnaire (DIS-Q), Dis-Q-Sweden, among adolescents. *Journal of Trauma and Dissociation, 7*, 65–89.

Othmer, E. & DeSouza, C. (1985). A screening test for somatization disorder. *American Journal of Psychiatry, 142*, 1146–1149.

Overkamp, B. (2002). Erfolgreiche Diagnostik dissoziativer Symptome und Störungen. Ein Überblick. In U. Sachsse, I. Oezkan & A. Streeck-Fischer (Hrsg.), *Traumatherapie – Was ist erfolgreich?* (S. 194–206). Göttingen: Vandenhoeck & Ruprecht.

Overkamp, B., Hofmann, A., Huber, M. & Dammann, G. (1997). Dissoziative Identitätsstörung (DIS) – eine Persönlichkeitsstörung? *Persönlichkeitsstörungen, 2*, 74–84.

Paulig, M., Böttger, S., Sommer, M. & Prosiegel, M. (1998). Depersonalisationssyndrom nach erworbener Hirnschädigung. *Nervenarzt, 69*, 1100–1106.

Phelps, B. J. (2000). Dissociative identity disorder: The relevance of behavior analysis. *Psychological Record, 50*, 235–249

Pool, D. A., Lindsay, D. S., Memon, A. & Bull, R. (1995). Psychotherapy and the recovery of memories of childhood sexual abuse: U. S. and British practitioners' beliefs, practices, and experiences. *Journal of Consulting and Clinical Psychology, 63*, 426–437.

Prins, H. (1990). *Bizarre behaviours. Boundaries of psychiatric disorders.* London/New York: Tavistock/Routledge.

Putnam, F. W. (1989). *Multiple Personalitiy Disorder.* New York: Guilford Press.

Putnam, F. W. (1991). Dissociative phenomena. In A. Tasman & S. M. Goldfinger (Eds.), *American Psychiatric Press review of psychiatry* (pp. 145–160). Washington, DC: American Psychiatric Association.

Putnam, F. W., Guroff, J. J., Silberman, E. K., Barban, L. & Post, R. M. (1986). The clinical phenomenology of multiple personality disorder: A review of 100 recent cases. *Journal of Clinical Psychiatry, 47*, 285–293.

Rassin, E. & van Rootselaar, A. F. (2006). From dissociation to trauma? Individual differences in dissociation as predictor of „trauma" perception. *Journal of Behaviour Therapy and Experimental Psychiatry, 37*, 127–139.

Reinders, A. A., Nijenhuis, E. R. S., Quak, J., Korf, J., Haaksma, J., Paans, A. M., Willemsen, A. T. & den Boer, J. A. (2006). Psychobiological characteristics of dissociative identity disorder: A symptom provocation study. *Biological Psychiatry, 60*, 730–740.

Rice, E. & Fisher, C. (1976). Fugue states in sleep and wakefulness: a psychophysiological study. *Journal of Nervous and Mental Disorders, 163*, 79–87.

Rodewald, F., Gast, U. & Emerich, H. M. (2006). Screening auf komplexe dissoziative Störungen mit dem Fragebogen für dissoziative Symptome (FDS). *Psychotherapie Psychosomatik Medizinische Psychologie, 56*, 249–258.

Rodewald, F. & Gast, U. (2000). Prävalenz Dissoziativer Störungen – empirische Ergebnisse. In F. Lamprecht, G. Schmid-Ott & H.-W. Künsebeck (Hrsg.), *Neue Betätigungsfelder*

der Psychosomatik und Psychotherapie (S. 52–62). Frankfurt/Main: Verlag für Akademische Schriften (VAS).

Ross, C. A. (1991). Epidemiology of muliple personalitiy disorder and dissociation. *Psychiatric Clinics of North America, 14*, 503–517.

Ross, C. A. (1995). Diagnosis of dissociative identity disorder. In L. M. Cohen, H. N. Berzoff & M. R. Elin (Eds.), *Dissociative identity disorder: Theoretical and treatment controversies* (pp. 261–284). Northwale, NJ: Jason Aronson.

Ross, C. A. (1997). *Dissociative identity disorder. Diagnosis, clinical features, and treatment of multiple personality.* New York: John Wiley.

Ross, C. A., Duffy, C. & Ellason, J. W. (2002). Prevalence, reliability and validity of dissociative disorders in an inpatient setting. *Journal of Trauma & Dissociation, 3*, 7–17.

Ross, C. A., Heber, S. Norton, G. R. & Anderson, G. (1989). Differences between multiple personality disorder and other diagnostic groups on structured interview data. *The Journal of Nervous and Mental Disease, 177*, 487–491.

Ross, C. A., Heber, S. Norton, G. R., Anderson, G. & Barchel, P. (1989). The dissociative disorders interview schedule: A structured interview. *Dissociation, 2*, 169–189.

Ross, C. A., Kronson, J., Koensgen, S. & Barkman, K. (1992). Dissociative comorbidity in 100 chemically dependent patients. *Hospital and Community Psychiatry, 43*, 840–842.

Ross, C. A., Norton, G. R. & Wozney, K. (1989). Multiple personality disorder: An analysis of 236 cases. *Canadian Journal of Psychiatry, 34*, 413–418.

Ross, C. A., Ryan, L., Voigt, H. & Edie, L. (1991). High and low dissociators in a college student population. *Dissociation, 4*, 147–151.

Sanders, S. (1986). The perceptual alteration scale: A scale measuring dissociation. *American Journal of Clinical Hypnosis, 29* (2), 95–102.

Sar, V., Kundakci, T., Kiziltan, E., Bakim, B. & Bozkurt, O. (2000). Differentiating dissociative disorders from other diagnostic groups through somatoform dissociation in Turkey. *Journal of Trauma and Dissociatin, 1*, 67–80.

Sar, V., Unal, S. N., Kiziltan, E., Kundakci, T. & Ozturk, E. (2001). HMPAO SPECT study of reional cerebral blood flow in dissociative identity disorder. *Journal of Trauma and Dissociation, 2*, 5–25.

Saß, H., Wittchen, H.-U., Zaudig, M. & Houben, I. (2003). *Diagnostisches und Statistisches Manual Psychischer Störungen. Textrevision DSM-IV-TR.* Göttingen: Hogrefe.

Schacter, D. L. (1999). *Wir sind Erinnerung. Gedächtnis und Persönlichkeit.* Reinbeck: Rowohlt.

Spanos, N. P. (1994). Mulitple identity enactments and multiple personality disorder. A sociocognitive perspective. *Psychological Bulletin, 116*, 143–165.

Spanos, N. P., Menary, E., Gabora, N. J., DuBreuil, S. C. & Dewhirst, B. (1991). Secondary identity enactments during hypnotic past-life regression: A sociocognitive perspective. *Journal of Personality and Social Psychology, 61*, 308–320.

Spiegel, D. & Cardeña, E. (1991). Disintegrated experience: The dissociative disorder revisited. *Journal of Abnormal Psychology, 100*, 366–378.

Spitzer, C. (2004). Psychometrische Diagnostik dissoziativer Symptome und Störungen. In A. Eckhardt-Henn & S. O. Hoffmann (Hrsg.), *Dissoziative Bewusstseinsstörungen* (S. 311–320). Stuttgart: Schattauer.

Spitzer, C., Barnow, S., Grabe, H. J., Klauer, T., Stieglitz, R. D., Schneider, W. & Freyberger, H. J. (2006). Frequency, clinical and demographic correlates of pathological dissociation in Europe. *Journal of Trauma and Dissociation, 7*, 51–62.

Spitzer, C. & Freyberger, H. J. (2004). Das AMDP-Modul zu Dissoziation und Konversion. In H. J. Freyberger & H.-J. Möller (Hrsg.), *Die AMDP-Module.* Göttingen: Hogrefe.

Spitzer, C., Klauer, T., Grabe, H. J., Lucht, M., Stieglitz, R. D., Schneider, W., Freyberger, H. J. (2003). Gender differences in dissociation. A dimensional approach. *Psychopathology, 36*, 65–70.

Spitzer, C., Stieglitz, R.-D. & Freyberger, H.-J. (2005). *Fragebogen zu dissoziativen Symptomen (FDS).* Göttingen: Hogrefe.

Spitzer, C., Wrede, K. H. & Freyberger, H. J. (2004). Das AMDP-Modul zu Dissoziation und Konversion (AMDP-DK): Entwicklung einer Checkliste und erste Befunde zu ihren psychometrischen Charakteristika. *Fortschritte der Neurologie, Psychiatrie, 72*, 404–410.

Steinberg, M. (1991). The spectrum of depersonalisation: Assessment and treatment. *Annual Review of Psychiatry, 10*, 223–247.

Steinberg, M. (1994). *Interviewer's guide to the structured clinical interview for DSM-IV dissociative disorders (SCID-D) (rev. ed.).* Washington, DC: American Psychiatric Association.

Steinberg, M. (1996). Diagnostic tools for assessing dissociation in children and adolescents. *Child and Adolescent Psychiatric Clinics of North America, 5*, 333–349.

Steinberg, M., Barry, D.T., Sholomskas, D. & Hall, P. (2005). SCL-90 symptom patterns: Indicators of dissociative disorders. *Bulletin of the Menninger Clinic, 69*, 237–49.

Steinberg, M. & Steinberg, A. (1995). Using the SCID-D to assess dissociative identity disorder in adolescents: Three case studies. *Bulletin of the Menninger Clinic, 59*, 221–231.

Stiglmayr, C.E., Braakmann, D., Haaf, B., Stieglitz, R.-D. & Bohus, M. (2003). Entwicklung und psychometrische Charakteristika der Dissoziations-Spannungs-Skala akut (DSS-akut). *Psychotherapie Psychosomatik Medizinische Psychologie, 53*, 287–294.

Terr, L.C. (1994). *Unchained memories: True stories of traumatic memories lost and found.* New York: Basic Books.

van der Hart, O. & Nijenhuis, E.R.S. (2001). Loss and recovery of different memory types in generalized dissociative amnesia. *Australian and New Zealand Journal of Psychiatry, 35*, 589–600.

van der Hart, O., van Dijke, A., van Son, M.J.M. & Steele, K. (2000). Somatoform dissociation in traumatized World War I combat soldiers: A neglected clinical heritage. *Journal of Trauma and Dissociation, 1*, 33–66.

van der Kolk, B.A. & Fisler, R. (1995). Dissociation and the fragmentary nature of traumatic memories: Overview and exploratory study. *Journal of Traumatic Stress, 8*, 505–525.

Vanderlinden, J., van Dyck, R., Vanderecken, W. & Vertommen, H. (1991). Dissociative experiences in the general population in the Netherlands and Belgium: A study with the Dissociative Questionnaire (DIS-Q). *Dissociation: Progress in the Dissociative Disorders, 4*, 180–184.

Vanderlinden, J., van Dyck, R., Vanderecken, W. & Vertommen, H. (1993). Dissociation and traumatic experiences in the general population of the Netherlands. *Hospital and Community Psychiatry, 44*, 786–788.

Waller, N.G. & Meehl, P.E. (1997). *Multivariante Taxometric Procederes: Distinguishing types from continua.* Newbury Park: Sage.

Waller, N.G. & Ross, C.A. (1997). The Prevalence and biometric structure of pathological dissociation in the general population: Taxometric and behavior genetic findings. *Journal of Abnormal Psychology, 4*, 499–510.

Whitfield, C.L. (1995). The forgotten difference: Ordinary memory versus traumatic memory. *Consciousness and Cognition, 4*, 88–94.

Williams, L.M. (1994). Recall of childhood trauma: A prosective study of women's memories of child sexual abuse. *Journal of Consulting and Clinical Psychology, 62*, 1167–1176.

Williams, L.M. (1995). Recovered memories of abuse in women with documented child sexual vicitimization histories. *Journal of Traumatic Stress, 8*, 649–673.

Wilson, J.P. & Raphael, B. (Eds.) (1993). *International handbook of traumatic stress syndromes.* New York: Plenum.

Wittchen, U., Saß, H. & Zaudig, M. (1991). *Diagnostisches und Statistisches Manual Psychischer Störungen. DSM-III-R.* Weinheim: Beltz.

Wittchen, H.-U., Zaudig, M. & Fydrich, T. (1997). *SKID. Strukturiertes Klinisches Interview für DSM-IV. Achse I und II.* Göttingen: Hogrefe.

Yapko, M. (1997). The troublesome unknowns about trauma and recovered memories. In M.A. Conway (Ed.), *Recovered memories and false memories. Debates in psychology* (pp. 23–33). London: Oxford University Press.

25 Somatoforme Störungen

Gaby Bleichhardt und Wolfgang Hiller

1 Einleitung
2 Phänomenologie
2.1 Epidemiologie
2.2 Verlauf
2.3 Gesundheitspolitische Bedeutung der somatoformen Störungen
3 Klassifikatorische Diagnostik
3.1 Kriterien nach DSM-IV
3.2 Kriterien nach ICD-10
3.3 Kritik an der gegenwärtigen Klassifikation
3.4 Differentialdiagnostik und Erhebung komorbider Störungen
4 Modifikationsorientierte Diagnostik
5 Erhebungsmethoden
5.1 Interviewverfahren und Checklisten
5.2 Fragebogenverfahren
6 Fallbeispiele
7 Gruppenspezifische Aspekte
7.1 Kinder und Jugendliche
7.2 Ältere Menschen
8 Zusammenfassung und Ausblick
Literatur

1 Einleitung

> Das gemeinsame Merkmal der somatoformen Störungen ist das Vorhandensein von körperlichen Symptomen, die einen medizinischen Krankheitsfaktor nahelegen und die durch einen medizinischen Krankheitsfaktor, durch die direkte Wirkung einer Substanz oder durch eine andere psychische Störung nicht vollständig erklärt werden können. (DSM-IV; Saß, Wittchen & Zaudig, 1996, S. 509)

Als „Prototyp" somatoformer Störungen kann die Somatisierungsstörung gelten, die durch eine große Anzahl vielfältiger körperlicher Symptome gekennzeichnet ist. Stehen Schmerzsymptome im Vordergrund, so ist von einer somatoformen Schmerzstörung auszugehen. Bei der Konversionsstörung sind sog. „pseudoneurologische" Symptome das zentrale Merkmal, d. h. Symptome, die eine neurologische Erkrankung vermuten lassen, wie z. B. Bewegungs- oder Koordinationsstörungen oder epilepsieähnliche Krampfanfälle. Das ICD-10 (Dilling, Mombour, Schmidt & Schulte-Markwort, 1994) sieht zudem die sogenannte somatoforme autonome Funktionsstörung vor, bei der die körperlichen Beschwerden mit Symptomen einer vegetativen Erregbarkeit einhergehen müssen. All diese Störungen, bei denen der Fokus auf dem Leiden unter körperlichen Beschwerden liegt, können noch einmal abgegrenzt werden von der Hypochondrie, bei der die

Angst oder Überzeugung, eine ernsthafte Krankheit zu haben (was auf einer Fehlinterpretation körperlicher Symptome beruht), das zentrale Kriterium darstellt.
In der Literatur finden sich zuweilen andere, eher ältere Begriffe für somatoforme Störungen, wie „funktionelle Störungen", „somatisierte" oder „larvierte Depression", „vegetative Dystonie" o. ä.
Im Vergleich zu anderen Gruppen psychischer Störungen waren die somatoformen Störungen lange ein „Stiefkind" klinisch-psychologischer Forschung. Bis in die 80er Jahre des 20. Jahrhunderts hielt sich die Annahme, somatoforme Störungen seien behandlungsresistent. Dies stellt vermutlich den wesentlichen Grund für die teilweise heute noch dünne empirische Basis dar, z. B. in der Epidemiologie der Hypochondrie oder in experimentalpsychologischen Belegen ätiologischer Annahmen.

2 Phänomenologie

Das Hauptmerkmal der somatoformen Störungen sind medizinisch unklare körperliche Beschwerden. Betrachtet man die zentralen Charakteristika auf den gewohnten vier Ebenen des Verhaltens und Erlebens, finden sich zudem eine Reihe weiterer Auffälligkeiten für diese Störungsbilder:

Kognitive Merkmale

- katastrophisierende Bewertung von Körperempfindungen
- enger Gesundheitsbegriff: Gesundheit bedeutet Freiheit von körperlichen Beschwerden
- somatosensorische Verstärkung (s. Abschnitt 3)

Emotionale Merkmale

- Ärger, Hilflosigkeit, Depressivität als Folgen des Leidens unter Beschwerden
- hohe Komorbidität mit Depression

Körperliche Merkmale
Zentrales Merkmal:

- Leiden unter Schmerzen und anderen Missempfindungen

Verhaltensbezogene Merkmale
„Unangemessenes Krankheitsverhalten"

- hohe Inanspruchnahme medizinischer Dienste
- Schonverhalten
- Rückversicherungsverhalten
- „Checking Behavior" (Absuchen/Kontrollieren des Körpers auf Auffälligkeiten)

Eine ausführlichere Zusammenstellung der psychologischen Merkmale für die Somatisierungsstörung findet sich auch bei Rief (2000).

2.1 Epidemiologie

Die Somatisierungsstörung gemäß gegenwärtiger Diagnosesysteme ist extrem sel-

ten, die großen epidemiologischen Studien finden Lebenszeitprävalenzen von 0,03 bis 0,38 % (Swartz, Blazer, George & Landerman, 1986; Escobar, Burnam, Karno, Forsythe & Golding, 1987). Die Prävalenzraten für die Hypochondrie können derzeit nicht als gesichert gelten, die Angaben schwanken zwischen 0,2 % Lebenszeitprävalenz (Looper & Kirmayer, 2001) und 4,5 % 12-Monats-Prävalenz (Faravelli et al., 1997). Für die Gesamtgruppe der somatoformen Störungen in Deutschland findet sich eine Lebenszeitprävalenz von 12,3 %. Lieb et al. (2000) finden in einer repräsentativen Untersuchung bei bereits 2,7 % der 14- bis 24-Jährigen eine spezifische somatoforme Störung.
Während bei den somatoformen Störungen mit dem Hauptmerkmal der körperlichen Beschwerden Frauen weit häufiger betroffen sind (2 bis 5 mal häufiger), scheint für die Hypochondrie ein ausgewogenes Geschlechterverhältnis vorzuliegen (Escobar et al., 1998; Gureje, Simon, Üstün & Goldberg, 1997; Bleichhardt & Hiller, 2007).

2.2 Verlauf

Wie die Untersuchung von Lieb et al. (2000) vermuten lässt, können somatoforme Störungen oftmals schon in der Kindheit und Jugendzeit beginnen. Wittchen, Essau, Rief und Fichter (1993) ermittelten ein Ersterkrankungsalter von unter 30 Jahren bei etwa zwei Drittel der Befragten. In einer Untersuchung von 100 Personen mit unklaren körperlichen Symptomen fand sich bei 30 % der Personen nach 15 Monaten eine vollständige Remission, bei 25 % der Befragten stellte sich keine Besserung ein (Speckens, van Hemert, Bolk, Rooijmans & Hengeveld, 1996). Auf eine weit höhere Chronifizierung weist die Untersuchung von Swartz, Landerman, George, Blazer und Escobar (1991) hin. Hier kam es im Verlauf eines Jahres zu einer Remissionsrate von 8 % der befragten Personen. In vielen Fällen scheinen die vorherrschenden körperlichen Beschwerden im Verlaufe der Störung zu wechseln (z. B. Gureje & Simon, 1999).

2.3 Gesundheitspolitische Bedeutung der somatoformen Störungen

Somatoforme Patienten zeigen ein erheblich erhöhtes medizinisches Inanspruchnahmeverhalten und verursachen somit einen beachtlichen Teil der nationalen Gesundheitskosten.
So konnten Kroenke und Mangelsdorff (1989) durch Aktenrecherchen für nur 16 % neu auftretender Symptombeschwerden eine Ursache identifizieren. Andere Untersuchungen kommen zu etwas geringeren, aber weiterhin gesundheitspolitisch brisanten Auftretenshäufigkeiten somatoformer Symptome in der ambulanten organmedizinischen Versorgung. Weber et al. (1990) kamen zu dem Schluss, dass nahezu jeder zweite Patient, der ärztliche Hilfe in Anspruch nimmt, unter funktionellen Störungen leidet. In einer Befragung gaben stationäre Patienten mit Somatisierungssyndrom durchschnittlich 40 Arztbesuche jährlich an (Bleichhardt, 2002).
Die größte Belastung des Gesundheitssystems durch somatoforme Patienten entstehen aufgrund von Krankschreibungen und Berentungen. So fanden bei Zoccolillo und Cloninger (1986a; 1986b) 40 % der Patientinnen mit Somatisierungsstörung eine beantragte oder bereits laufende finanzielle Unterstützung, die der deutschen Erwerbsunfähigkeitsrente vergleichbar ist. Bleichhardt, Timmer und Rief (2004) stellten bei Patienten mit Somatisierungssyndrom aus einer psychosomatischen Klinik eine durchschnittliche Arbeitsunfähigkeit von 14 Wochen im Jahr vor der Behandlung fest. Bei 22 % der Patienten lag ein Rentenbegehren vor.

Ähnliche Ergebnisse finden sich bei Escobar, Rubio-Stipec, Canino und Karno (1989), Perley und Guze (1962), Ferber, Ferber, Kohlhausen und Silomon (1972), Sturm und Zielke (1988), Smith, Monson und Ray (1986) sowie Wittchen, Müller, Pfister, Winter und Schmidtkunz (1999).

Die für den deutschen Sprachraum umfassendste Kostenanalyse bei somatoformen Störungen stammt von Hiller, Fichter und Rief (2003). In diese Kosten-Nutzen-Studie wurden 172 Patienten mit somatoformen Störungen, die in einer psychosomatischen Fachklinik behandelt wurden, eingeschlossen. Zusätzlich zur Patientenbefragung wurden bei den Krankenkassen der Versicherten Informationen eingeholt. Es zeigte sich, dass – verglichen mit den durchschnittlichen Aufwendungen der Krankenkassen pro Versichertem – die Ausgaben für ambulante Behandlungen um das 2,5fache erhöht waren. Durch die Krankenkassen wurden in den letzten zwei Jahren durchschnittlich 127 Arbeitsunfähigkeitstage für die Somatisierungspatienten festgestellt. Die Autoren schätzen die indirekten Kosten aufgrund von Arbeitsunfähigkeit auf rund 19.000 € pro Patient.

Weitere Kostenanalysen finden sich bei Ford (1986), Rost, Kashner und Smith (1994), Beard und Pearce (1992), Caudill, Schnable, Zuttermeister, Benson und Friedman (1991), Zielke und Mark (1989), de Gruy et al. (1987) sowie Labott, Preisman, Popovich und Iannuzzi (1995).

3 Klassifikatorische Diagnostik

3.1 Kriterien nach DSM-IV

DSM-IV unterscheidet sieben einzelne somatoforme Störungen, deren Hauptmerkmale im Folgenden beschrieben werden:

Somatisierungsstörung
Die Diagnose einer Somatisierungsstörung (300.81) wird bei Vorliegen einer Vielzahl körperlicher Beschwerden aus verschiedenen Symptombereichen gestellt: So müssen mindestens vier Schmerzsymptome (z. B. Kopf- oder Rückenschmerzen), zwei gastrointestinale Beschwerden (z. B. Übelkeit, Durchfall), ein psychosexuelles Symptom (z. B. unregelmäßige Menstruationsblutungen, Erektions- oder Ejakulationsstörungen) und ein pseudoneurologisches Symptom (z. B. Koordinations- oder Gleichgewichtsstörungen oder Harnverhalt) vorliegen. Die somatischen Beschwerden werden als bedeutsam gewertet, wenn sie zu medizinischer Behandlung oder deutlichen Beeinträchtigungen in wichtigen Funktionsbereichen führen. Weiterhin müssen die Beschwerden vor dem 30. Lebensjahr begonnen haben und über eine Zeitspanne von mehreren Jahren andauern.

Undifferenzierte somatoforme Störung
Die undifferenzierte somatoforme Störung (300.81) kategorisiert gewissermaßen die stark abgeschwächte Form einer Somatisierungsstörung. Zur Vergabe dieser Diagnose genügt das Auftreten von mindestens einem somatoformen Symptom, das sechs Monate oder länger andauert.

Konversionsstörung
Unter einer Konversionsstörung (300.11) wird nach DSM-IV eine Störung verstanden, bei der Symptome bzw. Ausfälle der willkürlichen Motorik oder Sensorik vorherrschen (z. B. Lähmungen, Aphonie oder Globus hystericus). Bei der Konversionsstörung stehen somit pseudoneurologische somatoforme Beschwerden im Vordergrund.

Schmerzstörung
Die Diagnose einer Schmerzstörung (307.8) wird vergeben, wenn die somatoformen Symptome aus Schmerzen in einer oder mehreren anatomischen Regionen bestehen.

Hypochondrie
Das Hauptmerkmal der Hypochondrie (300.7) ist eine übermäßige Beschäftigung mit der Angst oder der Überzeugung, eine ernsthafte Krankheit zu haben, was auf einer Fehlinterpretation von einem oder mehreren körperlichen Zeichen oder Symptomen basiert. Die ungerechtfertige Angst oder Überzeugung bleibt trotz ärztlicher Rückversicherungen, dass keine derartige Krankheit vorliegt, bestehen.

Körperdysmorphe Störung
Menschen mit einer körperdysmorphen Störung (300.7) beschäftigen sich übermäßig mit einem Mangel oder einer Entstellung im körperlichen Aussehen. Dieser Mangel ist entweder eingebildet, oder wenn eine leichte körperliche Anomalie vorhanden ist, ist die Sorge der betroffenen Person deutlich übertrieben.

Nicht näher bezeichnete somatoforme Störung
Die nicht näher bezeichnete somatoforme Störung (300.81) bildet eine Restkategorie für Störungen mit somatoformen Symptomen, die nicht die Kriterien für die genannten spezifischen somatoformen Störungen erfüllen.

3.2 Kriterien nach ICD-10

Im ICD-10 fallen die somatoformen Störungen unter das Kapitel F4, die sog. „neurotischen, Belastungs- und somatoformen Störungen“. Im Folgenden werden die wesentlichen diagnostischen Kriterien des Systems aufgeführt. Die Konversionsstörung, bei der unklare Beschwerden, wie z. B. Bewegungs- oder Empfindungsstörungen, im Vordergrund stehen, befindet sich im Gegensatz zum DSM-IV nach der Klassifikation des ICD-10 unter den dissoziativen Störungen (F44).

Somatisierungsstörung
Die Kriterien für eine Somatisierungsstörung (F45.0) werden erfüllt, wenn seit mindestens zwei Jahren multiple körperliche Symptome vorliegen, die nicht ausreichend durch diagnostizierbare körperliche Krankheiten erklärt werden können. Hier müssen mindestens sechs körperliche Symptome aus mindestens zwei Organgruppen (gastrointestinal, kardiovaskulär, urogenital oder Haut- und Schmerzsymptome) vorliegen. ICD-10 sieht vor, dass die medizinische Feststellung, dass keine ausreichende körperliche Ursache für die körperlichen Symptome vorliegt, nicht akzeptiert werden darf.

Undifferenzierte Somatisierungsstörung
Die Lockerung der Kriterien für die undifferenzierte Somatisierungsstörung (F45.1) ist vergleichbar mit der des DSM-IV. Das Zeitkriterium wurde auf 6 Monate vermindert, auch dürfen weniger körperliche Symptome vorliegen.

Anhaltende somatoforme Schmerzstörung
Um die Kriterien für die anhaltende somatoforme Schmerzstörung (F45.4) zu erfüllen, muss ein schwerer Schmerz in einem Körperteil, der nicht adäquat organmedizinisch erklärt werden kann, über mindestens 6 Monate anhaltender Hauptfokus der Aufmerksamkeit des Patienten sein.

Hypochondrische und dysmorphophobe Störung
Zentrales Kriterium der hypochondrischen Störung (F45.2) ist die Überzeugung, an maximal zwei schweren körperlichen Krankheiten zu leiden. Die Überzeugung muss seit mindestens 6 Monaten bestehen. Das ICD-10 gibt vor, dass die medizinische Feststellung, dass keine ausreichende körperliche Ursache für Symptome oder Einstellungen vorliegt, nicht akzeptiert werden darf.
Anders als im DSM-IV wird hier die körperdysmorphe Störung unter die Hypochondrie (dysmorphophobe Störung, F45.2) subsummiert. Das Kriterium der Krankheitsüberzeugung wird ausgetauscht durch die anhaltende Beschäftigung mit einer vom Betroffenen angenommenen Entstellung oder Missbildung. Es ist zu beachten, dass phänomenologisch kaum Gemeinsamkeiten zwischen dysmorphophober und hypochondrischer Störung bestehen.

Somatoforme autonome Funktionsstörung
Für die somatoforme autonome Funktionsstörung des ICD-10 gibt es keine Parallele im DSM-IV. Zentral ist hier, dass die körperlichen Beschwerden mit Symptomen einer vegetativen Erregbarkeit einhergehen müssen. Um die Kriterien zu erfüllen, müssen Symptome autonomer Erregung vorhanden sein, die zu mindestens einem der Organsysteme (kardiovaskuläres System, oberer und unterer Gastrointestinaltrakt, respiratorisches sowie Urogenitalsystem) zugeordnet werden können. Weiterhin müssen mindestens zwei vegetative Symptome sowie mindestens ein weiteres Symptom aus einer vorgegebenen Liste, z. B. Brustschmerzen, außergewöhnliche Ermüdbarkeit, häufiger Stuhldrang, vorliegen.

Das ICD-10 gibt *zwei weitere Restkategorien* an:

- sonstige somatoforme Störung F45.8 (z. B. Globus hystericus, Bruxismus)
- nicht näher bezeichnete somatoforme Störung F45. 9.

Eine ausführliche Übersicht über diagnostische Aspekte sämtlicher somatoformer Störungen sowie verwandter Syndrome findet sich bei Morschitzky (2000).

3.3 Kritik an der gegenwärtigen Klassifikation

Seit den 80er Jahren des 20. Jahrhunderts entbrannte eine wissenschaftliche Diskussion um die „traditionellen" diagnostischen Kriterien der Somatisierungsstörung nach DSM-III-R, DSM-IV und ICD-10. Die Autoren beklagten vor allem, dass die traditionellen Kriterien zu streng gefasst seien. Geringen Prävalenzraten für die streng nach DSM/ICD-10 diagnostizierte Somatisierungsstörung steht ein großer Anteil von Patienten gegenüber, die mit nicht vollständig erklärbaren körperlichen Beschwerden ärztliche Hilfe suchen. So schätzt Lipowski (1986), dass die Häufigkeit von Personen mit somatoformen Symptomen in Allgemeinarztpraxen zwischen 6 und 19 % liegt, während hingegen die Prävalenz für

die Somatisierungsstörung deutlich unter 1 % liegt (s. Abschnitt 1.1). Aus diesem Grund wurden weniger streng gefasste Klassifikationsansätze entwickelt, die bisher jedoch nicht in die gängigen Diagnosesysteme aufgenommen wurden.
Der am meisten verbreitete Ansatz stammt von der Arbeitsgruppe um Escobar (Escobar et al., 1987; Escobar et al., 1989) und wird als „Somatic Symptom Index – SSI" bezeichnet. Für den SSI 4/6 müssen bei Männern mindestens vier somatoforme Beschwerden, bei Frauen sechs Beschwerden vorliegen. Hier könne die Diagnose einer „abridged somatization disorder" vergeben werden. Katon et al. (1991) bestätigten in einer Untersuchung von Patienten, die häufig medizinische Dienste in Anspruch nahmen, dass bereits das Vorliegen der „abridged somatization disorder" eine deutliche psychosoziale Beeinträchtigung sowie erhebliche Kosten für das Gesundheitssystem mit sich bringt.
Im deutschen Sprachraum ist durch die Arbeitsgruppe um Hiller und Rief vor allem der Begriff des „Somatisierungssyndroms" (Rief, 1995; Rief et al., 1996) für die Bezeichnung einer weniger restriktiven Somatisierungsstörung bekannt. Zur Bestimmung von Kriterien für das Somatisierungssyndrom wählten Rief und Hiller (1999) einen empirisch orientierten Ansatz und ermittelten einen Cut-Off-Wert von sechs bis sieben somatoformen Symptomen, der die bestmögliche Differenzierung zwischen Patienten mit geringer und hoher Beeinträchtigung leistet. Um sich nicht zu weit von herkömmlichen Kriterien wegzubewegen, entschieden sich die Autoren für einen optimalen Cut-Off-Wert von acht somatoformen Beschwerden als zentrales Kriterium des Somatisierungssyndroms.
Diskussionswürdig ist weiterhin die Einordnung der körperdysmorphen Störung in die Gruppe der somatoformen Störungen, wie sie durch die beiden Klassifikationssysteme DSM-IV und ICD-10 vorgenommen wird. Diese gilt in der internationalen Literatur einheitlich als eigenständige Störung. Insbesondere am System des ICD-10 lässt sich eine Reihe weiterer Kritikpunkte festmachen:

- Kriterium C der Somatisierungsstörung macht eine „hartnäckige Weigerung, die medizinische Feststellung zu akzeptieren, dass keine ausreichende körperliche Ursache für die körperlichen Symptome vorliegt" (S. 177) erforderlich. Sowohl aus diagnostischen als auch therapeutischen Gründen erscheint dieses Kriterium außerordentlich hinderlich.
- Für die somatoforme autonome Funktionsstörung lässt sich keine empirische Fundierung finden.
- Die Konversionsstörung wird unter die dissoziativen Störungen subsummiert, obwohl auch hier unklare körperliche Beschwerden zugrundeliegen.

3.4 Differentialdiagnostik und Erhebung komorbider Störungen

Die am häufigsten abzugrenzenden Störungen werden in der folgenden Übersicht aufgeführt:

Organische Erkrankungen
Dies ist die wichtigste Abgrenzung, da für jedes Symptom zunächst eine organische Krankheit ausgeschlossen werden muss.

Depressive Störungen
Älteren Konzepten zufolge wurden somatoforme Störungen als eine Art „unterdrückte Depression" gesehen, so dass ihnen kein eigenständiger Störungscharakter beigemessen wurde. Empirisch

lässt sich diese Einordnung nicht mehr halten.

Angststörungen
Treten körperliche, insbesondere vegetative Symptome ausschließlich während Panikanfällen, in Angstsituationen oder im Rahmen eines erhöhten Angstarousals auf, sollten diese nicht als somatoform gewertet werden.

Psychotische Störungen
Coenästhetische Halluzinationen (bizarre körperliche Empfindungen, wie z. B. ein Stahlgerüst im Bauch, Ameisen im Gehirn) können im Rahmen florider Phasen bei psychotischen Störungen auftreten und sind nicht somatoform.

Artifizielle Störungen und Simulation
Hierbei handelt es sich um das absichtliche Erzeugen bzw. das Vortäuschen körperlicher Symptome. Im Fall der Simulation ist typischerweise ein offensichtlicher Vorteil für den Patienten (i. d. R. finanzielle Entschädigungen) beabsichtigt. Bei artifiziellen Störungen nimmt man eine bestehende hohe Motivation an, die Krankenrolle einzunehmen.

Die Komorbidität ist bei somatoformen Störungen sehr hoch. Dabei sind die depressiven Störungen die häufigste Begleiterkrankung, die bei etwa zwei Dritteln aller Patienten vorliegt. Die häufigsten Angststörungen scheinen die Panikstörung und/oder Agoraphobie zu sein, jedoch finden einige Untersucher auch hohe Raten für die generalisierte Angststörung. Aus diesem Grund sollte bei der Erhebung der Diagnostik immer auch auf andere psychische Störungen eingegangen werden.

4 Modifikationsorientierte Diagnostik

Somatoforme Störungen entstehen stets durch ein Zusammenwirken verschiedener Faktoren, die sich in biologische/psychophysiologische, kognitive, emotionale und verhaltensbezogene Aspekte aufteilen lassen.

Bei einer ausführlichen modifikationsorientierten Diagnostik sollten deshalb die folgenden Aspekte erfragt werden:

1. Potentielle erste Auslöser für erste Körpersensationen, wie z. B. autonome Erregung, frühere Krankheiten, Bagatellerkrankungen.
2. Somatosensorische Verstärkung mit den beiden zentralen Komponenten der Aufmerksamkeitsfokussierung und der katastrophisierenden Bewertung.
3. Krankheitsverhalten.

In Hinsicht auf die Krankheitsgeschichte somatoformer Patienten sollten sowohl bisherige Erkrankungen des Patienten als auch Krankheiten von Bezugpersonen erfragt werden. Auch Bagatellerkrankungen können zusammen mit akuten, chronischen Belastungen oder kritischen Lebensereignissen einen Teufelskreis auslösen. Teilweise finden sich Gewalterfahrungen in den Anamnesen oder auch Sozialisationserfahrungen, die zu einem Selbstbild der körperlichen Schwäche führen. Des Weiteren ist zu fragen, in welcher Weise sich soziale Beziehungen durch die sich entwickelnde Erkrankung verändert haben, und auch, ob es Personen gab, die eine Modellfunktion für die positiven und negativen Aspekte des Leidens unter Krankheiten ausgeübt haben. Voraussetzungen für den sich entwickelnden selbstverstärkenden Prozess sind oftmals subjektive Krankheitstheorien und Überzeugungen. Deshalb sind immer auch diese Erklärungsmuster bei die-

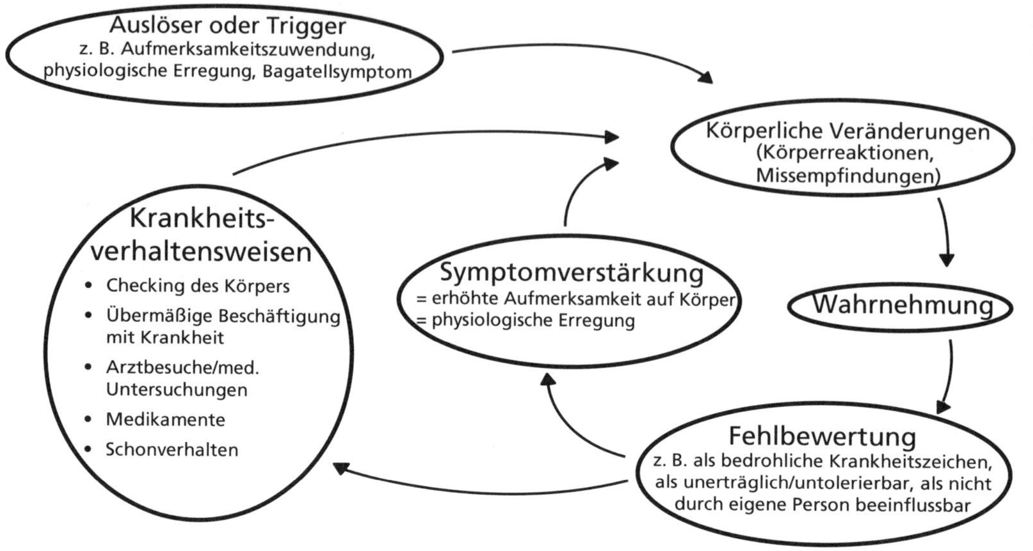

Abb. 1: Ein psychophysiologisches Störungsmodell der somatoformen Störungen

sen Patienten zu erfragen, damit auch sinnvolle therapeutisch Allianzen und alternative Erklärungsmodelle vorbereitet werden können (z. B. mit Hilfe des Fragebogens zu Körper und Gesundheit; s. u.). Nicht selten spielen auch Informationen aus den Medien bei diesen Erklärungsmodellen eine Rolle. Die Lerngeschichte sollte sich im Rahmen der modifikationsorientierten Diagnostik in der Regel als das Zusammenspiel von erworbenen Überzeugungen bzw. krankheitsbezogenen irrationalen Kognitionen, Lernen am Modell und operanten Konditionierungsverläufen mit positiven und negativen Verstärkungsaspekten darstellen.

Das Konzept der somatosensorischen Verstärkung („somatosensory amplification") ist eine zentrale Modellkomponente zur Erklärung somatoformer Störungen. Die somatosensorische Verstärkung wurde in der Arbeitsgruppe um Arthur Barsky (Barsky, 1979; Barsky, Frank, Cleary, Wyshak & Klerman, 1991) formuliert und empirisch überprüft. Man versteht darunter einen störungsspezifischen Wahrnehmungsstil, bei dem die betroffenen Personen dazu neigen, körperliche Funktionen und Empfindungen genau zu beobachten. Im Rahmen der modifikationsorientierten Diagnostik gilt es also festzustellen, ob die Patienten auch alltägliche, schwache und passagere körperliche Vorgänge verstärkt bemerken. Zu erfragen bleibt auch, inwieweit die Betroffenen dazu neigen, die Körperreaktionen körperlichen Erkrankungen zuzuschreiben, statt weniger bedrohliche Erklärungen in Betracht zu ziehen.

Abbildung 1 stellt ein multifaktorielles Störungsmodell der somatoformen Störungen dar, das neben weiteren Aspekten die somatosensorische Verstärkung integriert und sich auf alle somatoformen Störungen mit dem Hauptmerkmal „unklare körperlichen Beschwerden" beziehen lässt und das sich auch als Orientierung für eine modifikationsorientierte Diagnostik eignet.

Aufgrund dysfunktionaler, in der Regel katastrophisierender Interpretationen der körperlichen Veränderungen verstärken sich diese (somatosensorische Verstärkung, s. o.). Ein weiterer, äußerer Teufelskreis erklärt die Verstärkung körperlicher

Beschwerden durch Krankheitsverhalten, wie z. B. Schonverhalten oder das sog. Checking Behavior (Absuchen des Körpers auf Vorhandensein der Körpersymptome). Dieses Verhalten ist sowohl erfragals auch beobachtbar (auch im Rahmen von Selbstbeobachtungen). Durch Schonverhalten vermindert sich die körperliche Belastbarkeit, so dass es bei Belastung zu vermehrten körperlichen Beschwerden kommt. Beim Checking Behaviour (z. B. beim Abtasten des Körpers) entstehen oftmals direkt körperliche Missempfindungen (z. B. leichte Hautreaktionen oder Schmerzempfindungen). Weiterhin zielt Krankheitsverhalten oftmals auf eine kurzfristige Beruhigung der Betroffenen ab, z. B. indem man sich bei Ärzten oder durch Medieninformationen versichern lässt, dass die Symptome, unter denen man leidet, unbedenklich sind. Dies wirkt lerntheoretisch verstärkend und hält deshalb längerfristig die Symptomatik aufrecht. Auch Bezugspersonen neigen dazu, durch verstärkte Aufmerksamkeit das Krankheitsverhalten zu verstärken (hierzu liegen z. B. experimentelle Belege aus dem Bereich der operanten Konditionierung des Schmerzverhaltens bei Rückenschmerzpatienten vor; vgl. Knost, Flor & Birbaumer, 1999). Insgesamt gilt es also sehr genau nach diesen Verhaltensweisen zu fragen, sie zu beobachten oder gar experimentell zu induzieren, um entsprechende Ergebnisse auch für den Patienten beobachtbar zu machen.
Bei Rief und Hiller (1998, S. 39) findet sich eine hilfreiche Kurzanleitung für die Erstexploration, die sowohl klassifikations- als auch modifikationsorientierte diagnostische Aspekte umfasst.

5 Erhebungsmethoden

Es besteht eine überschaubare Anzahl von Fremd- und Selbstbeurteilungsinstrumenten, die eine klassifikations- sowie modifikationsorientierte Diagnostik möglich machen.

5.1 Interviewverfahren und Checklisten

Bis auf die *Somatoform Disorders Schedule* dienen alle im Folgenden aufgeführten Fremdbeurteilungsverfahren der Erfassung aller wichtigen psychischen Störungen. Sie enthalten alle auch Fragen zur Diagnostik der somatoformen Störungen.
Das *Strukturierte Klinische Interview für DSM-IV (SKID)* in der deutschen Version von Wittchen, Zaudig und Fydrich (1997) beruht auf den Kriterien des DSM-IV und stellt eine Expertenbeurteilung dar.
Ebenso ist das *Diagnostische Interview für Psychische Störungen* (*DIPS*; Margraf, Schneider & Ehlers, 1994) ein auf den DSM-Kriterien beruhendes Fremdbeurteilungssystem.
Die *Schedules for Clinical Assessment in Neuropsychiatry* (*SCAN*; van Gülick-Bailer, Maurer & Häfner, 1995) sind ein halbstrukturiertes Interview, das die klinischen Urteile des Diagnostikers miteinbezieht. Hier werden sowohl die Kategorien von DSM-IV als auch von ICD-10 berücksichtigt. Die Sektion über „Körperliche Gesundheit, somatoforme und dissoziative Störungen" ist verhältnismäßig kurz.
Auch das *Composite International Diagnostic Interview* (*CIDI*; Wittchen, Pfister & Garczynski, 1997) ermöglicht eine Diagnostizierung nach DSM-IV und ICD-10. Anders als die obigen Verfahren kann dieses auch von Laien benutzt werden, da die *CIDI*-Kodierungen ausschließlich auf den Aussagen der Befragten beruhen.

Die *Somatoform Disorders Schedules (SDS)* in der deutschen Version von Hiller und Rief (1996) sind eine Spezialversion des *CIDI*, die sich ausschließlich auf somatoforme Störungen beziehen und diese ausführlicher als die o. g. Verfahren erfragen.
Da Interviewverfahren oft zeitaufwendig und in ihrem Ablauf starr sind, bieten die *Internationalen Diagnosen Checklisten* (*IDCL*; Hiller, Zaudig & Mombour, 1993; Hiller, Zaudig & Mombour, 1995) eine ökonomische Alternative. Die *IDCL* existieren in Versionen für DSM-IV und ICD-10. Sie enthalten alle Beurteilungskriterien und Entscheidungsregeln und ermöglichen eine rasche, einfache und flexible Diagnostik. Allerdings ist eine Kenntnis diagnostischer Kriterien und Explorationstechniken Voraussetzung für eine sorgfältige Durchführung des Verfahrens. Zur Diagnostik nach DSM-IV benötigt man die beiden Checklisten „Somatoforme Störungen" und „Hypochondrie". Zur Diagnostik nach ICD-10 können die drei Checklisten „Somatoforme Störungen", „Hypochondrische Störung" sowie „Dissoziative und Konversionsstörungen" herangezogen werden.

5.2 Fragebogenverfahren

Die wichtigsten Fragebogenverfahren im Bereich der somatoformen Störungen werden im Folgenden zusammengestellt.
Anhand des *Screening für Somatoforme Störungen* (*SOMS*; Rief, Hiller & Heuser, 1997) gelingt das Vorscreening auf die spezifischen somatoformen Störungen, die Quantifizierung sowie die Verlaufsbeschreibung von Personen mit somatoformen Störungen. Es werden sowohl die Kriterien von DSM-IV als auch von ICD-10 berücksichtigt. Das *SOMS* existiert in zwei verschiedenen Versionen, die sich auf unterschiedliche Zeitfenster (2 Jahre; 7 Tage zur Verlaufsmessung) beziehen. Wesentlicher Bestandteil beider Versionen ist eine ausführliche Liste der nach DSM und ICD relevanten somatoformen Symptome. Der *SOMS* wurde sorgfältig evaluiert. Die Retest-Reliabilität nach 72 Stunden ist r_{tt} = .85 für den Summenwert der DSM-Symptome. Die interne Konsistenz ist $\alpha = .88$ für alle somatoformen Symptome. Beim Vergleich mit den nach *SKID* erstellten Diagnosen resultierte eine Sensitivität von 82 % sowie eine Spezifität von 85 %.
Der Fragebogen zu Körper und Gesundheit (*FKG*; Hiller et al., 1997; Rief, Hiller & Margraf, 1998) erfasst Einstellungen und Bewertungen, die typisch für Patienten mit somatoformen Störungen sind und eigens zur Messung spezifischer kognitiver Charakteristika somatoformer Störungen entwickelt wurden. Der *FKG* enthält die fünf Skalen „katastrophisierende Bewertung", „Intoleranz von körperlichen Beschwerden", „Selbstbild der körperlichen Schwäche", „vegetative Missempfindungen" und „Gesundheitsverhalten". Patienten mit somatoformen Störungen unterschieden sich signifikant von klinischen Kontrollpersonen bzgl. der ersten vier Skalen, die ersten drei Skalen erwiesen sich zudem als veränderungssensitiv. Die interne Konsistenz wurde an einer klinischen Stichprobe von 493 Patienten mit $\alpha = .90$ ermittelt.
Zur Messung der Hypochondrie sind die beiden meistverbreiteten Verfahren international sowie im deutschen Sprachraum der *Whitely-Index* sowie die *Illness Attitude Scales*. Beide Tests sind unter dem Namen *Internationale Skalen für Hypochondrie* (Hiller & Rief, 2004) als Manuale erhältlich.
Der *Whitely-Index* umfasst nur 14 Items und ermöglicht die Berechnung eines Gesamtscores sowie der drei Skalenwerte „Krankheitsängste", „somatische Beschwerden" und „Krankheitsüberzeugung". Ab einem Gesamtwert von 8 besteht hier ein Optimum an Sensitivität und Spezifität im Sinne eines ausreichend erhärteten Verdachts auf eine Hypochondrie. Die Retest-Reliabi-

Tab. 1: Fragebogen bei somatoformen Störungen

Testverfahren	Autoren	Einsatzbereich
Screening für Somatoforme Störungen (2-Jahres-Version SOMS-2)	Rief, Hiller & Heuser (1997)	Screening-Diagnostik für die wichtigsten somatoformen Störungen
Screening für Somatoforme Störungen (7-Tages-Version SOMS-7)	s. o.	Verlaufsdiagnostik somatoformer Symptome
Fragebogen zu Körper und Gesundheit (FKG)	Hiller et al. (1997); Rief et al. (1998)	Modifikationsorientierte Diagnostik störungsspezifischer Einstellungen und Bewertungen
Whitely-Index (WI)	Pilowsky (1967); deutsch: Hiller & Rief (2004)	ökonomische Screening-Diagnostik und Verlaufsmessung für hypochondrische Merkmale
Illness Attitude Scales (IAS)	Kellner (1986); deutsch: Hiller & Rief (2004)	Screening-Diagnostik und Verlaufsmessung für hypochondrische Merkmale und Krankheitsverhalten
Skala zur Erfassung von Krankheitsverhalten (Scale for the Assessment of Illness Behaviour, SAIB)	Rief, Ihle & Pilger (2003)	Modifikationsorientierte Diagnostik störungsspezifischen Krankheitsverhaltens

lität über 30 Tage war $r_{tt} = .92$, die interne Konsistenz $\alpha = .80$.

Die *Illness Attitude Scales (IAS)* machen es zudem möglich, hypochondrische Merkmale und Krankheitsverhalten in abgrenzbarer Form zu erfassen. In verschiedenen Untersuchungen ließen sich die Unterskalen „Krankheitsängste" und „Krankheitsverhalten" empirisch abbilden. Auch hier ist es möglich, einen Gesamtscore zu berechnen. Die Retest-Reliabilität nach 30 Tagen war $r_{tt} = .89$, die interne Konsistenz $\alpha = .90$.

Die Gesamtscores von *Whitely-Index* und *Illness Attitude Scales* interkorrelieren zu $r = .79$, was belegt, dass beide Instrumente sich auf ein sehr ähnliches Konzept der Hypochondrie beziehen.

Die *Scale for the Assessment of Illness Behaviour (SAIB)* wurde von Rief, Ihle und Pilger (2003) speziell zur Erfassung des Krankheitsverhaltens bei Patienten mit unklaren körperlichen Beschwerden entwickelt und validiert. Sie erfasst die folgenden fünf Aspekte des Krankheitsverhaltens: Verifizierung von Diagnosen, Ausdruck der Beschwerden, Medikamente/Behandlung, Konsequenzen der Erkrankung, Scanning. Die interne Konsistenz wurde mit $\alpha = .80$ bestimmt.

Patienten mit multiplen somatoformen Beschwerden unterscheiden sich von gesunden Personen in allen Skalen sowie dem Gesamtwert mit Ausnahme der Skala „Ausdruck der Beschwerden".

Die meisten der Verfahren lassen sich sinnvoll zur Verlaufs- und Erfolgsmessung im Rahmen einer psychotherapeutischen Behandlung einsetzen. Zur Erhebung der Verminderung der somatoformen Beschwerden sollte die *7-Tages-Version des SOMS* verwendet werden. Da das vordringliche Therapieziel jedoch eher eine reduzierte Beeinträchtigung durch die körperlichen Beschwerden ist, sollten zudem Verfahren eingesetzt werden, die die störungsspezifischen Charakteristika messen, wie es z. B. der *FKG* (s. o.) vorsieht. In **Tabelle 1** werden die vorgestellten Verfahren im Überblick dargestellt.

6 Fallbeispiele

Fallbeispiel 1
Frau P., eine 63-jährige Schneiderin, leide seit sie denken könne unter einer angegriffenen Gesundheit. Bereits im Krieg wurden ihr zusätzliche Lebensmittel zugeteilt, da sie ein außergewöhnlich zartes und labiles Kind gewesen sei. Aktuell leide sie vorwiegend unter Gesichtsschmerzen, Darmkoliken und Erstickungsanfällen. Ihr Arzt habe ihr keine genauen Erklärungen für die Beschwerden geben können. Frau P. habe einen wunderbaren Partner und führe eine ideale Partnerschaft. Durch die Pflege des schwerkranken Vaters fühle sie sich extrem belastet.

Kommentar: Hier ist ein dispositioneller Anteil durch positive Verstärkung in der Lerngeschichte sichtbar, wodurch sich ein deutliches Selbstbild der körperlichen Schwäche ausbilden konnte.

Fallbeispiel 2
Frau S., eine 34-jährige Fließbandarbeiterin, berichtet über massive, intermittierend und krampfartig auftretende Unterleibsschmerzen sowie andere Magen-Darm-Beschwerden, die seit über zwölf Jahren bestehen, und für die sich trotz zahlreicher medizinischer Untersuchungen keine organische Ursache finden ließen. Sie selbst vermute dennoch gelegentlich, dass ein Tumor die Schmerzen verursache. Die Patientin schildert eine bewegte Lebensgeschichte und berichtet von stark belastenden Ereignissen, wie z. B. mehrfache Wechsel der Wohnsituation in der Kindheit, die manisch-depressive Erkrankung ihres Vaters, wiederholte Gewalttätigkeiten (teilweise sexueller Art) gegen ihre Person durch verschiedene Täter sowie zwei Suizidversuche.

Kommentar: Auffällig ist zum einen der Zusammenhang von sexueller Traumatisierung und chronischen Unterleibsschmerzen. Es finden sich hier (wie häufig) hypochondrische Gedanken an einen Krebstumor, ohne dass das Vollbild der Hypochondrie besteht.

Fallbeispiel 3
Herr B., ein 52-jähriger Lehrer, ist seit einigen Monaten durchgehend arbeitsunfähig, da er unter verschiedenen Schmerzen, Kribbelgefühlen und einer Überempfindlichkeit gegen Lärm leidet. Erst die Konsultation eines Umweltarztes vor einem Jahr brachte ihm wieder Hoffnung. Der Umweltarzt habe ihm als erster Behandler plausible Erklärungen für seine Beschwerden geben können, indem er ihn über die belastenden Substanzen in Teppichen, Möbeln und in der Luft aufklärte, mit denen sich Herr B. umgibt. Seine Arbeit sei sehr belastend für ihn, er würde dennoch gerne zu ihr zurückkehren. Allerdings sehe er dazu in den nächsten Jahren keine Möglichkeit, da die Beschwerden sicherlich nie wieder ausreichend zurückgingen.

Kommentar: Besondere Bedeutung hat hier in der Diagnostik die Erhebung des subjektiven Erklärungsmodells des Patienten, welches Umweltfaktoren für seine Erkrankung verantwortlich macht.

7 Gruppenspezifische Aspekte

7.1 Kinder und Jugendliche

Der Forschungsstand bzgl. dieser Altersgruppe lässt zu wünschen übrig und wird vielerorts kritisiert (z. B. Fritz, Fritsch & Hagino, 1997; Garralda, 1999). Bisher werden für die Diagnostik bei Kindern und Jugendlichen die einzelnen somatoformen Störungen der Klassifikationssysteme ICD-10 und DSM-IV aus dem Erwachsenenbereich übernommen (z. B. Lieb et al., 2000; Garralda, 1996; Fritz et al., 1997), auch wenn von Fritz et al. (1997) stärker entwicklungsbezogene Ansätze der diagnostischen Schemata gefordert werden. In ihrem großen Überblicksartikel zur Somatisierung bei Kindern nennt Garralda (1996) Schmerzen, Müdigkeit und Schwindel als die für diese Altersgruppe vorherrschenden körperlichen Beschwerden.

Weiterhin sind chronische Unterbauchbeschwerden bei Kindern und Jugendlichen verhältnismäßig häufig und gut untersucht. Robinson, Alverez und Dodge (1990) fanden bei einer Gruppe von Kindern mit wiederkehrenden abdominellen Schmerzen, dass diese mehr Aufmerksamkeit ihrer Eltern wünschten, wenn sie krank waren, als ihre Vergleichsgruppe. Auch berichteten die Eltern dieser Kinder über mehr körperliche Symptome als die der Vergleichsgruppe. Routh und Ernst (1984) untersuchten die Mütter von Kindern und Jugendlichen mit somatoformen Unterbauchschmerzen und verglichen sie mit denen von 20 Kindern mit organisch begründeten Unterbauchschmerzen. Die Hälfte der Kinder mit den funktionellen, aber nur ein Kind mit den organischen Schmerzen hatte einen oder mehrere Verwandte (oft weiblich) mit Somatisierungsstörung. Außerdem gab es einen höheren Anteil von Verwandten mit Alkoholismus, antisozialem oder abhängigem Verhalten oder Aufmerksamkeitsdefizitstörungen.

Weitere Untersuchungen weisen darauf hin, dass bei Kindern mit somatoformen Störungen häufig Modelle für Krankheitsverhalten in der Familie vorhanden sind (Campo & Fritsch, 1994; Bennett Osborne, Hatcher & Richtsmeier, 1989).

7.2 Ältere Menschen

Auch der Somatisierung bei älteren Menschen kam wissenschaftlich bisher sehr wenig Aufmerksamkeit zu (Sheehan & Banerjee, 1999; Wijeratne & Hickie, 2001).

In höherem Alter steigt die Häufigkeit organmedizinischer Erkrankungen deutlich an, was die Diagnostik der somatoformen Störungen verständlicherweise zunehmend erschwert (vgl. Sheehan, Bass, Briggs & Jacoby, 2003).

In ihrem Überblicksartikel zu Somatisierung bei älteren Menschen kommen die Autoren Sheehan und Banerjee (1999) zu dem Schluss, dass in den meisten epidemiologischen Untersuchungen kein Anstieg somatoformer Störungen mit dem Alter zu finden sei (Escobar, Swartz, Rubio-Stipec & Manu, 1991; Barsky et al., 1991; Larkin et al., 1992). Dies könne gemäß Sheehan und Banerjee auch auf die Tendenz älterer Personen zurückzuführen sein, körperliche Symptome eher „herunterzuspielen".

Sobald man jedoch statt der psychischen Störungen nur noch einzelne Charakteristika somatoformer Störungen untersucht, finden sich deutliche Anstiege mit dem Alter.

Person und Borcovec (1995; zitiert in Snyder & Stanley, 2001) ermittelten, dass sich Personen ab 65 Jahren häufiger über ihre Gesundheit sorgen, während jüngere Menschen sich häufiger über Familie und Finanzen Sorgen machen. Auch in der Berliner Altersstudie konnte für Probanden ab dem

60. Lebensjahr gefolgert werden, dass im hohen Alter die Beschäftigung mit der Gesundheit einen zentralen Stellenwert einnimmt (Mayer et al., 1996).
In einer bevölkerungsrepräsentativen Erhebung von Hessel, Geyer, Gunzelmann, Schumacher und Brähler (2003) wurde mittels des *SOMS-2* bei 72 % der über 60-Jährigen mindestens ein somatoformes Symptom, bei 24 % sogar mindestens acht somatoforme Symptome ermittelt. Ein Vergleich mit einer jüngeren Stichprobe von Personen erbrachte für die überwiegende Mehrzahl somatoformer Symptome eine hoch signifikant größere Häufigkeit zugunsten der älteren Untersuchungsgruppe. Weiterhin zeigt die Studie, dass Schmerzen die häufigste Symptomgruppe darstellen, wie auch bei jüngeren Untersuchungsgruppen. Von den älteren Personen wurden am meisten genannt: Gelenkschmerzen (44 %), Rückenschmerzen (41 %) und Schmerzen in den Extremitäten (36 %). Im Gegensatz zu Befunden aus jüngeren Altersgruppen schildern ältere Frauen vergleichbar viele unklare körperliche Beschwerden, ebenso wie ältere Männer. Die Ergebnisse können durch die Erhebung von Heuft, Kruse, Lohmann und Senf (1995) in einer geriatrischen Akutklinik bestätigt werden. Hier gaben nur 17 % der über 60-jährigen Patienten keine oder sehr geringe Schmerzen in einem Fragebogen an. Bei der überwiegenden Mehrzahl waren mehrere körperliche Regionen von Schmerzen betroffen.
Leider wurden die Daten der letztgenannten Untersuchungen nur durch Fragebögen erhoben, weshalb organische Erkrankungen nicht kontrolliert werden konnten. Möglicherweise fällt es älteren Menschen besonders schwer, Beschwerden mit und ohne medizinisch diagnostizierte Ursachen voneinander abzugrenzen. Für Studien innerhalb dieser Altersgruppe, die die organmedizinische Diagnostik körperlicher Beschwerden sorgfältig miteinbeziehen, besteht Forschungsbedarf.

8 Zusammenfassung und Ausblick

Im Verhältnis zu den meisten anderen psychischen Störungen sind wissenschaftliche Untersuchungen und diagnostische Instrumente bei den somatoformen Störungen derzeit weiterhin überschaubar. Epidemiologische Studien weisen auf eine Lebenszeitprävalenz von etwa 12 % für die Gruppe der somatoformen Störungen hin. Somit gehören diese zu den häufigsten Störungsbildern in Deutschland. Eine Reihe diagnostischer Instrumente aus dem deutschen Sprachraum macht eine umfassende Erhebung der körperlichen Beschwerden, aber auch der zentralen kognitiven und verhaltensbezogenen Charakteristika möglich. Für die Zukunft bleibt zu hoffen, dass sich die gängigen Klassifikationssysteme mit ihrer gegenwärtig sehr strengen Definition der Somatisierungsstörung zunehmend an das klinische Erscheinungsbild dieser Störungsgruppe annähern.

Literatur

Barsky, A. J. (1979). Patients who amplify bodily sensations. *Annals of Internal Medicine, 91*, 96–70.

Barsky, A. J., Frank, C., Cleary, P. D., Wyshak, G. & Klerman, G. L. (1991). The relation between hypochondriasis and age. *American Journal of Psychiatry, 148*, 923–928.

Beard, R. W. & Pearce, S. (1992). Cost of pelvic pain. *The Times*, 30th July, 15.

Bennett Osborne, R., Hatcher, J. W. & Richtsmeier, A. J. (1989). The role of social modeling in unexplained pediatric pain. *Journal of Pediatric Psychology, 14*, 43–61.

Bleichhardt, G. (2002). Längerfristiger Therapieerfolg bei Patienten mit somatoformen Störungen auf körperlicher, verhaltensbezogener und emotionaler Ebene. Marburg, Dissertation. URL: http://archiv.ub.uni-marburg.de/diss/z2002/0413/

Bleichhardt, G. & Hiller, W. (2007). Hypochondriasis and health anxiety in the German population. *British Journal of Health Psychology, 12*, 511–523.

Bleichhardt, G., Timmer, B. & Rief, W. (2004). Cognitive-behavioural therapy for patients with multiple somatoform symptoms – A randomised controlled trial in tertiary care. *Journal of Psychosomatic Research, 56*, 449–454.

Campo, J. V. & Fritsch, S. L. (1994). Somatisation in children and adolescents. *Journal of American Academy Children and Adolescent Psychiatry, 33*, 1223–1235.

Caudill, M., Schnable, R., Zuttermeister, P., Benson, H. & Friedman, R. (1991). Decreased clinic use by chronic pain patients: Response to behavioral medicine intervention. *Clinical Journal of Pain, 7*, 305–310.

De Gruy, F., Crider, J., Hashimi, D. K., Dickinson, P., Mullins, H. C. & Troncale, J. (1987). Somatization disorder in a university hospital. *Journal of Family Practice, 25*, 579–584.

Dilling, H., Mombour, W., Schmidt, M. H. & Schulte-Markwort, E. (Hrsg.) (1994). *Internationale Klassifikation psychischer Störungen. ICD-10 Kapitel V (F) Forschungskriterien.* Bern: Hans Huber.

Escobar, J. I., Burnam, A., Karno, M., Forsythe, A. & Golding, J. M. (1987). Somatization in the community. *Archives of General Psychiatry, 44*, 713–718.

Escobar, J. I., Gara, M., Waitzkin, H., Cohen Silver, J., Holman, A. & Compton, W. (1998). DSM-IV hypochondriasis in primary care. *General Hospital Psychiatry, 20*, 155–159.

Escobar, J. I., Rubio-Stipec, M., Canino, G. & Karno, M. (1989). Somatic Symptom Index (SSI): A new and abridged somatization construct. Prevalence and epidemiological correlates in two large community samples. *Journal of Nervous and Mental Disorders, 177*, 140–146.

Escobar, J. I., Swartz, M., Rubio-Stipec, M. & Manu, P. (1991). Medically unexplained symptoms: Distribution, risk factors, and comorbidity. In L. J. Kirmayer & J. M. Robbins (Eds.), *Current concepts of somatization* (pp. 63–77). Washington, DC: American Psychiatric Press.

Faravelli, C., Salvatori, S., Galassi, F., Aiazzi, L., Drei, C. & Cabras, P. (1997). Epidemiology of somatoform disorders: A community survey in Florence. *Social Psychiatry and Psychiatric Epidemiology, 32*, 24–29.

Ferber, C. v., Ferber, L. v., Kohlhausen, K. & Silomon, H. (1972). Die Aussagefähigkeit der kassenärztlichen Begründung der Arbeitsunfähigkeit für die Analyse von Krankheitszuständen. *Arbeitsmedizin – Sozialmedizin – Arbeitshygiene, 7*, 1–7.

Ford, C. V. (1986). The somatizing disorder: Illness as a way of life. *Psychosomatics, 27*, 327–337.

Fritz, G. K., Fritsch, S. & Hagino, O. (1997). Somatoform disorders in children and adolescents. A review of the past 10 years. *Journal of the American Academy of Child and Adolescent Psychiatry, 36*, 1329–1338.

Garralda, M. E. (1996). Somatization in children. *Journal of Child Psychology and Psychiatry, 37*, 13–33.

Garralda, M. E. (1999). Practitioner review: Assessment and management of somatisation in childhood and adolescence: A practical perspective. *Journal of Child Psychology and Psychiatry, 40*, 1159–1167.

Gureje, O. & Simon, G. E. (1999). The natural history of somatization in primary care. *Psychological Medicine, 29*, 669–676.

Gureje, O., Simon, G. E., Üstün, T. B. & Goldberg, D. P. (1997). Somatization in cross-cultural perspective: A World Health Organization study in primary care. *American Journal of Psychiatry, 154*, 989–995.

Hessel, A., Geyer, M., Gunzelmann, T., Schumacher, J. & Brähler, E. (2003). Somatoforme Beschwerden bei über 60-Jährigen in Deutschland. *Zeitschrift für Gerontologie und Geriatrie, 36*, 287–296.

Heuft, G., Kruse, A., Lohmann, R. & Senf, W. (1995). Psychosomatische Aspekte des Schmerzerlebens im Alter – Ergebnisse aus der Eldermen-Studie. *Zeitschrift für Gerontologie und Geriatrie, 28*, 349–357.

Hiller, W. & Rief, W. (1996). *SDS Somatoform Disorders Schedule* (deutsche Version des SDS, Version 2.0, der Weltgesundheitsorganisation von G. Tachini, A. Janca & M. Isaac). Prien: Klinik Roseneck, unveröffentlichtes Manuskript.

Hiller, W. & Rief, W. (2004). *Internationale Skalen für Hypochondrie. Whiteley-Index und Illness Attitude Scales.* Göttingen: Hogrefe.

Hiller, W., Fichter, M. M. & Rief, W. (2003). A controlled treatment study of somatoform disorders including analysis of healthcare utilization and cost-effectiveness. *Journal of Psychosomatic Research, 54*, 369–380.

Hiller, W., Rief, W., Elefant, S., Margraf, J., Kroymann, R., Leibbrand, R. & Fichter, M. M. (1997). Dysfunktionale Kognitionen bei Patienten mit Somatisierungssyndrom. *Zeitschrift für Klinische Psychologie, 26*, 226–234.

Hiller, W., Zaudig, M. & Mombour, W. (1993). *Die Internationalen Diagnosen Checklisten (IDCL) für DSM-IV.* Göttingen: Hogrefe.

Hiller, W., Zaudig, M. & Mombour, W. (1995). *Die Internationalen Diagnose Checklisten (IDCL) für ICD-10.* Göttingen: Hogrefe.

Katon, W., Lin, E., von Korff, M., Russo, J., Lipscomb, P. & Bush, T. (1991). Somatization: A spectrum of severity. *American Journal of Psychiatry, 148*, 34–40.

Kellner, R. (1986). *Somatization and Hypochondriasis.* New York: Praeger-Greenwood Publishers.

Knost, B., Flor, H. & Birbaumer, N. (1999). Schmerzverhalten, Partnerreaktionen und somatosensorisch evozierte Potentiale chronischer Schmerzpatienten bei akuten Schmerztests. *Zeitschrift für Klinische Psychologie, 28*, 242–247.

Kroenke, K. & Mangelsdorff, A.D. (1989). Common symptoms in ambulatory care: Incidence, evaluation, therapy, and outcome. *American Journal of Medicine, 86*, 262–266.

Labott, S.M., Preisman, R.C., Popovich, J. & Iannuzzi, M.C. (1995). Health care utilization of somatizing patients in a pulmonary subspecialty clinic. *Psychosomatics, 36*, 122–128.

Larkin, B.A., Copeland, J.R.M., Dewey, M.E., Davidson, I.A., Saunders, P.A., Sharma, V.K., McWilliam, C. & Sullivan, C. (1992). The natural history of neurotic disorder in an elderly urban population. *British Journal of Psychiatry, 160*, 681–686.

Lieb, R., Zimmermann, P., Friis, R.H., Hofler, M., Tholen, S. & Wittchen, H.-U. (2000). Somatoform syndromes and disorders in a representative population sample of adolescents and young adults: Prevalence, comorbidity and impairments. *Acta psychiatrica scandinavica, 101*, 194–208.

Lipowski, J.U. (1986). Somatization: A borderland between medicine and psychiatry. *Canadian Medical Association Journal, 135*, 609–614.

Looper, K.J. & Kirmayer, L.J. (2001). Hypochondriacal concerns in a community population. *Psychological Medicine, 31*, 577–584.

Margraf, J., Schneider, S. & Ehlers, A. (1994). *Diagnostisches Interview für Psychische Störungen.* Berlin: Springer.

Mayer, K.U., Baltes, P.B., Baltes, M.M., Borchelt, M., Delius, J., Helmchen, H., Linden, M., Smith, J., Staudinger, U.M., Steinhagen-Thiessen, E. & Wagner, M. (1996). Wissen über das Alter(n). Eine Zwischenbilanz der Berliner Altersstudie. In K.U. Mayer & P.B. Baltes (Hrsg.), *Die Berliner Altersstudie* (S. 599–634). Berlin: Akademie Verlag.

Meyer, C., Rumpf, H.-J., Hapke, U., Dilling, H. & John, U. (2000). Lebenszeitprävalenz psychischer Störungen in der erwachsenen Allgemeinbevölkerung. Ergebnisse der TACOS-Studie. *Nervenarzt, 71*, 535–542.

Morschitzky, H. (2000). *Somatoforme Störungen. Diagnostik, Konzepte und Therapie bei Körpersymptomen ohne Organbefund.* Wien: Springer.

Perley, M. & Guze, S.B. (1962). Hysteria: The stability and usefulness of clinical criteria. *New England Journal of Medicine, 266*, 421–426.

Pilowsky, I. (1967). Dimensions of hypochondriasis. *British Journal of Psychiatry, 113*, 89–93.

Rief, W. (1995). *Multiple somatoforme Symptome und Hypochondrie. Empirische Beiträge zur Diagnostik und Behandlung.* Göttingen: Hans Huber.

Rief, W. (2000). Somatisierungsstörung. In J. Margraf (Hrsg.), *Lehrbuch der Verhaltenstherapie. Band 2* (S. 189–208). Berlin: Springer.

Rief, W., Heuser, J., Mayrhuber, E., Stelzer, I., Hiller, W. & Fichter, M.M. (1996). The classification of multiple somatoform symptoms. *Journal of Nervous and Mental Disease, 184*, 680–687.

Rief, W. & Hiller, W. (1998). *Somatisierungsstörung und Hypochondrie.* Göttingen: Hogrefe.

Rief, W. & Hiller W. (1999). Towards empirically based criteria for the classification of somatoform disorders. *Journal of Psychosomatic Research, 46*, 507–518.

Rief, W., Hiller, W. & Heuser, J. (1997). *SOMS – ein Screening-Verfahren zur Identifizierung von Personen mit somatoformen Störungen.* Göttingen: Hogrefe.

Rief, W., Hiller, W. & Margraf, J. (1998). Cognitive aspects of hypochondriasis and the somatization syndrome. *Journal of Abnormal Psychology, 107*, 587–595.

Rief, W., Ihle, D. & Pilger, F. (2003). A new approach to assess illness behaviour. *Journal of Psychosomatic Research, 54*, 405–414.

Robinson, J.O., Alverez, J.H. & Dodge, J.A. (1990). Life events and family history in children with recurrent abdominal pain. *Journal of Psychosomatic Research, 34*, 171–181.

Rost, K.M., Kashner, T.M. & Smith, G.R. (1994). Effectiveness of psychiatric intervention with somatization disorder patients: Im-

proved outcome at reduced costs. *General Hospital Psychiatry, 16*, 381–387.
Routh, D. K. & Ernst, A. R. (1984). Somatization disorder in relatives of children and adolescents with functional abdominal pain. *Journal of Pediatric Psychology, 9*, 427–437.
Saß, H., Wittchen, H.-U. & Zaudig, M. (1996). *Diagnostisches und statistisches Manual psychischer Störungen DSM-IV.* Göttingen: Hogrefe.
Sheehan, B. & Banerjee, S. (1999). Somatization in the elderly. *International Journal of Geriatric Psychiatry, 14*, 1044–1049.
Sheehan, B., Bass, C., Briggs, R. & Jacoby, R. (2003). Somatization among older primary care attenders. *Psychological Medicine, 33*, 867–877.
Smith, G. A., Monson, R. A. & Ray, D. C. (1986). Psychiatric consultation in somatization disorder: A randomized, controlled study. *New England Journal of Medicine, 314*, 1407–1413.
Snyder, A. G. & Stanley, M. A. (2001). Hypochondriasis and health anxiety in the elderly. In G. J. G. Asmundon, S. Taylor & B. J. Cox (Eds.), *Health anxiety. Clinical and research perspectives on hypochondriasis and related conditions* (pp. 246–274). Chichester: Wiley & Sons.
Speckens, A. E. M., van Hemert, A. M., Bolk, J. H., Rooijmans, H. G. M. & Hengeveld, M. W. (1996). Unexplained physical symptoms: Outcome, utilization of medical care and associated factors. *Psychological Medicine, 26*, 745–752.
Sturm, J. & Zielke, M. (1988). „Chronisches Krankheitsverhalten“: Die klinische Entwicklung eines neuen Krankheitsparadigmas. *Praxis der Klinischen Verhaltensmedizin und Rehabilitation, 1*, 17–27.
Swartz, M., Blazer, D., George, L. & Landerman, R. (1986). Somatization disorder in a community population. *American Journal of Psychiatry, 143*, 1403–1408.
Swartz, M., Landerman, R., George, L. K., Blazer, D. G. & Escobar, J. (1991). Somatization disorder. In L. N. Robins & D. A. Regier (Eds.), *Psychiatric disorders in America: The Epidemiologic Catchment Area Study* (pp. 220–257). New York: Free Press.
van Gülick-Bailer, M., Maurer, K. & Häfner, H. (1995). *Schedules for Clinical Assessment in Neuropsychiatry. Deutsche Ausgabe.* Göttingen: Hogrefe.
Weber, I., Abel, M., Altenhofen, L., Bächer, K., Berghof, B., Bergmann, K. E., et al. (1990). *Dringliche Gesundheitsprobleme der Bevölkerung in der Bundesrepublik Deutschland.* Baden-Baden: Nomos Verlagsgesellschaft.
Wijeratne, C. & Hickie, I. (2001). Somatic distress syndromes in later life: The need for paradigm change. *Psychological Medicine, 31*, 571–576.
Wittchen, H.-U., Essau, C., Rief, W. & Fichter, M. M. (1993). Assessment of somatoform disorders and comorbidity patterns with the CIDI – Findings in psychosomatic inpatients. *International Journal of Methods in Psychiatric Research, 3*, 87–99.
Wittchen, H.-U., Müller, N., Pfister, H., Winter, S. & Schmidtkunz, B. (1999). Affektive, somatoforme und Angststörungen in Deutschland. Erste Ergebnisse des bundesweiten Zusatzsurveys „Psychische Störungen“. *Das Gesundheitswesen, 61 (Sonderheft 2)*, 216–222.
Wittchen, H.-U., Pfister, H. & Garczynski, E. (1997). *CIDI. Composite International Diagnostic Interview nach ICD-10 und DSM-IV (der Weltgesundheitsorganisation), deutsche Version.* Göttingen: Hogrefe.
Wittchen, H-U., Zaudig, M. & Fydrich, T. (1997). *Strukturiertes Klinisches Interview für DSM-IV.* Göttingen: Hogrefe.
Zielke, M. & Mark, N. (1989). Effizienz und Effektivität stationärer psychosomatischer Behandlungen. *Praxis der Klinischen Verhaltensmedizin und Rehabilitation, 2*, 132–147.
Zoccolillo, M. S. & Cloninger, C. R. (1986a). Excess medical care of women with somatization disorder. *Southern Medical Journal, 79*, 532–535.
Zoccolillo, M. S. & Cloninger, C. R. (1986b). Somatization disorder: Psychologic symptoms, social disability, and diagnosis. *Comprehensive Psychiatry, 27*, 65–73.

26 Schmerzmessung und klinisch-psychologische Schmerzdiagnostik

Christiane Hermann und Herta Flor

1 Phänomenologie chronischer Schmerzen
2 Schmerzmessung
2.1 Experimentelle Schmerzmessung
2.2 Klinische Schmerzmessung
3 Klinisch-psychologische Schmerzdiagnostik – Klassifikatorische und modifikationsorientierte Aspekte
3.1 Anamnese: Schmerzinterview und Schmerztagebuch
3.2 Schmerzverarbeitung, Schmerzbewältigung und schmerzbezogene affektive Reaktionen
3.3 Schmerzbedingte Beeinträchtigung und Lebensqualität
3.4 Schmerzverhalten und operante Faktoren
3.5 Aktivitätsniveau
3.6 Psychophysiologische Reagibilität
3.7 Allgemeine Befindlichkeit und psychische Auffälligkeiten
3.8 Gestaltung der Therapeut-Patient-Beziehung
3.9 Spezielle Aspekte: Schmerzdiagnostik und Schmerzmessung im Alter
4 Klinisch-psychologische Schmerzdiagnostik in der Praxis – ein Fallbeispiel
5 Zusammenfassung und Ausblick
Literatur

1 Phänomenologie chronischer Schmerzen

Die International Association for the Study of Pain (IASP) definiert Schmerz als ein „unangenehmes Sinnes- und Gefühlserlebnis, das mit einer tatsächlichen oder potenziellen Gewebeschädigung verknüpft ist oder in Begriffen einer solchen beschrieben wird" (Merskey, 1986). Das subjektive Erleben stellt damit die zentrale Komponente der Schmerzerfahrung dar. Wie das Fallbeispiel von Frau D. veranschaulicht, ist die Messung des subjektiven Schmerzerlebens allein allerdings angesichts der Komplexität eines chronischen Schmerzproblems unzureichend und bietet kaum Anhaltspunkte für psychologisch-schmerztherapeutische Interventionen. Im Unterschied zum akuten Schmerz sind chronische Schmerzen, also Schmerzen die über einen Zeitraum von 6 Monaten hinaus anhalten, in der Regel weniger gut lokalisierbar, treten trotz Intervention wiederholt oder sogar kontinuierlich auf und lassen sich häufig nicht unmittelbar auf eine Organpathologie zurückführen. Auch gehen chronische Schmerzen mit ausgeprägten Gefühlen der Hilflosigkeit, Depression, Angst und Reizbarkeit einher (z. B. Banks & Kerns, 1996). Wie epidemiologische Studien weltweit zeigen, beträgt die Prävalenz chronischer Schmerzen (z. B. Kopfschmerzen, Rückenschmerzen, Schmerzen im gesamten Wirbelsäulenbereich, Muskelschmerzen) ca. 30 %. Stark beeinträchtigende Schmerzprobleme betreffen ca. 11 % der Allgemeinbevölkerung (Harstall & Ospina, 2003).

Fallbeispiel
Frau D. (45) wird von ihrem Orthopäden wegen chronischer Rückenschmerzen, unter denen sie seit ca. zehn Jahren leidet, an die interdisziplinäre Schmerzambulanz zur Schmerztherapie überwiesen. Waren die Schmerzen zunächst auf den Schulterbereich beschränkt, so haben sie sich im Laufe der Jahre auf den gesamten Bereich der Wirbelsäule ausgebreitet. Frau D. ist von Beruf Kassiererin, ist jedoch wegen der Schmerzen seit mehr als sechs Monaten krankgeschrieben. Da bereits zahlreiche Medikamente, Krankengymnastik und Massagen ohne durchschlagenden Erfolg geblieben sind, hat Frau D. zunehmend resigniert. Sie empfindet ihr Leben als weitgehend von den Schmerzen bestimmt. Dem Vorschlag einer psychologischen Schmerzbehandlung steht sie ganz besonders skeptisch gegenüber.

Neben der Schmerzmessung im engeren Sinn ist es das Ziel einer klinisch-psychologischen Schmerzdiagnostik, das mit der Schmerzerfahrung assoziierte Erleben und Verhalten im psychosozialen Kontext zu erfassen, entsprechende Behandlungsmaßnahmen abzuleiten und diese in ihrer Effektivität zu überprüfen.

2 Schmerzmessung

Zunächst ist die experimentelle von der klinischen Schmerzmessung abzugrenzen. Untersuchungsgegenstand der experimentellen Schmerzmessung ist der durch die Applikation nozizeptiver Stimuli (z. B. Laser, elektrische, mechanische oder thermische Reize) induzierte Schmerz mit dem Ziel, Schmerz- und Analgesiemechanismen aufzuklären. Im Mittelpunkt der klinischen Schmerzmessung steht die Quantifizierung und Charakterisierung nicht gezielt induzierter Schmerzerfahrungen.

2.1 Experimentelle Schmerzmessung

Das Grundprinzip der experimentellen Schmerzmessung ist ihre Reizabhängigkeit, d. h. es wird die Reaktion auf einen gut definierten nozizeptiven Reiz erfasst. Man unterscheidet zwischen der subjektiven Algesimetrie, bei der die reizinduzierte subjektive Empfindung gemessen wird, und der objektiven Algesimetrie, bei der reizinduzierte (neuro-)physiologische Reaktionen erfasst werden.

Elektrophysiologische Verfahren wie die Mikroneurographie (d. h. die Messung der Aktivität peripherer nozizeptiver Fasern), die Erfassung der Aktivierung bestimmter Gehirnregionen bei schmerzhafter Stimulation mittels evozierter Potentiale oder bildgebender Verfahren (Flor, 2001) und die Messung der Reizschwelle zur Auslösung von nozifensiven Reflexen („Wegziehreflexe“) stellen die wichtigsten Methoden der *objektiven Algesimetrie* dar. All diese Verfahren dienen ausschließlich dazu, grundlegende und/oder störungsrelevante Mechanismen der Schmerzverarbeitung aufzuklären, sind jedoch im Einzelfall zumeist nur sehr begrenzt aussagekräftig, speziell unter dem Aspekt der Einleitung schmerztherapeutischer Maßnahmen.

Die verschiedenen *subjektiv algesimetrischen Messverfahren* gehören zur großen Gruppe psychophysischer Messmethoden, die sich mit dem Zusammenhang zwischen den physikalischen Eigenschaften eines Reizes und der subjektiven Empfindung beschäftigen. Am wichtigsten sind hier die verschiedenen Methoden zur Bestimmung der Schmerzschwelle, d. h. der niedrigsten Reizintensität, die als schmerzhaft wahrgenommen wird (Flor & Hermann, 1999). Die systematische Bestimmung von Wahrnehmungs- und Schmerzschwellen für verschiedene Reizmodalitäten wie z. B. thermale oder mechanische Reize, die man unter dem Begriff der Quantitativen Sensorischen Testung subsumiert, hat in den letzten Jahren speziell bei Verdacht auf das Vorliegen neuropathischer Schmerzen, d. h. Schmerzen in unmittelbarer Folge von Nervenschädigungen, die mit charakteristischen Sensibilitäts- und Empfindungsstörungen verbunden sind, an Bedeutung gewonnen (Details s. Hermann & Flor, 2004). Es existieren auch psychophysische Verfahren zur Schmerzintensitätsmessung, wie z. B. der Modalitätenvergleich. Wegen des großen Messaufwands finden subjektivalgesimetrische Verfahren allerdings bislang (fast) ausschließlich im Forschungskontext Anwendung.

2.2 Klinische Schmerzmessung

2.2.1 Schmerzintensität

Zur Erfassung der subjektiven Schmerzintensität werden in erster Linie *visuelle Analogskalen (VAS)*, *numerische Ratingskalen (NRS)* und *verbale Ratingskalen (VRS)* eingesetzt. Bei den *VAS* handelt es sich zumeist um eine 10 cm lange Linie mit definierten Endpunkten (z. B. kein Schmerz – stärkster vorstellbarer/extremer Schmerz), auf der die empfundene Schmerzstärke vom Patienten markiert wird. Die Schmerzstärke wird durch Ausmessen des Abstands zwischen dem Endpunkt und der individuellen Markierung bestimmt. Um das aufwändige Ausmessen zu erleichtern, sind mittlerweile einfache „Schmerzschieber" erhältlich, bei denen der Patient die subjektive Schmerzstärke durch Verschieben eines Balkens einstellt und der Untersucher auf der Rückseite unmittelbar die Schmerzstärke in mm ablesen kann. Eine Variante stellen Skalen dar, bei denen die Zunahme der Schmerzintensität als Farbintensitätsveränderung (z. B. Rotfärbung) abgebildet wird. *VAS* haben sich als reliable und valide Messinstrumente zur Quantifizierung klinischen und experimentellen Schmerzes erwiesen (Price, McGrath, Rafii & Buckingham, 1983). *VAS* lassen sich als eine Variante des Modalitätenvergleichs verstehen, bei dem die subjektive Schmerzintensität als Länge einer Linie abgebildet wird. *VAS* besitzen demnach die Eigenschaft einer Verhältnisskala, d. h. prozentuale Veränderungen der Schmerzintensität können interpretiert werden (Price, Bush, Long & Harkins, 1994). *NRS* bestehen ebenfalls aus einer Skala mit vordefinierten Endpunkten (z. B. „kein Schmerz" – „maximal vorstellbarer Schmerz"), allerdings ist die Skala in einzelne Abstufungen unterteilt, denen jeweils numerische Werte zugeordnet sind. Sehr beliebt sind *NRS* von 0–100. Allerdings entspricht die vorgegebene nicht unbedingt der vom Patienten tatsächlich verwendeten Zahl von Abstufungen. Wird beispielsweise eine Skala von 0–100 vorgegeben, so spiegeln die Einschätzungen eher eine Differenzierung in 5er oder 10er, jedoch kaum in 1er Schritten wider. Eine 11- oder 21-stufige *NRS* (0–10 bzw. 0–20) ist demzufolge nicht ungenauer als eine 0–100 Skala (Jensen, Turner & Romano, 1994).

VRS schließlich bestehen aus einer Reihe von Adjektiven, die bestimmte Schmerzintensitäten widerspiegeln. Bei der Auswertung werden diesen verbalen Intensitätsangaben entsprechende Zahlenwerte zugeordnet (Beispiel: kein (= 0), gering (= 1), mäßig (= 2), stark (= 3) und sehr stark (= 4)). Im Unterschied zu *VAS* und *NRS* erlauben die meisten *VRS* nur eine vergleichsweise grobe Differenzierung zwischen einzelnen Schmerzintensitäten, da sie zumeist nicht mehr als fünf Abstufungen vorsehen. Außerdem sind die Intensitätsstufen der meisten *VRS* nicht gleichabständig, so dass die Differenz bzw. das Verhältnis zwischen einzelnen Schmerzintensitätsstufen nicht interpretierbar ist. Der Vorteil von *VRS* liegt allerdings in ihrer leichten Verständlichkeit. So haben ältere Menschen oder Personen mit kognitiven Defiziten deutlich weniger Schwierigkeiten im Umgang mit *VRS* im Vergleich zu *VAS* oder *NRS* und bevorzugen diese Art von Skala (Gagliese, 2001).

Zur Quantifizierung der Schmerzintensität speziell bei Kindern liegt eine Reihe von Verfahren vor (Übersicht s. Kropp, 2004). Für Säuglinge und Kleinkinder bis ca. 3 Jahre wurden verschiedene Skalen wie z. B. die *Children's Hospital of Eastern Ontario Pain Scale* (*CHEOPS*; McGrath et al., 1985) oder die *Kindliche Unbehagens- und Schmerzskala* (*KUSS*; Büttner & Finke, 2000) entwickelt, die mittels Fremdbeobachtung verschiedener Verhaltensäußerungen, wie z. B. Weinen, motorische Unruhe, Gesichtsausdruck, eine Quantifizierung der Schmerzintensität erlauben. Die einzelnen Verfahren sind jeweils für die Schmerzmessung in bestimmten Situationen z. B. postoperativ und/oder für spezifische Populationen, wie z. B. Neugeborene oder Frühgeborene, validiert, was bei der Auswahl eines adäquaten Instrumentes zu beachten ist. Für ältere Kinder liegen neben kindgerechten *VAS*-Varianten, wie z. B. einer Farbintensitätsskala (McGrath et al., 1996), auch verschiedene mehrstufige Schmerzschätzskalen vor, die aus einer Reihe entweder schematisch oder realistisch gezeichneter Gesichter bestehen, die verschiedene Schmerzintensitäten abbilden (z. B. Bieri, Reeve, Champion, Addicoat & Ziegler, 1990; McGrath et al., 1996). Allerdings können Kinder bereits ab ca. 7–8 Jahren ohne größere Probleme *VAS* oder *NRS* benutzen, die bei Erwachsenen Verwendung finden.

2.2.2 Schmerzqualität

Gut validiert ist die Unterscheidung zwischen einer sensorisch-diskriminativen und einer affektiven Komponente der Schmerzempfindung. Gibt die sensorische Schmerzqualität eher Auskunft über mögliche pathogene Mechanismen und ist somit von differentialdiagnostischer Bedeutung (z. B. Migräne versus Spannungskopfschmerz), so spiegelt die affektive Qualität das subjektive Leiden wider. Der *McGill Schmerzfragebogen* (*MPQ*; Melzack, 1975) ist das international wohl am weitesten verbreitete Instrument zur Erfassung der Mehrdimensionalität der Schmerzempfindung, allerdings existiert keine psychometrisch zufriedenstellende deutsche Adaptation. Die *Hamburger Schmerzadjektivliste* (*HSAL*; Hoppe, 1991) und die *Schmerzempfindungsskala* (*SES*; Geissner, 1992) sind speziell für den deutschsprachigen Raum entwickelte und psychometrisch gut überprüfte Fragebogeninstrumente zur Charakterisierung der Schmerzqualität. Beide Fragebögen beinhalten Skalen zur Erfassung der sensorischen und der affektiven Komponente des Schmerzes, wobei die Skalenzugehörigkeit der einzelnen Schmerzadjektive nicht a priori festgelegt, sondern empirisch mittels Faktorenanalyse ermittelt wurde. Die *HSAL* umfasst zwei affektive (Schmerzleiden; Schmerzangst) und zwei sensorische (Schmerzschärfe, Schmerzrhythmik) Schmerzskalen mit insgesamt 37 Items. Die *SES* beinhaltet drei Skalen zur Erfassung der sensorischen Schmerzqualität (Rhythmik, lokales Eindringen, Temperatur) und zwei Skalen für die affektive Schmerzqualität (allgemeine Affektivität, Hartnäckigkeit), die jeweils drei bis acht Items umfassen. Aufgabe des Patienten ist es jeweils zu beurteilen, wie gut eine bestimmte Aussage (z. B. „Ich empfinde meinen Schmerz als quälend“) auf das eigene Schmerzerleben zutrifft. In der Standardversion erfassen *SES* und *HSAL* die Schmerzqualität im Allgemeinen. Bei leichter Modifikation der Instruktion erlauben beide Fragebögen aber auch eine Bestimmung der Schmerzqualität zu einem bestimmten Zeitpunkt bzw. zur Abgrenzung unterschiedlicher Schmerzsymptome. Die *SES* ist änderungssensitiv und eignet sich somit zur Verlaufskontrolle schmerztherapeutischer Maßnahmen.

3 Klinisch-psychologische Schmerzdiagnostik – Klassifikatorische und modifikationsorientierte Aspekte

Für eine sinnvolle Schmerzdiagnostik ist der Bezug auf Modelle, die die Entwicklung und Aufrechterhaltung einer chronischen Schmerzproblematik erklären, wichtige Voraussetzung. Das psychobiologische Modell chronischen Schmerzes, das vor allem im Hinblick auf muskuloskeletale Schmerzen wie Rücken- und Kopfschmerzen, Kiefergelenkschmerzen, Fibromyalgie und Rheuma formuliert wurde, geht davon aus, dass chronischer Schmerz durch das Zusammenwirken prädisponierender und auslösender Faktoren entsteht und durch Lernprozesse aufrechterhalten wird (ausführliche Darstellung s. Flor & Hermann, 1999). Schmerz umfasst dabei die subjektiv-verbale (d. h. Gedanken, Vorstellungen, Überzeugungen), die motorisch-verhaltensmäßige (d. h. beobachtbares Verhalten) und die physiologisch-organische Verhaltensebene, die es im Sinne einer multidimensionalen Schmerzdiagnostik zu berücksichtigen gilt. Gemäß dem psychobiologischen Modell kommt einer symptomspezifischen psychophysiologischen Reagibilität, d. h. der Tendenz, bei Stress bzw. Belastung mit einer Hyperaktivität bestimmter Körpersysteme oder Körperregionen (z. B. der Rückenmuskulatur) zu reagieren, eine besondere Bedeutung zu. Diese symptomspezifische psychophysiologische Hyperreagibilität entwickelt sich ausgehend von prädisponierenden Faktoren wie einer genetisch bedingten oder erworbenen (z. B. durch frühere Schmerzerfahrungen oder soziales Lernen) erniedrigten Aktivierungsschwelle bei aversiver (nozizeptiver, aber auch nicht nozizeptiver) Stimulation. Die wiederholte Aktivierung eines bestimmten Körpersystems (z. B. Rückenmuskulatur) geht mit entsprechenden physiologischen Veränderungen, wie z. B. einer erhöhten Sensibilität von Schmerzrezeptoren, aber auch der Entwicklung eines Schmerzgedächtnisses auf neuronaler Ebene sowie psychologischen Prozessen (z. B. affektiven Reaktionen, subjektive Bewertung) einher und mündet letztlich in ein chronisches Schmerzproblem. Aufgrund des dynamischen Wechselspiels zwischen physiologischen und psychologischen Faktoren muss die zu beobachtende erhöhte Reagibilität im Laufe der Entwicklung eines chronischen Schmerzproblems mit der ursprünglichen Schmerzursache nichts mehr zu tun haben.

Auslösende Faktoren sind aversive interne und externe Stimuli nozizeptiver, aber auch nicht-nozizeptiver Art (z. B. Stress) und die sie begleitenden kognitiven Bewertungs- und Verarbeitungsprozesse. So ist vielfach gezeigt worden, dass eine katastrophisierende Bewertung von Schmerzen, eine erhöhte Aufmerksamkeit auf Körperempfindungen und subjektive Gefühle der Hilflosigkeit und Angst vor Schmerzen zu einem besonders ungünstigen Krankheitsverlauf beitragen. Häufig entwickelt sich ein Circulus vitiosus zwischen körperlicher Anspannung (aufgrund der muskulären Hyperreagibilität im betroffenen Körperbereich), Schmerz und Stress.

Für die Aufrechterhaltung eines Schmerzproblems sind Lernprozesse entscheidend. Klassisches Konditionieren führt beispielsweise dazu, dass durch entsprechende Erfahrungen bestimmte Situationen (z. B. Belastungssituationen), aber auch Bewegungen mit Schmerz assoziiert werden und es im Laufe der Zeit bereits antizipatorisch i. S. der psychophysiologischen Reaktionsstereotypie zur Aktivierung des betroffenen Körpersystems bzw. der Körperregion sowie zur angstvollen Erwartung von Schmerz kommt, die wiederum mit einer ausgeprägten Aktivierung des autonomen Nervensystems, aber auch der Skelettmuskulatur einhergeht.

Schmerz und insbesondere Schmerzverhalten werden aber auch durch operante Verstärkungsbedingungen modifiziert und aufrechterhalten (Fordyce, 1976). Positive (z. B. Aufmerksamkeit des Partners) oder negative Verstärkung (z. B. Vermeiden unangenehmer Aktivitäten) von Schmerzverhalten oder mangelnde Verstärkung gesunden Verhaltens (z. B. keine Zuwendung bei aktiv schmerzbewältigendem Verhalten) führen zu vermehrtem Schmerzverhalten (z. B. Romano et al., 1995). Patienten schränken so ihre Aktivität immer mehr ein, und es können sekundär physische Probleme wie Muskelverspannungen und Immobilität auftreten, die den Schmerz aufrechterhalten oder sogar verschlimmern können.

Unabhängig von somatischen Ursachen und pathophysiologischen Mechanismen, für die eine somatische Befunderhebung im Rahmen einer klinischen Schmerzdiagnostik unerlässlich ist, lassen sich chronische Schmerzen folglich ohne Berücksichtigung des psychosozialen Kontexts, psychologischer Faktoren wie Bewältigungsressourcen und schmerzbezogener Verhaltensweisen nur unzureichend verstehen und behandeln. Schmerzmessung allein erlaubt nur eine sehr begrenzte Aussage darüber, welche Bedeutung der Schmerz für die betroffene Person im Alltag hat und welche Beeinträchtigungen damit verbunden sind.

Die klinisch-psychologische Schmerzdiagnostik ermöglicht neben einer individuellen Verhaltensanalyse, Personen mit chronischen Schmerzen in verschiedene Subgruppen zu klassifizieren. Basierend auf den Angaben im *Multidimensionalen Schmerzfragebogen* (*MPI*; Flor et al., 1990; s. u.) lassen sich empirisch konsistent drei Subgruppen von Schmerzpatienten – unabhängig von der Art des Schmerzproblems – bilden (Turk & Rudy, 1988; Turk et al., 1996). Die Subgruppe der gut angepassten Schmerzpatienten (ca. 30 % der Patienten) gibt eine eher niedrige Schmerzintensität, wenig emotionale Belastetheit und ein hohes Maß an subjektiver Lebenskontrolle an. Personen der dysfunktionalen Subgruppe (ca. 30–50 % der Patienten) berichten starke Schmerzen, eine ausgeprägte affektive Verstimmung und wenig subjektiv empfundene Kontrolle über das eigene Leben und werden deutlich für Schmerzverhalten verstärkt. Die Subgruppe der interpersonell belasteten Patienten (ca. 20–30 %) schließlich fühlt sich wenig sozial unterstützt, ist eher depressiv und erlebt eine hohes Ausmaß an negativen Reaktionen der Bezugsperson. Von Flor (1991) wurde außerdem eine weitere Subgruppe chronischer Schmerzpatienten identifiziert, für die eine ausgeprägte psychophysiologische Stressreagbilität, wie z. B. eine verstärkte muskuläre Anspannung bei Belastung, charakteristisch ist (Details s. Abschnitt 3.7). Wie erste Studien (z. B. Turk et al., 1998) gezeigt haben, ermöglicht eine solche Klassifikation eine Vorhersage des Therapieerfolgs und sollte bei der individuellen Therapieplanung entsprechend berücksichtigt werden.

Eng mit dcm klassifikatorischen Aspekt der klinisch-psychologischen Diagnostik ist die Modifikationsorientierung verbunden. Vor dem Hintergrund des psychobiologischen Schmerzmodells lassen sich anhand der Ergebnisse der klinisch-psychologischen Diagnostik unmittelbar Schlussfolgerungen für gezielte therapeutische Interventionen ableiten. Therapieinduzierte Veränderungen wiederum lassen sich durch eine entsprechende klinisch-psychologische Verlaufsdiagnostik verifizieren.

In **Tabelle 1** sind neben den Verfahren der klinischen Schmerzmessung die wichtigsten Bereiche und Aspekte einer klinisch-psychologischen Schmerzdiagnostik sowie die gebräuchlichsten Instrumente und Verfahren zusammengefasst, die im Folgenden näher vorgestellt werden.

3.1 Anamnese: Schmerzinterview und Schmerztagebuch

Zentrales Element klinischer Schmerzdiagnostik ist das Schmerzinterview. Im Interview sollte Information zu folgenden Aspekten erhoben werden:

Tab. 1: Multidimensionale Schmerzdiagnostik – Übersicht über relevante Aspekte und etablierte Diagnostikinstrumente im deutschen Sprachraum

Bereich	Aspekte	Diagnostische Instrumente
Schmerzanamnese	• Schmerzlokalisation • Entwicklung des Schmerzproblems • Medikamenteneinnahme • u. ä.	• DGSS Schmerzfragebogen • semi-stukturierte Schmerzinterviews
Schmerzintensität	• Schmerzintensität (Zeitpunkt/-raum je nach Vorgabe)	• Visuelle Analogskalen • Numerische Ratingsskalen • Verbale Ratingskalen
	• Schmerzintensität (global)	• Multidimensionaler Schmerzfragebogen – Teil 1 (Flor et al., 1990; für Kinder: Fragebogen zum Schmerzerleben (FSK): Hermann et al., 2007a)
Schmerzqualität	• Sensorisch-diskriminative Komponente • Affektive Schmerzkomponente	• Schmerzempfindungsskala (Geissner, 1992) • Hamburger Schmerzadjektivliste (Hoppe, 1991)
Schmerzauftretensmuster	• Schmerzhäufigkeit und -intensität im zeitlichen Verlauf • mögliche schmerzauslösende Faktoren (z. B. Stress)	• Schmerztagebuch
Schmerzverarbeitung, Schmerzbewältigung	• Schmerzbezogene dysfunktionale und adaptive Kognitionen	• Fragebogen zur Erfassung schmerzbezogener Selbstinstruktionen (Flor, 1991) • für Kinder: Fragebogen zur Erfassung schmerzbezogener Kognitionen (Hermann et al., 2007a)
	• Kognitive und behaviorale Schmerzbewältigungsstrategien	• Fragebogen zur Erfassung der Schmerzverarbeitung (Geissner, 2001)
	• Angst vor Schmerz bzw. körperlicher Aktivität (speziell bei Rückenschmerzen)	• Fear-Avoidance-Beliefs-Questionnaire (dt.Version: Pfingsten et al., 2001)
Schmerzbezogene affektive Reaktionen	• Schmerzbedingte affektive Verstimmung	• Multidimensionaler Schmerzfragebogen – Teil 1 (Flor et al., 1990; für Kinder: Hermann et al., 2007b)
	• Schmerzbezogene affektive Verarbeitung (Hilflosigkeit, Angst, Ärger)	• Fragebogen zur Erfassung der Schmerzverarbeitung (Geissner, 2001)

Bereich	Aspekte	Diagnostische Instrumente
Schmerzbedingte Beeinträchtigung/ psychosoziale Anpassung	• Schmerzbedingte Beeinträchtigung im Alltag • Subjektive Lebenskontrolle • Subjektiv wahrgenommene soziale Unterstützung	• Multidimensionaler Schmerzfragebogen – Teil 1 (Flor et al., 1990; für Kinder: FSK- Hermann et al., 2007a)
	• Schmerzbedingte Behinderungseinschätzung	• Schmerzbehinderungsindex (Pain Disability Index; Dillmann et al., 1994)
	• Schweregrad des Schmerzproblems	• Skala zur Bestimmung des Schweregrads chronischen Schmerzes (Von Korff et al., 1992)
Schmerzverhalten	• Verbales und nonverbales Schmerzverhalten während eines Verhaltenstest (z. B. Durchführen von körperlicher Arbeit) oder in natürlichen Situationen (z. B. Gespräch mit Therapeut)	• Tübinger Bogen zur Erfassung von Schmerzverhalten (Flor, 1991)
Operante Faktoren	• Partnerverhalten (zuwendend, ablenkend, bestrafend-ignorierend)	• Selbstbericht Schmerzpatient: Multidimensionaler Schmerzfragebogen – Teil 2 (Flor et al., 1990) • Perspektive des Partners: Multidimensionaler Schmerzfragebogen, Partnerversion (Flor, 1991)
Aktivitätsniveau	• Aktivitäten im Haushalt, außerhäusliche und soziale Aktivitäten	• Multidimensionaler Schmerzfragebogen – Teil 3 (Flor et al., 1990)
	• Tägliche Aktivitäten	• Schmerztagebuch
Symptomspezifische psychophysiologische Reagibilität	• Erhöhte Muskelanspannung in Ruhe und/oder bei Stress (speziell bei Schmerzen im Bereich der Skelettmuskulatur)	• Mehrkanalableitung peripherphysiologischer Parameter in Ruhe bzw. bei Stressinduktion

a) das Schmerzproblem und sein Verlauf (z. B. bisherige Behandlungen, Medikamente);
b) Lokalisation (z. B. durch Markieren der betroffenen Körperregionen in einer Körperschemazeichnung), Dauer, Intensität, Häufigkeit der Schmerzen;
c) Schmerzauslösende Faktoren;
d) Schmerzverstärkende Bedingungen und Konsequenzen der Schmerzen;
e) Vermeidungsverhalten;
f) zusätzliche Probleme, wie z. B. medizinische und psychopathologische Komorbidität;
g) spezifische Problembereiche;
h) Angaben zum sozialen Status, Bildung, zur Arbeitssituation und zum Erwerbsfähigkeits-/Rentenstatus (Flor, 1991; Nilges & Wichmann-Dorn, 1992).

Alternativ können diese Informationen auch mittels eines standardisierten Fragebogens erhoben werden, wie er beispielsweise von der Deutschen Gesellschaft zum Studium des Schmerzes (DGSS; Nagel, Gerbershagen, Lindena & Pfingsten, 2002[1]) zur Verfügung gestellt wird.

1 Der DGSS-Schmerzfragebogen kann von der Geschäftstelle der DGSS bezogen werden (Informationen siehe: http://www.dgss.org/neu/schmerzfragebogen.asp).

Eine wichtige ergänzende Informationsquelle ist das Schmerztagebuch (z. B. Nilges & Wichmann-Dorn, 1992[2]), das die Aufzeichnung von Häufigkeit, Dauer und Intensität der Schmerzen über einen Zeitraum hinweg beinhaltet. Bei Dauerschmerzen bietet sich an, diese regelmäßig zu bestimmten Zeitpunkten (z. B. morgens, mittags, abends, nachts) hinsichtlich Intensität und Beeinträchtigung aufzeichnen zu lassen. Ergänzend können körperliche Aktivitäten, Medikamenteneinnahme, Stimmung, belastende Ereignisse etc. erfragt werden, um Hinweise auf schmerzauslösende und -aufrechterhaltende Faktoren zu erhalten.

3.2 Schmerzverarbeitung, Schmerzbewältigung und schmerzbezogene affektive Reaktionen

Subjektive Überzeugungen in Bezug auf Schmerzursachen und die Beeinflussbarkeit des Schmerzes, subjektive Bewertungen der Bedeutsamkeit des Schmerzes für das eigene Leben sowie schmerzbezogene affektive Reaktionen und das individuelle Schmerzbewältigungsverhalten modulieren das Schmerzerleben und bestimmen maßgeblich die psychosozialen Konsequenzen einer Schmerzerkrankung. Der *Fragebogen zur Erfassung schmerzbezogener Selbstinstruktionen* (*FSS*; Flor, 1991) erfasst mit den Skalen Katastrophisieren (Itembeispiel: „Ich bin ein hoffnungsloser Fall") und aktives Bewältigen (Itemsbeispiel: „Ich kann mir selbst helfen") zwei Hauptdimensionen der kognitiven Schmerzbewertung. Die psychometrische Evaluation ergab eine sehr gute Validität und Reliabilität sowie Änderungssensitivität. Im englischen Sprachraum dürfte die *Pain Catastrophizing Scale (PCS)* von Sullivan und Bishop (1995) mittlerweile das am weitesten verbreitete Instrument zur Erfassung negativer schmerzbezogener Kognitionen darstellen. Die *PCS* erfasst mittels entsprechender Subskalen drei Facetten von schmerzbezogenem Katastrophisieren: Schmerzvergrößerung, Hilflosigkeit und Grübeln (Rumination) über den Schmerz. Eine validierte und veröffentliche deutsche Version dieses Fragebogens liegt derzeit noch nicht vor, befindet sich aber unseren Informationen zufolge in Arbeit. Speziell für Kinder und Jugendliche ist seit kurzem der *Fragebogen zur Erfassung schmerzbezogener Kognitionen* (*FSBK*; Hermann, Hohmeister, Zohsel, Ebinger & Flor, 2007a) verfügbar. Der *FBSK* umfasst 13 Items, die sich gemäß den Ergebnissen einer konfirmatorischen Faktorenanalyse den Skalen „Selbstermutigung", „Problemlösen" und „Katastrophisieren" zuordnen lassen. Alle drei Skalen sind intern konsistent, erste Ergebnisse zur Validität sind vielversprechend.

Zur Charakterisierung des Schmerzbewältigungsrepertoires hat Geissner (2001) den *Fragebogen zur Erfassung der Schmerzverarbeitung (FESV)* vorgelegt. Der *FESV* setzt sich aus neun Skalen zusammen, die drei Grunddimensionen der Schmerzbewältigung abbilden. Die kognitive Schmerzbewältigung umfasst Skalen zur Handlungskompetenz, kognitiven Umstrukturierung und Kompetenzerleben. Die verhaltensorientierte Schmerzbewältigung beinhaltet die Skalen mentale Ablenkung, gegensteuernde Aktivitäten und Ruhe-/Entspannungstechniken. Die schmerzbezogene affektive Reaktion als dritte Grunddimension wird von den Skalen schmerzbedingte Hilflosigkeit

2 Schmerztagebuchvorlagen (u. a. speziell für Kopfschmerz) können von der Homepage des Schmerzzentrums Mainz (http://www.drk-schmerz-zentrum.de) oder der Schmerzklinik Kiel (http://www.schmerzklinik.de) heruntergeladen werden. Ein Kopfschmerztagebuch speziell für Kinder findet sich bei Denecke und Kröner-Herwig (2000).

und Depression, schmerzbedingte Angst und schmerzbedingter Ärger gebildet. Der *FESV* ist psychometrisch sehr gut überprüft. Normwerte sind vorhanden, so dass eine bezugsgruppenorientierte Interpretation von Patientenbefunden möglich ist. Für die Einschätzung der schmerzbedingten affektiven Verstimmung eignet sich außerdem die entsprechende Subskala des *Multidimensionalen Schmerzfragebogens* (Flor, Rudy, Birbaumer, Streit & Schugens, 1990; s. u.) sehr gut.

Speziell bei Schmerzen des Bewegungsapparats und insbesondere Rückenschmerzen sind ungünstige Überzeugungen bzgl. des Zusammenhangs von Belastung und Schmerzen zu berücksichtigen, da diese mit einem andauernden Bewegungsvermeidungsverhalten einhergehen und so schmerzfördernd wirken. Der sogenannte *Fear-Avoidance-Beliefs Questionnaire* (*FABQ-D*; Pfingsten et al., 1997) liegt in einer psychometrisch zufriedenstellenden deutschen Version vor. Er umfasst drei Subskalen, die die subjektive Überzeugung messen, dass berufliche Belastungen die Schmerzursache sind (Skala 1), bzw. dass körperliche Aktivität die Schmerzen bedingt (Skala 2). Die dritte Skala dient zur Erhebung der subjektiven Prognose bzgl. der weiteren, eigenen Berufsfähigkeit. Der *FABQ-D* hat sich in ersten Studien als änderungssensitiv erwiesen und scheint für die Prognose einer späteren Rückkehr an den Arbeitsplatz prädiktive Validität zu besitzen.

3.3 Schmerzbedingte Beeinträchtigung und Lebensqualität

Der *Multidimensionale Schmerzfragebogen (MPI)* ist das international am weitesten verbreitete Instrument zur Erfassung psychosozialer Begleiterscheinungen chronischen Schmerzes. Eine deutsche Version des *MPI* wurde von Flor et al. (1990) validiert. Eine *MPI*-Version zur Fremdeinschätzung durch Bezugspersonen liegt ebenfalls vor. Der *MPI* besteht aus drei Teilen mit insgesamt 13 Subskalen. Teil 1 umfasst die Skalen subjektive Schmerzintensität, schmerzbedingte affektive Verstimmung, Beeinträchtigung in wichtigen Alltagsbereichen, das subjektiv wahrgenommene Ausmaß an Kontrolle über den eigenen Lebensalltag und die erlebte soziale Unterstützung. Im zweiten Teil werden die schmerzbezogenen Reaktionen wichtiger Bezugspersonen (s. Abschnitt 3.4) und in Teil 3 schließlich das allgemeine Aktivitätsniveau (s. Abschnitt 3.5) erfasst. Der *MPI* ist änderungssensitiv und eignet sich gut zur Indikationsstellung spezifischer psychologisch-schmerztherapeutischer Maßnahmen, da für jeden Patienten ein individuelles Profil schmerzbedingter Beeinträchtigungen und schmerzaufrechterhaltender Faktoren erstellt werden kann. Speziell für Kinder und Jugendliche wurde der *Fragebogen zum Schmerzerleben bei Kindern (FSK)* entwickelt, der auf Teil 1 des *MPI* beruht. Der *FSK* beinhaltet die Skalen Schmerzintensität, affektive Verstimmung, erlebte Beeinträchtigung in den Bereichen Schule, Freizeit, Familie und soziale Aktivitäten sowie die subjektiv empfundene soziale Unterstützung (Hermann, Zohsel, Hohmeister, Tuttas & Flor, 2007b). Eine erste psychometrische Evaluation des *FSK* bestätigte die postulierte Skalenstruktur und ergab Hinweise für die Validität des Bogens.

Eine globale Selbst- und Fremdeinschätzung schmerzbedingter Einschränkungen erlaubt der so genannte *Pain Disability Index* (Dillmann, Nilges, Saile & Gerbershagen, 1994). Für insgesamt sieben Lebensbereiche (familiäre und häusliche Verpflichtungen, soziale Aktivitäten, Beruf, Sexualleben, Selbstversorgung, lebensnotwendige Tätigkeiten) wird die subjektiv wahrgenommene Beeinträchtigung auf einer Skala von 0 (keine Behinderung) bis 10 (völlige Behinderung) eingeschätzt.

Der Schwere- bzw. Chronifizierungsgrad eines chronischen Schmerzproblems lässt sich mittels einer von Korff und Kollegen entwickelten Skala (Von Korff, Ormel, Keefe & Dworkin, 1992) bestimmen. Basierend auf der subjektiven Patienteneinschätzung der Schmerzintensität, der subjektiven schmerzbedingten Behinderung in Alltag und Beruf sowie auf Angaben zu schmerzbedingten Ausfallzeiten werden vier Schweregrade unterschieden, die sich deutlich hinsichtlich der Prognose für den weiteren Krankheitsverlauf unterscheiden: niedrige Intensität, geringe Behinderung (Stufe 1), hohe Intensität, geringe Behinderung (Stufe 2), starke Behinderung, mäßige Beeinträchtigung (Stufe 3), starke Behinderung, starke Beeinträchtigung (Stufe 4). Speziell im deutschen Sprachraum wird zur Bestimmung des Chronifizierungsgrades bisweilen auch das sogenannte *Mainzer Stadienmodell (Mainz Pain Staging System, MPSS)* eingesetzt. Das *MPSS* definiert drei Chronifizierungsstadien, die anhand des zeitlichen Schmerzauftretensmusters (Achse 1), der Schmerzausbreitung (Achse 2), des Medikamentenkonsums (Achse 3) und der Inanspruchnahme des Gesundheitssystems (Achse 4) voneinander abgegrenzt werden. Es gibt zwar Hinweise für die Validität dieses Stadienmodells (Frettlöh, Maier, Gockel & Huppe, 2003), allerdings steht eine systematische und umfassende empirische Überprüfung noch aus (siehe auch Pfingsten, Schops, Wille, Terp & Hildebrandt, 2000).

Neben dem Aspekt der speziell schmerzbedingten Beeinträchtigung hat in den letzten Jahren die gesundheitsbezogene Lebensqualität als globaler und krankheitsübergreifender Indikator für die Beeinträchtigung der körperlichen und psychischen Gesundheit Beachtung gefunden, nicht zuletzt weil auf diese Weise krankheitsbedingte Beeinträchtigungen unabhängig von der Art der Erkrankung verglichen und systematisch evaluiert werden können. Der *SF-36* (deutsche Version: Bullinger, 1998), das international gebräuchlichste Messinstrument zur Erfassung der gesundheitsbezogenen Lebensqualität, misst körperliche und psychische Gesundheit mit insgesamt acht Subskalen: körperliche Funktionsfähigkeit, körperliche Rollenfunktion, körperliche Schmerzen, allgemeine Gesundheitswahrnehmung, Vitalität, soziale Funktionsfähigkeit, emotionale Rollenfunktion und psychisches Wohlbefinden.

3.4 Schmerzverhalten und operante Faktoren

Unter dem Begriff Schmerzverhalten fasst man verbale und paraverbale Äußerungen (Stöhnen, Seufzen etc.) und nonverbale Verhaltensweisen (Grimassieren, Schonhaltung, Hinken etc.) zusammen. Aufmerksamkeit und Zuwendung bzw. andere positive Reaktionen wichtiger Bezugspersonen verstärken Schmerzverhalten und tragen so zur Schmerzaufrechterhaltung bei. Ebenso tritt Schmerzverhalten dann verstärkt auf, wenn es von einem Wegfall unangenehmer Ereignisse wie Partnerkonflikt oder Arbeitsbelastungen begleitet wird.

Direkte Verhaltensbeobachtungen sind die Methode der Wahl zur Erfassung von Schmerzverhalten. Eine Möglichkeit sind komplexe Verhaltenskodiersysteme (z. B. Keefe & Block, 1982), mit deren Hilfe Videoaufzeichnungen standardisierter Sequenzen körperlicher Aktivitäten analysiert werden. Als Alternative bieten sich Verhaltenschecklisten, wie z. B. der *Tübinger Bogen zur Erfassung von Schmerzverhalten* (*TBS*; Flor & Heimerdinger, 1992), an. Der *TBS* enthält eine Liste von Schmerzverhaltensweisen, wie z. B. Stöhnen, Gesicht verziehen oder häufiges Wechseln der Haltung, deren Auftretenshäufigkeit (beispielsweise während der Anamneseerhebung) unauffällig von einem geschulten Beobachter notiert werden kann. Der *TBS* zeichnet sich durch eine vergleichsweise einfache Handhabung, einen geringen zeitlichen Aufwand und minimale Anforderungen hinsichtlich des Beobachtertrainings aus. Damit eignet sich der *TBS* gut als klinisch-diagnostisches Routineverfahren. Es liegen Referenzwerte für eine Stichprobe von ca. 400 Schmerzpatienten vor.

Operante Verstärkungsbedingungen sind mit Schmerzverhalten eng verknüpft. Teil 2 des *MPI-D* (Flor et al., 1990) beinhaltet drei Subskalen, die zuwendende, ablenkende und bestrafende Reaktionen der Bezugsperson erfassen, und damit wichtige Hinweise für die Bedeutsamkeit operanter Faktoren bei der Schmerzaufrechterhaltung im Einzelfall geben. Wenn möglich, sollten schmerzbezogene Verhaltensweisen der Bezugsperson nicht nur aus der Perspektive des Patienten, sondern auch aus Sicht der Bezugsperson erfragt werden. Dies stellt die Voraussetzung für das systematische Einbeziehen des Partners in die Schmerzbehandlung dar. Mit der Partnerversion des *Multidimensionalen Schmerzfragebogens* (Flor, 1991) steht ein entsprechendes Messinstrument zur Verfügung.

3.5 Aktivitätsniveau

Chronische Schmerzen und insbesondere Schmerzen der Skelettmuskulatur gehen häufig mit einer generellen Reduzierung von Aktivitäten einher. Unzureichende körperliche Aktivität wirkt mittel- und langfristig schmerzaufrechterhaltend, die Einschränkung speziell von sozialen und Freizeitaktivitäten erhöht darüber hinaus das Risiko einer depressiven Verstimmung. Eine globale Einschätzung des Aktivitätsniveaus unter Berücksichtigung von Aktivitäten im Haushalt, außerhäuslichen und sozialen Aktivitäten erlaubt Teil 3 des *MPI-D*. Mit Hilfe von speziellen Aktivitätstagebüchern (Nilges & Wichmann-Dorn, 1992) oder als Teil eines Schmerztagebuchs lassen sich die täglichen Aktivitäten sowohl im Tagesprofil als auch über einen gewissen Zeitraum hinweg systematisch erheben. Auf diese Weise lassen sich u. a. mögliche Zusammenhänge zwischen Aktivitäten und Veränderungen im Auftreten bzw. der Intensität des Schmerzes – auch im Verlauf der Therapie – sehr gut veranschaulichen.

3.6 Psychophysiologische Reagibilität

Die vom psychobiologischen Modell postulierte psychophysiologische Reaktionsstereotypie lässt sich durch Messung psychophysiologischer Reaktionen, wie z. B. Veränderungen der Muskelaktivität, bei Konfrontation mit persönlich relevanten psychosozialen oder körperlichen Belastungssituationen feststellen. Dabei kann die Konfrontation mit den Stressoren mittels Vorstellung entsprechender Situationen oder aber in der Realität (z. B. Ausführung von Körperbewegungen) erfolgen. Eine psychophysiologische Hyperreagibilität liegt vor, wenn bereits in der Ruhephase eine erhöhte psychophysiologische Aktivierung zu beobachten ist, wenn es bei Belastung zu einer übermäßigen Aktivierung kommt oder wenn die stressinduzierte psychophysiologische Reaktion mit deutlicher Verzögerung zum Ausgangswert zurückkehrt. Die Diagnostik einer psychophysiologischen Reaktionsstereotypie erlaubt nicht nur, dem Patienten den Zusammenhang zwischen Belastung und Schmerz erlebbar zu machen, sondern auch die Indikation spezifischer Behandlungsmaßnahmen wie Entspannungsverfahren oder Biofeedback. Die Auswahl der zu erhebenden physiologischen Maße, wie z. B. Muskelspannung oder vaskuläre Aktivität, sollte störungsspezifisch erfolgen. Ausführlichere Darstellungen zur Durchführung einer psychophysiologischen Diagnostik finden sich bei Flor (2001), Flor, Behle und Hermann (1992) sowie Rief und Birbaumer (2000).

3.7 Allgemeine Befindlichkeit und psychische Auffälligkeiten

Eine depressive Verstimmung, Ängste und andere Befindlichkeitsstörungen beeinflussen das Schmerzgeschehen in beträchtlichem Maße und sollten deshalb bei jeder Schmerzdiagnostik routinemäßig erhoben werden. Die Allgemeine Depressionsskala (Hautzinger & Bailer, 1993) ist ein etabliertes Verfahren zur Erfassung depressiver Symptomatik. Für die Messung von Ängstlichkeit ist das State-Trait-Angstinventar (Laux, Glanzmann, Schaffner & Spielberger, 1981) etabliert. Für die Erhebung körperlicher Beschwerden sind verschiedene Beschwerdelisten (z. B. Beschwerdeliste: von Zerssen, 1976; Freiburger Beschwerdeliste: Fahrenberg, 1994) in Gebrauch. Mit dem *Brief Symptom Inventory* (Franke, 2000), der Kurzform der Symptomcheckliste *SCL-90-R*, steht ein Fragebogeninstrument zur Verfügung, mit Hilfe dessen sich die subjektive Belastung durch psychische und körperliche Symptome vergleichsweise ökonomisch ermitteln lässt. Zwar ist die differentielle Validität der BSI-Subskalen umstritten, jedoch eignen sich die vorgesehenen Globalkennwerte gut zur Einschätzung der psychopathologischen Gesamtbelastung bzw. als Screeninginstrument.

3.8 Gestaltung der Therapeut-Patient-Beziehung

Die klinisch-psychologische Befunderhebung im Kontext chronischer Schmerzen weist gewisse Besonderheiten und Schwierigkeiten auf. Im Unterschied zur psychologischen Diagnostik bei psychischen Störungen oder Verhaltensauffälligkeiten ist die klinisch-psychologische Schmerzdiagnostik nur eine, wenn auch überaus wichtige Komponente einer umfassenden multidimensionalen Schmerzdiagnostik. Dabei liegt zumeist ein Schwerpunkt auf der medizinischen Befunderhebung. Allerdings erfolgt die klinisch-psychologische Schmerzdiagnostik in der Praxis nicht selten erst sehr spät im Laufe des Chronifizierungsprozesses eines Schmerzproblems und wird – wenn alles andere nicht erfolgreich war – von Patienten oftmals als letzte Maßnahme (miss-)verstanden. Schmerzpatienten begegnen einer psychologischen Diagnostik infolgedessen häufig mit einer gewissen Skepsis, wenn nicht Misstrauen. Dies liegt zum einen daran, dass die Patienten meist bereits viele diagnostische Untersuchungen hinter sich haben und den Nutzen einer psychologischen Diagnostik speziell hinsichtlich der Einleitung therapeutischer Maßnahmen bezweifeln. Zum anderen werden die Patienten in der Regel zur psychologischen Diagnostik „geschickt", was nicht selten als Unterstellung einer psychischen Ursache der primär als körperliches Problem empfundenen Schmerzen erlebt wird. Wird die Bezugsperson des Patienten zwecks Abklärung operanter Faktoren in die Diagnostik miteinbezogen, so kann dies sowohl beim Patienten wie seiner Bezugsperson Fragen nach Schuld und Verantwortlichkeit aufwerfen.

Vor dieser Ausgangslage ist es für das gute Gelingen einer klinisch-psychologischen Schmerzdiagnostik entscheidend, dass dem Patienten ein multidimensionales Schmerzkonzept vermittelt wird. So werden die Ziele der klinisch-psychologischen Diagnostik für den Schmerzpatient transparent und nachvollziehbar. Dies hilft, die Befürchtungen des Patienten, dass das Schmerzproblem als „psychisch verursacht" oder „eingebildet" behandelt wird, abzubauen. Auch können anhand des multidimensionalen

Schmerzkonzepts erste Änderungsperspektiven aufgezeigt werden. Der vorhandenen Skepsis oder ablehnenden Haltung des Patienten sollte mit Verständnis und Akzeptanz begegnet werden. In ähnlicher Weise sollte dem Patienten und seiner Bezugsperson erklärt werden, warum die Informationen der Bezugsperson relevant für die Analyse des bestehenden Schmerzproblems sind und welchen Nutzen sie für die Planung therapeutischer Maßnahmen haben. Für den Schmerzpatienten und seine Bezugsperson ist dies häufig die erste Gelegenheit, über die persönliche Bedeutung der Schmerzerkrankung und den damit verbundenen Belastungen zu sprechen, und wird deshalb durchaus als entlastend erlebt. Der Therapeut sollte ruhig und sachlich fragen und sich dabei immer wieder auf das multidimensionale Schmerzkonzept beziehen. Günstig ist beispielsweise, anhand von eigenen Alltagserfahrungen des Patienten den Einfluss von psychologischen Faktoren wie Stress, negativen kognitiven Bewertungen oder der emotionalen Befindlichkeit auf das Schmerzerleben unmittelbar nachvollziehbar zu machen. Das verständnisvolle Erfragen der Auswirkungen des Schmerzproblems auf die Alltagsgestaltung und das psychosoziale Wohlbefinden bietet eine gute Möglichkeit, Vorbehalte gegen die psychologische Schmerzdiagnostik auf Seiten des Patienten abzubauen. Der Patient fühlt sich verstanden und kann sich besser auf eine weitergehende psychologische Diagnostik einlassen. In ähnlicher Weise lässt sich ausgehend von den Konsequenzen des Schmerzproblems für das soziale Umfeld des Patienten umgekehrt auch der Einfluss des Verhaltens der Bezugspersonen auf das Schmerzerleben und die damit verbundene Beeinträchtigung des Patienten gut thematisieren.

3.9 Spezielle Aspekte: Schmerzdiagnostik und Schmerzmessung im Alter

Angesichts der demographischen Entwicklung ist die Entwicklung und systematische Validierung von schmerzdiagnostischen Instrumenten für ältere Menschen und insbesondere solche mit kognitiven Beeinträchtigungen eine wichtige Aufgabe der nächsten Jahre. Dabei steht die Schmerzmessung im Vordergrund, da nur so eine adäquate Medikation und weitergehende Behandlung gewährleistet ist. Zwar werden bei diesem Personenkreis häufig etablierte und auf Selbstbericht beruhende Verfahren zur Schmerzmessung und Schmerzdiagnostik eingesetzt, allerdings nicht immer mit einer ausreichenden Überprüfung der Reliabilität und Validität speziell für diese Population (Stolee et al., 2005). Da der Selbstbericht bei Personen, die bereits deutliche kognitive Defizite aufweisen, keine zuverlässigen Aussagen über möglicherweise vorhandene Schmerzbeschwerden erlaubt, kommt Erhebungsinstrumenten, die auf der Beobachtung und Beurteilung durch das Pflegepersonal oder die behandelnden Ärzte beruhen, eine besondere Bedeutung zu. Auch hier gilt, dass zwar entsprechende Verfahren verfügbar, jedoch psychometrisch teilweise nur unzureichend überprüft sind (Stolee et al., 2005). Besonders schwierig ist die Schmerzmessung bei älteren Menschen, bei denen bereits eine fortgeschrittene Demenz vorliegt. Für den deutschen Sprachraum wurde eine Adaptation des Beobachtungsverfahrens zur Beurteilung von Schmerz bei Demenz (BESD: http://www.dgss.org/pdf/BESD-Internet-Version.doc; Original: Warden, Hurley & Volicer, 2003) erstellt. Hierbei wird der Patient in Ruhe oder während einer Aktivität (z. B. Waschen) für zwei Minuten vom Pflegepersonal beobachtet, wobei Atmung, negative Lautäußerungen, Gesichtsausdruck, Köpersprache und das

Ansprechen auf Trost bzw. Ablenkung eingeschätzt werden. Eine vorläufige psychometrische Überprüfung ist vielversprechend, eine abschließende Beurteilung ist jedoch noch nicht möglich.

4 Klinisch-psychologische Schmerzdiagnostik in der Praxis – ein Fallbeispiel

Wie bereits mehrfach betont, ist eine angemessene klinisch-psychologische Schmerzdiagnostik stets multidimensionaler Art. Aufgabe des Schmerztherapeuten ist es, vor dem Hintergrund des psychobiologischen Modells auf Grundlage dieser multidimensionalen Informationen ein individuelles Störungsmodell zu entwickeln, das die Ableitung entsprechender Behandlungsmaßnahmen ermöglicht. Zur Veranschaulichung dieses Vorgehens sei noch einmal der Fall von Frau D. aufgegriffen. Mit Frau D. wurde zunächst eine multidimensionale Schmerzdiagnostik durchgeführt. Frau D. gab im Vergleich zu anderen Schmerzpatienten eine mäßige Schmerzintensität *(MPI-D)* an, fühlte sich aber dadurch sehr stark in ihren Alltagsaktivitäten beeinträchtigt *(MPI-D; PDI)* und hatte ein recht niedriges Aktivitätsniveau *(MPI-D)*. In Übereinstimmung mit der subjektiven Belastetheit durch die Schmerzen stand bei Frau D. die affektiv-motivationale Schmerzkomponente im Vordergrund *(SES)*, ihre Beschreibung der Schmerzen als vorwiegend drückend-dumpf und bisweilen krampfartig (*SES* – sensorisch-diskriminative Subskalen) legte nahe, dass es sich nicht um Schmerzen infolge einer Nervenverletzung handelte und stimmte mit dem organischen Befund überein. Im Schmerzinterview berichtete Frau D., dass die Schmerzen in ihrer Intensität schwanken und die Schmerzen nicht selten so schlimm seien, dass sie sich nur noch hinlegen könne. Im Schmerztagebuch zeigte sich, dass eine Zunahme der Schmerzen häufig in bzw. unmittelbar nach Stresssituationen sowie nach Phasen körperlicher Belastung zu beobachten war. Frau D. erlebte sich den Schmerzen weitgehend hilflos ausgesetzt *(FESV, FSS)*, entsprechend gering ausgeprägt war auch ihr Gefühl subjektiver Lebenskontrolle *(MPI)*. Die Schmerzen beunruhigten sie sehr, insbesondere war sie in ständiger Erwartung, dass jede Bewegung die Schmerzen verschlimmern könnte *(FABQ-D, FESV)*. Sie war überzeugt, dass die Schmerzen durch ihre Arbeit verursacht würden, und war wenig zuversichtlich, dass sie ihre Berufstätigkeit in absehbarer Zeit wieder aufnehmen könne *(FABQ-D)*. Frau D. verfügte über ein sehr eingeschränktes Repertoire an Schmerzbewältigungsstrategien *(FESV)*. Eine Reduzierung der Schmerzen konnte sie nur durch Ruhe und Entspannung sowie Medikamente erreichen. Bei Frau D. war eine leichte depressive Verstimmung *(ADS)* und ein generell erhöhtes Ängstlichkeitsniveau *(STAI)* festzustellen. Die Messung der psychophysiologischen Stressreagibilität (s. **Abb. 1**) ergab, dass Frau D. in Ruhe zwar keine erhöhte Muskelaktivität am schmerzrelevanten Ort (Trapeziusmuskel beidseitig) aufwies, sie jedoch mit sehr starker muskulärer Anspannung bei Stress und insbesondere bei körperlicher Belastung reagierte, die erst mit großer Verzögerung wieder den Ausgangswert erreichte. Die Beziehung zu ihrem Ehemann beschrieb Frau D. als gut. Im *MPI-D* gab sie an, dass er sehr besorgt sei und mit viel Zuwendung reagiere, wenn sie Schmerzen habe. Herr D. bestätigte die Angaben seiner Frau weitgehend *(MPI-D Partnerversion)*. Während des Interviews fiel auf *(TBS)*, dass Frau D. häufig und sehr demonstrativ ihre Sitzposition wechselte, oft seufzte und das Gesicht vor Schmerz verzog.

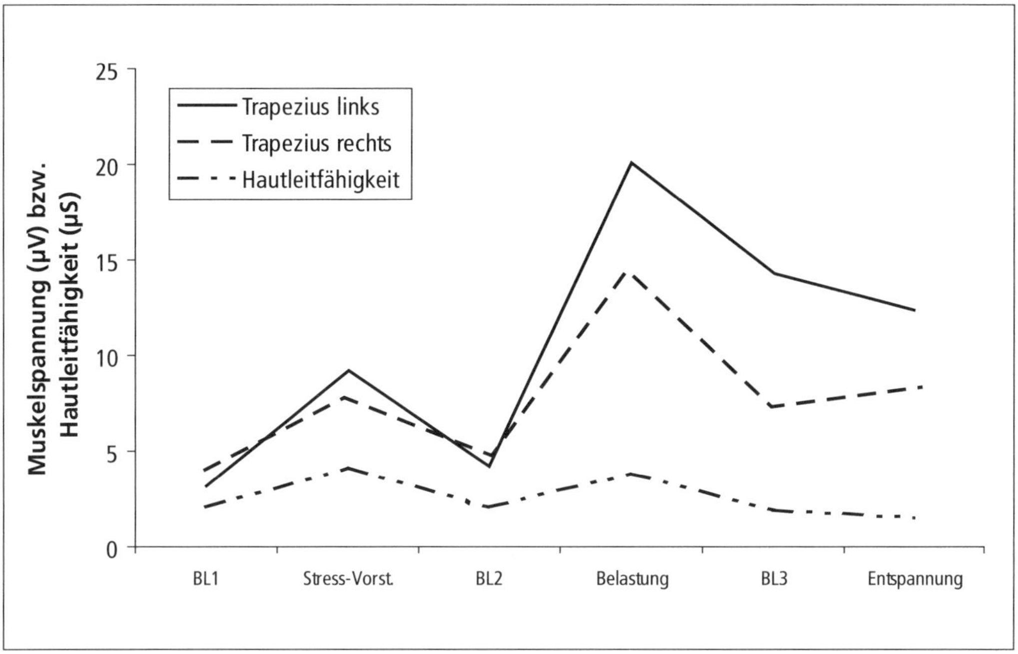

Abb. 1: Ergebnis der psychophysiologischen Diagnostik bei Frau D.: Die Muskelaktivität wurde am schmerzrelevanten Ort gemessen, die Hautleitfähigkeit wurde als allgemeiner Indikator der autonomen Aktivierung bei Stress erhoben (Abk.: BL = Baseline; Stress-Vorst. = Vorstellung einer persönlich relevanten Stresssituation; Belastung = körperliche Belastung wie an der Kasse sitzen und tippen).

Ausgehend von diesen Befunden wurde Frau D. eine psychologische Schmerztherapie mit folgenden Zielen vorgeschlagen:

a) Erweiterung ihres Repertoires an Schmerzbewältigungsstrategien;
b) Abbau der Angst vor Schmerz und speziell der Angst vor körperlicher Aktivität durch systematischen Aktivitätsaufbau und Einüben eines angemessenen Aktivitätsniveaus unter Vermeidung von Über- bzw. Unterforderung;
c) Veränderung der katastrophisierenden Bewertung des Schmerzproblems durch kognitive Umstrukturierung;
d) Biofeedback und progressive Muskelrelaxation zur Verminderung der muskulären Stressreagibilität;
e) Verminderung des Schmerzverhaltens durch Reduktion der schmerzbezogenen Zuwendung seitens des Ehemanns und gleichzeitig Steigerung seines zuwendenden Verhaltens für aktives, schmerzbewältigendes und gesundheitsförderliches Verhalten von Frau D.

5 Zusammenfassung und Ausblick

Schmerzmessung und klinisch-psychologische Diagnostik sind integraler Bestandteil einer interdisziplinär ausgerichteten und evidenzbasierten Schmerzdiagnostik und Schmerzbehandlung. Eine angemessene klinisch-psychologische Schmerzdiagnostik basiert auf dem psychobiologischen Schmerzmodell und ist deshalb multidimensional ausgerichtet. Neben der Messung von Schmerzintensität und der Charakterisierung der Schmerzqualität steht die Erfassung der Schmerzverarbeitung und Schmerzbewältigung unter Berücksichtigung des psychosozialen Kontexts im Mittelpunkt. Nicht nur erlaubt die klinisch-psychologische Diagnostik eine Klassifikation von Schmerzpatienten mit klaren Implikationen für die Behandlung, sondern auch eine prozessorientierte Veränderungsmessung. Für eine evidenzbasierte Schmerztherapie ist die klinisch-psychologische Schmerzdiagnostik infolgedessen unverzichtbar. Nichtsdestotrotz ist die Umsetzung in die tägliche klinische Praxis noch nicht vollständig gelungen und bedarf weiterer Bemühungen.

Literatur

Banks, S.M. & Kerns, R.D. (1996). Explaining high rates of depression in chronic pain: A diathesis-stress framework. *Psychological Bulletin, 119,* 95–110.

Bieri, D., Reeve, R.A., Champion, G.D., Addicoat, L. & Ziegler, J.B. (1990). The Faces Pain Scale for the self-assessment of the severity of pain experienced by children: Development, initial validation, and preliminary investigation for ratio scale properties. *Pain, 41,* 139–150.

Bullinger, M. (1998). *SF-36: Fragebogen zum Gesundheitszustand.* Göttingen: Hogrefe.

Büttner, W. & Finke, W. (2000). Analysis of behavioural and physiological parameters for the assessment of postoperative analgesic demand in newborns, infants and young children: A comprehensive report on seven consecutive studies. *Paedriatic Anaesthesia, 10,* 303–318.

Denecke, H. & Kröner-Herwig, B. (2000). *Kopfschmerztherapie mit Kindern und Jugendlichen.* Göttingen: Hogrefe.

Dillmann, U., Nilges, P., Saile, H. & Gerbershagen, H.U. (1994). Behinderungseinschätzung bei chronischen Schmerzpatienten. *Der Schmerz, 8,* 100–110.

Fahrenberg, J. (1994). *Freiburger Beschwerdeliste.* Göttingen: Hogrefe.

Flor, H. (1991). *Psychobiologie des Schmerzes.* Bern: Huber.

Flor, H. (2001). Psychophysiological assessment of the patient with chronic pain. In D.C. Turk & R. Melzack (Eds.), *Handbook of pain assessment* (2nd ed., pp. 76–96). New York: Guilford.

Flor, H., Behle, D. & Hermann, C. (1992). Psychophysiologische Methoden bei der Diagnose chronischer Schmerzen. In E. Geissner & G. Jungnitsch (Hrsg.), *Psychologie des Schmerzes: Diagnose und Therapie* (S. 171–188). Weinheim: Beltz PVU.

Flor, H. & Heimerdinger, K. (1992). Erfassung des Schmerzverhaltens. In E. Geissner & G. Jungnitsch (Hrsg.), *Psychologie des Schmerzes: Diagnose und Therapie* (S. 99–107). Weinheim: Beltz Psychologie Verlagsunion.

Flor, H. & Hermann, C. (1999). Verhaltensmedizin des Schmerzes. In H. Flor, N. Birbaumer & K. Hahlweg (Hrsg.), *Enzyklopädie der Psychologie – Themenbereich D: Serie II Klinische Psychologie, Bd. 3: Grundlagen der Verhaltensmedizin* (S. 249–330). Göttingen: Hogrefe.

Flor, H., Rudy, T.E., Birbaumer, N., Streit, B. & Schugens, M.M. (1990). Zur Anwendbarkeit des West Haven-Yale Multidimensional Pain Inventory im deutschen Sprachraum. *Der Schmerz, 4,* 82–87.

Fordyce, W.E. (1976). *Behavioral methods in chronic pain and illness.* St. Louis, MO: Mosby.

Franke, G.H. (2000). *Brief Symptom Inventory von Derogatis.* Göttingen: Hogrefe.

Frettlöh, J., Maier, C., Gockel, H. & Huppe, M. (2003). Validität des Mainzer Stadienmodells der Schmerzchronifizierung bei unterschiedlichen Schmerzdiagnosen. *Schmerz, 17,* 240–251.

Gagliese, L. (2001). Assessment of pain in elderly people. In D.C. Turk & R. Melzack (Eds.), *Handbook of pain assessment* (pp. 119–133). New York: Guilford.

Geissner, E. (1992). *Schmerzempfindungsskala.* Göttingen: Hogrefe.

Geissner, E. (2001). *FESV – Fragebogen zur Erfassung der Schmerzverarbeitung.* Göttingen: Hogrefe.

Harstall, C. & Ospina, M. (2003). How prevalent is chronic pain? *Pain – Clinical Updates, 11,* 1–4.

Hautzinger, M. & Bailer, M. (1993). *Allgemeine Depressionsskala*. Weinheim: Beltz Test.

Hermann, C., Hohmeister, J., Zohsel, K., Ebinger, F. & Flor, H. (2007a). The assessment of pain-related cognitions in children and adolescents: Development and initial validation of a German questionnaire. *Journal of Pain, 8*, 802–813.

Hermann, C., Hohmeister, J., Zohsel, K., Tuttas, M.-L. & Flor, H. (2007b). The impact of chronic pain in children and adolescents: Development and initial validation of a child and parent version of the Pain Experience Questionnaire. *Pain,* in press.

Hermann, C. & Flor, H. (2004). Schmerzmessung und Schmerzdiagnostik. In D. Rosenow, V. Tronnier & D. Göbel (Hrsg.), *Neurogener Schmerz: Management von Diagnostik und Therapie* (S. 49–58). Heidelberg: Springer.

Hoppe, F. (1991). *Hamburger Schmerzadjektivliste*. Weinheim: Beltz.

Jensen, M.P., Turner, J.A. & Romano, J.M. (1994). What is the maximum number of levels needed in pain intensity measurement? *Pain, 58*, 387–392.

Keefe, F.J. & Block, A.R. (1982). Development of an observation method for assessing pain behavior in chronic low back pain patients. *Behavior Therapy, 13*, 363–375.

Kropp, P. (2004). Psychologische Schmerzdiagnostik bei Kindern. *Schmerz, 18*, 61–74.

Laux, L., Glanzmann, P., Schaffner, P. & Spielberger, C.D. (1981). *Das State-Trait-Angstinventar.* Weinheim: Beltz Verlag.

McGrath, P.A., Seifert, C.E., Speechley, K.N., Booth, J.C., Stitt, L. & Gibson, M.C. (1996). A new analogue scale for assessing children's pain: An initial validation study. *Pain, 64*, 435–443.

McGrath, P.J., Johnson, G., Goodmann, J., Schillinger, J., Dunn, J. & Chapman, J. (1985). The Children's Hospital of Eastern Ontario Pain Scale (CHEOPS): A behavioral scale for rating postoperative pain in children. In R. Fields, R. Dubner & F. Cervero (Eds.), *Advances in pain research and therapy* (Vol.9, pp. 395–402). New York: Raven Press.

Melzack, R. (1975). The McGill Pain Questionnaire: Major properties and scoring methods. *Pain, 1*, 277–299.

Merskey, H. (1986). Classification of chronic pain: Descriptions of chronic pain syndromes and definitions of pain terms. *Pain, 3*, 1–225.

Nagel, B., Gerbershagen, H.U., Lindena, G. & Pfingsten, M. (2002). Entwicklung und empirische Überprüfung des Deutschen Schmerzfragebogens der DGSS. *Schmerz, 16*, 263–270.

Nilges, P. & Wichmann-Dorn, E. (1992). Anamneseerhebung bei chronischen Schmerzpatienten. In E. Geissner & G. Jungnitsch (Hrsg.), *Psychologie des Schmerzes: Diagnose und Therapie* (S. 45–78). Weinheim: Beltz PVU.

Pfingsten, M., Leibing, E., Franz, C., Bansemer, D., Busch, O. & Hildebrandt, J. (1997). Erfassung „fear-avoidance-beliefs" bei Patienten mit Rückenschmerzen: Deutsche Version des „fear-avoidance-beliefs questionnaire" (FABQ-D). *Schmerz, 11*, 387–395.

Pfingsten, M., Schops, P., Wille, T., Terp, L., & Hildebrandt, J. (2000). Chronifizierungsausmaß von Schmerzerkrankungen. Quantifizierung und Graduierung anhand des Mainzer Stadienmodells. *Schmerz, 14*, 10–17.

Price, D.D., Bush, F.M., Long, S. & Harkins, S.W. (1994). A comparison of pain measurement characteristics of mechanical visual analogue and simple numerical rating scales. *Pain, 56*, 217–226.

Price, D.D., McGrath, P.A., Rafii, A. & Buckingham, B. (1983). The validation of visual analogue scales as ratio scale measures for chronic and experimental pain. *Pain, 17*, 45–56.

Rief, W. & Birbaumer, N. (2000). *Biofeedback-Therapie*. Stuttgart: Schattauer.

Romano, J.M., Turner, J.A., Jensen, M.P., Friedman, L.S., Bulcroft, R.A., Hops, H. et al. (1995). Chronic pain patient-spouse behavioral interactions predict patient disability. *Pain, 63*, 353–360.

Stolee, P., Hillier, L.M., Esbaugh, J., Bol, N., McKellar, L. & Gauthier, N. (2005). Instruments for the assessment of pain in older persons with cognitive impairment. *Journal of the American Geriatric Society, 53*, 319–326.

Sullivan, M.J.L. & Bishop, S.R.P.J. (1995). The Pain Catastrophizing Scale: Development and validation. *Psychological Assessment, 7*, 524–532.

Turk, D.C., Okifuji, A., Sinclair, J.D. & Starz, T.W. (1996). Pain, disability, and physical functioning in subgroups of patients with fibromyalgia. *Journal of Rheumatology, 23*, 1255–1262.

Turk, D.C., Okifuji, A., Sinclair, J.D. & Starz, T.W. (1998). Differential responses by psychosocial subgroups of fibromyalgia syndrome patients to an interdisciplinary treatment. *Arthritis Care and Research, 11*, 397–404.

Turk, D.C. & Rudy, T.E. (1988). Toward an empirically derived taxonomy of chronic pain patients: Integration of psychological assessment data. *Journal of Consulting & Clinical Psychology, 56*, 233–238.

Von Korff, M., Ormel, J., Keefe, F. J. & Dworkin, S. F. (1992). Grading the severity of chronic pain. *Pain, 50,* 133–149.

von Zerssen, D. (1976). *Beschwerden-Liste.* Göttingen: Hogrefe.

Warden, V., Hurley, A. C. & Volicer, L. (2003). Development and psychometric evaluation of the Pain Assessment in Advanced Dementia (PAINAD) Scale. *Journal of the American Medical Directors Association, 4,* 9–15.

27 Chronische Erkrankungen

Anja Mehnert und Uwe Koch

1 Einleitung
2 Psychosoziale Belastungen und psychische Störungen bei chronisch Kranken
2.1 Epidemiologie psychischer Störungen bei chronisch Kranken
2.2 Risikofaktoren für psychische Störungen bei chronisch Kranken
2.3 Verarbeitungsprozess und psychosoziale Unterstützung
2.4 Modifikationsorientierte Diagnostik
3 Die ICF – Eine internationale Klassifikation von Funktionsfähigkeit, Behinderung und Gesundheit
3.1 Konzeption der ICF
3.2 Kontextfaktoren
4 Diagnostische Verfahren und Erhebungsmethoden
4.1 Klinische Interviews
4.2 Selbstbeschreibungsverfahren
5 Einige Besonderheiten und Schwierigkeiten in der Psychodiagnostik bei chronisch Kranken
Literatur

1 Einleitung

Chronische Erkrankungen sind durch gravierende körperliche Symptome, veränderte familiäre, berufliche und soziale Anforderungen und bei einem substantiellen Anteil der Patientinnen und Patienten durch die Entwicklung psychischer Probleme und Störungen als Folge der Krankheit oder ihrer häufig langfristigen Behandlung gekennzeichnet. Die hohe Komorbidität und das häufig gemeinsame Vorhandensein multipler körperlicher und psychischer Symptome erfordert von professionellen Behandlern einen Ausbau ihrer Fähigkeiten, um psychische und psychosoziale Probleme mit einem ebenso hohen Standard wie körperliche Beschwerden diagnostizieren und behandeln zu können (Breitbart, Gibson & Chochinov, 2004). Die Relevanz einer Diagnostik und Behandlung psychischer Symptome und Syndrome bei chronisch kranken Patienten wird dadurch unterstrichen, dass die Überlagerung mit körperlichen Beschwerden die Lebensqualität der Patienten zusätzlich stark verringert.

Fallbeispiel 1
Bruno ist 34 Jahre alt, als er an Morbus Hodgkin erkrankt und arbeitet als Lehrer für Physik und Mathematik an einer Gesamtschule. Er ist verheiratet, lebt allerdings von seiner Frau, die im Ausland arbeitet, getrennt. Die kleine Tochter von fünf Jahren lebt bei ihm. Die Diagnose Krebs war für ihn wie „ein Schlag ins Gesicht", er fing sich aber rasch

wieder, wollte kämpfen, die Erkrankung trotz der ungünstigen Prognose besiegen. Doch die kombinierte Chemo- und Strahlentherapie und die zahlreichen Nebenwirkungen haben ihn sehr mitgenommen. Er hat stark an Gewicht verloren, fühlt sich sehr erschöpft und ausgezehrt. Die medizinische Rehabilitation half ihm, wieder etwas auf die Beine zu kommen, doch Bruno fühlt sich, als er wieder zu Hause ist, mit der ganzen Situation zunehmend überfordert, ängstlich, hilflos und verzweifelt. Besonders sorgt er sich um seine kleine Tochter, die nun immer häufiger bei den Großeltern bleiben muss. Bruno ist weiterhin krankgeschrieben, da sein körperlicher Zustand sich nicht wesentlich bessert. Er leidet zunehmend unter Zukunftsängsten, Schlafstörungen, ist kaum in der Lage, sich zu konzentrieren und hält sich für einen schlechten Vater, da es ihm immer schwerer fällt, seinen Alltag zu bewältigen. Er zieht sich zurück, auch Freunde und Schüler aus seiner Klasse, die ihn besuchen wollen, mag er nicht mehr sehen.

Der nachfolgende Beitrag gibt zunächst einen knappen Überblick über die psychosozialen Problemstellungen und psychischen Störungen bei körperlich chronisch kranken Menschen. Es folgt eine Beschreibung eines für chronische Erkrankungen spezifischen diagnostischen Modells, die Internationale Klassifikation von Funktionsfähigkeit, Behinderung und Gesundheit (ICF) der WHO. Danach werden ausgewählte und häufig eingesetzte psychodiagnostische Verfahren vorgestellt. Besonderheiten und Schwierigkeiten der Anwendung psychodiagnostischer Verfahren bei körperlich chronisch kranken Patienten werden abschließend diskutiert.

2 Psychosoziale Belastungen und psychische Störungen bei chronisch Kranken

Chronische körperliche Erkrankungen stellen eine heterogene Gruppe von Erkrankungen dar, die durch einen langfristigen und häufig progredienten Krankheitsverlauf charakterisiert sind. Dazu zählen u. a. Krankheitsbilder aus den Bereichen muskuloskelettale Erkrankungen, Herz-Kreislauf-Erkrankungen, Krebserkrankungen, neurologische Erkrankungen und Stoffwechselerkrankungen. Chronische Erkrankungen lassen sich nur zum Teil von Behinderungen abgrenzen. Ihnen liegt in der Regel eine multifaktorielle Ätiologie zugrunde. Lebensumstände, Lebensstil und Risikoverhalten können bei der Krankheitsentstehung, ihrer Aufrechterhaltung und bei prognostischen Faktoren eine ebenso wichtige Rolle spielen wie eine genetische Disposition. Charakteristisch sind das Fehlen einer kausalen medizinischen Therapie und die Begrenztheit einer vollständigen Heilung, d. h. in der Regel kann eine „restitutio ad integrum“ nicht erreicht werden.

Menschen mit chronischen körperlichen Erkrankungen sind langfristig mit krankheits- und behandlungsbezogenen *Belastungen und Folgeproblemen* konfrontiert, die je nach Schweregrad, Intensität, Dauer, Antizipationszeit und Kontrollierbarkeit als unterschiedlich belastend erlebt werden, zu individuell verschiedenen Reaktionen führen und die psychische Befindlichkeit und gesundheitsbezogene Lebensqualität erheblich beeinträchtigen können. Das breite Spektrum von Belastungen reicht von Sorgen und Ängsten, Gefühlen von Hilf- und Hoffnungslosigkeit, Traurigkeit, Problemen durch ein verändertes Körperschema und Selbstkonzept, Selbstwert- und Identitätsproblemen bis hin zu Angststörungen, Depressionen, familiären Konflikten oder existentiellen Krisen (vgl. u. a. Koch & Weis, 1998).

2.1 Epidemiologie psychischer Störungen bei chronisch Kranken

Das Risiko für gravierende psychische Probleme und Störungen ist bei körperlich chronisch Kranken signifikant erhöht, wie eine große Anzahl empirischer Studien bei Patienten mit *Krebserkrankungen* (vgl. u. a. Derogatis et al., 1983; van't Spijker, Trijsburg & Duivenvoorden, 1997; Zabora, BrintzenhofeSzoc, Curbow, Hooker & Piantadosi, 2001; Breitbart et al., 2000), mit *Herzerkrankungen* (vgl. u. a. Katon & Sullivan, 1990; Fielding, 1991; Friedman, 2000; Härter, Woll, Reuter, Wunsch & Bengel, 2004), mit *Arthritis* (vgl. u. a. Creed, 1990; Katon & Sullivan, 1990; Murphy, Dickens, Creed & Bernstein, 1999), mit *chronischen* Lungenerkrankungen (vgl. u. a. Wells, Golding & Burnam, 1988; van Ede, Yzermans & Brouwer, 1999), mit *neurologischen Erkrankungen* (vgl. u. a. Wells et al., 1988; Katon & Sullivan, 1990), mit *Diabetes* (vgl. u. a. Garvard, Lustman & Clouse, 1993; Lustman, Clouse, Grifth, Carney & Freedland, 1997; Anderson, Freedland, Clouse & Lustman, 2001) und *muskuloskelettalen Erkrankungen* (vgl. u. a. Härter et al., 2004) beispielhaft zeigt (vgl. Verhaak, Heijmans, Peters & Rijken, 2005). Art und Prävalenz der gefundenen psychischen Störungen schwanken insgesamt erheblich zwischen 0 und bis zu 90 % in Abhängigkeit von der körperlichen Erkrankung, den eingesetzten Erhebungsverfahren und zugrundegelegten Klassifikationssystemen bzw. Cut-off-Wertebereichen sowie dem Zeitpunkt der Untersuchung (vgl. u. a. van't Spijker et al., 1997; Noyes, Holt & Massie, 1998; Sellick & Crooks, 1999; Härter, 2000). Häufig werden Prävalenzraten zwischen 20 und 35 % berichtet (vgl. Kessler et al., 1994; Henningsen, Zimmermann & Sattel, 2003). Darüber hinaus unterscheiden sich die Prävalenzraten psychischer Störungen in einigen klinischen epidemiologischen Studien kaum von denen in der Allgemeinbevölkerung, in anderen sind sie erheblich höher. Unklar bleibt, inwieweit es sich bei psychischen Störungen, die im Laufe einer chronischen Erkrankung auftreten, um reaktive Störungen als Folge der Erkrankung und Behandlung handelt, oder ob bereits vor der körperlichen Krankheit eine psychische Erkrankung bestand.

2.2 Risikofaktoren für psychische Störungen bei chronisch Kranken

In den letzten Jahren wurde eine Reihe von Untersuchungen zu *Risikofaktoren* für das Auftreten psychischer Störungen bei Krebspatienten durchgeführt. Eine von Breitbart (1995) vorgeschlagene Einteilung von Risikofaktoren in krankheits- und behandlungsbezogene Kategorien, psychiatrische Anamnese sowie soziale Faktoren wurde von Kornblith (1998) um intrapsychische Faktoren ergänzt. Eine Übersichtsarbeit von Aschenbrenner, Härter, Reuter und Bengel (2003) über den Stand der empirischen Forschung zu Prädiktoren für psychische Beeinträchtigungen bei Krebspatienten zeigt nur für einige wenige Faktoren einen Einfluss. Diese sind ein fortgeschrittenes Krankheitsstadium, eine geringe körperliche Funktionsfähigkeit und vor allem *Schmerzen*, ein jüngeres Erkrankungsalter, weibliches Geschlecht sowie das Vorhandensein psychischer Erkrankungen in der Vorgeschichte.

Bei anderen chronischen Erkrankungen, z. B. bei muskuloskelettalen Erkrankungen, werden studienübergreifend ähnliche Risikofaktoren berichtet, vor allem wiederum chronische Schmerzen und eine geringe körperliche Funktionsfähigkeit, ein jünge-

res Alter und weibliches Geschlecht sowie darüber hinaus eine niedrigere Schulbildung und Arbeitslosigkeit (Härter, Weißer, Reuter & Bengel, 2003).
Die *Ursachen für psychische Probleme und Belastungen* sind multikausal, häufig aber mitbedingt durch die Schwere der Erkrankung, das Fehlen individueller und sozialer Ressourcen, die Ungewissheit über den Verlauf der Erkrankung sowie durch Autonomie- und Kontrollverlust. Psychische Symptome können zum einen das Zeichen einer mehr oder weniger krankheitsunabhängigen psychischen oder existentiellen Krise sein. Es kann sich zum anderen um Symptome einer (prämorbid) bestehenden Störung handeln, deren Symptome sich durch die körperliche Erkrankung verschlimmern, um eine reaktive Störung (z. B. Anpassungsstörung) oder um eine Störung aufgrund einer organischen Ursache (z. B. inadäquat behandelte Schmerzen) (Kerrihard, Breitbart, Dent & Strout, 1999; Payne, Hoffman, Theodoulou, Dosik & Massie, 1999). Die Erfahrung einer chronischen Erkrankung kann darüber hinaus zu einer Auseinandersetzung mit *existentiellen Fragen* nach der Sinnhaftigkeit und der Bedeutung des eigenen Lebens, nach Gerechtigkeit und Würde oder nach eigenen Zielen und Wünschen führen.

2.3 Verarbeitungsprozess und psychosoziale Unterstützung

Die Forschung zur *Krankheitsverarbeitung* (Coping) und psychischen Belastungen bei Menschen mit chronischen körperlichen Erkrankungen zeigt, dass sich ein aktiver Umgang mit der Situation, die Wahrnehmung und die Fähigkeit zur Mobilisierung familiärer und sozialer Ressourcen, eine realistische Analyse von anstehenden Problemen, die Schaffung emotionaler Entlastung durch Ausdruck von Gefühlen, ein Annehmen unveränderlicher Gegebenheiten sowie eine kämpferische Haltung als adaptive Bewältigungsstrategien erwiesen haben, d. h. als Strategien, die zu einer Verringerung der psychischen Belastung und zur Erhaltung oder Verbesserung der gesundheitsbezogenen Lebensqualität beitragen. Im Gegensatz dazu führen ein passiver und resignativer Umgang mit der Krankheitssituation im Sinne eines fatalistischen Akzeptierens, Selbstbeschuldigung und soziale Isolation zu Gefühlen von Hilf- und Hoffnungslosigkeit, Depressivität und einer höheren psychischen Belastung insgesamt (Heim, 1988, 1998; vgl. Beutel, 1988). Bei der Bewertung der einzelnen Krankheitsverarbeitungsstrategien muss allerdings berücksichtigt werden, dass ihre Adaptivität in Abhängigkeit von der Phase bzw. dem Stadium der Erkrankung zu sehen ist (vgl. Filipp & Aymanns, 1996).
Verarbeitungsprozesse werden neben krankheitsübergreifenden Stressoren und dem psychosozialen bzw. dem institutionellen und professionellen Umfeld auch durch individuelle Merkmale der Patienten beeinflusst. Dies sind soziodemographische und Persönlichkeitsmerkmale, subjektive Theorien über die Krankheitsursachen und Kontrollmöglichkeiten oder eigene bzw. familiäre Vorerfahrungen mit chronischen Erkrankungen. So weisen empirische Ergebnisse aus der sozial-, kognitionspsychologischen und gesundheitspsychologischen Forschung darauf hin, dass körperlich kranke Patienten psychischen Faktoren in Hinblick auf die Krankheitsätiologie und die Einflussmöglichkeiten einen hohen Stellenwert zuschreiben (vgl. Verres, 1986; Winstead et al., 1999). Auch *Prozesse der sozialen Unterstützung*, d. h. Unterstützung in der Partnerschaft, durch Familie, Freunde, ehrenamtliche oder professionelle Helfer sind in den letzten Jahren in vielen Bereichen untersucht worden. Es wird zwischen emotionaler, instrumenteller, informativer und evaluativer Unterstützung unterschieden, die in unter-

schiedlicher Art und Weise von verschiedenen Personen und Personengruppen erbracht bzw. aus Patientenperspektive erwartungsgemäß erbracht werden sollten. Ein positiver Einfluss sozialer Unterstützung auf das psychische Befinden der Patienten hängt dabei weniger von der tatsächlich erbrachten Unterstützungsleistung, sondern von der subjektiv wahrgenommenen Unterstützung ab (vgl. Faller, Schilling, Otteni & Lang, 1995; Baider, Cooper & Kaplan De-Nour, 1996; Schulz, Schulz, Schulz & von Kerekjarto, 1998).

2.4 Modifikationsorientierte Diagnostik

Menschen mit einer chronischen körperlichen Erkrankung sind mit einem breiten Spektrum von körperlichen Symptomen und psychischen Symptomen sowie sozialen und existentiellen Problemen konfrontiert, die sich entsprechend auf alle Aspekte des Lebens beziehen. Die Diagnostik psychosozialer Belastungen und psychischer Störungen bei chronisch Kranken weist im Gegensatz zu körperlich gesunden Menschen einige Besonderheiten auf:

1. Die bestehenden Probleme sind meistens durch die Erkrankung und Behandlung bedingt und multikausal,
2. Patienten sind häufig multimorbide,
3. die Diagnostik und entsprechende Interventionen zielen primär auf den Erhalt (bei Verschlechterung des körperlichen Zustands) bzw. die Verbesserung der gesundheitsbezogenen Lebensqualität und der sozialen Integration der Patienten.

Darüber hinaus sollten diagnostische Untersuchungen bei körperlich schwer Kranken nur dann vorgenommen werden, wenn die vermutete Ursache einer psychischen Störung (z. B. kognitive Störungen wie Delir oder Demenz) einfach und unter Anwendung minimal invasiver Prozeduren identifiziert werden und effektiv mit solchen Interventionen behandelt werden kann, die eine geringe Belastung für den Patienten bedeuten.

Entsprechend den genannten Risikofaktoren und häufigen Ursachen für psychosoziale Belastungen und psychische Störungen bei chronisch Kranken werden im Rahmen der modifikationsorientierten Diagnostik Art und Ausmaß der vorhandenen Belastungen bzw. vorhandenen Ressourcen in folgenden Bereichen erfasst und auf ihre Bedingungen hin analysiert (vgl. hierzu die einschlägigen Kapitel in diesem Band und Holland, 2002):

Individuelle Faktoren, wie u. a. soziodemographische Variablen, subjektive Krankheitstheorien und Attribuierung, krankheitsbezogene irrationale Kognitionen, Krankheitsbewältigungsstile und Adaptation an die Erkrankung.

Psychische Belastungen und Störungen, wie u. a. Ängste, Traurigkeit, Anpassungsstörungen, Angststörungen, affektive Störungen.

Medizinische Faktoren, wie u. a. Behandlungsmaßnahmen, Medikation (u. U. Veränderung von Behandlungsmaßnahmen, wenn diese Ursache für psychische Belastungen darstellen, z. B. starke Schmerzen, Entzugssymptome), Funktionseinschränkungen, krankheitsbezogenes Verhalten, Compliance und Arzt-Patient-Beziehung.

Soziale Faktoren, wie u. a. Familie, Freunde, Lebensumfeld, kulturelle und religiöse Zugehörigkeit.

Aufgrund der Chronizität der körperlichen Erkrankung können psychische Belastungen in verschiedenen Stadien bzw. zu verschiedenen Zeitpunkten im Krankheitsverlauf auftreten. Entsprechend wichtig ist es, psychosoziale Belastungen im Rahmen der Diagnostik in allen Krankheitsstadien zu beurteilen und frühzeitig zu erkennen. Zu den Vorteilen des frühzeitigen Erkennens und der Behandlung belasteter Patienten zählen u. a. eine erhöhte Behandlungszufriedenheit und Lebensqualität, weniger Patienten, die schwere psychische Störungen bekommen, eine verbesserte Kommunikation und Aufbau einer vertrauensvollen Beziehung zwischen den Behandlern und dem Patienten, ein besseres Verstehen der Behandlung, eine bessere Mitarbeit an der Behandlung von Seiten des Patienten, bessere Behandlungsergebnisse sowie geringere Belastungen und Burn-out bei den professionellen Behandlern.

3 Die ICF – Eine internationale Klassifikation von Funktionsfähigkeit,Behinderung und Gesundheit

3.1 Konzeption der ICF

In den letzten 25 Jahren gab es, initiiert durch die Weltgesundheitsorganisation (WHO), kontinuierliche Bemühungen, eine kulturübergreifende Definition von Behinderungen und chronischen Erkrankungen durch die Etablierung eines *bio-psycho-sozialen Krankheitsfolgenmodells* zu erarbeiten. Die „International Classification of Functioning, Disability, and Health" (ICF), in ihrer deutschen Übersetzung als „Internationale Klassifikation von Funktionsfähigkeit, Behinderung und Gesundheit" bezeichnet, wurde 2001 von der WHO verabschiedet und soll von allen Mitgliedstaaten der WHO in der Forschung und Gesundheitsberichterstattung verwendet werden (Deutsches Institut für Medizinische Dokumentation und Information [DIMDI], 2002; Schuntermann, 2004).

Diese neue Klassifikation unterscheidet Krankheitsfolgen auf der Ebene der *„Schädigung von Körperfunktionen und Strukturen"* („body structure", z. B. neuromuskuloskelettale Funktionen, geistig/seelische Funktionen), auf der Ebene der *„Aktivität"* („activity", z. B. Aktivitäten des Lernens und der Wissensanwendung, Aktivitäten der Kommunikation) und auf der Ebene der sozialökonomischen Auswirkungen umschrieben mit *„Partizipation"* („participation", z. B. Teilhabe an sozialen Beziehungen, an Erwerbsarbeit und Beschäftigung). Mit Hilfe der ICF wird der funktionale Gesundheitszustand, das Ausmaß der Behinderung und der sozialen Beeinträchtigungen einer Person, die an einer chronischen Erkrankung leidet, abgebildet, d. h. es werden keine Krankheiten oder psychische Störungen klassifiziert, sondern deren Auswirkungen. Die jeweiligen Ursachen der Entstehung der Störungen sind dabei nicht von Bedeutung. In **Abbildung 1** sind die Komponenten der ICF dargestellt. Bei Menschen mit chronischen Erkrankungen sind häufig – wenn auch nicht notwendigerweise – alle drei Ebenen bzw. Dimensionen betroffen: Die (primäre) Schädigung durch die Erkrankung und/oder Behandlung, die (sekundären) Aktivitätsbegrenzungen und die (tertiären) Einschränkungen der Teilhabe am sozialen Leben.

Fallbeispiel 2
Eva ist 42 Jahre alt und arbeitet selbstständig als Floristin in einem Blumenladen, den sie seit vielen Jahren zusammen mit ihrem Mann betreibt. Durch einen schweren Autounfall erleidet Eva mehrere Knochenbrüche und Verletzungen der Hüfte und der Wirbelsäule. Nach langwierigen stationären Behandlungen und medizinischer Rehabilitation bleibt eine Gehbehinderung zurück, die Eva mit einer Gehhilfe ausgleichen muss (Funktionsschädigung). Während der Zeit ihrer Genesung und Rehabilitation hat Evas Mann den

Laden alleine geführt, was sehr schwierig war, doch als sie wieder in den Alltag zurückkehren will, wird schnell klar, dass sie die körperlich anstrengende Arbeit nicht mehr bewältigen kann (Beeinträchtigung der Aktivität). Sie kann weder lange stehen, noch schwere Dinge heben und hat immer wieder Schmerzen, die sie medikamentös behandelt. Das Ehepaar, dem es finanziell schlecht geht, beschließt, eine Fachkraft einzustellen. Stattdessen übernimmt Eva die Buchhaltung, die sie zu Hause erledigen kann. Aufgrund ihrer Behinderung und den Schmerzen geht sie immer seltener aus dem Haus, sie fühlt sich sehr einsam und auch überflüssig, will Freunden und Bekannten nicht zur Last fallen (Beeinträchtigung der Partizipation).

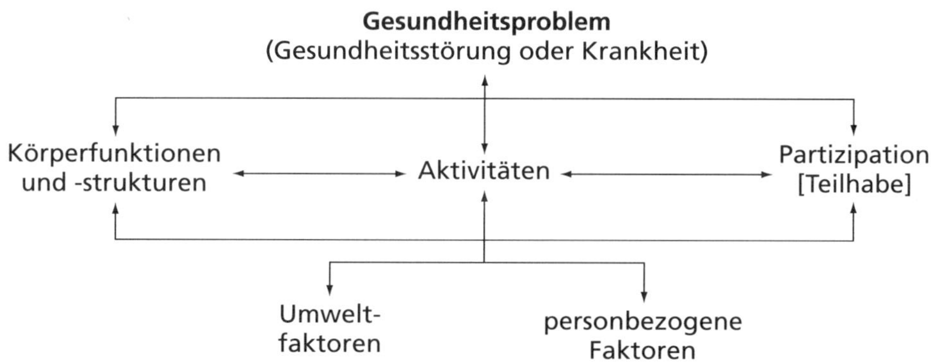

Abb. 1: Komponenten der ICF

3.2 Kontextfaktoren

Die ICF berücksichtigt weiterhin sogenannte *Kontextfaktoren*. Dies sind Faktoren, die den Lebenshintergrund eines Menschen mitabbilden. Dazu gehören persönliche Faktoren (z. B. Geschlecht, Alter, Lebensstil, Ressourcen, Bewältigungsstrategien) und umweltbezogene Faktoren (z. B. Einstellungen und Vorurteile der Gesellschaft, Vorhandensein behindertengerechter Einrichtungen). Persönliche Faktoren unterscheiden sich von den umweltbezogenen Faktoren darin, dass sie sich vor allem auf das persönliche Erleben der Einschränkungen und Behinderung auswirken. Zwischen den umweltbezogenen und den persönlichen Faktoren besteht wie zwischen allen Dimensionen eine dynamische Wechselwirkung: Veränderungen auf einem Faktor können zu weiteren Veränderungen desselben oder eines anderen Faktors führen. Damit wird Behinderung als das Ergebnis einer Wechselwirkung zwischen dem Gesundheitsproblem auf der einen und den Kontextfaktoren auf der anderen Seite angesehen. Eine vergleichbare Schädigung kann sich bei zwei Personen auf den Ebenen der Aktivitäten und der Partizipation sehr unterschiedlich auswirken. Die Schwere der Erkrankung bzw. der Schädigung (z. B. Ausmaß der organischen Schädigung) ist dabei nicht notwendigerweise ein Indikator für den Schweregrad der Behinderung, der sich auf die subjektiv erlebten Störungen der gesundheitlichen Integrität, der persönlichen Aktivität und der Partizipation in der Gesellschaft bezieht. Mit der

ICF, die als Ergänzung zur „Internationalen Klassifikation der Krankheiten" (ICD) verstanden werden soll, steht damit ein internationales Klassifikationssystem zur Verfügung, das es erlaubt, die zentralen Dimensionen der funktionalen Gesundheit umfassend und differenziert zu erfassen.
Aktuelle Entwicklungen der ICF beziehen sich auf die Adaption und Prüfung ihrer Verwendbarkeit für spezifische klinische Anwendungsbereiche und hier vor allem auf die Operationalisierung der einzelnen Kategorien und die Erarbeitung valider, reliabler und praktikabler Erhebungsinstrumente (siehe DIMDI, 2002). Im Rahmen der Rehabilitation chronisch kranker Menschen stellt die Entwicklung sogenannter ICF Core Sets eine Form der Umsetzung der ICF dar. Ein ICF Core Set enthält Kategorien für die Beschreibung und Klassifikation der Funktion, Behinderung und Gesundheit. So wird ein krankheitsspezifisches Core Set als Sammlung der für eine bestimmte Gesundheitsstörung bedeutsamen ICF Kategorien bezeichnet. In Deutschland werden aktuell ICF Core Sets für muskuloskelettale Erkrankungen, kardiovaskuläre und weitere internistische Erkrankungen, chronische Schmerzsyndrome sowie psychische und neurologische Störungen erarbeitet (siehe Arbeitsgruppe um G. Stucki, Klinik und Poliklinik für Physikalische Medizin und Rehabilitation, Ludwig Maximilians Universität München).

4 Diagnostische Verfahren und Erhebungsmethoden

Die psychologische Diagnostik chronisch kranker Menschen beinhaltet die Erfassung psychischer und psychosomatischer Symptome und Störungen, psychosozialer Belastungen, Krankheitsbewältigungsstrategien und der Lebensqualität, weiterhin die Bewertung der Leistungs- und Funktionsfähigkeit, des Gesundheitsverhaltens, von Risikofaktoren und der Rehabilitationsmotivation sowie das Vorhandensein individueller und sozialer Ressourcen. Neben Art und Schweregrad der individuellen Belastungen werden Zeitpunkt des Auftretens, Verlauf und aufrechterhaltende Faktoren sowie eine potentielle Chronifizierung bestimmt. Anhand etablierter Diagnosesysteme wie dem ICD und dem DSM in den aktuellen Versionen müssen psychische und psychosoziale Belastungen von psychischen Störungen abgegrenzt werden. Die psychologische Diagnostik umfasst Exploration und klinisches Interview, Beobachtung, Fragebogen und Testverfahren. Entsprechend den unterschiedlichen klinischen oder forschungsmethodischen Zielsetzungen liegen valide und reliable klinische Interviews und krankheitsspezifische wie generische psychometrische Verfahren für die Selbst- und Fremdbeurteilung vor. Die nachfolgend beschriebenen Messinstrumente beziehen sich ausschließlich auf die Diagnostik bei erwachsenen Patienten mit chronischen körperlichen Erkrankungen.

4.1 Klinische Interviews

Klinische Interviews erfassen im Sinne einer umfassend angelegten klinischen Beurteilung ein breites Spektrum an störungsspezifischen psychischen Symptomen. Für einige klinische Interviewverfahren wie das *Strukturierte Klinische Interview für DSM-IV (SKID)* (Wittchen, Zaudig & Fydrich, 1997; Wittchen, Wunderlich, Gruschwitz & Zaudig, 1997; First, Spitzer, Williams & Gibbon, 2000) liegen ergänzend Screeningbögen vor. **Tabelle 1** gibt einen Überblick über Interviewverfahren zur Erfassung der psychischen Störungen im Erwachsenenbe-

Tab. 1: Interviewverfahren zur Erfassung psychischer Störungen bei chronisch Kranken

Interviewverfahren		Autoren	Dauer
SKID	*Strukturiertes Klinisches Interview für DSM-IV*	First et al., 2000; Wittchen et al., 1997	20–30 Min.
CIDI	*Composite International Diagnostic Interview*	Robins et al., 1988; WHO, 1994	20–30 Min.
DIPS	*Diagnostisches Interview bei psychischen Störungen*	Margraf et al., 1994	20–30 Min.

reich, die auch Relevanz für die Erfassung entsprechender Störungen bei Patienten mit chronischen Erkrankungen haben. Das *SKID* erfasst detailliert diagnostische Kriterien psychischer Störungen entsprechend dem Klassifikationssystem DSM-IV. Weitere Verfahren sind das *Composite International Diagnostic Interview (CIDI)* basierend auf dem ICD-10 (Robins et al., 1988; WHO, 1994; Wittchen, 1994) und das *Diagnostische Interview bei psychischen Störungen* (*DIPS*; Margraf, Schneider & Ehlers, 1994). Alle Interviewverfahren basieren auf den Einschätzungen durch einen geschulten Interviewer.

4.2 Selbstbeschreibungsverfahren

Da klinische Interviews in der Regel zeitaufwendig sind, wurden eine Reihe von *Selbstbeschreibungsverfahren* entwickelt, die zumindest partiell als spezifisch für die Erfassung psychischer und psychosozialer Probleme bei chronisch Kranken gelten können (vgl. u. a. Biefang, Potthoff & Schliehe, 1999). **Tabelle 2** gibt einen Überblick über ausgewählte und häufig bei chronisch Kranken eingesetzte Instrumente zur Erfassung psychischer Störungen und psychosozialer Probleme. Die Instrumente wurden dabei in fünf Bereiche zusammengefasst:

1. Psychische Symptome (insbesondere Depression, Angst) und Symptombeschwerden;
2. Subjektive Gesundheit und Lebensqualität;
3. Schmerz und Aktivitäten des täglichen Lebens;
4. Gesundheitsverhalten und Krankheitsverarbeitung sowie
5. Soziale Belastungen und soziale Unterstützung.

4.2.1 Psychische Symptome und Symptombeschwerden

Im Bereich *Psychische Symptome und Symptombeschwerden* sind u. a. folgende Fragebögen zu nennen: Der *BDI* (Hautzinger, Bailer, Worall & Keller, 1994) ist ein valides Verfahren mit sehr guten psychometrischen Kennwerten zur Diagnostik von Depressionen, das allerdings nicht explizit für Patienten mit chronischen körperlichen Beschwerden entwickelt wurde. Die *HADS-D* (Hermann, Buss & Snaith, 1995) ist ein valides Screeninginstrument zur Erfassung von Angst und Depressivität bei Erwachsenen mit körperlichen Beschwerden bzw. Erkrankungen. Beide Skalen weisen sehr gute interne Konsistenzen auf. Der *GHQ* (Schmitz, Kruse & Tress, 1999) ist ein Screeninginstrument zur Erfassung aktueller psychiatrischer Störungen, insbesondere von Depression, Angststörungen und sozialen Beeinträchtigungen. Die Kurzform des *GHQ* umfasst 12 Items. Der *STAI* (Laux, Glanzmann, Schaffner & Spielberger, 1981) erfasst Angst als Zustands- und Persönlichkeitsmerkmal. Die *SCL-90-R* (Franke, 1995) ist ein valides Instrument zur Erfassung subjektiver psychischer und körperlicher Symptombeschwerden. Die einzelnen Skalen weisen gute bis sehr gute interne Konsistenzen auf. Der *PHQ-D* (Löwe, Spitzer, Zipfel & Herzog, 2002) ist ein valider, kurzer und anwendungsfreundlicher Fragebogen, der acht psychische Störungen erfasst. Das *DIA-X* Screening-Verfahren (Wittchen & Perkonigg, 1997) besteht aus kurzen Screeningfragebögen für irgendeine psychische Störung *(DIA-SSQ)*, eine Angststörung *(DIA-ASQ)* oder eine Depression *(DIA-DSQ)*. Bei Verdacht auf Vorliegen einer psychischen Störung wird diese durch das dazugehörige strukturierte klinische Interview abgeklärt. Das *DIA-X* weist gute bis sehr gute psychometrische Kennwerte und eine hohe Sensitivität auf. Das *Distressthermometer* (Roth et al., 1998; National Comprehensive Cancer Network [NCCN], 2003; Mehnert, Müller, Lehmann & Koch, 2005) ist ein valides Screening für psychosoziale Belastungen anhand einer visuellen Analogskala und einer dazugehörigen Problemliste. Weiterhin ist hier zur Erfassung erkrankungs- und behandlungsspezifischer Beschwerden die Beschwerden-Liste (von Zerssen & Koeller, 1976) zu nennen.

4.2.2 Subjektive Gesundheit und Lebensqualität

Für den Bereich *Subjektive Gesundheit und Lebensqualität* liegt inzwischen eine Vielzahl generischer und krankheitsspezifischer Instrumente vor. Zu nennen sind u. a. folgende Fragebögen: Der *SF-36 Gesundheitsfragebogen* (Bullinger & Kirchberger, 1998) ist ein valides generisches Instrument zur Erfassung des subjektiven Gesundheitszustands in acht Subskalen und zwei Summenskalen. Die einzelnen Skalen weisen zufriedenstellende bis sehr gute interne Konsistenzen auf. Der *SF-36* liegt auch in Kurzversionen *(SF-12, SF-8)* vor. Der *IRES-3* (Schochat, Pilz & Neuner, 2003) ist die neu überarbeitete dritte Version des Fragebogens *Indikatoren des Reha-Status* (vgl. Gerdes & Jäckel, 1995), eines validen krankheitsübergreifenden Fragebogens zur Erfassung des subjektiven Gesundheitszustands, der im Rahmen der Rehabilitation eingesetzt wird. Darüber hinaus liegt eine Kurzform, der *IRES-MIN*, mit nur 17 Items vor. Der *WHOQOL-100* (Whoqol Group, 1995) ist ein generisches Lebensqualitätsinstrument mit Berücksichtigung gesellschaftsspezifischer kultureller und sozioökonomischer Werte, das auf Initiative der WHO im Rahmen eines multinationalen Projektes von einem internationalen Expertenteam entwickelt wurde. Es liegt mit dem *WHOQOL-Bref* auch eine valide Kurzversion vor. Ein international eingeführtes und verbreitetes krebsspezifisches Instrument zur Erfassung der subjektiven Lebensqualität ist der *EORTC QLQ-C30* (Aaronson, Meyerowitz & Bord, 1991; Aaronson et al., 1993). Der *FLZ* (Henrich & Herschbach, 1995) ist ein Instrument zur Erfassung der Lebenszufriedenheit mit guten psychometrischen Kennwerten.

4.2.3 Schmerz und Aktivitäten des alltäglichen Lebens

Für den Bereich *Schmerz und Aktivitäten des alltäglichen Lebens* steht eine Reihe von Verfahren zur Verfügung, um Funktionseinschränkungen im Alltagsleben zu erfassen. Zu nennen sind hier zum einen Unterskalen von Instrumenten zur Erfassung des Gesundheitszustands (z. B. *SF-36, IRES-3*), zum anderen der *Funktionale Selbstständigkeitsindex* (De Langen, Frommelt, Wiedmann & Amann, 1995) und der *Funktionsfragebogen Hannover* (Kohlmann & Raspe,

Tab. 2: Ausgewählte Selbstbeschreibungsverfahren zur Psychodiagnostik bei chronisch Kranken

Selbstbeschreibungsverfahren		Erfasster Bereich	Autoren
Psychische Symptome und Symptombeschwerden			
BDI	*Beck Depressionsinventar*	Depressivität	Beck et al., 1961 Hautzinger et al., 1994
HADS-D	*Hospital Anxiety and Depression Scale – Deutsche Version*	Angst, Depressivität	Zigmond & Snaith, 1983 Hermann et al., 1995
GHQ-36/12	*General Health Questionnaire*	Affektive Symptome (Angst/Depressivität)	Goldberg & Williams, 1988 Goldberg et al., 1997 Schmitz et al., 1999
STAI	*State-Trait-Angst Intentar*	Angst (Zustands- und Persönlichkeitsmerkmal)	Laux et al., 1981
SCL-90-R	*Symptom Checklist – 90 Items – Revidierte Version*	Symptombeschwerden	Derogatis, 1993 Franke, 1995
BSI	*Brief Symptom Inventory*		
PHQ-D	*Gesundheitsfragebogen für Patienten*	Psychische Störungen nach DSM-IV	Spitzer et al., 1999 Löwe et al., 2002
DIA-X	*DIA-X Screening-Verfahren*	Psychische Störungen	Wittchen & Perkonigg, 1997
DIS-TH	*Distressthermometer*	Psychische Belastung	Roth et al., 1998 NCCN, 2003 Mehnert et al., 2005
BL	*Beschwerden-Liste*	erkrankungs-/behandlungsspezifische Beschwerden	von Zerssen & Koeller, 1976
Subjektive Gesundheit und Lebensqualität			
SF-36	*Fragebogen zum Gesundheitszustand*	Subjektive Gesundheit	Bullinger & Kirchberger, 1998
IRES-3	*Indikatoren des Reha-Status, Version 3*	Subjektive Gesundheit	Schochat et al., 2003
WHOQOL-100	*WHO Quality of Life Assessment Instrument*	Lebensqualität	Whoqol Group, 1995
EORTC-QLQ-C30	*European Organization for Research and Treatment of Cancer Quality of Life Questionnaire*	Lebensqualität bei Krebspatienten	Aaronson et al., 1991, 1993
FLZ	*Fragebogen zur Lebenszufriedenheit*	Lebenszufriedenheit	Henrich & Herschbach, 1995
Schmerz und Aktivitäten des alltäglichen Lebens			
	Schmerzfragebogens der DGSS	Schmerz	DGSS, 1994
KSI	*Kieler Schmerz-Inventar*	Schmerz, Schmerzverarbeitung	Hasenbring, 1994

Selbstbeschreibungsverfahren		Erfasster Bereich	Autoren
FIM	*Funktionale Selbstständigkeitsindex*	Funktionseinschränkungen	De Langen et al., 1995
FFbH	*Funktionsfragebogen Hannover*	motorische Störungen	Kohlmann & Raspe, 1996
Gesundheitsverhalten und Krankheitsverarbeitung			
GS-R	*Gesundheitssurvey – Risikoverhalten*	Gesundheitsverhalten	Härtel, 1997
FKV	*Freiburger Fragebogen zur Krankheitsverarbeitung*	Krankheitsverarbeitung	Muthny, 1989
TSK	*Trierer Skalen zur Krankheitsverarbeitung*	Krankheitsverarbeitung	Klauer & Filipp, 1993
HKI	*Hamburger Krankheitsbewältigungsinventar*	Krankheitsverarbeitung	Namir et al., 1987 Zaun, 2002
KKG	*Fragebogen zur Erhebung von Kontrollüberzeugungen zu Krankheit und Gesundheit*	Kontrollüberzeugungen	Lohaus & Schmitt, 1989
PAREMO	*Patientenfragebogen zur Erfassung der Reha-Motivation*	Reha-Motivation	Hafen et al., 2001
Soziale Belastungen, Soziale Unterstützung			
F-SOZU	*Fragebogen zur sozialen Unterstützung*	Soziale Unterstützung	Sommer & Fydrich, 1991
SSUK	*Skalen zur Sozialen Unterstützung bei Krankheit*	Soziale Unterstützung Belastende Interaktionen	Revenson & Schiaffino, 1990 Ramm & Hasenbring, 2003
FBS-B	*Fragebogen zur Selbstbeurteilung von Beschäftigten*	Berufliche Belastungen	Potthoff & Schian, 1996

1996), ein valides Instrument für Patienten mit muskuloskelettalen Erkrankungen. Zur Erfassung von Schmerzen können wiederum Unterskalen aus dem *SF-36* oder dem *IRES* verwendet werden. Darüber hinaus können für Patientengruppen, bei denen eine Schmerzproblematik im Vordergrund steht, folgende Instrumente eingesetzt werden: Der *Schmerzfragebogen der DGSS*, der vom Arbeitskreis „Standardisierung und Ökonomisierung in der Schmerztherapie" der Deutschen Gesellschaft zum Studium des Schmerzes auf der Grundlage von Fragebogen verschiedener deutscher Arbeitsgruppen entwickelt wurde (www.dgss.org) und das *Kieler Schmerz-Inventar* (Hasenbring, 1994), ein Fragebogen zur Erfassung der individuellen Schmerzverarbeitung.

4.2.4 Gesundheitsverhalten

Für den Bereich *Gesundheitsverhalten* kann beispielhaft der *GS-R* (Härtel, 1997) genannt werden sowie Fragebögen zur Erfassung der *Krankheitsverarbeitung* wie der *FKV* (Muthny, 1989), die *TSK* (Klauer & Filipp, 1993) und der *HKI* (Namir, Wolcott, Fawzy & Alumbaugh, 1987; Zaun, 2002) mit zufriedenstellendenden bis guten psychometrischen Eigenschaften. Der *KKG* (Lohaus & Schmitt, 1989) ist ein valides Instrument zur Erfassung von krankheits- und gesundheitsspezifischen Kontrollüberzeugungen und der *PAREMO* (Hafen, Jastrebow, Nübling & Bengel, 2001) ein neues Verfahren zur Erfassung der Reha-Motivation, das gute psychometrische Kennwerte aufweist.

4.2.5 Soziale Unterstützung und soziale Belastungen

Instrumente zur Erfassung der *sozialen Unterstützung und sozialer Belastungen* sind der *F-SOZU* (Sommer & Fydrich, 1991), der auch als Kurzform verfügbar ist (*F-SOZU-K22*; Fydrich, Sommer, Menzel & Höll, 1987) und der *SSUK* (Ramm & Hasenbring, 2003), der neben sozialer Unterstützung auch belastende Interaktionen erfasst und speziell für körperlich Kranke konzipiert wurde. Der *FBS-B* (Potthoff & Schian, 1996) ist ein Fragebogen zur Beurteilung beruflicher Belastungen, der vor allem für rehabilitative Fragestellungen von Bedeutung ist.

5 Einige Besonderheiten und Schwierigkeiten in der Psychodiagnostik bei chronisch Kranken

Wie Abschnitt 2 zu entnehmen ist, zielen neuere diagnostische Entwicklungen bei chronisch Kranken vorrangig auf die Erfassung der Krankheitsfolgen. Vor allem für die Dimensionen Aktivität und Partizipation kommt der psychologischen Diagnostik ein besonderer Stellenwert zu. Allerdings ist die ICF-Klassifikation derzeit wesentlich weiter fortgeschritten als die Operationalisierung und die Erfassung dieser Ebenen der Krankheitsfolgen. Insofern ist für das, was als spezifisch für chronisch Kranke gilt, ein erhebliches Defizit auf der instrumentellen Ebene zu konstatieren.

Auf die große Heterogenität der Befunde zur psychischen Komorbidität bei chronisch Kranken wurde in Abschnitt 1 bereits eingegangen. Zu berücksichtigen sind darüber hinaus aber auch weitere Probleme der Psychodiagnostik bei chronisch Kranken. Bei schweren körperlichen Erkrankungen, einem fortgeschrittenen Krankheitsstadium und einer Zunahme der körperlichen Schwäche werden somatische und psychische Symptome für einen Teil der Patienten immer gravierender (Breitbart, Chochinov & Passik, 2003; Chochinov, 2000). So stellten für palliativ behandelte Patienten nicht körperliche Beschwerden wie Schmerzen, Atemnot oder Verdauungsprobleme die vorherrschenden Symptome dar, sondern psychische und psychosomatische Symptome wie Unruhe, Nervosität, Mangel an Energie, Schlaflosigkeit oder Traurigkeit, wie eine Studie von Portenoy et al. (1994) an Krebs- und Aidspatienten zeigt. Hervorzuheben sind die *Wechselwirkungen zwischen somatisch oder behandlungsbedingten Symptomen und psychischen Störungen.* So weisen Patienten mit Schmerzen ein doppelt so hohes Risiko für psychische Störungen auf (am häufigsten Anpassungsstörungen mit depressiver oder gemischter Stimmung) als Patienten ohne Schmerzen (Derogatis et al., 1983; vgl. Breitbart et al., 2003).

Eine weitere Schwierigkeit der Diagnostik betrifft die *Überlappung körperlicher und psychischer Symptome*, die am Beispiel von Depressionen veranschaulicht werden soll. Eine depressive Störung ist durch das Vorhandensein sogenannter Kernsymptome, nämlich einer anhaltend depressiven Verstimmung oder dem Verlust an Freude gekennzeichnet. Weitere Symptome beziehen sich auf psychomotorische Veränderungen und somatische wie kognitive Beschwerden. Ein Problem in der Diagnostik depressiver Störungen bei körperlich kranken Patienten stellt die Handhabung und Interpretation der somatischen Symptome dar. Hier werden mehrere Lösungsansätze diskutiert:

1. Die Einbeziehung aller Symptome einer depressiven Störung unabhängig davon, ob die körperlichen Symptome durch die Erkrankung oder Behandlung mitverursacht werden oder nicht.
2. Der Verzicht auf die Berücksichtigung aller körperlichen Symptome einer depressiven Störung.
3. Die Beurteilung aller körperlichen Symptome dahingehend, ob diese aufgrund einer Depression oder erkrankungs- bzw. behandlungsbedingt auftreten (ätiologischer Ansatz).
4. Relativ verbreitet und validiert ist die von Endicott (1984) vorgeschlagene Herangehensweise, in der körperliche Symptome unklaren Ursprungs nicht für die Diagnose herangezogen, sondern durch andere Symptome ersetzt werden.
5. Ein von Chochinov, Wilson, Enns und Lander (1994) vorgeschlagene Ansatz besteht darin, dass für die Diagnose einer Major Depression bei körperlich Kranken eine höhere Anzahl von Symptomen (sieben statt der im DSM-IV geforderten fünf) erfüllt sein muss.

Wie dargestellt, stützt sich die Diagnostik bei körperlich kranken Patienten primär auf die psychischen und kognitiven Symptome einer Depression und weniger auf die somatischen Symptome. Doch auch diese Strategie ist nicht ohne Probleme: Wie können z. B. Gefühle von Hoffnungslosigkeit bei einem Patienten interpretiert werden, bei dem es wenig oder keine Hoffnung auf vollständige Genesung gibt? Psychische Symptome wie Gefühle von Hoffnungslosigkeit und Schuld sollten deshalb unter inhaltlichen Gesichtspunkten im Zusammenhang mit dem medizinischen Setting bewertet werden.

Trotz immenser Fortschritte in der Medizin wird den psychischen Beeinträchtigungen, die prämorbid bestanden oder Folge einer körperlichen Erkrankung und Behandlung sind, nicht dieselbe Aufmerksamkeit in Diagnostik und Behandlung geschenkt wie somatischen Symptomen. Dazu tragen auf der einen Seite die professionellen medizinischen Behandler durch Unsicherheit im Umgang mit psychisch belasteten Patienten, der Unterschätzung des Schweregrads psychischer Symptome und der richtigen Zuweisung bei, aber auch Patienten durch Angst vor einer zusätzlichen Stigmatisierung oder der Erwartung, dass psychische Belastungen vom medizinischen Behandler angesprochen werden (vgl. Pouget-Schors & Degner, 2002). Oft sind es aber auch institutionelle oder ökonomische Hindernisse, die eine umfassende Versorgung chronisch Kranker behindern sowie Befürchtungen, die psychologische Behandlung sei nicht evidenzbasiert oder in ihrer Wirksamkeit nicht überprüfbar. Eine umfassende Versorgung chronisch Kranker erfordert deshalb eine interdisziplinäre Diagnostik und Therapie sowie eine ausreichende Kooperation zwischen den verschiedenen Disziplinen, damit psychischen Problemen in gleicher Weise wie somatischen Beschwerden Rechnung getragen werden kann.

Literatur

Aaronson, N., Ahmedzai, S., Bergman, B., Bullinger, M., Cull, A., Duez, N., Filiberti, A., Flechtner, H., Fleishman, S., de Haes, J., Kaasa, S., Klee, M., Osoba, D., Razavi, D., Rofe, P., Sullivan, M., Schraub, S., Sneeuw, K. & Takeda, F. (1993). The EORTC QLQ-C30: A quality of life instrument for use in international clinical trials in oncology. *Journal of National Cancer Institute, 85*, 365–376.

Aaronson, N. K., Meyerowitz, B. E. & Bord, M. (1991). Quality of life research in oncology. *Cancer, 1*, 839–843.

Anderson, R. J., Freedland, K. E., Clouse, R. E. & Lustman, P. J. (2001). The prevalence of comorbid depression in adults with diabetes. *Diabetes Care, 24*, 1069–1078.

Aschenbrenner, A., Härter, M., Reuter, K. & Bengel, J. (2003). Prädiktoren für psychische Beeinträchtigungen und Störungen bei Patienten mit Tumorerkrankungen – Ein systematischer Überblick empirischer Studien. *Zeitschrift für Medizinische Psychologie, 12*, 15–28.

Baider, L., Cooper, C. L. & Kaplan De-Nour, A. (Eds.) (1996). *Cancer and the family.* New York: Wiley.

Beck, A. T., Ward, C. H., Mendelson, M., Mock, J. & Erbaugh, J. (1961). An inventory for measuring depression. *Archives of General Psychiatry, 4*, 561–571.

Beutel, M. (1988). *Bewältigungsprozesse bei chronischen Erkrankungen.* Heidelberg: Verlag Chemie.

Biefang, S., Potthoff, P. & Schliehe, F. (1999). *Assessmentverfahren für die Rehabilitation.* Göttingen: Hogrefe.

Breitbart, W. (1995). Identifying patients at risk for, and treatment of major psychiatric complications of cancer. *Supportive Care in Cancer, 3*, 45–60.

Breitbart, W., Chochinov, H.M. & Passik, S. (2003). Psychiatric symptoms in palliative medicine. In D. Doyle, G. Hanks & N. MacDonalds (Eds.), *Oxford textbook of palliative medicine* (3rd edition, pp. 746–774). Oxford: Oxford University Press.

Breitbart, W., Gibson, C. & Chochinov, H. M. (2004). Psychiatric issues in end of life care. In J. L. Levenson (Ed.), *Textbook of psychosomatic medicine* (pp. 75–90). Washington: American Psychiatric Publishing Inc.

Breitbart, W., Rosenfeld, B., Pessin, H., Kaim, M., Funesti-Esch, J., Galietta, M., Nelson, C. J. & Brescia, R. (2000). Depression, hopelessness, and desire for hastened death in terminally ill patients with cancer. *Journal of the American Medical Association, 284*, 2907–2911.

Bullinger, M. & Kirchberger, I. (1998). *SF-36 Fragebogen zum Gesundheitszustand – Handanweisung*. Göttingen: Hogrefe.

Chochinov, H. M. (2000). Psychiatry and the terminally ill. *Canadian Journal of Psychiatry, 45*, 143–150.

Chochinov, H. M., Wilson, K. G., Enns, M. & Lander S. (1994). Prevalence of depression in the terminally ill: Effects of diagnostic criteria and symptom threshold judgments. *American Journal of Psychiatry, 151*, 537–540.

Creed, F. (1990). Psychological disorders in rheumatoid arthritis: A growing consensus? *Annals of the Rheumatic Diseases, 49*, 808–812.

De Langen, E. G., Frommelt, P., Wiedmann, K. D. & Amann, J. (1995). Messung der funktionalen Selbstständigkeit in der Rehabilitation mit dem Funktionalen Selbständigkeitsindex (FIM). *Die Rehabilitation, 34*, IV–XI.

Derogatis, L. R. (1993). *Brief Symptom Inventory (BSI), administration, scoring, and procedures manual* (3rd ed.). Minneapolis: National Computer Services.

Derogatis, L. R., Morrow, G. R., Fetting, J., Penman, D., Piasetsky, S., Schmale, A. M., Henrichs, M. & Carnicke, C. L. (1983). The prevalence of psychiatric disorders among cancer patients. *Journal of the American Medical Association, 249*, 751–757.

Deutsches Institut für medizinische Dokumentation und Information [DIMDI] (2002). *Internationale Klassifikation der Funktionsfähigkeit, Behinderung und Gesundheit. Entwurf zu Korrekturzwecken, Stand 24.09.2002.*
URL: ftp://ftp.dimdi.de/pub/klassi/icfkorr.pdf

Endicott, J. (1984). Measurement of depression in patients with cancer. *Cancer, 15*, 2243–2249.

Faller, H., Schilling, S., Otteni, M. & Lang, H. (1995). Soziale Unterstützung und soziale Belastung bei Tumorkranken und ihren Partnern. *Zeitschrift für Psychosomatische Medizin und Psychoanalyse, 41*, 141–57.

Fielding, R. (1991). Depression and acute myocardial infarction: A review and reinterpretation. *Social Science & Medicine, 32*, 1017–1027.

Filipp, S.-H. & Aymanns, P. (1996). Bewältigungsstrategien (Coping). In T. v. Uexküll (Hrsg.), *Psychosomatische Medizin* (5. Aufl.). München: Urban und Schwarzenberg.

First, M., Spitzer, R., Williams, J. & Gibbon, M. (2000). Structured Clinical Interview for DSM-IV axis I disorders (SCID-I). In American Psychiatric Association (Ed.), *Handbook of psychiatric measures* (pp. 49–53). Washington, DC: American Psychiatric Association.

Franke, G. H. (1995). *Die Symptom-Checkliste von Derogatis – Deutsche Version.* Göttingen: Beltz Test Gesellschaft.

Friedman, S. (2000). Cardiac disease, anxiety and sexual functioning. *American Journal of Cardiology, 86*, 46F–50F.

Fydrich, T., Sommer, G., Menzel, U. & Höll, B. (1987). Fragebogen zur sozialen Unterstützung (Kurzform; SOZU-K-22). *Zeitschrift für Klinische Psychologie, 4*, 434–436.

Garvard, J. A., Lustman, P. J. & Clouse, R. E. (1993). Prevalence of depression in adults with diabetes. An epidemiological evaluation. *Diabetes Care, 16*, 1167–1178.

Gerdes, N. & Jäckel, W. H. (1995). Der IRES-Fragebogen für Klinik und Forschung. *Die Rehabilitation, 34*, XIII–XXIV.

Goldberg, D. & Williams, P. (1988). *A user's guide to the General Health Questionnaire.* Windsor: NFER-Nelson.

Goldberg, D. P., Gater, R., Sartorius, N., Ustun, T. B., Piccinelli, M., Gureje, O. & Rutter, C. (1997). The validity of two versions of the GHQ in the WHO study of mental illness in general health care. *Psychological Medicine, 27*, 191–197.

Hafen, K., Jastrebow, J., Nübling, R. & Bengel, J. (2001). Entwicklung eines Patientenfragebogens zur Erfassung der Reha-Motivation. *Die Rehabilitation, 40*, 3–20.

Härtel, U. (1997). *Standardisierte Erfassung von sozialen Variablen und Gesundheits- und Krankheitsverhalten in Bevölkerungssurveys.* München, unveröffentlichtes Manuskript.

Härter, M. (2000). Psychische Störungen bei körperlichen Erkrankungen. *Psychotherapie, Psychosomatik und MedizinischePsychologie, 50*, 274–286.

Härter. M., Weißer, B., Reuter, K. & Bengel, J. (2003). Prävalenz und Risikofaktoren psychischer Störungen bei Patienten mit muskuloskelettalen Erkrankungen – Ein Review empirischer Studien. *Der Schmerz, 17*, 50–59.

Härter. M., Woll, S., Reuter, K., Wunsch, A. & Bengel, J. (2004). Recognition of psychiatric disorders in musculoskeletal and cardiovascular rehabilitation patients. *Archives of Physical and Medical Rehabilitation, 85*, 1192–1197.

Hasenbring, M. (1994). *Kieler-Schmerz-Inventar (KSI). Handanweisung.* Bern: Huber.

Hautzinger, M., Bailer, M., Worall, H. & Keller, F. (1994). *Beck-Depressions-Inventar (BDI).* Bern, Göttingen, Toronto, Seattle: Verlag Hans Huber.

Heim, E. (1988). Coping und Adaptivität: Gibt es ein geeignetes oder ungeeignetes Coping? *Psychotherapie Psychosomatik Medizinische Psychologie, 38*, 8–18.

Heim, E. (1998). Coping – Erkenntnisstand der 90er Jahre. *Psychotherapie Psychosomatik Medizinische Psychologie, 48*, 321–337.

Henningsen, P., Zimmermann, T. & Sattel, H. (2003). Medically unexplained physical symptoms, anxiety, and depression: A meta-analytic review. *Psychosomatische Medizin, 65*, 528–533.

Henrich, G. & Herschbach, P. (1995). Fragen zur Lebenszufriedenheit (FLZ) – Ein Gewichtungsmodell. In R. Schwartz, J. Bernhard, H. Flechtner, T. Küchler & C. Hürny (Hrsg.), *Lebensqualität in der Onkologie II* (S. 77–93). München, Bern, Wien, San Franzisco: Zuckschwerdt Verlag.

Hermann, C., Buss, U. & Snaith, R. P. (1995). *HADS-D: Hospital Anxiety and Depression Scale – Deutsche Version. Ein Fragebogen zur Erfassung von Angst und Depressivität in der somatischen Medizin.* Bern: Huber.

Holland JC (2002) History of psycho-oncology: Overcoming attitudinal and conceptual barriers. *Psychosomatic Medicine, 64*, 206–221.

Katon, W. & Sullivan, M. (1990). Depression and chronic medical illness. *Journal of Clinical Psychiatry, 51*(Suppl. 6), 3–11.

Kerrihard, T., Breitbart, W., Dent, K. & Strout, D. (1999). Anxiety in patients with cancer and human immunodeficiency virus. *Seminar of Clinical Neuropsychiatry, 4*, 114–132.

Kessler, R. C., McGonagle, K. A., Zhao, S., Nelson, C. B., Hughes, M., Eshleman, S., Wittchen, H. U. & Kendler, K. S. (1994). Lifetime and 12-month prevalence of DSM-III-R psychiatric disorders in the United States. Results from the National Comorbidity Survey. *Archives of General Psychiatry, 51*, 8–19.

Klauer, T. & Filipp, S.-H. (1993). *Trierer Skalen zur Krankheitsbewältigung.* Göttingen: Hogrefe.

Koch, U. & Weis, J. (Hrsg.) (1998). *Krankheitsbewältigung bei Krebs und Möglichkeiten der Unterstützung.* Stuttgart: Schattauer.

Kohlmann, T. & Raspe, H. H. (1996). Der Funktionsfragebogen Hannover zur alltagsnahen Diagnostik der Funktionsbeeinträchtigung durch Rückenschmerzen (FFbH-R). *Rehabilitation, 35*, I–VIII.

Kornblith, A. (1998). Psychosocial adaptation of cancer survivors. In J. Holland (Ed.), *Psycho-Oncology* (pp. 223–254). New York: University Press.

Laux, L., Glanzmann, P., Schaffner, P. & Spielberger, C. D. (1981). *Das State-Trait-Angstinventar. Theoretische Grundlagen und Handanweisung.* Weinheim: Beltz.

Lohaus, A. & Schmitt, G. M. (1989). Kontrollüberzeugungen zu Krankheit und Gesundheit (KKG): Bericht über die Entwicklung eines Testverfahrens. *Diagnostica, 35*, 59–72.

Löwe, B., Spitzer, R. L., Zipfel, S. & Herzog, W. (2002). *Der Gesundheitsfragebogen für Patienten (PHQ-D). Manual und Testunterlagen* (2. Aufl.). Karlsruhe: Pfizer.

Lustman, P. J., Clouse, R. E., Grifth, L. S., Carney, R. M. & Freedland, K. E. (1997). Screening for depression in diabetes using the Beck

Depression Inventory. *Psychosomatic Medicine, 59*, 24–31.
Margraf, J., Schneider, S. & Ehlers, A. (1994). *DIPS – Diagnostisches Interview bei Psychischen Störungen.* Berlin: Springer.
Mehnert, A., Müller, D. Lehmann, C. & Koch, U. (2005). *Distress-Thermometer.* Deutsche Übersetzung. Institut und Poliklinik für Medizinische Psychologie, Universitätsklinikum Hamburg-Eppendorf.
Murphy, H., Dickens, C., Creed, F. & Bernstein, R. (1999). Depression, illness perception and coping in rheumatoid arthritis. *Journal of Psychosomatic Research, 46*, 155–164.
Muthny, F. A. (1989). *Freiburger Fragebogen zur Krankheitsverarbeitung: Manual.* Weinheim: Beltz Test.
Namir, S., Wolcott, D. L., Fawzy, I. F. & Alumbaugh, M. J. (1987). Coping with AIDS: Psychological and health implications. *Journal of Applied Psychology, 17*, 309–328.
National Comprehensive Cancer Network [NCCN] (2003). Distress management clinical practice guidelines. *Journal of the National Comprehensive Cancer Network, 1*, 344–374.
Noyes, R., Holt, C. S. & Massie, M. J. (1998). Anxiety disorders. In J. C. Holland (Ed.), *Psycho-oncology* (pp. 548–563). New York: Oxford University Press.
Payne, D. K., Hoffman, R. G., Theodoulou, M., Dosik, M. & Massie, M. J. (1999). Screening for anxiety and depression in women with breast cancer. Psychiatry and medical oncology gear up for managed care. *Psychosomatics, 40*, 64–9.
Portenoy, R. K., Thaler, H. T., Kornblith, A. B., Lepore, J. M., Friedlander-Klar, H., Kiyasu, E., Sobel, K., Coyle, N., Kemeny, N., Norton, L. & Scher, H. (1994). The memorial symptom assessment scale: An instrument for evaluation of symptom prevalence, characteristics and distress. *European Journal of Cancer, 30*, 1326–1336.
Potthoff, P. & Schian, H.-M. (1996). Arbeitsbelastungen, Gesundheitsstörungen und berufliche Disabilität. *Arbeitsmedizin, Sozialmedizin, Umweltmedizin, 31*, 282–286.
Pouget-Schors, D. & Degner, H. (2002). *Erkennen des psychosozialen Behandlungsbedarfs bei Tumorpatienten. Manual Psychoonkologie* (S. 30–36). München: Tumorzentrum München und W. Zuckschwerdt Verlag.
Ramm, G. C. & Hasenbring, M. (2003). Die deutsche Adaptation der Illness-specific Social Support Scale und ihre teststatistische Überprüfung beim Einsatz an Patienten vor und nach einer Knochenmarktransplantation. *Zeitschrift für Medizinische Psychologie, 12*, 29–38.
Revenson, T. A. & Schiaffino, K. M. (1990). *Development of a contextual social support measure for use with arthritis population.* Paper presented at the Concention of the Arthritis Health Professionals Association.
Robins, L. N., Wing, J. K., Wittchen, H. V., Helzer, J. E., Babor, T. F., Burke, J., Farmer, A., Jablenski, A., Pickins, R., Regier, D. A., Sartorius, N. & Towle, L. H. (1988). The Composite International Diagnostic Interview: An epidemiological instrument used in conjunction with different diagnostic systems in different cultures. *Archives of General Psychiatry, 45*, 1069–1078.
Roth, A. J., Kornblith, A. B., Batel-Copel, L., Peabody, E., Scher, H. I. & Holland, J. C. (1998). Rapid screening for psychologic distress in men with prostate carcinoma: A pilot study. *Cancer, 82*, 1904–1908.
Schmitz, N., Kruse, J. & Tress, W. (1999). Psychometric properties of the General Health Questionnaire (GHQ-12) in a German primary care sample. *Acta Psychiatrica Scandinavica, 100*, 462–468.
Schochat, T., Pilz, C. & Neuner, R. (2003). Der IRES-Fragebogen Version 3 (IRES-3) bei 1818 Rehabilitanden mit muskuloskelettalen Erkrankungen. *Rehabilitation, 42*, 236–244.
Schulz, H., Winzer, A., Stump, S. & Koch, U. (2001) Beeinflussung der Lebensqualität von Tumorpatienten durch psychoonkologische Interventionen. *Der Onkologe, 7*, 157–166.
Schulz, K.-H., Schulz, H., Schulz, O. & von Kerekjarto, M. (1998). *Krebspatienten und ihre Familien.* Stuttgart: Schattauer.
Schuntermann, M. F. (2004). *Einführung in die Internationale Klassifikation der Funktionsfähigkeit, Behinderung und Gesundheit (ICF) der Weltgesundheitsorganisation (WHO) unter besonderer Berücksichtigung der sozialmedizinischen Begutachtung und Rehabilitation, ein Grundkurs.* URL: http://www.vdr.de [2004, 11. Juni].
Sellick, S. M. & Crooks, D. L. (1999). Depression and cancer: An appraisal of the literature for prevalence, detection, and practice guideline development for psychological interventions. *Psycho-Oncology, 8*, 315–333.
Sommer, G. & Fydrich, T. (1991). Entwicklung und Überprüfung eines Fragebogens zur sozialen Unterstützung (F-SOZU). *Diagnostica, 37*, 160–178.
Spitzer, R. L., Kroenke, K. & Williams, J. B. (1999). Validation and utility of a self-report version of PRIME-MD: The PHQ primary

care study. *Journal of the American Medical Association, 282*, 1737–1744.

van Ede, L., Yzermans, C. J. & Brouwer, H. J. (1999). Prevalence of depression in patients with chronic obstructive pulmonary disease: A systematic review. *Thorax, 54*, 688–692.

van't Spijker, A., Trijsburg, R. W. & Duivenvoorden, H. J. (1997). Psychological sequelae of cancer diagnosis: A meta-analytical review of 58 studies after 1980. *Psychosomatic Medicine, 59*, 280–293.

Verhaak, P. F., Heijmans, M. J., Peters, L. & Rijken, M. (2005). Chronic disease and mental disorder. *Social Science and Medicine, 60*, 789–797.

Verres, R. (1986). *Krebs und Angst. Subjektive Theorien von Laien über Entstehung, Vorsorge, Früherkennung, Behandlung und die psychosozialen Folgen von Krebserkrankungen*. Berlin: Springer.

von Zerssen, D. & Koeller, D. M. (1976). *Die Beschwerdeliste – Manual*. Göttingen, Beltz Test GmbH.

Wells, K. B., Golding, J. M. & Burnam, M. A. (1988). Psychiatric disorder in a sample of the general population with and without chronic medical conditions. *American Journal of Psychiatry, 145*, 976–981.

Whoqol Group (1995). The World Health Organization Quality of Life Assessment (WHOQOL): Position paper from the World Health Organization. *Social Science and Medicine, 41*(10), 1403–1409.

Winstead-Fry, P., Hernandez, C. G., Colgan, G. M., Cook, C. M., DeSalva, K. L., LaBelle, E. & Perry, E. (1999). The relationship of rural persons' multidimensional health locus of control to knowledge of cancer, cancer myths, and cancer danger signs. *Cancer Nursing, 22*, 456–462.

Wittchen, H. & Perkonigg, A. (1997). *DIA-X-Screening-Verfahren: Fragebogen DIA-SSQ: Screening für psychische Störungen; Fragebogen DIA-ASQ: Screening für Angststörungen; Fragebogen DIA-DSQ: Screening für Depressionen*. Frankfurt: Swets & Zeitlinger bv.

Wittchen, H. U. (1994). Reliability and validity studies of the WHO-Composite International Diagnostic Interview (CIDI): A critical review. *Journal of Psychiatric Research, 28*, 57–84.

Wittchen, H. U., Wunderlich, U., Gruschwitz, S. & Zaudig, M. (1997). *SKID-I. Strukturiertes Klinisches Interview für DSM-IV. Achse I: Psychische Störungen. Interviewheft*. Göttingen: Hogrefe.

Wittchen, H. U., Zaudig, M. & Fydrich, T. (1997). *SKID. Strukturiertes Klinisches Interview für DSM-IV. Achse I und II. Handanweisung*. Göttingen: Hogrefe.

World Health Organization [WHO] (1994). *The Composite International Diagnostic Interview, Version 1. 1. Researcher's manual*. Geneva: WHO.

World Health Organization [WHO] (2000). *International classification of functioning, disability, and health*. Final Draft, Full Version. Geneva: Editor.

Zabora, J., BrintzenhofeSzoc, K., Curbow, B., Hooker, C. & Piantadosi, S. (2001). The prevalence of psychological distress by cancer site. *Psycho-Oncology, 10*, 19–28.

Zaun, S. (2002). *Psychometrische Überprüfung und Weiterentwicklung des Dealing with Illness Inventory-Revised an einer Stichprobe aus einer onkologischen Rehabilitationsklinik*. Unveröff. Diss., Universitätsklinikum Hamburg-Eppendorf, Hamburg.

Zigmond, A. S. & Snaith, R. P. (1983). The Hospital and Depression Scale. *Acta Psychiatrica Scandinavica, 67*, 361–370.

28 Essstörungen

Brunna Tuschen-Caffier

1 Einleitung
2 Symptomatik und diagnostische Kriterien
3 Komorbidität, Epidemiologie und Verlauf
3.1 Komorbidität
3.2 Epidemiologie und Verlauf
4 Modifikationsorientierte Diagnostik
4.1 Essstörungsrelevante diagnostische Bereiche
4.2 Implikationen für die Einzelfalldiagnostik
5 Diagnostische Verfahren und Erhebungsmethoden
5.1 Diagnostische Interviewverfahren
5.2 Fragebogenverfahren
5.3 Tagebücher
6 Beziehungsgestaltung in der diagnostischen Situation
7 Fallbeispiel
8 Zusammenfassung und Ausblick
Literatur

1 Einleitung

Essstörungen sind zum Teil durch Nahrungsverweigerung, zum Teil aber auch durch eine übermäßige Nahrungsaufnahme gekennzeichnet. So streben die zumeist weiblichen Patienten mit einer Anorexia Nervosa (AN) danach, extrem dünn zu sein, und verweigern folglich eine normalgesunde Ernährung. Sie ernähren sich extrem kalorienreduziert und unausgewogen (z. B. Vermeidung von kohlenhydrat- und fetthaltigen Nahrungsmitteln), treiben vielfach exzessiv Sport oder zeigen einen erhöhten Bewegungsdrang, um nicht an Gewicht zuzunehmen bzw. um weiter abzunehmen (American Psychiatric Association [APA], 2000; deutsche Bearbeitung: Saß et al., 2003; Weltgesundheitsorganisation [WHO], 1991). Das klinische Erscheinungsbild der Bulimia Nervosa (BN) ähnelt in mancher Hinsicht der Anorexia Nervosa. So haben auch die an einer BN leidenden Menschen – dies sind ebenfalls überwiegend Mädchen bzw. junge Frauen – eine ausgeprägte Angst davor, an Gewicht zuzunehmen, und sie orientieren sich zeitweise an starren Diätregeln. Die Nahrungsverweigerung ist aber bei Menschen mit einer BN weniger extrem ausgeprägt als bei jenen mit einer AN; im Unterschied zur AN weisen die an BN Erkrankten daher kein Untergewicht auf. Darüber hinaus werden bei Menschen mit BN die Phasen des kontrollierten und kalorienreduzierten Essens regelmäßig unterbrochen von kurzen Phasen anfallsartigen Essens. Während solcher Essanfälle verschlingen die an einer BN erkrankten Personen große Mengen an leicht verzehrbaren, kalorienreichen Nahrungsmitteln. Gewichtszunahmen infolge des anfallsartigen Essens wehren sie insofern ab, als sie nach den Essanfällen erbrechen oder andere Strategien der Gewichtskontrolle einsetzen (z. B. Abführmittel einnehmen, Sport treiben). Menschen, die an einer „Binge-Eating"-Störung (BED, binge eating disorder) leiden, zeigen episodisch ebenfalls ein anfallsartiges Essverhalten, allerdings setzen sie keine Maßnahmen ein, um einer Gewichtszunahme vorzubeugen. An BED erkrankte Personen, dies sind zu etwa zwei Dritteln Frauen und zu etwa einem Drittel Männer, sind daher häufig übergewichtig oder adipös.

In diesem Kapitel wird auf die Symptomatik, Klassifikation, Epidemiologie und modifikationsorientierte Diagnostik im Hinblick auf die AN und BN eingegangen. Des Weiteren wird aus der Gruppe der nicht anderweitig klassifizierten Essstörungen die „Binge-Eating"-Störung näher beschrieben. Diese Störung scheint neueren Befunden zufolge relativ weit verbreitet zu sein (zum Überblick vgl. Tuschen-Caffier & Schlüssel, 2005) und wird für die klinisch-psychologische Forschung und Versorgung zukünftig vermutlich ein wichtiges Aufgabenfeld darstellen. Da überwiegend Mädchen und Frauen an Essstörungen erkranken, wird im Text die weibliche Form von Patient gewählt.

2 Symptomatik und diagnostische Kriterien

Anorexia Nervosa

Die von dieser Essstörung betroffenen Mädchen und Frauen streben danach, extrem dünn zu sein, und sie haben eine krankhafte Angst vor Gewichtszunahmen, obwohl sie untergewichtig sind. Nicht selten beginnt die Störung eher schleichend, indem die Mädchen und jungen Frauen oft auf Nachspeisen, Süßspeisen und kalorienreiche Lebensmittel verzichten und stattdessen Nahrungsmittel bevorzugen, die viel Eiweiß und wenig Kalorien enthalten. Im Verlauf der Krankheitsgeschichte lassen die Betroffenen immer häufiger Mahlzeiten ausfallen und die Liste der „verbotenen" Lebensmittel wird immer länger. Schließlich erreichen die Patientinnen ein Körpergewicht, das deutlich unterhalb des Gewichts liegt, das für ihre Körpergröße als normal angesehen werden kann. Als Richtwert zur Bestimmung von Normal- bzw. Untergewicht wird in der Forschung und Praxis zumeist der Body Mass Index (BMI) herangezogen, bei dem das Körpergewicht in kg durch die quadrierte Körpergröße in Metern dividiert wird (BMI = Körpergewicht in kg/Körpergröße in m^2). Meist wird bei einem BMI = 17,5 von Untergewicht gesprochen (DSM-IV-TR; American Psychiatric Association, 2000).

Klinischen Beobachtungen und empirischen Befunden zufolge lassen sich zwei Formen der AN unterscheiden: Eine Gruppe der Patientinnen mit der Diagnose einer AN zeigt ständig einen stark kalorienreduzierten Essstil und wird als restriktiver Typus bezeichnet (DSM-IV-TR; American Psychiatric Association [APA], 2000; deutsche Bearbeitung: Saß et. al., 2003). Bei einer anderen Gruppe von Patientinnen mit AN kommen immer wieder Essanfälle vor, auf die die Betroffenen mit Erbrechen oder anderen Maßnahmen zur Magen-Darm-Entleerung reagieren (z. B. Abführmittel, Einläufe). Diese „bulimische" Form der AN wird von der APA (2000) als „Binge-Eating/Purging"-Typus bezeichnet. Nach den diagnostischen Richtlinien der APA (2000) müssen für die Diagnose der AN die folgenden Kriterien erfüllt sein.

Neben dem Gewichtsverlust müssen pathologische Ängste vor einer Gewichtszunahme und Störungen in der Art, wie das Gewicht bzw. die Figur erlebt wird, sowie en-

Tab. 1: Diagnosekriterien für die Anorexia Nervosa nach DSM-IV-TR und ICD-10

DSM-IV-TR	ICD-10
Weigerung, ein Körpergewicht aufrechtzuerhalten, das für das Alter und die Größe der Betroffenen dem Normalbereich entspricht oder darüber liegt (z. B. Gewicht, das weniger als 85 % des erwarteten Gewichts beträgt, fehlender Gewichtsanstieg in Wachstumsphasen).	Körpergewicht mindestens 15 % unter dem zu erwartenden Gewicht oder einen Body Mass Index (kg/m²) von 17,5 oder weniger.
	Der Gewichtsverlust ist selbst herbeigeführt (z. B. durch Erbrechen, Vermeidung hochkalorischer Nahrungsmittel, übertriebenen Sport, Appetitzügler, Diuretika).
Intensive Angst vor einer Gewichtszunahme oder dem Dickwerden, obwohl Untergewicht besteht.	
Störung in der Art, in der das eigene Gewicht oder die eigene Figur erlebt werden, übertrieben starke Orientierung der Selbstbewertung an Figur und Gewicht, oder Leugnung der schwerwiegenden Bedeutung des niedrigen aktuellen Gewichts.	Körperschemastörung (z. B. Angst zu dick zu werden).
Bei Frauen nach der Menarche: Amenorrhoe (mindestens dreimal nacheinander Ausbleiben der Regelblutung; Regelblutung tritt nur bei Hormongabe ein).	Endokrine Störung (bei Frauen Amenorrhoe, bei Männern Libido- und Potenzverlust).
	Bei Beginn der Störung vor der Pubertät Störungen in der Pubertätsentwicklung (z. B. Wachstumsstopp, fehlende Brustentwicklung).
Spezifikation **Restriktiver Typus:** Der Patient hat keine Essanfälle und zeigt kein „entleerendes" Verhalten wie Erbrechen, Einnahme von Diuretika, Laxantien. **„Binge-Eating/Purging"-Typus:** Der Patient hat regelmäßig auftretende Essanfälle und zeigt Verhaltensweisen wie Erbrechen, Einnahme von Diuretika oder Laxantien.	

dokrinologische Störungen (Ausbleiben der Menarche) vorliegen, damit von einer Essstörung im Sinne der AN gesprochen werden kann.

Differentialdiagnostisch sind körperliche Ursachen des Gewichtsverlustes (z. B. bei Hirntumoren, internistischen Erkrankungen) sowie Gewichtsverlust im Zusammenhang mit depressiven Störungen von der AN abzugrenzen. Bei diesen Erkrankungen fehlen die für die AN typischen Körperschemastörungen und Ängste vor einer Gewichtszunahme. Ferner können bei der Schizophrenie bizarre Essgewohnheiten vorkommen; allerdings sind zentrale Merkmale der Schizophrenie (z. B. die typischen Störungen im Affekt und im Denken) bei der AN nicht gegeben.

Die diagnostischen Leitlinien entsprechend der Internationalen Klassifikation psychischer Störungen (ICD-10) der Weltgesundheitsorganisation (1991) sind weitgehend mit den DSM-IV-TR Kriterien der APA (2000) vergleichbar. Allerdings wird im ICD-10 nicht zwischen zwei verschiedenen Untergruppen der AN (Restriktiver Typus, „Binge-Eating/Purging"- Typus) unterschieden.

Die AN ist als schwere psychische Störung zu bezeichnen, die mit gravierenden Folgeproblemen bis hin zu einer gegenüber der Normalbevölkerung deutlich erhöhten Sterberate einhergeht. Aber trotz des kritischen Gesundheitszustandes leugnen viele Patientinnen mit AN über lange Zeit die Schwere ihrer Störung und stehen einer Therapie ablehnend gegenüber. Nicht selten werden sie erst auf Drängen ihrer Angehörigen dazu motiviert, therapeutische Hilfe in Anspruch zu nehmen.

Bulimia Nervosa

Ein typisches Merkmal dieser Essstörung ist, dass die Betroffenen an Essanfällen leiden, während derer sie nicht aufhören können zu essen. Während dieser Essanfälle nehmen sie in der Regel hochkalorische und leicht essbare Nahrungsmittel zu sich (z. B. Kuchen, Eiscreme, Brote, Nudeln, Frikadellen), auf die sie bei ihrer sonstigen Ernährung in der Regel verzichten. Aus Angst vor Gewichtszunahme führen viele Patientinnen mit BN nach den Essanfällen willentlich Erbrechen herbei oder sie setzen andere Mittel zur Magen-Darm-Entleerung bzw. zur Entwässerung ein (Laxanzien, Diuretika, Einläufe). Diese Form der BN wird von der American Psychiatric Association (APA, 2000; deutsche Bearbeitung: Saß et al., 2003) als „Purging"-Typus bezeichnet. Bei einer weiteren Form der BN („Nicht-Purging"-Typus) setzen die Betroffenen ausschließlich solche Strategien ein, die mittelfristig zur Kalorienreduktion und damit zur Gewichtskontrolle beitragen (z. B. Schlankheitskuren und/oder exzessives Sporttreiben). Entsprechend den Richtlinien der APA (2000) müssen folgende Kriterien erfüllt sein, um die Diagnose BN stellen zu können:

Wiederholte Episoden von Essanfällen, während derer die Patientinnen ein Gefühl des Kontrollverlustes über das Essen erleben, stellen ein diagnostisches Merkmal der Essstörung BN dar. Regelmäßig auftretende kompensatorische Verhaltensweisen (z. B. willentliches Erbrechen), die der Vorbeugung einer Gewichtszunahme dienen sollen, stellen ein weiteres Diagnosekriterium dar. Dieses Diagnosekriterium ist erfüllt, wenn die Essanfälle im Durchschnitt zweimal pro Woche über einen Mindestzeitraum von drei Monaten vorkommen. Allerdings lassen sich bisher keine einheitlichen Aussagen darüber treffen, inwiefern sich Patientinnen, die die festgelegte Häufigkeit der Essanfälle und kompensatorischen Gegenmaßnahmen erfüllen, hinsichtlich der Psychopathologie von denen unterscheiden, die diese Kriterien knapp verfehlen.

Des Weiteren muss für die Diagnosestellung der BN erfüllt sein, dass bei den Patientinnen die Selbstbewertung in übertriebenem Maße von Körperfigur und Gewicht beeinflusst wird. So machen sich die BN-Patientinnen, die in der Regel normalgewichtig sind, oft Sorgen um ihre Figur, und ihre Selbstbewertungen scheinen sehr davon abzuhängen, wie zufrieden bzw. unzufrieden sie mit ihrem Körpergewicht bzw. ihrer Figur sind (APA, 2000). Dieses diagnostische Kriterium ermöglicht auch eine differentialdiagnostische Abgrenzung gegenüber anderen psychischen Störungen (z. B. den Schizophrenien) und bestimmten neurologischen Erkrankungen (z. B. Tumoren des ZNS, Kleine-Levin-Syndrom), bei denen ebenfalls ungewöhnliche Essgewohnheiten bis hin zu Essanfällen vorkommen können, ohne dass sich jedoch die spezifischen dysfunktionalen Einstellungen gegenüber der

Tab. 2: Diagnosekriterien für die Bulimia Nervosa nach DSM-IV-TR und ICD-10

DSM-IV-TR	ICD-10
Wiederholte Episoden von Essanfällen. Ein Essanfall ist charakterisiert durch folgende Merkmale: • In einer begrenzten Zeit (z. B. innerhalb von zwei Stunden) wird eine größere Nahrungsmenge gegessen, als die meisten Menschen unter ähnlichen Kontextbedingungen essen würden. • Während eines Essanfalls besteht ein Gefühl von Kontrollverlust über das Essen (z. B. das Gefühl, dass man nicht aufhören kann zu essen oder dass man nicht steuern kann, was und wie viel man isst).	Essattacken und andauernde Beschäftigung mit dem Essen.
Wiederholt unangemessenes kompensatorisches Verhalten, um einem Gewichtsanstieg vorzubeugen; z. B. willentliches Erbrechen, Einläufe, Missbrauch von Laxantien, Diuretika oder anderen Medikamenten, Fasten oder exzessives Sporttreiben.	Maßnahmen, um einer Gewichtszunahme entgegenzuwirken (z. B. selbstinduziertes Erbrechen, Abführmittel, Hungerperioden).
Sowohl die Essanfälle als auch die unangemessenen kompensatorischen Verhaltensweisen treten drei Monate lang im Durchschnitt mindestens zweimal pro Woche auf.	
Die Selbstbewertung wird in übertriebenem Maße von Körperfigur und Gewicht beeinflusst.	Krankhafte Furcht davor, dick zu werden.
	Häufig lag in der Vorgeschichte eine Anorexia nervosa vor.
Die Störung tritt nicht ausschließlich während anorektischer Phasen auf.	
Spezifikation: **„Purging"-Typus:** Der Patient führt regelmäßig Erbrechen herbei oder missbraucht Abführmittel, Diuretika, Laxantien oder Einläufe. **„Nicht-Purging"-Typus:** Der Patient setzt nicht regelmäßig Erbrechen, Abführmittel etc. („Purging"-Verhalten), sondern andere Maßnahmen, z. B. Sport, ein.	

Figur und dem Gewicht im Zusammenhang mit dem Selbstwerterleben nachweisen lassen.

Nach den DSM-IV-Kriterien darf die Diagnose BN zudem nur dann vergeben werden, wenn die betreffende Patientin aktuell keine AN hat. Für den Fall, dass eine Patientin auch die Kriterien für die AN erfüllt, hat diese Diagnose Vorrang. Maßgeblich für diese Entscheidung bei der Festlegung der DSM-Kriterien war, dass beim Vorliegen einer AN die Gewichtszunahme eine zentrale therapeutische Implikation darstellt (Fairburn & Wilson, 1993).

Tab. 3: Forschungskriterien für die „Binge-Eating"-Störung entsprechend den Kriterien des DSM-IV-TR (APA, 2000)

Wiederholte Episoden von Essanfällen, die folgenden Kriterien entsprechen:

- Die Betroffenen essen in einer begrenzten Zeit (z. B. innerhalb von zwei Stunden) eine größere Nahrungsmenge, als die meisten Menschen unter ähnlichen Bedingungen essen würden.
- Während eines Essanfalls besteht ein Gefühl von Kontrollverlust über das Essen (z. B. das Gefühl, dass man nicht aufhören kann zu essen oder dass man nicht steuern kann, was und wie viel man isst).

Die Essanfälle treten gemeinsam mit mindestens drei der folgenden Symptome auf:

1. wesentlich schneller essen als normalerweise,
2. essen bis zu einem unangenehmen Völlegefühl,
3. wegen der Menge, die man isst, nicht in Gesellschaft anderer essen,
4. essen großer Nahrungsmengen ohne hungrig zu sein,
5. Ekelgefühle gegenüber sich selbst, Deprimiertheit, Schuldgefühle nach dem übermäßigen Essen.

Deutliches Leiden wegen der Essanfälle.

Die Essanfälle treten durchschnittlich an mindestens zwei Tagen in der Woche für sechs Monate auf.

Die Essanfälle gehen nicht mit dem regelmäßigen Einsatz von unangemessenen kompensatorischen Verhaltensweisen zur Gewichtskontrolle einher (z. B. Erbrechen, Missbrauch von Laxantien, Diuretika etc.) und sie treten nicht ausschließlich im Verlauf einer Anorexia oder Bulimia Nervosa auf.

Die Klassifikationskriterien für die BN nach dem internationalen Klassifikationssystem psychischer Störungen (ICD-10; Weltgesundheitsorganisation [WHO], 1991) entsprechen weitgehend denen des DSM-IV-TR (APA, 2000). Nach dem Klassifikationssystem des ICD-10 stellt allerdings der Kontrollverlust kein diagnostisches Kriterium für BN dar, und es werden im ICD-10 keine operationalen Kriterien (Häufigkeit, Zeitdauer) dafür angegeben, ab wann von einem Essanfall gesprochen werden soll bzw. wie häufig Essanfälle und kompensatorische Gegenmaßnahmen vorkommen müssen, damit von einer Essstörung im Sinne der BN gesprochen werden kann. Auch die Unterscheidung verschiedener Subgruppen der BN („Purging"-Typus vs. „Nicht-Purging"-Typus) fehlt im ICD-10. Demgegenüber wird im ICD-10 darauf hingewiesen, dass sich bei Patientinnen mit BN in der Vorgeschichte häufig Episoden einer AN nachweisen lassen.

„Binge-Eating"-Störung

Charakteristisch für die „Binge-Eating"-Störung (BED) ist, dass die betreffenden Personen an immer wiederkehrenden Essanfällen leiden, ohne dass sie die übrigen Kriterien der BN erfüllen. Vor der erstmaligen Veröffentlichung der Diagnosekriterien (APA, 1994) wurde diese Störung in der englischsprachigen Literatur als *non-purging bulimia* oder *compulsive overeating* beschrieben. Da bisher noch zu wenig empirisch fundierte Befunde zu dieser Störung vorliegen, wird die „Binge-Eating"-Störung im DSM-IV-TR lediglich als Forschungsdiagnose berücksichtigt (APA, 2000). Die Störung wird eingeordnet in die Restkategorie der anderweitig nicht klassifizierbaren Essstörungen.

Im ICD-10 ist bisher noch keine Forschungsdiagnose für die „Binge-Eating"-Störung vorgesehen. Es können aber Essattacken bei anderen psychischen Störungen klassifiziert werden (F50.4). Hierunter sol übermäßiges Essen als Reaktion auf belastende Ereignisse aufgefasst werden, das zu Übergewicht geführt hat. Dies entspricht aber nicht notwendigerweise dem Störungsbild der BED, da Essanfälle nur bei einer Subgruppe der an einer „Binge-Eating"-Störung leidenden Patientinnen im Zusammenhang mit negativen Stimmungslagen auftreten (z. B. Grilo, Masheb & Wilson, 2001). Es bleibt daher im ICD lediglich die Kategorie der *nicht näher bezeichneten Essstörung* (F50.9), die sozusagen eine Restkategorie für alle Essstörungen darstellt, die sich in die übrigen Diagnosekategorien nicht einordnen lassen.

Den bisherigen Erkenntnissen zufolge kommen bei bis zu einem Drittel der Personen, die an Gewichtsreduktionsprogrammen teilnehmen, regelmäßig Essanfälle vor, die auf eine „Binge-Eating"-Störung hindeuten (z. B. Devlin, Walsh, Spitzer & Hasin, 1992). Es ergeben sich ferner Hinweise darauf, dass die „Binge-Eating"-Störung um so häufiger vorkommt, je stärker das Übergewicht bei der betreffenden Personengruppe ausgeprägt ist (z. B. Spitzer, Devlin, Walsh et al., 1992).

Des Weiteren hat sich gezeigt, dass BED-Patienten keine homogene Gruppe bilden, sondern sich zumindest in zwei Subgruppen unterteilen lassen: BED-Patienten, die in mäßigem Ausmaß Diäten durchführen vs. BED-Patienten, die ebenfalls in mäßigem Ausmaß Diäten durchführen und zusätzlich psychische, vor allem affektive Probleme aufweisen (Grilo et al., 2001). Es wird vermutet, dass beide Faktoren, Diäthalten und affektive Probleme, Auslöser oder aufrechterhaltende Faktoren der BED sein könnten. Eine empirische Überprüfung dieser Hypothesen steht allerdings noch weitgehend aus. So ist in zukünftigen Studien zu überprüfen, inwiefern den Essanfällen der BED-Patienten die Funktion zukommt, von unangenehmen Stimmungen und Gefühlen, wie Depressionen und Ängsten, abzulenken.

3 Komorbidität, Epidemiologie und Verlauf

3.1 Komorbidität

Bei Essstörungen kommen häufig komorbid andere psychische Störungen (Achse I-Störungen) oder Persönlichkeitsstörungen (Achse-II-Störung) vor. Am häufigsten sind affektive Störungen, Angststörungen und Störungen mit Substanzabhängigkeit (z. B. Striegel-Moore et al., 1999; Wilfley et al., 2000). So sind ca. 70 % der an Bulimie erkrankten Mädchen oder Frauen zumindest einmal in ihrem Leben auch von einer Angststörung betroffen. Dabei handelt es sich vorwiegend um die Diagnosen *Soziale Phobie, Generalisierte Angststörung* und *Posttraumatische Belastungsstörung*. Des Weiteren können v. a. Borderline-Persönlichkeitsstörungen vorkommen.

Körperliche Folgeprobleme

Als Folge von Essstörungen kann es auch zu einer Reihe von körperlichen Symptomen kommen. So führt z. B. bei häufigem Erbrechen der Kontakt der Zähne mit dem chemisch sauren Mageninhalt zur Zersetzung des Zahnschmelzes. Die spezifische oder generelle Mangelernährung essgestörter Patientinnen erhöht darüber hinaus das Risiko für weitere Symptome: Eisenmangel bedingt Müdigkeit und Kopfschmerzen; Kaliummangel kann zur Beeinträchtigung der Funktion der Niere und zu einer weitreichenden Tonus- und Aktivitätsminderung der Muskulatur führen, die sich in Muskelschwäche, Obstipation, Hypotonie und Herzrhythmusstörungen niederschlagen kann. Darüber hinaus kann es bei starkem Untergewicht aufgrund des geringen Körperfettanteils der Betroffenen dazu kommen, dass nicht genug Östrogen gebildet wird; dadurch werden die Knochen brüchig und es kommt zur Osteoporose, die zur frühzeitigen Krümmung des Rückens führen kann und mit starken Schmerzzuständen verbunden ist. Ferner können Stoffwechselstörungen und Elektrolytstörungen zum Kreislaufkollaps, Herzversagen bis hin zum Tod durch Herzstillstand führen. So ist die Sterberate bei der AN und BN im Vergleich zur Normalbevölkerung deutlich erhöht (Herzog et al., 2000; Keel et al., 1999). Todesursachen sind Komplikationen aufgrund der andauernden Mangelernährung oder Suizid. Korreliert mit einem tödlichen Ausgang scheinen eine längere Erkrankungsdauer, komorbide Substanzabhängigkeit und komorbide affektive Störungen zu sein (Herzog et al., 2000).

3.2 Epidemiologie und Verlauf

Anorexia Nervosa

Das Vollbild der AN kommt in der Allgemeinbevölkerung eher selten vor; so ergeben sich Hinweise darauf, dass die Inzidenz, d. h. die Rate an Neuerkrankungen, bei ca. acht Neuerkrankungen pro Jahr (bezogen auf 100 000 Personen) liegt (Hoek & Hoeken, 2003); in anderen Überblicksarbeiten werden bis zu 19 Neuerkrankungen pro Jahr genannt (Pawluck & Gorey, 1998). Jungen bzw. Männer erkranken noch sehr viel seltener an AN (pro Jahr zwei Neuerkrankungen bezogen auf 100 000). Die höchsten Inzidenzraten (d. h. 40 % aller identifizierten Fälle) lassen sich für Mädchen bzw. junge Frauen im Alter von 15 bis 19 Jahren finden.

Die Lebenszeitprävalenzen (d. h. die Wahrscheinlichkeit, im Laufe des Lebens an einer Essstörung zu erkranken) liegen für irgendeine Essstörung – bezogen auf bundesdeutsche Bevölkerungsstichproben – bei 0,8 % bis 3,0 % (Jacobi, Wittchen, Hölting, Höfler, Pfister, Müller & Lieb, 2004; Wittchen, Nelson & Lachner, 1998). Für die AN ergeben sich Lebenszeitprävalenzen für Mädchen bzw. Frauen im Alter von 14–24 Jahren von ca. 1 % und für Jungen bzw. Männer von 0,1 % (Wittchen, Nelson & Lachner, 1998).

Bulimia Nervosa

Hinsichtlich der BN haben drei Studien rund zwölf Neuerkrankungen (auf 100 000 Personen) pro Jahr ermittelt (Hoek & Hoeken, 2003). Die durchschnittliche Lebenszeitprävalenzrate für das Vollbild der BN liegt bei rund einem Prozent für Frauen bzw. Mädchen und bei 0,1 % für Männer bzw. Jungen (Garfinkel et al., 1995; Fairburn & Beglin, 1990; Hoek & Hoeken, 2003). In bundesdeutschen Stichproben wurde eine Lebenszeitprävalenz für die BN von ca. 1,7 % für Mädchen bzw. Frauen ermittelt (Wittchen, Nelson & Lachner, 1998).

„Binge-Eating"-Störung

Die bisherigen Befunde deuten darauf hin, dass die BED die häufigste Störung unter den Essstörungen ist; so wurde in epidemiologischen Studien der erwachsenen Allgemeinbevölkerung eine Punktprävalenz der BED von 1–3 % ermittelt (Striegel-Moore & Franko, 2003). Das Verhältnis von weiblichen und männlichen Betroffenen bei der BED scheint in nicht-klinischen Stichproben ausgewogen zu sein, und es zeigen sich in Bezug auf zentrale psychopathologische Merkmale bisher keine Geschlechterunterschiede bei Betroffenen mit BED (Tanofsky et al., 1997).

Verlauf von Essstörungen

Die Essstörungen nehmen in aller Regel im Jugend- oder jungen Erwachsenenalter ihren Anfang, nur selten treten sie schon vor der Pubertät auf. Bei der AN liegt der Beginn durchschnittlich bei 17 Jahren (APA, 2000; Hindler et al., 1994); die BN tritt im Allgemeinen einige Jahre später auf, im Durchschnitt sind die Betroffenen bei Krankheitsbeginn 22 Jahre alt. Auch die BED beginnt meist in der späten Adoleszenz oder im frühen Erwachsenenalter (Schmidt, 2000).

Befunde aus Therapiestudien zum Verlauf behandelter Patientinnen mit Essstörungen deuten darauf hin, dass Essstörungen in hohem Maße chronisch verlaufen, wobei Anorexiepatientinnen den schlechtesten Verlauf zeigen. Es zeigt sich ferner, dass vor allem *störungsspezifische Merkmale* (z. B. das Ausmaß an Überbewertung von Figur und Gewicht, Übergewicht in der Kindheit) den Langzeitverlauf von Essstörungen vorhersagen, während störungsübergreifende, psychopathologische Merkmale einen weniger hohen Vorhersagewert haben (Fichter, Quadflieg & Rehm, 2003; Fairburn, Stice, Cooper, Doll, Norman & O'Conner, 2003).

Im Hinblick auf den unbehandelten Verlauf von Essstörungen fanden Fairburn, Cooper, Doll, Norman und O'Connor (2000) zum natürlichen Verlauf von BN und BED, dass die BED über einen Fünf-Jahres-Zeitraum einen günstigeren Verlauf zeigte als die BN. So ergab sich bei der BED-Gruppe eine relativ hohe Remissionsrate; nur 18 % der BED-Betroffenen litten nach fünf Jahren noch an irgendeiner Essstörung. Die BN-Gruppe zeigte dagegen zu allen Erhebungszeitpunkten höhere Erkrankungsraten. Diese Daten könnten darauf hinweisen, dass die BED eine hohe spontane Remissionsrate aufweist. Allerdings wird dies durch neuere Befunde nicht bestätigt. So hat sich in der McKnight-Längsschnittstudie, die auf vier Jahre angelegt ist, nach dem ersten Erhebungsjahr gezeigt, dass 38 % der Betroffenen weiterhin an BED litten und 55 % eine andere Form von Essstörungen (innerhalb der Kategorie der anderweitig nicht klassifizierten Essstörungen) entwickelt hatten. Erklärt werden können die unterschiedlichen Befunde möglicherweise damit, dass Fairburn et al. (2000) in ihrer Studie eine für die BED weniger repräsentative Stichprobe gewonnen haben als dies in der McKnight-Studie der Fall war (siehe dazu Wilfley, Wilson & Agras, 2003).

4 Modifikationsorientierte Diagnostik

4.1 Essstörungsrelevante diagnostische Bereiche

Die modifikationsorientierte Diagnostik von Essstörungen zielt entsprechend kognitiv-behavioraler Ätiologiemodelle von Essstörungen (z. B. Fichter, 1985; Fairburn & Cooper, 1992; Laessle, Wurmser & Pirke, 2000; Tuschen-Caffier & Florin, 2002) vor allem auf Bedingungen ab, die als *aufrechterhaltende* Faktoren von Essstörungen angenommen werden. Dies sind *dysfunktionale Wahrnehmungen und Bewertungen von Figur* und *Gewicht* (z. B. negative Einstellungen gegenüber der Figur, einseitige Bewertungen und kognitive Verzerrungen, Schlankheitsdrang), *Ernährungsverhalten* (z. B. Mahlzeitenstruktur, Verteilung der Makronährstoffe bei der Nahrungsmittelauswahl, gezügeltes Essverhalten) und dessen Folgen (z. B. Mangelernährung), *psychische Belastungsfaktoren* (z. B. Prüfungsstress, Alltagsbelastungen, interpersonelle Probleme), *kognitiv-affektive Faktoren* (z. B. spezifische Denkmuster wie „Die Diät ist hin, dann kann ich auch weiter essen", negative Stimmungen als vorausgehende Faktoren von Essanfällen) und *prämorbide Persönlichkeitsfaktoren* (z. B. Perfektionismus, Intoleranz gegenüber intensiven Affekten oder Affektveränderungen, niedriges Selbstwertgefühl). Aufgrund verschiedener empirischer Studien ergeben sich Hinweise darauf, dass die genannten Faktoren für die Aufrechterhaltung von Essstörungen von Bedeutung sein können (zum Überblick vgl. z. B. Hilbert, 2005; Jacobi, Wittchen, Hölting, Höfler, Pfister, Müller & Lieb, 2004; Tuschen-Caffier & Florin, 2005).

Aufgrund aktueller Befunde und Entwicklungen in der Modellbildung zu Essstörungen wird zunehmend davon ausgegangen, dass sich über die verschiedenen Essstörungen hinweg mehr Gemeinsamkeiten als Unterschiede in Bezug auf Mechanismen der Entstehung und Aufrechterhaltung von Essstörungen finden lassen (vgl. Fairburn, Cooper & Shafran, 2003). Demnach könnten die genannten aufrechterhaltenden Faktoren – ggf. mit unterschiedlicher Gewichtung – bei allen Essstörungen von Bedeutung sein.

In der klinischen Praxis werden die aufrechterhaltenden Faktoren vor allem anhand von Fragebogenverfahren, Tagebüchern und diagnostischen Explorationen und strukturierten Interviews (siehe unten) erfasst, anhand derer sich relevante Informationen für die Entwicklung eines auf den Einzelfall zugeschnittenen Bedingungsmodells gewinnen lassen (z. B. angelehnt an Problemanalyseschemata wie das SORCK-Modell von Kanfer & Saslow, 1969, oder den Problemanalyse-Ansatz von Bartling et al., 1992).

Neben den aufrechterhaltenden Faktoren werden in kognitiv-behavioralen Ätiologiemodellen zu Essstörungen *auslösende* und *prädisponierende Faktoren* diagnostiziert. *Auslösende Faktoren* sind jene Faktoren, die zur Erstmanifestation der Essstörung beigetragen haben. Häufig führen sogenannte kritische Lebensereignisse oder Belastungen (z. B. Trennungserfahrungen, neue Anforderungen im Beruf, Prüfungen) zur Erstmanifestation von Essstörungen. Wenn diese Faktoren weiterbestehen, können sie in der Folge auch zur Aufrechterhaltung der Essstörung beitragen (s. a. aufrechterhaltende Faktoren).

Mit *prädisponierenden Faktoren* sind insbesondere weiter zurückliegende lebensgeschichtliche Erfahrungen gemeint, die für die Entstehung von Essstörungen von Bedeutung sein können; dies sind z. B. *Sozialisationserfahrungen*, insbesondere bezogen auf Lernerfahrungen im Hinblick auf das Figurbewusstsein und das Essverhalten, die im familiären Kontext oder anderen Sozialisationsinstanzen gemacht wurden. So ergeben sich Hinweise darauf, dass dem essensbezogenen Verhalten wichtiger Bezugspersonen, zumeist der Mütter und ihrer Einstellung gegenüber Figur und Gewicht, eine besondere Bedeutung für die Entstehung von Essstörungen zukommt (Pike & Rodin, 1991; Franzen & Florin, 1995). Dabei wird vor dem Hintergrund neuerer Befunde davon ausgegangen, dass eine Essstörungsproblematik möglicherweise in Wechselwirkung zwischen elterlichem Essstil und anderen Merkmalen des elterlichen Verhaltens wie z. B. Überbehütung (Tata, Fox & Cooper, 2001), übermäßige Schamgefühle (Murray, Waller & Legg, 2000) oder Erleben von niedriger eigener Autonomie (Ogden & Steward, 2000) ausgebildet werden könnte. Des Weiteren wurden in einer der wenigen prospektiven Studien zur Entstehung von anfallsartigem Essen bei Mädchen über einen Zeitraum von zwei Jahren eine Reihe von Risikofaktoren identifiziert; dies waren u. a. Unzufriedenheit mit der Figur, Diäthalten, Verfügbarkeit von Personen, die ein gestörtes Essverhalten aufwiesen, Depressivität, Schlankheitsdruck, emotionales Essen, erhöhter Body Mass Index (BMI), geringes Selbstwertgefühl und mangelnde soziale Unterstützung (Stice, Presnell & Spangler, 2002). In einer weiteren prospektiven Studie zeigte sich, dass das Risiko für eine Essstörung bei adoleszenten Mädchen, die Diäten durchführten und psychische Auffälligkeiten zeigten, um ein Vielfaches höher war als bei Mädchen, die nur eines dieser Merkmale aufwiesen (Patton et al., 1990). In einer weiteren prospektiven Studie zeigte sich, dass 4 % (d. h. 36 von 825 Schülerinnen) der rund 15-jährigen Mädchen über einen Zeitraum von vier Jahren Essstörungssymptome entwickelten, wenn sie bereits zu Beginn der Studie hohe Ausprägungen auf einer Skala zur Erfassung von Sorgen um die Figur und das Gewicht aufwiesen (Killen et al., 1994; Killen et al., 1996).

Für die modifikationsorientierte Diagnostik lässt sich daraus ableiten, dass Einstellungen zur Figur bzw. das Streben nach Schlankheit als wichtige, empirisch mehrfach bestätigte Risikofaktoren anzusehen sind, die im Verlauf der Psychotherapie wiederholt erfasst werden sollten, um den Behandlungserfolg bzw. die Rückfallgefährdung einschätzen zu können. Darüber hinaus sollten – z. B. entsprechend der Befunde nach Stice, Presnell und Spangler (2002) – das Ess- bzw. Ernährungsverhalten (siehe oben), das Essverhalten in emotionalen (z. B. belastenden) Situationen (emotionales Essen), psychische Auffälligkeiten (z. B. Depressivität, geringes Selbstwertgefühl) sowie Risiko- und Schutzfaktoren der sozialen Umgebung (z. B. bei Kindern und Jugendlichen: Erfassung des Essverhaltens wichtiger Bezugspersonen innerhalb der Familie; Ausmaß sozialer Unterstützung) erfasst werden. Selbstverständlich sollte auch das aktuelle Gewicht bzw. der Body Mass Index (kg/m^2) erfasst werden, um erwünschte Gewichtszunahmen (bei der Anorexia Nervosa) oder auch erwünschte Gewichtsabnahmen (bei einigen Patientinnen mit BED) sowie das Beibehalten des Ausgangsgewichtes (bei einem Teil der Patientinnen mit BED bzw. mit BN) im Verlauf der Behandlung erfassen zu können.

Des Weiteren hat sich gezeigt, dass sexuelle Traumata das Risiko für die Entwicklung psychischer Störungen erhöhen (Fairburn et al., 1998, 1999; Welch & Fairburn, 1996; Palmer & Oppenheimer, 1992). Auch wenn sexuelle Traumata demnach keinen spezifischen Risikofaktor für Essstörungen darstellen, ist es ratsam, bei der Diagnostik (z. B. im Rahmen der Anamnese bzw. im Rahmen strukturierter klinischer Interviews, z. B. *SKID*; Wittchen, Zaudig & Fydrich, 1997) nach sexuellen Traumata zu fragen. Dies kann für die Gestaltung und Abfolge der therapeutischen Interventionen (z. B. im Rahmen von Körperbildtherapien) von Bedeutung sein.

4.2 Implikationen für die Einzelfalldiagnostik

Vor dem Hintergrund der oben genannten Befunde sind vor allem die in **Tabelle 4** aufgeführten Bereiche für die modifikationsorientierte Diagnostik von Essstörungen von Bedeutung.

Bei der individuellen Problemanalyse bei Patientinnen mit Essstörungen ist zu klären, welche der verschiedenen Faktoren in der jeweiligen Lebensgeschichte zur Erklärung der Entstehung und Aufrechterhaltung der Essstörung einen Beitrag leisten. Es ist sicher nicht davon auszugehen, dass im Einzelfall alle Faktoren gleichermaßen von Bedeutung sind. Auch können Faktoren, die in der Vergangenheit zur Ausbildung der Essstörung beigetragen haben (z. B. Prüfungsstress, Trennungserfahrungen), längst überwunden und für die Aufrechterhaltung der Störung nicht mehr von Bedeutung sein. Allerdings sollten derartige Faktoren mit Blick auf die Entwicklung eines für die Patientinnen (sowie für den Therapeuten) plausiblen Erklärungsmodells zur Entstehung der Essstörung erfragt bzw. im Gespräch mit den Patientinnen rekonstruiert werden (im Sinne des retrospektiven Betrachtens der Lebensgeschichte). Zu verstehen, warum man so geworden ist, wie man ist, bzw. warum man (vermutlich) eine bestimmte Störung entwickelt hat, ist für die meisten der um Hilfe suchenden Patientinnen ein wichtiges und verständliches Bedürfnis (vgl. Tuschen-Caffier & Florin, 2002).

Aber nicht nur deshalb lohnt es sich, lebensgeschichtliche Entstehungsbedingungen zu erfassen. So kann es sein, dass lebensgeschichtlich relevante Faktoren (z. B. Prüfungsstress) lediglich durch andere Belastungsfaktoren ersetzt wurden (z. B. Anforderungssituationen am Arbeitsplatz), dass aber die psychischen Mechanismen (z. B. Art der Stressbewältigungsfertigkei-

Tab. 4: Exemplarische Übersicht zu potentiell relevanten Faktoren der Entstehung und Aufrechterhaltung von Essstörungen

Prädisponierende Faktoren	Externe Faktoren, z. B. • Essverhalten/Einstellungen gegenüber der Figur innerhalb der Familie/der Peer-Group • Sexueller Missbrauch/andere Traumata • Psychische Störungen innerhalb der Familie Personenbezogene Faktoren, z. B. • Streben nach Schlankheit • Unzufriedenheit mit der Figur • Psychische Probleme (z. B. Depression, Selbstwertprobleme) • Übergewicht Biologische Faktoren, z. B. • Genetische Prädisposition für Übergewicht
Auslösende Faktoren	Externe Faktoren, z. B. • Kritische Lebensereignisse (z. B. Trennungen) • Mangelnde soziale Unterstützung Personenbezogene Faktoren, z. B. • Diäthalten/„gezügelter" Essstil • Psychophysiologische Reaktionsbereitschaft auf belastende Ereignisse (z. B. Reaktion auf Hänseleien gegenüber der Figur/dem Gewicht) • Essen/Nicht-Essen als „Problemlöser" Biologische Faktoren, z. B. • „craving" im Zusammenhang mit Unter- oder Mangelernährung
Aufrechterhaltende Faktoren	Externe Faktoren, z. B. • Belastungsfaktoren (z. B. Prüfungen) • Mangelnde soziale Unterstützung/soziale Isolation Personenbezogene Faktoren, z. B. • Essverhalten (z. B. Diäten, „gezügelter" Essstil, Mahlzeitenstruktur) • Essen als „Problemlöser" (z. B. emotionales Essen bzw. Essen als Affektregulationsstrategie) • Streben nach Schlankheit/Unzufriedenheit mit der Figur • Psychische Auffälligkeiten (z. B. Depression, Selbstwertprobleme, Probleme in der Gestaltung von Beziehungen) Biologische Faktoren, z. B. • Senkung des Grundumsatzes/Energiebedarfs • Neurotransmitterstörungen (Störung der Hunger-Sättigungsregulation) • Elektrolytstörungen • „craving"

ten, erhöhte emotionale Reaktivität auf Anforderungen) zur Verarbeitung von Belastungen für die Aufrechterhaltung der Störung nach wie vor von Bedeutung sind und damit bei der Therapieplanung und -durchführung berücksichtigt werden sollten. Des Weiteren sind andere Faktoren (z. B. Streben nach Schlankheit und Diäthalten) nicht selten sowohl für die Entstehung als auch die Aufrechterhaltung von Essstörungen relevant.

5 Diagnostische Verfahren und Erhebungsmethoden

Für die psychologische Diagnostik von Essstörungen sind zahlreiche Verfahren wie *Tagebücher* zur Erfassung des *Essstils* und zur Erfassung von *Stimmungen* und *Gedanken*, *Essanfallstagebücher*, *Fragebögen* zur Erfassung dysfunktionaler Einstellungen gegenüber der Figur und dem Gewicht sowie Methoden zur Erfassung von Verzerrungen in der Wahrnehmung der Körperbreite, Verfahren zur Diagnostik psychopathologischer Begleitsymptome von Essstörungen sowie Interviewleitfäden zur Diagnosestellung entwickelt worden. Im Folgenden werden exemplarisch einige Verfahren vorgestellt, anhand derer sich *klinisch relevante* Aspekte von Essstörungen erfassen lassen (für vertiefende Informationen siehe Tuschen-Caffier, Pook & Hilbert, 2005).

5.1 Diagnostische Interviewverfahren

Im deutschsprachigen Raum liegen derzeit zwei Interviewleitfäden zur diagnostischen Erfassung von Essstörungen vor (Eating Disorder Examination; Cooper & Fairburn, 1987; Hilbert, Tuschen-Caffier & Ohms, 2004; *Strukturiertes Interview für anorektische und bulimische Essstörungen;* Fichter & Quadflieg, 1999). Das *Eating Disorder Examination (EDE)* wurde von Cooper und Fairburn (1987) entwickelt und mehrfach überarbeitet (*EDE*; Fairburn & Cooper, 1993; deutsche Fassung: Hilbert, Tuschen-Caffier & Ohms, 2004; Hilbert & Tuschen-Caffier, 2006). Essstörungssymptome werden anhand von vier Skalen erfasst: *Gezügeltes Essverhalten* (Restraint Scale; z. B. Diätregeln, Essensvermeidung), *essensbezogene Sorgen* (Eating Concern Scale; z. B. heimliches Essen, Schuldgefühle aufgrund des Essens), *gewichtsbezogene Sorgen* (Weight Concern Scale; z. B. Wunsch abzunehmen, Unzufriedenheit mit dem Gewicht) und *figurbezogene Sorgen* (Shape Concern Scale; z. B. Wichtigkeit der Figur, Unzufriedenheit mit der Figur). Das Interview erlaubt die Diagnosestellung von Essstörungen entsprechend den DSM-IV- und ICD-10-Kriterien und erfasst anhand der vier Skalen zentrale Aspekte der Essstörungspathologie, die im Sinne einer modifikationsorientierten Diagnostik wichtige Informationen für die Therapieplanung liefern und Hinweise auf den Erfolg einer Behandlung bzw. auf das Vorliegen weiterer Risikofaktoren für Essstörungen geben.

Die Gütekriterien der deutschsprachigen Version des *EDE* wurden an Patientengruppen mit verschiedenen Essstörungsdiagnosen sowie an Personen ohne Diagnose einer psychischen Störung überprüft und sind als zufriedenstellend bis gut einzuschätzen (Hilbert, Tuschen-Caffier & Ohms, 2004). Des Weiteren stimmen die Gütekriterien weitgehend mit der englischsprachigen Version überein (zusammenfassend s. Fairburn & Cooper, 1993). Die Durchführung des Interviews dauert (nach entsprechender Schulung) etwa 45 bis 60 Minuten.

Alternativ zum *EDE* kann das *Strukturierte Interview für anorektische und bulimische Essstörungen* eingesetzt werden (*SIAB-EX*; Fichter & Quadflieg, 1999). Das Verfahren ist ein strukturiertes Experteninterview zur Erfassung eines weiten Spektrums der Essstörungspathologie. Das Interview umfasst 87 Fragen, von denen 65 den Subskalen Körperschema und Schlankheitsideal, allgemeine Psychopathologie, Sexualität und soziale Integration, bulimische Symptome, gegensteuernde Maßnahmen und atypische Essanfälle zugeordnet sind. Bei jeder Frage werden die aktuellen Ausprägungen der Symptome sowohl auf die letzten drei Monate als auch auf die gesamte Lebenszeit (d. h. außer den letzten drei Monaten) bezogen erfasst. Die psychometrischen Gütekriterien des *SIAB-EX* wurden an Essstörungspatienten einer psychosomatischen Fachklinik und einer Bevölkerungsstichprobe von Frauen ohne Diagnose einer Essstörung überprüft (Fichter & Quadflieg, 1999, 2001b). Demnach erlaubt das Verfahren (nach entsprechender Schulung in der Durchführung) reliabel zwischen klinisch auffälligen und nicht auffälligen

Symptomausprägungen zu diskriminieren. Auch ist die konvergente und divergente Validität des Verfahrens gut belegt. Für die Änderungssensitivität des *SIAB-EX* sprechen signifikante Symptomverbesserungen nach stationärer Psychotherapie und Gewichtsreduktion (z. B. Fichter, Quadflieg & Gnutzmann, 1998; Leibbrand & Fichter, 2002). Die Durchführung des Interviews dauert (nach entsprechender Schulung) 30 bis 60 Minuten.

5.2 Fragebogenverfahren

Diagnostische Screeningverfahren

Zu den beiden oben beschriebenen Interviewverfahren *(EDE, SIAB-EX)* gibt es Fragebogenverfahren, die als Screeningverfahren (z. B. im Rahmen von Forschungsprojekten) genutzt werden können. So erfasst die Fragebogenversion des *EDE-Interviews* analog zum Interview anhand von vier Subskalen (Gezügeltes Essen, Essensbezogene Sorgen, Gewichtssorgen, Figursorgen) Merkmale der spezifischen Psychopathologie von Essstörungen (*EDE-Q, Eating Disorder Questionnaire*; Fairburn & Beglin, 1994; deutsche Fassung: Hilbert et. al, in Druck; Hilbert & Tuschen-Caffier, 2006). Darüber hinaus werden diagnostisch relevante Kernmerkmale wie verschiedene Arten von Essanfällen bzw. des Überessens, selbst herbeigeführtes Erbrechen sowie Missbrauch von Diuretika und Laxantien erhoben. In einer ersten Pilotstudie erzielte der Fragebogen gute Kennwerte (Hilbert et al., in Druck).

Zum *SIAB-Experteninterview* gibt es ebenfalls einen Fragebogen (*Strukturiertes Inventar für Anorektische und Bulimische Essstörungen zur Selbsteinschätzung, SIAB-S*; Fichter & Quadflieg, 1999, 2001a), der als Screening-Verfahren eingesetzt werden kann. Inhaltlich sind die Items des Fragebogens mit denen des Interviews vergleichbar. Die psychometrischen Kennwerte können überwiegend als zufriedenstellend bezeichnet werden.

Unzufriedenheit mit der Figur

Wenn bei Patientinnen mit Essstörungen die Unzufriedenheit mit der Figur sowohl im Sinne einer Status- wie auch Veränderungsdiagnostik erfasst werden soll, ist insbesondere der *Fragebogen zum Figurbewusstsein* (*FFB*; Cooper, Taylor, Cooper & Fairburn, 1987; deutschsprachige Übersetzung: Waadt, Laessle & Pirke, 1992) empfehlenswert. Das Verfahren zielt darauf ab, die Körperunzufriedenheit in einem relativ weiten Sinn zu erfassen, indem z. B. auch Gesichtspunkte wie die belastende Beschäftigung mit Körpergewicht und Figur, die Befangenheit in der Öffentlichkeit wegen des eigenen Körpers oder ausgeprägte Gefühle des Dickseins nach Mahlzeiten berücksichtigt werden. Der Fragebogen wurde inzwischen ausführlich evaluiert und weist sehr gute psychometrische Kennwerte auf (Pook, Tuschen-Caffier & Stich, 2002; Pook & Tuschen-Caffier, 2004; Pook, Tuschen-Caffier & Brähler, in Druck).

Gezügelter Essstil und Störbarkeit des Essverhaltens

Für die Erfassung eines gezügelten Essstils im Sinne ausgeprägter *kognitiver Kontrolle* über die Nahrungszufuhr eignet sich insbesondere die Skala *restriktives Ernährungsverhalten* des *Dutch Eating Behavior Questionnaire* (*DEBQ*; van Strien, Frijters, Bergers & Defares, 1986; deutschsprachige Version: Grunert, 1989). Die Skala weist eine gute Änderungssensitivität auf und ist daher im Sinne einer modifikationsorientierten Diagnostik zur Erfassung von Veränderungen der kognitiven Kontrolle über das Essverhalten gut geeignet. Neben der Skala *restriktives Ernährungsverhalten* umfasst der Fragebogen zudem die Skalen *extern bestimmtes Ernährungsverhalten* und *gefühlsinduziertes Ernährungsverhalten*. Die bisher vorliegenden Evaluationsstudien zu

der deutschsprachigen Fassung des *DEBQ* belegen, dass die Gütekriterien durchweg gut bis sehr gut sind (Pook & Tuschen-Caffier, in Druck).
Ein gezügelter Essstil kann auch durch den *Three-Factor Eating Questionnaire* (*TFEQ;* Stunkard & Messik, 1985) bzw. durch die Skala *Kognitive Kontrolle* des *Fragebogens zum Essverhalten* (*FEV*; Pudel & Westenhöfer, 1989), der deutschen Version des *TFEQ*, erfasst werden. Allerdings ist diese Skala deutlich weniger änderungssensitiv als die entsprechende Skala des *DEBQ* (restriktives Ernährungsverhalten). Wenn es also um Änderungsmessungen im Sinne einer modifikationsorientierten Diagnostik geht, sollte eher der *DEBQ* eingesetzt werden.
Des Weiteren lässt sich mit dem *FEV* die *Störbarkeit des Essverhaltens* charakterisieren. Die Items dieser Skala beziehen sich dabei auf „Störquellen" wie situative oder emotionale Faktoren. Die dritte Skala des Fragebogens bezieht sich auf *Erlebte Hungergefühle*, das zentrale Motiv für eine Nahrungsaufnahme. Der *TFEQ* und der *FEV* sind parallel weiterentwickelt worden (Westenhöfer, 1992). Kernpunkt der Weiterentwicklung war die Aufnahme weiterer Items zur Unterteilung der Skala *Kognitive Kontrolle* in die Aspekte *Rigide Kontrolle* und *Flexible Kontrolle*. Es liegt eine Reihe von Hinweisen zur Validität dieser Unterscheidung im *subklinischen* Bereich vor. Weniger klar ist gegenwärtig allerdings, inwieweit diese Unterscheidung tatsächlich bei *klinischen* Fällen hilfreich ist.

Bulimisches Essverhalten
Wenn es bei einer diagnostischen Erhebung darum geht, Veränderungen hinsichtlich bulimischer Verhaltensweisen – zum Beispiel nach einer psychotherapeutischen Intervention – zu bestimmen, empfiehlt sich der Einsatz der Skala *Bulimie* des *Eating Disorder Inventory* (*EDI*; Garner, Olmsted & Polivy, 1983; deutschsprachige Übersetzungen: u. a. Thiel & Paul, 1988; Paul & Thiel, 2005; Rathner & Waldherr, 1997). Die Skala *Bulimie* erfasst Symptome wie *Essanfälle, Erbrechen* und *heimliche Nahrungsaufnahme*. Darüber hinaus umfasst das Verfahren noch zwei weitere Skalen, die sich ebenfalls auf die Primärsymptomatik von Essstörungen beziehen, nämlich die Erfassung des Schlankheitsstrebens und Körperunzufriedenheit. Die genannten drei Skalen werden häufig als Kurzform des *EDI* eingesetzt. Die Originalversion bzw. lange Fassung des *EDI* beinhaltet dagegen insgesamt acht Skalen (Garner et al., 1983) bzw. in der überarbeiteten Fassung elf Skalen (*EDI-2*; Garner, 1991; deutsche Fassung: Paul & Thiel, 2005). Die meisten Skalen des Testverfahrens sind überwiegend nicht auf die Primärsymptomatik von Essstörungen bezogen (z. B. die Skalen Misstrauen, Angst vor dem Erwachsenwerden, Soziale Unsicherheit). Demgegenüber erfassen sie Aspekte, die u. U. an der Aufrechterhaltung der Essstörung beteiligt sein können. Die Testautoren der deutschen Fassung des *EDI-2* weisen darauf hin, dass das *EDI-2* u. a. als Screeningverfahren zur Identifizierung möglicher Patienten mit Essstörungen, nicht aber zur Diagnostik von Patienten mit Essstörungen geeignet ist (Paul & Thiel, 2005, S. 16). Des Weiteren erhebt das Verfahren nicht den Anspruch, komorbide psychische Auffälligkeiten (z. B. Soziale Phobien, Depressivität) zu erfassen.

5.3 Tagebücher

Neben den oben beschriebenen diagnostischen Zugängen bieten Tagebücher eine gute Möglichkeit, möglichst konkret und zeitnah Informationen über Stimmungen, Gedanken und Ereignisse zu erhalten, die der Essproblematik vorausgehen bzw. diese begleiten können (Alpers & Tuschen-Caffier, 2001). Um eine möglichst genaue Erfassung der potentiell handlungsleitenden

Tab. 5: Beispiel eines Essanfallsprotokolls einer Patientin mit Bulimia Nervosa (Auszug aus dem Marburger Essanfall-Tagebuch; Tuschen-Caffier & Florin, 2002)

Essanfall Nr., Uhrzeit bei Beginn	Nr. : 1 Uhrzeit 18.30	
Stimmung vor Essanfall	gut schlecht]————[0 1 2 3 4 5 X 7	War ziemlich aufgedreht, gleichzeitig erschöpft und ausgelaugt.
Gedanken vor Essanfall? Welche?	Ich weiß nicht, wie ich zur Ruhe kommen soll. Ich brauche unbedingt etwas zu essen.	
Gab es ein auslösendes Ereignis? Welches? Wann?	Nichts Konkretes, tagsüber gab es jede Menge Stress im Büro (Drucker funktionierte nicht, Chef war mit meinem Bericht nicht zufrieden, Kollegin war krank und ich musste ihre Sachen auch noch erledigen...)	
Gedanken während des Essanfalls? Welche?	Weiß ich nicht. Es war eher wie ein Rausch, habe an nichts Konkretes gedacht.	
Essanfall beendet; Wodurch? Wann?	Mein Bauch war prallvoll und es ging nichts mehr hinein. Der Kühlschrank war sowieso fast leer.	
Stimmung nach Essanfall	gut schlecht]————[0 1 2 3 4 X 6 7	War nicht mehr so aufgedreht und nervös. Angst, dick zu werden.
Gedanken nach Essanfall? Welche?	Ich wollte doch aufhören mit dieser Fresserei. Ich werde es nie schaffen. Jetzt schnell wieder raus damit, sonst werde ich fett.	
Art der Gegenmaßnahme	Habe mir den Finger in den Hals gesteckt und erbrochen.	
Stimmung nach Gegenmaßnahme	gut schlecht]————[0 1 2 3 4 5 X 7	Erleichtert, aber auch müde und traurig.
Gedanken nach Gegenmaßnahme? Welche?	Werde ich es jemals schaffen, mit der Fresserei aufzuhören?	

Kognitionen und Stimmungen zu ermöglichen, werden die Patientinnen gebeten, ihre Angaben möglichst unmittelbar, z. B. nach den Essanfällen, zu machen (Tuschen-Caffier & Florin, 2002). Wie das folgende Beispiel zeigt, bieten die Tagebucheinträge wertvolle Informationen, die für die Problemanalyse und Therapieplanung sowie im weiteren Behandlungsverlauf genutzt werden können.

Darüber hinaus hat es sich bewährt, essgestörte Patientinnen während der gesamten Therapie (oder zumindest in einem bestimmten Zeitintervall) ein Ernährungsprotokoll führen zu lassen, anhand dessen sich die Mahlzeitenstruktur (z. B. Anzahl der Mahlzeiten pro Tag, Zeitintervalle zwischen den Mahlzeiten), Zusammensetzung der Ernährung im Hinblick auf die Makronährstoffe (Kohlenhydrate, Fett, Eiweiß) und andere Aspekte der Essstörungspathologie (z. B. subjektive vs. objektive Essanfälle, Häufigkeit von Essanfällen) im Verlauf der Therapie beschreiben lässt (Alpers & Tuschen-Caffier, 2004; Tuschen-Caffier & Florin, 2002).

In **Tabelle 6** werden die oben beschriebenen Verfahren zusammenfassend dargestellt. Zu vertiefenden Informationen sowie Referenzwerte für die Interpretation einzelfallbezogener Daten vgl. Tuschen-Caffier, Pook und Hilbert (2005).

Tab. 6: Überblick über einige diagnostische Instrumente

Bezeichnung der Verfahren und deren Autoren	Ziele und Kurzbeschreibung der Verfahren
Strukturierte Interviewverfahren:	*Ziel: Diagnosestellung von Essstörungen*
Eating Disorder Examination (EDE; Fairburn & Cooper, 1993; deutsche Fassung von Hilbert, Tuschen-Caffier & Ohms, 2004)	Interviewleitfaden zur Diagnosestellung von Essstörungen anhand von 22 Fragen, die vier Skalen zugeordnet sind: 1. Gezügeltes Essen 2. Essensbezogene Sorgen 3. Gewichtssorgen 4. Sorgen um die Figur.
Strukturiertes Inventar für anorektische und bulimische Essstörungen (SIAB-Ex; Fichter & Quadflieg, 1999, 2001)	Experteninterview (87 Fragen) zur Erfassung der Essstörungspsychopathologie einschließlich einiger assoziierter Probleme wie Ängste, Depressionen etc.
Fragebogenverfahren	
Diagnostische Screening-Verfahren (Fragebogen):	*Ziel: Erfassung der Kernsymptomatik von Essstörungen, z. B. für Verdachts- bzw. Forschungsdiagnosen*
Eating Disorder Questionnaire (EDE-Q; Fairburn & Beglin, 1994; deutsche Fassung von Hilbert, Tuschen-Caffier et al., eingereicht)	Fragebogen zur Erfassung von Essstörungen anhand von 22 Fragen, die vier Skalen zugeordnet sind (analog zu dem Interviewverfahren, EDE) 1. Gezügeltes Essen 2. Essensbezogene Sorgen 3. Gewichtssorgen 4. Sorgen um die Figur
Strukturiertes Inventar für anorektische und bulimische Essstörungen (SIAB-S; Fichter & Quadflieg, 1999, 2001)	Fragebogen (87 Fragen; analog zum Experteninterview SIAB-EX) zur Erfassung der Essstörungspsychopathologie einschließlich einiger assoziierter Probleme (z. B. Ängste)
Eating Disorder Inventory (EDI bzw. EDI-2; Garner, Olmstedt & Polivy, 1983; Garner, 1991; deutsche Versionen u. a. Rathner & Waldherr, 1997; Thiel & Paul, 1988; Paul & Thiel, 2005)	*Ziel: Erfassung von Symptomen, die häufig mit Essstörungen assoziiert sind.* Der EDI hat 64 Items und acht Skalen, der EDI-2 hat 91 Items und elf Skalen. Drei Skalen erfassen die Primärsymptomatik von Essstörungen: 1. Schlankheitsdrang 2. Körperunzufriedenheit 3. Bulimie Die übrigen Skalen erfassen Aspekte wie z. B. Angst vor dem Erwachsenwerden, Perfektionismus, zwischenmenschliches Misstrauen.

Bezeichnung der Verfahren und deren Autoren	Ziele und Kurzbeschreibung der Verfahren
Fragebogen zum Figurbewusstsein (BSQ; Cooper, Taylor, Cooper & Fairburn, 1987; deutsche Übersetzung: Waadt, Laessle & Pirke, 1992; FFB)	*Ziel: Erfassung von Körperunzufriedenheit* Der BSQ (FFB, deutsche Fassung) hat 34 Items, eine Skala; erfasst werden negative Kognitionen und Gefühle im Umgang mit der eigenen Figur.
Dutch Eating Behavior Questionnaire (DEBQ; van Strien, Frijters, Bergers & Defares, 1986; Grunert, 1989)	*Ziel: Erfassung von drei Bereichen, die für die Aufrechterhaltung von Essstörungen relevant sind:* 1. Extern bestimmtes Essverhalten 2. Gezügeltes Essverhalten (restrained eating) 3. Gefühlsinduziertes Essverhalten (30 Items; drei Skalen)
Fragebogen zum Essverhalten (TFEQ; Stunkard & Messik, 1985; deutsche Version von Pudel & Westenhöfer, 1989; FEV)	*Ziel: Erfassung von drei Bereichen, die für die Aufrechterhaltung von Essstörungen relevant sind:* 1. Gezügeltes Essverhalten (restrained eating) 2. Störbarkeit des Essverhaltens 3. Erlebte Hungergefühle (60 Items; drei Skalen)
Tagebücher	
z. B. Marburger Essanfallstagebuch (Tuschen-Caffier & Florin, 2002)	*Ziel: Erfassung von Ereignissen, Gedanken und Stimmungen vor, während und nach einem Essanfall.*
z. B. Marburger Ernährungstagebuch (Tuschen-Caffier & Florin, 2002)	Erfassung der Mahlzeitenstruktur und Zusammensetzung der Ernährung im Hinblick auf Makronährstoffe, Einschätzung der Energiezufuhr in Relation zum Energiebedarf.

6 Beziehungsgestaltung in der diagnostischen Situation

Essgestörte Patientinnen haben oft eine ambivalente Therapiemotivation oder sie kommen sogar ausschließlich auf Anraten anderer Personen (z. B. Hausärzte, Lehrer, Familienmitglieder) zum Diagnostiker bzw. Therapeuten, ohne selbst Einsicht in die Behandlungsnotwendigkeit zu haben (dies gilt vor allem für die AN). Bevor daher eine strukturierte Diagnostik anhand von Interviewleitfäden, Fragebogenverfahren oder Tagebüchern durchgeführt werden kann, muss der Diagnostiker bzw. Therapeut unter Berücksichtigung von Basisfertigkeiten einer empathischen klinisch-psychologischen Gesprächsführung (z. B. Zuhören, Quittierungsreaktionen zeigen, Paraphrasieren) zunächst eine tragfähige Therapeut-Patient-Beziehung aufbauen, die gewährleistet, dass sich die essgestörten Patientinnen hinreichend offen auf die diagnostischen Fragen einlassen können (siehe dazu Tuschen-Caffier & Florin, 2002). In der Regel reicht dafür ein ausführliches Erstgespräch. Bei manchen Patientinnen, z. B. bei Anorexiepatientinnen ohne Einsicht in die Behandlungsnotwendigkeit, müssen aber u. U. zunächst mehrere, auf die Förderung der Therapiemotivation ausgerichtete Gespräche geführt werden.

7 Fallbeispiel

Selbstberichtete Symptomatik

Susanne A., eine 23-jährige Medizinstudentin, sucht eine psychotherapeutische Beratungsstelle auf, da sie seit sechs Jahren unter Essattacken leide, die von starken Schuldgefühlen sowie panischer Angst vor Gewichtszunahmen und selbst herbeigeführtem Erbrechen gefolgt würden. Sie bestrafe sich regelmäßig für diese „Fress-Kotzattacken", indem sie sich z. B. kalt dusche oder sich selbst eine Ohrfeige erteile. Aus Angst davor, dass sie dick werden könne, faste sie tagsüber, treibe sehr viel Sport (ein bis zwei Stunden pro Tag Joggen oder Radfahren) und esse erst abends wieder eine Mahlzeit, von der sie jedoch nicht richtig satt werde. Oft könne sie dann einfach nicht mit dem Essen aufhören, bis sie schließlich wahllos Nahrungsmittel in sich „hineinstopfe".

Sie wiege sich seit längerem nicht mehr und verachte ihren Körper. Zudem spüre sie bereits körperliche Probleme, die sie mit ihrer Essstörung in Verbindung bringe. Sie merke, wie ihr Körper „abbaue", so habe sie vor kurzem einen „Schwächeanfall" unter der Dusche erlebt, ihre Stimmung sei „durchwachsen", was bedeute, dass sie sehr empfindlich und schnell gereizt sei. Zudem ziehe sie sich zunehmend von ihren Freunden und ihrer Familie zurück.

Lebensgeschichtliche Entwicklung der Patientin und Krankheitsanamnese

Die Patientin sei als zweites von zwei Mädchen im Hause ihrer Eltern in einer Kleinstadt aufgewachsen. Ihre Mutter habe bis zur Geburt ihres ersten Kindes als Zahnarzthelferin gearbeitet; nachdem sie Mutter geworden sei, habe sie ihren Beruf aufgegeben. Der Vater sei Lehrer an einem Gymnasium gewesen. Die Ehe der Eltern sei sehr konfliktreich gewesen. Der Vater sei immer wieder Liebesbeziehungen mit anderen Frauen eingegangen, worunter ihre Mutter sehr gelitten habe. Als die Patienten sieben Jahre alt gewesen sei, hätten sich die Eltern für ein Jahr getrennt, seien dann jedoch wieder zusammengezogen. Die Mutter habe sich ständig Sorgen darum gemacht, dass sie für ihren Ehemann nicht mehr attraktiv genug sein könnte und dass dies der Anlass für erneute Außenbeziehungen ihres Mannes sein könne. Sie habe daher ständig neue Schlankheitskuren ausprobiert. Die zwei Jahre ältere Schwester der Patientin sei immer sehr dünn gewesen, während sie selbst etwas übergewichtig gewesen sei. Wegen ihres Übergewichtes sei sie als Kind von ihren Eltern und Mitschülern oft gehänselt worden.

Im Alter von 17 Jahren habe sie sich wegen ständiger Halsinfektionen die Mandeln herausnehmen lassen. Im Zusammenhang mit der Operation habe sie tagelang kaum etwas gegessen und daher mehrere Kilogramm an Körpergewicht verloren. Da sie kaum Appetit gehabt hätte und ihr das Fasten plötzlich leicht gefallen sei, habe sie dass Essen weiterhin eingeschränkt und innerhalb weniger Monate 18 kg abgenommen. Mit 58 kg habe sie schließlich ein Körpergewicht erreicht, das ihr gefallen habe. Endlich sei es nicht mehr schwer gewesen, sich Hosen und Kleider zu kaufen, in denen sie gut ausgesehen hätte und in denen sie sich wohl gefühlt habe. Als sie sich dann aber auf das Abitur vorbereitet habe, was mit viel Stress für sie verbunden gewesen sei, habe sie jedoch immer wieder starken Heißhunger entwickelt, der schließlich zu ihrem ersten Essanfall geführt habe.

Im weiteren Verlauf habe das Ausmaß ihrer Essstörung sehr stark geschwankt. Für einige Zeit habe sie es geschafft, sich regelmäßig und ausgewogen zu ernähren, dann habe es wieder Zeiten gegeben, wo sie phasenweise strenge Diäten eingehalten und sich phasenweise aber auch völlig dem Essen gegenüber ausgeliefert gefühlt habe.

Als sie im Alter von 20 Jahren ihren damaligen Freund kennengelernt habe, habe sie immer jemanden an ihrer Seite gehabt, wenn es ihr mal schlecht gegangen sei. Dadurch habe sie die Essanfälle nicht mehr gebraucht, um sich zu „betäuben".
Vor einem halben Jahr sei die Beziehung zu ihrem Freund zu Ende gegangen. Seitdem habe sich ihr Essverhalten erneut verschlechtert. Hinzu gekommen seien auch verschiedene Belastungen im Studium (z. B. habe sie eine Klausur nicht bestanden). Inzwischen sei es zu einer Zuspitzung ihrer Essstörung gekommen, die sie alleine nicht mehr bewältigen könne. Sie fühle sich auch häufig traurig, könne schlecht schlafen und habe keine Kraft mehr, gegen die Essstörung anzukämpfen. Sie befürchte, dass das ihr ganzes Leben so weiter gehen und sie keinen Ausweg aus ihrer Misere finden könne.

Diagnosestellung und diagnostische Befunde

Die Patientin erfüllt alle Diagnosekriterien (DSM-IV, APA, 2000; ICD-10, WHO, 1991) für eine BN (erfasst anhand des Eating Disorder Examination *[EDE]*; Hilbert & Tuschen-Caffier, 2006). Im *Fragebogen zum Figurbewusstsein* (*FFB*; Cooper, Taylor, Cooper & Fairburn, 1987; deutschsprachige Übersetzung Waadt, Laessle & Pirke, 1992) zeigt sich ein Wert von 136 der auf eine deutlich ausgeprägte Unzufriedenheit mit der Figur hinweist (Vergleichswerte einer Gruppe von BN-Patienten: M = 129,3, SD = 29,6; Vergleichsgruppe Frauen ohne psychische Störungen: M = 58,8; SD = 21,7; vgl. Tuschen-Caffier, Pook & Hilbert, 2005). Ebenso weisen die Werte im *Dutch Eating Behavior Questionnaire* (van Strien, Frijters, Bergers & Defares, 1986; deutschsprachige Version: Grunert, 1989) auf ein deutlich ausgeprägtes gefühlsinduziertes Ernährungsverhalten sowie auf einen stark restriktiven Essstil hin. Dies unterstreichen auch die Daten, die im Rahmen eines Ernährungstagebuchs und anhand eines Essanfall-Tagebuchs erfasst wurden. Des Weiteren zeigt sich anhand der Tagebuchdaten sowie anhand der Explorationen im klinischen Interview, dass die Patientin eine ungünstige Mahlzeitenstruktur aufweist (z. B. über Stunden hinweg keine Nahrungszufuhr, dann übermäßiges Essen). Anhand eines klinischen Interviews zur Erfassung weiterer psychischer Störungen (*Diagnostisches Interview für psychische Störungen [DIPS]*; Margraf, Schneider & Ehlers, 1994) zeigte sich, dass die Patientin komorbid an einer Depression leidet (ICD-10; WHO, 1991; F32.1, mittelgradig schwere depressive Episode).
Die diagnostischen Befunde vermitteln das Bild einer sehr klassischen Entwicklung einer BN: das Übergewicht der Patientin und die Reaktionen ihrer sozialen Umwelt darauf (Hänseleien) sowie die innerfamiliären Vorbilder im Hinblick auf Schlanksein (Mutter, Schwester) sind vermutlich wichtige Aspekte gewesen, die das Streben nach Schlankheit zu einem wichtigen Ziel für die Patientin haben werden lassen. Dies umso mehr, als die Mutter der Patientin auf die sexuelle Untreue ihres Mannes mit Schlankheitskuren reagiert hat und Schlanksein damit als Mittel propagiert wurde, Bindung zu erhalten.
Der Gewichtsverlust infolge einer Operation ist Anlass für ein hoch risikoreiches Essverhalten, dass dann schließlich im Zusammenhang mit Heißhunger infolge der Mangelernährung zum ersten Essanfall beigetragen haben mag. Im Zusammenhang mit der Lerngeschichte (essen, um sich zu „betäuben"), haben die Essanfälle vermutlich auch die Funktion, von unangenehmen Gefühlen und Gedanken abzulenken.
Demnach ergeben sich folgende Ziele für die Therapie:

- Normalisierung des Essverhaltens (ausreichende, regelmäßige und ausgewogene Ernährung) zur Beseitigung des körperlichen Mangelzustandes und damit

der physiologischen Auslöser für Essanfälle,
- Aufbau positiverer Einstellungen und Gefühle gegenüber dem eigenen Körper,
- Sensibilisierung für Hunger-, Sättigungs- und Genussempfindungen,
- Veränderung des funktionalen Zusammenhangs zwischen Essen und Belastungen (z. B. Gefühle, auch unangenehme, aushalten lernen, mit Belastungen angemessen umgehen lernen).

8 Zusammenfassung und Ausblick

Es gehört heutzutage zum Standard, dass vor Beginn einer psychotherapeutischen Behandlung eine umfassende, vor allem auch störungsorientierte Diagnostik anhand unterschiedlicher Erhebungsverfahren durchgeführt wird. Für die Diagnostik von Essstörungen liegen inzwischen eine Reihe gut evaluierter Verfahren vor, die für die Planung psychotherapeutischer Interventionen sowie die Evaluation des Behandlungserfolges genutzt werden können und sollten. Die Ätiologieforschung hat gerade in den letzten Jahren wichtige Befunde zur Entstehung und Aufrechterhaltung von Essstörungen geliefert, die im Sinne einer theoriegeleiteten Diagnostik genutzt werden sollten, um aus der Fülle der vorhandenen diagnostischen Instrumente jene auszuwählen, die *klinisch relevante* Auffälligkeiten im Essverhalten klären bzw. differenzieren. Forschungsbedarf besteht insbesondere noch im Hinblick auf die Entwicklung und Evaluation diagnostischer Verfahren zur Erfassung von Auffälligkeiten im Essverhalten von Kindern.

Literatur

Alpers, G. & Tuschen-Caffier, B. (2001). Negative feelings and the desire to eat in bulimia nervosa. *Eating Behaviors, 2*, 339–352.

Alpers, G. & Tuschen-Caffier, B. (2004). Energy and macronutrient intake in bulimia nervosa. *Eating Behaviors, 5*, 241–249.

American Psychiatric Association (1994). *Diagnostic and statistical manual of mental disorders. Fourth Edition (DSM-IV)*. Washington, DC: American Psychiatric Association.

American Psychiatric Association (2000). *Diagnostic and statistical manual of mental disorders. Textrevision (DSM-IV-TR)*. Washington, DC: American Psychiatric Association.

Bartling, G., Echelmeyer, L., Engberding, M. & Krause, R. (1992). *Problemanalyse im therapeutischen Prozeß. Leitfaden für die Praxis*. Stuttgart: Kohlhammer.

Cooper, P. J., Taylor, M. J., Cooper, Z. & Fairburn, C. G. (1987). The development and validation of the body shape questionnaire. *International Journal of Eating Disorders, 6*, 485–494.

Cooper, Z. & Fairburn, C. G. (1987). The Eating Disorder Examination: A semi-structured interview for the assessment of the specific psychopathology of eating disorders. *International Journal of Eating Disorders, 6*, 1–8.

Devlin, M. J., Walsh, B. T., Spitzer, R. L. & Hasin, D. (1992). Is there another binge eating disorder? A review of the literature on overeating in the absence of bulimia nervosa. *International Journal of Eating Disorders, 11*, 333–340.

Fairburn, C. G. & Beglin, S. J. (1990). Studies of epidemiology of Bulimia Nervosa. *American Journal of Psychiatry, 147*, 401–408.

Fairburn, C. G. & Beglin, S. J. (1994). The assessment of eating disorders: Interview or self-report questionnaire? *International Journal of Eating Disorders, 16*, 363–370.

Fairburn, C. G. & Cooper, P. J. (1992). Eating Disorders. In K. Hawton, P. M. Salkovskis, J. Kirk & D. Clark (Eds.), *Cognitive behaviour therapy for psychiatric problems*. Oxford: Oxford University Press.

Fairburn, C. G. & Cooper, Z. (1993). The Eating Disorder Examination (12th ed.). In C. G. Fairburn & G. T. Wilson (Eds.), *Binge eating. Nature, assessment, and treatment* (pp. 317–360). New York: The Guilford Press.

Fairburn, C. G., Cooper, Z., Doll, H. A., Norman, P. & O'Connor, M. (2000). The natural course of bulimia nervosa and binge eating disorder in young women. *Archives of General Psychiatry, 57*, 659–665.

Fairburn, C. G., Cooper, Z., Doll, H. A. & Welch, S. L. (1999). Risk factors for anorexia nervosa: Three integrated case-control comparisons. *Archives of General Psychiatry, 56*, 468–476.

Fairburn, C. G., Cooper, Z. & Shafran, R. (2003). Cognitive behaviour therapy for eating disorders: a „transdiagnostic“ theory and treatment. *Behaviour Research and Therapy, 41*, 509–528.

Fairburn, C. G., Doll, H. A., Welch, S. L., Hay, P. J., Davies, B. A. & O'Connor, M. E. (1998). Risk factors for binge eating disorder: A community-based, case-control study. *Archives of General Psychiatry, 55*, 425–432.

Fairburn, C. G., Stice, E., Cooper, Z., Doll, H., Norman, P. & O'Connor, M. (2003). Understanding persistence in bulimia nervosa: A 5-year naturalistic study. *Journal of Consulting and Clinical Psychology, 71*, 103–109.

Fairburn, C. G. & Wilson, G. T. (1993). Binge eating: Definition and classification. In C. G. Fairburn & G. T. Wilson (Eds.), *Binge eating. Nature, assessment, and treatment* (pp. 3–14). New York: The Guilford Press.

Fichter, M. (1985). *Magersucht und Bulimie*. Berlin: Springer.

Fichter, M. & Quadflieg, N. (1999). *Strukturiertes Inventar für anorektische und bulimische Essstörungen (SIAB)*. Göttingen: Hogrefe.

Fichter, M. & Quadflieg, N. (2001a). Das Strukturierte Inventar für anorektische und bulimische Essstörungen nach DSM-IV und ICD-10 zur Expertenbeurteilung (SIAB-EX) und dazugehöriger Fragebogen zur Selbsteinschätzung (SIAB-S). *Verhaltenstherapie, 11*, 314–325.

Fichter, M. & Quadflieg, N. (2001b). The structured interview for anorexic and bulimic disorders for DSM-IV and ICD-10 (SIAB-EX): reliability and validity. *European Psychiatry, 16*, 38–48.

Fichter, M. M., Quadflieg, N. & Gnutzmann, A. (1998). Binge eating disorder: Treatment outcome over a 6-year course. *Journal of Psychosomatic Research, 44*, 385–405.

Fichter, M., Quadflieg, N. & Rehm, J. (2003). Predicting the outcome of eating disorders using structural equation modeling. *International Journal of Eating Disorders, 34*, 292–313.

Franzen, S. & Florin, I. (1995). Familiale Transmission von gezügeltem Essverhalten. *Zeitschrift für Klinische Psychologie, 24*, 65–69.

Garfinkel, P. E., Lin, E., Goering, P., Spegg, C., Goldbloom, D. S., Kennedy, S., Kaplan, A. S. & Woodside, D. B. (1995). Bulima Nervosa in a Canadian Community Sample: Prevalence and Comparison of Subgroups. *American Journal of Psychiatry, 152*, 1052–1058.

Garner, D. M. (1991). *Eating Disorder Inventory-2 manual*. Odessa, Florida: Psychological Assessment Resources.

Garner, D. M., Olmsted, M. P. & Polivy, J. (1983). Development and validation of a multidimensional eating disorder inventory for anorexia nervosa and bulimia. *International Journal of Eating Disorders, 2*, 15–34.

Grilo, C. M., Masheb, R. M. & Wilson, G. T. (2001). Subtyping binge eating disorder. *Journal of Consulting and Clinical Psychology, 69*, 1066–1072.

Grunert, S. C. (1989). Ein Inventar zur Erfassung von Selbstaussagen zum Ernährungsverhalten. *Diagnostica, 35*, 167–179.

Heatherton, T. F. & Baumeister, R. F. (1991). Binge eating as escape from self-awareness. *Psychological Bulletin, 110*, 86–108.

Herzog, D. B., Greenwood, D. N., Dorer, D. J., Flores, A. T., Ekeblad, E. R., Richards, A., Blais, M. A. & Keller, M. B. (2000). Mortality in eating disorders: a descriptive study. *International Journal of Eating Disorders, 28*, 20–26.

Hilbert, A. (2005). Course, etiology, and maintenance of binge eating disorder. In S. Munsch und C. Beglinger (Eds.), *Obesity and binge eating disorder* (S. 149–164). Basel: Karger.

Hilbert, A. & Tuschen-Caffier, B. (2006). Eating Disorder Examination: Deutschsprachige Übersetzung. Münster: Verlag für Psychotherapie. (http://www.vfp-muenster.de/publikationen/online.html)

Hilbert, A., Tuschen-Caffier, B. & Ohms, M. (2004). Eating Disorder Examination: Deutschsprachige Version des strukturierten Essstörungsinterviews. *Diagnostica, 50*, 98–106.

Hilbert, A., Tuschen-Caffier, B., Karwautz, A., Niederhofer, H. & Munsch, S. (in Druck). Eating Disorder Examination-Questionnaire: Evaluation der deutschsprachigen Übersetzung. *Diagnostica*.

Hindler, C. G., Crisp, A. H., McGuigan, S. & Joughin, N. (1994). Anorexia nervosa: change over time in age of onset, presentation and duration of illness. *Psychological Medicine, 24*, 719–729.

Hoek, H. W. & van Hoeken, D. (2003). Review of the prevalence and incidence of eating disorders. *International Journal of Eating Disorders, 34*, 383–396.

Jacobi, C., Hayward, C., de Zwaan, M., Kraemer, H. & Agras, St. (2004). Coming to terms with risk factors for eating disorders: application of risk terminology and suggestions for a general taxonomy. *Psychological Bulletin, 130*, 19–65.

Jacobi, C., Paul, Th. & Thiel, A. (2004). *Essstörungen*. Göttingen: Hogrefe.

Jacobi, F., Wittchen, H.-U., Hölting, C., Höfler, M., Pfister, H., Müller, N. & Lieb, R. (2004). Prevalence, comorbidity and correlates of mental disorders in the general population: Results from the German Health Interview and Examination Survey (GHS). *Psychological Medicine, 34*, 597–611.

Kanfer, F. H. & Saslow, G. (1969). Behavioral diagnosis. In C. M. Franks (Ed.), *Behavior Therapy: Appraisal and status*. New York: McGraw-Hill.

Keel, P. E., Mitchell, J. E., Miller, K. B., Davis, T. L. & Crow, S. J. (1999). Long-term outcome of bulimia nervosa. *Archives of General Psychiatry, 56*, 63–69.

Killen, J. D., Taylor, C. B., Hayward, C., Haydel, K. F., Wilson, D. M., Hammer, L. D., Kraemer, H., Blair-Greiner, A. & Strachowski, D. (1996). Weight concerns influence the development of eating disorders: A 4-year prospective study. *Journal of Consulting and Clinical Psychology, 64*, 936–940.

Killen, J. D., Taylor, C. B., Hayward, C., Wilson, D. M., Haydel, K. F., Hammer, L. D., Simmonds, B., Robinson, T. N., Litt, I., Varady, A. & Kramer, H. (1994). Pursuit of thinness and onset of eating disorder symptoms in a community sample of adolescent girls: a three-year prospective study. *International Journal of Eating Disorders, 16*, 227–238.

Laessle, R., Wurmser, H. & Pirke, K. M. (2000). Essstörungen. In J. Margraf (Hrsg.), *Lehrbuch der Verhaltenstherapie* (Bd. 2, S. 223–246). Berlin: Springer.

Leibbrand, R. & Fichter, M. M. (2002). Maintenance of weight loss after obesity treatment: is continuous support necessary? *Behaviour Research and Therapy, 40*, 1275–1289.

Macera, M. H. & Mizes, J. S. (2006). Eating disorders. In M. Hersen (Ed.), *Clinician's handbook of child behavioral assessment* (pp. 437–458). New York: Elsevier.

Margraf, J., Schneider, S. & Ehlers A. (1994). *DIPS. Diagnostisches Interview bei psychischen Störungen (2. Aufl.)*. Berlin: Springer.

Murray, C., Waller, G. & Legg, C. (2000). Family dysfunction and bulimic psychopathology: The mediating role of shame. *International Journal of Eating Disorders, 28*, 84–89.

Ogden, J. & Steward, J. (2000). The role of the mother-daughter relationship in explaining weight concern. *International Journal of Eating Disorders, 28*, 78–83.

Palmer, R. L. & Oppenheimer, R. (1992). Childhood sexual experiences with adults. A comparison of women with eating disorders and those with other diagnoses. *International Journal of Eating Disorders*, 12, 359–364.

Patton, G. C., Johnson-Sabine, E., Wood, K., Mann, A. H. & Wakeling, A. (1990). Abnormal eating attitudes in London schoolgirls. *Psychological Medicine, 20*, 383–394.

Paul, Th. & Thiel, A. (2005). *EDI-2. Eating Disorder Inventory-2*. Göttingen: Hogrefe.

Pawluck, D. E. & Gorey, K. M. (1998). Secular trends in the incidence of anorexia nervosa: integrative review of population-based studies. *International Journal of Eating Disorders, 23*, 347–352.

Pike, K. M. & Rodin, J. (1991). Mothers, daughters, and disordered eating. *Journal of Abnormal Psychology, 100*, 198–204.

Pook, M. & Tuschen-Caffier, B. (2004). Sensitivity of scales assessing symptoms of bulimia nervosa. *Psychiatry Research, 128*, 71–78.

Pook, M., Tuschen-Caffier, B. & Brähler, E. (in press). Evaluation and comparison of different versions of the Body Shape Questionnaire. *Psychiatry Research*.

Pook, M., Tuschen-Caffier, B. & Stich, N. (2002). Evaluation des Fragebogens zum Figurbewusstsein (FFB, deutsche Version des Body Shape Questionnaires). *Verhaltenstherapie, 12*, 116–124.

Pudel, V. & Westenhöfer, J. (1989). *Fragebogen zum Essverhalten (FEV)*. Göttingen: Hogrefe.

Rathner, G. & Waldherr, K. (1997). Eating Disorder Inventory-2: Eine deutschsprachige Validierung mit Normen für weibliche und männliche Jugendliche. *Zeitschrift für Klinische Psychologie, Psychiatrie und Psychotherapie, 45*, 157–182.

Saß, H., Wittchen, H.-U., Zaudig, M. & Houben, I. (2003). *Diagnostisches und statistisches Manual psychischer Störungen – Textrevision* (DSM-IV-TR, deutsche Bearbeitung). Göttingen: Hogrefe.

Schmidt, U. (2000). Binge eating and binge eating disorder. *European Eating Disorders Review, 8*, 340–343.

Spitzer, R. L., Devlin, M., Walsh, B. T., Hasin, D., Wing, R., Marcus, M., Stunkard, A. J.,

Wadden, T., Yanovski, S., Agras, W. S., Mitchell, J. & Nonas, C. (1992). Binge eating disorder: A multisite field trial of the diagnostic criteria. *International Journal of Eating Disorder, 11*, 191–203.

Stewart, T. M. & Williamson, D. A. (2006). Eating disorders. In M. Hersen (Ed.), *Clinician's handbook of adult behavioral assessment* (pp. 253–278). New York: Elsevier.

Stice, E., Presnell, K. & Spangler, D. (2002). Risk factors for binge eating onset in adolescent girls: A 2-year prospective investigation. *Health Psychology, 21*, 131–138.

Striegel-Moore, R. H. & Franko, D. (2003). Epidemiology of binge-eating disorder. *International Journal of Eating Disorders, 34*, 19–29.

Striegel-Moore, R. H., Garvin, V., Dohm, F. A. & Rosenheck, R. A. (1999). Eating disorders in a national sample of hospitalized female and male veterans: Detection rates and psychiatric comorbidity. *International Journal of Eating Disorders, 25*, 405–414.

Stunkard, A. J. & Messik, S. (1985). The Three-Factor Eating Questionnaire to measure dietary restraint, disinhibition, and hunger. *Journal of Psychosomatic Research, 29*, 71–83.

Tanofsky, M. B., Wifley, D. E., Spurrell, E. B., Welch, R. & Brownell, K. D. (1997). Comparison of men and women with binge-eating disorder. *International Journal of Eating Disorders, 21*, 49–54.

Tata, P., Fox, J. & Cooper, J. (2001). An investigation into the influence of gender and parenting styles on excessive exercise and disordered eating. *European Eating Disorders Review, 9*, 194–206.

Thiel, A. & Paul, T. (1988). Entwicklung einer deutschsprachigen Version des Eating-Disorder-Inventory (EDI). *Zeitschrift für Differentielle und Diagnostische Psychologie, 9*, 267–278.

Tuschen-Caffier, B. & Florin, I. (2002). *Teufelskreis Bulimie. Ein Manual zur psychologischen Therapie*. Göttingen, Münster: Hogrefe & Verlag für Psychotherapie.

Tuschen-Caffier, B. & Florin, I. (2005). Ätiologie von Essstörungen und Bedingungsanalyse. In U. Baumann & M. Perrez (Hrsg.), *Lehrbuch Klinische Psychologie – Psychotherapie* (2. Aufl.). Bern: Huber.

Tuschen-Caffier, B., Pook, M. & Hilbert, A. (2005). *Diagnostik von Essstörungen und Adipositas*. Göttingen: Hogrefe.

Tuschen-Caffier, B. & Schlüssel, C. (2005). Binge eating disorder: A new eating disorder or an epiphenomen of obesity? In S. Munsch und C. Beglinger (Eds.), *Obesity and binge eating disorder* (pp. 149–164). Basel: Karger.

van Strien, T., Frijters, J. E., Bergers, G. P. & Defares, P. B. (1986). The Dutch Eating Behavior Questionnaire (DEBQ) for assessment of restrained, emotional, and external eating behavior. *International Journal of Eating Disorders, 5*, 295–315.

Waadt, S., Laessle, R. G. & Pirke, K. M. (1992). *Bulimie. Ursachen und Therapie*. Berlin: Springer.

Welch, S. L. & Fairburn, C. G. (1996). Sexual abuse and bulimia nervosa: Three integrated case control comparisons. *American Journal of Psychiatry, 151*, 402–407.

Weltgesundheitsorganisation (1991). *Internationale Klassifikation psychischer Störungen. ICD 10 Kapitel V.* Bern: Huber.

Westenhöfer, J. (1992). *Gezügeltes Essen und Störbarkeit des Essverhaltens*. Göttingen: Hogrefe.

Wilfley, D. E., Friedman, M. A., Dounchis, J. Z., Stein, R. I., Welch, R. R. & Ball, S. A. (2000). Comorbid psychopathology in binge eating disorder: Relation to eating disorder severity at baseline and following treatment. *Journal of Consulting and Clinical Psychology, 68*, 641–649.

Wilfley, D. E., Wilson, G. T. & Agras, S. (2003). The clinical significance of binge eating disorder. *International Journal of Eating Disorders, 34*, 96–106.

Wittchen, H. U., Nelson, C. B. & Lachner, G. (1998). Prevalence of mental disorders and psychosocial impairments in adolescents and young adults. *Psychological Medicine, 28*, 109–126.

Wittchen, H. U., Zaudig, M. & Fydrich, Th. (1997). *SKID. Strukturiertes Klinisches Interview für DSM IV. Achse I und II*. Göttingen: Hogrefe.

29 Schlafstörungen

Klaus Bader, Ernst K. Hermann und Ulrich-Michael Hemmeter

1 Phänomenologie
2 Epidemiologie und Verlauf
3 Klassifikatorische Diagnostik
4 Modifikationsorientierte Diagnostik
5 Erhebung und Methoden
5.1 Anamnese
5.2 Psychodiagnostische Verfahren
5.3 Aktographie
5.4 Polysomnographie
5.5 Körperliche Untersuchung
5.6 Nützliche Seiten im Internet
6 Perspektiven
Literatur

1 Phänomenologie

Im Bett liegen und lange nicht einschlafen können, während der Nacht mehrmals aufwachen und Mühe haben, wieder einzuschlafen, viel zu früh am Morgen erwachen und den Schlaf nicht als erholsam empfinden, das sind die am häufigsten beklagten Symptome schlafgestörter Personen. Damit gehen Klagen über eine schlechte Tagesbefindlichkeit einher, die sich in Form von Leistungs- und Konzentrationsstörungen sowie erhöhter Tagesmüdigkeit ausdrücken. Die Betroffenen sorgen sich anhaltend intensiv über ihren gestörten Schlaf und fürchten sich vor den negativen Auswirkungen. Wenn diese Beschwerden nicht eine vorübergehende Erscheinung sind, sondern über Wochen andauern, spricht man von einer Insomnie, die wesentlichste und wohl weit verbreitetste Form der Schlafstörungen. Die Insomnie kann Symptom bzw. direkte Folge einer körperlichen oder psychischen Erkrankung sein oder sich völlig unabhängig davon als eigenständige Störung (Primäre Insomnie) manifestieren.

Aber nicht nur zu wenig Schlaf verursacht Leiden. Extrem lange Schlafperioden (Hypersomnie) oder die trotz ausreichender Nachtschlafdauer am Tag ungewollt auftretenden Schlafattacken (Narkolepsie) sind extrem beeinträchtigende Störungen. Deshalb wird zur Gruppe der Schlafstörungen neben der Insomnie eine Vielzahl weiterer Syndrome gezählt, die direkt oder indirekt mit Schlaf assoziiert sind. Zu diesen zählen auch die Parasomnien. Hierbei handelt es sich um schlafbeeinträchtigende Phänomene, wie Alpträume, Schlafwandeln (Somnabulismus) oder nächtliche Aufschreckepisoden (Pavor Nocturnus). Starke Schlafbeeinträchtigungen gehen auch von körperlichen Phänomenen aus, wie unruhige Beine (restless legs-Syndrom), periodische Bewegun-

Tab. 1: Epidemiologie/Richtzahlen

Insomnie	
Allgemeinbevölkerung (insomnische Beschwerden)[1]	**15–35 %**
Allgemeinbevölkerung (DSM-IV)[2]	**> 4 %**
Allgemeinpraxen (DSM III-R)[3]	**20 %**
Hypersomnie	
Allgemeinbevölkerung[4]	**3–6 %**
Schlafbezogene Atmungsstörungen [5]	**< 10 %**
Parasomnien	keine zuverlässigen Schätzungen

[1]Weyerer & Dilling, 1991; [2]Hajak, 2001; [3]Hohagen et al., 1994; [4]Ohayon & Zulley, 1999; [5]Finn et al., 1998

gen der Gliedmassen (Periodic Limb Movements) oder auch von chronischen Schmerzen. Manche Schlafstörungen, wie nächtliche Atemstillstände von bis zu 30 Sekunden Dauer (Schlafapnoe) werden vom Betroffenen gar nicht oder nur indirekt durch starke Tagesschläfrigkeit, Leistungs- und Konzentrationsminderung wahrgenommen. Menschen können auch unter einem deutlich veränderten Schlaf-Wach-Rhythmus leiden, z. B. in Folge von Schichtarbeit.

Im vorliegenden Kapitel liegt der Schwerpunkt auf jenen Schlafstörungen, die im psychotherapeutischen Kontext häufig anzutreffen sind und behandelt werden. Dies sind vornehmlich nicht-organisch bedingte Störungen der Schlafkontinuität, d. h. Ein- und Durchschlafstörungen, morgendliches Früherwachen, nicht erholsamer Schlaf und die damit verbundenen Beeinträchtigungen der Tagesbefindlichkeit. Für ausführlichere Darstellungen anderer Schlafstörungen verweisen wir auf aktuelle Übersichtsarbeiten von Weeß (2005) und Duchna (2006).

2 Epidemiologie und Verlauf

Bei den regelmäßig durchgeführten repräsentativen Befragungen des Bundesamtes für Statistik der Schweiz (2002) gehören Schlafstörungen mit zu den häufigsten Allgemeinbeschwerden. Sie rangieren zusammen mit Rücken- und Kopfschmerzen an der Spitze. Rund ein Drittel der Bevölkerung bejaht das Auftreten von gelegentlichen Schlafstörungen, was den Angaben anderer westlicher Industrieländer entspricht. In epidemiologischen Studien divergieren die Prävalenzraten für Insomnie, je nach Untersuchungsmethode und verwendeten Kriterien, zwischen 2 und 48 %. Je gezielter nach Symptomen und Störungen, deren Auftretenshäufigkeit und Verlauf, sowie nach deren Auswirkungen bei Tag gefragt wird, desto geringer fallen die Prävalenzraten aus (Ohayon, 2002). Dies ist ein Hinweis darauf, dass der Art und Weise, wie eine Beschwerde diagnostiziert wird, entscheidende Bedeutung zukommt. Gerade im Bereich von Beschwerden bezüglich gestörten Schlafes ist es vorrangiges Ziel der Diagnostik, eine Unterscheidung zwischen einer Beschwerde im Sinne einer passageren Beeinträchtigung, einem Symptom einer anderen Krankheit und einer Störung mit Krankheitswert im engeren Sinne vorzunehmen. In **Tabelle 1** sind grobe Richtwerte für die Auftretenshäufigkeit von klinisch relevanten Schlafstörungen aufgeführt.

Die Auftretenshäufigkeit von Schlafstörungen ist alters- und geschlechtsabhängig: Frauen haben ein um den Faktor 1,4 erhöhtes Risiko, im Laufe ihres Lebens eine In-

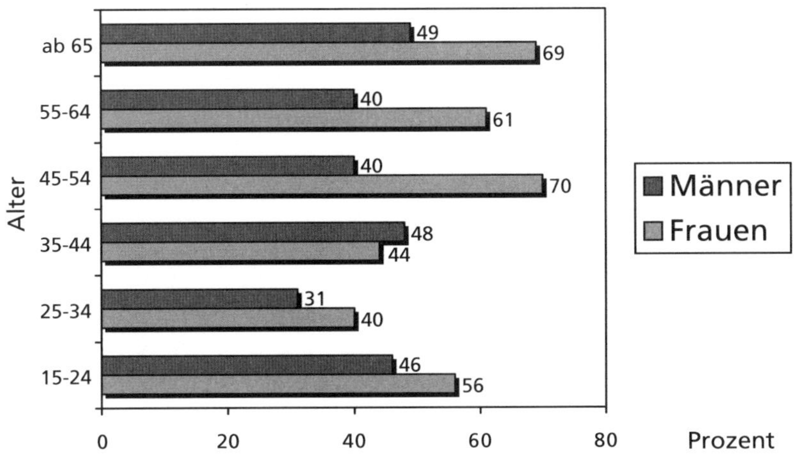

Abb. 1: Schlafprobleme in Abhängigkeit des Alters und des Geschlechts (nach Quera-Salva et al., 1991)

somnie zu entwickeln (Zhang & Wing, 2006). Vor allem bei Frauen in der zweiten Lebenshälfte ist ein deutlicher Anstieg zu verzeichnen (siehe **Abbildung 1**). Andererseits entwickelt sich bei Männern mehr als doppelt so häufig eine atmungsbedingte Schlafstörung (Krishnan & Collop, 2006).
Unbehandelte Insomnien verlaufen in den meisten Fällen chronisch (Sateia et al., 2000). Damit steigt das Risiko, in der Folge an einer psychischen Störung zu erkranken, insbesondere Depressionen, Angsterkrankungen, Alkohol- und Medikamentenabhängigkeit (Breslau et al., 1996). Eine frühzeitige Erkennung und adäquate Behandlung von Schlafstörungen trägt zur Prävention von körperlichen und psychischen Folgeerkrankungen und zur Senkung von Unfallrisiken bei.

3 Klassifikatorische Diagnostik

So zentral der Schlaf im Leben eines Menschen ist, so jung ist seine Erwähnung in den diagnostischen Standardwerken. So wurde im Rahmen der Überarbeitung der nosologischen Handbücher Schlaf als eigenständiges Störungsbild erst ab dem Jahr 1986 erwähnt. Bis zu jenem Zeitpunkt waren Schlafstörungen einzig als Symptom einer anderen psychischen oder körperlichen Störung zu notieren. Im DSM-IV wurde das Kapitel der Schlafstörungen neu gruppiert und in der revidierten Version (DSM-IV-TR) vor kurzem nochmals leicht modifiziert (www.dsm4tr.org). Die Schlafstörungen sind in drei Bereiche aufgeteilt, wobei das DSM in diesem Kapitel seiner Intention, eine Gruppierung aufgrund der Phänomenologie vornehmen zu können, untreu wird. Die Einteilung der Störungen erfolgt aufgrund der angenommenen Ätiologie und unterscheidet primäre Schlafstörungen, Schlafstörungen im Zusammenhang mit einer anderen psychischen Störung und andere Schlafstörungen (beinhaltet Schlafstörungen aufgrund eines medizinischen Krankheitsfaktors und substanzinduzierte Schlafstörungen).
Schlafspezialisten verwenden als Standardwerk zur klassifikatorischen Diagnostik die ICSD (International Classification of Sleep

Tab. 2: Klassifikation der Schlafstörungen (ICSD-2)

1. Insomnien
2. Schlafbezogene Atmungsstörungen
3. Hypersomnien ohne Bezug zur Atmung
4. Zirkadiane Schlafrhythmusstörungen
5. Parasomnien
6. Schlafbezogene Bewegungsstörung
7. Andere Schlafstörungen
8. Isolierte Symptome, Normvarianten und ungelöste Punkte

Disorders; Schramm & Riemann, 1995), die kürzlich als ICSD-2 in revidierter Form erschienen ist (American Academy of Sleep Medicine, 2005). Ziel der ICSD-2 ist, die Schlaf- und Aufwachstörungen wissenschaftlich fundiert zu beschreiben und zu klassifizieren. Gleichzeitig wird die Kompatibilität mit den international gebräuchlichen Systemen ICD und DSM angestrebt. Die ICSD-2 ermöglicht mit ihren insgesamt 85 Diagnosen allerdings eine wesentlich differenziertere Einordnung der Schlafstörungen. Wie aus **Tabelle 2** zu ersehen ist, unterscheidet die ICSD-2 acht Hauptkategorien von Schlafstörungen. Neben den Diagnosekriterien der einzelnen Schlafstörungen werden in der ICSD-2 wichtige Zusatzinformationen, wie assoziierte Symptome, Subtypen, Epidemiologie, prädisponierende Faktoren, Verlauf und Komplikationen, Physiopathologie, Polysomnographie und andere objektive Parameter dargestellt.

In der ICD-Klassifikation findet sich bisher keine einheitliche Kategorisierung von Schlafstörungen. So ist im Kapitel F5, Verhaltensauffälligkeiten mit körperlichen Störungen, der Abschnitt F51 den nicht-organischen Schlafstörungen gewidmet. Diese müssen von organischen Schlafstörungen, welche z. T. im Kapitel G47 untergebracht sind, abgegrenzt werden. Eine Anpassung an DSM und ICSD ist geplant.

Tabelle 3 gibt einen Überblick über die Allokation von Schlafstörungen in den entsprechenden diagnostischen Manualen.

Aus **Tabelle 3** geht hervor, dass Schlafstörungen im Bereich des Schnittpunktes von psychischen und körperlichen Mechanismen anzusiedeln sind. Entsprechend verfolgen die diagnostischen Leitlinien denn auch das Ziel, die jeweiligen ätiologisch relevanten Faktoren zu identifizieren, allenfalls auszuschließen.

Primäre Schlafstörungen sind solche, denen keine anderen psychischen Störungen oder keine anderen medizinischen Krankheitsfaktoren zugrundeliegen. Entsprechend ist zur Diagnosestellung auszuschließen, dass die Schlafstörung nicht ausschließlich im Verlauf einer anderen psychischen oder körperlichen Störung auftritt. Ebenso sind psychoaktive Substanzen als Ursache der Schlafstörung auszuschließen. Gemeinsam ist allen Schlafstörungen, dass das Kriterium der klinischen Relevanz (Leidensdruck resp. Störung der Alltagsaktivität) verlangt wird.

Tabelle 4 gibt einen Überblick über die diagnostischen Leitlinien der primären Schlafstörungen in den gebräuchlichen Manualen.

In Kenntnis des Aufbaus der diagnostischen Standardwerke wird aus dieser Tabelle ersichtlich, wie uneinheitlich zum jetzigen Zeitpunkt die diagnostische Einordnung der Schlafstörungen ist, dass ein übergeordnetes Ordnungsprinzip noch fehlt.

Ein Blick auf das Spektrum der primären Schlafstörungen macht deutlich, dass eine adäquate Diagnostizierung einer Schlafstörung Kenntnis der gesamten Breite des Störungsspektrums verlangt. Nur dann ist es

Tab. 3: Nosologie der Schlafstörungen

	DSM-IV-R	ICD-10
Primäre Schlafstörungen		
Dyssomnien		
Primäre Insomnie	307.42	F51.0
Primäre Hypersomnie	307.44	F51.1
Primäre Narkolepsie	347.00	G47.4
Atmungsgebundene Schlafstörung	780.57	G47.3
Schlafstörung mit Störung des circadianen Rhythmus		F51.2/G47.2
Verzögerte Schlafphasen	327.31	
Jetlag	327.35	
Schichtarbeit	327.36	
Unspezifisch	327.30	
Parasomnien		
Schlafstörung mit Alpträumen	307.47	F51.5
Pavor nocturnus/Sleep terror	307.46	F51.4
Schlafstörung mit Schlafwandeln	307.46	F51.3
Schlafstörung im Zusammenhang mit einer anderen psychischen Störung		
Insomnie im Zusammenhang mit einer anderen psychischen Störung	327.02	F51.0
Hypersomnie im Zusammenhang mit einer anderen psychischen Störung	327.15	F51.1
Schlafstörung aufgrund von medizinischen Krankheitsfaktoren	780.xx	G47.x
Insomnischer Typus	327.01	
Hypersomnischer Typus	327.14	
Parasomnischer Typus	327.44	
Gemischter Typus	327.8	
Substanzinduzierte Schlafstörungen		
z. B. • Alkoholinduzierte Schlafstörung, Hypersomnie Typus, mit Beginn während der Intoxikation	291.80	F10.8
• Kokaininduzierte Schlafstörung	292.89	F14.8
• Hypnotikainduzierte Schlafstörung	292.89	F13.8

möglich, eine Schlafstörung im Sinne eines eigenständigen Krankheitsbildes von einer Schlafstörung als Symptom einer anderen Störung, sei es eine psychische oder eine andere körperliche Störung, abzugrenzen. Diesem Sachverhalt wird dadurch Rechnung getragen, dass als Ausschlusskriterium bei primären Schlafstörungen immer sowohl andere psychische Störungen als auch andere körperliche Störungen aufgeführt werden. Um Schlafstörungen nicht fälschlicherweise als „primär" zu diagnostizieren, sind Kenntnisse über mögliche körperliche Ursachen, die eine symptomatische Schlafstörung bewirken können, unverzichtbar. So können Schlafstörungen im Zusammenhang mit einer degenerativen neurologischen Krankheit, bei zerebrovaskulären Erkrankungen, bei endokrinen Erkrankungen, bei viralen und bakteriellen Infektionen, bei einer pulmonalen Erkrankung sowie bei rheumatischen Erkrankungen auftreten.

Das Gleiche gilt für psychische Störungen. Viele psychische Störungen kennen Insomnie oder Hypersomnie als zuweilen vorherrschendes Problem. Dies gilt z. B. für affektive Störungen und für bestimmte Angststörungen (Generalisierte Angststörung, Posttraumatische Belastungsstörung,

Panikstörung). Eine bedeutsame Insomnie wird häufig auch bei der Exazerbation einer Schizophrenie und anderen psychotischen Störungen beobachtet (Benca, Obermeyer, Thisted & Gillin, 1992). Jedoch können insomnische Beschwerden auch bei Anpassungsstörungen, somatoformen Störungen und der Borderline Persönlichkeitsstörung passager auftreten. Erneut gilt, dass die gesamte Breite der Nosologie bekannt sein muss, wenn eine Schlafstörung angemessen diagnostiziert werden soll.

Schließlich können Schlafstörungen auch substanzinduziert sein. Explizit aufzuführen ist Alkoholkonsum – wobei das Störungsbild variiert, je nachdem, ob es durch akute oder chronische Intoxikation oder aber durch Entzug bedingt ist (Gillin, Smith, Irwin, Kripke & Schuckit, 1990). Gleiches gilt für andere psychoaktive Substanzen wie Amphetamine, Koffein, Kokain, Opiate sowie Sedativa, Hypnotika und Anxiolytika (Watson, Bakos, Compton & Gawin, 1992). Gerade letztgenannte Sub-

Tab. 4: Diagnostische Leitlinien der Primären Schlafstörungen

		DSM-IV	ICD-10
Dyssomnien	**Primäre Insomnie**	Die im Vordergrund stehende Beschwerde besteht in Ein- und Durchschlafschwierigkeiten oder in nicht erholsamem Schlaf seit mindestens einem Monat.	Klagen über Einschlafstörungen und Durchschlafstörungen oder eine schlechte Schlafqualität wenigstens drei Mal pro Woche, mindestens einen Monat lang, überwiegendes Beschäftigtsein mit einer Schlafstörung sowie übertriebene Sorgen über deren negative Konsequenzen.
	Hypersomnie	Die vorherrschende Beschwerde ist übermässige Schläfrigkeit seit mindestens einem Monat (oder weniger, wenn rezidivierend), die sich entweder durch verlängerte Schlafepisoden oder fast täglich auftretende Schlafepisoden am Tage äußert.	Übermäßige Schlafneigung oder Schlafanfälle während des Tages, nicht erklärbar durch eine unzureichende Schlafdauer oder einen verlängerten Übergang zum vollen Wachzustand, täglich, länger als einen Monat oder in wiederkehrenden Perioden kürzerer Dauer, mit den Folgen deutlicher Erschöpfung oder einer Beeinträchtigung der Alltagsaktivitäten.
	Narkolepsie	Unwiderstehbare Attacken von erholsamem Schlaf, die über mindestens drei Monate hinweg täglich auftreten sowie eines der folgenden Merkmale aufweisen: • Kataplexie (kurze Episoden von plötzlichem beidseitigem Verlust des Muskeltonus meist im Zusammenhang mit einer starken Emotion) • wiederholten Einstreuungen von Elementen des Rapid-Eye-Movement-Schlafs in die Übergangsperiode zwischen Schlaf und Wachsein • hypnopompe oder hypnagoge Halluzinationen • Schlaflähmung zu Beginn oder am Ende einer Schlafepisode.	Nicht als „Primäre Schlafstörung" kodiert.

		DSM-IV	ICD-10
	Atmungsgebundene Schlafstörung	Schlafunterbrechungen, die als Folge einer schlafgebundenen Atmungserkrankung (z. B. obstruktives oder zentrales Schlafapnoe-Syndrom oder zentrales alveoläres Hyperventilationssyndrom) beurteilt werden und die zu übermäßiger Schläfrigkeit oder Insomnie führen.	Nicht als „Primäre Schlafstörung" kodiert.
	Zirkadiane Schlafstörungen	Ein anhaltendes oder wiederkehrendes Muster von Schlafunterbrechungen, das zu übermäßiger Schläfrigkeit oder Insomnie führt, die aus einer Diskrepanz zwischen dem umweltbedingten Schlaf-Wach-Zeitplan der Person und ihrem eigenen zirkadianen Schlaf-Wach-Muster resultiert.	Nicht als „Primäre Schlafstörung" kodiert.
Parasomnien	**Alpträume**	Wiederholtes Erwachen aus der Hauptschlafphase oder als Nickerchen mit detaillierter Erinnerung an ausgedehnte und extrem furchterregende Träume, die üblicherweise eine Bedrohung des Überlebens, der Sicherheit oder des Selbstwertes beinhalten. Im Allgemeinen tritt das Erwachen in der zweiten Hälfte der Schlafperiode auf. Die Person ist im Übrigen beim Erwachen aus dem furchterregenden Traum rasch orientiert und wach.	Aufwachen aus dem Nachtschlaf nach kurzem Schlafen mit detaillierter und lebhafter Erinnerung an heftige Angstträume, meistens mit Bedrohung des Lebens, der Sicherheit oder des Selbstwertgefühls. Das Aufwachen erfolgt dabei zeitunabhängig, typischerweise auch während der zweiten Hälfte des Nachtschlafes. Nach dem Aufwachen aus ängstlichen Träumen wird die betroffene Person rasch orientiert und munter.
	Pavor nocturnus	Wiederholte Episoden von plötzlichem Hochschrecken aus dem Schlaf, die gewöhnlich im ersten Drittel der Hauptschlafperiode auftreten und mit einem panischen Schrei beginnen. Außerdem bilden sich starke Angst und Anzeichen vegetativen Arousals wie Tachykardie, schnelles Atmen und Schwitzen während jeder Episode sowie fast keine Reaktion auf die Bemühungen anderer, den Betroffenen während der Episode zu beruhigen. Schließlich wird auch kein detaillierter Traum erinnert und es besteht eine Amnesie für die Episode.	Das vorherrschende Symptom sind ein- oder mehrmalige Episoden aus dem Schlaf, die mit einem Panikschrei beginnen und charakterisiert sind durch heftige Angst, Körperbewegungen und vegetative Übererregtheit, Tachykardie, schnelle Atmung, Pupillenerweiterung und Schweißausbruch. Diese wiederholten Episoden dauern typischerweise eine bis 10 Minuten und treten zumeist während des ersten Drittels des Nachtschlafes auf. Es besteht eine relative Unzugänglichkeit auf die Bemühungen anderer und fast ausnahmslos folgen solchen Bemühungen zumindest einige Minuten von Desorientiertheit und perseverierenden Bewegungen. Die Erinnerung eines Geschehens ist gewöhnlich auf eine oder zwei fragmentarische Vorstellungen begrenzt oder fehlt völlig.

	DSM-IV	ICD-10
Schlafwandeln	Wiederholte Episoden von Aufstehen aus dem Bett und Umhergehen im Schlaf, in der Regel während des ersten Drittels während der Hauptschlafphase. Während des Schlafwandelns hat die Person ein ausdrucksloses starres Gesicht, reagiert kaum auf Bemühungen anderer zu kommunizieren und kann nur mit größter Schwierigkeit aufgeweckt werden. Für die Episode besteht im Übrigen eine Amnesie. Innerhalb weniger Minuten nach dem Aufwachen aus einer Schlafwandelepisode besteht keine Beeinträchtigung der geistigen Funktion oder des Verhaltens mehr.	Das vorherrschende Symptom ist ein ein- oder mehrmaliges Verlassen des Bettes mit Umhergehen, meist während des ersten Drittels des Nachtschlafs. Während der Episode hat die betreffende Person meistens einen leeren, starren Gesichtsausdruck und reagiert verhältnismäßig wenig auf die Bemühungen anderer, das Geschehen zu beeinflussen oder mit ihr in Kontakt zu treten. Außerdem ist die Person schwer aufzuwecken und nach dem Erwachen, sei es aus dem Schlafwandeln heraus oder am nächsten Morgen, besteht keine Erinnerung an die Episode. Jedoch kann innerhalb weniger Minuten nach dem Aufwachen aus der Episode keine Beeinträchtigung der psychischen Aktivität oder des Verhaltens mehr beobachtet werden, obwohl initial eine kurze Phase mit Verwirrung und Desorientiertheit auftreten kann.

stanzen sind deshalb bedeutsam, weil sie häufig zur Behandlung einer Schlafstörung verabreicht werden, ihrerseits aber maßgeblich an deren Aufrechterhaltung beteiligt sein können (Hemmeter, 1997). Bedeutsam ist auch die sedativ-hypnotische Komponente bei atmungsgebundenen Schlafstörungen, weil dieses Krankheitsbild durch hypnotische Medikamente sogar noch verschlimmert werden kann.

4 Modifikationsorientierte Diagnostik

Für die Planung, Durchführung und Überprüfung therapeutischer Maßnahmen bei Schlafstörungen ist eine erweiterte modifikationsorientierte Diagnostik sinnvoll. Es sollen dabei jene physiologischen, kognitiven und verhaltensbezogenen Faktoren und Bereiche erfasst werden, die nach aktuellem Stand der Modellbildung zur Entstehung und vor allem zur Aufrechterhaltung der Schlafstörung beitragen und die folglich auch Ansatzpunkte in der Therapie sind. Wir beschränken uns in diesem Kapitel auf Faktoren, die aus den aktuellen Störungsmodellen zur Insomnie (Morin, 1993; Perlis, Giles, Mendelson, Bootzin & Wyatt, 1997; Backhaus, 1997) abgeleitet sind. Sie sind wissenschaftlich hinreichend abgestützt und haben in der psychotherapeutischen Praxis große Relevanz. Die Erhebung solcher Faktoren kann in Form von mündlichen oder schriftlichen Befragungen (freie Anamnese und Exploration, Interviews, Fragebögen) oder durch körperliche Untersuchungen erfolgen. In Abschnitt 5 sind einige Instrumente und Methoden zur Erfassung dieser Faktoren aufgeführt.

Ein zu hohes Erregungsniveau (Hyperarousal), das sich auf physiologischer, motorischer und kognitiver Ebene äußern kann, stellt ein Haupthindernis beim Ein- und Durchschlafen dar. Deshalb ist die Erfassung sowohl subjektiv wahrgenommener Erregungsmuster (z. B. Bereitschaft zur Übererregung, Fähigkeit zur Entspannung, Grübelneigung) als auch objektivierbarer Parameter (z. B. Herzrate, Blutdruck, Bewegungs-Ruhe-Verhältnis) und deren Auslöser (z. B. Ängste, Sorgen und Konflikte, mangelnde Fertigkeiten im Problemlösen und bei der Stressverarbeitung) zu Beginn und im Verlauf der Behandlung sinnvoll.

Als ungünstige kognitive Faktoren von Schlafgestörten sind festzuhalten: eine starke Fokussierung der Aufmerksamkeit auf alle Aspekte des (gestörten) Schlafs, hohe Erwartungen an die eigene Ein- und Durchschlaffähigkeit, eine Überschätzung der Folgen von Schlafmangel, Fehlüberzeugungen zum Schlaf allgemein, Fehlwahrnehmungen von Schlaf- und Wachzeiten sowie mangelnde Kontrollüberzeugungen bezüglich eigener Probleme, insbesondere derer, die mit der Schlafstörung assoziiert sind.

Aus Fehlüberzeugungen bzw. mangelnder Beachtung schlafhygienischer Regeln resultiert meist ein ungünstiges Schlafverhalten. Häufig finden sich bei Schlafgestörten unregelmäßige Schlafzeiten, lange Verweildauer im Bett, falsche Ernährungsgewohnheiten und das Einschlafen behindernde Aktivitäten in den Abendstunden und im Bett. In diesem Zusammenhang sollen auch Umgebungsfaktoren erfasst werden, die sich negativ auf den Schlaf auswirken, wie z. B. störende Lärmquellen, eine zu hohe Raumtemperatur oder auch die Qualität der Schlafstätte.

Steht die Schlafstörung in engem Zusammenhang mit einer oder mehreren psychischen Störungen, so ist die zusätzliche Erhebung psychopathologischer Merkmale zu empfehlen. Als besonders relevant sind hier zu nennen: Depressivität und Angstsymptome, psychotische Zeichen, Symptome der Abhängigkeit oder des Missbrauchs psychotroper Substanzen. In diesem Zusammenhang kann auch die Erhebung traumatischer Erfahrungen aus der Lebensgeschichte nützlich sein. Wie neuere Studien zeigen (Bader & Schäfer, 2005), scheinen sich extrem stressreiche Erfahrungen nicht nur unmittelbar, sondern auch langfristig auf den Schlaf auszuwirken.

Fallbeispiel

Die 44-jährige Frau S. wird von Ihrem Hausarzt zur Verhaltenstherapie-Ambulanz überwiesen. Die Patientin klagt über eine seit mehreren Monaten bestehende Energielosigkeit und Unruhe, die sie auf ihre Ein- und Durchschlafstörung zurückführt. Die verheiratete Personalleiterin ist besorgt um ihren Zustand und befürchtet, ihren Aufgaben in einer Privatklinik nicht mehr gewachsen zu sein. Die Ergebnisse der Anamnese und des standardisierten Interviews führten zur Diagnose einer primären Insomnie. Die körperlichen Voruntersuchungen waren ohne Befund. Die Schlafstörung wurde eingehend exploriert. Frau S. begann vor einem Jahr aufgrund vermehrter Anforderungen im Beruf, ihre Arbeitszeit auf bis zu 14 Stunden pro Tag auszudehnen und unerledigte Arbeit am Wochenende, bevorzugt in den Abendstunden, zu erledigen. Etwa zu dieser Zeit erfuhr sie von den Trennungsabsichten ihres Ehemannes, was zu häufigen Auseinandersetzungen führte. Sorgengedanken hinderten sie immer häufiger am Einschlafen. Erst waren die Einschlafstörungen auf zwei bis drei Mal pro Woche beschränkt. Als sich die Angst vor dem Nicht-Einschlafen-Können verstärkte, trat das Problem noch häufiger auf. Die innere Anspannung verstärkte sich auch am Tag und führte dazu, dass Frau S. am Abend nicht abschalten konnte. Ergebnisse im Fragebogen zur Erfassung allgemeiner Persönlichkeitsmerkmale Schlafgestörter (FEPS-II; siehe Abschnitt 5.2.1) deuten auf eine stark ausgeprägte gedankliche Beschäftigung mit dem Schlaf hin: Die Patientin hat schon am Tag Angst vor dem Zu-Bett-Gehen, sie denkt nachts mit Schrecken daran, dass sie am nächsten Tag nicht ausgeruht sein wird für ihre Arbeit und achtet sehr genau darauf, wie lange es dauert, bis sie einschläft. Aus den gewonnenen Informationen lassen sich Hypothesen darüber ableiten, welche Faktoren momentan zur Aufrechterhaltung der Schlafstörungen von Frau S. beitragen: die starke gedankliche Fokussierung auf die Schlafstörung und ihre antizipierten Folgen sowie hohe Anforderung in Beruf und Privatleben führen zu einer erhöhten Anspannung bei Tag und in der Einschlafphase. Dieses hohe Erregungsniveau verhindert das rasche Einschlafen und Wiedereinschlafen bei Schlafunterbrechungen in der Nacht.

5 Erhebung und Methoden

Untenstehend sind die diagnostischen Methoden aufgelistet, die bei der Abklärung von Schlafstörungen eingesetzt werden können. Auf Vor- und Nachteile sowie Indikationskriterien wird in den nachfolgenden Abschnitten eingegangen.

- *Anamnese*
  - freie Anamnese und Exploration
  - strukturierte Interviews
- *Psychodiagnostische Verfahren*
  - Fragebögen
  - Schlaftagebuch
  - Leistungsprüfverfahren
- *Aktographie*
- *Polysomnographie*
  - Standardanalyse
  - Spektralanalyse
- *Körperliche Untersuchung*

5.1 Anamnese

5. 1.1 Freie Anamnese und Exploration

Bei freien klinischen Interviews besteht die Gefahr, dass wichtige Symptome unterschätzt und übersehen werden, weshalb Schramm (1992) empfiehlt, dass eine Anamnese ohne Zuhilfenahme des strukturierten Interviews nur von sehr erfahrenen Schlafspezialisten durchgeführt werden sollte. Es versteht sich von selbst, dass sich letztlich auch die Anamnese im freien Gespräch an der Kenntnis der diagnostischen Kriterien für die verschiedenen Formen der Schlafstörungen anlehnt bzw. anlehnen muss. Folgende Themen sollten bei der Anamneseerhebung und Exploration berücksichtigt werden:

- Schlafgewohnheiten
- Abendliche Aktivitäten und Essgewohnheiten
- Vorbereitung auf das Zubettgehen
- Bettgehzeit, Rituale
- evtl. geäußerte Ängste
- Dauer der Einschlafzeit
- Verhalten und Befinden währenddessen
- Häufigkeit, Ursachen, Dauer von Aufwachphasen
- Schwierigkeiten beim Wiedereinschlafen
- Exakte Schilderung episodischer Ereignisse (Symptomatik, Häufigkeit, Dauer)
- Verhalten während des Schlafs (Unruhe, Schnarchen, Bettnässen etc.)
- Gesamtschlafdauer
- Dauer ungestörter Schlafepisoden
- Aufwachzeit, spontanes Wachwerden
- Erinnerung an Träume bzw. Albträume
- Weckbarkeit
- Befindlichkeit nach dem Erwachen
- Tagesmüdigkeit und -schläfrigkeit
- Ruhe-Aktivitätsmuster bei Tag

- Antrieb, Konzentration und Leistungsfähigkeit
- Stimmung und Befindlichkeit
- Lebensbedingungen und -ereignisse
- Reaktionen der Bezugspersonen

5.1.2 Strukturierte Interviews

Die strukturierte Form der Anamnese lässt sich mittels einer Checkliste, welche das Gespräch leitet, oder aber mit einem strukturierten Interview-Leitfaden durchführen. Das strukturierte Vorgehen bei der Anamnese soll verhindern, dass aufgrund vorgefasster Meinung des Interviewers wichtige Aspekte übersehen werden. Schlafspezifische Checklisten wurden erstmals von Hauri (1982) sowie von Thorpy (1988) im anglo-amerikanischen Sprachraum entwickelt. Eine deutschsprachige Checkliste für die Insomnie haben Backhaus und Riemann (1999) ihrem Behandlungsmanual beigelegt.
Schramm, Hohagen, Grasshoff und Berger (1991) entwickelten für den deutschen Sprachraum das *strukturierte Interview für Schlafstörungen nach DSM-III-R (SIS-D)*. Dieses Interview kann zur Erhebung des psychopathologischen Schlafbefundes bei Patienten und der Allgemeinbevölkerung eingesetzt werden. Das *SIS-D* erlaubt eine Einordnung von Schlafstörungen innerhalb der diagnostischen Kategorien des DSM. Damit ist ein wesentliches Ziel dieses Leitfadens erreicht, dass es nämlich auch von Anwendern berücksichtigt werden kann, die sich nicht auf Schlafstörungen spezialisiert haben. Schramm et al. (1991) weisen darauf hin, dass diese Vorgehensweise eine hohe Zeitersparnis im Vergleich zur freien Exploration darstellt. Die Autorin spricht von ca. 20–30 Minuten, innerhalb derer eine umfassende Abklärung der wichtigsten Faktoren im Zusammenhang mit Schlafstörungen möglich sei. Die Reliabilität der so diagnostizierten Schlafstörungen erwies sich als zufriedenstellend.

Das *diagnostische Interview psychischer Störungen (DIPS)* ist in seiner dritten Auflage (Schneider & Margraf, 2006) um ein Kapitel über Schlafstörungen erweitert worden. Neben einer ausführlichen Schlafanamnese enthält es alle Kriteriumsfragen zur Erkennung und klassifikatorischen Einordnung der Primären Insomnie und der Primären Hypersomnie nach DSM-IV-TR.

5.2 Psychodiagnostische Verfahren

5.2.1 Fragebögen

Schlaffragebögen lassen sich u. a. danach unterscheiden, welchen zeitlichen Bezugsrahmen sie umfassen. Eine zweckmässige Unterteilung ist dabei eine Erfassung der letzten Nacht versus eine retrospektive Erfassung eines mehr oder weniger lange zurückliegenden Zeitraums.
Der *Schlaffragebogen SF* nach Görtelmeyer (1981) besteht aus 21 Items, aus welchen sich Schlafdauer, Schlafunterbrechung und Schlaflatenz sowie Scores für die Schlafqualität, den Schlaferholungswert sowie die Schlafdisposition ableiten. Der *Schlaffragebogen* ermöglicht nicht nur die Erfassung des Schlafes im engeren Sinne, sondern auch schlafzugehöriger Aspekte, wie z. B. des Befindens. Der *Schlaffragebogen* liegt in zwei Versionen vor, wobei der *SF-A* die unmittelbar zurückliegende letzte Nacht, der *Schlaffragebogen SF-B* den Zeitraum der letzten 2–4 Wochen erfasst. Der *SF-B* erfasst zusätzlich auch die Häufigkeit des Auftretens bestimmter Symptome. Der *SF* ist testtheoretisch insofern zufriedenstellend, als Normen für verschiedene Stichproben vorliegen und die Summenwerte der einzelnen Skalen zufriedenstellende Konsistenzwerte (0,86 bis 0,91) aufweisen. Die Scores der Schlafqualität wurden faktorenanalytisch gewonnen und in Replikationsstudien bestätigt.

Eine retrospektive Erfassung des Schlafes wird mit dem *Schlaffragebogen SF-B* ermöglicht. Er erfasst zusätzlich auch die Häufigkeit des Auftretens bestimmter Symptome.
Im englischen Sprachraum entstand der *Pittsburgh-Sleep-Quality-Index* von Buysse, Reynolds, Monti, Bermann und Kupfer (1989; dt. Version: Riemann & Backhaus, 1996). Solche retrospektiv messenden Schlaffragebögen haben die Funktion, einen Überblick über die Entwicklung, das Ausmaß und die Art der Schlafstörung zu geben. Korrelationsstudien, die den retrospektiv beurteilten und den objektiv gemessenen Schlaf miteinander korrelieren, lassen allerdings darauf schließen, dass Aspekte der Schlafzeit und auch der Einschlaflatenz mit einem Fragebogen, der retrospektiv erfasst, außerordentlich ungenau gemessen werden (Schulz & Paterok, 1997).
Für die generelle Erfassung von Tagesschläfrigkeit und Tagesmüdigkeit liegen in deutscher Übersetzung die *Stanford Sleepiness Scale* (*SSS*; Hoddes, Zarcone, Smythe, Philips & Dement, 1973; dt. Version: Hoddes, Zarcone, Smythe, Philips & Dement, 1996) und die *Epworth Sleepiness Scale* (*ESS*; Johns, 1991; dt. Version: Bloch, Schoch, Zhang & Russi, 1999) vor. Beide Instrumente erlauben keine Diagnosestellung, sondern quantifizieren das Ausmaß der subjektiv wahrgenommenen Tagesschläfrigkeit im aktuellen Zustand *(SSS)* und in vorgegebenen Situationen *(ESS)*. Korrelationen mit objektiven Testverfahren der Vigilanz, wie etwa dem *MSLT* (*Multipler Schlaflatenz-Test;* Carskadon, Dement, Mitler, Roth, Westbrook & Keenan, 1986), und die testtheoretischen Kriterien sind zufriedenstellend (Johns, 1992).
Zur ergänzenden modifikationsorientierten Diagnostik eignet sich der *Fragebogen zur Erfassung allgemeiner Persönlichkeitsmerkmale Schlafgestörter* (*FEPS*; Hoffmann, Rasch, Schneider & Heyden, 1996). Dieses Instrument besteht aus zwei unabhängigen Fragebögen. Der *FEPS-I* besteht aus 59 Items, die sechs Persönlichkeitsdimensionen zugeordnet sind (Lebensgefühl, Selbstbewusstsein, psychische Erregung, physische Erregung, Aggressionsverhalten, Körperbeachtung) und einer Zusatzskala zur Erfassung der subjektiven Schlafqualität. Der *FEPS-II* besteht aus 23 Items und erfasst die Dimensionen „Grübeln“ und „Focussing“ (Nachdenken über den Schlaf). In der klinischen Praxis hat sich vor allem der *FEPS-II* bewährt, da er einerseits zwischen guten Schläfern und Insomnikern gut diskriminiert und andererseits geeignet ist, Therapiefortschritte abzubilden.

5.2.2 Schlaftagebuch

Schlaftagebücher ermöglichen die tägliche Registrierung der wesentlichen Schlafparameter, so wie sie subjektiv wahrgenommen werden. Schlaftagebücher ermöglichen somit die tägliche Registrierung der wichtigsten Informationen über den Schlaf, so die Zeit des Zu-Bett-Gehens bzw. des Aufstehens, die Einschlafdauer, die Häufigkeit nächtlichen Erwachens etc. Die Protokollierung des Schlafes hat verschiedene Effekte: Allein schon die Beobachtung hat zuweilen einen positiv rückwirkenden Effekt auf die Wahrnehmung des Schlafs. Allerdings ist dieser Effekt in der Regel nicht andauernd, wirkt sich vor allem in der ersten Woche aus (Schramm, 1992). Selbstbeobachtung ist immer auch zu einem gewissen Teil Selbstkontrolle. Dies bewirkt in der Regel eine differenziertere Betrachtung, so dass dem Patienten Zusammenhänge, z. B. zwischen psychologischen Faktoren, die den Schlaf beeinflussen, und dem Schlaf, besser einsehbar werden. Ein gut erprobtes und validiertes Schlaftagebuch kann z. B. über die Homepage der Deutschen Gesellschaft für Schlafforschung und Schlafmedizin heruntergeladen werden (www.dgsm.de).
Reliabiliätsmaße bei Schlafstörungen ergeben zufriedenstellende Werte des Schlaftagebuchs, die in der Höhe der Reliabilitä

von Schlaf-EEGs liegen (Bootzin & Engle-Friedman, 1981). Auch die Validität von Schlaftagebüchern ist zufriedenstellend. Lacks (1991) stellte fest, dass die Gesamtzeit des Schlafes zwischen Tagebuch und Polysomnogramm weitgehend übereinstimmt, ebenso die Einschlaflatenz. Einzig die mittlere Dauer der Wachperioden wurde im Tagebuch deutlich überschätzt. Lacks (1991) stellte Korrelationen für die Gesamtschlafdauer zwischen .42 und .64 fest, für die Wachzeit nach Schlafbeginn sogar zwischen .83 und .88. Unterschiede bestehen zwischen guten Schläfern und schlechten Schläfern. Dabei scheint es, dass die schlechten Schläfer sogar eine höhere Retest-Reliabilität aufweisen als die guten Schläfer. Bootzin und Engle-Friedman (1981) erklären dies damit, dass schlechte Schläfer eine jahrelange Erfahrung in der Beobachtung ihres gestörten Schlafes aufweisen, während Gesunde den Schlaf üblicherweise nicht weiter beobachten.

5.2.3 Leistungsprüfverfahren

Die theoretische Fundierung des Einsatzes von Leistungsprüfverfahren stammt daher, dass Schlafgestörte üblicherweise über eine Beeinträchtigung der Tagesleistungsfähigkeit klagen, bei gewissen Schlafstörungen dies sogar eine notwendige Bedingung im Rahmen des diagnostischen Prozesses darstellt (vgl. **Tab. 3**). Die Klagen beziehen sich dabei häufig auf fehlende Konzentrationsfähigkeit, Vigilanzbeeinträchtigungen, verminderte Gedächtnisleistung wie auch generell herabgesetzte Leistungsfähigkeit und Fehlleistungen im Alltag. Zur Objektivierung solcher Beeinträchtigungen wurden zahlreiche Studien durchgeführt. Fulda und Schulz (2001) kommen in ihrer Übersichtsarbeit zu dem Schluss, dass Art und Schweregrad der Schlafstörung zu unterschiedlichen Ausprägungen von Leistungseinbußen führen. Während atmungsbezogene Schlafstörungen und Narkolepsie deutlich messbare Defizite verursachen, sind die messbaren Leistungseinbußen bei primärer Insomnie schwächer ausgeprägt. Einigermaßen konsistente Ergebnisse findet man für die Bereiche Aufmerksamkeitsspanne und Reaktionszeitvermögen, ansonsten ist die Befundlage bezüglich der Insomnie uneinheitlich oder es herrscht ein Mangel an gut kontrollierten Studien. Bei der Beurteilung von Leistungsergebnissen sollten situative Bedingungen, wie Tageszeit oder die Schlafbedingungen der vorausgehenden Nacht berücksichtigt werden. Auch motivationale Faktoren sind bedeutsam, da schlafentzugsbedingte Defizite in Testsituationen durch vermehrte Anstrengung der Probanden vorübergehend ausgeglichen werden können (Wilkinson, 1962). Mendelson, Garnett, Gillin und Weingartner (1984) untersuchten Schlafgestörte bezüglich ihres Leistungsvermögens und stellten keine objektivierbaren Defizite im Vergleich zu den Normwerten fest. Schramm (1992) weist darauf hin, dass die subjektiv empfundenen Einschränkungen sich nicht zwingend mit psychologischen Testverfahren objektivieren lassen müssen. In einer eigenen Untersuchung (Hermann-Maurer, 1989) wurde zwischen Leistungsparametern und unterschiedlichen Schlafparametern nur eine geringe Übereinstimmung gefunden. Einzig Aspekte der Aufmerksamkeit korrelierten mit gewissen Aspekten des Schlafes (Korrelation von Aufmerksamkeit und Dauer des REM-Schlafs: $r = .40$). Gerade diese mehrheitlich fehlende Korrelation lässt es jedoch als zweckmäßig erscheinen, im Rahmen der diagnostischen Untersuchung bei Patienten mit Schlafstörungen auch die Leistungsfähigkeit objektivierend zu erfassen. Es handelt sich dabei offensichtlich um eine Variable, die wenig Redundanz aufweist, also nicht zwingend aus Beschwerden bzw. Beeinträchtigungen des Schlafes abgeleitet werden kann. Diesen Sachverhalt untersuchten wir auch in einer empirischen Studie. Dabei zeigte sich, dass Schlaf, Tagesleistungsfähigkeit und Befinden Variablenkomplexe darstellen, die insgesamt nur wenig Zusammenhänge aufweisen. Eine verlässliche Beurteilung des Schlafes und der Tagesleistungsfähigkeit ist nur durch eine Untersuchung der jeweiligen Variablen beider Bereiche möglich (Hermann-Maurer, Jeker, Schoenenberger & Schwander, 1994).

5.3 Aktographie

Die Aktographie ermöglicht die Erfassung der motorischen Aktivität während der Nacht. Die motorische Aktivität ist für die Diagnostik von nächtlichen Bewegungsstörungen, z. B. im Rahmen von Myoklonien oder anderen Muskelgruppen zweckmäßig. Allerdings erlaubt der Aktometer auch eine Beurteilung von Bettzeiten. Die Aktometrie ist eine einfache Bewegungsmessung, in der Regel der motorischen Aktivität am Handgelenk. Ein Vorteil dieser Erfassung ist es, dass objektivierende Informationen über mehrere Wochen hinweg gewonnen werden können (Borbély, Neuhaus, Mattmann & Waser, 1981).
Pollmächer und Lauer (1992) kommen allerdings zum Schluss, dass Aktographie sich nicht zur differentiellen Messung des Schlaf-Wach-Verhaltens eignet, wohl aber die longitudinale Erfassung der Ruhe-Aktivitätsmuster möglich ist.
Die so gewonnene Information erlaubt dagegen u. E. recht schlüssig, die Schlafgewohnheiten der entsprechenden Patienten abzuschätzen. Eigene Daten zeigen, dass die Aktographie dann recht valide Hinweise auf Gesamtschlafdauer, Einschlaflatenz und etwaige Unterbrüche liefert, wenn keine psychoaktiven Substanzen im Spiel sind. Sobald allerdings Hypnotika und andere psychoaktive Substanzen eingenommen werden, verliert die Aktographie ihre Aussagekraft. Dies ist insofern wenig erstaunlich, als Hypnotika häufig aus der Gruppe der Benzodiazepine stammen, also maßgeblich zu einer nicht nur seelischen Beruhigung führen, sondern auch eine Beruhigung auf der körperlichen Ebene bewirken, also relaxierend in doppelter Hinsicht sind.

5.4 Polysomnographie

5.4.1 Standardanalyse

Die Analyse des Schlafes anhand unterschiedlicher elektrophysiologischer Parameter wurde von Rechtschaffen und Kales (1968) standardisiert. Das Elektroencephalogramm (EEG), das Elektrookulogramm (EOG) und das Elektromyogramm (EMG) stellten während längerer Zeit die wesentlichen Komponenten der Standardpolysomnographie dar. Heute werden zusätzliche Informationen zur Sauerstoffsättigung, zur Atmungsaktivität sowie zur kardialen Aktivität abgeleitet. Zuweilen wird ein weiterer Kanal verwendet, um den Umfang des Penis zu messen. Die Penispletysmographie dient u. a. der differentialdiagnostischen Beurteilung psychogener versus organischer Potenzprobleme.
Abbildung 2 zeigt ein schematisches Hypnogramm. Es liefert spezifische Hinweise auf die Schlafqualität, d. h. Dauer, Lokalisation und Beschaffenheit (Stabilität und Dichte) einzelner Schlafstadien. Ebenso werden daraus auch Informationen über die Sukzession der einzelnen Schlafstadien gewonnen (gemäß Williams, Karacan & Hursch, 1974).
Das Hypnogramm zeigt dabei den Verlauf einer Nacht während acht Stunden Aufzeichnungszeit. Die im Diagramm dickere Kurve stellt das Resultat einer Beurteilung des Elektroencephalogramms (EEG), des Elektrookulogramms (EOG) sowie des Elektromyogramms (EMG) dar. Es zeigt sich, dass der Schlaf eines gesunden jungen Menschen so geartet ist, dass kurz nach

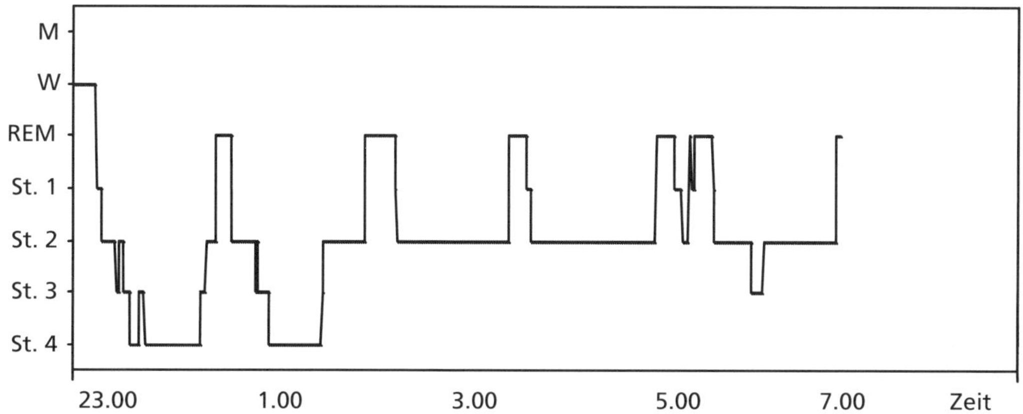

Abb. 2: Hypnogramm eines jungen gesunden Menschen

dem Ins-Bett-Legen der Schlaf beginnt und zwar dadurch, dass das betroffene Individuum in Stadium 1, von dort schon sehr schnell in 2 und schließlich ins Stadium 3 und 4 fällt, die letztlich die Tiefschlafstadien darstellen. Nach ca. eineinhalb Stunden ist ein Auftauchen in den REM-Schlaf zu vermerken. Dies signalisiert zugleich das Ende des ersten Schlafzyklus. In der Folge sind pro Nacht noch weitere 3–4 Schlafzyklen zu beobachten. Der Schlaf zeigt in der Folge ein rhythmisches Bild, indem zu Beginn vermehrt Tiefschlaf, in den Morgenstunden dann vermehrt REM-Schlaf auftritt. Das Hypnogramm eines gesunden jungen Menschen zeigt zu Beginn der Nacht vermehrt Delta-Schlaf, welcher in den Morgenstunden weitgehend ausbleibt. Häufiger zu beobachten ist dagegen der REM-Schlaf in der zweiten Hälfte der Nacht.

Der Schlaf unterliegt dagegen nicht nur im Falle der Pathologie, sondern auch aufgrund der normalen Alterung erheblichen Veränderungen. **Abbildung 3** zeigt das Hypnogramm eines älteren Menschen. Der Schlaf ist dabei häufigen Unterbrechungen unterworfen, die schon in der ersten Hälfte der Nacht zu beobachten sind. Der Delta-Schlaf erscheint dabei als verringert, und außer der Verkürzung der REM-Schlaf-Dauer sind immer wieder Unterbrechungen zu beobachten.

Abbildung 4 zeigt das Hypnogramm eines Patienten mit Major Depression. Prominentes Merkmal ist auch hier eine gehäufte Unterbrechung, die allerdings bereits zu Beginn der Nacht zu beobachten ist. Schon sehr früh ist das Auftreten der ersten REM-Phase zu beobachten, was von gewissen Autoren als pathognomonisches Indiz für das Vorliegen einer Major Depression betrachtet wird. Bemerkenswert am vorliegenden Diagramm ist, dass die im Falle des jungen gesunden Menschen zu beobachtende „saubere" Strukturierung der Nacht weitgehend zerstört erscheint, indem die Schlafarchitektur, die rhythmische Abfolge der Zyklen, keine „saubere" Sukzession mehr erkennen lässt.

Die Polysomnographie ist eine aufwendige und auch kostenintensive Untersuchungsmethode. Die Frage der Verhältnismäßigkeit der diagnostischen Methoden stellt sich somit auch im Bereich der Diagnostik von Schlafstörungen. Wohl unter dem Eindruck der Kostenfolgen hat die Association of Sleep Disorder Centers (1979) Richtlinien erlassen, welche den Einsatz einer Polysomnographie rationalen Kriterien folgen lässt.

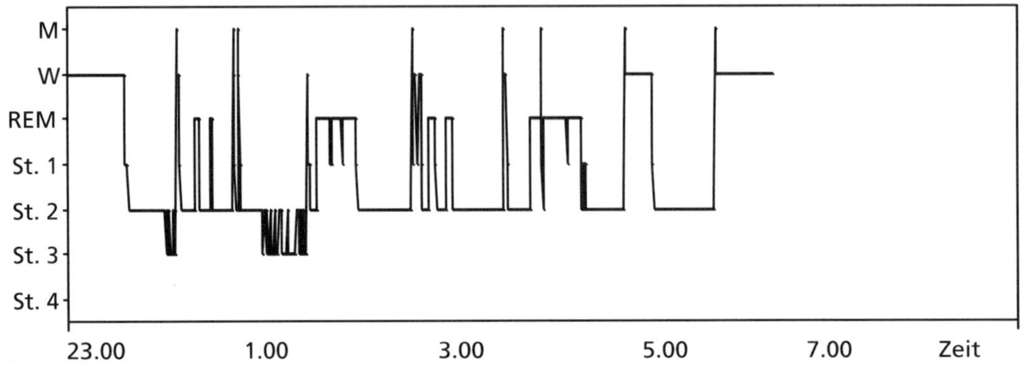

Abb. 3: Hypnogramm eines älteren gesunden Menschen

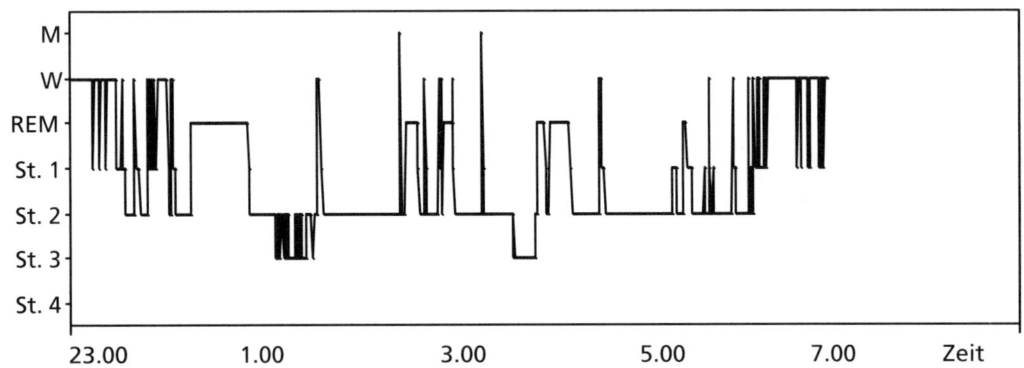

Abb. 4: Hypnogramm eines Patienten mit Major Depression

Diese Empfehlung ist Ausdruck von wissenschaftlichen Kriterien, standespolitischen Einflussnahmen (z. B. Neurologie versus Psychiatrie) und schließlich auch der Position von Kostenträgern, d. h. von den Krankenkassen. Daraus folgt auch, dass dieser Entscheidungsbaum in unterschiedlichen Ländern eine unterschiedliche Auslegung, zum Teil sogar unterschiedliche Äste aufweist. Obwohl der Stand der Wissenschaft nicht vor den Landesgrenzen Halt macht, sind die jeweiligen Standesorganisationen unterschiedlich bedeutsam, vor allem auch weil die Kostenträger bald mehr, bald weniger Einfluss auf die wissenschaftlich sinnvollen Untersuchungen nehmen.

Abbildung 5 zeigt die schematische Darstellung im Indikationsprozess bezüglich des Einsatzes der Polysomnographie.

Es zeigt sich, dass die Indikation für eine Polysomnographie nur unter bestimmten Umständen gestellt werden kann. Dies ist dann der Fall, wenn in der Exploration keine Klarheit bezüglich der Diagnose gewonnen werden kann oder wenn die Hinweise klar auf gewisse Formen der Schlafstörung deuten. Dabei handelt es sich um atmungsbezogene Schlafstörungen, eine zirkadiane Rhythmusstörung, das „restless legs"-Syndrom, Myoklonien sowie eine REM-Schlafstörung. Auch in diesem Falle ist die Indikation für eine Polysomnographie ge-

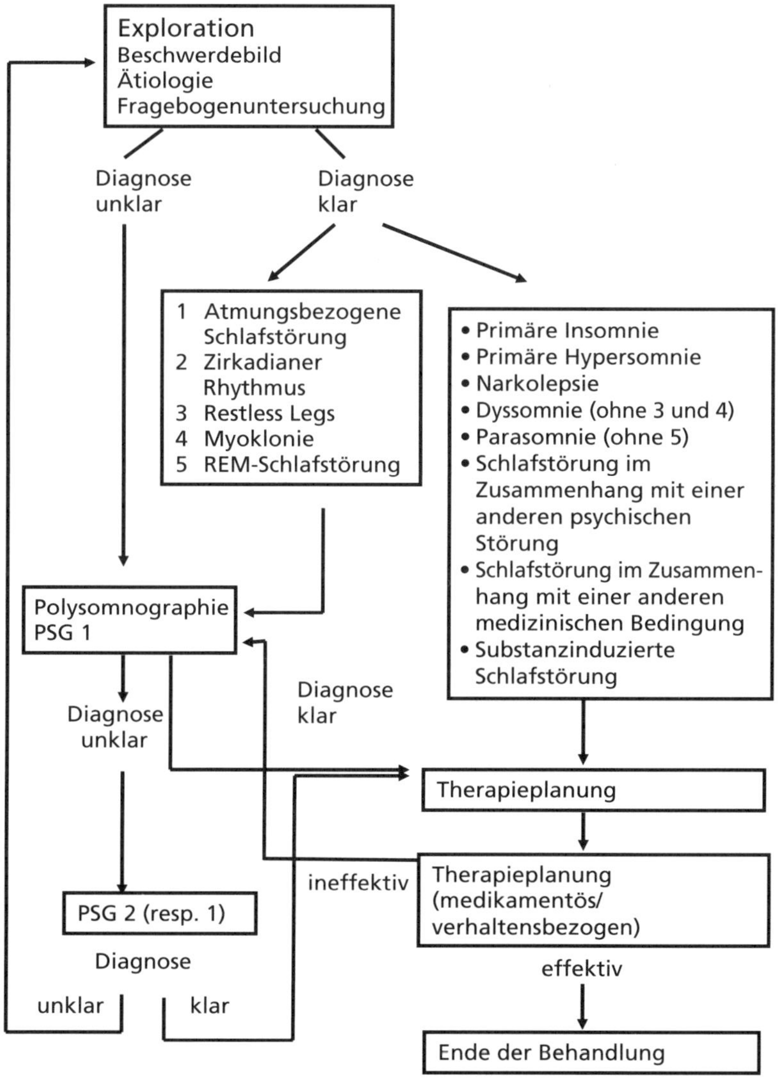

Abb. 5: Indikation zur Polysomnographie

geben. In allen übrigen Fällen dagegen kann bereits aufgrund der Exploration abschließend beurteilt und die Therapieplanung in Angriff genommen werden. In der Exploration sind die relevanten Informationen in Bezug auf eine Verhaltensänderung (so wie in diesem Kapitel dargelegt) zu erheben und stellen so die Grundlage für die Therapieplanung dar. Eine zweite Polysomnographie ist dann indiziert, wenn auch nach einer ersten polysomnographischen Ableitung noch keine eindeutigen Hinweise auf eine Diagnose vorliegen. Andernfalls ist erneut die Therapieplanung in Angriff zu nehmen. Falls die Therapie, sei sie medikamentös, sei sie verhaltensbezogen, ineffektiv ist, so ist erneut das Ableiten einer Polysomnographie in Erwägung zu ziehen.

5.5 Körperliche Untersuchung

Ergeben sich aus der Anamnese und Exploration Hinweise für körperliche (z. B. neurodegenerative, neuromuskuläre, kardiovaskuläre, pulmoale, endokrine, rheumatologische) Ursachen der Schlafstörung bzw. sollen diese ausgeschlossen werden, sind somatische Abklärungen nötig. In erster Linie handelt es sich um neurologische und internistische Untersuchungen, die von Fachpersonen durchgeführt werden. In schlafmedizinischen Einrichtungen erfolgen diese routinemäßig.

5.6 Nützliche Seiten im Internet

www.dgsm.de enthält neben zahlreichen Informationen aus Forschung und Praxis der Schlafmedizin auch Schlaftagebücher, die Epworth-Schläfrigkeitsskala und den Pittsburgh-Schlafqualitätsindex-Fragebogen zum Herunterladen.

www.schlafgestoert.de enthält Fachwissen rund um den Schlaf. Die gut strukturierte Seite enthält neben einem Schlaftagebuch auch die Epworth-Schläfrigkeitsskala und den Pittsburgh-Schlafqualitätsindex-Fragebogen mit Auswertungsmanual zum Herunterladen.

6 Perspektiven

Schlafstörungen stehen an der Schnittstelle unterschiedlicher Wissensgebiete. Dabei treffen nicht „nur" – wie bei vielen anderen psychischen Störungen – Psychologie und Psychiatrie aufeinander, sondern auch klassisch medizinische Disziplinen wie Neurologie und Pulmologie sind bei der Diagnostizierung bestimmter Krankheitsbilder aus dem Gebiet der Schlafstörungen von Bedeutung. Dieses Spannungsfeld dürfte auch die Weiterentwicklung der Untersuchung von Schlafstörungen prägen.

Für den Praktiker dagegen bleibt bedeutsam, über eine gute nosologische Kenntnis zu verfügen, um in der Lage zu sein, aufgrund einer Exploration die relevanten Informationen zu beschaffen, die für die Triagestellung „selber abschließend diagnostizieren und behandeln; Überweisung zu einem Fachkollegen; Überweisung an Schlaflabor" relevant sind.

Bei aller Weiterentwicklung medizinischer und apparativer Techniken werden sich gewisse Basisproportionen nicht elementar ändern. Primäre Schlafstörungen und Schlafstörungen im Zusammenhang mit anderen psychischen Störungen werden auch in Zukunft den größten Anteil aller Patienten mit Schlafstörungen ausmachen, gefolgt von Patienten mit einem Schlafapnoesyndrom. In diesen Störungsbereichen die relevanten diagnostischen Kenntnisse zu haben, um bereits in der Anamnese die relevanten Verdachtsmomente erkennen zu können, ist für den Praktiker unerlässlich. Dagegen sind Diskussionen wie sie unter Spezialisten geführt werden, z. B. über eine weitere Aufdifferenzierung der Narkolepsie in verschiedene Untergruppen, für Praktiker wenig bedeutsam.

Patienten mit Schlafstörungen machen in der Allgemeinpraxis einen relevanten Anteil des Klientels aus. Häufig haben auch Patientinnen mit psychischen Störungen Schlafprobleme. Neuere Forschungsergebnisse über Folgeerscheinungen und den damit verbundenen Kosten verdeutlichen die Relevanz einer frühzeitigen Erkennung und Behandlung von Schlafstörungen. Über angemessenes diagnostisches und interventionsrelevantes Wissen zu verfügen, wird auch in Zukunft unabdingbar dafür sein, dass eine möglichst frühe Erkennung von Schlafstörungen und eine fachlich korrekte Behandlung der Betroffenen gewährleistet werden kann.

Literatur

American Academy of Sleep Medicine (2005). *International classification of sleep disorders. Diagnostic and coding manual.* Rochester: American Academy of Sleep Medicine.

Association of Sleep Disorder Centres [ASDC] (Ed.). (1979). Diagnostic classification of sleep and arousal disorders. *Sleep, 2,* 1–137.

Backhaus, J. (1997). *Insomnie – Epidemiologie, Ätiologie, Psychotherapie.* Universität Freiburg, Dissertation.

Backhaus, J. & Riemann, D. (1999). *Schlafstörungen.* Göttingen: Hogrefe.

Bader, K. & Schäfer, V. (2005). Trauma und Schlaf – Ein Überblick. *Verhaltenstherapie, 15,* 244–253.

Benca, R. M., Obermeyer, W. H., Thisted, R. A. & Gillin, C. (1992). Sleep and Psychiatric Disorders. *Archiv General Psychiatry, 49,* 651–668.

Bloch, K. E., Schoch, O. D., Zhang, J. N. & Russi, E. W. (1999). German version of the Epworth Sleepiness Scale. *Respiration, 66,* 440–447.

Bootzin, R. R. & Engle-Friedman, M. (1981). The assessment of insomnia. *Behavioral Assessment, 3,* 107–126.

Borbély, A. A., Neuhaus, H. U., Mattmann, P. & Waser, P. G. (1981). Langzeitregistrierung der Bewegungsaktivität: Anwendung in Klinik und Forschung. *Schweizerische Medizinische Wochenschrift, 111,* 730–735.

Breslau, N., Roth, Th., Rosenthal, L. & Andreski, P. (1996). Sleep disturbances and psychiatric disorders: A longitudinal epidemiological study of young adults. *Biological Psychiatry, 39,* 411–418.

Bundesamt für Statistik (2002). *Schweizerische Gesundheitsbefragung 1987.* Neuchâtel, Bundesamt für Statistik, Sektion Gesundheit.

Buysse, D. J., Reynolds, C. F., Monti, T. H., Bermann, S. R. & Kupfer, D. J. (1989). The Pittsburgh Sleep Quality Index: A new instrument for psychiatric practice and research. *Psychiatry Research, 28,* 193–213.

Carskadon, M. A., Dement, W. C., Mitler, M. M., Roth, T., Westbrook, P. R. & Keenan, S. (1986). Guidelines for the multiple sleep latency test (MSLT): A standard measure of sleepiness. *Sleep, 9,* 519–524.

Duchna, H.-W. (2006). Schlafbezogene Atmungsstörungen – Neuauflage der Internationalen Klassifikation von Schlafstörungen (ICSD-2) der American Academy of Sleep Medicine (AASM). *Pneumologie, 60,* 568–575.

Finn, L., Young, T., Palta, M. & Fryback, D. G. (1998). Sleep-disordered breathing and self-reported general health status in the Wisconsin sleep cohort study. *Sleep, 21,* 701–706.

Fulda, S. & Schulz, H. (2001). Cognitive dysfunction in sleep disorders. *Sleep Medicine Review, 5,* 423–445.

Gillin, J. C., Smith, T. L., Irwin, M., Kripke, D. F. & Schuckit, M. (1990). EEG sleep studies in „pure" alcoholism during subacute withdrawal: Relationships to normal controls, age, and other clinical variables. *Biological Psychiatry, 27,* 477–488.

Görtelmeyer, R. (1981). Schlaffragebogen SF-A und SF-B. In CIPS (Hrsg.), *Internationale Skalen für Psychiatrie.* Weinheim: Beltz.

Hajak, G. (2001). Epidemiology of severe insomnia and its consequences in Germany. *European Archiv Psychiatry Clinical Neuroscience, 251,* 49–56.

Hauri, P. J. (1982). Evaluating disorders of initiating and maintaining sleep. In C. Guilleminault (Ed.), *Sleeping and waking disorders: Indications and techniques* (pp. 225–244). Menlo Park, Canada: Addison Wesley.

Hemmeter, U. (1997). Schlafstörungen bei Substanzmissbrauch und -abhängigkeit. In H. Schulz (Hrsg.), *Kompendium für Schlafmedizin für Ausbildung, Klinik und Praxis.* Landsberg: ecomed.

Hermann-Maurer, E. K. (1989). Psychotherapeutischer Umgang mit Insomniepatienten. *Schweizerisches Archiv Neurologie Psychiatrie, 140,* 260–270.

Hermann-Maurer, E. K., Jeker, R., Schoenenberger, G. A. & Schwander, J. (1994). Sleep, performance and mood. *Journal of Sleep Research, Suppl. 3,* 104.

Hoddes, E., Zarcone, V., Smythe, H., Philips, R. & Dement, W. (1973). Quantification of sleepiness: A new approach. *Psychophysiology, 10,* 431–436.

Hoddes, E., Zarcone, V., Smythe, H., Philips, R. & Dement, W. (1996). Stanford Schläfrigkeitsskala. In Collegium Internationale Psychiatriae Scalarum (CIPS) (Hrsg.), *Internationale Skalen für Psychiatrie* (4., überarbeitete und erweiterte Auflage, S. 137–139). Weinheim: Beltz.

Hoffmann, R. M., Rasch, Th., Schneider, G. & Heyden, Th. (1996). *Fragebogen zur Erfassung allgemeiner und spezifischer Persönlichkeitsmerkmale Schlafgestörter (FEPS-I und FEPS-II).* Göttingen: Hogrefe.

Hohagen, F., Käppler, C., Schramm, E., Rink, K., Weyerer, S., Riemann, D. & Berger, M. (1994). Prevalence of insomnia in elderly general practice attenders and the current treatment modalities. *Acta Psychiatrica Scandinavica, 90,* 102–108.

Johns, M. W. (1991). A new method for measuring daytime sleepiness: The Epworth sleepiness scale. *Sleep, 14,* 540–545.

Johns, M. W. (1992). Reliability and factor analysis of the Epworth Sleepiness Scale. *Sleep, 15,* 376–381.

Krishnan, V. & Collop, N. A. (2006). Gender differences in sleep disorders. *Current Opinion in Pulmonary Medicine, 12,* 383–389.

Lacks, P. (1991). Daily sleep diary. In M. Hersen & A. S. Bellach (Eds.), *Dictionary of behavioral assessment techniques.* New York: Pergamon.

Mendelson, W. B., Garnett, D., Gillin, J. C. & Weingartner, H. (1984). The experience of insomnia and daytime and nighttime functioning. *Psychiatry Research, 12,* 235–250.

Morin, C. M. (1993). *Insomnia: Psychological assessment and management.* New York: Guilford Press.

Ohayon, M. M. (2002). Epidemiology of insomnia: What we know and what we still need to learn. *Sleep Medicine Reviews, 6,* 97–111.

Ohayon, M. M. & Zulley, J. (1999). Prevalence of naps in the general population. *Sleep and Hypnosis, 1,* 88–97.

Perlis, M. L., Giles, D. E., Mendelson, W. B., Bootzin, R. R. & Wyatt, J. K. (1997). Psychophysiological insomnia: The behavioural model and a neurocognitive perspective. *Journal of Sleep Research, 6,* 179–188.

Pollmächer, T. & Lauer, C. (1992). Physiologie von Schlaf und Schlafregulation. In M. Berger (Hrsg.), *Handbuch des normalen und gestörten Schlafs* (S. 1–44). Berlin: Springer.

Quera-Salva, M. A., Orluc, A., Goldenberg, F. & Guilleminault, C. (1991). Insomnia and use of hypnotics: Study of a French population. *Sleep, 14,* 386–391.

Rechtschaffen, A. & Kales, A. (1968). *A manual of standardized terminology, techniques and scoring system for sleep stages of human subjects.* Los Angeles: UCLA Brain Information Service, Brain Research Institute.

Riemann, D. & Backhaus, J. (1996). *Behandlung von Schlafstörungen.* Weinheim: Beltz.

Sateia, M. J., Doghramji, K., Hauri, P. J. & Morin, Ch. M. (2000). Evaluation of chronic insomnia. *Sleep, 23,* 1–22.

Schneider, S. & Margraf, J. (2006). *DIPS. Diagnostisches Interview bei psychischen Störungen.* Heidelberg: Springer.

Schramm, E. (1992). Psychodiagnostische Erfassung von Schlafstörungen. In M. Berger (Hrsg.), *Handbuch des normalen und gestörten Schlafs* (S. 45–66). Berlin: Springer.

Schramm, E., Hohagen, F., Grasshoff, U. & Berger, M. (1991). *Strukturiertes Interview für Schlafstörungen.* Weinheim: Beltz.

Schramm, E. & Riemann, D. (1995). *Internationale Klassifikation der Schlafstörungen.* Weinheim: Psychologie Verlags Union.

Schulz, H. & Paterok, B. (1997). Schlafstörungen. In K. Hahlweg & A. Ehlers (Hrsg.), *Psychische Störungen und ihre Behandlungen* (S. 655–721). Enzyklopädie der Psychologie, Themenbereich D, Serie II, Klinische Psychologie, Band 2. Göttingen: Hogrefe.

Thorpy, M. J. (1988). Diagnosis, evaluation and classification of sleep disorders. In R. L. Williams, I. Karacan & G. A. Moore (Eds.), *Sleep disorders. Diagnosis and Treatment* (p. 3). New York: John Wiley & Sons.

Watson, R., Bakos, L., Compton, P. & Gawin, F. (1992). Cocaine use and withdrawal: The effect on sleep and mood. *American Journal of Drug and Alcohol Abuse, 18,* 21–28.

Weeß, H.-G. (2005). Diagnostik von Schlafstörungen. *Verhaltenstherapie, 15,* 220–233.

Weyerer, S. & Dilling, H. (1991). Prevalence and treatment of insomnia in the community: Result from the Upper-Bavarian Field-Study. *Sleep, 14,* 392–398.

Wilkinson, R. T. (1962). Muscle tension during mental work under sleep deprivation. *Journal of Experimental Psychology, 64,* 565–571.

Williams, R. L., Karacan, I. & Hursch, C. J. (1974). *Electroencephalography of human sleep. Clinical applications.* New York: John Wiley & Sons.

Zhang, B. & Wing, Y.-K. (2006). Sex differences in insomnia: A meta-analysis. *Sleep, 29,* 85–93.

30 Sexuelle Funktionsstörungen

Hertha Richter-Appelt

1 Einleitung
2 Erscheinungsformen und Vorkommen sexueller Funktionsstörungen
2.1 Phänomenologie
2.2 Epidemiologie
3 Klassifikatorische Diagnostik
3.1 Komorbidität
4 Vorgehen und Systematik der modifikationsorientierten Diagnostik
4.1 Anamnese
4.2 Problemanalyse
5 Psychometrische Verfahren zur Diagnostik sexueller Funktionsstörungen
6 Schlussfolgerungen und Ausblick
Literatur

1 Einleitung

Probleme im Bereich der Sexualität können viele verschiedene Formen annehmen. Sexuelle Verhaltens- und Erlebensweisen oder Beeinträchtigungen sollten nur dann als Störung bezeichnet werden, wenn entweder der oder die Betroffene selbst darunter leidet oder andere, die in unmittelbarem Kontakt mit der betroffenen Person stehen, in Mitleidenschaft gezogen werden. Eine Beeinträchtigung der sexuellen Funktionsfähigkeit kann eine adäquate Reaktion auf bestimmte Lebensumstände sein; eine eingehende Diagnostik soll eine Entscheidung ermöglichen, ob eine Therapie indiziert ist. Bancroft, Loftus und Long (2003) plädieren dafür, zwischen sexuellen Problemen und Sexualstörungen mit Krankheitswert zu unterscheiden (Richter-Appelt, 2000b). Die Unterscheidung zwischen sexuellen Funktionsstörungen, als psychogen bedingte Beeinträchtigungen, und sexuellen Dysfunktionen, als Folgen einer Vielzahl körperlicher oder auch exogen stofflich bedingter Einschränkungen, im deutschen Sprachgebrauch (s. u.) führt wegen der übergeordneten Bezeichnung der „Sexual Dysfunctions“ im Englischen leicht zu Verwirrungen (vgl. Sigusch, 2001b).

Fallbeispiel
Beim Erstkontakt berichtet ein Ehemann, er habe über ein halbes Jahr seine Ehefrau gepflegt, die an Brustkrebs erkrankt war, und sie im Sterben begleitet. Über viele Jahre hätten sie eine glückliche Ehe geführt und regelmäßig ohne Probleme sexuell verkehrt. Nach Ausbruch der Erkrankung seiner Frau habe seine sexuelle Erregungsfähigkeit etwas nachgelassen, was ihm und der Frau zunächst nicht weiter aufgefallen sei, da die Partnerin sich sehr zurückgezogen habe.

Ein halbes Jahr nach dem Tod der Frau habe der Mann eine neue Partnerin kennengelernt. Sie hätten sich sexuell nur sehr behutsam angenähert, da auch sie in letzter Zeit schwere Schicksalsschläge erlitten hatte. Beim ersten Koitusversuch habe die Erregung plötzlich nachgelassen, als der Mann den Penis einführen wollte. Ihm sei seine verstorbene Frau in den Sinn gekommen und er habe ihr gegenüber ein schlechtes Gewissen, das Gefühl fremdzugehen gehabt. Nach einigen Wochen sei diese Phantasie allerdings in den Hintergrund getreten und der Mann habe nun den Tod seiner Frau so weit überwunden, dass er sich auf die neue Partnerin einlassen konnte.
Es handelt sich hier um eine Beeinträchtigung der sexuellen Funktion, die keinen Krankheitswert hat. Gelingt es dem Mann nach einer angemessenen Zeit der Trauer allerdings nicht, wieder sexuell zu verkehren, muss man von einer sexuellen Funktionsstörung nach nicht bewältigtem Verlust sprechen.

In den internationalen Klassifikationssystemen der ICD-10 und des DSM-IV-TR werden Symptome im Bereich der Psychosexualität zusammengefasst unter Störungen

- der sexuellen Funktion,
- der sexuellen Präferenz (Paraphilien) und
- der Geschlechtsidentität (Transsexualität).

Eine Beeinträchtigung der Reproduktionsfähigkeit fällt in den Klassifikationssystemen psychischer Störungen nicht unter die Störungen der sexuellen Funktion und Geschlechtsidentität.
In letzter Zeit werden oft auch Störungen in Folge sexueller Traumatisierungen zu den sexuellen Störungen gerechnet, sexueller Missbrauch ist aber keine Diagnose (Richter-Appelt, 1997).
Zu wenig Beachtung bei der Klassifikation von sexuellen Störungen findet die Tatsache, dass sexuelles Funktionieren für sich betrachtet noch kein Zeichen von sexueller Gesundheit und das Auftreten einer sexuellen Funktionsstörung kein Zeichen von psychischer Erkrankung sein muss. Die Weltgesundheitsorganisation hat daher in Abgrenzung zur Definition sexueller Funktionsstörungen „Sexuelle Gesundheit“ definiert. „Sexuelle Gesundheit ist der Zustand körperlichen, emotionalen, geistigen und sozialen Wohlbefindens bezogen auf die Sexualität. Sie ist nicht primär das Nicht-Vorhandensein einer Krankheit, Dysfunktion oder Behinderung. Sexuelle Gesundheit erfordert sowohl eine positive, respektvolle Herangehensweise an Sexualität und sexuelle Beziehungen als auch die Möglichkeit lustvoller und sicherer sexueller Erfahrungen frei von Unterdrückung, Diskriminierung und Gewalt. Um sexuelle Gesundheit zu erreichen und aufrechtzuerhalten, müssen die sexuellen Rechte aller Personen respektiert, bewahrt und erfüllt werden“ (WHO, 2006, S. 4; Übers. d. V.).
In dieser Arbeit soll auf die sexuellen Funktionsstörungen näher eingegangen werden, nicht jedoch auf die Störungen der Sexualpräferenz und die Störungen der Geschlechtsidentität.

2 Erscheinungsformen und Vorkommen sexueller Funktionsstörungen

2.1 Phänomenologie

Unter sexuellen Funktionsstörungen versteht man eine Beeinträchtigung der sexuellen Funktionsfähigkeit beim (heterosexuellen) Geschlechtsverkehr mit Penetration. Sexuelle Funktionsstörungen werden nach dem linearen, am zeitlichen Ablauf orientierten Erregungsmodell während eines Geschlechtsverkehrs operationalisiert (Sexueller Reaktionszyklus nach Masters & Johnson, 1966). Sie beschreiben einen Mangel oder eine Verminderung des sexuellen Verlangens, eine Behinderung beim Koitus mit Penetration (Eindringen), ein Ausbleiben bzw. eine fehlende Kontrolle über das Auftreten des Orgasmus oder der Ejakulation, organisch nicht bedingte Schmerzen beim Koitus sowie eine mangelnde Befriedigung bei ungestörtem Ablauf des Koitus. Dieser lineare Ansatz wurde in den letzten Jahren allerdings kritisiert bzw. insgesamt in Frage gestellt. Vor allem die Komplexität von Auslösesituationen für sexuelles Verlangen und sexuelle Erregbarkeit wird kritischer diskutiert sowie die Überlappung einzelner Phasen (z. B. Basson, Althof, David, Fugl-Meyer & Goldstein, 2004). So mögen Frauen viele Gründe haben, sexuelle Aktivitäten zu initiieren, wie etwa um Zuneigung zu einem Partner auszudrücken, aus Lust auf sexuelle Erregung, auf sexuelle Nähe oder um den Partner zu befriedigen. Motivation und Wünsche für sexuelle Handlungen gewinnen zunehmend an Bedeutung und sollten sowohl in der klassifikatorischen wie auch in der modifikationsorientierten Diagnostik berücksichtigt werden (Basson, 2005).

In der Symptomgruppe F 52 des ICD-10 („Sexuelle Funktionsstörungen, nicht verursacht durch eine organische Störung oder Krankheit") werden nur diejenigen sexuellen Funktionsstörungen beschrieben, die nicht Ursache einer organischen Störung oder Erkrankung sind. Sigusch (2001a) unterscheidet zwischen sexuellen Dysfunktionen bei Symptomen mit vorwiegend körperlicher Ursache und funktionellen Sexualstörungen bei psychisch bedingten Beeinträchtigungen der sexuellen Funktion.

Auf biologische Grundlagen sexueller Funktionen und Funktionsstörungen hier weiter einzugehen, würde den Rahmen sprengen. Der Zusammenhang zwischen sexueller Funktion und Hormonen wurde in letzter Zeit vermehrt diskutiert. Goldstein, Traish, Kim und Munarriz (2004) geben einen guten Überblick über die Bedeutung der Hormone bei der Frau sowie Benson (1994) beim Mann. Einen Überblick zur Physiologie sexueller Funktionsstörungen beim Mann findet man bei Kandeel, Koussa und Swerdloff (2001).

Die Klassifikation der sexuellen Funktionsstörung berücksichtigt nicht die Partnerbeziehung einer betreffenden Person. Die Diagnose kann sowohl bei gelegentlich stattfindendem Geschlechtsverkehr in Zufallsbekanntschaften, wie auch in einer langanhaltenden Partnerbeziehung, in manchen Fällen auch ohne Vorhandensein von Partnerbeziehungen bzw. sogar Kontakten vergeben werden.

Sexuelle Funktionsstörungen können primär organisch oder seelisch bedingt sein. Man kann jedoch davon ausgehen, dass eine Beeinträchtigung der Sexualität immer auch seelische Auswirkungen hat. Während in den 70er und 80er Jahren des 20. Jahrhunderts davon ausgegangen wurde, dass um die 80 % der sexuellen Funktionsstörungen v. a. beim Mann psychogen bedingt seien, wurde in letzter Zeit dem organischen Faktor wieder eine größere Bedeutung beigemessen. Weder eine Überschätzung der psychischen Faktoren noch eine Überbetonung des organischen Faktors wird dem Phänomen der sexuellen Funktionsstörungen jedoch gerecht (vgl. Charlton & Quatman, 1997).

Sexuelle Funktionsstörungen können bei den verschiedensten Persönlichkeitsausprägungen auftreten und müssen immer in Beziehung zu diesen gesehen werden. Eine ungestörte sexuelle Funktion ist per se kein Zeichen von zufriedenstellender Sexualität (man denke nur an eine Vergewaltigung) und auch nicht möglicherweise Indiz für eine gesunde Persönlichkeit. Eine sexuelle Funktionsstörung kann wiederum eine adäquate Reaktion auf eine Situation sein (z. B. nach dem Tod eines Partners) und hat nicht a priori und in jedem Fall Krankheitswert. Es ist daher sinnvoll, zwischen physiologischen und psychologischen Aspekten sexueller Erregung zu unterscheiden. Für alle Funktionsstörungen gilt, dass die oder der Betroffene unter Leidensdruck stehen muss, damit das Phänomen als Störung klassifiziert werden kann.

Zusätzlich zur Feststellung des Vorliegens einer aktuellen sexuellen Funktionsstörung sollten auch die Bedingungen erhoben werden, unter denen diese Störung auftritt bzw. aufgetreten ist. Wenn sie nur bei den ersten sexuellen Aktivitäten überhaupt vorgekommen ist, wird sie als initial gekennzeichnet. Dies ist bei vielen Jugendlichen zu beobachten, und man sollte hier noch nicht von einer Störung sprechen. Besteht eine Beeinträchtigung der sexuellen Funktion von Anfang an, so bezeichnet man sie als primär, ist sie erst nach einer Zeit ungestörter sexueller Interaktion aufgetreten, wird sie als sekundär klassifiziert. Ein weiterer Gesichtspunkt der Differentialdiagnose ist die Frage, ob die Beeinträchtigung akut oder chronisch aufgetreten ist, und schließlich, wie bedeutsam situative, v. a. aber auch partnerbezogene Faktoren sind.

2.2 Epidemiologie

Wiederholt konnte in bevölkerungsrepräsentativen und klinischen Studien gezeigt werden, dass es sich bei den sexuellen Funktionsstörungen um ein weit verbreitetes Phänomen handelt. Dabei ist vorrangig zu klären, wann man tatsächlich von einem Problem mit Krankheitswert sprechen kann (Bancroft et al., 2003; Matthiesen & Hauch, 2004). In vielen Fällen wurde nach sexuellen Problemen in den letzten vier Wochen gefragt (z. B. Bancroft et al., 2003), und es ist fraglich, inwiefern sich derartige Aussagen auf klinische Populationen übertragen lassen. Laumann, Gagnon, Michael und Michaels (1994) bzw. Laumann, Paik und Rosen (1999) befragten in den USA im Rahmen von repräsentativen Untersuchungen über 3000 Personen aus der Allgemeinbevölkerung nach sexuellen Problemen in den letzten 12 Monaten und fanden bei den Frauen besonders häufig Lustlosigkeit als Problem, bei den Männern Probleme mit frühzeitigem Orgasmus bzw. Ejakulation (s. **Abb. 1**). Erst kürzlich wurde allerdings von Laumann selbst eingeräumt, dass bei derartigen Studien soziokulturelle Faktoren und Fragen der Herkunft (hispanisch oder „weiß") mehr Berücksichtigung finden müssten (Laumann & Kang, 2005).

In einer Überblicksarbeit zur Prävalenz sexueller Funktionsstörungen monieren Simons und Carey (2001) die methodischen Probleme vieler Studien. Oft ist nicht deutlich, ob es sich um sexuelle Probleme oder sexuelle Störungen mit Krankheitswert handelt. Auch hat sich die Diagnosestellung über die letzten Jahrzehnte, v. a. was die Frauen angeht, verändert. Wurde in den 1970er Jahren in Anlehnung an die männliche Sexualität dem weiblichen Orgasmus eine besondere Bedeutung beigemessen, steht in den letzten Jahren die sexuelle Lustlosigkeit viel mehr im Vordergrund. Dies kann an der besseren Aufklärung der Bevölkerung liegen, aber auch an einer veränderten Betrachtung der Sexualität durch die Therapeuten. Schmidt (2001) beschreibt, wie sich das Klientel der Poliklinik der Abteilung für Sexualforschung in Hamburg über drei Jahrzehnte verändert hat (s. **Abb. 2 und 3**).

Während bei Frauen die Häufigkeit von Orgasmus- und Erregungsstörungen zwischen den 70er und den 90er Jahren des 20. Jahrhunderts deutlich abnahm und die Lustlosigkeit deutlich zunahm, konnte man bei den Männern keine so drastischen Veränderungen beobachten, wenngleich auch hier die Erektionsstörungen abnahmen und die Lustlosigkeit zunahm.

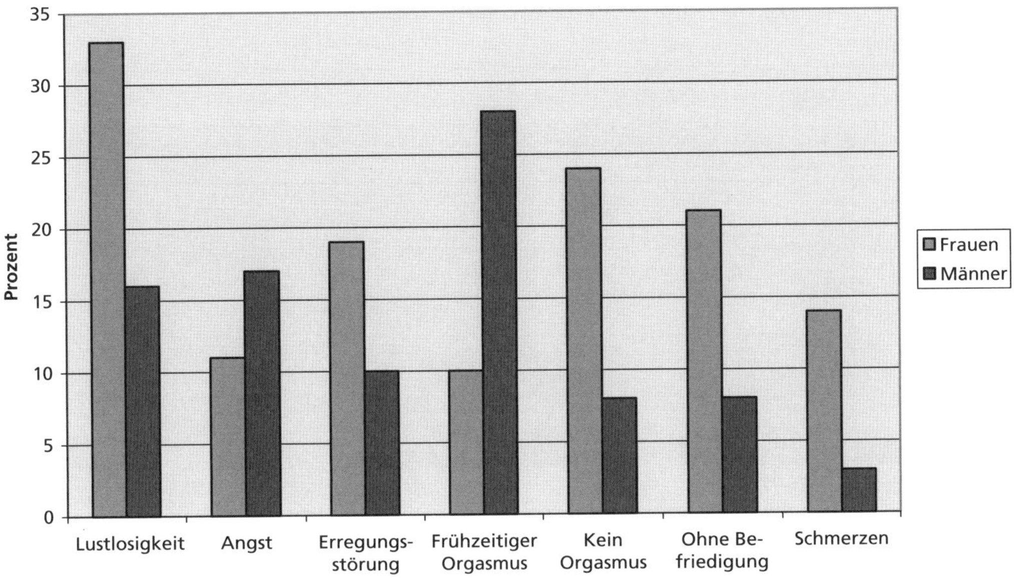

Abb. 1: Häufigkeiten sexueller Störungen und Probleme während der letzten zwölf Monate (nach Laumann, 1994; n = 3432)

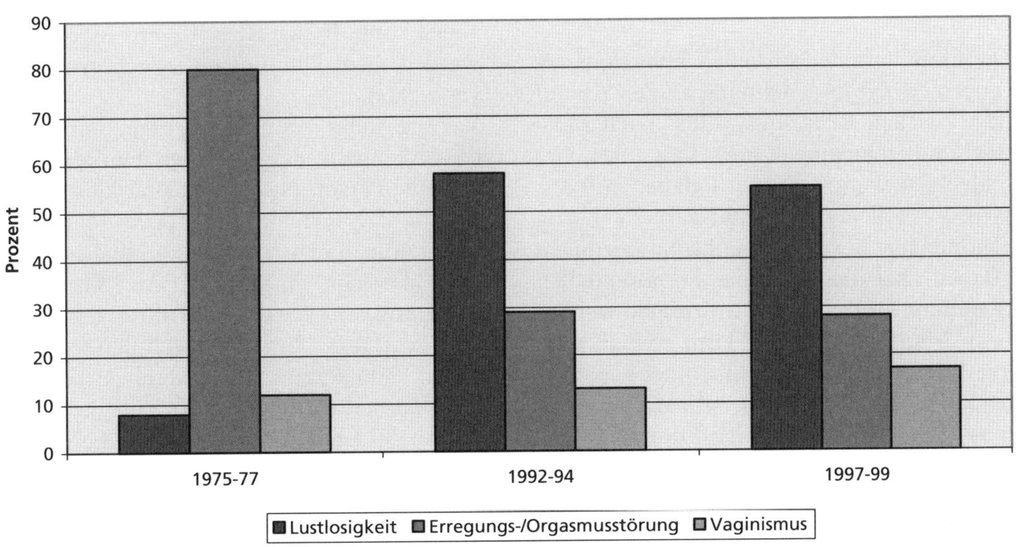

Abb. 2: Veränderungen der sexuellen Störungen bei Frauen (nach Schmidt, 2001)

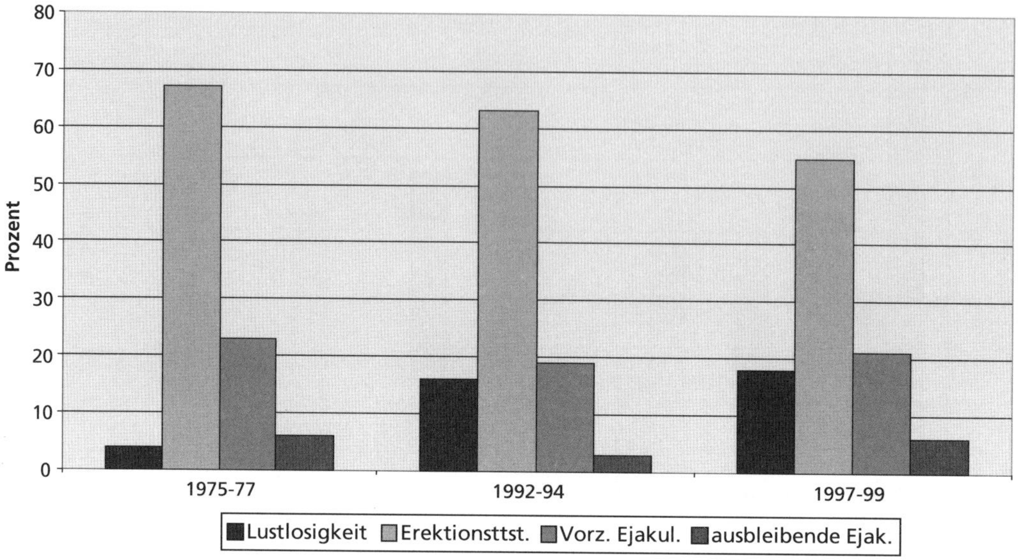

Abb. 3: Veränderungen der sexuellen Störungen bei Männern (nach Schmidt, 2001)

3 Klassifikatorische Diagnostik

Die Einteilung der sexuellen Funktionsstörungen erfolgt in Anlehnung an den Ablauf des sexuellen Reaktionszyklus' nach Masters und Johnson (1966) bzw. des Geschlechtsverkehrs. Es wird dabei auf den heterosexuellen Geschlechtsverkehr Bezug genommen. Sexuelle Funktionsstörungen können aber auch in einer homosexuellen Beziehung auftreten. Die Störungen werden beim Mann und bei der Frau zeitlich analog differenziert und kommen bei Personen beiderlei Geschlechts vor. Nur der Vaginismus (Scheidenkrampf) der Frau und Störungen im Zusammenhang mit dem Samenerguss sind geschlechtsspezifisch (vgl. auch Fagan, 2004; Gromus, 2002; Hauch, 2006; Hoyndorf, 2005; Kämmerer & Rosenkranz, 2001; Kockott & Fahrner, 2004; Marthol & Hilz, 2004; Richter-Appelt, 2007; Sowers, Rowe & McCarter, 2005).

Beim Mann müsste zwischen Orgasmus und Ejakulation (Samenerguss) unterschieden werden, da es einen Orgasmus ohne Ejakulation und eine Ejakulation ohne Orgasmus (v. a. auch unter Psychopharmaka) geben kann. In den Klassifikationssystemen werden diese Phänomene jedoch synonym verwendet.

Vorweg muss erwähnt werden, dass sich die Diagnostik der sexuellen Funktion oft auf eine Person beschränkt und keine Diagnostik der sexuellen Interaktion darstellt. Dies kann zu einer missverständlichen Aussage über eine einzelne Person führen. So kann etwa die sexuelle Lustlosigkeit einer Frau fast ausschließlich durch den frühzeitigen Samenerguss des Mannes bedingt sein. Ferner wurde v. a. noch in den 70er Jahren des letzten Jahrhunderts oft eine Orgasmusstörung bei einer Frau diagnostiziert, ohne die Art und Dauer der sexuellen Stimulierung durch den Mann mit zu berücksichtigen. In vielen anderen Bereichen, z. B. bei Psychosen oder Depressionen, aber auch bei Paraphilien und Störungen der Geschlechtsidentität ist eine Ein-Personen Diagnostik durchaus gerechtfertigt. Da sich jedoch die sexuelle Funktionsstörung vorwiegend auf die interaktionelle Situation bezieht, dürfte diese auch in der klassifikatorischen Diagnostik nicht vernachlässigt werden. Eine international anerkannte Klassifikation der sexuellen Interaktionsstörung existiert bisher noch nicht. Die im DSM-IV-TR formulierte Bedingung für eine sexuelle Störung, dass diese zu deutlichem Leiden oder zu zwischenmenschlichen Schwierigkeiten führen muss, reicht nicht aus, um den interaktionellen Aspekt zu erfassen. Nur eine genaue Verhaltensbeschreibung und die Erfassung von damit einhergehenden Gefühlen, Phantasien und Erlebnissen können etwas über die Qualität einer sexuellen Interaktion, die Auftretensbedingungen und Mechanismen der Aufrechterhaltung aussagen.

Verminderte sexuelle Appetenz (F 52.0)
Hauptmerkmal der sexuellen Appetenzstörung ist ein Mangel oder Fehlen sexueller Phantasien und sexuellen Verlangens. Diese Symptomatik wird häufig auch als sexuelle Lustlosigkeit bezeichnet. Die Diagnose sollte nur gestellt werden, wenn sie nicht Folge einer anderen sexuellen Funktionsstörung ist. Eine Störung der sexuellen Appetenz schließt sexuelle Befriedigung oder Erregung bei sexuellen Aktivitäten nicht aus. Der Annahme, dass diese Störung eine typisch weibliche Störung sei, muss widersprochen werden, wenngleich sie bei Frauen häufiger zu beobachten ist als bei Männern. Es stimmt jedoch, dass diese Problematik in den letzten Jahrzehnten häufiger diagnostiziert wurde, sowohl bei Männern wie auch bei Frauen (Schmidt, 2001).

Fallbeispiel
Ein Patient kommt wegen Lustlosigkeit in die Sprechstunde. Er lebe seit sieben Jahren in einer festen Partnerschaft und habe kaum Interesse an einer gemeinsamen Sexualität. Er gehe lieber schlafen oder sehe fern. Die Initiative zur Sexualität sei bisher fast immer von der Partnerin ausgegangen, sie würde „betteln" und er würde dann schließlich nachgeben. Im Nachhinein sei die gemeinsame Sexualität dann auch inklusive Vorspiel immer sehr schön gewesen und er habe es genießen können. Erektionsprobleme oder Schmerzen habe er keine und er würde auch nicht verfrüht zum Orgasmus kommen. Er befriedige sich etwa einmal in der Woche selbst unter Verwendung von „Heteropornos", wovon die Frau allerdings nichts wisse. In der Zwischenzeit habe die Frau keine Lust mehr, die Initiative zu übernehmen, und es gäbe auch häufig Streit. Sie beide würden nun sehr früh aufstehen und viel arbeiten, so dass sie vor lauter Müdigkeit nicht merken würde, wie sehr ihr die Sexualität fehlt. Er befürchte aber, seine Freundin zu verlieren und bittet daher um Hilfe.

Die Beeinträchtigung der Appetenz kann organisch bedingt sein, v. a. wenn sie von Anfang an besteht oder plötzlich oder schleichend ohne ersichtlichen Grund auftritt. Häufig tritt sie nach einschneidenden Lebensereignissen wie etwa nach der Geburt eines Kindes, dem Verlust einer bedeutsamen Bezugsperson oder dem Auftreten einer Krankheit auf, die jedoch in keinem unmittelbaren Zusammenhang mit der Sexualität stehen muss. Sie kann auch als Nebenwirkung einer Medikation beobachtet werden.

Sexuelle Aversion (F 52.10)
Unter sexueller Aversion versteht man eine Abneigung gegenüber genitalen Kontakten mit einem Sexualpartner und eine damit einhergehende Vermeidung solcher Situationen bei bestehendem Leidensdruck des Betroffe-

nen oder dessen Lebenspartners. Häufig geht dieses Problem mit einer Schwierigkeit einher, sich körperlich berühren zu lassen.

Mangelnde sexuelle Befriedigung (F 52.11)
Bei einer Störung der sexuellen Befriedigung führen sexuelle Aktivitäten trotz ungestörter sexueller Reaktionsfähigkeit und der Fähigkeit, Geschlechtsverkehr durchführen zu können, nicht zu einer Befriedigung. Gerade an dieser Störung wird die Differenzierung in physiologische und psychologische Anteile sexueller Erregung sichtbar. Häufig ist diese nach „Fremdgehen" des Partners bzw. der Partnerin zu beobachten, und es stellt sich dann die Frage, wann man hier von einer sexuellen Störung sprechen sollte.

Versagen genitaler Reaktionen
Die Erregungsstörung der Frau und die Erektionsstörung beim Mann werden im ICD-10 unter F 52.2 zusammengefasst.

Störung der sexuellen Erregung bei der Frau (F 52.2)
Als Erregungsstörung der Frau wird eine anhaltende und wiederkehrende Unfähigkeit verstanden, eine adäquate Lubrikation (Feuchtwerden der Scheide) und ein Anschwellen der äußeren Genitalien bei sexueller Erregung zu erlangen. Häufig handelt es sich hier um eine psychisch bedingte Hemmung sexueller Erregbarkeit, die biographisch erklärt werden kann. Sie kann aber auch hormonelle Ursachen haben, etwa in Zusammenhang mit zyklusbedingten Hormonstörungen, einer Veränderung des Hormonstatus im Klimakterium oder in Folge der Einnahme bestimmter Hormonpräparate. Auch Erkrankungen der Vulva können zu einer Erregungsstörung der Frau führen (Richter-Appelt & Karg, 2005).

Erektionsstörung beim Mann (F 52.2)
Unter einer Erektionsstörung versteht man die anhaltende oder wiederkehrende Unfähigkeit, eine adäquate Erektion zu erreichen oder bis zur Beendigung der sexuellen Aktivität aufrechtzuerhalten. Gerade bei diesem Störungsbild ist es wichtig, differentialdiagnostisch organische Ursachen auszuschließen. Die Exploration nächtlicher und morgendlicher Erektionen sowie der Erektionsfähigkeit bei Masturbation und bei eventuellen sexuellen Erfahrungen außerhalb einer bestehenden Partnerschaft müssen hier berücksichtigt werden. Handelt es sich um eine komplette Erektionsstörung in allen Situationen, sollte auf jeden Fall eine organmedizinische Diagnostik erfolgen. Tritt die Störung nur beim Sexualverkehr mit der Partnerin auf, kann man mit hoher Wahrscheinlichkeit davon ausgehen, dass es sich um eine psychogene Erektionsstörung handelt. Nebenwirkungen von Medikamenten und andere Erkrankungen müssen ebenfalls berücksichtigt werden.

Weibliche Orgasmusstörung (F 52.3)
Unter der weiblichen Orgasmusstörung versteht man eine anhaltende oder wiederkehrende Verzögerung oder ein Fehlen des Orgasmus nach einer normalen sexuellen Erregungsphase. Das Störungsbild muss deutliches Leiden oder zwischenmenschliche Schwierigkeiten verursachen. Das wichtigste Sexualorgan der Frau für das Erleben sexueller Erregung ist die Klitoris. Ein Orgasmus, der nur durch Reizung der Klitoris zustande kommt, sollte auf keinen Fall als Orgasmusstörung klassifiziert werden. Nicht selten steckt hinter einer derartigen Problematik eine unrealistische Vorstellung weiblicher Sexualität der Frau oder des Partners, der es als narzisstische Kränkung erlebt, nicht durch das Einführen des Penis in die Vagina sondern durch Reizung der Klitoris beim Geschlechtsverkehr die Frau zum Höhepunkt zu bringen. Eine organisch bedingte Orgasmusstörung bei der Frau ist extrem selten. Sie tritt vielmehr als Zeichen sexueller Hem-

mung oder als Folge sexuell traumatisierender Erfahrungen auf.

Männliche Orgasmusstörungen (F 52.3)
Unter der Orgasmusstörung des Mannes versteht man eine anhaltende oder wiederkehrende Verzögerung oder ein Fehlen des Orgasmus nach einer normalen sexuellen Entwicklung. Genau genommen handelt es sich um ein Fehlen der Ejakulation und des Orgasmus. Diese Störung wird daher häufig als Ejaculatio deficiens bezeichnet.

Ejaculatio Praecox (F 52.4)
Als frühzeitigen Samenerguss (Ejaculatio praecox) bezeichnet man ein anhaltendes oder wiederkehrendes Einsetzen (des Orgasmus und) der Ejakulation bereits bei minimaler Stimulierung vor (ante portas), bei oder kurz nach der Penetration und bevor die Person es wünscht. Wenngleich dieses Problem sehr oft in Kombination mit einer Erregungsstörung auftritt, sollte es auf jeden Fall getrennt diagnostiziert werden. Es handelt sich um das bei Männern am häufigsten zu beobachtende Problem, das v. a. bei jungen Männern klinisch zu beobachten ist und mit zunehmendem Alter abnimmt. In einer nichtklinischen Stichprobe gaben 28 % der befragten Männer an, im letzten Jahr gelegentlich unter diesem Problem gelitten zu haben (Laumann et al., 1994).

Vaginismus (nicht aufgrund eines medizinischen Krankheitsfaktors; F 52.5)
Unter einem Scheidenkrampf (Vaginismus) versteht man die wiederkehrende oder anhaltende unwillkürliche Kontraktion der perinealen Muskulatur im äußeren Drittel der Vagina, wenn eine vaginale Penetration mit dem Penis, dem Finger, einem Tampon oder einem Spekulum versucht wird. In diesem Fall handelt es sich nicht um Schmerzen durch Berührung oder Reizung der Haut, sondern bedingt durch eine Verengung der Scheide.
Besonders wichtig ist es hier, zu berücksichtigen, dass Frauen mit einer vaginistischen Symptomatik in der Regel nicht unter Lustlosigkeit leiden, meist in länger andauernden Partnerbeziehungen leben und ein aktives Sexualleben mit anderen Formen der Sexualität (Petting) leben. Oft suchen Paare mit einer derartigen Problematik erst dann therapeutische Hilfe, wenn ein Kinderwunsch vorliegt. Diese Symptomatik ist fast immer psychogen bedingt. Reale Erfahrungen im Zusammenhang mit übenden Verfahren im Sinne einer systematischen Desensibilisierung in vivo führen in der Regel zu einer Besserung der Symptomatik. Wiederholt wurde dabei die Verwendung von Hegarstiften als wichtige Hilfsmittel beschrieben. Begleitend müssen aber auch Ängste vor dem Eindringen und Verletztwerden Berücksichtigung finden.

Dyspareunie (nicht aufgrund eines medizinischen Krankheitsfaktors; F 52.6)
Als Dyspareunie werden genitale Schmerzen verstanden, die mit dem Geschlechtsverkehr einhergehen. Hier handelt es sich um Schmerzen, die unmittelbar beim Einführen des Penis auftreten, nicht um diffuse Schmerzen im Unterleib und nicht um Schmerzen im Zusammenhang mit einer Verkrampfung. Bei diesem Krankheitsbild sollte auf jeden Fall eine medizinische Untersuchung angeordnet werden, um Pilzinfektionen oder andere Erkrankungen, wie etwa das Vorhandensein eines HP-Virus auszuschließen, welches auch ansteckend sein kann.

Fallbeispiel
Ein Paar, das seit fünf Jahren verheiratet ist und sich seit 12 Jahren kennt, möchte eine Therapie machen, da es keinen Geschlechtsverkehr mehr ausüben könne, der Kinder-

wunsch jedoch immer dringlicher werde. Sie berichten ein intensives, zufriedenstellendes Sexualleben. Geschlechtsverkehr hätten sie jedoch nach einigen Versuchen zu Beginn der Beziehung vermieden, da die Frau sich zu sehr verkrampfe, wenn er in sie eindringen möchte.
Die Frau berichtet, dass sie ein unerwünschtes Kind gewesen sei. Sie nimmt an, dass ihre Eltern nach ihrer Geburt kaum mehr miteinander sexuell verkehrt hätten. Die Aufklärung durch die Mutter habe sie als traumatisch erlebt und sie verspüre großen Ekel vor ihrem Menstruationsblut. Sie habe große Angst, der Mann könnte ihr Verletzungen zufügen, wenn er in sie eindringen würde. Auch wenn sie sich nicht als vollwertige Frau erlebe, sei sie sich sicher, dass er sie nie verlassen würde, da er sie ja so akzeptiere, wie sie sei. Er hingegen reagiert schnell mit Eifersucht, ist sich aber sicher, dass seine Frau nicht untreu werden könne, da sie ja die Symptomatik des Vaginismus habe.

Gesteigertes sexuelles Verlangen (F 52.7)
Hierunter versteht man eine Zunahme des sexuellen Verlangens, das psychisch bedingt ist und nicht als Folge einer anderen (psychischen) Erkrankung auftritt.
Differentialdiagnostisch ist es wichtig zu prüfen, ob es sich um ein suchtartiges Verhalten handelt, d. h., dass es bei Nicht-Ausleben sexueller Aktivitäten zu Impulsdurchbrüchen, Angstzuständen oder Aggressivität gegen andere kommt. Tritt ein gesteigertes sexuelles Verlangen plötzlich auf, ist immer an eine organisch bedingte (z. B. durch einen Tumor der Nebennierenrinde) Veränderung des Verlangens zu denken. Wenngleich derartige Verhaltensweisen häufiger bei Männern zu beobachten sind, findet man sie auch bei Frauen.

3.1 Komorbidität

Sexuelle Störungen können entweder in Folge bestimmter Erkrankungen oder gemeinsam mit bestimmten Erkrankungen, aber auch bedingt durch bestimmte medikamentöse Behandlungen auftreten.
Sexuelle Funktionsstörungen können bei einer Reihe anderer psychischer Störungen auftreten (vgl. Heiman, 2002; West, Vinikoor & Zolnoun, 2004). Die höchste Komorbidität zwischen sexuellen Funktionsstörungen und psychischen Störungen findet man zwischen affektiven Erkrankungen und Angststörungen und vor allem Erregungsstörungen von Frauen (vgl. Araujo, Durante, Feldman, Goldstein & McKinlay, 1998; Dunn, Croft & Hackett, 1999; Kessler, Zhao, Blazer & Swartz, 1997; Kessler, McGonagle, Swartz & Blazer, 1993; Segraves, 2002; van Lankveld & Grotjohan, 2000). Gehäuft finden sich Orgasmusprobleme bei Personen mit übermäßigem Marijuana- und Alkoholkonsum (Johnson, Phelps & Cottler, 2004; Richter-Appelt & Moldzio, 2005; Warner, Kessler, Hughes, Anthony & Nelson, 1995).
Sigusch (2001b) führt folgende Krankheitsgruppen als mögliche körperliche Ursachen für sexuelle Dysfunktionen auf: Nervale Erkrankungen und Traumen, endokrine und metabolische Erkrankungen, kardiovaskuläre Erkrankungen, urogenitale Fehlbildungen, Erkrankungen und Traumen, operative Eingriffe im Abdominal-, Becken- und Urogenitalbereich sowie Alkohol- und Drogenmissbrauch. In manchen Fällen lässt sich das Auftreten der sexuellen Funktionsstörungen durch Veränderungen des Hormonhaushalts (z. B. bei Leberzirrhose) erklären. Des Weiteren beschreibt der Autor sexuelle Funktionsstörungen in Folge operativer Eingriffe wie etwa nach Mastektomie, Prostataektomie und Hysterektomie.
In der psychotherapeutischen Praxis werden oft die Nebenwirkungen von Medika-

menten als Mitauslöser sexueller Funktionsstörungen übersehen. Hier führt Sigusch (2001b) folgende Arzneimittelgruppen an: Herz-Kreislauf-Mittel, insbesondere Antihypertensiva, Psychopharmaka, Hormone und Antihormone, Magen-Darm Mittel, Parkinson- Mittel u. a. m.
In den meisten Fällen kommt es zu einer Verminderung der Libido oder einer Verzögerung der Orgasmusfähigkeit. Unter Psychopharmaka kann es jedoch auch zu einer retrograden Ejakulation kommen, was v. a. bei psychotischen Patienten mit Störungen der Körperempfindungen zu Irritationen führen kann. Fälschlicherweise wird immer wieder beschrieben, dass depressive Verstimmungen mit einer Minderung des sexuellen Verlangens einhergehen. Die wenigen Fälle, bei denen es unter depressiver Verstimmung zu einer Zunahme der sexuellen Appetenz (v. a. im Zusammenhang mit Paraphilien) kommen kann, werden oft vernachlässigt. Wertvolle Hinweise für den Psychotherapeuten auf die Möglichkeit einer organischen Verursachung einer sexuellen Dysfunktion finden sich bei Charlton und Quatman (1997), bei Heim und Strauß (2004) sowie Richter-Appelt und Karg (2005).

4 Vorgehen und Systematik der modifikationsorientierten Diagnostik

Im Gegensatz zu vielen umschriebenen Störungen spielt bei der modifikationsorientierten Diagnostik sexueller Funktionsstörungen die Erhebung einer Anamnese eine wichtige Rolle. Während in anderen Störungsbereichen die Erhebung der Krankheitsgeschichte eher die Bedeutung einer Validierung von Hypothesen besitzt, die aktuelle Symptomatiken erklären sollen, muss bei sexuellen Funktionsstörungen ein umfassendes Verständnis der Problemgeschichte und der Gesamtumstände sehr viel deutlicher formuliert werden. Auch sind vielfach die Interventionen nicht so eindeutig verhaltenstherapeutisch orientiert, so dass man sich nicht mit einer Verhaltensanalyse im engeren Sinne begnügen kann. Zudem sind wegen der Tabuisierung des Themas ganz besondere Vorgehensweisen zu empfehlen. Dies gilt insbesondere auch für das Erstgespräch.
In Lehrbüchern und Therapiemanualen werden meist Themen aufgelistet, die in den Erstgesprächen Erwähnung finden sollten (z. B. Arentewicz & Schmidt, 1993; Kockott & Fahrner, 2000; Gromus, 2002). Wichtig ist zu betonen, dass nicht bei allen Patienten alle Themen erfragt werden müssen, sondern es von der Persönlichkeit und Problematik des Patienten, aber auch von der Lebensgeschichte und den Lebenserfahrungen abhängt, welche Themen man in welcher Ausführlichkeit behandelt. Erzählt etwa eine Patientin, dass sie sexuell missbraucht worden sei, ist es in der Regel kontraindiziert, im Erstgespräch eine Verhaltensanalyse der traumatischen Situation zu machen, da dies zu einer Retraumatisierung führen könnte (vgl. Richter-Appelt & Moldzio, 2004). Beim Erlernen der Anamneseerhebung geht es daher nicht nur darum, eigene Ängste und Hemmungen zu überwinden, eigene Vorurteile bewusst zu machen und zu reflektieren, eine eigene Sprache zu finden, um schwierige Themen im Bereich der Sexualität zu erfragen, sondern auch darum, Kriterien zu entwickeln, wann man eine Patientin oder einen Patienten unterstützen sollte, offener über sexuelle Probleme zu sprechen, und wann man eher auf die Gefahren eines zu ungeschützten, offenen Umgangs mit intimen Themen hinweisen sollte (z. B. bei Perversionen). Für die Behandlung sexueller Stö-

rungen empfiehlt es sich, eine Zusatzausbildung zu absolvieren (z. B. angeboten von der Deutschen Gesellschaft für Sexualforschung, 1997).

4.1 Anamnese

In der Anamnese sollen einerseits Tatsachen aus dem Leben von Patienten erfasst werden, aber auch, wie die Patienten diese Erfahrungen erlebt und verarbeitet haben. So kann etwa das offene Sprechen über Sexualität oder der Umgang mit Nacktheit im einen Fall als freizügig und tolerant, im anderen Fall als störend erlebt worden sein. Ein weiterer Punkt ist die Frage, ob in einer Familie bestimmte Themen angesprochen wurden oder nicht. Sprechen über Sexualität und Aufklärung müssen nicht in jedem Fall positiv erlebt werden. Anderseits kann Sexualität auch als etwas Positives vermittelt worden sein, obwohl nie darüber gesprochen wurde.

Gerade bei Patienten mit sexuellen Missbrauchserfahrungen kann man immer wieder beobachten, dass sie sexuelle Erfahrungen gemacht haben, die sie gar nicht beschreiben oder benennen können, da in der Familie zwar sexuell gehandelt, über Sexualität jedoch in abfälliger, obszöner Weise gesprochen wurde und eine adäquate Umgangssprache gar nicht gelernt wurde. Sprechen über Sexualität wird dann oft schon als sexuelle Handlung erlebt, und dies kann sich in der Therapie sexueller Störungen als ein besonderes Problem herausstellen (Richter-Appelt & Moldzio, 2004).

Themen der Anamneseerhebung, die Grundlage für die Hypothesenbildung liefern können (vgl. auch Arentewicz & Schmidt, 1993; Buddeberg, 1996; Kockott & Fahrner, 2002; Gromus, 2002; Hauch, 2006; Hoyndorf, Reinhold & Christmann, 1995):

- Aktueller Anlass, Grund, um Hilfe zu suchen,
- Problemanalyse: Aktuelle Problematik, Positiv- und Negativsymptomatik: Verhalten, Kognitionen (Attributionen, Phantasien), Erleben, Affekte und Auslöser, Konsequenzen,
- Biographie, familiäre Verhältnisse, frühere Lebensereignisse,
- Krankheiten in der Kindheit und Jugend und im Erwachsenenalter,
- psychosexuelle Entwicklung in der Kindheit,
- körperliche Entwicklung,
- sexuelle Erfahrungen mit anderen und sexuelle Beziehungen,
- Kinderwunsch, Verhütung, Kinder,
- Umgang mit dem Älterwerden,
- sexuelle Traumatisierungen, Vernachlässigung und Unterdrückung.

Aktueller Anlass, Gründe, um Hilfe aufzusuchen

Es empfiehlt sich, Patienten erst einmal mit eigenen Worten schildern zu lassen, warum sie um therapeutische Hilfe ansuchen. Im Laufe des Gesprächs sollte man aufgreifen, warum gerade jetzt zum ersten Mal ein Spezialist aufgesucht wird – insbesondere dann, wenn Probleme seit Jahren oder Jahrzehnten bestehen.

Wird jemand in eine Spezialambulanz überwiesen, ist es wichtig zu erfassen, ob die Person aus einer laufenden Therapie heraus überwiesen wurde, nachdem sie ein sexuelles Problem benannt hatte und der Therapeut vermittelte, dass er sich damit nicht auskenne. Gegebenenfalls ist zu klären, ob die sexuellen Symptome nach Abschluss einer Behandlung immer noch bestehen, da der Patient das Problem entweder gar nicht angesprochen hatte oder die benannte Problematik vom Therapeuten nicht aufgegriffen worden war.

Aktuelle Problematik: Positiv- und Negativsymptomatik

In einem weiteren Schritt geht es darum, die Symptomatik genau zu erfassen und festzustellen, was Patienten meinen, wenn sie sagen „Es klappt nicht im Bett“ oder „Wir können nicht miteinander schlafen“, d. h. zwischen einer Erektionsstörung und einem frühzeitigen Samenerguss beim Mann bzw. Lustlosigkeit und einer Orgasmusstörung bei der Frau zu differenzieren. Es muss ferner entschieden werden, ob ein Patient noch zusätzlich urologisch bzw. gynäkologisch untersucht werden sollte und ob ggf. eine bestimmte Medikation in Betracht gezogen werden kann. Die wechselseitige, zum Teil unterschiedliche Betrachtung des Problems durch Mann und Frau muss in der Problemanalyse (PA) sorgfältig aufgeschlüsselt werden (siehe Abschnitt 4.2).

Nicht selten berichten Patienten, dass sie sich von ihrem Partner nicht verstanden fühlten, wenn es um Sexualität ginge. In der Problemanalyse wird z. B. deutlich, dass der Mann Sexualität wünscht, wenn er verstimmt ist, getröstet werden will, die Frau hingegen erst dann bereit ist, sich auf sexuelle Erlebnisse einzulassen, wenn sie getröstet ist. Diese unterschiedlichen Erwartungen werden oft nicht ausgesprochen, da jeder meint, der andere müsse doch wissen, was der jeweils andere erwartet. Solche Erwartungsdiskrepanzen gehen der Entstehung einer sexuellen Funktionsstörung häufig voraus und halten sie aufrecht (vgl. auch Kaplan, 2000; Kleinplatz, 2001; Leiblum & Rosen, 2000).

Biographie: familiäre Verhältnisse, besondere Lebensereignisse, Krankheiten in der Kindheit, Jugend und im Erwachsenenalter

Der Patient wird aufgefordert, kurz zu schildern, wie er aufgewachsen ist, in welcher familiären Struktur, unter welchen sozioökonomischen und evtl. religiösen und kulturellen Verhältnissen, ob in der Familie besondere Belastungen vorhanden waren, direkte und indirekte Gewalterfahrungen gemacht wurden. Schließlich ist es wichtig zu erfahren, ob die betroffene Person schwere Krankheiten mit darauffolgenden Beeinträchtigungen oder Behinderungen durchgemacht hat, die zwar keine unmittelbaren Auswirkungen auf die Sexualität haben müssen, aber zu einer Beeinträchtigung des Selbstwertgefühls und zu sozialer Unsicherheit geführt haben. Solche Beeinträchtigungen sollten als mögliche Bedingungen für sexuelle Funktionsstörungen, etwa bei Appetenzstörungen, berücksichtigt werden. Personen aus anderen Kulturkreisen werden aufgefordert, den Umgang mit Sexualität in ihrem Kulturkreis zu schildern, ebenso ihre Vorstellungen über Sexualität im aktuellen Umfeld. Viele Personen aus anderen Kulturkreisen haben häufig wenig realistische Vorstellungen darüber, wie sexuelle Kontakte und Beziehungen im westlichen Kulturkreis gestaltet werden. Zudem muss man damit rechnen, dass sehr kulturspezifische Ängste eine Rolle spielen können (z. B. Angst vor der Schrumpfung des Penis – Koro).

Psychosexuelle Entwicklung in Kindheit und Jugend

Hier geht es zunächst um Erfahrungen mit der Entdeckung des eigenen Körpers, um die Entdeckung des anatomischen Geschlechtsunterschiedes zwischen Mann und Frau sowie um das Bedürfnis, nach Beantwortung von Fragen zu Erwachsenensexualität und Fortpflanzung in der Kindheit. Nicht alle Menschen haben konkrete Erinnerungen an diese Zeit. Es empfiehlt sich aber nach Doktorspielen, Erinnerungen an den Umgang mit Nacktheit in der Familie, Beobachtung von Schwangerschaften, Stillen von Geschwistern usw. zu fragen und inwiefern eine Konfrontation mit sexuellen Aktivitäten der Eltern sowie sexueller Gewalt stattgefunden hat. Besondere Beachtung muss der Unterdrückung und Bestrafung von Sexualität geschenkt werden. In letzter Zeit besteht eher die Tendenz, aktive Übergriffe zu beachten und weniger einen repressiven Umgang mit Sexualität. Solche Fragen dienen der Rekonstruktion einer Lerngeschichte, die sachlich im Einklang mit den in der Problemanalyse gewonnenen Erklärungsmodellen stehen sollte. Sie kann ggf. erklären, weshalb Sexualität abgelehnt wird, Ängste und Vermeidungsverhalten auslösen kann, aber auch warum es zu einer Aufspaltung von sexueller Erregbarkeit und Beziehungswünschen und -erleben führt.

Von Untersuchungen der Traumaforschung wissen wir heute, dass sich bereits Krankheiten, Trennungen und Traumata in einem vorsprachlichen Alter auf das spätere Leben auswirken können. Dabei ist von besonderer Bedeutung, ob es bei Erfahrungen mit Körperkontakt zu einer Über- oder Unterstimulierung gekommen ist (vgl. Richter-Appelt, 2000b).

Beziehungserfahrungen im frühen Kindesalter bilden die Grundlage für Identifikation, Idealisierung oder Entwertung anderer Menschen. Hier geht es um die Beziehung des Kleinkindes zu versorgenden Erziehungspersonen, wie auch um die Erfahrung der Beziehung der Eltern bzw. Elternfiguren untereinander, die für die spätere Beziehungsgestaltung als Vorbilder angesehen werden können.

Körperliche Entwicklung

Auffälligkeiten in der körperlichen Entwicklung können einen Einfluss auf die spätere Beziehungsgestaltung von Menschen haben. Auf Probleme von geistiger und körperlicher Behinderung soll hier nicht weiter eingegangen werden. Besondere Bedeutung kommt den körperlichen Veränderungen in der Pubertät zu. Wachstumsverzögerung oder frühes Einsetzen des Pubertätswachstums kann sich auf die Selbstsicherheit von Jugendlichen gerade im Umgang mit dem anderen Geschlecht auswirken.

Probleme mit Kinderwunsch und Fruchtbarkeit sollten erfragt werden, da sie nicht selten Auswirkungen auf die Entstehung und Aufrechterhaltung von sexuellen Störungen haben. Unterschiedliche Einstellungen zu diesem Thema können z. B. zu einem nicht einvernehmlichen Umgang mit Kontrazeption führen oder dazu, dass ein Partner nicht mehr bereit ist, mit dem anderen sexuell zu verkehren, da dieser kein Kind haben möchte oder bekommen kann.

Bei älteren Personen (s. u.) empfiehlt es sich, nach altersbedingten körperlichen Veränderungen zu fragen, die sich auf die Sexualität, v. a. aber auch auf das Selbstwertgefühl und die subjektiv erlebte Attraktivität auswirken können. Die Angst, vom anderen nicht mehr als attraktiv genug erlebt zu werden, kann zu einem Rückzug in der Sexualität führen, aber auch zu einer Appetenzstörung. Mit zunehmendem Alter gilt es neue Formen der Sexualität zu entwickeln. Deshalb liegt es auch nahe, in diesem Bereich nach alternativen Formen der Sexualität zu fragen. Während Frauen oft ein gesteigertes Bedürfnis nach Zärtlichkeit äußern, das nicht befriedigt wird, leiden Männer in stärkerem Maße unter ihrer nachlassenden Potenz.

Sexuelle Erfahrungen mit anderen und sexuelle Beziehungen

Erste sexuelle Erfahrungen mit dem anderen und ggf. auch mit dem gleichen Geschlecht werden erhoben. Die Umstände, unter denen diese stattfanden, können von gravierender Bedeutung sein, v. a. ob diese Erfahrung mit einem Freund, mit einem Fremden, freiwillig oder unfreiwillig, mit einem rücksichtsvollen oder rücksichtslosen Partner gemacht wurde.

Während früher häufig die ersten sexuellen Erfahrungen mit demjenigen Partner gemacht wurden, mit dem auch die erste feste Partnerschaft eingegangen wurde, ist heute die Auffassung weit verbreitet, junge Menschen sollten sexuelle Erfahrungen sammeln, bevor sie sich binden. Die Intimität von Sexualität hat sich insofern stark verändert, als unter Jugendlichen und jungen Erwachsenen Sexualität oft kein Zeichen von besonderer Intimität und Nähe sein muss. Gerade Personen mit sexuellen Schwierigkeiten sind der Auffassung, dass es am Anfang einer Beziehung möglichst bald zu Sexualität kommen müsse. Aus Angst, solchen Anforderungen nicht gewachsen zu sein, nehmen sie lieber gar keinen Kontakt auf, oder aber sie überfordern sich und lassen es kaum zu, dass sich Sexualität entwickelt. Es ist daher wichtig, bei der Erhebung der Anamnese zu erfragen, welche Vorstellungen jemand von Sexualität und Nähe hat.

Die Einstellung zu Partnerschaft und Sexualität beeinflusst die sexuellen Aktivitäten stark. So wird sich der Umgang mit Treue und Außenbeziehungen stark auf die Beziehungsgestaltung auswirken. Besonders wichtig ist es hier, darauf zu achten, ob die Partner diesbezüglich ähnliche Vorstellungen und Werte haben.

Nur relativ wenige Personen, die noch nie sexuelle Kontakte hatten, suchen psychotherapeutische Hilfe auf. Dies kann z. B. an psychischen Faktoren, sowie an extremer sexueller Unsicherheit liegen. In diesen Fällen besteht der Wusch nach Sexualkontakten, er kann nur nicht realisiert werden. Falls auch keine Erfahrung mit Masturbation und keine sexuellen Phantasien oder überhaupt kein Interesse an Sexualität über längere Zeit berichtet werden, ist an ein Androgenmangelsyndrom zu denken und eine Überweisung zu einem Endokrinologen angezeigt. Besonderes Drängen nach sexuellen Handlungen, sexuelle Gier bzw. Sucht, der unfreiwillige Einsatz von Erotika müssen beachtet werden; differentialdiagnostisch muss dabei eine Paraphilie abgeklärt werden.

Kinderwunsch, Verhütung und Kinder

Immer noch gibt es Jugendliche, die meinen, beim ersten Sexualverkehr nicht schwanger werden zu können. Es empfiehlt sich daher nach der Verhütung beim ersten Koitus zu fragen, da dies Hinweise für die Aufklärung über sexuelles Wissen gibt.

Paare mit unerfülltem Kinderwunsch suchen entweder die Sprechstunde auf, da sie aufgrund ihrer Störung nicht in der Lage sind, ein Kind zu zeugen (z. B. bei Vaginismus) oder weil ihr natürliches Verhältnis zur Sexualität nach einer Kinderwunschbehandlung verlorengegangen ist. Stimmen Paare in ihrem Kinderwunsch nicht überein, kann ein Partner als Reaktion darauf eine sexuelle Störung entwickeln (z. B. ein Mann mit einer Ejaculatio deficiens, wenn dieser kein Kind möchte).

Verhütung kann auch dann zum Konfliktstoff werden, wenn der männliche Partner wie selbstverständlich davon ausgeht, dass seine Partnerin die Pille zu nehmen habe, da sie ja diejenige sei, die die Schwangerschaft verhüten müsse.

Die Geburt eines Kindes verändert nicht nur den Alltag von Eltern, sondern meist auch deren Sexualität. Zum einen geht es darum, eine dritte Person in der Beziehung zu akzeptieren, aber auch mit der meist auf die Geburt folgenden körperlichen Erschöpfung umzugehen.

Umgang mit dem Altern

Über das Altern und Alterssexualität existieren sehr unterschiedliche Einstellungen, Mythen und Ängste (Dennerstein, Lehert, Burger & Dudley, 1999; O'Donohue & Graber, 1996). Wichtig erscheint es, genau zu prüfen, inwiefern es sich um begründete Ängste handelt oder um Ängste, die mit der psychischen Situation der Person zusammenhängen. Die Veränderung einer Beziehung, wenn einer der beiden Partner erkrankt oder gebrechlich wird, stellt für eine Paarbeziehung eine besondere Belastung dar. Rollenverteilungen werden in Frage gestellt. Nicht selten wird unterschiedliches sexuelles Verlangen zum Problem oder gar zur Zerreißprobe für eine bereits lange bestehende Beziehung. Aber auch das Nachlassen der Erektionsfähigkeit beim Mann führt gerade dann zu Partnerproblemen, wenn sich der Mann sexuell nicht mehr zu seiner dem Alter entsprechenden Partnerin hingezogen fühlt, sondern nur noch durch jüngere Frauen sexuell erregt werden kann. Das Nachlassen der sexuellen Erregungsfähigkeit und des sexuellen Interesses mit zunehmendem Alter stellt für Frauen oft ein geringeres Problem dar als für ihre Partner. Bei älteren Männern ist immer (mehr als bei Frauen) auch daran zu denken, dass sich berufliche Entwicklungen auf die Sexualität auswirken können. Bei Frauen beobachtet man ähnliche Entwicklungen, wenn die Kinder aus dem Haus gehen und der Partner nun ein neu entstehendes Gefühl der Leere meist weniger durch Sexualität als durch Zärtlichkeit beseitigen soll.

4.2 Problemanalyse

Will man etwas über die sexuelle Zufriedenheit einer Person vor, während oder nach einer Therapie zur Behandlung sexueller Funktionsstörungen aussagen, reicht es nicht aus, die sexuelle Funktion isoliert zu betrachten. Wie bereits einleitend erwähnt, ist die erhaltene sexuelle Funktion für sich genommen kein Zeichen für sexuelle Gesundheit. Es geht bei der Problemanalyse zunächst darum, im Wesentlichen folgende Fragen zu klären:

1. Gibt es mögliche organische Ursachen?
2. Handelt es sich um eine primäre oder sekundäre Problematik?
3. Welche Bedeutung hat die Funktionsstörung für die Paarbeziehung?
4. Wie lässt sich die Entstehung der sexuellen Funktionsstörung im engeren Sinne erklären?
5. Warum kommt es trotz einer ungestörten sexuellen Funktion nicht zu einer zufriedenstellenden Sexualität?

Wie bereits angesprochen, gibt es eine Vielzahl möglicher organischer Ursachen bei sexuellen Dysfunktionen und Methoden, diese zu identifizieren. Obgleich dies das Aufgabengebiet des entsprechenden Facharztes ist, sind Grundkenntnisse für den Psychotherapeuten nützlich und notwendig (vgl. Kockott & Fahrner, 2004; Sigusch, 2001b). Eine enge Zusammenarbeit mit Fachärzten, die für eine psychosomatische/psychotherapeutische Sichtweise von sexuellen Störungen offen sind, kann dabei sehr hilfreich sein. Es empfiehlt sich zumindest eine Abklärung anderer psychischer Störungen (z. B. bzgl. depressiver Erkrankungen, einhergehend mit einer Analyse der Abfolge beim Auftreten solcher Störungen; vgl. Kap. 14 in diesem Band).

Bei der Suche nach den psychosozialen Faktoren können insbesondere störungsspezifische Vulnerabilitätsmodelle, lern- und kognitionstheoretisch geprägte Erklärungsansätze und auch konfliktzentrierte Analysen genutzt werden, um mögliche therapeutische Ansatzpunkte identifizieren zu können.

Vulnerabilitätsmodelle sehen in einer sexuellen Funktionsstörung das Resultat eines Zusammenspiels von externen und intrapsychischen Risikofaktoren, die einen Teufelskreis auslösen und so auch die Aufrechterhaltung einer Störung wesentlich beeinflussen können (vgl. z. B. Kockott & Fahrner, 2004). Zu den externen Risikofaktoren werden Belastungen der verschiedensten Art gezählt. Dazu gehören Schwierigkeiten (Stressoren), die nicht unmittelbar mit der Störung zusammenzuhängen scheinen, wie etwa berufliche Belastungen oder sozioökonomische Benachteiligung, aber auch Störungen der Paarbeziehung (vgl. Bancroft, et al., 2003; Kap. 31 in diesem Band). Personen mit einer ungünstigen Biographie sowohl hinsichtlich psychosozialer als auch organischer Auffälligkeiten entwickeln Dispositionen, die es schwer machen, eine sexuell befriedigende Beziehung zu er-

leben und aufrechtzuerhalten (Bancroft et al., 2003; Richter-Appelt, 2007).
Zu solchen überwiegend erworbenen Dispositionen gehören einerseits allgemeine Identitätsprobleme, aber auch Gehemmtheit (sexuelle Selbstunsicherheit bzw. soziale Ängstlichkeit und Versagensängste), Ängste vor Enthemmung (Impulsdurchbrüchen), Bindungsunsicherheit und Trennungsängste sowie unerwünschte und unerwartete Reaktionen anderer. Insbesondere bei Personen, die sich aufgrund sexueller Probleme nicht in der Lage sehen, eine Beziehung aufzunehmen, wird sich die Diagnostik nicht auf die sexuelle Funktion beschränken können; hier sind auch soziale Ängste mit besonderer Berücksichtigung von sexuellen Situationen zu analysieren. Die Fähigkeit zur Kontaktaufnahme und das Einlassen auf sexuelle Erfahrungen sind oft eine Voraussetzung für die Verbesserung der Symptomatik.
Psychisch belastete Personen reagieren auf die genannten externen negativen Einflüsse in besonderem Maße. Vor allem bei Männern, die unter einem anderen Leistungsdruck stehen als Frauen, setzt oft ein Teufelskreis ein, der sexuelle Stimulierbarkeit und entsprechend positive Erlebnisse unmöglich macht, zirkulär negative Erwartungen produziert, die unter der Kontrolle irrationaler Kognitionen (z. B. Gewissensängste) und Konflikten stehen können, und in Folge der nicht oder nur unzureichend einsetzenden Erektion generelles Vermeidungsverhalten nach sich ziehen: Vor diesem Hintergrund werden bei der Problemanalyse Risikofaktoren identifiziert und versucht den aktualgenetischen Prozess der sexuellen Funktionsbeeinträchtigung zu rekonstruieren. Bei der Analyse der dispositionellen Einflüsse ist es besonders wichtig, die psychosexuelle Entwicklungsgeschichte eines Patienten nachvollziehen zu können (vgl. Abschnitt 4.1).
Bei der Analyse des möglichen Teufelskreises einer sexuellen Funktionsstörung stehen situative, aber auch bestimmte Erinnerungen auslösende Faktoren und Erwartungen im Vordergrund. Solche Erwartungen werden ganz wesentlich geprägt durch unrealistische Vorstellungen über Sexualität und Vorstellungen, wie sexuelle Interaktionen aussehen sollten (z. B. Frauen seien passive Liebhaberinnen; eine Erektion beim Mann müsse immer zum Samenerguss bzw. Orgasmus führen). Zilbergeld (1994) und auch Weeks und Gambescia (2002) haben eine Reihe solcher „Mythen“ zusammengetragen. Aber auch andere bewusste und unbewusste Ängste, Wünsche und Phantasien nehmen Einfluss auf die Wahrnehmung und Interpretation sexueller Situations- und Interaktionsmerkmale, inklusive nicht stattfindender erwarteter sexueller und zärtlicher Interaktionen. Dabei können wiederum die erwähnten dispositionellen Risiken eine zentrale Bedeutung erlangen, und es wird möglich, aktive und passive Vermeidungsstrategien zu identifizieren, Vorstellungen von Dominanz und Submission oder einem negativen (sexuellen) Selbstkonzept zu erkennen.
Paare mit sexuellen Problemen suchen manchmal Paarberatungsstellen auf, manchmal auch Sexualtherapeuten. Wenngleich sich die Symptomatik nicht unterscheiden mag, stellen manche Paare die Sexualität mehr in den Vordergrund, andere mehr die Partnerprobleme. Ziel der Beratung oder Therapie sollte es sein, den Stellenwert einer sexuellen Problematik in der Beziehung zu verändern. Es gibt zahlreiche Befunde zur Bedeutung der Sexualität in intimen Beziehungen (Aubin, & Heiman, 2004; Harvey, Wenzel & Sprecher, 2004; McCarthy, 2002; McCarthy, Bodnar & Mitsouko, 2004). So gilt es u. a. festzustellen, ob folgende Merkmale vorliegen (vgl. Arentewicz & Schmidt, 1993):

- Eine verarmte oder aversive Paarinteraktion, die unbefriedigende oder ausbleibende sexuelle Interaktionen bedingt oder mit einschließt,

- sexualisierte Machtkämpfe,
- Wendung gegen den Partner (Entzug befriedigender Sexualität als aggressiver Akt),
- Delegation (die Problematik eines Partners wird allein dem jeweils anderen zugesprochen; z. B. mangelnde Appetenz der Frau wird zur Erektionsstörung des Mannes),
- Ambivalenzmanagement (Nähe – Distanz): z. B. Entzug der Sexualität stellt die notwendige Entfernung zum Partner wieder her,
- Arrangements (man redet in gestörten Paarbeziehungen nicht über die beeinträchtige Sexualität, sondern ausschließlich über Konflikte aus dem Alltag),
- Veränderungen in der Struktur der Paarbeziehungen (auch als Kollusionsprinzipien bezeichnet; z. B. ein Partner gibt seine submissive Position auf und verunsichert den anderen auch in seiner sexuellen Interaktionsrolle).

In einigen Fällen wird eine Analyse der Paarproblematik dazu führen, dass nach diagnostischen Ansatzpunkten gesucht werden muss, wie einem Paar geholfen werden kann, sich zu trennen. In den meisten Fällen ist jedoch der Wunsch nach Verbesserung der Beziehung, v. a. der Sexualität, der Anlass für die Beratung. Dann sind sozialinteraktive diagnostische Analysen Bestandteil einer modifikationsorientierten Diagnostik sexueller Funktionsstörungen und umgekehrt.

Die *Prozessdiagnostik* wird den Schwerpunkt auf die Zufriedenheit mit der partnerschaftlichen Sexualität legen und erst an zweiter Stelle die sexuelle Funktion überprüfen (vgl. Hauch, 2006). Immer wieder wurde im Laufe von Paartherapien mit einem Symptomträger beobachtet, dass sich seine Symptomatik im Laufe der Therapie verbesserte, aber gleichzeitig beim symptomfreien Partner vorübergehend eine sexuelle Funktionsstörung bemerkbar wird, die vorher so nicht beobachtet werden konnte. Dies hat in der Regel etwas mit der Umverteilung von partnerbezogenen Ängsten zu tun; im Laufe der Therapie sollte es gelingen, die Symptomatik beider Partner zu verbessern bzw. zu beheben. Dies muss bei der Beurteilung des Therapiefortschritts unbedingt berücksichtigt werden.

In manchen Fällen wird eine Zunahme von Spannung und Streit als ein Therapieerfolg angesehen, da sich Partner endlich trauen, auch Kritik zu äußern; in anderen Fällen geht es gerade darum, dies zu unterbinden. Es ist daher nicht sinnvoll, von allgemeingültigen Regeln auszugehen, wann der Therapieprozess als positiv und wann als negativ bezeichnet werden soll. So sollte eine alleinige Verbesserung der sexuellen Dysfunktion ohne Verbesserung der Partnerbeziehung nicht als Therapieerfolg angesehen werden. Wie bereits einleitend erwähnt wurde, ist eine funktionierende Sexualität für sich genommen noch kein Zeichen von sexueller Gesundheit (Richter-Appelt, 2001).

Aufgrund von Erfahrungen in der Praxis sowie empirischer Befunde ist es im Rahmen der Problemanalyse sexueller Funktionsstörungen notwendig und sinnvoll, neben individuellen Anteilen auch nach spezifischen Anteilen für die vorliegende Störung und ihren Ursachen zu suchen. Bei sexuellen Appetenzstörungen wird geraten, v. a. zu erkunden, ob die Lustlosigkeit als Reaktion auf ein bestimmtes Ereignis auftrat (z. B. Fremdgehen des Partners) oder langsam in einer länger andauernden Beziehung eingesetzt hat. Bei Erregungs- oder Orgasmusstörungen sollte auf Nähe-Distanz-Konflikte und unrealistische Erwartungen (z. B. hinsichtlich der Art der Praktiken, Frequenz) geachtet werden (Beck, 1995; Kaplan, 2000; Richter-Appelt, 2001; Weeks & Gambescia, 2002).

5 Psychometrische Verfahren zur Diagnostik sexueller Funktionsstörungen

Wenngleich in letzter Zeit v. a. in pharmakologischen Studien Kurzfragebögen zum Screening sexueller Funktionsstörungen eingesetzt wurden, gibt es bis heute unserer Meinung nach kein Untersuchungsinstrument, das eine ausführliche Exploration ersetzen könnte (vgl. Derogatis, 1997). Weder in dem Kompendium für psychometrische Methoden von Brähler, Schuhmacher und Strauß (2002) noch bei Schuhmacher, Klaiberg und Brähler (2003) finden sich Testinstrumente zur Erfassung sexueller Probleme. Strauß und Heim (1999) geben einen Überblick über Verfahren der empirischen Sexualforschung. Sie beschreiben zwar viele unterschiedliche Instrumente, diese wurden jedoch teilweise nur an extrem kleinen Stichproben erprobt, meist fehlen statistische Kennwerte. Sexuelle Probleme lassen sich nicht mit 15 Items beschreiben, wie es etwa der *International Index of Erectile Function* (*IIEF*; Rosen, Riley, Wagner, Osterloh, Kirkpatrick & Mishra, 1997) vorgibt. Solche Instrumente sind durchaus für Prävalenzstudien brauchbar, in denen es nicht um das Verständnis bestimmter Störungen geht, sondern nur um die Häufigkeit ihres Auftretens. Es liegt an der Komplexität sexuellen Erlebens und Verhaltens, warum diese reduktionistische Betrachtung oberflächlich bleiben muss und in ihrem Erkenntnisgewinn nicht über eine kurze Bestandsaufnahme hinausgehen kann. In **Tabelle 1** sind einige Untersuchungsinstrumente zusammengestellt, die unterschiedliche Aspekte sexueller Interaktionen erfassen (vgl. auch Daker-White, 2002; Fagan, 2004; Meston & Derogatis, 1998; Wincze & Carey, 2001). Auch der vor kurzem erschienene Überblick von Arrington et al. (2004) macht deutlich, wie unbefriedigend die bisher ent-

Tab. 1: Fragebögen zu sexuellen Störungen und zur sexuellen Interaktion

Autoren	Titel	Anzahl der Items	Zielsetzung, Erhebungsbereich
Appelt & Strauß (1988)	*Sexuelle Verhaltensweisen und Schwierigkeiten (SVS)*	35 Items 5 Bereiche	Sexuelles Interesse, Erregbarkeit, Orgasmus, Schmerzen beim Geschlechtsverkehr und Zufriedenheit
Clayton, McGarvey & Clavet (1997)	*The Changes in Sexual Functioning Questionnaire (CSFQ)*	14 Items für beide Geschlechter, 35 für Frauen, 36 für Männer	alle sexuellen Störungen
Derogatis & Melisaratos (1979)	*Sexual Functioning Inventory (DSFI)*	245 Items 10 Bereiche	Information, Erfahrung, Trieb, Einstellungen, psychische Symptome, Affekt, Auffassung über Geschlechtsrolle, Phantasie, Body Image, sexuelle Zufriedenheit
Feil & Richter-Appelt (2002)	*Fragebogen zum sexuellen Erleben und der Masturbation (Männer)*	37 Items 5 Faktoren	Partnerbezogenheit und Flexibilität, traditionelle Männlichkeit und Sexualität, Anfälligkeit der männlichen sexuellen Funktion, funktionalistische Sexualität, Freiheit der sexuellen Phantasie

Autoren	Titel	Anzahl der Items	Zielsetzung, Erhebungsbereich
Friedrich (1997)	*Child Sexual Behavior Inventory*	38 Items (von Sorgeberechtigten zu bearbeiten)	Sexuelles Verhalten von Kindern, (wahrscheinlich) mit sexuellem Missbrauch
Hahlweg (1996)	*Fragebogen zur Partnerschaftsdiagnostik*	30 Items 3 Skalen	Streit, Zärtlichkeit, Kommunikation
Klein, Sepekoff & Wolf (1985)	*Klein Sexual Orientations Grid*	21 Items	Für beide Geschlechter: Ratings für vergangene, aktuelle und ideale Orientierung: Attraktion, Verhalten, Phantasien, emotionale Geschlossenheit, soziale Vorliebe, Selbstidentifikation, Lebensstil
Purnine, Carey & Jorgensen (1996)	*Inventory of Dyadic Heterosexual Preference (IDHP)*	27 Items 6 Faktoren	Erotophilie, Kontrazeption, Konventionalität, Verwendung von Erotika, Medikamente und Alkohol, Vorspiel
Quirk, Haughie & Symonds (2005)	*Sexual Function Questionnaire (SFQ)*	34 Items	Sexuelle Aktivität, Sexualleben
Rosen et al. (2000)	*Female Sexual Function Index (FSFI)*	19 Items 6 Bereiche	Sexuelle Wünsche, erlebte Erregung, Lubrikation, Orgasmus, sexuelle Zufriedenheit oder Schmerzen
Rosen, Riley, Wagner, Osterloh, Kirkpatrick & Mishra (1997) Rosen et al. (2000)	*International Index of Erectile Function (IIEF)*	15 Items 2 Bereiche	Erlangen und Aufrechterhaltung der Erektion
Rust & Golombok (1986)	*Golombok Rust Inventory of Sexual Satisfaction (GRISS)*	28 Items 10 Bereiche	Für heterosexuelle Paare: Sexuelle Vermeidung, Anorgasmie, Vaginismus, Ejaculatio praecox, Impotenz, Empfindungsarmut, sexuelle Unzufriedenheit, Häufigkeit, fehlende Kommunikation
Spector, Carey & Steinberg (1996)	*Sexual Desire Inventory (SDI)*	14 Items 2 Bereiche	Dyadisches sexuelles Verlangen, sexuelles Verlangen als Einzelner
Taylor, Rosen & Leiblum (1994)	*Brief Index of Sexual Functioning for Women (BISF.w)*	22 Items 4 Bereiche	Sexuelles Verlangen, Erregung, Orgasmus und sexuelle Befriedigung
Zimmer (1989)	*Tübinger Skalen zur Sexualtherapie*	35 Items 6 Skalen	Störungsmaß, Einflussverteilung in der Beziehung, Selbstbefriedigung, Achtung und Respekt, Körperwahrnehmung, kommunikative Aspekte

wickelten Messinstrumente sind. Diese Situation dürfte vor allem daran liegen, dass unterschiedliche Störungen im Bereich der sexuellen Funktionsstörungen nach unterschiedlichen Kriterien abgefragt werden müssen (z. B. fehlende morgendliche Erektionen beim Mann spiegeln einen physiologischen Aspekt wider und sind nur schwer vergleichbar mit Aversion gegenüber Sexualität). Faktorenanalytische Berechnungen der Items verschiedener Störungsbilder können aus methodischen Gründen gar nicht durchgeführt werden. In vielen Fällen beschränkt sich daher die statistische Analyse auf Itemkennwerte. Im deutschen Sprachraum hat sich bisher kein Messinstrument wirklich durchgesetzt. Auch beziehen sich viele Instrumente auf aktuelle Situationen bzw. nur auf die letzten vier Wochen – ein Zeitraum, der für sexuelle Störungen kaum aussagefähig bzw. sogar irrelevant ist.

6 Schlussfolgerungen und Ausblick

Trotz einiger Mängel stellt die ICD-10-Diagnostik einen großen Fortschritt in der Beschreibung sexueller Störungen dar. Die Klassifikation hat dazu beigetragen, dass Erleben und Verhalten die Diagnostik dieser Störungen bestimmen und weniger subjektive Einschätzungen und Normen von Therapeuten. Man mag es als einen Mangel ansehen, dass hier so wenige psychometrische Verfahren zum Einsatz kommen; dies dürfte aber damit zusammenhängen, dass eine Aussage über die sexuelle Funktion und das sexuelle Verhalten für sich genommen noch nicht unbedingt etwas über die sexuelle Gesundheit aussagen. Umso wichtiger ist es, sich nicht nur mit der Klassifikation der Störung allein auseinanderzusetzen, wenn man mit Patienten mit sexuellen Störungen arbeiten möchte, sondern insbesondere auch mit spezifischen Problemen der psychosexuellen Entwicklung.

Weiterentwicklungen auch im Bereich der modifikationsorientierten Diagnostik erscheinen notwendig. Die Zahl und die thematische Reichweite der (deutschsprachigen) diagnostischen Instrumente ist zu gering, um umfassend und verlässlich therapeutisch bedeutsame Diagnosen, die sich nicht nur auf die physiologische Reaktion beziehen, stellen zu können. Erklärungsmodelle, die die besondere Bedeutung von auf die Sexualität bezogenen Emotionen, Kognitionen und (sozial-interaktiven) Reaktionen im Zusammenspiel betrachten und dabei den Einfluss sozio-kultureller Faktoren berücksichtigen, können in Zukunft neue Zielbestimmungen innerhalb dieser Art der sehr komplexen Diagnostik möglich machen. Die empirische Untersuchung von gewichteten störungsspezifischen Risikofaktoren kann helfen, einen genauere Therapieplanung, aber auch präventive Maßnahmen zu etablieren.

Literatur

Appelt, H. & Strauß, B. (1988). *Psychoendokrinologische Gynäkologie*. Stuttgart: Enke.

Araujo, A. B., Durante, R., Feldman, H. A., Goldstein, I. & McKinlay, J. B. (1998). The relationship between depressive symptoms and male erectile dysfunction: Cross-sectional results from the Massachusetts Male Aging Study. *Psychosomatic Medicine, 60*, 458–465.

Arentewicz, G. & Schmidt, G. (Hrsg.) (1993). *Sexuell gestörte Beziehungen. Konzept und Technik der Paartherapie* (3. Aufl.). Stuttgart: Enke.

Arrington, R., Cofrancesco, J. & Wu, A. (2004): Questionnaires to measure sexual quality of life. *Quality of Life Research, 13*, 1643–1658.

Aubin, S. & Heiman, J. R. (2004). Sexual dysfunction from a relationship perspective. In J. H. Harvey, A. Wenzel & S. Sprecher (Eds.),

The handbook of sexuality in close relationships (pp. 477–517). Mahwah, NJ: Lawrence Erlbaum Associates Publishers.

Bancroft, J., Loftus, J. & Long, J. S. (2003). Distress about sex: a national survey of woman in heterosexual relationships. *Archives of Sexual Behavior, 32*, 193–220.

Basson, R. (2005). Women's sexual dysfunction: revised and expanded definitions. *Canadian Medical Association, 172*, 1327–1333.

Basson, R., Althof, S., David., S., Fugl-Meyer, K. & Goldstein, I. (2004). Summary of the recommendations on sexual dysfunction in women. *Journal of Sexual Medicine, 1*, 24–34.

Beck, J. G. (1995). Hypoactive sexual desire disorder: An overview. *Journal of Consulting and Clinical Psychology, 63*(6), 919–927.

Benson, G. (1994). Endocrine factors related to impotence. In A. Bennett (Ed.), *Impotence: Diagnosis and management of erectile dysfunction* (pp. 31–41). Philadelphia: Saunders.

Brähler, E., Schuhmacher, J. & Strauß, B. (Hrsg.) (2002). *Diagnostische Verfahren in der Psychotherapie*. Göttingen: Hogrefe.

Buddeberg, C. (1996). *Sexualberatung* (3. Aufl.). Stuttgart: Enke.

Charlton, R. S. & Quatman, T. (1997). A therapist's guide to the physiology of sexual response. In R. S. Charlton & I. D. Yalom (Eds.), *Treating sexual disorders* (pp. 29–58). San Francisco: Jossey-Bass.

Clayton, A. H., McGarvey, E. L. & Clavet, G. J. (1997). The changes in Sexual Functioning Questionnaire (CSFQ): Development, reliability, and validity. *Psychopharmacology Bulletin, 33*, 731–745.

Daker-White, G. (2002). Reliable and valid self-report outcome measures in sexual (dys)function: A systematic review. *Archives of Sexual Behaviour, 31*, 197–209.

Dennerstein, L., Lehert, P., Burger, H. & Dudley, E. (1999) Factors affecting sexual functioning of women in the mid-life years. *Climacteric, 2*, 245–262.

Derogatis, L. R. (1997). The Derogatis Interview of Sexual Functioning. *Journal of Sex and Marital Therapy, 23*, 291–304.

Derogatis, L. R. & Melisaratos, N. (1979). The DSFI: A multidimensional measure of sexual functioning. *Journal of Sex and Marital Therapy, 5*, 244–281.

Deutsche Gesellschaft für Sexualforschung (1997). Weiterbildung: Sexuelle Störungen und ihre Behandlung. Curricula zum Erwerb sexuologischer Basiskompetenzen und zur sexualtherapeutischen Weiterbildung für Ärzte/Ärztinnen, Psychologen/Psychologinnen und andere Berufsgruppen. *Zeitschrift für Sexualforschung, 10*, 52–58.

Döring, N. (2004). Cybersex-Formen und Bedeutungen computervermittelter sexueller Interaktionen. In H. Richter-Appelt & A. Hill (Hrsg.), *Geschlecht zwischen Spiel und Zwang* (S. 177–208). Gießen: Psychosozial Verlag.

Dunn, K. M., Croft, P. R. & Hackett, G. I. (1999). Association of sexual problems with social, psychological, and physical problems in men and women: A cross sectional population survey. *Journal of Epidemiological Community Health, 53*(3),144–148.

Fagan, P. J. (2004). *Sexual Disorders: Perspectives on diagnosis and treatment.* New York: Johns Hopkins University Press.

Feil, M. & Richter-Appelt, H. (2002). Kontrollüberzeugung und Angst bei heterosexuellen Männern mit einer Erektionsstörung. *Zeitschrift für Sexualforschung, 15*, 1–20.

Friedrich, W. N. (1997). *Child Sexual Behavior Inventory professional manual.* Odessa, FL: Psychological Assessment Resources Inc.

Goldstein, I., Traish, A., Kim, N. & Munarriz, R. (2004). The role of sex steroid hormones in female sexual function and dysfunction. *Clinical Obstetrics and Gynecology, 47*, 471–484.

Gromus, B. (2002). *Sexualstörungen der Frau.* Göttingen: Hogrefe.

Hahlweg, K. (1996). *Fragebogen zur Partnerschaftsdiagnostik (FPD)*. Göttingen: Hogrefe.

Harvey, J. H., Wenzel, A. & Sprecher, S. (Eds.) (2004). *The handbook of sexuality in close relationships*. Mahhaw, NJ: Lawrence Erlbaum.

Hauch, M. (1998). Paartherapie bei sexuellen Funktionsstörungen und so genannter sexueller Lustlosigkeit. Das Hamburger Modell: Konzept, Modifikationen, neuere Ergebnisse. In B. Strauß (Hrsg.), *Psychotherapie der Sexualstörungen. Krankheitsmodelle und Therapiepraxis – Störungsspezifisch und schulenübergreifend* (S. 63–80). Stuttgart: Thieme.

Hauch, M. (Hrsg.) (2006). *Paartherapie bei sexuellen Störungen*. Stuttgart: Thieme.

Heim, D. & Strauß, B. (2004). Differenzialdiagnostik der Erektionsstörung: Lassen sich psychogene und organogene Störungen mithilfe von Selbstbeurteilungsfragen unterscheiden? *Verhaltenstherapie und Psychosoziale Praxis, 36*, 509–522.

Heiman, J. R. (2002). Sexual dysfunction: Overview of prevalence, etiological factors, and treatments. *Journal of Sex Research, 39*(1), 73–78.

Hoyndorf, S. (2005). Sexuelle Störungen. In F. Petermann & H. Reinecker (Hrsg.), *Hand-*

buch der Klinischen Psychologie und Psychotherapie (S. 528–535). Göttingen: Hogrefe.

Hoyndorf, S., Reinhold, M. & Christmann, F. (1995). *Behandlung sexueller Störungen.* Weinheim: Beltz Psychologie Verlags Union.

Johnson, S. D., Phelps, D. L. & Cottler, L. B. (2004). The association of sexual dysfunction and substance use among a community epidemiological sample. *Archives of Sexual Behavior, 33*(1), 55–63.

Kämmerer, A. & Rosenkranz, J. (2001). Sexuelle Störungen. In A. Franke & A. Kämmerer (Hrsg.), *Klinische Psychologie der Frau. Ein Lehrbuch* (S. 323–354). Göttingen: Hogrefe.

Kandeel, F., Koussa, V. & Swerdloff, R. (2001). Male sexual function and its disorders: Physiology, pathophysiology, clinical investigations, and treatment. *Endocrine Reviews, 22,* 342–388.

Kaplan, H. S. (2000). *Sexualtherapie bei Störungen des sexuellen Verlangens.* Stuttgart: Thieme.

Kernberg, O. F. (1998). Eine schwere sexuelle Hemmung im Laufe der psychoanalytischen Behandlung eines Patienten mit narzisstischer Persönlichkeitsstörung. *Psyche, 52,* 1147–1162.

Kessler, R. C., McGonagle, K. A., Swartz, M. & Blazer, D. G. (1993). Sex and depression in the National Comorbidity Survey: I. Lifetime prevalence, chronicity and recurrence. *Journal of Affective Disorders, 29*(2–3), 85–96.

Kessler, R. C., Zhao, S., Blazer, D. G. & Swartz, M. (1997). Prevalence, correlates, and course of minor depression and major depression in the National Comorbidity Survey. *Journal of Affective Disorders, 45,* 19–30.

Kinsey, A. C., Pomeroy, W. B. & Martin, C. E. (1948). *Sexual behavior in the human male.* Philadephia: Sounders.

Kinsey, A. C., Pomeroy, W. B., Martin, C. E. & Gebhard, P. (1953). *Sexual behavior in the human female.* Philadelphia: Saunders.

Klein, F., Sepekoff, B. & Wolf, T. J. (1985). Sexual orientation: A multi-variable dynamic process. *Journal of Homosexuality, 11,* 35-49.

Kleinplatz, P. J. (Ed.) (2001). *New directions in sex therapy.* Philadelphia: Brunner-Routledge.

Kockott, G. & Fahrner, E. M. (2000). *Sexualstörungen des Mannes.* Göttingen: Hogrefe.

Kockott, G. & Fahrner, E. M. (2004). Sexuelle Funktionsstörungen. In G. Kockott & E. M. Fahrner (Hrsg.), *Sexualstörungen* (S. 1–76). Stuttgart: Thieme.

Laumann, E. O., Gagnon, J. H., Michael, R. T. & Michaels, S. (1994). *The social organization of sexuality: Sexual practices in the United States.* Chicago: University of Chicago Press.

Laumann, E. O. & Kang, J. (2005). *Assessing differential prevalence of sexual dysfunction across population subgroups and associated risk factors: Methodological pitfalls and strategies for resolving them.* Paper presented at the International Academy of Sex Research, Book of Abstracts, Ottawa.

Laumann, E. O., Paik, A. & Rosen, R. C. (1999). Sexual dysfunction in the United States: Prevalence and predictors. *Journal of the American Medical Association, 281,* 537–544.

Leiblum, S. R. & Rosen, R. C. (2000). *Principles and practice of sex therapy* (3rd ed.). New York, NY: Guilford.

Marthol, H. & Hilz, M. J. (2004). Weibliche sexuelle Funktionsstörungen: Klassifikation, Diagnostik und Therapie. *Fortschritte der Neurologie, Psychiatrie, 72,* 121–135.

Masters, W. H. & Johnson, V. E. (1966). *Human sexual response.* Boston: Little, Brown.

Masters, W. H. & Johnson, V. E. (1970). *Human sexual inadequacy.* New York: Little, Brown.

Matthiesen, S. & Hauch, M. (2004). Verschwinden die Geschlechtsunterschiede? Auflösung, Umkehr oder Kontinuität traditioneller Geschlechtsunterschiede im sexuellen Verhalten – Eine empirische Studie an drei Generationen. *Verhaltenstherapie und Psychosoziale Praxis, 36,* 491–508.

McCarthy, B. W. (2002). Sexuality, sexual dysfunction, and couple therapy. In A. S. Gurman & N. S. Jacobson (Eds.), *Clinical handbook of couple therapy* (3rd ed., pp. 629–652). New York, NY: Guilford Press.

McCarthy, B. W., Bodnar, L. E. & Mitsouko, H. (2004). Integrating sex therapy and couple therapy. In J. H. Harvey, A. Wenzel & S. Sprecher (Eds.), *The handbook of sexuality in close relationships* (pp. 573–593). Mahwah, NJ: Lawrence Erlbaum Associates Publishers.

Meston, C. M. & Derogatis, L. R. (1998). Validated instruments for assessing female sexual functions. *Journal of Sex and Marital Therapy, 28,* 155–164.

O'Donohue, W. T., Dopke, C. A. & Swingen, D. N. (1997). Psychotherapy for female sexual dysfunction: A review. *Clinical Psychology Review, 17,* 537–566.

O'Donohue, W. T. & Graber, B. (1996). Sexual dysfunction. In M. Hersen & V. B. Van Hasselt (Eds.), *Psychological treatment of older adults: An introductory text. The Plenum ser-*

ies in adult development and aging (pp. 299–313). New York, NY: Plenum Press.

O'Donohue, W. T., Swingen, D. N., Dopke, C. A. & Regev, L. G. (1999). Psychotherapy for male sexual dysfunction: A review. *Clinical Psychology Review, 19*, 591–630.

Purnine, D. M., Carey, M. P. & Jorgensen, R. S. (1996). The Inventory of Dyadic Heterosexual Preferences (IDHP): Devlopment and psychometric evaluation of measure of couples' preferred sexual scripts. *Behavior Research and Therapy, 34*, 375–387.

Quirk, F., Haughie, S. & Symonds, T. (2005). The use of the Sexual Function Questionnaire as a tool for women with sexual dysfunction. *Journal of Sexual Medicine, 2*, 469–477.

Richter-Appelt, H. (1997). Sexueller Missbrauch ist keine Diagnose. Eine kritische Auseinandersetzung mit der aktuellen Diskussion. In P. Buchhheim, M. Cierpka & T. Seifert (Hrsg.), *Sexualität – zwischen Phantasie und Realität* (S. 77–89) Heidelberg: Springer.

Richter-Appelt, H. (2000a). Frühkindliche Körpererfahrung und Erwachsenensexualität. In M. Dannecker & R. Reiche (Hrsg.), *Sexualität und Gesellschaft*. Stuttgart: Campus.

Richter-Appelt, H. (2000b). Sexuelle Funktionsstörungen und weibliche Sexualität.

Anmerkungen zur aktuellen Debatte. *Zeitschrift für Sexualforschung, 13 (3)*, 243–251.

Richter-Appelt, H. (2001). Psychoanalyse und sexuelle Funktionsstörungen. In V. Sigusch (Hrsg.), *Sexuelle Störungen und ihre Behandlung* (3. Aufl., S. 261–279). Stuttgart: Thieme.

Richter-Appelt, H. (2004). Sexuelle Funktionsstörungen, Paraphilien und Störungen der Geschlechtsidentitätt. In F. Leichsenring (Hrsg.), *Psychoanalytische und tiefenpsychologisch fundierte Therapie* (S. 201–212). München: CIP Medien.

Richter-Appelt, H. (2007). Sexuelle Funktionsstörungen – Geschlechtsspezifische Aspekte. In A. Rohde & A. Maneros (Hrsg.), *Handbuch der geschlechtsspezifischen Psychiatrie und Psychotherapie*. Stuttgart: Kohlhammer.

Richter-Appelt, H. & Karg, M. (2005). Genitaler Schmerz bei Frauen. *Zeitschrift für Sexualforschung, 18 (4)*, 353–363.

Richter-Appelt, H. & Moldzio, A. (2004). Sexuelle Traumatisierungen: Sexueller Missbrauch – Folgen von sexueller Gewalt. In G. Kockott & E. M. Fahrner (Hrsg.), *Sexualstörungen* (S. 77–106). Stuttgart: Thieme.

Richter-Appelt, H. & Moldzio, A. (2005) Sexualität und sexueller Missbrauch. In R. Thomasius & J. Küstner (Hrsg.), *Familie und Sucht: Grundlagen – Therapiepraxis – Prävention* (S. 27–38). Stuttgart: Schattauer.

Rosen, R. C., Brown, C., Heiman, J., Leiblum, S., Meston, C., Shabsigj, R., Ferguson, D. & D'Agostino, R. (2000). The Female Sexual Function Index (FSI): A multidimensional self-report instrument for the assessment of female sexual function. *Journal of Sex and Marital Therapy, 26*, 191–208.

Rosen, R. C. & Leiblum, S. R. (Eds.). (1995). *Case studies in sex therapy*. New York, NY: Guilford Press.

Rosen, R. C., Riley, A., Wagner, G., Osterloh, I. H., Kirkpatrick, J. & Mishra, A. (1997). The International Index of Erectile Function (IIEF): A multidimensional scale for assessment of erectile dysfunction. *Urology, 49*, 822–830.

Rust, J. & Golombok, S. (1986). The GRISS: A psychometric instrument for the assessment of sexual dysfunction. *Archives of Sexual Behaviour, 15*, 153–166.

Schmidt, G. (1993). *Jugendsexualität*. Stuttgart: Enke.

Schmidt, G. (1994). Die Potenz des Settings. *Zeitschrift für Sexualforschung, 7*, 43–51.

Schmidt, G. (2000). *Kinder der sexuellen Revolution. Kontinuität und Wandel studentischer Sexualität 1966-1996*. Gießen: Psychosozial Verlag.

Schmidt, G. (2004). Beziehungsbiographien im Wandel. Von der sexuellen zur familiären Revolution. In H. Richter-Appelt & A. Hill (Hrsg.), *Geschlecht zwischen Spiel und Zwang* (S. 275–294). Gießen: Psychosozial Verlag.

Schmidt, G. (2001). Paartherapie bei sexuellen Funktionsstörungen. In V. Sigusch (Hrsg.), *Sexuelle Störung und ihre Behandlung* (S. 280–302). Stuttgart: Thieme.

Schuhmacher, J., Klaiberg, A. & Brähler, E. (Hrsg) (2003). *Diagnostische Verfahren zu Lebensqualität und Wohlbefinden*. Göttingen: Hogrefe.

Segraves, R. T. (2002). Female sexual disorders: Psychiatric aspects. *Canadian Journal of Psychiatry, 47*, 419–425.

Sigusch, V. (2001a). Was heißt sexuelle Störung? In V. Sigusch (Hrsg.), *Sexuelle Störungen und ihre Behandlung* (3. Aufl., S. 9–15). Stuttgart: Thieme.

Sigusch, V. (2001b). Organogenese sexueller Funktionsstörungen. In V. Sigusch (Hrsg.), *Sexuelle Störungen und ihre Behandlung* (S. 142–165). Stuttgart: Thieme.

Sigusch, V. (2005). *Neosexualitäten. Über den kulturellen Wandel von Liebe und Perversion*. Frankfurt: Campus.

Simons, J. S. & Carey, M. P. (2001). Prevalence of sexual dysfunctions: Results from a decade of research. *Archives of Sexual Behavior, 30*, 177–219.

Sowers, K. M., Rowe, W. S. & McCarter, A. K. (2005). Sexual dysfunction. In C. N. Dulmus & L. A. Rapp-Paglicci (Eds.), *Handbook of preventive interventions for adults* (pp. 125–138). Hoboken, NJ: John Wiley & Sons.

Spanier, G. B. (1976). Measuring dyadic adjustment: New scales for assessing the quality of marriage and similar dyads. *Journal of Marriage and the Family, 38*, 15–28.

Spector, I. P., Carey, M. P. & Steinberg, L. (1996). The Sexual Desire Inventory: Development, factor structure, and evidence of reliability. *Journal of Sex and Marital Therapy, 22*, 175–190.

Strauß, B. & Heim, D. (1999). Standardisierte Verfahren in der empirischen Sexualforschung. *Zeitschrift für Sexualforschung, 12*, 187–236.

Taylor, J. F., Rosen, R. C. & Leiblum, S. R. (1994). Self-repost assessment of female sexual function: Psychometric evaluation of the Brief Index of Sexual Functioning for women. *Archives of Sexual Behavior, 23*, 627–243.

van Lankveld, J. J. & Grotjohan, Y. (2000). Psychiatric comorbidity in heterosexual couples with sexual dysfunction assessed with the composite international diagnostic interview. *Archives of Sexual Behavior, 29*, 479–498.

Warner, L. A., Kessler, R. C., Hughes, M., Anthony, J. C. & Nelson, C. B. (1995). Prevalence and correlates of drug use and dependence in the United States: Results from the National Comorbidity Survey. *Archives of General Psychiatry, 52*(3), 219–229.

Weeks, G. R. & Gambescia, N. (2002). *Hypoactive sexual desire: Integrating sex and couple therapy*. New York: W. W. Norton & Company.

West, S. L., Vinikoor, L. C. & Zolnoun, D. (2004). A systematic review of the literature on female sexual dysfunction prevalence and predictors. *Annual Review of Sex Research, 15*, 40–172.

Wincze, J. & Carey, M. (2001). *Sexual dysfunction: A guide for assessment and treatment* (2nd ed.). New York, NY: Guilford Press.

World Health Organization [WHO] (2006). *Defining sexual health*. Report of a technical consultation on sexual health 28–31 January 2002, Geneva.

Zilbergeld, B. (1983). *Männliche Sexualität*. Tübingen: DGVT.

Zilbergeld, B. (1994). *Die neue Sexualität der Männer*. Tübingen: DGVT.

Zimmer, D. (1989). *Fragebogen zu Sexualität und Partnerschaft*. Tübingen DGVT.

31 Partnerschaftsprobleme

Dirk Zimmer und Bernd Röhrle

1 Einführung
1.1 Bedeutung von Beziehungserleben
1.2 Epidemiologie und Probleme der Klassifikation
1.3 Prädiktion von Gelingen oder Scheitern von Beziehungen
2 Übersicht zur Diagnostik von Beziehungsproblemen
2.1 Was soll untersucht und gemessen werden?
2.2 Übersicht zu den diagnostischen Zugängen
3 Der gegenwärtige Status der Beziehung
3.1 Die Erfassung von Zufriedenheit und Belastung
3.2 Inhaltliche Konflikte
3.3 Erlebte positive Bindung und Bindungsfaktoren
3.4 Kognitionen und Einstellungen zur Partnerschaft
3.5 Interaktion und Kommunikation
4 Anamnese der Beziehungserfahrungen
5 Evaluation von Änderungsprozessen
Literatur

1 Einführung

1.1 Bedeutung von Beziehungserleben

Individuelle Lebenszufriedenheit und Zufriedenheit mit Partnerschaft und Familie sind für die meisten Menschen eng verbunden. 97 % der Personen einer repräsentativen Befragung gaben an, dass eine gelungene Partnerschaft zu den wichtigsten Bedingungen für ihr Lebensglück gehöre (Bodenmann, 2002).

Eine gute Beziehung gilt als protektiver Faktor, während partnerschaftliche Belastungen oder das Fehlen einer zufriedenstellenden Beziehung empirisch mit zahlreichen körperlichen und seelischen Erkrankungen in Verbindung gebracht werden können (zur Übersicht: Argyle & Henderson, 1986; Burman & Margolin, 1992; Hahlweg, 1997; Schütz & Wiesener, 2000). Menschen mit stabilen Beziehungen erkranken seltener, überleben körperliche Krankheiten eher als Unverheiratete oder Menschen in unglücklichen Beziehungen.

Funktionierende und unterstützende Kommunikation dagegen hilft bei Gesundung und reduziert Rückfälle bei vormals depressiven oder psychotischen Patienten (Hahlweg, Dürr & Müller, 1995), auch bei Suchtpatienten (Küfner, 1984). Das Gelingen von Beziehungen ist auch ein wichtiger protektiver Faktor für Kinder und ihre Entwicklung. Argyle und Henderson (1986) fassen Arbeiten zusammen, nach denen der psychische Nutzen, der aus einer Beziehung gezogen wird, für Männer deutlich höher ausfällt als für Frauen.

Eheprobleme als chronische Stressoren können zu dauerhaft erhöhter Erregung und zu einem schlechter funktionierenden Immunsystem führen. Es gibt Hinweise, dass über die Ehequalität teilweise Herzerkrankungen vorhergesagt werden können. Beziehungsprobleme sind häufig beteiligt bei der Auslösung depressiver Episoden (Paykel, 1982) oder auch funktioneller Sexualstörungen (Zimmer, 1985). Die Hälfte aller Suizidhandlungen ist auf interpersonelle Konflikte zurückführbar. Beziehungskonflikte sind als Hintergrundvariablen bei psychosomatischen Problemen, sozialen Phobien, generalisierten Ängsten und Agoraphobien, u. a. m. bedeutsam. Kinder aus Scheidungsfamilien erleben später selbst häufiger Scheidungen. Kinder aus belasteten Ehen fallen akut oder später gehäuft durch psychische Symptome auf.

Selbstverständlich sind Partnerkonflikte auch stark beeinflusst von individuellen Faktoren wie Neurotizismus (z. B. Russel & Wells, 1994) oder Persönlichkeitsfaktoren (zur Übersicht: Neyer, 2003). Die Bedeutung individueller Kompetenzen und Defizite in der Stressbewältigung und Problemlösung wurde von Bodenmann (2000) nachgewiesen. Daher sollten die Wechselwirkungen nicht auf nur eine Kausalitätsrichtung reduziert werden. Zur Übersicht sei auf die Literaturzusammenstellung von Bodenmann (2004, S. 43 f.) verwiesen.

1.2 Epidemiologie und Probleme der Klassifikation

Die Verbreitung von Beziehungsproblemen ist angesichts der hohen Bedeutung für die psychische Gesundheit gravierend. Während über 90 % der Menschen sich eine Zweierbeziehung auf Dauer wünschen (Bodenmann, 2000), scheitert derzeit beinahe jede zweite neu geschlossene Ehe. Etwa ein Drittel der Paare ist mit ihrer Beziehung unzufrieden. Das Gelingen von Beziehungen ist von Lernprozessen abhängig, doch haben die meisten Menschen einmal das Scheitern einer Liebesbeziehung erlebt. Die Prognose ist beim zweiten Versuch nicht besser. Viele schaffen es dann im dritten Anlauf (Argyle & Henderson, 1986), eine stabile Beziehung zu gestalten.

58 % des Klientels einer psychiatrischen Ambulanz nannten Eheprobleme als wesentlichen Teil ihrer Belastung (Burmann & Margolin, 1992). Beziehungsprobleme sind Gegenstand in vielen Einzeltherapien und gehören zu den häufigsten Anlässen, Beratung aufzusuchen (Statistisches Bundesamt, 1998–2001).

Aus klinisch-psychologischer Sicht ist weniger die Tatsache von Interesse, dass es in Beziehungen zu Enttäuschungen und Konflikten kommt, als vielmehr, unter welchen Voraussetzungen deren Bewältigung gelingt oder scheitert. Daher interessiert, wie Beziehungsprobleme beschrieben werden können (Klassifizierung), welche Variablen auf die Gefahr des Scheiterns verweisen (Prädiktion) und welche Lernprozesse notwendig sind, um die Bewältigung von Krisen zu ermöglichen.

Ein allgemein anerkanntes Klassifikationssystem zur Diagnostik von Beziehungsproblemen, das mit ICD oder DSM vergleichbar wäre, fehlt. Aber es lassen sich durchaus Prozesse beschreiben, die bei der Entstehung und Aufrechterhaltung von Partnerproblemen beteiligt sind und die für das längerfristige Gelingen der Beziehung und deren psychotherapeutischer Behandlung relevant sind.

1.3 Prädiktion von Gelingen oder Scheitern von Beziehungen

Psychologische und soziologische Theorien haben sich mit zahlreichen Variablen bei der Partnerwahl (Ähnlichkeit oder Komplementarität) beschäftigt und die Entscheidungsfindung für oder gegen eine Beziehung bzw. Trennung (z. B. Kosten-Nutzen-Analysen) untersucht. Zur Übersicht sei hier auf Lösel und Bender (2003) sowie Grau und Bierhoff (2003) verwiesen.

Langzeitstudien schaffen eine Vorhersagesicherheit von Trennungen mit nahezu 80 % (Bodenmann, 2004, S. 43). Von besonderem klinischen Interesse sind hier Befunde zu Variablen, die Gegenstand psychotherapeutischer Bemühungen sein können. Interessanterweise haben Attraktivität und Status keine gesicherte prädiktive Bedeutung. Bindungsmuster bzw. Erfahrungen mit Bindungssicherheit konnten bislang empirisch noch nicht eindeutig bestätigt werden. In seiner Übersicht zur empirischen Befundlage findet Bodenmann (2001a) in Längsschnittsstudien als Scheidungsprädiktoren neben dem Ausmaß individueller Labilität (Neurotizismus) v. a. Mängel an Fertigkeiten zur Bewältigung von dyadischen und familiären Stressoren. Hierbei spielen Kommunikationsmuster eine besonders wichtige Rolle, etwa Rückzug, Nörgeleien, v. a. aber häufigere, heftigere und andauerndere Streiteskalationen mit destruktivem, persönlich verletzendem Stil.

Die individuellen und dyadischen Möglichkeiten der Bewältigung sind sicherlich auch abhängig von Art und Ausmaß kritischer Lebensereignisse (Geburt, Arbeitslosigkeit, Erkrankungen) sowie der Belastung oder Unterstützung, die aus einem funktionierenden, fehlenden oder belastenden familiären und sozialen Umfeld erwächst (z. B. bei gemischt religiösen oder kulturellen Ehen). Egalitär erlebte Beziehungen werden als glücklicher und stabiler beschrieben. Günstig wirken sich auch Fähigkeiten der Stresstoleranz, Kommunikation, die Selbstachtung und Achtung vor dem Partner aus (Argyle & Henderson, 1986; Kelly et al., 2003).

Der Aufbau von Partnerschaft und Familie bringt eine Reihe von Aufgaben mit sich, die zu lösen nicht einfach sind (siehe Argyle & Henderson, 1986): Die Wahl des gemeinsamen Lebensortes, die Abstimmung der Berufswünsche, die Aufteilung der Belastungen, die Änderung der Rollen, wenn Kinder kommen, die Bewältigung der Erziehungsaufgaben zu unterschiedlichen Altersstufen, die Ablösung von den Kindern, Umgang mit Krankheit und Tod etc. machen ständige Lern- und Anpassungsprozesse notwendig.

Insbesondere Schwellensituationen bringen Paare in Anpassungskrisen und damit zu Beratung und Therapie. Nach Argyle sind dies insbesondere die beginnende Elternschaft und die Pubertät der eigenen Kinder – Situationen, in denen eine kommunikative Abstimmung der Partner gefordert ist.

Im Folgenden möchten wir Fragen der Diagnostik v. a. aus dem Erkenntnisinteresse eines Psychotherapeuten behandeln, der häufig mit Paartherapie und deren Indikation befasst ist.

2 Übersicht zur Diagnostik von Beziehungsproblemen

Verschiedene Theorien von Partnerschaft und Partnerschaftskonflikten führen zur Beachtung unterschiedlicher Variablen. Ihnen gemein ist die Wahrnehmung der Gefahr, dass im Verlauf einer Beziehung eine Verschiebung von *positivem Austausch* und positiven Bemühungen zu *zunehmender*

Negativität stattfindet. Dies bezieht sich auf das emotionale Erleben (Unzufriedenheit), die Kognitionen (negative Erwartungen, Sicht des anderen und der Beziehung) und das Verhalten. So gilt es, die noch bestehenden positiven Gefühle, Einstellungen und Interaktionen einzuschätzen und den negativen, belastenden gegenüberzustellen.
Die subjektive Entscheidung für den Fortbestand einer Beziehung oder deren Beendigung wurde aus der Sicht der *Austauschtheorie* als innere Verrechnung von Kosten und Nutzen unter Beachtung möglicher Alternativen betrachtet. Die erlebte *Gleichwertigkeit* und *Gerechtigkeit* spielt für die Anfälligkeit für Außenbeziehungen eine Rolle. Die Kenntnis von möglichen Außenbeziehungen sowie der subjektiven Bewertungen hilft Therapeuten, die Chancen einer Paarberatung abzuschätzen.
Eine Bewertung der individuellen Kompetenzen und Belastbarkeitsgrenzen kann und muss den aktuellen Belastungen und zu bewältigenden Aufgaben (Lebensereignisse wie Krankheit oder Arbeitslosigkeit) gegenübergestellt werden (*Vulnerabilitäts-Stress-Adaptationsmodell*; Karney & Bradbury, 1995). Individuelle Belastbarkeitsgrenzen können partiell durch *partnerschaftliche Stressbewältigung* ausgeglichen werden (Bodenmann, 2002).

2.1 Was soll untersucht und gemessen werden?

Eine Beziehungsdiagnostik sollte folgende Schwerpunkte beinhalten:

1. Zufriedenheit mit der Beziehung bzw. Ausmaß der Belastung
2. Problembereiche bzw. belastende Verhaltensmuster und andere Risikofaktoren
3. Ausmaß noch bestehender Bindung bzw. Bindungsfaktoren und Ressourcen
4. Kommunikative Stile bzw. Kompetenzen oder Defizite
5. Förderliche und hinderliche Einstellungen und Kognitionen zur Partnerschaft
6. Zufriedenheit/Belastungen mit der Sexualität (siehe Kap. 30 in diesem Band)
7. Anamnese der Beziehungserfahrungen beider Partner
8. Erfassung der aktuellen Lebensphase (Dyade, Familie, etc.)

2.2 Übersicht zu den diagnostischen Zugängen

An Erhebungsmethoden stehen Exploration, Fragebogen und Verhaltensbeobachtung zur Verfügung (vgl. Birchler & Fals-Stewart, 2006; Bodenmann, 2005).
Die *Exploration* gibt klinisch besonders differenzierte Informationen und wird auch in der Regel als valide bewertet (zur Übersicht siehe Banse, 2003, S. 35 f.). Es gibt aber bislang keine gesicherten Angaben zur Reliabilität paarbezogener Interviewverfahren.
Fragebögen sind in der Forschung unersetzlich, im Einzelfall aufgrund von Antworttendenzen aber begrenzt aussagekräftig. Man sollte sicherstellen, dass jeder Partner beim Ausfüllen unbeobachtet und unbeeinflusst vom anderen ist.
Die *Beobachtung* des Interaktionsverhaltens hat eine hohe Validität, weil Patienten nach kürzester Zeit ein repräsentatives Verhalten zeigen, also nicht über längere Zeit schauspielern können. Eine Auswertung von Verhaltenstests nach wissenschaftlichen Kriterien ist jedoch enorm aufwändig.

3 Der gegenwärtige Status der Beziehung

Für die Analyse der aktuellen Situation in der Beziehung werden in der Regel folgende Bereiche erfasst: Zufriedenheit und Belas-

Tab. 1: Einige Verfahren zur Partnerschaftsdiagnostik

Name	Name	Autoren	Subskalen	Innere Konsistenz
EPF/ MSI-R	*Einschätzung von Partnerschaft und Familie Marital Satisfaction Inventory*	Klann, Hahlweg, Limbird & Snyder, 2004	11 Bereiche partnerschaftlicher Zufriedenheit	α von .80 bis .97
DAS	*Dyadic Adjustment Test*	Spanier, 1976; Klann, Hahlweg & Heinrichs, 2003	Übereinstimmung	α = .90
			Ausdruck von Gefühlen	α = .73
			Erfüllung	α = .94
			Zusammenhalt	α = .86
PFB	*Partnerschaftsfragebogen*	Hahlweg, 1996	Streitverhalten (S)	α = .93
			Zärtlichkeit (Z)	α = .91
			Gemeinsamkeit/Kommunikation (KG)	α = .88
			Gesamt	α = .95

tung, Konflikte, Bindungsaspekte, Kognitionen und Einstellungen, Interaktion und Kommunikation, kommunikative Kompetenzen, Beziehungsstrukturen, Interaktionsverläufe bzw. Eskalationen, komplementäre Ängste und die Relation von positiver und negativer Kommunikation.

3.1 Die Erfassung von Zufriedenheit und Belastung

Als übergreifende Gütekriterien gelten Zufriedenheit und Stabilität einer Beziehung.
Zufriedenheit: Zur Einstufung der Zufriedenheit wird oft eine Likertskala von 1 bis 6 (von *unglücklich* bis *sehr glücklich*) verwendet. Beispiele von Fragebögen zur Ehequalität, die relativ zeitökonomisch auszufüllen sind und brauchbare Testqualität aufweisen, sind in **Tabelle 1** aufgeführt (weitere finden sich bei Klann et al., 2003).
Stabilität: Auch hier ist eine Likertskala zur Stärke von Trennungswünschen möglich (Zimmer, 1985). Valide Auskünfte zu Trennungsphantasien über eine Exploration erhält man leichter in Einzel- als in Paargesprächen. Klinische Hinweise auf nicht offenbarte Trennungsabsichten können in einer vordergründig kooperativen, aber emotional unbeteiligten Art der Mitarbeit gefunden werden.
Verhalten: Als indirekte Hinweise für das Ausmaß der Belastbarkeit einer Beziehung gelten häufigere, heftigere und schwerer beendbare Streiteskalationen, Resignation, emotionaler oder äußerer Rückzug oder eine Zunahme von Nörgelverhalten.

3.2 Inhaltliche Konflikte

Inhalte, über die Paare in Konflikt geraten, sind zahlreich und werden in den ersten Therapiegesprächen als divergierende Wünsche oder wechselseitig belastende Verhaltensweisen deutlich. Als Fragebogen zum Screening derartiger Themen sei die *Problemliste (PL)* erwähnt, deren Summenwert auch veränderungssensibel ist (Hahlweg, 1996; Cronbachs α = .83).
Hintergrundthemen: Da manche Streitthemen banal erscheinen, werden Kliniker durch Exploration zu klären versuchen, ob die konkreten Inhalte übergeordneten Themen zugeordnet werden können. Solche Themen bzw. verletzten Bedürfnisse können sein:

- Der Wunsch nach Selbstachtung und Respekt,
- der Wunsch, verstanden und/oder bestätigt zu werden,
- die Sicherstellung von Autonomiebereichen oder
- von Sicherheit und Geborgenheit,
- die Klärung von Regeln oder Freiräumen,
- die Gerechtigkeit in der Verteilung familiärer Arbeit, Gratifikationen und Kontrolle.

Derartige Bedürfnisse lassen sich auch aus Interaktionsbeobachtungen erschließen.

3.3 Erlebte positive Bindung und Bindungsfaktoren

Banse (2003) fasst interessante, aber widersprüchliche Ergebnisse der Forschung zu Bindungsstilen bei Paaren zusammen. Eindeutige Empfehlungen für diagnostische Vorgehensweisen liegen noch nicht vor.
Der *Bindungsfragebogen für Partnerschaften (BinFb)* von Grau (1999) erhebt Bindungssicherheit über die Skalen *Angst* und *Vermeidung*. Die beiden Skalen des *Partnerschaftsfragebogens* (Hahlweg, 1996) *Zärtlichkeit* und *Gemeinsamkeit/Kommunikation* (s. o.) sind zur Erfassung positiver Emotionen verwendbar.
Die *Exploration* noch bestehender positiver Bindungsgefühle ist dadurch erschwert, dass der Aufmerksamkeitsfokus von Patienten meist auf Beschwerden und Klagen liegt. Der negative Affekt wirkt als Filter für Informationen aus Gegenwart und Vergangenheit. Eine Tendenz zur Dissonanzvermeidung erschwert so die Erfassung der noch möglichen positiven Gefühle. Diese sind aber von besonderer Wichtigkeit. Die Prognose einer Behandlung ergibt sich weniger aus den aktuellen Klagen oder Beschwerden als vielmehr aus der Frage, ob Patienten hierzu dissonante positive Gefühle auch noch erleben können (Gottman, 1994).

Fragen nach dem Beginn der Beziehung:

- Wie haben Sie sich kennen gelernt?
- Was hat Sie an Ihrem/r Partner/in angezogen?
- Was haben Sie zusammen gemacht?

Dabei sollte man neben dem Inhalt der Antwort auch auf den nonverbalen Ausdruck achten, der auf positive Gefühle schließen lässt.
Exploration gegenwärtiger positiver Erlebnisse: Patienten können die letzten Tage/Wochen vor ihrem inneren Auge betrachten und „kleine Dinge/Verhaltensweisen des Partners" zu erinnern suchen, „über die sie sich gefreut haben, die ihnen gut getan haben" (Zimmer, 2000). Dies kann der Erfassung von Verstärkern dienen. Neben positiven Emotionen werden auch Ängste besprechbar, bei diesen Selbstoffenbarungen verletzbar zu werden. Wichtig ist aber, weniger nach positiven *Bewertungen*, sondern nach positiven *Erlebnissen* (miteinander wohlfühlen, entspannt sein) zu fragen, da dies aus klinischer Sicht für die Prädiktion des Fortgangs von größerer Bedeutung ist.
Weitere direkte Fragen: „Wie kommt es, dass Sie nach den Jahren der Belastungen miteinander nicht zum Scheidungsanwalt, sondern zur Psychotherapie gekommen sind?" Hier sind Argumente ohne emotionalen Gehalt („Gemeinsame Steuererklärung" etc.) nach klinischer Erfahrung ein schlechterer Prädiktor als irrational positive Argumente („Ich weiß auch nicht, mein Mann benimmt sich oft wie ein Hornochse, aber irgendwie hänge ich an ihm.").
Therapieversuche als Diagnostik: Erfahrungen mit Anregungen zu einer Steigerung positiven Austausches sind diagnostisch aussagekräftig und Anlass für wichtige Problemanalysen (Hahlweg, Schindler & Revenstorf, 1998; „Trotzdem-Übung"; Zimmer, 2000).
Wenn man z. B. Paare auffordert, angesichts einer zu erwartenden längeren The-

rapie über *Problempausen* nachzudenken (trotz der ungelösten Themen), also Pausen, die der Erholung von der andauernden Negativität dienen und somit Kraft geben, die anstrengende Therapie besser durchzustehen, kann man in deren Umsetzung diagnostische Eindrücke gewinnen. Dabei wird versucht, beispielsweise einen Abend in der Woche mit gemeinsamen positiven Aktivitäten zu füllen und Streit zu vertagen, ohne die Probleme zu bagatellisieren. Positiv ist zu werten, wenn die Sehnsucht nach einer Wiederherstellung früherer positiver Erfahrungen und Trauer über deren Verlust spürbar werden. Interessant sind natürlich die kognitiven Bedenken und Ängste. Erfahrene Kliniker werden dies zum Anlass für Problemanalysen und direkt darauf bezogene Hilfestellungen nehmen.

3.4 Kognitionen und Einstellungen zur Partnerschaft

In der Regel werden Kognitionen vom Therapeuten über Exploration erfasst oder aus der Beobachtung der Interaktion erschlossen (Baucom & Epstein, 1990; Zimmer, 1985). Banse (2003) berichtet über einige eher forschungsrelevante Fragebögen zu diesem Bereich. Folgende Aspekte sollten betrachtet werden:

Erwartungen: In belasteten Beziehungen entwickeln sich negative Erwartungen und Vorhersagen bzgl. des Verhaltens des Partners. Positive Ausnahmen fallen durch einen depressiven Filter.

Attributionen: Als belastend erlebtes Verhalten des Partners wird global, stabil (invariabel) und internal auf den Charakter bzw. die Persönlichkeit des Partners attribuiert, während zufriedene Partner eher variabel und situationsbezogen attribuieren. Seit langem kennt die Sozialpsychologie zudem das Problem der perspektivischen Verzerrung in der Interaktion: Das handelnde Subjekt begründet das eigene Verhalten external („Mein Verhalten ist nur Reaktion auf deines“), das Verhalten des Gegenübers aber internal („als Ausdruck des Charakters des anderen“). Dies führt zu den verbreiteten Fehlattributionen jedes Ehepartners: „Uns beiden/mir würde es besser gehen, wenn du dich änderst!“ Auch für die Erhebung von Erwartungen und Erwartungsunterschieden liegen verschiedene Verfahren vor (vgl. Klann et al., 2003).

Selbstbewertung und Fremdeindruck: Schwer zu akzeptieren ist für Patienten die oft krasse Diskrepanz zwischen subjektivem *Erleben eigener Intentionen* und der *Wirkung des eigenen Verhaltens* auf andere. Bei Paaren zu Beginn der Therapien, aber auch bei einer Vergleichsgruppe fanden wir starke Differenzen zwischen subjektiven Daten („Selbstbeurteilung des eigenen Einflusses in der Beziehung“) und der Verhaltensbeurteilung der auf Video aufgezeichneten Interaktionsmuster durch unabhängige Beurteiler: Bei vielen Problempaaren gaben beide Partner subjektiv an, weniger Einfluss als der Partner zu haben, zeigten aber zugleich ein dominantes oder übergriffiges Verhalten (Zimmer, 1983, 1985).

Unrealistische Beziehungsmodelle: Grundannahmen zur Rolle von Mann und Frau („Ich kann doch von meinem Mann erwarten...!“) oder zur Kommunikation („Darüber muss man doch nicht sprechen!“) werden in der klinischen Literatur zahllos berichtet (z. B. Lazarus, 1996).

Wissen vom Partner: Aus therapeutischer Sicht sind Versuche der Perspektivübernahme und der Einfühlung in das Gegenüber wichtig und werden in der Regel durch Anregung und Fragen getestet: „Was glauben Sie, welche Ihrer Verhaltensweisen mag/ärgert Ihre/n Partner/in?“.

3.5 Interaktion und Kommunikation

Die Qualität der Kommunikation hat eine besondere prädiktive Bedeutung für die Stabilität einer Beziehung (Bodenmann, 2001a).

Fragebogen: Da der *KIP* (Zimmer et al., 1978) recht aufwändig ist, übertrugen Kröger, Hahlweg, Braukhaus, Fehm-Wolfsdorf, Hroth und Christensen (2000) einen amerikanischen Bogen *(FPK: Fragebogen zur Erfassung partnerschaftlicher Kommunikationsmuster)* ins Deutsche. Dieser ist hinreichend zeitökonomisch, reliabel (Cronbachs $\alpha = .73$ bis .80) und hinreichend valide, da er mit den Skalen des *PFB* im erwarteten Sinne korreliert. Er erlaubt eine erste Einschätzung über das relative Ausmaß konstruktiver Kommunikation im Gegensatz zu Vermeidung oder Rückzug und destruktiven kommunikativen Mustern (weitere Verfahren bei Klann et al., 2003).

Dyadische Stressbewältigung: Bodenmann (2000) stellte einen Fragebogen zur Stressbewältigung bei Paaren vor. 62 Items verteilen sich auf 13 Subskalen mit insgesamt guter Konsistenz (Cronbachs $\alpha = .94$ für den Gesamtscore und einer Streuung von Cronbachs α von .66 bis .89 für die Subskalen). Erfasst werden Aspekte der Stresskommunikation, Zufriedenheit mit dyadischer Stressbewältigung und Stressbewältigungsstilen beider Partner (emotional, supportiv, delegierend, feindselig).

Die *Beobachtung* und Beurteilung des Interaktionsverhaltens der Partner dient einerseits der Einschätzung *kommunikativer Kompetenzen* – sowohl des Senders wie des Empfängers. Zum Zweiten können aus dem Umgang der Paare Schlüsse auf die *Verteilung von Macht und Einfluss* gezogen werden. Zum Dritten werden problematische *Einstellungen* zur Beziehung im Verhalten der Partner erschließbar.

3.5.1 Kommunikative Kompetenzen

Versuche der genauen Festlegung von Kriterien kommunikativer Kompetenz setzen Kenntnisse von kulturellen Eigenheiten und Milieuunterschieden voraus. Auch bedürfen Vorurteile von Psychologen der Korrektur durch empirische Befunde. So konnte die Annahme nicht bestätigt werden, dass Metakommunikation bei glücklicheren Partnern häufiger sei. In eigenen Studien fand ich zu meiner Überraschung, dass zufriedene Paare nicht häufiger empathisches Verhalten zeigten als Therapiepaare, oder auch, dass die Kategorie „sich gegenseitig ins Wort fallen/unterbrechen" zwar die Gruppen signifikant trennte, aber in der Richtung, dass sich zufriedene Paare mehr ins Wort fielen als Therapiepaare (Zimmer, Oberdorfer, Sommer, Raschert & Weinert, 1979). Ähnlich überraschend berichtet Gottman (1994), dass sowohl häufige Streits als auch Konfliktvermeidung keine Scheidungsprädiktoren sind, wenn sie durch ein hohes Maß an positiver Kommunikation ausgeglichen werden.

Woran soll sich der Kliniker nun orientieren? Wichtig ist, ob die Partner das mitteilen können, was sie mitzuteilen intendieren, auch, ob sie Gedanken, Gefühle und Wünsche differenziert darstellen können, ob sie Rückmeldung darüber zu geben imstande sind, wie sie das Verhalten des anderen erleben. Ist eine Form der Aussage möglich, die für das Gegenüber nicht unnötig entwertend oder kränkend ist? Offensichtlich setzt Kommunikation auch eine differenzierte Selbstwahrnehmung sowie die Bereitschaft zur Selbstöffnung, also Vertrauen und Mut, voraus und ist nicht auf Verhaltenskompetenzen reduzierbar. Auf der Empfängerseite werden Bereitschaft und Fähigkeit zur Perspektivübernahme, zur Einfühlung ebenso als positiv bewertet wie die Bereitschaft, vorübergehend auf eigene Äußerungen zu verzichten, bis eine

Klärung der Aussage des Senders möglich geworden ist. Klärendes Zusammenfassen, Paraphrasieren und aktives Nachfragen sind Kompetenzen und Trainingsziele.
Geprüft werden sollte auch die Fähigkeit beider Partner, durch nonverbale oder paraverbale Signale das Gespräch so zu strukturieren, dass ein Wechsel von Mitteilen und Zuhören möglich wird.
Verhaltenstests: Möchten Kliniker prüfen, wie ausgeprägt diese Kompetenzen sind, schaffen sie Situationen, die dieses Verhalten beobachtbar machen. Hier möchte ich die Versuchsanordnung einer meiner Studien beschreiben (Zimmer, 1983):
Dem Paar, das auf Video aufgezeichnet wurde, wurden *ein* Blatt und *ein* Bleistift übergeben. Auf dem Blatt standen ca. zehn Themen möglichen Streits („Wie wir das Geld ausgeben", „Wie viel Zeit jeder für sich selbst braucht", „Wie sauber und ordentlich die Wohnung sein soll", „Wie oft wir Eltern und Schwiegereltern sehen", „Wie wir die Kinder erziehen" etc.). Das Paar wurde zunächst aufgefordert, sich darüber zu einigen, welches Thema aktuell das Wichtigste für das Paar sei („Konsensbildung trotz in der Regel unterschiedlicher Rangreihen"), und sich dann anschließend darüber zu unterhalten, welche Gedanken, Gefühle und Wünsche jeder zu dem Thema habe („Kommunikation").
Therapeuten können diagnostische Rollenspiele auch zu ausgewählten Themen durchführen:

- Ausdruck positiver Gefühle/Rückmeldungen,
- Ausdruck negativer Gefühle, Konfliktgespräche,
- Ausdruck von Wünschen/Bedürfnissen, Gespräche über divergierende Interessen.

Verhaltenstests sollten nicht länger als 15 bis 20 Minuten dauern, und es empfiehlt sich, wegen der möglichen Belastung anschließend Zeit für ein therapeutisches Gespräch einzuplanen.

Wie lassen sich die Beobachtungen auswerten? In der Grundlagenforschung haben sich kategoriale Auswertungssysteme durchgesetzt und bewährt. Dabei werden pro Kommunikationssequenz inhaltliche und nonverbale Kategorien zugeordnet. Bekannt geworden sind das RCISS (*rapid couples interaction scoring system*; Krokoff, Gottman & Hass, 1989), oder das KPI (*Kategoriensystem für partnerschaftliche Interaktion*; Hahlweg, 1986). Angesichts des hohen Aufwands von sieben und mehr Stunden für die Auswertung einer Videostunde sind für Praktiker Alternativen der Auswertung nötig.
Etwas weniger aufwändig sind Ratingskalen zur Güte der Kommunikation (Zimmer, 1983), die durchaus auch reliabel und valide sind, aber keine Auswertung von Übergangswahrscheinlichkeiten bei Kommunikationssequenzen erlauben. Kliniker werden während der Therapie aber implizit Ratingskalen anlegen, um Klarheit und Differenziertheit der Aussage, direkte und indirekte Kommunikation oder das Ausmaß an Generalisierung und Entwertung in den Aussagen zu bewerten.
Evaluation diagnostischer Rollenspiele: Kommen aufwändige Auswertungssysteme nicht in Frage, können Kliniker Rollenspiele anhand folgender Fragen beurteilen, die auch Anlass für weitere Explorationen sein können:

- Hat der Proband seine Gefühle ausgedrückt?
- Wenn ja, geschah dies direkt oder indirekt und in der Intensität, wie er sie erlebte?
- Wie kongruent war die Körpersprache hierzu?
- Wurden die zur Emotion gehörenden Kognitionen verständlich mitgeteilt?
- Gibt es Hinweise auf weitere, nicht mitgeteilte Emotionen/Hintergrundthemen?
- Konnten ggf. beteiligte Wünsche formuliert werden?

- Gab es Reizworte, Anklagen, Vorwürfe, die es einem Gegenüber schwer machen würden, ein konstruktives Gespräch zu führen?

3. 5.2 Charakter der Einflussstruktur und Beziehungsstrukturtests

In den Rollenspielen entsteht auch ein Bild wechselseitiger Gesprächssteuerung, von Gleichwertigkeit oder Asymmetrie der Beeinflussung. Können beide abwechselnd sprechen und zuhören, können sie für sich selbst sprechen und Selbstachtung und Respekt vor dem anderen ausdrücken? Ist die Einflussnahme offen, direkt und transparent oder versteckt, indirekt, durch Ausdruck eigenen Leids und der Vermittlung von Schuldgefühlen?

Solche Eindrücke lassen sich auch durch sog. *Beziehungsstrukturtests* gewinnen. Hier handelt es sich um versteckte Konsensbildungsaufgaben:

„Was führt Sie beide zu mir?", „Macht es Ihnen beiden etwas aus, wenn ich das Video mitlaufen lasse?" (siehe auch die oben dargestellte Konsensbildungsaufgabe). Dabei sollte der Therapeut keinen der beiden Partner nonverbal, etwa durch Blicke, auffordern, zu beginnen. Zwei Antworten auf die Frage nach dem Videogerät mögen das Spektrum möglicher Reaktionen verdeutlichen:

Paar A: Die Frau: „Nein, uns beiden macht es nichts aus, wenn Sie uns auf Video aufnehmen."

Bei Paar B fragte der Mann seine Frau: „Meinst Du, dass mich das stören wird?"

3. 5.3 Interaktionsverläufe und Eskalationen

Positive und negative Interaktionsbeiträge haben die Tendenz, reziprok beantwortet zu werden. Dies gilt insbesondere für negatives Verhalten, so dass kompetitive Beiträge dazu führen, dass ein kooperatives Gegenüber zum kompetitiven Stil wechselt. Damit ist die Gefahr von Eskalation und Aufschaukelung gegeben, die bei glücklichen und unglücklichen Paaren zu finden sind. In stabilen Partnerschaften gibt es jedoch die Fähigkeiten, derartige Eskalationen schneller wieder zu verlassen, einzulenken, antizyklisches Verhalten zu zeigen und sich wieder zu versöhnen (Revenstorf, Hahlweg & Schindler, 1981). Hierfür gibt es keine Normen, und die in der Forschung angewandten Methoden der Zeitreihenanalysen und Berechnungen von Übergangswahrscheinlichkeiten sind für Praktiker kaum einsetzbar. Kliniker sollten aber explorieren, wie lange sich destruktive Interaktionen hinziehen, und ob beide Partner einen Beitrag zum Einlenken, zur Versöhnung leisten.

3. 5.4 Komplementäre Ängste und Eskalation

Ein Zusammenbruch kommunikativer Fertigkeiten, insbesondere der Bereitschaft, empathisch zuzuhören, kann auf Konflikte polar entgegengesetzter Bedürfnisse oder gegenläufiger Ängste hinweisen. Die beteiligten Emotionen sind stark, und ein Nachgeben wird als bedrohlich für das eigene Selbstwertgefühl und als Gefährdung biographisch relevanter eigener Ziele erlebt.

Häufige komplementäre Konflikte sind Wünsche nach a) Geborgenheit/Nähe vs. Autonomie/Distanz oder nach b) Ordnung/Verlässlichkeit vs. Freiheit/Spontaneität. Die geäußerte Angst (etwa davor, verlassen zu werden), kann die komplementäre Angst beim Partner aktivieren (etwa vor Einengung und Verlust an Autonomie). Die Äußerung dieser Angst wiederum ist Anlass und Ursache der zuerst geäußerten Angst.

J. Willi (1975) hatte auf einem psychodynamischen Hintergrund hierfür den Begriff der *Kollusion* eingeführt, verbunden mit der Hypothese, dass bei der Partnerwahl Selbstheilungsversuche zur Wahl eines Partners mit einer komplementären Bedürfnisstruktur führen, die später Ursache ehelicher Belastungen werde.

3.5.5 Relation von positiver und negativer Kommunikation

Ein weit verbreitetes Ergebnis der Grundlagenforschung besagt, dass die Prognose von Scheidungen nicht primär durch die negativen Kommunikationsmuster möglich ist, sondern vielmehr durch die Relation negativer und positiver Kommunikationsanteile. Nach den Daten von Gottman (1994) ist eine Quote von 5:1 (positiven zu negativen Aussagen) mit Zufriedenheit und Stabilität von Beziehungen assoziiert.

4 Anamnese der Beziehungserfahrungen

Die Anamnese dient der Entwicklung ätiologischer Hypothesen. Sie hilft Patienten bei der Rekonstruktion der Lerngeschichte beider Partner und hat insofern therapeutische Auswirkungen, als sie zu einem vertieften Verständnis beider Partner füreinander führen kann.
Ausgangspunkt ist das zu erklärende Muster oder Schema, das für kritische Kernsituationen typische Emotionen, Kognitionen und Interaktionsweisen der jeweiligen Partner beschreibt. Drei Schwerpunkte sollte nun die Anamnese haben:

1. Rekonstruktion von Beginn und Verlauf der Verschlechterung in der aktuellen Beziehung,
2. Erfahrungen in der Ursprungsfamilie mit relevanten Personen (Eltern, Geschwister, andere) und Themen (Modelle für Frauen- und Männerrollen, Geborgenheit, Autonomie, Regeln, Konfliktmanagement, Ablösung) und
3. Geschichte eigener Partnerschaften.

Die zahlreichen interessanten Aspekte können an dieser Stelle nicht dargestellt werden.

5 Evaluation von Änderungsprozessen

Für die Evaluation in der Forschung haben sich die Fragebögen *PFB* von Hahlweg (1986) als reliabel, valide und veränderungssensibel erwiesen. Für die Erfassung der Kommunikation kann auch das sehr zeitökonomische Maß *Fragebogen zur Erfassung partnerschaftlicher Konfliktmuster* (*FPK*; Kröger et al., 2000) verwendet werden (Cronbachs α = .80). Sollen einzelne Aspekte der Interaktion überprüft werden, empfehlen sich je nach Erkenntnisinteresse in der Regel Kategoriensysteme (KPI) oder Ratingskalen zur Analyse von Ausschnitten und Stichproben der Interaktion (s. o.).
Für die Evaluation von einzelnen Paartherapien sind ebenfalls die Bögen *PFB* von Hahlweg geeignet. Wichtiger erscheint die Einschätzung von Patienten und Therapeuten, ob ein Zuwachs an positiver Gemeinsamkeit und/oder Autonomie, an Offenheit und Mut zur Konfliktansprache aufgrund der Behandlung festzustellen ist.
Diskussionswürdig ist die Frage, ob die Trennung eines Paares als Misserfolg zu werten ist. Viele Therapeuten werden den jeweils individuellen Lernzuwachs stärker gewichten als die Fortführung einer Ehe. Da Beziehungen immer auch Kompromisse und Verzicht beinhalten, werden Patienten und Therapeuten mit einem starken Bedürfnis nach Selbstverwirklichung und Autonomie hier andere Bewertungen vornehmen als Menschen, die Geborgenheit und

Verbundenheit als besonders hohe Werte betrachten.
Methodisch bislang schwer zu fassen sind die folgenden Ziele, die mir in der Paartherapie wichtig geworden sind:

- Die Akzeptanz, dass Partner auch in engen vertrauten Beziehungen gelegentlich „wie in verschiedenen Welten leben" und gänzlich verschiedene Interpretationen, Geschichtsschreibungen, Gefühle und Wünsche haben, ohne sich durch diese Tatsache entwertet zu fühlen.
- Die Akzeptanz, dass ein Zusammenleben mitunter schwer erträgliche Zeiten mit sich bringt.
- Die Toleranz für die nicht immer zu ändernden Schwächen beider Partner, das Ertragen der nicht überbrückbaren Verschiedenheiten.
- Der Mut, nicht nur an ein Optimierungsprogramm zu denken.

Man kann darin auch die Aufgabe problemaufrechterhaltender Problemlöseversuche sehen. Ein Patient drückte dies am Ende der Behandlung so aus: „Über viele Jahre habe ich darum gekämpft, dass meine Frau sich ändert, und hatte keinen Erfolg. Komisch, jetzt, wo ich sie akzeptiere, wie sie ist, fängt sie an, sich zu verändern."

Fallbeispiel
Die Frau ist 44 Jahre alt, von Beruf Hausfrau. Der Mann ist 48 Jahre alt und leitender Angestellter. Die beiden sind miteinander verheiratet und haben eine sechzehnjährige Tochter.

Klageanlass
Sie ist depressiv, aber zugleich durchgehend stark erregt. Sie klagt über die Qualität der Beziehung, indem sie ihm vorwirft, er könne nicht reden, sie fühle sich nicht geliebt und viel alleingelassen. Diese Klagen werden durch hohe Werte in der Skala „Affektive Kommunikation" des Fragebogen *Einschätzung von Partnerschaft und Familie (EPF)* validiert. In der Problemliste (PL) zeigt sie insbesondere hohe Konfliktwerte in den Bereichen „Freizeitgestaltung, Zuwendung des Partners und Kommunikation".
Er hält ihr vor, er fühle sich nicht verstanden. Zugleich klagt er darüber, dass er erschöpft, depressiv, überarbeitet sei und manchmal auch sexuelle Probleme (Erektionsstörungen) habe. Letzteres zeigt sich durch einen ungünstigen Wert in der Skala „Sexuelle Unzufriedenheit" des *EPF*.

Diagnostisches Vorgehen
Exploration im Einzel- und Paarrahmen und Verhaltensbeobachtung im Rollenspiel führten zu folgender *diagnostischer Einschätzung*: Zwischen beiden besteht Ungleichheit in Hinsicht auf die Trennungsbereitschaft (*Trennungsgedanken* [Skala 1–6]: Frau Wert 5, Mann 2). Beide sind unzufrieden mit ihrer Partnerschaft, wenngleich dies bei der Frau stärker ausgeprägt ist (beide haben höhere Werte in der entsprechenden Skala des *EPF)*.
In Hinsicht auf die Bindungsschemata der Eheleute zeichnet sich folgendes Bild ab: Ihre Grundannahme „Eigentlich bin ich nicht liebenswert" wird durch die erlebte Vernachlässigung durch ihn immer wieder validiert. Trotz der geringeren Bereitschaft, die Ehe zu beenden, wird sie von der Angst angetrieben, verlassen zu werden. Um dies zu vermeiden wählt sie die Problemlösestrategie, dies durch ein aufopferungsvolles Hausfrauenle-

ben und Fürsorge für Mann und Kind, Stabilität der Ehe und Familie zu gewährleisten. Das Ergebnis dieser Bemühungen aber bleibt negativ, denn ihr Bedürfnis nach Nähe, Liebe und Harmonie bleibt ungestillt. Im kommunikativen Verhalten zeigt sie sich erst schweigsam, um später zu verzweifeltem Klagen überzugehen („Nie kümmerst du dich um mich"). Durch minimale Annäherungen und Beruhigungsversuche durch ihn und verstärkte Zuwendung durch die Tochter wird ihr Klagen negativ und positiv verstärkt. Umgekehrt wird das Zuwendungsverhalten des Mannes dadurch bestärkt, dass er das Klagen zeitweise beenden kann.
Das Beziehungsschema des Mannes ist durch die Grundannahmen geprägt: „Eigentlich bin ich nicht liebenswert; verbal bin ich den Frauen nicht gewachsen; Konflikte stehe ich nicht durch". Seine emotionale Lage ist insbesondere durch eine Angst vor Kritik geprägt, weshalb auch die Vorhaltungen der Frau für ihn besonders aversiv sind. Seine Problemlösestrategie besteht darin, ein starkes Engagement am Arbeitsplatz zu zeigen, sich vornehmlich um den beruflichen Aufstieg zu kümmern und – kompensativ zu seinem ehelichen Verhalten und auch um der Kritik der Ehefrau zu entgehen – sie mit materiellen Werten (Geld, Auto, Anschaffungen) zu verwöhnen. Letzteres führt zwar zeitweise (kurzfristig) zu einer Beruhigung der Lage, es bleibt aber mittelfristig wegen der fehlenden Nähe letztlich bei der Kritik und Abwertung durch sie. Paradoxerweise klagt er an anderer Stelle auch darüber, keine Sicherheit, Geborgenheit und Frieden in der Beziehung zu finden, wonach er sich sehr sehne. Auch dies leitet ihn immer dazu an, sie materiell zu verwöhnen. Den aversiven Zuständen geht er durch verlängerte Arbeitszeiten aus dem Wege. Den Frieden versucht er durch ein defensives, beschwichtigendes Verbalverhalten, durch die Vermeidung von Konflikten und durch eine strenge Kontrolle möglicher aggressiver Gefühle zu pflegen (entsprechend niedrig sind die Werte in der Skala „Aggression" des *EPF*).

Biographische Hintergründe
Sie ist die älteste von vier Geschwistern und musste wegen viel übertragener Verantwortung stark zurückstecken. Dies wurde vor allem dadurch erschwert, dass der Vater durch die Arbeit bedingt selten anwesend und die Mutter wiederholt psychisch erkrankt und in psychiatrischer Behandlung war und entsprechend wenig belastet werden konnte. Die Folge war eine emotionale Deprivation und Übernahme der Mutterfunktion, wobei sie hoffte, und dies vielfach vergeblich, mütterliche Liebe insbesondere dann zu erhalten, wenn die überfordernde Aufgabe der Erziehung der Geschwister gelang. Sie beschreibt ihre Lebensgeschichte so, als habe sie ein intensives Training zur Selbstrücknahme und Durchhaltevermögen gemacht.
Der Mann wiederum war der einzige Sohn, der einen haltlosen, trinkenden Vater hatte, welcher in den Nachkriegswirren zunehmend Rücksichtnahme und praktische Hilfe des pubertären Sohnes in der Landwirtschaft einforderte. Die Mutter wurde von ihm als schwach und zu Depressionen neigend beschrieben. Es sei v. a. darum gegangen, die überantworteten Aufgaben bis zur Erschöpfung zu erfüllen, um dann in Ruhe gelassen zu werden. Seine erinnerte Erfahrung: Für meine Bedürfnisse ist kaum Platz; wenn ich von mir absehe und bis zur Erschöpfung helfe, werde ich in Ruhe gelassen und vielleicht anerkannt. Auf diesem Hintergrund entwickelte sich für ihn das dominante Lebensziel, durch vermehrte Anstrengung, aber auch durch die beschriebene Konfliktvermeidungs-

strategie, Armut zu vermeiden und zugleich für materielle Sicherheit und Wohlstand zu sorgen.

Zielüberlegungen des Therapeuten
Als gemeinsame Ziele boten sich an:

1. ein wechselseitiges Verständnis für die verletzten Bedürfnisse und Wünsche und
2. die biographische Entwicklung der interaktionellen Schemata herzustellen.

Dies sollte auch gewährleisten, dass beide erkennen, dass ein Teil der erlebten Probleme nicht durch den jeweiligen Partner verursacht wurde, sondern sich auf biographische Kompensation angelegte Paarkonstellationen und Interaktionsmuster aufgebaut haben. Auch sollte mehr Offenheit, Konfliktbereitschaft und v. a. positiver Austausch zwischen beiden möglich werden. Dem Mann sollte geholfen werden, seine Ängste vor Kritik zu bewältigen, besser mit negativen Gefühlen in offener Kommunikation umzugehen, Wünsche zu spüren und zuzulassen, empathisches Verstehen zu zeigen und die ungünstigen Austauschverhältnisse durch mehr positive, gemeinsame Freizeitaktivitäten zu verbessern.
Die Frau sollte lernen, schon früh vor Aufkommen von Gefühlen der Frustration Wünsche anzusprechen, klar zu kommunizieren, was sie brauche, und den Interaktionszirkel emotionaler Erpressung durch ein Rücknehmen von Vorwürfen und Kritik sowie gleichzeitigem Annäherungsverhalten insbesondere dann zu durchbrechen, wenn er Anstrengungen in Richtung einer positiven Kommunikation und Interaktion zeigt.

Literatur

Argyle, M. & Henderson, P. (1986). *Die Anatomie menschlicher Beziehungen.* Paderborn: Junfermann.

Banse, R. (2003). *Partnerschaftsdiagnostik.* In I. Grau & H. W. Bierhoff (Hrsg.), *Sozialpsychologie der Partnerschaft* (S. 13–42). Berlin: Springer.

Baucom, D. & Epstein, N. (1990). *Cognitive behavioral marital therapy.* New York: Brunner & Mazel.

Birchler, G. D. & Fals-Stewart, W. (2006). Marital dysfunction. In M. Hersen (Ed.), *Clinician's handbook of adult behavioral assessment* (pp. 297–324). New York: Elsevier.

Bodenmann, G. (2000). *Stress und Coping bei Paaren.* Göttingen: Hogrefe.

Bodenmann, G. (2001a). Psychologische Risikofaktoren für Scheidung: Ein Überblick. *Psychologische Rundschau, 2,* 85–95.

Bodenmann, G. (2001b). *Stress und Partnerschaft. Gemeinsam den Alltag bewältigen.* Bern: Huber.

Bodenmann, G. (2002). *Beziehungskrisen: Erkennen, verstehen und bewältigen.* Bern: Huber.

Bodenmann, G. (2004). *Verhaltenstherapie mit Paaren.* Bern: Huber.

Bodenmann, G. (2005). Paar- und Familiendiagnostik. In F. Petermann & H. Reinecker (Hrsg.), *Handbuch der Klinischen Psychologie und Psychotherapie* (S. 158–167). Göttingen: Hogrefe.

Burman, B. & Margolin, G. (1992). Analysis of the association between marital relationships and health problems: An interactional analysis. *Psychological Bulletin, 112,* 39–63.

Gottman, J. M. (1994). *What predicts divorce?* Hillsdale, NJ: Lawrence Erlbaum.

Grau, I. (1999). Skalen zur Erfassung von Bindungsrepräsentationen in Paarbeziehungen. *Zeitschrift für Differenzielle und Diagnostische Psychologie, 20,* 142–152.

Grau, I. & Bierhoff, H. W. (2003). *Sozialpsychologie der Partnerschaft.* Berlin: Springer.

Hahlweg, K. (1986). *Partnerschaftliche Interaktion.* München: Röttger.

Hahlweg, K. (1996). *Fragebogen zur Partnerschaftsdiagnostik (FPD)*. Göttingen: Hogrefe.

Hahlweg, K. (1997). *Interaktionelle Aspekte psychischer Störungen*. In A. Ehlers & K. Hahlweg (Hrsg.), *Klinische Psychologie, Psychologische und biologische Grundlagen. Enzyklopädie der Psychologie, D/Serie II, Band 1* (S. 585–648). Göttingen: Hogrefe.

Hahlweg, K., Dürr, H. & Müller, U. (1995). *Familienbetreuung schizophrener Patienten*. München, Weinheim: Psychologie Verlags Union.

Hahlweg, K., Schindler, L. & Revenstorf, D. (1998). *Partnerschaftsprobleme: Diagnose und Therapie*. Berlin: Springer.

Karney, B.R. & Bradbury, T.N. (1995). The longitudinal course of marital quality and stability: A review of theory, method, and research. *Psychological Bulletin, 118,* 3–34.

Kelly, A.B., Fincham, F.D., Beach, S.R.H., Segrin, C. & Givertz, M. (2003). *Communication skills in couples: A review and discussion of emerging perspectives*. In J.O. Greene & B.R. Burleson (Eds.), *Handbook of communication and social interaction skills* (S. 723–743). Mahwah, NJ: Lawrence Erlbaum.

Klann, N., Hahlweg, K. & Heinrichs, N. (2003). *Diagnostische Verfahren für die Beratung*. (2. überarbeitete Aufl.). Göttingen: Hogrefe.

Klann, N., Hahlweg, K., Limbird, C. & Snyder, D.K. (2004). *Einschätzung von Partnerschaft und Familie EPF. Manual für die deutsche Version des „Marital Satisfaction Inventory – Revised MSI-R"*. Göttingen: Hogrefe.

Krokoff, L.J., Gottman, J.M. & Hass, S.D. (1989). Validation of a global rapid couples interaction scoring system. *Behavioral Assessment, 11,* 65–79.

Kröger, C., Hahlweg, K., Braukhaus, C., Fehm-Wolfsdorf, G., Hroth, T. & Christensen, A. (2000). Fragebogen zur Erfassung partnerschaftlicher Kommunikationsmuster (FPK): Reliabilität und Validität. *Diagnostica, 46,* 189–198.

Küfner, H. (1984). Zur Prognose des Alkoholismus. *Therapiewoche, 34,* 3636–3643.

Lazarus, A. (1996). *Fallstricke der Liebe*. Stuttgart: Klett-Cotta.

Lösel, F. & Bender, D. (2003) *Theorien und Modelle der Paarbeziehung*. In I. Grau & H.W. Bierhoff (Hrsg.), *Sozialpsychologie der Partnerschaft* (S. 44–75). Berlin: Springer.

Neyer, F.J. (2003). *Persönlichkeit und Partnerschaft*. In I. Grau & H.W. Bierhoff (Hrsg.), *Sozialpsychologie der Partnerschaft* (S. 165–190). Berlin: Springer.

Paykel, E.S. (1982). *Handbook of affective disorders*. New York: Guilford.

Revenstorf, D., Hahlweg, K. & Schindler, L. (1981). Streit in der Ehe. Aggression und Interaktion. *Partnerberatung, 18,* 90–107.

Russel, R.J. & Wells, P.A. (1994). Personality and quality of marriage. *British Journal of Psychology, 85,* 161–168.

Schütz, A. & Wiesener, C. (2000). *Partnerschaft und Gesundheitszustand*. In P. Kaiser (Ed.), *Partnerschaft und Paartherapie* (S. 193–218). Göttingen: Hogrefe.

Spanier, G.B. (1976). Measuring dyadic adjustment: New scales for assessing the quality of marriage and similar dyads. *Journal of Marriage and the Family, 38,* 275–294.

Statistisches Bundesamt, Pressemitteilung vom 19.12.2002: www.destatis.de/presse/deutsch/pm2002/p4500082.htm

Willi, J. (1975). *Die Zweierbeziehung*. Reinbeck: Rowohlt.

Zimmer, D. (1983). Interaction patterns and communication skills in sexually distressed, maritally distressed, and normal couples: Two experimental studies. *Journal of Sex & Marital Therapy, 9,* 251–265.

Zimmer, D. (1985). *Sexualität und Partnerschaft – Grundlagen und Praxis psychologischer Behandlung*. München: Urban & Schwarzenberg.

Zimmer, D. (2000). *Kommunikationstraining*. In A. Batra, R. Wassmann & G. Buchkremer (Hrsg.), *Verhaltenstherapie* (S. 162–170). Stuttgart: Thieme.

Zimmer, D., Oberdorfer, R., Sommer, S., Raschert, K. & Weinert, M. (1979). Kommunikation und Partnerschaft. Zwei Untersuchungen zur Erfassung von Kommunikation und zur Analyse ihrer Bedeutung. *Mitteilungen der DGVT, 11,* 302–317.

Zimmer, D., Raschert, K. & Weinert, M. (1978). *Fragebogen und Manual zum Fragebogen „Kommunikation in der Partnerschaft" (KIP)*. Materialien der DGVT. Tübingen: DGVT.

32 Persönlichkeitsstörungen

Thomas Fydrich

1 Einleitung
2 Hauptmerkmale und Erscheinungsbild
3 Diagnostische Kriterien nach ICD-10 und DSM-IV
3.1 Hauptgruppe A (sonderbar, exzentrisch)
3.2 Hauptgruppe B (dramatisch, emotional, launisch)
3.3 Hauptgruppe C (ängstlich-furchtsam)
4 Epidemiologie und Verlauf
5 Diagnostische Verfahren und Erhebungsmethoden
5.1 Klassifikatorische Diagnostik
5.2 Dimensionale (merkmalsorientierte) Diagnostik
5.3 Weitere diagnostische Verfahren
5.4 Reliabilität
5.5 Validität
6 Modifikationsorientierte Diagnostik und Beziehungsgestaltung nach dem motivorientierten Indikations- und Interventionsmodell (MIIM)
7 Ausblick
Literatur

1 Einleitung

Nahezu alle der im DSM-IV und der ICD-10 genannten Kriterien für die Diagnostik von Persönlichkeitsstörungen beziehen sich auf Erlebens- und Verhaltensweisen von Menschen in der Interaktion mit anderen. Mit gutem Grund können die unter diesen Rubriken beschriebenen psychischen Probleme daher als interpersonelle Interaktionsstörungen betrachtet werden. Zwischenmenschliche Interaktionen wiederum werden von unterschiedlichen Motiven der Handelnden gesteuert, wobei diese Motive jeweils von der individuellen Lebensgeschichte, der Sicht der eigenen Person und der Interpretation von Ereignissen und Handlungen anderer abhängig sind. Grundlegend für das Verständnis von Patienten, die die Kriterien für die Diagnose einer oder mehrerer Persönlichkeitsstörungen erfüllen, ist daher, dass in diesen Fällen nicht die Person selbst (im engeren Sinne des Begriffs „Persönlichkeitsstörung") gestört ist, sondern vielmehr eine komplexe Störung des zwischenmenschlichen Beziehungsverhaltens und -erlebens vorliegt (vgl. z. B. Fiedler, 2001; Fydrich, 2001; Sachse, 1997). Dies bedeutet, dass jeweils individuelle, ggf. für einzelne Störungen charakteristische kognitive Erlebens- und Interpretationsmuster vorliegen, die mit (meist dysfunktionalen) Verhaltensweisen einhergehen. Diese Erlebens- und Verhaltensweisen führen entweder bei der Person selbst oder aber in ihrem sozialen Umfeld zu bedeutsamem Leid oder zu wesentlichen Einschränkungen. Damit sind Verhaltensweisen von Personen, die die Kriterien für eine oder mehrere Persönlichkeitsstörungen erfüllen, nicht als unabänderliche, schrullige oder gar böswillige Eigenarten der Betroffenen zu betrachten, sondern als besondere Muster der Interpretation zwischenmenschlicher Beziehungen und der dazugehörenden Interaktionen. Diese führen jedoch häufig zu Problemen und Schwierigkeiten in Beziehungen mit anderen und gehen daher auch mit individuellem Leid oder mit deutlichen Problemen und Belastungen der Mitmenschen einher.

2 Hauptmerkmale und Erscheinungsbild

Nach den Bestimmungsmerkmalen des von der Weltgesundheitsorganisation herausgegebenen fünften Kapitels der ICD-10, ähnlich auch im Diagnostischen und Statistischen Manual Psychischer Störungen (DSM-IV), sind Persönlichkeitsstörungen länger anhaltende Zustandsbilder sowie tief verwurzelte und daher weitgehend stabile Verhaltensmuster, die Ausdruck des charakteristischen, individuellen Lebensstils und der Einstellungen zur eigenen Person und zu anderen Menschen sind. Diese Verhaltensweisen zeigen sich als starre Reaktionen auf unterschiedliche persönliche und soziale Lebenslagen. Im Vergleich zur Mehrheit der betreffenden Bevölkerung weichen die Erlebens- und Verhaltensweisen der Personen hinsichtlich der Wahrnehmung, des Denkens, des Affekts und der Beziehungen zu anderen deutlich von „normalem“ Verhalten ab.

Persönlichkeitsstörungen gelten vornehmlich als *ich-synton.* Dies bedeutet, dass die abweichenden oder ungewöhnlichen Muster des Erlebens und Verhaltens aus der Eigenperspektive als zur eigenen Person passend und zugehörig und damit in der Regel weder als störend noch als abweichend erlebt werden. Als *ich-dyston,* also nicht zur eigenen Person passend und dabei störend, werden demgegenüber eher die Besonderheiten bei sogenannten Symptomstörungen (z. B. affektive oder phobische Störungen) erlebt. Der Übergang zwischen Ich-Syntonie und Ich-Dystonie ist dabei jedoch fließend. Viele der Persönlichkeitsstörungen haben – zumindest in Hinblick auf einzelne Symptome oder Kriterien – deutlich auch ich-dystonen Charakter. Beispiele hierfür sind die Selbstunsicherheit bei der ängstlich-vermeidenden Persönlichkeitsstörung oder das Empfinden innerer Leere oder starke Stimmungsschwankungen bei der Borderline Persönlichkeitsstörung. Ebenso gibt es deutliche Anteile von ich-syntonen Erlebens- und Verhaltensweisen bei den Symptomstörungen, z. B. die Wahnvorstellungen bei Schizophrenien oder akribisches Zählen von Kalorien bei Personen mit bestimmten Essstörungen.

3 Diagnostische Kriterien nach ICD-10 und DSM-IV

Die einzelnen Persönlichkeitsstörungen werden im DSM-Klassifikationssystem in drei Gruppen, die sogenannten Cluster, eingeteilt. Cluster A wird als „sonderbar und exzentrisch“ bezeichnet und umfasst die paranoide, die schizoide und die schizotypische Persönlichkeitsstörung. Zur Gruppe B, dem „dramatischen, emotionalen und launischen“ Cluster, werden die histrionische, narzisstische, antisoziale und Borderline Persönlichkeitsstörung gezählt. Im Cluster C, dem sogenannten „ängstlichen Cluster“, werden die selbstunsichere, dependente und zwanghafte Persönlichkeitsstörung zusammengefasst. Im Anhang des DSM werden noch zwei weitere Persönlichkeitsstörungen vorgeschlagen, die passiv-aggressive und die depressive Persönlichkeitsstörung.

Bei der klassifikatorisch-kategorialen Diagnostik von Persönlichkeitsstörungen (Diagnosestellung) ist unbedingt zu berücksichtigen, dass nicht nur die gelisteten Merkmale der einzelnen Störungen erfüllt sein müssen, sondern zudem auch eine Reihe wichtiger Grundkriterien (G-Kriterien nach ICD-10) für die Diagnostik von Persönlichkeitsstörungen zu überprüfen sind. Eine Persönlichkeitsstörung kann danach nur dann diagnostiziert werden, wenn

- mindestens zwei der folgenden Bereiche betroffen sind: Kognition (Wahrnehmung, Einstellungen, Interpretationen), Affektivität, Impulskontrolle und Bedürfnisbefriedigung, Beziehungsgestaltung,
- das Verhalten in einem breiten Spektrum sozialer und persönlicher Situationen zum Ausdruck kommt und dabei unflexibel, unangepasst und unzweckmäßig ist,
- das entsprechende Verhalten zu persönlichem Leidensdruck und/oder zu nachteiligem Einfluss auf die soziale Umwelt führt,
- die Abweichung stabil und von langer Dauer ist und seit später Kindheit oder Adoleszenz besteht,
- die Merkmale nicht die Folge einer anderen psychischen Störung oder durch deren Vorliegen erklärbar sind und zudem
- die Merkmale nicht Folge einer organischen Erkrankung sind.

Die Diagnostik von Persönlichkeitsstörungen kann oft nicht allein auf der Basis eines klinisch-diagnostischen Interviews gefällt werden. Sie sollte vielmehr mehrere Informationsquellen berücksichtigen, so beispielsweise Verhaltensbeobachtungen, Berichte von Angehörigen und Bekannten oder Akteninformationen.
Zwischen den Klassifikationssystemen ICD-10 und DSM-IV gibt es einige Unterschiede bezüglich der diagnostischen Einordnung und Beschreibung von Persönlichkeitsstörungen. So gibt es in der ICD-10 acht Unterkategorien von Persönlichkeitsstörungen, im DSM-IV sind es 12 (s. **Tab. 1**).
In der ICD-10 werden unter F62.0 und F62.1 neben den Persönlichkeitsstörungen zusätzlich Kategorien für Persönlichkeits*änderungen* aufgeführt. Diese können entweder nach Extrembelastungen (F62.0) oder nach psychischen Erkrankungen (F62.1) auftreten. Die Persönlichkeits*änderungen* unterscheiden sich von den Persönlichkeits*störungen* hinsichtlich Beginn und Verlauf. Persönlichkeits*störungen* beginnen – wie oben erwähnt – in der Adoleszenz oder dem frühen Erwachsenenalter und werden nicht diagnostiziert, wenn sie sekundär als Folge einer anderen psychischen Erkrankung, Verletzung des Gehirns, schweren oder langandauernden Belastung oder extremer Deprivation auftreten. In diesen Fällen kann eine Persönlichkeits*änderung* diagnostiziert werden.
Der Gliederung im DSM-IV entsprechend, werden im Folgenden die einzelnen Persönlichkeitsstörungen kurz charakterisiert (entnommen aus Renneberg & Fydrich, 2004).

3.1 Hauptgruppe A (sonderbar, exzentrisch)

Paranoide Persönlichkeitsstörung (PS)
Hauptmerkmal ist ein durchgängig vorhandenes Muster von Misstrauen und die Neigung, auch neutrale oder positiv intendierte Verhaltensweisen anderer als feindselig, verletzend oder kränkend zu interpretieren.

Schizoide PS
Hauptmerkmal der schizoiden PS ist ein Mangel an emotionaler Reaktivität – in positiver wie in negativer Richtung. Die Personen pflegen intentional einen sozial sehr isolierten Lebensstil. Damit ist eine interpersonelle und emotionale Distanzierung von anderen charakteristisch. Die Personen leben häufig sehr zurückgezogen und empfinden Situationen, in denen sie mit vielen

Tab. 1: Persönlichkeitsstörungen nach ICD-10 und DSM-IV

ICD-10 Kodierung	ICD-10	DSM-IV
F60.0	paranoide PS	paranoide PS
F60.1	schizoide PS	schizoide PS
F60.2	dissoziale PS	antisoziale PS
F60.3	emotional instabile PS	
F60.30	– impulsiver Typ	(intermittierende explosible Störung)[1]
F60.31	– borderline Typ	Borderline PS
F60.4	histrionische PS	histrionische PS
F60.5	anankastische (zwanghafte) PS	zwanghafte PS
F60.6	ängstliche (vermeidende) PS	vermeidend-selbstunsichere PS
F60.7	abhängige PS	dependente PS
F60.8	sonstige spezifische PS	
F60.80	– narzisstische PS	narzisstische PS
F60.81	– passiv-aggressive PS	passiv-aggressive (negativistische) PS[2]
F60.9	nicht näher bezeichnete PS	nicht näher bezeichnete PS
		depressive PS[2]
	(schizotype Störung; F21)[3]	schizotypische PS

[1] im DSM auf Achse-1 kodiert; [2] im DSM im Anhang vorgeschlagen; [3] in der ICD-10 unter F21 kodiert

anderen Menschen zu tun haben, als eher belastend.

Schizotypische PS

Personen mit schizotypischen Merkmalen haben charakteristischerweise oft exzentrischen Ideen, außergewöhnliche Wahrnehmungen oder Vorhersehungen („sechster Sinn") und glauben an Übersinnliches. Sie fühlen sich in sozialen Situationen oft unbehaglich und fremd. Es ist eine gewisse Ähnlichkeit mit einzelnen Symptomen der Schizophrenie erkennbar, was auch durch die Zuordnung dieser Diagnose zur Kategorie F2 in der ICD-10 nahegelegt wird.

3.2 Hauptgruppe B (dramatisch, emotional, launisch)

Dissoziale oder antisoziale PS

Charakteristisch ist eine Reihe von Verhaltensweisen, die exklusiv auf die Befriedigung eigener Bedürfnisse ausgerichtet sind. Dabei wird häufig gegen Regeln und Gesetze verstoßen; die Personen haben kein Schuldempfinden und zeigen keine Reue. Das Verhalten ist oft sehr impulsiv und geht mit einer geringen Frustrationstoleranz sowie mit der Unfähigkeit einher, vorausschauend und verantwortungsvoll zu planen und zu handeln. Die Personen empfinden wenig oder gar keine Angst. Häufig findet sich eine lange Geschichte von Konflikten mit Erziehenden und dem Gesetz. Bereits vor dem Alter von 14 Jahren wurden bedeutsame problematische Verhaltensweisen (z. B. Schlägereien, Diebstahl) beobachtet.

Borderline PS
Personen mit einer Borderline Persönlichkeitsstörung zeigen ein tiefgreifendes Muster von Instabilität in zwischenmenschlichen Beziehungen, im Selbstbild und in der Affektivität. Sie sind häufig sehr impulsiv. Charakteristisch sind zudem extreme Schwankungen in den Gefühlen, den Wertvorstellungen und im Selbstbild. Die impulsiven Handlungen zeigen sich meist in verschiedenen Bereichen (Drogen, Alkohol, Sexualität, risikoreiches Autofahren). Klinisch auffällige Merkmale sind häufig selbstverletzendes Verhalten und suizidale Handlungen.

Histrionische PS
Häufig finden sich eine übertriebene Emotionalität und ein übermäßiges Verlangen nach Aufmerksamkeit und Bestätigung. Die Betroffenen brauchen und suchen ständig nach Anerkennung und Lob. Auch das Äußere (Kleidung, Auftreten) ist häufig auffallend. Im zwischenmenschlichen Verhalten stellen sie sich oft mit ihren Berichten und Darstellungen eigener Erlebnisse und Emotionen in den Vordergrund und dramatisieren oder übertreiben. Dabei erscheinen sie für andere jedoch häufig als oberflächlich.

Narzisstische PS
Personen mit narzisstischer Persönlichkeitsstörung sehen sich selbst als großartig und sind der Überzeugung, etwas Besonderes zu sein. Damit einher geht oft ein Mangel an Einfühlungsvermögen für die Interessen und Motive anderer. Betroffene können sehr schlecht mit Kritik umgehen. Sie haben eine ausgeprägte Anspruchshaltung etwa in dem Sinne, dass sie es als besondere Person verdienen, in besonderer Weise beachtet und behandelt zu werden. Die narzisstische gehört zu den Persönlichkeitsstörungen mit besonders starken ich-syntonen Anteilen.

3.3 Hauptgruppe C (ängstlich-furchtsam)

Ängstlich vermeidende (selbstunsichere) PS
Hauptmerkmal ist eine große Selbstunsicherheit, die zur Vermeidung vieler sozialer Situationen oder zu Vermeidungsverhalten in sozialen Situationen führt. Betroffene Personen halten sich für sozial ungeschickt, unattraktiv und dumm. Auch in nahen, persönlichen Beziehungen verhalten sie sich meist gehemmt und sehr zurückhaltend. Die selbstunsichere Persönlichkeitsstörung kann als besonders schwere Form der sozialen Phobie betrachtet werden.

Dependente PS
Charakteristisches Merkmal ist die Unfähigkeit, eigenständig, d. h. ohne Nachfragen und Rückversicherung bei nahen Bezugspersonen, Entscheidungen zu treffen. Die Personen verhalten sich oft unterwürfig. Sie richten sich auch bei Alltäglichkeiten nach anderen und scheuen Konflikte und Auseinandersetzungen. Auch bestehen oft große Ängste, Bezugspersonen zu verlieren, und den Betroffenen erscheint es unvorstellbar, allein zu leben.

Zwanghafte PS
Ein Muster an Rigidität und Perfektionismus ist das Kern-Charakteristikum für Personen mit zwanghafter Persönlichkeitsstörung. Es werden hohe Ansprüche an die eigene Leistung gestellt und eine übertriebene Gewissenhaftigkeit sowie die Unfähigkeit, Aufgaben an andere zu delegieren, kann beobachtet werden. Die Personen beschäftigen sich häufig mit dem Erstellen akribischer Listen, sie verlieren sich in Details, so dass Aufgaben häufig nicht fertiggestellt werden. Auch hinsichtlich moralischer Wer-

te haben diese Personen strenge und rigide Anschauungen.

Im Anhang des DSM-IV werden zusätzlich folgende Persönlichkeitsstörungen zur weiteren Erforschung vorgeschlagen:

Negativistische (passiv-aggressive) PS
Das interpersonelle Verhalten ist durch eine passive und oppositionelle Haltung gekennzeichnet. Es dominiert eine kritische, negative und eher destruktive Grundhaltung anderen gegenüber, im Besonderen aber gegenüber Autoritätspersonen oder Vorgesetzten. Auch im sozialen Bereich besteht eine Tendenz zum passiven Widerstand (z. B. Dinge „vergessen" zu erledigen, wenn man sie eigentlich nicht tun will).

Depressive PS
Verhaltensmuster von Personen mit depressiver Persönlichkeitsstörung sind durch negative, sich selbst und andere abwertende Denkmuster und Verhaltensweisen sowie einer dauerhaft negativen Grundhaltung dem eigenen Leben und der Zukunft gegenüber gekennzeichnet. Andauernde, tiefgreifende Schuldgefühle und Gefühle des Unglücklichseins sowie dauerhafte Erwartungen des Schlimmsten sind charakteristisch. Die Personen sind unfähig zu genießen, übermäßig ernst, häufig am hadern und grübeln und es fehlt ihnen weitgehend ein Sinn für Humor.

4 Epidemiologie und Verlauf

Epidemiologische Studien zur Auftretenshäufigkeit von Persönlichkeitsstörungen in der Allgemeinbevölkerung weisen auf eine Prävalenz in der Größenordnung zwischen 5 und 13 Prozent hin (Fydrich, Schmitz, Dietrich, Heinicke & König, 1996; Maier, Lichtermann, Klingler, Heun & Hallmayer, 1992; Zimmerman & Coryell, 1990). Hierbei werden häufig jedoch die G-Kriterien (siehe oben) nicht beachtet, so dass die Prävalenz von Persönlichkeitsstörungen in diesen Studien überschätzt sein dürfte. In klinischen Stichproben ist erwartungsgemäß sehr viel häufiger als in der Allgemeinbevölkerung mit dem Auftreten von (meist co-prävalenten) Persönlichkeitsstörungen zu rechnen. Zusammenfassend weisen hier die Studien auf Prävalenzraten zwischen 15 % und 60 % hin. Dabei finden sich Persönlichkeitsstörungen häufiger bei lang andauernden psychischen Störungen im Bereich der affektiven Störungen, der Angststörungen und Essstörungen, weniger häufig bei Personen mit somatoformen Störungen (vgl. Fydrich, Schmitz, Dietrich et al., 1996; Merikangas & Weissman, 1986; Weissman, 1993). In klinischen Stichproben finden sich am häufigsten Persönlichkeitsstörungen des sogenannten ängstlichen Clusters.
Insgesamt sind Persönlichkeitsstörungen bei Frauen und Männern vergleichbar häufig; jedoch bestehen Unterschiede bezüglich einzelner Persönlichkeitsstörungen. Histrionische und die Borderline Persönlichkeitsstörungen werden deutlich häufiger bei Frauen festgestellt, während antisoziale und narzisstische Persönlichkeitsstörungen öfter bei Männern diagnostiziert werden (vgl. zusammenfassend Fiedler, 2001). Für alle Persönlichkeitsstörungen gilt per definitionem, dass sie schon in der Adoleszenz oder im frühen Erwachsenenalter beginnen und es sich damit um langandauernde Verhaltens- und Erlebensweisen handelt. Das bedeutet, dass von einem chronischen Verlauf über viele Jahre hinweg ausgegangen werden muss. Für einige Persönlichkeitsstörungen gilt, dass die typischen Probleme und Charakteristiken mit zunehmendem Alter weniger stark ausgeprägt sind. So nimmt beispielsweise bei der Borderline-Persönlichkeit die Intensität der emotionalen Schwankungen und der

Grad der Impulsivität mit dem Alter ab. Systematische Studien über den Langzeitverlauf fehlen jedoch für die meisten Persönlichkeitsstörungen.

5 Diagnostische Verfahren und Erhebungsmethoden

5.1 Klassifikatorische Diagnostik

Im deutschsprachigen Raum sind drei strukturierte Verfahren zur Klassifikation von Persönlichkeitsstörungen verfügbar. Das *Strukturierte Klinische Interview für DSM-Persönlichkeitsstörungen* (*SKID-II*; Fydrich, Renneberg, Schmitz & Wittchen, 1997), das *International Personality Disorder Examination* (*IPDE*; Mombour et al., 1996) sowie die *Internationale Diagnosen Checkliste für Persönlichkeitsstörungen* (*IDCL-P*; Bronisch, Hiller, Zaudig & Mombour, 1995).

Das *SKID-II* ist ein zweistufiges Verfahren, bestehend aus einem Fragebogen, dessen Items die Kriterien der 12 Persönlichkeitsstörungen nach DSM-IV repräsentieren. In einem nachfolgenden strukturierten Interview wird ggf. die klinische Bedeutsamkeit der bejahten Items überprüft. Möglich ist auch, das Interview als ganzes ohne vorheriges Screening mit dem Fragebogen durchzuführen.

In ähnlicher Weise kann bei der deutschen Version des *International Personality Disorder Examination* (*IPDE*; Mombour et al., 1996) vor dem strukturierten Interview ein Fragebogen als Screening vorgegeben werden. Die Fragen im *IPDE* gruppieren sich – im Unterschied zum *SKID* – nicht um die einzelnen Diagnosen, sondern um sechs Themen- und Lebensbereiche: Arbeit, Selbst, interpersonelle Beziehungen, Affekte, Realitätsprüfung und Impulskontrolle.

In der *Internationalen Diagnosen Checkliste für Persönlichkeitsstörungen* (*IDCL-P*; Bronisch et al., 1995) werden alle für die Diagnosestellung relevanten Kriterien aufgeführt. Dem Untersuchenden bleibt es überlassen, wie er die nötigen Informationen erhebt. Die Durchführungszeit ist in der Regel kürzer als beim *SKID* oder *IDCL*, jedoch werden nur die Diagnosen geprüft, für die schon ein Verdacht besteht (konfirmatorische Diagnostik).

5.2 Dimensionale (merkmalsorientierte) Diagnostik

Bei der merkmalsorientierten Konzeptualisierung von Persönlichkeitsstörungen geht es nicht primär um die Feststellung, ob eine Person im Sinne ihrer dominanten Erlebens- und Verhaltensweisen gestört oder nicht gestört ist und – gegebenenfalls – welche Störung jemand „hat“. Im Mittelpunkt der dimensionalen Diagnostik auf der Basis einer Kontinuitätshypothese steht vielmehr die Frage nach dem Grad der Ausprägung von Merkmalen, die bei starker Präsenz für die Betroffenen und/oder die Umwelt dysfunktional und leidbringend sein können. Das dimensionale Konzept fußt auf den Traditionen der Differentiellen und Persönlichkeitspsychologie: Merkmale, Eigenschaften, Einstellungen und Verhaltensweisen werden so diagnostiziert, dass eine Aussage über deren Ausprägungsgrad getroffen werden kann. In Hinblick auf psychische Störungen wird davon ausgegangen, dass sich die Merkmale – auch diejenigen, die bei Personen mit Persönlichkeitsstörungen charakteristisch sind – nur in quantitativer Weise voneinander unterscheiden und dass diese Merkmale weitgehend auch bei nicht psychisch gestörten Personen angetroffen werden können.

Der klassifikatorischen Diagnostik von Persönlichkeitsstörungen im Sinne der qualitativen Unterscheidung zwischen „normal“

und „gestört" kommt unter der Kontinuitätshypothese lediglich die Bedeutung zu, dass damit eine Aussage über den Ausprägungsgrad der Persönlichkeitsmerkmale und möglicherweise deren Grad an Dysfunktionalität gemacht wird. Die Feststellung einer „Störung" wird dann getroffen, wenn ein bestimmter Intensitäts- oder Ausprägungsgrad erreicht oder übertroffen wird.

Durch eine Reduzierung der (dimensionalen) Information über (störungsrelevante) Persönlichkeitsmerkmale auf die Kategorien „nicht gestört" und „gestört" wird die vorhandene diagnostische Information deutlich eingeschränkt. Dies kann im Kontext der Forschung aber auch in der praktisch-klinischen Diagnostik ein deutlicher Nachteil sein. Durch das Erfassen charakteristischer Merkmale vor dem Hintergrund eines Kontinuitätsmodells ist es darüber hinaus möglich, die Denk-, Erlebens- und Verhaltensweisen zu erfassen, die im Sinne von Persönlichkeitsstilen für interpersonelle Interaktionen – unabhängig von einer Störungsdiagnose – charakteristisch und bedeutsam sind (vgl. Saß, Wittchen, Zaudig & Houben, 2003).

Auf der Basis dieser Überlegungen wurden in den letzten Jahren eine Reihe diagnostischer Verfahren entwickelt, die sich inhaltlich an den Kategorien der ICD-10 oder des DSM-IV orientieren, methodisch jedoch dem dimensionalen Ansatz folgen.

Das *SKID-II* erlaubt – neben der Identifikation und Klassifikation von Persönlichkeitsstörungen – sowohl für den Screening-Fragebogen als auch für das Interview die Angaben von dimensionalen Werten für die Merkmale der 12 DSM-IV Persönlichkeitsstörungen (vgl. Fydrich et al., 1997).

Von der Arbeitsgruppe um Beck (Beck, Davis, Freeman & Associates, 2003) wurde für neun der im DSM aufgeführten Persönlichkeitsstörungen ein Fragebogen entwickelt, welcher mit 63 Items spezifische Einstellungen und Haltungen erfasst, die nach dem kognitiven Modell für die einzelnen Persönlichkeitsstörungen charakteristisch sind: das *Beck Inventar zu kognitiven Schemata* (*B-IKS*; Beck et al., 1999; Fydrich, 2002). Ein typisches Item für die dependente Persönlichkeitsstörung lautet „Ich bin allein nicht fähig, Entscheidungen zu treffen". Die Aussage „anderen Menschen kann man nicht trauen" steht für die skeptische und misstrauische Haltung bei Personen mit paranoiden Persönlichkeitsstilen.

Von Kuhl und Kazén (1997) stammt das *Persönlichkeits-Stil- und Störungsinventar (PSSI)* welches ebenfalls als Selbstbeurteilungsinstrument Ausprägungsgrade von Persönlichkeits*stilen* quantifiziert. Mit den 140 Items umfassenden Fragebogen werden auch nicht-pathologische Entsprechungen der Persönlichkeitsstörungen erfasst, d. h. es wird eine Einschätzung von Persönlichkeitsstilen oder Eigenschaften erhoben, die eine ressourcenorientierte Sichtweise ermöglicht.

Auf der Grundlage der Borderline Persönlichkeitsorganisation von Kernberg entwickelte Leichsenring (1997) das *Borderline-Persönlichkeitsinventar.* Der Fragebogen besteht aus 53 Items, aus denen vier Skalen abgeleitet werden können: „Entfremdungserlebnisse und Identitäts-Diffusion", „Primitive Abwehrmechanismen und Objektbeziehungen", „mangelhafte Realitätsprüfung" und „Angst vor Nähe". Statistisch ermittelte Cut-Off-Werte zur Unterscheidung der Borderline-Störung von Neurosen einerseits und Schizophrenien andererseits liegen vor.

Im angloamerikanischen Sprachraum ist das *Millon Clinical Multiaxial Inventory* (*MCMI-III*; Millon, Davis & Millon, 1997) sowohl in der Forschung als auch im klinischen Kontext weit verbreitet. Es stehen Skalen für die Diagnostik von 14 Persönlichkeitsmustern/Merkmalen von Persönlichkeitsstörungen zur Verfügung sowie zusätzlich 10 sogenannte Syndromskalen, die sich an den diagnostischen Kriterien von DSM, Achse-I (Symptomstörungen) orientieren. Das Inventar wurde auf der Basis einer von Millon in den achtziger Jahren entwickelten Theorie der Persönlichkeitsstörungen (Millon, 1996) aufgebaut und orientiert sich an den Kriterien des DSM-IV.

5.3 Weitere diagnostische Verfahren

Als spezifisches Interviewverfahren für die Diagnostik von Borderline-Persönlichkeitsstörungen gilt das *Diagnostische Interview für Borderline Persönlichkeitsstörungen* (*DIB*; Gunderson et al., 1981). Auf psychodynamischer Grundlage beruht das *Diagnostische Interview für narzisstische Patienten* (Gunderson et al., 1990) sowie das *Narzissmus-Inventar* (*NI*; Deneke & Hilgenstock, 2000). Weitere englischsprachige Verfahren, teilweise für spezifische Persönlichkeitsstörungen entwickelt, sind das *Personality Disorders Questionnaire* (*PDQ-4*; Hyler et al., 1994), das *Depressive Personality Inventory* (*DPI*; Huprich et al., 1996), die *Psychopathy Checklist* (*PCL*; Hare, 1991), ein Verfahren zur Erhebung von Merkmalen der dissozialen Persönlichkeitsstörung, das *Structured Interview for Schizotypy* (*SIS*; Kendler et al., 1989) sowie das *Structured Interview for DSM-IV Personality Disorders* (*SIDP*; Pfohl et al., 1995).

5.4 Reliabilität

Die Ergebnisse von Untersuchungen zur Reliabilität der Diagnostik von Persönlichkeitsstörungen können folgendermaßen zusammengefasst werden:

1. Strukturierte klinische Interviews und Checklistenverfahren sind zuverlässiger (reliabler) als nicht-strukturierte klinisch-diagnostische Erhebungen. Dabei muss davon ausgegangen werden, dass Interviewer, die an empirischen Untersuchungen teilnehmen, in der Regel ein besonderes Training erhalten haben, über das Ziel der Studie informiert sind und daher die diagnostischen Regeln mit besonderer Sorgfalt beachten.
2. Die grobe diagnostische Einschätzung, ob eine Persönlichkeitsstörung vorhanden ist oder nicht, kann mit größerer Genauigkeit und Übereinstimmung getroffen werden als eine differenzierte Einschätzung nach einzelnen Diagnosen. Erwartungsgemäß liegen die Werte für die Zuverlässigkeit der Diagnostik bei einzelnen Persönlichkeitsstörungen deutlich niedriger als das Urteil über das bloße Vorliegen irgendeiner Persönlichkeitsstörung.
3. Werte für die Interrater-Reliabilität bei Beurteilung von auf Tonband aufgezeichneten Interviews sind höher als Test-Retest-Koeffizienten. Bei der Beurteilung von Tonbandaufzeichnungen entfallen Fehlerquellen, die durch möglicherweise unterschiedliche Interviewführung bei der Test-Retest-Methode bedingt sind. Zudem gibt es bei der Beurteilung eines bestimmten Interviews keine Varianz durch eine sonst mögliche Veränderung der erfragten Merkmale und keine Unterschiede, die auf unterschiedliche Antworten der Probanden zurückzuführen sind.
4. Test-Retest-Koeffizienten für die Übereinstimmung von Diagnosen nehmen mit der Länge des Zeitintervalls zwischen den beiden Interviewdurchgängen ab. Dieses Ergebnis kann auf eine zeitabhängige Fluktuation einzelner Merkmale und auf einen geringeren Einfluss der Erinnerung an das vorausgegangene Interview seitens der Probanden zurückgeführt werden.
5. In verschiedenen Untersuchungen – sowohl zum *SKID-II* nach DSM-III-R als auch nach DSM-IV – zeigen sich sehr

gute prozentuale Übereinstimmungen der diagnostischen Urteile für die einzelnen Persönlichkeitsstörungen. Für die Diagnose mindestens einer Persönlichkeitsstörung liegt diese bei etwa 90 %. Die Werte für Kappa-Koeffizienten liegen für die einzelnen Persönlichkeitsstörungen in verschiedenen Untersuchungen zwischen $\kappa = .55$ und $\kappa = 1.00$. Die von den Grundraten unabhängigen Yule-Koeffizienten bewegen sich zwischen $Y = .72$ und $Y = 1.00$. Insgesamt kann die Interrater-Reliabilität für die Diagnostik mit dem *SKID-II* als gut bezeichnet werden (Arntz et al., 1992; Fydrich, Schmitz, Hennch & Bodem, 1996; Maffei et al., 1997; Zimmerman, 1994). Erwartungsgemäß niedriger (im Bereich zwischen κ .45 und $\kappa = .70$) liegen die Werte für die Test-Retest-Reliabilität (Osone & Takahashi, 2003; Weertman, Arntz, Dreessen, van Velzen & Vertommen, 2003).

6. Die Zuverlässigkeit dimensionaler Verfahren zum Erfassen von Merkmalen von Persönlichkeitsstörungen ist höher als die Reliabilität kategorialer diagnostischer Urteile (Fydrich, Schmitz, Hennch & Bodem, 1996; Heumann & Morey, 1990; Saß, Houben, Herpertz & Steinmeyer, 1996; Widiger, 1992).

5.5 Validität

In der Persönlichkeitsdiagnostik wird die Validität unter anderem über den Zusammenhang zwischen verschiedenen Erfassungs- oder Messmethoden für das in Frage stehende Konstrukt ermittelt (konvergente Validität). Zusammenfassend weisen die Befunde zur konvergenten Validität der Diagnostik von Persönlichkeitsstörungen darauf hin, dass die Zusammenhänge zwischen verschiedenen diagnostischen Verfahren nur unbefriedigend sind. Selbst die Übereinstimmung hinsichtlich des dichotomen Kriteriums, ob eine Persönlichkeitsstörung vorliegt oder nicht, ist keineswegs zufriedenstellend. In dem bei Fydrich, Schmitz, Hennch und Bodem (1996) dargestellten Überblick beträgt der Median der Übereinstimmung in dieser Frage lediglich $\kappa = .38$. Der Median aller Kappa-Koeffizienten für einzelne Persönlichkeitsstörungen liegt mit $\kappa = .30$ noch darunter. Die Ergebnisse zur konvergenten Validität verschiedener diagnostischer Verfahren machen bei genauerer Analyse deutlich, dass die niedrigen Korrelationen zum Teil auf die Unterschiede zwischen den jeweils verwendeten Methoden zurückgeführt werden können (Arntz, 1999; Renneberg, Chambless, Dowdall, Fauerbach & Gracely, 1992).

Ein Hinweis auf eine ebenfalls ungenügende diskriminante Validität der einzelnen Persönlichkeitsstörungen ist die hohe „innere Komorbidität“ und damit die Überlappung vieler der Kriterien. Bei systematischem Erfassen von Persönlichkeitsstörungen besteht eine hohe Wahrscheinlichkeit, dass die Kriterien nicht nur für eine, sondern für mehrere Persönlichkeitsstörungen erfüllt werden. Dies zeigt sich auch in faktorenanalytischen Studien, nach denen bei dimensionaler Auswertung der diagnostischen Informationen hohe Korrelationen zwischen einzelnen „features“ (Merkmalen) der Persönlichkeitsstörungen nachgewiesen werden (z. B. Rodebaugh, Chambless, Renneberg & Fydrich, 2005).

Für die Validität der Diagnostik mittels Fragebogen und Interviewverfahren ist weiterhin von Bedeutung, dass für einige der Diagnosen eine Reihe von sozial unerwünschten Verhaltensweisen erfragt werden, auf die ehrliche Antworten nur schwer zu erwarten sind. Beispiele hierfür sind etwa bei der narzisstischen („Kommt es manchmal vor, dass Sie sich bei anderen einschmeicheln, um von ihnen das zu bekommen, was Sie möchten?“) oder bei der antisozialen Persönlichkeitsstörung („Hat-

ten Sie das Gefühl, dass Sie ein Recht hatten, zu stehlen, andere zu schlagen oder zu misshandeln?“) zu finden.
Bei der wiederholten Erfassung psychologischer Merkmale ist die Stabilität der erfassten Charakteristika von großer Bedeutung. Niedrige Stabilitätskoeffizienten könnten auf eine Veränderung der untersuchten Merkmale hinweisen. Allerdings sollte diese Quelle der Varianz für den Bereich der Diagnostik von Persönlichkeitsstörungen theoretisch keine oder nur eine geringe Rolle spielen, da – per definitionem – lang andauernde Charakteristika des Erlebens, der Einstellungen und des Verhaltens erfasst werden sollen. Dennoch konnte in einigen Studien gezeigt werden, dass situative Bedingungen – v. a. die Depressivität – einen Einfluss auf die Selbstdarstellung sowohl in klinischen Interviews als auch beim Beantworten von Fragebögen hatten und dass die Merkmale von Persönlichkeitsstörungen weniger stabil sind als dies von den Definitionskriterien und vom theoretischen Modell her zu erwarten wäre (z. B. O'Boyle & Self, 1990; Reich & Noyes, 1987; Shea et al., 2002).
Bei der Erstellung des DSM-IV wurden eine Reihe dieser Probleme berücksichtigt und verbessert. Erfolgversprechender als die im psychiatrischen Bereich historisch gewachsene kategoriale Klassifikation von Persönlichkeitsstörungen ist jedoch nach der aktuellen Befundlage eine Veränderung der Diagnostik von Persönlichkeitsstörungen in Richtung eines dimensionalen Ansatzes. Es bleibt abzuwarten, ob solche dimensionalen Ansätze in zukünftigen Revisionen psychiatrischer Klassifikationssysteme stärker berücksichtigt werden.

6 Modifikationsorientierte Diagnostik und Beziehungsgestaltung nach dem motivorientierten Indikations- und Interventionsmodell (MIIM)

Das MIIM geht in Anlehnung an die bei Beck und Mitarbeitern (1999) erarbeiteten Prinzipien der kognitiven Therapie von Personen mit Persönlichkeitsstörungen von drei Grundannahmen aus (vgl. Beck et al., 1999; Fydrich, 2001; Pretzer, 1996; Renneberg & Fydrich, 2003):

1. Personen mit stark ausgeprägten Merkmalen von Persönlichkeitsstörungen haben auf der Grundlage ihrer Lebenserfahrungen kognitive Schemata entwickelt, die ihre Art und Weise, wie sie sich selbst und die Welt um sie herum erleben, prägen. Diese Schemata können in dem Sinne als dysfunktional betrachtet werden, wie sie für die Personen selbst oder für ihre Interaktionen mit anderen hinderlich oder störend sind.
2. Die kognitiven Schemata können als eine Art „Filter“ (oder Grundeinstellungen) verstanden werden, durch den Menschen ihre Umwelt wahrnehmen, verstehen und auf der Grundlage dieser Wahrnehmungen und deren Interpretationen das eigene Verhalten steuern und ausrichten. Die „Filter“ stehen in engem Zusammenhang mit den handlungsleitenden Kernmotiven, die ebenfalls das Erleben und Handeln der Personen beeinflussen.
3. Das Erleben zwischenmenschlicher Interaktionen und die damit im Zusammenhang stehenden Motive haben somit handlungsleitende Funktion und können das (interpersonelle) Verhalten erklären. Handeln und Verhalten wird danach durch zwei Bereiche kognitiver

Tab. 2: Mögliche Attribute und Motive von Personen mit Persönlichkeitsstilen

Persönlichkeitsstörung	Persönlichkeitsstil
Paranoid	vorsichtig, wachsam, rechtschaffen
Schizoid	zurückhaltend, selbstgenügsam
Schizotypisch	ahnungsvoll, sensibel, tiefgründig
Borderline	sprunghaft, spontan, impulsiv, unkonventionell
Narzisstisch	ehrgeizig, besonders
Histrionisch	dramatisch, exzentrisch, emotional präsent
Antisozial	abenteuerlich, selbstbestimmt, berechtigt, fordernd
Ängstlich-vermeidend (selbstunsicher)	sensibel, selbstkritisch, zurückhaltend, scheu
Dependent	anhänglich, loyal, treu
Zwanghaft	sorgfältig, genau, verlässlich
Depressiv	nicht-schönfärbend, tiefgründig, abwartend
Negativistisch	lässig, kritisch, autonom

Schemata sowie durch damit im Zusammenhang stehende (interaktionelle) Motive bestimmt. Diese drei Faktoren sind:

a) das Selbstbild (Schema)
b) das Bild über andere Menschen (Schema)
c) Kernmotive für (interpersonelles) Verhalten.

Diese Schemata können spezifisch für alle Persönlichkeiten herausgearbeitet werden. Beispiel für jemanden mit deutlich paranoiden Zügen ist:
Selbstbild: Ich bin harmlos, rechtschaffen, schuldlos und verletzbar.
Andere sind: einmischend, auf eigene Vorteile bedacht, falsch und heimtückisch.
Die Kernmotive meines Verhaltens sind: „Schütze dich unbedingt davor, von anderen ausgenutzt, verletzt, benachteiligt und hintergangen zu werden."
Die hieraus resultierenden Verhaltensweisen bestehen in der Konsequenz aus verstärkter Wachsamkeit, Misstrauen, Vermeiden von Nähe und Intimität sowie Zurückgezogenheit.

Im Kontext der motivorientierten Diagnostik ist dabei auch die Sichtweise der Kompetenzorientierung zum Verständnis der Patienten hilfreich (vgl. Diagnostik mit dem *B-IKS*; siehe oben). Diesem Ansatz folgend, werden in **Tabelle 2** den (pathologischen) Bezeichnungen der 10 Persönlichkeitsstörungen nach ICD-10 (positive) Attribute gegenübergestellt (vgl. Fiedler, 2000; Fydrich, 2001; Kuhl & Kazén, 1997; Oldham & Morris, 1992).
Das motivorientierte Indikations- und Interventionsmodell für Persönlichkeitsstörungen (MIIM) geht somit davon aus, dass interpersonelles Handeln durch die Sicht der eigenen Person, die Sicht anderer Personen sowie durch Kernmotive interpersonellen Handelns erklärt werden kann. Im therapeutischen Kontakt ist wichtig, dass die oft schwierigen Verhaltensweisen von Patienten nicht als gegen die Person des Therapeuten gerichtet interpretiert werden.
Da eine vorliegende Persönlichkeitsstörung in der Regel nicht den Anlass für die Aufnahme einer Behandlung darstellt, richtet sich die Auswahl der Behandlungsziele pri-

mär nach der Behandlungsmotivation bzw. dem Behandlungsauftrag, der durch die Symptomstörung bestimmt ist. Einzelne Merkmale von Persönlichkeitsstörungen können jedoch ebenfalls direktes Ziel für intendierte Veränderungen sein. Die (meist ich-syntonen) Motive der Interaktionsstörung haben eine besondere Bedeutung für die Erwartungen der Patienten an den Therapeuten. Von therapeutischer Seite muss dies beim Aufbau und der Gestaltung der therapeutischen Arbeitsbeziehung besonders berücksichtigt werden.
Dem MIIM liegt eine therapierelevante und handlungsorientierte dimensionale Diagnostik zu Grunde. Durch den Einsatz des *B-IKS* können klinisch relevante Informationen erhoben werden, die im Therapieprozess direkt nutzbar sind. Neben erhobenen Informationen zur Person, deren Lebensgeschichte und ihrer Problematik erweitern die interaktionsbezogenen diagnostischen Informationen den Blick auf wichtige Motive der Patienten und sind damit vor allem Grundlage für die Gestaltung der Therapeut-Klient-Beziehung.

7 Ausblick

Im Unterschied zur klassischen, kategorialen Diagnostik treten zunehmend dimensionale und dabei stärker kompetenz- und motivorientierte Konzepte von ausgeprägten Persönlichkeitsmerkmalen und Persönlichkeitsstörungen in den Vordergrund. Hintergrund dieser Entwicklung ist, dass diese Sichtweise deutlich enger mit Handlungsanregungen für eine therapeutische Beziehungsgestaltung verbunden ist als die klassische, eher defizitorientierte Diagnostik. Sicherlich wird in diesem Zusammenhang auch die auf Benjamin (1995) zurückgehende interpersonelle Perspektive von Persönlichkeitsstörungen als Interaktionsstörungen zunehmend die diagnostische und therapeutische Sichtweise beeinflussen. Der wissenschaftliche Diskurs um die Konzeptualisierung von Persönlichkeitsstörungen weist zudem darauf hin, dass Kategorien und Diagnosen, welche stärker durch ich-dystone Erlebens- und Verhaltensweisen charakterisiert sind, in Zukunft entsprechend mehr zu den Symptomstörungen gezählt werden. Diese Diskussionen treffen am ehesten auf die vermeidend-selbstunsichere Persönlichkeitsstörung zu, die den Angststörungen zugerechnet werden könnte, und die Borderline-Störung, die auf der Basis der Symptome viele Ähnlichkeiten mit affektiven Störungen oder Störungen der Impulskontrolle aufweist. Es bleibt abzuwarten, in welcher Weise hier die Arbeitsgruppen für die Neuauflage des DSM bzw. der ICD-10 (Kap. V) Lösungen vorschlagen werden.

Literatur

Arntz, A. (1999). Do personality disorders exist? On the validity of the concept and its cognitive-behavioral formulation and treatment. *Behaviour Research and Therapy, 37*, 97–134.
Arntz, A., van Beijsterveldt, B., Hoekstra, R., Hofman, A., Eussen, M. & Sallaerts, S. (1992). The interrater reliability of a dutch version of the structured clinical interview for DSM-III-R personality disorders. *Acta Psychiatrica Scandinavia, 85*, 394–400.
Beck, A. T. & Freeman, A. (1999). *Kognitive Therapie der Persönlichkeitsstörungen* (4. Aufl.). Weinheim: Psychologie Verlags Union.
Beck, A. T., Davis, D. D., Freeman, A. & Associates (2003). *Cognitive Therapy for personality disorders* (2nd ed.). New York: Guilford.
Benjamin, L. S. (1995). *Interpersonal diagnosis and treatment of personality disorders* (2nd ed.). New York: Guilford.
Bronisch, T., Hiller, W., Zaudig, M. & Mombour, W. (1995). *IDCL-P Internationale Diagnosen Checkliste für Persönlichkeitsstörungen nach ICD-10 und DSM-IV.* Bern: Huber.
Deneke, F.-W. & Hilgenstock, B. (2000). *Das Narzissmusinventar* (2. Aufl.). Bern: Huber.

Fiedler, P. (2000). *Integrative Psychotherapie bei Persönlichkeitsstörungen*. Göttingen: Hogrefe.

Fiedler, P. (2001). *Persönlichkeitsstörungen* (5. Aufl.). Weinheim: Psychologie Verlags Union.

Fydrich, T. (2001). Motivorientiertes Indikations- und Interventionsmodell für die kognitive Verhaltenstherapie bei Persönlichkeitsstörungen (MIIM). *Psychotherapie in Psychiatrie, Psychotherapeutischer Medizin und Klinischer Psychologie, 6*(2), 247–255.

Fydrich, T. (2002). Beck-Inventar zu kognitiven Schemata (B-IKS). In E. Brähler, J. Schumacher & B. Strauß (Hrsg.), *Diagnostische Verfahren in der Psychotherapie* (S. 51–55). Göttingen: Hogrefe.

Fydrich, T., Renneberg, B., Schmitz, B. & Wittchen, H.-U. (1997). *Strukturiertes Klinisches Interview für DSM-IV, Achse II (Persönlichkeitsstörungen)*. Göttingen: Hogrefe.

Fydrich, T., Schmitz, B., Dietrich, G., Heinicke, S. & König, J. (1996). Prävalenz und Komorbidität von Persönlichkeitsstörungen. In B. Schmitz, T. Fydrich & K. Limbacher (Hrsg.), *Persönlichkeitsstörungen: Diagnostik und Psychotherapie* (S. 56–91). Weinheim: Psychologie Verlags Union.

Fydrich, T., Schmitz, B., Hennch, C. & Bodem, M. (1996). Zuverlässigkeit und Gültigkeit diagnostischer Verfahren zur Erfassung von Persönlichkeitsstörungen. In B. Schmitz, T. Fydrich & K. Limbacher (Hrsg.), *Persönlichkeitsstörungen: Diagnostik und Psychotherapie* (S. 91–113). Weinheim: Psychologie Verlags Union.

Gunderson, J. G., Kolb, J. E. & Austin, V. (1981). The diagnostic interview for borderlines. *American Journal of Psychiatry, 138*, 896–903.

Gunderson, J. G., Ronningstam, E. & Bodkin, A. (1990). The diagnostic interview for narcissistic patients. *Archives of General Psychiatry, 47*, 676–680.

Hare, R. D. (1991). *The Hare Psychopathy Checklist-Revised*. Toronto: Multi-Health Systems.

Heumann, K. & Morey, L. (1990). Reliability of categorical and dimensional judgments of personality disorder. *American Journal of Psychiatry, 147*, 498–500.

Huprich, S. K., Margrett, J., Barthelemy, K. J. & Fine, M. A. (1996). The Depressive Personality Disorder Inventory: An initial examination of its psychometric properties. *Journal of Clinical Psychology, 52*, 153–159.

Hyler, S. E. & Rieder, R. O. (1994). *Personality Diagnostic Questionnaire – 4*. New York: New York State Psychiatric Institute.

Kendler, K. S., Lieberman, J. A. & Walsh, D. (1989). Structured Interview für Schizotypy (SIS) – A preliminary report. *Schizophrenia Bulletin, 15*, 559–571.

Kuhl, J. & Kazén, M. (1997). *Persönlichkeitsstil und -störungs Inventar (PSSI)*. Göttingen: Hogrefe.

Leichsenring, F. (1997). *Borderline-Persönlichkeits-Inventar (BPI)*. Göttingen: Testzentrale.

Maffei, C., Fossati, A., Agostoni, I., Barraco, A., Bagnato, M., Deborah, D., Namia, C., Novella, L. & Petrachi, M. (1997). Interrater reliability and internal consistency of the Structured Clinical Interview for DSM-IV Axis II Personality Disorders (SCID-II). *Journal of Personality Disorders, 11*(3), 279–284.

Maier, W., Lichtermann, D., Klingler, T., Heun, R. & Hallmayer, J. (1992). Prevalences of personality disorders (DSM-III-R) in the community. *Journal of Personality Disorders, 6*(3), 187–196.

Merikangas, K. R. & Weissman, M. M. (1986). Epidemiology of DSM-III Axis-II personality disorders. In A. J. Frances & R. E. Halles (Eds.), *Psychiatry Update. Annual Review, Vol. 5* (pp. 258–278). Washington: American Psychiatric Press.

Millon, T. (1996). *Disorders of personality: DSM-IV and beyond* (2nd ed.). New York: Wiley.

Millon, T., Davis, R. D. & Millon, C. (Eds.) (1997). *Manual for the Millon Clinical Multiaxial Inventory-III (MCMI-III)* (2nd ed.). Minneapolis: National Computer Systems.

Mombour, W., Zaudig, M., Berger, P., Gutierrez, K., Berner, W., Berger, K., Cranach, M., v. Giglhuber, M. & v. Bose, M. (1996). *International Personality Disorder Examination (IPDE), ICD-10 Modul von A. W. Loranger*. Bern: Hans Huber.

O'Boyle, M. & Self, D. (1990). A comparison of two interviews for DSM-III-R personality disorders. *Psychiatry Research, 32*(1), 85–92.

Oldham, J. M. & Morris, L. B. (1992). *Ihr Persönlichkeitsportrait. Warum Sie genau so denken, lieben und sich verhalten, wie sie es tun*. Hamburg: Kabel.

Osone, A. & Takahashi, S. (2003). Twelve month test-retest reliability of a Japanese version of the Structured Clinical Interview for DSM-IV Personality Disorders. *Psychiatry & Clinical Neurosciences, 57*(5), 532–538.

Pfohl, B., Blum, N. & Zimmerman, M. (1995). *The Structured Interview for DSM-IV Person-*

ality Disorders (SIDP-IV). Iowa City: University of Iowa, Dept. of Psychiatry.
Pretzer, J. (1996). Kognitive Therapie der Persönlichkeitsstörungen. In B. Schmitz, T. Fydrich & K. Limbacher (Hrsg.), *Persönlichkeitsstörungen: Diagnostik und Psychotherapie* (S. 149–178). Weinheim: Psychologie Verlags Union.
Reich, J. H. & Noyes, R. (1987). A comparison of DSM-III personality disorder in acutely ill panic and depressed patients. *Journal of Anxiety Disorders, 1*, 123–131.
Renneberg, B., Chambless, D. L., Dowdall, D. J., Fauerbach, J. A. & Gracely, E. J. (1992). The Structured Clinical Interview for DSM-III-R Axis II and the Millon Clinical Multiaxial Inventory: A concurrent validity study of personality disorders among agoraphobic outpatients. *Journal of Personality Disorders, 6*, 117–124.
Renneberg, B. & Fydrich, T. (2003). Persönlichkeitsstörungen. In W. Hiller & E. Leibing (Hrsg.), *Lehrbuch der Verhaltenstherapie* (S. 421–435). München: CIP.
Renneberg, B. & Fydrich, T. (2004). Persönlichkeitsstörungen. In E. Leibing & W. Hiller (Hrsg.), *Lehrbuch der Psychotherapie* (S. 421–436). München: CIP Medien.
Rodebaugh, T. L., Chambless, D. L., Renneberg, B. & Fydrich, T. (2005). The factor structure of the DSM-III-R personality disorders: An evaluation of competing models. *International Journal of Methods in Psychiatric Research, 14*(1), 43–55.
Sachse, R. (1997). *Persönlichkeitsstörungen*. Göttingen: Hogrefe.
Saß, H., Houben, I., Herpertz, S. & Steinmeyer, E. M. (1996). Kategorialer versus dimensionaler Ansatz in der Diagnostik von Persönlichkeitsstörungen. In K. Limbacher (Hrsg.), *Persönlichkeitsstörungen: Diagnostik und Psychotherapie* (S. 42–55). Weinheim: Psychologie Verlags Union.
Saß, H., Wittchen, H.-U., Zaudig, M. & Houben, I. (2003). *Diagnostisches und statistisches Manual psychischer Störungen – Textrevision – (DSM-IV-TR)*. Göttingen: Hogrefe.
Shea, M. T., Stout, R., Gunderson, J., Morey, L. C., Grilo, C. M., McGlashan, T., Skodol, A. E., Dolan-Sewell, R., Dyck, I., Zanarini, M. C. & Keller, M. B. (2002). Short-term diagnostic stability of schizotypal, borderline, avoidant, and obsessive-compulsive personality disorders. *American Journal of Psychiatry, 159*, 2036–2041
Weertman, A., Arntz, A., Dreessen, L., van Velzen, C. & Vertommen, S. (2003). Short-interval test-retest interrater reliability of the Dutch version of the Structured Clinical Interview for DSM-IV personality disorders (SCID-II). *Journal of Personality Disorders, 17*(6), 562–567.
Weissman, M. M. (1993). The epidemiology of personality disorders: A 1990 update. *Journal of Personaltiy Disorders, Supplement*, 44–62.
Widiger, T. A. (1992). Categorical versus dimensional classification: Implications from and for research. *Journal of Personality Disorders, 6*, 287–300.
Zimmerman, M. (1994). Diagnosing personality disorders. *Archives of General Psychiatry, 51*, 225-245.
Zimmerman, M. & Coryell, W. H. (1990). Diagnosing personality disorders in the community. A comparison of self-report and interview measures. *Archives of General Psychiatry, 47*, 527–531.

33 Störungen des Kindesalters

Silvia Schneider und Veneta Türke-Teubner

1 Einleitung
2 Phänomenologie, Epidemiologie und Diagnosekriterien
2.1 Störungen der Aufmerksamkeit und Hyperaktivitätsstörungen
2.2 Störungen mit aggressivem Verhalten
2.3 Störungen der Ausscheidung
2.4 Störungen mit Trennungsangst
3 Diagnostik
3.1 Erster Schritt: Allgemeiner Eindruck
3.2 Zweiter Schritt: Medizinische Untersuchung
3.3 Dritter Schritt: Feststellen der psychopathologischen Diagnose
3.4 Vierter Schritt: Analyse des Problemverhaltens (modifikationsorientierte Diagnostik)
4 Ausblick
Wichtige Internetadressen für den Bezug von Fragebögen und Tests
Instrumente
Literatur

1 Einleitung

Psychische Störungen im Kindes- und Jugendalter sind weit verbreitet. Zirka ein Drittel der Kinder leidet bis zum Jugendalter einmal unter einer psychischen Störung (Lewinsohn, Hops, Roberts, Seeley & Andrews, 1993). Bei einem Großteil der betroffenen Kinder kommt es zu chronifizierten Verläufen, die eine hohe Belastung für das Kind und die Familienangehörigen bedeuten, sowie zu Langzeitfolgen, die die normale Entwicklung des Kindes gefährden. Die frühzeitige reliable und valide Erkennung psychischer Störungen verbunden mit einer störungsspezifischen Behandlung hilft, solchen ungünstigen Verläufen vorzubeugen.

Die häufigsten psychischen Störungen im Kindesalter umfassen expansive und internalisierende Störungen. Bei den expansiven Störungen handelt es sich um nach außen gerichtete Verhaltensprobleme, wie übermäßige Aggressivität, Hyperaktivität oder andere deviante Verhaltensmerkmale. Unter internalisierenden Störungen werden eher nach innen gerichtete Verhaltensweisen verstanden, die mit sozialem Rückzug einhergehen (Angststörungen, affektive und somatoforme Störungen). Im vorliegenden Kapitel wird auf die folgenden psychischen Störungen des Kindesalters eingegangen: Expansive Störungen, Störung mit Trennungsangst und Störungen der Ausscheidung. Das diagnostische Vorgehen bei Enuresis und Enkopresis soll dabei nur kurz geschildert werden, da die jeweiligen Symptome eine vergleichsweise eindeutige Diagnostik zulassen. Hinsichtlich der ausführlicheren Darstellung der Aufmerksamkeitsdefizit-/Hyperaktivitäts-

Tab. 1: Klassifikation psychischer Störungen des Kindes- und Jugendalters im DSM-IV und im ICD-10

DSM-IV		ICD-10	
Aufmerksamkeits- und expansive Verhaltensstörungen		**F9**	**Verhaltens- und emotionale Störungen mit Beginn in der Kindheit und Jugend**
314.00	Aufmerksamkeits- und Hyperaktivitätsstörung	F90	Hyperkinetische Störung
313.81	Störung mit oppositionellem Trotzverhalten	F91.3	Störung des Sozialverhaltens mit oppositionellem, aufsässigem Verhalten
312.80	Störung des Sozialverhaltens	F91	Störung des Sozialverhaltens
Andere Störungen des Kleinkind-, Kindes- und Jugendalters		**F93**	**Emotionale Störung des Kindesalters**
309.21	Störung mit Trennungsangst	F93.0	Emotionale Störung mit Trennungsangst
Ausscheidungsstörungen		**F98**	**Sonstige Verhaltens- oder emotionale Störungen mit Beginn in der Kindheit und Jugend**
307.6	Funktionelle Enuresis	F98.0	Nichtorganische Enuresis
307.7	Funktionelle Enkopresis	F98.1	Nichtorganische Enkopresis

störung (ADHS) sei auf das Kapitel 35 in diesem Band verwiesen. Die Klassifikation der in diesem Kapitel behandelten Störungen des Kindes- und Jugendalters mit den beiden üblichen Diagnosesystemen ist in **Tabelle 1** zusammengefasst.
Im Folgenden wird auf Phänomenologie, Epidemiologie und Diagnosekriterien der betrachteten Störungen eingegangen. Dann wird das konkrete diagnostische Vorgehen bei psychischen Störungen im Kindesalter vorgestellt. Dabei werden Hinweise zur Beziehungsgestaltung gegeben und die wichtigsten im deutschsprachigen Raum erhältlichen Diagnoseinstrumente für Kinder, Eltern und Lehrer erwähnt. Diese sind auch in den abschließenden Literaturhinweisen aufgeführt.

2 Phänomenologie, Epidemiologie und Diagnosekriterien

2.1 Störungen der Aufmerksamkeit und Hyperaktivitätsstörungen

Aufmerksamkeitsdefizit-/Hyperaktivitätsstörungen (ADHS) werden meist erstmals im Grundschulalter diagnostiziert, da im Schulkontext deutlich höhere Aufmerksamkeitsanforderungen bestehen als im jüngeren Kindesalter. Bei Schulkindern geht man von einer Prävalenz von 3 bis 5 % aus, wobei die Störung bei Jungen deutlich häufiger (vier- bis neunmal häufiger) als bei Mädchen auftritt (DSM-IV; Saß, Wittchen & Zaudig, 1996). In der Bremer Jugendstudie, in der 12- bis 17-jährige Jugendliche untersucht wurden, wurde eine Prävalenz von nur 0,2 % ermittelt (Essau, Groen, Conradt, Turbanisch & Petermann, 1999). In der Zürich Epidemiological Study (ZESCAP) wurden 6- bis 17-Jährige untersucht. Hier lag die Prävalenz bei 5,25 % (Steinhausen, Winkler Metzke, Meier & Kannenberg, 1998). Die Diagnostik bei Klein- und Vorschulkindern ist schwierig, weil ihr Verhalten im Vergleich zu älteren Kindern variabler ist und Merkmale enthalten kann, die Hyperaktivitätssymptomen ähneln (vgl. Rapport, Timko & Wolfe, 2006; Kap. 35 in diesem Band). Außerdem kommt hinzu, dass von jüngeren Kindern selten verlangt wird, längere Zeit aufmerksam zu sein. Im Schulalter beeinträchtigt hingegen Unaufmerksamkeit die Schulleistungen und fällt dadurch verstärkt auf. Jüngere hyperaktive Kinder bewegen sich übermäßig und sind schwer an einem Platz zu halten. Bei älteren Kindern wird diese ausgeprägte motorische Aktivität seltener. Hyperaktivitätssymptome können dann auf ein inneres Gefühl von Aufgeregtheit und Rastlosigkeit beschränkt sein.

2.2 Störungen mit aggressivem Verhalten

Verhaltensweisen, die eine Diagnose einer Störung des Sozialverhaltens begründen, sind laut ICD-10 „ein extremes Maß an Streiten oder Tyrannisieren, Grausamkeit gegenüber anderen Menschen oder gegenüber Tieren, erhebliche Destruktivität gegen Eigentum, Feuerlegen, Stehlen, häufiges Lügen, Schuleschwänzen und Weglaufen von zu Hause, ungewöhnlich häufige oder schwere Wutausbrüche und Ungehorsam" (ICD-10; Dilling, Mombour & Schmidt, 1991, S. 280). Dabei wird betont, dass einzelne dissoziale Handlungen für eine Diagnose nicht genügen. Die Diagnose sollte nur dann vergeben werden, wenn das beschriebene Verhalten mindestens sechs Monate andauert.

Gewöhnlich spielen die betroffenen Jugendlichen ihre Verhaltensprobleme herunter, so dass der Untersucher zusätzliche Informationen von anderen Personen, z. B. Eltern oder Lehrern, benötigt. Unterschiedliche Prognosen ergeben sich in Abhängigkeit vom Alter bei Beginn der Störung. Wenn die Symptome schon vor dem 10. Lebensjahr beginnen (Beginn in der Kindheit), ist die Wahrscheinlichkeit höher, dass eine bleibende Störung des Sozialverhaltens oder auch eine antisoziale Persönlichkeitsstörung entwickelt werden als wenn die Symptome erst nach dem 10. Lebensjahr auftreten (Beginn in der Adoleszenz). Ein Beginn um das 5. oder 6. Lebensjahr ist möglich, aber eher selten. Meist beginnt eine Störung des Sozialverhaltens erst in der späteren Kindheit bzw. der frühen Adoleszenz. Die Prävalenz liegt bei Jungen mit 7 bis 16 % höher als bei Mädchen mit 3 bis 9 % (vgl. Cohen et al., 1993). In der Bremer Jugendstudie wurde für Störung des Sozialverhaltens eine Prävalenz von 5 % ermittelt (Essau et al., 1999). Jungen zeigen dabei häufiger direkte Aggressionen in Form von kämpfen, stehlen und vandalieren, bei Mädchen liegen eher indirekte aggressive Verhaltensweisen vor, wie lügen, Schule schwänzen, weglaufen, Drogen nehmen oder Prostitution. Ein Großteil der Betroffenen remittiert bis zum Erwachsenenalter, bei einem anderen wesentlichen Teil Betroffener bleiben dissoziale Verhaltensweisen bis hin zu antisozialen Persönlichkeitsstörungen bestehen (vgl. Loeber & Stouthammer-Loeber, 1998; Moffitt, 1993; Moffitt, Caspi, Dickson, Silva & Stanton, 1996).
Erfüllt ein Kind neben den Kriterien der Störung des Sozialverhaltens auch die Kriterien für die Störung mit oppositionellem Trotzverhalten, wird nur die Störung des Sozialverhaltens diagnostiziert, da oppositionelles Verhalten auch Bestandteil der Störung des Sozialverhaltens ist. Die Störung mit oppositionellem Trotzverhalten

wird von vielen Fachleuten als eine leichtere Störung des Sozialverhaltens angesehen und nicht als eine qualitativ andere Störung (vgl. ICD-10; Dilling et al., 1991, S. 283). Empirisch bewiesen ist bisher weder die Auffassung, dass es qualitative Unterschiede zwischen beiden Störungen gibt, noch die, dass es sich lediglich um quantitative Differenzen handelt. Bei jüngeren Kindern gibt es Hinweise, dass es tatsächlich zwei qualitativ verschiedene Störungsgruppen in diesem Bereich gibt (vgl. ICD-10; Dilling et al., 1991). Wesentliches Merkmal einer Störung des Sozialverhaltens mit oppositionellem, aufsässigem Verhalten ist laut ICD-10 „ein Muster mit durchgehend negativistischem, feindseligem, aufsässigem, provokativem und trotzigem Verhalten, welches deutlich außerhalb der Grenzen des normalen Verhaltens bei einem gleichaltrigen Kind im gleichen soziokulturellen Kontext liegt“ (ICD-10; Dilling et al., 1991, S. 284). Das grundlegende Unterscheidungskriterium von anderen Störungen des Sozialverhaltens ist das Fehlen von Verletzungen der Gesetze oder Grundrechte anderer.

Im Unterschied zur Störung des Sozialverhaltens sind die Symptome von oppositionellem Trotzverhalten nicht selten auf den häuslichen Bereich bzw. die Interaktion mit vertrauten Personen beschränkt (DSM-IV; Saß et al., 1996). Die Symptome sind daher manchmal in der klinischen Untersuchung nicht sichtbar. Betroffene schätzen gewöhnlich ihr Verhalten selbst nicht als trotzig oder oppositionell ein. Ähnlich wie für die Diagnostik der Störung des Sozialverhaltens ist es für den Untersucher notwendig, Zusatzinformationen einzuholen. Bei dieser Störung ist besondere Vorsicht bei der Diagnosevergabe im Vorschulalter und Jugendalter geboten, da Trotzverhalten in diesen Abschnitten auch entwicklungsbedingt auftritt. Prävalenzraten von 2 bis 16 % werden je nach Art der Stichprobenpopulation und der Erhebungsmethoden berichtet. Die Störung tritt vor der Pubertät bei Jungen häufiger als bei Mädchen auf, nach der Pubertät bestehen keine geschlechtsspezifischen Häufigkeitsunterschiede mehr (DSM-IV; Saß et al., 1996; Cohen et al., 1993; Lewinsohn et al., 1993). In der Bremer Jugendstudie wurde eine Prävalenz von 2,7 % ermittelt und in der ZESCAP von 2,1 % (Essau et al., 1999; Steinhausen et al., 1998). Der typischerweise langsame Beginn der Störung liegt meist vor dem 8. Lebensjahr und erstreckt sich gewöhnlich über mehrere Monate oder gar Jahre. Bei einem signifikanten Prozentsatz Betroffener geht eine Störung mit oppositionellem Trotzverhalten einer Störung des Sozialverhaltens voraus (vgl. insgesamt Freeman & Hoganson, 2006).

Fallbeispiel

Tobias, 14 Jahre alt, besucht zur Zeit die 7. Klasse einer Realschule. Mit 5 Jahren gab ihn seine alkoholabhängige Mutter erstmals in ein Heim, das er einige Zeit später wieder verließ, um zu seinem Vater und dessen neuer Partnerin zu ziehen. Auch in dieser Familie gab es häufig Kontakte mit dem Jugendamt und erneute Heimaufenthalte, da den Lehrern Merkmale von Verwahrlosung und Prügelspuren aufgefallen waren. Inzwischen war Tobias auch schon der Polizei bekannt. Er hatte sich einer Jugendbande angeschlossen. Hier beging er mehrfach Diebstähle in Warenhäusern, begann häufiger Prügeleien, wobei er den Einsatz einer „Knarre“ zur Selbstverteidigung nicht ausschloss. Er wurde bereits wegen Körperverletzung angeklagt. Wenn es zu Hause Streit gab, so blieb er oft tagelang weg und lebte auf der Straße. Seine Clique hatte auch „keinen Bock“ auf Schule, so dass er im letzten Vierteljahr fast gar nicht dort anwesend war. Eigentlich wolle er einen richtigen Schulabschluss machen, die anderen verleiteten ihn aber immer dazu, derartige Dinge zu tun.

2.3 Störungen der Ausscheidung

Es werden zwei Störungen der Ausscheidung unterschieden, nämlich Funktionelle Enuresis und Funktionelle Enkopresis. Enkopresis ist gekennzeichnet durch das willkürliche oder unwillkürliche Absetzen von Faeces normaler oder fast normaler Konsistenz an Stellen, die im soziokulturellen Milieu des betroffenen Kindes dafür nicht vorgesehen sind (ICD-10; Dilling et al., 1991; DSM-IV; Saß et al., 1996). Enuresis ist mit unwillkürlichem Urinabgang tagsüber und/oder nachts verbunden (ICD-10, 1991; DSM-IV, 1996). Bei beiden Störungen wird zwischen einer primären Form und einer sekundären Form unterschieden: von primär spricht man, wenn die Stuhl- bzw. Blasenkontrolle nie erreicht worden ist, von sekundär, wenn Stuhl- bzw. Blasenkontrolle schon über einen gewissen Zeitraum bestanden hatte und die Störung dann auftritt. Die Diagnose einer Enkopresis wird erst ab einem Entwicklungsalter von vier Jahren gestellt, wenn das Verhalten mindestens einmal im Monat über drei oder mehr Monate hinweg auftritt. Die Enuresis wird bei einem Entwicklungsalter von mindestens fünf Jahren diagnostiziert, wenn das Einnässen zweimal wöchentlich über drei aufeinanderfolgende Monate hinweg auftritt oder mit klinisch bedeutsamem Leiden oder Beeinträchtigungen in sozialen, schulischen oder anderen wichtigen Funktionsbereichen verbunden ist.

Bestehende medizinische Krankheitsmechanismen, die keine Verstopfung beinhalten, schließen die Diagnose von Enkopresis aus. Handelt es sich um eine Enkopresis mit Verstopfung und Überlaufinkontinenz, wird dies gesondert diagnostiziert (vgl. DSM-IV; Saß et al., 1996, S. 146). Für die Diagnose von Enuresis ist eine urologische Untersuchung unbedingt erforderlich. Medizinische Krankheitsfaktoren und Einflüsse von Substanzen müssen ausgeschlossen werden, organische Ursachen können beispielsweise Harnwegsmissbildungen, Nieren- und Blaseninsuffizienzen oder chronische Infektionen sein. Bei der Codierung von Enuresis (307.6/F98.0) differenziert das ICD-10 nach den Zeiten ihres Auftretens: Enuresis Nocturna (F98.00), Enuresis Diurna (F98.01), Enuresis Nocturna und Diurna (F98.02).

Tritt eine Enuresis zusammen mit einer Enkopresis auf, wird nur letztere diagnostiziert. Enkopresis tritt etwa bei 1 % der 5-Jährigen auf und ist bei Jungen häufiger als bei Mädchen. Enuresis tritt bei 7 % der 5-jährigen Jungen und bei 3 % der gleichaltrigen Mädchen auf, bei 10-Jährigen liegt die Prävalenz für Jungen bei 3 % und für Mädchen bei 2 %. Bei 18-Jährigen sinkt diese Rate dann für Männer auf 1 % und für Frauen auf weniger als 1 %, wobei das nächtliche Einnässen die häufigste Erscheinungsform ist. Störungen der Ausscheidung gehen häufig mit einem gewissen Ausmaß an emotionalen oder Verhaltensstörungen einher. Sie verlaufen selten chronisch (DSM-IV; Saß et al., 1996).

2.4 Störungen mit Trennungsangst

Die Störung mit Trennungsangst wird im DSM-IV unter „Andere Störungen im Kleinkindalter, in der Kindheit oder Adoleszenz“ eingeordnet. Es handelt sich dabei um die einzige spezifische Angststörung des Kindesalters, die ihren Beginn im Kindes- oder Jugendalter hat (Überblick bei Schneider, 2005). Die Leitsymptome in DSM-IV und ICD-10 entsprechen einander. Die Störung ist gekennzeichnet durch eine entwicklungsmäßig unangemessene und übermäßige Angst vor der Trennung von zu Hause oder von den Bezugspersonen. Typisch sind Ängste bzw. Sorgen, die sich um die mögliche oder tatsächliche Trennung von zu Hause oder von wichtigen Bezugspersonen drehen, z. B. dass wichtigen Bezugspersonen etwas zustoßen oder sie durch ein Unglück oder andere Umstände verloren werden könnten. Diese Sorgen und Ängste sind häufig mit der Weigerung, zur Schule zu gehen oder allein zu Hause bzw. ohne wichtige Bezugspersonen an einem anderen Ort zu sein, verbunden. Außerdem weigern sich Betroffene oft, ohne die Nähe einer wichtigen Bezugsperson schlafen zu gehen oder auswärts zu übernachten, darüber hinaus können wiederholt Alpträume von Trennungen auftreten. Eine Störung mit Trennungsangst geht nicht selten mit körperlichen Beschwerden (wie z. B. Kopfschmerzen, Bauchschmerzen, Übelkeit oder Erbrechen) einher, die vor allem dann auftreten, wenn die Trennung von einer wichtigen Bezugsperson bevorsteht oder stattfindet.

Trennungsangststörungen sind nicht selten. In den letzten zehn Jahren wurden in mehreren internationalen Studien systematische Informationen über die Verbreitung von klinisch relevanten Angststörungen im Kindes- und Jugendalter erhoben (Überblick bei Essau, Conradt & Reiss, 2005). Diesen Studien zufolge gehören Angststörungen mit einer 6-Monatsprävalenz von 10 % zu den häufigsten psychischen Störungen des Kindes- und Jugendalters, wobei im Kindesalter insbesondere die Störung mit Trennungsangst dominiert. Eine Studie aus Deutschland, die an 826 achtjährigen Grundschulkindern durchgeführt wurde, ergab, dass 2,8 % der befragten Kinder aktuell oder im letzten Jahr an einer Trennungsangst litten (Federer, Margraf & Schneider, 2000).

Die Auftretensrate ist bei jüngeren Kindern für Jungen und Mädchen gleich. Das Geschlechterverhältnis in der klinischen Praxis gesehener Kinder bleibt auch später gleich, jedoch ist die Störung in epidemiologischen Stichproben bei Mädchen häufiger als bei Jungen. Es bestehen kulturelle Unterschiede, zu welchem Ausmaß es wünschenswert ist, eine Trennung von Eltern und Kind zu tolerieren. Kulturell bedingte starke Bindungen innerhalb der Familie müssen von der Störung mit Trennungsangst unterschieden werden. Die Störung kann im Vorschulalter beginnen, kann aber auch zu einem späteren Zeitpunkt bis zum 18. Lebensjahr auftreten. Ein Beginn in der Adoleszenz ist selten. Es gibt charakteristische Phasen der Verschlimmerung und Remission, wobei die Angst vor Trennung wie auch die Vermeidung von Trennungssituationen jahrelang anhalten können.

Fallbeispiel

Michaela ist ein 9-jähriges Mädchen, das oft wegen Kopf- oder Bauchschmerzen in der Schule fehlt. Abends schläft sie nur dann ein, wenn in ihrem Zimmer das Licht brennt und die Tür offen ist, um zu hören, dass die Eltern da sind. Sie hat große Angst davor, von ihren Eltern getrennt zu sein. Ganz große Sorgen bereiten ihr die beruflich bedingten mehrtägigen Reisen des Vaters. Sie weigert sich, an diesen Tagen in ihrem Bett zu schlafen und besteht darauf, bei ihrer Mutter zu schlafen. Ihre ehemals guten Schulnoten haben sich drastisch verschlechtert, so dass ihre Versetzung in das nächste Schuljahr stark gefährdet ist. Sie erzählte, dass sie am liebsten zu Hause bei ihren Eltern sei. Sie sagte, sie mache sich Sorgen, dass ihren Eltern etwas zustoßen könnte.

3 Diagnostik

Die Diagnostik psychischer Störungen im Kindes- und Jugendalter stellt eine besondere Herausforderung an Psychologen und Psychiater dar (vgl. Hersen, 2006). Ein Großteil der Symptome, die im Kontext psychischer Störungen auftreten, sind zu bestimmten Entwicklungsphasen bei nahezu allen Kindern zu beobachten und für die jeweiligen Altersphasen normal. Es muss daher immer wieder beurteilt werden, inwieweit die Symptome des Kindes altersgemäß oder übermäßig sind. Zudem ist es häufig so, dass das Problemverhalten nicht generell, sondern nur in bestimmten Situationen (z. B. Schule, Familie) auftritt. Eine weitere Schwierigkeit besteht in der Tatsache, dass Eltern, Kinder und Lehrer meist über unterschiedliche Sichtweisen des Problemverhaltens verfügen und unterschiedlich stark unter ihm leiden.

Untersuchungen zur Übereinstimmung von Kinderauskünften mit Elternauskünften ergeben immer wieder, dass sich Eltern und Kinder in ihren Angaben zur Art und Häufigkeit von Symptomen beim Kind stark unterscheiden (Schneider, Unnewehr & Margraf, 1995). Gute Übereinstimmungen findet man lediglich bei Beschwerdenkomplexen, die klar definiert und gut beobachtbar sind, wie beispielsweise die Ausscheidungsstörungen. Schon weniger gut ist die Übereinstimmung, wenn das beobachtbare Verhalten stark von subjektiven Bewertungen abhängt, wie dies etwa bei den expansiven Verhaltensstörungen der Fall ist. Hier legen möglicherweise Eltern und Kind gleiche Beobachtungen zugrunde, z. B. dass das Kind am Tisch zappelt, sie bewerten jedoch dieses Verhalten unterschiedlich. Am schlechtesten stimmen Eltern und Kinder schließlich überein, wenn sie über die innere Befindlichkeit des Kindes befragt werden.

Bedeuten diese Ergebnisse nun, dass Eltern oder Kinder falsche Angaben machen bzw. einer von beiden nicht die Wahrheit sagt? Diese Frage offenbart unserer Meinung nach eine falsche Herangehensweise an die vorliegende Problematik, da sie impliziert, dass es „richtige“ oder „wahre“ Angaben gibt. Vielmehr ist es aber so, dass Eltern und Kind jeweils ihre Sichtweise des Problems schildern, und Aufgabe des klinischen Kinderpsychologen bzw. -psychiaters muss es sein, die unterschiedlichen Sichtweisen von Eltern und Kind zu integrieren und für die Diagnostik psychischer Störungen nutzbar zu machen. Es ist daher für eine sorgfältige Exploration der psychischen Störungen des Kindes oder Jugendlichen notwendig, Eltern *und* Kind und ggf. weitere Bezugspersonen wie z. B. Lehrer zu den Beschwerden des Kindes zu befragen und bei voneinander abweichenden Angaben die unterschiedlichen Sichtweisen sinnvoll zu integrieren. Wir schlagen für diesen Fall die folgenden Richtlinien vor:

1. Bei der zeitlichen Einordnung von Symptomen und bei der Diagnostik von früheren Störungen sollten Elterninformationen stärker gewichtet werden.
2. Bei emotionalen Störungen (z. B. Angststörungen, depressive Störungen) sollten die Informationen der Kinder oder Jugendlichen stärker gewichtet werden.
3. Bei verhaltensbetonten Störungen (z. B. Aufmerksamkeits-/Hyperaktivitätsstörung, Störung mit oppositionellen Trotzverhalten) sollten Elterninformationen stärker gewichtet werden.

DSM-IV und ICD-10 versuchten diesen Schwierigkeiten dadurch zu begegnen, dass eine starke Operationalisierung der Kriterien zur Feststellung einer Diagnose vorgenommen wurde. Hierbei werden u. a. Anzahl, Dauer und Schweregrad beobachtbarer Verhaltensweisen festgelegt, die erfüllt sein müssen, damit eine Diagnose gestellt werden darf. Es wird bei Kindern und Jugendlichen besonderer Wert auf eine multiaxiale Einordnung der Probleme gelegt.

Im multiaxialen Klassifikationsschema für psychiatrische Erkrankungen im Kindes- und Jugendalter nach ICD-10 (MAS; Remschmidt & Schmidt, 1994) werden folgende Achsen eingeschätzt:

I. Klinisch-psychiatrisches Syndrom
II. Umschriebene Entwicklungsstörungen
III. Intelligenzniveau
IV. Körperliche Symptomatik
V. Aktuelle abnorme psychosoziale Umstände
VI. Globalbeurteilung der psychosozialen Anpassung

Eine Kombination mehrerer diagnostischer Methoden ist aufgrund der besonderen Probleme bei der Diagnostik psychischer Störungen im Kindes- und Jugendalter unbedingt zu empfehlen. Bedenkt man, dass die Diagnostik die Basis für die anschließende Behandlung darstellt, ist eine sorgfältige und ausgewogene Vorgehensweise essentiell für die erfolgreiche Behandlung. Im Folgenden soll das diagnostische Vorgehen vorgestellt werden.

3.1 Erster Schritt: Allgemeiner Eindruck

Im ersten Gespräch mit Eltern und Kind geht es darum, einen Überblick über den Behandlungsanlass zu gewinnen. Meist wird dieses Gespräch gemeinsam mit dem Kind und einem Elternteil, üblicherweise der Mutter, durchgeführt. Neben der Klärung des Behandlungsanlasses ist es Ziel des Erstgesprächs, eine therapeutische Beziehung zum Kind und zu den Eltern aufzubauen. Nicht selten sind Eltern (insbesondere Mütter) in Erstgesprächen erschöpft, da oftmals innerhalb der Familien (zu) lange gewartet wird, bis externe, professionelle Hilfe aufgesucht wird. Diese Erschöpfung zeigt sich nicht selten in Schuldzuweisungen (der Mutter/Eltern gegen sich selbst und/oder gegen das Kind) sowie Verzweiflung und Hilflosigkeit. Die Kinder selbst kommen meist nicht aus eigenem Entschluss zu einer Behandlung und erleben den ersten Gang zu einem Therapeuten (je nach Vorbereitung durch die Eltern auf diesen Termin) des Öfteren als Bestrafung. Im Erstgespräch ist es dementsprechend wichtig, Schuldzuweisungen abzufangen, Aussicht auf Veränderung zu vermitteln, Ängste zu nehmen und das Kind selbst für ein „Wiederkommen“ (wenn dies aufgrund der Problemlage eben notwendig ist) zu motivieren. Dies gelingt am besten, wenn der Therapeut Verständnis für die Probleme des Kindes zeigt und versucht, so weit es geht, Eltern und Kind zu entlasten, und ihnen zu verstehen gibt, dass ihm ihre Probleme vertraut sind. Das Gespräch sollte damit abschließen, dass Eltern und Kind über das weitere diagnostische und therapeutische Vorgehen aufgeklärt werden.

Ein Instrument, das den Eltern nach dem Erstgespräch nach Hause mitgegeben werden kann, ist der *Diagnostische Elternfragebogen (DEF)* von Dehmelt, Kuhnert und Zinn (1993). In diesem werden sieben Themenbereiche erfragt: Familienverhältnisse, körperliche und geistige Entwicklung des Kindes, Erziehung, Interessen und Fähigkeiten des Kindes, Beziehungen des Kindes zu anderen Personen, Schule sowie Entwicklung des Problemverhaltens. Die im *DEF* erfragten Informationen tragen zum Verständnis der Entstehungs- sowie aufrechterhaltenden Bedingungen der jeweiligen Störung bei. Der Einbezug des Fragebogens kann somit die anamnestische Erhebung erheblich verkürzen und liefert zudem eine gute Strukturierungshilfe für die weitere Befragung. Ein weiteres Instrument für einen ersten Überblick zur bestehenden Problematik ist der *Strengths and Difficulties Questionnaire* (*SDQ*; Goodman, 1999; liegt auch als deutsche Fassung vor). Dieser Fragebogen besteht aus 25 Items und liegt als Fremd- (Eltern oder Lehrer für 4- bis 16-Jährige) und Selbstbeurteilungsbogen (für 11- bis 16-Jährige) vor. Die Items erfassen Informationen in folgenden fünf Bereichen: emotionale Probleme, Verhaltensprobleme, Hyperaktivität, Verhaltensprobleme mit Gleichaltrigen und prosoziales Verhalten. Er kann kostenlos im Internet unter www.sdqinfo.com heruntergeladen werden.

3.2 Zweiter Schritt: Medizinische Untersuchung

Eine sorgfältige Diagnostik beinhaltet immer den Ausschluss bzw. die Beachtung organischer Faktoren für die Entstehung und Aufrechterhaltung der Beschwerden des Kindes oder des Jugendlichen. Daher sollte in jedem Fall vor Beginn einer psychotherapeutischen Behandlung eine medizinische Differentialdiagnostik durch den zuständigen Kinderarzt oder Facharzt erfolgen. Das Übersehen körperlicher Ursachen, z. B. bei der Enuresis, kann große Frustrationen für das Kind und seine Angehörigen bedeuten, wenn das Kind möglicherweise über Monate ohne Erfolg psychotherapeutisch behandelt wird. Das Vorliegen organischer Faktoren bedeutet nicht notwendigerweise den Ausschluss einer psychotherapeutischen Behandlung. Auch bei der Beteiligung organischer Faktoren kann es sehr sinnvoll sein, psychotherapeutische Interventionen durchzuführen. Hier sollte jedoch eine enge Kooperation und Absprache mit dem zuständigen Arzt des Kindes erfolgen.

3.3 Dritter Schritt: Feststellen der psychopathologischen Diagnose

Zwei Verfahren zur Erfassung des psychopathologischen Befundes bei Kindern und Jugendlichen sind das *Psychopathologische Befund-System für Kinder und Jugendliche (CASCAP-D)* von Döpfner und Mitarbeitern (Döpfner, Berner, Flechtner, Lehmkuhl & Steinhausen, 1999) und das *Diagnostik-System für psychische Störungen im Kindes- und Jugendalter nach ICD-10 und DSM-IV* (*DISYPS-KJ*; Döpfner & Lehmkuhl, 2000). Das *CASCAP-D* kann als Screeninginstrument für die Erfassung psychopathologischer Symptome bei Kindern genutzt werden, wenn eine vollständige Abklärung der Diagnosekriterien nach ICD-10 oder DSM-IV nicht erforderlich ist. Es enthält einen Leitfaden zur Exploration des Patienten selbst sowie einen Leitfaden zur Befragung einer Bezugsperson. Das Befundsystem besteht aus 13 Bereichen, in denen insgesamt 98 Merkmale erfasst werden. Die 13 Module sind die folgenden:

1. Interaktion
2. Regelbezogenes bzw. oppositionell-dissoziales Verhalten
3. Entwicklungsstörungen
4. Aktivität und Aufmerksamkeit
5. Psychomotorik
6. Angst
7. Zwang
8. Stimmung und Affekt
9. Essverhalten
10. Körperliche Beschwerden
11. Denken und Wahrnehmung
12. Gedächtnis, Orientierung, Bewusstsein
13. Andere

Zur Bestimmung der spezifischen Diagnose nach ICD-10 oder DSM-IV kann das *DISYPS-KJ* eingesetzt werden, das aus Diagnose-Checklisten besteht. Folgende Störungsbereiche können damit diagnostiziert werden: Hyperkinetische Störungen, Störungen des Sozialverhaltens, Angststörungen, depressive Störungen, tiefgreifende Entwicklungsstörungen, Tic-Störungen und Störungen sozialer Funktionen. Neben den Diagnose-Checklisten liegen auch Fremd- und Selbstbeurteilungsbögen vor, die von Eltern oder Erziehern bzw. dem Kind ausgefüllt werden. Neben der kategorialen

Diagnostik nach DSM-IV und ICD-10 ermöglichen diese Instrumente auch eine dimensionale Beschreibung psychischer Auffälligkeiten.

3.3.1 Strukturierte Interviews

Neben Diagnose-Checklisten haben sich strukturierte Interviews zur Bestimmung der spezifischen Diagnose des Kindes oder Jugendlichen bewährt, wenn es darum geht, für die Therapieplanung die Problembereiche des Kindes umfassend und detailliert zu erfassen. Im Unterschied zu Diagnose-Checklisten bieten strukturierte Interviews eine höhere Zuverlässigkeit beim Erkennen komorbider Störungsmuster. So *müssen* im Rahmen strukturierter Interviews *alle* Störungsbilder des Kindes- und Jugendalters zumindest kurz angesprochen werden. Hierdurch soll der Gefahr einer „Bestätigungsdiagnostik" begegnet werden, bei der der Diagnostiker nur noch Fragen an das Kind oder die Eltern richtet, die seine Störungs-Hypothese bestätigen sollen. Ein solches Vorgehen führt leicht zum Übersehen weiterer Störungen beim Kind. Wir selbst konnten in einer Studie beobachten, dass etwa eine Mutter, deren Kind seit mehreren Wochen wegen Leistungsängsten in einem schulpsychologischen Dienst behandelt wurde, während eines strukturierten Interviews, das zu Studienzwecken durchgeführt wurde, zum ersten Mal über die schwere Enuresis des Kindes sprach.

Im Rahmen von strukturierten Interviews werden anhand vorgegebener Interviewleitfäden sowohl vom Kind als auch von den Eltern und wenn möglich auch von weiteren Bezugspersonen des Kindes (Lehrer, Erzieher) systematisch Informationen über das Vorliegen bestimmter psychischer Störungsbilder erfasst. Für den deutschen Sprachraum liegt bislang nur ein strukturiertes Interview vor, das einen Interviewleitfaden sowohl für das Kind als auch für die Eltern bzw. Bezugsperson bereitstellt. Dabei handelt es sich um das *Diagnostische Interview bei psychischen Störungen im Kindes- und Jugendalter* (*Kinder-DIPS*; Unnewehr, Schneider & Margraf, 1995; Schneider, Adornetto & Unnewehr, 2004). Das *Kinder-DIPS* ermöglicht die Diagnostik derzeitiger und früherer psychischer Störungen bei Kindern und Jugendlichen anhand der Kriterien des DSM-IV und der ICD-10. In **Tabelle 2** sind die in der Kinderversion und in der Elternversion erfassten Störungen und die enthaltenen Screenings zusammengestellt. Werden jeweils einleitende Screeningfragen positiv beantwortet, erfolgt eine weitergehende Exploration zu dem entsprechenden Problembereich. Sprungregeln ermöglichen ein vorzeitiges Abbrechen, wenn bei einem Störungsbereich keine klinische Relevanz besteht, so dass das Interview nicht unnötig in die Länge gezogen wird.

Das Interview ist in einen Überblicksteil (Screening zur Erfassung der im Vordergrund stehenden Probleme und Lebensereignisse in den vergangenen sechs Monaten), einen speziellen Teil (Erfassung der spezifischen psychischen Störung) sowie einen Abschnitt zur Erhebung der Anamnese und Familienanamnese psychischer Störungen gegliedert. Über die Erfassung der nach ICD-10 und DSM-IV für die Diagnosen erforderlichen Symptome hinaus wird auch nach auslösenden und modulierenden Faktoren gefragt. Das Interview kann mit Patienten vom 6. bis zum 18. Lebensjahr sowie deren Eltern oder sonstigen Erziehungspersonen durchgeführt werden. Eltern- und Kinderinterview erfolgen unabhängig voneinander, wobei die Abfolge beider Interviews nicht festgelegt ist. In Studien zu Gütekriterien hat sich das *Kinder-DIPS* als reliables und valides Instrument erwiesen (Schneider et al., 1995).

Zusätzlich zur Bestimmung der spezifischen Diagnose des Kindes ist es bereits zu einem frühen Zeitpunkt der Therapie sinnvoll, die Funktionsfähigkeit des Kindes un-

Tab. 2: Screenings und erfasste Störungen in der Kinder- und Elternversion des Kinder-DIPS

Kinderversion	**Elternversion**
Screenings	
• Seh-/Hörprobleme	• Seh-/Hörprobleme
• Chronische Erkrankungen	• Chronische Erkrankungen
• Lernstörungen	• Lernstörungen
	• Regulationsstörungen
• Psychosen	• Psychosen
• Alkohol-/Drogenmissbrauch	• Alkohol-/Drogenmissbrauch
	• Bindungsverhalten
Störungen	
• Störung der motorischen Fertigkeiten	• Störung der motorischen Fertigkeiten
• Kommunikationsstörungen	• Kommunikationsstörungen
	• Reaktive Bindungsstörung im Säuglingsalter
	• Fütter- und Ess-Störung im Säuglings- und Kleinkindalter
• Aufmerksamkeitsdefizit-/Hyperaktivitätsstörung	• Aufmerksamkeitsdefizit-/Hyperaktivitätsstörung
• Störung mit oppositionellem Trotzverhalten	• Störung mit oppositionellem Trotzverhalten
• Störung des Sozialverhaltens	• Störung des Sozialverhaltens
• Tic-Störung	• Tic-Störung
• Enuresis/Enkopresis	• Enuresis/Enkopresis
• Major Depression	• Major Depression
• Dysthyme Störung	• Dysthyme Störung
• Störung mit Trennungsangst	• Störung mit Trennungsangst
• Panikstörung/Agoraphobie	• Panikstörung/Agoraphobie
• Spezifische Phobie	• Spezifische Phobie
• Soziale Phobie (inkl. Prüfungsangst)	• Soziale Phobie (inkl. Prüfungsangst)
• Selektiver Mutismus	• Selektiver Mutismus
• Zwangsstörung	• Zwangsstörung
• Generalisierte Angststörung	• Generalisierte Angststörung
• Posttraumatische Belastungsstörung	• Posttraumatische Belastungsstörung
• Anorexia nervosa	• Anorexia nervosa
• Bulimia nervosa	• Bulimia nervosa
• Binge Eating Störung	• Binge Eating Störung
• Primäre Insomnie	• Primäre Insomnie
• Primäre Hypersomnie	• Primäre Hypersomnie
• Schlafstörung mit Alpträumen	• Schlafstörung mit Alpträumen
• Pavor nocturnus	• Pavor nocturnus
• Schlafstörung mit Schlafwandeln	• Schlafstörung mit Schlafwandeln
• Schlafstörung durch rhythmische Bewegungen	• Schlafstörung durch rhythmische Bewegungen
• Sprechen im Schlaf	• Sprechen im Schlaf

abhängig von seiner psychischen Störung einzuschätzen. Die psychopathologische Untersuchung bei Kindern und Jugendlichen ist in erster Linie an den Defiziten des Kindes orientiert. Die Verhaltens- bzw. Lebensbereiche, in denen das Kind gut funktioniert, werden dabei so gut wie gar nicht berücksichtigt. Die Beachtung dieser Informationen kann jedoch für die Therapieplanung äußerst wertvoll sein, da hierdurch auf Ressourcen des Kindes hingewiesen wird, die für die Therapie genutzt werden können. Marcus und Mitarbeiter (Marcus, Blanz, Esser, Niemeyer & Schmidt, 1993) entwickelten eine fünfdimensionale Skala zur Einschätzung der Funktionsfähigkeit des Kindes, unabhängig von seiner psychischen Störung. Die Skala enthält die Dimensionen „Funktion in der Familie“, „Erbrachte Leistungen“, „Peerbeziehungen“, „Interessen und Freizeitbeschäftigung“ und „Autonomie“. Die einzelnen Dimensionen sind jeweils siebenstufig angelegt und für jede der sieben Stufen sind Beschreibungen beigefügt, die das für diese Stufe geforderte Funktionsniveau beschreiben. Ebenfalls zur Erstellung eines Ressourcenprofils sowie zur Abschätzung von Risiken für die Entwicklung einer psychischen Störung geeignet ist der *Fragebogen zur Erhebung der Emotionsregulation bei Kindern und Jugendlichen* (*FEEL-KJ*; Grob & Smolenski, 2005). In diesem Fragebogen werden mehrdimensional und emotionsspezifisch angemessene und unangemessene Regulationsstrategien für die Emotionen Angst, Trauer und Wut erfasst, was eine genauere Therapieplanung gezielt unterstützen kann. Auch der an das Kindes- und Jugendalter angepasste *Stressverarbeitungsfragebogen* von *Janke und Erdmann* (*SVF-KJ*; Hampel, Petermann & Dickow, 2001) kann in dieser Richtung eingesetzt werden.

Ein neueres Instrument zur Beurteilung des Entwicklungsstandes (und der Schulfähigkeit) ist die *Diagnostische Einschätzskala (DES)* von Barth (1998). Dieses Verfahren wurde für Erzieherinnen und Erzieher, Grundschullehrerinnen und -lehrer und andere Personen entwickelt, die den Entwicklungsstand eines Kindes insbesondere in Hinblick auf seine Schulfähigkeit beurteilen sollen. Nichtsdestotrotz ist dieses Instrument auch für den Einsatz bei psychotherapeutischen Fragestellungen geeignet, um mögliche Entwicklungsverzögerungen aufzudecken oder Verhaltensauffälligkeiten genauer beobachten zu können. Neben den eigentlichen Aufgaben bezüglich Motorik, Wahrnehmung, Gedächtnis, Merkfähigkeit, Aufmerksamkeit, Ausdauer, Affektivität und Sozialverhalten werden Beobachtungshinweise gegeben, die eine bessere mehrdimensionale Beurteilung des Entwicklungsstandes des Kindes ermöglichen.

3.3.2 Intelligenzdiagnostik

Abhängig vom Beschwerdebild kann eine Intelligenzdiagnostik des Kindes sinnvoll sein, um zu klären, ob die Probleme und Beschwerden des Kindes möglicherweise durch mangelnde kognitive Fähigkeiten des Kindes begründet sind. Eine Intelligenzdiagnostik ist aber nicht immer indiziert und sollte sorgfältig abgewogen werden, da sie zeitintensiv ist. Im klinischen Alltag wird oft eine ausführliche und aufwendige Intelligenzdiagnostik in Kauf genommen, während der Abklärung der psychischen Symptomatik vergleichsweise wenig Zeit gewidmet wird bzw. diese unstandardisiert oder nur über Fragebogen stattfindet. Umfassende Intelligenztests sind beispielsweise die *Kaufman Assessment Battery for Children*, deutsche Version (*K-ABC*; Altersspanne 2;6 bis 12;5 Jahre; deutsch von Melchers & Preuß, 2001), das *Adaptive Intelligenz Diagnostikum 2* (*AID-2*; Altersspanne 6 bis 15;11 Jahre; Kubinger & Wurst, 2001) und der *Hamburg-Wechsler Intelligenztest für Kinder III* (*HAWIK-III*; Altersspanne 6;0 bis 16;11 Jahre; Tewes, Rossmann & Schallberger, 1999). Einen kurzen Überblick zum Intelligenzniveau erhält man auch mit Hilfe des *CFT 1* (*Grundintelligenztest Skala 1*; Altersspanne 5;3 bis 9;5 Jahre; Cattell, Weiß & Osterland, 1997), der nur etwa 30 Minuten dauert. Kurze Beschreibungen dieser Tests finden sich unter www.testzentrale.de, woher die Tests auch bezogen werden können.

3.3.3 Fragebögen

Die dimensionale Erfassung des Problemverhaltens ist sinnvoll, um insbesondere kleinere Veränderungen im Therapieverlauf abbilden zu können. Daneben erlauben spezielle klinische Fragebögen, eine effiziente und reliable Erfassung von Verhaltensauffälligkeiten. Aufgrund der bereits beschriebenen Diskrepanz von Eltern- vs. Kinderangaben ist es auch bei der Verwendung von Fragebögen sinnvoll, sowohl dem Kind als auch den Eltern Fragebögen vorzugeben. Aus diesem Grund haben wir bei der Darstellung von Fragebögen und Ratingskalen zur Erfassung der allgemeinen Psychopathologie des Kindes oder Jugendlichen sowohl Verfahren für die Kinder als auch für die Eltern aufgelistet. Zur Diagnostik bei Jugendlichen können oftmals auch Instrumente verwendet werden, die für Erwachsene entwickelt wurden, weil diese meist ab einem Alter von 16 Jahren einsetzbar sind. Insgesamt muss festgestellt werden, dass Fragebögen und Ratingskalen insbesondere für das Kindesalter noch rar sind. **Tabelle 3** gibt einen Überblick über Fragebögen und Ratingskalen zur Erfassung psychischer Beschwerden und Symptome bei Kindern und Jugendlichen. Die Verfahren zur allgemeinen Psychopathologie sind danach aufgeteilt, ob sie von den Eltern bzw. Erziehungspersonen oder von dem Kind selbst ausgefüllt werden.

3.4 Vierter Schritt: Analyse des Problemverhaltens (modifikationsorientierte Diagnostik)

Bei diesem Schritt geht es darum, die konkreten aufrechterhaltenden Bedingungen für das Problemverhalten des Kindes zu explorieren. Folgende Aspekte sollten erfragt werden:

- Was sind die konkreten auslösenden Reize für das Problemverhalten (Situationen, Gedanken etc.)?
- Wie reagiert das Kind auf die auslösenden Reize?
  - Körperlich: z. B. Bauchschmerzen, schnelles Herzklopfen, veränderte Atmung
  - Kognitiv: Gedanken an Bedrohung, Versagen, Katastrophen etc.
  - Verhalten: Weinen, Anklammern an Bezugsperson, Rückzug aus Situation, Schreien, aggressives Verhalten etc.
- Operantes Lernen: Wie reagieren die Eltern oder andere Bezugspersonen in der Problemsituation?
  - Übertriebene Beruhigung, Unterstützung von Vermeidungsverhalten des Kindes, aggressives, impulsives Verhalten, übermäßige Zuwendung bei Problemverhalten
- Modell-/Instruktionslernen: Modellverhalten der Eltern oder anderer Bezugspersonen bzw. Instruktionen der Eltern an das Kind
  - Psychopathologie der Eltern
  - Umgang der Eltern mit eigenen Problemen, schwierigen Situationen (z. B. Vermeidung von Ängsten, problemfokussierender oder emotionsfokussierender Copingstil)
  - Instruktionen an das Kind: z. B. bei einem ängstlichen Kind über die Bedrohlichkeit der vom Kind gefürchteten Situation (z. B. Die Welt steckt voller Gefahren)
- Eltern-Kind-Interaktion:
  - Überbehütendes, wenig autonomieförderndes Verhalten auf Seiten der Eltern
  - Mangelnde Empathie, hohe Kritikäußerung
  - Unvorhersagbares, impulsives elterliches Verhalten

Neben der Exploration im Gespräch sind Selbstbeobachtungsmethoden, Verhaltens-

Tab. 3: Fragebögen und Ratingskalen zur Erfassung psychischer Beschwerden bei Kindern und Jugendlichen (modifiziert nach Schneider, 2000)

Fragebögen/Ratingskalen		Beschreibung	Altersbereich in Jahren	Zeitaufwand in min
Allgemeine Psychopathologie Fremdbeurteilung				
VBV	*Verhaltensbeurteilungsbogen für Vorschulkinder* (Döpfner, Berner, Fleischmann & Schmidt, 1995)	VBV 3-6-EL, 53 Items; VBV 3-6-ER, 93 Items; Eltern und Erzieherfragebogen in getrennter Form; Sozial-emotionale Kompetenzen, oppositionell-aggressives Verhalten, Aufmerksamkeitsschwäche/Hyperaktivität vs. Spieldauer, emotionale Auffälligkeiten	3–6	30
CBCL	*Child-Behavior-Checklist (Elternfragebogen)* (Döpfner, Schmeck & Berner, 1994)	113 Items; Art und Häufigkeit von Aktivitäten des Kindes, soziale Beziehungen, Verhalten in der Schule, Einzelsymptome, problematische Verhaltensweisen	4–18	20
TRF	*Lehrerfragebogen über das Verhalten von Kindern und Jugendlichen* (Döpfner, Berner & Lehmkuhl, 1994)	93 Probleme, die auch im Elternfragebogen enthalten sind, und 27 Fragen, die auf Schulsituation und Lehrer-Schüler-Verhältnis gerichtet sind	5–18	25
Allgemeine Psychopathologie Selbstbeurteilung				
YSR	*Youth-Self-Report* (Döpfner, Berner & Lehmkuhl, 1994)	112 Items; soziale Kompetenz, klinisch relevante Verhaltensauffälligkeiten	11–18	25
GBB-KJ	*Gießener Beschwerdebogen für Kinder und Jugendliche* (Brähler, 1992)	59 Items; Allgemeinbeschwerden, Vegetativum, Schmerzen Emotionalität, Kinderbeschwerden	9–15	10
Störungsspezifische Psychopathologie Angst				
Fremdbeurteilung				
FBB-ANG	*Fremdbeurteilungsbogen Angst für Eltern, Lehrer oder Erzieher* (Döpfner & Lehmkuhl, 2000)	36 Items; enthält die Symptom kriterien nach ICD-10 und DSM-IV für die Diagnosen: Störung mit Trennungsangst, generalisierte Angststörung, Spezifische Phobie, Soziale Phobie	3/4–18	20
Selbstbeurteilung				
SBB-ANG	*Selbstbeurteilungsbogen Angst* (Döpfner & Lehmkuhl, 2000)	32 Items; enthält die Symptomkriterien nach ICD-10 und DSM-IV für die Diagnosen Störung mit Trennungsangst, generalisierte Angststörung, Spezifische Phobie, Soziale Phobie	11–18	15–20

Fragebögen/Ratingskalen		Beschreibung	Altersbereich in Jahren	Zeitaufwand in min
KAT II	*Kinder-Angst-Test II* (Thurner & Tewes, 2000)	drei Fragebögen: Ängstlichkeitsfragebogen 18 Items; Angstzustandsfragebogen zum einen mit Erwartungsangst und zum anderen als erinnerte Angst, jeweils 10 Fragen	9–15	10–20
CASI	*Childhood Anxiety Sensitivity Index* (Schneider & Silverman, in Vorb.)	18 Items; Angstsensitivität erfasst	8–18	10
PHOKI	*Phobiefragebogen für Kinder und Jugendliche* (Döpfner, Schnabel & Ollendick, 2005)	96 Items; Ängste vor verschiedenen Situationen und Objekten erfasst	8–18	15–30
AFS	*Angstfragebogen für Schüler* (Wieczerkowski, Nickel, Janowski, Fittkau & Rauer, 1973)	50 Items; allgemeine (manifeste) Angst, Schulunlust, soziale Erwünschtheit, Prüfungsangst	9–16/17	10–25
SPAIK	*Sozialphobie und -angstinventar für Kinder* (Melfsen & Warnke, 2003)	26 Items; kognitive, somatische und behaviorale Aspekte der Sozialen Phobie erfasst	8–16	10–15
SASC-R-D	*Social Anxiety Scale for Children-Revised* (Melfsen & Florin, 1997)	2 Subskalen mit je 9 Items; Fear of negative evaluation und Social avoidance and distress	8–16	10
Aufmerksamkeits- und Hyperaktivitätsstörung, Aggressives Verhalten				
CPT	*Continuous Performance Test* (Knye, Roth, Westhus & Heine, 1996)	Computertest; Überprüfung der Aufmerksamkeitsleistung	ab 7	25
DAT	*Dortmunder Aufmerksamkeitstest* (Lauth, 1996)	13 Items; Erfassung komplexer Aufmerksamkeitsprozesse	7–12	20–30
EAS	*Erfassungsbogen für aggressives Verhalten* (Petermann & Petermann, 1992)	22 Items; Alltagskonflikte, Aggression gegen Gegenstände, Autoaggression	9–13	25
SBB-HKS	*Selbstbeurteilungsbogen für Hyperkinetische Störungen* (Döpfner & Lehmkuhl, 2000)	Diese beiden Selbstbeurteilungsbögen sind Teil des DISYPS-KJ, das weiter oben schon vorgestellt wurde.	11–18	
SBB-SSV	*Selbstbeurteilungsbogen für Störungen des Sozialverhaltens* (Döpfner & Lehmkuhl, 2000)			

beobachtungen sowie familiendiagnostische Maßnahmen gute Hilfsmittel für die sorgfältige Erhebung dieser Informationen. An dieser Stelle kann gezielt auf den bereits erwähnten *Diagnostischen Elternfragebogen (DEF)* von Dehmelt et al. (1993) zurückgegriffen werden bzw. können die dort erhaltenen Informationen als Ausgangspunkt für eine genauere Verhaltensanalyse verwendet werden.

3.4.1 Selbstbeobachtungsmethoden

Noch wenig etabliert sind Selbstbeobachtungsmethoden für die Diagnostik psychischer Störungen bei Kindern und Jugendlichen. Insbesondere bei älteren Kindern und Jugendlichen können beispielsweise Tagebücher zur Erfassung des aktuellen Problemverhaltens ein wichtiges Hilfsmittel über die gesamte Dauer der Therapie sein. Sie schulen zum einen das Kind in der genauen Beobachtung seiner Verhaltens- bzw. psychischen Probleme und erlauben zudem eine kontinuierliche Kontrolle des Therapiefortschritts. Je nach Art der Störung werden in den Tagebüchern unterschiedliche Informationen erfasst. Bei Kindern mit depressiven Störungen etwa ist es sinnvoll, anhand des Tagebuchs regelmäßig über den Tag Stimmungsratings zu erheben sowie die Gedanken, Aktivitäten und Schlafzeiten des Kindes zu erfassen. Bislang liegen jedoch für Kinder und Jugendliche so gut wie keine standardisierten Verfahren vor, die insbesondere diagnostische Informationen erfassen oder den Therapieerfolg messen. Die wenigen bisher entwickelten Selbstbeobachtungsverfahren dienen vielmehr dazu, durch die Beobachtung und die Bewertung von Verhaltensweisen das Verhalten zu verändern. Beispiele für aggressives und sozial unsicheres Verhalten sind bei Petermann und Petermann (1994a, 1994b) und für aufmerksamkeitsgestörte Kinder bei Lauth und Schlottke (2002) zu finden.

3.4.2 Verhaltensbeobachtungen

Verhaltensbeobachtungen können ebenfalls Aufschluss über die aufrechterhaltenden Bedingungen der psychischen Störungen geben, daneben erlauben sie eine Validierung der von dem Kind und den Eltern berichteten Verhaltensauffälligkeiten. Bei den Verhaltensbeobachtungen kann zwischen systematischer und unsystematischer Erhebung unterschieden werden. Zu den unsystematischen Verhaltensbeobachtungen zählen mehr oder weniger zufällige Beobachtungen, die während der Exploration mit dem Kind oder während einer beobachteten Interaktion von Eltern und Kind gemacht werden. Eine Möglichkeit der unsystematischen Beobachtung besteht auch in der Unterrichtsbeobachtung. Auch wenn solche Beobachtungen manchmal sehr hilfreich sein können, muss berücksichtigt werden, dass diese Beobachtungen nicht repräsentativ sind. Bei der systematischen Verhaltensbeobachtung werden bestimmte Verhaltensweisen ausführlich und unter Zuhilfenahme vorher entworfener Hilfsinstrumente (z. B. Beobachtungsskalen) ausführlich beschrieben. Häufig sind diese Beobachtungssysteme sehr spezifisch. Ein Beispiel hierfür ist der *Behavior Avoidance Test* (*BAT*; Lang & Lazovik, 1963), der speziell für die Beobachtung phobischer Verhaltensweisen geeignet ist. Typischerweise wird hierzu das Kind in einen Raum mit dem phobischen Stimulus geführt. Es werden nun verschiedene Verhaltensaspekte des Kindes beobachtet: die Zeitdauer, die das Kind in der Nähe des phobischen Stimulus verbringt, der räumliche Abstand, den das Kind zum phobischen Stimulus hält sowie Anzahl und Latenz des Annäherungsverhaltens. In **Tabelle 4** ist ein neueres Beispiel zum *Behavior Assessment Test* dargestellt.

Zur Unterstützung der Diagnostik von Aufmerksamkeitsstörungen können prolongierte, altersentsprechende Aufmerksamkeits-

Tab. 4: Der Behavior Assessment Test zur Messung spinnenphobischer Angst bei Kindern und Jugendlichen (nach Dewis et al., 2001)

Schritt 1	Öffne die Tür und betrete den Raum. (Du musst jetzt noch nicht die Spinne anschauen, wenn du nicht möchtest.)
Schritt 2	Gehe zu dem Tisch und stell dich vor die Box mit der Spinne.
Schritt 3	Schau die Spinne genau an.
Schritt 4	Berühre die Box mit der Hand.
Schritt 5	Hebe die Box und halte sie mit beiden Händen.
Schritt 6	Halte die Box nahe an dein Gesicht und schaue dir die Spinne genau an.
Schritt 7	Stelle die Box auf den Tisch und öffne den Deckel, ohne ihn ganz wegzunehmen.
Schritt 8	Nimm den Deckel vollständig weg.
Schritt 9 und 10 werden gemeinsam mit dem Therapeuten durchgeführt. Den Kindern und Jugendlichen wird mitgeteilt, dass der Therapeut die Spinne fängt, wenn sich das Kind bzw. der Jugendliche dazu nicht in der Lage fühlt.	
Schritt 9	Lass die Spinne auf den Boden. Benutze dazu das Lineal, um die Spinne behutsam aus der Box zu nehmen.
Schritt 10	Fange mit der Box und etwas Pappe die Spinne und nimm den Deckel weg.
Schritt 11	Berühre und halte die Spinne mit deiner Hand außerhalb der Box und setze sie dann wieder in die Box.

tests (Mindestdauer 20 Minuten) eingesetzt werden. Die Bearbeitung ist dann zu beobachten.

3.4.3 Familiendiagnostik

Die Familiendiagnostik bietet zusätzlich zur kindbezogenen Diagnostik die Möglichkeit, abzuklären, ob und in welcher Weise die Symptomatik des Kindes oder Jugendlichen mit familiären Interaktions- und Beziehungsformen zusammenhängt. Mit Hilfe von Fragebögen, Interviews und Beobachtungsmethoden wird versucht, die Interaktionen des Patienten mit seinen nächsten Bezugspersonen zu objektivieren. Cierpka und Frevert (1994) legten mit den *Familienbögen (FB)* ein Selbstberichtsinstrument vor, bei dem jedes Familienmitglied die Möglichkeit hat, die Familie aus seiner Sicht auf vorgegebenen Items zu beschreiben. Dabei können die Familie als System (Version *FB-A*), die Beziehungen zwischen bestimmten Dyaden *(FB-Z)* oder die Funktion jedes einzelnen Familienmitglieds *(FB-S)* erfragt werden. Es werden sieben Dimensionen erfasst: Aufgabenerfüllung, Rollenverhalten, Kommunikation, Emotionalität, affektive Beziehungsaufnahme, Kontrolle sowie Werte und Normen. Die Familienbögen sind für Erwachsene und Kinder ab 12 Jahren entwickelt und ermöglichen über das Herausgreifen oder die Kombination bestimmter Bögen eine ökonomische und problemadäquate Familiendiagnostik (Cierpka & Frevert, 1994). Weitere geeignete Verfahren für die Erfassung von Familienmerkmalen sind das *Familienidentifikationsbild* (*FIT*; Remschmidt & Mattejat, 1999), der *Familiensystemtest* (*FAST*; Gehring, 1998) und das *Subjektive Familienbild* (*SFB*; Mattejat & Scholz, 1994). Die beiden Tests *FIT* und *FAST* können bei Kindern ab sechs Jahren eingesetzt werden, während der *SFB* gut ab einem Alter von zehn Jahren eingesetzt werden kann. Der *FIT* informiert darüber, wie sehr sich die einzelnen Familienmitglieder miteinander identifizieren sowie über das Ausmaß der Selbstkongruenz des Kindes. Der *FAST* gibt Informationen zum Ausmaß der Kohäsion und der Hierarchiebedingungen einer Familie. Der *SFB* wird als Fragebogen allen Familienmitgliedern vorgegeben und erlaubt Aussagen bezüglich der emotionalen Valenz, d. h. wie wohl sich das Kind gegenüber Mutter/Vater fühlt, und der Autonomie, z. B. wie autonom fühlt sich das Kind gegenüber der Mutter/dem Vater/den einzelnen Familienmitgliedern. Auskunft zu vom Kind erlebten Erziehungsverhalten der Eltern (getrennte Erfassung für Mutter und Vater) gibt das *Erziehungsstil-Inventar* (*ESI*; Krohne & Pulsack, 1990). Es ist für Kinder und Jugendliche zwischen acht und 16 Jahren geeignet und besteht für beide Versionen jeweils aus 60 Items. Dabei werden erlebte Unterstützung, Einschränkung, Lob, Tadel, Strafintensität und Inkonsistenz erfasst. Alle Verfahren sind sehr kinderfreundlich und benötigen nur eine kurze Durchführungszeit. Jedoch ist die Auswertung der Verfahren vergleichsweise zeitaufwendig. In der Regel reicht eines dieser Verfahren aus, um notwendige Informationen zur familiären Struktur zu erhalten.

4 Ausblick

In den letzten Jahren sind erfreulicherweise eine Reihe neuer Untersuchungsinstrumente für die Diagnostik psychischer Störungen im Kindes- und Jugendalter entwickelt worden. Dabei darf jedoch nicht übersehen werden, dass für das Vorschulalter erst wenige standardisierte Verfahren zur Verfügung stehen. Im diagnostischen Prozess bei Kindern und Jugendlichen ist der Einbezug unterschiedlicher Informationsquellen und eine begründete Gewichtung von eventuell widersprüchlichen Angaben unerlässlich. Hierzu bedarf es jedoch noch systematischer Forschung zur empirischen Begründung dieser Gewichtungsentscheidungen.

Wichtige Internetadressen für den Bezug von Fragebögen und Tests

www.testzentrale.de
: Kurze Beschreibung der verschiedenen Verfahren und Möglichkeit, diese direkt über die Internetseite zu bestellen.

www.sdqinfo.com
: Kostenloses Herunterladen des SDQ in verschiedenen Versionen möglich, auch Auswertungsschablonen und -instruktionen.

www.kjp-uni-koeln.de/kjfd.php
: Bestellmöglichkeit für die verschiedenen bisher erschienenen deutschsprachigen Versionen der Verfahren von T. Achenbach (CBCL usw.).

Instrumente

Barth, K. (1998). *Die diagnostischen Einschätzskalen (DES) zur Beurteilung des Entwicklungsstandes und der Schulfähigkeit.* München, Basel: E. Reinhardt.

Brähler, E. (1992). *Gießener Beschwerdebogen für Kinder und Jugendliche (GBB-KJ).* Bern: Huber.

Cattell, R. B., Weiß, R. H. & Osterland, J. (1997). *CFT-1: Grundintelligenztest Skala 1* (5. Aufl.). Göttingen: Hogrefe.

Cierpka, M. & Frevert, G. (1994). *Die Familienbögen. Ein Inventar zur Einschätzung von Familienfunktionen.* Göttingen: Hogrefe.

Dehmelt, P., Kuhnert, W. & Zinn, A. (1993). *Diagnostischer Elternfragebogen* (3. veränderte Aufl.). Weinheim: Beltz.

Dewis, L. M., Kirkby, K. C., Martin, F., Daniels, B. A., Gilroy, L. J. & Menzies, R. G. (2001). Computer-aided vicarious exposure versus live graded exposure for spider phobia in children. *Journal of Behavior Therapy & Experimental Psychiatry, 32,* 17–27.

Döpfner, M., Berner, W., Flechtner, H., Lehmkuhl, G. & Steinhausen, H. C. (1999). *Psychopathologisches Befund-System für Kinder und Jugendliche (CASCAP-D)*. Göttingen: Hogrefe.

Döpfner, M., Berner, W., Fleischmann, T. & Schmidt, M. (1995). *Verhaltensbeurteilungsbogen für Vorschulkinder (VBV 3-6)*. Weinheim: Beltz.

Döpfner, M., Berner, W. & Lehmkuhl, G. (1994). *Handbuch: Fragebogen für Jugendliche. Forschungsergebnisse zur deutschen Fassung der Youth Self-Report Form (YSR) der Child Behavior Checklist*. Köln: Arbeitsgruppe Kinder-, Jugend- und Familiendiagnostik (KJFD).

Döpfner, M., Berner, W. & Lehmkuhl, G. (1994). *Handbuch: Lehrerfragebogen über das Verhalten von Kindern und Jugendlichen. Forschungsergebnisse zur deutschen Fassung der Teacher's Report Form (TRF) der Child Behavior Checklist*. Köln: Arbeitsgruppe Kinder-, Jugend- und Familiendiagnostik (KJFD).

Döpfner, M. & Lehmkuhl, G. (2000). *DISYPS-KJ: Diagnostik-System für psychische Störungen im Kindes- und Jugendalter nach ICD-10 und DSM IV*. Bern: Huber.

Döpfner, M., Schmeck, K. & Berner, W. (1994). *Handbuch: Elternfragebogen über das Verhalten von Kindern und Jugendlichen. Forschungsergebnisse zur deutschen Fassung der Child Behavior Checklist (CBCL/4-18)*. Köln: Arbeitsgruppe Kinder-, Jugend- und Familiendiagnostik (KJFD).

Döpfner, M., Schnabel, M. & Ollendick, T. (2005). *Phobiefragebogen für Kinder und Jugendliche (PHOKI)*. Göttingen: Hogrefe.

Gehring, T. M. (1998). *Familiensystemtest (FAST)* (2. erweiterte Aufl.). Göttingen: Hogrefe.

Goodman, R. (1999). The extended version of the strengths and difficulties questionnaire as a guide to child psychiatric caseness and consequent burden. *Journal of Child Psychology and Psychiatry, 40*, 791–799.

Grob, A. & Smolenski, C. (2005). *Fragebogen zur Erhebung der Emotionsregulation bei Kindern und Jugendlichen (FEEL-KJ)*. Bern: Verlag Hans Huber.

Hampel, P., Petermann, F. & Dickow, B. (2001). *Stressverarbeitungsfragebogen von Janke und Erdmann angepasst für Kinder und Jugendliche. Manual*. Göttingen: Hogrefe.

Klasen, H., Woerner, W., Rothenberger, A. & Goodman, R. (2003). Die deutsche Fassung des Strengths and Difficulties Questionnaire (SDQ-Deu) – Übersicht und Bewertung erster Validierungs- und Normierungsbefunde. *Praxis der Kinderpsychologie und Kinderpsychiatrie, 52*, 491–502.

Knye, M., Roth, N., Westhus, W. & Heine, A. (1996). Continous Performance Test (CPT). In G. W. Lauth & K. D. Hänsgen (Hrsg.), *Kinderdiagnostisches System*. Göttingen: Hogrefe.

Krohne, H. W. & Pulsack, A. (1990). *ESI – Das Erziehungsstil-Inventar*. Weinheim: Beltz.

Kubinger, K. D. & Wurst, E. (2001). *Adaptives Intelligenzdiagnostikum 2 (AID-2)*. Göttingen: Beltz-Test.

Lang, P. J. & Lazovik, A. D. (1963). Experimental desensitization of phobias. *Journal of Abnormal and Social Psychology, 66*, 519–525.

Lauth, G. W. (1996). Dortmunder Aufmerksamkeitstest (DAT). In G. W. Lauth & K. D. Hänsgen (Hrsg.), *Kinderdiagnostisches System*. Göttingen: Hogrefe.

Marcus, A., Blanz, B., Esser, G., Niemeyer, J. & Schmidt, M. H. (1993). Beurteilung des Funktionsniveaus bei Kindern und Jugendlichen mit psychischen Störungen. *Kindheit und Entwicklung, 2*, 166–172.

Mattejat, F. (1993). *Subjektive Familienstrukturen*. Göttingen: Hogrefe.

Mattejat, F. & Scholz, M. (1994). *Subjektives Familienbild*. Göttingen: Hogrefe.

Melchers, P. & Preuß, U. (2001). *Kaufman Assessment Battery for Children (K-ABC). Deutsche Version*. Göttingen: Hogrefe.

Melfsen, S. & Florin, I. (1997). Ein Fragebogen zur Erfassung sozialer Angst bei Kindern (SAS-R-D). *Kindheit und Entwicklung, 6*, 224–229.

Melfsen, S., Florin, I. & Warnke, A. (2001). *Sozialphobie- und Angstinventar für Kinder (SPAIK)*. Göttingen: Hogrefe.

Petermann, F. & Petermann, U. (1992). *Erfassungsbogen für aggressives Verhalten in konkreten Situationen (EAS-J; EAS-M)* (2. völlig veränderte Aufl.). Göttingen: Hogrefe.

Petermann, F. & Petermann, U. (1994a). *Training mit aggressiven Kindern. Einzeltraining, Kindergruppen, Elternberatung* (7. Aufl.). Weinheim: Beltz.

Petermann, U. & Petermann, F. (1994b). *Training mit sozial unsicheren Kindern. Einzeltraining, Kindergruppen, Elternberatung* (5. überarbeitete Aufl.). Weinheim: Beltz.

Remschmidt, H. & Mattejat, F. (1999). *Familien-Identifikationstest (FIT)*. Göttingen: Hogrefe.

Remschmidt, H. & Schmidt, M. H. (Hrsg.) (1994). *Multiaxiales Klassifikationsschema für psychische Störungen des Kindes- und Jugendalters nach ICD-10 der WHO. Mit einem synoptischen Vergleich von ICD-10 mit ICD-9 und DSM-III-R* (3. revidierte Aufl.). Bern: Huber.

Saß, H., Wittchen, H.-U. & Zaudig, M. (1996). *Diagnostisches und Statistisches Manual Psychischer Störungen (DSM-IV).* Übersetzung der vierten Auflage des Diagnostic and Statistical Manual of Mental Disorders der American Psychiatric Association. Göttingen: Hogrefe.

Schneider, S., Adornetto, C. & Unnewehr, S. (2004). *Diagnostisches Interview bei psychischen Störungen des Kindes- und Jugendalters* (2. vollständig überarbeitete und erweiterte Aufl.). Institut für Psychologie, Universität Basel.

Schneider, S. & Silverman, W. K. (in Vorbereitung). *Childhood Anxiety Sensitivity Index.* Göttingen: Hogrefe.

Tewes, U., Rossmann, P. & Schallberger, U. (1999). *Hamburg-Wechsler Intelligenztest für Kinder III (HAWIK-III).* Göttingen: Hogrefe.

Thurner, F. & Tewes, U. (2000). *Kinder Angst-Test II (KAT-II).* Göttingen: Hogrefe.

Unnewehr, S., Schneider, S. & Margraf, J. (Hrsg.) (1995). *Diagnostisches Interview Psychischer Störungen im Kindes- und Jugendalter (Kinder-DIPS).* Berlin: Springer.

Wieczerkowski, W., Nickel, H., Janowski, A., Fittkau, B. & Rauer, W. (1973). *Angstfragebogen für Schüler (AFS).* Braunschweig: Westermann.

Literatur

American Psychiatric Association (1994). *Diagnostic and Statistical Manual of Mental Disorders* (4th ed.). Washington, DC: APA.

Barkley, R. A. (1989). The problem of stimulus control and rulegoverned behavior in attention deficit disorder with hyperactivity. In L. M. Bloomingdale & J. M. Swanson (Eds.), *Attention deficit disorder.* Oxford: Pergamon.

Cohen, P. R., Cohen, J., Kasen, S., Noemi-Velez, C., Hartmark, C., Johnson, J., Rojas, M., Brook, J. & Streuning, E. L. (1993). An epidemiological study of disorders in late childhood and adolescence – I. Age- and gender-specific prevalence. *Journal of Child Psychology and Psychiatry, 34,* 851–867.

Dilling, H., Mombour, W. & Schmidt, M.H. (1991). *Internationale Klassifikation psychischer Störungen (ICD-10, Kapitel V). Klinisch-diagnostische Leitlinien.* Göttingen: Hogrefe.

Dilling, H., Mombour, W. & Schmidt, M. H. (Hrsg.) (1997). *Internationale Klassifikation psychischer Störungen (ICD-10).* Bern: Huber.

Döpfner, M. (1995). Hyperkinetische Störungen. In F. Petermann (Hrsg.), *Lehrbuch für klinische Kinderpsychologie.* (S. 165–217). Göttingen: Hogrefe.

Douglas, V. (1980). Treatment and training approaches to hyperactivity: Establishing internal or external control. In C. K. Wahlen & B. Henker (Eds.), *Hyperactive children. The social ecology of identification and treatment.* New York: Academic Press.

Dumas, J. E. (1992). Conduct disorder. In S. M. Turner, K. S. Calhoun & H. E. Adams (Eds.), *Handbook of clinical behavior therapy* (pp. 285–316). New York: Wiley.

Essau, C. A., Conradt, J. & Reiss, B. (2005). Klassifikation, Epidemiologie und diagnostisches Vorgehen. In S. Schneider (Hrsg.), *Angststörungen bei Kindern und Jugendlichen* (S. 79–102). Berlin: Springer.

Essau, C. A., Groen, G., Conradt, J., Turbanisch, U. & Petermann, F. (1999). Häufigkeit, Komorbidität und psychosoziale Korrelate der Aufmerksamkeits-/Hyperaktivitätsstörung: Ergebnisse der Bremer Jugendstudie. *Fortschritte in Neurologie und Psychiatrie, 67,* 296–305.

Federer, M., Margraf., J. & Schneider, S. (2000). Leiden schon Achtjährige an Panik? *Zeitschrift für Kinder- und Jugendpsychiatrie und Psychotherapie, 28,* 205–214.

Freeman, K. A. & Hoganson, J. M. (2006). Conduct disorders. In M. Hersen (Ed.), *Clinician's handbook of child behavioral assessment* (pp. 477–503). New York: Elsevier.

Hersen, M. (Ed.) (2006). *Clinician's handbook of child behavioral assessment.* New York: Elsevier.

Lauth, G. W. & Schlottke, P. F. (2002). *Training mit aufmerksamkeitsgestörten Kindern.* Weinheim: Beltz.

Lewinsohn, P. M., Hops, H., Roberts, R. E., Seeley, J. R. & Andrews, J. A. (1993). Adolescent psychopathology: I. Prevalence and incidence of depression and other DSM-III-R disorders in high school students. *Journal of Abnormal Psychology, 102,* 133–144.

Loeber, R. & Stouthammer-Loeber, M. (1998). Development of juvenile aggression and violence. Some common misconceptions and controversies. *American Psychologist, 53,* 242–259.

Moffitt, T. E. (1993). „Life-course persistent" vs. „adolescent-limited" antisocial behavior: A developmental taxonomy. *Psychological Review, 100,* 674–701.

Moffitt, T. E., Caspi, A., Dickson, N., Silva, P. & Stanton, W. (1996). Childhood-onset vs. adolesecent-onset antisocial conduct problems in males: Natural history from ages 3 to 18 years. *Development and Psychopathology, 8,* 399–424.

Petermann, U. & Essau, C. A. (1995). Störungen der Ausscheidung: Enuresis und Enkopresis. In F. Petermann (Hrsg.), *Lehrbuch der klinischen Kinderpsychologie* (S. 485–514). Göttingen: Hogrefe.

Petermann, F. & Warschburger, P. (1995) Aggression. In F. Petermann (Hrsg.), *Lehrbuch der klinischen Kinderpsychologie* (S. 127–163). Göttingen: Hogrefe.

Rapport, M. D., Timko, T. M. & Wolfe, R. (2006). Attention-deficit/hyperactivity disorder. In M. Hersen (Ed.), *Clinician's handbook of child behavioral assessment* (pp. 401–436). New York: Elsevier.

Saß, H., Wittchen, H.-U. & Zaudig, M. (Hrsg.) (1996). *Diagnostisches und Statistisches Manual Psychischer Störungen (DSM-IV).* Göttingen: Hogrefe.

Schneider, S. (2000). Psychische Störungen des Kindes- und Jugendalters. In J. Margraf (Hrsg.), *Lehrbuch der Verhaltenstherapie* (2. Aufl.). Berlin: Springer.

Schneider, S. (2005). Trennungsangst. In S. Schneider (Hrsg.), *Angststörungen des Kindes- und Jugendalters: Grundlagen und Behandlung.* Berlin: Springer.

Schneider, S., Florin, I. & Fiegenbaum, W. (1999). Phobien. In H. C. Steinhausen & M. von Aster (Hrsg.), *Handbuch Verhaltenstherapie und Verhaltensmedizin bei Kindern und Jugendlichen* (2. Aufl.). Weinheim: Beltz.

Schneider, S., Unnewehr, S. & Margraf, J. (1995). Diagnostisches Interview bei psychischen Störungen im Kindes- und Jugendalter, Handbuch. In S. Unnewehr, S. Schneider & J. Margraf (Hrsg.), *Diagnostisches Interview bei psychischen Störungen im Kindes- und Jugendalter (Kinder-DIPS).* Berlin: Springer.

Steinhausen, H.-C., Winkler Metzke, C., Meier, M. & Kannenberg, R. (1998). Prevalence of child and adolescent psychiatric disorders: The Zürich Epidemiological Study. *Acta Psychiatrica Scandinavica, 98,* 262–271.

Wilson, G. T., O'Leary, K. D. & Nathan, P. (1992). *Abnormal Psychology,* Chap. 12: Childhood Disorders (305). Prentice Hall, Englewood Cliffs, New Jersey.

34 Lernstörungen

Gerhard W. Lauth, Heinz Bederski und Margarete Labas

1 Definition
1.1 Phänomenologie
1.2 Epidemiologie
2 Diagnostik
2.1 Verhaltenstheoretisches Rahmenkonzept
2.2 Klassifikatorische Diagnostik
2.3 Modifikationsorientierte Diagnostik
3 Fallbeispiele
4 Therapeutische Implikationen
Testverfahren
Literatur

1 Definition

Der Begriff Lernstörungen bezeichnet Minderleistungen beim absichtsvollen Lernen. Sie äußern sich darin, dass das gewünschte Können, Wissen und Verhalten (z. B. Lesen, Rechnen, Schreiben, Lernhaltungen) nicht in ausreichender Qualität, nicht mit ausreichender Sicherheit sowie nicht in der institutionell dafür vorgesehenen Zeit erworben wird; die erwarteten Leistungsergebnisse werden trotz angemessener Lernangebote nicht erreicht, so dass – insofern das Lernangebot als ausreichend erachtet wird – den betroffenen Schülern, Studenten, Auszubildenden oder Weiterbildungsteilnehmern mehr oder minder umfangreiche Störungen ihres Lernverhaltens attestiert werden.

1.1 Phänomenologie

Lernstörungen können ...

- *inhaltlich begrenzt sein* (etwa Lese-Rechtschreibschwäche).
  Dabei handelt es sich um Lernstörungen in nur einem Unterrichtsfach (isolierte Rechtschreibstörung F81.1; kombinierte Lese- und Rechtschreibstörung F81.0; Rechenstörung F81.2), die bei einem mittleren Intelligenzniveau durch deutliche Minderleistungen in einem Lernbereich definiert sind, während in den sonstigen Unterrichtsfächern gute Lernleistungen vorliegen.
- *allgemein, themenübergreifend sein.*
  Bei diesen Lernstörungen (z. B. kombinierte Störungen schulischer Fertigkeiten F81.3; Lernstörung F81.3; mangelnde Lernfähigkeit F81.3) ist das Lernen „auf breiter Front“ in den verschiedenen schulischen und teilweise auch in den außerschulischen Bereichen beeinträchtigt. Oft sind hier die intellektuellen Fähigkeiten unterdurchschnittlich.

- *vorübergehender Natur sein.* Diese Lernstörungen beziehen sich zumeist auf Leistungseinbrüche infolge situativer Umstände (Schulwechsel, Reifungskrisen, Erlebnisstörungen, Neuorientierungen).
- *überdauernd sein.* Lernstörungen (z. B. kombinierte Lese- und Rechtschreibstörung F81.0; Rechenstörung F81.2) haben eine klare Tendenz, fortzubestehen und sich teilweise zu sozialen und Selbstwertproblemen auszuweiten (vgl. Esser & Schmidt, 1993).

1.2 Epidemiologie

Lernstörungen sind weit verbreitet; sie treten eher als Regel denn als Ausnahme auf. Je nach Störung (z. B. Underachievement, Rechenschwäche, Lese-Rechtschreibschwäche, allgemeine Lernschwäche, Schulversagen, Repetitionen (Sitzenbleiben)) beträgt die Prävalenzrate zwischen 1,8 und 3,5 % (zusammenfassend Lauth, Grünke & Brunstein, 2004). Nimmt man Lernbeeinträchtigungen hinzu, die zwar gravierende und unzureichende Lernleistungen anzeigen, ohne aber bereits das Kriterium einer klinischen Störung zu erfüllen, dann erhöht sich diese Zahl noch. Beispielsweise verfügen etwa 10 % der 15-jährigen Schüler nach der Pisa-Studie nicht über die Fähigkeit zum sinnverständigen Lesen einfachster Texte. Lernstörungen sind bezüglich des Geschlechts und des sozioökonomischen Status ungleich verteilt: Jungen überwiegen etwa im Verhältnis von 2:1 bis 3:1; Kinder aus ungünstigen sozialen Verhältnissen sowie ausländischer Herkunft sind um den Faktor 3–5 häufiger anzutreffen. Diese Verbreitung spiegelt sich auch in der Inanspruchnahme von Beratungs- und Erziehungseinrichtungen (z. B. niedergelassene Praxen, Erziehungsberatungsstellen), bei denen Lern- und Leistungsstörungen traditionellerweise eine der häufigsten Vorstellungsgründe sind.

2 Diagnostik

Die Diagnostik geht von einem verhaltenstheoretischen Konzept von Lernstörungen aus, das zunächst in seinen Grundzügen dargestellt wird. Dieses Konzept gibt an, auf welche Einflussgrößen geachtet werden muss und wie Lernstörungen bedingungsanalytisch erklärt werden können. Es liefert faktisch die Hypothesen, die in der Diagnostik – welche selbst wiederum hierarchisch und prozessorientiert verläuft – geklärt werden müssen.

2.1 Verhaltenstheoretisches Rahmenkonzept

2. 1.1 Relevante Einflussgrößen für erfolgreiches Lernen

Absichtsvolles Lernen stellt eine zielgerichtete, komplexe Handlung dar, die sowohl in ihrem zeitlichen Verlauf als auch in ihren inhaltlichen Voraussetzungen beschrieben werden kann. Im Allgemeinen sind vor allem folgende Momente für das Lernen wesentlich (vgl. Spear & Sternberg, 1986; Montague & Bos, 1986; Klauer & Lauth, 1997):

- *Metakognitiv-strategische Prozesse* zur Planung, Überwachung und Bewertung von Aufgabenlösungen. Sie beziehen sich im Wesentlichen auf das Verstehen und Erkennen der Lernaufgabe, die Ableitung von Strategien, die Aktivierung der relevanten Wissensbasis, die Bereitstellung von Ressourcen sowie die Überwachung der Strategien und die Bewertung der Aufgabenlösung. Gerade hierbei haben lerngestörte Kinder Defizite. Im Unterschied zu den unauffälligen Kindern überwachen sie ihr Lernen weit weniger, bemerken seltener Fehler, meiden eher die Anstrengung, die mit dem Rückgriff auf die übergeordneten Strategien verbunden ist, und kennen auch weniger geeignete Strategien, die ihnen bei Ausführungsschwierigkeiten weiterhelfen könnten. Sie entfalten also vor allem in den kritischen Lernsituationen (z. B. bei neuen, komplexen Aufgaben, Lernschwierigkeiten) weniger Aktivitäten als notwendig. Dadurch überblicken sie ihr Lernen in einem geringeren Maße, analysieren den Lerngegenstand seltener, geben sich weniger Rechenschaft über die Ziele ihres Lernens, überwachen ihr Lernverhalten weniger und stellen deshalb auch in einem geringeren Maße fest, ob ihr Lernverhalten noch mit den Zielen übereinstimmt. Diese Inaktivität erstreckt sich auch auf die Reflexion der eigenen Lernerfahrungen (z. B. den Lernweg im Nachhinein überdenken, Schlüsse für ähnliche Lernsituationen ziehen), so dass kaum verallgemeinerbare Einsichten (Lernstrategien, Bearbeitungsregeln, Lernkompetenzen) erzeugt werden und lernschwache Kinder ihr Lernverhalten kaum weiterentwickeln (vgl. Klauer & Lauth, 1997; Meichenbaum & Biemiller, 1992).

- *Ausführungskomponenten,* die sich auf die eher untergeordneten und konkreten Instanzen der Lernhandlung beziehen. Hierzu gehören konkrete Operationen (Rechenschritte ausführen, Schreiben) aber auch Gedächtnis-, Aufmerksamkeits- und sprachliche Kodierungsprozesse. Beispielsweise verharren leserechtschreibschwache Kinder lange auf einer frühen Stufe des Leseprozesses (buchstabenweises Erlesen von Wörtern), ihre phonologische Bewusstheit (Wissen, dass sich die Sprache in Wörter gliedert und diese wiederum in Silben und Phoneme; Fähigkeit, aus Silben Wörter zu bilden; Klicpera, Graeven, Schabmann & Gasteiger-Klicpera, 1993) und ihre spezifischen (wortbezogenen) Speicherfertigkeiten (Witruk, Lander & Weinhold, 1996) sind mangelhaft entwickelt. Bei allgemein lerngestörten Kindern sind oft funktionale Leistungsschwierigkeiten festzustellen (z. B. mangelnde Sprachkompetenz, mangelndes Arbeitsgedächtnis, unzureichende selektive Aufmerksamkeit, mangelndes semantisches Gedächtnis, kognitive Entwicklungsverzögerungen; vgl. Donahue, 1986; Swanson, 1986, 1988; Lehmkuhl, Thoma & Flechtner, 1992).
- *Wissenserwerbskomponenten,* die zum selektiven Enkodieren notwendig sind und beispielsweise neue Informationen mit den bereits vorhandenen Informationen vergleichen. Wissen und dessen Organisation spielen mithin eine große Rolle in der Entstehung und Aufrechterhaltung von Lernstörungen. Geordnetes Wissen ist handlungsorganisierend und fördert ein regelhaftes und effizientes Lernen. Bei Lerngestörten werden hingegen immer wieder Wissensdefizite sowie eine „reduzierte Lernbasis“ (Fehlen von Grundkenntnissen, Ankerbegriffen und Basiswissen) beobachtet, was den Erwerb neuen Wissens erschwert bzw. unmöglich macht.
- *Motivationale Prozesse* (z. B. Anstrengungsbereitschaft, Selbstwirksamkeitserwartungen), die für die Steuerung der Lernaktivität, die Mobilisierung von Anstrengungen und die Bereitstellung der entsprechenden Ressourcen (Zeit zum Üben, Repetieren von Lernmaterial, Durcharbeiten von Texten) ausschlaggebend sind. Bei lerngestörten Kindern kann man in aller Regel mangelnde Anstrengungsbereitschaft, Misserfolgserwartungen und Leistungsängstlichkeit beobachten, oft in Verbindung mit einem ungeeigneten, wenig stetigen

und wenig konsequenten Lern- und Aufgabenverhalten (Harris, 1986; Schmalohr, 1991).
- *Kontextbedingungen zum Lernen,* wie etwa die Konkretheit bzw. Dekontextualisierung der angebotenen Lerninhalte, die Qualität und Vollständigkeit der Instruierung bzw. des Unterrichts und die Stellung des Lernenden in der Gruppe. Die neuere Forschung weist darauf hin, dass in der Schule oft abstraktes (dekontextualisiertes) Wissen gefordert ist, ohne dass den Schülern die Verwendbarkeit und der Situationsbezug klar werden kann (Renkl, 1996). Dieses Lernen verlangt vom Schüler eigenständige Konkretisierungen. Regelerkennung, Strategieableitung, Transferleistungen und Wissenskompilierung bleiben ihm zumeist selbst überlassen, ohne dass er darin wirklich angeleitet wird. Dies aber fällt lernschwachen Kindern besonders schwer. In diesem Zusammenhang spielen auch die familiären Bedingungen eine große Rolle: Wenn Elternhaus und Schule übereinstimmende Verhaltensweisen beim Schüler erwarten, wird sein Lernen gefördert; andernfalls aber (durch miteinander unvereinbare Rollen, Tätigkeiten, Wertentwicklungen, Sozialbeziehungen und Realitätskonstruktionen) erschwert (vgl. Turnure, 1987). Dies ist bei lerngestörten Kindern, die überzufällig oft der sozialen Grundschicht oder sozialen Minderheiten angehören, der Fall. Zu den relevanten Kontextbedingungen gehört auch die Stellung eines lerngestörten Kindes in der Klasse: zumeist ist diese recht peripher und mit weiteren negativen Zuschreibungen und einer zunehmenden sozialen Marginalisierung (vgl. Gasteiger-Klicpera, Klicpera & Schabmann, 2006) verbunden.

2.1.2 Lernen als Verhalten

Gute und schlechte Lerner unterscheiden sich vor allem in der Art, wie sie lernen und wie sie Aufgaben angehen: Kinder mit Lernstörungen verwenden weniger Zeit auf die aktive Verarbeitung der Aufgabenstellung, fragen vorhandenes Vorwissen in geringerem Maße ab, üben weniger handlungsbegleitende Kontrolle über ihre Lerntätigkeit aus, greifen seltener auf übergeordnete, regelhafte Vorgehensweisen zurück und geben sich letztlich weniger Rechenschaft über den zurückgelegten Lernweg und die erreichten Lernergebnisse. Die Untersuchungen stimmen darin überein, dass lerngestörte Kinder in weit geringerem Maße als unauffällige Lerner Strategien und metakognitive Prozesse einsetzen (vgl. Meltzer, Solomon, Fenton & Levine, 1989; Keller, 1993; Meichenbaum & Biemiller, 1992). Insbesondere greifen sie seltener auf folgende Strategien und metakognitive Prozesse zurück:

- Strategien der Informationsentnahme und -verarbeitung (z. B. Bildung von Bedeutungsassoziationen, Rückgriff auf Vorerfahrungen, Gedächtnisstrategien anwenden, Notizen machen);
- Strategien der Handlungsorganisation (z. B. den Lernverlauf planen, Schwierigkeiten antizipieren, Termine für Klassenarbeiten eintragen);
- verbale Handlungsanleitung (z. B. verbale Vermittler gebrauchen, an sich selbst gerichtete, metakognitive Fragen formulieren);
- Strategien der Handlungskontrolle (z. B. den Handlungsverlauf überwachen, emotionale und motivationale Selbststeuerung ausüben);
- ordnende Orientierungs- und Klassifikationsprozesse (z. B. neue Informationen kategorisieren, Bedeutungssysteme bilden, neue Informationen aktiv einordnen).

Hingegen verfügen gute Lerner über metakognitives Wissen und geeignete Strategien, die sie im Zweifelsfall heranziehen können (Pressley, Borkowski & Schneider, 1987). Folglich stellen Metaanalysen (insgesamt 179 Studien) fest, dass metakognitive Strategien und exekutive Kontrolle die wichtigsten Bedingungen zum Erwerb von generalisiertem Wissen sind (Wang, Haertel & Walberg, 1990).

Das Lernen lernbeeinträchtigter Kinder ist darüber hinaus auch noch durch Überschuss an ungeeigneten Aktivitäten, wie etwa Raten, Kaspern, Disziplinschwierigkeiten, Unterrichtsstörungen, Aggressivität gegen Mitschüler, Ablenkbarkeit, resigniert ängstliches Verhalten (sozialer Rückzug, Meidung von Lernsituationen, geringe Unterrichtsbeteiligung), gekennzeichnet. Charakteristisch hierfür ist das Verhalten von schlechten Lesern (Schmalohr, 1991). Sie versuchen, den Lesetext „wiederzuerkennen", verwenden wenig Energie auf das Erlesen, sie machen sich vielfältige Gedanken über ihr Scheitern und erwarten hauptsächlich Hilfe von außen.

2.2 Klassifikatorische Diagnostik

Die Diagnostik geht vom Allgemeinen zum Speziellen vor. Sie greift vor allem auf eine orientierende Verhaltensanalyse und differentialdiagnostische Einordnung der erkannten Schwierigkeiten/Verhaltensprobleme zurück.

2.2.1 Orientierende Diagnostik: Welche Schwierigkeiten werden genannt?

Hierzu wird eine explorierende Verhaltensanalyse, die das bestehende Problem erkundet und die Formulierung erster Verursachungshypothesen erlaubt, durchgeführt (vgl. Kanfer & Saslow, 1965; Lauth, Grünke & Brunstein, 2004, S. 459–462). Dabei wird die Lernstörung als Verhaltensdefizit, aber auch als Verhaltensüberschuss interpretiert. Die Verhaltensanalyse orientiert sich an einem funktionalen Modell der Verhaltensbeschreibung. Zunächst gehört die beispielhafte Beschreibung der Lernschwierigkeiten dazu und dann die Analyse der auslösenden und verstärkenden Bedingungen von erwünschtem und unerwünschtem Lernverhalten (S-O-R-K-C-Modell).

Die Verhaltensanalyse basiert auf den Informationen, die für gewöhnlich aus den Gesprächen und Beobachtungen mit Eltern, Lehrern und dem betroffenen Kind stammen. Sie berücksichtigt in der Regel folgende Aspekte:

Allgemeine Problembeschreibung (R)

- Wie werden die Lernschwierigkeiten des Kindes beschrieben? Wie wird das anstehende Problem definiert?
- Seit wann werden diese Lernschwierigkeiten beobachtet? Worin bestehen sie im Einzelnen?
- Sind die Lernschwierigkeiten auf einzelne Inhaltsbereiche begrenzt (z. B. Lesen) oder treten sie allgemein auf (z. B. durchgängige Lernschwierigkeiten in verschiedenen Unterrichtsfächern)?

Schilderung der Ausgangsschwierigkeiten (beispielhafte Lernschwierigkeiten; R)

Lehrer bzw. Eltern werden anhand der nachstehenden Fragen zu einer verhaltensnahen Beschreibung der Lernschwierigkeiten und genauen Schilderung der damit im Zusammenhang stehenden konkreten Ereignisse veranlasst:

- Können Sie mir sagen, wann (Name des Kindes) das letzte Mal in dem oben beschriebenen Sinne solche Lernschwierigkeiten zeigte?
- Wie hat er/sie sich da verhalten? Was hat sich konkret abgespielt?
- Welche Bedingungen lagen in dieser Situation vor (z. B. Personen, Lernbereich, Unterrichtsstunde)?

- Wie äußerte sich die Lernschwierigkeit (z. B. emotionale Überreaktion, Ängstlichkeit, vorschnelles Reagieren, Fehlerhäufung, Raten, Anforderungsvermeidung, wie z. B. Kaspern)?
- Äußern sich die Lernschwierigkeiten immer auf diese Weise? Gegebenenfalls wie sonst noch?
- Gehen die Lernschwierigkeiten mit weiteren Schwierigkeiten einher (Aggression, soziale Isolierung, Schulunlust, Schule schwänzen, Ungehorsam)?

Analyse der situativen Umstände und Auslöser (S)

- In welchen Bereichen und Situationen werden die beschriebenen Lernschwierigkeiten beobachtet (z. B. bei den Hausaufgaben, in bestimmten Unterrichtsfächern, Stillarbeiten, Frontalunterricht, Kleingruppenarbeit, Klassenarbeiten)?
- Wer berichtet diese Probleme (Lehrer, Eltern, Klassenlehrer, Fachlehrer)?
- Gibt es auch Personen, die diese Lernschwierigkeiten nicht beobachten? Welche Bedingungen liegen dann vor (z. B. andere Lernbereiche, andere Lehrer, andere Anforderungen, vermehrte Hilfen)?
- Wann treten die beschriebenen Lernschwierigkeiten besonders auf? Entsprechende Situationen bzw. Lernbereiche schildern lassen!
- Gab es zeitweilige Belastungen oder außergewöhnliche Ereignisse, die beim erstmaligen Auftreten der Lernstörungen vorlagen (z. B. Lehrerwechsel, Klassenwechsel, Umzug der Familie)?

Analyse der Lernaufgabe und des Lernverhaltens (R)

Vorausgehende Analyse des Lerninhaltes (intern vom Therapeuten zu beantworten)

- Welche Anforderungen stellen die Lerninhalte gegenwärtig an das Kind?
- Welche verhaltensbezogenen (z. B. Konzentration, Ausdauer) und kognitiven Voraussetzungen (z. B. Grundfertigkeiten, Vorkenntnisse, Lernstrategien) sind zur Ausführung notwendig?
- Welche einzelnen Verhaltensschritte (vom Instruktionsverständnis über die Aufgabenkonkretisierung bis zum Nachprüfen eines Lernergebnisses und Abstrahieren) gehören dazu?
- Welche Strategien fördern die Ausführung des Zielverhaltens (z. B. Vorerfahrungen aktivieren, die Lerntätigkeit vorausplanen, den Lernprozess überwachen, sich Fragen zum eigenen Vorgehen stellen)?

Analyse des Lernverhaltens

- Wie geht das Kind an die Lernaufgaben heran? Wie verhält es sich dabei konkret?
- Welche Schritte zur Lösung beherrscht es schon? Wobei macht es (welche) Fehler?
- Was geschieht, wenn das Kind nicht vorankommt? Wie verhält es sich dann?

Analyse der Lernvoraussetzungen (O)

- Über welche kognitiven Grundfähigkeiten (Intelligenz, Begabungsprofil) verfügt das Kind?
- Wie gut sind Konzentrationsfähigkeit und Ausdauer des Kindes?
- Welche Interessen hat das Kind?
- Welche Hilfe benötigt das Kind, um eine Aufgabe zu lösen?
- Gibt es krankheitsbedingte oder entwicklungsbedingte Handicaps (z. B. Sprachstörungen, neurologische Auffälligkeiten)?
- Wie beurteilen die Eltern und Lehrer die Ressourcen und Möglichkeiten des Kindes, die Probleme zu bewältigen?

Analyse der Konsequenzen (C) und Kontingenzen (K)

Die nachfolgenden Fragen sind daraufhin zu beantworten, wie häufig, regelmäßig und in welchen Situationen die beschriebenen Konsequenzen erfolgen.

- Wie verhält sich der Lehrer in den geschilderten Problemsituationen?
- Wie reagieren die Mitschüler?
- Wie reagieren die Eltern auf schulische Erfolge bzw. Misserfolge?
- Wie häufig und für welches Verhalten wird das Kind gelobt bzw. getadelt?
- Welche langfristigen Konsequenzen sind aus den bestehenden Lernschwierigkeiten zu erwarten (z. B. Versetzungsgefährdung, weitere Lernrückstände, weitere Lernunlust des Kindes)?

Analyse der Kontextbedingungen und Ressourcen in Elternhaus und Schule
- Anregungen in der Familie (z. B. gemeinsame Aktivitäten, Spielmaterial, Kinderbücher),
- Wertvorstellungen der Eltern (z. B. Wertschätzung für schulische Leistungen),
- Zeitmanagement der Familie,
- Kontrollüberzeugungen in der Familie,
- Leistungsziele und Ansprüche der Eltern an das Kind,
- Förderung und Gewährung von Selbständigkeit,
- elterliche Unterstützung des Kindes in schulischen Belangen.
- Wie beurteilt und erklärt sich der Lehrer das Problem?
- Wie ist die Verteilung der Tische und Sitzplätze im Klassenraum? Wie ist die Sitzposition des Kindes in dieser Konstellation zu beurteilen? Welche Rolle spielt die Interaktion des Kindes mit seinen Nachbarn?
- Welche (soziometrische) Stellung hat das Kind in der Klassengemeinschaft?
- Wann und wie beteiligt sich das Kind am Unterricht?
- Wie werden die Unterrichtsbeiträge des Kindes bewertet?
- Stört das Kind den Unterricht, zeigt es Verhaltensauffälligkeiten?
- Wie wird der Kenntnisstand des Kindes beurteilt? Sind Wissensdefizite bekannt? Wenn ja, worin bestehen sie?
- Gewährt der Lehrer spezielle Hilfen? Ist er zu einer Zusammenarbeit bereit? Welche Maßnahmen erscheinen aus seiner Sicht wesentlich?

Sonstiges
- Was erwarten die Eltern, die Lehrer an Hilfe?
- Welche Möglichkeiten sehen Eltern und Lehrer, das bestehende Problemverhalten zu beeinflussen? Was haben sie bisher unternommen?
- Wurde seitens der Schule schon eine spezielle Förderung veranlasst bzw. durchgeführt? Wenn ja, worin bestand oder besteht diese? Wie ist der bisherige Erfolg?
- Gibt es Aktivitäten der Eltern, auf die die Intervention zurückgreifen kann (z. B. Anleitung bei den Hausaufgaben, Gespräche über Schule, vertiefte Auseinandersetzung mit einzelnen Inhalten, gemeinsames Lernen)?

2.2.2 Klassifikation nach ICD-10

Lernstörungen sind jeweils als Minderleistungen definiert. Bei begründetem Verdacht ist eine Differentialdiagnose vorzunehmen, die anhand normativer Tests die aktuelle Lernleistung und die vorhandene Begabung (Intelligenz) ermittelt. Beispielsweise liegt eine Lese-Rechtschreib-Störung (F81.0) dann vor, wenn die Leistungen des Kindes unter dem Niveau liegen, das aufgrund seines Alters, der allgemeinen Intelligenz und der Beschulung zu erwarten ist. Für die „umschriebene Lesestörung" wird dies nach den Forschungsrichtlinien der ICD-10 beispielsweise vor allem durch folgende Kriterien operationalisiert:

- Das Lesetestergebnis muss mindestens zwei Standardabweichungen unterhalb des Niveaus liegen, das aufgrund des Alters und der Intelligenz des Kindes normalerweise zu erwarten wäre.

Tab. 1: Testverfahren zur Erfassung von Schulleistungen

Testverfahren	Autoren	Einsatzbereich
Diagnostischer Rechtschreibtest für 1., 2. und 3. Klassen (DRT 1, DRT 2 und DRT 3)	Müller (2003)	• Kinder im entsprechenden Schuljahr • quantitative und qualitative Beurteilung der Schreibkompetenz
Diagnostischer Rechtschreibtest für 4. Klassen (DRT 4)	Grund, Haug & Naumann (2003)	• Kinder im entsprechenden Schuljahr • quantitative und qualitative Beurteilung der Schreibkompetenz
Salzburger Lese- und Rechtschreibtest (SLRT)	Landerl, Wimmer & Moser (1997)	• Kinder am Ende des 1. bis Ende 4. des Schuljahres
Hamburger Schreib-Probe (HSP)	May (2002)	• Kinder Mitte 1. Klasse bis Ende 9.Klasse • Beurteilung der Rechtschreibkompetenz, weitreichende Differenzierung im unteren Leistungsbereich
Würzburger Leise Leseprobe (WLLP)	Küspert & Schneider (1998)	• Kinder 1. – 4. Klasse • misst die Lesegeschwindigkeit
Knuspels Leseaufgaben (KNUSPEL-L)	Marx (1998)	• Grundschüler Ende 1. bis Ende 4. Klasse • misst grundlegende Lesefertigkeiten und Leseverstehen
Basiskompetenzen für Lese-Rechtschreibleistungen (BAKO 1-4)	Stock, Marx & Schneider (2003)	• Kinder 1. – 4. Klasse • Beurteilung der phonologischen Bewusstheit
Deutscher Mathematiktest für erste Klassen (DEMAT 1+)	Krajewski, Küspert, Schneider & Visé (2002)	• Grundschüler Ende 1. und Anfang 2. Klasse • Beurteilung der mathematischen Kompetenz und frühzeitige Identifizierung von Rechenschwächen bzw. -stärken
Deutscher Mathematiktest für zweite Klassen (DEMAT 2+)	Krajewski, Liehm & Schneider (2004)	• Grundschüler Ende 2. und Anfang 3. Klasse • Beurteilung der mathematischen Kompetenz und frühzeitige Identifizierung von Rechenschwächen bzw. -stärken
Deutscher Mathematiktest für dritte Klassen (DEMAT 3+)	Roick, Gölitz & Hasselhorn (2004)	• Grundschüler Ende 3. und Anfang 4. Klasse • Beurteilung der mathematischen Kompetenz und frühzeitige Identifizierung von Rechenschwächen bzw. -stärken
Testverfahren zur Dyskalkulie (ZAREKI)	v. Aster (2001)	• Grundschulkinder • ermöglicht qualitative und quantitative Beurteilung wesentlicher Aspekte der Zahlenverarbeitung und des Rechnens
Allgemeiner Schulleistungstest für 2. Klassen (AST 2)	Rieder (1991)	• Schulkinder in den letzten 3 Monaten der 2. Klasse • zusammenfassende Beurteilung von Schulleistungen
Allgemeiner Schulleistungstest für 3. Klassen (AST 3)	Fippinger (1991)	• Schulkinder im zweiten Halbjahr der 3. Klasse • zusammenfassende Beurteilung von Schulleistungen
Allgemeiner Schulleistungstest für 4. Klassen (AST 4)	Fippinger (1992)	• Schulkinder im zweiten Halbjahr der 4. Klasse • zusammenfassende Beurteilung von Schulleistungen

Tab. 2: Testinstrumente zur Feststellung intellektueller und kognitiver Leistungsvoraussetzungen

Instrument	Autoren	Einsatzbereich
Kaufman-Assessment Battery for Children (K-ABC)	Kaufman & Kaufman; dt. Bearbeitung von Melchers & Preuß (1994)	• Kinder 2;6–12;5 Jahre • Beurteilung intellektueller Fähigkeiten und erworbener Fertigkeiten, Unterscheidung einzelheitlichen und ganzheitlichen Denkens
Hamburg-Wechsler-Intelligenztest für Kinder (HAWIK-III)	Tewes, Rossmann & Schallberger (2000)	• Kinder 6;0–16;11 Jahre • Beurteilung des allgemeinen geistigen Entwicklungsstandes, Abklärung von Leistungsstörungen
Adaptives Intelligenz Diagnostikum 2 (AID 2)	Kubinger & Wurst (2001)	• Kinder 6;0–15;11 Jahre • Beurteilung komplexer und basaler Kognitionen • Besonderer Vorzug: ökonomische Messung durch adaptive Vorgabe der Untertests
Grundintelligenztest Skala 1 (CFT 1) (5. Auflage)	Cattell, Weiß & Osterland (1997)	• Kinder 5;3–9;5 Jahre • Beurteilung der Fähigkeit, Regeln zu erkennen, Merkmale zu identifizieren und rasch wahrzunehmen
Grundintelligenztest Skala 2 (CFT 20 R) (4. Auflage)	Weiß (1998)	• Kinder und Jugendliche 8;7–18 Jahre • Klärung multipler diagnostischer Fragestellungen
Konzentrationstest für 3. und 4. Klassen (KT 3-4 R)	Nell, Bretz & Sniehotta (2004)	• Kinder 3. und 4. Klassen, revidierte Fassung • Arbeitsverlauf, Arbeitssorgfalt und Arbeitstempo als Konzentrationskriterien im Durchstreichtest
Test d2, Aufmerksamkeits-Belastungs-Test (d2)	Brickenkamp (2002)	• Kinder, Jugendliche, Erwachsene 9;0–60;0 Jahre • Arbeitstempo, Genauigkeit, Fehlerart und -verteilung als Konzentrations- und Aufmerksamkeitskriterien im Durchstreichtest

- Die Störung muss die Schulausbildung oder alle alltäglichen Tätigkeiten, die Lesefertigkeiten erfordern, behindern.
- Die Minderleistung darf nicht durch Seh- oder Hörstörungen oder neurologische Erkrankung bedingt sein.

Um dies zu klären, werden normierte und standardisierte Schulleistungs- und Intelligenztests für das entsprechende Schuljahr eingesetzt.

2.3 Modifikationsorientierte Diagnostik

Über die orientierende und klassifikatorische Diagnostik hinaus wird beobachtet, wie das Kind bei der Aufgabenbearbeitung konkret vorgeht. Diese Information ist besonders wichtig, um angemessene Ansatzpunkte für die Förderung ableiten zu können.

Was wird von dem lerngestörten Kind erwartet?

Hierzu wird eine kognitiv-funktionale Analyse (Meichenbaum, 1977) durchgeführt. Sie ermittelt in einer Anforderungsanalyse (z. B. einen Text sinnverstehend lesen, einen Aufsatz schreiben), welche Anforderungen die (nicht gekonnte) Lernaufgabe an das Kind stellt:

- Welche Verhaltens- und inhaltlichen Voraussetzungen (z. B. Grundfertigkeiten, hierarchisch organisierte Vorkenntnisse, Strategien und Vorgehensweisen) sind zur Durchführung notwendig?
- Welche einzelnen Verhaltensschritte (z. B. vom Instruktionsverständnis über die Aufgabenkonkretisierung bis zum Nachprüfen eines Lernergebnisses und Abstrahieren) gehören dazu?
- Welche Strategien fördern die Ausführung des Zielverhaltens (z. B. Vorerfahrungen aktivieren, die Lerntätigkeit vorausplanen, den Lernprozess überwachen, sich Fragen zum eigenen Vorgehen stellen, Unterstützung und prompts durch den Lehrer)?

Diese Anforderungsstruktur einer Lernaufgabe kann über drei Vorgehensweisen erschlossen werden:

- Beobachtung, wie gute und schlechte Lerner mit einer Lernaufgabe umgehen,
- einer introspektiven Selbstbearbeitung der Lernaufgabe (gegebenenfalls unter erschwerten Bedingungen) und
- anhand funktionaler Modelle zum Lerngegenstand (z. B. deskriptive Lesetheorien).

Warum scheitert das lerngestörte Kind?

Hierbei wird der „Standort" des lerngestörten Kindes in Bezug auf die Lernaufgabe bestimmt. Welche Momente des Zielverhaltens beherrscht das Kind schon? Welche Teile können nicht, nicht mit ausreichender Sicherheit oder nur bei spezifischen Hilfen umgesetzt werden? Zur Beantwortung werden informelle Wissenstests, Arbeitsproben, Verhaltensbeobachtungen und bei Kindern ab neun Jahren metakognitive Interviews (siehe Kasten) herangezogen sowie die Fehler des Kindes analysiert. Bei der Fehleranalyse können auch Computerprogramme, die oft genaue Analysen liefern, eingesetzt werden (vgl. Kullick & Sieger, 1990, Rotthaus, 1990; Jäger, 1990).

Nach dem Lernkomponentenmodell (siehe Abschnitt 2.1) ist für die Antwort auf diese Fragen vor allem die Abklärung folgender Momente angezeigt:

1. Die Verfügbarkeit und Anwendung von Strategien

Zum Beispiel geordnet vorgehen, sich Fragen stellen, das eigene Vorgehen überprüfen, sich Notizen machen etc. Um dies festzustellen, wird eine Verhaltensbeobachtung beispielsweise bei der Testbearbeitung, bei der Erledigung von Hausaufgaben und Arbeitsproben durchgeführt (siehe Lauth, Grünke & Brunstein, 2004, S. 463–465). Ein metakognitives Interview mit dem Schüler kann ebenfalls sehr aufschlussreich sein (vgl. Kasten).

Metakognitives Interview mit Schülern

Dem Kind wird eine Aufgabe – beispielsweise ein Untertest des CFT-20 – vorgelegt. Im Anschluss an seine Aufgabenbearbeitung wird ein Interview durchgeführt, das sein Vorgehen im Nachhinein erfragt. Damit soll geklärt werden, wie es im Einzelnen bei der Aufgabenlösung kognitiv vorgegangen ist.

Einstiegsfrage: Was hältst Du von den Aufgaben?

1. Verständnis der Aufgabe (Problemdefinition)
   - Wenn Du noch mal überlegst, wie Du vorgegangen bist: was war der erste Schritt, womit hast Du angefangen?
   - Hast Du Dich gefragt, worum es genau geht?
2. Strategien (Regelerkennung)
   - Wie hast Du herausgefunden, worum es geht?
   - Wie bist Du vorgegangen?
3. Ressourcen (Coping: Selbstvertrauen und Ausdauer, Zuversicht, Probierfreude, Selbstanweisungen)
   - Hast Du beim Draufschauen die Lösung erkannt?
   - Was hast Du gemacht, wenn Dir nicht gleich eine Lösung einfiel?
   - Hast Du etwas zu Dir gesagt? Hat das was genutzt?
   - Was machst Du, wenn eine Aufgabe nicht ganz so gut klappt?
4. Abrufen von Wissen (Erkennung struktureller Ähnlichkeiten)
   - Kennst Du ähnliche Aufgaben?
   - Worin besteht die Ähnlichkeit?
   - Hat Dir das geholfen? Hat es Dich an etwas erinnert?
5. Überwachung der Strategien (Befolgen metakognitiver Akte)
   - Hast Du bei einer Aufgabe bemerkt, dass da was falsch läuft?
   - Was hast Du daraufhin gemacht?
   - Als Du Dich mit den Aufgaben beschäftigt hast, hast Du sie dann überprüft (am Anfang, in der Mitte, am Ende)?
   - Bei allen Aufgaben oder bei manchen? Bei welchen? Was war der Grund?
6. Bewertung der Lösung
   - Als Du die Lösung herausgefunden hast, was hat Dich sicher gemacht, dass es die richtige Lösung ist?
   - Was hast Du lieber: leichte oder schwierige Aufgaben? Was gefällt Dir daran besser?

Abschlussfrage:Wenn Du Deinem Freund oder Deiner Freundin die Aufgabe so erklären willst, dass er/sie keine Fehler macht, was würdest Du ihm/ihr sagen?

2. Das Vorhandensein notwendiger Ausführungskompetenzen

Sind die notwendigen kognitiven Basisfähigkeiten (Intelligenz, Gedächtnis und Konzentration) vorhanden? Oder gibt es hier charakteristische Defizite? Ein ernstzunehmendes Defizit liegt dann vor, wenn das Kind in psychometrischen Untersuchungsverfahren (Intelligenz- und spezifischen Funktionstests) Ergebnisse zeigt, die im Ausmaß von 1½ Standardabweichungen unter seinen sonstigen Verhaltensmöglichkeiten liegen (intraindividuelle Diskrepanz). Nicht jede Abweichung ist aber wirklich „ursächlich“ für die zuvor festgestellte Lernstörung. Deshalb muss der Diagnostiker einen Plausibilitätsbeweis führen, wonach die jetzt festgestellte Funktionsbeeinträchtigung (z. B. mangelnde Gedächtnisleistung) auch wirklich mit der Minderleistung im Lernen (z. B. Rechenstörung) zusammenhängt.

3. Abklärung der Ausführungskompetenz

Wie ein Kind Gelerntes anwendet, wie es z. B. beim Schreiben Rechtschreibregeln umsetzt oder beim Rechnen geeignete Strategien einsetzt, ist eine Frage seiner Ausführungskompetenz. Diese kann man anhand von Verhaltensproben beurteilen (z. B. Schreib-, Lese- und Rechenproben). Dem Kind kann ein Diktat vorgesprochen, ein Text zum Abschreiben, eine Reihe von Rechenaufgaben oder geeignete Untertests von standardisierten Tests vorgelegt werden. Durch Verhaltensbeobachtung und metakognitive Exploration lässt sich feststellen, wie das Kind arbeitet.

4. Abklärung des Wissensumfangs (Wissenserwerbskompetenz)

Zunächst ist der aktuelle Kenntnisstand des Kindes (z. B. seine Rechen-, Rechtschreib- und Buchstabenkenntnisse) von Belang. Dieser wird mittels normierter Schulleistungstests (s. **Tab. 1**) und anhand von Arbeitsproben überprüft. Der Wissensumfang eines Kindes lässt sich ferner auf der Basis von Testergebnissen abschätzen (z. B. durch die *HAWIK*-Subtests „Allgemeines Wissen" und „Wortschatz" oder durch die Untertests „Sprachverständnis" und „Sachkunde" des *Allgemeinen Schulleistungstests,* siehe Abschnitt 3.2).

5. Lernmotivation

Die durch Leistungsversagen belastete Schulentwicklung lässt bei lerngestörten Kindern eine niedrige Lernmotivation erwarten. Zur diagnostischen Klärung eignet sich zunächst eine nach folgenden Bereichen gegliederte explorative Problemanalyse:

1. Begabung und Selbstkonzept:
   - Hast Du ein Lieblingsfach (oder mehrere)?
   - Was gefällt Dir daran?
   - Was kannst Du besonders gut?
   - Welche Fächer magst Du gar nicht?
   - Was gefällt Dir daran nicht?
2. Selbstinstruktionen (funktionale und dysfunktionale):
   - Was geht Dir durch den Sinn, wenn Du was machst, wovon Du schon vorher weißt, dass es gut werden wird?
   - Was geht Dir durch den Sinn, wenn Du was machst, wovon Du schon vorher weißt, dass es wohl daneben gehen wird?
3. Attributionsstil:
   - Woran, glaubst Du, liegt es, dass Du die Klassenarbeit „verhauen" hast?
   - Wie warst Du vorbereitet?
   - Liegt es an Dir, dass Dir z. B. was nicht ganz klar war?
   - Oder waren die Aufgaben für Dich zu schwierig?
   - Oder hattest Du einfach Pech gehabt?
4. Erwartungen (an die Situation, die eigene Kompetenz, die kurz- und langfristigen Folgen):
   - Wie ist Dir zumute, wenn der Lehrer eine Klassenarbeit ankündigt?
   - Was, denkst Du, kommt da alles auf Dich zu?
   - Was, glaubst Du, werden Deine Eltern sagen oder tun?
   - Und Deine Mitschüler?

Darüber hinaus ermöglichen Testinstrumente (s. **Tab. 3**) weiteren Aufschluss über die motivational-emotionalen Lernbedingungen.

6. Abklärung der relevanten Kontextbedingungen

Die relevanten Kontextbedingungen ergeben sich vor allem aus dem Unterrichtsverhalten des Lehrers sowie den familiären Ausgangsbedingungen. Sie werden also auch in Lehrergesprächen, Unterrichtshospitationen und gegebenenfalls einem Besuch in der Familie abgeklärt. In Ergänzung zur orientierenden Verhaltensanalyse wird abgeklärt, welcher Unterrichtsstil vom Lehrer realisiert wird, wie das Klassenklima ist

Tab. 3: Testinstrumente zur Abklärung motivational-emotionaler Lernbedingungen

Instrument	Autor	Einsatzbereich
Stressverarbeitungsfragebogen von Janke und Erdmann angepasst für Kinder und Jugendliche (SVF-KJ)	Hampel, Petermann & Dickow (2001)	• Kinder und Jugendliche 8;0–13;0 Jahre • neun Subtests differenzieren die dispositionelle Stressverarbeitung nach stressreduzierenden und stressvermehrenden Strategien in Bezug auf fiktive soziale und schulische Belastungssituationen
Fragebogen zur Erhebung von Stresserleben und Stressbewältigung im Kindesalter (SSK)	Lohaus, Fleer, Freytag & Klein-Heßling (1996)	• Kinder der 3.–6. Schulklassen • drei Hauptskalen erfassen jeweils das Ausmaß des aktuellen Stresserlebens, Art und Umfang der eingesetzten Bewältigungsstrategien und das Ausmaß der aktuellen psychischen Stresssymptomatik
Fragebogen zur Erfassung emotionaler und sozialer Schulerfahrungen von Grundschulkindern dritter und vierter Klassen (FEESS 3-4)	Rauer & Schuck (2003)	• Zweites Halbjahr der 3. und 4. Klasse der Grundschule und entsprechender Stufen der Sonderschule • Erfassung grundlegender emotionaler und sozialer Schülererfahrungen im Primarbereich
Skalen zur Erfassung des schulischen Selbstkonzepts (SESSKO)	Schöne, Dickhäuser, Spinath & Stiensmeier-Pelster (2002)	• Schüler 4. – 10. Klasse • Beurteilung der Schul- und Lernmotivation auf der Basis des Fähigkeitsselbstkonzepts
Anstrengungsvermeidungstest (AVT)	Rollett & Bartram (1998)	• Kinder und Jugendliche 10;0–15;0 Jahre • Bestimmung der Anstrengungsbereitschaft als eine der motivationalen Bedingungen schulischen Lernens
Aussagen-Liste zum Selbstwertgefühl für Kinder und Jugendliche (ALS)	Schauder (1995)	• Kinder und Jugendliche 8;0–15;11 Jahre • Bestimmung von Art und Ausmaß des Selbstwertgefühls in Abhängigkeit von verschiedenen Lebens- und Verhaltensbereichen
Angst-Fragebogen für Schüler (AFS)	Wieczerkowski, Nickel, Janowski, Fittkau & Rauer (1981)	• Kinder und Jugendliche 9–16/17 Jahre • erfasst die ängstlichen und unlustvollen Erfahrungen von Schülern
Depressions-Inventar für Kinder und Jugendliche (DIKJ)	Stiensmeier-Pelster, Schürmann & Duda (2000)	• Kinder und Jugendliche 8;0–16;0 Jahre • Erfassung der Schwere einer depressiven Störung

und wie das persönliche Verhältnis des lerngestörten Kindes zu seiner Lehrperson beschaffen ist. Besonders vorteilhaft ist es, wenn sich der Therapeut im Rahmen einer Unterrichtshospitation anhand der folgenden Leitfragen ein Bild vom Unterrichts- und Lernkontext machen kann:

- Wie steuert der Lehrer das Unterrichtsgeschehen (classroom management)? Wie geht er mit Störungen um? Gibt es ein angemessenes Lernklima in der Klasse? Wie gelingt es dem Lehrer, die Voraussetzungen für einen geordneten Unterrichtsablauf herzustellen?

- Wie ist der Unterricht aufgebaut? Werden die Lernziele zu Beginn einer Unterrichtseinheit verbindlich und transparent gemacht? Gibt es im Anschluss an eine Lernphase verbindliche Vertiefungsphasen?
- Wie werden die Lernfortschritte überprüft?
- Wie wird unterrichtet? Welche Unterrichtsformen werden praktiziert?
- Wo sitzt das Kind? Wird es in den Unterricht positiv einbezogen? Erhält es spezielle Hinweise und Aufgaben, die sein Lernen fördern?
- Wie ist das allgemeine Leistungsniveau der Klasse einzustufen?

3 Fallbeispiele

Fallbeispiel 1

Die jetzt 10-jährige Anna fällt bereits im 1. Schuljahr auf: sie lerne schwer, verhalte sich ängstlich. Sie wiederholt das Jahr, ihre Lernlücken beim Schreiben, Lesen und Rechnen aber bleiben. Ihr Arbeitsverhalten im Unterricht pendele zwischen Extremen: interessiere sie der Lernstoff, mache sie eifrig und ausdauernd mit; auf leistungsschwachen Gebieten hingegen versuche sie, Anforderungen entweder somatisierend auszuweichen („bin müde, hab' Bauchschmerzen") oder auszuhalten, dabei aber affektstark ihre Lernabneigung demonstrierend. Mitte des dritten Schuljahres entsprechen ihre Schreib-, Lese- und Rechenleistungen dem Erwartungsniveau von Schülern Mitte des 2. Schuljahres. Es ist abzusehen, dass sie das Klassenziel verfehlen wird. Annas Lehrerin will das Sonderschulverfahren einleiten. Annas Mutter erscheint überfordert: Hausaufgaben erledigen seien „Dramen": hilflos und leicht in Tränen aufgelöst verstärkt sie Annas Lernstörung durch Wechselbäder von Schimpfen, Fordern und Nachgeben.

Kommentar: Die Bedingungen für Annas Lernstörung sind klar eingrenzbar: eine ausgeprägte Lese-, Rechtschreib- und Rechenschwäche und in diesem Kontext spannungsgeladene familiäre Interaktionsmuster. Diese heizen einen innerpsychischen, sozialen und pädagogischen Teufelskreis derart an, dass die Schulprognose für dieses gut begabte und durchaus motivierbare Kind zurzeit ungünstig ist.

Fallbeispiel 2

Der jetzt 15-jährige Alfred besuchte bis zur 6. Klasse die Realschule. Wegen unzureichender Leistungen wechselte er zur Hauptschule. Sein Notendurchschnitt in der 7. Klasse war zunächst deutlich besser. Nun aber, in der 8. Klasse, lassen seine Leistungen wieder derart nach, dass der Hauptschulabschluss gefährdet ist. Seine Lehrer schätzen ihn als „mindestens gut durchschnittlich, wenn nicht sogar überdurchschnittlich intelligent" ein.

Kommentar: Die Bedingungen für Alfreds Lernstörung sind vielfältig: er scheitert an ziel- und strukturlosem Lern- und Arbeitsverhalten. Insbesondere beeindruckt ein Mangel an Strategien der Handlungsorganisation, Handlungsanleitung und Handlungskontrolle sowie ein ausgeprägter Mangel an Lernmotivation und zielstrebiger Anstrengungsbereitschaft. Alfreds Tages- und Wochenablauf wird beherrscht von außerschulischen Interessen, die sich auf leidenschaftliches Skateboardfahren und aufs Konsumieren „fun & action"-orientierter Angebote der Unterhaltungselektronik beschränken. Sein soziales Umfeld verstärkt diese Situation. Davon ungünstig betroffen ist auch sein Schlaf-Wach-Rhythmus.

Fallbeispiel 3
Der jetzt 10-jährige Albert fällt durch kontrastreiches Leistungs- und Sozialverhalten auf: *Einerseits* erscheint er als ängstliches Kind: im Unterricht passiv, desinteressiert, unkonzentriert bis abwesend (Lehrerin: ein „Hans-guck-in-die-Luft“), vor und in Klassenarbeiten unruhig, glaubt zu versagen, kommt nur langsam voran, spricht wenig – und wenn, dann leise, in kargen, einfachen, monoton aneinandergereihten, oft unvollständigen Sätzen, unbeständig im Arbeitsverhalten, wenig motiviert, nachlässig in Sorgfalt und Schriftbild, unsicher oder unbekümmert in der Anwendung gelernter Rechtschreibregeln, feinmotorisch ungelenk, wirkt blass, klagt oft über Kopfschmerzen.
Andererseits überrascht er durch „pfiffige“ Antworten, breit gefächerte Kenntnisse, verbale und motorische Fähigkeiten und Fertigkeiten, fehlerfreie Aufgabenerledigung, positive soziale Resonanz in der Klassengemeinschaft, Bewegungsfreude beim Sport, Fußballertalent.

Kommentar: Alberts Lernstörung ist emotional und durch Wissens- und metakognitive Strategiedefizite bedingt. Lernhemmende Ängste in Form negativer Verbalisationen und Erwartungen in Situationen, die er als besonders bewertungsrelevant interpretiert, stehen im Vordergrund. Eine erhebliche Rolle spielt die aus der Erlebensperspektive des Kindes schlechte Lehrer-Schüler-Beziehung.

4 Therapeutische Implikationen

Therapeutische Interventionen setzen an den diagnostisch erkannten Störungsschwerpunkten (mangelnde metakognitiv-strategische Prozesse, mangelnde Ausführungsfertigkeiten, Wissensdefizite, motivationale Probleme, dysfunktionale Kontextbedingungen) an. Mangelnde Ausführungsfertigkeiten und Wissensdefizite haben bei der Intervention Vorrang, weil sie hierarchisch untergeordnet sind – also die Basis für die ranghöheren Störungsschwerpunkte darstellen. Beispielsweise greifen strategisch-metakognitive und motivationale Momente auf die entsprechenden Ausführungsfertigkeiten zurück. Deshalb müssen funktionelle Defizite zuerst berücksichtigt werden, damit eine „höher angesetzte“ Intervention nicht „ins Leere“ greift.
In der Intervention werden hauptsächlich folgende verhaltenstherapeutische Verfahren eingesetzt (vgl. Lauth, Grünke & Brunstein, 2004):

- operante Verstärkung zur Förderung angemessener Aktivitäten (Rückmeldungen, soziale Verstärkung, token-System, Ausbildung von Selbstverstärkung),
- Modellierungstechniken zur Vermittlung angemessener Lernaktivitäten (u. a. heuristische Dialoge, kognitives Modellieren, Selbstinstruktionstraining),
- gelenkte Selbstreflexionen zur Anbahnung metakognitiver und strategischer Lernprozesse (etwa metakognitive Tagebücher) zur Analyse des eigenen Lernverhaltens,
- Lernpartnerschaften mit Mitschülern zur Analyse und Änderung des Lernverhaltens,
- instruktionspsychologische Gestaltungen zur Anbahnung förderlicher Lernaktivitäten (u. a. Wissensvermittlung, Diskussion von Vorgehensweisen, Fehleranalyse, Erarbeitung von Lernstrategien),
- Gestaltung von Übungssequenzen zur Einübung und Verfestigung von Wissen bzw. Lernprozessen (u. a. durch exemplarische Lernmaterialien, Aufgabenauswahl, Transferplanung).

Testverfahren

Brickenkamp, R. (2002). *Test d2 (Aufmerksamkeits-Belastungs-Test)* (9. Auflage). Göttingen: Hogrefe.

Cattell, R. B., Weiß, R. H. & Osterland, J. (1997). *CFT 1 (Grundintelligenztest Skala 1)* (5. Auflage). Göttingen: Hogrefe.

Fippinger, F. (1991). *AST 3 (Allgemeiner Schulleistungstest für 3. Klassen)* (2. Auflage). Weinheim: Beltz.

Fippinger, F. (1992). *AST 4 (Allgemeiner Schulleistungstest für 4. Klassen)* (3. Auflage). Weinheim: Beltz.

Grund, M., Haug, G. & Naumann, C. L. (2003). *DRT 4 (Diagnostischer Rechtschreibtest für 4. Klassen)* (2. Auflage). Weinheim: Beltz.

Grund, M., Haug, G. & Naumann, C. L. (2003). *DRT 5 (Diagnostischer Rechtschreibtest für 5. Klassen)* (2. Auflage). Weinheim: Beltz.

Hampel, P., Petermann, F. & Dickow, B. (2001). *SVF-KJ (Stressverarbeitungsfragebogen von Janke und Erdmann angepasst für Kinder und Jugendliche)*. Göttingen: Hogrefe.

Kaufman, A. S. & Kaufman, N. L. (2003). *K-ABC (Kaufman-Assessment Battery for Children, Deutsche Version) (*6. Auflage). Amsterdam: Swets & Zeitlinger.

Krajewski, K., Küspert, P., Schneider, W. & Visé, M. (2002). *DEMAT 1 + (Deutscher Mathematiktest für erste Klassen)*. Weinheim: Beltz.

Krajewski, K., Liehm, S. & Schneider, W. (2004). *DEMAT 2 + (Deutscher Mathematiktest für zweite Klassen)*. Weinheim: Beltz.

Kubinger, K. D. & Wurst, E. (2001). *AID 2 (Adaptives Intelligenz Diagnostikum 2)*. Weinheim: Beltz.

Küspert, P. & Schneider W. (1998). *WLLP (Würzburger Leise Leseprobe)*. Göttingen: Hogrefe.

Landerl, K., Wimmer, H. & Moser, E. (1997). *SLRT (Salzburger Lese- und Rechtschreitest)*. Bern: Huber.

Lohaus, A., Fleer, B., Freytag, P. & Klein-Heßling, J. (1996). *SSK (Fragebogen zur Erhebung von Stresserleben und Stressbewältigung im Kindesalter)*. Göttingen: Hogrefe.

Marx, H. (1998). *KNUSPEL-L (Knuspels Leseaufgaben)*. Göttingen: Hogrefe.

May, P. (2002). *HSP (Hamburger Schreibprobe)* (6. Auflage). Hamburg: Verlag für pädagogische Medien.

Müller, R. (2003). *DRT 1 (Diagnostischer Rechtschreibtest für 1. Klassen)* (2. Auflage). Weinheim: Beltz.

Müller, R. (2003). *DRT 2 (Diagnostischer Rechtschreibtest für 2. Klassen)* (4. Auflage). Weinheim: Beltz.

Müller, R. (2003). *DRT 3 (Diagnostischer Rechtschreibtest für 3. Klassen)* (4. Auflage). Weinheim: Beltz.

Nell, V., Bretz, J. & Sniehotta, F. F. (2004). KT 3-4 R (Konzentrationstest für 3. und 4. Klassen, revidierte Fassung). Bern: Hans Huber.

Rauer, W. & Schuck, K.-D. (2003). FEESS 3–4 *(Fragebogen zur Erfassung emotionaler und sozialer Schulerfahrungen von Grundschulkindern 3. und 4. Klassen)*. Göttingen: *Hogrefe.*

Rieder, O. (1991). AST 2 (Allgemeiner Schulleistungstest für 2. Klassen) (2. Auflage). Weinheim: Beltz.

Roick, T., Gölitz, E. & Hasselhorn, M. (2004). *DEMAT 3 + (Deutscher Mathematiktest für dritte Klassen)*. Weinheim: Beltz.

Rollett, B. & Bartram, M. (1998). *AVT (Anstrengungsvermeidungstest)* (3. Auflage). Göttingen: Hogrefe.

Schauder, T. (1996). *ALS (Aussagen-Liste zum Selbstwertgefühl für Kinder und Jugendliche) (2. Auflage)*. Göttingen: Hogrefe.

Schöne, C., Dickhäuser, O., Spinath, B. & Stiensmeier-Pelster, J. (2002). *SESSKO (Skalen zur Erfassung des schulischen Selbstkonzepts)*. Göttingen: Hogrefe.

Stiensmeier-Pelster, J., Schürmann, M. & Duda, K. (2000). *DIKJ (Depressionsinventar für Kinder und Jugendliche*) (2. Auflage). Göttingen: Hogrefe.

Stock, C., Marx, P. & Schneider, W. (2003). *BAKO 1-4 (Basiskompetenzen für Lese-Rechtschreibleistungen)*. Weinheim: Beltz.

Tewes, U., Rossmann, P. & Schallberger, U. (Hrsg.). (2000). *HAWIK-III (Hamburg-Wechsler-Intelligenztest für Kinder III)*. Bern: Huber.

von Aster, M. (2001). *ZAREKI (Testverfahren zur Dyskalkulie). Bern: Huber.*

Weiß, R. H. (1998). CFT 20 (Grundintelligenztest Skala 2) (4. Auflage). Göttingen: Hogrefe.

Wieczerkowski, W., Nickel, H., Janowski, A., Fittkau, B. & Rauer, W. (1981). *AFS (Angstfragebogen für Schüler)* (6. Auflage). Göttingen: Hogrefe.

Literatur

Dilling, H., Mombour, W., Schmidt, M. H. & Schulte-Markwort, E. (Hrsg.) (1994). *Interna-*

tionale Klassifikation psychischer Störungen. ICD-10 Kapitel V (F) Forschungskriterien. Bern: Hans Huber.

Donahue, M. (1986). Linguistic and communication development in learning disabled children. In S. J. Cece (Ed.), *Handbook of cognitive, social, and neuropsychological aspects of learning disabilities.* Hillsdale, NJ: Erlbaum.

Esser, G. & Schmidt, M. (1993). Die langfristige Entwicklung von Kindern mit Lese-Schreibschwäche. *Zeitschrift für Klinische Psychologie, 12,* 100–116.

Gasteiger-Klicpera, B., Klicpera, C. & Schabmann, A. (2006). Der Zusammenhang zwischen Lese-, Rechtschreib- und Verhaltensschwierigkeiten. Entwicklung vom Kindergarten bis zur vierten Grundschulklasse. *Kindheit und Entwicklung, 15,* 55–67.

Harris, K. R. (1986). The effect of cognitive behavior-modification on private speech and task performance during problem solving among learning disabled and normally achieving children. *Journal of Abnormal Child Psychology, 14,* 63–67.

Jäger, R. S. (Hrsg.) (1990). *Evaluation mit dem System TOAM in Simmern/Kastellaun: Untersuchung des Lernerfolgs.* Landau: Zentrum für empirische pädagogische Forschung (Forschungsbericht 26).

Kanfer, F. H. & Saslow, G. (1965). Behavioral analysis: An alternative to diagnostic classification. *Archives of General Psychiatry, 12,* 529–538.

Keller, G. (1993). Das Lern- und Arbeitsverhalten leistungsstarker und leistungsschwacher Schüler. *Psychologie in Erziehung und Unterricht, 40,* 125–129.

Klauer, K. J. & Lauth, G. W. (1997). Lernbehinderungen und Leistungsschwierigkeiten bei Schülern. In F. E. Weinert (Hrsg.), *Enzyklopädie der Psychologie, Themenbereich D, Serie I Pädagogische Psychologie, Psychologie des Unterrichts und der Schule* (S. 701–738). Göttingen: Hogrefe.

Klicpera, C., Graeven, M., Schabmann, A. & Gasteiger-Klicpera, B. (1993). Wieweit haben sprachentwicklungsgestörte Kinder spezielle Probleme beim Lesen und Schreiben? Ein Vergleich mit guten und schwachen Lesern in der Grundschule sowie lernbehinderten Kindern. *Die Sprachheilarbeit, 38,* 231–244.

Kullick, U. & Sieger, R. (1990). *EURO MULLI – Ein Trainingsprogramm für das schriftliche Multiplizieren.* Köln: Forschungs- und Beratungsstelle für computergestützte Rehabilitation der Universität zu Köln.

Lauth, G. W., Grünke, M. & Brunstein, J. (Hrsg.) (2004). *Interventionen bei Lernstörungen.* Göttingen: Hogrefe.

Lehmkuhl, G., Thoma, W. & Flechtner, H. (1992). Stable and unstable neuropsychological functions during child development. In H. Remschmidt & M. H. Schmidt (Eds.), *Developmental Psychopathology* (pp. 72–82). Göttingen: Hogrefe.

Meichenbaum, D. (1977). *Cognitive behavior modification.* New York: Plenum Press.

Meichenbaum, D. & Biemiller, A. (1992). In search of student expertise in the classroom: A metacognitive analysis. In M. Pressley, K. R. Harris & J. T. Guthrie (Eds.), *Promoting academic competence and literacy in schools* (pp. 13–56). San Diego: Academic Press.

Meltzer, L. J., Solomon, B., Fenton, T. & Levine, M. D. (1989). A developmental study of problem-solving strategies in children with and without learning difficulties. *Journal of Applied Developmental Psychology, 10,* 171–193.

Montague, M. & Bos, C. S. (1986). The effect of cognitive strategy training on verbal math problem solving performance of learning disabled adolescents. *Journal of Learning Disabilities, 19,* 26–33.

Pressley, M., Borkowski, J. G. & Schneider, W. (1987). Cognitive strategies: Good strategy users coordinate metacognition and knowledge. In R. Vasta & G. White (Eds.), *Annals of child development* (Vol. 4, pp. 89–129). Greenwich: JAI Press.

Renkl, A. (1996). Träges Wissen: Wenn Erlerntes nicht genutzt wird. *Psychologische Rundschau, 47, 78–92.*

Rotthaus, A. (1990). *ALPHI 2.0 – Ein computergestütztes Rechtschreibprogramm für beliebige Übungstexte.* Köln: Forschungs- und Beratungsstelle für computergestützte Rehabilitation der Universität zu Köln.

Schmalohr, E. (1991). Metakognitive Instruktionsgespräche über Leseschwierigkeiten mit Grund- und Sonderschülern. *Heilpädagogische Forschung, 17,* 117–128.

Spear, L. C. & Sternberg, R. J. (1986). An information processing framework for understanding learning disabilities. In S. Ceci (Ed.), *Handbook of cognitive, social, and neuropsychological aspects of learning disabilities* (Vol. 2, pp. 2–30). Hillsdale, NJ: Erlbaum.

Swanson, H. L. (1986). Multiple coding processes in learning-disabled unskilled readers. In S. J. Ceci (Ed.), *Handbook of cognitive, social, and neuropsychological aspects of learn-*

ing disabilities (Vol. 1, pp. 203–228). Hillsdale, NJ: Erlbaum.

Swanson, H. L. (1988). Assessment practices in learning disablilities. In K. A. Kavale (Ed.), *Learning disabilities: State of the art and practice*. Boston: Little, Brown & Co.

Turnure, J. E. (1987). Social influences on cognitive strategies and cognitive development: The role of communication and instruction. *Intelligence, 11*, 77–89.

Wang, M. C., Haertel, G. D. & Walberg, H. J. (1990). What influences learning? A content analysis of review literature. *Journal of Educational Research, 84, 30–43.*

Witruk, E., Lander, H.-J. & Weinhold, J. (1996). Arbeitstraining bei Legasthenikern – inwieweit sind Defizite kompensierbar? In E. Witruk & G. Friedrich (Hrsg.), *Pädagogische Psychologie im Streit um ein neues Selbstverständnis* (S. 279–286). Landau: Verlag für empirische Pädagogik.

35 Aufmerksamkeits- und Hyperaktivitätsstörung (ADHS) bei Kindern und Erwachsenen[1]

Ute Strehl, Peter F. Schlottke und Ulrike Leins

1 Phänomenologie und Ätiologie
2 Epidemiologie
3 Klassifikatorische Diagnostik
3.1 DSM-IV-TR und ICD-10
3.2 Differentialdiagnose und Komorbidität
3.3 Kritik
4 Modifikationsorientierte Diagnostik
5 Diagnostische Verfahren für Kinder und Jugendliche
5.1 Instrumente zur Selbst- und Fremdeinschätzung
5.2 Verhaltensbeobachtung
5.3 Psychometrische Testverfahren
5.4 Neurobiologische Verfahren
6 Diagnostische Verfahren für Erwachsene
6.1 Instrumente zur Selbst- und Fremdeinschätzung
6.2 Psychometrische Testverfahren
6.3 Neurobiologische Verfahren
7 Fallbeispiele
7.1 Stefan: cave falsch positive Diagnose
7.2 Julian: cave falsch negative Diagnose = positive Diagnose
8 Schlussfolgerungen
8.1 Was macht die Diagnose einer ADHS so schwierig?
8.2 Wege zu einer guten Diagnostik in Forschung und Praxis
Literatur

1 Phänomenologie und Ätiologie

Zappelphilipp und Hans-Guck-in-die-Luft gelten als *die* Repräsentanten des Störungsbilds der Aufmerksamkeits- und Hyperaktivitätsstörung. Der „Struwwelpeter", im letzten Viertel des 20. Jahrhunderts als Botschafter der Schwarzen Pädagogik aus den Kinderzimmern verbannt, lässt sich aber auch als Fallbuch verstehen, das ein weiteres Jahrhundert früher vom Frankfurter Nervenarzt Heinrich Hoffmann veröffentlicht wurde. Während der Zappelphilipp für das hyperaktive Verhalten steht, weist der Hans-Guck-in-die-Luft auf die Symptome der Unaufmerksamkeit hin. Eine ausführliche Beschreibung des Störungsbilds findet sich in Abschnitt 3 zur klassifikatorischen Diagnostik.

Eine Vielzahl ätiologischer Modelle definiert mögliche Ursachen der Aufmerksamkeits- und Hyperaktivitätsstörung. Ein nicht

1 Gefördert durch das AKF-Programm der Medizinischen Fakultät der Universität Tübingen und die Christoph Dornier Stiftung für Klinische Psychologie. Sonja Kaller danken wir für die vielfältige Unterstützung bei der Bearbeitung des Manuskripts.

unbeträchtlicher Teil der Varianz dürfte durch genetische Veranlagungen erklärt werden können. Zwillings- und Familienstudien weisen darauf hin, dass ADHS zu einem großen Teil genetisch bedingt ist (Biederman, et al., 1992; Gilger, Pennington & DeFries, 1992). Nach Barkley (1998a) liegt die Erblichkeit von ADHS bei einem Wert von mindestens .80. Dabei ist es wichtig zu beachten, dass nicht die Störung, sondern die biologische Disposition zur Ausbildung der Störung vererbt wird und die Manifestation von weiteren Faktoren, insbesondere den Reaktionen der Umwelt und deren Verarbeitung beim Kind, abhängt. Das biologisch-behaviorale Modell nach Lauth und Schlottke (2002) beschreibt im Detail, wie neurobiologische Risiken und ungünstige äußere Bedingungen bei der Manifestation und Aufrechterhaltung der Störung interagieren.

Im Mittelpunkt der ätiologischen Forschung steht derzeit die Suche nach den neurobiologischen Markern. Trotz vieler uneinheitlicher Ergebnisse von Studien mit bildgebenden Verfahren gelten eine Beeinträchtigung kortikal-subkortikaler Schaltkreise und Dysfunktionen der dopaminergen, noradrenergen und adrenergen Transmittersysteme als gesichert (Newcorn, Himelstein, Schulz & Halperin, 2000). Diese neurobiologischen Auffälligkeiten sollen für die Defizite im Bereich der Exekutivfunktionen, der Selbstkontrolle und des Lernens verantwortlich sein, welche letztendlich zu den ADHS-typischen Symptomen der Hyperaktivität, Impulsivität und Unaufmerksamkeit führen.

2 Epidemiologie

Die Angaben zur Prävalenz dieses Störungsbilds bei Kindern variieren von 4 % bis hin zu 18 %. Dies liegt nicht nur an den unterschiedlichen Stichproben und Variationen in unterschiedlichen geographischen Regionen und Ländern, sondern vor allem an dem uneinheitlichen diagnostischen Vorgehen sowie daran, dass die theoretischen Annahmen und empirischen Belege für die Störung selbst noch zur Diskussion stehen (Faraone, Biederman, Feighner & Monuteaux, 2000).

Obwohl bereits in den siebziger Jahren erste Studien veröffentlicht wurden, die auf ein Fortbestehen von ADHS im Erwachsenenalter hinwiesen (Borland & Heckman, 1976; Feldman, Denhoff & Denhoff, 1979; Menkes, Rowe & Menkes, 1967), ging man bis Ende der achtziger Jahre davon aus, dass sich die Störung bis spätestens mit oder nach der Pubertät „auswächst". Nur wenige Jahre später zitiert Shaffer (1994) einen Kollegen, der ADHS zu der häufigsten Selbstdiagnose in seiner Praxis zählt. Studien zur Prävalenz findet man (noch) selten; die Angaben reichen von 4,4 % (Kessler et al., 2006), über 8 % (Shaffer, 1994) bis hin zu mindestens 50 % (Murphy & Gordon, 1998) oder gar bis 66 % (Wender, Wolf & Wasserstein, 2001).

Die starke Zunahme der Diagnose von ADHS in den letzten Jahren, einhergehend mit einem exponentiellen Anwachsen der Verschreibung von Stimulanzien, hat im Herbst 2003 im Newsletter der American Academy of Pediatrics zu der polemischen Frage geführt, ob es sich womöglich um eine Epidemie, eine Tatsache, eine Fiktion oder irgendetwas dazwischen handele. Die Autoren dieser kontrovers geführten Debatte stellen fest, dass – unabhängig von dem Bedarf an empirisch fundierter Klärung der Validität der Störung selbst – bei jeder Diagnosestellung die Stärken, Schwächen und die Reichweite der verwendeten Instrumente berücksichtigt werden sollten. Ziel dieses Kapitels ist es deshalb, den Leser für die mit der Diagnostik einer Aufmerksamkeitsdefizit- und Hyperaktivitätsstörung (ADHS) verbundenen Probleme zu sensibilisieren.

3 Klassifikatorische Diagnostik

3.1 DSM-IV-TR und ICD-10

Diagnosekriterien der „Aufmerksamkeitsdefizit- und Hyperaktivitätsstörung“ (ADHS) sind sowohl im DSM-IV-TR als auch in den diagnostischen Kriterien des ICD-10 („Hyperkinetische Störungen“) vorgegeben. Während das DSM-IV-TR die Subtypen

- Aufmerksamkeitsdefizit-/Hyperaktivitätsstörung (Mischtypus) (F90.0),
- Aufmerksamkeitsdefizit-/Hyperaktivitätsstörung bei vorherrschender Unaufmerksamkeit (F98.8) und
- Aufmerksamkeitsdefizit-/Hyperaktivitätsstörung bei vorherrschender Hyperaktivität-Impulsivität (F90.1) definiert,

erfordert die Diagnose „Hyperkinetische Störung“ gemäß ICD-10 in jedem Fall sowohl Symptome der Unaufmerksamkeit, der Überaktivität als auch der Impulsivität. Die Subtypen beziehen sich hier auf die Diagnose einer hyperkinetischen Störung

- ohne Störung des Sozialverhaltens: einfache Aktivitäts- und Aufmerksamkeitsstörung (F90.0) bzw.
- mit Störung des Sozialverhaltens: hyperkinetische Störung des Sozialverhaltens (F90.1).

Beide Klassifikationssysteme sehen darüber hinaus noch die Kategorie „nicht näher bezeichnete Störung“ (F90.9) für den Fall vor, dass die Symptome zwar beobachtet werden können, aber nicht die vorgegebene Anzahl erfüllt ist (DSM-IV-TR) bzw. nicht entschieden werden kann, ob eine hyperkinetische Störung des Sozialverhaltens zusätzlich zu der einfachen Aktivitäts- und Aufmerksamkeitsstörung (ICD-10) vorliegt. Mit der Klassifikation „teilremittierte Aufmerksamkeits-/Hyperaktivitätsstörung“ berücksichtigt das DSM-IV-TR die Möglichkeit, dass Jugendliche oder Erwachsene noch einige der Symptome zeigen, aber nicht mehr sämtliche Kriterien erfüllen.

Im Folgenden wird bevorzugt auf das DSM-IV-TR zurückgegriffen, da sich die Kriterien ansonsten weitgehend gleichen und sich die grundsätzlichen wie auch spezifischen Probleme der Diagnosefindung nicht unterscheiden. Ein wichtiger Unterschied besteht in der Anzahl der Kriterien, die für eine Diagnosestellung erfüllt sein müssen. Während im DSM-IV-TR für den Mischtypus jeweils sechs von neun Kriterien erfüllt sein müssen, bedarf es nach dem ICD-10 für die einfache Aktivitäts- und Aufmerksamkeitsstörung (ohne Störung des Sozialverhaltens) sechs von neun Kriterien der Unaufmerksamkeit, drei von fünf Kriterien der Überaktivität und eines von vier Kriterien der Impulsivität. In **Tabelle 1** sind die Symptome nach DSM-IV-TR den entsprechenden Symptomen nach ICD-10 gegenübergestellt. Für einen detaillierten Vergleich der beiden Klassifikationssysteme wird auf Schlottke und Lauth (1996) verwiesen.

Die Kriterien bestehen im Einzelnen aus einer Reihe von Verhaltenssymptomen, die

1. seit sechs Monaten bestehen,
2. in ihrem Ausmaß nicht dem Entwicklungsstand des Kindes entsprechen,
3. zum Teil schon vor dem siebten Lebensjahr (DSM-IV-TR) bzw. sechsten Lebensjahr (ICD-10) aufgetreten sind,
4. zu Beeinträchtigungen in mindestens zwei Lebensbereichen führen,
5. zu einer klinisch bedeutsamen Beeinträchtigung führen.

Während die genannten Symptome für Unaufmerksamkeit im DSM-IV-TR und ICD-10 identisch sind, wird bei den Symptomen für Hyperaktivität und Impulsivität unterschiedlich verfahren. Das ICD-10 sieht eine Liste mit fünf Symptomen für Hyperaktivität und eine Liste mit vier Symptomen für Impulsivität vor. Das Symptom „redet

Tab. 1: Beschreibung der Symptome nach DSM-IV-TR (nach Saß, Wittchen, Zaudig & Houben, 2003) und ICD-10 (nach Dilling et al., 2004)

Symptome	DSM-IV-TR	ICD-10
Unaufmerksamkeit DSM-IV-TR: mindestens sechs Symptome ICD-10: mindestens drei Symptome	• beachtet häufig Einzelheiten nicht oder macht Flüchtigkeitsfehler bei den Schularbeiten, der Arbeit oder anderen Tätigkeiten • hat oft Schwierigkeiten, längere Zeit die Aufmerksamkeit bei Aufgaben oder im Spiel aufrechtzuerhalten • scheint häufig nicht zuzuhören, wenn andere ihn/sie ansprechen • führt häufig Anweisungen anderer nicht vollständig durch und kann Schularbeiten, andere Arbeiten oder Pflichten am Arbeitsplatz nicht zu Ende bringen (nicht aufgrund oppositionellen Verhaltens oder von Verständnisschwierigkeiten) • hat häufig Schwierigkeiten, Aufgaben und Aktivitäten zu organisieren • vermeidet häufig, hat eine Abneigung gegen oder beschäftigt sich häufig nur widerwillig mit Aufgaben, die länger dauernde geistige Anstrengungen erfordern (wie Mitarbeit im Unterricht oder bei Hausaufgaben) • verliert häufig Gegenstände, die für Aufgaben oder Aktivitäten benötigt werden (z. B. Spielsachen, Hausaufgabenhefte, Stifte, Bücher oder Werkzeug) • lässt sich öfter durch äußere Reize leicht ablenken • ist bei Alltagsaktivitäten häufig vergesslich	• sind häufig unaufmerksam gegenüber Details oder machen Flüchtigkeitsfehler bei den Schularbeiten und sonstigen Arbeiten und Aktivitäten • sind häufig nicht in der Lage, die Aufmerksamkeit bei Aufgaben und beim Spielen aufrechtzuerhalten • hören häufig scheinbar nicht, was ihnen gesagt wird • können oft Erklärungen nicht folgen oder ihre Schularbeiten, Aufgaben oder Pflichten am Arbeitsplatz nicht erfüllen (nicht wegen oppositionellem Verhalten oder weil die Erklärungen nicht verstanden werden können) • sind häufig beeinträchtigt, Aufgaben und Aktivitäten zu organisieren • vermeiden ungeliebte Arbeiten, wie Hausaufgaben, die geistiges Durchhaltevermögen erfordern • verlieren häufig Gegenstände, die für bestimmte Aufgaben oder Tätigkeiten wichtig sind, z. B. Unterrichtsmaterialien, Bleistifte, Bücher, Spielsachen und Werkzeuge • werden häufig von externen Stimuli abgelenkt • sind im Verlauf alltäglicher Verrichtungen oft vergesslich
Hyperaktvität (im ICD-10: Überaktivität) DSM-IV-TR: mindestens sechs Symptome aus Hyperaktivität und Impulsivität ICD-10: mindestens drei der Symptome aus Überaktivität	• zappelt häufig mit Händen und Füßen oder rutscht auf dem Stuhl herum • steht in der Klasse oder in anderen Situationen, in denen Sitzenbleiben erwartet wird, häufig auf • läuft häufig herum oder klettert exzessiv in Situationen, in denen dies unpassend ist (bei Jugendlichen oder Erwachsenen kann dies auf ein subjektives Unruhegefühl beschränkt bleiben) • hat häufig Schwierigkeiten, ruhig zu spielen oder sich mit Freizeitaktivitäten ruhig zu beschäftigen • ist häufig „auf Achse" oder handelt oftmals, als wäre er/sie „getrieben" • redet häufig übermäßig viel	• zappeln häufig mit Händen und Füßen oder winden sich auf den Sitzen • verlassen ihren Platz im Klassenraum oder in anderen Situationen, in denen Sitzenbleiben erwartet wird • laufen häufig herum oder klettern exzessiv in Situationen, in denen dies unpassend ist (bei Jugendlichen oder Erwachsenen entspricht dem möglicherweise nur ein Unruhegefühl) • sind häufig unnötig laut beim Spielen oder haben Schwierigkeiten, sich ruhig mit Freizeitbeschäftigungen zu befassen • zeigen ein anhaltendes Muster exzessiver motorischer Aktivitäten, die durch die soziale Umgebung oder Vorschriften nicht durchgreifend beeinflussbar sind

Impulsivität ICD-10: mindestens eines der Symptome	• platzt häufig mit Antworten heraus, bevor die Frage zu Ende gestellt ist • kann nur schwer warten, bis er/sie an der Reihe ist • unterbricht und stört andere häufig (platzt z. B. in Gespräche oder Spiele anderer hinein)	• platzen häufig mit Antworten heraus, bevor die Frage zu Ende gestellt ist • können häufig nicht in einer Reihe warten oder warten, bis sie bei Spielen oder Gruppensituationen an die Reihe kommen • unterbrechen und stören andere häufig (platzen z. B. in Gespräche oder Spiele anderer hinein) • reden häufig exzessiv, ohne angemessen auf soziale Beschränkungen zu reagieren

übermäßig viel" gehört beim DSM-IV-TR zur Hyperaktivität/Impulsivität, beim ICD-10 zur Impulsivität.
Da bei einer Diagnose nach dem ICD-10 in jeder der drei Gruppen Symptome auftreten, wird ein Kind mit weniger Auffälligkeiten in einem der Bereiche selbst bei hinreichender Erfüllung der Kriterien in den jeweils anderen Bereichen nach dem ICD-10 nicht die Diagnose „Hyperkinetische Störung (HKS)" erhalten. Nach DSM-IV-TR würde aber die Diagnose „Aufmerksamkeitsdefizit-/Hyperaktivitätsstörung bei vorherrschender Hyperaktivität-Impulsivität" oder aber die Diagnose „Aufmerksamkeitsdefizit-/Hyperaktivitätsstörung bei vorherrschender Unaufmerksamkeit" vergeben. In einem Vergleich der spontanen EEG-Aktivität von Kindern mit HKS mit einer Gruppe von „subklinischen" HKS-Kindern, die mindestens sechs Symptome der Unaufmerksamkeit, maximal zwei Symptome der Hyperaktivität und keines der Impulsivität aufwiesen, konnten Clarke, Barry, McCarthy und Selikowitz (2003) zeigen, dass letztere Gruppe spezifische zentralnervöse Dysfunktionen aufweist. Sie plädieren daher für eine differenzierte Einteilung des HKS im ICD-10.

3.2 Differentialdiagnose und Komorbidität

Differentialdiagnostisch gilt es zu klären, ob die Symptome nicht besser durch andere psychische Störungen erklärt werden können oder als Reaktion auf psychosoziale Belastungen zu verstehen sind. Nach Saß, Wittchen, Zaudig und Houben (1999) sind die Symptome dann als altersgemäße Verhaltensweisen anzusehen, wenn keine klinisch signifikante Beeinträchtigung entsteht. Unaufmerksamkeit kann auf ein Umfeld mit zu wenig Stimulation zurückzuführen sein oder aber auch bei oppositionellem Trotzverhalten, einer Angststörung oder einer affektiven Störung auftreten. Antisoziales Verhalten kann sich in Impulsivität ausdrücken. Sowohl Unaufmerksamkeit als auch Hyperaktivität können auf Drogen oder Medikamente zurückzuführen sein, aber auch auf eine tiefgreifende Entwicklungsstörung. Gleichzeitig ist zu beachten, dass etwa die Hälfte der Kinder mit ADHS gleichzeitig eine Störung mit oppositionellem Trotzverhalten oder eine Störung des Sozialverhaltens aufweisen (Saß, Wittchen, Zaudig & Houben, 2003).

3.3 Kritik

Das DSM stellt die Grundlage des diagnostischen Prozesses dar. Es beschreibt die Kerndefizite im Verhalten und definiert die Grenze zwischen normalem und pathologischem Verhalten kategorial. Diese Definition wirft eine Reihe von Schwierigkeiten auf. Zum einen geht sie von einer diskreten Verteilung der Störung aus und trägt der Kontinuität von normalem zu pathologischem Verhalten keine Rechnung. Gleichzeitig verlangt das DSM bei der Beurteilung, ob ein bestimmtes Verhalten vorliegt, ein dimensionales Urteilen, wenn eingeschätzt werden muss, ob es „häufiger" oder „öfter" als in einer nicht näher definierten normalen Vergleichspopulation vorliegt. Ferner erlauben es die Kriterien nicht, die Dynamik der Störung zu berücksichtigen. Wie weiter unten noch ausgeführt wird, geht man derzeit davon aus, dass sich die Symptome im Lauf der Entwicklung verändern (Barkley, 2003). Die Verwendung derselben Kriterien führt möglicherweise bei sehr jungen Kindern zu falsch positiven und bei Jugendlichen und Erwachsenen zu falsch negativen Diagnosen. Schließlich ist zu fragen, ob die Verwendung derselben Kriterien für männliche und weibliche Patienten Unterschieden im Verhalten der beiden Geschlechter Rechnung trägt. Die Stichproben der Validitätsstudien bestehen überwiegend aus Jungen, so dass es schwierig zu beurteilen ist, ob die Unterrepräsentation von Mädchen in der Prävalenz der Störung an sich zuzuschreiben ist oder ob es an den Diagnosekriterien liegt (Barkley, 2003).

Die Klassifikationen gemäß DSM-IV-TR und ICD-10 gelten für Erwachsene gleichermaßen wie für Kinder. Die Klassifikation bei Erwachsenen wirft aber über die bislang genannten Probleme hinaus noch andere Schwierigkeiten auf. Zum einen sind die Daten retrospektiv erhoben, zum anderen ist es bei Erwachsenen wesentlich schwieriger als bei Kindern, ADHS von reaktiven und/oder komorbiden Störungen zu unterscheiden. Der Erwachsene kann mehr belastenden Ereignissen ausgesetzt gewesen sein, die zu einer reaktiven Symptomatik geführt haben. Da im Erwachsenenalter grundsätzlich mehr psychische und somatische Erkrankungen auftreten können, ist die Differentialdiagnose aufwändiger und schließlich stehen externe Beurteiler nicht ohne weiteres zur Verfügung.

Die Frage, inwieweit die Kriterien des DSM-IV-TR tatsächlich gleichermaßen für Erwachsene wie für Kinder gelten sollen, wird von verschiedenen Autoren diskutiert. So gehen Murphy und Barkley (1995) davon aus, dass der Cut-Off im Laufe des Lebens sinkt. Während bei 30- bis 40-Jährigen vier Verhaltenskriterien für Unaufmerksamkeit ausreichen (gegenüber sechs bei Kindern und Jugendlichen), um eine korrekte Diagnose auf einem Konfidenzniveau von 93 % zu treffen, brauchen bei über 50-Jährigen nur noch drei Kriterien erfüllt zu sein. Für die Diagnose von Hyperaktivität/Impulsivität müssen 17- bis 29-Jährige noch fünf Kriterien erfüllen. Symptome der Hyperaktivität/Impulsivität gehen eher zurück und die Unaufmerksamkeit tritt in den Vordergrund (Biederman, Mick & Faraone, 2000; Murphy & Gordon, 1998)[2]. In vielen Fällen könnte man daher den Patienten als „teilremittiert" (vgl. Abschnitt 3) diagnostizieren. Nach Johnson und Conners (2002) ändern sich aber nicht nur die quantitativen Aspekte, sondern die Symptome stellen sich auch qualitativ anders dar. Dies führt zu der For-

2 Diese Befundlage entspricht nicht ohne weiteres der klinischen Beobachtung. Hier wird zwar immer wieder der Rückgang der Hyperaktivität, nicht aber der Impulsivität festgestellt. Mangelnde Impulskontrolle kommt insbesondere in Partnerschaftsproblemen, häufigem Wechsel in der beruflichen Orientierung sowie spontanen Entscheidungen zum Ausdruck, wobei deren Folgen nur unzureichend oder gar nicht antizipiert werden.

derung, die Verhaltenskriterien für Erwachsene zu überarbeiten. Symptome wie Aufschieben, mangelndes Zeitmanagement oder Folgeprobleme wie Verlust des Arbeitsplatzes, exzessive Partnerschaftsprobleme, mangelnde Verlässlichkeit in finanziellen Angelegenheiten, abgebrochene Ausbildungen sollten in den Klassifikationssystemen explizit berücksichtigt werden. Beispiele für eine dem Erwachsenenalter angepasste Formulierung der Symptome sind in **Tabelle 2** enthalten. Die schon in der Kritik zu den DSM-IV-Kriterien formulierten Einwände (vgl. Abschnitt 3.3) treffen hier genauso zu. Ferner fällt auf, dass die Kriterien für die Erwachsenen zusätzlich Beweggründe für das fragliche Verhalten sowie emotionale Begleitumstände enthalten.

Tab. 2: Symptomwandel im Erwachsenenalter (leicht gekürzte Version nach Krause & Krause, 2003)

Symptome der Unaufmerksamkeit nach DSM-IV	**Beispiele für Symptome im Erwachsenalter**
Beachtet häufig Einzelheiten nicht oder macht Flüchtigkeitsfehler bei den Schularbeiten, bei der Arbeit oder bei anderen Tätigkeiten.	Mangelnde Konzentration beim Durchlesen schriftlich fixierter Aufgaben und Anweisungen. Bei mündlich erteilten Aufträgen Unfähigkeit, die Handlungsanweisung zu verinnerlichen.
Hat oft Schwierigkeiten, längere Zeit die Aufmerksamkeit bei Aufgaben oder beim Spielen aufrechtzuerhalten.	Erhöhte Ablenkbarkeit bei Routinearbeiten, Wechsel der Tätigkeiten, wichtige und unwichtige Dinge sind gleichrangig.
Scheint häufig nicht zuzuhören, wenn andere ihn/sie ansprechen.	Häufig mit eigenen Gedanken beschäftigt, kein Ohr für die Umgebung.
Führt häufig Anweisungen anderer nicht vollständig durch und kann Schularbeiten, andere Arbeiten oder Pflichten am Arbeitsplatz nicht zu Ende bringen.	Aufgabenstellungen werden nur unvollständig erfasst, fühlen sich von zu erledigender Arbeit überfordert, keine Gliederung der Arbeit, wechseln zu interessanter erscheinenden Tätigkeiten.
Hat häufig Schwierigkeiten, Aufgaben und Aktivitäten zu organisieren.	Mangelhafter Überblick bei der Organisation von Arbeiten, wichtig und unwichtig werden bei der Planung nicht berücksichtigt.
Vermeidet häufig, hat eine Abneigung gegen oder beschäftigt sich häufig nur widerwillig mit Aufgaben, die länger andauernde geistige Anstrengungen einfordern.	Mangelnde Fähigkeit zur Gliederung von Arbeitsabläufen führt zu Gefühlen der Überforderung, häufiger Stimmungswechsel verhindert konstante Leistung, dies führt zu häufig zu beobachtender Selbstentwertung.
Verliert häufig Gegenstände, die er/sie für Aufgaben oder Aktivitäten benötigt.	Unfähigkeit, sich an Handlungen zu erinnern („Wo sind meine Schlüssel?"). Bei starker Reizoffenheit Verlust der Fähigkeit, geplant vorzugehen, keine Erinnerung an Ausgangssituationen.
Lässt sich öfter durch äußere Reize leicht ablenken.	Hohe Ablenkbarkeit bei großer Reizoffenheit durch schlecht steuerbare Konzentration und Fokussierung auf die Situation.
Ist bei Alltagstätigkeiten häufig vergesslich.	Häufig vorhandenes Gefühl, an „Alzheimer" zu leiden, weil der Tagesablauf als eine Abfolge von unvorhersehbaren Ereignissen wahrgenommen wird und die eigentlich geplanten Vorhaben in Vergessenheit geraten.

Symptome der Hyperaktivität und Impulsivität nach DSM-IV	Beispiele für Symptome im Erwachsenenalter
Zappelt häufig mit Händen und Füßen oder rutscht auf dem Stuhl herum.	Mit den Füßen wippen, ein Bein zittern lassen, mit den Fingern trommeln, gelegentlich Beine verknoten oder um Stuhlbeine schlingen, um motorische Unruhe zu kontrollieren, oft Nägel kauen.
Steht in der Klasse oder in anderen Situationen, in denen Sitzen bleiben erwartet wird, häufig auf.	Vermeiden Langstreckenflüge, weil sie die erzwungene körperliche Ruhe nicht ertragen; Restaurant-, Theater- und Kinobesuche führen zu großer innerer Anspannung, weil wenig Gelegenheit zur Bewegung besteht.
Läuft häufig herum oder klettert exzessiv in Situationen, in denen dies unpassend ist (bei Jugendlichen oder Erwachsenen kann dies auf ein subjektives Unruhegefühl beschränkt bleiben).	Lieben Berufe mit der Möglichkeit, sich zu bewegen, sind häufig in Außendienstpositionen, verzichten ungern auf ihr Handy, brauchen viele Reizquellen.
Hat häufig Schwierigkeiten, ruhig zu spielen oder sich mit Freizeitaktivitäten ruhig zu beschäftigen.	Treiben gerne riskante Sportarten; die extreme Reizsituation führt zu einer intensiven Konzentration, was als angenehm empfunden wird.
Ist häufig „auf Achse" oder handelt oftmals, als wäre er/sie „getrieben".	Hektisches Rennen vermittelt ein Gefühl von Lebendigkeit, das Hasten von Arbeit zu Arbeit entlastet von starker innerer Unruhe.
Redet übermäßig viel.	Oft schnelle und undeutliche Sprechweise, Gesprächspartner kommen kaum zu Wort, Hyperfokussierung.
Platzt häufig mit Antworten heraus, bevor die Frage zu Ende gestellt ist.	Die überbordenden Ideen müssen schnell formuliert werden, bevor sie vergessen sind.
Kann nur schwer warten, bis er/sie an der Reihe ist.	Ungeduld gegenüber der Langsamkeit anderer, Schlangestehen oder Stau führen zu aggressiven Verhaltensweisen.
Unterbricht und stört andere häufig (platzt z. B. in Gespräche oder Spiele anderer hinein).	Mischt sich ungefragt in Gespräche ein: wenn er nicht selbst handeln kann, kommt schnell eine innere Unruhe auf, die dazu verleitet, die Arbeit selbst zu übernehmen.

Auch die Frage, ob das Kriterium der Erstmanifestation (vor dem 7. Lebensjahr) grundsätzlich gelten soll, wird diskutiert. Günstige Rahmenbedingungen in Elternhaus und Schule können in der Kindheit das Auftreten der Symptome verhindert haben, so dass als spätester Zeitpunkt für die Erstmanifestation die Teenager-Zeit gelten sollte.

4 Modifikationsorientierte Diagnostik

Modifikationsorientierte Diagnostik orientiert sich an den ätiologischen Bereichen, die entweder unabhängig oder in Interaktion mit den biologischen Dispositionen zum Tragen kommen. Dementsprechend verlangt eine hinreichend elaborierte Interventionsdiagnostik zunächst die Entscheidung

für ein handlungsrelevantes Ätiologiekonzept, das sowohl die verhaltensbiologischen als auch die psychosozialen Mechanismen der Störung berücksichtigt.
Zur Illustration haben wir dazu das integrative Modell nach Lauth und Schlottke (2002) ausgewählt. Es berücksichtigt neben den neurobiologischen Risiken ungünstige äußere Bedingungen und Sekundärreaktionen des Kindes. Diese wirken bei der Manifestation und Aufrechterhaltung von Aufmerksamkeitsstörungen zusammen (vgl. dazu insbesondere Lauth & Schlottke, 2002, S. 60 ff.).
Eine modifikationsorientierte Diagnostik klärt, wie situations-, anforderungs- und verstärkerabhängig die objektivierten Defizite sind und wie sich dies auf die Selbstkontrollkompetenzen des Kindes auswirkt. Manifestationen solcher Beeinträchtigungen im Bereich selbstregulativer Kompetenzen stellen sich diagnostisch beispielsweise als Mängel im Planungsverhalten, in der kognitiven Flexibilität, in unzureichender Verhaltensregulation, in eingeschränkter Daueraufmerksamkeit dar. Die entsprechend diagnostizierten Schwerpunkte in der Ausprägung der Störung können unmittelbar mit umschriebenen Trainingsbausteinen verknüpft werden, wie sie im Trainingsmanual nach Lauth und Schlottke (2002) ausgewiesen sind.
Somit sind die nach DSM-IV-TR bzw. nach ICD-10 benannten, prominenten Verhaltensauffälligkeiten Impulsivität, Überaktivität, Unaufmerksamkeit, geringe Ausdauer nicht unmittelbare Ansatzpunkte für die Intervention. Sie müssen diagnostisch hinsichtlich der vorgenannten Basisstörung ebenso geklärt werden, wie im Hinblick auf wichtige psychosoziale Mechanismen, die im Rahmen eines erweiterten Diathese-Stress-Modells die Aufrechterhaltung der Störung begünstigen.
Hierzu ist insbesondere das Verhalten wichtiger Bezugspersonen bei Schwierigkeiten des Kindes diagnostisch zu klären. Neben Ablehnung und Zurückweisung sind Bestrafungen vermeintlich „absichtlicher" geringer Anstrengungsbereitschaft oder auch fehlende positive Verstärkung erwünschten Verhaltens dysfunktional. In der Folge solch ungünstiger Interaktionsverläufe erleben die Kinder gehäuft Misserfolge und sind immer weniger anpassungs- und anstrengungsbereit. Dies kann mit der Vermeidung von misserfolgsbesetzten Anforderungen, einer weiteren Verringerung des Selbstwertgefühls und mit einer Problemverschärfung in Form depressiven und aggressiven Verhaltens einhergehen. Derartige Auswirkungen müssen in ihrer funktionalen Bedeutung bei der Entwicklung eines gezielten Interventionsplans diagnostisch angemessen abgesichert und differentiell erfasst werden.
Eine für dieses Störungsbild passende Modifikationsdiagnostik sollte also die funktionalen Zusammenhänge sowohl auf der Ebene der zugrundeliegenden Beeinträchtigungen wie auch hinsichtlich psychosozialer Mechanismen der Aufrechterhaltung berücksichtigen. Eine solche vertiefende interventionsorientierte Diagnostik (mit z. B. detaillierten Problem-/Plananalysen, spezifischen Arbeitsproben) ermöglicht eine hinreichend präzise Auswahl und Vorbereitung individueller Therapiepläne. Der hypothesengeleitete Einsatz von Arbeits- und Verhaltensproben (im kognitiven Bereich wie im sozialen Kontext) liefert neben (differential-)diagnostischen Hinweisen zum Arrangement von Interventionsschwerpunkten Anhaltspunkte für interventionsbegleitende und -evaluierende Messinstrumente, wobei die verschiedenen Lebensbereiche (Standardsituationen in der Familie, im Unterricht; Umgang mit Gleichaltrigen) sowie die Sichtweise des Kindes zu beachten sind.
Die Identifizierung von Ressourcen auf Seiten des Kindes und seiner Bezugspersonen, die für den Aufbau und die Festigung des angestrebten alternativen Verhaltens förderlich sind, ist ein weiteres wichtiges

diagnostisches Anliegen. Hierfür ist die Kenntnis von Verstärkern und Verstärkerplänen substantiell.

Die wohl ausführlichsten Leitlinien zur Diagnostik und Verlaufskontrolle hyperkinetischer Störungen (also im Rahmen der ICD-10-Klassifikation) für den deutschsprachigen Raum haben Döpfner, Frölich und Lehmkuhl (2000) vorgelegt. Hilfreiche Materialien werden für jeden Abschnitt im diagnostisch-therapeutischen Prozess vorgestellt, allerdings fehlen weitgehend Aussagen zu den Testgütekriterien. Im Rahmen des Kinder-Diagnostik-Systems (KIDS) haben Döpfner, Lehmkuhl und Steinhausen (2006) einen Band veröffentlicht, der Checklisten, Fremd- und Selbstbeurteilungsbögen sowie Verfahren zur weiterführenden, interventionsbezogenen Diagnostik für ADHS beinhaltet. Problemsituationen in der Familie, Schwierigkeiten bei den Hausaufgaben, Verhalten im Unterricht, Tagesprofilbögen für Eltern und Lehrer können Aufschluss über Schwerpunkte im Verlauf der Therapie geben. Diese Übersicht enthält für jedes Instrument Angaben zur Reliabilität, Validität sowie zu Normen und Grenzwerten, sofern diese gegeben sind.

Der diagnostische Prozess ist beispielhaft in **Tabelle 3** beschrieben.

Tab. 3: Bestandteile des diagnostischen Prozesses bei Kindern und Erwachsenen (nach Lauth & Schlottke, 2002, sowie Murphy & Gordon, 1998)

Kinder und Jugendliche	**Erwachsene**
Orientierende Diagnostik: Gibt es Hinweise für das Vorliegen von ADHS gemäß den DSM-IV-Kriterien? Lassen sich die Verhaltensbeschreibungen in mindestens zwei Lebensbereichen bestätigen? Wie hoch ist das Ausmaß der Beeinträchtigung? Bestanden einige der Symptome bereits vor dem 7. Lebensjahr?	*Orientierende Diagnostik: Symptome in der Vergangenheit. Erstmanifestation spätestens mit 12 oder 13? Über Situationen konsistentes Verhalten in den Folgejahren? Symptome beeinträchtigen Leistungen; Symptome sind nicht auf traumatische Erlebnisse, schwere familiäre Dysfunktionen oder schwere emotionale Störungen zurückzuführen. Gab es besondere Unterstützung durch Elternhaus oder Schule, die Symptome unterdrückt haben?*
Erhebung mit Eltern, Lehrern, Erziehern • Anamnese; Problemanalyse • kritisches Verhalten; kritische Situationen • Fragebogen zu Verhaltensindikatoren • Fragebogen zu belastenden Situationen in der Familie und in der Schule • Fragebogen zum Erziehungsstil • Zeugnisse	Erhebung mit Patient, Partner, Eltern • Anamnese; Problemanalyse • kritisches Verhalten; kritische Situationen • Fragebogen zu Verhaltensindikatoren • Fragebogen zu belastenden Situationen in der Familie und am Arbeitsplatz/in der Ausbildung • Zeugnisse
Untersuchungen mit dem Kind: Lassen sich die Verhaltensbeschreibungen in mindestens zwei Lebensbereichen bestätigen? Wie groß ist das Ausmaß der Beeinträchtigung?	*Untersuchungen mit dem Erwachsenen: Ernsthafte Beeinträchtigung zu Hause oder am Arbeitsplatz? Wie groß ist das Ausmaß der Beeinträchtigung?*
• mehrdimensionaler Intelligenztest • Problemsicht des Kindes • Aufmerksamkeits-/Konzentrationstests • Arbeitsproben • Untersuchung schulischer Leistungsfähigkeit	• mehrdimensionaler Intelligenztest • Aufmerksamkeits-/Konzentrationstests • Arbeitsproben • Untersuchungen zur Leistungsfähigkeit am Arbeitsplatz

Beobachtungen im Alltag: *Wie verhalten sich das Kind/der Erwachsene und seine Bezugspersonen in kritischen Situationen?*	
• kritische Standardsituationen in der Familie • im Unterricht • bei Freizeitaktivitäten mit Peers	Selbstbeobachtung nach Vorgabe durch den Therapeuten (Protokolle, Tagebücher, Arbeitsproben)
Differentialdiagnostik und Komorbiditäten: Symptome lassen sich nicht besser durch Lernstörungen erklären, oppositionelles Trotzverhalten, Verhaltensstörungen, Angststörung, Depression, körperliche Erkrankung und sind nicht als Reaktion auf Belastungen (z. B. schulische Überforderung, familiäre Probleme) entstanden	*Differentialdiagnostik und Komorbiditäten: Symptome lassen sich nicht besser erklären durch Angststörung, Depression, bipolare Störung, Zwänge, Schizophrenie, Lernstörung, körperliche Erkrankung und stellen keine Reaktion auf Belastungen dar*
• körperliche Untersuchung • diagnostisches Inventar (z. B. *Diagnostisches Interview für psychische Störungen für Kinder und Jugendliche – DIPS-KJ*)	• körperliche Untersuchung • diagnostisches Inventar (z. B. *Diagnostisches Interview für psychische Störungen – DIPS oder Strukturiertes Klinisches Interview für DSM-IV – SKID*) • *Minnesota Multiphasic Personality Inventory – MMPI-2* • *Symptom Check List – SCL*
Therapiebezogene Diagnostik • *Kognitiv-funktionale Defizite?* • *Wissens- und Kenntnisdefizite?* • *Defizite der sozialen Kompetenz?* • *Aufrechterhaltende Faktoren*	
Rückgriff auf Informationen aus vorangehender Diagnostik, ggf. zusätzliche Tests, Arbeitsproben, Verhaltensanalyse	

5 Diagnostische Verfahren für Kinder und Jugendliche

5.1 Instrumente zur Selbst- und Fremdeinschätzung

5. 1.1 Fremdeinschätzung

In einem ersten Schritt werden in der Regel Fragebögen zur Anamnese sowie zur Erfassung der Kriterien gemäß DSM-IV-TR ausgegeben. Um die Forderung der Beeinträchtigung in mindestens zwei Lebensbereichen zu erfüllen, müssen sowohl die Eltern als auch Lehrer als Informationsquelle herangezogen werden.

Für den anglo-amerikanischen Sprachraum haben Barkley und Murphy (1998) ein „Workbook" herausgegeben, das umfangreiche Vorlagen für die Anamnese, das klinische Interview sowie Fragebögen und Checklisten enthält. Für einen Teil der Checklisten liegen Normen und Angaben zur Reliabilität vor.

In empirischen Studien werden häufig die sogenannten Ratingskalen von Conners *(Conners Parent Rating Scale Revised,* 1998a; *Conners Teacher Rating Scale Revised,* 1998b) zitiert. Wie Huss et al. (2002) feststellen, steht die Verbreitung dieser Skalen in einem deutlichen Kontrast zu dem Wissen über ihre psychometrischen Eigenschaften. In ihrer Studie vergleichen die Autoren mit Hilfe einer Kurzfassung der Lehrerversion, die aus 28 Items besteht (Conners, Sitarenios, Parker & Epstein, 1998), eine Klinikstichprobe mit einer Normstichprobe deutscher Schüler. Sie kommen zu dem Ergebnis, dass für die Skala „Hyperaktivität/Impulsivität" eine mäßige, jedoch für die Skala „Aufmerksamkeitsprobleme" eine sehr gute Übereinstimmung mit den amerikanischen Normen besteht. Eine schlechte Übereinstimmung fanden sie für die Skala „Betragensprobleme". Für den *modifizierten Conners-Elternfragebogen,* der von Lauth und Schlottke in deutscher Sprache vorgelegt wurde, konnte Kuhlmann (Kuhlmann, 1998) eine gute differentielle Validität wie auch eine gute Konstruktvalidität nachweisen.

Für den deutschsprachigen Raum finden sich im Übrigen bei Lauth und Schlottke (2002) oder Döpfner, Frölich und Lehmkuhl (2000) Materialien, die dem Buch von Barkley und Murphy konzeptionell in weiten Teilen entsprechen.

Am Anfang des diagnostischen Prozesses stehen Fragebögen, die sich an den DSM-IV-TR-Kriterien orientieren, wie zum Beispiel der Fragebogen zu den *Verhaltensmerkmale(n) der Aufmerksamkeits- und Hyperaktivitätsstörung* (Lauth & Schlottke, 2002) oder die *Diagnose-Checklisten für Hyperkinetische Störungen* aus dem *Diagnostik-System für psychische Störungen im Kindes- und Jugendalter nach ICD-10 und DSM-IV-TR (DISYPS-KJ)* (Döpfner & Lehmkuhl, 2000). Testgütekriterien für die ADHS-Skalen im *DISYPS-KJ* wurden an einer klinischen Stichprobe zu Vorformen der Checklisten untersucht, die sich noch an früheren Versionen von DSM und ICD-10 orientierten. Inzwischen liegen auch für die Endfassung Ergebnisse zur Prävalenz, Reliabilität und Normierung vor. Zur Validität gibt es noch keine Angaben. Der *Elternfragebogen über Problemsituationen in der Familie (HSQ-D)* und die *Checkliste für Eltern über Verhaltensprobleme bei den Hausaufgaben (HPC-D)* von Döpfner, Schürmann und Frölich (1998) sollen Hinweise für die Exploration liefern und zur Überprüfung von Therapieeffekten dienen.

Das *Diagnostische Interview bei psychischen Störungen im Kindes- und Jugendalter – DIPS* (Unnewehr, Schneider & Margraf, 1995) dient der Abklärung *komorbider* Störungen. Testgütekriterien liegen nur für *die* Version des *DIPS* vor, die sich am DSM-III-R orientiert. Die Reliabilitäten (bei sehr geringen Abständen zwischen den Erhebungszeitpunkten) sind sowohl für die Kinder- als auch die Elternversion hoch. Bezüglich der Validität trennen beide Versionen zwischen Kindern mit und ohne ADHS-Diagnose; allerdings ist die hier zugrundeliegende Fallzahl mit n = 15 sehr gering.

Neben störungsspezifischen Fragebögen werden auch sogenannte Basisverfahren eingesetzt, die generell für die Diagnostik psychischer Störungen entwickelt wurden. Hier sind in erster Linie die *Child Behavior Checklist – CBCL* (Achenbach, 1991) (deutsche Versionen von der Arbeitsgruppe der Kinder-, Jugend- und Familiendiagnostik, 1994; mit Elternversionen für verschiedene Altersgruppen und einer Version für Lehrer) und der *Strength and Difficulties Questionnaire – SDQ* (Goodman, 1997), deutsche Version *Fragebogen zu Stärken und Schwächen (SDQ-Deu)* (erhältlich über www.sdq.info.com) zu nennen. Beide Instrumente sind in der Lage, Störungen der Aufmerksamkeit und Hyperaktivität zu identifizieren. Da die Differenzierung zwischen klinischen Subgruppen aber weniger gut gelingt, wird empfohlen, diese Verfahren eher zum Screening oder für epidemiologische Fragestellungen, nicht aber für die Diagnostik im klinischen Setting zu verwenden (American Academy of Pediatrics [AAP], 2000). Klasen et al. (2000) schlagen vor, den *SDQ* innerhalb einer klinischen Population dann einzusetzen, wenn man die Intervention evaluieren oder Prioritäten bei der Auswahl der Fälle setzen möchte. Der *SDQ* enthält nur 25 Fragen, hat gleich gute Validitätswerte wie die *CBCL* und ist ihr in der differentiellen Validität auf der Problemskala „Hyperaktivität/Aufmerksamkeitsprobleme" überlegen (Klasen et al., 2000). Zur Erfassung der Problemhäufigkeit und Problembelastung bietet sich das *Eyberg Child Behavior Inventory – ECBI* (Eyberg & Pincus, 1999) an. Mit 36 Items werden die Auftretenshäufigkeit typischer Problemsituationen und die damit verbundene Belastung für Eltern oder Lehrer erfragt. Studien belegen eine sehr gute interne Konsistenz (r = .98) und eine gute interne Validität (Eyberg & Ross, 1978).

Die Ratingskalen weisen verschiedene Probleme auf. Es handelt sich um subjektive Angaben mit allen damit verbundenen Einschränkungen. Wie schon eingangs für den Kliniker formuliert, stehen auch den Eltern und Lehrern keine standardisierten Operationalisierungen für Angaben wie „häufig", „oft", „übermäßig" und „exzessiv" zur Verfügung. Beobachterfehler wie zum Beispiel Kontrast-, Milde-, Halo- und Erwartungseffekte müssen vom Diagnostiker einkalkuliert werden. Entsprechend gering sind die Übereinstimmungen zwischen Eltern- und Lehrerurteilen (Gordon & Barkley, 1998; Carey, 2002). Kuhlmann (1998) stellte in ihrer Studie bei einem Vergleich der Summenwerte der einzelnen Skalen fest, dass sich Lehrer- und Elternurteil nur für die Hyperaktivität decken. Für Impulsivität und Unaufmerksamkeit gaben die Eltern deutlich höhere Werte an. Klassengröße, Erfahrung und Strukturiertheit des Unterrichts beeinflussen das Urteil des Lehrers (Greene, 1996). Carey (2002) betont, dass diese Fragebögen nichts anderes als die Wahrnehmungen und Beschwerden von Eltern und Lehrern erfassen und keinesfalls für die Diagnose ausreichen.

5.1.2 Selbsteinschätzung

Kinder und Jugendliche eignen sich wenig für die Einschätzung des symptomatischen Verhaltens. So findet man zwischen dem Elternurteil und dem Urteil der Kinder eine geringe Übereinstimmung (Barkley & Edwards, 1998; Kuhlmann, 1998). Mangelnde Krankheitseinsicht bei jungen Kindern und oppositionelles Verhalten bei Jugendlichen können die Gründe sein. Gleichwohl kann ein vom Kind oder Jugendlichen ausgefüllter Fragebogen ein Ausgangspunkt für die therapeutische Arbeit sein.

5.2 Verhaltensbeobachtung

Die Verhaltensbeobachtung kann dazu beitragen, die Angaben in den Fragebögen durch unabhängige Beobachter zu überprüfen. Barkley und Kollegen führten eine Verhaltensbeobachtung durch, indem sie die kindliche Aktivität und Aufmerksamkeit während einer 15-minütigen Aufgabensituation erfassten. Mit diesem Verfahren konnten ADHS-Kinder zuverlässig von gesunden Kontrollkindern, jedoch nicht zuverlässig von anderen klinischen Subgruppen unterschieden werden (Barkley, DuPaul & McMurray, 1990).

Bei einem Beobachtungsverfahren von Roberts, Ray und Roberts (1984; zitiert nach Vollmann, 2003) wird die Aktivität und Aufmerksamkeit von Kindern in spiel- und schulähnlichen Situationen mit sechs verschiedenen Verhaltensklassen erfasst. Der Untersuchungsraum wird dazu in 16 gleich große Sektoren unterteilt, in denen bei der Simulation der Spielsituation Spielsachen und bei der Simulation der Schulsituation Aufgabenblätter bereitgelegt werden. Die Autoren konnten nachweisen, dass mit diesem Verfahren ADHS-Kinder und gesunde Kinder zu 86 % richtig klassifiziert und auch Kinder mit verschiedenen externalisierenden Störungen differenziert werden

Tab. 4: Überblick über die diagnostischen Verfahren

Art des Verfahrens	Name	Quelle	Zielsetzung
Kinder			
ADHS-spezifische Fragebögen und Ratingskalen	*Conners Parent Ratings Scale Revised*	Conners et al. (1998a)	ADHS-Symptomatik des Kindes aus Sicht der Eltern
	Conners Teacher Rating Scale Revised	Conners et al. (1998b)	ADHS-Symptomatik des Kindes aus Sicht der Lehrer
	Modifizierter Conners Elternfragebogen	Lauth & Schlottke, veröffentlicht in Kuhlmann (1998)	ADHS-Symptomatik aus Sicht der Eltern an drei aufeinanderfolgenden Tagen
	Verhaltensmerkmale der Aufmerksamkeits- und Hyperaktivitätsstörung	Lauth & Schlottke (2002)	ADHS-Symptomatik des Kindes; Orientierung an den DSM-IV-Kriterien
	Diagnose-Checkliste für Hyperkinetische Störungen aus dem Diagnostiksystem für psychische Störungen im Kindes- und Jugendalter nach ICD-10 und DSM-IV-TR (DISYPS-KJ)	Döpfner & Lehmkuhl (2000)	ADHS-Symptomatik des Kindes; Orientierung an den DSM-IV- und ICD-10-Kriterien
	Elternfragebogen über Problemsituationen in der Familie (HSQ-D)	Döpfner, Schürmann & Frölich (1998)	Erfassung spezifischer familiärer Problemsituationen
	Checkliste für Eltern über Verhaltensprobleme bei den Hausaufgaben (HPC-D)	Döpfner, Schürmann & Frölich (1998)	Erfassung spezifischer Verhaltensprobleme in Hausaufgabensituationen
ADHS-unspezifische Fragebögen und Ratingskalen (Basisverfahren)	*Child Behavior Checklist (CBCL)*	Achenbach (1991)	Beurteilung von psychopathologischen Auffälligkeiten anhand von sechs Problemskalen: sozialer Rückzug; körperliche Beschwerden; ängstlich/depressiv, destruktives Verhalten; aggressives Verhalten und Schlafprobleme
	Strength and Difficulties Questionnaire (SDQ)	Goodman (1997)	Erfassung von emotionalen Problemen, Problemen mit Peers, Verhaltensproblemen, Hyperaktivität und prosozialem Verhalten
	Eyberg Child Behavior Inventory (ECBI)	Eyberg & Pincus (1999)	Einschätzung der Auftretenshäufigkeit von Problemsituationen und den damit verbundenen Belastungen für Eltern oder Lehrer
Interview	*Diagnostisches Interview bei psychischen Störungen im Kindes- und Jugendalter (DIPS)*	Unnewehr, Schneider & Margraf (1995)	Überprüfung der DSM-III-Kriterien für ADHS und Abklärung komorbider Störungen

Art des Verfahrens	Name	Quelle	Zielsetzung
Verhaltensbeobachtung	*Verfahren nach Barkley*	Barkley, DuPaul & McMurray (1990)	Erfassung der kindlichen Aktivität und Aufmerksamkeit während einer 15-minütigen Aufgabensituation
	Verfahren nach Roberts et al.	Roberts, Ray & Roberts (1984)	Erfassung der kindlichen Aktivität und Aufmerksamkeit in spiel- und schulähnlichen Situationen
	Rostocker Inventar zur Verhaltensbeobachtung	Häßler (2000)	Erfassung von hyperaktivem Verhalten in einer 10-minütigen Beobachtungssituation
	Videogestützte Verhaltensbeobachtung nach Kühle et al.	Kühle, Hoch, Rautzenberg & Jansen (2001)	Erfassung der ADHS-Symptomatik in einer Spiel- und einer Anforderungssituation
Aktometer		Gaehwiler Electronic (1992)	Kontinuierliche Erfassung von Bewegungen der Gliedmaßen und des Rumpfes
Neurobiologische Verfahren	*Elektroenzephalogramm*	Kemner et al. (1998)	Erfassung bestimmter ereigniskorrelierter Potentiale
	Quantitatives Elektroenzephalogramm	Monastra et al. (1999)	Quantitative Erfassung bestimmter kortikaler Frequenzbänder
Neuropsychologische Testverfahren	*Continuous Performance Test (CPT)*	z. B. Conners (1995)	Überprüfung verschiedener Aspekte der Aufmerksamkeitsleistung, u. a. der Vigilanz, der geteilten Aufmerksamkeit, der Fähigkeit zur Veränderung des Aufmerksamkeitsfokus
	Test of Variables of Attention (TOVA)	Greenberg & Waldman (1993)	
	Cancellation Task	Margolis (1972)	
	Trail Making Test	Reitan (1958)	
	Matching Familiar Figures Test (MFFT)	Kagan (1966)	
	Stroop-Test	Busch et al. (1999)	
	Hamburg-Wechlser-Intelligenz-Test für Kinder (HAWIK IV)	Petermann & Petermann (2007)	
	Dortmunder Aufmerksamkeitstest (DAT-KI)	Lauth (1996)	
	Testbatterie zur Aufmerksamkeitsprüfung (TAP)	Zimmermann & Fimm (2002)	

Art des Verfahrens	Name	Quelle	Zielsetzung
Erwachsene			
ADHS-spezifische Fragebögen und Ratingskalen	*Wender Utah Rating Scale*	Ward, Wender & Reimherr (1993)	Retrospektive Erfassung der ADHS-Symptomatik
	ADHS-Fragebogen für Erwachsene	Adam, Döpfner & Lehmkuhl (2002)	
	Brown ADD Scales	Brown (1996)	Erfassung der aktuellen ADHS-Symptomatik
	Conners Adult ADHD Rating Scales	Conners, Erhardt & Sparrow (1999)	
	Attention Deficit Scale for Adults	Triolo & Murphy (1996)	
	ADHS-Fragebogen für Erwachsene	Döpfner, Lehmkuhl & Steinhausen (2006)	
	Selbstbeurteilungsskala (ADHS-SB)	Rösler et al. (2004)	
	Checkliste für den Diagnostiker (ADHS-DC)	Rösler et al. (2004)	
Interview	*Strukturiertes klinisches Interview (SKID I und II)*	Wittchen et al. (1997)	Abklärung komorbider psychischer Störungen

können, so zum Beispiel Kinder mit aggressivem Verhalten von Kindern mit hyperaktivem oder mit hyperaktiv-aggressivem Verhalten.

Eine gute Trennschärfe zwischen hyperaktiven und „normoaktiven" Kindern weist das *Rostocker Inventar zur Verhaltensbeobachtung* (Häßler, 2000) auf. Mit Hilfe von lediglich vier Kategorien können die beiden Gruppen in einer zehnminütigen Beobachtung in den Bedingungen Stillsitzen und Lesen/Beschreiben mit hoher Interrater- und Retest-Reliabilität voneinander unterschieden werden.

Eine videogestützte Verhaltensbeobachtung nach Kühle, Hoch, Rautzenberg und Jansen (2001) wurde anhand von 20 Kindern mit ADHS und 20 Kindern mit einer Erkältungskrankheit evaluiert. Eine Analyse von je zwei Minuten in einer Spielsituation und einer Anforderungssituation mit einem Angehörigen ermöglichte eine spezifische und sensitive Zuordnung. Kinder mit ADHS unterschieden sich durch vermehrte motorische Äußerungen, insbesondere durch häufigere Abbrüche des Blickkontakts. Ein Teil der Items ist nicht diskret formuliert, ebenso fehlt jede statistische Analyse der Items. In Anbetracht guter Werte zur Sensitivität (80 %) und Spezifität (85 %) erscheinen jedoch weitere Studien zur methodischen Prüfung und zur differentiellen Validität durchaus aussichtsreich.

Zusammengefasst kann gesagt werden, dass es Beobachtungsverfahren gibt, die gesunde Kinder von ADHS-Kindern zuverlässig unterscheiden können und auch in der Lage sind, eine Differenzierung zwischen verschiedenen klinischen Subgruppen vorzunehmen. Im Kontrast dazu steht die Einschätzung von Gordon und Barkley (1998), wonach die Anwendung von formalisierten Beobachtungsverfahren im klinischen Alltag unpraktisch und zu aufwendig sei.

5.3 Psychometrische Testverfahren

5.3.1 Neuropsychologische Testverfahren und Intelligenzmessung

In einer Metastudie hat Rapport (2000) die Ergebnisse von 142 Studien zusammengefasst, in denen zur Diagnose von ADHS eingesetzte Tests daraufhin überprüft wurden, ob sie zwischen ADHS-Kindern und gesunden Kontrollkindern unterscheiden können. Die am häufigsten verwendeten Instrumente waren verschiedene Versionen des *Continuous Performance Tests* (*CPT*; z. B. Rosvold, Mirsky, Sarason, Bransome & Beck, 1956; Conners, 1995) oder der *Test of Variables of Attention* (*TOVA*; Greenberg & Waldman, 1993) mit den verschiedenen Modalitäten (akustisch, visuell, akustisch und visuell), Versionen der *Cancellation Task* (Margolis, 1972), der *Trail Making Test* (Reitan, 1958) verschiedene Untertests des *Wechsler-Intelligenz-Tests für Kinder* (Wechsler, 1974), *Leistungstests*, der *Matching Familiar Figures Test* (Kagan, 1966) und der *Stroop-Test* (Bush et al., 1999). Ein Instrument wurde dann als valide beurteilt, wenn es in mehr als 75 % aller Studien, in denen es verwendet wurde, mit Hilfe zumindest einer einzigen Variable in der Lage war, zwischen den beiden genannten Gruppen zu unterscheiden. Dies waren lediglich der *CPT* und die *Stop-Signal-Aufgabe* (Logan, Cowan & Davis, 1984). Tests mit einer – wenn auch begrenzt zufriedenstellenden – Validität, unterschieden sich von den nicht validen Instrumenten durch folgende Merkmale: Verwendung von Zeitbegrenzungen (speed-Komponente), Erfassung von Wiedererkennungs- und/oder Wiederabrufsleistungen, Verwendung von für das Arbeitsgedächtnis typischen Aufgaben.

Insgesamt verdeutlichen die Ergebnisse von Rapport, dass es kein neuropsychologisches Testverfahren gibt, das allein in der Lage ist, ADHS zu diagnostizieren. Untersuchungen zur differentiellen Validität haben zwar für verschiedene Verfahren gezeigt, dass diese zwischen Kindern mit ADHS und gesunden Kindern unterscheiden; allerdings ließen sich keine systematischen Unterschiede zwischen den beiden Gruppen finden: In einer Übersicht von Barkley (1991) zeigt sich, dass Unterschiede teils in den Reaktionszeiten, teils in einer größeren Standardabweichung, teils in den Auslassungen und Fehlern oder auch in mehreren dieser Testmaße bestehen. In einigen Studien wurden allerdings auch keine Unterschiede gefunden. Diese widersprüchlichen Ergebnisse sind vermutlich darauf zurückzuführen, dass die Aufmerksamkeitsleistung von verschiedenen Drittvariablen wie Testdauer, Reizdarbietungsfrequenz, der Art der dargebotenen Reize, Wiederholung und Verstärkerbedingungen beeinflusst wird, auf die gesunde Kinder wiederum anders reagieren als Kinder mit ADHS (Kuhlmann, 1998).

Knye, Roth, Westhus und Heine (2003) haben für den *CPT* Normen an 937 deutschsprachigen Kindern (4 bis 20;11 Jahre) erhoben, aus denen sie Referenzwerte zur Diagnose von Aufmerksamkeitsdefiziten und Impulsivität ableiten. Zur Überprüfung der „schulisch relevanten Konzentrationsfähigkeit" und der „problemlösenden Reflexivität" für Kinder zwischen 7 und 11 Jahren dient der *Dortmunder Aufmerksamkeitstest (DAT-KI)* von Lauth (1996). Für die Normierung wurden 631 Kinder anhand des Lehrerurteils in drei Gruppen mit unterschiedlich starker Beeinträchtigung der Aufmerksamkeit und in eine Gruppe unauffälliger Kinder eingeteilt. Eine korrekte Zuordnung der Kinder gelang in 87,4 % der Fälle. Die falschen Zuordnungen fanden sich vor allem in der Gruppe, für die lediglich ein Verdacht auf Aufmerksamkeitsstörungen nach DSM-III-R vorlag. Der Autor empfiehlt, diese „diagnostische Grauzone" als Hinweis dafür zu werten, dass weitere Tests im Rahmen eines mehrstufigen diagnostischen Prozesses herangezogen werden sollten. Inzwischen sind die Standardnormen des *DAT* mit den zusätzlichen Normen für das *Hogrefe-Test-System (HTS)* (Hänsgen, 2002) verglichen worden. Die neue Stichprobe erreichte auf allen Skalen ein höheres Niveau als die Standardstichprobe. Für den Nutzer stellt sich damit die Frage, welche Normen er der Auswertung zugrunde legen soll.

Nur wenige Studien sind der Frage nachgegangen, inwieweit diese Testverfahren in der Lage sind, Beeinträchtigungen in der Leistung differentialdiagnostisch einzuordnen. Für den *CPT* fanden McGee und Kollegen (McGee, Clark & Symons, 2000), dass dieser nicht zwischen ADHS, Dyslexie, Angststörungen und oppositionellem Trotzverhalten trennt. In ihrem Bemühen, Hyperkinetiker (ICD-9) von anderen expansiven Verhaltensstörungen zu unterscheiden, fanden Laumann und Poustka (1991) bei 49 Kindern mit Hyperkinese gegenüber 29 Kindern mit anderen psychiatrischen Diagnosen schlechtere Leistungen im *Differentiellen Leistungstest* (*DL-KG*; Kleber & Kleber, 1975), im *Matching Familiar Figures Test* (*MFFT*) von Kagan (1966) eine längere Reaktionszeit, einen impulsiven Arbeitsstil im Porteus-Labyrinth-Test (Porteus, 1973) sowie bessere Leistungen in der Revision des *Hamburg-Wechsler-Intelligenztests für Kinder* (*HAWIK-R*; Tewes, 1991). Da in dieser Studie zugleich zu einer Reihe anderer eingesetzter Tests zur Konzentrationsfähigkeit und zu Teilleistungsschwächen keine Ergebnisse präsentiert werden, kann nicht ausgeschlossen werden, dass die Unterschiede zufällige Befunde im Rahmen der Vielzahl der eingesetzten Tests sind. Unabhängig davon helfen diese Ergebnisse in der Einzelfalldiagnostik nicht weiter, solange keine normative Zuordnung möglich ist.

Neben den genannten Testverfahren überprüft auch die *Testbatterie zur Aufmerksamkeitsprüfung (TAP;* Zimmermann & Fimm, 2002) Aspekte der Ausfmerksamkeitsleistung. Die *TAP* besteht aus mehreren Untertests, die verschiedene Facetten der Aufmerksamkeitsleistung prüfen, so zum Beispiel die Daueraufmerksamkeit, die Aufmerksamkeitsaktivierung, die geteilte Aufmerksamkeit oder die Veränderung des Aufmerksamkeitsfokus. Als abhängige Variable werden – ähnlich wie im *CPT* oder dem *TOVA* – die Reaktionsgeschwindigkeit, die Reaktionsstabilität und die Anzahl der Auslassungen und Fehler erfasst. Nach Földényi, Imhof und Steinhausen (2000) weisen ADHS-Kinder im Vergleich zu gesunden Kontrollkindern bei der *TAP* mehr Fehler und Auslassungen und eine verringerte intraindividuelle Stabilität auf. Besonders deutliche Unterschiede zeigten sich in den Untertests zur Überprüfung der Impulsivität (Go/NoGo-Test) und der Veränderung des Aufmerksamkeitsfokus (Reaktionswechsel). Mit Hilfe dieser beiden Untertests konnten 90 % der ADHS- Kinder und der gesunden Kinder richtig klassifiziert werden. Diese Ergebnisse wurden mit einer Stichprobe männlicher Probanden gewonnen. In einer Replikation der Studie mit je 20 Jungen und Mädchen stellt Kaller (2006) fest, dass sich die Mädchen nicht nur durch andere Aufmerksamkeitskomponenten (Inkompatibilität, Go/NoGo) von den Jungen ihrer Kontrollgruppe unterscheiden, sondern auch im Vergleich zu den Jungen mit ADHS andere Stärken und Schwächen aufweisen. Die diskriminative Validität gegenüber unauffälligen Kindern ist mit 75 % deutlich geringer als bei den Jungen. Damit stellt sich die Frage nicht nur nach geschlechtsspezifischen Normen sondern auch nach einer qualitativ anderen Ausprägung der Störung bei Mädchen. Die Reliabilität der *TAP* im Bereich der Tempomaße (Messung der Reaktionsgeschwindigkeit) und Leistungsgüte (Fehler und Auslas-

sungen) liegt mit .61 bzw. .59 im mittleren Bereich (Földényi, Giovanoli, Tagwerker-Neuenschwander, Schallberger & Steinhausen, 2000). Befunde dahingehend, ob mit Hilfe der *TAP* ADHS-Kinder von anderen klinischen Subgruppen differenziert werden können, liegen nicht vor.
Auch wenn keiner der neuropsychologischen Tests in der Lage ist, ADHS zu diagnostizieren, wird man auf diese Tests zurückgreifen, um Informationen über verschiedene Aspekte der Aufmerksamkeit und der Konzentration zu erhalten. Die Durchführung eines Intelligenztests erlaubt eine Einschätzung der Relation von Kompetenz und Performanz. Das Verhalten des Kindes bei der Testdurchführung kann dem erfahrenen Beobachter Aufschlüsse bezüglich der Kernsymptomatik geben. Allerdings zeigen sich in stark strukturierten Situationen und bei für das Kind neuen Aufgaben die Defizite eher nicht. Bei der Auswahl von Leistungstests wird man daher darauf achten, eher eintönige, langweilige Aufgabenstellungen vorzugeben. Übersichten über weitere, im deutschsprachigen Raum verwendete Verfahren finden sich bei Lauth und Schlottke (2002) sowie in Heubrock und Petermann (2001).

5.3.2 Aktometer

Ein Aktometer (Gaehwiler Electronic, 1992) ermöglicht eine kontinuierliche und reliable Erfassung von Bewegungen der Gliedmaßen oder auch des Rumpfs. Signifikante Unterschiede zwischen Kindern mit ADHS und gesunden Kindern konnten für eine Reihe von Situationen nachgewiesen werden: während des Unterrichts, während des Spielens, bei Aktivitäten am Wochenende sowie während des Schlafs in den Nächten, die zwischen zwei Schultagen liegen. Keine Unterschiede fanden sich in der Schule während der Pausen und des Sportunterrichts sowie in den Nächten zwischen unterrichtsfreien Tagen (Kuhlmann, 1998). In einer Untersuchung von Dane et al. (2000) zeigten sich Unterschiede zwischen ADHS-Kindern und Kindern einer Kontrollgruppe nicht am Vormittag, dafür aber am Nachmittag. Zwischen den Subtypen der ADHS wurden keine Unterschiede gefunden. Die prädiktive positive Validität beträgt zwar 91 %, die prädiktive negative Validität liegt jedoch bei 36 %, so dass bei jedem dritten bis vierten Kind fälschlicherweise ADHS diagnostiziert werden würde, wenn man die Aktivitätsmessung als alleinige Grundlage der Diagnose benutzen würde (Gordon & Barkley, 1998).
Zur differentiellen Validität lassen sich nach Gordon und Barkley (1998) keine Aussagen treffen, da zu wenige Studien mit konsistenten Ergebnissen vorliegen. Die Frage der ökologischen Validität ist ebenfalls noch nicht eindeutig geklärt. Während in älteren Studien (Barkley, 1991) eher geringe Korrelationen mit dem Lehrer- und Elternurteil gefunden wurden, werden später gute Übereinstimmungen berichtet. Diese Inkonsistenzen werden auf methodische Unterschiede bei der Aktivitätsmessung zurückgeführt (Kuhlmann, 1998).

5.4 Neurobiologische Verfahren

5.4.1 EEG

Ausgehend von Grundlagenstudien, in denen die Rolle von Parametern des Elektroenzephalogramms (EEG) für die Pathologie der ADHS untersucht wird (Barry, Clarke, McCarthy & Selikowitz, 2002; Clarke, Barry, McCarthy & Selikowitz, 2001), stellt sich die Frage der diagnostischen Verwendbarkeit entsprechender Befunde. So fanden Lazzaro, Gordon, Whitmont, Meares und Clarke (2001) in einem auditorischen oddball-Paradigma bei Jugendlichen mit ADHS im Unterschied zu gesunden Probanden eine erhöhte Theta-Aktivität vor sowie eine erniedrigte N200-Amplitude nach dem Stimulus. Ferner war die P200 erhöht und die Latenz der N200 und P300 verzögert. Nur bei den Jugendlichen mit ADHS war die Theta-Aktivität mit der Größe der N200-Amplitude negativ sowie mit der Latenz der P200, N200 und P300 positiv korreliert. Diese Ergebnisse deuten auf eine Beteiligung veränderter Spontanaktivität im EEG an der (gestörten) Informationsverarbeitung und Handlungsvorbereitung bei ADHS hin.

Die Analyse verschiedener Komponenten der ereigniskorrelierten Hirnpotentiale (EKP) während der Bearbeitung von Aufmerksamkeitstests ermöglicht grundsätzlich die funktionelle Beurteilung von Aufmerksamkeitsprozessen. So haben Heine und Roth (1996) gezeigt, dass ADHS-Kinder im *CPT* eine weniger ausgeprägte P300 und eine niedrigere CNV aufweisen. Hinweise zur differentiellen Validität liefert eine Studie von Kemner, Verbaten, Koelega, Camfferman und van Engeland (1998), wonach die niedrigere P300 Amplitude nur bei Kindern mit ADHS, nicht aber bei autistischen Kindern und bei Kindern mit Dyslexie zu beobachten war.

Eine mögliche Fortentwicklung eines derartigen Ansatzes für die Diagnose könnte auf der Grundlage der von Gordon (2003) vorgestellten internationalen Datenbasis erfolgen. Hier werden demographische, hirnphysiologisch funktionelle und strukturelle sowie kognitive und genetische Informationen gesammelt. Vorerst beschränken sich die veröffentlichten Daten auf normative Aussagen zu ausgewählten Aspekten, wie z. B. dem Arousal, der Verarbeitungsgeschwindigkeit und -genauigkeit. Die Erarbeitung störungsspezifischer Profile ist begonnen (www.brainresource.com), Veröffentlichungen stehen noch aus.

Ein anderer Ansatz besteht darin, mit Hilfe einer quantitativen Analyse des EEG (QEEG) für ADHS spezifische Veränderungen aufzuzeigen (und für die Therapie nutzbar zu machen). Das QEEG erfasst die Spontanaktivität unter verschiedenen Bedingungen (Ruhe, lesen, zuhören, rechnen...) und analysiert die absoluten und relativen Anteile der Frequenzen sowie die Symmetrie und Kohärenz der Aktivität der beiden Hemisphären. Ein prä-post-Vergleich kann zudem Veränderungen nach einer Neurofeedback-Therapie dokumentieren. Romano-Micha (2003) warnt jedoch davor, den Stellenwert des QEEG für die Diagnostik (und Therapie) zu überschätzen. Grundsätzlich ist das EEG interindividuell sehr unterschiedlich. Normen, wie es sie für die periphere Physiologie (zum Beispiel den Blutdruck) gibt, liegen hier nicht vor. Die Normen, die meist im Zusammenhang mit der Software bestimmter Neurofeedback-Geräte kommerziell zur Verfügung stehen, sind an Probanden gewonnen worden, die sehr strenge Kriterien erfüllen müssen: weitestgehende somatische und psychische Gesundheit, von der pränatalen Phase an keine Auffälligkeiten in der Entwicklung. Abgesehen von der mit der ADHS verbundenen Symptomen müsste der Patient alle diese Kriterien gleichermaßen erfüllen.

5.4.2 Spezifität und Sensitivität des QEEG

Nach Monastra et al. (1999) sowie Chabot, di Michele und Prichep (2001) erlaubt das QEEG eine Zuordnung von ADHS-Kindern mit hoher Sensitivität (klinisch auffällige Kinder werden als solche erkannt) und zugleich hoher Spezifität (gesunde Kinder werden negativ getestet). Kein neuropsychologischer Test erreicht annähernd gute Werte (Monastra & Lubar, 2001). ADHS-Kinder unterscheiden sich von gesunden Kindern durch eine signifikant erhöhte Theta- und eine signifikant verringerte Alpha- und Beta-Aktivität.

Zur Frage der Spezifität und Sensitivität im Vergleich mit anderen klinischen Störungen

liegen nur Ergebnisse für Kinder mit Lernstörungen vor. Nach Clarke et al. (2001) weisen beide klinische Gruppen das gleiche Muster an Auffälligkeiten auf, unterscheiden sich jedoch hinsichtlich des Ausprägungsgrades. Bei ADHS-Kindern finden sich danach im Vergleich zu Kindern mit Lernstörungen noch mehr langsame Frequenzen.
Vergleicht man die Spezifität und Sensitivität von computerisierten Tests, die im Rahmen der ADHS-Diagnostik eingesetzt werden (z. B. *TOVA, CPT*), mit dem QEEG, so weist das QEEG die besten Werte auf. Gleiches gilt für die Rate an falsch positiven Fehlern (QEEG 20 % vs. *TOVA* 28 % vs. *CPT* 51 %; Monastra & Lubar, 2001).

5.4.3 Unterschiede zwischen den Subtypen im QEEG

Während Monastra et al. (1999) und Chabot et al. (2001) auf der Grundlage ihrer QEEG-Daten keine Differenzierung zwischen dem Mischtyp und dem unaufmerksamen Subtyp vornehmen konnten, wiesen Clarke et al. (2001) nach, dass ADHS-Kinder (Mischtyp) eine höhere absolute Theta-Aktivität und eine geringere absolute Alpha- und Beta-Aktivität als ADS-Kinder (nur unaufmerksamer Typ) zeigen. Barry et al. (2003) sowie Magee et al. (2005) schlagen aufgrund ihrer elektrophysiologischen Analysen schließlich drei distinkte Typen vor, nach denen sich Kinder des Mischtyps unterscheiden lassen: kortikale Untererregung, kortikale Reifungsverzögerung sowie kortikale Übererregung. Eine Untersuchung von Mädchen mit ADHS (Clarke et al., 2003) führte nur zu zwei Clustern. Ein Hypoarousal, u. a. gekennzeichnet durch eine erhöhte relative Theta-Aktivität und geringere relative Delta- und Beta-Aktivität, traf auf 96 % aller Kinder zu, während 4 % vor allem durch frontale, hochamplitudige Theta-Aktivität und verringerte Anteile in allen anderen Frequenzbändern gekennzeichnet waren.
Die uneinheitliche Befundlage ist vermutlich auf Unterschiede in den Bedingungen, unter denen das QEEG abgeleitet wurde, unterschiedliche Altersgruppen und unterschiedliche Auswertungsmethoden zurückzuführen. Andererseits könnte sie auch daran liegen, dass die Dysfunktionen im EEG zu anderen Gruppierungen führen, als wenn die Kinder aufgrund der Verhaltensauffälligkeiten diagnostiziert werden. Schließlich deuten die Ergebnisse darauf hin, dass geschlechtsspezifische Unterschiede stärker berücksichtigt werden müssen. Bis zu einem Einsatz des QEEG als diagnostisches Instrument sind daher nicht nur eine Reihe von Standardisierungs- und Normierungsfragen zu lösen, sondern auch die Konstruktvalidität steht zur Debatte.

5.4.4 Bildgebende Methoden

Neuroanatomische Korrelate der ADHS sind in einer Reihe von Studien untersucht worden, können aber nicht für diagnostische Zwecke herangezogen werden. Zum einen ist es bislang nicht gelungen, zuverlässig Unterschiede zwischen Probanden mit und ohne ADHS zu finden (American Academy of Pediatrics [AAP], 2000), zum anderen sind die Ergebnisse uneinheitlich (Hill et al., 2003). Während Newcorn et al. (2000) noch davon ausgehen, dass zumindest Einigkeit darüber besteht, dass eine Beeinträchtigung präfrontaler-striataler Netzwerke unumstritten ist (verringertes Volumen des rechts-frontalen Kortex, im Nucleus caudatus und im Globus pallidus), konnten Hill et al. (2003) nur die rechts-frontalen Beeinträchtigungen bestätigen.

6 Diagnostische Verfahren für Erwachsene

6.1 Instrumente zur Selbst- und Fremdeinschätzung

Die Diagnose im Erwachsenenalter ist immer dann besonders schwierig, wenn nicht schon in der Kindheit ADHS diagnostiziert wurde. Erinnerungslücken, veränderte Bewertungen, Kontrasteffekte bei mehreren Kindern und soziale Erwünschtheit können das retrospektive Urteil verfälschen. Murphy und Gordon (1998) raten deshalb dazu, die Quelle der Informationen und die Qualität ihrer Beziehung zum Patienten sorgfältig zu evaluieren. Da die Befragung von Lehrern in der Regel nicht mehr möglich ist, sollte Wert auf Zeugnisse und andere Dokumente aus der Schulzeit gelegt werden.

Die Übereinstimmung zwischen Eltern und Patienten bei einer retrospektiven Erfassung wird unterschiedlich beurteilt. Während Johnson und Conners (2002) sowie Barkley, Fischer, Smallish und Fletcher (2002) eine geringe Kongruenz berichten, stimmen in der Studie von Murphy und Schachar (2000) die Einschätzungen der Erwachsenen mit denen der Eltern und auch der derzeitigen Bezugspersonen gut überein. Allerdings handelte es sich hier um ein gemischtes Patientenkollektiv, das nicht speziell im Hinblick auf ADHS untersucht worden war.

Eine gute Korrelation zwischen der Selbsteinschätzung von ADHS-Patienten und der Beurteilung durch Bezugspersonen in Hinsicht auf die Häufigkeit und Bedeutung der Symptome im gegenwärtigen Leben erzielten Downey, Stelson, Pomerleau und Giordani (1997) in ihrer Studie, in welcher die ADHS-Symptomatik mit Hilfe der *Wender Utah Rating Scale* (Ward, Wender & Reimherr, 1993) retrospektiv erfasst wurde. 25 der insgesamt 61 Items sind geeignet, zwischen ADHS-Patienten und gesunden Probanden zu trennen. Da sich erhöhte Werte auch bei Patienten mit Borderline sowie bei atypischer Major Depression fanden, kommt der Differentialdiagnose ein besonders hoher Stellenwert zu. Eine von Wender autorisierte Fassung in deutscher Sprache hat Trott (zitiert nach Groß, Blocher, Trott & Rösler, 1999) vorgelegt. Die Retest-Reliabilität (zeitlicher Abstand acht bis 14 Tage) ist hoch, ein Cut-off-Wert wurde ebenfalls bestimmt (vgl. insgesamt **Tab. 4**).

Ebenfalls für den deutschsprachigen Raum wurde der *ADHS-Fragebogen für Erwachsene auf der Basis von DSM-IV-TR und ICD-10* entwickelt (Döpfner, Lehmkuhl & Steinhausen, 2001). Er erfasst die aktuelle Symptomatik im Selbsturteil der Betroffenen und zusätzlich mit Hilfe eines analogen Fragebogens die entsprechende Situation in der Kindheit (Adam, Döpfner & Lehmkuhl, 2002). In der Übersicht von Döpfner, Lehmkuhl und Steinhausen (2006) werden in der Entwicklung befindliche Fragebögen zur retrospektiven und aktuellen Fremd- und Selbstbeurteilung von Erwachsenen mit ADHS vorgestellt. Die Selbstbeurteilungsskala *(ADHS-SB)* von Rösler et al. (2004) integriert die Kriterien des DSM-IV-TR und der ICD-10. Bei guter Retest-Reliabilität ergaben die Untersuchungen zur Validität eine Korrelation mit der Persönlichkeitsdimension „Neurotizismus" und eine negative Korrelation mit den Dimensionen „Verträglichkeit" und „Gewissenhaftigkeit". Für die beiden weiteren Dimensionen des „Big-Five"-Modells (Borkenau & Ostendorf, 1993) „Extraversion" und „Offenheit gegenüber Erfahrungen" fanden sich keine Zusammenhänge. Die Stichprobengröße bei der Bestimmung der Reliabilität umfasste 30 Patienten mit einer ICD-10-Diagnose, darunter 15 Patienten mit einer adulten ADHS. Für die Validitätsstudie wurden 250 Personen untersucht, darunter

40 gesunde Kontrollpersonen. Unter den Patienten befanden sich 42 Personen, die seit ihrer Kindheit wegen einer ADHS behandelt wurden. Eine Differenzierung nach Subtypen ist nicht erfolgt. Die Übereinstimmung zwischen der *Selbstbeurteilungsskala (ADHS-SB)* und der *Diagnosecheckliste* (*ADHS-DC*; Rösler et al. (2004) gilt als gut bis ausgezeichnet.
Die *Brown ADD Scales* (Brown, 1996), die *Conners Adult ADHD Rating Scales* (Conners, Erhardt & Sparrow, 1999) und die *Attention-Deficit Scale for Adults* (Triolo & Murphy, 1996) stellen Selbstbeurteilungsbögen zur Erfassung der aktuellen Problematik dar. Nach Krause und Krause (2003) liegt nur für die zuletzt genannte Skala eine deutsche Übersetzung vor. Die Normierungen sind ausschließlich auf die USA bezogen. Barkley und Murphy (1998) haben auch für Erwachsene Materialien zusammengestellt, die für die Anamnese sowie für die Selbst- und Fremdeinschätzung verwendet werden können.

6.2 Psychometrische Testverfahren

Abgesehen davon, dass für Erwachsene nur sehr wenige Studien vorliegen, sind hier die Einschätzungen ähnlich wie bei der Diagnostik von Kindern. Testverfahren zur Aufmerksamkeit und zur Intelligenz können Informationen über kognitive Variablen geben und das Verhalten während der Tests kann im Hinblick auf die DSM-IV-TR-Kriterien aufschlussreich sein. Eine Untersuchung mit verschiedenen Tests (Persönlichkeit, Aufmerksamkeit, verbales Lernen) ergab für 78 ADHS-Patienten klinisch auffällige Werte, was darauf hinweist, dass mit diesen Verfahren eine Unterscheidung zwischen ADHS-Patienten und gesunden Personen möglich ist (Downey, Stelson, Pomerleau & Giordani, 1997). Allerdings wiesen in dieser Studie ADHS-Patienten mit Komorbiditäten schlechtere Werte als solche ohne zusätzliche Störungen auf. Dies verdeutlicht, dass auch im Erwachsenenbereich die differentielle Validität ein zentrales Problem der psychometrischen Verfahren darstellt und – wie bereits in Abschnitt 6. 1. ausgeführt –, die Differentialdiagnose eine besondere Bedeutung hat.
Da sich die meisten psychischen Erkrankungen im Vergleich zu ADHS erstmals zu einem späteren Zeitpunkt manifestieren, empfehlen Murphy und Gordon (1998), den Zeitpunkt des Auftretens als zentrales Entscheidungskriterium in der Differentialdiagnose zu verwenden. Im Hinblick auf die bipolare Störung kann dieses Kriterium aber nur bedingt angewendet werden, da neuere Forschungsergebnisse (Geller et al., 2002; Geller, Williams, Zimerman, Frazier, Beringer & Warner, 1998) davon ausgehen, dass sich bipolare Störungen ebenfalls bereits im Kindesalter manifestieren können. Als Unterscheidungskriterien zwischen ADHS und bipolaren Störungen werden deshalb Merkmale wie der zyklische Charakter, bipolare Erkrankungen in der Familie sowie eine gute Response auf Lithium empfohlen.
Es ist allerdings auch möglich, dass beide Störungen gemeinsam auftreten. In einer Studie von Wilens et al. (2003) waren für 24 Patienten aus einer Stichprobe von 51 die Kriterien für beide Störungsbilder erfüllt, bei 60 % dieser komorbiden Patienten waren beide Störungen bereits in der Kindheit oder Jugend diagnostiziert worden. Die komorbiden Patienten zeichneten sich dadurch aus, dass bei ihnen häufiger der kombinierte ADHS-Typus vorlag und mehr DSM-IV-TR-Kriterien erfüllt waren.
Die Angaben dazu, wie viele ADHS-Patienten weitere Erkrankungen aufweisen, zeichnen sich durch eine große Schwankungsbreite aus: 15 % bis 75 % sind auch depressiv, 30 % bis 50 % haben eine antisoziale Persönlichkeit, 10 % bis 90 % Lernstörungen; Angststörungen werden bei

25 % als zusätzliche Störung erfasst (Kratochvil et al., 2002). In einer früheren Veröffentlichung gehen Biederman et al. (1993) davon aus, dass nur 23 % aller Erwachsenen mit ADHS keine zusätzliche psychische Erkrankung aufweisen. Explizite Erklärungen für die Variationen und Schwankungsbreite dieser Befunde liegen nicht vor. Der eingangs erwähnte Mangel an epidemiologischen Daten im Erwachsenenbereich schränkt die Aussagekraft derartiger Befunde ohnehin ein. Resnick (2000) gibt zu bedenken, dass komorbide Störungen möglicherweise häufig Sekundärerkrankungen darstellen, d. h. als Reaktion auf die Belastungen durch ADHS entstanden sind.

6.3 Neurobiologische Verfahren

Die bei Kindern und Jugendlichen erhobenen Unterschiede in Merkmalen des EEG (siehe oben) lassen sich für Erwachsene nicht durchgehend replizieren. Zwar weisen auch die Erwachsenen im Vergleich zu gesunden Kontrollpersonen und Personen, die nur einige der ADHS-Symptome zeigen, einen insgesamt stärkeren Anteil an absoluter Leistung in allen Frequenzbändern (delta, theta, alpha, beta) und eine erhöhte Theta-Aktivität auf, aber im Bereich des relativen Beta ist die Leistung im Unterschied zu den Befunden bei ADHS-Kindern nicht auffällig verringert (Bresnahan & Barry, 2002). Ob diese Diskrepanz mit dem Rückgang der Hyperaktivität im Erwachsenenalter zu erklären ist und ob die Befunde zur stärkeren absoluten Leistung womöglich als eine Art lebenslänglicher biologischer Marker angesehen werden kann, wird sich erst nach weiteren normativen Studien, vor allem auch zur Sensitivität und Spezifität der Werte für die Erwachsenen, beurteilen lassen.

7 Fallbeispiele

Die Kinder in den folgenden Fallbeispielen wurden von ihren Eltern zur diagnostischen Abklärung einer ADHS angemeldet. Nach dem telefonischen Erstkontakt wurden folgende Fragebögen an die Eltern geschickt:

- *Anamnesefragebogen,*
- *Verhaltensmerkmale der Aufmerksamkeitsdefizit- und Hyperaktivitätsstörung* (Lauth & Schlottke, 2002), davon ein Exemplar für den Lehrer,
- *Fragebogen zur Problembelastung und Problemhäufigkeit* (Eyberg & Pincus, 1999), davon ein Exemplar für den Lehrer,
- *Fragebogen zum Erziehungsverhalten* (Arnold, O'Leary, Wolff & Acker, 1993; deutsche Fassung nach Miller, 2000).

Mit den Kindern wurde die *Testbatterie zur Aufmerksamkeitsprüfung* (*TAP*; Zimmermann & Fimm, 2002) und der *Hamburg-Wechsler-Intelligenztest für Kinder* (*HAWIK-III*; Tewes, Rossmann & Schallberger, 2002) durchgeführt.

7.1 Stefan: cave falsch positive Diagnose

Entwicklung im Baby- und Kleinkindalter und schulische Entwicklung

Die Eltern von Stefan (elf Jahre) berichten, dass sie aufgrund von Stefans Lernproblemen Hilfe suchen würden und sich fragen, ob eine ADHS vorliege. Im Alter von sechs Jahren und acht Monaten sei die Einschulung erfolgt. Insbesondere in den ersten drei Schuljahren seien seine Schulleistungen sehr schlecht gewesen. Häufig habe es Beschwerden von den Lehrern gegeben, da er den Klassenclown gespielt und den Unterricht gestört habe. Nach vielem Üben hätten sich die Leistungen gebessert. Inzwi-

schen besuche er die fünfte Klasse eines Gymnasiums und komme sowohl mit Mitschülern als auch Lehrern gut zurecht. Jedoch bereite ihm insbesondere das Lesen nach wie vor Probleme. Dies zeige sich auch daran, dass Stefan nach drei Jahren des Klavierübens noch immer nicht gelernt habe, Noten zu lesen – er spiele immer auswendig. Die Schulnoten seien inzwischen gut, jedoch müsse die Mutter sehr viel mit Stefan üben, was häufig zu Konflikten führe. Die allgemeine Entwicklung im Baby- und Kleinkindalter sei unauffällig verlaufen. Im Kindergarten sei er sowohl mit den anderen Kindern als auch den Erzieherinnen sehr gut zurechtgekommen.
Charakteristisch für Stefan sei, dass er sehr lern- und arbeitsunwillig sei, viele Dinge gleichzeitig im Kopf habe, innerlich unruhig sei und so wirke, als habe er „einen Knoten im Kopf". Andererseits habe er hohe Ansprüche an sich selbst und sei schnell frustriert, wenn etwas einmal nicht so klappe.

Ratings von Eltern und Lehrern
Die Problembelastung und Problemhäufigkeit liegen nach Angaben der Eltern mit 8 (Belastung) und 124 (Häufigkeit) im unauffälligen Bereich. Das Erziehungsverhalten liegt mit den Werten 2,33 (Skala Nachsicht), 2,5 (Skala Überreaktion) und 2,4 (Gesamtscore) unter den kritischen Werten. Die Überprüfung der DSM-Kriterien ergab für den Bereich Unaufmerksamkeit vier und für den Bereich Hyperaktivität/Impulsivität zwei erfüllte Kriterien. Die Angaben des Lehrers lagen ebenfalls im unauffälligen Bereich. Der Lehrer berichtete ferner, dass sich Stefan oft selbst unter einen hohen Leistungsdruck stelle und bei Misserfolgen schnell frustriert sei. Ferner falle auf, dass er sich häufig zurückziehe, unsicher und schüchtern wirke und Schwierigkeiten habe, Kontakte zu Mitschülern aufzubauen. Mündlich arbeite Stefan engagiert mit und zeige gute Leistungen. Die schriftlichen Leistungen, insbesondere im Fach Deutsch, seien jedoch unterdurchschnittlich.

Testergebnisse
Im *HAWIK-III* erreichte Stefan einen Gesamt-IQ von 104, bei einem Verbal-IQ von 104 und einem Handlungs-IQ von 103. Die Leistungen in der *TAP* lagen im durchschnittlichen Bereich. Die Leistungen in dem zusätzlich durchgeführten Rechtschreibtest lagen mit einem Prozentrang von 98 im oberen Bereich der Klassennorm. Im *Züricher Lesetest* schnitt Stefan hingegen deutlich unterdurchschnittlich und nicht altersgemäß ab. Stefan zeigte hierbei ein eingeschränktes Sinnverständnis und eine eingeschränkte Lautanalyse bei sehr ungenauem Lesen (häufiges Überlesen einzelner Buchstaben).

Zusammenfassung
Sowohl aus den Angaben von Eltern und Lehrern als auch aus den Testergebnissen fanden sich keine Hinweise auf das Vorliegen einer ADHS. Die spezifischen Defizite im Bereich der Leseleistung weisen vielmehr auf eine Leseschwäche im Sinne einer Teilleistungsstörung hin. Die daraus resultierenden Misserfolge, verbunden mit den hohen Anforderungen, die Stefan selbst an sich stellt, können die Ursache für die vormals bestehenden Verhaltensauffälligkeiten in der Schule und die von den Eltern beschriebene, unverändert bestehende Lernunwilligkeit sein.

Empfehlungen
1. Durchführung einer Verhaltenstherapie mit den Schwerpunkten Leseschwäche, Selbstsicherheitstraining, Regulierung des Anspruchsniveaus
2. Gespräche mit Eltern und Lehrern, um die Lehrer über das weitere Vorgehen zu informieren und die Kooperation zwischen Eltern und Lehrern zu fördern
3. Training der sozialen Kompetenz
4. Übertragung der „Nachhilfe-Übungen" auf eine entsprechend geschulte Person,

um die Mutter zu entlasten und innerfamiliäres Konfliktpotential zu reduzieren.

7.2 Julian: cave falsch negative Diagnose = positive Diagnose

Entwicklung im Baby- und Kleinkindalter und schulische Entwicklung

Die Eltern von Julian (acht Jahre) geben als Anlass für die Kontaktaufnahme an, dass ihr Sohn zunehmend Probleme in der Schule habe. Im Entwicklungsfragebogen fällt auf, dass Julian im Kleinkindalter mehrfach Unfälle hatte, unter anderem sei er mehrfach die Eingangstreppe hinuntergefallen oder beim Klettern von Bäumen gestürzt. Bereits im Baby- und Kleinkindalter sei er körperlich sehr aktiv gewesen, habe viel im Freien herumgetobt, habe lange Zeit zum Einschlafen gebraucht und habe nur selten durchgeschlafen. Er sei beim Spielen nie ausdauernd gewesen, sondern habe sich leicht ablenken lassen und habe schnell aufgegeben, wenn ihm etwas nicht gleich gelungen sei. Im Kindergarten habe er kaum Freunde gefunden. Mehrfach habe es Beschwerden von den Erziehern und anderen Eltern gegeben, da sich Julian nicht an Regeln gehalten und andere Kinder beim Spielen gestört habe. Im Alter von sechs Jahren und elf Monaten sei die Einschulung erfolgt. Derzeit besuche er die zweite Klasse einer Grundschule. Bereits in den ersten Wochen nach der Einschulung seien erste Probleme aufgetreten, weswegen schon mehrere Elterngespräche stattgefunden hätten. Derzeit sei sowohl Julians Verhältnis zu den Lehrern als auch zu den Mitschülern sehr angespannt.

Auch zu Hause falle Julians Bewegungsdrang auf. Da Julian jedoch genug Platz zum Austoben habe, habe es nie ernsthafte Probleme gegeben. Die Beziehung zwischen den Eltern und Julian sei gut. Insbesondere zwischen Julian und dem Vater bestehe ein enger Kontakt, da Julian oft auf Hof und Feld mithelfe.

Ratings von Eltern und Lehrern

Die Problembelastung und Problemhäufigkeit liegen nach Angaben der Eltern mit 8 (Belastung) und 105 (Häufigkeit) im unauffälligen Bereich. Das *Erziehungsverhalten* liegt mit den Werten 2,5 (Skala Nachsicht), 2,2 (Skala Überreaktion) und 2,6 (Gesamtscore) unter den kritischen Werten. Die Überprüfung der DSM-Kriterien ergab für den Bereich Unaufmerksamkeit sechs und für den Bereich Hyperaktivität/Impulsivität neun erfüllte Kriterien. Im abschließenden Elterngespräch betonen die Eltern, dass Julians Verhaltensauffälligkeiten fast ausschließlich im schulischen Bereich zu Beeinträchtigungen führen. Sie selbst kämen – wie bereits im Entwicklungsfragebogen berichtet – gut mit Julians „Besonderheiten" zu Recht. Die Angaben des Lehrers lagen ebenfalls über den kritischen Werten, insbesondere für den Bereich der Hyperaktivität und Impulsivität. Der Lehrer berichtete ferner, dass Julian aufgrund seiner motorischen Unruhe den gesamten Unterrichtsablauf störe und die anderen Schüler ablenke. Schwierig sei auch, dass sich Julian häufig nicht an Regeln halte, z. B. nach den Pausen zu spät in den Klassenraum komme oder etwas sage, ohne aufgerufen zu werden. Die Beziehung zu den Mitschülern sei angespannt: Julian versuche zwar immer wieder, Kontakte zu knüpfen, stelle sich aber oft ungeschickt an. Beispielsweise platze er in Spiele hinein und störe. Die schulischen Leistungen lägen tendenziell im unterdurchschnittlichen Bereich.

Testergebnisse

Im *HAWIK-III* erreichte Julian einen Gesamt-IQ von 124, bei einem Verbal-IQ von 125 und einem Handlungs-IQ von 117. In der Testsituation fiel es Julian sichtlich schwer, auf seinem Stuhl sitzen zu bleiben.

Er stand mehrfach auf, kippelte mit dem Stuhl oder klopfte mit den Füßen auf den Boden. Die Leistungen in der *TAP* lagen in mehreren Bereichen mit Prozenträngen < 15 im unterdurchschnittlichen Bereich. Julian zeigte hierbei verlangsamte und instabile Reaktionszeiten und eine hohe Anzahl an Auslassungen und Fehlern, wobei letztere eindeutig dominierten.

Zusammenfassung
Aus den Angaben der Lehrer ergeben sich deutliche Hinweise auf das Vorliegen einer ADHS. Die Angaben der Eltern hingegen sind nicht eindeutig: Für das Vorliegen einer ADHS sprechen die Angaben aus dem Entwicklungsfragebogen und die Anzahl an erfüllten DSM-IV-TR-Kriterien, die sowohl im Bereich „Unaufmerksamkeit" als auch im Bereich „Hyperaktivität" über dem kritischen Wert liegen. Jedoch muss berücksichtigt werden, dass die Eltern nur im schulischen Umfeld und nicht zu Hause eine bedeutsame Beeinträchtigung sehen. Dies spiegelt sich in den unauffälligen Werten des *Eyberg-Fragebogens* und dem mündlichen Bericht wider. Die Vergabe der Diagnose ADHS setzt jedoch gemäß DSM-IV-TR voraus, dass in mehreren Lebensbereichen (z. B. in der Schule und zu Hause) Beeinträchtigungen bestehen. Werden jedoch die Angaben des Lehrers berücksichtigt, kann dieses Kriterium als erfüllt betrachtet werden (Beeinträchtigungen in der Schule und im Umgang mit Gleichaltrigen). Die unproblematische Situation im häuslichen Bereich kann durch den günstigen Erziehungsstil der Eltern und das gegebene Umfeld erklärt werden, durch welches Julians Probleme aufgefangen werden. Die Ergebnisse des Intelligenztests weisen darauf hin, dass die leicht unterdurchschnittlichen Schulleistungen nicht auf eine kognitive Überforderung zurückzuführen sind. Die Leistungen in der *TAP* weisen auf Defizite in allen untersuchten Aspekten der Aufmerksamkeitsleistung hin (u. a. geteilte Aufmerksamkeit, Vigilanz, Wechsel des Aufmerksamkeitsfokus). Die starken Reaktionszeitschwankungen und die auffallend hohe Anzahl an Fehlern lassen auf ausgeprägte Mängel in der Impulskontrolle schließen.

Empfehlungen
1. Durchführung einer Verhaltenstherapie mit dem Schwerpunkt ADHS (z. B. nach Lauth & Schlottke, 2002); in diesem Zusammenhang Kontaktaufnahme mit dem Lehrer und – wenn möglich – Verhaltensbeobachtung in der Schule.
2. Gespräche mit Eltern und Lehrern mit dem Ziel, die Kooperation zwischen Eltern und Lehrern zu fördern; gegebenenfalls Information und Beratung des Lehrers im Umgang mit ADHS-Kindern.
3. Soziales Kompetenztraining.
4. Gezielte Förderung von Julians Ressourcen, die sich insbesondere im häuslichen Umfeld zeigen, mit dem Ziel der langfristigen Stabilisierung der positiven Eltern-Kind-Interaktion und der Förderung von Julians Selbstwert.

8 Schlussfolgerungen

8.1 Was macht die Diagnose einer ADHS so schwierig?

Trotz umfangreicher Forschungsaktivitäten auch im Bereich der Entwicklung diagnostischer Möglichkeiten der ADHS bleibt eine Reihe von Schwierigkeiten:

- Bis heute konnten keine kognitive Variable und kein physiologischer oder neurologischer Marker identifiziert werden, mit deren Hilfe eine hinreichend spezifische und sensitive Diagnose gestellt werden kann.
- Die einzige verbindliche Definition von ADHS wird vom DSM-IV-TR bzw. der

ICD-10 vorgenommen. Sie zeichnet sich durch eine Vielzahl unterschiedlicher Symptome auf der kognitiven, motorischen und emotional-motivationalen Ebene aus. Diese Vielfalt führt zu Überschneidungen mit anderen Symptomen, was die Differentialdiagnose zugleich schwierig und besonders wichtig werden lässt (vgl. Fallbeispiel 1).

- Die Symptome schwanken in Auftrittshäufigkeit und Intensität in Abhängigkeit verschiedener Faktoren. Stellt die Situation, in der die Diagnose gestellt wird, für den Probanden eine Abwechslung dar, erhält er die ungeteilte Aufmerksamkeit durch den Untersucher, oder ist die Situation strukturiert, so werden die Symptome womöglich nicht auftreten. Ebenso können sehr günstige Bedingungen im Elternhaus oder in der Schule dazu führen, dass die Symptome hier gar nicht bzw. nicht so ausgeprägt auftreten. Damit wäre das Kriterium, wonach die Beeinträchtigung in zwei Lebensbereichen gegeben sein muss, nicht erfüllt, die gestellte Diagnose wäre falsch negativ (vgl. Fallbeispiel 2).
- Solange Ätiologie und Kerndefizite nicht eindeutig geklärt sind, bleibt offen, wonach in der Diagnostik gesucht werden muss und durch welche Defizite sich ADHS-Kinder von anderen klinischen Gruppen unterscheiden.

8.2 Wege zu einer guten Diagnostik in Forschung und Praxis

Überarbeitung der DSM-Kriterien

Carey (2002) und Barkley (2003) fordern eine grundlegende Überarbeitung der DSM-Kriterien. Die zentralen Forderungen sind:

- Operationalisierung der Kriterien, keine Formulierungen, die der Interpretation bedürfen.
- Erarbeitung geschlechtsspezifischer Normen oder aber Gleichverteilung der Geschlechter bei Normierungsstudien. In Anbetracht der Tatsache, dass die für die Sensitivität erforderliche Zahl der zu erfüllenden Kriterien im Lauf des Lebens sinkt, schlagen Faraone, Biederman, Feighner und Monuteaux (2000) vor, die Cut-off-Kriterien generell durch Normen zu ersetzen.
- Wegen der geringen Übereinstimmung zwischen den Beurteilungen aus verschiedenen Lebensbereichen sollten die Kriterien additiv erhoben werden.
- Erarbeitung von Altersnormen, da ADHS einen dynamischen Verlauf hat.
- Überprüfung der Altersbindung und der Mindestdauer für das Vorliegen der Symptome.

Der größte Mangel der verschiedenen Verfahren besteht darin, dass sie zwar zwischen gesunden Probanden und Probanden mit ADHS unterscheiden können, aber im Hinblick auf andere Störungen nicht spezifisch genug sind. Voraussetzung für differentiell valide und spezifische Tests ist jedoch die Klarheit über die Kerndefizite der Störung. „Nur wenn alle für eine korrekte Diagnose erforderlichen Gesetzmäßigkeiten bereits bekannt sind, als gut bestätigt gelten können und explizit formuliert vorliegen, kommt der diagnostische Prozess zu einem befriedigenden Abschluss“ (Westmeyer, 1972, S. 142). Damit ist das Arbeitsprogramm für die Grundlagenforschung abgesteckt: die Formulierung und Überprüfung der für die Diagnostik und Prognose notwendigen Gesetzmäßigkeiten und ihre empirische Überprüfung.
Hierbei muss auch die Frage geklärt werden, ob die Subtypen, wie bislang angenommen, Varianten ein- und derselben Störung darstellen oder ob es für die Unterschiede im Verhalten ätiologische und pathophysiologische Entsprechungen gibt. Erste Hinweise hierzu liefern Studien, die

nach Genotypen der Neurotransmitterrezeptoren suchen, die mit den Subtypen assoziiert sind. So konnten El-Faddagh et al. (2003) zeigen, dass eine Häufung des Dopaminrezeptors D4-7-Repeat Allels bei der einfachen Aufmerksamkeits- und Aktivitätsstörung signifikant häufiger vorliegt als bei Kindern mit hyperkinetischer Störung des Sozialverhaltens. Sowohl die Grundlagenforschung als auch mehr anwendungsorientierte Untersuchungen zu Testgütekriterien einzelner diagnostischer Instrumente sollte die Frage nach der Validität der Subtypen explizit berücksichtigen.

Verbesserungen der diagnostischen Praxis
Die Wege zu einer guten Diagnostik in der Praxis sollten folgende Punkte umfassen:

- Der Praktiker muss wissen, dass es keine *spezifischen Testverfahren* gibt, die eine eindeutige Diagnose ermöglichen.
- Der Praktiker kann nicht warten, bis die Forschung die oben dargestellten Ziele erreicht hat. Er muss unter den gegebenen diagnostischen Instrumenten eine Auswahl treffen und gleichwohl zu einem möglichst validen Urteil kommen.
- Es gibt eine Vielzahl von Verfahren, mit deren Hilfe einige der für ADHS typischen Symptome erfasst werden können und die zum Urteil führen, ob *hinreichende Anhaltspunkte* für das Vorliegen einer ADHS gegeben sind.
  - Die Empfehlungen vieler Autoren (Barkley, 1998b; Goldstein, 2003; Fisher & Beckley, 1999) gehen dahin, die Informationsquellen möglichst breit zu fächern (Fragebögen, Einschätzungen durch verschiedene Bezugspersonen, Tests zur Aufmerksamkeit und Intelligenz, Verhaltensbeobachtungen und Arbeitsproben, Erhebungen zum Erziehungsstil der Eltern und deren Problembelastung). Allerdings ist zu beachten, dass die Anwendung möglichst vieler Instrumente nicht automatisch zu einer Verbesserung der Gültigkeit einer Diagnose führt. Dies ist nur dann der Fall, wenn die Mehrzahl der Quellen reliable und valide Informationen liefert.
  - Das entsprechende Instrument sollte in Abhängigkeit von seiner Spezifität gewählt werden: Bei Ratingskalen sind diejenigen zu bevorzugen, die eng an der Störung orientiert sind. Bei der Auswahl der Testverfahren und der Interpretation der Testergebnisse muss beachtet werden, dass diese weniger zur Differentialdiagnose als vielmehr zur Abschätzung der mit der Störung verbundenen Beeinträchtigungen geeignet sind. Diagnoseinstrumente mit unbefriedigenden Testgütekriterien stellen vor allem dann ein Problem dar, wenn die diagnostische Entscheidung nicht revidiert werden darf. Dies gilt beispielsweise für die klinische Forschung, in der auf der Grundlage der Diagnose die Zuweisung in eine entsprechende Gruppe erfolgt. Fehldiagnosen führen zu einer Verfälschung der Ergebnisse und können weitreichende Folgen haben. Der Vorteil des Praktikers liegt darin, dass er die Möglichkeit hat, die im Verlauf der Therapie gewonnenen Informationen zu einer Überprüfung seiner Diagnose benutzen zu können. Fehldiagnosen sind auch hier nicht wünschenswert, gefährden jedoch – solange sie rechtzeitig korrigiert werden – nicht die Wirksamkeit der Therapie.

Zusammenfassend ergibt sich somit insbesondere für die Forschung, aber auch für den Praktiker die Aufgabe, die genannten Probleme als fortwährenden Ansporn für vielfältige Lösungsversuche anzunehmen.

Literatur

Achenbach, T. M. (1991). *Manual for the Child Behavior Checklist/4-18 and 1991 Profile.* Burlington, VT: University of Vermont, Department of Psychiatry.

Adam, C., Döpfner, M. & Lehmkuhl, G. (2002). Der Verlauf von Aufmerksamkeitsdefizit-/Hyperaktivitätsstörungen (ADHS) im Jugend- und Erwachsenenalter. Kindheit und Entwicklung, 11, 73–81.

American Academy of Pediatrics [AAP] (2000). Clinical practice guideline: Diagnosis and evaluation of the child with ADHD. *Pediatrics, 105,* 1158–1170.

Arbeitsgruppe der Kinder-, Jugend- und Familiendiagnostik (1994). *Elternfragebogen über das Verhalten von Kindern und Jugendlichen CBCL.* Göttingen: Hogrefe.

Arnold, D. S., O'Leary, S. G., Wolff, L. S. & Acker, M. M. (1993). The Parenting Scale: A measure of dysfunctional parenting in discipline situations. Psychological Assessment, 5, 137–144.

Barkley, R. A. (1991). The ecological validity of laboratory and analogue assessment methods of ADHD symptoms. *Journal of Abnormal Child Psychology, 19,* 149–178.

Barkley, R. A. (1998a). Attention-Deficit Hyperactivity Disorder. *Scientific American, 9,* 44–49.

Barkley, R. A. (1998b). *Attention deficit hyperactivity disorder* (2nd ed.) New York, London: Guilford Press.

Barkley, R. A. (2003). Issues in the diagnosis of attention-deficit/hyperactivity disorder in children. *Brain & Development, 25,* 77–83.

Barkley, R. A., DuPaul, G. & McMurray, M. B. (1990). A comprehensive evaluation of attention deficit disorder with and without hyperactivity as defined by research criteria. *Journal of Consulting and Clinical Psychology, 58(6),* 775–789.

Barkley, R. A. & Edwards, G. (1998). Diagnostic interview, behavior rating scales and the medical examination. In R. A.Barkley (Ed.), *Attention-deficit-hyperactivity disorder. A handbook for diagnosis and treatment* (2nd ed., pp. 263–294). New York: Guilford Press.

Barkley, R. A., Fischer, M., Smallish, L. & Fletcher, K. (2002). The persistence of attention-deficit/hyperactivity disorder into young adulthood as a function of reporting source and definition of disorder. *Journal of Abnormal Psychology, 111,* 279–289.

Barkley, R. A. & Murphy, K. R. (1998). *Attention-deficit hyperactivity disorder A clinical workbook* (2nd ed.) New York, London: Guilford Press.

Barry, R. J., Clarke, A. R. & Johnstone, S. J. (2003). A review of electrophysiology in attention-deficit/hyperactivity disorder. I. Qualitative and quantitative electroencephalography. *Clinical Neurophysiology, 114,* 171–83.

Barry, R. J., Clarke, A. R., McCarthy, R. & Selikowitz, M. (2002). EEG coherence in attention-deficit/hyperactivity disorder: A comparative study of two DSM-IV types. *Clinical Neurophysiology, 113,* 579–585.

Biederman, J., Faraone, S. V., Keenan, K., Benjamin, F., Krifcher, B., Moore, C., Sprich-Buckminster, S., Ugaglia, K., Jellinek, M. S., Steingard, R., Spencer, T., Norman, D., Kolodny, R., Kraus, I., Perrin, J., Keller, M. B. & Tsuang, M. T. (1992). Further evidence for family-genetic risk factors in attention deficit hyperactivity disorder; patterns of comorbidity in probands and relatives in psychiatrically and pediatrically referred samples. *Archives of General Psychiatry, 49,* 728–738.

Biederman, J., Faraone, S. V., Spencer, T., Wilens, T., Norman, D. & Lapey, K. (1993). Patterns of psychiatric comorbidity, cognition, and psychosocial functioning in adults with attention deficit hyperactivity disorder. *American Journal of Psychiatry, 150,* 1792–1798.

Biederman, J., Mick, E. & Faraone, S. V. (2000). Age-dependent decline of symptoms of attention deficit hyperactivity disorder: impact of remission definition and symptom type. *American Journal of Psychiatry, 157,* 816–818.

Borkenau, P. & Ostendorf, F. (1993). *NEO-Fünf-Faktoren Inventar (NEO-FFI) nach Costa und McCrae.* Göttingen: Hogrefe.

Borland, B. L. & Heckman, H. K. (1976). Hyperactive boys and their brothers: A 25-year follow-up study. *Archives of General Psychiatry, 33,* 669–675.

Bresnahan, S. M. & Barry, R. J. (2002). Specifity of quantitative EEG analysis in adults with ADHD. *Psychiatry Research, 112,* 133–144.

Brown, T. (1996). *Brown Attention Deficit Disorder Scales.* San Antonio, TX: Psychological Corporation.

Bush, G., Frazier, J. A., Rauch, S. L., Seidman, L. J., Whalen, P. J., Jenike, M. A., Rosen, B. R. & Biederman, J. (1999). Anterior cingulate cortex dysfunction in attention-deficit/hyperactivity disorder revealed by fMRI and the Counting Stroop. *Biological Psychiatry, 45,* 1542–1552.

Carey, W. B. (2002). Is ADHD a valid disorder? In P. S. Jensen & I. Cooper (Eds.), *Attention deficit hyperactivity disorder. State of the science. Best practices* (pp. 1–14). Kingston, NJ: Civic Research Institute.

Chabot, J. R., di Michele, F. & Prichep, L. J. E. R. (2001). The clinical role of computerized EEG in the evaluation and treatment of learning and attention disorders in children and adolescents. *Journal of Neuropsychiatry and Clinical Neuroscience, 13,* 171.

Clarke, A. R., Barry, R. J., McCarthy, R. & Selikowitz, M. (2001). Age and sex effects in the EEG: Differences in two subtypes of attention-deficit/hyperactivity disorder. *Clinical Neurophysiology, 112,* 815–826.

Clarke, A. R., Barry, R. J., McCarthy, R. & Selikowitz, M. (2003). Hyperkinetic disorder in the ICD-10: EEG evidence for a definitional widening? *European Child and Adolescent Psychiatry, 12,* 92–99.

Clarke, A. R., Barry, R. J., McCarthy, R., Selikowitz, M., Clarke, D. C. & Croft, R. J. (2003). EEG activity in girls with attention-deficit/hyperactivity disorder. *Clinical Neurophysiology, 114,* 319–328.

Conners, C. K. (1995). *The Conners Continuous Performance Test.* North Tonawanda, NY: Multi-Health Systems.

Conners, C. K., Erhardt, D. & Sparrow, E. (1999). *Conners' Adult ADHD Rating Scales.* North Tonawanda, NY: Multi-Health Systems.

Conners, C. K., Sitarenios, G., Parker, J. D. & Epstein, J. N. (1998a). The revised Conners' Parent Rating Scale (CPRS-R): Factor Structure, reliability, and criterion validity. *Journal of Abnormal Child Psychology, 26,* 257–268.

Conners, C. K., Sitarenios, G., Parker, J. D. & Epstein, J. N. (1998b). Revision and restandardization of the Conners Teacher Rating Scale (CTRS-R): Factor structure, reliability, and criterion validity. *Journal of Abnormal Child Psychology, 26,* 279–291.

Dane, A. V., Schachar, R. J. & Tannock, R. (2000). Does actigraphy differentiate ADHD subtypes in a clinical research setting? *Journal of the American Academy of Child Adolescent Psychiatry, 36,* 752–760.

Dilling, H., Mombour, W., Schmidt, M. H. & Schulte-Markwort, M. (2004). *Internationale Klassifikation psychischer Störungen. Kapitel V (F). Diagnostische Kriterien für Forschung und Praxis* (3. Auflage). Bern: Huber.

Döpfner, M., Frölich, J. & Lehmkuhl, G. (2000). *Hyperkinetische Störungen* (Vol. 1). Göttingen: Hogrefe.

Döpfner, M. & Lehmkuhl, G. (2000). *Diagnostik-System für psychische Störungen im Kindes- und Jugendalter nach ICD-10 und DSM-IV* (2. Aufl.). Bern: Huber.

Döpfner, M., Lehmkuhl, G. & Steinhausen, H.-C. (2006). *KIDS 1: Aufmerksamkeitsdefizit- und Hyperaktivitätsstörungen.* Göttingen: Hogrefe.

Döpfner, M., Schürmann, S. & Frölich, J. (1998). *Das Therapieprogramm für Kinder mit hyperkinetischem und oppositionellem Problemverhalten (THOP)* (2. Auflage). Weinheim: Psychologie Verlags Union.

Downey, K. K., Stelson, F. W., Pomerleau, O. F. & Giordani, B. (1997). Adult attention deficit hyperactivity disorder: Psychological test profiles in a clinical population. *Journal of Nervous and Mental Disease, 185,* 32–38.

El-Faddagh, M., Schloss, P., Ristow, G., Becker, K., Holtmann, M. & Schmidt, M. H. (2003). Untersuchung zur Nonresponse auf Methylphenidat bei Kindern mit hyperkinetischer Störung. In U. Lehmkuhl (Hrsg.), *Psychotherapie und Psychopharmakotherapie im Kindes- und Jugendalter. Indikation, Effekte, Verlauf* (S. 92–99). Göttingen: Vandenhoeck & Ruprecht.

Eyberg, S. M. & Pincus, D. (1999). *Eyberg Child Behavior Inventory & Sutter-Eyberg Student Behavior Inventory – Revised.* Odessa, FL: Psychological Assessment Ressources.

Eyberg, S. M. & Ross, A. W. (1978). Assessment of child behavior problems: The validation of a new inventory. *Journal of Clinical Child Psychology, 7,* 113–116.

Faraone, S. V., Biederman, J., Feighner, J. A. & Monuteaux, M. C. (2000). Assessing symptoms of ADHD in children and adults: Which is more valid? *Journal of Consulting and Clinical Psychology, 68,* 830–842.

Feldman, S., Denhoff, E. & Denhoff, J. (1979). The attention disorders and related syndromes: Outcome in adolescence and young adult life. In L. Stern & E. Denhoff (Eds.), *Minimal brain dysfunction: A developmental approach.* New York: Masson Publishing.

Fisher, B. C. & Beckley, R. A. (1999). *Attention deficit disorders. Practical coping methods.* Boca Raton, London, New York, Washington DC: CRC Press.

Földényi, M., Giovanoli, A., Tagwerker-Neuenschwander, F., Schallberger, U. & Steinhausen, H.-C. (2000). Reliabilität und Retest-Stabilität der Testleistung von 7-10jährigen Kindern in der computerunterstützten TAP. *Zeitschrift für Neuropsychologie, 11,* 1–11.

Földényi, M., Imhof, K. & Steinhausen, H.-C. (2000). Klinische Validität der computerunterstützten TAP bei Kindern mit Aufmerksamkeits-/Hyperaktivitätsstörungen. *Zeitschrift für Neuropsychologie, 11,* 154–167.

Gaehwiler Electronic (1992). Data sheet: Activity Monitor Z80-32k V1.

Geller, B., Williams, M., Zimerman, B., Frazier, J., Beringer, L. & Warner, K. L. (1998). Prepubertal and early adolescent bipolarity differentiate from ADHD by manic symptoms, grandiose desillusions, ultra-rapid or ultradian cycling. *Journal of Affective Disorders, 51,* 81–91.

Geller, B., Zimerman, B., Williams, M., Delbello, M. P., Bolhofner, K., Craney, J. L., Frazier, J., Beringer, L. & Nickelsburg, M. J. (2002). DSM-IV mania symptoms in a prepubertal and early adolescent bipolar disorder phenotype compared to attention-deficit hyperactive and normal controls. *Journal of Child and Adolescent Psychopharmacology, 12(1),* 11–25.

Gilger, J. W., Pennington, B. F. & DeFries, J. C. (1992). A twin study of the etiology of comorbidity: Attention-deficit hyperactivity disorder and dyslexia. *American Academy of Child and Adolescent Psychiatry, 31,* 343–348.

Goldstein, S. (2003). Strategies for assessing comorbid disorders in ADHD. URL: http://www.samgoldstein.com/articles/strategies.html

Goldstein, S. & Ellison, A. (2002). *Clinicians' guide to adult ADHD: Assessment and intervention:* New York: Academic Press.

Goodman, R. (1997). The Strengths and Difficulties Questionnaire: A research note. *Journal of Child Psychology and Child Psychiatry, 38,* 581–586.

Gordon, A. (2003). Integrative neuroscience in psychiatry: The role of a standardized database. *Australasian Psychiatry, 11,* 1–8.

Gordon, M. & Barkley, R. A. (1998). Tests and observational measures. In R. A. Barkley (Ed.), *Attention Deficit Hyperactivity Disorder: A handbook for diagnosis and treatment* (2nd ed., pp. 294–312). New York: Guilford Press.

Greenberg, G. & Waldman, I. (1993). Developmental normative data on the test of variables of attention (T. O. V. A.). *Journal of Child Psychology and Psychiatry and Allied Disciplines, 34,* 1019–1030.

Greene, R. W. (1996). Students with attention-deficit hyperactivity disorders and their teachers: Implications of a goodness-of-fit perspective. *Advances in Clinical Child Psychology, 18,* 205–230.

Groß, J., Blocher, D., Trott, G. E. & Rösler, M. (1999). Erfassung des hyperkinetischen Syndroms bei Erwachsenen. *Der Nervenarzt, 70,* 20–25.

Hänsgen, K.-D. (2002). *Hogrefe Testsystem. Handbuch Version 3.8.3.* Göttingen: Hogrefe.

Häßler, F. (2000). Verhaltensbeobachtung bei hyperkinetischen Störungen. In H.-C. Steinhausen (Ed.), *Hyperkinetische Störungen bei Kindern, Jugendlichen und Erwachsenen* (2nd ed., pp. 38–54). Stuttgart: Kohlhammer.

Heubrock, D. & Petermann, F. (2001). *Aufmerksamkeitsdiagnostik.* Göttingen: Hogrefe.

Hill, D. E., Campbell, R. A., Hart, B., Yeo, R. A., Vigil, J. & Brooks, W. (2003). Magnetic resonance imaging correlates of ADHD in children. *Neuropsychology, 17,* 496–506.

Huss, M., Stadler, C., Salbach, H., Mayer, P., Ahle, M. & Lehmkuhl, U. (2002). ADHS im Lehrerurteil: Ein Vergleich von Klinik- und Normstichprobe anhand der Conners-Skalen. *Kindheit und Entwicklung, 11,* 90–97.

Johnson, D. E. & Conners, C. K. (2002). The assessment process: Conditions and comorbidities. In S. Goldstein & A. T. Ellison (Eds.), *Clinician's guide to adult ADHD – Assessment and intervention* (pp. 71–83). San Diego: Academic Press.

Kagan, J. (1966). Reflection-impulsivity: The generality and dynamics of conceptual tempo. *Journal of Abnormal Psychology, 71,* 17–24.

Kaller, S. (2006). *Klinische Validität der TAP bei Kindern mit ADHS.* Unveröffentlichte Diplomarbeit. Eberhard-Karls-Universität Tübingen.

Kemner, C., Verbaten, M. N., Koelega, H. S., Camfferman, G. & van Engeland, H. (1998). Are abnormal event-related potentials specific to children with ADHD? A comparison with two clinical groups. *Perceptual and Motor Skills, 87,* 1083–1090.

Kessler, R. C., Adler, L., Barkley, R., Biederman, J., Conners, C. K., Demler, O., Faraone, S. V., Greenhill, L. L., Howes, M. J., Secnik, K., Spencer, T., Ustun, T. B., Walters, E. E. & Zaslavsky, A. M. (2006). The prevalence and correlates of adult ADHD in the United States: Results from the National Comorbidity Survey replication. *American Journal of Psychiatry, 163*(4), 716–723.

Klasen, H., Woerner, W., Wolke, D., Meyer, R., Overmeyer, S., Kaschnitz, W., Rothenberger, A. & Goodman, R. (2000). Comparing the German Versions of the Strengths and Difficulties Questionnaire (SDQ-Deu) and the Child Behavior Checklist. *European Child & Adolescence Psychiatry, 9,* 271–276.

Kleber, E. W. & Kleber, G. (1975). *Differentieller Leistungstest – KG. Test zur Erfassung des Leistungsverhaltens bei konzentrierter Tätigkeit im Grundschulalter.* Göttingen: Hogrefe.

Knye, M., Roth, N., Westhus, W. & Heine, A. (2003). *Continuous Performance Test.* Göttingen: Hogrefe.

Kratochvil, C. J., Heiligenstein, J. H., Dittmann, R., Spencer, T. J., Biederman, J., Wernicke, J., Newcorn, J. H., Casat, C., Milton, D. & Michelson, D. (2002). Atomoxetine and Methylphenidate Treatment in children with ADHD: A prospective, randomized, open-label trial. *Journal of American Academy of Child and Adolescent Psychiatry, 41,* 776–784.

Krause, J. & Krause, K. H. (2003). *ADHS im Erwachsenenalter. Die Aufmerksamkeitsdefizit-/Hyperaktivitätsstörung bei Erwachsenen.* Stuttgart: Schattauer.

Kuhlmann, M. (1998). *Unaufmerksamkeit, Hyperaktivität und Impulsivität bei ADHD-Kindern mit und ohne Atopie. Ein Beitrag zur Subgruppendiskussion und Konstruktvalidität von ADHD.* Dissertation, Universität Tübingen.

Kühle, H. J., Hoch, C., Rautzenberg, P. & Jansen, F. (2001). Kurze videounterstützte Verhaltensbeobachtung von Blickkontakt, Gesichtsausdruck und Motorik zur Diagnostik des Aufmerksamkeitsdefizit-/Hyperaktivitätssyndroms (ADHS). *Praxis der Kinderpsychologie und Kinderpsychiatrie, 8,* 607–621.

Laumann, A. & Poustka, F. (1991). Differentielle Diagnostik und Therapieerfolg beim Hyperkinetischen Syndrom. *Zeitschrift für Kinder- und Jugendpsychiatrie, 19,* 231–239.

Lauth, G. W. (1996). Dortmunder Aufmerksamkeitstest (DAT). In G. W. Lauth & K.-D. Hänsgen (Hrsg.), *Kinderdiagnostisches System* (S. 18–33). Göttingen: Hogrefe.

Lauth, G. W. & Schlottke, P. F. (1996). Diagnostische Strategien und Therapieplanung. *Kindheit und Entwicklung, 5,* 105–111.

Lauth, G. W. & Schlottke, P. F. (2002). *Training mit aufmerksamkeitsgestörten Kindern* (5. Aufl.). Weinheim: Beltz PVU.

Lazzaro, I., Gordon, E., Whitmont, S., Meares, R. & Clarke, S. (2001). The modulation of late component event related potentials by pre-stimulus EEG theta activity in ADHD. *International Journal of Neuroscience, 107,* 247–264.

Logan, G. D., Cowan, W. B. & Davis, K. A. (1984). On the ability to inhibit thought or action: A theory of an act of control. *Psychological Review, 91,* 295–327.

Magee, C. A., Clarke, A. R., Barry, R. J., McCarthy, R. & Selikowitz, M. (2005). Examining the diagnostic utility of EEG power measures in children with attention deficit/hyperactivity disorder. *Clinical Neurophysiology, 116,* 1033–1040.

Margolis, J. S. (1972). *Academic correlates of sustained attention.* University of California, L. A.

McGee, R. A., Clark, S. E. & Symons, D. K. (2000). Does the Conners' Continuous Performance Test aid in ADHD diagnosis? *Journal of Abnormal Child Psychology, 28(5),* 1–17.

Menkes, M., Rowe, J. & Menkes, J. (1967). A twenty-five-year follow-up study on the hyperkinetic child with minimal brain dysfunction. *Pediatrics, 39,* 393–399.

Miller, Y. (2000). *Erziehung von Kindern im Kindergartenalter. Erziehungsverhalten und Kompetenzüberzeugungen von Eltern und der Zusammenhang zu kindlichen Verhaltensstörungen.* Dissertation, Technische Universität Braunschweig.

Monastra, V. J., Linden, M., VanDeusen, P., Green, G., Wing, W., Phillips, A. & Fenger, T. N. (1999). Assessing attention deficit hyperactivity disorder via quantitative electroencephalography. *Neuropsychology, 13,* 424–433.

Monastra, V. J. & Lubar, J. F. L. M. (2001). The development of a quantitative electroencephalographic scanning process for Attention Deficit-Hyperactivity Disorder reliability and validity studies. *Neuropsychology, 15,* 136–144.

Murphy, K. R. & Barkley, R. A. (1995). Preliminary normative data on DSM-IV criteria for adults. *ADHD Report, 3,* 6–7.

Murphy, K. R. & Gordon, M. (1998). Assessment of adults with ADHD. In R. A. Barkley (Ed.), *Attention-Deficit Hyperactivity Disorder* (2nd ed., pp. 345–369). New York, London: The Guilford Press.

Murphy, P. & Schachar, R. (2000). Use of self-ratings in the assessment of symptoms of ADHD in adults. *American Journal of Psychiatry, 157,* 1156–1159.

Newcorn, J. H., Himelstein, J., Schulz, K. P. & Halperin, J. M. (2000). The neurobiology of Attention-Deficit Hyperactivity Disorder. *Frontiers of Bioscience, 5,* 461–478.

Petermann, F. & Petermann, U. (Hrsg.). (2007). *Hamburg-Wechsler-Intelligenztest für Kinder IV (HAWIK-IV).* Göttingen: Hogrefe.

Porteus, S. D. (1973). Porteuz Maze Test: Fifty years application. *Developmental Neuropsychology, 10,* 493–512.

Rapport, M. D. (2000). Upgrading the science and technology of assessment and diagnosis:

Laboratory and clinic-based assessment of children with ADHD. *Journal of clinical child psychology, 29, 555–568.*

Reitan, R. M. (1958). Validity of the Trail Making Test as an indicator of organic brain damage. *Perceptual and Motor Skills, 8,* 271–276.

Resnick, R. J. (2000). *The hidden disorder. A clinician's guide to attention deficit hyperactivity disorder in adults.* Washington: American Psychological Association.

Roberts, M. A., Ray, R. S. & Roberts, R. J. (1984). A playroom observational procedure for assessing hyperactive boys. *Journal of Pediatric Psychology, 9,* 177–191.

Romano-Micha, J. (2003). Databases or specific training protocols for neurotherapy? A proposal for a „clinical approach to neurotherapy". *Journal of Neurotherapy, 7, 69–85.*

Rösler, M., Retz, W., Retz-Junginger, P., Thome, J., Supprian, T., Nissen, T., Stieglitz, R.-D., Blocher, D., Hengesch, G. & Trott, G. E. (2004). Instrumente zur Diagnostik der Aufmerksamkeitsdefizit-/Hyperaktivitätsstörung (ADHS) im Erwachsenenalter. Selbstbeurteilungsskala (ADHS-SB) und Diagnosecheckliste (ADHS-DC). *Nervenarzt, 75,* 888–895.

Rosvold, H. E., Mirsky, A. F., Sarason, I., Bransome, E. D. & Beck, L. H. (1956). A continuous performance test of brain damage. *Journal of Consulting Psychology, 20,* 343–350.

Saß, H., Wittchen, H. U., Zaudig, M. & Houben, I. (1999). *Handbuch der Differentialdiagnosen DSM-IV.* Göttingen: Hogrefe.

Saß, H., Wittchen, H. U., Zaudig, M. & Houben, I. (2003). *Diagnostisches und Statistisches Manual Psychischer Störungen – Textrevision.* Göttingen: Hogrefe.

Schlottke, P. F. & Lauth, G. W. (1996). Diagnostische Kriterien (DSM-IV und ICD-10). *Kindheit und Entwicklung, 5,* 85–88.

Shaffer, D. (1994). ADHD in adults. *The American Journal of Psychiatry, 151,* 633–638.

Tewes, U. (1991). *Hamburg-Wechsler-Intelligenztest für Kinder (HAWIK-R).* Bern: Huber.

Tewes, U., Rossmann, P. & Schallberger, U. (2002). *Hamburg Wechsler Intelligenztest für Kinder – Dritte Auflage (HAWIK III).* Bern: Huber.

Triolo, S. J. & Murphy, K. R. (1996). *Attention-deficit scales for adults (ADSA) manual for scoring and interpretation.* New York: Brunner/Mazel.

Unnewehr, S., Schneider, S. & Margraf, J. (1995). *Kinder DIPS – Diagnostisches Interview bei psychischen Störungen im Kindes- und Jugendalter.* Berlin, Heidelberg, New York: Springer.

Vollmann, K. (2003). *Systematische Verhaltensbeobachtung von Kindern mit ADHD und ihren Müttern.* Unveröffentlichte Diplomarbeit. Eberhard-Karls-Universität Tübingen.

Ward, M. F., Wender, P. H. & Reimherr, F. W. (1993). The Wender Utah Rating Scale: An aid in the retrospective diagnosis of childhood attention deficit hyperactivity disorder. *American Journal of Psychiatry, 150,* 885–890.

Wechsler, D. (1974). *Manual for the Wechsler Intelligence Scale for Children-Revised.* New York: The Psychological Corporation.

Wender, P. (1998). *Attention-deficit hyperactivity disorder in adults.* Oxford: Oxford University Press.

Wender, P. H., Wolf, L. E. & Wasserstein, J. (2001). Adults with ADHD. An overview. In J. Wasserstein, L. E. Wolf & F. F. Lefever (Eds.), *Adult attention deficit disorder: Brain mechanisms and life outcomes* (pp. 1–16). New York, NY: New York Academy of Sciences.

Westmeyer, H. (1972). *Logik der Diagnostik Grundlagen einer normativen Diagnostik.* Stuttgart: Kohlhammer.

Wilens, T., Biederman, J., Wozniak, J., Gunawardene, S., Wong, J. & Monuteaux, M. (2003). Can adults with attention-deficit/hyperactivity disorder be distinguished from those with comorbid bipolar disorder? Findings from a sample of clinically referred adults. *Biological Psychiatry, 54,* 1–8.

Wittchen. H.-U., Zaudig, M. & Fydrich, T. (1997). *Strukturiertes Klinisches Interview für DSM-IV (SKID).* Göttingen: Hogrefe.

Zimmermann, P. & Fimm, B. (2002). *Testbatterie zur Aufmerksamkeitsprüfung (TAP), Version 1. 7.* Herzogenrath: PsyTest.

36 Dystonie, Tic und Tremor

Bernd Leplow

1 Einleitung
2 Fallbeispiel
3 Erkrankungsbilder
3.1 Dystonie
3.2 Tic-Störung
3.3 Tremor
4 Diagnostik
4.1 Syndromale, verhaltensorientierte und modifikationsbezogene Diagnostik
4.2 Beispiele für modifikationsorientierte, störungsbezogene Scores
4.3 Einstufungen zur Erfassung des handicaps
5 Modellbildung
6 Beziehungsgestaltung und Perspektive
Literatur

1 Einleitung

Neurologische Erkrankungen spielen in Klinischer Psychologie und Psychotherapie zunehmend eine Rolle (Ceballos-Baumann & Gündel, 2006; Leplow & Paetow, 2003; Paetow & Leplow, 2003). Entsprechend umfassend ist der Bedarf an strukturierten und standardisierten diagnostischen Verfahren, mit deren Hilfe psychotherapeutische Interventionen indiziert, begleitet und überprüft werden können. Dieses gilt im Prinzip für alle neurologischen Erkrankungen, jedoch soll in diesem Kapitel lediglich auf dic Dystonien, Tics und Tremorformen eingegangen werden, die im klinischen Erscheinungsbild in einem deutlichen Zusammenhang zum emotionalen Zustand stehen und von daher eine besondere Indikation für ambulante psychotherapeutische Maßnahmen darstellen.

Doch auch für andere neurologische Erkrankungen kann sich die Notwendigkeit einer systematischen und quantitativen Erfassung von Interventionseffekten ergeben. Dieses ist zum Beispiel bei der lernpsychologisch fundierten Rehabilitation schlaganfallbedingter Paresen, bei der Stimulationstherapie von Komapatienten oder bei der Psychotherapie von Parkinson-, Epilepsie- oder Multiple-Sklerose-Patienten der Fall. Für diesen Zweck sei auf das zusammenfassende Skalenhandbuch von Masur, Papke, Althoff und Oberwittler (2000) verwiesen. Dort finden sich auch Skalen zur Erfassung einzelner Symptome (z. B. Spasmen, Vigilanz, Koordinationsstörungen, Apraxien etc.).

2 Fallbeispiel

Eine 32-jährige Zahnarzthelferin bemerkte morgens nach dem Aufstehen zunächst ein leichtes Ziehen in der linken Nackenmuskulatur, das, verbunden mit einer geringgradigen Bewegungseinschränkung, zunächst als „steifer Hals" empfunden wurde. Für die Patientin überraschend, bildete sich diese Steifigkeit jedoch nicht zurück, sondern entwickelte sich über einige Wochen hinweg allmählich zu einer schmerzhaften Fehlhaltung des Kopfes, welche nur mit großer Anstrengung willentlich zu korrigieren war. Zwar gab es in diesen ersten Wochen durchaus Tage relativer Beschwerdefreiheit, doch insgesamt gesehen zeigte sich eine klare Entwicklung hin zum derzeitigen Vollbild. Dieses stellte sich als vergleichsweise leichte Deviation der Kopfausrichtung zur rechten Seite hin dar. Belastender war jedoch die Retrocolliskomponente, nämlich das Nach-hinten-Ziehen des Kopfes. Die Einstellung der normalen Mittenposition war mit großer Anstrengung für wenige Minuten möglich. Beim Nachlassen dieser Anstrengung zogen die Halsmuskeln den Kopf innerhalb von ein bis zwei Minuten unaufhaltsam schräg nach hinten, wobei sich der Kopf gleichzeitig zur rechten Seite drehte.

Dieser typische Beginn eines Schiefhalses beziehungsweise eines idiopathischen „Torticollis spasmodicus" (G24.3) war in seiner klinischen Ausprägung stark von situativen und emotionalen Faktoren abhängig. So führten motorische Anforderungssituationen (u. a. längere Fußwege, Frisör, Abwaschen etc.) und Kognitionen von Leistungs- und Zeitdruck (z. B. bei der Erwartung von Besuch) sowie soziale Beobachtungssituationen (z. B. am Arbeitsplatz, in der Kneipe, im Kino, beim Stadtbummel) sofort zur Verschlechterung des Erscheinungsbildes, während Schonhaltungen auf dem Sofa, sowie die Abwesenheit der genannten Anstrengungs- und Aufregungssituationen die Symptomatik sofort deutlich linderten. Auch Alkohol („2–3 Sektchen") verbesserten die klinischen Symptome so nachhaltig, dass auch schwierige Situationen „durchgestanden" werden konnten. Die Verzweiflung nicht nur über die motorischen Behinderungen, welche die Berufsausübung deutlich erschwerten, sondern auch über die ästhetische „Beleidigung" war erheblich. Häufig wurde die Patientin von ihrer Umwelt wegen der vermeintlich mangelnden Selbstbeherrschung angesprochen („Nun muss doch mal gut sein!" o. ä.). Als Folge versuchte sie „das Problem" so gut es ging zu verstecken. War das nicht möglich („gestern hätte mich eine Kollegin beinahe auf dem Flur darauf angesprochen"), reagierte die Patientin mit großem Erschrecken und massiver Verunsicherung. Demzufolge kam es im Verlauf der inzwischen fast zweijährigen Krankengeschichte zunehmend zu Krankmeldungen. In diesen Phasen verbrachte sie die größte Zeit des Tages bei praktisch unveränderter medizinischer Symptomatik weitgehend inaktiv auf dem Sofa.

Der torticollisspezifische Schweregradscore („Tsui-Index", s. u.) ergab mit einem Score von 16 (Range 0–25) einen mittelhohen Wert. Die dimensionale Diagnostik zeigte ein erhöhtes allgemeines Belastungsprofil *(FBL-W)* und signifikant erhöhte Werte in den Bereichen „Somatisierung", „Unsicherheit", „Depressivität", „Ängstlichkeit" und „Phobische Angst" *(SCL 90-R)*. Bei weitgehend unauffälligem Persönlichkeitsprofil (Ausnahme: verminderte „Leistungsorientierung", *FPI-R*) zeigten sich in den Coping-Gewohnheiten vermehrt verleugnende und vermeidende („Herunterspielen durch Vergleich mit anderen"; „Ablenkung von Situationen"; SVF) sowie andere dysfunktionale Strategien („Gedankliche Weiterbeschäftigung", „Selbstbemitleidung", „Resignation").

In der Verhaltensdiagnostik fanden sich zahlreiche, kurzfristige Verschlechterungen auslösende Problemsituationen: Zu-Fuß-Gehen, Autofahren, Stillsitzen, Einkaufen, Abwaschen, längeres unbewegliches Stehen, Kochen etc. Eher internale Problemsituationen waren spezifische Erwartungshaltungen, wie zum Beispiel Gespräche mit Vorgesetzten, Vorbereitungen auf Besuch und das Empfinden von Zeitdruck. Auf der Stimulusebene waren dieses zum einen motorische Anforderungen, welche ein längeres Geradeaushalten des Kopfes erzwangen, und zum anderen konkrete Befürchtungen, wie zum Beispiel, dass das Nichterreichen dieses Ziels von einem als bedeutsam eingestuften Interaktionspartner bemerkt werden könnte. Im Laufe der Zeit hatten sich derartige Befürchtungen auf eine Vielzahl sozialer Situationen ausgeweitet. Entsprechend neigte die Patientin zunehmend dazu, derartige „Stresssituationen" schon im Vorfeld zu umgehen.

Die klinische Reaktion bildete sich schlimmer aus, wenn die Patientin überanstrengt war, sich erschöpft fühlte, nur wenig geschlafen hatte und wenn ihre allgemein ergotrope Reaktionsbereitschaft besonders ausgeprägt war. Wurde die „Organismusvariable" stattdessen durch die Einnahme von Medikamenten (Atosil, Musaril) oder Alkohol beeinflusst, kam es zur Linderung der Beschwerden. Die Abbauphase des Alkohols führte allerdings zu einer kurzzeitigen Verschlechterung der Symptomatik.

Auf der Reaktionsseite kam es zum Ziehen in der Nackenmuskulatur mit einschießenden Schmerzen, sowie Schwitzen, Zittern der Hände und der Stimme und Schwindelgefühlen, Drehschwindel und Druckgefühlen hinter dem Ohr. Auf der kognitiven Ebene schossen der Patientin stets Gedanken wie „jeder sieht mich" oder „wie peinlich!" durch den Kopf. Ferner entstanden Gefühle des Ausgeliefertseins („Kann ich denn gar nichts dagegen tun!") sowie Ungeduld und Ärger („Kann es denn nicht mal einen einzigen Tag gut sein!"; „Warum geht das nicht endlich weg!"). Die Verhaltensreaktion bestand zunächst in dem Versuch, den Kopf durch Dehnen der Halsmuskulatur abzufangen. Wenn das – was meistens der Fall war – nicht gelang, nahm die Unruhe merklich zu, die gerade intendierte, oft feinmotorische Handlung, misslang, die Patientin weinte häufig und verließ die Situation. Zuletzt wurden Situationen wie Autofahren (auch als Beifahrerin), Ausflüge, Einkaufen und Spazierengehen, Fahrradfahren, Friseurbesuche, kulturelle Veranstaltungen und Stadtbummel ganz gemieden.

Die intraaktionellen Folgen bestanden kurzfristig in Gefühlen der Erleichterung, kurz darauf allerdings in vermehrter kritischer Selbstbeobachtung und aggressiv getönten Selbstbeschuldigungen sowie einer unspezifischen Klagehaltung an „das Schicksal". Mittelfristig wurden zunehmend reizarme Umgebungen aufgesucht, was langfristig zur massiven Vereinsamung führte. Nachdem die interaktionellen Konsequenzen erst in liebevollem Verständnis bestanden, traten immer häufiger ungeduldige und versteckt-aggressive Reaktionen auf, die letztendlich zur Trennung des Lebenspartners von der Patientin führte. Schließlich ging die Patientin kaum noch aus dem Haus und die Schonhaltung auf dem Sofa oder im Bett wurde fast den ganzen Tag über eingenommen. Damit entzog sie sich zwar den „motorischen Pannen" ihrer beruflichen Situation sowie etwaigen Peinlichkeitsgefühlen im öffentlichen Raum, jedoch kam es durch das ausgeprägte Vermeidungsverhalten zur Generalisation in der Wahrnehmung kritischer Stimuli, wodurch sich die Unsicherheit auf eine zunehmende Zahl von Situationen ausweitete. Durch das resultierende, reale Übungsdefizit sank die tatsächliche Anfälligkeit im Umgang mit den kritischen Situationen in demselben Maße in dem die phasischen Exazerbationen der Symptome anstiegen.

Dieser Aufschaukelungsprozess wurde mit dem ICD-10 über die F54 (DSM 316) zusammen mit dem „medizinischen Krankheitsfaktor“ (hier G24.3) kodiert. Eine *soziale Phobie* liegt wegen des ausschließlichen Bezuges der Unsicherheit auf der neurologischen Symptomatik nicht vor. Differentialdiagnostisch wurde überlegt, ob eine Anpassungsstörung im Sinne einer „längeren depressiven Reaktion“ vorliegen könnte. Zwar war das Zweijahreskriterium gerade noch erfüllt (sonst wäre zum Beispiel eine Dysthymie (F34.1; DSM 300.4) zusammen mit Z86.6 („Krankheiten des Nervensystems und der Sinnesorgane“) zu vergeben, doch muss bei Anpassungsstörungen die psychische Störung eine eindeutige Folge der – hier – körperlichen Erkrankung sein. Bei der F54 (DSM 316) verhält es sich dagegen umgekehrt: Die psychische Reaktion führt klar zu einer Verschlechterung des medizinischen Erscheinungsbildes (und diese Verschlechterung wirkt wiederum auf das Verhalten, welches wiederum die körperliche Symptomatik negativ beeinflusst etc.). Da die Patientin jedoch in unbeeinträchtigter Weise emotional schwingungsfähig war und das Ausmaß der klinischen Torticollissymptomatik eindeutig durch das dysfunktionale Verhalten induziert war, wurde zunächst nur die F54 vergeben.

Entsprechend erbrachte eine kognitiv-behaviorale Intervention mit Fokus der Stärkung der Kompetenz in den für die Patientin kritischen sozialen Situationen verbunden mit einem „habit reversal“ Training klare Verbesserungen der Situation (s. ein ähnliches Fallbeispiel bei Leplow & Ferstl, 1999). Zusätzlich durchgeführte, symptomatische Butolinum-Injektionen in die hyperaktive Halsmuskulatur verbesserten die neurologische Grundlage der Erkrankung weiter, so dass die Patientin wieder voll am sozialen Leben teilnahm und eine neue Partnerschaft aufbauen konnte. Zwar war die Ausübung der ursprünglichen, stark durch feinmotorische Anforderungen gekennzeichneten Berufstätigkeit nicht mehr möglich, doch fand sie eine befriedigende Berufstätigkeit am Empfang eines ambulanten Operationszentrums.

3 Erkrankungsbilder

3.1 Dystonie

Bei dystonen Erkrankungen handelt es sich um Funktionsstörungen der Basalganglien, welche zu eigentümlichen, oft quälenden und manchmal bizarr aussehenden Bewegungsanomalien der Extremitäten, des Rumpfes oder einzelner Muskeln des Kopf-Hals-Bereiches führen. Betroffen sind eng umschriebene neuronale Funktionsschleifen, welche von definierten Regionen im präfrontalen Cortex über das Striatum und den Thalamus zurück zum Frontalcortex ziehen. Trotz der besonders beim Torticollis bekannten, selektiven Nervenzelldegenerationen vor allem im Striatum und in anderen subkortikalen Gebieten liegen keine schweren Substanzschädigungen (wie zum Beispiel bei M. Parkinson) vor. Statt dessen handelt es sich letztlich um eine Verminderung des inhibitorischen Ausganges der Basalganglien, was zu einer Enthemmung des Thalamus und einer nachfolgenden Überaktivität der zu den jeweiligen Funktionsschleifen gehörenden präfrontalen Rindengebiete führt (Conrad & Ceballos-Baumann, 1996). Damit resultiert das pathologische Erscheinungsbild aus einer neuronalen Funktionsstörung, welche sich klinisch in starken, situations- und emotionsabhängigen Schwankungen der Bewegungsanomalien äußert. Diese situative Abhängigkeit des neurologischen Zustandes stellt den Ansatzpunkt für die psychotherapeutische Intervention dar (Leplow & Paetow, 2003; Leplow, 2007a,b; Leplow, 2008).

Dystonien können in jedem Lebensalter auftreten und sind zumeist unbekannter Ur-

Tab. 1: Wichtige Dystonien, Tics und Tremorformen

- **Dystonien**
  - Torticollis spasmodicus („Schiefhals"),
  - Schreibkrampf
  - Blepharospasmus
  - spasmodische Dysphonie
- **Tic-Störungen**
  - vorübergehende Ticstörung
  - chronische, motorische oder vokale Tics
  - Gilles de la Tourette
- **Tremorformen**
  - physiologischer Tremor
  - essentieller Tremor
  - orthostatischer Tremor
  - dystoner Tremor
  - Ruhetremor
  - cerebellärer Tremor
  - Holmes Tremor („Mittelhirn Tremor")
  - Gaumensegeltremor
  - Tremor bei peripheren Neuropathien
  - aufgaben- und positionsbezogene Tremores
  - substanzbezogene Tremores (illegale Drogen und Toxine)
  - psychogener Tremor

sache („idiopathisch"). Sie unterteilen sich in eine „familiäre" und nicht-familiäre („sporadische") Form. Die selteneren „symptomatischen" oder „sekundären" Dystonien (s. **Tab. 1**) sind psychotherapeutisch in der Regel nicht so relevant, da sie zumeist ursächlich („kausal") behandelt werden können. Trotz relativ guter, symptomatischer Therapiemöglichkeiten der idiopathischen Formen mit Butolinum-Toxin, über welches an den präsynaptischen Membranen die Acetylcholinfreisetzung gehemmt und damit die cholinerge Übertragung zwischen Nerv und Muskel vorübergehend blockiert wird („lokale chemische Denervation"), gehören die Dystonien nach wie vor zu den chronischen Erkrankungen, welche zu lebenslangen, zuweilen schweren motorischen, emotionalen und sozialen Beeinträchtigungen führen. Die medizinische Behandlung wirkt nur wenige Wochen, dann kommt es zur Reinnervation kollateraler Muskelfasern („sprouting") und schließlich erlangt die ursprüngliche Nervenfaser ihre Funktion zurück, so dass die Behandlung nach ungefähr drei Monaten wiederholt werden muss. Zudem führen auch die sofortigen Behandlungseffekte bei den meisten Patienten nicht zur vollständigen Remission und bei etwa 5 % entwickelt sich allmählich eine Resistenz. Neuere Verfahren der „Tiefenhirnstimulation" können bei den Dystonien derzeit noch nicht abschließend beurteilt werden. Auch führen Verbesserungen des motorischen Status nicht zwangsläufig zu Besserungen des psychosozialen Anpassungszustandes (Müller, Kemmler, Wissel, Schneider, Voller, Grossmann, Diez, Homan, Wenning, Schnider & Poewe, 2002).

Zu den allgemeinen Kriterien der Dystonien gehören die unwillkürliche Tonussteigerung der betroffenen Muskulatur sowie die Kokontraktion des jeweils antagonistischen Muskels. Letztere ist auf eine Verminderung der reziproken Hemmung zurückzuführen. Die Zustandsbilder stellen sich entweder als „dystone Haltungsstörungen" oder „dystone Bewegungsanomalien" dar. Beeinträchtigt sind vor allem die langsamen

Tab. 2: Allgemeine Klassifikation der Dystonien (nach Fahn, 1988)

1. **nach dem Alter**
   - juvenil (bis 12. Lebensjahr)
   - adoleszent (bis 20. Lebensjahr)
   - adult
2. **nach der Ursache**
   - idiopathisch („sporadisch" oder „familiär")
   - symptomatisch
3. **nach der Symptomatik** (s. auch Tabelle 3)
   - fokal
   - segmental
   - multifokal
   - halbseitig
   - generalisiert

Bewegungsabläufe der Willkürmotorik. Bei emotionaler Aufregung, Aufmerksamkeitszuwendung und einer Fülle unterschiedlichster Sinnesreize verschlimmern sich die dystonen Symptome praktisch immer (Jahanshahi, 2000). Tiefe Entspannung oder Konzentration kann deren Ausprägung wiederum lindern. Auch eine Reihe – allerdings nur temporär wirksamer – motorischer Tricks und auch sensorischer Stimuli („geste antagonistique") können die Symptome kurzzeitig verbessern.

Je nachdem, welche der somatotopisch organisierten, zwischen Hirnrindenabschnitten und subcortikalen Arealen verlaufenden Funktionsschleifen betroffen sind, kommt es zu dystonen Störungen der unterschiedlichen Körperteile (s. **Tab. 2**). Wegen der Häufigkeit ihres Auftretens werden im Folgenden nur der Torticollis spasmodicus, der Schreibkrampf und der Blepharospasmus näher erläutert. Die anderen dystonen Erkrankungen sind so selten, dass sie in der Tabelle lediglich erwähnt werden.

Die primären Dystonien sind relativ häufig. Der zur Zeit besten epidemiologischen Studie zufolge kommen in Europa auf eine Million Einwohner mindestens 152 Patienten. Das entspräche – auf die deutsche Bevölkerung von ca. 80 Millionen Einwohnern hochgerechnet – der Zahl von 12 160 Erkrankten (ESDE, 2000). Ältere Angaben aus Großbritannien gehen mit einer Prävalenz von 296/Mio. und 23 680 Erkrankten von einer wesentlich höheren Rate aus (Marsden & Quinn, 1990). Mit Ausnahme des Schreibkrampfes gilt für die meisten Dystonien, dass Frauen offensichtlich häufiger betroffen sind (bis zu 1.92: 1; Soland, Bhatia & Marsden, 1996). Allerdings muss berücksichtigt werden, dass Frauen auch bei diesen Erkrankungen häufiger professionelle Behandlungen nachfragen. Eine genetische Mitverursachung wird zunehmend auch bei den Dystonien angenommen, allerdings geht man von einer sehr geringen Penetranz aus (Maniak, Sieberer, Hagenah, Klein & Vieregge, 2003).

3.1.1 Der Schiefhals (Torticollis spasmodicus)

Sind die Hals- und Nackenmuskeln von der Dystonie betroffen, spricht man von einem Torticollis spasmodicus. Mit einer angenommenen Inzidenz von 1,1 Personen auf 100 000 Einwohner (p. a. also ca. 900 Personen in Deutschland; Deuschl, 1989) und einer geschätzten Prävalenz von ungefähr 89 Erkrankten pro einer Million Einwohner (entspricht 7 120 Erkrankten; Marsden & Quinn, 1990) handelt es sich um die häufigste dystone Erkrankung. Andere Zahlen reichen von 5,9/100 000 (4 720 Erkrankte; Pekmezovic, Ivanovic, Svetel, Nalic, Smilijkovic et al., 2003) bzw. 57/Mio. (4 560 Erkrankte, ESDE, 2000). Für alle fokalen Dystonien werden oft mittlere Prävalenzen von 10,1/100 000 (8 080 Erkrankte; Castelon Konkiewitz, Trender-Gerhard, Kamm, Warner, Ben-Shlomo & Gasser et al., 2002) bzw. 117/Mio. ermittelt (9 360 Erkrankte; ESDE, 2000). Da diese Zahlen zumeist jedoch über die Butolinum-Behandlungszentren erhoben werden, andererseits jedoch immer noch viele Patienten nicht oder falsch behandelt werden, müssen die zitierten Raten als untere Schätzung angesehen werden.

Im typischen Fall dieser „fokalen Dystonie" dreht sich der Kopf auf eine Seite (z. B. nach rechts) und kippt gleichzeitig auf die kontralaterale Seite (z. B. auf die linke Schulter). Der Kopf kann aber auch nach vorn (Ante-) oder hinten (Retrocollis) fallen. Die Symptomatik kann fixiert sein, so dass der Betroffene den Kopf gar nicht oder nur mit äußerster Mühe in die Mittellinie bringen kann. Aber auch mobile Formen kommen vor, die zu einem völligen Verlust der Stützmotorik führen, so dass der Kopf ständig festgehalten werden muss. Betroffen sind von der pathologischen Innervation vor allem der vom XI. Hirnnerven, dem Nervus accessorius, versorgte Musculus sternocleidomastoideus („Kopfnicker"), der vom Brustbein (Sternum) zu dem hinter dem äußeren Gehörgang gelegenen „Processus mastoideus" zieht, sowie der große Musculus trapezius des Nackens und diverse der tiefergelegenen Halsmuskeln (u. a. der M. splenius capitis).

Die Krankheit bricht zwar in jedem Alter, bevorzugt jedoch zwischen dem 30. und 40. Lebensjahr aus. Der Anteil der Frauen liegt unter Umständen etwas über dem der Männer. Der natürliche Verlauf, welcher aufgrund der relativ guten Wirksamkeit heutiger „symptomatischer" Behandlungsformen kaum noch sichtbar wird, ist durch eine enorme Variabilität innerhalb der ersten fünf Jahre, eine Stabilisierung auf hohem Ausprägungsniveau innerhalb der folgenden fünf Jahre und eine ganz langsame Abnahme der Symptomintensität im Verlaufe des restlichen Lebens gekennzeichnet. Unbehandelt verschwindet die Erkrankung jedoch niemals vollständig. Remissionsphasen können zwar mehrere Jahre anhalten, jedoch tritt die Erkrankung praktisch immer wieder auf. In Bezug auf die medizinische Behandelbarkeit gilt der im allgemeinen Abschnitt zu den Dystonien berichtete Sachverhalt.

Die psychosoziale Belastung der Patienten ist trotz deutlicher Abschwächungen der Symptomatik infolge der Butolinum-Behandlung nach wie vor enorm und korreliert kaum mit dem messbaren Behinderungsgrad (Papathanasiou, MacDonald, Whurr & Jahanshahi, 2001; Ben-Shlomo, Camfield & Warner, 2002; Camfield, Ben-Shlomo & Warner, 2002). Über einen Zeitraum von fünf Jahren scheinen 75 % der Patienten sehr gut von dieser Behandlung zu profitieren, wohingegen die übrigen entweder keine befriedigenden Resultate zeigen, eine Resistenz entwickeln oder nicht tolerierbare Nebenwirkungen entwickeln (Jankovic, 2004). Die Fehlhaltung führt nicht selten zu sekundären Schmerzen und Skelettproblemen, sie stellt auch eine gravierende ästhetische Kränkung dar, führt bei zahlreichen Berufsausübungen zu erheblichen Einschränkungen (Computerarbeit!) und beeinträchtigt die zwischenmenschlichen Kontakte und sozialen Rollen („handicap"). Hinzu kommt, dass sich die Symptomatik bei jeder Form von Aufregung verschlimmert und wie ein Seismograph den augenblicklichen Anspannungszustand anzeigt. Entsprechend werden vor allem soziale Situationen zunehmend gemieden. Die Folgeprobleme sind erhebliche emotionale Beeinträchtigungen in Form sozialer Angst, Depressivität und Depression

(Ben-Shlomo et al., 2002; Gündel, Wolf, Xidara, Busch & Ceballos-Baumann, 2001; Moraru, Schnider, Wimmer, Wenzel, Birner, Griengl & Auff, 2002). Dieses geht wiederum mit einer stärkeren Anfälligkeit für psychosoziale Stressoren einher, so dass sich die Symptomatik über circulus vitiosus-Effekte schnell über das medizinisch verursachte Maß hinaus verschlimmert (Leplow & Paetow, 2003; Leplow, 2007a, b). Nach Scheidt, Rayki, Nickel, Heinen, Wissel und Poewe et al. (1998) empfanden sich in einer 256 Patienten umfassenden Befragung 84,6 % als „auffällig", knapp 80 % hatten ihre Freizeitaktivitäten eingeschränkt, 56 % sich sozial isoliert, knapp 20 % sich sogar von Freunden zurückgezogen und über 51 % gaben erhebliche Beeinträchtigungen am Arbeitsplatz an. Gesundheitspolitisch ist es auch von Bedeutung, dass immerhin 23,4 % dieser relativ jungen Patientengruppe bereits berentet waren.

Diese Beobachtungen konnten in einer gut kontrollierten Studie bestätigt werden (Gündel et al., 2001): Danach wurden 116 Torticollispatienten mit insgesamt 483 parallelisierten Kontrollpersonen anhand des *Strukturierten Klinischen Interviews* (*SKID*; Wittchen, Zaudig & Fydrich, 1997) verglichen. Bei 41,3 % der Patienten ergaben sich deutliche sozialphobische Tendenzen, die unabhängig von der Erkrankungsschwere waren. Prädiktiv war vor allem ein für depressive Störungen typisches Coping- und Attributionsmuster. Insgesamt war die Prävalenz für sozialphobische Tendenzen um das zehnfache, für affektive Störungen um das 2,4-fache und für die psychiatrische Lebenszeitprävalenz um das 2,6-fache erhöht. Diese Raten entsprechen gut einer ähnlich angelegten, mit 40 Teilnehmern sehr viel kleineren Studie, derzufolge Angstsyndrome bei 40 % und eine Major Depression bei 37,5 % der Patienten vorzufinden war (Moraru, Schnider, Wimmer, Wenzel, Birner, Griengl & Auff, 2002). Torticollispatienten weisen jedoch keine primären Persönlichkeitsveränderungen auf (u. a. Jahanshahi & Marsden, 1988a). Stattdessen stellen die emotionalen Veränderungen meistens eine Reaktion auf die Krankheit und ihre oft völlig unbeherrschbaren Symptomschwankungen dar. So wurde in zahlreichen Arbeiten der britischen Psychologin Jahanshahi herausgearbeitet, dass die erhöhten Depressivitätswerte der Torticollispatienten auf negative Affekte zurückzuführen sind, die aus der erheblichen ästhetischen Beeinträchtigung und den faktischen Problemen im Alltag resultieren (Jahanshahi & Marsden, 1988b; Jahanshahi, 1991, 2000). Die ältere Auffassung einer Einstufung als Konversionsstörung ist durch die genauere Kenntnis der Basalganglienphysiologie und -pathophysiologie inzwischen überholt (s. o.). Auch die leichten Berührungen der Gesichtshaut oder andere Hilfsgriffe, mit denen die Symptomatik gelegentlich für wenige Sekunden oder Minuten verbessert werden kann (sog. „geste antagonistique"), sind auf die Besonderheiten der über die Basalganglien vermittelten sensori-motorischen Integrationsleistung zu erklären.

3.1.2 Blepharospasmus

Beim Blepharospasmus handelt es sich um eine fokale Dystonie, bei der es zu einem intermittierenden und anhaltenden Schließen beider Augen kommt. Die bilateralen Kontraktionen der M. orbicularis oculi sind zumeist tonisch, gelegentlich auch klonischer Natur. Von den „psychogenen" Zuständen ist der dystone Blepharospasmus u. a. über charakteristischen Veränderungen des Blinkreflexes abgrenzbar. Beim Blepharospasmus liegt das durchschnittliche Ausbruchsalter deutlich über dem der anderen fokalen Dystonien. Die Prävalenz wird mit 3,1/100 000 geschätzt (2 480 Erkrankte in Deutschland; Castelon Konkiewitz et al., 2002). Sonst reichen die Raten von 1,9/100 000 (1 520 Erkrankte; Pekmezovic et al., 2003) über 16/Mio. bis zu 133/Mio. (1 280–10 640 Erkrankte; Defazio & Livrea, 2002). Eine Prävalenz von 36/Mio. scheint jedoch realistisch zu sein (2 880 Erkrankte; ESDE, 2000).

Liegt die relativ häufige Kombination aus Blepharospasmus und „oromandibulärer Dystonie" (dystone Kontraktionen mit Grimassieren von Kiefer und Mund) vor, wird von einem „Meige"- oder „Breughel-Syndrom" gesprochen. Das mittlere Ausbruchsalter des Meige-Syndroms liegt mit 52 Jahren (Sharma, Behari & Ahuja, 1996) etwas über dem der sonstigen fokalen und segmentalen Dystonien, wo der Manifestationsgipfel um das vierzigste Lebensjahr herum anzusetzen ist. Der Blepharospasmus führt über die Stigmatisierung nicht nur zum „handicap" sondern in erheblichem Maße auch zur echten Behinderung („disability"), da das phasische Verschließen der Augen bei vielen Alltagsfunktionen die Sicht beeinträchtigt und bis hin zur funktionellen Blindheit führen kann. Situationen mit visuellem Anforderungscharakter führen häufig zur Verschlechterung, Phasen konzentrierter Aufmerksamkeit vermutlich über den Ablenkungseffekt zur kurzzeitigen Abschwächung. Auch bei dieser Erkrankung wirken bestimmte „Tricks" wie das Anlegen des Fingers an der Schläfe oder das Gähnen. Auch hier ist zunächst die Butolinum-Therapie die Behandlung der Wahl.

3. 1.3 Schreibkrampf („writer's cramp")

Der Schreibkrampf zählt zu den „Beschäftigungsdystonien", die nur bei bestimmten Verrichtungen auftreten. So ist die Feinmotorik beim Schreibkrampf nicht generell gestört. Stattdessen treten die Verkrampfungen von Finger und Hand nur auf, wenn unter Anforderung zum Beispiel geschrieben oder musiziert beziehungsweise andere Aufgaben mit Leistungscharakter zu erledigen sind. Männer sind fast doppelt so häufig betroffen wie Frauen. Auszugehen ist von einer Prävalenz, die zwischen 1,9/100 000 (1 520 Erkrankte ind Deutschland; Pekmecovic, Ivanovic & Svetel et al., 2003), 14/Mio. (1 120 Erkrankte, ESDE, 2000) und 69/Mio. zu liegen scheint (5 520 Erkrankte; Marsden & Quinn, 1990). Die psychologische Funktionalität entspricht weitgehend der des Torticollis spasmodicus. Gelegentlich wird der „einfache Schreibkrampf", der nur bei Schreibaktivitäten (oder sehr ähnlichen Handlungen) vorkommt, vom „dystonen Schreibkrampf" unterschieden, bei welchem auch andere Handtätigkeiten beeinträchtigt sind und bei dem bereits zu Beginn des Aktivitätsversuches massive Verkrampfungen der Arm-Handmuskulatur vorliegen. Aufgrund der dystonen Bewegungscharakteristika werden heute auch andere „einfache Beschäftigungskrämpfe" – zum Beispiel bei Musikern – dann als fokale Dystonien aufgefasst, wenn nicht ein reines Überlastungssyndrom vorliegt. Auch bei diesen Dystonien führt die Butolium-Therapie häufig zu funktionellen Besserungen. Inzwischen ließ sich nachweisen, dass diese Verbesserungen mit entsprechenden Reorganisationsprozessen im primären motorischen Cortex einhergehen (Byrnes, Thickbroom & Wilson et al., 1998).

3.2 Tic-Störung

Tics können ein Symptom oder eine eigenständige Erkrankung sein. Tics sind plötzliche, schnelle, stereotype Durchbrüche von Bewegungs- oder Vokalisierungsimpulsen, die von Gewohnheitsbildungen („habits") abgegrenzt werden müssen. Letztere entstehen über einen Lernprozess und entwickeln sich graduell auf dem Wege von Automatisierungsprozessen („chaining"). Das Auftreten von Tics koinzidiert stark mit situativen und emotionalen Faktoren, insbesondere führt jede Form von Aufregung zur Exazerbation. Ablenkung und Ruhe können die Tics dagegen abschwächen. Auch wenn sie für kurze Zeit unterdrückbar sind, ist eine Beherrschung von Ticstörungen nur durch ein systematisches, auf einer genauen Verhaltensanalyse beruhendes habit-reversal-Training möglich (Azrin & Nunn, 1973; Azrin & Peterson, 1988; Woods & Miltenberger, 1995).

Die beiden diagnostischen Systeme DSM-IV und ICD-10 unterscheiden die vorübergehende Ticstörung[1] von chronischen motorischen oder vokalen Tics und von der Gilles de la Tourette-Störung. Alle Tics weisen eine erhebliche Variabilität in Auftreten und Verlauf auf. Sie treten fast jeden Tag, zumeist mehrmals, auf (oder über ein Jahr hinweg intermittierend). Die maximale Symptomfreiheit beträgt drei Monate. Die mit den Tics einhergehende Anspannung ist erheblich und kann zu massiven Beeinträchtigungen führen. Aber auch vor dem Durchbruch einzelner Tic-Salven lassen sich bei genauer Untersuchung ausgeprägte Spannungszunahmen nachweisen. Die Tics manifestieren sich erstmalig vor dem 18. Lebensjahr (die Tourette-Störung im Durchschnitt mit dem 7. Lebensjahr). Die Tourette-Störung beinhaltet stets auch einen vokalen Tic (Pfeifen, Schnalzen, Bellen etc.). Bei ca. 60 % der Betroffenen tritt die sogenannte „Koprolalie“ auf, bei der Worte aus dem Fäkal- und Sexualbereich unkontrollierbar ausgestoßen werden. Die motorischen Tics bestehen nicht nur in Blinzel- und Zuckungsreaktionen, sondern können in heftigsten Schleuder-, Stampf- oder Schlagbewegungen bestehen. Die Komorbidität mit der Zwangsstörung liegt bei 40 bis 60 Prozent. Ferner ist der Ausschluss symptomatischer Tics (d. h. auf andere medizinische Krankheitsfaktoren oder exogene Substanzen zurückführbare Tics) gefordert.

Die Prävalenz der Tourette-Störung liegt bei etwa 5/10 000 Personen. Das bedeutet, dass in Deutschland vom Kindes- bis zum Erwachsenenalter bis zu 40 000 Erkrankte leben. Allerdings weist die neuere Literatur darauf hin, dass die Prävalenz zum Erwachsenenalter hin deutlich abnimmt. Männer sind etwa viermal so häufig betroffen wie Frauen. Singuläre Tics sind zumindest im Kindesalter ausgesprochen häufig: Eines von fünf Kindern weist irgendwann im Verlauf der Kindheit einen vorübergehenden, „passageren“ Tic auf. In einer Studie an fast 1 800 französischen Jungen wurde sogar eine Rate von 50 % angegeben. Da umgekehrt bei circa 50 % der Tourette-Patienten anamnestisch ADHD-ähnliche Störungen identifiziert wurden, werden Aufmerksamkeits-, Zwangs-, Tic- und Tourette-Störungen oft in einer Ergänzungsreihe gesehen. Die Ursache der Tics ist unbekannt, allerdings weisen eineiige gegenüber zweieiigen Zwillingen eine Konkordanz von 77 % (gegenüber 22 %) auf. Der autosomal dominante Erbgang ist bei Frauen mit einer Penetranz von 70 %, bei Männern mit einer von fast 99 % für „irgendwelche Tics“ verbunden. Damit wären Tics extreme Zustände von normalerweise passageren Entwicklungsphasen. Eventuell ist an der Entstehung der Tic-Störungen ein einzelnes Gen auf dem Chromosom 3 beteiligt, welches die Entwicklung von Basalganglien und limbischen Regionen steuert, die unter Kontrolle der Geschlechtshormone stehen. Morphologisch wurden beim Tourette-Syndrom Volumenverminderungen des rechtsseitigen Nucleus caudatus und der linken Ventrikelabschnitte beobachtet.

3.3 Tremor

Psychotherapeuten haben oft mit einem sogenannten „essentiellen“ Tremor zu tun, welcher als eigenständige Erkrankung un-

1 Den Konventionen in Psychologie und Medizin folgend werden die primär als „psychische Störung“ klassifizierten Beschwerdebilder als „Störung“, alle anderen Zustandsbilder als „Erkrankung“ bezeichnet.

bekannter Ursache auftritt. In der Hälfte der Fälle tritt er familiär gehäuft auf. Er ist zehnmal häufiger als der Parkinsontremor, weist einen Erkrankungsgipfel vor dem 20. und einen nach dem 60. Lebensjahr auf. Mit einer Frequenz von bis zu 6 Hertz, bei externer Belastung von 6–8 Hz manifestiert er sich bilateral an beiden Händen, oft aber auch am Kopf („Ja"- oder „Nein"- Tremor). Wie die Dystonien nimmt er bei Aktivierung oder seelischer Erregung zu und nach Alkoholgenuss ab. In Ruhe tritt dieser nicht oder nur sehr langsam progrediente Tremor äußerst selten auf. Im Regelfall stellt er sich als Halte- und Aktionstremor dar (ggf. auch mit asymmetrischen Ausprägungen). Pathologisch scheint er auf eine Überempfindlichkeit beta-adrenerger Rezeptoren sowie eventuell auf Veränderungen im Striatum zurückzuführen zu sein. Oft wird er mit dem alkoholbedingten Tremor verwechselt (s. o., „Differentialdiagnosen"), der jedoch vor allem in morgendlichen Entziehungssituationen feinschlägig auftritt und sich auch in Ruhebedingungen zeigt.

Die Prävalenz des essentiellen Tremors liegt bei den über 65-Jährigen zwischen 1,5 % (Louis, Fried, Fitzpatrick, Longstreth & Newman, 2003) und 4,8 % (Benito-Leon, Bermejo-Pareja, Morales, Vega & Molina, 2003; Bergareche, De La Puente, Lopez De Munain, Sarasqueta, DeArce, Poza & Marti-Masso, 2001), bei den über 40-Jährigen bei 4,0 % (Dogu, Sevim, Camdeviren, Sasmaz, Bugdayci, Aral et al., 2003). In einer Gruppe von 76-Jährigen zeigten allerdings 23 % der Untersuchten sehr milde Formen eines essentiellen Tremors (Elble, 1998). Am häufigsten scheint sich ein essentieller Tremor am Kopf zu manifestieren. Frauen sind bis zu viermal häufiger betroffen (Louis, Ford & Frucht, 2003) und Weiße tragen offensichtlich ein fünffach erhöhtes Risiko (Louis, Fried et al., 2003). Ein genetischer Faktor wird durch die Studie von Louis, Ford, Frucht, Barnes, X-Tang und Ottman (2001) nahegelegt. So trat ein essentieller Tremor bei 22,5 % der Angehörigen ersten Grades von Tremorpatienten auf, wohingegen er nur bei 5,6 % der Angehörigen von Kontrollpersonen diagnostiziert wurde.

Klinisch relevante Tremorformen stellen oft pathologische Abweichungen des physiologischen Tremors dar. Diese 8–12 Hertz starke Oszillation geringgradiger Amplitude ist im Normalfall nur bei extremer Aufregung sichtbar. Die für normale Bewegungen unverzichtbare Grundoszillation findet im Erkrankungsfall durch die Enthemmung des zentralen Schrittmachers und die dadurch initiierte sympathische Aktivierung ihre besonderen Ausdrucksformen.

Auf jeden Fall ist die psychische Belastung durch eine Tremorerkrankung oft sehr ausgeprägt: Bei immerhin etwa einem Drittel der Patienten muss mit sozialphobischen Tendenzen klinisch relevanten Ausmaßes gerechnet werden (Schneider, Barnes, Albert & Louis, 2001). Ein psychotherapeutischer Ansatz, in dem unter Einschluss eines systematischen „habit reversal"-Trainings bei gegebener „disability" die Reduktion des „handicaps" erreicht wurde, findet sich bei Leplow und Ferstl (1999).

In der Neurologie treten Tremorformen häufig als Symptom einer komplexen Grunderkrankung unter anderem des Kleinhirns, der Rückenmarksbahnen oder der Basalganglien auf. Letztere sind zum Beispiel am 4–6 Hertz starken *Ruhetremor* des Parkinsonpatienten beteiligt, der sofort sistiert, wenn eine Willkürbewegung eingeleitet wird. Bei Entspannungsübungen kommt es bei Parkinson-Patienten deswegen zunächst zu einer deutlich sicht- und hörbaren Zunahme der Tremorstärke. Erst bei sehr tiefer Entspannung besonders der proximalen Extremitätenabschnitte bildet sich diese pathologische „Plus"-Symptomatik wieder zurück. Im höheren Lebensalter tritt ein Ruhetremor vor allem am Kopf und an der Gesichtsmuskulatur auch als *„seniler Tremor"* auf. In klassischen Einteilungen findet sich der *Aktionstremor,* der unter Ruhebedingungen sistiert und bei verschiedensten, nicht zielgerichteten Bewegungen auftritt. Beim sogenannten *Intentionstremor* handelt es sich um die problematische Bezeichnung eines Tremors (da nicht intentional), der bei Zielbewegungen auftritt und kurz vor der Zielerreichung seine größte Amplitude aufweist. Er ist ein typisches Symptom von Kleinhirnerkrankungen. Der *Haltetremor* kommt bei tonischer Innervation der Muskulatur vor und sistiert unter Entspannungsbedingungen. In neuerer Zeit ist die Differentialdiagnostik des Tremors weit fortgeschritten. Gute Übersichten finden sich hierzu bei Deuschl, Bain und Brin (1998), Deuschl, Wenzelburger und Raethjen (2000), Deuschl, Raethjen, Lindemann und Krack (2001) sowie Deuschl und Bergmann (2002).

Für Psychotherapeuten ist der sogenannte *psychogene Tremor* von besonderer Bedeutung. Mit dieser etwas problematischen Bezeichnung werden Oszillationen zumeist der distalen Extremitätenabschnitte (etwas seltener auch des Kopfes) bezeichnet, bei der eine – wie auch immer geartete psychische Auslösung und Steuerung vermutet wird. Abgesehen davon, dass die meisten „organischen" Tremorformen ebenfalls situationsabhängig durch psychische Faktoren stark moduliert werden, impliziert eine vorrangig psychische Steuerung eines körperlichen Geschehens natürlich nicht die Abwesenheit eine pathophysiologischen Substrates. Unabhängig von diesen grundsätzlichen Überlegungen sprechen die folgenden Kriterien für das wahrscheinliche Vorhandensein eines „psychogenen Tremors" (Deuschl et al., 2000; Deuschl, Köster, Lücking & Scheidt, 1989):

- Plötzlicher Beginn, oft in Zusammenhang mit belastenden Lebensereignissen,
- variabler Verlauf bei seltener Remission,
- Koaktivierung zunächst der Handgelenkmuskeln (bei Handtremor),
- Abwesenheit eines Fingertremors,
- Zunahme der Tremoramplitude bei physikalischer Belastung der entsprechenden Extremität.

Vor allem beim Handtremor wird die nur etwa 300 ms dauernde, der eigentlichen Tremoroszillation vorhergehende tonische Koaktivierung der Flexoren und Extensoren der Handgelenkmuskeln derzeit als wichtiges differentialdiagnostisches Kriterium angesehen. Ferner verschwindet er nicht selten bei starker Ablenkung und hat durchaus „Ausdruckscharakter". Dieser in der Neurologie häufig gebrauchte Begriff ist psychologisch im Sinne einer situativen und emotionalen Funktionalität zu verstehen. Da zudem stets auf die große Bedeutung anamnestisch eruierbarer „psychosomatischer Erkrankungen", „funktioneller Störungen" und häufiger Arztkonsultationen sowie komorbider Zustände von Depressivität und mangelnder Stressresistenz hingewiesen wird (Deuschl et al., 1998), sollte das problematische „Psychogenese"-Konzept besser durch die Diagnose einer „Dissoziativen Bewegungsstörung" (F44.4) oder das einer „Anderen Somatoformen Störung" (F45.8) ersetzt werden. Unabhängig von der syndromalen Einordnung werden bei unterschiedlichen Tremorformen derzeit Behandlungsversuche mit der Tiefenhirnstimulation durchgeführt.

4 Diagnostik

4.1 Syndromale, verhaltensorientierte und modifikationsbezogene Diagnostik

Jede psychologische Diagnostik beginnt mit der *syndromalen Einordnung* des Störungsbildes. Für die hier behandelten Störungen ist abzuklären (s. **Tab. 3**), ob

Tab. 3: Klassifikation der Dystonien nach Symptomatik (nach Fahn, 1988)

Fokale Dystonien	eine funktionelle Region:	Nacken Augenlider Arm Larynx	Torticollis Blepharospasmus Schreibkrampf spasmodische Dysphonie
Multifokale Dystonien	mindestens zwei nichtbenachbarte Regionen		
Segmentale Dystonien	benachbarte funktionelle Regionen:	cranial axial brachial crural	mind. zwei Abschnitte im Hals und im Nacken Nacken und Stamm Arm und axial oder beide Arme mit/ohne Nacken bzw. mit/ohne Rumpf Arm und Bein oder beide Beine mit/ohne Rumpf
Segmental-crurale Dystonie	mindestens eine weitere segmentale Dystonie		
Hemidystonie		ipsilateral	Arm und Bein
Generalisierte Dystonie		Extremitäten Rumpf Gesicht	

- (noch) eine Anpassungsstörung (F43.x; DSM 309.x) vorliegt;
- sich daraus eine eigenständige psychische Störung entwickelt hat (entsprechende Codierung plus ggf. die Z-Codes des ICD);
- eine sekundäre psychische Störung (bes. aus dem Bereich der Depessionen) als unmittelbare Folge der Pathologie des somatischen Substrates vorliegt (z. B. F06.32; DSM 293.83);
- psychische Störungen unabhängig komorbid vorliegen (entsprechende Kategorie);
- somato-psychische Interaktionen im Vordergrund stehen (F54; DSM 316);
- ein medikamenteninduziertes Symptom vorliegt (G21.x, G24.0, G25.x; DSM 333.x) oder ob
- es sich um eine substanzbezogene Störung handelt (F1x.3, DSM 291.xx, 292.xx, 304.xx, 305.xx).

Der Sonderfall, dass das Beschwerdebild symptomatischer Ausdruck einer neuronalen oder metabolischen Grunderkrankung ist (z. B. der Torticollis als Symptom einer Kupferspeicherkrankheit/Morbus Wilson), soll hier als zur Neurologie gehörendes Erkrankungsbild nicht berücksichtigt werden. Dagegen kommt es als Reaktion vor allem auf die ästhetischen Beeinträchtigungen sowie als Folge des rückzugsbedingten Verstärkerverlustes häufig zu *Anpassungsstörungen*. Diese Diagnose ist zu stellen, wenn sich im Verlauf der somatischen Erkrankung deutliche Hinweise auf koinzidente Veränderungen von medizinischem und psychischem Zustand ergeben. Anpassungsstörungen treten innerhalb eines Monats nach einem psychisch schwer belastenden Ereignis auf. Hierzu zählen auch körperliche Erkrankungen. In diesem Fall entfällt im DSM das Zeitkriterium einer maximal sechsmonatigen Dauer, wohingegen im ICD nur bei der „längeren depressiven Reaktion" ein maximal zweijähriger Zeitraum zulässig ist. Dauern die Anpassungsreaktionen an, ist im ICD die entsprechende psychische Störung über die zugehörige syndromale Diagnose zu kodieren und die psychosoziale Belastung über die „Z-Kodierung" zu ergänzen. Beispiele für diese Codierung sind:

- Probleme in Verbindung mit Berufstätigkeit und Arbeitslosigkeit (Z56x; V62.2)
- Anpassungsprobleme bei Veränderungen der Lebensumstände (Z60.0; V62.89)
- Soziale Zurückweisung und Ablehnung (Z60.4, Z63.8; V62.81)
- Probleme in der Beziehung zum (Ehe-) Partner (Z63.0; V61.1)
- Krankheiten des Nervensystems und der Sinnesorgane (Z86.6)

Steht bei Angst- und Unsicherheitszuständen die Bewertungsangst im Vordergrund und sind die Vermeidungstendenzen auf die Auswirkungen der jeweiligen neurologischen Erkrankung beschränkt, ist die Diagnose einer „Sozialen Phobie" *nicht* stellbar. Zumindest im DSM ist explizit ausgeschlossen, dass ein „medizinischer Krankheitsfaktor" das psychische Störungsbild dominiert. In einem solchen Fall sollte die ICD-Kategorie F54 oder die DSM-Kategorie 316 mit der Spezifikation der „psychischen Beschwerden" Verwendung finden (s. u.).

Im Rahmen von Anpassungsreaktionen auftretende emotionale Veränderungen entsprechen häufig nicht dem Vollbild einer psychischen Störung, sondern stellen sich in Form *psychischer Beschwerden* als Depressivität, Ängstlichkeit oder soziale Unsicherheit dar. Für die Diagnostik dieser Beschwerdebereiche sind die einschlägigen Skalen zu verwenden, wie sie zum Beispiel im CIPS-Skalenhandbuch von 2005 aufgeführt sind (Weyer, 2005; s. u.). Eine zufällige *Komorbidität* liegt dagegen mit großer Wahrscheinlichkeit vor, wenn sich aus der Anamnese deutliche Hinweise dafür ergeben, dass eine voll ausgebildete psychische Störung bereits lange vor Beginn der hier behandelten Erkrankungen vorlag. Schwierig abzugrenzen ist die zufällige Komorbidität von *sekundären psychischen Störungen*, die als direkte Begleiterscheinung der Neuropathologie nicht nur bei degenerativen Hirnerkrankungen (z. B. dem Morbus Parkinson) vorkommen. Wahrscheinlich ist eine solche „Aufgrund.....-Störung", wenn sie sich in den Jahren vor Beginn der medizinischen Erkrankung allmählich entwickelt hat, die Kriterien der psychischen Störung nicht voll erfüllt sind und sie untypische Manifestations- und Verlaufcharakteristika aufweist.

Häufiger und ausgesprochen typisch sind für Dystonien, Tics und Tremorformen dagegen die sogenannten *somato-psychischen Interaktionen*. Dabei führen psychische Störungen (z. B. Angst, Depression etc.), psychische Beschwerden wie Ängstlichkeit, Depressivität etc. oder andere aktivierende (bzw. deaktivierende) Emotionen zu situativen Veränderungen des klinisch-neurologischen Erscheinungsbildes (bei den Anpassungsstörungen sind dagegen die psychischen Veränderungen die *Folge* des neurologischen Zustandsbildes (s. o.). Im ICD gibt es hierfür nur die recht grobe Kategorie F54, die zusammen mit der jeweiligen somatischen Kodierung aus dem Abschnitt G) zu vergeben ist. Im DSM lassen sich über die Kategorie 316 („Psychologische Faktoren, die medizinische Krankheitsfaktoren beeinflussen") diesbezüglich genauere Spezifikationen angeben:

- psychische Störung (z. B. Depression)
- psychische Beschwerden (z. B. Depressivität)
- Persönlichkeitsmerkmale & Coping (z. B. Neigung zum dichotomen Denken)
- gesundheitsgefährdende Verhaltensweisen (z. B. Alkoholkonsum)
- Stressreaktionen (z. B. Psychophysiologische Aufschaukelungsprozesse)

Bei den „gesundheitsgefährdenden Verhaltensweisen“ ist beispielsweise zu berücksichtigen, dass sich die Dystonien und der essentielle Tremor unter Alkoholeinfluss zunächst bessern – und damit zuweilen langfristig ein weiteres Problem induzieren. *Differentialdiagnostisch* sind vor allem die Dystonien von den Konversionsstörungen und den somatoformen Störungen abzugrenzen (auf den „psychogenen Tremor“ wurde bereits in Abschnitt 3.3 eingegangen). So findet sich im ICD unter der Kategorie „andere somatoforme Störungen“ (F45.8) zwar der „psychogene Schiefhals“, die weitaus meisten Fälle des Torticollis sind jedoch idiopathischer Natur, haben als Grundlage eine Funktionsstörung der Basalganglien und lassen sich über die genaue Beobachtung der Merkmale der dystonen Bewegungsstörung erkennen (s. o.). Auch steht der Leidensdruck wegen der faktischen ästhetischen, funktionalen und sozialen Behinderungen in einem durchaus angemessenen Verhältnis zur körperlichen Grundlage und es fehlt das für Somatoforme Störungen typische „Rückversicherungsverhalten“. Darüber hinaus findet sich bei den Dystonien niemals die „belle indifference“ der Konversionstörungen, also eine eigentümliche emotionale Distanziertheit des Betroffenen von seinem somatischen Zustand. Bei Dystoniepatienten imponiert dagegen das gequälte Leiden, welches unabhängig von einer zwischenmenschlichen Funktionalität das Beschwerdebild dominiert. Entsprechend ergibt die Verhaltensanalyse bei diesen Patienten eindeutige Abhängigkeiten von einer Fülle auslösender Bedingungen, während operante Mechanismen, beispielsweise in Form unmittelbarer Zuwendung, bei den Dystonie-Patienten eine eher untergeordnete Rolle spielen. Diese Patienten tendieren dagegen aus Scham und Unsicherheit zur Vermeidung sozialer Interaktionen und verschärfen über den dadurch eintretenden Verstärkerverlust und das zunehmende soziale Übungsdefizit ihre somato-psychische Problemlage. Dagegen ist die Suggestibilität *kein* valides differentialdiagnostisches Kriterium. Sowohl Konversionsstörungen als auch Basalganglienerkrankungen (also auch die Dystonien) reagieren auf Suggestion. Der Wirkmechanismus liegt u. a. in der durch Vertrauen induzierten Spannungsreduktion und deren Auswirkung auf die besonderen Integrationsleistungen der basalganglienbezogenen Regelkreise (s. o.).

Abzugrenzen sind darüber hinaus sowohl substanz- als auch medikamenteninduzierte Syndrome. Insbesondere Tremorformen sind häufig im Zusammenhang mit Alkohol- und Drogenmissbrauch, vor allem in der Entzugsphase, anzutreffen. Dystone Syndrome sind wiederum eine häufige Begleiterscheinung neuroleptischer Therapie, die entweder unmittelbar nach dem Beginn der Behandlung, nach akuter Dosissteigerung oder nach dem Absetzen der Medikation auftreten und irreversibel sein kann. Ein medikamenteninduzierter Tremor, insbesondere der medikamentenabhängige Haltetremor, kann bei Gabe von Antidepressiva, Lithium oder beta-adrenergen Medikamenten auftreten. Auf jeden Fall lassen sich diese Syndrome über die Ätiologie abklären. Selbstverständlich muss schlüssig begründet werden, dass das in Frage stehende Störungsbild vor Einnahme der Substanz nicht vorgelegen hat und ohne diese auch nicht aufgetreten wäre (Achtung: zufällige Koinzidenz!). Im Regelfall sind diese Störungen jedoch gut über die Anamnese zu erkennen.

Die *Verhaltensdiagnostik* ist bei den hier behandelten Störungen von besonderer Bedeutung. Der Grund liegt in der Abhängigkeit der Beschwerdebilder von situativen und emotionalen Gegebenheiten, welche im Tagesverlauf nicht nur kurzzeitige Verschlechterungen, sondern auch situative Besserungen induzieren. Da diese „Exazerbationen“ und „Ameliorationen“ durch den psychophysiologischen Anspannungsgrad gesteuert werden, ist die O-Variable des SORCK-Modells gezielt zu beachten. Sie umfasst bei diesen Störungsbildern keinesfalls „alle zur Person gehörenden" Besonderheiten, sondern lediglich die auf eine einzelne, konkrete Situation wirkenden bio-physikalischen Einflussfaktoren (beispielsweise schwächt „prophylaktischer" Alkoholgenuss viele dystone und tremorbedingte Auffälligkeiten ab). Im Rahmen einer Verhaltensanalyse müssen also exemplarisch ausgewählte, sowohl typische als auch geringgradige sowie extrem starke Beschwerdebildausprägungen nach Maßgabe des SORCK-Modells beschrieben werden. Die Integration der einzelnen Analyseergebnisse führt üblicherweise zu einer Vielzahl auslösender und aufrechterhaltender Bedingungsfaktoren, in deren Zusammenwirken der jeweilige psychophysiologische Status (i. e., der O-Variable) *die* entscheidende modulierende Rolle spielt.

Zusätzlich kommt der Verwendung *klinischer Scores* eine wichtige Funktion für die Schweregradfeststellung zu. Über diese wird nicht nur die qualitative Ausdifferenzierung des motorischen Beschwerdebildes quantifiziert sondern zusätzlich auch die emotionale und psychosoziale Beeinträchtigung erfaßt. Diesbezüglich ist die WHO-Unterteilung von „pathology" (zugrundeliegender pathologischer Prozess), „impairment" (resultierende neuronale Schädigung), „disability" (Funktionsverlust) und „handicap" (psychosozialer Rollenverlust) von zentraler Bedeutung. So führt ein bestimmter Funktionsverlust nicht zwangsläufig zu einem Handicap und das Ausmaß des Handicaps steht – wie bei den hier behandelten Störungsbildern – oft in keinem eindeutigen Zusammenhang zum Ausmaß der neuronalen Schädigung (Papathanasiou et al., 2001; Ben-Shlomo et al., 2002; Camfield et al., 2002). Deshalb sollten von Psychologen zumindest die „disability" und das „handicap" auch über jeweils gesonderte klinische Scores quantifiziert werden. Beispielsweise stellen die Bewegungsanomalien der Dystonien das „impairment" dar (die Pathophysiologie der Basalganglien ist die „pathology"), die häufigen Behinderungen beim Essen, Schreiben und Arbeiten wären Beispiele für die „disability" und wenn es dadurch zum Verlust der sozialen Rollen in Beruf und sozialem Umfeld kommt, liegt zusätzlich ein „handicap" vor. Zu beachten ist dabei jedoch, dass viele Scores multidimensional sind und wegen der einfachen Addition qualitativ unterschiedlicher Bereiche nicht den in der Psychologie üblichen Standards in Bezug auf Reliabilität, Validität, Objektivität und Sensitivität entsprechen. Deswegen ist jede mittelwertbezogene Verarbeitung derartiger Scores auf jeden Fall unangemessen und kann zu deutlichen Fehlern in der diagnostischen Beurteilung zum Beispiel von Verlaufsdaten führen. Bei diesen Scores handelt es sich (fast immer) um rangdatenbasierte Angaben, und entsprechend müssen sie statistisch auch mit nonparametrischen Verfahren behandelt werden. Darüber hinaus sollte – wo immer möglich – nicht der meistens multidimensionale Gesamtscore, sondern die bereichsspezifischen Subscores Verwendung finden.

4.2 Beispiele für modifikationsorientierte, störungsbezogene Scores

Zur Quantifizierung der *Torticollisproblematik* hat sich vor allem der Score von Tsui et al. (1986) bewährt[2]. Über acht einfache Beurteilungen lässt sich Art, Ausmaß und Dauer der Bewegungsstörung mit guter Reliabilität erfassen. Die *Tsui-Skala* ist zur

2 Im Text werden stets die Originalarbeiten zitiert. Zur Erleichterung der praktischen Arbeit werden zumeist solche Skalen genannt, welche in dem gut zugänglichen Skalenhandbuch von Masur et al. (2000) abgedruckt sind.

Tab. 4: Einteilung der Diagnostik

1. syndromal
- ICD körperliche Erkrankung
- ICD und DSM psychische Störung

2. dimensional, u. a.
- Depressivität (z. B. PHQ-D, HAMD, MADRS, HADS-D)
- psychopathologische Belastung (z. B. SCL 90-R)
- somato-psychische Beschwerden (z. B. Bf-S, FBL-W)
- Quality of Life (z. B. CDQ-24; SF-36)

3. klinische Scores
- „impairment"
- „disability"
- „handicap"

4. Verhaltensdiagnostik
- des Leitsymptoms
- auslösender und aufrechterhaltender Faktoren
- physiologisch wirkender Organismus-Faktoren

Zeit das Standardinstrument bei der Begleitung der Botulinumtherapie. Umfassender sind dagegen die Rating-Skala nach Fahn (1988) und die *Toronto Western Spasmodic Torticollis Rating Scale* von Consky et al. (1990). Beide erfassen neben impairment-bezogenen Angaben der Bewegungsstörung differenziert die akzessorischen Symptome (Schmerzen, zusätzliche Bewegungsanomalien), deren Beeinflussungsfaktoren (z. B. Stehen, Gehen etc.) und lindernde Manöver („tricks"/geste antagonistique) sowie die „disability" in Bezug auf die Alltagsaktivitäten Hausarbeit, Lesen, Fernsehen, Schreiben, Gehen, Essen und Einschlafen. Die Skala von Consky ist noch ausführlicher. So erfordert sie genaue Zeitangaben und umfaßt Einstufungen, welche anhand eines standardisierten Videoprotokolls vorzunehmen sind.

Umfangreiche eigene Erfahrungen mit Videoaufzeichnungen haben ergeben, dass unter Standardbedingungen aufgezeichnete kurze „takes" von wenigen Minuten bei allen in diesem Kapitel vorgestellten Störungen eine hervorragende Möglichkeit der Schweregradeinstufung bieten. Für den Torticollis empfiehlt es sich, den Patienten zunächst eine aufrechte Sitzposition einnehmen zu lassen (Hocker ohne Lehnen) und ihn zu bitten, den Kopf so lange wie möglich in der „bestmöglichen Haltung" zu belassen. Dann sollte die en face-Haltung aufgenommen werden, welche sich ohne willkürlichen Beeinflussungsversuch von selbst erstellt. Diese Aufgabe kann unter Umständen sehr unangenehm und schmerzhaft sein, so dass sie sehr kurz erfolgen muss. Danach wird der Patient gebeten, eine möglichst optimale Kopfhaltung einzunehmen und für maximal ein bis zwei Minuten beizubehalten. Abschließend kann der Patienten gebeten werden, den Bereich der Kopfbeweglichkeit und die Wirksamkeit von Hilfsgesten zu demonstrieren. Bei Bedarf können diese Aufgaben im Profil wiederholt werden. Empfehlenswert ist auch ein hinter dem Patienten angebrachtes Koordinatensystem, so dass die Deviation der Kopfhaltung zumindest auf ordinaler Ebene angegeben werden kann.

Für den *Schreibkrampf* liegt eine zweidimensionale Skala von Wiesel et al. (1996) vor. Eine sehr genaue Einstufung der Bewegungsanomalien wird durch Ratings der Schreibgeschwindigkeit, die Latenz der

Schreibstörung und die Intensität eines gegebenenfalls vorhandenen Schreibtremors erfasst. Die Reliabilität wird als gut angegeben und da Korrelationsanalysen mit computerisierten Leitgeschwindigkeitsanalysen hoch waren, wird auch von einer guten Validität der Skala ausgegangen.

Der *Blepharospasmus* kann entweder sehr global mit einer sechsstufigen Ratingskala erfaßt werden, deren Pole die funktionelle Blindheit und die normale, unabhängige Lebensführung bezeichnen (Elston, 1990). Der Score von Fahn (1988) basiert dagegen auf zwei Skalen, nämlich einer impairment- und einer disability-Skala. Mit ersterer wird das Ausmaß des Blepharospasmus im Detail erfasst und mit letzterer werden die Beeinträchtigungen bei Alltagshandlungen quantifiziert. Zwar erlaubt das Verfahren die Bildung eines Gesamtscores, doch sollte darauf wegen der qualitativ gänzlich unterschiedlichen Aussagekraft der beiden Scores besser verzichtet werden.

Für die *Tic- und Tourette-Problematiken* sind zwei Skalen gut verfügbar. Das Verfahren von Hacherik et al. (1984) erfasst neben einer genauen Inventarisierung derzeitiger sowie aktuell nicht auftretender motorischer und vokaler Tics auch Schul- und Lernprobleme sowie Beeinträchtigungen des sozialen Funktionsniveaus. Beurteilt werden jeweils Frequenz, Intensität und Beeinträchtigungsgrad der unterschiedlichen Tics. Leckmann et al. (1989) haben dieses Verfahren weiter entwickelt und im Hinblick auf Reliabilität und Validität überprüft. Die bei der Tourette-Störung komorbid häufige Zwangsstörung muss natürlich mit den geeigneten Methoden (z. B. *SKID*, *Y-BOCS*) gesondert erfasst werden.

Die unterschiedlichen *Tremorformen* lassen sich heutzutage gut apparativ über kleine Bewegungsaufnehmer erfassen, die an der betroffenen Extremität befestigt werden und die Bewegung in den drei Raumdimensionen quantitativ erfassen können. Für den psychotherapeutischen Alltag sind apparative Verfahren einerseits zu aufwendig und mit ihrer sehr hohen Sensitivität auch nicht zweckmäßig. Besser ist dagegen die Verwendung der klinischen Ratingskala von Fahn (1988). Mit diesem Instrument wird über 22 Items nicht nur die Tremorstärke am jeweils betroffenen Organ sondern auch die „disability“ in Bezug auf das Schreiben, Zeichnen, Sprechen und andere feinmotorische Aktivitäten sowie bezüglich des Hygiene-, Bekleidungs- und Arbeitsverhaltens eingestuft. Der Einsatz dieser Skala ist nicht abhängig von der neurologischen Differentialdiagnose bezüglich einer bestimmten Tremorform.

4.3 Einstufungen zur Erfassung des handicaps

Die Einschätzung des „handicaps“ kann entweder direkt über die WHO-Handicap Scales oder eher indirekt über die Erfassung der „Activities of Daily Living“ (ADL) oder der „Quality of Life“ (QoL) erfolgen. Die WHO Skalen erfassen für die Bereiche „Orientation“, „Physical Independence“, „Mobility“, „Occupation“, „Social Integration“ und „Economic Self-Sufficiency“ auch wichtige Aspekte, welche für die hier in Frage stehenden Erkrankungen von Bedeutung sind. Die Beurteilungen erfolgen jeweils auf klar gestuften Ordinalskalen. Ein Beispiel für eine ADL-Skala, welche schwerpunktmäßig die sozialen Krankheits- und Behinderungsfolgen abbilden soll, ist zum Beispiel die *Modified self-report measure of social adjustment-Skala* (Weissmann & Bothwell, 1976). Mit ihr werden die Möglichkeiten zur Hausarbeit und aushäusigen Arbeit, zu Freizeitbeschäftigungen und gesellschaftlichen Aktivitäten sowie die Fähigkeiten der Rollenerfüllung im erweiterten Familienkreis, in der Ehe oder Partnerschaft und der Kinderbetreuung eingeschätzt. Mit ähnlicher Zielsetzung werden über die *Rand Social Health*

Battery (Donald, Ware, Brook & Davies-Avery, 1987) die sozialen Interaktionen im Selbstbericht erfasst.
Aus der Fülle der Lebensqualitätsfragebogen sei ebenfalls auf einige Beispiele aus dem Handbuch von Masur et al. (2000) verwiesen. Traditionell korrelieren diese Maße jedoch hoch mit den handicap-Skalen und mit Fragebogenwerten zur Depressivität. So empfehlen sich zur Erfassung dieses Konstruktes spezifische Maße, die definierte (Fehl-)Funktionen aus dem „disability"- und „handicap"-Bereich oder aus dem Spektrum psychischer Auffälligkeiten erfassen. Anders verhält es sich jedoch mit erkrankungsspezifischen Skalen der Lebensqualität. Ein derartiges, auf die spezifischen Bedürfnisse cervikaler Dystonie- und Blepharospasmus-Patienten ausgelegtes Instrument zur Erfassung der erlebten Stigmatisierung, des Wohlbefindens und Schmerzerlebens sowie der täglichen Aktivitäten und der Güte des sozialen und Familienlebens wurde von einer österreichischen Arbeitsgruppe vorgelegt (*CDQ-24*; Müller, Wissel, Kemmler, Voller et al., 2004). Ansonsten liegt mit dem SF-36 (Bullinger & Kirchberger, 1998) ein bewährtes Instrument zur gesundheitsbezogenen Lebensqualität vor.
Soll das affektive Zustandbild des Patienten abgebildet werden, sind viele der gängigen Depressionsskalen wegen der Überlappungen der sowohl psychischen als auch neurologischen Veränderungen indizierender Items oft ungeeignet. Relativ brauchbar ist dagegen der *Gesundheitsfragebogen für Patienten (PHQ-D)* mit einer besonders guten Validität in Bezug auf die Major Depression (Gräfe, Zipfel, Herzog & Löwe, 2004). Brauchbar sind auch die *Hamilton Fremdbeurteilungs-Skala* (*HAMD*; Hamilton, 2005) und die *Montgomery and Asberg Depression Rating Scale* (*MADRS-Fremdbeurteilung*; Montgomery & Asberg, 2005). Für die über 60-Jährigen liegt die *Geriatrische Depressionsskala (GDS)* von Gauggel und Birkner (1999) vor. Wegen wechselnder Antwortrichtungen nur bedingt geeignet ist die *Hospital Anxiety and Depression Scale* (*HADS-D*; Herrmann & Buss, 1995). Die Emotionalität lässt sich relativ gut auf den fünf Stimmungsdimensionen der deutschsprachigen Version des *Profile of Moods Scale* (*POMS*; Albani, Gunzelmann, Schmutzer, Grulke, Bailer, Blaser et al., 2005), die Ängstlichkeit mit dem *State Trait Anxiety Inventory* (*STAI*; Spielberger et al., 2005) und die somato-psychische Befindlichkeit mit der *Befindlichkeitsskala* (*Bf-S*; v. Zerssen, 2005) erfassen. Einen guten Überblick über den Wert gängiger Depressionsskalen findet sich bei Schrag et al. (2007).

5 Modellbildung

Die in diesem Abschnitt beschriebenen Symptome der Dystonien, der Tic-Störungen und des Tremors unterliegen in ihren klinischen Ausprägungen vergleichbaren Mechanismen. So finden sich in der Verhaltensanalyse stets kurzfristige Verschlechterungen, welche auf externale oder internale Auslöser zurückzuführen sind. Dieses sind sehr häufig Problemsituationen mit motorischer Anforderung, wie sie beispielsweise bei feinmotorischen Aufgaben, längeren Ruhigstellungen oder komplexen motorischen Sequenzen, insbesondere bei Abwesenheit salienter externaler cues, auftreten. Aber auch internale Auslöser in Form dysfunktionaler Vorstellungen über die Bewertungen durch andere führen regelgerecht zu Exazerbationen. Derartige Verschlechterungen finden sich typischerweise in sozialen Situationen mit Mittelpunktcharakter. Im Verlauf der Lerngeschichte erhalten derartige in komplexen Situationen enthaltene externale (S_{extern}) und internale (S_{intern}) Stimuli Hinweischarakter für das Auftreten möglicherweise unangenehmer Konsequenzen und werden damit zu diskriminativen Stimuli im Sinne von S^{Δ}-Stimuli. Entsprechend wird auf die befürchtete „Bestrafung“ mit der Unterlassung („passiver Vermeidung“) reagiert. Ist das nicht möglich, wird die kritische Situation – oft gesteuert durch diskriminative Stimuli (S^{D}) – umgangen („aktive Vermeidung“) oder vorzeitig beendigt („Flucht“).

Damit stellt sich die klinische Symptomatik dramatischer dar, als sie es aufgrund der Neuropathologie „an sich“ sein müsste. Allerdings sind genau die bei den genannten Erkrankungen betroffenen, zwischen dem präfrontalen Cortex und den Basalganglien verlaufenden neuronalen Schaltkreise unter anderem auch für komplexe Aufmerksamkeitsprozesse verantwortlich, über welche die Integration sensorischer und motorischer Abläufe geleistet wird. Auf diese Weise wird verständlich, dass sich unterschiedlichste externale und internale Situationsbedingungen direkt auf das neurologische Erscheinungsbild auswirken und damit die neuronale Basis für weitreichende psychologische Lernprozesse bilden. Dementsprechend müssen auch alle den Organismus beeinflussenden Zustände, wie der allgemeine Anstrengungsgrad oder das Ausmaß der Zufuhr exogener Substanzen (z. B. der Ernährungsstatus, legale Drogen, Genussgifte etc.), en detail erfasst werden (s. „Organismusvariable“).

Auf der Reaktionsseite kommt es bei der jeweiligen Symptomatik zur Verschlechterung der neurologisch bekannten Symptome ($R_{physiologisch}$). Wesentlich sind dabei jedoch die kognitiven Bestandteile der Reaktion ($R_{kognitiv}$). Diese stellen sich bei den hier behandelten Erkrankungen praktisch immer in Form selbstwertschädiger Gedanken dar (z. B. „bestimmt denken alle, dass...“). Gefühle des Ausgeliefertseins sowie Ungeduld und Ärger verschlimmern nicht nur das subjektive Erleben, sondern wirken sich über den damit verbundenen unspezifischen Anstieg des Erregungsniveaus wiederum unmittelbar symptomverschlechternd aus. Auf der Verhaltensebene ($R_{behavioral}$) finden sich bei solchen Zuständen normalerweise Versuche der unmittelbaren Symptomkontrolle (z. B. Festhalten des hyperaktiven Körperteils). Da solche Maßnahmen praktisch nie zum gewünschten Erfolg führen, versuchen die Betroffenen ihre neurologische Symptomatik durch Verstecken unsichtbar zu machen. Üblicherweise lernen die Patienten dann schnell, die mit diesen Problemsituationen assoziierten Symptomverschlechterungen durch Beenden oder Vermeiden der entsprechenden Situation gar nicht erst aufkommen zu lassen. Ähnlich wie beim Lernen phobischer Reaktionen setzt durch das Vermeidungslernen jetzt eine Reizgeneralisierung ein, welche sich auf eine zunehmende Zahl „kritischer“ Situationen bezieht. Nachgewiesen wurde diese Verhaltenstendenz an einer größeren Stichprobe von Patienten mit essentiellem Tremor, bei denen eine signifikant erhöhte Neigung zur „harm avoidance“ festgestellt werden konnte (Chatterjee, Jurewicz, Applegate & Louis, 2004).

Die intraaktionellen Folgen bestehen dann in der zwar unmittelbaren Reduktion von Angst, Scham und Unsicherheit („negative Verstärkung“), führen unmittelbar darauf jedoch zu vermehrt kritischer Selbstbeobachtung und Niedergeschlagenheit. Mittelfristig führt das Vermeiden vor allem sozialer Situationen zur Vereinsamung und Verstärkerverlust, wodurch depressive Haltungen begünstigt und die Kompetenz im Umgang mit schwierigen sozialen Situationen weiter beeinträchtigt wird. Da unangenehme Befürchtungen auf diese Weise permanent bestätigt werden, ist ein circulus vitiosus-Zusammenhang hergestellt, über welchen sich die Symptome der neurologischen Grunderkrankung durch dysfunktionale kognitive und behaviorale Reaktionen sehr viel stärker ausbilden, als es aufgrund der Neuropathologie vorgegeben ist.

Beim „psychogenen Tremor" muss zunächst die Differentialdiagnose einer „vorgetäuschten Störung" oder der „Simulation" (ggf. im Sinne des „mallingering") abgeklärt werden. Wurde dieser Tremor dann psychologisch korrekt klassifiziert (s. Abschnitt 3.3), müssen zu seiner Verfestigung nicht zwingend operante Mechanismen vorliegen. Oft kann statt dessen auch von willentlich kaum noch zu durchbrechenden, verselbständigten Automatismen ausgegangen werden, deren Ausprägung gleichwohl durch die in diesem Abschnitt genannten Faktoren modulierbar ist.

6 Beziehungsgestaltung und Perspektive

Die beschriebenen psychischen Belastungsfaktoren bringen es bei Dystonie-, Tic- und Tremorpatienten mit sich, dass sie einen enorm hohen Leidensdruck aufweisen, der, verbunden mit diversen Erfahrungen erfolgloser Therapieversuche bei mehr oder minder kompetenten Behandlern, zu einer verzweifelten, mitunter unterschwellig aggressiven Grundhaltung führt. Diese Haltung äußert sich nicht selten in einem deutlichen Widerstand gegenüber psychologisch-funktionellen Beschreibungs- und Interventionsansätzen. Hinzu kommt, dass Psychotherapeuten bei diesen neurologischen Erkrankungen stets mit der vollen Wucht der Symptome konfrontiert werden. Anders als beispielsweise bei phobischen Störungen ist die Therapiestunde nicht nur durch den „Bericht über ...." sondern zusätzlich durch die unmittelbar teilnehmende Beobachtung des Krankheitsgeschehens gekennzeichnet. Hinzu kommt, dass die Symptome oft wenig ästhetisch sind, und die verbale Kommunikation für die Betroffenen durch die Begleitumstände der Erkrankung (zum Beispiel bei einem nach hinten gezogenen Kopf) häufig real schwer beeinträchtigt ist.

Alles in allem ist bei der Psychotherapie derartiger Erkrankungen ein besonderes Maß an Einfühlungsvermögen gefordert, mit dessen Hilfe man sich analog zur professionellen Interaktion der ärztlichen Kollegen über den neurologischen Status „quasi hinwegsetzen" muss. Darüber hinaus ist es für einen erfolgreichen Beziehungsaufbau unverzichtbar, genaue Kenntnisse über die zugrundeliegenden neurologischen und hirnphysiologischen Grundlagen zu besitzen. Im Zeitalter des Internet sind die Patienten oft recht gut formal informiert und beurteilen ihre Therapeuten nach deren Hintergrundwissen.

Trotz dieser aufgezählten Schwierigkeiten soll aber betont werden, dass die Standardmethoden der Verhaltenstherapie in der Psychotherapie von Dystonien, Tic-Störungen und Tremor-Erkrankungen oft zu sehr befriedigenden Ergebnissen führen. Gerade diese Patienten profitieren sehr von einer klaren Struktur, der genauen Zielorientierung und der zeitlich engen Festsetzung der Therapieschritte. Inhaltlich fokussiert die Intervention auf die Fähigkeit, die für Außenstehende oft erschreckenden Symptome der Erkrankung adäquat kommunizieren zu können, den Einsatz körperbezogener Selbstregulationstechniken und den Abbau von Scham, Unsicherheit und Vermeidungsverhalten (am Beispiel des Parkinson: Leplow, 2007a,b).

In Deutschland sind vermutlich weit über 12 000 Menschen von einer Dystonie betroffen, über 40 000 Personen leiden an einer Tourette-Störung und für mindestens drei Millionen Personen über 40 Jahre wird von einem essentiellen Tremor ausgegangen. Selbst wenn bei weitem nicht bei allen Patienten eine Psychotherapie indiziert ist, so liegen die Raten der notwendigen Indikationen deutlich über dem, was derzeit von psychotherapeutischer Seite geleistet wird. Da gezielte psychotherapeutische Interventionen jedoch in ganz erheblichem

Maße dazu beitragen, die Entwicklung von der „disability“ zum „handicap“ zu verhindern und die medizinische Behandlung in großem Ausmaß zu unterstützen in der Lage sind, sollen die genannten Schwierigkeiten als fachliche Herausforderung verstanden werden, auch diesen Patientenkreis von der Wirksamkeit der bewährten psychotherapeutischen Maßnahmen profitieren zu lassen. Und ist der anfängliche Widerstand gegen psychologische Interventionen und Modellbildungen erst einmal überwunden, erweist sich die Psychotherapie bei den hier geschilderten Störungs- und Erkrankungsbildern für alle Beteiligten als ein ausgesprochen dankbares Arbeitsfeld.

Literatur

Albani, C., Gunzelmann, T., Schmutzer, G., Grulke, N., Bailer, H., Blaser, G., Geyer, M. & Brähler, E. (2005). Die emotionale Befindlichkeit älterer Menschen – Normierung der Profile of Mood States für über 60-Jährige. *Zeitschrift für Gerontologie und Geriatrie, 38,* 431–449. (Items in: Collegium Internationale Psychiatriae Scalarum [CIPS] (1981). Weinheim: Beltz Test.)

Azrin, N. H. & Nunn, R. G. (1973). Habit reversal: A method for elimination of nervous habits and tics. *Behavior Research and Therapy, 11,* 619–628.

Azrin, N. H. & Peterson, A. L. (1988). Habit reversal for the treatment of Tourette Syndrome. *Behavior Research and Therapy, 26,* 347–351.

Ben-Shlomo, Y., Camfield, L. & Warner, T. (2002). ESDE collaborative group. What are the determinants of quality of life in people with cervical dystonia? *Journal of Neurology, Neurosurgery and Psychiatry, 72,* 608–614.

Benito-Leon, J., Bermejo-Pareja, F., Morales, J. M., Vega, S. & Molina, J. A. (2003). Prevalence of essential tremor in three elderly populations of central Spain. *Movement Disorders, 18,* 389–394.

Bergareche, A., De La Puente, E., Lopez De Munain, A., Sarasqueta, C., DeArce, A., Poza, J. J. & Marti-Masso, J. F. (2001). Prevalence of essential tremor: A door-to-door survey in Bidasoa, Spain. *Neuroepidemiology, 20,* 125–128.

Bullinger, M. & Kirchberger, I. (1998). *Der SF-36 – Fragebogen zum Gesundheitszustand.* Göttingen: Hogrefe.

Byrnes, M. L., Thickbroom, G. W., Wilson, S. A., Sacco, P., Shipman, J. M., Stell, R. & Mastaglia, F. L. (1998). The corticomotor representation of upper limb muscles in writer's cramp following botulinum toxin injections. *Brain, 121,* 977–988.

Camfield, L., Ben-Shlomo, Y. & Warner, T. (2002). Impact of cervical dystonia on quality of life. *Movement Disorders, 17,* 838–841.

Castelon Konkiewitz, E., Trender-Gerhard, I., Kamm, C., Warner, T., Ben-Shlomo, Y., Gasser, T., Conrad, B. & Ceballos-Baumann, A. O. (2002). Service-based survey of dystonia in Munich. *Neuroepidemiology, 21,* 202–206.

Ceballos-Baumann, A. & Gündel, H. (2006). Psychosomatik neurologischer Leitsymptome. In P. Henningsen, H. Gündel & A. Ceballos-Baumann (Hrsg.), *Neuro-Psychosomatik.* Stuttgart: Schattauer.

Chaterjee, A., Jurewicz, E. C., Applegate, L. M. & Louis, E. D. (2004). Personality in essential tremor: Further evidence of non-motor manifestations of the disease. *Journal of Neurology, Neurosurgery, and Psychiatry, 75,* 958–961.

Conrad, B. & Ceballos-Bauman, A. O. (1996). *Bewegungsstörungen in der Neurologie.* Stuttgart: Thieme.

Defazio, G. & Livrea, P. (2002). Epidemiology of primary blepharospasm. *Movement Disorders, 17,* 7–12.

Deuschl, G. (1989). Der idiopathische Torticollis spasmodicus: Eine fokale Dystonie. *Der Nervenarzt, 60,* 377–385.

Deuschl, G., Bain, P. Brin, M. & an Ad Hoc Scientific Committee (1998). Consensus statement of the Movement Disorder Society on tremor. *Movement Disorders, 13* (Suppl. 3), 2–23.

Deuschl, G., Köster, B., Lücking, C. H. & Scheidt, C. (1989). Diagnostic and pathophysiological aspects of psychogenic tremors. *Movement Disorders, 13,* 294–302.

Deuschl, G., Wenzelburger R. & Raethjen, J. (2000). Tremor. *Current Opinion in Neurology, 13,* 437–443.

Deuschl, G., Raethjen, J., Lindemann, M. & Krack, P. (2001). The pathophysiology of tremor. *Muscle & Nerve, 24,* 716–735.

Deuschl, G. & Bergmann, H. (2002). Pathophysiology of nonparkinsonian tremor. *Movement Disorders, 17* (Suppl. 3), S41-S48.

Dogu, O., Sevim, S., Camdeviren, H., Sasmaz, T., Bugdayci, R., Aral, M., Kaleagasi, H., Un, S. & Louis, E. D. (2003). Prevalence of essential tremor: Door-to-door neurologic exams in mersin Province, Turkey. *Neurology, 61,* 1804–1806.

Elble, R. J. (1998). Tremor in ostensibly normal elderly people. *Movement Disorders, 13,* 457–464.

ESDE, Epidemiological Study of Dystonia in Europe (2000). A prevalence study of primary dystonia in eight European countries. *Journal of Neurology, 247,* 787–792.

Fahn, S. (1988). Concept and classification of Dystonie. Dystonia 2. In S. Fahn, C. D. Marsden & D. B. Calne (Eds.), *Advances of neurology* (Vol. 50, pp. 1–8). New York: Raven Press.

Gauggel, S. & Birkner, B. (1999). Validität und Reliabilität einer deutschen Version der Geriatrischen Depressionsskala (GDS). *Zeitschrift für Klinische Psychologie, 28,* 18–27.

Gräfe, K., Zipfel, S., Herzog, W. & Löwe, B. (2004). Screening psychischer Störungen mit dem „Gesundheitsfragebogen für Patienten (PHQ-D)". *Diagnostica, 50,* 171–181.

Gündel, H., Wolf, A., Xidara, V., Busch, V. & Ceballos-Baumann, A.-O. (2001). Social phobia in spasmodic torticollis. *Journal of Neurology, Neurosurgery and Psychiatry, 71,* 499–504.

Hamilton, M. H. (2005). Hamilton Depression Scale. In G. Weyer (Hrsg.), *Collegium Internationale Psychiatriae Scalarum [CIPS]* (5. Aufl., S. 261–270). Göttingen: Beltz Test.

Herrmann, C. & Buss, U. (1995). *Hospital anxiety and depression scale: Deutsche Version (HADS-D).* Bern: Huber.

Jahanshahi, M. (1991). Psychosocial factors and depression in torticollis. *Psychosomatic Research, 35,* 493–507.

Jahanshahi, M. (2000). Factors that ameliorate or aggravate spasmodic torticollis. *Journal of Neurology, Neurosurgery, and Psychiatry, 68,* 227–229.

Jahanshahi, M. & Marsden, C. D. (1988a). Personality in torticollis: A controlled study. *Psychological Medicine, 18,* 375–387.

Jahanshahi, M. & Marsden, C. D. (1988b). Depression in torticollis: A controlled study. *Psychological Medicine, 18,* 925–933.

Jankovic, J. (2004). Botulinum toxin in clinical practice. *Journal of Neurology, Neurosurgery and Psychiatry, 75,* 951–957.

Leplow, B. (2007a). *Parkinson.* Göttingen: Hogrefe.

Leplow, B. (2007b). *Ratgeber Parkinson.* Göttingen: Hogrefe.

Leplow, B. (2008). Verhaltensmedizin der Basalganglienerkrankungen. In A. v. Leupoldt & T. Ritz (Hrsg.), *Verhaltensmedizin.* Berlin: Springer, im Druck.

Leplow, B. & Ferstl, R. (1999). Psychophysiologische Störung. In H. Reinecker (Hrsg.), *Fallbuch der Klinischen Psychologie* (2. Aufl., S. 325–342). Göttingen: Hogrefe.

Leplow, B. & Paetow, K. (2002). Psychotherapie in der Neurologie. In B. Strauß & E. Brähler (Hrsg.), *Medizinische Psychologie chronischer Krankheiten. Jahrbuch der Medizinischen Psychologie* (S. 212–230). Göttingen: Hogrefe.

Leplow, B. & Paetow, K. (2003). Neurologische Erkrankungen. In U. Ehlert (Hrsg.), *Lehrbuch der Verhaltensmedizin* (S. 571–602). Berlin: Springer.

Louis, E. D., Ford, B. & Frucht, S. (2003). Factors associated with increased risk of head tremor in essential tremor: A community-based study in northern Manhattan. *Movement Disorders, 18,* 432–436.

Louis, E. D., Ford, B., Frucht, S., Barnes, L. F., X-Tang, M. & Ottman, R. (2001). Risk of tremor and impairment from tremor in relatives of patients with essential tremor: A community-based family study. *Annals of Neurology, 49,* 761–769.

Louis, E. D., Fried, L. D:, Fitzpatrick, A. D., Longstreth, W. T. & Newman, A. B. (2003). Regional and racial differences in the prevalence of physician-diagnosed essential tremor in the United States. *Movement Disorders, 18,* 1035–1040.

Maniak, S., Sieberer, M., Hagenah, J., Klein, C. & Vieregge, P. (2003). Focal and segmental primary dystonia in north-western Germany – A clinic-genetic study. *Acta Neurologica Scandinavica, 107,* 228–232.

Marsden C. D. & Quinn, N. P. (1990). The dystonias. *British Medical Journal, 300,* 139–144.

Masur, H., Papke, K., Althoff, S. & Oberwittler, C. (2000). *Skalen und Scores in der Neurologie. Quantifizierung neurologischer Defizite in Forschung und Praxis.* Stuttgart: Thieme.

Montgomery, S. A. & Asberg, M. (2005). Montgomery Asberg depression Scale. In G. Weyer Collegium Internationale Psychiatriae Scalarum (CIPS; Hrsg.) (5. Aufl., S. 271–278). Göttingen: Beltz Test.

Moraru, E., Schnider, P., Wimmer, A., Wenzel, T., Birner, P., Griengl, H. & Auff, E. (2002). Relation between depression and anxiety in dystonic patients: Implications for clinical management. *Depression and Anxiety, 16,* 100–113.

Müller, J., Kemmler, G., Wissel, J., Schneider, A., Voller, B., Grossmann, J., Diez, J., Homan, N., Wenning, G. K., Schnider, P. & Poewe, W. (2002). The impact of blepharospasm and cervical dystonia on health related quality of life and depression. *Journal of Neurology, 249,* 842–846.

Müller, J., Wissel, J., Kemmler, G., Voller, B., Bodner, T., Schneider, A., Wenning, G. K. & Poewe, W. (2004). Caniocervical dystonia questionnaire (CDQ-24): Development and validation of a disease-specific quality of life instrument. *Journal of Neurology, Neurosurgery, and Psychiatry, 75,* 749–753.

Papathanasiou, I., MacDonald, L., Whurr, R. & Jahanshahi, M. (2001). Perceived stigma in Spasmodic Torticollis. *Movement Disorders, 16,* 280–285.

Paetow, K. & Leplow, B. (2003). Verhaltenstherapie neurologischer Erkrankungen. In E. Leibing, W. Hiller & S. K. D. Sulz (Hrsg.), *Lehrbuch der Psychotherapie* (Bd. 3, S. 369–380). Göttingen: Hogrefe.

Pekmezovic, T., Ivanovic, N., Svetel, M., Nalic, D., Smilijkovic, T., Raicevic, R., & Kostic, V. S. (2003). *Movement Disorders, 18,* 1389–1392.

Scheidt, C. E., Rayki, O., Nickel, T., Heinen, F., Wissel, J., Poewe, W., Benecke, R., Arnold, G., Oertel, W., Dengler, R. & Deuschl, G. (1998). Psychosomatic aspects of idiopathic spasmodic torticollis. Results of a multicenter study. *Psychotherapy, Psychosomatic Medicine and Medical Psychology, 48,* 1–12.

Schneider, F. R., Barnes, L. F., Albert, S. M. & Louis, E. D. (2001).Characteristics of social phobia among persons with essential tremor. *Journal of Clinical Psychiatry, 62,* 367–372.

Schrag, A., Barone, P., Brown, R. G. Leentjes, A. F. G., McDonald, W. M., Starkstein, S., Weintraub, D., Poewe, W., Rascol, O., Sampaio, C., Stebbins, G. T. & Goetz, C. G. (2007). Depression Rating Scales in Parkinson's Disease: Critique and recommendations. *Movement Disorders, 22,* 1077–1092.

Sharma, A. K., Behari, M. & Ahuja, G. K. (1996). Clinical and demographic features of Meige's syndrome. *Journal of the Association of Physicians in India, 44,* 645–647.

Soland, V. L., Bhatia, K. P. & Marsden, C. D. (1996). Sex prevalence of focal dystonia. *Journal of Neurology, Neurosurgery, and Psychiatry, 60,* 204–205.

Spielberger, C. D., Gorsuch, R. L. & Lushae, R. E. (2005). State-Trait-Anxiety Inventory. In G. Weyer (Hrsg.), *Collegium Internationale Psychiatriae Scalarum [CIPS]* (5. Aufl., S. 315–321). Göttingen: Beltz Test.

von Zerssen, D. (2005). Die Befindlichkeitsskala Bf-S. In G. Weyer (Hrsg.), *Collegium Internationale Psychiatriae Scalarum [CIPS]* (5. Aufl., S. 3–10). Göttingen: Beltz Test.

Weyer, G. (Hrsg.) (2005). *Collegium Internationale Psychiatriae Scalarum [CIPS]* (5. Aufl., S. 315–321). Göttingen: Beltz Test.

Wittchen, U., Zaudig, M. & Fydrich, T. (1997). *Strukturiertes Klinisches Interview für DSM IV (SKID I und SKID II).* Göttingen: Hogrefe.

Woods, D. W. & Miltenberger, R. G. (1995). Habit reversal: A review of applications and variations. *Journal of Behavior Therapy and Experimental Psychiatry, 26,* 123–131.

37 Forensisch-psychologische Diagnostik

Renate Volbert und Klaus-Peter Dahle

1 Verfahrensrechtliche Grundlagen forensischer Sachverständigentätigkeit
2 Beurteilung der Glaubhaftigkeit von Aussagen
3 Fallbeispiel 1
3.1 Ausgangslage
3.2 Untersuchungsergebnisse
3.3 Zusammenfassende Beurteilung
3.4 Rechtlicher Abschluss
4 Schuldfähigkeit und Entwicklungsreife
5 Fallbeispiel 2
5.1 Ausgangslage
5.2 Untersuchungsergebnisse
5.3 Zusammenfassende Bewertung
5.4 Rechtlicher Abschluss
6 Rückfall- und Gefährlichkeitsprognose
Literatur

1 Verfahrensrechtliche Grundlagen forensischer Sachverständigentätigkeit

Forensisch-psychologische Diagnostik bezeichnet die Anwendung psychologischer Diagnostik zur Vorbereitung von rechtlichen Entscheidungen. Fragestellungen umfassen beispielsweise die Beurteilung der Glaubhaftigkeit von Aussagen, der Schuldfähigkeit eines Angeklagten oder die prognostische Einschätzung der weiteren Gefährlichkeit oder Rückfälligkeit eines bereits verurteilten Straftäters.

Ein forensischer Sachverständiger soll aufgrund seiner besonderen Sachkunde die Sachaufklärung von Gerichten unterstützen und befindet sich in der Rolle eines „Gehilfen“ des Gerichts. Gutachtenaufträge können sich auf die Übermittlung von Erfahrensgrundsätzen der psychologischen Wissenschaft beziehen, auf die Feststellung bestimmter Tatsachen, die eine bestimmte Sachkunde erfordert oder auf Beurteilungen bestimmter Tatsachen aufgrund der Erfahrungssätze der Psychologie (vgl. Jessnitzer & Frieling, 1992). In der Mehrzahl werden individualdiagnostische Begutachtungen vorgenommen. Auf der Basis der Kenntnis der Aktenlage (Ermittlungs-, Vollstreckungs-, Gefangenenakten usw.) werden dabei vom Sachverständigen eigene Untersuchungen durchgeführt und mit seinen spezifischen psychologischen Methoden zusätzliche Daten erhoben. Bei der gutachterlichen Beurteilung sind dabei sowohl die mit seinen besonderen Methoden erhobenen Befunde (sog. Befundtatsachen) als auch die Informationen, die ihm aus anderen Quellen bekannt werden (Akteninhalt oder Beweisaufnahme in der Hauptverhandlung; sog. Anknüpfungstatsachen) zu berücksichtigen. Ein Sachverständiger hat sich aber auf die vom Gericht gestellte Frage zu beschränken; er hat keine allgemeinen Überlegungen anzustellen, keine Beweiswürdigung vorzunehmen und nicht zu anderen als den ihm gestellten Gutachtenfragen aus psychologischer Sicht Stellung zu beziehen.

Auch die Umstände, unter denen sich forensisch-psychologische Diagnostik vollzieht, sind zu einem erheblichen Teil durch rechtliche Vorgaben geregelt. Unter anderem ist gesetzlich festgelegt, dass das Gericht[1] einen Sachverständigen auswählt und dass für den Sachverständigen eine Pflicht zur Erstattung eines Gutachtens besteht, wenn er die entsprechende Sachkunde besitzt; von dieser Pflicht kann er nur unter bestimmten Bedingungen befreit werden. Es ist aber auch die Pflicht eines Sachverständigen, im Falle einer Beauftragung zunächst zu prüfen, ob er die zur Beantwortung einer spezifischen gutachterlichen Fragestellung erforderliche besondere Sachkunde im Einzelfall auch tatsächlich besitzt. Die Tätigkeit des Sachverständigen wird vom Richter angeleitet; dies bezieht sich jedoch nicht auf die Wahl von Methoden oder die konkrete Ausgestaltung der Erhebungen, sondern vor allem auf die Spezifizierung der gutachterlichen Fragestellung sowie auf das Verschaffen der relevanten Anknüpfungstatsachen. Bei den gewählten Methoden muss es sich jedoch um innerhalb der Psychologie anerkannte Methoden handeln; Gutachten, die auf nicht anerkannten Methoden oder vom Erkenntnisstand des Fachs nicht gedeckten Schlussfolgerungen basieren, dürfen nicht akzeptiert werden. Ferner sind bei der Erhebung verschiedene rechtliche Vorschriften zu beachten (z. B. das Verbot bestimmter Vernehmungsmethoden). Besonders hervorzuheben ist die neutrale Position, die ein Sachverständiger einzunehmen hat; Verstöße gegen die Neutralität können Ablehnungen wegen möglicher Befangenheit des Sachverständigen zur Folge haben (rechtliche Regelungen für die Sachverständigentätigkeit finden sich in §§ 72-85 StPO und analog in §§ 402-414 ZPO; zum Ganzen: Eisenberg, 2002; Greuel et al., 1998).

2 Beurteilung der Glaubhaftigkeit von Aussagen

Aussagepsychologische Begutachtungen beziehen sich meist auf die Differenzierung zwischen wahrheitsgemäßen Aussagen und Lügen von Zeugen; unter suggestiven Bedingungen können aber auch subjektiv wahre, vermeintliche „Erinnerungs"-Vorstellungen entstehen, die tatsächlich keinerlei Entsprechung in einer vorausgegangenen Realität haben (z. B. Erdmann, 2001). Aussagepsychologische Begutachtungsaufträge erfolgen am häufigsten in Verfahren wegen Sexualdelikten, da in solchen Fällen oft Aussage-gegen-Aussage-Konstellationen vorliegen und zusätzliche Personal- oder Sachbeweise fehlen.

Methodisch erfolgt die *Differenzierung zwischen wahren Schilderungen und absichtlichen Falschbezichtigungen* anhand eines inhaltsanalytischen Vorgehens, welches von dem Grundgedanken ausgeht, dass erlebnisbasierte gegenüber erfundenen Handlungsschilderungen im intraindividuellen Vergleich eine höhere inhaltliche Qualität aufweisen. Dieser Unterschied basiert vermutlich auf zwei Prozessen: Zunächst rekonstruiert ein aufrichtiger Kommunikator seinen Bericht aus dem Gedächtnis, während der lügende Zeuge

1 Im Strafverfahren kann dies vor Eröffnung des Hauptverfahrens auch durch die Staatsanwaltschaft erfolgen.

seine Aussage aus dem gespeicherten Allgemeinwissen über solche und ähnliche Erlebnisse, d. h. aus kognitiven Schemata konstruieren muss. Ereignisspezifische autobiographische Repräsentationen haben episodischen Charakter und beinhalten bildhaft vorstellbare Informationen über spezifische raum-zeitlich lokalisierbare Ereignisse (z. B. Conway & Pleydell-Pearce, 2000). In Abhängigkeit von dem tatsächlichen Erlebnis werden beispielsweise visuelle, olfaktorische und verbale Informationen gespeichert, die im Einzelfall auch ungewöhnlich oder erwartungswidrig sein können. Wenn jemand dagegen einen nicht selbst wahrgenommenen Sachverhalt schildert, steht ihm als Grundlage nur das abstrakte Schemawissen zur Verfügung, welches nicht spezifische, sondern für dieses Ereignis typische Informationen enthält. Hier sind vor allem elementare, direkt zum Handlungsziel hinführende Handlungssequenzen zu erwarten. Die Wahrscheinlichkeit, dass beispielsweise auch nebensächliche Details, abgebrochene Handlungsketten oder unerwartete Komplikationen beschrieben werden, ist ausgesprochen gering, da solche Elemente kaum Teil eines entsprechenden Schemas sein dürften (Köhnken, 1990). Diese Überlegungen führen zu der Annahme, dass erfundene Aussagen bereits deswegen eine geringere Aussagequalität aufweisen, weil sie weniger schemainkonsistente und -irrelevante Elemente enthalten als erlebnisbasierte Darstellungen.

Ein weiterer Unterschied zwischen einem aufrichtigen und einem lügenden Kommunikator betrifft die Selbstpräsentation. Ein lügender Kommunikator verfolgt das Ziel, beim Rezipienten fälschlicherweise einen glaubwürdigen Eindruck zu erzeugen und greift hierfür auf Alltagsvorstellungen darüber zurück, welche Verhaltensweisen, Äußerungen etc. einen solchen Eindruck bewirken und welche umgekehrt zum Verdacht der Unglaubwürdigkeit führen. Daher werden falsche Aussagen in der Regel nur in geringem Ausmaß Selbstkorrekturen, Zugeben von Erinnerungslücken, Selbstbelastungen o. ä. enthalten, welche dem Alltagsverständnis entsprechend einer strategischen Selbstpräsentation zuwiderlaufen (Köhnken, 1990). Es wird also angenommen, dass das Fehlen solcher Aussageelemente, die der Alltagsvorstellung nach Lügenindikatoren darstellen oder auf Inkompetenz hindeuten, neben dem Fehlen von schemainkonsistenten und -irrelevanten Details zu der geringeren Qualität von erfundenen gegenüber erlebnisbasierten Aussagen beiträgt.

Diese Überlegungen sind aber an eine wesentliche Voraussetzung gebunden, nämlich an die *Intentionalität des Kommunikators.* Eine weitere implizite Annahme besteht darin, dass der Falschaussagende um *Verheimlichung der Täuschung* bemüht ist. Dagegen ist nicht davon auszugehen, dass sich vergleichbare qualitative Unterschiede zwischen erlebnisbasierten und anders generierten Aussagen finden lassen, wenn diese Voraussetzungen nicht gegeben sind. Insbesondere gelten diese Überlegungen nicht mehr für Unterscheidungen zwischen erlebnisbasierten Darstellungen und auf Scheinerinnerungen basierenden Aussagen, bei denen der Aussagende subjektiv von dem Erlebnisbezug der vermeintlichen Erinnerungen überzeugt ist (zum Ganzen: Volbert & Steller, 2004).

Die Aussagequalität kann mit Hilfe inhaltlicher Qualitätsmerkmale (sogenannter Realkennzeichen) beurteilt werden (Steller & Köhnken, 1989). Diese Merkmale können in einer Aussage in unterschiedlicher Weise vorhanden sein. Bei der Feststellung der Einzelmerkmale muss bereits beurteilt werden, ob eine Aussageeigenart quantitativ und/oder qualitativ so ausgeprägt ist, dass sie zu einem Qualitätsmerkmal wird (Arntzen, 1993). Dieser Beurteilungsprozess erfordert eine Berücksichtigung der spezifischen Kompetenzen und Vorerfahrungen des Zeugen, der Komplexität des vorgebrachten Geschehens sowie der Befragungsbedingungen.

Die Analyse der Aussagequalität erschöpft sich also nicht in der bloßen Anwendung eines Merkmalssystems im Sinne einer Checkliste. Die Qualitätsanalyse gewinnt ihre Aussagekraft für die Glaubhaftigkeitsbeurteilung erst durch ihren Bezug auf die spezifischen Kompetenzen und Erfahrungen des Aussagenden. Ferner sind externe und interne Rahmenbedingungen der Aussage zu prüfen, um festzustellen, ob eine ggf. qualitativ hochwertige und infolgedessen einen Erlebnisbezug indizierende Aussage aus aussagepsychologischer Sicht als zuverlässig bewertet werden kann. Diesbezügliche Einschränkungen können sich insbesondere ergeben, wenn die Aussage kein originäres „Produkt" des Aussagenden ist, sondern durch *suggestive Einflüsse* ganz oder teilweise determiniert ist (Erdmann, Volbert & Böhm, 2004).

Anders als bei der Unterscheidung zwischen erlebnisbasierten und erfundenen Schilderungen liegen keine konsistenten empirischen Belege für qualitative Unterschiede zwischen erlebnisbasierten und suggerierten Aussagen vor. Eine aussagepsychologische Beurteilung, die auch bei dieser Fragestellung auf die Aussagequalität abstellt, kann von daher zu falschen Ergebnissen kommen. Suggerierte Aussagen können sich jedoch nur unter spezifischen Bedingungen entwickeln und verändern sich in der Regel mit den suggestiven Einflussnahmen. Von daher steht bei der Differenzierung zwischen wahren und suggerierten Aussagen die *Rekonstruktion der Aussageentstehung und -entwicklung* im Mittelpunkt der aussagepsychologischen Analyse (z. B. Greuel et al., 1998; Volbert, 2005).

Zur Erhebung eines individuellen Vergleichsstandards werden aussagerelevante Kompetenzen des Zeugen erfasst. Neben der Feststellung seiner allgemeinen und sprachlichen intellektuellen Leistungsfähigkeit unter Einschluss kreativer Komponenten ist eine Einschätzung sachverhaltsbezogener Kenntnisse und Erfahrungen nötig. Die Beurteilung der persönlichen Kompetenzen eines Zeugen und etwaiger aussagerelevanter Besonderheiten seiner Persönlichkeitsentwicklung erfolgt mit den allgemeinen Methoden der psychologischen Diagnostik: Befragung, Beobachtung, (standardisierte) Tests und Fragebögen sowie (freie bzw. wenig standardisierte) Proben. Das Material zur Analyse der Aussagequalität wird mit Hilfe einer Exploration zum in Frage stehenden Sachverhalt erhoben. Relevante Anknüpfungstatsachen für die Rekonstruktion der Aussageentstehung und -entwicklung sowie für die Motivationsanalyse liegen häufig bereits in den Akten vor, zusätzliche Informationen kann der Sachverständige durch Befragung des zu begutachtenden Zeugen gewinnen. Zudem kann er die Anhörung weiterer Zeugen anregen.

Zur Durchführung einer kriterienorientierten Inhaltsanalyse ist eine Exploration zur Sache notwendig. Dabei sollte zunächst immer versucht werden, einen zusammenhängenden Bericht des Zeugen zu evozieren. Anschließende Fragen sollten zunächst so offen wie möglich sein und erst allmählich spezifischer werden (Trichtertechnik; vgl. Arntzen, 1989). Wird einem Zeugen durch geschlossene Fragen nur die Möglichkeit gegeben, diese zu bejahen oder zu verneinen, können keine inhaltlichen Qualitätsmerkmale produziert werden. Befragungen ohne offene Erzählaufforderungen vermindern also die diagnostische Kraft der inhaltsorientierten Aussageanalyse bzw. können sie vollständig invalidieren. Für die anschließende Durchführung der merkmalsorientierten Inhaltsanalyse ist der Wortlaut der Exploration von Bedeutung; die Exploration zur Sache sollte von daher auf Ton- oder Videoband aufgezeichnet werden. Dies wird auch vom Bundesgerichtshof (BGH, Urteil vom 30. Juli 1999; 1 StR 618/98 – LG Ans-

bach) explizit gefordert (zum Ganzen: Steller & Volbert, 1999).
Der interaktive Bezug von Aussagequalität, personalen und motivationalen Voraussetzungen und Aussagegeschichte (Bedingungen der Erstaussage und der weiteren Aussageentwicklung) bestimmt das praktische Vorgehen der Datenerhebung und das diagnostische Schlussfolgern bei der Glaubhaftigkeitsbeurteilung. Die adäquate Spezifizierung der relevanten Fragestellungen und der zu prüfenden Hypothesen stellt dabei bereits einen wesentlichen Teil des Begutachtungsprozesses dar. Zu der Hypothese, dass die Aussage mit hoher Wahrscheinlichkeit auf einem eigenen Erleben basiert, sind immer Gegenhypothesen zu spezifizieren und zu prüfen, wobei die zu prüfenden Hypothesen jeweils die weitere Datenerhebung determinieren. Hilfreich für die Integration der Ergebnisse aller Analysebereiche für die Glaubhaftigkeitsbeurteilung einer konkreten Aussage ist dabei folgende Leitfrage (Volbert, 1995): Könnte dieser Zeuge mit den gegebenen *individuellen Voraussetzungen* unter den *gegebenen Befragungsumständen* und unter Berücksichtigung der im konkreten Fall *möglichen Einflüsse von Dritten* diese *spezifische Aussage* machen, ohne dass sie auf einem realen Erlebnishintergrund basiert?

3 Fallbeispiel 1

3.1 Ausgangslage

Ein 45-jähriger Mann war angeklagt, seine im fraglichen Tatzeitraum 6 bis 12 Jahre alte Stieftochter Natalie S. sexuell missbraucht zu haben. Natalie erstattete im Alter von 17 Jahren Anzeige und gab an, von ihrem Stiefvater an Po und Scheide berührt worden zu sein; außerdem habe er den Analverkehr mit ihr ausgeführt, und sie habe ihn oral befriedigen müssen. Die erste Hauptverhandlung wurde ausgesetzt, weil das Landgericht nach der Aussage der jungen Frau beschloss, ein psychologisches Gutachten zur Beurteilung der Glaubhaftigkeit der Aussage von Natalie in Auftrag zu geben. Zu diesem Zeitpunkt war Natalie 20 Jahre alt.

3.2 Untersuchungsergebnisse

Verhaltensbeobachtung
Natalie S. erwies sich als eine recht stille junge Frau, die an der Untersuchung kooperativ mitwirkte. Sie beantwortete alle Fragen, machte jedoch auch bei nicht mit den Anklagevorwürfen in Verbindung stehenden Sachverhalten eher knappe und wenig detailreiche Angaben. In der Regel waren ihre Ausführungen auf die relevanten Fakten beschränkt, über das jeweilige subjektive Erleben war wenig in Erfahrung zu bringen. Bei der Exploration zu den Anklagevorwürfen gab es eine deutliche Veränderung in ihrem Verhalten, sie antwortete zunächst noch einsilbiger als zuvor, machte einige globale Angaben, verwies darauf, bereits alles ausführlich berichtet zu haben, oder antwortete beispielsweise auf die Frage, wo sie berührt worden sei: „Das können Sie sich doch bestimmt denken." Nachdem ihr erklärt wurde, dass es auf ihre erneute Aussage bei der Begutachtung ankomme, erfolgten etwas umfangreichere Äußerungen von ihr. Es hatte jedoch weiterhin den Anschein, dass Natalie S. die detaillierte Beschreibung von Handlungen große Schwierigkeiten bereitete. Sie seufzte häufig, zeigte ein verlegenes Lächeln oder machte mimisch deutlich, dass der Bericht mit unangenehmen Erinnerungen verbunden sei.

Testpsychologische Untersuchung
Die Überprüfung der intellektuellen Leistungsfähigkeit mit Hilfe des *Hamburg-Wechsler-Intelligenztests für Erwachsene* erbrachte einen IQ von 122 bei einem

recht ausgewogenen Leistungsprofil. Im *Freiburger Persönlichkeitsinventar* schilderte Natalie geringe Lebenszufriedenheit und eine etwas unterdurchschnittliche Belastbarkeit, Hemmung und Zurückhaltung im Kontakt mit anderen sowie eher ruhige, kontrollierte, wenig spontane Verhaltenstendenzen. Darüber hinaus beschrieb Natalie eine eher gering ausgeprägte Leistungs-, aber überdurchschnittliche soziale Orientierung.

Angaben zur biographischen Entwicklung

Natalie gab an, sie sei mit zwei Schwestern bei ihrer Mutter aufgewachsen, ein Halbbruder sei im Heim groß geworden. Sie habe an ihre Kindheit keine guten Erinnerungen. Die Mutter sei tagsüber arbeiten gegangen und habe sich auch anschließend nicht um die Kinder gekümmert. Als sie vier Jahre alt gewesen sei, sei der Stiefvater in die Familie gekommen. Der Stiefvater sei oft betrunken und aggressiv gewesen, habe die Kinder aus Launen heraus ohne Anlass geschlagen, auch mit einem Gürtel oder einem Stock. Wegen ihrer vielen blauen Flecke sei mal jemand vom Jugendamt nach Hause gekommen. Da ihre Mutter und ihr Stiefvater vorher erklärt hätten, sie werde bei bejahenden Antworten auf Fragen nach Schlägen ins Heim kommen, habe sie alles abgestritten. Irgendwann sei der Stiefvater ausgezogen. Danach sei sie auch von der Mutter geschlagen worden. Die Mutter habe außerdem erwartet, dass die Töchter den Haushalt größtenteils erledigen sollten. Sie habe bei ihrer Einschulung bereits lesen und schreiben können, habe sich in der Schule gelangweilt und dann den Anschluss verpasst. Sie habe zu Hause auch nicht viel für die Schule arbeiten können. Aber auch so sei sie eine durchschnittliche Schülerin gewesen. Sie habe auf einer Gesamtschule den erweiterten Hauptschulabschluss gemacht, später den Realschulabschluss nachgeholt und befinde sich in einer Ausbildung zur Erzieherin.

Wegen der andauernden Spannungen mit ihrer Mutter sei sie von zu Hause weggelaufen, habe eine Zeitlang bei ihrem leiblichen Vater gelebt, zu dem sie aber keinen Bezug gehabt habe und mit dem sie über nichts habe sprechen können. Dann habe sie sich an das Jugendamt gewandt, sei in eine betreute WG gekommen, in der sie noch immer lebe. Zu ihrer Mutter habe sie keinen Kontakt mehr.

Eine Zeitlang habe sie viele somatische Beschwerden gehabt. Sie habe sich deswegen in ärztliche Behandlung gegeben und sei in eine Psychotherapie weitervermittelt worden. Sie habe auch unter Schlafstörungen und Alpträumen gelitten und habe Suizidgedanken gehabt, auch mal an ihrem Arm geschnippelt, aber keinen ernsthaften Suizidversuch unternommen. Mittlerweile gehe es ihr deutlich besser.

In ihrer Freizeit engagiere sie sich in der Kirche. Sexuelle Kontakte habe sie (abgesehen von den Anklagevorwürfen) bislang nicht gehabt.

Angaben zum fraglichen sexuellen Missbrauch

Als sie etwa sechs Jahre alt gewesen sei, habe sie in ihrem Hochbett geschlafen und habe gemerkt, dass ihr Stiefvater die Leiter heraufgeklettert sei. Sie habe angenommen, er wolle sie – wie schon manchmal vorher – wecken, weil sie irgendetwas habe aufräumen sollen. Er habe sich aber zu ihr gelegt und unter ihrem Nachthemd an ihre Scheide gefasst, sie habe sich schlafend gestellt. Er sei dann noch kurz liegen geblieben und irgendwann gegangen. Er habe gesagt, sie solle leise sein, damit ihre Schwester nicht wach werde, und sie dürfe nichts sagen, sonst komme sie ins Heim. In der Folgezeit sei er öfter zu ihr gekommen und habe sie auf diese Weise angefasst, das sei in unregelmäßigen Abständen vielleicht einmal im Monat oder alle zwei Monate vorgekommen. Später habe er ihre Hand genommen, diese an sein Glied geführt und reibende Bewegungen vorgenommen. Sie habe zunächst ihre Hand weggezogen, er habe ihre Hand dann fester gehalten. Auch das habe sich in der Folgezeit in ähnlichen zeitlichen Abständen wiederholt. Mal habe er nur ihre Hand an seinem Glied gerieben, mal habe er nur unter ihr Nachthemd gefasst, manchmal habe er beides gemacht. Im weiteren Verlauf habe sie auch sein Glied in den Mund nehmen müssen. Er habe sie dafür an den Haaren festgehalten und ihren Kopf zu seinem Glied gedrückt. Einmal habe sie ihn angespuckt, da sei er wütend geworden und habe ihre Haare besonders fest angefasst. Er habe auch sein Glied in ihren Po gesteckt. Sie habe dabei manchmal zur Wand geschaut und ihm den Rücken zugewandt. Der Analverkehr habe wehgetan, Blut habe sie aber nie bemerkt. Es sei auch vorgekommen, dass sie dabei auf dem Rücken habe liegen müssen und er habe sich über sie gebeugt. Sie könne eigentlich gar nicht genau sagen, was er da gemacht habe, er habe etwas bei ihr unten gemacht, von ihrem Frauenarzt wisse sie, dass sie noch Jungfrau sei, von daher nehme sie an, er habe auch bei diesem Mal sein Glied wohl auch in ihren Po gesteckt. Andere Sachen habe er nach ihrer Erinnerung nicht gemacht. Ob es jemals zu einem Samenerguss gekommen sei, könne sie nicht sagen. Sie habe ohnehin möglichst gar nicht wahrnehmen wollen, was im Einzelnen passiert sei. Es sei etwa bis zu ihrem 12. Lebensjahr zu Handlungen gekommen. Das Ganze habe aufgehört, weil sie irgendwann einfach immer zur Toilette gegangen sei, wenn er gekommen sei. Das sei ihr aber gar nicht als Trick eingefallen, vielmehr habe sie einmal tatsächlich zur Toilette gemusst; als sie zurückgekommen sei, sei er weg gewesen. Erst dann sei ihr klargeworden, dass sie dies als Trick anwenden könne. Sie sei dann immer 15 – 30 Minuten auf der Toilette geblieben, wenn sie zurückgekommen sei, sei er meist nicht mehr in ihrem Bett gewesen. Als sie damit angefangen habe, habe er sie zuerst nicht gehen lassen wollen, weil er ihr nicht geglaubt habe. Dann sei sie aber doch gegangen. Irgendwann sei er gar nicht mehr zu ihr gekommen. Er habe sie auch nie mehr auf die Vorfälle angesprochen.

3.3 Zusammenfassende Beurteilung

Nach den erhobenen Informationen war davon auszugehen, dass es sich bei Natalie S. um eine psychisch noch etwas instabile junge Frau mit guten intellektuellen Fähigkeiten handelte, der es mittlerweile gelungen war, mit eher geringer Unterstützung von außen eine recht stabile soziale Situation zu schaffen. Weder aus ihren Angaben noch aus der Verhaltensbeobachtung oder den testpsychologischen Resultaten ergaben sich Hinweise auf Einschränkungen in Bezug auf die Fähigkeit zur Wahrnehmung, Speicherung und Reproduktion von Beobachtungen und Erlebnissen der Art der behaupteten Anklagevorfälle.

Zu möglichen Motiven für eine absichtliche Falschbezichtigung

Natalie S. erklärte, zu ihrem Stiefvater immer ein schlechtes Verhältnis gehabt zu haben. Da sie zum Zeitpunkt der Anzeige allerdings bereits jahrelang keinen Kontakt mehr zu dem Angeklagten hatte, ließ sich aus der schlechten Beziehung kaum ein Motiv für eine absichtliche Falschbezichtigung ableiten. Ferner war zu diskutieren, ob Natalie S. durch einen falschen Bericht über einen sexuellen Missbrauch Zuwendung von Dritten erreichen wollte. Ihr Aussageverhalten ließ sich mit dieser Annahme jedoch nicht in Einklang bringen. Sie hatte außerhalb der Vernehmungen bei der Polizei, im Gericht bzw. im Rahmen der Begutachtung kaum über die fraglichen Vorfälle gesprochen, so dass von einer Falschbezichtigung aufgrund eines besonderen Geltungsstrebens bzw. eines Bedürfnisses nach Zuwendung nicht auszugehen war.

Mögliche Außeneinflüsse
Es ergaben sich keine Hinweise auf eine Beeinflussung durch Dritte, die sich auf die Aussage ausgewirkt haben könnten.

Merkmalsorientierte Aussageanalyse
Es handelt sich um eine logisch konsistente Schilderung, die eine Reihe von Einzelvorwürfen und schon von daher auch verschiedene Details enthält. Gemessen an der Zahl der Einzelvorwürfe ist das quantitative Ausmaß der Detailmenge allerdings nicht sehr hoch, dies korrespondiert aber mit der allgemeinen Tendenz der Zeugin zu eher detailarmen Darstellungen. Zu berücksichtigen ist ferner das lange zeitliche Intervall zwischen fraglichem Tatzeitraum und Aussage. Es finden sich in der Aussage einige wenige inhaltliche Realkennzeichen. Neben verschiedenen, allerdings nicht ausgesprochen prägnanten raum-zeitlichen Verknüpfungen sind dies vor allem Wiedergaben von eigenen Gedanken und Überlegungen (beispielsweise, dass sie zunächst geglaubt habe, ihr Stiefvater wolle sie zum Aufräumen wecken, als sie seine Schritte auf den Stufen gehört habe). Auch die Aussagepassage, sie habe als Vorwand angegeben, zur Toilette gehen zu müssen, ist hier relevant. Natalie S. schilderte, dass ihr dieser Vorwand gar nicht eingefallen, sondern dass sie erst darauf gekommen sei, dies als Trick anzuwenden, nachdem sie tatsächlich einmal zur Toilette habe gehen müssen. Bei einer erfundenen Geschichte hätte Natalie S. sich also nicht nur den Vorwand ausdenken müssen, sondern auch, wie es zu diesem Vorwand gekommen ist. Da das Ganze zum eigentlichen Anklagevorwurf nichts beiträgt, erscheint eine solche Aussagepassage bei einer erfundenen Schilderung eher unwahrscheinlich. Schließlich ist die Angabe der sexuell unerfahrenen Zeugin relevant, nur aus den Ausführungen der Frauenärztin zu schlussfolgern, dass keine vaginale Penetration stattgefunden habe; sie selbst könne eigentlich nur sagen, er habe mit seinem Glied etwas bei ihr „unten" gemacht. In Kenntnis des gynäkologischen Befunds hätte die Zeugin eine erfundene Aussage auf diesen abstellen können. Bei einer erfundenen Aussage würde man spontane Hinweise auf Aspekte der Aussagekonstruktion eher nicht erwarten. Insgesamt handelt es sich jedoch nicht um eine Aussage von so hoher inhaltlicher Qualität, dass sich hieraus allein der Erlebnisbezug belegen ließe.

Beurteilung
Bei der Aussage von Natalie S. handelt es sich nicht um eine Darstellung, die so komplex und voller inhaltlicher Qualitätsmerkmale ist, dass aus gutachterlicher Sicht allein schon aufgrund der Qualität der Aussage von einem realen Erlebnisbezug auszugehen ist. Auf der Basis ihrer überdurchschnittlich guten intellektuellen Fähigkeiten könnte die Zeugin wahrscheinlich auch eine Schilderung von der Qualität der vorliegenden Aussage bei fehlendem Erlebnisbezug konstruieren. Auf der anderen Seite finden sich in den erhobenen Informationen keine Anhaltspunkte für eine absichtliche Falschbezichtigung. Zwar berichtete die Zeugin über eine prinzipiell schlechte Beziehung zu dem Angeklagten, zu diesem hatte sie aber zum Zeitpunkt der Anzeigenerstattung schon lange keinen Kontakt mehr. Die Möglichkeit eines besonderen Mittelpunktstrebens durch eine absichtliche Falschbezichtigung ist mit dem Aussageverhalten der Zeugin nicht vereinbar. Fremdeinflüsse sind nicht zu erkennen. Die Zusammenfassung der Befunde aus Persönlichkeits-, Motivations- und Aussageanalyse spricht aus gutachterlicher Sicht dafür, dass die Aussage von Natalie S. auf einem realen Erlebnishintergrund basiert.

3.4 Rechtlicher Abschluss

Der Angeklagte legte in der zweiten Hauptverhandlung ein Geständnis ab. Er wurde zu einer Freiheitsstrafe verurteilt.

4 Schuldfähigkeit und Entwicklungsreife

Die Bestrafung eines Täters setzt nach deutschem Recht nicht nur den Nachweis einer Straftat voraus. Dem Betroffenen muss ein individuelles Verschulden für die Tatbegehung vorwerfbar sein, was impliziert, dass er in der Lage gewesen wäre, sich auch gegen die Straftat zu entscheiden und nach dieser Entscheidung zu handeln. Das Strafgesetzbuch (StGB) kennt eine Reihe von Ausnahmen, bei denen Schuld im strafrechtlichen Sinn trotz Begehung einer Straftat nicht vorliegt. Von besonderer Relevanz für die forensisch-psychologische Sachverständigentätigkeit ist dabei die Frage nach einer etwaig aufgehobenen oder eingeschränkten Schuldfähigkeit aufgrund psychischer Ausnahmezustände. Die Voraussetzungen, unter denen das Gesetz die Aufhebung (Exkulpation) oder Minderung (Dekulpation) der Schuldfähigkeit eines Täters „wegen seelischer Störung" vorsieht, sind in §§ 20, 21 StGB geregelt:

> *§ 20 StGB Schuldunfähigkeit wegen seelischer Störung.* Ohne Schuld handelt, wer bei Begehung der Tat wegen einer krankhaften seelischen Störung, wegen einer tiefgreifenden Bewusstseinsstörung oder wegen Schwachsinns oder einer schweren anderen seelischen Abartigkeit unfähig ist, das Unrecht der Tat einzusehen oder nach dieser Einsicht zu handeln.
> *§ 21 StGB Verminderte Schuldfähigkeit.* Ist die Fähigkeit des Täters, das Unrecht der Tat einzusehen oder nach dieser Einsicht zu handeln, aus einem der in § 20 bezeichneten Gründe bei Begehung der Tat erheblich vermindert, so kann die Strafe nach § 49 Abs. 1 gemildert werden.

Eine Ex- oder Dekulpation ist demnach an zwei Bedingungen geknüpft: dem Vorliegen wenigstens eines der in § 20 StGB aufgeführten Störungskategorien (sog. Eingangsmerkmale) sowie einer aufgrund dieser Störung aufgehobenen oder erheblich verminderten Einsichts- oder Steuerungsfähigkeit des Täters. Die Beurteilung der strafrechtlichen Schuldfähigkeit nach §§ 20, 21 StGB setzt somit ein zweistufiges Vorgehen voraus, das traditionell als „biologisch-psychologische" oder auch als „psychologisch-normative" Methode bezeichnet wird.

Zunächst geht es um die Frage, ob bei dem zu Begutachtenden zum Tatzeitpunkt überhaupt eines oder mehrere der strafrechtlich definierten Eingangsmerkmale mit hinreichender Wahrscheinlichkeit vorgelegen hat. Zu beachten ist, dass es sich bei diesen Merkmalen um Rechtsbegriffe handelt, denen jedoch bestimmte psychologische bzw. psychiatrische Störungsbilder zugeordnet sind. Unter der – am medizinischen Krankheitsmodell orientierten – *krankhaften seelischen Störung* werden dabei gewöhnlich psychotische Störungen sowie Störungen aufgrund körperlicher Veränderungen (z. B. traumatisch oder toxisch bedingte Durchgangssyndrome, degenerative Hirnerkrankungen, Anfallsleiden oder Entzugssyndrome) subsumiert. *Schwachsinn* meint in Abgrenzung hierzu Intelligenzminderungen, die nicht auf einer nachweisbaren organischen Störung beruhen. Bei dem (sprachlich problematischen) Begriff der *schweren anderen seelischen Abartigkeit* handelt es sich um eine Sammelkategorie, die psychische Störungen umfasst, die nicht den übrigen Merkmalen zuzuordnen sind. Von forensischer Relevanz sind dabei insbesondere ausgeprägte Persönlichkeitsstörungen, sexuelle Deviationen und Abhängigkeitserkrankungen. Nicht alle im Sinne der einschlägigen Diagnosesysteme klinisch bereits als Störung zu klassifizierende Zustandsbilder erreichen jedoch einen Schweregrad, um sie als Eingangsmerkmal i. S. der §§ 20, 21

StGB zu werten. Eine eindeutige Qualifizierung des gesetzlich geforderten „schweren" Ausprägungsgrades wirft hingegen Probleme auf. Aufgrund ihrer schon konzeptuell fließenden Übergänge zu regelhaften Charaktervariationen (vgl. Fiedler, 2001) betrifft dies in besonderer Weise (aber nicht nur) die Wertung von Persönlichkeitsstörungen[2] (vgl. hierzu Herpertz & Saß, 1999). Hier sind diverse Versuche zur Formulierung reliabler Beurteilungsmaßstäbe unternommen worden (zusammenfassend: Kröber & Albrecht, 2001), ein abschließendes konsensfähiges Konzept steht indessen noch aus (vgl. Scholz & Schmidt, 2003).

Das Merkmal der *tiefgreifenden Bewusstseinsstörung* stellt schließlich eine Ausnahme unter den Eingangsmerkmalen des § 20 StGB dar, da es auf psychische Ausnahmezustände bei ansonsten nicht psychopathologisch gestörten Personengruppen abzielt. Forensisch bedeutsam sind dabei im Wesentlichen die sogenannten „Affektdelikte", d. h. strafrechtsbedeutsame Handlungen (gewöhnlich Gewalttaten) von Personen in extremen psychischen Belastungssituationen. Auch hier fordert das Gesetz mit dem Attribut „tiefgreifend" eine bestimmte Qualität der Störung, um anzuzeigen, dass nicht alltägliche Erregungssituationen, sondern ausschließlich extreme Ausnahmezustände gemeint sind (vgl. hierzu Greuel, 1997, oder Saß, 1993).

Bei der Beurteilung und Zuordnung etwaiger Störungsbilder zu einem oder mehreren der Eingangsmerkmale geht es um eine retrospektive Diagnostik von Zuständen zum Zeitpunkt der fraglichen Tathandlung. Hier können bei zeitlich begrenzten oder fluktuierenden Störungen mitunter Schwierigkeiten auftreten. Häufige Probleme bereitet z. B. die Beurteilung der Wirkung von Alkohol- oder Drogenkonsum; vor allem dann, wenn sich die Beurteilungsgrundlage auf Einnahme- bzw. Trinkmengenangaben des Betreffenden beschränkt und zeitnahe Laborbefunde nicht vorliegen. Hier sind für die Beurteilung, neben den Angaben des Täters, etwaige Zeugenaussagen sowie Ermittlungsergebnisse zum genauen Vortat-, Tat- und Nachtatverhalten bedeutsam, die ggf. Hinweise auf psychopathologische Ausfälle bzw. auf intakte Handlungs- und Kontrollfunktionen geben können (vgl. Kröber, 1996).

Das Vorliegen wenigstens eines der Eingangsmerkmale nach § 20 StGB stellt eine notwendige, nicht aber eine hinreichende Bedingung für die Ex- oder Dekulpation eines Täters dar. Erforderlich ist darüber hinaus die Feststellung eines kausalen Zusammenhangs zwischen Störung und Tathandlung dergestalt, dass aufgrund der Störung bzw. ihrer Symptome die Einsichts- oder Steuerungsfähigkeit des Täters im Hinblick auf die zur Last gelegte Tat aufgehoben (§ 20 StGB) oder erheblich vermindert (§ 21 StGB) gewesen sein muss. Die Einsichtsfähigkeit wird dabei im Sinne eines „Wissen-und-Verstehen-Könnens" der Unrechtmäßigkeit der Tathandlung als die kognitive Komponente der Schuldfähigkeit konzipiert, die Steuerungsfähigkeit im Sinne eines „Wollen-Könnens" als voluntative Komponente der Fähigkeit zu einsichtsgemäßem Handeln (vgl. Wegener, 1992). Konkret geht es also um die Einschätzung, ob und inwieweit die festgestellte Störung in ihrer konkreten Ausformung und Ausprägung in der spezifischen Tatsituation einen symptomatischen Einfluss auf die psychischen Steuerungs- und Kontrollfunkti-

2 Zu beachten ist das Risiko von Zirkelschlüssen bei der Schuldfähigkeitsbeurteilung von Tätern mit anti- bzw. dissozialer Persönlichkeitsstörung, da Überschneidungen zwischen diagnoserelevantem Symptomverhalten und dem zu beurteilenden Verhalten bestehen. Nach gängiger Rechtsprechung wird eine solche Diagnose jedoch für sich genommen in der Regel nicht als schwere seelische Abartigkeit i. S. der §§ 20, 21 StGB angesehen (zusammenfassend: z. B. Kröber, 2001).

onen ausgeübt hat mit der Folge, dass die – vom Gesetzgeber grundsätzlich als gegeben unterstellte – Fähigkeit, sich auch gegen die Tathandlung zu entscheiden, aufgehoben oder erheblich beeinträchtigt war. Die Frage, ob im Einzelfall dabei die Erheblichkeitsschwelle des § 21 StGB oder gar die Schwelle des § 20 StGB erreicht wird, hat der Richter zu entscheiden, da hier auch andere als psychowissenschaftlich zu beurteilende Gesichtspunkte eine Rolle spielen. Er erwartet aber vom Gutachter, dass dieser ihm die für die Beurteilung des Einzelfalls erforderlichen psychologischen und psychopathologischen Fachkenntnisse vermittelt.

Zu den handwerklichen Standards hat eine interdisziplinäre Arbeitsgruppe unter Beteiligung mehrerer Richter am Bundesgerichtshof unlängst *Mindestanforderungen für Schuldfähigkeitsgutachten* formuliert (Boetticher, Nedopil, Bosinski & Saß, 2005). Im Kern geht es um die Präzisierung der Aufgaben des Sachverständigen und der Beschreibung von Mindeststandards für die von ihm zu erhebenden diagnostischen Befundgrundlagen und ihrer Bewertung. Es handelt sich hierbei um keine grundsätzlich neuen oder überraschenden Aspekte, die Vorgaben entsprechen vielmehr den einschlägigen Standards. Die Tatsache, dass der Arbeitskreis offenbar gleichwohl die Formulierung von Mindestanforderungen für erforderlich hielt, belegt jedoch, dass diese Standards in der Praxis keineswegs selbstverständlich sind.

Neben der Möglichkeit aufgehobener oder eingeschränkter Schuldfähigkeit wegen seelischer Störung sieht das Jugendgerichtsgesetz (JGG) für Personen im Alter zwischen 14 und 17 Jahren auch die Möglichkeit fehlender Schuldfähigkeit aufgrund von Entwicklungsverzögerungen vor. Im ersten Satz des § 3 JGG heißt es hierzu:

> Ein Jugendlicher ist strafrechtlich verantwortlich, wenn er zur Zeit der Tat nach seiner sittlichen und geistigen Entwicklung reif genug ist, das Unrecht der Tat einzusehen und nach dieser Einsicht zu handeln.

Die Rechtsvorschrift ähnelt strukturell dem § 20 StGB; auch hier geht es um die kognitiven und voluntativen Voraussetzungen strafrechtlicher Schuldfähigkeit. Ein wichtiger Unterschied besteht jedoch darin, dass die strafrechtliche Verantwortlichkeit ausdrücklich festgestellt werden muss, es handelt sich nicht (wie in §§ 20, 21 StGB) um die Formulierung eines Ausnahmesachverhalts.

Die Anforderung an den Gutachter besteht bei der Frage nach der strafrechtlichen Verantwortungsreife eines Jugendlichen zunächst in der Diagnostik seiner entwicklungsabhängigen kognitiven Kompetenzen sowie seiner Fähigkeiten zur Bewertung von Handlungen und Sachverhalten nach sittlichen Maßstäben. Darüber hinaus ist einzuschätzen, ob diese Fähigkeiten einen Grad erreicht haben, der es dem Jugendlichen prinzipiell ermöglicht hätte, in der gegebenen Tatsituation ein ausreichendes Unrechtsverständnis zu entwickeln und sich gegen die Tathandlung zu entscheiden. Als methodische Orientierungshilfen werden dabei im wesentlichen drei entwicklungspsychologische Konzepte herangezogen: die Entwicklung der sozialen und moralischen Urteilsfähigkeit, die Bewältigung altersspezifischer Entwicklungsaufgaben und die Entwicklung der Fähigkeit einer altersgemäßen sozialen Informationsverarbeitung (vgl. Lösel & Bliesener, 1997).

Nicht selten tritt die Frage nach der strafrechtlichen Verantwortlichkeit eines Jugendlichen in Konkurrenz zu §§ 20,21 StGB, da psychische Störungen oft mit Entwicklungsverzögerungen einhergehen. Die Unterscheidung ist nicht ohne Belang, da Schuldunfähigkeit gemäß § 20 StGB und mangelnde Verantwortungsreife gemäß § 3 JGG zwar eine Bestrafung des Täters verhindern, gleichwohl aber zu unterschiedlichen Rechtsfolgen führen können[3]. Im Einzelfall wird man sich daran zu orientieren haben, inwieweit es sich bei den relevanten Defiziten eher um eine zwar ausgeprägte, aber potentiell noch aufholbare Entwicklungsverzögerung oder um einen nicht mehr oder nur sehr bedingt kompensierbaren, störungsbedingten Rückstand handelt. Bei heranwachsenden Rechtsbrechern – hierunter versteht der Gesetzgeber Personen zwischen 18 und 20 Jahren – stellt sich schließlich die Frage nach der Anwendung von Jugend- oder Erwachsenenstrafrecht. Der § 105 JGG schreibt dabei die Anwendung von Jugendstrafrecht vor, wenn

1. die Gesamtwürdigung der Persönlichkeit des Täters bei Berücksichtigung der Umweltbedingungen ergibt, dass er zur Zeit der Tat nach seiner sittlichen und geistigen Entwicklung noch einem Jugendlichen gleichstand, oder
2. es sich nach der Art, den Umständen oder den Beweggründen der Tat um eine Jugendverfehlung handelt.

Sinn dieser Rechtsvorschrift ist es einerseits, einen Personenkreis, bei dem „Entwicklungskräfte noch in größerem Umfang wirksam (sind)" (BGH 12, S. 118) und von dem der Gesetzgeber noch in erhöhtem Maße eine erzieherische Beeinflussbarkeit erwartet, vor den Härten des Erwachsenenstrafrechts zu schützen. Andererseits bietet das JGG deutlich mehr und flexiblere Möglichkeiten, auf den heranwachsenden Straftäter einzuwirken. Insoweit geht es bei der Beurteilung der Entwicklungsreife Heranwachsender auch um die Selektion von Straftätern, die in besonderer Weise von diesen Möglichkeiten des JGG profitieren könnten.

Stärker noch als die Einschätzung der strafrechtlichen Verantwortungsreife Jugendlicher stoßen Versuche einer reliablen Umsetzung dieser diagnostischen Aufgabe jedoch auf Schwierigkeiten. Zwar wurden wiederholt Operationalisierungsversuche unternommen und verschiedene Richtlinien und Kriterienkataloge formuliert (Übersichten z. B. bei Freisleder, 1996). Die Ansätze blieben jedoch nicht ohne Kritik, da die empirischen Grundlagen der dort zusammengetragenen Beurteilungsmaßstäbe unbefriedigend erscheinen (vgl. Wegener, 1992). Nicht zuletzt lassen deutliche regionale Unterschiede in der Anwendungshäufigkeit von Jugendstrafrecht bei Heranwachsenden (Eisenberg, 2003) immer wieder Zweifel an der Sinnhaftigkeit der Rechtsvorschrift aufkommen – nicht wenige Autoren plädieren daher für die Abschaffung des § 105 JGG und die obligatorische Ausweitung des JGG auf heranwachsende Rechtsbrecher (vgl. Rasch, 1999).

5 Fallbeispiel 2[4]

5.1 Ausgangslage

Die 15-jährige Julia war angeklagt, im Alter von 14 Jahren ein Wohnzwecken dienendes Gebäude mutwillig in Brand gesetzt zu haben und hierdurch Menschen gefährdet und erhebliche Sachschäden angerichtet zu haben. Es handelte sich um einen Brand in den oberen Etagen eines therapeutischen Heims für Mädchen mit Verhaltensproblemen, das hierdurch weitgehend zerstört wurde.

3 Bei Schuldunfähigkeit wegen seelischer Störung kann der Richter die Unterbringung in einem psychiatrischen Krankenhaus anordnen (§ 63 StGB); bei mangelnder Verantwortungsreife stehen ihm die Interventionsmöglichkeiten eines Familien- oder eines Vormundschaftsrichters offen (§ 3 JGG).

4 Weitere Gutachtenbeispiele z. B. bei Dahle (1997) oder Konrad (1997).

5.2 Untersuchungsergebnisse

Aktenanalysen
Diverse Jugendamtakten und Heimberichte gaben Hinweise auf milieubedingte Entwicklungsprobleme. Julia war ehelich, aber als Folge eines Seitensprungs der damals 18-jährigen Mutter in eine Alkoholikerfamilie hineingeboren. Bereits mit zwei Monaten kam das Kind wegen erheblicher familiärer Verwahrlosung in ein Kleinstkinderheim. Mit zweieinhalb Jahren wurde sie wieder in die Obhut der Mutter gegeben, die inzwischen vom ersten Mann geschieden war, einen weiteren Sohn geboren und den leiblichen Vater von Julia (ebenfalls Alkoholiker) geheiratet hatte. Offensichtlich hielten die Vernachlässigungen jedoch an, der Kindergarten berichtete über erhebliche Verhaltensstörungen und Reifungsverzögerungen sowie massive Verwahrlosungsanzeichen. Als Julia vier Jahre alt war, ging die Mutter eine neue Partnerschaft ein und ließ Tochter und Vater allein zurück. Siebenjährig wurde Julia in eine Sonderschule eingeschult, ein psychiatrisches Gutachten hatte zuvor „massive Entwicklungsstörungen bei erheblicher sozialer und emotionaler Deprivation" sowie eine „geistige Minderbegabung auf der Grundlage eines hirnorganischen Psychosyndroms" diagnostiziert und eine neuroleptische Behandlung empfohlen. Die Verhaltensprobleme nahmen in der Schule zu („aggressive Anfälle, Einnässen, Einkoten, Urinieren und Koten in Räumlichkeiten der Schule, kleinkindhaftes auf den Fußboden werfen und strampeln bei gleichzeitig starken Zuwendungsbedürfnissen gegenüber den Lehrern"), wobei der Vater das Kind anhaltend vernachlässigte (unsaubere Kleidung, Nahrungsmangel, im Winter nur mit Hemdchen und Rock bekleidet zur Schule usw.), weiterhin Alkoholprobleme hatte und das Kind gelegentlich auch nachts allein ließ. Er zog schließlich mit Julia zu einer Freundin, die jedoch die Erziehung des Mädchens ablehnte. Mehrere Anträge des Vaters auf Heimunterbringung wurden zunächst abgelehnt, erst als ein Schularzt Anzeichen von körperlicher Misshandlung feststellte, wurde Julia – inzwischen achtjährig – in ein Heim eingewiesen. Es folgte eine Heimkarriere, in der sich nacheinander sechs Einrichtungen überfordert sahen und eine Weiterbetreuung jeweils nach einigen Monaten ablehnten. Demnach war Julia nicht gruppenfähig, zeigte Wutanfälle gegenüber Mitbewohnern und Erziehern, überfordere letztere andererseits mit Anhänglichkeit und Zuwendungsbedürfnissen. Der Vater zeigte zu der Zeit ein wechselhaftes und letztlich nicht planbares Kontaktverhalten, wobei Kontaktabbrüche regelhaft mit Verhaltensverschlechterungen einhergingen. Berichtet wurde auch über kurzfristige Kontaktaufnahmen und anschließende -abbrüche der Mutter.
Mit zwölf Jahren kam Julia schließlich in das o. g. therapeutische Mädchenheim, wo sich im Laufe der ersten anderthalb Jahre die Verhaltensprobleme – den Heimberichten zufolge – allmählich besserten. Julia hatte offenbar zu einer Betreuerin (Karin) einen besonders intensiven Kontakt entwickelt und auch Kontakte mit einigen Mitbewohnerinnen geknüpft. Ein halbes Jahr vor dem fraglichen Ereignis kündigte die Betreuerin infolge eines Streits mit der Heimleiterin. Dem Aufnahmebericht einer psychiatrischen Kriseneinrichtung nach kletterte Julia kurze Zeit darauf aus einem Fenster in den oberen Etagen des Heims – was man als Suizidversuch oder -drohung deutete. Im weiteren Verlauf in der Psychiatrie sowie dann auch im Heim stabilisierte sich ihr Verhalten jedoch weitgehend wieder. Diversen Vernehmungsprotokollen der Ermittlungsakte war zu entnehmen, dass es dann im Vorfeld der Brandlegung zu einer krisenhaften Entwicklung im Heim kam. Demnach hatten mehrere Betreuer (darunter zwei von Julia) das Heim im Streit mit der Heimleiterin verlassen, unmittelbar vor der Brandlegung gaben zwei weitere Mitar-

beiter im Rahmen einer Gruppensitzung (Plenum aller Bewohner und Mitarbeiter) ihre Kündigung bekannt.

Verhaltensbeobachtung

Julia erschien zu den Untersuchungsterminen in Begleitung ihrer Betreuerin aus dem Heim, in dem sie mittlerweile untergebracht war. Sie schien zunächst misstrauisch, vor allem aber ängstlich und labil, war körperlich sichtlich angespannt und weinte bei Ansprache häufig. Im weiteren Verlauf wurde sie jedoch zunehmend zugänglicher, die Stimmung lockerte sich sichtlich und bei den Folgeterminen war sie deutlich entspannter. Auffallend war eine starke Ansprechbarkeit auf Zuwendung. Im Sprechverhalten blieb sie gleichwohl eher sparsam, bedurfte häufiger Ermunterung und suchte auch nur selten Blickkontakt. An ihre Biographie vermochte sie sich nur bruchstückhaft zu erinnern, wobei anhaltend starke Bindungsemotionen zum Vater erkennbar waren, den sie als liebevollen Vater charakterisierte. Offene Widersprüche zwischen Erinnerung und Wunschbild lösten dabei erkennbar emotionale Spannungen aus. Im Affekt war sie im Übrigen modulationsfähig, wobei die Stimmung rasch wechseln konnte. Ihre biographischen Ausführungen und nicht zuletzt ihre Selbstbeschreibungen weckten insgesamt den nachhaltigen Eindruck eines brüchig-labilen und stark von situativen Einflüssen abhängigen Selbsterlebens von Julia, das kaum Ansätze eines überdauernden Identitätskerns erkennen ließ.

Testpsychologische Untersuchung

In verschiedenen Persönlichkeitsfragebögen schilderte Julia sich weitgehend unauffällig. Hinweise ergaben sich auf erhöhte Bedürfnisse nach sozialer und emotionaler Unterstützung, aber ebenso nach Rückzugsmöglichkeiten. Im *Picture Frustration Test* fiel eine erhebliche Tendenz zu Schutz- bzw. Abwehrreaktionen in Frustrations- und Konfliktsituationen auf, die vornehmlich external-aggressiv ausagiert wurden, wobei die Art des Konflikts keine Rolle zu spielen schien. Einige Versuche mit den Kohlberg'schen Dilemmata führten fast ausschließlich zu Antworten auf vorkonventionellem Niveau. Eine Prüfung der intellektuellen Fähigkeiten mit dem *Hamburg-Wechsler-Intelligenztest* ergab mit einem IQ von 80 ein klar unterdurchschnittliches Gesamtergebnis. Dabei fielen erhebliche Leistungsunterschiede auf, wobei i. w. S. bildungs- und sozialisationsabhängige Bereiche Leistungstiefpunkte darstellten, die Basiskompetenzen hingegen bis in Durchschnittsbereiche reichten. Ein *Standard-Matrizentest* ergab ein knapp und ein *Benton-Test* ein glatt normgerechtes Ergebnis.

Angaben von Julia

Nach dem Weggang von Karin habe sie (Julia) weiterhin Kontakt zu ihr gehalten und sie regelmäßig besucht. Eine Woche vor dem Brand habe Frau S. (Heimleiterin) ihr eine Übernachtung bei Karin am Wochenende verboten, obwohl sie es zuvor erlaubt hätte. Sie sei trotzdem über Nacht geblieben. Danach habe ihr Frau S. weitere Kontakte mit Karin verboten. Am Brandtag selbst habe schlechte Stimmung geherrscht, weil sich schon wieder zwei Betreuer mit Frau S. gestritten hätten und gehen wollten. Auf der Gruppensitzung abends sei daher großer Krach gewesen. Sie selbst habe sich allerdings darüber geärgert, dass sie an dem Tag erfahren habe, dass Frau S. ihr zwei Briefe, die Karin ihr geschrieben habe, vorenthalten und gesagt habe, sie hätte keine Post. Sie habe Frau S. auf der Sitzung darauf angesprochen, die habe aber gar nicht geantwortet, sondern habe die Gruppe einfach verlassen. Sie (Julia) sei daraufhin sehr wütend geworden und auf ihr Zimmer gegangen. Zum weiteren Verlauf machte Julia widersprüchliche Angaben über etwaige Tatbeteiligungen Dritter, zum eigentlichen Ablauf der Brandlegung wollte sie sich nicht äußern.

Derzeit gehe es ihr in dem neuen Heim ganz gut, sie komme mit ihrer neuen Betreuerin zurecht und habe im Heim zwei Freundinnen. Seit kurzem habe sie auch ihren ersten Freund, mit dem sie viel Zeit verbringe. Es habe intime Kontakte gegeben, geschlafen habe sie aber noch nicht mit ihm und wolle dies auch noch nicht (sexuelle Erfahrungen, auch etwaige Übergriffe Erwachsener negierte Julia). Wie es mit ihr weitergehe, wisse sie im Moment nicht. Die (Sonder-) Schule sei bald zu Ende, vielleicht könne sie den Hauptschulabschluss nachholen. Am liebsten würde sie zurück zum Vater. Der habe sie in dem neuen Heim mal besucht. Er sei derzeit aber im Krankenhaus, weil er nach einem Alkoholrückfall krank geworden sei. Beruflich würde sie am liebsten Erzieherin werden, sie möge Kinder sehr gern.

Angaben der jetzigen Betreuerin
Julia sei nach dem Brand (ca. ein Jahr vor der Begutachtung) neu ins Heim gekommen. Sie habe anfangs erhebliche Probleme gemacht, habe Wutattacken gezeigt (Möbel zerlegt, nicht aber auf Personen losgegangen), sei mit Gleichaltrigen nicht zurechtgekommen, sei andererseits aber sehr anhänglich und schmusig gewesen. Das Verhalten habe sich aber bald stabilisiert; mittlerweile sei sie bei den Mitbewohnerinnen anerkannt und habe einige gleichaltrige Freundinnen. Der Umgang mit ihr sei manchmal immer noch etwas schwierig (bockig, launisch), im Grunde sei sie aber ein liebes, stark nachholungsbedürftiges Mädchen (immer noch schmusig). Sorgen bereite ihr Julias hohe Verführbarkeit durch Gleichaltrige, sie mache jeden Blödsinn mit und versuche so, Anerkennung zu erlangen.

Neurologische Untersuchung
Eine zur Abklärung des Verdachtsbefundes hirnorganischer Störungen (Aktenlage) angeregte neurologische Zusatzuntersuchung blieb ohne Befund.

5.3 Zusammenfassende Bewertung

Die Lebensgeschichte von Julia wies massive Vernachlässigung seit dem frühesten Säuglingsalter auf, das bereits im Kindergartenalter zu gravierenden Verhaltensstörungen führte. Die hierauf folgende Heimkarriere zeigte eine Reihe institutioneller Fehlentwicklungen und war durch einen häufigen Wechsel des sozialen Umfeldes und der (sekundären) Bezugspersonen sowie durch ein ausgesprochen widersprüchliches und unstetes Beziehungsverhalten der Eltern geprägt. Die Folgen waren multiple psychische Störungen, Entwicklungsverzögerungen sowie Defizite in den sozialen Basiskompetenzen und den Möglichkeiten der Bewältigung emotionaler Belastungen und sozialer Konflikte. Sie waren im Persönlichkeitsquerschnitt zum Zeitpunkt der Begutachtung noch deutlich zu erkennen, wenn sie sich im Vergleich zu den Vorberichten auch gebessert zu haben schienen.
Weiterhin ergaben sich zahlreiche Hinweise auf eine Kumulation situativer Belastungen im zeitlichen Umfeld vor der Brandlegung. Der eigentliche Tatablauf konnte indessen nur teilweise rekonstruiert werden, da Erinnerungsunsicherheiten bei Julia bestanden und sie sich zum Handlungsablauf der Brandlegung nicht äußern wollte. Unter der Voraussetzung einer gerichtlichen Tatsachenfeststellung im Sinne von Julias Angaben zum Vorfeld erschien die Brandlegung in der gutachterlichen Wertung ihrer motivationalen Grundlagen indessen am ehesten als Überforderungshandlung vor dem Hintergrund massiver situativer Belastung bei gleichzeitig mangelnder Bewältigungskompetenz.
Bei Julia waren Störungssymptome und Entwicklungsdefizite erkennbar, die ein Ausmaß entsprechend der diagnostischen Voraussetzungen mehrerer psychopathologischer Störungskategorien (vor allem aus dem Bereich emotionaler Störungen sowie sozialer Ver-

haltensstörungen) aufweisen, so dass die strafrechtliche Verantwortlichkeit für die vorgeworfene Brandlegung sowohl unter dem Gesichtspunkt mangelnder sittlicher und geistiger Entwicklungsreife (i. S. § 3 JGG) als auch unter dem Gesichtspunkt psychischer Störung (i. S. §§ 20, 21 StGB) zu diskutieren war. Aus gutachterlicher Sicht erschien jedoch die Beurteilung unter Entwicklungs- und Reifegesichtspunkten letztlich angemessener, da das Tatalter an der Grenze der strafrechtlichen Verantwortlichkeit lag und jüngere Entwicklungsfortschritte auf Nachreifungspotentiale im Hinblick auf ihre Defizite hindeuteten. Unter der Voraussetzung eines Geschehens im Vorfeld der Tat, wie von Julia bei der Exploration geschildert, wurden im Gutachten jedoch Zweifel geäußert, dass sie zum Tatzeitpunkt aufgrund ihrer geistigen und sittlichen Entwicklungsreife in der Lage war, in der konkreten Tatsituation auch entsprechend einer (von ihren Möglichkeiten her grundsätzlich unterstellten) Einsicht in das Unrecht einer Brandlegung zu handeln (§ 3 JGG). Der vorausgegangene Konflikt (Verbot des Umgangs mit einer ihr sehr nahestehenden Betreuerin) traf Julia aufgrund ihrer Entwicklungsgeschichte in besonderer Weise, und die Heimleiterin hatte sich jeglicher weiterer Auseinandersetzung hierüber entzogen. Dabei wurde argumentiert, dass in dieser Situation sehr wahrscheinlich erhebliche Affekte von Wut, Trauer und Hilflosigkeit mobilisiert wurden und Julia in ihren Möglichkeiten zur effektiven Regulation und Kanalisierung dieser Affekte aufgrund ihrer erheblichen Entwicklungsdefizite stark beeinträchtigt war.

Auch unter der störungsbezogenen Perspektive der §§ 20, 21 StGB wurden Zweifel an einer hinreichenden Steuerungsfähigkeit von Julia zum Tatzeitpunkt formuliert, wobei die relevanten psychischen Störungskategorien (u. a. Störung des Sozialverhaltens mit frühem Beginn und eingeschränkten sozialen Bindungen) unter der rechtlichen Kategorie der „schweren anderen seelischen Abartigkeit" zu subsumieren waren. Aus gutachterlicher Sicht stand die Reifungsverzögerung und die hierdurch bedingte besondere Bedürfnislage in der konkreten Tatsituation jedoch im Vordergrund.

5.4 Rechtlicher Abschluss

In der Hauptverhandlung wurden Julias Schilderungen zur Tatvorgeschichte und den Abläufen während der Gruppensitzung vor der Tat durch Zeugenaussagen weitgehend bestätigt. Das Gericht sprach Julia aufgrund mangelnder Verantwortungsreife vom strafrechtlichen Schuldvorwurf für die Tat der Brandlegung im Heim frei.

6 Rückfall- und Gefährlichkeitsprognose

Zu den komplexesten Aufgaben forensisch-psychologischer Sachverständigentätigkeit zählt die Beurteilung der Gefährlichkeit und Rückfallwahrscheinlichkeit eines Rechtsbrechers. Entsprechende Kriminalprognosen sind in unterschiedlichen Stadien eines Strafverfahrens bedeutsam: sie beeinflussen die Auswahl und Bemessung von Strafen und anderer Rechtsfolgen einer Straftat, entscheiden über die Frage einer offenen oder geschlossenen Vollstreckung freiheitsentziehender Sanktionen, sind für die Gewährung von Vollzugslockerungen von Belang und ermöglichen nicht zuletzt die Beendigung unbefristeter Sanktionen oder die vorzeitige Beendigung befristeter Freiheitsstrafen. Mit dem „Gesetz zur Bekämpfung von Sexualdelikten und anderen gefährlichen Straftaten" hat der Gesetzgeber 1998 verfügt, dass bei Entscheidungen über die vorzeitige Entlassung von Strafgefangenen mit erheblichen Anlassdelikten grundsätzlich das Gutachten eines Sachverständigen erforderlich ist, dass „... sich namentlich zu der Frage zu äußern (hat), ob bei dem Verurteilten keine Gefahr mehr besteht, dass dessen durch die Tat zutage getretene Gefährlichkeit fortbesteht“ (§ 545 [2] der Strafprozessordnung [StPO]). Auch die Beendigung einer strafgerichtlich angeordneten Unterbringung in einer psychiatrischen Klinik (§ 63 StGB) oder Sicherungsverwahrung (§ 66 StGB) setzt eine günstige Legalprognose voraus.

Als methodische Hilfsmittel bei der Beurteilung der Rückfallprognose eines Rechtsbrechers kommen zunächst spezielle Prognoseinstrumente infrage. Diese statistischen Verfahren haben international – vor allem im angloamerikanischen Raum – eine vergleichsweise lange Tradition, hierzulande werden sie indessen erst seit relativ kurzer Zeit in der Praxis diskutiert. Ein wichtiger Grund für ihre allmählich jedoch wachsende Bedeutung dürfte in der Entwicklung einer neuen Generation von Instrumenten liegen, die sich nicht mehr nur auf statische Merkmale aus der Vorgeschichte des Rechtsbrechers (Alter bei Erstdelikt, Art und Umfang von Vordelikten usw.) beschränken, sondern auch dynamische, potentiell veränderbare Risikofaktoren erfassen (kriminogene Einstellungen, soziale Bindungen usw.). Da es hierbei jedoch um vergleichsweise komplexe Konstrukte geht, setzt ihre Anwendung, neben kriminologischer, klinischer und diagnostischer Expertise, eine spezielle Einarbeitung in ihre jeweiligen Grundlagen und Anwendungsspezifika voraus.

Die meisten aktuellen Instrumente zur individuellen Kriminalprognose wurden in den USA oder in Kanada entwickelt. Einige Verfahren zielen auf die Vorhersage spezieller Ereignisse, z. B. gewalttätiger Rückfälle oder Rückfälle mit Sexualdelikten. Die Verfahren zum sog. „Risk-Needs-Assessment“ bezwecken hingegen nicht nur die Bestimmung der (statistischen) Rückfallwahrscheinlichkeit eines Straftäters, sondern wollen darüber hinaus auch die hierfür im Einzelfall verantwortlichen Risikofaktoren i. S. eines individuellen Risikoprofils näher erfassen, um z. B. Anhaltspunkte für die inhaltliche Ausrichtung sozialtherapeutischer Interventionsmaßnahmen zu gewinnen. Wiederum andere Verfahren zielen schließlich auf die Identifikation spezifischer Hochrisikogruppen (Übersichten über aktuelle Prognoseinstrumente finden sich z. B. bei Andrews & Bonta, 2003; Dahle, Schneider & Ziethen, 2006; Palmer, 2001). Gemeinsam ist all diesen Instrumenten, dass es sich um operationalisierte Beschreibungen komplexer Merkmale handelt, die auf der Grundlage einer breiten Datenbasis zu beurteilen sind. Erforderlich sind die vollständige Kenntnis der Aktenlage (Ermittlungs- und Vollstreckungsakten, Gefangenenpersonalakten usw.) sowie eine ausführliche Untersuchung der zu beurteilenden Person.

Für die meisten modernen Prognoseinstrumente liegen umfangreiche internationale Validierungsstudien vor. Diese bestätigten im Regelfall ihre grundsätzliche prognostische Validität für die verschiedenen Anwendungszwecke und deuten auf ihre prinzipielle Übertragbarkeit auf europäische Verhältnisse. Auch für Deutschland liegen für einige der international bekannteren Verfahren inzwischen erste Validierungsstudien vor (vgl. Dahle, 2006a).

Die deutsche Rechtslage bedingt es indessen, dass sich die Methodik einer forensisch-kriminalprognostischen Beurteilung nicht auf die Anwendung statistischer Instrumente beschränken darf. Der Richter erwartet vom Gutachten „eine inhaltliche Auseinandersetzung mit der den Anlasstaten zugrunde liegenden Dynamik und den sonstigen Tatursachen und der Entwicklung des Täters während des Vollzuges im Hinblick auf diese Tatursachen, wobei auf der Grundlage dieser Informationen ein Wahrscheinlichkeitsurteil zu fällen ist“ (KG

– Berlin, Beschluss vom 11.12.1998 – 5 Ws 672/98). Diese Anforderung ist mit dem letztlich auf Durchschnittsverhältnissen basierenden Grundkonzept statistischer Verfahren nicht zu realisieren. Erforderlich ist daher eine (zusätzliche) klinisch-idiographische Beurteilung des Einzelfalls, die auf etwaige individuelle Besonderheiten einzugehen vermag. Methodische Vorschläge zum konkreten Vorgehen hierbei basieren gewöhnlich auf einer Systematisierung und Untergliederung des erforderlichen Urteilsbildungsprozesses in mehrere diagnostische Teilaufgaben. Im Kern geht es dabei zunächst um die Entwicklung eines spezifischen Erklärungsmodells der bisherigen Delinquenz des zu beurteilenden Rechtsbrechers; Grundlage hierfür ist die biographische Rekonstruktion, die Untersuchung der strafrechtlichen Vorgeschichte und (insbesondere) die kriminalpsychologische Analyse des Anlassgeschehens. Auf der Basis dieser „individuellen Kriminaltheorie“ lassen sich dann personale Risikofaktoren extrahieren, deren weitere Entwicklung während des Straf- oder Maßregelvollzuges und deren aktueller Ausprägungsgrad zum Beurteilungszeitpunkt systematisch zu untersuchen und einzuschätzen sind (für eine genauere Beschreibung des Vorgehens vgl. Dahle, 2000, 2006b).

Statistische und klinisch-idiographische Prognosemethoden haben jeweils spezifische Vorzüge und Begrenzungen. Die statistischen Methoden bieten die beste Gewähr eines systematischen Gebrauchs empirischen Erfahrungswissens, den bestmöglichen Schutz vor menschlichen Urteilsverzerrungen und ermöglichen eine quantitative Einschätzung etwaiger Irrtumsrisiken; die klinische Methode erlaubt demgegenüber die Berücksichtigung individueller Besonderheiten und wird letztlich erst hierdurch den rechtlichen Anforderungen gerecht. Es empfiehlt sich daher, bei der forensischen Prognosebegutachtung beide Methodengruppen heranzuziehen. Dabei ist es sinnvoll, dass sich der Diagnostiker zunächst Rechenschaft über die allgemeine Rückfallerwartung (Basisrate) in vergleichbaren Fällen ablegt, dass er dann systematisch nach empirisch gesicherten Hinweisen sucht, ob der zu beurteilende Fall von dieser „Durchschnittserwartung“ nach oben oder unten abweicht (wozu statistische Methoden geeignet sind) und hierauf aufbauend nach etwaigen individuellen Besonderheiten jenseits statistischer Durchschnittserfahrungen fragt. Diskrepante Einschätzungen zwischen statistischen und klinischen Einschätzungen sind dabei (in seltenen Fällen) möglich, bedürfen aber der sorgfältigen Aufklärung der Gründe. Ein systematisches Beurteilungsmodell, das die erforderlichen statistischen und idiographischen Schritte systematisch aufeinander bezieht und in eine Gesamtbeurteilung der Rückfallwahrscheinlichkeit integriert, wurde kürzlich andernorts vorgestellt. Es erwies sich als objektiv anwendbar und gegenüber bloßen statistischen Vorhersagen als zuverlässiger (Dahle, 2005).

Wie schon zuvor für Schuldfähigkeitsgutachten wurden von derselben interdisziplinären Arbeitsgruppe kürzlich *Mindestanforderungen für Prognosegutachten* formuliert (Boetticher et al., 2006). Auch hier geht es im Kern um die Präzisierung der Aufgaben des Prognosesachverständigen und der Beschreibung von Mindeststandards für die von ihm zu erhebenden diagnostischen Befundgrundlagen und ihrer Bewertung, die keine grundsätzlich neuen oder überraschenden Aspekte enthalten, sondern weitgehend Rechtsgrundlagen benennen und einschlägige diagnostische Standards festschreiben.

Abschließend ist darauf hinzuweisen, dass auch außerhalb gerichtlicher Fragestellungen – und damit außerhalb der i. e. S. forensisch-diagnostischen Praxis – prognostische Beurteilungen von Rechtsbrechern eine zunehmend wichtige Bedeutung zukommt. Zu nennen sind etwa Risikoeinschätzungen im Rahmen der Eingangsdiagnostik in den Straf- oder Maßregelvollzug sowie insbesondere auch im Rahmen der Indikationsdiagnostik für therapeutische Behandlungsmaßnahmen im Vollzug. Ihre wachsende Bedeutung gerade im letztgenannten Bereich ist der mittlerweile relativ gut belegten Erkenntnis geschuldet, dass sich erfolgversprechende Straftäterbehandlung von der Behandlungsintensität her am jeweiligen Ausmaß der Rückfallrisiken (*risk principle*) und vom Behandlungsfokus her an den individuellen Rückfallrisikofaktoren (*need principle*) ausrichten sollte (zusammenfassend: Dahle & Steller, 2000). Dies setzt eine fundierte Diagnostik der im Einzelfall das Delinquenzverhalten bedingenden bzw. begünstigenden Risikofaktoren und mithin eine fundierte Rückfallprognosebeurteilung voraus (Übersichten u. a. bei Andrews & Bonta, 2003; Farrington, Hollin & McMurran, 2001).

Literatur

Andrews, D. A. & Bonta, J. (2003). *The psychology of criminal conduct* (3. Aufl.). Cincinnati, Ohio: Anderson.

Arntzen, F. (1989). *Vernehmungspsychologie. Psychologie der Zeugenvernehmung* (2. Auflage). München: Beck.

Arntzen, F. (1993). *Psychologie der Zeugenaussage. System der Glaubwürdigkeitsmerkmale* (3. Auflage). München: Beck.

Boetticher, A., Nedopil, N., Bosinski, H. A. G. & Saß, H. (2005). Mindestanforderungen für Schuldfähigkeitsgutachten. *Neue Zeitschrift für Strafrecht, 25*, 57–62.

Boetticher, A., Kröber, H.-L., Müller-Isberner, R., Böhm, K. M., Müller-Metz, R. & Wolf, T. (2006). Mindestanforderungen für Prognosegutachten. *Neue Zeitschrift für Strafrecht, 26*, 537–544.

Conway, M. A. & Pleydell-Pearce, C. W. (2000). The construction of autobiographical memories in the self-memory system. *Psychological Review, 107*, 261–288.

Dahle, K.-P. (1997). Begutachtung der Schuldfähigkeit und der Therapieindikation (-motivation) bei justiziellem Zwang. In K. Kubinger & H. Teichmann (Hrsg.), *Psychologische Diagnostik und Intervention in Fallbeispielen* (S. 189–206). Weinheim: Psychologie Verlags Union.

Dahle, K.-P. (2000). Psychologische Begutachtung zur Kriminalprognose. In H.-L. Kröber & M. Steller (Hrsg.), *Psychologische Diagnostik im Strafverfahren: Indikation, Methodik und Qualitätsstandards* (S. 77–111). Darmstadt: Steinkopff-Verlag.

Dahle, K.-P. (2005). *Psychologische Kriminalprognose: Wege zu einer integrativen Methodik für die Beurteilung der Rückfallwahrscheinlichkeit von Strafgefangenen.* Herboltzheim: Centaurus.

Dahle, K.-P. (2006a). Strengths and limitations of actuarial prediction of criminal reoffence in a German prison sample: A comperative study of LSI-R, HCR-20 and PCL-R. *International Journal of Law and Psychiatry, 29*, 431–442.

Dahle, K.-P. (2006b). Grundlagen und Methoden der Kriminalprognose. In H.-L. Kröber, D. Dölling, N. Leygraf & H. Saß (Hrsg.), *Handbuch der Forensischen Psychiatrie. Band 3: Psychiatrische Kriminalprognose und Kriminaltherapie.* Stuttgart: Steinkopff.

Dahle, K.-P., Schneider, V. & Ziethen, F. (2006). Standardisierte Instrumente zur Kriminalprognose. *Forensische Psychiatrie, Psychologie, Kriminologie, 1*, 15–26.

Dahle, K.-P. & Steller, M. (2000). Trends und Perspektiven forensischer Sozial- und Psychotherapie. In M. A. Rothschild (Hrsg.), *Das neue Jahrtausend: Anforderungen an die Rechtsmedizin* (S. 255–270). Lübeck: Schmidt-Römhild.

Eisenberg, U. (2002). *Beweisrecht der StPO* (4. neubearb. Auflage). München: Beck.

Eisenberg, U. (2003). *Jugendgerichtsgesetz* (9. neubearb. Auflage). München: Beck.

Erdmann, K. (2001). *Induktion von Pseudoerinnerungen bei Kindern.* Regensburg: S. Roderer Verlag.

Erdmann, K., Volbert, R. & Böhm, C. (2004). Children report suggested events even when interviewed in a non-suggestive manner: What are its implications for credibility assessment? *Applied Cognitive Psychology, 18*, 589–611.

Farrington, D. P., Hollin, C. R. & McMurran, M. (2001). *Sex and violence: The psychology of crime and risk assessment.* London: Routledge.

Fiedler, P. (2001). *Persönlichkeitsstörungen* (5. überarbeitete Aufl.). Weinheim: Psychologie Verlags Union.

Freisleder, F.-J. (1996). Rechtsfragen bei Kindern, Jugendlichen und Heranwachsenden. In N. Nedopil (Hrsg.), *Forensische Psychiatrie* (S. 48–57). Stuttgart: Thieme.

Greuel, L. (1997). Schuldfähigkeitsbegutachtung. In M. Steller & R. Volbert (Hrsg.), *Psychologie im Strafverfahren* (S. 105–118). Bern: Huber.

Greuel, L., Offe, S., Fabian, A., Wetzels, P., Fabian, T., Offe, H. & Stadler, M. (1998). *Glaubhaftigkeit der Zeugenaussage*. Weinheim: Psychologie Verlags Union.

Herpertz, S. & Saß, H. (1999). Personality disorders and the law, with a German perpective. *Current Opinion in Psychiatry, 12*, 689–693.

Jessnitzer, K. & Frieling, G. (1992). *Der gerichtliche Sachverständige. Ein Handbuch für die Praxis*. Köln: Heymanns.

Köhnken, G. (1990). *Glaubwürdigkeit. Untersuchungen zu einem psychologischen Konstrukt*. München: Psychologie Verlags Union.

Konrad, N. (1997). *Leitfaden der forensisch-psychiatrischen Begutachtung*. Stuttgart: Thieme.

Kröber, H.-L. (1996). Kriterien verminderter Schuldfähigkeit nach Alkoholkonsum. *Neue Zeitschrift für Strafrecht, 16*, 569–596.

Kröber, H.-L. (2001). Die psychiatrische Diskussion um die verminderte Zurechnungs- und Schuldfähigkeit. In H.-L. Kröber & H.-J. Albrecht (Hrsg.), *Verminderte Schuldfähigkeit und psychiatrische Maßregel* (S. 33–68). Baden-Baden: Nomos.

Kröber, H.-L. & Albrecht, H.-J. (Hrsg.) (2001). *Verminderte Schuldfähigkeit und psychiatrische Maßregel*. Baden-Baden: Nomos.

Lösel, F. & Bliesener, T. (1997). Zur Altersgrenze strafrechtlicher Verantwortlichkeit aus psychologischer Sicht. *DVJJ-Journal, 8*, 387–395.

Palmer, E. J. (2001). Risk assessment: Review of psychometric measures. In D. P. Farrington, C. R. Hollin & M. McMurran (Eds.), *Sex and Violence: The Psychology of Crime and Risk Assessment* (pp. 7–22). London, New York: Routledge.

Rasch, W. (1999). *Forensische Psychiatrie* (2. überarb. Aufl.). Stuttgart: Kohlhammer.

Saß, H. (Hrsg.) (1993). *Affektdelikte*. Berlin: Springer.

Scholz, O. B. & Schmidt, A. F. (2003). *Schuldfähigkeit bei schwerer seelischer Abartigkeit*. Stuttgart: Kohlhammer.

Steller, M. & Köhnken, G. (1989). Criteriabased statement analysis. Credibility assessment of children's statements in sexual abuse cases. In D. C. Raskin (Ed.), *Psychological methods for investigation and evidence* (pp. 217–245). New York: Springer.

Steller, M. & Volbert, R. (1999). Forensisch-aussagepsychologische Begutachtung (Glaubwürdigkeitsbegutachtung). Wissenschaftliches Gutachten für den Bundesgerichtshof. *Praxis der Rechtspsychologie, 9 (Heft 2)*, 46–112.

Volbert, R. & Steller, M. (2004). Die Begutachtung der Glaubhaftigkeit. In K. Foerster (Hrsg.), *Psychiatrische Begutachtung* (S. 693–728). München: Urban & Fischer.

Volbert, R. (1995). Glaubwürdigkeitsbegutachtung bei Verdacht auf sexuellen Mißbrauch. *Zeitschrift für Kinder- und Jugendpsychiatrie, 23*, 20–26.

Volbert, R. (2005). Standards der psychologischen Glaubhaftigkeitsdiagnostik. In H.-L. Kröber & M. Steller (Hrsg.), *Psychologische Begutachtung im Strafverfahren – Indikationen und Qualitätsstandards* (2. überarbeitete Auflage, S. 113–145). Darmstadt: Steinkopff-Verlag.

Wegener, H. (1992). *Einführung in die Forensische Psychologie* (2. Aufl.). Darmstadt: Wissenschaftliche Buchgesellschaft.

Verzeichnis der Autorinnen und Autoren

Ambühl, Hansruedi, Dr. phil.
Aarbergergasse 46
CH–3011 Bern
E-Mail: hansruedi.ambuehl@freesurf.ch

Bader, Klaus, Dr.
Universitäre Psychiatrische Kliniken Basel
Psychologischer Dienst und Verhaltenstherapie-Ambulanz
Wilhelm Klein-Strasse 27
CH–4025 Basel
E-Mail: Klaus.Bader@upkbs.ch

Bauhofer, Christoph
Conrad Caine Media Applications
Belgradstr. 1
D–80796 München
E-Mail: cbauhofer@conrad-caine.com

Bederski, Heinz, Dipl.-Psych.
Universität zu Köln
Humanwissenschaftliche Fakultät
Department Heilpädagogik
und Rehabilitation
Abteilung für Psychologie
und Psychotherapie
Klosterstr. 79 b
D–50931 Köln
E-Mail: heinz.bederski@uni-koeln.de

Behle, Deborah
Ruhr-Universität Bochum
Institut für Kognitive Neurowissenschaft
Abteilung für Neuropsychologie
Universitätsstraße 150
GAFO 05/614
D–44780 Bochum
E-Mail: webmistress@dbehle.mine.nu

Berger, Thomas
Universität Bern
Klinische Psychologie und Psychotherapie
Gesellschaftsstr. 49
CH–3012 Bern
E-Mail: thomas.berger@ptp.unibe.ch

Bischoff, Natascha, Dr.
Psychotherapeutische Praxis
Wissmannstr. 43
D–12049 Berlin
E-Mail: Natascha.Bischoff@gmx.de

Bleichhardt, Gaby, Dr.
Universität Mainz
Abt. Klinische Psychologie
und Psychotherapie
Staudinger Weg 9
D–55099 Mainz
E-Mail: bleichha@mail.uni-mainz.de
http://psycho.sowi.uni-mainz.de/abteil/kl/

Caspar, Franz, Prof. Dr.
Universität Bern
Klinische Psychologie und Psychotherapie
Gesellschaftsstr. 49
CH–3012 Bern
E-Mail: franz.caspar@pse.unibe.ch

Dahle, Klaus-Peter, PD Dr.
Institut für Forensische Psychiatrie der
Charité Universitätsmedizin Berlin
Limonenstr. 27
D–12203 Berlin
E-Mail: klaus-peter.dahle@charite.de

Daum, Irene, Prof. Dr.
Ruhr-Universität Bochum
Institut für Kognitive Neurowissenschaft
Abteilung für Neuropsychologie
Universitätsstraße 150
GAFO 05/616
D–44780 Bochum
E-Mail: irene.daum@rub.de

Eckert, Heiko, Dr.
Center for Complex Systems
Friedrich List Str. 34
D–73760 Ostfildern
E-Mail: heiko.eckert@ccsys.de

Ehring, Thomas, Dr.
Department of Clinical Psychology
University of Amsterdam
Roetersstraat 15
NL–1018 WB Amsterdam
E-Mail: thomasehring@fmg.uva.nl

Erfert, Nina
J. W. Goethe-Universität
Institut für Psychologie –
Klinische Psychologie
Georg-Voigt-Str. 8
D–60054 Frankfurt a. M.
E-Mail: ninae48@hotmail.com

Ertle, Andrea, Dipl.-Psych.
Humboldt-Universität zu Berlin
Institut für Psychologie
Psychotherapie und Somatopsychologie
Rudower Chaussee 18
D-12489 Berlin
E-Mail: andrea.ertle@psychologie.
hu-berlin.de

Flor, Herta, Prof. Dr.
Ruprecht-Karls-Universität Heidelberg
Institut für Neuropsychologie
und Klinische Psychologie
Zentralinstitut für Seelische Gesundheit
Mannheim
J5
D–68159 Mannheim
E-Mail: herta.flor@zi-mannheim.de

Fydrich, Thomas, Prof. Dr.
Humboldt-Universität zu Berlin
Psychologisches Institut
Psychotherapie und Somatopsychologie
Rudower Chaussee 18
D–12489 Berlin
E-Mail: fydrich@psychologie.hu-berlin.de

Hank, Petra, Dr.
Universität Trier
Fachbereich I – Psychologie, Abt. Klinische Psychologie, Psychotherapie und Wissenschaftsforschung
D–54295 Trier
E-Mail: hank@uni-trier.de

Hautzinger, Martin, Prof. Dr.
Eberhard Karls Universität
Psychologisches Institut
Abt. Klinische und Entwicklungspsychologie
Christophstr. 2
D–72072 Tübingen
E-Mail: hautzinger@uni-tuebingen.de

Heidenreich, Thomas, Prof. Dr.
Hochschule Esslingen
Fakultät Soziale Arbeit, Gesundheit
und Pflege
Flandernstraße 101
D–73732 Esslingen
E-Mail: thomas.heidenreich@hs-esslingen.de

Hemmeter, Ulrich-Michael, PD Dr. med. Dr. phil.
Philipps-Universität Marburg
Klinik für Psychiatrie und Psychotherapie
Zentrum für Nervenheilkunde
Rudolf-Bultmann-Straße 8
D–35039 Marburg
E-Mail: hemmeter@staff.uni-marburg.de

Hermann, Christiane, PD Dr.
Ruprecht-Karls-Universität Heidelberg
Institut für Neuropsychologie
und Klinische Psychologie
Zentralinstitut für Seelische Gesundheit
Mannheim
Quadrat J5
D-68159 Mannheim
E-Mail: christiane.hermann@
zi-mannheim.de

Hermann, Ernst, PD Dr.
Praxis am Claraplatz
Claragraben 78
CH–4058 Basel
E-Mail: Ernst.Hermann@unibas.ch
hermann@ubaclu.unibas.ch
claraplatz@datacom.ch

Hilbert, Anja, Dr.
Philipps-Universität Marburg
FB Psychologie
Gutenbergstr. 18
D–35032 Marburg
E-Mail: hilbert@staff.uni-marburg.de

Hiller, Wolfgang, Prof. Dr.
Universität Mainz
Abt. Klinische Psychologie
und Psychotherapie
Staudingerweg 9
D–55099 Mainz
E-Mail: hiller@mail.uni-mainz.de
http://www.klinische-psychologie-mainz.de
/abteilung/

Käppler, Christoph, Prof. Dr.
Pädagogische Hochschule (PH)
Ludwigsburg
Fakultät für Sonderpädagogik
Institut für sonderpädagogische
Förderschwerpunkte/
Soziale und Emotionale Entwicklung
Pestalozzi-Str. 53
D–72762 Reutlingen
E-Mail: kaeppler@ph-ludwigsburg.de
www.ph-ludwigsburg.de/812.html

Koch, Uwe, Prof. Dr.
Universitätsklinikum Hamburg-Eppendorf,
Zentrum für Psychosoziale Medizin
Institut und Poliklinik für Medizinische
Psychologie
Martinistraße 52, S35
D–20246 Hamburg
E-Mail: koch@uke.uni-hamburg.de

Krampen, Günter, Prof. Dr.
Universität Trier
Fachbereich I – Psychologie, Abt. Klinische
Psychologie, Psychotherapie und
Wissenschaftsforschung
D–54295 Trier
E-Mail: krampen@uni-trier.de
http://www.psychologie.uni-trier.de/
personen/gkrampen/index.html

Labas, Margarete, Dipl.-Soz. Arb.
Universität zu Köln
Humanwissenschaftliche Fakultät
Department Heilpädagogik
und Rehabilitation
Abteilung für Psychologie
und Psychotherapie
Klosterstr. 79 b
D–50931 Köln
E-Mail: Margarete.Labas@uni-koeln.de

Lauth, Gerhard W., Prof. Dr.
Universität zu Köln
Humanwissenschaftliche Fakultät
Department Heilpädagogik
und Rehabilitation
Abteilung für Psychologie
und Psychotherapie
Klosterstr. 79 b
D–50931 Köln
E-Mail: gerhard.lauth@uni-koeln.de

Leins, Ulrike, Dr.
Universität Tübingen
Klinik für Psychiatrie und Psychotherapie
Osianderstr. 24
D–72076 Tübingen
E-Mail: ulrike.leins@med.uni-tuebingen.de

Leplow, Bernd, Prof. Dr.
Martin-Luther-Universität
zu Halle-Wittenberg
Institut für Psychologie
Arbeitseinheit Klinische Psychologie
Brandbergweg 23
D–06120 Halle (Saale)
E-Mail: b.leplow@psych.uni-halle.de

Lieb, Roselind, Prof. Dr.
Universität Basel
Institut für Psychologie
Epidemiologie und Gesundheitspsychologie
Missionsstrasse 60-62
CH–4055 Basel
E-Mail: roselind.lieb@unibas.ch

Lincoln, Tania, Dr.
Philipps-Universität Marburg
FB Psychologie
Gutenbergstr. 18
D–35032 Marburg
E-Mail: lincoln@staff.uni-marburg.de

Margraf, Jürgen, Prof. Dr.
Universität Basel
Institut für Psychologie
Missionsstr. 60/62
CH–4055 Basel
E-Mail: juergen.margraf@unibas.ch

Mehnert, Anja, Dr.
Universitätsklinikum Hamburg-Eppendorf,
Zentrum für Psychosoziale Medizin
Institut und Poliklinik für Medizinische
Psychologie
Martinistraße 52, S35
D-20246 Hamburg
E-Mail: mehnert@uke.uni-hamburg.de

Meyer, Thomas D., Prof. Dr.
Newcastle University
Department of Clinical Psychology
Ridley Building, 4th floor
GB–Newcastle upon Tyne, NE 1 7RU
E-Mail: thomas.meyer@newcastle.ac.uk

Noyon, Alexander, Dr.
J. W. Goethe-Universität
Institut für Psychologie –
Klinische Psychologie
Georg-Voigt-Str. 8
D–60054 Frankfurt a. M.
E-Mail: noyon@psych.uni-frankfurt.de

Richter-Appelt, Hertha, Prof. Dr.
Universitätsklinikum Hamburg-Eppendorf
Institut für Sexualforschung
und Forensische Psychiatrie
Zentrum für Psychosoziale Medizin
FB 04: Medizin
Martinistr. 52
D–20246 Hamburg
E-Mail: hrichter@uke.uni-hamburg.de

Röhrle, Bernd, Prof. Dr.
Philipps-Universität Marburg
FB Psychologie
Gutenbergstr. 18
D–35032 Marburg
E-Mail: roehrle@staff.uni-marburg.de

Sachse, Rainer, Prof. Dr.
Ruhr-Universität Bochum
Institut für Psychologische Psychotherapie
Prümerstraße 4
D–44787 Bochum
E-Mail: ippsachse@aol.com
www.ipp-bochum.de

Schaller, Sylvia, Dr.
Universität Mannheim
Otto-Selz-Institut für Angewandte Psychologie
Mannheimer Zentrum für Arbeit und Gesundheit
L13, 17
D – 68161 Mannheim
E-Mail: sylvia.schaller@osi.uni-mannheim.de
http://www.uni-mannheim.de/i3v/00032900/01020191.htm

Schiepek, Günter, PD Dr.
Forschungseinrichtung für Dynamische Systeme
Institut für Psychologie
Universitätsstraße 65–67
A – 9020 Klagenfurt
E-Mail: guenter.schiepek@uni-klu.ac.at
http://www.ccsys.de

Schlottke, Peter F., Prof. Dr.
Universität Tübingen
Medizinische Fakultät
Institut für Medizinische Psychologie und Verhaltensneurobiologie
Gartenstraße 29
D–72074 Tübingen
E-Mail: peter.schlottke@uni-tuebingen.de

Schmidtke, Armin, Prof. Dr.
Psychiatrische Klinik und Poliklinik der Universität Würzburg
Abteilung Klinische Psychologie
Füchsleinstr. 15
D–97080 Würzburg
E-Mail: clips-psychiatry@mail.uni-wuerzburg.de

Schneider, Claudia, Dipl.-Psych., Dipl.-Sozpäd.
Clara-Zetkin-Str. 6
D–07743 Jena
E-Mail: cy.schneider@gmx.de

Schneider, Silvia, Prof. Dr.
Universität Basel
Institut für Psychologie
Klinische Kinder- und Jugendpsychologie
Missionsstrasse 60/62
CH–4055 Basel
E-Mail: silvia.schneider@unibas.ch

Schöne, Catrin, Dipl.-Psych.
Zentrum für soziale Psychiatrie
Am Mönchberg
Klinik für forensische Psychiatrie
Mönchberg 8
D–65589 Hadamar
E-Mail: catrin.schoene@zsp-hadamar.de

Schulze, Christa, Dr.
Wilhelm-Roser-Str. 24
D–35037 Marburg
E-Mail: christa@schulze-mr.de

Stieglitz, Rolf-Dieter, Prof. Dr.
Universitätsspital Basel
Psychiatrische Poliklinik
Petersgraben 4
CH–4031 Basel
E-Mail: rstieglitz@uhbs.ch

Straube, Eckart R., Prof. Dr.
Centrum für Kultur und Psychologie
Langerstr. 2
D–81675 München
E-Mail: eckart.straube@gmx.de

Strauß, Bernhard, Prof. Dr.
Universitätsklinikum Jena
Institut für Psychosoziale Medizin und Psychotherapie
Stoystr. 3
D–07740 Jena
E-Mail: bernhard.strauss@med.uni-jena.de

Strehl, Ute, PD Dr.
Universität Tübingen
Medizinische Fakultät
Institut für Medizinische Psychologie
und Verhaltensneurobiologie
Gartenstr. 29
D–72074 Tübingen
E-Mail: ute.strehl@uni-tuebingen.de

Tominschek, Igor, Dr.
Psychosomatische Klinik Windach
Schützenstr. 16
D–86949 Windach
E-Mail: tominschek@klinik-windach.de

Türke-Teubner, Veneta, Dr.
Psychotherapeutische Praxis
Lößnitzer Straße 98
D–08280 Aue
E-Mail: vtpraxis_aue@gmx.de

Tuschen-Caffier, Brunna, Prof. Dr.
Universität Freiburg
Institut für Psychologie
Engelbergerstr. 41
D–79085 Freiburg
E-Mail: tuschen@psychologie.uni-freiburg.de

Uekermann, Jennifer, Dr.
Ruhr-Universität Bochum
Institut für Kognitive Neurowissenschaft
Abteilung für Neuropsychologie
GAFO 05/607
Universitätsstraße 150
D–44780 Bochum
E-Mail: jennifer.uekermann@rub.de

Volbert, Renate, PD Dr.
Institut für Forensische Psychiatrie
Charité – Universitätsmedizin Berlin
Limonenstr. 27
D–12203 Berlin
E-Mail: renate.volbert@charite.de

Willutzki, Ulrike, PD Dr.
Ruhr-Universität Bochum
Fakultät für Psychologie
Universitätsstr. 150
D–44780 Bochum
E-Mail: willutz@kli.psy.ruhr-uni-bochum.de

Zimmer, Dirk, Prof. Dr.
Tübinger Akademie für Verhaltenstherapie
Schloss Bühl
David von Stein Weg 26
D–72072 Tübingen
E-Mail: dirkzimmer@tavt.de
tavt-kontakt@t-online.de

Personenverzeichnis

A

Aaronson 662 ff.
Aarsland 369
Abele 261
Abi-Dargham 405
Abraham 575, 579
Achenbach 820, 822
Acker 832
Adam 824, 830
Adams 367
Adams-Webber 121
Addicoat 637
Addis 137
Adland 446
Adler 186, 564
Adornetto 779
Agras 679
Ahuja 851
Aish 503
Aithen 461
Akiskal 434 ff., 440, 443 f., 458, 463
Akthar 592
Alarcon 567
Albani 80, 192, 861
Albert 853
Albrecht 876
Alderman 374
Alimohamed 41
Alloy 448, 501
Alpers 685, 687
Alpher 590
Althof 717
Althoff 843
Altman 461 f., 464
Altshuler 463
Alumbaugh 664
Alvarez 14, 89
Alverez 629
Amador 413, 420
Amann 662
Ambühl 168, 316, 549, 551, 556
AMDP 340
Amelang 31, 33, 54, 74
Amendt-Lyon 81
Amlo 196
Amthauer 346
Anders 413, 421
Andersen 367
Anderson 44, 174, 196, 606, 655
Andreasen 401 f., 406, 410, 416
Andresen 410, 415 f., 424
Andrews 563 ff., 573, 770, 885
Angst 433 ff., 459, 481
Annis 395
Antes 56
Anthony 724
Antonovsky 252, 261
Antony 13, 542
APA 358, 405, 587, 671 ff., 674, 676, 678, 690
Appelt 733
Applegate 862
Aral 853
Araujo 724
Arbeitsgruppe OPD 196, 277
Arentewicz 725 ff., 731
Argelander 186
Argyle 740 ff.
Aristoteles 15
Arkes 61
Arkowitz 533
Armbrust 551
Armstrong 606
Arnkoff 116, 122, 142
Arnold 832
Arntz 764
Arntzen 869 ff.
Arocha 44
Asarnow 423
Asberg 861
Asnis 500 ff.
Aster 372, 798
Aubin 731
Auff 850
Augusto 191
Axelrod 107
Aymanns 137, 256, 656
Azim 191
Azorin 463
Azrin 852

B

Babel 173
Baca-García 503
Backhaus 702, 705 ff.
Baddeley 373
Bader 703
Baer 543, 551
Baeyens 600
Bagner 93
Baider 657
Bailer 314, 374, 450, 461, 485 f., 646, 661, 861
Bain 854
Bakos 700
Balabanis 121
Balestrieri 497
Balint 185 f.
Baltensperger 39, 323
Bancroft 715, 718, 730 ff.
Bandelow 342
Bandura 89, 261
Banerjee 629
Banks 634
Banse 743, 746
Baranackie 191
Barber 185
Barchel 606
Barkham 80
Barkley 810, 814, 819, 821, 823, 825, 827, 831, 836 ff.
Barlow 26, 571, 576
Barnard 135 f.
Barnes 853
Barnow 589
Baron 44
Barraclough 497

Barrett-Lennard 169, 171
Barrios 90 f.
Barry 602, 813, 827, 829, 832
Barsky 624, 629
Barta 139
Barth 781
Bartko 401
Bartling 82, 96, 101 f., 105 ff., 534, 680
Bartram 803
Bass 629
Basson 717
Bastine 14, 21, 76, 134, 172, 303
Battle 567
Baucom 746
Bauer 321, 323, 440, 442, 446, 458, 460, 462 ff.
Bauer-Schubert 414, 422
Baumann 13, 20 f., 32, 41, 75 f., 312, 323, 334 f., 337 f., 568
Bäuml 403
Bäumler 346, 374
Beard 619
Beautrais 498, 501
Bebbington 406
Bech 342, 356 f., 460, 463, 465 f.
Bechdolf 427
Beck 13, 116 f., 119 f., 131, 134 ff., 140, 160, 280, 334, 339, 374, 389, 486, 488, 500 ff., 505, 519, 663, 732, 762, 765, 825
Becker 65, 129, 168, 170, 252 f., 307, 348 f., 373, 521, 527, 562, 576
Beckley 837
Beglin 678, 684
Behari 851
Behle 119, 646
Behrend 373, 414, 421
Beigel 463
Belitz-Weihmann 395
Bellack 13
Belz 165
Belz-Merk 156
Benazzi 434, 444, 458
Benca 700
Bender 742
Benedetti 367
Bengel 564, 655 ff., 665
Benishay 415, 424
Benito-Leon 853
Benjamin 14, 82, 191 f., 277, 351, 767
Bennett Osborne 629
Benninghoven 66
Ben-Shlomo 849 ff., 858
Benson 619
Bentall 281, 467
Benton 371 f.
Benzer 593
Bereiter 312
Berg 169, 373, 423, 551
Bergareche 853
Berger 16, 56, 66 f., 165, 178, 296, 575, 684, 688, 690, 705
Berghändler 518
Bergin 168
Bergmann 854
Beringer 831
Berking 53
Bermann 706
Bermejo-Pareja 853
Bernasconi 367
Bernauer 193, 251, 308
Berner 778, 783
Bernstein 587, 589, 602 ff., 655
Berrenberg 467
Best 573
Beutel 656
Beutler 33, 41, 45, 65, 78, 307
Bhatia 848
Bibring 185
Biederman 810, 814, 832, 836
Biefang 333, 661
Biehl 414, 422
Biemiller 793 ff.
Bierer 567
Bierhoff 742
Bieri 637
Biermann-Ratjen 167 f.
Biggs 463
Bilder 402
Binder 46, 51, 65, 322, 376
Binns 368
Birbaumer 119, 625, 643, 646
Birchler 743
Birchwood 400, 412, 418, 424
Birkner 489, 861
Birner 850
Bischoff 137, 405, 603, 608
Bishop 642
Blackburn 334
Blackwell 123
Blaine 93
Blake 577
Blanchard 402
Blanck 185
Blankenstein 115, 123
Blanz 781
Blaser 80, 192, 861
Blazer 618, 724
Bleichhardt 618
Bleuler 401
Bliesener 877
Bliss 597 ff.
Bloch 706
Blocher 830
Block 644
Blowers 137
Bochmann 370
Böcker 421
Bodem 764
Bodenmann 740 ff., 747
Bodnar 731
Boerner 551
Boetticher 877, 884
Bögwald 196
Böhm 870
Bohus 339, 604, 608
Böker 413
Bolwig 463
Bolz 171
Bommert 169, 173
Bond 187, 507
Bonsall 600
Bonta 885
Boon 596 ff.
Boos 562, 565, 567, 569, 571, 575 ff., 578 ff.
Bootzin 702, 707
Borbély 708
Borcovec 629
Bord 662
Borgart 132
Borges 497
Borkenau 348, 830
Borkovec 127, 526
Borkowski 795
Borland 810
Born 464
Bos 792
Bosinski 877
Bossert-Zaudig 548, 552
Bosson 130
Bothwell 860
Böttcher 311
Böttger 594

Bovasso 594
Bower 90, 136
Braakmann 604, 608
Bradbury 743
Bradshaw 463
Braehler 313
Braff 405
Brähler 13, 19, 21, 25, 187, 256, 261 f., 333, 630, 684, 733, 783
Brammer 45, 594
Brandt 592
Brandtstädter 300
Brannon 107
Bransford 49
Bransome 825
Brassington 376
Brauer 252, 256, 594
Braukhaus 747
Braun 35, 53, 316, 323, 339, 578, 587, 590, 597
Bräunig 460, 462
Brehm 261
Brehmer 44
Breitbart 653, 655 ff., 665
Bremner 570, 572 ff., 600 ff.
Brenneis 599
Brenner 592
Breslau 562, 697
Bresnahan 832
Bretz 799
Breuer 588
Brewin 137, 563, 569 ff., 573
Brickenkamp 346, 373, 799
Brierley 463, 594
Briggs 629
Brin 854
Brink 564, 574
BrintzenhofeSzoc 655
Briquet 588
Brittlebank 443
Brocke 301 ff.
Broderick 121
Broks 415, 424
Bromberger 573, 578
Bromet 561
Bromme 38
Bronisch 506, 761
Brook 861
Brouwer 655
Brown 49, 135, 235, 374, 463, 486, 501, 505, 576, 824, 831
Brüderl 261
Brunet 165
Brüninghaus 373
Brunner 606, 608
Brunstein 138, 792, 795, 800, 805
Bryant 564
Buchheim 187 f.
Buchkremer 412 f., 420
Buckingham 636
Buddeberg 726
Bugdayci 853
Bühringer 381, 389, 392
Bullinger 261, 644, 662 ff.
Bullmore 594
Bunge 302
Bunney 463
Burger 729
Burgess 374, 562
Burgmeier-Lohse 185
Burke 533
Burkhard 372
Burman 618, 655, 740 f.
Busch 823, 850
Busemeyer 32
Bush 636, 825
Buss 150, 169, 524, 661, 861
Butcher 16, 39
Butler 587
Büttner 637
Büttner-Westphal 551
Butzlaff 405
Buysse 706
Byne 406
Byrnes 851

C

Cacioppo 120
Cahill 569, 572
Calabrese 373, 442
Caldwell 497
Caligor 190
Camdeviren 853
Camfferman 828
Camfield 849, 858
Campo 629
Canavan 373
Canino 619
Cannistraro 572
Caplan 255
Cardeña 587 ff., 595, 600
Cardillo 317 f.
Carey 718, 733 ff., 821, 836
Carkhuff 173
Carlier 565
Carlson 604, 606
Carmody 463
Carney 655
Carpenter 401 f.
Carroll 458
Carskadon 706
Carta 459
Carter 228, 411, 418
Cartwright 169, 178
Carver 150, 261, 485
Caspar 34 f., 37 ff., 43, 45 f., 48, 52 f., 59 f., 62, 64 ff., 77, 82, 108, 150, 154 ff., 159, 162, 165, 168, 193, 253, 257, 316, 341
Caspi 772
Cassano 434
Cassens 376
Cassidy 458
Castelon Konkiewitz 849 ff.
Caston 191
Castonguay 46
Castrogiavanni 107
Cattell 16, 781, 799
Caudill 619
Cautela 261
Cavanagh 39
Ceballos-Baumann 843, 846, 850
Chabot 828
Chadwick 412, 418, 424
Chamberlain 123
Chambless 38, 45, 117, 519, 551, 764
Champion 637
Chance 90
Chand 591, 598
Chapman 415, 424
Charlton 717, 725
Charney 551, 572
Chatterjee 862
Chelune 373
Chi 47, 63
Chiarotti 376
Chitsabesan 499
Chochinov 653, 665 ff.
Christensen 747
Christmann 726
Cierpka 81, 188, 192, 226, 786
Cima 354
Ciompi 401
CIPS 333
Claas 587
Clairborn 63
Clanton 44

Clare 373
Claridge 415, 424
Clark 113, 115 f., 118, 122, 126 f., 133, 141, 261, 520 ff., 525, 542 ff., 545 ff., 552, 570 ff., 576, 578, 826
Clarke 813, 827, 829
Clarkin 24, 190, 307
Classen 565
Clavet 733
Clayton 733
Cleary 624
Cloninger 348 f., 618
Clouse 655
Clum 500
Cockburn 373
Cocking 49
Coffman 116
Cohen 256, 262, 402, 413, 420, 551, 555, 772 ff.
Cole 420
Colket 578
Collin 370
Collop 697
Combs 418
Comer 588
Compton 700
Cone 17, 24, 90, 93, 95
Connell 80
Conners 503, 814, 819 ff., 822 ff., 830 ff.
Connor 396, 434, 578
Conrad 846
Conradi 552
Conradt 562, 772, 775
Consky 859
Conway 869
Cook 246, 519, 562
Cooke 461 f., 465
Coons 597 ff.
Cooper 119, 184, 187, 191, 281, 499, 657, 679 ff., 683, 688, 690
Copeland 281
Copolov 411, 418
Cording 323
Coryell 436, 442, 760
Cottler 724
Cotton 500
Courtney 261 f.
Cousins 445
Cover Jones, Mary 90
Covner 47
Cowan 825
Cowen 251
Cox 139
Coyne 261
Cramer 419
Cramon 371
Creamer 562
Creed 655
Cremers 263, 268
Crits-Christoph 191 f.
Crocetti 498
Croft 724
Cronbach 22, 54, 93, 744
Crooks 655
Cruise 121
Csikszentmihalyi 587
Cull 500
Cummings 63, 369, 374
Curbow 655
Curtin 500
Curtiss 373
Cuthbert 136

D

Dahl 191 f., 372
Dahlbender 192, 196
Dahle 878, 884 ff.
Dahlhoff 169, 173
Daigle 501
Daker-White 733
Dalgleish 135 f.
Dally 295
Damasio 600
Dammann 187, 588
Dancu 575
Dane 827
da Rogers 167
Darves-Bornoz 598
Daudert 196
Daum 368, 373, 376
Davenport 446
David 594, 717
Davidson 90, 577 ff.
Davies-Avery 861
Davies 127
Davis 461, 562, 572, 588, 762, 825
Davison 97, 116, 122
Dawes 42
DeArce 853
deBruin 169
Deck 401
Deering 567
Defares 684, 688, 690
Defares 684, 688, 690
Defazio 851
Defazio 851
DeFries 810
Degner 666
De Geus 543
de Gruy 619
De Hert 497
Dehmelt 777, 785
Deisinger 373
Deister 402, 405, 440
de Jong 130
de Jong-Meyer 139, 486, 488
De La Puente 853
De Langen 662, 664
DelBello 467
De Leo 496
Delius 312
Dell 589, 591, 596 ff., 600
Dement 706
den Boer 589, 595
Deneke 187, 763
Dengler 56
Denhoff 810
Denicoff 447, 460
De-Nour 657
Dennerstein 729
Dent 656
Denys 543
Depue 437, 446
Derby 108
Derogatis 79, 655, 663, 665, 733
de Shazer 252 f., 259
De Souza 598
Deuschl 848, 854
Deusinger 261 f., 348
Devlin 677
Dewis 786
De Witt 189
Di Clemente 37, 164
Dickens 655
Dickhäuser 803
Dickinson 48
Dickow 781, 803
Dickson 772
Dierksmeier 345 f.
Dietl 423
Dietrich 760
Diez 847
diGasbarro 461
DiGiuseppe 123, 125
Dilling 168, 285 ff., 289, 515, 546, 563 ff., 567, 589 ff., 592, 602, 606 ff., 616, 772 ff.
Dillmann 641, 643

di Michele 828
DiNardo 576
Dittmann 292, 546
Docherty 185
Dodge 629
Dogu 853
Doll 679
Donabedian 309
Donahue 793
Donald 861
Donati 193, 251, 308
Donohue 389
Döpfner 13, 287, 552, 778, 783 ff., 818, 820, 822, 824, 830
Dornbusch 603, 608
Dose 412 f., 416, 420 f.
Dosik 656
Dougher 13 f.
Dougherty 503
Dowdall 764
Dowie 34, 38, 60
Downey 830 ff.
Downie 542
Draijer 589, 596 ff.
Drapeau 165
Dreessen 764
Driessen 569
Duchna 696
Duda 803
Dudley 729
Duffy 589
Dugas 526
Dührssen 186
Duivenvoorden 655
Duncan 191
Dunn 597, 724
Dunner 436, 442
DuPaul 821, 823
Durante 724
Dürr 416, 421, 740
Dworkin 644
Dwyer 185
Dzieglewski 287
Dziewas 149
D'Zurilla 25, 131 f., 422

E

Ebel 417
Ebinger 642
Echelmeyer 96, 534
Eckblad 415, 424
Ecker 546
Eckert 81, 167 ff., 173, 316
Eckhardt-Henn 588 ff., 591 ff., 594
Eddleman 567
Eddy 44
Edwards 36, 45, 821
Eells 62 f., 66
Ehlers 117, 127, 290, 339, 357, 445 f., 459, 521, 565, 569 ff., 575 ff., 578 ff., 625, 661, 690
Ehlert 96, 108, 562 ff.
Eickelmann 139
Einhorn 43, 65
Eisen 542 ff., 588
Eisenbeißer 174
Eisenberg 868, 878
Ekman 15, 351
El-Faddagh 837
Ellason 589, 597, 600, 602
Ellenberger 588, 599
Elliott 107, 167, 173 f.
Ellis 131
Elstein 34, 38, 43, 60
Elston 860
Elwyn 36
Elzinga 570, 573, 601
Emerich 602
Emery 120, 140, 519
Emmelkamp 552
Emrich 588, 599
Emslie 374
Endicott 442, 666
Engberding 61, 75, 96, 534
Engel 348
Engle-Friedman 707
Enke 316
Enns 666
Eppel 172
Epstein 746, 820
Erbaugh 281, 486
Erdmann 261, 868, 870
Erena 192
Erfert 290
Erhardt 824, 831
Ericsson 65
Ernst 120, 629
Ertle 548, 553
Escobar 587, 593, 618 ff., 622, 629
Essau 562, 618, 772 ff., 775
Esser 781, 792
EuropASI 391
Evans 80, 108, 374
Exner 96
Eyberg 93, 821 ff., 832

F

Feuerlein 381
Florin 395
Funke 395
Faedda 443, 467
Fagan 720, 733
Fagiolini 464
Fahn 855, 859 ff.
Fähndrich 345, 409 f.
Fahrenberg 314, 348, 353, 646
Fahrner 720, 725 ff., 730
Fairburn 113, 119, 131, 675, 678 ff., 683 ff., 688, 690
Falck 295
Falkenstein 132
Faller 657
Falsetti 575
Fals-Stewart 743
Faragher 411, 418
Faraone 810, 814, 836
Faravelli 618
Farberow 500
Farrington 885
Fauerbach 764
Faulhaber 261
Faust 42, 61
Fawzy 664
Federer 775
Feeney 396
Fehm 127, 562
Fehm-Wolfsdorf 747
Feighner 810, 836
Feil 733
Fein 18
Feinstein 410, 412 f., 416, 420
Felder 436
Feldman 413, 420, 724, 810
Feldman-Summers 599
Fenigstein 169, 178
Fenton 794
Ferber 619
Ferguson 89
Ferrari 295
Ferrier 448
Ferring 261 f., 574, 579
Ferstl 846, 853
Feske 551
Feuerlein 381, 394
Fichter 120, 323 f., 618 ff., 679, 683 ff.
Fiedler 38, 77, 93, 159, 307, 351 f., 420, 570, 588 ff., 593 ff., 600, 755, 760, 766, 876

Fiegenbaum 533 ff.
Fiegl 81
Field 565
Fielding 655
Figley 563
Filipp 137, 256, 261 f., 574, 579, 656, 664
Fimm 373, 823, 826, 832
Finch 53
Findling 464
Finke 637
Fippinger 798
Firestone 500
First 660
Firth-Cozens 174
Fischer 311, 372
Fisher 593, 837
Fisler 598
Fisseni 19, 22
Fiszbein 410, 416
Fittkau 172, 784, 803
Fitzpatrick 853
Flament 551, 555
Flatten 563, 569, 573
Flaum 402
Flavell 137
Flechtner 778, 793
Fleer 803
Fleischmann 323, 368, 551, 783
Fleming 261 f.
Fletcher 830
Flett 115
Fliegel 57
Flor 119, 573, 575, 625, 636, 638 ff.
Florin 395, 679 ff., 686 ff., 784
Flury-Kleubler 257
Foa 117, 134, 136, 140, 339, 552, 554, 568 ff., 573, 575 ff., 579, 604
Földényi 826 ff.
Follette 320
Folz 66
Fonagy 185
Foote 589
Ford 619, 853
Fordyce 639
Forest 458
Forsythe 618
Fowler 406
Fox 95, 680
Frank 445, 533, 624
Franke 79, 169, 171, 313, 339, 604, 662 ff.
Franko 678
Franz 412, 419
Franzen 680
Frazier 831
Fredrickson 599
Freedland 655
Freedman 368
Freeman 406, 440, 762, 773
Freeston 526
Freise 172
Freisleder 878
Freitag 533
Frettlöh 644
Freud, A. 185
Freud, S. 184, 547, 588
Frevert 786
Frey 436
Freyberger 13, 23, 54, 56, 75, 188, 277, 287 ff., 292 f., 336, 338, 546, 551, 575, 579, 589, 602 ff., 607 ff.
Freytag 803
Fricke 552
Fried 853
Friedl 589
Friedman 619, 655
Friedrich 734
Frieling 867
Friesen 15, 351
Frijters 684, 688, 690
Fristad 465
Frith 402
Fritsch 629
Fritz 412, 419, 629
Fritze 503
Frohburg 316
Frölich 818, 820, 822
Frommberger 575, 579
Frommelt 662
Frör 606, 608
Frosch 30, 36, 51, 61
Frucht 853
Fuchs 597
Fugl-Meyer 717
Fulda 707
Funke 315, 395 f.6
Furnham 137
Fydrich 18, 23, 52, 61, 74, 81, 256, 262, 289, 291, 343, 459, 531, 551, 579, 625, 660, 664 ff., 755, 760 ff., 764 ff., 850

G

Gersons 565
Gerbershagen 643
Grant 373, 396, 423
Grawe 303
Gray 564
Grabe 551, 589
Graber 729
Gracely 764
Graeven 793
Gräfe 861
Greene 14, 89, 821
Greeno 121
Grenyer 192, 195
Griengl 850
Groeben 137
Grol 36
Grosse Holforth 138
Gable 95
Gaebel 13 f.
Gaehwiler Electronic 823, 827
Gagliese 637
Gagnon 718
Gainotti 376
Galanter 149 ff.
Galassi 123
Galen 15
Galle 413, 421
Galley 569
Galton 16
Gambescia 731 ff.
Gänsicke 481
Garamoni 121
Garb 13, 19, 33, 39, 42 f., 45, 50 f.
Garczynski 291, 409 f., 625
Garety 406
Garfinkel 678
Garland 448
Garner 685
Garnett 707
Garralda 629
Garvard 655
Gasser 849
Gast 588 ff., 594 ff., 599, 602 ff., 605 ff., 608
Gasteiger-Klicpera 793 ff.
Gaston 187
Gauggel 346 f., 365, 369 f., 376 f., 489, 861
Gawin 700
Gehring 786
Geissner 640, 642
Geller 443, 467, 831

Gemar 130
Gendlin 173
George 618
Gerbershagen 641, 643
Gerdes 662
Gerhard 552
Gerlach 139
Gerson 81, 565
Geyer 192, 313, 630
Gibbon 660
Gibson 653
Gilbertson 572
Giles 702
Gilger 810
Gill 186, 191, 500
Gillin 700, 707
Ginzburg 563
Giordani 830 ff.
Giovanoli 827
Girdwood 96
Glanzmann 315, 646, 662
Glaser 47, 63
Glass 115 f., 122, 125, 142
Gleaves 587, 599
Gleser 22, 54, 93
Glick 462 f.
Glover 567
Gnutzmann 684
Gockel 644
Goddard 14
Goebel 120
Goldberg 45, 434, 618, 663
Golden 371
Goldfried 25, 46, 90, 92, 95, 97, 150
Golding 618, 655
Goldman 167, 402
Goldsamt 46
Goldstein 13, 405, 497, 519, 717, 724, 837
Goldwyn 186
Gölitz 798
Gollier 567
Golombok 734
Gonzalez-Pinto 443, 458
Goodman 342, 551, 588, 777, 820, 822
Goodwin 433, 437, 442, 445, 458, 466
Goodyear 46
Gordon 370, 810, 814, 818, 821, 827 ff., 830 ff.
Gorey 678
Gorham 410
Görtelmeyer 705
Gottesman 400, 497
Gottlieb 256, 262
Gottman 745, 747 ff., 750
Gourlay 281
Grabe 551, 589
Graber 729
Gracely 764
Graeven 793
Graf 348
Gräfe 861
Grande 80, 188, 196
Granger 165
Grant 373, 396, 423
Grasshoff 705
Grau 742, 745
Grawe 35, 38 f., 53, 59, 63 f., 77, 83, 108, 138, 149, 168, 170, 179, 193, 197, 251 ff., 257 ff., 303, 308, 316, 321 ff., 325, 339, 578
Grawe-Gerber 251
Gray 564
Green 405, 423
Greenberg 136, 142, 167 f., 170, 173, 563, 823, 825
Greene 14, 89, 821
Greenhouse 444
Greeno 121
Greenwald 130
Gregg 130
Greil 53
Grenyer 192, 195
Greuel 868, 870, 876
Griengl 850
Griesel 575
Griesinger 279
Griffin 565
Grifth 655
Grillon 572
Grilo 677
Grob 781, 830
Grochowski 402
Groeben 137
Groen 44, 75, 772
Grol 36
Gromus 720, 725 ff.
Groß Ophoff 37
Gross 411, 417
Grosse Holtforth 83, 138
Grossmann 157, 165, 847
Groth-Marnat 13, 18
Grothwinkel 565
Grotjohan 724
Grove 45, 65
Grube 402
Gruenewald 497
Grulke 861
Grund 798
Grunert 684, 688, 690
Grüning 260
Grünke 792, 795, 800, 805
Grunze 464
Gruschwitz 527, 660
Gsellhofer 391
Gülick-Bailer 291, 625
Gulliksen 309
Güls 565, 569, 578
Gündel 843, 850
Gunderson 443, 600, 763
Gunzelmann 630, 861
Gureje 618
Gurland 281
Guthke 311
Gutierrez 499, 505
Gutscher 252, 257, 262
Guze 588, 619

H

Haaf 604, 608
Haaga 123
Haaksma 589, 595
Haas 401
Haasen 417
Hacherik 860
Hackett 724
Hackman 122, 570
Haddock 411, 418
Hadzi-Pavlovic 437
Haertel 795
Hafen 664 ff.
Häfner 291, 401 f., 413 f., 421 f., 625
Hagenah 848
Hagino 629
Hagopian 108
Hahlweg 257, 316, 351 f., 412 f., 416, 420 f., 487, 531, 734, 740, 744 ff., 747 ff.
Hahn 16, 39, 43
Hall 602
Hallam 515
Hallberg 63
Hallmayer 760
Halmesmaeki 139
Halperin 810
Halsband 346
Halstead 373
Hamilton 332, 342, 462, 464, 487, 861

Hammen 466
Hammeke 371
Hammond 131
Hampel 314, 781, 803
Hand 417, 549, 551 ff.
Handler 13
Hank 293, 318
Hankin 562
Hanley 90
Hanna 555
Hannöver 52 f., 317, 319, 323
Hansen 53
Hänsgen 39
Hantouche 463
Hapke 394, 561 ff., 567, 573
Hare 763
Hart 565
Hartkamp 192
Hartman 90
Hardy 174
Harkavy Friedman 500 ff.
Harkins 636
Harper 174
Harrington 467
Harris 497, 794
Harrow 434, 594
Harstall 634
Harte 123
Härtel 664
Härter 18, 23, 330, 358, 655 ff.
Härting 346, 373, 423
Harvey 126 f., 129, 131 f., 295, 521, 528, 731
Harwood 41, 93
Hasenbring 663 ff.
Hasin 677
Hasler 339
Häßler 823 ff.
Hass 748
Hasselhorn 798
Hastie 60
Hatcher 629
Hauch 718, 720, 726, 732
Haug 798
Haughie 734
Hauke 543, 548
Hauri 705
Hautle 66
Hautzinger 13, 116, 120, 125, 135, 140, 253, 261, 314, 332, 374 f., 415, 424, 433, 441 f., 444 ff., 450 ff., 456 ff., 466, 476, 480 f., 484 ff., 490, 492, 646, 661, 663
Have 434
Haw 174
Hawkins 39, 42, 53, 90
Haydal 434
Hayes 13 f., 46, 90, 93, 107, 295
Haynes 13, 16, 25, 89 f., 93, 95 f., 106 ff.
Hays 116
Healy 448
Heatherton 262
Heaton 373, 423
Heber 606
Hecht 56
Heckman 810
Hedeker 461
Hedke 139
Heidmeier 513
Heijmans 655
Heim 600, 656, 725, 733
Heiman 724, 731
Heimberg 126
Heinrich 257
Heinrichs 131, 402, 562 ff., 744
Heiss 75
Heiby 13, 89 f., 95, 107
Heidenreich 290, 525
Heimerdinger 644
Heine 784, 825
Heinen 850
Heinemann 178
Heinicke 760
Heinisch 261
Hellhammer 563
Helmchen 357, 480, 515
Hemmeler 186
Hemmeter 446, 702
Henderson 740 ff.
Heninger 551
Hennch 764
Henningsen 655
Henrich 531, 662 ff.
Henry 187, 190 ff., 322, 444
Heppner 132, 261
Herbert 107
Herman 565, 568, 578, 597, 599
Hermann 367, 636, 638, 640 ff., 646, 661, 663
Hermann-Maurer 707 ff.
Herpertz 764, 876
Herrlich 411, 417
Herrmann 302, 347, 368, 371, 861
Herschbach 531, 662 ff.
Hersco-Levy 420
Hersen 13, 95, 107, 776
Herzog 323, 662, 678, 861
Hessel 313, 630
Heubrock 13, 354, 376, 827
Heuft 630
Heun 760
Heumann 764
Heuser 356, 626 ff.
Heyden 706
Hickie 629
Hiebert 63
Hilbert 119 f., 679, 683 ff., 687
Hildebrandt 644
Hilgenstock 187, 763
Hill 503, 551, 829
Hillegers 467
Hiller 75, 120, 277, 291, 342, 351, 356, 368, 409 f., 443, 459 f., 486, 618 ff., 622, 625 ff., 761
Hillerbrand 63
Hilliard 321 f.
Hilsenroth 289
Hilz 720
Himelstein 810
Hindler 678
Hinsch 525
Hippel 120
Hippokrates 15
Hirschfeld 459 f.
Hlastala 436
Hobbes 14
Hobfoll 252 f., 259
Hobi 507
Hoch 823 ff.
Hoddes 706
Hodges 376
Hodgson 515
Hoeckstra 552
Hoek 678
Hoeken 678
Hofer 224
Höfler 678 ff.
Hofmann 131, 565, 569, 573, 579, 588, 592, 605 ff., 608
Hoff 551
Hoffman 656
Hoffmann 191, 541, 547 ff., 552, 589, 591, 593 ff., 598, 603, 706

Hoffmann, H. 809
Hoganson 773
Hogarth 43, 65
Höger 169 ff., 316
Höglend 196
Hohagen 705
Hohenberger-Sieber 316
Hohmeister 642 ff.
Holland 543, 657
Hollander 546
Hollin 885
Hollingsworth 16
Hollon 38, 45, 114, 116, 118
Holmes 122, 569
Holt 42, 48, 51, 59, 655
Hölting 678 ff.
Homan 847
Hömberg 38
Hommes 66
Honigfeld 415, 423
Hooker 655
Höping 127
Hops 770
Hoppe 637, 640
Horevitz 597
Hörmann 174
Horn 372
Horner 95
Hornstein 598
Hornung 257, 413, 420
Horowitz 75, 82, 191 ff., 334, 572, 574
Hörrmann 401, 414
Horton 396
Houben 284, 368, 412, 762, 764, 813
Houths 284
Houtmans 66
Howard 116, 170, 411, 418
Hoyer 127, 138, 140, 317, 333, 355, 357, 528, 573
Hoyndorf 720, 726
Hrabal 137
Hroth 747
Hubbard 496
Huber 190, 195, 373, 411, 416 f., 587 ff., 599
Hudson 464
Hufford 121
Hughes 561, 724
Hungerbuehler 551
Hunsley 14, 19
Huntington 185
Huppe 644
Huprich 763
Hurlburt 142
Hurley 647
Hursch 708
Huss 819
Hutterer-Krisch 81
Hyler 763
Hyman 47, 402, 599

I

Iacono 446
Iannuzzi 619
Ickes 116
Ihle 627
Imhof 826
In-Albon 577
Ingemann-Nielsen 367
Ingram 114, 135
Intreccialagli 137
Irwin 700
Isaac 591, 598
Ivanoff 503
Ivanovic 849, 851
Iwata 90, 95, 108

J

Jablensky 400
Jäckel 662
Jackson 400
Jacobi 45, 383, 514, 678 ff.
Jacobs 594
Jacobson 137, 184, 320
Jacoby 629
Jäger 800
Jahanshahi 369, 848 ff.
Jahn 415, 424
James 372
Jamison 433, 437, 442, 445, 458, 466
Janet 541, 588
Jang 503, 588, 592
Jankovic 849
Janoff-Bulman 572
Janowski 784, 803
Jansen 823 ff.
Janßen 309
Jarrett 93, 107
Jastrebow 665
Jeker 708
Jenike 543
Jensen 636
Jerusalem 252, 261
Jessnitzer 867
Joffe 444
John 394, 561
Johns 706
Johnson 437, 444 ff., 466 f., 717, 720, 724, 814, 830
Johnstone 402
Jones 571
Jongedijk 565
Joormann 415, 424, 488
Joraschky 574
Jorgensen 734
Judd 434, 436, 441
Jung 414, 422
Junkert-Tress 192
Jurewicz 862
Jurth 412, 420
Jüttemann 322

K

Kächele 80, 192
Kaell 121
Kagan 503, 507, 823, 825 ff.
Kahnemann 43, 51
Kahng 95, 108
Kalehzan 191
Kales 708
Kamenz 321
Kamin 404
Kaminski 96
Kamm 849
Kammer 454, 488
Kämmerer 132, 720
Kamphaus 13
Kandeel 717
Kanfer 24, 32, 75 f., 82, 89, 93, 96 f., 101, 251 ff., 303, 680, 795
Kang 718
Kannenberg 772
Kanner 257, 261
Kaplan 30, 36, 51, 61, 368, 589, 657, 727, 732
Kappa 486
Karacan 708
Kardash 63
Karg 722, 725
Karmely 389
Karney 743
Karno 618 ff.
Karpel 252, 256
Kashner 619
Kasper 399, 417
Kasten 366 f.
Kastenbaum 261

Kathmann 551
Katon 622, 655
Kaufman 799
Kay 342, 373, 410, 416
Kazarian 420
Kazén 83, 348 f., 762, 766
Keane 573, 577
Keefe 644
Keel 678
Keenan 706
Keeser 324
Keller 314, 374, 415, 424, 442, 450, 486, 488, 593, 661, 794
Kellner 627
Kelly 137, 742
Kemmler 132, 847, 861
Kemner 823, 828
Kendall 114, 116, 118, 135
Kendell 281
Kendjelic 63
Kendler 424, 763
Kennedy 130
Kenny 246
Kent 90, 95
Kerekjarto 657
Kern 321, 323 f., 405
Kernberg 186, 190, 762
Kerns 634
Kerr 46
Kerrihard 656
Kersting 588, 599
Kessler 434, 561 ff., 567, 655, 724
Keupp 251
Khan 463
Kidron 368
Kielholz 499
Kiesler 82, 191
Kihlstrom 587
Killen 680
Kilpatrick 575
Kim 717
King 500 ff.
Kinnersley 36
Kinosian 463
Kinzl 593
Kirchberger 662 ff.
Kiresuk 318, 531
Kirk 548, 553
Kirkpatrick 733 f.
Kirmayer 618
Kirusek 317
Kivlighan 63
Kizer 437
Klages 118, 415, 424
Klaiberg 261, 733
Klann 257, 333, 352, 744, 747
Klapproth 321
Klasen 820 ff.
Klauer 311, 589, 664, 792 ff.
Klausner 401
Kleber 826
Klein 21, 81, 315, 415, 424, 434, 734, 848
Klein-Heßling 803
Kleinknecht 599
Kleinplatz 727
Kleist 433
Klemenz 252
Klerman 624
Klicpera 793 ff.
Klinck 358
Klinger 139
Klingler 760
Klofat 41, 53
Klosko 135
Klosterkötter 279 f., 411, 417
Kluft 598 ff., 602
Klug 190
Knafla 96, 108
Knapp 20
Knoll 261 f.
Knost 625
Knye 784, 825
Koban 259
Kobasa 261
Koch 64, 159, 606, 608, 655, 662
Kockott 720, 725 ff., 730
Koelega 828
Koeller 662 ff.
Koellner 574
Köhler 594
Kohlhausen 619
Kohlmann 662, 664
Köhn 427
Köhnken 869
Kolb 132, 366, 375
König 80, 760
Konrad 369, 878
Kopf-Mehnert 169, 177, 318 f., 332
Kordy 52 f., 82, 192, 319, 321, 323
Korf 589, 595
Korff 641
Körkel 395 f.
Kornblith 655
Körner 165
Kosfelder 317 f.
Koßmann-Böhm 443
Köster 854
Köttgen 412, 420
Koukopoulus 440
Kouri 464
Koussa 717
Koutstaal 599
Kovacs 500, 505
Kowalchuk 500 ff.
Kozak 134, 136, 140, 552, 554, 568 ff.
Kraak 138
Krack 854
Kraepelin 16, 279, 401
Kraft 256
Krajewski 798
Kramp 463
Krampe 65
Krampen 119, 170, 179, 261, 293, 303, 305, 308, 312 ff., 317 ff., 322, 450, 488
Krasner 90
Kratochvil 107, 832
Krause 197, 534, 815, 831
Krausz 417
Kreisman 420
Kreppner 225
Kriebel 317
Kripke 700
Krischker 323
Krishnan 697
Kriss 114
Kröber 876
Kroenke 618
Kröger 352, 747, 750
Krohne 261, 787
Krokoff 748
Krüger 339, 460 ff.
Krumm 414, 422
Kruse 630, 661
Krystal 572
Kubinger 19, 781, 799
Kuch 574
Küfner 381, 740
Kuhl 83, 174, 348 f., 762, 766
Kühle 823 ff.
Kuhlmann 820 ff., 825, 827
Kühner 127, 133, 486
Kuhnert 777
Kuipers 406
Kulessa 501, 504
Kullick 800
Kundakci 595

Kundi 138
Künzel 107
Kunzke 565, 569, 578
Kupfer 445, 706
Kurvers 66
Kurz 499
Küspert 798
Kuyken 137
Kwapil 424

L

Laake 369
Labott 619
Lachner 381, 383, 393, 678
Lacks 707
Lader 444
Ladouceur 526
Laessle 679, 688, 690
Laham 66
Laireiter 13, 17 f., 20 f., 23, 30 f., 35, 41 f., 53, 61, 74, 80 f., 93, 120, 185, 256, 262, 308, 317, 323, 334, 345
Lakatos 545, 554
Lam 463 f., 466
Lambert 39, 42, 53, 65 f., 75, 80, 168, 177, 334, 339
Lamnek 115
Landauer 66
Lander 666, 793
Landerl 798
Landerman 618
Lang 136, 547, 657, 785
Langer 172 f.
Längle 138
Langosch 464
Larkin 629
Larsen 369
Lauer 708
Laumann 718 f., 723, 826
Lauritzen 367
Lauscher 598
Lautenbacher 346 f., 365
Lauth 138, 784 ff., 792 ff., 795, 800, 805, 810 ff., 817 ff., 820, 822, 825, 827, 832
Laux 315, 348, 604, 646, 662 ff.
Lawson 131
Lazarus 261, 746
Lazovik 785
Lazzaro 827
Leach 368
Leahy 136
Leary 82
Leckmann 860
Lederer 593
LeDoux 572, 600
Lee 115
Leeb 412, 420
Lees 418
Lefebvre 121
Leff 405, 412, 420
Legatt 589
Legg 680
Lehert 729
Lehmann 419, 662
Lehmkuhl 13, 287, 367, 778, 783 ff., 793, 818, 820, 822, 824, 830
Lehrl 372
Leibbrand 684
Leiblum 727, 734
Leibold 139
Leichsenring 295, 351
Lencz 424
Leonhard 433
Leplow 843, 846, 850, 853, 863
Lermer 316
Leser 371
Lester 488, 497
Letarte 526
Lettner 323
Leuzinger-Bohleber 197
Levenson 179
Leventhal 157
Levin 371
Levine 794
Levitt 497
Levy 24
Lewandowski 412, 420
Lewin 75, 77, 108
Lewinsohn 160, 434 f., 481, 770
Lewis 107
Lewontin 404
Lezak 366, 371 f.
Liberman 414, 422
Libero 606
Lichtermann 760
Lieb 278, 382 f., 618, 629, 678 ff.
Lieberman 569, 573
Liebowitz 342
Liehm 798
Lienert 309, 334
Liese 389
Lietaer 173
Lilienfeld 13
Lilly 253
Limbird 744
Lincoln 418, 420
Lindberg 95
Lindemann 854
Linden 451, 454, 515, 568
Lindena 641
Lindenmayer 402
Lindenmeyer 139, 389, 395
Lindsay 599
Linehan 500, 503
Linscott 123, 125
Linster 18, 23, 170, 309
Linz 411, 417
Liotti 137
Lipowski 621
Lipschitz 589
Lipsey 573
Lish 436
Litman 500
Little 138
Littmann 354
Litz 573
Livrea 851
Liz 564
Llewelyn 174
Lochner 542 ff.
Lodge 123
Loeber 772
Loewenstein 592
Löffler 402, 414, 421
Loftus 599, 715
Logan 825
Lohaus 451, 664, 803
Lohmann 630
Löhr 496
Long 636, 715
Longstreth 853
Looper 618
Lopez De Munain 853
Lopez 256, 261 f., 269, 296
Lord 309
Lösel 742, 877
Louis 853, 862
Löwe 662 ff., 861
Lower 594
Lubar 828 ff.
Luborsky 80, 185 f., 190 ff., 195
Luby 443, 467
Lucas 63
Lucchelli 592

Lücking 854
Luderer 413, 421
Ludwig 261
Lüer 521
Luka 135, 488
Lukas 599
Lukoff 415
Lussier 598
Lustman 655
Lutz 35, 42, 52 f., 251 f.
Lutzker 14
Lyon 467
Lyonfields 526

M

MacDonald 90, 849
Mackinnon 418
MacLeod 128, 131
MacQueen 444
Maddux 296
Maercker 562 ff., 568, 572 ff., 578 ff.
Maffei 764
Magana 412, 420
Magee 829
Mai 371
Maier 481, 569, 644, 760
Main 186
Malchow 546
Malkoff-Schwartz 446
Malt 574
Man 139
Mandel 565
Mandrusiak 505
Mangelsdorff 618
Maniak 848
Mann 503, 505
Manning 434
Mans 80, 307 f.
Mansell 126, 295, 521, 528
Manu 629
March 563
Marchese 42
Marcus 781
Margison 174
Margolin 740 ff.
Margolis 823, 825
Margraf 117, 276 ff., 290, 293, 307, 333, 355, 357, 459, 486, 513, 517, 521, 523 ff., 527 ff., 532, 551, 562, 573, 576 ff., 579, 625 ff., 661, 690, 705, 775 ff., 779, 820, 822
Mark 252, 619
Markowitsch 373, 592
Marks 526, 543
Marmar 574
Marneros 434, 440 f., 443
Marra 376
Marsden 848, 850 ff.
Marsh 376
Marthol 720
Marti-Masso 853
Martin 63, 96
Martzke 367
Marutt 285
Marx 798
Mash 14
Masheb 677
Maß 411, 417, 424
Massie 655 ff.
Masters 587, 717, 720
Masur 367, 843
Mathews 127 f.
Mattejat 225, 786
Mattheß 564
Matthiesen 718
Mattia 569
Mattmann 708
Maulhardt 574
Maurer 291, 401, 414, 422, 625
Maus 169, 174
Maxeiner 139
May 436, 593, 595, 798
Maydeu-Olivares 131 f.
Mayer 630
Mayfield 63, 394
Mayring 233
Mazure 551
McBride 462
McCallum 597
McCarron 411, 418
McCarter 720
McCarthy 731, 813, 827
McClure 484
McCord 90
McElroy 440
McFall 22
McFarlane 562, 565
McGarvey 733
McGaugh 572
McGee 826
McGhee 130
McGlashan 193 ff.
McGlynn 514
McGoldrick 81, 228
McGonagle 724
McGrath 13, 90, 95, 636 ff.
McGue 400
McIntosh 496
McKinlay 724
Mckinnon 411
McKnight 107
McLellan 391
McManus 122
McMullin 115
McMurran 885
McMurray 821, 823
McNally 519, 522, 562 ff.
McTeague 573
Meadows 484
Meares 827
Medford 594
Mednick 424
Meehl 33, 42, 276, 278, 293, 296, 591
Mehnert 662 ff.
Meichenbaum 89, 793 ff., 800
Meier 66, 549, 556, 772
Meinlschmidt 322
Melchers 367, 781, 799
Melfsen 784
Melisaratos 733
Mellor-Clark 80
Meltzer 794
Melzack 637
Menchola 533
Mendelson 281, 486, 702, 707
Menkes 810
Mennin 126
Menzel 665
Merikangas 434, 481, 760
Merlo 552
Merluzzi 115, 122, 125
Merskey 634
Mertens 80, 184, 187
Merz 372
Meshiot 196
Meshot 174
Messik 685, 688
Meston 733
Metzger 127
Metzler 395
Meyer 19, 127, 168, 185, 317 f., 394, 412, 415, 419, 424, 441 f., 444 ff., 450 ff., 456 ff., 466 f., 480, 484, 492, 551, 561
Meyerowitz 662
Michael 90, 562, 718
Michaels 718

Michal 295
Michalak 318
Michels 287
Mick 814
Miklowitz 448
Milbrath 189
Miller 90, 127, 149 ff., 185, 193 ff., 389, 418, 444, 500, 533, 573, 600, 832
Millon 762
Milstein 598
Miltenberger 852
Mineka 519
Minichiello 543
Minneker-Hügel 413, 420
Minsel 172
Mintz 405
Miranda 114
Mirsky 825
Misch 52, 64
Mischel 90 f.
Mishra 733 f.
Mitchell 172, 437
Mitler 706
Mitsouko 731
Möbius 138, 140
Mock 281, 486
Moffitt 772
Mogg 127
Moldzio 724 ff.
Molina 853
Möller 399, 402, 405, 607
Mombour 168, 286 f., 291 ff., 343, 368, 409 f., 515, 616, 626, 761, 772
Monastra 823, 828 ff.
Monk 446, 456
Monroe 437
Monson 619
Montague 792
Montgomery 545, 861
Monti 706
Monuteaux 810, 836
Mooney 263, 267
Moosbrugger 346
Morales 853
Moraru 850
Morey 764
Morgan 572
Morin 702
Moritz 410, 416, 552
Morris 14, 766
Morrison 174
Morrow 127
Morschitzky 621
Moser 197, 798
Mowrer 519, 547
Muggia 592
Mulfinger 514
Müller 356, 401, 411 ff., 416, 420 f., 569, 619, 662, 678 ff., 740, 798, 847, 861
Müller-Spahn 13 f.
Munarriz 717
Mundt 412, 417, 420
Murphy 463, 655, 810, 814, 818 ff., 824, 830 ff.
Murray 680
Murry 458
Muthny 319, 664
Myatt 467
Myers 590, 599

N

Nagel 52, 172, 641
Nalic 849
Namir 664
Nanda 93
Nather 451
Naumann 798
Neale 467
Nedopil 877
Nell 799
Nelson 90, 93, 107, 131, 373, 383, 561, 678, 724
Nelson-Gray 17, 25, 93, 107 f., 294 f.
Nemeroff 600
Nestmann 252, 254
Neubauer 372
Neufeld 142, 373
Neuhaus 708
Neumann 259
Neumer 576
Neuner 662
Neuringer 498
Newcomer 107
Newcorn 810, 829
Newman 389, 565, 853
Newport 600
Nezu 96, 131 f., 422, 484, 492
Nezworski 13
Nickel 784, 803, 850
Niedermeier 548, 552
Niedermeyer 412, 420
Niehaus 550
Niemeyer 781
Nietzel 90
Nijenhuis 564, 589 ff., 595, 597 ff., 603 ff.
Nilges 641 ff., 645
Nilsson 589
Nimmo-Smith 373
Nisbett 51, 60, 122, 127
Nisch 405
Nishith 565
Nixon 191
Noack 324
Noble 41
Noé Sebastián 369
Nolen 467
Nolen-Hoeksema 127
Norcross 37, 164, 256
Nord-Rüdiger 138
Norman 679
Norton 606
Novick 309
Noyes 655, 765
Nübling 309, 323, 665
Nuechterlein 405 f., 410, 416, 423
Nunn 852
Nurmi 139
Nutzinger 551
Nyberg 579
Nysewander 465

O

O'Boyle 765
O'Brien 13, 16, 90, 95
O'Carroll 496
O'Conner 679
O'Connor 137
O'Donnell 14
O'Donohue 89, 729
O'Halloran 191
O'Leary 406, 832
Oades 404 f.
Oberbracht 196
Oberdorfer 747
Obermeyer 700
Oberwittler 843
Oehlschläger 346
Ogden 680
Ogles 65
Ohayon 696
Öhlmann 572
Ohms 683
Okasha 543
Oldham 766
Olmsted 685
Olbrich 423

Ollendick 14, 89, 784
Olson 236
Opler 342, 410, 416
Oppenheimer 681
Oquendo 497
Orgler 138
Orth 53
Orbach 500
Orlinsky 41, 170, 253, 256
Ormel 644
Orsillo 576
Osone 764
Ospina 634
Öst 526
Osterloh 734
Ostendorf 348, 830
Oskamp 45
Osman 500 ff.
Osterland 781, 799
Osterloh 733
Osterrieth 372
Oswald 603, 605 ff., 608
Othmer 598
Ottman 853
Otteni 657
Overall 410
Overkamp 588, 604, 606, 608
Ozer 573
Ozturk 595

P

Paans 589, 595
Padesky 263, 267
Paetow 843, 846, 850
Paik 718
Pain 565
Palm 41, 53, 323
Palmer 681
Pan 572
Pankratz 376
Papageorgiou 134
Papathanasiou 849, 858
Papke 843
Paradiso 406
Parker 437, 820
Parks 170
Parlato 376
Parzer 606, 608
Pascual-Leone 59
Passik 665
Patel 44
Paterok 706
Patry 302
Patterson 500
Patton 507, 680
Paty 121
Paul 685
Paulig 594
Paulson 93, 294 f.
Pawlik 22, 300, 309 f.
Pawluck 678
Paykel 741
Payne 656
Peacock 96
Pearce 619
Pedrotti 261
Peitz 525
Pekmezovic 849 ff.
Pelcovitz 565, 578
Peller 252
Pennebaker 130
Pennington 810
Pepping 107
Percevic 53, 321
Perkonigg 383, 561 ff., 567, 662 ff.
Perley 619
Perlis 702
Perrez 21, 26, 231, 301
Perris 437
Perry 16, 39, 187, 191, 376
Person 629
Persons 96
Perst 323
Perugi 440
Pervin 17
Peselow 443
Petermann 13, 19, 25, 75, 301 f., 323 f., 354, 376, 562, 772, 781, 784 ff., 803, 823, 827
Peters 350, 355, 564, 655
Petersen 132
Peterson 115, 461, 562, 852
Petzold 251, 257
Peuskens 497
Pfäfflin 436
Pfeifer 197
Pfeiffer 169, 174
Pfingsten 525, 640 ff., 643 ff.
Pfister 289, 291, 343, 382, 391, 393, 409 f., 486, 577, 579, 619, 625, 678 ff.
Pfuhlmann 171
Phelps 601, 724
Phillips 594
Piantadosi 655
Pickrell 599
Pike 680
Pilger 627
Pilowsky 627
Pilz 662
Pincus 821 ff., 832
Pinsof 173
Piper 65, 191
Pirke 679, 688, 690
Platman 460
Platt 132
Pleydell-Pearce 869
Poeck 373
Poehlmann 138
Poewe 847, 850
Pokorny 80, 192
Pöldinger 499
Polivy 685
Pollmächer 708
Pomerleau 830 ff.
Pontiggia 367
Pook 683 ff., 687, 690
Pool 599
Pope 448, 464 f., 599
Popovich 619
Popp 53
Pöppel 370
Portenoy 665
Porter 121, 261
Porteus 826
Porzelius 13
Poser 370
Pössel 116, 118, 125
Potthoff 661, 664 ff.
Pouget-Schors 666
Poustka 189, 826
Power 135 ff.
Poza 853
Preisig 436
Preisman 619
Presnell 680 ff.
Pressley 795
Pretzer 765
Preuß 781, 799
Pribram 149 ff.
Price 551, 636
Prichep 828
Prins 587, 593
Prochaska 37, 164
Prosiegel 594
Protopopescu 572
Pudel 685, 688
Pulsack 787
Purdon 127
Purisch 371
Purnine 734

Putnam 587, 589, 597 ff., 602 ff., 606
Puzantian 443

Q

Qin 588
Quadflieg 679, 683 ff.
Quak 589, 595
Quast 261
Quatman 717, 725
Quinn 369, 848, 851
Quirk 734

R

Rabung 295
Rachman 515, 548
Raethjen 854
Rafaelsen 342, 460, 463, 465
Rafii 636
Raine 415, 424
Rajaratnam 93
Ramm 664 ff.
Ramsay 13
Range 500
Raphael 597
Rapport 772, 825
Rasch 311, 706
Raschert 747
Rasmussen 269, 542 ff., 551
Raspe 662, 664
Rassin 598
Rathner 685
Rauch 552, 569
Rauer 784, 803
Rauh 413, 421
Raulin 415, 424
Rautzenberg 823 ff.
Ray 619, 823
Rayki 850
Read 599
Ready 567
Rechtschaffen 708
Reeve 637
Rehm 679
Reich 765
Reichart 467
Reichenauer 192
Reilly-Harrington 448, 467
Reimherr 824, 830
Reinders 589, 595
Reinecker 13, 19, 32, 38, 303, 543, 545, 554
Reinecker-Hecht 21, 32
Reinhold 726
Reiss 519, 522, 775
Reitan 371, 823, 825
Reitman 90
Remschmidt 189, 777, 786
Renkl 794
Renneberg 291, 761, 764 ff.
Repp 95
Rerrich 251
Resch 606, 608
Reschke 575, 579
Resick 565, 575 ff.
Resnick 575, 832
Reuser 370
Reuter 655 ff.
Revenson 664
Revenstorf 320, 324, 745, 749
Rey 423
Reynolds 13, 485, 706
Reznicek 81
Rhéaume 526
Rice 167, 593
Richard 52 f.
Richter 52, 187, 323, 464
Richter-Appelt 715 ff., 720, 722, 724 ff., 728, 731 ff.
Richtsmeier 629
Ridgeway 373
Riecher-Rössler 414, 422
Rieder 798
Riedesser 285
Rief 96, 120, 356, 617 ff., 622, 625 ff., 646
Riemann 698, 705 ff.
Riggs 569 ff., 575 ff.
Rijken 655
Riley 733 f.
Rinck 129, 521
Ringel 507
Rist 345 f., 420
Rix 463
Roberts 367, 445, 770, 823
Robertson 116, 373
Robins 661
Robinson 131, 629
Rock 48 f.
Rodebaugh 764
Rodewald 588 ff., 599, 602, 605
Rodin 680
Rogers 81, 168, 354
Rohde 440, 481
Röhrle 114, 139, 255 ff., 262
Roick 798
Rollett 803
Rollnick 533
Romano 636, 639
Romano-Micha 828
Romanski 572
Ronan 484
Rønnestad 41, 65, 253, 256
Ronningstam 443
Rose 404
Rosen 546, 718, 727, 733 ff.
Rosenberg 191
Rosenhan 44
Rosenkranz 720
Rosenthal 370, 446
Rösler 352, 824, 830 ff.
Rosner 563 ff.
Ross 51, 587, 589 ff., 597, 599, 602, 606, 821
Rössel 185, 187
Rossi 466
Rossmann 489, 781, 799, 832
Rost 19, 310 f., 619
Rosvold 825
Roth 565, 663, 706, 784, 825
Rothbaum 570, 575
Rothenberger 552
Rothenfluh 35, 150
Rotthaus 800
Routh 629
Rowe 720, 810
Roy 437
Rubio-Stipec 619, 629
Rückert 309
Rudd 500, 505
Rudolf 80, 196
Rudy 639, 643
Ruef 573
Rummel 37
Rumpf 394, 561
Ruppert 543
Ruscio 577
Rush 120, 140, 487
Russel 741
Russi 706
Rust 734
Rutter 235
Rzasa 19, 93

S

Sabaawi 409
Sachs 464
Sachse 81, 167 ff., 174, 176 ff., 755
Sack 184, 446, 565, 579

Sagrati 130
Saile 61, 643
Saisto 139
Salamela 139
Salkovskis 519, 548, 553
Salle 75
Sammet 193
Sampson 191 f.
Sander 172
Sanders 603
Sanderson 296
Sar 595, 597
Sarason 825
Sarasqueta 853
Sartorius 481
Sartory 352
Saslow 24, 75, 82, 93, 96 f., 101, 251, 253, 680, 795
Sasmaz 853
Saß 21, 284 ff., 289, 294, 368 f., 402, 412, 464, 562 ff., 567, 587, 589 ff., 597, 602, 606, 616, 671, 674, 762, 764, 771, 773 ff., 813, 876 ff.
Saß-Houben 21, 289
Sateia 697
Sattel 655
Sauer 405, 464
Saunders 394, 396
Sawyer 42
Saykin 376
Schabmann 793 ff.
Schachar 830
Schacht 187, 191, 322
Schacter 592, 599 ff.
Schade 574
Schaefer 261
Schäfer 703
Schaffner 315, 646, 662
Schaible 551
Schallberger 781, 799, 827, 832
Schaller 252, 501, 503 ff., 507 ff.
Schaub 464
Schauder 803
Schauenburg 80, 187 f., 192, 196, 334
Scheele 137, 302
Scheff 279
Scheidt 588 ff., 850, 854
Scheier 150, 169, 261
Scheller 315
Schelling 574
Schemmel 252
Schiaffino 664
Schian 664 ff.
Schiepek 25, 96, 263, 268
Schill 107
Schiller 507
Schilling 657
Schindler 316, 395 f., 745, 749
Schippan 568
Schlee 137
Schliehe 661
Schlippe 251, 259
Schlottke 138, 443, 785, 810 ff., 817 ff., 820, 822, 827, 832
Schlüssel 672
Schmalohr 794 ff.
Schmeck 783
Schmelzer 32, 303
Schmid 167
Schmidt 21, 76 f., 168, 189, 286 f., 309, 323, 351, 381, 401, 414, 507, 515, 616, 678, 718 ff., 725 ff., 731, 772, 777, 781, 783, 792, 876
Schmidt-Atzert 262
Schmidtke 496 f., 499, 501, 503, 506 ff.
Schmidtkunz 619
Schmitt 451, 664 ff.
Schmitz 291, 661, 663, 760 ff., 764
Schmutzer 861
Schnabel 784
Schnable 619
Schneewind 224, 348
Schneider 64, 126, 159, 197, 290, 307, 343, 402, 417, 443, 459, 517 ff., 523 ff., 528, 532, 546, 551, 576 ff., 579, 589, 596, 625, 661, 690, 705 ff., 774 ff., 779, 783 ff., 795, 798, 820, 822, 847, 853
Schnicke 576
Schnider 847, 850
Schoch 563, 706
Schochat 662 ff.
Schoenenberger 708
Scholz 120, 786, 876
Schöne 803
Schoof-Tams 370, 376 f.
Schops 644
Schornstein 37
Schrag 369
Schramm 157, 165, 698, 704 ff.
Schreiber 465
Schreuder 565
Schriefer 565
Schroeder 321
Schuchmann 19
Schuck 803
Schuckit 700
Schueler 574
Schugens 643
Schuhmacher 733
Schulte 13, 25, 32, 75, 77, 82, 93, 96, 107, 168, 177, 251 f., 269, 318, 578
Schulte-Bahrenberg 107
Schulte-Markwort 285, 616
Schultz 562
Schultze-Lutter 417
Schulz von Thun 172
Schulz 657, 706 ff., 810
Schulze 168, 370, 587, 598
Schulze-Mönking 412, 420
Schumacher 13, 19, 21, 25, 261, 313, 333, 343, 573, 630
Schumann 318, 561
Schuntermann 658
Schürmann 803, 820, 822
Schüßler 184, 186
Schütz 261 f., 740
Schützwohl 568, 574, 577, 579
Schwander 708
Schwartz 121 f., 130, 142, 167, 169, 173
Schwarzer 261 f.
Schweitzer 251, 259
Schwenkmezger 318, 348
Scott 367, 448
Sears 406
Secunda 463
Seeley 434, 481, 770
Seemann 116, 125
Segal 35, 114 f., 123, 130, 150, 191
Segraves 724
Seidenstücker 41, 75, 335, 338
Seidler 196
Seipel 41, 53
Selbmann 56
Self 765

Selg 314, 321
Seligman 318, 526
Selikowitz 813, 827
Sellick 655
Selzer 394
Semler 343
Senf 630
Sepekoff 734
Seseke 370
Sevim 853
Shaffer 810
Shafran 126, 131, 295, 521, 528, 680
Shalev 568
Shallice 374
Shapiro 39, 60, 174
Sharma 851
Sharpe 281
Shavelson 93
Shaw 114, 120, 140
Shaywitz 593
Shea 567, 765
Sheehan 629
Shefler 420
Sherman 531
Shertzer 461
Shields 121, 400
Shiffman 121
Shiffrin 126
Shin 572
Sholomskas 602
Shueman 18
Shugar 460 ff.
Shulman 34, 368
Shure 132
Shute 137
Siebel 287
Sieberer 848
Sieger 800
Sigmon 107
Sigusch 715, 717, 725, 730
Silberschatz 191
Silomon 619
Silva 772
Silverman 784
Simon 618
Singh 409
Siol 563, 567
Sitarenios 820
Sivan 372
Skovholt 65
Slade 53, 564
Slemon 63
Sloane 174, 196
Slovic 43 f.
Small 444
Smart 142
Smilijkovic 849
Smith 13, 316 ff., 606, 619, 700
Smitherman 514
Smitten 564, 574
Smolenski 781
Smolin 589
Smythe 706
Snaith 661, 663
Sniehotta 799
Snyder 44, 256, 261 f., 269, 405, 629, 744
Sobell 389
Sodemann 312
Soeder 576
Soland 848
Solares 572
Solomon 481, 794
Sommer 256, 262, 531, 594, 664 ff., 747
Sonnega 561
Sonnichsen 412, 420
Soravia 563
Sorembe 170, 178, 261 f.
Southwick 572
Sowers 720
Soyka 387
Spada 37, 310
Spang-Fitzek 414, 422
Spangler 680 ff.
Spanier 744
Spanos 599
Sparrow 824, 831
Spear 792
Speckens 570
Spector 734
Spengler 409
Spiegel 588, 600
Spieker-Hagelsieper 565
Spielberger 315, 646, 662, 861
Spinath 803
Spinhoven 603 ff.
Spinnler 592
Spitzer 339, 358, 575, 579, 589, 602 ff., 607 ff., 660, 662 ff., 677
Spivack 131
Spoerkel 513
Sprafka 34
Sprafkin 92
Sprecher 731
Spreen 372
Spring 406
Sprung 311
Stangier 118, 317, 525
Stanley 500, 629
Stanton 448, 772
Stark 412, 420
Startup 467
Stassen 436
Stavrakaki 515
Steele 564 ff., 590, 599 ff., 603
Steer 135, 374, 486, 500 ff., 505
Steil 564 ff., 568, 571, 575, 579
Stein 65, 323, 414, 422, 542, 550
Steinberg 594, 602, 605, 734
Steinbüchel 370
Steinhausen 772 ff., 778, 818, 824, 826 ff., 830
Steinmeyer 417, 764
Steketee 554
Stelkens 259
Steller 869, 871, 885
Stelson 830 ff.
Stern 186, 190, 195, 467
Sternberg 792
Sterner 526
Steward 680
Steyer 317
Stice 679 ff.
Stich 684
Stieglitz 13, 16, 18 ff., 23, 54, 56, 75 f., 277, 287 ff., 292 f., 331 ff., 340 ff., 356, 358, 408 ff., 423, 546, 589, 602 ff., 608
Stiensmeier-Pelster 454, 488, 803
Stierlin 81
Stiglmayr 604, 608
Stiles 169, 174, 196
Stöber 127
Stock 798
Stolee 647
Stoll 574
Stone 121, 261
Stopa 116, 118
Stork 500, 507
Stormberg 443
Storz 561
Stouthammer-Loeber 772
Strada 389

Straube 404 f., 423, 564, 603, 608
Strauß 185, 187, 192, 194, 333, 343, 573, 725, 733
Strauss 82, 316, 401
Streeck 295
Streit 643
Stricker 18
Striegel-Moore 677 ff.
Strohsal 295
Strout 656
Strunz 351
Strupp 75, 187, 322, 334
Stubenvoll 132
Stuchlikova 139
Stunkard 685, 688
Sturm 44, 346, 371, 373, 619
Sturmey 95
Suchan 368, 373
Suen 19, 93
Suler 66
Sullivan 186, 642, 655
Süllwold 339, 411, 417
Sulz 100
Sundin 574
Suominen 497
Suppes 463
Sutker 567
Svedin 589
Svetel 849, 851
Swann 44, 130
Swanson 793
Swartz 618, 629, 724
Swayze 402
Sweeney 401
Swerdloff 717
Swildens 167
Swinson 542
Sydenham 15
Sydow 311
Symonds 734
Symons 826
Szabadi 463
Szasz 276, 279

T

Tack 31
Tagwerker-Neuenschwander 827
Takahashi 764
Takens 170
Talebi 41
Talley 373
Tamcan 138
Tandberg 369
Tanofsky 678
Tanten 445
Tarrier 411, 418
Tata 680
Tate 373
Taub 25, 55
Tauber 414, 422
Tausch 169, 172
Taxa 276
Tay 565
Taylor 14, 688, 690, 734
Teachman 130
Teasdale 126 f., 132, 135 f.
Teegen 565, 578 ff.
Tellegen 261
Teller 191 f.
Telser 317
Teng 116
Tenny 543
Terp 644
Terr 599
Tesch-Römer 65
Tewes 346, 423, 781, 784, 799, 826, 832
Theodoulou 656
Theophrast 15
Thickbroom 851
Thiel 551, 685
Thisted 700
Thomä 80, 793
Thomas 467
Thomasius 15
Thora 543
Thorngate 321
Thorpy 705
Thurm-Mußgay 413, 421
Thurner 784
Tienari 404
Timko 772
Timmer 618
Tincani 107
Tobien 312
Toennies 119
Tohen 443
Tolin 573, 576 ff.
Tolman 34
Tomarken 519
Tompkins 96
Toneatto 389
Toner 461
Tönnies 117
Tooke 116
Torgeson 543
Torres 497
Traish 717
Träskman-Bendz 503
Trautmann 135, 488
Traweger 593
Treat 22
Trefalt 593
Treiber 410, 416
Treitz 373
Trender-Gerhard 849
Trendler 401, 414
Tress 191 f., 277, 661
Trexler 488
Trijsburg 655
Triolo 824, 831
Tripp 123
Tritch 485
Trösken 254, 258 ff., 263
Trott 830
Trower 412, 418
Troy 18
Truax 137, 169, 172, 320, 485
Tryban 137
Tsai 465
Tscheulin 167 f.
Tsuang 543
Tsui 858
Tucker 594
Tuckman 500
Tuescher 572
Turbanisch 772
Turk 126, 639
Turner 636
Turnure 794
Tuschen 96, 134, 534
Tuschen-Caffier 119 f., 672, 679, 681, 683 ff., 690
Tuttas 643
Tuttle 53
Tversky 43, 45, 51
Tyrer 443
Tyrrell 402

U

Uekermann 376
Ühlein 323
Ullman 90
Umbreit 90
Unal Kiziltan 595
Underwood 256, 262
Unmüssig 157, 165
Unnewehr 776, 779, 820, 822
Unterrainer 346
Ureno 191

Üstün 618

V

Valenstein 185
Valentine 563, 573
Van der Does 402
Van der Hart 564, 590, 592, 598 ff., 603 ff.
van der Kolk 565, 567, 598
van Dyck 589, 603 ff.
van Ede 655
van Engeland 828
van Gorp 592
van Gülick 343
van Lankveld 724
van Megen 543
van Oppen 552
van Rootselaar 598
van Strien 684, 688, 690
van Velzen 764
van't Spijker 655
Vandecreek 20
Vanderecken 589
Vanderlinden 589, 603 ff.
Vargo 515
Varney 367
Vaughn 405, 412, 420
Vauth 356, 423
Vega 853
Veith 260, 427
Ventura 410, 416
Verbaten 828
Verhaak 655
Vermeersch 53
Verres 656
Vertommen 589, 764
Vestgaard 367
Vieregge 848
Viethen 309
Villa 376
Vinikoor 724
Virchow 76
Visé 798
Vogel 18, 23, 116, 308, 323 f.
Vögele 119
Vogt 565, 578
Vojta 463
Volbert 869 ff.
Volicer 647
Voller 847, 861
Vollmoeller 21
Volz 345, 405
von Delius 318 f.
von Fahrenberg 348
Von Korff 644
von Zerssen 349, 663
Vossen 513

W

Waadt 688, 690
Wade 370
Wagman 402
Wagner 562 ff., 733 f.
Wahl 137
Wahler 90
Walberg 795
Walden 352, 464
Waldherr 685
Waldman 823, 825
Wallace 95, 414, 422
Wallbott 351
Waller 587, 589, 591, 680
Wallerstein 185 f., 189 f., 195
Wallesch 367, 371
Wals 467
Walsh 677
Walter 251 f.
Wang 261, 795
Ward 280, 373, 486, 824, 830
Warden 647
Ware 861
Warner 724, 831, 849
Warnke 784
Warrington 372
Waser 708
Wasserman 503
Wasserstein 810
Watkins 126, 295, 521, 528
Watson 90, 123, 167, 261, 373, 700
Watts 47 f.
Watzl 413, 420
Watzlawick 234
Weathers 573, 577
Webb 93
Weber 127, 133
Wechsler 371, 373, 825
Weeks 731 ff.
Weertman 764
Weeß 696
Wegener 876
Wegner 127, 142
Wehr 446
Weiffenbach 481
Weigel 417
Weinacker 496
Weinberger 401
Weinert 747
Weingartner 463, 707
Weinhold 793
Weinman 127
Weinryb 185, 187 f.
Weis 655
Weisaeth 574
Weisberg 567
Weishaar 135
Weisman 405, 501
Weiss 191 ff., 573 ff.
Weiß 781, 799
Weißer 656
Weissman 135, 434, 481, 488, 500, 505, 760, 860
Welch 681
Weller 465
Wells 118, 126 f., 132, 134 f., 137 f., 525, 655, 741
Welz 506
Wender 810, 824, 830
Weniger 373
Wenning 847
Wenninger 575, 579
Wenz 500
Wenzel 731, 850
Wenzelburger 854
Wepman 373
Werner 267
Wessa 573, 575
Wessely 411, 418
West 724
Westbrook 706
Westenberg 543
Westenhöfer 685, 688
Westera 66
Westhoff 170, 178, 261 f., 333
Westhus 784, 825
Westmeyer 25, 90, 93, 276, 302
Westra 533
Wetzel 356
Wetzels 563
Weyer 856
Whipple 39, 42, 53
Whishaw 366, 375
Whitaker 14
Whiteside 434
Whitfield 599
Whitmont 827
Whitney 36
WHO 676, 690, 716
Whoqol Group 662 ff.
Whurr 849
Whybrow 440
Wichmann-Dorn 641 ff., 645

Widiger 764
Wieczerkowski 784, 803
Wiedl 413, 421
Wiedmann 662
Wieland-Eckelmann 261
Wiesel 859
Wiesener 740
Wietasch 369
Wiggins 42
Wijeratne 629
Wildman 321
Wilens 831
Wilfley 677, 679
Wilhelm 437
Wilkinson 707
Wille 644
Willemsen 589, 595
Willer 370
Willi 749
Williams 25, 96, 108, 126, 128 f., 131, 134, 185, 448, 599, 660, 663, 708, 831
Williamson 367
Willmes 373
Willutzki 41, 82, 253 f., 256, 259 f., 263, 549
Wilms 451
Wilson Dallas 44
Wilson 60, 108, 122, 127, 295, 373 f., 376, 597, 666, 675, 677, 679, 851
Wimmer 798, 850
Wincze 733
Winett 90, 444
Wing 121, 697
Wingrove 507
Winkel 564, 574
Winkler Metzke 772
Winstead 656
Winter 575, 579, 619
Winters 467
Wirtz 341
Wissel 847, 850, 861
Witmer 14
Witruk 793
Wittchen 21, 277 ff., 284 f., 287, 289, 291, 293, 343, 358, 368, 381 ff., 391, 393, 409 f., 412, 459, 480, 486, 513 ff., 527, 551, 561 ff., 567, 577, 579, 602, 605, 616, 618 ff., 625, 660 ff., 678 ff., 761 ff., 771, 813, 824, 850
Wittgen 412 f., 420
Wohlfahrt 564, 574
Wolcott 664
Wolf 734, 810, 850
Wolfe 376, 772
Wolff 832
Wolfson 371
Woll 655
Wöller 563
Wolter 551
Wong 33, 41
Wood 13, 90
Woods 565, 852
Woodworth 16
Woody 130
Woolf 36
Worall 314, 374, 450, 661
Worden 501
Worrall 486
Wozniak 465, 467
Wright 269, 296, 389, 572
Wunderlich 527, 660
Wunsch 655
Wurmser 679
Wurst 781, 799
Wurzner 413, 421
Wyatt 702
Wyland 262
Wyshak 624

X

X-Tang 853
Xagoris 572
Xidara 850

Y

Yapko 599
Yates 25, 55
Yehuda 567, 573
Yen 567
Yerkes 16
Yesavage 489
Yoder 137
Young 135 f., 140, 444, 463, 465
Youngman 500
Youngstrom 464 f.
Yule 563
Yzermans 655

Z

Zabora 655
Zald 446
Zanakos 127
Zangwill 376
Zarcone 706
Zaudig 284 f., 287, 289, 291, 368, 409 f., 412, 459, 527, 543, 551, 562, 579, 616, 625 ff., 660, 761 ff., 771, 813, 850
Zaun 664
Zaworka 339
Zealley 461
Zeegers 411, 418
Zehelein 172
Zeiss 481
Zenz 137
Zerssen 332, 350, 355, 411, 416, 646, 662, 861
Zhang 697, 706
Zhao 724
Zheng 497
Ziegler 371, 463, 637
Zielinski 31, 33, 54, 74
Zielke 169, 177, 309, 314, 316, 318 f., 332, 619
Zigmond 663
Zihl 370
Zilbergeld 731
Zimerman 831
Zimmer 734, 741, 744 ff., 747 ff.
Zimmerman 569, 760, 764
Zimmermann 373, 655, 823, 826, 832
Zinn 777
Zinser 424
Zipfel 662, 861
Zlotnick 565
Zlotnik 567
Znoj 568
Zoccolillo 618
Zohsel 642 ff.
Zola 376
Zöllner 573
Zolnoun 724
Zubin 406
Zündorf 603, 605 ff., 608
Zuttermeister 619

Stichwortverzeichnis

A

Abklärungen, neuropsychologische 31
Abklärungsprozess 63
abridged somatization disorder 622
Abszisse 528
Achse I 287, 292
Achse II 287, 292
Achse III 287, 292
Achse IV 287, 292
Achse V 287, 292
Achsen und Dimensionen der operationalisierten psychodynamischen Diagnostik 189
Activities of Daily Living 860
activity 658
Adaptabilität 236
ADHD-ähnliche Störungen 852
ADHS, Erblichkeit 810
ADHS-Typus, kombinierter 831
Affektdifferenzierung 188
Affektisolierung 594
Affektregulation, gestörte 568
Aggravation 353
Aggressionen, direkte 772
Agoraphobie 157, 159
Aktionstremor 853
Aktivität 490, 658
– psychomotorische 437
Aktivitätsmessung 827
Aktivitätsniveau 446 f., 453
Akute Belastungsreaktion (ABS) 560
Algesimetrie
– objektive 635
– subjektive 635
– diagnostische 293
Alkohol 467
Alkoholabhängigkeit 383
Alkoholintoxikation 386
Alkoholmissbrauch 383
Allgemeine Depressionsskala 461, 485
Allgemeine Depressions- und Manie Skala 460 f.
Allgemeine Psychotherapie 57
Alpha 829
Alpha-Aktivität 828
Alpträume 701
Alternatividentitäten 594
Altman Self-Rating-Mania Scale 461
Ambivalenz 533
Ambivalenzphase 504
AMDP-Entscheidungsbaum 341
AMDP-Modul zur Dissoziation und Konversion 607
AMDP-System 340, 351
AMDP-System-Manual zur Dokumentation psychiatrischer Befunde 409
Amnesie
– anterograde 592
– dissoziative 591
– posttraumatische 592
– retrograde 592
Amygdala-Thalamus-System 600
Analyse
– der Kontextbedingungen 797
– der Lernvoraussetzungen 796
– der situativen Umstände und Auslöser 796
– des Lerninhaltes 796
– des Lernverhaltens 796
– des „Verhaltens-in-Situationen 101
– kognitiv-funktionale 800
– konfigurationale 193
– motivationale 98
– vertikale 101, 135, 140
Änderungssensitivität 334
Anforderungsanalyse 800
Anforderungsstruktur einer Lernaufgabe 800
Angehörige 442, 448, 455 f., 458
Angst, soziale 849
Angstsensitivität 519
Angststörungen 336, 481, 623
Anhedonie 446
Annäherungs-Vermeidungskonflikt 533
Anorexia Nervosa 161, 671 ff., 676, 681
Anpassungskrisen 742
Anpassungsstörung 480, 564, 846, 855 f.
– verhaltenstheoretische 82
Antidepressiva 531
Antworttendenzen 244, 349
Anxiolytika 531
Appetenz, sexuelle 721
Appetenzstörungen, sexuelle 732
Apraxie 366
Äquipotenzialität 526
Äquivalenzannahme 77
Arbeitsgruppe OPD 188
Arbeitsunfähigkeit 55
Artifizielle Störungen und Simulation 623
Assessmentziel 332 f.
Assimilation-Skala 174
Assoziationen 43
Attraktoren 217
Attributionen 154
Attributionsstil 448
Attributionsstilfragebogen (ASQ) 488
Audioaufzeichnung 49
AUDIT-G 394
Aufmerksamkeit 346, 366
Aufmerksamkeitsabsorption 587

Aufmerksamkeitsdefizit-/Hyperaktivitätsstörung (ADHS) 770
Aufmerksamkeitsprozesse 127
– selektive 571
Aufmerksamkeitsstörung 465, 784, 809
– Diagnostik 785
– Manifestation 817
Augenscheinvalidität 20
Ausführungskompetenz 801 f.
Ausführungskomponenten 793
Ausschlussdiagnostik 534
Austauschtheorie 743
Autobiographischer Gedächtnistest 131
Automatisierung 47, 524
Autonomie 526, 238
availability 43, 51
Aversion, sexuelle 721

B

backward reasoning 44
Bagatellerkrankungen 623
Bagatellisierung 355, 525
Basalganglien 846, 853, 858, 862
Basalganglienpathophysiologie 850
Basalganglienphysiologie 850
Basisraten 43
Basisstörungen 416
BAVQ, Beliefs about Voices Questionnaire 418, 424
BAVQ-R 418
BBBS 176
Bearbeitungsangebot-Skala 176
Bech Rafaelsen Manie Skala 460, 465
Beck Inventar zu kognitiven Schemata 762
Beck-Depressions-Inventar 486
BED 677, 681
Bedingungen, suggestive 868
Bedingungsmodell 453, 456
Bedingungsmodifikation 22
Bedrohung 156
Bedürfnisse 150, 152, 158, 161, 164
Befindlichkeitsskala 331, 487
Befunderhebung, strukturierte 293
Behavioral Activation Systems 446
Behaviorismus 149
Beigel-Murphy Manic State Rating Scale 463
Belastungsstörung
– akute 564, 567, 597
– posttraumatische 566, 597
belle indifference 857
Beobachter 202
Beobachtungsmethoden 226
Beobachtungssysteme 785
Beobachtungsverfahren 229
Beschäftigungsdystonien 851
Beschreibungssystem, multiaxiales 284
Beschwerdenlisten 487
Bestätigungsmethoden 115
Bestimmungsstücke und Beschreibungsdimensionen von Ressourcen 255
Beta-Aktivität 828
Betarezeptorenblocker 531
Beurteilerperspektive 227
Beurteilung, klinisch-idiographische 884
Bewegungsstörung
– dissoziative 854
– nächtliche 708
Bewegungszähler 487
Bewertungstendenzen, negative 571
Bewusstheit 46, 149, 151
Beziehung 31, 41, 149
Beziehungsdimension 237
Beziehungsdynamik 232
Beziehungsgestaltung 157
– komplementäre 157
– motivorientierte 158
Beziehungsstrukturtests 749
Bezugspersonen 41, 54
Bielefelder Klientenerfahrungsbogen 171
Big-Five-Modell 830
Bindungsfragebogen 745
Bindungsstile 745
Binge-Eating/Purging-Typus 672 ff.
Binge-Eating-Störung 672, 676 ff.
Biofeedback 36
biologische Grundlagen sexueller Funktionen und Funktionsstörungen 717
Biosignale 352 f.
biphasisch 526
Bipolar-I-Störung 436, 441, 459
Bipolar-II-Störung 434, 436, 441, 443, 456
Blepharospasmus 848, 850, 860
Bochumer Bearbeitungs- und Beziehungs-Skalen 176
Body Mass Index 672, 680 ff.
body structure 658
Bonner Skala zur Erfassung von Basissymptomen (BSABS) 417
Borderline-Persönlichkeitsinventar 762
Borderline-Persönlichkeitsstörung 436, 443, 759, 763
Borderline-Störung 565, 568, 767
Bottom-Up-Prozesse 279
Breitbandverfahren 348
Bremer Jugendstudie 772 ff.
Breughel-Syndrom 851
Brief Psychiatric Rating Scale (BPRS) 415, 465
Broca-Areal 366
Bulimia Nervosa 671, 675 ff., 685 f.
Butolinum 846, 849, 851

C

CAGE-G 394
Calgary Depression Rating Scale for Schizophrenia (CDSS) 416
Cannabisintoxikation 386
CDBS (Conviction of Delusional Beliefs Scale) 418
CDQ-24 861
CGI 487
chaining 851
Charakter-Inventar 349
Checking Behaviour 625
Checkliste der psychosozialen und umgebungsbedingten Probleme 419

Circumplexmodell 236, 276
Clinical Judgement 60
CNV 828
Cognitive Assessment of Voices, Interview Schedule 418, 424
Compliance 159
Composite International Diagnostic Interview (CIDI) 409
confirmation bias 50
Confirmatory Bias 61
Continuous Performance Test (CPT) 423, 828
Coping 38, 157, 159
Copingstil 782
covert suicide 496
Craving 389
Current Concerns 139

D

DAS 424
Das Zentrale Beziehungskonfliktthema (ZBKT) 190
Daten, psychophysiologische 352
Datenebene, biologische 352
Datenebenen 335
Datenerhebungsmethodik 226
Datenquellen 336
Daueraufmerksamkeit, eingeschränkte 817
Decision Making 43
deliberate practice 65, 67
Delta-Schlaf 709
Dementia Praecox 401
Denkweise
– aristotelische 75
– galileische 75
Dependente Persönlichkeitsstörung 759
Depersonalisation 516, 593
Depression 159, 162 ff., 433, 436 f., 449, 463, 475, 477, 568, 849, 856
– bipolare 437
Depressionsmodell, kognitives 483
Depressionstest für Kinder 489
Depressive Persönlichkeitsstörung 760
Depressivität 513, 849, 859
Derealisation 516
Derealisationsphänomene 593
Desintegration des Bewusstseins 599
Desynchronie 515
Deutungen 162
DIA-X 291, 343, 382, 391, 393
Diagnose 44, 515
– falsch negative 834
– falsch positive 832
– klassifikatorische 159
– multiple 284
Diagnose-Checklisten 486, 779
Diagnosestellung, operationale 289
Diagnosesysteme
– dimensionale 276
– kategoriale 276
– operationale 293
Diagnostik
– adaptive 38
– dimensionale 357
– eigenschaftsorientierte 16
– ideographisch orientierte 24
– indikationsorientierte 25
– kategoriale 75 f., 357
– klassifikatorische 275, 280
– kognitiv-behaviorale 389
– mehrdimensionale 487
– modifikationsorientierte 18, 25, 78, 578, 600 ff.
– multiaxiale 244, 284
– multimodale 335 f., 457
– neuropsychologische 345, 368
– nomothetische 24 f.
– prognostische 33
– psychoanalytisch orientierte 80
– psychoanalytische 184
– psychodynamische 184
– ressourcenorientierte 252, 254
– situationistisch geprägte 16
– standardisierte 41
– theoriegeleitete 76
– traitorientierte 93
– zielorientierte psychoanalytische 194
Diagnostik bei Jugendlichen 782
Diagnostik des Selbstwertgefühls 262
Diagnostik von Ressourcen 251, 267
Diät 671
Differentialdiagnostik 21, 386, 437, 443 f., 458 ff., 465, 797
DIPS 290, 486
Dissimulation 355
Dissoziale oder antisoziale Persönlichkeitsstörung 758
Dissoziation 587
– strukturelle 599
Dissoziation-Spannungsskala 604, 608
Dissoziationssymptome 567
dimensional 532
Direktivität 490
disability 851, 853, 858 ff., 864
Disability Assessment Schedule: Mannheimer Skala zur Einschätzung sozialer Behinderung (DAS-M) 422
Dopaminrezeptor D4-7-Repeat Allel 837
Double Depression 479
Drogen 467
Drogenabhängigkeit 383
Drogenmissbrauch 383
DSM 41, 51, 56, 61, 159
DSM-III 589
DSM-IV 384 f., 387, 391, 393, 437 f., 440 f., 443, 544 ff., 589
DSM-IV-TR 383, 402
DSM-Kategorie 316, 856
Durchschlafstörungen 696
Dynamik 203
Dysfunktion, sexuelle 715, 732
Dyspareunie 723
Dyssomnien 700
Dysthymie 479, 846
Dystonien 846 ff., 851, 855, 857 ff.
– fokale 849 ff.
– oromandibuläre 851
Dystonie-Patienten 861, 863

E

Early Recognition Inventory (ERIraos) 422

Ebene
– biologische 335
– ökologische 336
– psychische 335
– psychologische 335
– soziale 335
EEG-Aktivität von Kindern mit HKS 813
Effekte 32
Effektstärken 42
Ehequalität 741, 744
Eigenschaften (Traits) 15
Eigenschaftsdiagnostik 17
Eigenschaftswörterlisten 487
Einflüsse, suggestive 870
Einschlafstörungen 696
Einstellungen 49
– dysfunktionale 448 f., 451, 453 ff.
Einzelfalldarstellung 321 f., 324
Ejaculatio Praecox 723
Ejakulation 718
– retrograde 725
Eltern- bzw. Paarsubsystem 228
Eltern-Kind-Beziehung 226
Eltern- vs. Kinderangaben 782
Elternauskünfte 776
Elterninformationen 776
Emotionale-Prozess-Theorie 569
Emotionale Stroop-Test 128
Emotionen 41, 62, 150 f., 155 f.
Enkopresis 770 ff., 774
Entscheidung 31, 35 f., 38, f. 44
– investigatorische 31 f.
– terminale 31 f.
Entscheidungsaufgaben 231
– lexikalische 128
Entscheidungsregeln 33
Entscheidungstheorien 34
Entwicklung, psychosexuelle 727
Entwicklungsanalyse 98
Entwicklungsdiagnose, deskriptive 185
Entwicklungs-Psychopathologie 245
Entwicklungsreife 875
Entwicklungsverzögerungen 781, 877
Enuresis 770 ff., 774
Epidemiologie 381
Episoden 445 f., 457, 466
– depressive 437, 441, 479, 477
– gemischte 440 f., 449, 458, 463, 466
– hypomane 439 f., 441, 458 f.
– manische 437 f., 440 f., 443, 447, 449, 457 ff., 462
Eppendorfer Schizophrenie-Inventar (ESI) 417
Epworth-Schläfrigkeitsskala 712
Epworth Sleepiness Scale 706
Erektionsstörung 722
Erkennen komorbider Störungsmuster 779
Erlebens-Intensitäts-Skalen 174
Erlebnisse, traumatische 576
Ernährungstagebuch 690
Erregbarkeit, vegetative 616
Erwartungstheorien 34
ERWIPA (standardisiertes Verfahren zur Erfassung krankheitsbezogenen Wissens bei Patienten mit Schizophrenien) 421
Erwünschtheit, soziale 244
Essanfälle 671, 676
Essattacken 689
Essanfall-Tagebuch 690
Essstörungen 481, 513, 671
– anorektische 684, 687
– bulimische 684, 687
ESTs 38
Ethik 36
EuropASI 391
euthym 441, 457, 461
Evaluation 23, 52, 246, 304, 321, 357
evidence-based practice 221
Expertensystem zur Diagnostik psychischer Störungen DIA-X 409
explanativ 32, 38, 42
Exploration 464 f., 522 f., 526, 536
expressed emotions 235, 407, 419, 447 f.
Extraversion 44

F

Faktoren
– bio-psycho-soziale 159
– modulierende 528
Fallkonferenzen 49
Fallkonzeptionen 36, 41, 49 f., 51 f., 54, 62, 64 ff., 150, 156, 162, 164
Familienbeziehungen 228
Familiendiagnostik 224, 786
Familienforschung 226
Familieninterviews 233
Familienskulptur 241
Familiensystem 228, 234
Familientherapie 36
Feedback 49, 65, 67
Feelings, Reactions and Beliefs Survey (FRBS) 178
Fehldiagnosen 442
Fehlerquellen 338, 340, 345, 349
FFT 395
Figurationsanalyse 39, 53
Flashbacks 570
Fluktuationen 204
– kritische 211, 215
Forschung 48, 53
forward reasoning 44
Fragebogen Abstinenzzuversicht 396
Fragebogen Irrationaler Einstellungen (FIE) 424
Fragebogenverfahren 391, 396
Fragebogen zur Psychose 421
Fragebogen zur Selbstakzeptierung 178
Fragen, zirkuläres 234
FRAMES-Methode 192
Frankfurter Befindlichkeits-Skala für schizophren Erkrankte (FBS) 417
Frankfurter Beschwerdefragebogen (FBF) 417
Freiburger Persönlichkeitsinventar 348
Fremdbeobachtung 230, 337
Fremdbeurteilung 463, 486, 783
Fremdbeurteilungsbogen 777
Fremdbeurteilungsinstrument 607
Fremdbeurteilungsskala 465

Fremdbeurteilungsverfahren 336 f., 340
– störungsbezogene 342
Fremdeinschätzung 458
Fremdperspektive 258
Frequenzbänder 832
Frühwarnsymptome 421
Fugue, dissoziative 592
Fünf-Minuten-Sprechstichprobe (FMSS) 420
funktionelle Äquivalente 41, 80
Funktion 203
– sexuelle 716
Funktionen, exekutive 366
Funktionsstörung
– physiologische 717
– sexuelle 715 ff., 724
– somatoforme autonome 621 ff.

G

G-Koeffizienz 93
Ganzheitlichkeit 46
Gedächtnis 47
– autobiographisches 131
– explizites 129
– implizites 129
– stimmungskongruentes 130
Gedächtnisfunktionen 346
Gedächtnisinhalte
– explizite 570
– posttraumatische 569
Gedächtnismodelle 135
Gedächtnisspuren, implizite 572
Gedanken
– automatische 135, 140
Gedankenprotokolle 115
Gedankenstichproben 121
Gefährlichkeitsprognose 882
Gefühle 154, 156, 159
Gefühlsmodulation 595
Gegenmaßnahme 686
Generalisationsmodell 93
Genogramm 81, 234
Geriatrische-Depressions-Skala 489
Geschlechtsidentität 716
Geschwistersubsystem 228
Gesprächspsychotherapie 58
geste antagonistique 848, 850, 859
Gesundheit
– sexuelle 716
– subjektive 662
Gewichtskontrolle 672, 674
Gewichtsverlust 672 f.
Gewichtszunahme 672 ff.
Gießentest 187
Gilles de la Tourette-Störung 852
Glaubhaftigkeit 867
Globus pallidus 829
Goal Attainment Scaling 36
Grenzsetzungen 555
Größenideen 434, 467
Grundlagen, metakognitive 140
Gütekriterien 20, 93, 337

H

habit reversal 846, 853
habits 851
HADS-D 861
Halluzinationen 436, 443, 464
– coenästhetische 623
Haltetremor 854
Hamburg Wechsler Intelligenztest (HAWIE-R) 423
HAMD 861
Hamilton Depression Rating Scale 462, 464
Hamilton Depressionsskala (HAMD) 487
Hampstead-Index 185
Handlung, suizidale 508
Handlungsanleitung, verbale 794
Handlungskonstruktion 59
Handlungspläne 103
Handlungstheorie 150
Handlungsvorbereitung 103
Handlungsvorbereitung bei ADHS 828
Handlungswissen 150
handicap 858 ff., 864
Hardiness-Fragebogen 261
harm avoidance 862
Hauptgütekriterien 334
Heidelberger Dissoziations-Inventar 606, 608
Herzrate 536
Heuristiken 43
heuristisch 55, 164 f.
Hierarchie 151
Hierarchieumkehrungen 242
high expressed emotion 405, 419
Hippocampus-Temporallappen-System 600
historische Hintergründe 14
Histrionische Persönlichkeitsstörung 759
Hoffnungslosigkeit (H-Skala) 488
Hören, dichotisches 128
hypnagog 700
Hypnogramm 709
hypnopomp 700
Hyperaktivität 465, 814
Hyperaktivitätsstörung 784, 809
Hyperarousal 567, 702
Hypersomnie 695, 700
Hypervigilanz 518
Hypochondrie 616, 618, 620
Hypomania Checklist 32, 459,

I

ICD-10 383 ff., 391, 402, 437 f., 440 f., 545
ICF Core Sets 660
ich-dyston 756
ich-synton 756
IDCL 409
Ideen, irrationale 153
Identität, primäre 595
Identitätsgefühl, beeinträchtigtes 568
Identitätskonfusionen 593
Identitätsstörung, dissoziative 591, 594, 606
IDTSA 395
Illness Attitude Scales (IAS) 626 f.
Impact Message Inventory 82
Impact of Event Scale 574
impairment 858 f.
implizit 521, 535
Impulsivität 503, 814
Impulsregulation, gestörte 568
Incremental Validity 19
Independent Living Skills Survey (ILSS) 422

Index zum Wohlbefinden 485
Indikation 39, 304, 306, 308, 312, 317, 324
- adaptive 35
- differentielle 17
- selektive 33, 35, 38
Indikationsentscheidungen 33 f.
- adaptive 208
- selektive 78
Indikationsprozess 710
indirect suicide 496
Individualisierung 33, 38
induktiv 46
Informationsverarbeitung 34, 42, 49 f., 58 f., 65, 126, 139, 150, 828
Inhaltsanalyse, kriterienorientierte 870
Inhaltsvalidität 20
Insider-Perspektive 227
Insomnie 695
- primäre 700
Instabilität 204
- affektive 442
- kritische 216
Instrumentalität 151, 153 ff., 157, 159, 164
Instrument zur retrospektiven Einschätzung des Erkrankungsbeginns bei Schizophrenie (IRAOS) 421 f.
Intelligenz 346
Intelligenzdiagnostik 781
Intentionstremor 854
Interaktionen, somatopsychische 856
Interaktionismus 16
Interaktionsdiagnostik 351
Interaktionsstörungen, interpersonelle 755
Interaktionsverhalten 743
Interferenzmodell 256
Internal State Scale 460, 462
International Classification of Functioning, Disability, and Health (ICF) 658
Internationale Diagnose Checklisten (ICD) 41, 51, 56, 61, 159, 161, 459
Internet 37, 39
interpersonal 151, 158
Interpretation 46 f., 50, 55, 62
Interrater-Reliabilität 341, 464 f., 763
Interventionen
- familienbezogene 244
- psychologisch-schmerztherapeutische 634
Interview 341, 345, 486
- diagnostisches 54, 186, 459
- freies 343
- klinisches 343, 660
- metakognitives 800
- psychoanalytisches 186
- standardisiertes 61, 343
- strukturiertes 343, 779
- strukturiertes klinisches 459
- teil- oder halbstrukturiertes 343
Interview für anorektische und bulimische Essstörungen 683
Interviewleitfaden
- für das Kind 779
- für die Eltern 779
Interviewverfahren 342
Interview zur Erfassung des Krankheitsbewältigungsverhaltens Schizophrener 421
Intervision 37, 54
Intoxikation 386
intrapsychisch 151
intrinsisch 534
Introversion 44
Intrusionen 570, 574
Intrusionssymptom 567
Intuition 38, 43, 48, 59
Inventar Depressiver Symptome (IDS) 487
Inventar Interpersonaler Probleme 82
Irrtum 43

J

Jenaer Dissoziationsskala 603, 608

K

Kairos 207
KASSL 314
KAZ-35 395
kategorial 46, 61
Kategoriensysteme 351
Kategorisierungsaufgabe, semantische 128
Kernmotive für (interpersonelles) Verhalten 766
KFA 394
Kieler Änderungssensitive Symptomliste 177
Kind, lerngestörtes 800
Kinder, aufmerksamkeitsgestörte 785
Kinder-DIPS 290, 779 ff.
Kinderauskünfte 776
Klassifikation 16, 21, 49
- kategoriale 765
Klassifikationsschema, multiaxiales 777
Klassifikationssysteme 276
- operationale 275
- psychoanalytische 277
klassifikatorisch 532
Koalitionen, intergenerationale 242
Kognitionen 41, 150, 526
- dysfunktionale 572, 575
kognitiv-behaviorales Modell der Zwangsstörung 548
Kohärenz 218
Kohäsion 236
Kollusion 749
Kommunikation, analoge 153
Kommunikationsmuster 742, 747
Kommunikationsqualität 232
Komorbidität 77 f., 344 f., 443, 481, 534, 567, 623
- innere 764
Komorbiditätsdiagnosen 568, 606
Komorbiditätsrate 515
Kompensationsmodell 256
Kompetenz 525, 554
- kommunikative 747
Komplexität 46, 155, 204, 229
- dynamische 211, 215
Komplexitäts-Resonanz-Diagramme 214 ff., 218 f.
Komponente des Schmerzes
- affektive 637
- sensorische 637
Konditionierung
- klassische 89, 98, 519
- operante 519

Konflikte 156
– interpersonelle 741
Konfliktlösungsaufgaben 231
Konfrontation 527
Konfrontationsrational 523
Konnektionismus 150
Konstrukte, persönliche 137
Konstruktvalidität 20
Konsum, schädlicher 396
Kontextaspekte, psychosoziale 244
Kontextbedingtheit 77
Kontextbedingungen zum Lernen 794
Kontextfaktoren 225, 659
Kontinuitätsannahme 77
Kontrolle 237
– exekutive 795
kontrollierte Praxis 32
Kontrollparameter 207
Kontrollskalen 349
Kontrollüberzeugungen 179
Konversion 597
Konversionsstörung 591, 616, 619, 622, 857
Konzept der personalen Projekte 141
Konzepte, störungsspezifische 161
Kooperativität 164
Koprolalie 852
Körperbildtherapien 681
Körperfunktionen 658
Korrekturen 31
Kortex, rechts-frontaler 829
Kosten 31, 33, 35, 39, 41, 54, 154
Kovariation 43
Krankheitseinsicht 458, 460 f.
– mangelnde 408
Krankheitsgewinn
– primärer 549
– sekundärer 549
Krankheitsideologie 296
Krankheitskonzept 454
Krankheitskonzeptskala 451
Krankheitsmodell, medizinisches 76
Krankheitsverarbeitung 656
Kriminaltheorie, individuelle 884
kriteriumsorientiert 24

L

Labordiagnostik 388
Lebensqualität 55
Lebenszeitprävalenz 589
Leistungsdiagnostik 347
– allgemeine 345 f.
– neuropsychologische 346
Leistungsfähigkeit, intellektuelle 870
Leistungsmessungen 347
Leistungstests 345
Leitlinien 56
Lernbeeinträchtigungen 792
Lernen lernbeeinträchtigter Kinder 795
Lerner
– gute 794
– schlechte 794
Lernkomponentenmodell 800
Lernmotivation 802
Lernstörungen 791
lerntheoretisch 64, 165
Lerntheorie 151
Lesestörung, umschriebene 797
Letalitätspotential 504
Life Chart 448, 451, 454, 456, 460
Likertskala 462
Linearität 44
Löschungsresistenz furchtkonditionierter Verknüpfung 572
Lösungsstrategien 228
Lügenskalen 349

M

MADRS 861
Magisches Denken, Wahrnehmungsabweichungen, Physische und Soziale Anhedonie 424
Major Depression 440, 442, 850
makroanalytisch 232
MALT 394
mallingering 863
Mängel im Planungsverhalten 817
Manie 475
– atypische 440
– dysphorische 440
Manie-Selbstbeurteilungsskala 460, 462
manualisiert 45, 51
masked suicide 496
Maßnahmen, familiendiagnostische 785
MAST-G 394
Maudsley Assessment of Delusions Schedule (MADS) 418
Mechanismen, biopsychologische 572
Medikation 448, 455
Medizin 43 f., 46
mehrdimensionale Beurteilung des Entwicklungsstandes des Kindes 781
Mehrebenendiagnostik 335
Mehrfachbestimmtheit 152
Meige-Syndrom 851
Mental Health Research Institute Unusual Perceptions Schedule (MUPS) 418
Merkfähigkeit 366
Merkmalsdiagnostik 61
Metakognitionen 46, 137, 527
Metakommunikation 747
Methode des Gedankenauflistens 120
Methode des lauten Denkens 116
Methoden
– diagnostische 338
– psychophysiologische 352
Methodik
– forensisch-kriminalprognostische Beurteilung 883
– klassifikatorische 75
– konstruktive 75, 77
MIIM 765 ff.
Mikro-Analyse-Skalen 171
mikroanalytisch 232
Mikroneurographie 635
Mindestanforderungen für Schuldfähigkeitsgutachten 877
Mischzustände 440
Mittelanalyse 104
MMPI 33, 45
Modell 202
– additives 256
– biologisch-behaviorales 810

- deskriptives 31
- dimensionales 253
- experimentelles 95
- explanatives 31
- psychosoziales 76
- sozialwissenschaftliches 76
- synergetisches 256
Modellbildung 206
Modellierung 202 f.
Modified Symptom Scale 575
Modifikation 519
Monitoring 205
- ambulantes 353
Monotraumatisierungen 563
Mood Disorder Questionnaire 459 f.
Motivation 31, 37, 65
Motive 149 ff., 153 f., 158
multiaxial 287, 776
Multikausalität 76
Multimodalität 41, 52, 527
Multiperspektivität 233, 240
Multipler Schlaflatenz-Test 706
Multitraumen 563
Münsteraner Familienbogen (MFB) 420
Musterbildung 207
Mustererkennung 53
Musterwahrnehmung 47, 63
Myoklonien 708

N

N200 828
Nachschwankungen, hypomane 442
Nachteil 345
Narkolepsie 695, 700
Narzissmusinventar 187
Narzisstische Persönlicheitsstörung 759
National Comorbidity Survey 562
Nebengütekriterien 334
Nebenwirkung 154, 158 f.
Negativsymptomatik 401 f., 727
Netzwerke
- präfrontal-striatale 829
- semantische 114, 136
- soziale 240
Netzwerkmodell der Furcht 140
Netzwerkstrukturen 202
Neukonstruktions-Modell 58
neurobiologisch 52
Neuropsychologie, klinische 365
Nichtlinearität 204
Nicht näher bezeichnete dissoziative Störungen 591
Nicht-Purging-Typus 674, 676
Nikotinabhängigkeit 382
Nomenklatur 276
nonverbal 35, 46, 48, 153, 165
Normen 154
normorientiert 24
NRS 636
Nosologie 61, 276
Nucleus caudatus 829
Nurses' Observation Scale for Inpatient Evaluation (NOSIE) 423
Nutzen 53 f., 162
Nützlichkeit 155

O

O-Variable 858
Objektivität 19
Obsessive-compulsive spectrum disorders 546
oddball-Paradigma 827
OPD 64, 80, 185, 188, 196
OPD-KJ 188
Operationale Verhaltenstherapeutische Diagnostik 108
Operationalisierbarkeit 282
Operationalisierte Psychodynamische Diagnostik 185, 196, 277, 334
Operationalisierung 282
Optimierung 47
Ordinate 528
Ordnungsbildung 204
Ordnungsübergänge 211, 216
organisch 532
Organismusvariable 845
Orgasmus 718
Orgasmusstörung 722
Orientierung 366
- epistemologische 228
- nomothetische 17
- therapeutische 443
Outsider- oder Außenperspektive 227

P

P200 828
Paartherapie 36
Palmtops 231
Panikattacken 515
Panikstörung 481
PANSS (Positive and Negative Syndrome Scale) 416
Paranoid-Depressivitäts-Skala (PDS) 416
Paranoide Persönlichkeitsstörung 757
Parasomnien 695, 701
parathym 443
Partizipation 238, 658
Partnerschaftsdiagnostik 487
Partnerwahl 742
passiv-aggressive Persönlicheitsstörung 760
pathology 858
Patientenressourcen 258
Patientenvariablen 45
Pavor Nocturnus 695, 701
Periodic Limb Movements 696
peritraumatisch 564
personale Projekte 138
Personeigenschaften, suizidogene 501
Persönlichkeit 41, 348
- prämorbide 349
Persönlichkeitsstil 349, 766
Persönlichkeitsstil- und Störungsinventar 762
Persönlichkeitsstörung 149, 345, 424, 443, 481, 755, 766
- antisoziale 772
- interpersonelle Perspektive 767
- Konzeptualisierung 767
- multiple 594
- paranoide 403
- schizoide 403
- schizotypische 403, 405, 424
- vermeidend-selbstunsichere 767
- zwanghafte 545
Persönlichkeitstests 347, 349
- psychometrische 348
Personmodifikation 22
Perspektivenwechsel 232
Phänomene, dissoziative 587
Phase

– gemischte 439
– hypomane 437 f., 449
– manische 449
Phobien 518, 546
– Klassifikation 516
– soziale 846, 856
PHQ-D 861
Pittsburgh-Schlafqualitätsindex 712
Pittsburgh-Sleep-Quality-Index 706
Plan 149
– familienspezifischer 157
– geschlechtsspezifischer 157
– kulturspezifischer 157
Plananalyse 149 f., 154
Plan-Diagnose 192
Planstruktur 150, 152, 155 f., 158
Plausibilität 51
Polysomnographie 710 ff.
POMS 861
Positive, and Negative, and Disorganized Schizophrenic Symptoms Rating System (PANADSS) 416
Positivsymptomatik 401, 727
Postpartum Depression 480
Posttraumatic Diagnostic 575
Posttraumatische Belastungsstörung (PTB) 560
Potentiale, evozierte 635
Präferenz, sexuelle 716
Prämissen 33, 35
präskriptiv 32 f., 38, 48, 54 f., 59 f., 62, 65, 67
Prävalenz 433 f.
Praxis, kontrollierte 301 f., 324
Premackverstärker 100
Prinzipien, generische 208
Problemanalyse 101, 106, 108, 389 ff., 396, 484
Problemlöseaufgaben 231
Problemlösefertigkeiten 131
Problemlösen 47, 57
Problemlöseprozess 32
Problemorientierung 490
process tracing 32, 34, 38
Prodromalphase 400 f.
Prodromalsymptome 449
Produkte
– dysfunktionale kognitive 114
– kognitive 114, 122 f.
Produktevaluation 302, 305 f.
Produktionsmethoden 114 ff.
Prognose 41 f., 49
Prognosegutachten 884
Prozesse 30, 33, 39, 203
– diagnostische 292
– dissoziative, primäre 590
– dissoziative, sekundäre 590
– dissoziative, tertiäre 590
– ganzheitliche rehabilitative 370
– implizite 570
– kognitive 114, 126, 132 f.
– metakognitive 794
– metakognitiv-strategische 792, 805
– motivationale 793
Prozessdiagnostik 24, 204, 300 f., 303 f., 307 f., 312, 316, 324
Prozessevaluation 302, 305 f., 317
Prozessfeedback 208
Prozessgestaltung 208
Prozess-Outcome-Studie 221
Psychoanalytischer Charakterfragebogen 187
psychodynamisch 46, 64, 150
Psychoedukation 36
Psychologie, evolutionäre 150
psychometrisch 536
Psychopathologie 39
– störungsspezifische 783
psychophysiologisches Störungsmodell der somatoformen Störungen 624
psychosomatisch 513
Psychotherapie 204 f.
– evidenzbasierte 296
Psychotic Symptom Rating Scales (PsyRats) 418
psychotisch 513
Psychotische Symptome aufgrund eines medizinischen Krankheitsfaktors 403
PTSD Symptom Scale – Self Report 575
Purging-Typus 676

Q

QEEG 828
Qualität 31, 42, 44, 53, 63 ff.
– psychometrische 334
Qualitätssicherung 37, 52 f., 301, 308 f., 317, 330
Quality of Life 859 f.
Quality of Life in Schizophrenia 419
Quasi-Attraktoren 219

R

Rahmenbedingungen 39
– institutionelle 160
Rahmenmodell
– multifaktorielles 573
– prozessorientiertes 573
Randomized Clinical Trials 45
RAP 190
Rapid Cycling 441 f., 444, 449
Rationalisieren 162
Rationalität 59
Reaktionen
– automatisierte 535
– längere depressive 846
– sensomotorische 598
Reaktionsstereotypie, psychophysiologische 639
Reaktionszyklus, sexueller 717
Realkennzeichen 869
Real-Time Monitoring 209, 221
Recht 36
Recurrence Plot 216 ff.
Regeln 34, 39
Regression 43
Reifungsverzögerung, kortikale 829
Reizbarkeit 435, 440, 453
Reiz-Reaktion 149
Reiz-Reaktionsverhältnisse 90
Relationship Episode Paradigm 190
reliabel 527
Reliabilität 19, 43, 461
Remission 441, 461, 465 f.
Remissionsphasen 457
REM-Schlaf 709
Rentenbegehren 618
Repräsentation, mentale 240
Reproduktionsaufgaben 129
Residualphase 401
Resilienzmodell 267 f.
Resonanz 207, 215, 219

Ressourcen 37, 62, 64, 158, 160 f., 447, 549
– externe 255
– in Elternhaus und Schule 797
– intrapersonelle 254, 256
– interne 256
– personale 256
Ressourcenanalyse 252
Ressourcenaspekte 228
Ressourcendiagnostik 252 f., 256, 263
Ressourcenfragebogen 259
Ressourceninterview 263, 268
Ressourceninventare 258
Ressourcenkonservierungstheorie 253
Ressourcenkonstrukte 261
Ressourcenorientierung 251 f.
Ressourcenpotentiale 258 f.
Ressourcenqualität 254
Ressourcenzwiebel 263 ff.
restless legs-Syndrom 695
Retrospektionseffekte 231
retrospektiv 522
Reviktimisierungsneigung 565, 568
Rey Auditory Verbal Learning Test (RAVLT) 423
Rezidiv 448, 452
Rezidivprophylaxe 453
Richtlinien, ethische 20
Risiken, neurobiologische 817
Risikofaktoren 519
– psychischer Störungen 655
Risk-Needs-Assessment 883
Rollenverhalten, suggeriertes 599
Routinen 55
Rückfälle 867
– mit Sexualdelikten 883
– gewalttätige 883
Rückfallprognose 882
Rückfallprophylaxe 389
Rückmeldung 53, 57
Rückversicherungsverhalten 857
Ruhetremor 853

S

SΔ-Stimuli 862
S-O-R-K-C-Modell 64, 795
Salienz 50, 56
SASB 82
Satz-Ergänzungsaufgaben 129
SCAN 391
Scale for Assessment of Negative Symptoms (SANS) 416
Scale for Assessment of Positive Symptoms (SAPS) 416
Scale to Assess Unawareness of Mental Disorder 420
Scheidungen 741, 750
Scheidungsprädiktoren 742
Schemata
– kognitive 134 ff., 140
– motivationale 138
Schiefhals 844, 848
– psychogener 857
schizoaffektiv 443
Schizoide Persönlichkeitsstörung 757
Schizophrenie 159, 402, 436, 443
Schizotypal Personality Questionnaire (SPQ) 424
Schizotypal Personality Scale (STA) 424
Schizotypie 407, 424
Schizotypische Persönlichkeitsstörung 758
Schlaf 455
Schlafarchitektur 709
Schlafbedürfnis 434, 437, 440, 442, 444, 447, 462
Schlafkontinuität 696
Schlafstörungen 437, 481
– atmungsbedingte 697
– atmungsgebundene 699, 701
– organische 698
– primäre 697 ff.
– substanzinduzierte 700, 697, 699
– zirkadiane 701
Schlaftagebuch 706, 712
Schlaf-Wach-Rhythmus 445 f., 453, 696
Schlafwandeln 702
Schlafzyklus 709
Schmalbandverfahren 348
Schmerz 634
– chronischer 639
Schmerzbehandlung 650
Schmerzbewältigung 642, 650
Schmerzbewertung 642
Schmerzdiagnostik 635, 638 ff., 650
– multidimensionale 648
Schmerzerfahrung 635
Schmerzerkrankung 642
Schmerzerleben 642
– subjektives 634
Schmerzgedächtnis 638
Schmerzintensität 648
– subjektive 636
Schmerzinterview 640
Schmerzmessung 635, 639
– experimentelle 635
Schmerzproblem, chronisches 634, 638
Schmerzqualität 637 ff., 650
– affektive 637
– sensorische 637
Schmerzrezeptoren 638
Schmerzschieber 636
Schmerzstörung 620
– anhaltende somatoforme 621
– somatoforme 569
Schmerztagebuch 640
Schmerzverarbeitung 635, 650
Schmerzverhalten 639
Schreibkrampf 848, 859
– einfacher 851
Schuldfähigkeit 867, 875
Schulfähigkeit 781
Schulzugehörigkeit 36
Schutzmechanismen 599
Schweregrad 453, 457, 461, 463 f., 466
Screening für Somatoforme Störungen 626
Screeningfragen 779
Screeninginstrument 459, 484
Screeninginstrument für die Erfassung psychopathologischer Symptome bei Kindern 778
Screeningverfahren 357, 391, 394, 396
Sekundärreaktionen des Kindes 817
Selbstaufmerksamkeit 524
Selbstbeobachtung 337, 486
Selbstbeobachtungsmethoden 231, 782, 785
Selbstberichtsmethoden 226, 233
Selbstbeschreibungsverfahren 661
Selbstbeurteilung 460, 783

Selbstbeurteilungsinstrument 463, 486
Selbstbeurteilungsverfahren 336 ff., 395, 604
– störungsbezogene 339
Selbstbewusstsein 434
Selbstbild 449, 766
Selbsteinschätzung 458
Selbstexploration 172
Selbstheilungsversuche 750
Selbstkontrolle 98
Selbstkonzept 62, 151
Selbstkritik 46
Selbstmanagement-Therapie 205
Selbstorganisation 35, 150, 205, 207, 219, 221
Selbstpräsentation 869
Selbsttötung 497
Selbstüberwachung 47
Selbstwert 453, 467
Selektion 21
selektiv 46
Self-Consciousness-Scale 178
Self-Rating Mania Inventory 461
Sensitivität 22, 459, 461 f., 464
Sexualstörungen 715
Sicherheit, subjektive 50
Sicht, ideographische 17
Simulation 353 f.
Sinnorientierungen 138
Sinnverlust, allgemeiner 568
Situationismusdebatte 90
Skala dysfunktionaler Überzeugungen 488
Skala dysfunktionaler Einstellungen 424, 460
Skala zur Globalen Erfassung des Funktionsniveaus (GAF) 419
Skalen, störungsspezifische 356
SKID 486
SKID-I 290
SKID-I-Interviews 290
SKID-II 291, 762
SKID-Screening 290
Skulpturverfahren 241
Social Relations Model 245
Social Rhythm Metric 446
Somatic Dissociation Questionnaire 603
Somnabulismus 695
Somatic Dissociation Questionnaire 608
somatisch 37, 478, 532, 534
Somatisierungspatienten 619
Somatisierungsstörung 568, 598, 619 ff., 622
– undifferenzierte 620
Somatisierungssyndrom 618, 622
Somatoform Disorders Schedule 625
SORKC-Modell 96, 99
Soziale Kompetenzinventar für psychiatrische Patienten (SKIPP) 422
Soziogramm 240
Spannung 150
Spektrum 434
Spektrumsstörungen 404
Spezifität 22, 444, 459, 461 f.
Sprache 366
Stabilität 204
Stabilitätsbedingungen 207
Stabilitätskoeffizient 765
stages of change 164
STAI 861
Standardisierung 33, 38
Standards 38
Stanford Sleepiness Scale 706
States of Mind-Modell 121
statistisch 32, 34, 50, 60
Status 30
– psychopathologischer 39
Statusdiagnostik 23, 33, 607
Stimmung 444, 446, 453, 455
– euphorische 434, 442, 458, 466
– expansive 434
– gehobene 442, 458
– reizbare 434, 442, 458, 466
stimmungskongruent 443
Stimmungsratings 785
Stimmungstagebuch 446, 460, 463
Stimuli, diskriminative 862
Stimuluskontrolle 92
STIPO 190
Störung
– affektive mit psychotischen Merkmalen 403
– andere somatoforme 854
– Bipolar I 441
– Bipolar II 441
– bipolare 159
– der Ausscheidung 774
– der Impulskontrolle 767
– des Sozialverhaltens 778
– dissoziative 565, 568, 596, 608
– durch Substanzkonsum 385
– dysmorphophobe 621
– expansive 770
– hypochondrische 621
– hyperkinetische 778, 811
– internalisierende 770
– komorbide 344
– körperdysmorphe 620
– kurze psychotische 403
– nicht näher bezeichnete psychotische 403
– psychische 459
– schizoaffektive 403, 434, 436, 440 f., 444, 457
– schizophrene 481
– schizophreniforme 403
– sekundäre psychische 856
– somatoforme 481, 597, 616 ff., 623, 630, 857
– substanzbezogene 855
– substanzinduzierte 385 f.
– undifferenzierte somatoforme 619
– unterschwellige 357
– wahnhafte 403
– zyklothyme 435, 442, 444, 460, 467
Störung der sexuellen Erregung 722
Störung des Sozialverhaltens 771 ff., 811
Störung mit oppositionellem Trotzverhalten 771, 773, 776, 813
Störung mit Trennungsangst 770, 774
Störung sozialer Interaktion 568
Störungsdiagnostik 51, 61
– kategoriale 36
Störungs-Inventar 349
störungsorientiert 41
störungsspezifisch 51, 56
Strategie 32
– der Handlungskontrolle 794
– der Handlungsorganisation 794

– der Informationsentnahme und -verarbeitung 794
Streiteskalationen 744
Stress 445 f.
– posttraumatischer 574
– Not Otherwise Specified 565
Stressbewältigung 741
– dyadische 747
– partnerschaftliche 743
Stressoren, chronische 741
Stressreagbilität, psychophysiologische 639
Stresstoleranz 742
Structural Analysis of Social Behavior 82
Struktur 203
Struktur-Lege-Technik 137
Strukturen 658
– kognitive 114, 134, 136, 139 f.
Strukturierter Interviewleitfaden zur Diagnose Dissoziativer Störungen 606
Strukturiertes Klinisches Interview für DSM-IV 459, 608, 605, 409
Strukturiertheit 490
Stundenbogen 52
Substanzabhängigkeit 159, 382, 384 f., 388, 393, 396, 481
Substanzanamnese 388
Substanzen 157
– psychotrope 381, 383, 389, 392, 396
Substanzkonsum 381 f., 386, 389
Substanzinduzierte psychotische Störung 403
Substanzinduzierte Störungen 385
Substanzintoxikation 385, 390
Substanzmissbrauch 382, 385, 388, 393, 396, 459, 481
subtil 524
Subtypen 593
Suggestibilität 587
Suizid 496
Suizidalität 434, 488
– Beurteilung 489
Suiziddiagnostik 505
Suizidgedanken 496
Suizidgefährdung 495, 499, 503, 505
Suizidideen 498, 501, 508
Suizidpläne 508
Suizidprävention 495, 505
Suizidraten 497
Suizidrisiko 495
Suizidversuch 495 f., 498, 501, 505, 508
SUMD 420
Supervision 37, 54, 67
Switch 436
Symmetriebrechung 208
Symptom, medikamenteninduziertes 855
Symptomatik 41
Symptombeschwerden 661
Symptomdiagnostik 63
Symptome 44, 513, 516
– dissoziative 608
– negative 401
– positive 401
– positive dissoziative 603
– pseudoneurologische 616
– psychotische 436 f., 443, 457, 459 ff., 464 f.
– somatoforme 597
symptomorientiert 165
Synchronisation 204, 207, 211, 219
Synchronisationsgrad 218
Synchronisationsmuster 220
Syndrom, depressives 337
Synergetic Navigation System 209, 220
Synergetik 205, 207
Synergetisches Prozessmanagement 205 ff.
synthym 443
System 202 f.
Systematik klinisch-psychologischer Erhebungsmethoden 331
Systemdiagnostik 203
Systeme 203, 224
– komplexe 204
– nichtlineare 204
Systemebene 206
Systemgrenzen 207
Systemmodellierung 203
Systemprozesse 204
Systemregeln 104

T

Tagebücher 120, 487
Tagebuch zur Erfassungen von Belastungen und Bewältigung (TEBBI) 421
TAI 395
Taxonomie 276
Temperament 434 f.
Temperament-Inventar 349
Tendenzen, dissoziative 568
Testbatterien 49
Testbeurteilung 335
Tests
– neuropsychologische 37
– objektive 350
– projektive 350
Testtheorie 309 ff.
Testverfahren zur Erfassung von Schulleistungen 798
Teufelskreislauf 449
Theorie 46
– subjektive 141
theoriegeleitete Auswahl eines Verfahrens 334
Theorien, subjektive 137
Therapeutenvariablen 45
Therapie 515
– interpersonale 37
– systemische 37
Therapieerfolg 41
Therapieforschung, psychoanalytische 185
Therapien, tiefenpsychologische 58
Therapieplanung 49, 52, 153, 357, 490, 492
Therapieprozess-Bogen 214
Therapieschulen 36, 150
Therapieverlauf 52
Theta 829
Theta-Aktivität 827 ff., 832
Ticpatienten 863
Tic-Problematiken 860
Tics 860
Tic-Störungen 847, 851, 861
Tiefschlaf 709
Top-Down-Prozesse 279
Torticollis 846, 857, 859
Torticollis spasmodicus 844, 848, 851
TOTE 149 f.
Tourette-Problematiken 860
Tourette-Störung 863
Training 66 f.
Transienten 216 f.

Transparenz 554
Trauma, negative Interpretationen 576
Traumagedächtnis 570, 600 f.
Traumakriterium 562
Traumastörungen, komplexe 609
Traumatisierungen 597
– sekundäre 563
Tremor 852, 861
– essentieller 852 ff.
– medikamenteninduzierter 857
– psychogener 854, 863
– seniler 853
Tremorformen 847, 860
Tremorpatienten 863
Trennungsangst 775
Trierer Alkoholismus Inventar 396
Trotzverhalten, oppositionelles 773
Tsui-Index 844
Typen von Klassifikationssystemen 275
Typus, restriktiver 672 ff.

U

Übererregung, kortikale 829
Überflutung, emotionale 600
Übertragung 32
Übertragungsanalyse 187
Umstrukturierung, kognitive 452
Umwelt 62, 98
Unabhängigkeitsmodell 253
Unaufmerksamkeit 814
unipolar 433 f., 437
Untererregung, kortikale 829
Untergewicht 671
Unterstützung, soziale 447 f.
Unterstützungs-Belastungsmodell 256
Urteil
– diagnostisches 45
– klinisches 42, 51
Urteilsbildung 33
Urteilsprozesse 43

V

Vaginismus 720, 723
Validierung 36, 528
Validität 19, 34, 43, 48 f., 56, 62, 461 f., 466
– differentielle 20
– diskriminative 20
– faktorielle 20
– konkurrente 20
– ökologische 20
– prädiktive 20
Veränderungen 41
– hirnorganische 45
– neurochemische 573
– neuroendokrinologische 573
Veränderungsdiagnostik 305 f.
Veränderungsfragebogen des Erlebens und Verhaltens 177
Veränderungsmessung 300 f., 303 f., 307, 309, 311 ff., 317 f., 324
Veränderungsmotivation 258
Verarbeitung, innere 103
Verfahren 45
– apparative 336
– bildhaft-metaphorische 226
– gestalterische 226, 241
– humanistische 35
– psychodynamische 35
Verhalten 41, 152
– aggressives 784 ff.
– sozial unsicheres 785
Verhaltensaktiva 92
Verhaltensaktivierungsystem 446
Verhaltensanalyse 108, 396, 795
– horizontale 149
– vertikale 149
Verhaltensbegriff 103
Verhaltensbeobachtung 351, 484, 782, 785
– systematische 351
– videogestützte 824
Verhaltensdiagnostik 75
Verhaltensexperimente 133
Verhaltensexzessiva 92
Verhaltensregulation, unzureichende 817
Verhaltensrepertoire, defizientes 92
Verhaltenstherapie 35, 37, 57
verhaltenstherapeutisch 46, 524
Verhaltensweisen, indirekte aggressive 772
Verlauf 31
Verlaufsdaten 42
Verlaufsdiagnostik 607
Verlaufsdokumentationen 466
Verlaufskontrolle schmerztherapeutischer Maßnahmen 638
Verleugnen 157
Vermeiden 157
Vermeidung 159, 567, 574
– passive 862
Vermeidungsstrategien 527
Vermeidungsverhalten 527
Verschiebung 547
Versicherungen, beruhigende 490
Verstärkerverlust 159, 482
Verstärkung
– negative 862
– somatosensorische 624
Verursachung, externe 561
Video 37, 66, 154
Videoaufzeichnung 49
Videokonsultation 231
Visual Dot Probe-Test 128
visuelle Analogskalen (VAS) 636
Vorgehen
– gestuftes 31
– individualisiertes 77
– störungsspezifisches 77
Vorteile 339, 341, 345
VRS 636
Vulnerabilität 467
Vulnerabilitätsmarker 423
Vulnerabilitäts-Stress-Adaptationsmodell 743
Vulnerabilitäts-Stress-Modelle 406, 453, 467

W

Wahnvorstellungen 436, 443, 464
Wahrnehmung 151, 156, 366
Wahrnehmungsprozess 103
Wahrnehmungsunterschiede 238
Wechselwirkungsprozesse, zirkuläre 228
Wechsler Memory Scale 423
Wernicke-Aphasie 366
Wertorientierungen 138

Whitely-Index 626 ff.
WHO 402
Widerstand 58
Wiedererkennungsaufgaben 129
Winterdepression 480
Wirksamkeit 53, 56, 301 f.
Wisconsin Card Sorting Test (WCST) 423
Wissen 49
– deklaratives 56
– Erfahrungs- 56
Wissenserwerbskompetenz 802
Wissenserwerbskomponenten 793
Wortstamm-Ergänzungsaufgaben 129

Y

Young Mania Rating Scale 461 ff.
Yule-Koeffizient 764

Z

Z-Codes 855
Z-Kodierung 856
Zeitgeber, soziale 445 f.
Zeitreihenanalyse 210, 749
Zielanalyse 104
Zielerreichungsskalierung 484
Zusammenhangsanalyse 104
Zwang 481, 541
Zwanghafte Persönlichkeitsstörung 759
Zwangsgedanken 541 ff., 544
Zwangshandlungen 541 ff., 544
Zwangsimpulse 542
Zwangs-Spektrum-Störungen 546
Zwangsstörung 852
Zwei-Faktoren-Modell 547
Zyklothymia 442